P.C. Scriba · A. Pforte (Hrsg.)   Taschenbuch der medizinisch-klinischen Diagnostik

Springer
Berlin
Heidelberg
New York
Barcelona
Hongkong
London
Mailand
Paris
Singapur
Tokio

P.C. Scriba · A. Pforte (Hrsg.)

Taschenbuch der medizinisch-klinischen Diagnostik

73., erweiterte, völlig neu bearbeitete Auflage
des ‚Müller-Seifert'

Mit 287 Abbildungen in 380 Einzeldarstellungen und 227 Tabellen

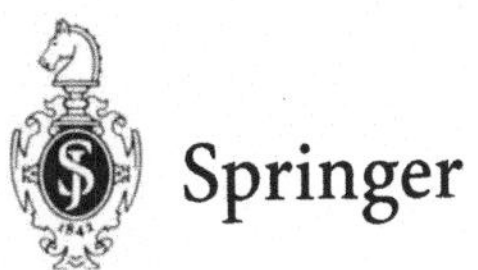 Springer

Prof. Dr.Dr. h.c. Peter C. Scriba
Medizinische Klinik
Klinikum Innenstadt der Ludwig-Maximilians-Universität
Ziemssenstr. 1, 80336 München

Prof. Dr. Almuth Pforte
Medizinische Kernklinik und Poliklinik
Universitätskrankenhaus Eppendorf
Martinistr. 52, 20246 Hamburg

Gründungsherausgeber:
Prof. Dr. Friedrich von Müller (1858 – 1941)
Prof. Dr. Otto Seifert (1853 – 1933)

ISBN-13: 978-3-642-64040-7   e-ISBN-13: 978-3-642-59591-2
DOI: 10.1007/978-3-642-59591-2

Die Deutsche Bibliothek – CIP-Einheitsaufnahme
Taschenbuch der medizinisch-klinischen Diagnostik / Geleitw. von Locher. Begr. von
Friedrich Müller ; Otto Seifert. Hrsg.: Peter C. Scriba ; Almuth Pforte. – 73., erw., völlig
neu bearb. Aufl. – Berlin ; Heidelberg : New York ; Barcelona ; Hongkong ; London ; Mailand ; Paris ; Singapur ; Tokio : Springer, 2000
ISBN-13: 978-3-642-64040-7

Springer-Verlag ist ein Unternehmen der Fachverlagsgruppe BertelsmannSpringer
© Springer-Verlag Berlin Heidelberg 2000
Softcover reprint of the hardcover 1st edition 2000

Umschlaggestaltung: De' blik, 10435 Berlin
Satz: FotoSatz Pfeifer GmbH, 82166 Gräfelfing

Gedruckt auf säurefreiem Papier – SPIN: 10673758   22/3130 – 5 4 3 2 1 0

Inhaltsverzeichnis

(Detailliertes Inhaltsverzeichnis jeweils am Kapitelanfang)

Autorenverzeichnis

Angermann, Christiane E., Prof. Dr. med.
Medizinische Klinik, Klinikum Innenstadt
der Ludwig-Maximilians-Universität
Ziemssenstraße 1, D-80336 München

Autenrieth, I.B., Prof. Dr. med.
Max-von-Pettenkofer-Institut der Ludwig-
Maximilians-Universität
Pettenkoferstraße 9a, D-80336 München

Bechtner, G., Dr. med.
Medizinische Klinik, Klinikum Innenstadt
der Ludwig-Maximilians-Universität
Ziemssenstraße 1, D-80336 München

Beil, F.U., Prof. Dr. med.
Universitätskrankenhaus Eppendorf
Medizinische Kernklinik und Poliklinik
Martinistraße 52, D-20246 Hamburg

Danhauser-Riedl, Susanne, Dr. med.
Medizinische Klinik, Klinikum Innenstadt
der Ludwig-Maximilians-Universität
Ziemssenstraße 1, D-80336 München

Diebold, J., Priv.-Doz. Dr. med.
Pathologisches Institut der Ludwig-Maxi-
milians-Universität
Thalkirchner Straße 36, D-80337 München

Eberle , J., Priv.-Doz. Dr. med.
Max-von-Pettenkofer-Institut der Ludwig-
Maximilians-Universität
Pettenkoferstraße 9a, D-80336 München

Eigler, A., Dr. med.
Medizinische Klinik, Klinikum Innenstadt
der Ludwig-Maximilians-Universität
Ziemssenstraße 1, D-80336 München

Emmerich, B., Prof. Dr. med.
Medizinische Klinik, Klinikum Innenstadt
der Ludwig-Maximilians-Universität
Ziemssenstraße 1, D-80336 München

Fischer, M.R., Dr. med.
Medizinische Klinik, Klinikum Innenstadt
der Ludwig-Maximilians-Universität
Ziemssenstraße 1, D-80336 München

Folwaczny, C., Priv.-Doz. Dr. med.
Medizinische Klinik, Klinikum Innenstadt
der Ludwig-Maximilians-Universität
Ziemssenstraße 1, D-80336 München

Gandorfer, A., Dr. med.
Augenklinik, Klinikum Innenstadt der Ludwig-
Maximilians-Universität, Mathildenstraße 8
D-80336 München

Gresser, Ursula, Prof. Dr. med.
Wallbergstraße 15 a, 82054 Sauerlach

Grevers, G., Prof. Dr. med.
Klinik für Hals-, Nasen- und Ohrenkranke
Klinikum Großhadern der Ludwig-Maximilians-
Universität, Marchioninistraße 15
D-81377 München

Gross, M., Priv.-Doz. Dr. med. Dr. rer. biol. hum.
Medizinische Poliklinik, Klinikum Innenstadt
der Ludwig-Maximilians-Universität
Pettenkofer Straße 8a, D-80336 München

Gruber, R., Dr. med.
Medizinische Poliklinik, Klinikum Innenstadt
der Ludwig-Maximilians-Universität
Pettenkofer Straße 8a, D-80336 München

Haas, R., Prof. Dr. rer. nat.
Max-von-Pettenkofer-Institut der Ludwig-
Maximilians-Universität
Pettenkoferstraße 9a, D-80336 München

Hahn, K., Prof. Dr. med.
Direktor der Klinik und Poliklinik für
Nuklearmedizin, Klinikum Innenstadt der
Ludwig-Maximilians-Universität
Ziemssenstraße 1, D-80336 München

Hauser, Ulrike, Dr. med.
Max-von-Pettenkofer-Institut der Ludwig-
Maximilians-Universität
Pettenkoferstraße 9a, D-80336 München

Heesemann, J., Prof. Dr. med. Dr. rer.nat.
Vorstand des Max-von-Pettenkofer-Instituts
der Ludwig-Maximilians-Universität
Pettenkoferstraße 9a, D-80336 München

Heldwein, W., Prof. Dr. med.
Medizinische Klinik, Klinikum Innenstadt
der Ludwig-Maximilians-Universität
Ziemssenstraße 1, D-80336 München

Hengel, H., Priv.-Doz. Dr. med.
Max-von-Pettenkofer-Institut der Ludwig-
Maximilians-Universität
Pettenkoferstraße 9a, D-80336 München

Kampik, A., Prof. Dr. med.
 Direktor der Augenklinik, Klinikum Innenstadt
 der Ludwig-Maximilians-Universität
 Mathildenstraße 8, D-80336 München
Kastenbauer, E., Prof. Dr. med.
 Direktor der Klinik und Poliklinik für Hals-,
 Nasen- und Ohrenkranke, Klinikum Großhadern
 der Ludwig-Maximilians-Universität
 Marchioninistraße 15, D-81377 München
Kellner, H., Priv.-Doz. Dr. med.
 Medizinische Poliklinik, Klinikum Innenstadt
 der Ludwig-Maximilians-Universität
 Pettenkoferstraße 8a, D-80336 München
Klauser, A.G., Priv.-Doz. Dr. med.
 Medizinische Klinik, Klinikum Innenstadt
 der Ludwig-Maximilians-Universität
 Ziemssenstraße 1, D-80336 München
Klauss, V., Dr. med.
 Medizinische Klinik, Klinikum Innenstadt
 der Ludwig-Maximilians-Universität
 Ziemssenstraße 1, D-80336 München
Korting, H.C., Prof. Dr. med.
 Klinik und Poliklinik für Dermatologie und
 Allergologie, Klinikum Innenstadt der
 Ludwig-Maximilians-Universität
 Frauenlobstraße 9–11, D-80337 München
Koszinowski, U., Prof. Dr. med.
 Vorstand des Max-von-Pettenkofer-Instituts
 der Ludwig-Maximilians-Universität
 Pettenkoferstraße 9a, D-80336 München
Kreymann, K.G., Prof. Dr. med.
 Universitätskrankenhaus Eppendorf
 Medizinische Kernklinik und Poliklinik
 Martinistraße 52, D-20246 Hamburg
Landgraf, R., Prof. Dr. med.
 Medizinische Klinik, Klinikum Innenstadt
 der Ludwig-Maximilians-Universität
 Ziemssenstraße 1, D-80336 München
Lehnert, P., Prof. Dr. med.
 Medizinische Klinik, Klinikum Innenstadt
 der Ludwig-Maximilians-Universität
 Ziemssenstraße 1, D-80336 München
Leibig, M., Dr. med.
 Medizinische Klinik, Klinikum Innenstadt
 der Ludwig-Maximilians-Universität
 Ziemssenstraße 1, D-80336 München
Leinsinger, G., Dr. med.
 Institut für Radiologische Diagnostik, Klinikum
 Innenstadt der Ludwig-Maximilians-Universität
 Ziemssenstraße 1, D-80336 München
Leitritz, L., Prof. Dr. med.
 Max-von-Pettenkofer-Institut
 Ludwig-Maximilians-Universität
 Pettenkoferstraße 9a, D-80336 München

Limm, H.
 Institut für Medizinische Psychologie
 Ludwig-Maximilians-Universität
 Goethestraße 31, D-80336 München
Linsenmaier, U., Dr. med.
 Radiologische Abteilung, Klinikum Innenstadt
 der Ludwig-Maximilians-Universität
 Nußbaumstraße 20, D-80336 München
Locher, W., Prof. Dr. phil. Dr. med.
 Institut für Geschichte der Medizin der Ludwig-
 Maximilians-Universität
 Lessingstraße 2, D-80336 München
Loeschke, K., Prof. Dr. med.
 Medizinische Klinik, Klinikum Innenstadt
 der Ludwig-Maximilians-Universität
 Ziemssenstraße 1, D-80336 München
Löscher, T., Prof. Dr. med.
 Abt. für Infektions- und Tropenmedizin der
 Medizinischen Klinik, Klinikum Innenstadt
 der Ludwig-Maximilians-Universität
 Leopoldstraße 5, D-80802 München
Maier, A., Dr. med.
 Medizinische Klinik, Klinikum Innenstadt
 der Ludwig-Maximilians-Universität
 Ziemssenstraße 1, D-80336 München
Meitinger, T., Dr. med. Dipl.-Biol.
 Abteilung für Pädiatrische Genetik der
 Kinderpoliklinik, Klinikum Innenstadt
 der Ludwig-Maximilians-Universität
 Goethestraße 29, D-80336 München
Mudra, H., Priv.-Doz. Dr. med.
 Chefarzt der 2. Medizinischen Abteilung
 Städt. Krankenhaus München-Neuperlach
 Oskar-Maria-Graf-Ring 51, D-81737 München
Müller-Felber, W., Priv.-Doz. Dr. med.
 Friedrich Baur Institut, Medizinische Klinik
 Klinikum Innenstadt der Ludwig-Maximilians-
 Universität, Ziemssenstraße 1, D-80336 München
Murken, J., Prof. Dr. med.
 Leiter der Abt. Medizinische Genetik und Pränatale
 Diagnostik, Kinderpoliklinik, Klinikum Innenstadt
 der Ludwig-Maximilians-Universität
 Goethestraße 29, D-80336 München
Pfeifer, K.J., Prof. Dr. med.
 Radiologische Abteilung, Chirurgische Klinik,
 Klinikum Innenstadt der Ludwig-Maximilians-
 Universität, Ziemssenstraße 1, D-80336 München
Pforte, A., Prof. Dr.
 Universitätskrankenhaus Eppendorf, Medizinische
 Kernklinik und Poliklinik Pneumologie
 Martinistraße 52, D-20246 Hamburg
Pongratz, D., Prof. Dr. med.
 Friedrich-Baur-Institut, Medizinische Klinik
 Klinikum Innenstadt der Ludwig-Maximilians-
 Universität, Ziemssenstraße 1
 D-80336 München

Reissmann, H., Priv.-Doz. Dr. med.
Universitätskrankenhaus Eppendorf, Medizinische
Kernklinik und Poliklinik, Abteilung Pneumologie
Martinistraße 52, D-20246 Hamburg
Rieger, J., Dr. med.
Radiologische Abteilung, Chirurgische Klinik
Klinikum Innenstadt der Ludwig-Maximilians-
Universität, Nußbaumstraße 20, D-80336 München
Riepl, R.L., Priv.-Doz. Dr. med.
Innere Abteilung, Gastroenterologie
Kreiskrankenhaus Erding
Bajuwarenstraße 5, D-85435 Erding
Roggenkamp, A., Dr. med.
Max-von-Pettenkofer-Institut der Ludwig-
Maximilians-Universität
Pettenkoferstraße 9a, D-80336 München
Schacky, C. von, Prof. Dr. med.
Medizinische Klinik, Klinikum Innenstadt
der Ludwig-Maximilians-Universität
Ziemssenstraße 1, D-80336 München
Schiele, T., Dr. med.
Medizinische Klinik, Klinikum Innenstadt
der Ludwig-Maximilians-Universität
Ziemssenstraße 1, D-80336 München
Schiffl, H., Prof. Dr. med.
Medizinische Klinik, Klinikum Innenstadt
der Ludwig-Maximilians-Universität
Ziemssenstraße 1, D-80336 München
Schmid-Wendtner, Monika, Dr. med.
Klinik und Poliklinik für Dermatologie und
Allergologie, Klinikum Innenstadt der
Ludwig-Maximilians-Universität
Frauenlobstraße 9–11, D-80337 München
Schramm, W., Prof. Dr. med.
Medizinische Klinik, Klinikum Innenstadt
der Ludwig-Maximilians-Universität
Ziemssenstraße 1, D-80336 München
Schubert , S., Dr. med.
Max-von-Pettenkofer-Institut der Ludwig-
Maximilians-Universität
Pettenkoferstraße 9a, D-80336 München
Schuffenhauer, Simone, Dipl.-Biol.
Abteilung für Pädiatrische Genetik der
Kinderpoliklinik, Klinikum Innenstadt
der Ludwig-Maximilians-Universität
Goethestraße 29, D-80336 München
Scriba, P., Prof. Dr.
Direktor der Medizinischen Klinik, Klinikum
Innenstadt der Ludwigs-Maximilians-Universität
Ziemssenstraße 1, 80336 München

Sing, A., Dr. med.
Max-von-Pettenkofer-Institut der Ludwig-
Maximilians-Universität
Pettenkoferstraße 9a, D-80336 München
Spannagl, M., Dr. med.
Medizinische Klinik, Klinikum Innenstadt
der Ludwig-Maximilians-Universität
Ziemssenstraße 1, D-80336 München
Spes, C., Priv.-Doz. Dr. med.
2. Medizinische Abteilung, Städt. Krankenhaus
München-Neuperlach
Oskar-Maria-Graf-Ring 51, D-81737 München
Stempfle, H.-U., Dr. med.
Medizinische Klinik, Klinikum Innenstadt
der Ludwig-Maximilians-Universität
Ziemssenstraße 1, D-80336 München
Strasburger, C.J., Priv.-Doz. Dr. med.
Medizinische Klinik, Klinikum Innenstadt
der Ludwig-Maximilians-Universität
Ziemssenstraße 1, D-80336 München
Strom, T.M., Dr. med.
Abteilung für Pädiatrische Genetik der
Kinderpoliklinik, Klinikum Innenstadt
der Ludwig-Maximilians-Universität
Goethestraße 29, D-80336 München
Tausig, A.
Klinik und Poliklinik für Nuklearmedizin
Klinikum Innenstadt der Ludwig-Maximilians-
Universität, Ziemssenstraße 1, D-80336 München
Werner, Christiane, Ärztin
Medizinische Klinik, Klinikum Innenstadt
der Ludwig-Maximilians-Universität
Ziemssenstraße 1, D-80336 München
Wienert, Anja-Christine, Dr. med.
Institut für Radiologische Diagnostik, Klinikum
Innenstadt der Ludwig-Maximilians-Universität
Ziemssenstraße 1, D-80336 München
Wilske, Bettina, Priv.-Doz. Dr. med.
Max-von-Pettenkofer-Institut der Ludwig-
Maximilians-Universität
Pettenkoferstraße 9a, D-80336 München
Windler, E., Prof. Dr. med.
Universitätskrankenhaus Eppendorf
Medizinische Kernklinik und Poliklinik
Martinistraße 52, D-20246 Hamburg
Ziegler-Heitbrock, H.W.L., Prof. Dr. med.
Institut für Immunologie der Ludwig-Maximilians-
Universität, Goethestraße 31, D-80336 München
Zoller, W.G., Prof. Dr. med.
Klinik für Allgemeine Innere Medizin
Katharinenhospital
Kriegsbergstraße 60, D-70174 Stuttgart

Vorwort

Das Konzept für dieses Buch verfolgt unter Konzentration auf die konservative Medizin folgende Ziele:

In *Teil A: „Methodische Grundlagen"* werden alle diagnostischen Verfahren unter besonderer Betonung von Methodik, Störfaktoren, Qualitätssicherung, Interpretation und Kosten dargestellt. Für jede Diagnostik sind Zuverlässigkeit und Eindeutigkeit von Beschwerden und Befunden von größter Bedeutung. Zweifelhafte Angaben und fragliche Befunde sowie methodische Unsicherheit können zu erheblichen diagnostischen Irrwegen führen.

Darüber hinaus muß die Qualitätssicherung der Methoden (Struktur, Prozeß, Ergebnis) für den diagnostizierenden Arzt transparent sein. Heute kann kein Arzt alle diagnostischen Methoden persönlich beherrschen; um so wichtiger ist es, daß er seine Kenntnisse über Prinzipien, Störfaktoren und Interpretation immer wieder auffrischt. Diesen Zielen dient der Teil A dieses Buches.

Die Herausgeber sind den Autorinnen und Autoren dieses Teils besonders dankbar für die Disziplin und die Sorgfalt, mit der sie ihre wahrhaft selbständigen Gebiete eingebracht haben. Der Verzicht auf das Enzyklopädische und die Konzentration auf aktuelle und zur Zeit relevante Aspekte ist sicher manchem gegen den Strich gegangen. Die zusammenfassende Darstellung so verschiedener diagnostischer Verfahren wie Anamnese/Befunderhebung, Labor einschließlich Funktionsdiagnostik, Mikrobiologie/Virologie, Immunologie, Humangenetik, Elektrophysiologie, Neurophysiologie, Atemfunktionsdiagnostik sowie Bildgebung (Sonographie, Dopplersonographie, Echokardiographie, Endoskopie, Strahlendiagnostik einschließlich Computertomographie, Magnetresonanztomographie und Nuklearmedizin) bis zur Punktionsdiagnostik (Zytologie/Histologie) unterliegt einem raschen Wandel: Sie soll als Überblick verstanden und gegebenenfalls durch andere Quellen vertieft werden.

Auch in *Teil B: „Klinische Diagnostik"* wurde den Autorinnen/Autoren einiges abverlangt. Hier geht es um die Anwendung der vorangehend geschilderten diagnostischen Verfahren, um Stufendiagnostik und um Orientierung an Leitlinien und Qualitätssicherung. Grundsätzlich ist dieser Teil nosologisch aufgebaut, so daß zu jeder einmal gestellten Verdachtsdiagnose (s. unten) das angemessene Vorgehen und die methodischen Möglichkeiten leicht zu finden sind. Dabei werden in jedem Kapitel größere Krankheitsgruppen in wenigen Unterkapiteln zusammengefaßt, innerhalb derer sich die Darstellung an der Ordnung der methodischen Grundlagen der Diagnostik orientiert.

Was kann die Diagnostik und wie wende ich sie an?

Diese zentrale Frage des Buches ist vor dem Hintergrund der praktischen Differentialdiagnose zu sehen. Dabei darf nicht vergessen werden, daß das Ziel jeder Diagnostik ist, jede Krankheit eines Patienten der für das Individuum angemessenen Therapie zuzuführen. Vor jeder Diagnostik sollte gefragt werden: Was sind die Konsequenzen des Untersuchungsergebnisses? Ändert sich die Nachtestwahrscheinlichkeit für eine vermutete Diagnose so, daß sich das therapeutische Vorgehen ändert (Prinzip der Behandlungsschwellenwahrscheinlichkeit – „treatment threshold probability")?

Der Grad der verbleibenden diagnostischen Unsicherheit sollte jeweils neu gegen Risiken und Nutzen weiterer diagnostischer Schritte abgewogen werden.

In diesem Sinne sind die *Aufgaben der Differentialdiagnose:*

1. Zuordnung der Beschwerden und Befunde zu einer (oder mehreren) Diagnose(n)

Der Idealfall ist selten, daß nämlich bei einem bislang gesunden Patienten mit einem *pathognomonischen* Symptom eine Anhiebsdiagnose („Prima-vista"-Diagnose) gestellt wird. Ein Beispiel: Selbst eine eindeutige endokrine Orbitopathie, die die zuverlässige Zuordnung einer Hyperthyreose zur Immunpathogenese (M. Basedow) erlaubt, läßt eine Vielzahl diagnostischer Fragen und daraus resultierende therapeutische Konsequenzen offen:

- Schweregrad der Hyperthyreose (drohende Krise?, Verlauf!),
- zusätzliche Behandlung der Orbitopathie (Schwergrad?, Progredienz?),
- sekundäre Komplikationen (z. B. Herzinsuffizienz),
- Operabilität,
- Strahlenfurcht, Klaustrophobie,
- Compliance bei medikamentöser Therapie u. a.

Viel häufiger als pathognomonische Symptome sind *vielfältige* und *vieldeutige* Beschwerden. In Tabelle 1 werden die Leitsymptome und Befunde in der konservativen Erwachsenenmedizin aufgeführt. Die diagnostische Aufgabe besteht zunächst darin, die Übereinstimmung des Symptoms mit seiner Definition zu sichern und den Schweregrad zu prüfen. Sodann gilt es zu klären, ob Vorerkrankungen vorliegen, ob diese noch relevant sind und ob das jeweilige Symptom mit diesen vereinbar ist.

Tabelle 1. Differentialdiagnostische Leitsymptome und Befunde. [Nach Classen et al. (1998) Differentialdiagnose, Urban & Schwarzenberg, München, S 1-923]

Allgemein:	Fieber, Gesichtsveränderungen, Gewichtsveränderungen, Halsschmerzen, Haut- und Haarveränderungen, Juckreiz, Schmerzen, Schweißbildungsstörungen
Psyche:	Antriebslosigkeit, Bewußtseinsstörungen, Müdigkeit, Schlafstörungen, Schwäche/Leistungsknick
Nervensystem:	Bewegungsstörungen, Geschmacks- und Geruchsstörungen, Hörstörungen, Kopfschmerzen, Krampfanfälle, Lähmungen, Muskelkrämpfe, Muskelschmerzen, Muskelschwäche, Muskelschwund, Schwindel, Sehstörungen, Sensibilitätsstörungen, Sprech- und Sprachstörungen, Zittern
Kreislauf und Atmung:	Atemnot, Brustschmerzen, Heiserkeit, Herzklopfen und Herzrhythmusstörungen, hoher Blutdruck, Husten und Lungenrundherde, Schnupfen, Schock, Zyanose
Blut:	Blässe, Blutungen, Lymphknotenschwellung
Bauch:	Analschmerz, Appetitstörungen, Aufstoßen/Schluckauf, Darmblutung, Durchfall, Erbrechen/Bluterbrechen, Gelbsucht, Leibesumfangszunahme, Leibschmerzen, Schluckstörungen, Sodbrennen, Verstopfung
Niere/Harnwege:	Durst- und Trinkstörungen, Flankenschmerzen, Hämaturie, Schwellungen der Extremitäten/Ödeme, Störungen beim Wasserlassen
Hormondrüsen:	Halsschwellungen, Hodenveränderungen und männlicher Hypogonadismus, Periodenstörungen
Knochen und Gelenke:	Extremitätenschmerz, Schmerzen der Gelenke, Knochenschmerzen, Rückenschmerzen
Ferner:	Labor- bzw. sonographische Befunde als führende Zeichen

Gerade in der inneren Medizin ist es bewährte Praxis, durch eine *vollständige* Anamnese und gründliche Untersuchung des Patienten einschließlich der Messung von Blutdruck, Puls und Temperatur sowie eines an den A-priori-Wahrscheinlichkeiten orientierten Laborscreenings sämtliche (zusätzlichen) Beschwerden und Befunde zu ermitteln. Dieses in unserem Buch dargestellte Vorgehen führt beim einzelnen Patienten zu *Mustern*, welche ihrerseits durch Vergleich mit dem persönlichen Wissen und der Erfahrung des einzelnen Arztes erlauben, individuelle Verdachtsdiagnosen (Arbeitsdiagnosen, Hypothesen) zu generieren. Beispielsweise können diese Befundmuster aus 3 Komponenten bestehen (Whipple-Trias: paroxysmale Bewußtseinsstörung, Hypoglykämie, Ansprechen auf Glukoseinjektion → Verdacht auf ein Insulinom). Für andere Diagnosen ist die Erfüllung einer gewissen Anzahl von Kriterien aus einer Kriterienliste erforderlich (z. B. Haupt- und Nebenkriterien für das rheumatische Fieber).

Verdachtsdiagnosen sollten geordnet werden nach

- Häufigkeit,
- Bedrohlichkeit und
- Belastung des Patienten durch die erforderliche Diagnostik.

Die weitere Diagnostik folgt dann den diagnostischen Leitlinien, die in *nosologischen* Darstellungen angeboten werden (s. Teil B dieses Buches). Das geschilderte Vorgehen zur Erarbeitung von Verdachtsdiagnosen durch Vergleich der Beschwerden-/Befundmuster mit dem Erfahrungswissen führt zu Problemen, wenn oligo- oder monosymptomatische Verläufe vorliegen, die von vielen Krankheiten bekannt sind (z. B. monosymptomatisch kardiale Form der Hyperthyreose, Thyreokardiopathie). Je symptomärmer das Krankheitsbild, desto schwerer ist es, den richtigen Verdacht zu schöpfen. Besondere Sorgfalt erfordert die Zuordnung von Beschwerden und Befunden in Fällen von Multimorbidität.

Einen grundsätzlich anderen diagnostischen Zugang wählt man, wenn ein Leitsymptom/ Leitbefund aus der Tabelle 1 die Stellung einer Verdachtsdiagnose nach der eben geschilderten Musterbildung nicht erlaubt. Hier wird man mit Tabellen arbeiten, die auflisten, bei welcher Krankheit das fragliche Symptom überhaupt vorkommt. Solche Tabellen führen die ursächlichen Krankheiten vorzugsweise nach *Häufigkeit* auf. Hier ist gleich darauf hinzuweisen, daß mit einer unterschiedlichen A-priori-Wahrscheinlichkeit beim Hausarzt, Facharzt, im Krankenhaus oder in der Spezialklinik zu rechnen ist. So wird beispielsweise das Symptom Husten beim Patienten des Hausarztes mit geringerer Wahrscheinlichkeit auf einem Bronchialkarzinom beruhen, als dies in einer speziellen pneumologischen Einrichtung der Fall ist. Empfehlungen für das diagnostische Vorgehen (Leitlinien) müssen diese unterschiedliche A-priori-Wahrscheinlichkeit berücksichtigen. Mit Tabelle 2 wird für das Beispiel Brustschmerzen eine solche Ursachenliste wiedergegeben.

Tabelle 2. Wichtigste Ursachen für Brustschmerzen. [Nach Classen et al. (1998) Differentialdiagnose, Urban & Schwarzenberg, München, S 1-923]

Kardiale Ursachen:	Koronare Herzerkrankung, Aortenstenose, hypertrophische Kardiomyopathie, Perikarditis
Vaskuläre Ursachen:	Aortendissektion, Lungenembolie
Pulmonale Ursachen:	Pleuritis, Pneumonie, Tracheobronchitis, Pneumothorax, Tumoren, mediastinale Lymphome, Mediastinitis, Mediastinalemphysem
Gastrointestinale Ursachen:	Refluxösophagitis, Ösophagusspasmus, Hiatushernie, Mallory-Weiss-Syndrom, Ulkuskrankheit, Cholezystitis, Cholezystolithiasis, Pankreatitis, Dilatation der linksseitigen Konflexur
Neuromuskuläre Ursachen:	Degenerative Veränderungen der Halswirbelsäule, Interkostalneuralgien, Herpes zoster, Tietze-Syndrom, aberrierende Halsrippe
Funktionelle und psychiatrische Ursachen:	Hyperkinetisches Herzsyndrom, Extrasystolie, Mitralklappenprolapssyndrom, Angstneurose, Herzphobie, Depression

Bei dem zuletzt geschilderten Vorgehen ist eine *Ausschlußdiagnostik* erforderlich. Zum Ausschluß einer nur vage vermuteten Diagnose muß man Methoden mit hoher Sensitivität einsetzen, um keine Kranken für die weitere Diagnostik zu verlieren. Je mehr man durch Mustervergleich (s. oben) oder durch positive Ausschlußdiagnostik (d. h. pathologischen Befund) seine Verdachtsdiagnose eingeengt hat, desto mehr wird man von der Ausschlußdiagnostik auf die *Nachweisdiagnostik* umstellen müssen. Zum Nachweis einer Diagnose sind Verfahren mit hoher Spezifität erforderlich, um möglichst keine Gesunden mit weiterer Diagnostik oder gar Therapie zu belasten. Beispielsweise erlaubt der Befund von normalen basalen TSH-Spiegeln den Ausschluß einer Hyperthyreose. Für den Nachweis der Hyperthyreose bei klinischem Verdacht und supprimiertem TSH benötigt man dagegen den Befund von erhöhten Werten des freien Thyroxins bzw. Trijodthyronins.

Klinische Problemfälle (z. B. Rhythmusstörungen bei Schilddrüsenautonomie mit supprimiertem TSH und normalen FT_3- und FT_4-Werten) erfordern manchmal therapeutisches Handeln (z. B. Radiojodtherapie) trotz in dem hier geschilderten Sinne einer negativen Diagnostik.

Differentialdiagnose ist zunächst einmal die Bildung vernünftiger Verdachtsdiagnosen auf der Basis von Leitsymptomen (Tabelle 1) und Zusatzinformationen (weitere Beschwerden und Befunde), die Reihung der Verdachtsdiagnosen nach Wahrscheinlichkeit und ihr Ausschluß oder Nachweis mit vertretbarem Aufwand und mit dem Patienten zumutbarer Belastung.

2. Verlauf einer diagnostizierten Krankheit

Auch der Möglichkeit des Auftretens neuer zusätzlicher Krankheiten schuldet der Arzt, v. a. auch der langjährig mit dem Patienten vertraute Hausarzt, besondere Aufmerksamkeit. Es gilt ferner, systematisch nach den typischen und auch nach atypischen Komplikationen von diagnostizierten Krankheiten zu fahnden, um die Möglichkeit einer gezielten zusätzlichen Therapie nicht zu verpassen. Schließlich ist die Therapiekontrolle eine diagnostische Aufgabe.

3. Prognosebeurteilung

Erwartet der Patient eine Aufklärung über seine Aussichten und wieviel will er wissen? Was ist angesichts von Diagnose und Stadium der Erkrankung das Therapieziel:

- Heilung?
- Sekundäre oder tertiäre Prophylaxe?
- Prolongierung?
- Palliation?

Oder sind der bewußte Placeboeinsatz oder die „Ut-aliquid-fiat-Maßnahme" bei selbstlimitierter Krankheit, bei Befindlichkeitsstörungen oder Bagatellbeschwerden oder bei kurativer Aussichtslosigkeit im Sinne des häufig unausgesprochenen Willens des Patienten angezeigt?

4. Psychosoziale Struktur

Was ist von dem Patienten bezüglich Mitarbeit und Compliance zu erwarten? Spielt der sekundäre Krankheitsgewinn eine Rolle? Wie geht man mit der Indolenz oder mit den Ängsten des Patienten um? Bestehen berufliche oder familiäre Noxen (Verhältnisprävention)?

5. Restrisiko

Die diagnostische Belastung des Patienten hat aufzuhören, wenn die Diagnose soweit geklärt ist, daß praktisch alle therapeutischen Fragen beantwortet werden können und daß sich die Prognose beurteilen läßt. Unter diagnostischem *Restrisiko* versteht man den Umstand, daß die Diagnostik auch dann nicht fortgesetzt wird, wenn ein sehr kleines Risiko, etwas zu übersehen, den Patienten weniger bedroht als die Belastung z. B. durch invasive Diagnostik. Beispielsweise finden sich bei 16% der gesunden Bevölkerung bis 66 Jahre in Deutschland sonographische Herdbefunde in der Schilddrüse. Wenn diese alle der kompletten Diagnostik mit Szintigraphie, Feinnadelaspirationsbiopsie und diagnostisch/prophylaktisch indizierter Strumaresektion zugeführt würden, so würden mehr Patienten durch diese Verfahren zu Schaden kommen, als man kleine Karzinomherde übersehen dürfte. Über das hier beschriebene diagnostische Restrisiko sollten sich allerdings Arzt, Patient und Rechtsprechung im klaren sein.

Der Rahmen für die Differentialdiagnose von Beschwerden und Befunden bei einem Patienten ist also weit. Symptomorientierte Diagnostik und nosologisch-systematische Darstellung sind dabei kein Widerspruch. Jedes Symptom führt zu Verdachtsdiagnosen, die in nosologische Hierarchien plaziert und dann aufgearbeitet werden müssen. Für den Ausschluß oder den Nachweis der Verdachtsdiagnosen benötigt man eine rationale und ökonomische diagnostische Strategie, und diese sollte mit ihren aktuellen methodischen Grundlagen in unserem Buche wiedergegeben werden.

Das *Taschenbuch der medizinisch-klinischen Diagnostik* von O. Seifert (Privatdozent) und F. Müller (Assistent) erschien 1886 mit 107 Seiten Text. Aus dem Vorwort:

> Es soll dem Bedürfnis entsprechen, eine kurzgedrängte Darstellung der Untersuchungsmethoden, sowie eine Sammlung derjenigen Daten und Zahlen zur Hand zu haben, deren Kenntnis den Untersuchenden am Krankenbette gegenwärtig sein muß.
>
> Diese Daten können einerseits wegen ihrer Menge und Verschiedenartigkeit nur schwer mit der nötigen Genauigkeit im Gedächtnis behalten werden, andererseits sind sie in so zahlreichen Lehrbüchern und Monographien zerstreut, daß es mühsam ist, sie jedes Mal aufzusuchen.

Nach diesem Würzburger Anfang kam es mit 52 Auflagen bis zum Oktober 1941 zu einem Umfang von 515 Seiten. Friedrich von Müller spricht in seinem letzten Vorwort den Dank für Kritik und Beiträge aus an seine Mitarbeiter und ferner an externe Autoren. Konzept und Text dieses Buches sind jedoch immer noch aus einer Hand! Die nachfolgenden Auflagen verdanken wir den Herausgebern von Kreß und zuletzt Neuhaus.

Mit großer Freude haben wir die Herausforderung angenommen, gerade dieses Buch (wieder) von der Medizinischen Klinik Innenstadt der Ludwig-Maximilians-Universität München, d. h. aus der Wirkungsstätte F. v. Müllers in der Ziemssenstraße, neu zu gestalten. Mein eigener klinischer Lehrer, Gustav Bodechtel, der dritte Nachfolger Friedrich von Müllers nach A. Schittenhelm und G. von Bergmann, war voller Bewunderung für diesen Vorgänger. Dessen Andenken wurde von der Medizinischen Fakultät mit der Friedrich-von-Müller-Gedächtnisvorlesung und -Medaille in Ehren gehalten. Mir persönlich ist seine Erstbeschreibung der thyreotoxischen Krise ein frühes literarisches Erlebnis.

Vielleicht verdeutlicht das Bodechtel und mir gleichermaßen teure Zitat aus der Eröffnungsrede des Internistenkongresses in Wiesbaden 1908 am besten, wie uns Friedrich von Müller bis heute prägt:

> Es läßt sich nicht leugnen, das Gebiet der Inneren Medizin ist so groß geworden, daß keiner von uns im Stande ist, es in allen Teilen gleichmäßig und gründlich zu beherrschen, und jeder, der unser Fach durch eigene Forschung zu fördern bestrebt ist, wird sein Arbeitsgebiet auf einen Teil oder einige wenige beschränken müssen.
>
> Wir begrüßen die Ausbildung von Spezialfächern und rechnen ihre Vertreter als zu uns, zur großen Inneren Medizin gehörig. Wir kämpfen aber, wenn die Spezialärzte den Zusammenhang mit der Inneren Medizin verlieren.
>
> Wir brauchen eine starke, zentrale Innere Klinik, in welcher die Übersicht über die Erkrankungen des ganzen Körpers und die Wechselwirkungen der einzelnen Organkrankheiten gelehrt wird, eine Klinik, in welcher der praktische Arzt, der Hausarzt, gebildet wird.

München/Hamburg, im März 2000   *Peter C. Scriba / Almuth Pforte*

Das „Taschenbuch der medizinisch-klinischen Diagnostik" – ein Klassiker der Medizin

W. G. Locher

Mit der vorliegenden 73. Auflage präsentiert sich das 1886 von Otto Seifert (1853–1933) und Friedrich von Müller (1858–1941) begründete *„Taschenbuch der Medicinisch-klinischen Diagnostik"* als ein für wissenschaftliche Werke außergewöhnlich erfolgreiches Buch.

Anstoß und Anfang

Die Idee zu diesem Werk hatte in den 80er Jahren des 19. Jahrhunderts der Internist Carl Gerhardt (1833–1902), der als Professor an der Universität Würzburg lehrte. Er regte seine beiden Assistenten am Würzburger Juliusspital, Otto Seifert und Friedrich Müller, an, einmal die Grundzüge aller gängigen ärztlichen Untersuchungsmethoden in einem handlichen Büchlein und in leicht verständlicher Form darzustellen.

Dies schien überaus sinnvoll, denn neuartige klinische und physikalische Untersuchungsmethoden sowie v. a. eine neue chemische Analysentechnik hatten im 19. Jahrhundert Eingang in die Medizin gefunden. So gelang es z. B. durch chemische Farbreaktionen, immer mehr natürliche und pathologische Stoffe in Körperflüssigkeiten und Ausscheidungen festzustellen. Ein bekanntes frühes Beispiel hierfür ist der auf Leopold Gmelin (1788–1853) zurückgehende Bilirubinnachweis mittels Salpetersäure im Urin.

Seifert und Müller setzten die Idee ihres Lehrers um und kombinierten die Beschreibung der diagnostischen Verfahren mit einer Sammlung aller Daten und Zahlen, die man als Untersucher am Krankenbett vor Augen haben sollte. Denn die wachsende Fülle der Daten war nur schwer im Gedächtnis zu behalten und über zahlreiche Publikationen verstreut.

Zum einen also wollten die Verfasser dem Anfänger in der Medizin die Untersuchungsmethoden in den Grundzügen präsentieren. Zum anderen aber sollte das neue Taschenbuch dem Assistenten und dem Arzt bei der Krankenuntersuchung eine rasch konsultierbare Hilfe sein.

Der Verleger J. F. Bergmann in Wiesbaden besorgte die 1. Auflage (1000 Exemplare). Zusammen erhielten die beiden Verfasser ein Honorar von 50 Mark pro Druckbogen. Übersichtlich war der Stoff in der 1. Auflage in die folgenden 12 Kapitel gegliedert:

I. Blut,
II. Körpertemperatur,
III. Respirationsorgane,
IV. Sputum,
V. Laryngoskopie,
VI. Circulationsapparat,
VII. Puls,
VIII. Verdauungs- und Unterleibsorgane,
IX. Harn,
X. Punktionsflüssigkeiten,
XI. Parasiten und Mikroorganismen,
XII. Nervensystem.

46 Holzschnitte unterstützten das geschriebene Wort und machten das Werk anschaulicher.

Internationale Anerkennung

Daß Seifert und Müller mit ihrem Produkt eine fühlbare Lücke im medizinischen Schrifttum schlossen, bestätigte der weitere Erfolg des Taschenbuchs der medizinisch-klinischen Diagnostik. Noch innerhalb des ersten Jahres erschienen zwei weitere Auflagen in steigender Höhe. Bis 1900 waren 10 Auflagen gedruckt und insgesamt 22.250 Exemplare verkauft. Beim Tode Friedrich von Müllers 1941 hatte die Anzahl der verkauften Exemplare 160.000 überstiegen.

Auch über die nationalen Grenzen hinaus fand das Taschenbuch der medizinisch-klinischen Diagnostik weite Verbreitung. Als erste fremdländische Ausgabe erschien bereits 1887 eine englische Übersetzung, noch im selben Jahr folgte eine bei Nicola Jovene & C. in Neapel verlegte italienische Version. O. Nagel in Budapest brachte 1888 eine ungarische Ausgabe heraus.

Weitere Übertragungen in wichtige europäische Sprachen folgten. 1902 wurde bei Uystpruyst Dieudonne in Löwen /Belgien eine französische Ausgabe veröffentlicht. Das Warschauer Verlagshaus Wydawnictwo Naukowe „Wiedza" sorgte 1925 für eine polnische Übersetzung. Die Japaner druckten das Buch noch vor Beginn des Ersten Weltkrieges ohne Autorisierung des Verlages.

Herausgeber und Mitarbeiter

Bis zur 23. Auflage 1922 betreuten Müller und Seifert gemeinsam ihr erfolgreichstes literarisches Kind. Friedrich von Müller, der 1902 in München die II. Medizinische Klinik übernahm, avancierte in dieser Zeit zu einer der herausragenden Persönlichkeiten auf dem Felde der Inneren Medizin in Deutschland.

Seifert lehrte seit 1898 als Außerordentlicher Professor und seit 1918 als Ordentlicher Professor für Innere Medizin in Würzburg, wobei er aber auch eine Vorliebe für die Pädiatrie zeigte. So übernahm er 1899 mit der 5. Auflage die Herausgabe des von Carl Gerhardt begründeten berühmten Lehrbuchs der Kinderkrankheiten. Als Seifert zu Beginn der 20er Jahre sein Lehramt niederlegte, stellte er auch seine Mitarbeit am Taschenbuch ein.

Ab der 24. Auflage (1928) trat Müller als alleiniger Herausgeber auf und sorgte bis zu seinem Tod am 18. November 1941 mit weiteren 30 Auflagen für die ungebrochene fachliche Aktualität des *Taschenbuchs der medizinisch-klinischen Diagnostik.*

Um dieses Werk fortwährend auf der Höhe des Wissensstandes zu halten, genügten die Kenntnisse eines einzigen Arztes schon seit längerem nicht mehr. Bereits auf dem Internistenkongreß 1908 in Wiesbaden hatte Friedrich von Müller als Vorsitzender der Deutschen Gesellschaft für Innere Medizin eingestanden, daß kein Arzt mehr im Stande sei, das Gebiet der Inneren Medizin „in allen Teilen gleichmäßig und gründlich zu beherrschen".

Müller zog deshalb seit den 20er Jahren Mitarbeiter an seiner Klinik und andere namhafte Kollegen zur Mitwirkung am *Taschenbuch der medizinisch-klinischen Diagnostik* heran. Zu ersteren gehörten beispielsweise Kurt Felix (1888–1960), der 1934 Ordentlicher Professor für physiologische Chemie in Frankfurt wurde, Otto Neubauer (1874–1958), der 1914 die Verwendung des Kreatinins zur Prüfung der Nierenfunktion einführte und 1918 als Chefarzt die II. Medizinische Abteilung im Krankenhaus München-Schwabing übernahm, und Hans Freiherr von Kress (1902–1973). Zu den ehemaligen Assistenten Müllers zählte auch Hans Fischer (1881–1945), der als Nobelpreisträger (1930) für Chemie seinen früheren Lehrer auf diesem Gebiet beriet.

Der bekannte Otologe Friedrich Wanner (1870–1944) verfaßte das Kapitel über das Ohr. Der Münchener Pädiater Meinhard von Pfaundler (1872–1957) steuerte das Kapitel über die „Entwicklung und Ernährung des Kindes" bei. Wilhelm Schüffner (1895–1949), den Direktor des Tropeninstitutes in Amsterdam, konnte Müller für die Beschreibung der Malaria gewinnen. Der 1929 als Ordinarius nach Leiden berufene Dermatologe Hermann Werner Siemens (1891–1969) beriet Müller nicht nur bei den Hautkrankheiten, sondern half als Spezialist in der Vererbungslehre später auch beim Kapitel über „Konstitution und Vererbung".

Die von Müller eingeleitete Tradition, anerkannte Spezialisten für die Mitarbeit auf ihrem Arbeitsgebiet zu gewinnen, setzt sich bis heute fort.

1942 übernahm der von Friedrich von Müller ausgebildete Hans Freiherr von Kress (1902–1973) die editorische Betreuung des Taschenbuchs. Kress war zu diesem Zeitpunkt

Chefarzt der Inneren Abteilung am Lazarus Krankenhaus in Berlin. 1948 wurde er Ordentlicher Professor für Innere Medizin an der Freien Universität Berlin und Direktor der Inneren Abteilung am Krankenhaus Westend. Von 1950–1952 nahm er sich auch noch Zeit für das Amt des Rektors der Universität Berlin. Als Herausgeber sorgte Kress dafür, daß das Werk von der 55. (Juli 1942) bis zur 69. Auflage (1966) allen Bedürfnissen der Leser gerecht wurde.

Mit der 70. neubearbeiteten Auflage übernahm 1975 Günter A. Neuhaus (1922–1989) die Verantwortung für das fachliche Niveau des *Taschenbuchs der medizinisch-klinischen Diagnostik*. Neuhaus, früher Oberarzt bei Kress und seit 1968 Ordentlicher Professor an der Freien Universität Berlin, zählt als Mitherausgeber der Klinischen Wochenschrift (seit 1972) und Vorstand der Deutschen Gesellschaft für Innere Medizin (1976/77) ebenfalls zu den namhaften Repräsentanten der deutschen Nachkriegsmedizin. Aus Widerstand gegen die neue Hochschulgesetzgebung gab Neuhaus in den 70er Jahren seinen Lehrstuhl auf und wurde danach ärztlicher Direktor und Chefarzt der Schloßparkklinik. Ihm verdanken wir die 71. (1986) sowie die 72., überarbeitete und erweiterte Auflage, für die 1989 wieder zahlreiche Kapitel des Buches völlig neu geschrieben wurden. Unter Kress und Neuhaus verlagerte sich im übrigen auch das Schwergewicht der am Taschenbuch mitarbeitenden Ärzte an die Kliniken in Berlin.

Mit der jetzt vorgelegten 73. Auflage übernimmt unter Führung von Peter C. Scriba und Almuth Pforte wieder ein Münchener Ärzteteam die Verantwortung für das *Taschenbuch der medizinisch-klinischen Diagnostik*, an dem auch eine Reihe von Hamburger Autoren mitgewirkt hat.

Der Verlag J.F. Bergmann, der später seinen Sitz nach München verlegte, hat das Werk in 71 Auflagen betreut. Mit der 72. Auflage 1989 übernahm der Springer-Verlag die verlegerische Verantwortung.

Im Wandel der Zeit

In der Entwicklung des Buches spiegelt sich naturgemäß die Entwicklung der Medizin insgesamt und die Geschichte der medizinisch-klinischen Diagnostik im besonderen wider. Das Buch erfuhr im Laufe der Jahre demgemäß viele Änderungen. Sein Umfang vermehrte sich von überschaubaren 119 auf mittlerweile über 1000 Seiten. In regelmäßigen Abständen waren gründliche Umarbeitungen notwendig. Neue, erprobte Untersuchungsmethoden mußten aufgenommen werden, chemische Formeln und neue Abbildungen wurden eingefügt, um das Verständnis zu erleichtern.

Neben einer genauen Beschreibung der oben erwähnten Gmelinschen Probe findet sich in der 1. Auflage des *Taschenbuchs der medizinisch-klinischen Diagnostik* auch schon ein Hinweis auf die von Robert Bunsen (1811–1899) und Gustav Kirchhoff (1824–1887) entdeckte Spektralanalyse. Mit dem Spektroskop war nicht nur eine qualitative Analyse möglich, sondern diese Geräte erlaubten dem Arzt erstmals auch eine genaue quantitative Bestimmung z. B. des Hämoglobins.

Angesichts der wachsenden Bedeutung der chemischen Zerlegung fügten die Autoren schon in der 2. Auflage ein zusätzliches Kapitel über die Analyse pathologischer Konkremente ein (Harn- und Darmkonkremente, Speichel- und Gallensteine).

Die 3. Auflage 1887 erhielt ein weiteres neues Kapitel über „Stoffwechsel und Ernährung", das v. a. der Berechnung der Kost am Krankenbett diente. Müller sicherte sich hierfür die Unterstützung des Physiologen Carl von Voit (1831–1908), bei dem er promoviert hatte. Die Fortschritte auf dem Gebiet der Bakteriologie machten in der 5., vermehrten und verbesserten Auflage 1889 eine Umarbeitung des Kapitels „Mikroorganismen" notwendig, dem zur besseren Veranschaulichung nun auch eine Farbtafel beigegeben wurde. Schon in der 1. Auflage war die Färbung von Mikroorganismen nach Gram oder Ehrlich (Tuberkelbazillen) ausführlich beschrieben worden. Aber erst 1889 hielt mit einer weitgehend nach eigenen Präparaten gezeichneten Abbildungstafel die Farbe Einzug in das Taschenbuch.

In den frühen 90er Jahren des 19. Jahrhunderts kamen „Daten über die Entwicklung und Ernährung des Kindes" hinzu. Die kindliche Ernährung war mittlerweile zu einem Hauptthema in der Medizin geworden, nachdem Ärzte eine falsche Ernährung als wichtige Ursache für die überaus hohe Säuglingssterblichkeit nachweisen konnten. Daß die Ende 1895 abgeschlossene und 1896 gedruckte 9. Auflage eine kurze Zusammenstellung der wichtigsten Heilquellen bekam, spiegelt zweifellos die wachsende Popularität der Wasser- und Kurheilverfahren in der Bevölkerung zu jener Zeit wider.

In der 10. „gründlich umgearbeiteten" Auflage (1899) wurde eine Anleitung für die Abfassung der Krankengeschichten aufgenommen. Auch Grundbegriffe der Hautkrankheiten und eine kurze Tabelle der akuten Vergiftungen fanden nun Eingang in das Taschenbuch. Des weiteren sorgte der Verlag 1899 auch dafür, daß die Farbbilder von Mikroorganismen in den Text eingearbeitet wurden. Erstmals aber widmeten Müller und Seifert 1899 auch eine ganze Seite der neuen „Untersuchung mittelst der Röntgenstrahlen".

Die 1895 von Wilhelm Conrad Röntgen (1845–1923) entdeckten Strahlen gewannen rasch Bedeutung in der kardiologischen Diagnostik und erlaubten erstmals eine genauere Bestimmung der Herzgröße. Wurde 1899 von Müller und Seifert die mangelnde Leistungsfähigkeit der Röntgenstrahlen für die Diagnostik der Abdominalorgane noch lebhaft bedauert, so gelang es mit Hilfe geeigneter Röntgenkontrastmittel wenig später, auch innere Organe abzubilden. Mit der 1907 auf den Markt gebrachten 12. Auflage hatte die radiologische Durchleuchtung auch auf diesem Feld bereits „große Bedeutung" erlangt. Durch einen mit Quecksilber gefüllten Gummischlauch ließen sich Stenosen und Erweiterungen des Ösophagus sicher beurteilen. Verabreichte man Patienten den von dem Münchener Arzt Hermann Rieder (1858–1932) erstmals angegebenen, mit Wismutnitrat versetzten Reisbrei, traten die Konturen des Magens scharf hervor. Auch der weitere Verlauf des Darmes war mit diesem Brei schon zu beurteilen.

Das kurz nach der Jahrhundertwende beschriebene intrakardiale Reizleitungssystem wurde erstmals in der 14. Auflage von 1910 detailliert wiedergegeben. Von der Elektrokardiographie, mit der sich Herzaktionen an der Körperoberfläche sichtbar machen ließen, war allerdings noch keine Rede. Der Durchbruch für das EKG kam mit der 16. Auflage im Jahre 1913, als Müller und Seifert erstmals eine normale Herzstromkurve mit den von Willem Einthoven (1860–1927) dem Kurvenbild zugeordneten Buchstaben P, Q, R, S, T zeigten. Als charakteristische Abweichung von der Norm wurden zwei Extrasystolen abgebildet.

Daß in einem Angina-pectoris-Anfall nicht selten der Tod eintreten konnte, war seit langem bekannt. Nachdem James Herrick bereits 1912 die erste klinische Beschreibung des Herzinfarkts geliefert hatte, führte auch das von Müller und Seifert herausgegebene Taschenbuch 1923 (23. Auflage) für dieses Ereignis die Bezeichnung „Herzschlag" ein. Über 10 Jahre später, 1937, tauchte in der 37. Auflage auch das Wort Herzmuskelinfarkt auf.

Schon in der 17. Auflage (5000 Exemplare) von 1915 aber war ein Kapitel über die „Drüsen mit innerer Sekretion" erschienen. Die bereits genannte und mit 12 000 gedruckten Exemplaren besonders auflagenstarke 23. Auflage von 1922 erwähnte erstmals das Thyroxin und dessen chemische Formel. Das Insulin taucht in der 24. Auflage von 1928 auf, in der auch die Vitamine ausführlich besprochen wurden.

Bei der Neubearbeitung der 49./50. Auflage 1941 wurden die in der Medizin bis dahin üblichen Autorennamen durch die neue Nomenklatur ersetzt, die von der Anatomischen Gesellschaft in Jena verabschiedet worden war (Nomina anatomica). Während so einerseits unablässig neue Entwicklungen, Erkenntnisse und Verfahren Aufnahme fanden, büßten andere Bereiche im *Taschenbuch der medizinisch-klinischen Diagnostik* an Bedeutung ein. Das beispielsweise bis in das erste Viertel des 20. Jahrhunderts noch überaus umfangreiche und mit Fieberkurven für zahlreiche Krankheiten ausgestattete Kapitel über die Körpertemperatur wurde später erheblich reduziert.

Kontinuierlich wurden bis zur Gegenwart weiterhin wertvolle Fortschritte auf dem Gebiet der Diagnostik in das Taschenbuch eingearbeitet. Dies trifft für die Angiokardiographie, die in den 60er Jahren Verbreitung fand, ebenso zu wie für die seit der Jahrhundertmitte als alternatives bildgebendes Verfahren entwickelte Untersuchung mit Ultraschallwellen. Noch Ende der 60er Jahre wurden die Echokardiographie und die Sonographie im Bereich des Bauches und des Unterleibs vielfach skeptisch beurteilt. Die heute aus der medizinischen Diagnostik nicht mehr wegzudenkende Nutzung der Schallwellenreflexion fand schließlich mit der zum einhundertjährigen Jubiläum des Taschenbuches erschienenen 71. Auflage 1986 die verdiente Aufnahme. Die zu Beginn der 70er Jahre entwickelte Computertomographie hatte schon mit der 70. Auflage 1975 Eingang in das *Taschenbuch der medizinisch-klinischen Diagnostik* gefunden.

Neben dem diagnostischen Wandel begegnen wir in dem mittlerweile über einhundertjährigen Lebenszyklus des Werkes aber auch weltanschaulichen Einflüssen. So trug das in die 29. Auflage 1932 eingefügte neue Kapitel über „Konstitution und Vererbung" nicht nur den neuen Erkenntnissen in der Genetik Rechnung, sondern weist auch auf die gesellschaftliche Bedeutung dieses Faches unter geänderten politischen Rahmenbedingungen hin. Mit der 41. Auflage trug man 1939 auch militärmedizinischen Gesichtspunkten Rechnung und förderte damit die weitere Verbreitung des Buches unter den Sanitätsoffizieren. Dieses Kapitel und der zum gleichen Zeitpunkt eingebaute Beitrag über die Meldepflicht von Erbkrankheiten an das zuständige Gesundheitsamt waren naturgemäß vorübergehende Erscheinungen und verschwanden nach dem Ende der nationalsozialistischen Ära wieder aus dem *Taschenbuch der medizinisch-klinischen Diagnostik*.

Bei allem zeitbedingten Wandel blieb die Zielsetzung jedoch unverändert. Das Buch wollte nie ein Lehrbuch der Inneren Medizin sein, sondern sollte als Wegweiser am Krankenbett und bei den Arbeiten im Labor dienen. Es sollte sich immer hauptsächlich zum Nachschlagen anbieten und wollte niemals die ausführlichen Lehrbücher der Diagnostik entbehrlich machen. „Würde es diesen Anspruch erheben," so Seifert und Müller einmal im Vorwort zur 10. Auflage 1899, „würde es mehr Schaden als Nutzen stiften."

Methodische Grundlagen

Kapitel 1

Anamnese und klinische Befunderhebung; Lebensqualität

C. Folwaczny

1.1
Anamnese

1.1.1
Prinzip der Untersuchung

Das Prinzip der Anamnese basiert auf der Gewinnung von Informationen über die krankheitsrelevante Vorgeschichte eines Patienten aufgrund der subjektiven, verbalen (meist auch nonverbalen) Schilderung durch den Patienten. Oft müssen weitere Personen, die Informationen hierzu beitragen können, befragt werden, was das Einverständnis des Patienten (oder die Annahme desselben) voraussetzt, diese Informationen an den Arzt weiterzugeben. Wesentliche Grundlage hierfür ist der Behandlungswunsch des Patienten, der auf der Hoffnung basiert, daß die in der Anamnese geschilder-

ten Beschwerden gelindert werden können. Die Anamnese kann wesentlich dazu beitragen ein Vertrauensverhältnis zwischen Arzt und Patient aufzubauen. Für dessen Entstehung ist die ärztliche Schweigepflicht, neben anderen objektiven und subjektiven Gegebenheiten, unabdingbare Voraussetzung.

1.1.2
Methode

In den meisten Fällen wird die Anamnese in Form eines Gesprächs zwischen Arzt und Patient erhoben. Dabei wird die zunächst freie Schilderung des Patienten durch gezielte Fragen des Arztes präzisiert. Dies führt zur Erstellung der Eigenamnese des Patienten. Falls die Gewinnung von Informationen, z. B. bei bewußtseinsgetrübten Patienten, nicht möglich, oder aufgrund unvollständiger Angaben des Patienten nicht ausreichend ist, kann das Anamnesegespräch auch mit einer dritten Person, die Auskunft über den bisherigen Kankheitsverlauf geben kann, geführt werden. Die Erhebung der sogenannten Fremdanamnese setzt, mit der Ausnahme von Notfallsituationen sowie dauerhaft bewußtseinsgetrübter oder verwirrter Patienten, das Einverständnis des Patienten voraus diese Informationen einzuholen. Neben der verbalen Kommunikation kann auch die Verwertung schriftlicher Informationen, z. B. in Form früherer Arztbriefe oder Befunde, eine wichtige Rolle spielen. Ferner kann im Sinne der nonverbalen Kommunikation die bewußte Beobachtung des Gesichts eines Patienten während des Anamnesegesprächs eine Reihe zusätzlicher Informationen erbringen. Es können daraus Zeichen von Sympathie oder Abwehr, Ängste oder Vertrauen, Wachheit oder Apathie, depressive oder euphorische Stimmungen sowie eine Störung des Antriebs abgelesen werden. Jedes dieser Phänomene kann möglicherweise bereits Symptom einer zu diagnostizierenden Erkrankung sein.

1.1.3
Richtlinien für die Anwendung

Die Anamnese basiert nicht auf der zufälligen Gewinnung von Informationen in Form eines zwanglosen Gesprächs zwischen Arzt und Patient. Im Rahmen des Anamnesegesprächs versucht der Arzt vielmehr systematisch, die für die Erstellung einer Diagnose unerläßliche Information über den bisherigen Krankheitsverlauf und etwaige Vorerkrankungen zu erheben. Dies setzt eine feste Struktur des Anamnesegesprächs voraus. Diese erstreckt sich auf die Fragetechnik, die Detailgenauigkeit mit der z. B. die aktuellen Beschwerden des Patienten präzisiert werden sollten sowie auf die Gliederung der Anamnese in Unterpunkte. Letztere ist unerläßlich, um nicht wichtige Punkte in der Vorgeschichte zu übersehen. Die Anamnese muß in Form eines schriftlichen Eintrags in der Krankenakte dokumentiert werden. Dies dient auch der eventuell notwendigen Weiterleitung dieser Information an andere in die Behandlung des Patienten eingebundene Ärzte. In Abhängigkeit von der jeweiligen klinischen Situation kann der Umfang und Aufbau der Anamnese abgewandelt werden. Ein Beispiel hierfür stellt die Verkürzung des Anamnesegesprächs in akuten Notfallsituationen dar.

Die Einschätzung solcher Situationen hängt u. a. wiederum wesentlich von der Beobachtung des Gesichts des Patienten ab. Hat man den Eindruck einen schwerkranken oder gar lebensbedrohlich erkrankten Patienten vor sich zu haben, wird man umgehend die notwendigen diagnostischen und therapeutischen Maßnahmen einleiten und allenfalls parallel dazu wenige kurze Fragen nach der zeitlichen Entwicklung der Situation und den Leitsymptomen stellen. Das heißt, man wird sich in einer solchen Situation auf die Erhebung der aktuellen Beschwerden des Patienten beschränken und weitere Informationen aus der früheren Vorgeschichte des Patienten nur insofern erfragen, als diese für die Akuttherapie von Relevanz sind. Diese verkürzte Form der Anamneseerhebung solle jedoch möglichst frühzeitig um die fehlenden Informationen erweitert werden. Am anderen Ende dieses Spektrums steht eine Situation, in der man im Gesicht des Patienten ein diagnostisch richtungsweisendes, aber nicht absolut charakteristisches Zeichen, wie z. B. bei Depressionen oder chronischem Alkoholabusus zu erkennen glaubt. Dann wird man mit aller Sorgfalt die komplette Anamnese erheben und allenfalls im Verlauf dieses Gesprächs darauf achten, ob der erste Eindruck richtig war.

Daneben ist die Einhaltung ethischer Prinzipien selbstverständliche Voraussetzung für die Erhebung der Anamnese. Es sollte z. B. von seiten des Arztes eine moralische Wertung der geschilderten Vorgeschichte gegenüber dem Patienten unterbleiben. Ebenso dürfen die Informationen über die Erkrankung des Patienten nicht unerlaubt an Dritte weitergeleitet werden, auch nicht bei Genehmigung des Patienten zur Einholung der Fremdanamnese.

1.1.4
Störfaktoren

Wichtigster Störfaktor bei der Anamneseerhebung ist ein mangelndes Vertrauensverhältnis zwischen Arzt und Patient. Neben dem eigentlichen Anamnesegespräch werden auch alle von seiten des Arztes erbrachten Vorschläge für den weiteren Untersuchungsablauf durch Grundgegebenheiten in einem Patienten beeinflußt. Sympathie oder Antipathie sollte der Arzt bewußt verarbeiten, um Einflüsse auf sein diagnostisch-therapeutisches Handeln so gut es geht auszuschließen. Emotionen sollten nicht in einem Zuviel oder Zuwenig an diagnostischen oder therapeutischen Bemühungen resultieren. Gerade Patienten, die ein Maximum an „sekundärem Krankheitsgewinn" zu erreichen versuchen und mit ihrem Leiden mehr als aus Sicht des Arztes „notwendig" verlangen, bedürfen der Hilfe eines Arztes, der seine eigenen Emotionen kontrolliert.

In diesem Zusammenhang spielt auch die Zeit, die man dem einzelnen Patienten widmen kann, eine wichtige Rolle. Wenn es gelingt, den Zeitdruck im Gespräch mit einem Patienten nicht spürbar werden zu lassen, so kann dies wesentlich zur Entstehung eines Vertrauensverhältnisses beitragen.

Weitere Störfaktoren resultieren aus einer falschen Fragetechnik durch den Arzt. Aus einer frühzeitigen, fälschlichen Zuordnung der Beschwerden des Patienten durch den befragenden Arzt kann eine suggestive Art der Befragung entstehen, die das Gespräch in eine bestimmte Richtung lenkt und dabei wesentliche Informationen ausspart. Mitunter ist es unerläßlich weitschweifige Schilderungen des Patienten mit Hilfe der richtigen Gesprächsführung so zu strukturieren, daß es möglich ist hieraus relevante Informationen abzuleiten. Auf der anderen Seite dieses Spektrums steht eine mechanisierte Art der Befragung, die sich in völlig empathieloser Form auf das Abfragen von Informationen beschränkt und dabei durch ständiges Unterbrechen des Patienten jede Abweichung von diesem normierten Anamneseprotokoll zu vermeiden sucht.

Ein weiterer nur schwer zu kontrollierender Störfaktor besteht in der subjektiven Wertung der gewonnenen Informationen durch den Arzt. Dies kann zu einer fälschlichen Unterbewertung der vom Patienten geschilderten Symptome führen. Das heißt, diagnoserelevante Hinweise in der Anamnese werden dabei nicht entsprechend gewichtet. Umgekehrt kann die subjektive Wertung der geschilderten Symptome z. B. dann von Nutzen sein, wenn ein durch den Patienten als nicht vordergründig geschildertes Symptom als wesentlicher Hinweis auf die zugrundeliegende Erkrankung erkannt wird.

Zusätzliche evidente Störfaktoren umfassen die Motivation von Patient und Arzt, den Ausbildungsstand bzw. die Fachrichtung des Arztes, eine etwaige Beeinträchtigung des Arzt -Patienten Gesprächs durch Dritte, die Störung der Kommunikation durch bewußt falsche Angaben des Patienten, die z. B. aus Schamgefühl resultieren können, oder durch die Desorientierung bzw. Bewußtseinstrübung des Patienten. Der Wunsch unberechtigt krank geschrieben zu werden, Rentenbegehren oder der sogenannte sekundäre Krankheitsgewinn kann die Patientenangaben ebenfalls verfälschen.

Generell ist in diesem Zusammenhang anzumerken, daß man sich bei der Erhebung der Anamnese bewußt sein sollte, daß die Angaben des Patienten auf subjektiven Empfindungen von Phänomenen beruhen. Diese Schilderung wird zusätzlich noch erschwert durch den zeitlichen Abstand zwischen dem Auftreten dieser Phänomene und der vom Patienten erbetenen Darstellung im Anamnesegespräch. Es ist offensichtlich, daß die Fähigkeit verschiedener Patienten, die dabei an ihn gerichteten Anforderungen zu bewältigen, großen Variationsmöglichkeiten unterliegt und darüber hinaus durch die Einstellung des Patienten gegenüber seinen Beschwerden beeinflußt wird. Dies sollte bei der Formulierung der Fragen des Arztes berücksichtigt werden.

1.1.5
Qualitätssicherung

Für die Qualitätssicherung im Rahmen der Anamneseerhebung existieren im Gegensatz zu anderen diagnostischen Verfahren keine von einer Fachgesellschaft autorisierten Kriterien. Ein relativ einfaches Kriterium für die Qualität der erhobenen Anamnese ist jedoch, neben formalen Aspekten wie Vollständigkeit und Übersichtlichkeit, die Tatsache, ob aus ihr die korrekte Differentialdiagnose abgeleitet werden konnte. Dies wird nicht immer der Fall sein, sollte jedoch in der weit überwiegenden Zahl der Fälle möglich sein.

1.1.6
Interpretation

Die Interpretation der in der Anamnese gewonnen Daten dient letztendlich der Erstellung einer Liste möglicher Differentialdiagnosen, welche mit Hilfe der weiteren Untersuchungen näher eingegrenzt werden. Voraussetzung hierfür ist zunächst die möglichst vollständige und genaue Dokumentation der gesammelten Daten. Die Differentialdiagnosen werden in der Regel anhand von „Leitsymptomen" sowie aus den vom Patienten genannten Vorerkrankungen abgeleitet. Diese für die weitere Diagnostik und Therapie äußerst wichtigen Vorgaben sollten im Rahmen der weiteren Diagnostik laufend reevaluiert werden und ggfs. vor dem Hintergrund der in diesen Untersuchungen gewonnen Ergebnisse um weitere Differentialdiagnosen ergänzt werden.

Die Interpretation der Anamnese erfordert somit eine subjektive Gewichtung der gewonnen Daten durch den Arzt, der die Anamnese erhebt. Das heißt, aus der subjektiven Schilderung des Patienten entsteht zunächst eine objektive Wiedergabe der Symptome in Form einer schriftlichen Niederlegung der Anamnese durch den Arzt, bevor dieser dann hieraus wiederum mit Hilfe einer subjektiven Interpretation Schlüsse zieht, die in Richtung der Krankheitsdiagnose führen. Der Subjektivität dieser Interpretation sollte sich der Arzt, insbesondere vor dem Hintergrund der Grenzen des eigenen Fachbereichs bewußt sein. So sollte sich z. B. ein Internist darüber im klaren sein, daß er beim Symptom „Kopfschmerz" andere Differentialdiagnosen favorisieren dürfte als ein Hals-Nasen Ohren Arzt oder ein Neurologe.

1.1.7
Kosten

Laut der ärztlichen Gebührenordnung ist als Vergütung für die internistische Anamnese ein Betrag von DM 42,18,– vorgesehen. In diesem Zusammenhang ist anzumerken, daß die Anamnese durch die Ermöglichung einer zielgerichteten Diagnostik und der daraus resultierenden Vermeidung unnötiger apparativer Untersuchungen zur Kostenreduktion beitragen kann.

1.2
Aufbau einer Anamnese
1.2.1
Allgemeine Anamnese

Aktuelle Anamnese
Hier werden die Symptome erfragt, die zur Vorstellung beim Arzt geführt haben. Dabei sollten die sogenannten „Hauptbeschwerden" nach Dauer (Beginn und Ende), Verlauf (permanent, intermittierend), Stärke (leicht, schwer, unerträglich), Art (dumpf, brennend, bohrend, stechend) und Ort (z. B. retrosternal) sowie auslösenden (z. B. postprandial) oder lindernden (z. B. Wechsel der Körperposition oder Einnahme von Medikamenten) Umständen differenziert werden.

Frühere Anamnese
Diese beinhaltet frühere Erkrankungen, Operationen und Krankenhausaufenthalte. Es sollte dabei besonders auf Angaben geachtet werden, die in Zusammenhang mit den aktuellen Beschwerden des Patienten stehen könnten (z. B. Herzinfarkt vor Jahren).

Medikamentenanamnese
Es wird unterschieden zwischen der derzeitigen Medikation und früher verwendeten Medikamenten. Der Einfluß der Medikation auf den Verlauf der Erkran-

kung bzw. die Symptome des Patienten sollten ebenso berücksichtigt werden wie wesentliche Nebenwirkungen der eingenommenen Medikamente. Dies gilt insbesondere auch für Medikamentenallergien (z. B. Penicillin).

Risikofaktoren

Hierzu zählen die klassischen Risikofaktoren für kardiovaskuläre Erkrankungen, also eine positive Familienanamnese, Diabetes mellitus, arterielle Hypertonie, Störungen des Fettstoffwechsels und Nikotinabusus. In diesem Zusammenhang kann auch der Alkoholkonsum erfragt werden. Bei entsprechendem Vedacht sollte auch nach einem Drogenabusus gefragt werden.

Familienanamnese

Es sollten familiär gehäuft auftretende Erkrankungen wie Tumorleiden, kardiovaskuläre Erkrankungen, Diabetes mellitus etc. erfragt werden.

Sozial- und Berufsanamnese

Dabei werden die privaten und beruflichen Lebensumstände des Patienten erfragt. Neben berufsbedingten Erkrankungen, oder einem Rentenbegehren als Ursache für die geschilderten Beschwerden bietet dieser Punkt auch die Möglichkeit die Voraussetzungen einer eventuell notwendigen weiterführenden häuslichen Betreuung des Patienten zu prüfen.

1.2.2
Organbezogene Anamnese

Systemübersicht

Die im vorangegangenen geschilderten Punkte der Anamneseerhebung beruhen wesentlich auf der aktiven Erinnerungsfähigkeit des Patienten. Das heißt, daß möglicherweise wesentliche Symptome, die der Patient nicht in Zusammenhang mit seinen aktuellen Beschwerden interpretiert von ihm nicht angegeben werden. Um diese Punkte und weitere Aspekte, wie z. B. Vorerkrankungen, die der Patient von sich aus zunächst versehentlich nicht erwähnt hat, nicht zu übersehen, sollte im Anschluß an die allgemeine Anamnese eine sogenannte Systemübersicht erstellt werden. Diese beinhaltet folgende Punkte:

- Allgemein:
  Alter, Größe, Gewicht, Leistungsfähigkeit, Appetit, Durst, Stuhlgang, Miktion, B-Symptome: Fieber, Nachtschweiß, Gewichtsverlust.

- Kopf:
  - Allgemein: Kopfschmerzen, Schwindel.
  - Augen: Sehstörungen (Veränderungen der Sehkraft, Gesichtsfeldeinschränkungen, Doppelbilder), Tränenfluß, Katarakt, Glaukom.
  - Ohren: Hörverlust, Schmerzen oder Ausfluß.

- Nase: Nasenbluten, Heuschnupfen.
  - Mund und Rachen: Zahnfleischbluten, Zungenbeläge, Heiserkeit.

- Hals:
  Bewegungseinschränkung, Lymphknotenvergrößerung, Veränderungen der Schilddrüse.

- Brust:
  Knoten, Hautveränderungen, Verziehungen, Absonderungen aus der Mamille.

- Lunge:
  Atemnot, Atemgeräusche, Husten, Auswurf, atemabhängige Thoraxschmerzen.

- Herz und Kreislauf:
  Blutdruck, Ödeme, Nykturie, Dyspnoe, Orthopnoe, Leistungsfähigkeit (Treppensteigen).

- Magen-Darm-Trakt:
  Appetit, Aversion gegen bestimmte Speisen, Sodbrennen, Erbrechen (Blutbeimengungen!), Koliken, Schmerzen (Lokalisation, Art und Dauer des Schmerzes), Wechsel des Stuhlverhaltens, Diarrhö, Obstipation, Gelbsucht, Blutbeimengungen zum Stuhl, Stuhlfrequenz, -farbe und -konsistenz, Blähungen.

- Urogenitaltrakt:
  Geruch und Farbe des Urins (Blutbeimengungen), Konsistenz (z. B. schaumig), Miktionsfrequenz, Nykturie, Inkontinenz, Schmerzen bei der Miktion. Bei der Frau: Menstruationsdauer, und -regelmäßigkeit, Amenorrhö, Zwischenblutungen, Blutungen nach der Menopause. Beim Mann: Ausfluß aus der Harnröhre, Schmerzen oder Schwellungen des Hodens.

- Bewegungsapparat:
  - Gelenke: Schmerz, Schwellung, Rötung, Überwärmung, Bewegungseinschränkung.
  - Muskeln: Schmerzen, Krämpfe, Atrophie.
  - Knochen: Schmerzen, (Spontan)frakturen.

- Haut:
  Exantheme, Juckreiz, Farbe, Oberfläche (trocken, nässend, fettig, schuppend), Durchblutung.

- Neurologie:
  Muskelschwäche, Lähmungen, Parästhesien, Hypästhesien, Dysästhesien.

- Psyche:
  Stimmungslage, Ängste in Zusammenhang mit der Erkrankung, psychiatrische oder psychosomatische Vorerkrankungen.

1.3
Klinische Befunderhebung

1.3.1
Prinzip der Untersuchung

Die klinische Befunderhebung basiert auf dem Prinzip der Wahrnehmung von Krankheitsmerkmalen durch den Arzt. Im Gegensatz zur Anamnese stellt die klinische Befunderhebung die Sammlung objektivierbarer und verifizierbarer Befunde dar. Deren Signifikanz wird noch gesteigert, wenn diese bereits aufgrund der anamnestischen Angaben zu erwarten waren. In Fällen in denen die Anamnese nicht oder nur unvollständig erhoben werden kann, wird die körperliche Untersuchung den ersten Hinweis auf die zugrundeliegende Erkrankung geben.

1.3.2
Methode

Bei der klinischen Befunderhebung kommen alle Sinnessysteme des Arztes zum Einsatz. Basierend auf Inspektion, Palpation, Auskultation und Perkussion kann die klinische Befunderhebung noch um eine Reihe weiterer Verfahren ergänzt werden. Der Geruchssinn kann z. B. bei einer schweren Urämie wesentliche diagnostische Hinweise geben. Durch den Einsatz einer Reihe von Instrumenten wie z. B. Reflexhammer, Stimmgabel, Augenspiegel oder Winkelmesser wird die Erhebung des klinischen Untersuchungsbefundes abgerundet.

1.3.3
Richtlinien für die Anwendung

Ähnlich wie die Anamnese sollte auch die klinische Befunderhebung einer Systematik folgen. Obwohl die Aufmerksamkeit des Arztes aufgrund der Anamnese oft bereits in Richtung eines bestimmten Organs oder einer bestimmten Körperregion gelenkt wurde, sollte die körperliche Untersuchung stets umfassend, d. h. unter Beachtung sämtlicher Körperregionen bzw. Organsysteme erfolgen. Die Reihenfolge des Vorgehens spielt dabei nur insofern eine Rolle, als die Belastung für den Patienten i. R. der klinischen Befunderhebung möglichst gering sein sollte. Als praktisches Beispiel kann hier angeführt werden, daß man es älteren oder schwerkranken Patienten nach Möglichkeit ersparen sollte bei der körperlichen Untersuchung mehrmals zwischen einer liegenden, sitzenden und stehenden Position zu wechseln. Die systematische Methodik der klinischen Untersuchung sollte sich selbstverständlich auch in der schriftlichen Niederlegung der Befunde widerspiegeln.

Gerade in der Inneren Medizin wird man selten anhand pathognomonischer Angaben in der Anamnese oder Zeichen bei der körperlichen Untersuchung eine Prima-vista-Diagnose stellen können. In der überwiegenden Zahl der Fälle wird der Arzt aus anamnestischen Angaben und Befunden bei der körperlichen Untersuchung Muster ableiten. Durch den Vergleich dieser Muster mit im Gedächtnis des Arztes gespeicherten Bildern entsteht schließlich eine diagnostische Hypothese. Diese wird dann je nach Gewicht des Verdachtes entweder durch Maßnahmen der Ausschlußdiagnostik oder durch Methoden der Nachweisdiagnostik bewiesen oder zumindest eingegrenzt. Zum Ausschluß benötigt man Methoden mit hoher Sensitivität, d. h. mit einem hohen Prozentsatz positiver Befunde bei gegebener Krankheit. Umgekehrt eignen sich zum Nachweis einer Diagnose Verfahren mit hoher Spezifität, also einem hohen Anteil negativer Ergebnisse beim Gesunden. Es resultieren schließlich entweder eine bewiesene Diagnose oder aber eine sog. Ausschlußdiagnose.

In der Praxis wird man mitunter abwarten, d. h. die Verlaufsbeobachtung als diagnostisches Mittel einsetzen. Dies gilt insbesondere für selbstlimitierende Erkrankungen. Umgekehrt wird in zunächst nicht zu klärenden Situationen das Instrument der Diagnose ex juvantibus einzusetzen sein.

1.3.4
Störfaktoren

Bei der klinischen Befunderhebung existieren eine Vielzahl möglicher Störfaktoren. Der Zustand des Patienten kann ganz wesentlich die Erhebung des klinischen Befundes beeinträchtigen. So hängt z. B. die Güte eines Auskultationsbefundes der Lunge zum Großteil von der Mitarbeit des Patienten ab. Die Dokumentation der erhobenen Befunde sollte unverzüglich im Anschluß an die Untersuchung erfolgen, um einer Verfälschung durch einen zu großen zeitlichen Abstand entgegenzuwirken. Manche Befunde sind nicht stets gleich ausgeprägt und wechseln in ihrer Intensität.

Ein weiterer nur schwer zu kontrollierender „Störfaktor" ist der Ausbildungsstand des Arztes der in unzureichender Untersuchungstechnik und falscher Interpretation der Befunde resultieren kann. Diese beiden zuletzt genannten Gründe sollten deshalb zum Anlaß genommen werden bei Zweifeln an der Qualität der klinischen Befunderhebung diese in Teilaspekten zu wiederholen und hierbei, sofern das möglich ist, auch den Rat und die klinische Erfahrung anderer Kollegen zu nutzen.

1.3.5
Qualitätssicherung

Auch für die Qualitätssicherung der klinischen Befunderhebung existieren keine von einer Fachgesellschaft autorisierten Kriterien. Ähnlich wie in bezug auf die Anamneseerhebung kann als Qualitätmaß der Vergleich zwischen dem eigenen klinischem Befund und dem Ergebnis der Untersuchung durch erfahrene Kollegen bzw. dem Resultat apparativer Untersuchungen herangezogen werden.

1.3.6
Interpretation

Die Interpretation der klinischen Untersuchung sollte sich nicht darauf beschränken Befunde, die aufgrund der Anamnese bereits zu vermuten waren, zu bestätigen. Es sollte zusätzlich darauf geachtet werden, ob sich dabei Befunde erheben lassen, die nicht zum bisherigen Krankheitskonzept passen. Dies setzt jedoch eine Aufmerksamkeit gegenüber scheinbar bedeutungslosen Details des klinischen Befundes voraus. Mit anderen Worten: Das was man nicht wahrnehmen möchte, wird einem bei der klinischen Befunderhebung leicht entgehen. Mitunter sind aber gerade diese scheinbar wertlosen „Nebenbefunde" die Beobachtungen, die den Schlüssel zu einer schwierigen Diagnose liefern.

Die Interpretation der wahrgenommenen Befunde sollte in jedem Fall äußerst zurückhaltend, d. h. zunächst deskriptiv erfolgen. Bei deren Dokumentation sollte der Befund an sich, also z. B. „fehlende Darmgeräusche" und nicht der vermutete zugrundeliegende klinische Zustand („Ileus") beschrieben werden. Aus der Zusammenschau der bei der klinischen Untersuchung erhobenen Befunde kann dann die weitere Eingrenzung der möglichen Differentialdiagnosen erfolgen.

Dieses deskriptive Vorgehen hat folgenden Grund: Die klinische Befunderhebung beruht zum Großteil auf der Wahrnehmung indirekter physikalischer Phänomene. Diese Untersuchungsmethode dient somit (ebenso wenig wie andere diagnostische Verfahren) in den seltensten Fällen alleine als Basis für die weiteren therapeutischen Entscheidungen. Die Diagnose wird im oben genannten Fall wahrscheinlich aus der Zusammenschau mehrerer Befunde, also Anamnese, Röntgenbild und klinischem Befund, gestellt werden. Jedes der genannten Verfahren allein wird lediglich einen indirekten Hinweis auf die zugrundeliegende Diagnose liefern können. Somit wird z. B. der Radiologe bei seiner Interpretation des Röntgenbefundes neben einer ausführlichen Befundbeschreibung allenfalls ein „vereinbar mit Ileus" schlußfolgern.

1.3.7
Kosten

Für eine internistische Untersuchung ist laut ärztlicher Gebührenordnung ein Entgelt zwischen DM 11,50.- und DM 29,64.- vorgesehen. Häufig wird dieser Betrag nicht ausreichen, um die tatsächlich entstandenen Personalkosten abzudecken. Ähnlich wie eine gute Anamnese dient auch die suffiziente körperliche Untersuchung dazu, eine möglichst zielgerichtete Diagnostik zu ermöglichen und somit unnötige apparative Untersuchungen zu vermeiden.

1.4
Körperliche Untersuchung

- Allgemein:
  Größe, Gewicht, Körperoberfläche, „Body-Mass-Index" (siehe Nomogram S. 14), Ernährungs- und Allgemeinzustand.
  Vitalparameter: Puls, Atemfrequenz, Bludruck, Temperatur.

- Kopf:
  - Inspektion: Schädelform, Narben, Verletzungen, Alopezie.

- Augen:
  - Inspektion: Rötung der Konjunktiven, Exophthalmus, Enophthalmus, Beweglichkeit von Augenlidern und -bulbi, Nystagmus, Strabismus.
  - Palpation: Druckschmerzhaftigkeit der Bulbi.

- Ohren:
  - Inspektion: Knoten, Tophi, Schmerzen, Rötung, Schwellung.
  - Test der Hörfähigkeit (evtl. Tests nach Weber und Rinne).

- Nase:
  - Inspektion von Naseneingang, -scheidewand sowie des Sekrets (Blutbeimengung).
  - Perkussion: Klopfschmerz der Nasennebenhöhlen.

- Mund:
  - Inspektion von *Lippen:* Ulzerationen, Fissuren, Rhagaden;
  - Inspektion von *Zahnfleisch:* Gingivitis, Gingivahyperplasie;
  - Inspektion von *Zunge:* Farbe, Konsistenz, Beweglichkeit, Belag;
  - Inspektion von *Pharynx:* Rötung, Beläge, Tonsillen, Seitenstränge.

- Hals:
  - *Inspektion:* Schwellungen, Beweglichkeit, Jugularvenenstau (Oberkörper in 45°-Neigung zur Ebene).
  - *Palpation:* submandibuläre, zervikale, nuchale Lymphknoten, Schilddrüse.
  - *Auskultation:* Strömungsgeräusch über den Carotiden oder der Schilddrüse.

- Brust:
  - *Inspektion:* Symmetrie, Hautveränderungen, Verziehungen, Absonderungen aus der Mamille.
  - *Palpation:* Verhärtung, Knoten.

- Thorax:
  - *Inspektion:* Form, Symmetrie der Atembewegung, Inspiratorische Einziehung der Interkostalräume.
  - *Palpation:* Bronchophonie, Stimmfremitus.
  - *Perkussion:* Qualität des Klopfschalls (Sonor, Hypersonor, gedämpft, Seitenvergleich!), Verschieblichkeit der Lungengrenzen.
  - *Auskultation:* Vesikulär- oder Bronchialatmen, Rasselgeräusche, Giemen, Pfeifen, Brummen.

- Axilla:
  Palpation der Lymphknoten.

- Herz:
  - *Palpation:* Herzspitzenstoß.
  - *Perkussion:* Herzgrenzen.
  - *Auskultation:* Rhythmus (Pulsdefizit ?), Herztöne, pathologische Geräusche.

- Abdomen:
  - *Inspektion:* Symmetrie, ausladende Flanken, Hernien, Hautzeichen (Venenzeichnung, Behaarung, Striae, Nävi).
  - *Palpation:* Größe von Leber und Milz, Raumforderungen, Abwehrspannung, Schmerzen.
  - *Perkussion:* Schallqualität, Lebergröße.
  - *Auskultation:* Darmgeräusche, periumbilikales oder aortales Strömungsgeräusch.

- Nieren:
  - *Palpation:* Raumforderungen im Bereich der Nierenlager. Klopfschmerzhaftigkeit der Nierenlager.

- Äußeres Genitale:
  - *Inspektion:* Ausfluß, Balanitis, Phimose.
  - *Palpation:* Hoden, Nebenhoden (Tumor, Schmerzhaftigkeit), inguinale Lymphknoten.

- Rektale Untersuchung:
  - *Inspektion:* Rektumprolaps, Hämorrhoiden, Fissuren, Marisken.
    Rektal-digitale Untersuchung der Prostata: Konsistenz, Form, Größe, Oberfläche.

- Gefäßstatus:
  - *Inspektion:* Varikosis, Durchblutung, Teleangiektasien, Spidernävi.
  - *Palpation:* Pulsqualität.
  - *Auskultation:* Strömungsgeräusche.

- Bewegungsapparat:
  - Gelenke: Inspektion: Schwellung, Rötung.
  - Palpation: Überwärmung, Druckschmerz, Bewegungseinschränkung.
  - Muskeln: Atrophie, Lähmungen.
  - Knochen: Deformität, Klopf-, Stauch-, Druckschmerz.
  - Wirbelsäule: Skoliose, Kyphose, Lordose, Klopfschmerz.

- Haut:
  Exantheme, Farbe, Oberfläche (trocken, nässend, fettig, schuppend), Durchblutung.

- Neurologie:
  Tremor, Prüfung der groben Kraft und der Feinmotorik, Untersuchung des Vibrationsempfindens und der Spitz-/ Stumpfdiskrimination, Untersuchung der Pupillomotorik bei Licht und Konvergenz, Auslösung der Muskeleigenreflexe, Prüfung pathologischer Reflexe, Untersuchung auf Meningismus.

- Psyche:
  Bewußtseinslage (örtliche, zeitliche und personenbezogene Orientierung), Stimmungslage.

Literatur zu Abschn. 1.1–1.4

Gebührenordnung für Ärzte (Stand 1.1.96). Deutscher Ärzte-Verlag, Köln

1.5
Gesundheitsbezogene Lebensqualität in der Medizin*

H. Limm

In der Alltagssprache wie im wissenschaftlichen Sprachgebrauch wird „Lebensqualität" zunehmend als Schlagwort gebraucht. Unter dem Stichwort „Lebensqualität" erschienen von 1972 bis heute über 20 000 Publikationen und wissenschaftliche Veröffentlichungen (Bullinger 1997; Bullinger u. Ravens-Sieberer 1995). Dieses zunehmende Interesse am Konzept der Lebensqualität läßt sich auch im Bereich der Medizin und der Psychologie nachweisen. Im Unterschied zum sozialwissenschaftlichen Gebrauch des Begriffs, der von sozioökonomischen Parametern bestimmt wird, konzentriert sich die Erfassung der Lebensqualität im Gesundheitswesen auf das subjektive Wohlbefinden von Patienten (Bullinger u. Pöppel 1988; Patrick u. Erickson 1992) und wird als gesundheitsbezogene Lebensqualität definiert.

Anhand der nachfolgenden Themen wird ein kurzer Einblick in das Konzept der gesundheitsbezogenen Lebensqualität gegeben:

1. Entwicklung des Konzepts der gesundheitsbezogenen Lebensqualität,
2. Konstrukt der gesundheitsbezogenen Lebensqualität und seine Operationalisierung,
3. Beispiel für die Erfassung der gesundheitsbezogenen Lebensqualität bei onkologischen Patienten,
4. Ziele der Erhebung von gesundheitsbezogener Lebensqualität in der Medizin.

---

* Ich danke Herrn Prof. Pöppel und Frau Dr. Krauth für die fachliche Beratung.

1.5.1
Entwicklung des Konzepts der gesundheitsbezogenen Lebensqualität

Nach einer Definition der WHO von 1946 versteht man unter Gesundheit „einen Zustand des vollkommenen seelischen, körperlichen und sozialen Wohlbefindens, und nicht nur die Abwesenheit von Krankheit." Der Begriff der gesundheitsbezogenen Lebensqualität kann als Antwortversuch verstanden werden, diesen idealtypischen Gesundheitsbegriff zu operationalisieren und damit für die Praxis anwendbar zu machen (v. Steinbüchel und Krauth 1997). Die Einführung des Begriffs der gesundheitsbezogenen Lebensqualität in die Medizin kann auf die frühen 70er Jahre datiert werden. Die USA können als Vorreiter bei der Entwicklung und Einführung des Konzepts der gesundheitsbezogenen Lebensqualität in medizinische und gesundheitspolitische Fragestellungen betrachtet werden. So fordert z. B. die amerikanische Arzneimittelzulassungsbehörde (FDA) auf, bei der Zulassung von Medikamenten grundsätzlich gesundheitsbezogene Lebensqualität als „Outcomekriterium" zu erfassen. In Deutschland finden systematische Forschungsbemühungen erst seit den 80er Jahren statt (Bullinger 1997).

Folgende Faktoren können die wachsende Bedeutung der Lebensqualität in der Medizin und in der Forschung im Gesundheitswesen (Krauth 1997) erklären:

- Ein zunehmendes gesellschaftliches Interesse an einer Humanisierung der Gesundheitsversorgung und des medizinischen Systems. Damit verbunden ist eine Erweiterung des biomedizinischen Modells von Krankheit durch die Einbeziehung psychologischer und sozialer Komponenten. Die Bedeutung einer vertrauensvollen Arzt-Patient-Beziehung sowie die aktive Teilnahme des Patienten an Entscheidungsprozessen für die positive Bewältigung von Krankheit und Krankheitsfolgen, sind nur einige der Stichworte, die hier zu nennen sind. Die Verbesserung der Lebensqualität von Patienten stellt ein konkretes und meßbares Ziel dieser Humanisierungsbemühungen dar.
- Die Veränderung des Krankheitsprofils der Bevölkerung in den westlichen Ländern. Durch verbesserte Lebensbedingungen und medizinischen Fortschritt gehen Infektionskrankheiten zurück und nehmen chronische Erkrankungen, die eine langfristige Therapie erfordern, zu. Die Lebensqualität chronisch kranker Patienten zu gewährleisten stellt heute eine große Herausforderung für das Gesundheitssystem dar.
- Aufgrund der enormen Entwicklung innerhalb der pharmakologischen Interventionen und der Medizintechnik reichen Sterblichkeits- oder Er-

krankungsraten als alleiniges Maß für die Beurteilung einer Therapie nicht mehr aus. Diese Entwicklungen haben einen gravierenden Einfluß auf das Alltagsleben und die Zufriedenheit der Patienten und ihrer Angehörigen. Lebensqualität als zusätzliches Beurteilungskriterium kann diese Effekte abbilden und somit zu patientenorientierten wie gesundheitsförderlichen Entwicklungen in diesen Bereichen beitragen.

- Gesundheitsökonomische Überlegungen und die Forderung nach Kostendämpfung im Gesundheitswesen lassen immer häufiger die Frage nach dem Nutzen einer Therapie entstehen. Die Lebensqualität kann dabei als ein aussagekräftiger Faktor in die Kosten-Nutzen-Gleichung aufgenommen werden. In „gesundheitsökonomischen" bzw. „cost-utility"-Ansätzen finden diese Überlegungen ihre konkrete Anwendung. Diese Ansätze beruhen meist auf der Annahme, daß es sich bei Lebensqualität um ein implizites Konstrukt handelt, d. h. man geht davon aus, daß man Lebensqualität nicht direkt messen kann, sondern indirekt über Patientenpräferenzen erschließen kann (Bullinger 1997).

1.5.2
Konstrukt der gesundheitsbezogenen Lebensqualität und seine Operationalisierung

Es existieren heute verschiedenste Definitionen zur gesundheitsbezogenen Lebensqualität, eine einheitliche Auffassung existiert nicht. Weitgehend anerkannt ist, daß es sich bei diesem Begriff um ein psychologisches Konstrukt handelt, das zumeist über folgende Dimensionen operationalisiert wird (Abb. 1-1; Bullinger u. Pöppel 1988; Spilker u. Revicki 1996):

a) *körperliche Verfassung* (z. B. körperliche Beschwerden, Mobilität, funktionale Ausdauer und Energie),
b) *psychisches Befinden* (z. B. Ausgeglichenheit, Stimmungslage, Ängstlichkeit, Reizbarkeit etc.),
c) *soziale und familiäre Beziehungen* (Art und Anzahl sozialer Kontakte zu Familie, Freunden und Bekannten inklusive gemeinsame Aktivitäten),
d) *Funktionsfähigkeit im Alltag* (z. B. Erfüllen von Rollenanforderungen im Alltag).

Sowohl in der medizinischen Praxis als auch in klinischen Studien dient eine solche Operationalisierung als Rahmen, in welchem die relevanten Lebensbereiche eines Patienten, im Zusammenhang mit einer Erkrankung oder Therapie, untersucht werden sollten (Furberg 1985; Bullinger 1991).

Verschiedene Autoren erweitern diese Operationalisierung des Konstrukts um zusätzliche Dimensionen,

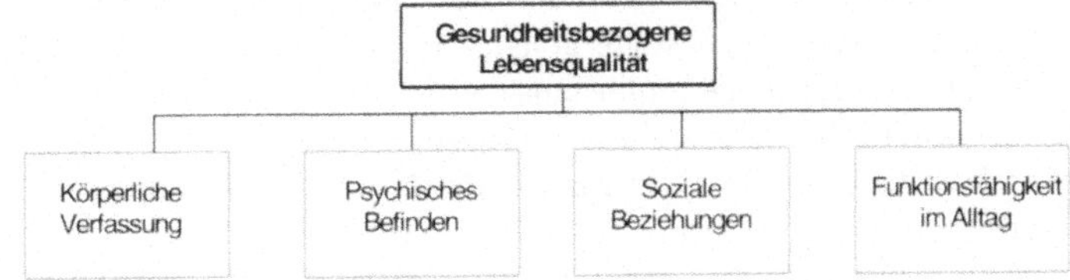

Abb. 1-1. Dimensionen der gesundheitsbezogenen
Lebensqualität

z. B. kognitive Funktionsfähigkeit (Steinbüchel 1997) oder Spiritualität (Spilker u. Revicki 1996). Diese verschiedenen Dimensionen zur Erfassung von Lebensqualität entwickelten sich aus einer Reihe von qualitativen Studien zur patientenbezogenen Definition von Lebensqualität, in denen festgestellt wurde, „daß die Dimensionen der Lebensqualität intersubjektiv vergleichbar sind" (Bullinger 1997).

Die Versuche gesundheitsbezogene Lebensqualität zu operationalisieren, müssen vor dem Hintergrund folgender Überlegungen verstanden werden:

- Die Lebensqualität von Menschen hängt von sozioökonomischen, sozialen und individuellen Bedingungen einer Person ab.
- Gesundheitsbezogene Lebensqualität umfaßt mehrere Lebensbereiche eines Patienten und sollte deswegen multidimensional beschrieben werden.
- Erkrankungen und medizinische Interventionen können einen Einfluß auf die subjektive Lebensqualität ausüben. Hierbei spielen jedoch subjektive Krankheitstheorien (Annahmen der Patienten über ihre Krankheit), individuelle Reaktionsmuster und Copingmechanismen (Bewältigungsmechanismen) der jeweiligen Person eine wichtige Rolle.
- Für die Beurteilung der Lebensqualität hat die Selbstauskunft von Patienten neben objektiven Parametern eine wichtige Bedeutung.

Die letzte Aussage führt zum dritten Punkt: der Frage, wie die Erfassung der gesundheitsbezogenen Lebensqualität erfolgen kann.

1.5.3
Beispiel für die Erfassung der gesundheitsbezogenen Lebensqualität bei onkologischen Patienten

Um die Lebensqualität von Patienten zu erheben, werden überwiegend drei Ansätze unterscheiden:

Das erste Unterscheidungsmerkmal bezieht sich darauf, wer die Beurteilung der Lebensqualität vornehmen soll., d. h. ob eine Selbstbeurteilung des Patienten oder eine Fremdbeurteilung durch Pflegepersonal oder Familienangehörige erfolgt. Grundsätzlich sollte man die Lebensqualität von Patienten aus deren eigener Sicht erfassen, da man in Untersu-

chungen feststellen konnte, daß die Einschätzung der Lebensqualität von Patienten zwischen Außenstehenden und Patienten erheblich variiert. Die Aussagen von medizinischem Personal oder Familienangehörigen zur Lebensqualität eines Patienten sollten daher als eigenständige Zusatzinformation betrachtet werden (Bullinger 1997).

Zweitens, kann man die Messung von Lebensqualität darin unterscheiden, ob globale, d. h. unidimensionale Instrumente angewendet werden (z. B. visuelle Analogskalen) oder, ob man die Lebensqualität detailliert in verschiedenen Lebensbereichen der Patienten erfassen will. Will man die Erfassung der gesundheitsbezogenen Lebensqualität von Patienten umfassend dokumentieren, sollte man auf multidimensionale Verfahren (z. B. SF-36 General Health Survey) nicht verzichten.

Schließlich kann man differenzieren, ob gesundheitsbezogene Lebensqualität krankheitsübergreifend und/oder krankheitsspezifisch gemessen wird.

Heute existiert international eine Reihe von krankheitsübergreifenden Meßinstrumenten zur Erfassung der gesundheitsbezogenen Lebensqualität, die über ausreichend untersuchte Testgütekriterien (Reliabilität, Validität, Objektivität) verfügen und in verschiedenen Sprachen vorliegen. Krankheitsübergreifende Instrumente eignen sich besonders zum Vergleich von Krankheitsgruppen und unterschiedlichen Populationen. Sie werden deswegen auch gerne in epidemiologischen Studien verwendet. Für spezielle Erkrankungsbedingungen sind sie in vielen Fällen nicht sensitiv genug, weshalb krankheitsspezifische Verfahren entwickelt werden. Diese eignen sich besonders gut zur Evaluation von Interventionen und therapeutischen Maßnahmen. So kann man z. B. durch den Einsatz von krankheitsspezifischen Meßinstrumenten in klinischen Studien Aussagen darüber treffen, auf welche Aspekte der Lebensqualität sich der Einsatz von verschiedenen Medikamenten auswirkt.

Neben der Durchführung von Interviews zur Dokumentation der gesundheitsbezogenen Lebensqualität hat sich v. a. die Fragebogenmethode bewährt. Fragebögen sind gut standardisierbar und können anhand von Testgütekriterien überprüft werden. Bei der Auswahl eines Fragebogen sollte man deswegen auf die Validität, Reliabilität und Objektivität des Fragebogens achten. Ein Fragebogen sollte erstens valide (gültig) sein, d. h. der Fragebogen sollte tatsächlich Lebensqualität erfassen. Zweitens sollte der Fragebogen ausreichend reliabel (zuverlässig sein), d. h. der Reliabilitätskoeffizient des Fragebogens sollte im oberen Bereich liegen ($r \geq 0{,}75$). Um die Objektivität eines Tests zu gewährleisten, liegen bei gut entwickelten Lebensqualitätsfragebögen Handbücher bzw. Manuale vor, die eine standardisierte Durchführung, Auswertung und Interpretation erlauben.

Heute existieren über 1000 Instrumente zur Erfassung der Lebensqualität (Bullinger 1997). Da die Onkologie eine der ersten Disziplinen war, die sich zum Thema Lebensqualität geäußert hat (zusammenfassend vgl. Barofsky 1986), liegen mittlerweile eine Reihe von gut untersuchten Instrumenten zur Erfassung der gesundheitsbezogenen Lebensqualität bei onkologischen Patienten vor. Anschließend sollen zur Anschaulichkeit drei Instrumente dargestellt werden, die sich zur Untersuchung der Lebensqualität von Tumorpatienten bewährt haben. Als krankheitsübergreifendes Instrument wurde der SF-36 gewählt, als krankheitsspezifisches Verfahren wird der EORTC dargestellt. Beide Fragebögen können zur multidimensionalen Abbildung der Lebensqualität von onkologischen Patienten verwendet werden. Als unidimensionales Verfahren sei abschließend eine visuelle Analogskala zur Erfassung der gesundheitsbezogenen Lebensqualität erwähnt. Alle drei Instrumente dienen der Selbstbeurteilung von Patienten.

1.5.3.1
SF-36 General Health Survey (SF-36)

Der SF-36 (Autoren: Ware u. Sherbourne 1992; deutsche Fassung: Bullinger u. Kirchberger 1998) stellt ein standardisiertes und effizientes Meßverfahren zur Erfassung der gesundheitsbezogenen Lebensqualität dar, das für Personen ab dem 14. Lebensjahr zum Selbstausfüllen geeignet ist.

Der SF-36 besteht aus 36 Items, welche sich zu 8 Subskalen und einem Einzelitem zusammenfassen lassen (Tabelle 1-1). Diese 8 Dimensionen repräsentieren die wichtigsten Dimensionen von Gesundheit, wie sie innerhalb der Medical Outcome Study (MOS) in den USA entwickelt wurden. Bei der MOS handelt es sich um eine Längsschnittstudie, bei welcher über einen Zeitraum von 4 Jahren verschiedene Gesundheitsmaße bei 22 000 Personen mit körperlichen oder psychischen Erkrankungen erhoben wurden.

Bei der Auswertung der SF-36 lassen sich zu den oben genannten Dimensionen Subskalenwerte bilden. Über einen vorgegebenen Rechenschritt lassen sich aus diesen acht Subskalen zwei Summenskalen berechnen: die mental component scale (MCS) und die physical

Tabelle 1-1. Dimensionen und Items des SF-36

Dimension	Items
Körperliche Funktionsfähigkeit	10 Items, Ausmaß, in dem der Gesundheitszustand durch körperliche Aktivitäten beeinträchtigt ist: z. B. Treppen steigen
Rollenfunktionen in körperlicher Hinsicht	4 Items, Ausmaß, in dem der Gesundheitszustand die Arbeit oder andere tägliche Aktivitäten beeinträchtigt, z. B. weniger schaffen als gewöhnlich
Rollenfunktionen in emotionaler Hinsicht	3 Items, Ausmaß, in dem emotionale Probleme die Arbeit oder andere tägliche Aktivitäten beeinträchtigt, z. B. nicht so sorgfältig wie üblich arbeiten
Soziale Funktionsfähigkeit	2 Items, Ausmaß, in dem der körperliche Gesundheitszustand oder emotionale Probleme normale soziale Kontakte beeinträchtigen
Schmerz	2 Items, Ausmaß an Schmerzen und deren Auswirkung auf die Alltagstätigkeiten
Psychisches Wohlbefinden	5 Items, Allgemeine psychische Gesundheit, z. B. Niedergeschlagenheit oder Glücklichsein
Vitalität	4 Items, Energiegeladenheit vs. Erschöpftsein
Allgemeine Gesundheitswahrnehmung	5 Items, Persönliche Beurteilung der Gesundheit
Veränderung der Gesundheit	1 Item, Beurteilung des aktuellen Gesundheitszustandes im Vergleich zum vergangenen Jahr

component scale (PCS). Die MCS bildet die eher psychischen Inhalte ab, während die PCS die körperlichorientierten Subskalen zusammenfaßt. Die Bearbeitungszeit für das Ausfüllen des SF-36 liegt zwischen 7 und 15 min.

1.5.3.2
EORTC-QLQ-C30-Fragebogen

Dieser Fragebogen wurde von der europäischen Organisation zur Erforschung und Behandlung von Krebs (European Organisation for Research and Treatment of Cancer, EORTC; Autoren: Aaronson et al. 1993) entwickelt. Es handelt sich um ein speziell für Tumorpatienten geeignetes Instrument zur Erfassung der gesundheitsbezogenen Lebensqualität. Es zeichnet sich durch seine sehr guten Testgütekriterien aus, was zu seiner hohen Akzeptanz beiträgt (s. Tabelle 1-2).

Der EORTC-QLQ-C30-Fragebogen stellt das Kerninstrument dar, welches durch Zusatzmodule für spezielle Krebserkrankungen, z. B. bei Lungenkarzinomen, ergänzt werden kann. Mit dem Kerninstrument werden mittels 30 Items für Krebserkrankungen generell relevante 7 Komponenten der Lebensqualität erfaßt. Die Bearbeitungszeit beträgt ca. 15 min.

Tabelle 1-2. Dimensionen und Items des EORTC-QLQ-C30

Dimension	Items
Körperliche Funktionsfähigkeit	5 Items, z. B. Hilfe beim Essen, Anziehen, Waschen
Rollenerfüllung	2 Items, z. B. Einschränkungen bei der Arbeit (Beruf, Haushalt)
Emotionale Funktionsfähigkeit	4 Items, z. B. sich Sorgen machen
Kognitive Funktionsfähigkeit	2 Items, z. B. Konzentrationsschwierigkeiten
Soziale Funktionsfähigkeit	2 Items, z. B. Beeinträchtigung des Familienlebens durch den Gesundheitszustand
Globale Lebensqualität/ Gesundheit	2 Items, z. B. Einschätzung des körperlichen Zustands
Körperliche Beschwerden	13 Items, z. B. durch Schmerzen im täglichen Leben beeinträchtigt sein: – Müdigkeit – Schmerz – Übelkeit/Erbrechen – sowie 6 Einzelitems

1.5.3.3
Visuelle Analogskala zur Einschätzung der gesundheitsbezogenen Lebensqualität

Die visuelle Analogskala zur globalen Selbsteinschätzung der gesundheistbezogenen Lebensqualität (Autor: Huskisson 1974) ist eine typische 100-mm-Skala mit den Polaritäten „hätte nicht schlechter sein können" und „hätte nicht besser sein können" (Abb. 1-2). Dieses Verfahren erfordert nur einen einzigen Strich auf einer Linie und zeichnet sich durch eine hohe Veränderungssensitivität aus.

Die Vorteile dieses kurzen Verfahrens zur Lebensqualitätsmessung mittels graphischer Repräsentation sind v. a. untersuchungstechnischer Art. Als besonders vorteilhaft haben sich die Einfachheit der Instruktion, die hohe Plausibilität für Patienten und die schnelle und unaufwendige Durchführbarkeit erwiesen.

Die mit solchen Meßinstrumenten gewonnenen Informationen aus der Sicht von Patienten können einen wertvollen Beitrag zu einer patientenorientierten Medizin leisten. Die Lebensqualitätsdaten sollten gerade in der Onkologie neben dem intensiven Gespräch zwischen Arzt und Patient und der klinisch-medizinischen Diagnostik die Grundlage für Therapieentscheidungen

darstellen. Auf der Ebene des individuellen Einzelfalls kann durch die Berücksichtigung von Lebensqualitätsdaten eine stärkere Einbeziehung der Patientenperspektive erreicht werden. Die Umsetzung des Konzepts der gesundheitsbezogenen Lebensqualität für die medizinische Einzelfalldiagnostik- bzw. behandlung stellt jedoch eine bisher vernachlässigte Aufgabe dar und bedarf noch intensiver Forschungsbemühungen.

1.5.4
Ziele der Erhebung von gesundheitsbezogener Lebensqualität in der Medizin

Die Erfassung der Lebensqualität kann im medizinischen Kontext der Beantwortung unterschiedlicher Fragestellungen dienen: So können auf der Grundlage von Lebensqualitätsdaten die Indikation von therapeutischen Maßnahmen ebenso begründet werden wie Aussagen zu deren Evaluation. In klinischen Studien ist die Erhebung von Lebensqualität dann indiziert, wenn der therapeutische Eingriff klinisch bedeutsame Veränderungen im Befinden und in der Funktionsfähigkeit des Patienten erwarten läßt. Die Qualität, Richtung und Intensität solcher Veränderungen hängt sowohl von der Grunderkrankung (z. B. akut vs. chronisch, symptomatisch vs. asymptomatisch, lebensbedrohlich vs. befindlichkeitsbeeinträchtigend) als auch von der Art der Therapie ab.

Untersuchungen zur Lebensqualität kann man auch zur Qualitätssicherung von professionellen Einrichtungen oder Programmen heranziehen. So gewinnt z. B. die Erhebung der Lebensqualität für die Beurteilung von präventiven Maßnahmen im Rahmen von Gesundheitsförderungsprogrammen oder von Rehabilitationsmaßnahmen zunehmend an Bedeutung. Bei gesundheitsökonomischen Fragestellungen sollten Lebensqualitätsdaten als zusätzlicher Parameter in Kosten-Nutzen Berechnungen einbezogen werden.

Heute werden auf der Grundlage der Ergebnisse von Lebensqualitätsstudien wichtige gesundheitspolitische Entscheidungen getroffen. Politiker nutzen die Informationen der Lebensqualitätsforschung ebenso wie Wissenschaftler. Pharmazeutische Unternehmen, Anbieter medizinischer Versorgungseinrichtungen, Träger medizinischer Einrichtungen und nicht zuletzt Ärzte sind auf solche Informationen angewiesen, wenn sie die Lebensqualität von Patienten bei ihren Entscheidungen berücksichtigen wollen.

Meine Lebensqualität in der vergangenen Woche

hätte nicht schlechter sein können
↓

hätte nicht besser sein können
↓

Abb. 1-2. Unidimensionale Erfassung der gesundheitsbezogenen Lebensqualität mittels visueller Analogskala

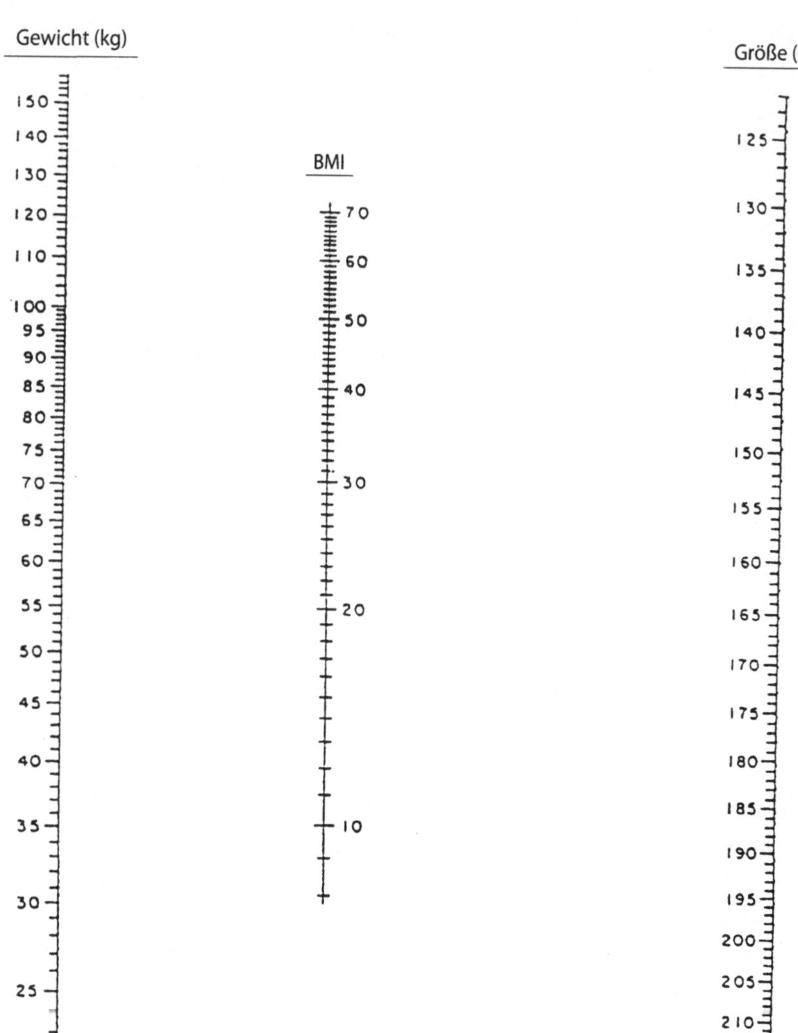

Abb. 1-3. Nomogramm für die Ermittlung des „Body-Mass-Index" (BMI). Durch Anlegen einer geraden Verbindungslinie zwischen dem Gewicht und der Größe des Patienten kann der BMI ermittelt werden (Aus: Bray GA, Int J Obes 1978, 2: 99–112). Der BMI bezeichnet das Verhältnis zwischen Körpergewicht und -oberfläche. Der Normwert beträgt bei Frauen 23 kg/m² und bei Männern 24 kg/m²

Literatur zu Abschn. 1.5

Aaronson NK, Beckmann I (1987) The quality of life of cancer patients. Raven, New York

Aaronson NK, Ahmedzai S, Bergman B (1993) The European Organization for Research and Treatment of Cancer QLQ-C30: A quality-of-life instrument for use in international clinical trials in oncology. J Natl Cancer Inst 85: 365–376

Barofsky I (1986) Quality of life. Evolution of the concept. In: Ventafrida V, van Dam FS, Yancik R, Tamburini M (eds) Assessment of quality of life and cancer treatment. Excerpta Medica, Amsterdam

Bullinger M (1997) Gesundheitsbezogene Lebensqualität und subjektive Gesundheit. Überblick über den Stand der Forschung zu einem neuen Evaluationskriterium in der Medizin. PPmP Psychother Psychosom Med Psychol 47: 76–91

Bullinger M, Kirchberger I (1998) Der SF-36 Fragebogen zum Gesundheitszustand. Handanweisung für die deutschsprachige Fragebogenversion. Göttingen

Bullinger M, Pöppel E (1988). Lebensqualität in der Medizin: Schlagwort oder Forschungsansatz. Dtsch Ärztebl 85/11: 679–680

Bullinger M, Ravens-Sieberer U (1995). Grundlagen, Methoden und Anwendungsgebiete der Lebensqualitätsforschung bei Kindern. Prax Kinderpsychol Kinderpsychiatr 10: 391–398

Huskission EC (1974) Measurement of pain. Lancet 4: 1127–1131

Krauth S (1997) Gesundheitsbezogene Lebensqualität im Alter. Validierung eines psychometrischen Erhebungsinstruments. Med. Dissertation, Ludwig-Maximilians-Universität München

Patrick D, Erickson P (1992) Health status and health policy. Quality of life in health care evaluation and resource allocation. Oxford Univ Press, New York

Spilker B (1996) Introduction. In: Spilker B (ed) Quality of life and pharmacoeconomics in clinical trials. Lippincott-Raven, Philadelphia, pp 1–10

Spilker B (1996) Quality of life and pharmacoeconomics in clinical trials, 2nd edn. Lippincott-Raven, Philadelphia

Spilker B, Revicki D (1996) Taxonomy of quality of life. In: Spilker B (ed) Quality of life and pharmacoeconomics in clinical trials, 2nd edn. Lippincott-Raven, Philadelphia, pp 25–31

Steinbüchel N von, Krauth S (1997) Gesundheitsbezogene Lebensqualität bei älteren Menschen – Kriterium zur Beurteilung von Befindlichkeit und Therapieeffekten – in Klinik und Praxis. In: Heinrich R (Hrsg) Vitalität im Alter: Ein Widerspruch in sich? Messung, Beurteilung und Beeinflussung unter Praxisbedingungen. 7. Münchner Werkstattgespräch. Ponte Press, Bochum

Ware JE, Kosinski M, Keller SD (1994) SF-36 Physical and mental health summary scales: a user's manual. The Health Institute, New England Medical Center, Boston

Ware JE, Sherbourne CD (1992) The MOS 36-item short-form health survey (SF-36): 1. Conceptual framework and item selection. Med Care 30: 473–483

KAPITEL 2

Laboruntersuchungen und Funktionstests

2

M.R. Fischer, R. Gruber, G. Bechtner, M. Spannagl, S. Danhäuser-Riedl und P.C. Scriba

2.1
Laborbefund

Ein guter Laborbefund beginnt bei der überlegten Indikationsstellung, gefolgt von der richtigen Präanalaytik, der qualitativ hochwertigen Analyse einschließlich der Qualitätssicherung und der fachgerechten Interpretation des Ergebnisses.

Zum richtigen Umgang mit Laborwerten ist die Kenntnis von Faktoren hilfreich, die in vivo (Einflußgrößen) oder in vitro (Störfaktoren) zu einer Veränderung der Ergebnisse führen können.

Der Laborbefund ist wie jede andere diagnostische Maßnahme nur ein Mosaikstein in der Diagnosefindung, der Beurteilung eines Krankheitsverlaufs, des Therapieerfolges oder der Prognose des Patienten. Er kann nie für sich allein stehen, sondern muß synoptisch zusammen mit Anamnese, klinischer Untersuchung, Röntgendiagnostik und anderen Laborwerten gesehen werden.

In der Labordiagnostik fallen gelegentlich grob von der Norm abweichende Meßwerte von Einzelparametern auf, die nicht in das erwartete klinische Krankheitsbild passen. In der Praxis wird dieser unerwartete Befund oft als unplausibel ignoriert („Laborente"), oder er führt zu einer meist unnötigen Ausweitung der Diagnostik. Auf der anderen Seite gibt es auch Laborergebnisse, die als „Aufhänger" für eine Diagnose verwendet werden, weil sonst bisher nichts diagnostisch Aussagekräftiges gefunden werden konnte.

Beides kann zu diagnostischen und therapeutischen Irrwegen führen.

2.1.1
Präanalytische Phase (Materialgewinnung)

Im folgenden sollen einige z. T. banale, meist leicht vermeidbare, aber dennoch häufige Fehler bei der Materialgewinnung angesprochen werden:

- richtige Zuordnung der Personalien des Patienten zur Probe (häufigster Fehler: Röhrchen sind vom Vortag mit Patientenaufkleber beklebt, Blut wird aber von falschem Patienten abgenommen);
- komplett und richtig ausgefüllter Anforderungsbeleg;
- richtige Abnahmeröhrchen – im Zweifelsfall vorher mit dem Labor Rücksprache halten (z. B. Serumröhrchen ohne Trenngel für die Blutgruppenbestimmung, EDTA-Blut für iPTH, ACTH und Cyclosporin-A-Spiegel);
- Mindestfüllmenge beachten (in der Blutgerinnungsdiagnostik verlängerte PTT und erniedrigter Quick-Wert, wenn das Citratröhrchen ungenügend gefüllt ist, da das Verdünnungsverhältnis Citrat zu Blut nicht mehr stimmt; zu hohe Blutsenkung; geringer Volumenfehler auch beim Blutbildröhrchen);

- antikoagulierte Blutproben mischen, da sich sonst (Mikro-)gerinnsel bilden (Pseudothrombozytopenie; BSG nicht auswertbar, erniedrigtes Fibrinogen);
- Material schnell (Pseudohypoglykämie und Pseudohyperkaliämie, wenn Vollblut innerhalb weniger Stunden nicht abzentrifugiert wird) und richtig ins Labor transportieren (für Laktatbestimmung auf Eis, Cryoglobuline und Kälteagglutinine bei 37 °C);
- richtiger Zeitpunkt der Blutabnahme (zirkadianen Rhythmus beachten: Kortisol, ACTH zwischen 8–9 Uhr morgens);
- Vorbereitung des Patienten:
  - Patient nüchtern (z. B. Triglyceride);
  - Diät einhalten (z. B. keine Bananen bei Serotoninbestimmung);
  - notwendige Latenz nach Medikamenteneinnahme einhalten (Plasmaspiegel für Digoxin, Theophyllin, Aminoglykoside, Cyclosporin A), andererseits ist z. B. eine ACE-Betimmung erst 3–4 Wochen nach Ende einer ACE-Hemmertherapie sinnvoll;
  - Streß? Ruhephase! (30 min hinlegen) (Katecholamine, Aldosteron, Renin, Angiotensin);
- bestimmte Untersuchungen nach der Blutabnahme vornehmen (Prostatapalpation $\Rightarrow$ PSA $\uparrow$; Mammapalpation $\Rightarrow$ Prolaktin $\uparrow$);
- Einfluß der Körperlage (Liegen vs. Sitzen) für einige Parameter beachten (z. B. Plasmaproteine, Ca^{2+}, Blutzellen im Stehen bis 10 % höher als im Liegen: Pseudohyperkalzämie);
- Hämolyse durch zu langes Stauen, zu starkes Saugen, zu starkes Pressen bei Kapillarblut vermeiden (Pseudohyperkäliämie);
- nicht aus Infusionsschläuchen abnehmen (Pseudohyperkaliämie);
- Bakteriologie: Blutkultur unter Antibiotikatherapie.

2.1.2
Analytische Phase

Die analytische Phase ist die eigentliche „Generierung" eines Meßwertes für einen bestimmten Parameter aus einer bestimmten Probe mit einer bestimmten Methode. Interessanterweise ist dieses „Herzstück" des Labors fast in den Hintergrund zugunsten von Präanalytik und Befundinterpretation getreten. Hier hat in den letzten Jahren eine weitreichende Automatisierung und Standardisierung stattgefunden, so daß die eigentliche Analyse im Labor gegenüber der Präanalytik und der Befundinterpretation in den Hintergrund getreten ist.

Eine ständige Qualitätssicherung durch interne und externe Qualitätskontrollen (interne Kontrollproben für die Präzision und die Richtigkeit; Teilnahme an Ringversuchen) ist ein wesentlicher Bestandteil der guten Laborführung. Details sind in den Richtlinien der

Bundesärztekammer (RiLiBÄK) für medizinische Laboratorien in Anlehnung an das Eichgesetz festgelegt. Die Beachtung dieser Richtlinien einschließlich der Teilnahme an Ringversuchen ist Pflicht für alle Laboratorien, die in der Patientenversorgung tätig sind.

2.1.3
Postanalytische Phase (Plausibilitätskontrolle und Befundinterpretation)

Die Befundinterpretation sollte alle Faktoren, die einen Einfluß auf die Entstehung eines Laborwertes haben können, berücksichtigen. Das Erkennen und die Vermeidung grober, zufälliger und systematischer Fehler ist ein essentieller Punkt in der Qualtiätssicherung des Labors.

Richtigkeitskontrollen und Präzisionskontrollen (s. Abschn. 2.1.2) sichern die Ergebnisse einer Analysenserie. Liegen diese Kontrollen außerhalb vorgegebener Bereiche, so ist die Serie zu wiederholen, die Probenwerte dürfen nicht verwendet werden. Dies entbindet nicht von der Qualitätsicherung der Einzelprobe. Dazu können verschiedene Parameter berücksichtigt werden.

1. *Plausibilität (ist der Befund glaubwürdig):*
   - Extremwertkontrolle (ist der Wert mit dem Leben vereinbar?);
   - Longitudinalkontrolle (Verlaufskontrolle, Vorwertvergleich, Trendkontrolle: Sind die gemessen Veränderungen gegenüber dem Vorwerte realistisch?);
   - Transversalkontrolle (liegt ein Wert außerhalb der ±3-s-Grenzen des Referenzbereichs?);
   - Befundkonstellation (sind bestimmte Veränderungen verschiedener Laborparameter kongruent, z. B. kann ein niedriger pH-Wert nicht mit einem niedrigen pCO_2 und gleichzeitig einem positiven Basenüberschuß einhergehen?).

2. *Referenzwerte:*
   Anstelle des Begriffes „Normalwerte" sollte der Bezug der Laborwerte auf ein Referenzkollektiv, also auf Referenzwerte oder Referenzintervalle verwendet werden. Der einzelne Meßwert im Labor wird mit Werten einer „gesunden" Referenzgruppe verglichen, also eine Transversalkontrolle. Die Auswahl der Referenzindividuen ist alles andere als trivial und muß verschiedenste Einflußgrößen und Störfaktoren berücksichtigen (Alter, Geschlecht, ethnische Zugehörigkeit usw.). Es ist heute üblich, den 95-%-Bereich für die Referenzintervalle zu verwenden. Das entspricht bei normalverteilten Werten dem ±2-s-Bereich bzw. bei komplexer Verteilung der 2,5- bis 97,5-%-Perzentile. Das bedeutet wiederum, daß von 100 gesunden Individuen bereits 5 einen pathologischen Wert für den jeweiligen Test haben. Da dies für die meisten Tests so ist, bedeutet es wie-

derum, daß bei einem gesunden Individuum, bei dem 20 verschiedene Parameter bestimmt werden, mit hoher Wahrscheinlichkeit einer pathologisch ausfallen, d. h. außerhalb des Referenzintervalls liegen muß.

3. *Spezifität, Sensitivität, prädiktiver Wert:*
   - Spezifität: Prozent richtig-normale bzw. nichtpathologische Resultate bei Patienten ohne entsprechende Erkrankung.
   - Sensitivität: Prozent richtig-pathologische Resultate bei Patienten mit entsprechender Erkrankung (Abb. 2-1).
   - Wahrscheinlichkeiten für Testergebnisse bei einer Population Nichtkranker und einer Population Kranker. Verlagerung des Entscheidungskriteriums zu niedrigeren Werten erhöht zwar die diagnostische Sensitivität eines Labortests bezüglich einer Erkrankung, die Anzahl der falsch-positiven Ergebnisse bei Gesunden nimmt jedoch zu. Verschiebung des Entscheidungskriteriums zu höheren Werten vermindert die Zahl der falsch-positiven Ergebnisse (diagnostische Spezifität höher), die diagnostische Sensitivität nimmt jedoch ab.
   - Vierfeldermatrix zur Auswertung eines binären Testes (Abb. 2-2).

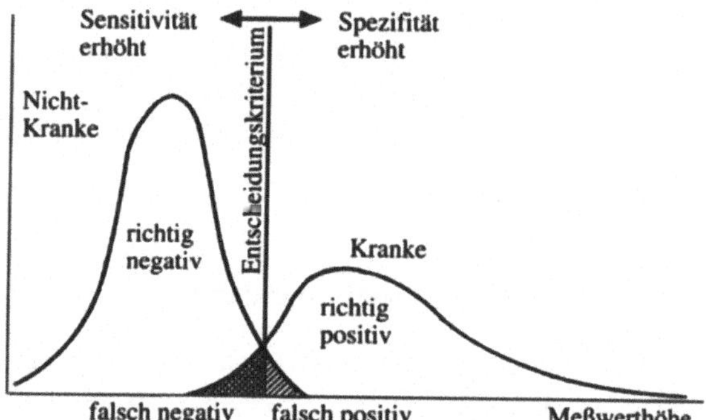

Abb. 2-1. Spezifität und Sensitivität bei Verlagerung des Entscheidungskriteriums

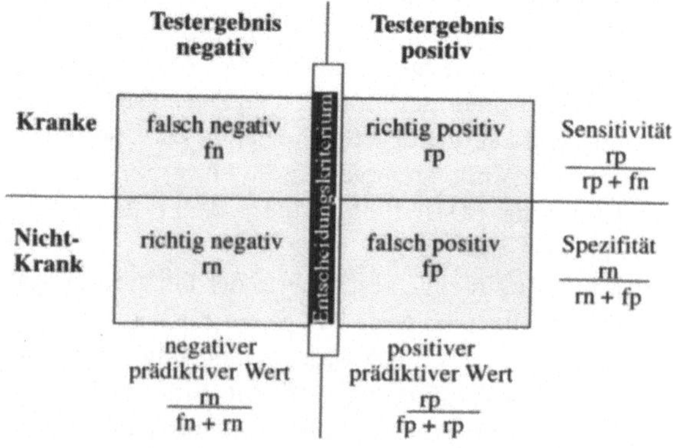

Abb. 2-2. Vierfeldmatrix zur Auswertung eines binären Tests

• Der prädiktive Wert (Vorhersagewahrscheinlichkeit) berücksichtigt neben der diagnostischen Sensitivität und Spezifität noch die Prävalenz einer Erkrankung in einem bestimmten Kollektiv. Ist das Kollektiv nicht vorselektioniert, repräsentiert also die Gesamtbevölkerung, so hat ein positives Ergebnis selbst bei einem extrem spezifischen Test nur eine geringe Aussagekraft. Ein Beispiel: Nehmen wir einen sehr gut entwickelten Test, wie den HIV-Test, der ca. eine Sensitivität von 99,9 % und eine Spezifität von 99,9 % hat. Screent man damit die Bevölkerung und postuliert eine Prävalenz von 1:10 000, so erhält man bei 10 000 Tests einen richtig-positiven. Bei einer Spezifität von 99,9 % ist aber ein Test aus 1000 falsch-positiv, d. h. bei 10 000 sind 11 Tests positiv, davon 10 falsch- und nur einer richtig-positiv. Der positive prädiktive Wert ist damit nur 10 %. Auf der anderen Seite ist ein Ausschluß der HIV-Infektion mit dem Test extrem gut, d. h. der negative prädiktive Wert ist praktisch 100 %. Die Aussagekraft eines Testes wird also neben der Spezifität und Sensitivität des Testes sehr von der Vorauswahl der Patienten (Erhöhung der Prävalenz für eine Erkrankung im untersuchten Kollektiv) und der Fragestellung (Bestätigung oder Ausschluß einer Erkrankung) beeinflußt.

2.1.4
Effizienz und Kosten

Der Anteil des Labors an den Gesamtkosten der medizinischen Versorgung macht nur wenige Prozente aus (3–5 %), obwohl der Informationsbeitrag der Laboruntersuchungen zur Diagnostik und Therapiekontrolle erheblich ist. Trotzdem sind Laborkosten zu einem wichtigen Diskussionsgegenstand bezüglich der Kostenexplosion des Gesundheitswesens geworden, weil die Kostentransparenz Mängel aufweist. Dies ist zum einen durch die sowohl qualitative (neue Methoden und Parameter) als auch die quantitative (mehr Bestimmungen) Ausweitung der Labordiagnostik verursacht. Zum anderen liegt es wohl aber auch an der betriebswirtschaftlich gut erfassbaren Struktur der Labormedizin. Sowohl die Leistungen, d. h. die Anzahl der angeforderten Bestimmungen, als auch die Kosten der einzelnen Tests sind meist über die Labor-EDV erfaßt und daher einer Leistung-Kosten-Analyse gut zugänglich.

Aufgabe des Labors sollte es wo möglich nicht nur sein, nackte Zahlen zu liefern, sondern interpretierte Befunde, vergleichbar der Röntgendiagnostik. Nur die enge Zusammenarbeit von Klinikern und Labormedizinern kann zu einer kosteneffektiven und qualitativ hochwertigen Labordiagnostik führen. Die richtige Indikation, d. h. die Vorauswahl der Patienten und damit die Erhöhung der Prävalenz ist ein erster und wichtiger Schritt zur Kosteneffizienz. Eine geringe Prävalenz einer Erkrankung in einem unselektionierten Patientengut führt immer zu einem schlechten positiven prädiktiven Wert und damit zu einer geringen Aussagekraft eines Ergebnisses, da mehr falsch- als richtig-positive Befunde zu erwarten sind (darunter fallen z. B. bakteriologische und virologische Untersuchungen, Tumormarker und Antikörperbestimmungen). Des weiteren sollte man wenn möglich eine Stufendiagnostik durchführen, d. h. Screeningtests zum Ausschluß einer Erkrankung einer weiteren Diagnostik voranstellen und keine „Schrotschußtaktik" einsetzen. Nicht, was möglich ist, sondern, was nötig ist, sollte bestimmt werden. Die Entscheidungen sollten pathophysiologisch nachvollziehbar sein.

Die in diesem Kapitel angegebenen Kosten wurden, soweit verfügbar, als Punktwert nach der Gebührenordnung für Ärzte (GOÄ) und nach dem einheitlichen Bewertungmaßstab (EBM) angegeben. Der „Wert" eines Punktes ändert sich in kurzen Zeitabständen. Bei Entstehung dieses Kapitels lag der Wert bei 11,3 Pfennig nach der GOÄ und bei 3,1 Pfennig nach dem EBM.

Unabhängig von den zu erwartenden Veränderungen der Punktwerte gibt die Punktzahl aber einen Anhaltspunkt über die Kosten einer Untersuchung. Wird die Bestimmung eines Laborwertes unter stationären Bedingungen durchgeführt, mindert sich die abrechenbare Leistung in der Regel (z. B. um den Faktor 0,8 nach dem DKGNT).

Die Kosten nach GOÄ und EBM beschreiben die abrechenbare Leistung und haben zunächst nichts mit den eigentlichen Kosten zur Bestimmung eines Laborwertes oder zur Durchführung eines Funktionstests zu tun. Die eigentlichen Kosten hängen von einer Vielzahl von Einflußgrößen ab, von denen die Anzahl der gemessenen Proben pro Zeiteinheit ein wesentlicher Faktor ist.

Laboruntersuchungen und Funktionstests

In diesem Teil ist eine Auswahl von Laboruntersuchungen und Funktionstests in kondensierter Form dargestellt. Es wurde im Hinblick auf den klinischen Nutzen der Versuch unternommen, die gebräuchlichsten Verfahren aufzunehmen und zu bewerten. Für weitergehende Informationen wird auf die entsprechende Fachliteratur verwiesen. Auf die Darstellung des umfangreichen Gebietes toxikologischer Untersuchungen zum qualitativen und quantitativen Nachweis von Giften und ihrer Wirkungen wurde bewußt verzichtet. Bei entsprechendem klinischem Verdacht sollte unbedingt eine der Vergiftungszentralen kontaktiert werden.

Bei einer Reihe von Pharmaka ist die Bestimmung der Serumkonzentration zur Vermeidung von Intoxikationen und therapeutisch unwirksamen Unterdosierungen dringend zu empfehlen. Das gilt insbesondere, wenn die enstprechende Substanz einen engen therapeutischen Bereich hat, eine steile Dosis-Wirkungs-Beziehung besteht oder beträchtliche interindividuelle pharmakokinetische Unterschiede zu erwarten sind. Eine Kontrolle der Serumkonzentration ist u.a. für Antiepileptika, Herzglykoside, Antiarrhythmika, Theophyllin, Methotrexat, Lithium, trizyklische Antidepressiva, Aminoglykoside, Vancomycin sowie Immunsupressiva (Cyclosporin, Tacrolimus, Mykofenolat) erforderlich.

2.2
Enzymdiagnostik

Enzyme sind Proteine, die chemische Reaktionen mit hoher Substrat- und Reaktionsspezifität katalysieren, d. h. daß sie nur eine bestimmte Reaktion einer bestimmten Substanz beschleunigen. Beim Gesunden finden sich Enzyme intrazellulär in einer bis zu 10.000fach höheren Konzentration als im Serum. Eine pathologische Enzymfreisetzung aus der Zelle erfolgt durch Schädigung der Zellmembran. Für das „Auslaufen" der Enzyme können u. a. toxische Substanzen, Viren, Bakterien oder eine Gewebshypoxie verantwortlich sein. Eine erhöhte Aktivität im Serum findet sich bei vermehrter Enzymbildung durch eine gesteigerte Aktivität oder eine größere Anzahl von Gewebezellen oder durch eine Enzyminduktion z. B. durch chemische Reize auf Hepatozyten. Isoenzyme katalysieren die gleiche Reaktion mit z. T. unterschiedlicher katalytischer Aktivität. Sie unterscheiden sich im Aufbau des Proteins. Ihr Verteilungsmuster im Serum kann Aufschluß über die Lokalisation eines Organschadens geben.

Der Abbau der Enzyme erfolgt zum größten Teil durch Zellen des retikuloendothelialen Systems, die die Enzymproteine aus dem Plasma durch Endozytose aufnehmen. Die niedermolekularen Enzyme werden zusätzlich z. T. renal eliminiert. Die Halbwertszeit der einzelnen Enzyme schwankt stark und liegt zwischen 3 h und mehreren Tagen.

Die Enzymaktivität wird meist im kinetischen Test bestimmt: Die Absorptionsänderung einer Indikatorsubstanz wird dazu photometrisch gemessen. Um die Ergebnisse vergleichen zu können, müssen die Reaktionsbedingungen in allen Punkten definiert und konstant gehalten werden. Normwerte finden sich für verschiedene Reaktionsbedingungen, die von nationalen und internationalen Konsensusgremien vorgeschlagen wurden. Die Enzymaktivität wird in kinetischen Einheiten angegeben: eine „international unit" (U) katalysiert den Substratumsatz von 1 μmol Substrat pro Minute. Die im SI-System definierte Einheit für die Enzymaktivität konnte sich in der klinischen Chemie bisher nur teilweise durchsetzen.

Die Enzymdiagnostik ermöglicht die Feststellung, Lokalisation und Umfangsabschätzung eines Organschadens. Sie kann Hinweise darauf geben, ob die Zellschädigung reversibel oder irreversibel ist. Zur Interpretation sind meist Verlaufsuntersuchungen nötig.

Die Aktivität der Enzyme wird durch eine Fülle von Einflußgrößen beeinflußt. Es seien hier nur Ernährung, Alkoholkonsum, körperliche Aktivität, Schwangerschaft, postsynthetische Molekülveränderungen durch Antikörperbildung oder Oligomerisierung (sog. Makroenzyme) und eine Vielzahl an Einflüssen aus diagnostischen und therapeutischen Eingriffen genannt. Die Technik der venösen Blutabnahme ist hier besonders hervorzuheben: in sitzender Position sind die Enzymwerte um 5–10 % höher als in liegender Position. Bei zu langem Stauen kommt es ebenfalls zu einem Anstieg um bis zu 10 %. Bei der kritischen Interpretation der gemessenen Werte müssen diese Einflußgrößen soweit möglich berücksichtigt werden.

2.2.1
Alkalische Phosphatase (AP)

Prinzip der Untersuchung und Indikation
Die Bestimmung der alkalischen Phosphatase im Serum oder Plasma stellt eine Summenaktivität aus einerseits drei verschiedenen genetisch bedingten Isoenzymen und andererseits posttranslationalen Isoformen, wie Gallengangs- und Tumor-AP, dar. Die Isoenzyme können elektrophoretisch in Knochen-AP, Plazenta-AP, Dünndarm-AP und mehrere Isoformen der Leber-AP aufgetrennt werden. Indikationen zur Bestimmung sind zur Diagnose und Verlaufsbeurteilung hepato-biliärer Erkrankungen und bei primären und sekundären Osteopathien gegeben. In der Regel ist die Bestimmung der Gesamt-AP ausreichend. Eine Bestimmung der Knochen-AP ist bei Osteopathien dann indiziert, wenn zusätzlich eine Lebererkrankung vorliegt, oder zur störungsfreieren Verlaufsbeurteilung.

Bestimmungsmethode
Die Bestimmung der Gesamt-AP-Aktivität erfolgt enzymkinetisch durch photometrische Messung des Substratumsatzes z. B. von 4-Nitrophenylphosphat.

Richtlinien für die Anwendung
Die Bestimmung erfolgt in Serum oder Plasma.

Störfaktoren
Hohe Bilirubinwerte stören die photometrische Messung der AP. Hämolyse und Lipämie können zu falschniedrigen Werten führen. Arzneimittel können zu erhöhten oder erniedrigten Werten führen.

Interpretation

Referenzbereich: Frauen: 40–190 U/l, Männer: 50–190 U/l.

Physiologische Erhöhungen der Gesamt-AP finden sich u. a. ab dem 2. Trimenon (aus der Plazenta-AP) und bei Kindern in der Wachstumsphase (Knochen-AP). Pathologische Erhöhungen sind bei allen hepatobiliären Erkrankungen, der akuten Pankreatitis sowie bei primären und sekundären Osteopathien infolge erhöhter Osteoblastenaktivität zu finden. Gesamt-AP-Erniedrigungen sind klinisch nicht relevant und selten. Hier sei als eine Ursache die familiäre Hypophosphatasämie genannt.

Kosten

40 Punkte (GÖÄ), 25 Punkte (EBM-BMÄ).

2.2.2
α-Amylase

Prinzip der Untersuchung und Indikation

α-Amylasen sind monomere Proteine aus 511 Aminosäuren. Das Speichel- (S-Amylase) und das Pankreasenzym (P-Amylase) weisen eine weitgehende Homologie auf und werden in der Regel als Gesamtamylase bestimmt.

Die Indikation zur Bestimmung ist zum Nachweis einer akuten Pankreatitis, beim Rezidiv einer chronischen Pankreatitis oder bei Verdacht auf Parotitis gegeben. Zum Nachweis einer Pankreatitis ist die Analyse der Lipasebestimmung durch eine niedrigere Sensitivität und Spezifität unterlegen. Im Urin kann die α-Amylase als Funktionsparameter für die Funktion nach Pankreastransplantation bestimmt werden, wenn eine Ableitung des exokrinen Pankreassekretes in die Blase erfolgt. In Drainageflüssigkeiten gibt die α-Amylase postoperativ Hinweise für das Vorliegen einer Pankreasfistel.

Bestimmungsmethode

Die Aktivitätsbestimmung erfolgt durch Hydrolyse definierter Oligosaccharide; eine selektive Bestimmung der Pankreas-Amylase wird propagiert, aber sie ist sehr aufwendig.

Richtlinien für die Anwendung

Die Bestimmung der Enzymaktivität kann im Speichel, im Serum, im Urin oder in anderen Körperflüssigkeiten (Wundsekret, Pleuraerguß) erfolgen.

Störfaktoren

Durch Bindung der α-Amylase an Immunglobuline, an α1-Antitrypsin oder an Albumin (Makroamylasämie, kommt bei 1–2 % Gesunder vor) kann es durch eine Verringerung der glomerulären Filtratioinsrate zu hohen Werten der α-Amylase im Serum kommen (der Urinspiegel bleibt hier ebenso normal wie die Konzentration der Lipase). Nach Infusion von Hydroxyäthylstärke (HES) kann es über den gleichen Mechanismus zu einem mehrtägigen Anstieg der Enzymkonzentration im Serum kommen. Im Urin kann es durch bakterielle Verunreinigungen über eine Veränderung der Oligosaccharidkonzentration zu Fehlbestimmungen kommen.

Interpretation

Referenzbereich: < 120 U/l (methodenabhängig).

Die α-Amylase ist bei akuter oder dem Rezidiv einer chronischen Pankreatitis erhöht. Bei Verdacht auf Pankreasinsuffizienz ist die Bestimmung der α-Amylase nicht hilfreich. Chronische leichte Hyperamylasämien finden sich bei Niereninsuffizienz, verschiedenen Malignomen und chronischen Lebererkrankungen. Nach Opiaten und ERCP kann es zu einem kurzfristigen Anstieg der α-Amylase als Ausdruck einer Schädigung des exokrinen Pankreas kommen.

Kosten

70 Punkte (GOÄ), 40 Punkte (EBM-BMÄ).

2.2.3
„Angiotensin-Converting Enzyme" (ACE)

Prinzip der Untersuchung und Indikation

Das „angiotensin-converting enzyme" (ACE) wandelt Angiotensin I in Angiotensin II und Bradykinin in inaktive Peptide um. Die Rolle von ACE im Plasma ist unklar.

Eine Bestimmung ist bei Verdacht auf Sarkoidose (M. Boeck) und zur Verlaufsbeurteilung sinnvoll.

Bestimmungsmethode

Die Bestimmung der Enzymaktivität erfolgt kinetisch mit verschiedenen synthetischen Substraten wie Furylacrylsäurepeptiden.

Richtlinien für die Anwendung

Die Bestimmung der Enzymaktivität erfolgt im Serum oder Heparinplasma.

Störfaktoren

ACE-Hemmer sollten 3–4 Wochen vor der Bestimmung abgesetzt werden. EDTA vermindert die Enzmyaktivität.

Interpretation

Referenzbereich: 18–55 U/ml (nur für Erwachsene).

Eine ACE-Erhöhung findet sich bei unbehandelter Sarkoidose bei 70–95 % der Patienten. Darüber hinaus findet sich weniger häufig u. a. bei Diabetes mellitus (20 %), Hyperthyreose (> 90 %), Silikose (70 %), Berylliose (70 %) und Asbestose (70 %) eine ACE-Erhöhung. Die Bedeutung einer ACE-Erniedrigung ist unklar.

Kosten
220 Punkte (GOÄ), 200 Punkte (EBM-BMA).

2.2.4
Alanin-Aminotransferase (ALT, ALAT; früher Glutamat-Pyruvat-Transaminase, GPT)

Prinzip der Untersuchung und Indikation
Die Alanin-Aminotransferase (ALT) gehört zu den Transaminasen oder Aminotransferasen, die die Umwandlung von Ketosäuren in Aminosäuren katalysieren. ALT kommt vorwiegend im Plasma der Leberzellen vor.

Eine Indikation zur Bestimmung ist bei Erkrankungen der Leber und der Gallenwege gegeben.

Bestimmungsmethode
Die Bestimmung der Enzymaktivität erfolgt kinetisch durch optische Messung.

Richtlinien für die Anwendung
Die Bestimmung erfolgt im Serum oder Plasma. Es stehen verschiedene standardisierte Bestimmungsbedingungen zur Verfügung, die jeweils andere Normwerte bedingen.

Störfaktoren
Hämolyse führt zu falsch-hohen Bestimmungen.

Interpretation
Referenzbereich: Frauen: 5–19 U/l, Männer: 5–24 U/l (optimierte Standardmethode der Deutschen Gesellschaft für Klinische Chemie, Meßtemperatur von 25 °C).

Die ALT ist eine leberspezifisches Enzym und gibt Aufschluß über das Ausmaß der hepatozellulären Schädigung. Weil die Halbwertszeit bei ca. 45 h liegt, ist eine engmaschige Kontrolle sinnvoll.

Kosten
70 Punkte (GOÄ), 25 Punkte (EBM-BMA).

2.2.5
Aspartat-Aminotransferase (AST, ASAT; früher Glutamat-Oxalacetat-Transaminase, GOT)

Prinzip der Untersuchung und Indikation
Die Aspartat-Aminotransferase (AST) gehört zu den Transaminasen oder Aminotransferasen, die die Umwandlung von Ketosäuren in Aminosäuren katalysieren. AST ist zu ca. 70 % in den Mitochondrien und zu 30 % im Zytosol lokalisiert. Eine im Vergleich zu ALT stärkere Erhöhung der AST ist damit ein Hinweis auf eine schwere Schädigung der Leberzellen.

Eine Indikation zur Bestimmung ist bei Erkrankungen der Leber und der Gallenwege sowie des Herz- und des Skelettmuskels mit geringerer Spezifität gegeben.

Bestimmungsmethode
Die Bestimmung der Enzymaktivität erfolgt kinetisch durch optische Messung.

Richtlinien für die Anwendung
Die Bestimmung erfolgt im Serum oder Plasma. Es stehen verschiedene standardisierte Bestimmungsbedingungen zur Verfügung, die jeweils andere Normwerte bedingen.

Störfaktoren
Komplexbildungen mit Immunglobulinen können zu falsch-hohen Werten führen.

Interpretation
Referenzbereich: Frauen: 5–15 U/l, Männer: 5–17 U/l.

Die AST weist bei parallelem Anstieg mit der ALT auf einen hepatozellulären Schaden hin. Bei einer Halbwertszeit von ca. 17 h kommt ihr außerdem Bedeutung bei der Enzymdiagnostik und Verlaufsbeurteilung des Myokardinfarktes zu.

Kosten
70 Punkte (GOÄ), 25 Punkte (EBM-BMA).

2.2.6
Cholinesterase (CHE)

Prinzip der Untersuchung und Indikation
Die im Serum vorkommende Cholinesterase (Acetylcholin-Acylhydrolase) hydrolysiert Acetylcholin. Sie kommt im Plasma, in Leber, Milz, Pankreas und in der Darmschleimhaut vor. Die Synthese von CHE und Albumin in der Leber sind gekoppelt. Eine Indikation zur Bestimmung ist der Verdacht auf Leberfunktionsstörungen mit eingeschränkter Syntheseleistung, bei Vergiftung durch Pestizide oder bei verlängerter Wirkung des Muskelrelaxans Succinylcholin.

Bestimmungsmethode
Die Bestimmung der Enzymaktivität erfolgt kinetisch durch optische Messung. Als Substrat dienen Acetylcholinester (Butyryl-, Acetyl- oder Propionylthiocholin). Es kommen bei verschiedenen Genloci auf dem langen Arm des dritten Chromosoms insgesamt über 40 Genotypen und 11 verschiedenen Phänotypen für die CHE vor (sog. Cholesterinesterase-Varianten, die sich in ihrer hydrolytischen Aktivität unterscheiden). Es stehen verschiedene Methoden zu ihrer Erkennung zur Verfügung (Inhibitionsuntersuchungen mit Dibucain oder Fluorid).

Richtlinien für die Anwendung
Die Bestimmung der Enzymaktivität erfolgt im Serum oder Heparinplasma. Es stehen verschiedene standardisierte Bestimmungsbedingungen zur Verfügung, die jeweils andere Normwerte bedingen.

Störfaktoren

In der Schwangerschaft und durch die Einnahme von Ethinylestradiol kann die Cholinesterase-Aktivität gesenkt werden. Eine Hämolyse kann erhöhte Werte vortäuschen.

Interpretation

Referenzbereich: 3,0–8,0 kU/l.

Die CHE gibt Aufschluß über die Lebersyntheseleistung. Der Referenzbereich ist breit und die Bedeutung der Bestimmung liegt insbesondere in der Verlaufsbeurteilung in Zusammenschau mit den Transaminasen, Albumin, Gerinnungsparametern und der γ-GT. Erhöhte CHE-Werte können unspezifisch bei vielen Erkrankungen (z. B. Fettleber) auftreten und spielen diagnostisch praktisch keine Rolle.

Kosten

40 Punkte (EBM-BMÄ).

2.2.7
Kreatinkinase (CK) und Kreatinkinase MB (CK-MB)

Prinzip der Untersuchung und Indikation

Die Gesamtaktivität der Kreatinkinase setzt sich aus den zytoplasmatischen Isoenzymen CK-MM, CK-MB und CK-BB und den Makrokreatinkinasen zusammen. Beim Gesunden besteht die Aktivität vorwiegend aus CK-MM. Eine Indikation zur Bestimmung der Gesamtkreatinkinase besteht bei Verdacht auf Herzmuskel- oder Skelettmuskelerkrankungen. Zur Diagnostik des Myokardinfarktes hat die Bestimmung des Isoenzyms CK-MB Bedeutung.

Bestimmungsmethode

Die Bestimmung der Gesamtenzymaktivität erfolgt kinetisch durch optische Messung. Substrat ist das Kreatinphosphat. Die CK-MB wird durch Immuninhibitionstest, durch Isoenzym-Elektrophorese oder durch Immunoassay mit monoklonalen Antikörpern gegen CK-MB bestimmt. Einige Immunoassays messen die Masse der CK-MB, die der spezifischen Aktivitätsbestimmung bezüglich der Sensivität und Spezifität deutlich überlegen ist.

Richtlinien für die Anwendung

Die Bestimmung erfolgt im Serum oder Heparinplasma.

Störfaktoren

Beim Immuninhibitionstest können falsch-hohe Werte für die CK-MB durch Adenylatzyklase aus Leber und Blutzellen gemessen werden. Bei Stauungsleber oder Hämolyse sollte deshalb eine Korrektur durch eine Leerwertmessung erfolgen. Eine Makro-CK-Aktivität muß bei hohen CK-MB-Anteilen (>20%) vermutet werden. Beim Immuninhibitionstest kann es selten durch Anwesenheit von CK-BB zu CK-MB-Werten kommen, die bis zu 200 % der Gesamt-CK ausmachen (s. Abschn. 2.16). In diesen Fällen kann die Bestimmung der immunologischen CK-MB-Masse Klärung bringen. Des weiteren können die CK-Isoenzyme sowie die Makroenzyme elektrophoretisch weiter differenziert werden.

Interpretation

Referenzbereich: < 80 U/l, CK-Isoenzym MB: < 5 ng/ml.

Bei einer Erhöhung der Gesamtkreatinkinase auf über 100 U/l wird eine CK-MB-Fraktion von über 6 % als beweisend für einen Untergang von Myokardzellen angesehen (höhere Spezifität). Bei CK-MB-Werten von über 12 U/l ist ebenfalls von einem Myokardinfarkt auszugehen (höhere Sensitivität). Die Enzymbestimmung sollte im Verlauf in 2- bis 6-stündigen Abständen erfolgen, um die Aktivitäts-Zeit-Kurve zu erfassen, die Aufschluß über das Ausmaß der myokardialen Schädigung und den Erfolg von Interventionen (Lysetherapie, interventionelle Herzkatheteruntersuchung) gibt.

Die CK-Aktivität kann u. a. nach körperlicher Aktivität (u. a. Zustand nach Krampfanfall!), bei Hypothyreose, nach i.m.-Injektionen, Medikamentenintoxikationen (u. a. Ethanol, Barbiturate) und bei einer Reihe von Erkrankungen der Skelettmuskulatur erhöht sein.

Kosten

CK: 40 Punkte (GOÄ), CK-MB: 50 Punkte (GOÄ).

2.2.8
γ-Glutamyltransferase (γ-GT)

Prinzip der Untersuchung und Indikation

Die γ-Glutamyltransferase (γ-GT) gehört zu den Aminotransferasen. Sie ist membrangebunden v. a. in den Epithelien der intrahepatischen Gallenwege und den Nierentubuli zu finden. Die γ-GT im Blut stammt praktisch ausschließlich aus der Leber. Ihre Bestimmung ist zur Differentialdiagnostik und Verlaufskontrolle bei allen Leber- und Gallenwegserkrankungen indiziert.

Bestimmungsmethode

Die Bestimmung erfolgt kinetisch durch optische Messung. Als Substrat dient γ-Glutamylcarboxynitroanilid, dessen Glutamylrest auf Glycylglycinübertragen wird.

Richtlinien für die Anwendung

Die Bestimmung der Enzymaktivität erfolgt im Serum oder Heparinplasma.

Störfaktoren

Bei Hämolyse werden falsch-niedrige Werte gemessen. Bei Raumtemperatur fällt die Aktivität um 10 % in 24 h.

Interpretation

Referenzbereich: Frauen: 4–18 U/l, Männer: 4–28 U/l.

Eine normale γ-GT schließt eine Erkrankung der Leber und der Gallenwege mit hoher Wahrscheinlichkeit aus. Ein erhöhter Wert hat aber nur in ca. 25 % der Fälle eine Leber- oder Gallenwegserkrankung als Ursache. Hier müssen andere leberspezifische Enzyme zusätzlich bestimmt werden. Die γ-GT ist bei Cholestase und Leberzellmembranschädigungen erhöht. Eine Enzyminduktion durch Medikamente oder Alkohol kann ebenfalls zu erhöhten Werten führen.

Kosten

70 Punkte (GOÄ), 25 Punkte (EBM-BMÄ).

2.2.9
Glutamat-Dehydrogenase (GLDH)

Prinzip der Untersuchung und Indikation

Das Enzym ist nur in den Mitochondrien lokalisiert, desaminiert Glutamat und kommt hauptsächlich in der Leber vor. Aktivitätserhöhungen im Serum sind spezifisch für Lebererkrankungen und sprechen für eine hepatozelluläre Nekrose.

Bestimmungsmethode

Die Bestimmung erfolgt kinetisch durch optische Messung. Als Substrat dient Oxoglutarat. Es stehen außerdem verschiedenen Methoden zur Erkennung von GLDH-Varianten zur Verfügung.

Richtlinien für die Anwendung

Die Bestimmung der Enzymaktivität erfolgt im Serum oder Heparinplasma.

Störfaktoren

Keine.

Interpretation

Referenzbereich: Frauen: 1–3 U/l, Männer: 1–4 U/l.

Die GLDH ist leberspezifisch und bei entzündlichen Erkrankungen der Leber ebenso erhöht wie bei Leberzellnekrosen bei hypoxischer oder toxischer Schädigung. Hohe Werte werden bei Rechtsherzversagen durch Leberstauung gefunden. Eine extreme Erhöhung tritt bei Schockleber auf.

Kosten

120 Punkte (GOÄ), 40 Punkte (EBM-BMÄ).

2.2.10
Laktatdehydrogenase (LDH)

Prinzip der Untersuchung und Indikation

Die Laktatdehydrogenase (LDH) kommt im Zytoplasma aller Körperzellen vor. Sie katalysiert die Oxidation von Laktat zu Pyruvat. Eine Differenzierung der Isoenzyme erlaubt eine organspezifische Diagnostik, hat aber keine klinische Bedeutung. Eine Indikation ist zur Diagnostik und Verlaufsbeobachtung des Myokardinfarktes, bei Verdacht auf Lungenembolie, Hämolyse (Malaria) und zur Verlaufsbeurteilung maligner Tumoren gegeben. Eine Pneumocystis carinii Pneumonie (PCP)-Infektion bei HIV führt ebenfalls zu einer erhöhten LDH. Die LDH ist relativ unspezifisch, so daß ihre Bestimmung seit der Einführung der CK-MB-, Troponin- und Haptoglobinbestimmungen an Bedeutung verloren hat.

Bestimmungsmethode

Die Bestimmung erfolgt kinetisch durch optische Messung. Als Substrat dient Laktat. Zur Bestimmung der Isoenzyme steht die elektrophoretische Trennung zur Verfügung.

Richtlinien für die Anwendung

Die Bestimmung der Enzymaktivität erfolgt im Serum, Heparinplasma oder in Ergußflüssigkeit.

Störfaktoren

Erhöhte Werte finden sich bei Hämolyse oder nach körperlicher Belastung. Eine große Anzahl von Medikamenten (wie z. B. Androgene, Amiodaron, Allopurinol, Cumarine, Erythromycin, Paracetamol, Phenytoin, Verapamil, Valproinsäure) kann ebenfalls zu einer LDH-Erhöhung führen. Hier müssen die Arzneimittelinformationen im Einzelfall zu Rate gezogen werden.

Interpretation

Referenzbereich: 80–240 U/l.

Die Gesamt-LDH ist bereits bei Gewebeschädigungen geringen Ausmaßes erhöht. Der Quotient aus LDH und AST erlaubt die Differenzierung zwischen hämolytischem, prähepatischem und hepatischem Ikterus: Bei hohen Werten liegt der Verdacht auf eine prähepatische Ikterusform nahe.

Kosten

40 Punkte (GOÄ), 25 Punkte (EBM-BMÄ).

2.2.11
Lipase

Prinzip der Untersuchung und Indikation

Die Pankreaslipase hydrolysiert die Ester langkettiger Fettsäuren an Gallensäuremicellen. Eine Indikation zur Bestimmung ist der Verdacht auf akute oder chronische Pankreatitis oder bei Pankreasbeteiligung bei anderen abdominellen Erkrankungen gegeben. Die Bestimmung der Lipase ist wegen ihrer höheren Organspezifität der Amylasebestimmung überlegen. Es gibt mindestens 2 Pankreasisoenzyme und Lipasen, die von Magen und Zunge sezerniert werden.

Bestimmungsmethode
Die Bestimmung der Hydrolyseaktivität erfolgt titrimetrisch mit Olivenöl, turbidimetrisch, im Farbtest mit 1,2-Diglyzerid oder durch Multilayer-Filmtechnik. Substrate sind Tri- oder Diglyzeriden.

Richtlinien für die Anwendung
Die Bestimmung erfolgt aus Serum, EDTA-Plasma, Duodenalsekret oder Aszites.

Störfaktoren
Im turbidimetrischen Test wird die Aktivität bei Hypertriglyceridämie überschätzt.

Interpretation
Referenzbereich: <190 U/l.

Bei der akuten Pankreatitis steigt die Lipase wenige Stunden nach Einsetzen der klinischen Symptomatik an. Bei chronischer Pankreatitis deutet eine Lipaseerhöhung auf ein Abflußhindernis oder einem akuten Schub hin. Nach einer ERCP steigt die Lipase regelhaft an. Bei Niereninsuffizienz mit Kreatininwerten größer 3 mg/dl kommt es ebenfalls häufig zu Lipaseerhöhungen, die bei Dialysepatienten obligat sind.

Kosten
70 Punkte (GOÄ), 40 Punkte (EBM-BMÄ).

2.3
Stoffwechsel

2.3.1
Kohlenhydratstoffwechsel

2.3.1.1
Blutglukose

Prinzip der Untersuchung und Indikation
Die Blutglukose sollte zur Beurteilung des Glukosestoffwechsels und zum akuten Ausschluß einer Hyperglykämie oder Hypoglykämie bestimmt werden. Die Diagnose und Therapiekontrolle beim Diabetes mellitus und die Abklärung von Hypoglykämie-Syndromen stehen dabei ebenso im Vordergrund wie die Beurteilung des Kohlenhydratstoffwechsels bei Schwangeren (Gestationsdiabetes), bei Kortikosteroidtherapie, bei chronischen Leber- und Pankreaserkrankungen und bei autoimmunologisch vermittelten Endokrinopathien sowie bei der Akromegalie.

Bestimmungsmethode
Die Bestimmung der Blutglukose erfolgt enzymkinetisch durch optische Messung. Die Glukose wird als Substrat phosphoryliert (Hexokinase-Methode) oder oxidiert (Glukose-Oxidase-Methode oder Glukose-Dehydrogenase-Methode). Die Hexokinase-Methode gilt

als Referenz. Die semiquantitative Bestimmung auf Teststreifen erfolgt meist unter Bildung eines Farbstoffes nach der Glukose-Oxidase-Methode. Die Bestimmung in den Systemen zur Blutzuckerselbstkontrolle erfolgt ebenfalls photometrisch oder amperometrisch (Änderung des Elektronenflusses bei der Enzymreaktion) mit Hilfe der Glukose-Oxidase-Methode.

Richtlinien für die Anwendung
Die Blutglukosebestimmung erfolgt aus dem kapillären oder venösen Vollblut, aus Plasma oder Serum. Je nach Ursprung ergeben sich bei gleichem Entnahmezeitpunkt unterschiedliche Ergebnisse, die bei der Interpretation zu berücksichtigen sind. So ist der Glukose-Spiegel im kapillären Blut gegenüber dem venösen Spiegel erhöht (siehe 2.3.1.7 orale Glukosebelastung).

Störfaktoren
Nach der Blutentnahme kommt es je nach Probenart durch Glykolyse zu einem mehr oder weniger raschen Abfall der Glukosekonzentration. Deshalb werden Hemmstoffe der Glykolyse beigemischt. Außerdem kommen Hämolysier-Lösungen zum Einsatz, um auch den intrazellulären Glukosegehalt in den Erythrozyten erfassen zu können. Bei der Glukose-Oxidase-Methode können u. a. Ascorbinsäure und Methyldopa zu einer falsch-niedrigen Blutglukosebestimmung führen.

Interpretation
Referenzbereich:

- nüchtern: 55–100 mg/dl (3,08–5,6 mmol/l),
- postprandial: 70–130 mg/dl (3,92–7,28 mmol/l).

Die Blutglukosewerte weisen hohe intraindividuelle Schwankungen auf – insbesondere beeinflußt durch die Nahrungsaufnahme und den Grad der körperlichen Betätigung. Standardisierte Entnahmebedingungen sollten eingehalten werden und die Art der entnommenen Blutprobe unbedingt in die Interpretation einfließen. Bei klinischem Verdacht auf Diabetes mellitus muß im Zweifel ein oraler Glukosetoleranztest durchgeführt werden (s. Abschn. 2.3.1.7).

Kosten
70 Punkte (GOÄ), 25 Punkte (EBM-BMÄ).

2.3.1.2
Glukose im Urin

Prinzip der Untersuchung und Indikation
Die Bestimmung der Glukose im Urin ist eine grobe Methode zur Erkennung einer diabetischen Stoffwechsellage. Eine Indikation zur Therapiekontrolle besteht nur noch bei diätetisch behandelten Typ-II Diabetikern, bei denen die Normoglykämie nicht Therapieziel ist.

Bestimmungsmethode

Die Bestimmung der Uringlukose erfolgt enzymkinetisch entsprechend der Blutglukose (s. Abschn. 2.3.1.1). Die semiquantitative Bestimmung mit Streifentests bedient sich der Glukoseoxidase/Peroxidasereaktion mit verschiedenen Farbindikatoren.

Richtlinien für die Anwendung

Die Bestimmung kann aus Spontan- oder Sammelurin erfolgen. Im Sammelurin sollten Stabilisatoren (z. B. Natriumazid) zugesetzt werden.

Störfaktoren

Die Uringlukose nimmt ohne stablisierende Zusätze insbesondere durch Bakteriurie und Leukozyturie rasch ab und sollte deshalb zeitnah nach Entnahme bestimmt werden.

Interpretation

Richtgröße: negativ.

Die Uringlukosewerte sind im Streifentest bei Werten unter 40 mg/dl und über 250 mg/dl nicht gut zu differenzieren. Steigt der Blut-Glukose-Spiegel über 160 mg/dl (Nierenschwelle, altersabhängig unterschiedlich), kommt es zur Glukosurie, weil dann die glomeruläre Filtration die tubuläre Rückresorptionskapazität überschreitet. Jede Glukosurie bedarf der Abklärung und legt den Verdacht auf einen Diabetes mellitus nahe.

2.3.1.3
Ketonkörper

Prinzip der Untersuchung und Indikation

Der Nachweis von Ketonkörpern kann im Blut oder Urin erfolgen. Von diagnostischer Bedeutung sind Actoacetat, ß-Hydroxybutyrat sowie Aceton. Die Bestimmung ist zur differentialdiagnostischen Zuordnung einer metabolischen Azidose indiziert, die u. a. bei diabetischer oder alkoholischer Ketoazidose oder bei Lactazidose auftritt. Jeder katabole Zustand führt zu einer Ketonurie. Massive Ketonurien (++/+++) weisen auf einen absoluten Insulinmangel hin. Jeder Typ-I-Diabetiker mit einem Blutzuckerwert über 250 ml/dl sollten den Urin auf Ketonkörper testen.

Bestimmungsmethode

In der Praxis wird ß-Hydroxybutyrat im Serum bestimmt. Die Bestimmung erfolgt enzymkinetisch durch optische Messung. Die semiquantitative Bestimmung von Ketonkörpern im Urin erfolgt auf Teststreifen unter Bildung eines Farbstoffes: Hier werden nur Actoacetat und Aceton erfaßt. Die semiquantitative Bestimmung kann auch in Serum oder Plasma durchgeführt werden.

Richtlinien für die Anwendung

Die Bestimmung erfolgt aus Serum, Plasma oder Urin.

Störfaktoren

Die Schnelltests im Urin weisen kein Hydroxybutyrat nach, das bei ca. 10 % der Patienten mit Ketoazidose isoliert erhöht sein kann. Dadurch kommt es zu falschnegativen Bestimmungen. Eine Fastenperiode führt physiologischerweise zu erhöhten Ketonkörperspiegeln.

Interpretation

Richtgröße: Kein Nachweis.

Die klinisch wichtigste Ursache für das Auftreten von Ketonkörpern im Urin oder Blut ist die diabetische Ketoazidose. Beim Fasten und bei starker körperlicher Belastung kommt es durch eine verstärkte Lipolyse zur Bildung von Ketonkörpern. Bei chronischen Alkoholabusus kann es bei fehlender Nahrungsaufnahme mit rezidivierendem Erbrechen ebenfalls zur Ketonkörperbildung kommen. Im Rahmen einer akuten Pankreatitis kann es in seltenen Fälle zur Ketonämie und Ketonurie wohl aufgrund von Fettgewebsnekrosen kommen.

2.3.1.4
Laktat

Prinzip der Untersuchung und Indikation

Laktat ist das Endprodukt der anaeroben Glykolyse. Es finden sich erhöhte Werte bei verminderter Verwertung (Oxidation oder Glukoneogenese) oder bei erhöhtem Anfall. Die Verstoffwechslung erfolgt vornehmlich in Leber und Niere. Der Plasmalaktatspiegel gilt bei Schock und Sepsis sowie bei Vergiftungen als Prognose- und Verlaufsparameter. Außerdem ist die Bestimmung zur Klärung metabolischer Azidosen und bei den seltenen kongenitalen Laktatazidosen indiziert.

Bestimmungsmethode

Die Messung kann enzymatisch mit Laktat als Substrat der Laktatdehydrogenase durchgeführt werden. Alternativ stehen amperometrische Verfahren zur Verfügung.

Richtlinien für die Anwendung

Die Bestimmung von Laktat erfolgt aus Plasma, Vollblut oder Liquor. Dem Blut sollte Kaliumoxalat und Natriumfluorid als Stabilisator zugesetzt werden. Bei der venösen Abnahme sollte die Vene ungestaut sein. Die Bestimmung im Labor sollte unverzüglich nach der Abnahme erfolgen, wenn keine Stabilisatoren zugesetzt wurden. Auf jeden Fall muß das Blut auf Eis in das Labor transportiert werden.

Störfaktoren

Bei unsachgemäßer Präanalytik, insbesondere bei Leukozytose, kann es zu einem Anstieg der Laktatwerte innerhalb von einigen Minuten kommen. Die intraindividuelle Variabilität ist hoch.

Interpretation

Referenzbereich: 0,63–2,44 mmol/l.

Man spricht bei erhöhten Laktatwerten bei einem Blut-pH-Wert bis 7,35 von einer Hyperlaktatämie und bei <7,35 von einer Laktatazidose. Eine Hyperlaktatämie ist durch vermehrte Produktion z. B. bei vermehrter Muskelarbeit zu erwarten, bei allen Azidosen und bei verstärkter NADH-Bildung durch Lipolyse (vgl. Ketoazidose, Abschn. 2.3.1.4).

Kosten

220 Punkte (GOÄ), 200 Punkte (EBM-BMÄ).

2.3.1.5
Insulin und C-Peptid

Prinzip der Untersuchung und Indikation

Insulin wird aus den ß-Zellen des Pankreas aus Proinsulin durch Abspaltung von C-Peptid freigesetzt. Insulin und C-Peptid werden dabei in äquimolaren Mengen ins Blut abgegeben. Die Bestimmung von basalen Insulin- und C-Peptidwerten hat nur orientierenden Charakter. Im Rahmen von Funktionstests (s. Hungerversuch, Abschn. 2.3.1.10, und Glukagontest, Abschn. 2.3.1.12) zur Abklärung von Hypoglykämiesyndromen ist die Bestimmung indiziert. Außerdem ist die Bestimmung von Insulin oder C-Peptid zur Abschätzung der Restsekretion bei Diabetikern angebracht.

Bestimmungsmethode

Die Messung von Insulin und C-Peptid erfolgt meist im Immunoassay.

Richtlinien für die Anwendung

Die Bestimmung erfolgt aus Serum.

Störfaktoren

Es sollten Antikörper zum Einsatz kommen, die keine Kreuzreaktivität mit Proinsulin zeigen. Insulinautoantikörper können die Meßwerte für Insulin erhöhen oder erniedrigen. Bei ex-vivo Hämolyse ist das Serum für die Insulinbestimmung nicht mehr geeignet (wegen Insulinasen, während C-Peptid stabil bleibt).

Interpretation

Referenzbereich:
Die intraindividuelle Variabilität der Insulin- und C-Peptidsekretion ist hoch und wird u. a. vom vegetativen Nervensystem, den gegenregulierenden Hormonen und der Blutglukosekonzentration beeinflußt. Die Bewertung von basalen Werten ist daher schwierig und muß mit dem BMI und dem Blutzuckerwert korreliert werden. Die Bewertung der Funktionstests ist in den Abschnitten 2.3.1.10 (Hungerversuch) und 2.3.1.12 (Glukagontest) erklärt.

Kosten

- Insulin: 250 Punkte (GOÄ), 350 Punkte (EBM-BMÄ),
- C-Peptid: 480 Punkte (GOÄ), 600 Punkte (EBM-BMÄ).

2.3.1.6
Glukosebelastung, intravenös

Prinzip der Untersuchung und Indikation

Die intravenöse Glukosebelastung ist nur bei Verdacht auf eine pathologische Glukosetoleranz bei Patienten mit floriden Oberbaucherkrankungen wie z. B. Ulkus oder bei Zustand nach Magen-OP indiziert. In allen anderen Fällen soll eine orale Glukosebelastung durchgeführt werden. Sie dient zum Ausschluß bzw. Beweis einer Störung der initialen Insulinsekretion bei Prädiabetes (Typ 1) und Typ 2, zum Nachweis eines Tachyalimentationssyndroms sowie zur Funktionskontrolle nach Pankreastransplantation. Ein manifester Diabetes mellitus stellt eine absolute Kontraindikation dar.

Bestimmungsmethode

Siehe Abschn. 2.3.1 (Blutglukose) und 2.3.1.5 (Insulin).

Richtlinien für die Anwendung

Es werden 0,5 g Glukose pro kg KG intravenös über eine venöse Verweilkanüle innerhalb 2–3 min infundiert. Wegen der Gefahr einer Phlebitis sollte unbedingt mit einer 0,9 %-igen Kochsalzlösung nachgespült werden. Es sollten Blutentnahmen für die Basalwerte für Blutzucker und eventuell für Insulin bestimmt werden. Dann sollten weitere Blutentnahmen nach 1, 3, 5, 10, 15, 25, 35, 45, 55 und 65 min nach Glukosegabe in streßfreier Umgebung bei Ruhestellung erfolgen.

Störfaktoren

Wenn die Testbedingungen nicht genau eingehalten werden, kommt es zu Differenzen bei den Glukose- und Insulinwerten um bis zu 20 %.

Interpretation

Es sollte der sog. Glukoseassimilations-Koeffizient (kG-Wert) nach folgender Formel berechnet werden:

$$kG = \frac{\ln 2}{T} \, 100 \; [\%/min]$$

- kG > 1,1 normal,
- kG 0,9–1,1 grenzwertig,
- kG < 0,9 diabetisch,
- T = Zeit, nach der die Glukosekonzentration sich halbiert hat.

Kosten
280 Punkte (GOÄ).

2.3.1.7
Glukosebelastung, oral (OGTT)

Prinzip der Untersuchung und Indikation
Der orale Glukosetoleranztest mit Insulinbestimmung dient bei einer Testdauer von 5 h zum Nachweis einer reaktiven Hypoglykämie (mit Insulinbestimmung). Bei einer Testdauer von 2 h wird der Test zum Nachweis einer gestörten Glukosetoleranz bei Verdacht auf Diabetes mellitus durchgeführt. Kontraindikationen sind ein manifester Diabetes mellitus, ein Zustand nach Magen-OP oder ein bekanntes Tachyalimentationssyndrom.

Bestimmungsmethode
Siehe Abschn. 2.3.1 (Blutglukose) und 2.3.1.5 (Insulin).

Richtlinien für die Anwendung
Der Proband sollte mind. 3 Tage vor dem Test eine normale Kohlenhydrataufnahme aufweisen. Interferierende Medikamente (alle diabetogenen Hormone wie GH, Glukagon, Katecholamine, Glukokortikoide, Östrogene, Psychopharmaka; u. a. Diphenylhydantoin, Chlorpromazin, Haloperidol, und Sulfonamide) sollten wenn möglich abgesetzt werden. Nach einer venösen Blutentnahme für die Basalwerte für Blutzucker und evtl. für Insulin werden 75 g Glukose in 5 min getrunken (z. B. 300 ml Dextro-OGT). Weitere Blutentnahmen folgen nach 60 und 120 bzw. zusätzlich nach 180 und 300 min (z. A. reaktive Hypoglykämie) nach Glukosegabe in streßfreier Umgebung bei Ruhestellung.

Störfaktoren
Wenn die Testbedingungen nicht genau eingehalten werden, kommt es zu Differenzen bei den Glukose- und Insulinwerten um bis zu 20 %.

Interpretation
Der 2-h-Wert ist das diagnostische Kriterium zum Nachweis einer pathologischen Glukosetoleranz. Zur Bewertung sind die Empfehlungen der WHO zu berücksichtigen:
Zur Bewertung bei Verdacht auf reaktive Hypoglykämie sollte Rücksprache mit einem Endokrinologen gehalten werden.

	Glukosekonzentration, mmol/l (mg/dl)			
	Gesamtblut		Plasma	
	venös	kapillär	venös	kapillär
Diabetes mellitus				
Nüchternwert	≥ 6,7 (≥ 120)	≥ 6,7 (≥ 120)	≥ 7,8 (≥ 140)	≥ 7,8 (≥ 140)
2 h nach Glukosebelastung[a]	≥ 10,0 (≥ 180)	≥ 11,1 (≥ 200)	≥ 11,1 (≥ 200)	≥ 12,2 (≥ 220)
Verminderte Glukosetoleranz				
Nüchternwert	< 6,7 (< 120)	< 6,7 (< 120)	< 7,8 (< 140)	< 7,8 (< 140)
2 h nach Glukosebelastung[a]	6,7–10,0 (120–180)	7,8–11,1 (140–200)	7,8–11,1 (140–200)	8,9–12,2 (160–220)

[a] Für epidemiologische oder Bevölkerungsstudien kann der 2-h-Wert nach 75 g oraler Glukose allein oder mit dem Nüchternwert verwendet werden. Der Nüchternwert allein ist weniger verläßlich, da wirkliches Nüchternsein nicht sichergestellt werden kann und Fehldiagnosen von Diabetes häufiger auftreten können.

Kosten
160 Punkte (GOÄ).

2.3.1.8
Glykierte Hämoglobine (HbA1, HbA1$_c$)

Prinzip der Untersuchung und Indikation
Hämoglobin ist ein ideales Protein, um den Glykierungsgrad beim Diabetiker zu messen, weil die Erythrozytenüberlebenszeit ca. 120 Tage beträgt und damit eine integrale retrospektive Aussage über die Güte der Stoffwechseleinstellung der letzten 8–12 Wochen gemacht werden kann. Der HbA1-Wert umfaßt verschiedene Glykierungsprodukte, während der HbA1$_c$-Wert nur das durch Glukose bedingte Glykierungsprodukt beschreibt. Es ist wegen der besseren Reproduzierbarkeit nur noch die Bestimmung des HbA1$_c$-Wertes zu empfehlen. Eine Bestimmung sollte bei Diabetikern im Verlauf alle 3 Monate durchgeführt werden. Der HbA1c ist als Screeninginstrument bei Verdacht auf Diabetes mellitus nicht geeignet.

Bestimmungsmethode
Hochdruck-Flüssigkeits-Chromatographie (HPLC), oder Immunoassay. Die HPLC ist die Standardmethode.

Richtlinien für die Anwendung
Die Bestimmung erfolgt im Kapillarblut oder EDTA-Blut.

Störfaktoren
Erniedrigte Werte finden sich durch verkürzte Erythrozytenüberlebensdauer, nach Blutverlust mit rascher Erythrozytenneubildung, bei hämolytischen Anämien, bei chronischer Niereninsuffizienz und Leber-

zirrhose. Erhöhte Werte werden bei Eisenmangelanämie mit einem hohen Anteil älterer Erythrozyten, nach Eisensubstitution und bei raschem Hb-Abfall beobachtet.

Interpretation

Referenzbereich:

- HbA1 verfahrensabhängig 5 – 7,8 % des Gesamthämoglobins,
- HbA1$_c$ (HPLC) verfahrensabhängig 4–6 % des Gesamthämoglobins.

Der HbA1$_c$-Wert kann bei häufigen (unbemerkten) Hypoglykämien trotz hyperglykämischer Phasen normal sein. Deshalb sollte die Interpretation immer zusammen mit den Blutzuckerwerten der letzten Wochen erfolgen. Die Werte geben im Verlauf die Güte der Stoffwechseleinstellung wider.

Kosten

200 Punkte (GOÄ), 100 Punkte (EBM-BMÄ).

2.3.1.9
Glykierte Plasmaproteine („Fruktosamine")

Prinzip der Untersuchung und Indikation

Plasmaproteine werden ähnlich den Hämoglobinen nicht-enzymatisch glykiert. Der Glykierungsgrad ist von Höhe und Dauer der Hyperglykämie und der biologischen Halbwertszeit der Plasmaproteine abhängig. Die sog. Fruktosamine (Ketoamine) spiegeln hauptsächlich den Glykierungsgrad von Albumin und IgG wider, deren Halbwertszeit bei ca. 20 Tagen liegt. Daraus ergibt sich, daß die Fruktosamine eine retrospektive Aussage über den Blutglukosespiegel der letzten ein bis drei Wochen ermöglichen. Die Fruktosamine eignen sich nicht als Screeninguntersuchung und sind kein Ersatz für die HbA1$_c$-Messung, erlauben aber eine zusätzliche Aussage über ein kurzes Zeitintegral.

Bestimmungsmethode

Reduktion von Nitroblantetrazotium proportional zur Fructosaminkonzentration.

Richtlinien für die Anwendung

Die Bestimmung erfolgt im Serum. Der Meßwert muß auf den Median der Proteinkonzentration korrigiert werden:

$$\text{Fruktosamin } (korrigiert) = \frac{\text{Fruktosamin } (gemessen)}{\text{Gesamteiweiß } (g/dl)} \cdot 7{,}2$$

Störfaktoren

Falsch-hohe Werte werden bei Bilirubinwerten über 2 mg/dl und bei Hämolyse gemessen. Falsch-niedrige Werte finden sich bei Dopamin- oder α-Methyldopatherapie, Eiweiß- oder Blutverlust sowie in EDTA-Plasma.

Interpretation

Referenzbereich: 205–285 µmol/l Fruktosamin (korrigiert).

Der Fruktosaminwert ergänzt den HbA1-Wert in der Beurteilung der Güte der Stoffwechseleinstellung über die letzten 1–3 Wochen. Im Sinne einer rationellen Labordiagnostik ist eine *regelmäßige* Bestimmung zusätzlich zum HBA1c nicht nötig.

Kosten

70 Punkte (GOÄ).

2.3.1.10
Hungerversuch

Prinzip der Untersuchung und Indikation

Hungern führt zur Senkung der Blutglukose sowohl beim Gesunden als auch bei Patienten mit Störungen des Kohlenhydratstoffwechsels. Hypoglykämien entstehen jedoch nur unter pathologischen Umständen, wie z. B. schweren Lebererkrankungen oder beim organischen Hyperinsulinismus. Während bei der schweren Lebererkrankung die Glukosebereitstellung aus Glykogen und aus Glukoneogenese vermindert ist, handelt es sich beim organischen Hyperinsulinismus um eine autonome blutzuckerunabhängige Insulinfreisetzung.

Ein Hungerversuch über 72 h ist bei Verdacht auf Insulinom-/Fastenhypoglykämie notwendig. Kontraindikationen sind eine bereits nachgewiesene schwere Leberfunktionsstörung und ein nachgewiesener organischer Hyperinsulinismus.

Bestimmungsmethode

Siehe Abschn. 2.3.1 (Blutglukose) und 2.3.1.5 (Insulin).

Richtlinien für die Anwendung

Die Testdauer beträgt 72 h. Kommt es während dieser Zeit zu symptomatischen Hypoglykämien, ist der Test nach Blutabnahme sofort abzubrechen.

Der Hungerversuch ist unter strenger klinischer Überwachung und Beobachtung durchzuführen. Der Beginn sollte morgens um 8:00 Uhr erfolgen. Es wird Blut zur basalen Blutglukose- und Serum-Insulin-Bestimmungabgenommen. Alle 2–4 h erfolgt eine Blutglukosebestimmung, 12stündlich eine weitere Abnahme von Blut zur Bestimmung von Seruminsulin. Nach 72 h, bei Beendigung des Testes, erfolgt eine teitere Blutabnahme. Bei klinischen Hinweisen für eine Hypoglykämie ist vor Beendigung des Testes Blut zur Bestimmung der Testparameter abzunehmen (s.o.). Der Patient ist angehalten, sich während des Hungerversuchs möglichst viel körperlich zu betätigen. Während des Hungerversuchs ist selbstverständlich die Zufuhr kalorienfreier Flüssigkeit von 2–3 l/Tag notwendig. Zur Validierung des Hungers sollten Ketonkörper und das Körpergewicht kontrolliert werden.

Störfaktoren
Beeinflussende Medikamente: s. orale Glukosebelastung (Abschn. 2.3.1.7). Zusätzlich sollte darauf geachtet werden, daß kein Alkohol während des Hungerversuches getrunken wird.

Interpretation
Wichtig für die Interpretation der Daten ist neben der Angabe der Verdachtsdiagnose sowie von Körpergewicht und Körpergröße auch die genaue Angabe der Fastendauer. Kommt es unter dem Hungerversuch nicht zu einer Suppression der Insulin-Spiegel, so besteht der hochgradige Verdacht auf einen organischen Hyperinsulinismus. Etwa 90 % der Insulinompatienten weisen nach 24 h eine Hypoglykämie auf, fast 100 % nach 72 h. Damit ist der Hungerversuch der sensitivste Test. Auf Stimulationstests (Tolbutamid, Glukagon) oder Suppressionstests (Insulin) kann daher meist verzichtet werden.

	BZ	Symptome	Insulin	C-Peptid
Positiv	<40	+	N–⇑	N–⇑
Negativ	>60	–	⇓	⇓

Beurteilungskriterien für den Hungerversuch

Kosten
- Mit Insulinbestimmung: 500 Punkte (GOÄ),
- mit Bestimmung des C-Peptids: 960 Punkte (GOÄ).

2.3.1.11
Insulinhypoglykämietest

Prinzip der Untersuchung und Indikation
Durch die insulininduzierte Hypoglykämie (Blutzuckerwerte < 40 mg/dl sollten erzielt werden) wird einerseits hGH freigesetzt, zum anderen kommt es durch den „Streß" der Hypoglykämie bei normaler Funktion zu einem Kortisolanstieg via ACTH. Ein alleiniger Blutzuckerabfall auf Werte über 50 mg/dl führt zwar zum Anstieg der hGH-Spiegel, muß aber, wenn es nicht zum „Hypoglykämiestreß" gekommen ist (BZ < 40 mg/dl), nicht zu einer ACTH-Sekretion führen.

Die Indikation besteht zum Nachweis der Streßfähigkeit (endogene ACTH-Sekretion) oder zur Überprüfung der gegenregulatorischen Hormonsekretion.

Kontraindikationen bestehen bei Diabetes mellitus, zerebralem Anfallsleiden, Zerebralsklerose, Alter über 65 Jahre, koronarer Herzerkrankung oder klinisch manifester Nebennierenrindeninsuffizienz.

Bestimmungsmethode
Siehe Abschn. 2.3.1 (Blutglukose) und 2.3.1.5 (Insulin).

Richtlinien für die Anwendung
Der Test sollte unter Grundumsatzbedingungen am nüchternen Patienten durchgeführt werden. Die Anwesenheit eines Arztes ist erforderlich, um rechtzeitig eine bedrohliche Hypoglykämie zu erkennen und durch i.v.-Gabe von 50 %iger Glukoselösung zu behandeln. Der Test kann auch nach Glukosegabe fortgesetzt werden. Es erfolgt eine Blutabnahme für die Bestimmung der Basalwerte. Danach wird eine Infusion mit physiologischer Kochsalzlösung angehängt und im Anschluß 0,15 IE Altinsulin pro kG Körpergewicht i.v. injiziert. Bei Verdacht auf Hypophysenvorderlappeninsuffizienz muß die Dosis auf 0,1 IE pro kg reduziert werden, bei Adipositas und Hinweisen auf Insulinantagonisten kann die Dosis auf 0,3 IE pro kg gesteigert werden. Dosierungshinweise ergeben sich aus der vorangegangenen OGTT. 30, 45, 60 und 90 min nach Insulininjektion erfolgen erneute Blutentnahmen.

Störfaktoren
Beeinflussende Medikamente: s. Abschn. 2.3.1.7: „Orale Glukosebelastung".

Interpretation
Der Test ist nur nach Erreichen einer ausreichenden Hypoglykämie verwertbar (s. oben). Der Test sollte nur von erfahrenen Endokrinologen durchgeführt und interpretiert werden.

Kosten
3840 Punkte (GOÄ).

2.3.1.12
Glukagontest

Prinzip der Untersuchung und Indikation
Der Glukagon-Test dient in seltenen Fällen nach pathologischem Hungerversuch der weiteren Differentialdiagnostik des Hypoglykämie-Syndroms. Durch Bolusinjektion von Glukagon kommt es zur maximalen Stimulation der gegenregulatorischen Freisetzung von Insulin und C-Peptid.

Bestimmungsmethode
Blutglukose (s. Abschn. 2.3.1.1), Insulin (s. Abschn. 2.3.1.5) und ggf. C-Peptid (s. Abschn. 2.3.1.6) werden bestimmt.

Richtlinien für die Anwendung

In den Tagen vor der Testdurchführung sollte eine kohlenhydratreiche Ernährung erfolgen. Etwa 8 h vor dem Test sollte der Patient nüchtern bleiben. Es wird 1 mg Glukagon verdünnt in NaCl 0,9 % langsam i.v. injiziert. Blut wird vor der Injektion und 1, 5, 10,15 und 30 min danach entnommen.

Störfaktoren

Siehe Abschn. 2.3.1.1, 2.3.1.5 und 2.3.1.6.

Interpretation

Bei Hyperinsulinismus-bedingter Hypoglykämie finden sich höhere Werte für Insulin und C-Peptid als beim Gesunden (vgl. Interpretation des Hungerversuches, Abschn. 2.3.1.10).

2.3.2
Fettstoffwechsel

Dyslipidämien sind ein wichtiger Risikofaktor für die Atherosklerose. Dabei ist insbesondere die Hypercholesterinämie hervorzuheben. Andere Risikofaktoren wie arterieller Hypertonus, Diabetes mellitus oder Nikotinabusus spielen für die Artheroskleroseentstehung im Sinne eines multifaktoriellen Geschehens ebenfalls eine große Rolle. Eine Korrelation zwischen Hypertriglyceridämie und Artheroskleroseentstehung wird kontrovers diskutiert. Die Hypothese einer primär entzündlichen Genese der Artherosklerose wird angenommen. Die Parameter des Fettstoffwechsels geben dennoch wichtige Hinweise über die Abschätzung des Krankheitsverlaufes und das Risiko für ein vaskuläres Ereignis (insbesondere Myokardinfarkt und zerebraler Insult).

2.3.2.1
Cholesterin, LDL- und HDL-Cholesterin

Prinzip der Untersuchung und Indikation

Cholesterin kommt ubiquitär in den Zellmembranen und in den Lipoproteinen vor. Es ist außerdem eine Vorstufe bei der Steroid- und Gallensäurensysnthese. Etwa 1/3 des Cholesterins liegt im Plasma unverestert („frei") vor; 2/3 sind mit ungesättigten Fettsäuren verestert. Cholesterin wird im Plasma an Apolipoproteine gebunden transportiert (hauptsächlich LDL, z. T. auch als HDL und VLDL sowie in geringen Mengen in den Chylomikronen). Eine Bestimmung des Gesamtcholesterins und der LDL- und HDL-Lipoproteinfraktion ist zur Erkennung des Artheroskleroserisikos und zur Therapiekontrolle bei Behandlung mit Lipidsenkern indiziert. Die immer noch verwendete Klassifizierung der Hyperlipoproteinämien nach Frederickson basiert auf der elektrophoretischen Auftrennung der Lipoproteine.

Bestimmungsmethode

Das Gesamtcholesterin wird enzymatisch bestimmt: Durch Spaltung von Cholesterin-Estern in freies Cholesterin und Fettsäuren durch die Cholesterin-Esterase entsteht freies Cholesterin, das oxidiert wird. Das entstehende H_2O_2 induziert dann eine Farbstoffbildung, die photometrisch gemessen werden kann.

Bei der Lipoprotein-Elektrophorese werden die auf Agarosegel oder Zelluloseacetatfolie elektrophoretisch aufgetrennten Lipoproteinbanden mit einem Farbstoff sichtbar gemacht (z. B. Sudanschwarz oder Ölrot).

Das HDL-Cholesterin wird neben der quantitative Lipoprotein-Elektrophorese durch Ultrazentrifugation und anschließender Präzipitation u. a. mit Phosphorwolframsäure/$MgCl_2$ oder Dextransulfat/$MgCl_2$ bestimmt (Referenzverfahren). Beim LDL-Cholesterin ist das Verfahren ähnlich: nach Zentrifugation werden u. a. Dextransulfat oder polyzyklische Anionen zur Präzipitation verwendet.

Das LDL-Cholesterin kann auch mithilfe der Friedewald-Formel berechnet werden, wenn es sich um Nüchternserum ohne Chylomikronen mit Triglyceridwerten unter 400 mg/dl handelt:

$$LDL = Chol. - \frac{TG}{5} - HDLChol. \ [mg/dl]$$

oder

$$LDL = Chol. - \frac{TG}{2,2} - HDLChol. \ [mmol/l]$$

TG = Triglyceride,
Chol. = Cholesterin.

Richtlinien für die Anwendung

Die Bestimmung kann aus Serum oder Plasma erfolgen.

Störfaktoren

Nach längerer Venenstauung oder beim stehenden Patienten kann es zu einer Erhöhung der Cholesterinwerte um bis zu 10 % kommen. Hohe Bilirubinwerte können die Bestimmung verfälschen. Ascorbinsäure, Methyldopa und Metamizol können zu falsch-niedrigen Werten führen.

Interpretation

Referenzbereiche	Primärprävention Kein weiterer Risikofaktor	Primärprävention Weitere Risikofaktoren	Sekundärprävention
Gesamtcholesterin	200–240 mg/dl	< 200 mg/dl	< 180 mg/dl
HDL	> 35 mg/dl	> 35 mg/dl	> 35 mg/dl
LDL	< 155 mg/dl	< 135 mg/dl	< 100 mg/dl

Die Interpretation der Werte ist je nach Risikogruppe unterschiedlich (s. oben). Eine korrekte Einordnung in die jeweilige Risikogruppe läßt sich nur nach sorgfältiger Klärung der weiteren Risikofaktoren und der kardiovaskulären Ereignisse durch kritische Bewertung aller vorliegenden Befunde klären (sorgfältige Anamnese mit Erfragung der familiären Belastung, und körperliche Untersuchung). Ein erniedrigtes HDL-Cholesterin bzw. ein erhöhtes LDL-Cholesterin stellen einen jeweils unabhängigen Risikofaktor für die Entwicklung einer Artherosklerose bzw. für das Erleiden eines erneuten kardiovaskulären Ereignisses in der Sekundärprävention dar.

Kosten

- Gesamtcholesterin: 40 Punkte (GOÄ), 25 Punkte (EBM-BMÄ),
- HDL-Cholesterin: 40 Punkte (GOÄ), 25 Punkte (EBM-BMÄ),
- LDL-Cholesterin: 40 Punkte (GOÄ), 25 Punkte (EBM-BMÄ).

2.3.2.2
Triglyceride

Prinzip der Untersuchung und Indikation

Die Triglyceride sind Ester von drei Fettsäureestern mit einem Glycerinmolekül. Sie kommen in fast allen natürlichen Fetten vor. Sie werden im Plasma als Chylomikronen (exogene, mit der Nahrung aufgenommene Triglyceride) oder VLDL (endogenen Triglyceride) transportiert. Die Bedeutung der Triglyceride bei der Artheroskleroseentstehung ist umstritten. Dennoch haben die Triglyceride möglicherweise einen Einfluß auf den Krankheitsverlauf. Eine Indikation zur Bestimmung des Artheroskleroserisikos, zur Verlaufskontrolle unter lipidsenkender Therapie und zur Klassifizierung von Hyperlipoproteinämien wird deshalb diskutiert.

Bestimmungsmethode

Das freie Glycerin wird in der Regel nach hydrolytischer enzymatischer Spaltung gemessen.

Richtlinien für die Anwendung

Die Bestimmung muß nüchtern aus Serum oder Plasma erfolgen.

Störfaktoren

Zu langes Stauen der Venen kann erhöhte Werte vortäuschen. Bei schlecht eingestellten Diabetikern und schweren Lebererkrankungen ist das freie Glycerin im Plasma per se erhöht. Ggf. muß eine Bestimmung des Leerwertes vor Hydrolyse vorgenommen werden, der dann vom Gesamtwert abgezogen werden muß. Unter Alkoholeinfluß, Streß oder nach Nahrungsaufnahme kommt es zu falsch-hohen Werten.

Interpretation

Referenzbereich	Primärprävention Kein weiterer Risikofaktor	Primärprävention Weitere Risikofaktoren	Sekundärprävention
Triglyzeride ca. 200 mg/dl	< 200 mg/dl	< 200 mg/dl	

Erhöhte Triglyceridwerte finden sich bei Hyperlipoproteinämie Typ IV, die häufig mit Diabetes mellitus, Insulinresistenz und Adipositas vergesellschaftet ist. Primär finden sich stark erhöhte Triglyceride bei Hyperlipoproteinämien Typ Frederikson I und V.

Kosten

40 Punkte (GOÄ), 25 Punkte (EBM-BMÄ).

2.3.2.3
Apolipoproteine

Prinzip der Untersuchung und Indikation

Die Lipoproteine setzen sich aus verschiedenen Lipiden und Apolipoprotein zusammen. Apo B und Apo A-1 induzieren z. B. lipolytische Wirkungen, die gute Aussagekraft bezüglich des Atheroskleroserisikos haben. Eine Indikation zur Bestimmung besteht zur Erkennung des Artheroskleroserisikos und zur Verlaufskontrolle unter lipidsenkender Therapie.

Bestimmungsmethode

Die Bestimmung erfolgt immunologisch (immunturbidimetrisch oder immunnephelometrisch).

Richtlinien für die Anwendung

Siehe Abschn. 2.3.2.2.

Störfaktoren

Die Spezifiät der verwendeten Antikörper sollte gewährleistet sein.

Interpretation

Referenzbereiche:
- Apolipoprotein A1: 100–180 mg/dl,
- Apolipoprotein B: 70–150 mg/dl.

Apo B ist positiv mit der Entstehung einer koronaren Herzerkrankung assoziiert. Die Bestimmung der Apolipoproteine dient der Risikoabschätzung bzgl. des Herzinfarktrisikos.

Kosten

- Apolipoprotein A1: 200 Punkte (GOÄ), 180 Punkte (EBM-BMÄ),
- Apolipoprotein B: 200 Punkte (GOÄ), 180 Punkte (EBM-BMÄ).

2.3.2.4
Lipoprotein (a) [Lp(a)]

Prinzip der Untersuchung und Indikation
Lipoprotein (a) scheint trotz seiner Ähnlichkeit mit
LDL eine eigene metabolische Bedeutung zu haben. Es
läßt sich diätetisch im Gegensatz zum LDL nicht beein-
flussen. Lp (a) ist ein unabhängiger Risikofaktor für die
KHE. Eine Bestimmung gehört nicht zur klinischen
Routinediagnostik zur Risikoabklärung der KHE, weil
bisher therapeutische Konsequenzen fehlen.

Bestimmungsmethode
Immunoassays (RIA, ELISA).

Richtlinien für die Anwendung
Die Bestimmung sollte am frischen Serum erfolgen.

Störfaktoren
Siehe Kap. 4 „Immunologische Diagnostik", Abschn.
4.1.4, 4.1.9.

Interpretation
Referenzbereich: 0–30 mg/dl.

Ein erhöhtes Lp (a) bedeutet ein erhöhtes Risiko für
eine koronare Herzerkrankung, das sich bisher nicht
medikamentös beeinflussen läßt. Lp (a) ist bei vielen
Erkrankungen erhöht, so u. a. beim nephrotischen
Syndrom, bei schlecht eingestelltem Diabetes mellitus
und bei Schilddrüsenfunktionsstörungen.

Kosten
30 Punkte (GOÄ), 300 Punkte (EBM-BMÄ).

2.3.3
Plasmaproteine und sonstige Stoffwechselparameter

Plasmaproteine sind Proteine des Plasmas und des Interstitiums, die unter physiologischen Bedingungen in
beiden Flüssigkeitsräumen konstant verteilt sind. Ihre
Konzentration ist von der Verteilung, der Synthese,
dem katabolen Abbau und dem Verlust, z. B. in Form
eines Pleuraergusses oder eines Aszites abhängig.

2.3.3.1
Gesamteiweiß

Prinzip der Untersuchung und Indikation
Das Gesamteiweiß oder „total"-Protein setzt sich aus allen Plasmaproteinen zusammen. Darunter fallen auch
Enzyme, Hormone, Gerinnungsfaktoren und Tumormarker. Seine Bestimmung ist bei allen Krankheitsbildern indiziert, bei denen eine Vermehrung (z. B. Paraproteinämie) oder Verminderung des Gesamteiweißes
(z. B. Eiweißverlust durch Nephropathie, Diarrhö, Verbrennungen oder Synthesestörung) eine Rolle spielt.

Bestimmungsmethode
Die Bestimmung erfolgt mithilfe der Biuret-Methode.

Richtlinien für die Anwendung
Die Bestimmung kann aus Heparin-Plasma, Serum,
Harn, Liquor oder Punktionsflüssigkeiten erfolgen.

Störfaktoren
Proteinhaltige Infusionslösungen, Hämolyse, erhöhte
Bilirubinwerte, Hyperlipämie und Röntgenkontrast-
mittel können zu falsch-hohen Werten führen.

Interpretation
Referenzbereich: 6,0–8,0 g/dl (60–80 g/l).

Das Gesamteiweiß ist u. a. bei Plasmozytom und
M. Waldenström, bei Dehydratation und bei chronisch-entzündlichen Erkrankungen erhöht. Eine Erniedrigung findet sich u. a. bei schwerem Leberscha-
den (u. a. Leberzirrhose mit Aszites) mit Synthesestö-
rungen, bei Antikörpermangelsyndromen, Mangelernährung und Malabsorption, Proteinverlustsyndromen (u. a. nephrotisches Syndrom), chronischer Hämodialyse, exsudativer Enteropathie und akuter Blu-
tungsanämie.

Kosten
25 Punkte (EBM-BMÄ).

2.3.3.2
Serumeiweißelektrophorese

Prinzip der Untersuchung und Indikation
Die Serumeiweißelektrophorese erlaubt die Diagnose
von Dysproteinämien. Eine Indikation besteht zur
Diagnose und Verlaufsbeurteilung von Gammopathi-
en, akuten und chronischen Entzündungsvorgängen,
bei Proteinverlustsyndromen und zur Abklärung von
erhöhten und erniedrigten Gesamt-Eiweißwerten.
Die Bedeutung der Serumeiweiß-Elektrophorese
wird überschätzt und damit die Indikation oft sehr
großzügig gestellt. In der Regel ist zumindest bei Ver-
laufsbeobachtungen die quantitative Bestimmung relevanter Einzelparameter effektiver (z. B. CRP bei der
Verlaufsbeurteilung von Entzündungsgeschehen, Albumin).

Bestimmungsmethode
Zonen-Elektrophorese auf Zelluloseacetat: Die aufgetrennten Proteine werden angefärbt und photometrisch quantifiziert. Alternativ wird eine Agarosegel-
Elektrophorese durchgeführt.

Richtlinien für die Anwendung
Die Bestimmung erfolgt aus Serum.

Störfaktoren

Weil die Serumeiweiß-Elektrophorese nicht standardisiert ist, muß jedes Labor eigene Referenzwerte erstellen. Bei versehentlicher Verwendung von Plasma entsteht eine zusätzliche Fraktion durch das Fibrinogen, die als M-Gradient mißgedeutet werden kann.

Interpretation

Referenzbereiche:

* Albumin: 62–73 %,
* α_1-Globuline: 1,5–4,0 %,
* α_2-Globuline: 5,0–9,0 %,
* β-Globuline: 7,0–12,0 %,
* γ-Globuline: 10,0–18,0 %.

Die Elektrophorese liefert Dysproteinämiemuster im Falle pathologischer Befunde, die bestimmten Krankheitsgruppen zugeordnet werden können und in jedem Falle einer weiteren Abklärung bedürfen. Hierzu zählen akute (α_1- und α_2-Bereich erhöht) und chronische Entzündungen (γ-Bereich erhöht), nephrotische Syndrome (α_2- und β-Bereich), Leberzirrhose (erniedrigtes Albumin, erhöhter γ-Bereich), monoklonale Gammopathien (M-Gadient meistens im γ-Bereich) und Antikörpermangelsyndrome (γ-Bereich erniedrigt).

Kosten

80 Punkte (EBM-BMÄ).

2.3.3.3
Albumin

Prinzip der Untersuchung und Indikation

Albumin ist das wichtigste Transport- und Bindungsprotein. Es wird in der Leber in einer Menge von ca. 200 mg pro kg KG und Tag synthetisiert. Die Bestimmung des Albumins ist bei einer Vielzahl von Erkrankungen indiziert, insbesondere zur Abklärung von Ödemen, bei der Diagnostik von akuten und chronischen Lebererkrankungen und zur Verlaufsbeurteilung bei schweren Entzündungen (u. a. Sepsispatienten). Albumin ist ein sog. Anti-Akute-Phase Protein und wird bei akuten Entzündungen vermindert synthetisiert.

Bestimmungsmethode

Im Liquor und Urin: Immunnephelometrie oder Immunturbimetrie.
Serum: Bromcresylgrün-Farbreaktion.

Richtlinien für die Anwendung

Die Bestimmung erfolgt im Serum. Für die Bestimmung im Urin s. Abschn. 2.12.4, im Liquor s. Abschn. 2.19, im Pleuraerguß s. Abschn. 2.19 und Aszites s. Abschn. 2.20.

Störfaktoren

Beim sitzenden oder stehenden Patienten ist die Albuminkonzentration nach einigen Minuten um bis zu 10 % im Gegensatz zum liegenden Patienten erhöht.

Interpretation

Referenzbereich: 3,5–5 g/dl (25–50 g/l).

In der Schwangerschaft ist die Serumalbumin-Konzentration in der Regel erniedrigt. Erkrankungen mit Hypalbuminämie umfassen u. a. Entzündungen, Leberzirrhose, poly- und monoklonale Gammopathien, Proteinmangelerkrankungen und genetisch bedingte (seltene) Formen der Hyp- bis Analbuminämie. Hyperalbuminämien kommen nicht vor.

Kosten

30 Punkte (GOÄ), 180 Punkte (EBM-BMÄ).

2.3.3.4
α_1-Antitrypsin

Prinzip der Untersuchung und Indikation

Das α_1-Antitrypsin ist ein Akute-Phase-Protein und gehört zur Familie der Serpine. Als Serinproteinase-Inhibitor inaktiviert es verschiedene Enzyme (u. a. Chymotrypsin, Trypsin, Elastase und Thrombin). Klinisch relevant ist der angeborene α_1-Antitrypsinmangel, der mit Lungen- und Leberfunktionsstörungen einhergeht.

Bestimmungsmethode

Die Serumprotein-Elektrophorese (s. Abschn. 2.3.3.2) gibt einen Hinweis auf α_1-Antitrypsin. Es wandert in der α_1-Globulinfraktion und stellt dort das wichtigste Protein dar. Ist die α_1-Fraktion erniedrigt oder stark abgeflacht, so muß eine Quantifzierung durch Nephelometrie oder Turbidimetrie erfolgen. Eine Klassifizierung des α_1-Antitrypsin-Phänotyps (bei ca. 75 genetisch bekannten Varianten) ist mit Isoelektrofokussierung oder molekularbiologischen Methoden möglich.

Richtlinien für die Anwendung

Serum (Konzentration), Citratplasma (Inhibitorkapazität) und EDTA-Blut (DNA-Analytik).

Störfaktoren

Antikoagulanzien führen bis auf Heparin zu falschniedrigen Werten.

Interpretation

Referenzbereich: 190–350 mg/dl (80–147 IE/ml).

Bei α_1-Antitrypsinmangel kommt es zur Ausbildung eines Lungenemphysems, weil die v. a. von Granulozyten bei Entzündungen freigesetzte Elastase nicht adäquat inhibiert werden kann. Es kann bei Trägern des Z-Allels zu einer Hepatitis mit Ikterus und im Verlauf zu einer Leberzirrhose (bei der schweren homozygoten Form bereits bei Neugeborenen) und im Verlauf zu einem hepatozellulären Karzinom kommen. ZZ wird nicht aus der Leber sezerniert, so daß es intrahepatisch zu einer pathologischen Anreicherung kommt, während ein peripher Mangel besteht. Zum Vergleich ist bei den anderen Formen die Sekretion normal (Leber unauffällig), die Funktion (Lunge) ist jedoch eingeschränkt.

Kosten
180 Punkte (GOÄ), 180 Punkte (EBM-BMÄ).

2.3.3.5
β_2-Mikroglobulin

Prinzip der Untersuchung und Indikation
Das β_2-Mikroglobulin findet sich als Oberflächenprotein auf allen kernhaltigen Zellen und gehört zu den HLA-Klasse-I-Antigenen. Die Bestimmung ist zur Verlaufsbeurteilung bei Non-Hodgkin- und Hodgkin-Lymphomen sowie bei Plasmozytomen indiziert. Weil β_2-Mikroglobulin glomerulär frei filtriert und tubulär resorbiert wird, ist es zur Diagnostik von tubulointerstitiellen Nierenschäden geeignet, z. B. zur Früherkennung einer Abstoßungsreaktion nach Nierentransplantation. Mit der β_2-Mikroglobulinclearance kann die glomeruläre Filtrationsrate alternativ zur Kreatinin- oder Inulinclearance abgeschätzt werden.

Bestimmungsmethode
Immunoassay.

Richtlinien für die Anwendung
Die Bestimmung kann aus Plasma oder Serum erfolgen.

Störfaktoren
β_2-Mikroglobulin ist nur im alkalischen Milieu stabil. Der Urin sollte deshalb mit einigen Tropfen 2 n NaOH-Lösung alkalisiert werden.

Interpretation
Referenzbereich: 0,8–3,0 mg/l.
β_2-Mikroglobulin ist bei malignen Tumoren, Infektionen, bei Niereninsuffizienz und verschiedenen Immunerkrankungen erhöht. Eine Bewertung eines erhöhten Meßwertes ist deshalb nur im Rahmen einer klar umrissenen klinischen Fragestellung sinnvoll. Bei Lymphomen ist der β_2-Mikroglobulinspiegel erhöht und gibt im Verlauf Aufschluß über ein Ansprechen auf eine Therapie. Beim Plasmozytom stellt das β_2-Mikroglobulin einen wichtigen prognostischen Faktor dar. Eine Differenzierung zwischen glomerulären und tubulären Nierenerkrankungen ist nicht möglich.

Kosten
600 Punkte (EBM-BMÄ).

2.3.3.6
Coeruloplasmin

Prinzip der Untersuchung und Indikation
Kupfer wird an Coeruloplasmin gebunden im Blut transportiert. Darüber hinaus oxidiert Coeruloplasmin Fe^{2+} zu Fe^{3+}. Es zählt zu den Akute-Phase-Proteinen der α_2-Fraktion. Die Indikation zur Bestimmung ist bei Verdacht auf M. Wilson oder bei nutritivem Kupfermangel gegeben.

Bestimmungsmethode
Die Bestimmung erfolgt mittels radialer Immundiffusion, Immunnephelometrie oder Immunturbidimetrie.

Richtlinien für die Anwendung
Die Bestimmung erfolgt aus Serum.

Störfaktoren
Coeruloplasmin ist labil und wird bei der Bestimmung leicht fragmentiert. Die Einnahme östrogenhaltiger Präparate führt zu einer Erhöhung der Coeruloplasminkonzentration.

Interpretation
Referenzbereich: 15–60 mg/dl (18–192 IE/ml).
Der M. Wilson und der nutritive Kupfermangel gehen mit einer Verminderung des Coeruloplasmins einher.

Kosten
180 Punkte (GOÄ), 180 Punkte (EBM-BMÄ).

2.3.3.7
C-reaktives Protein (CRP)

Prinzip der Untersuchung und Indikation
Das CRP ist ein klassisches Akute-Phase-Protein. Durch inflammatorische Zytokine wie das Interleukin-6 kommt es zu erhöhten Serumkonzentrationen. Alle Arten von Entzündungen, aber auch maligne Tumoren können Ursache für einen erhöhten CRP-Spiegel sein. Die Indikation zur Bestimmung ist angesichts der vielen möglichen Ursachen schwierig einzugrenzen: Bei Verdacht auf ein entzündliches Geschehen liefert ein erhöhtes CRP eine Bestätigung, ist aber bezüglich Art und Quelle des Entzündungsgeschehens wenig hilfreich. Zur Verlaufsbeurteilung z. B. unter Antibiotikatherapie können weitere Messungen hilfreich sein. CRP hat z.T. die Bestimmung der BSG abgelöst, da es spezifischer und schneller auf ein Entzündungsgeschehen ansteigt.

Bestimmungsmethode

Die Bestimmung erfolgt mittels Immunnephelometrie, Immunturbimetrie oder durch Immunoassay.

Richtlinien für die Anwendung

Die Bestimmung kann aus Plasma oder Serum erfolgen.

Störfaktoren

Bei der Immunnephelometrie und Immunturbimetrie können hohe Rheumafaktorkonzentrationen zu falschpositiven Meßergebnissen führen.

Interpretation

Referenzbereich: < 0,5 mg/dl.

Ein erhöhter CRP-Wert spricht für eine akute oder chronische Entzündung, wobei bakterielle Infektionen den stärksten Stimulus darstellen. Bei normalen CRP-Werten ist eine bedeutende bakterielle Infektion sehr unwahrscheinlich. Werte unter 5 mg/dl sprechen eher für virale Infekte. Eine bakterielle Meningitis kann dagegen zu CRP-Spiegeln von über 20 mg/dl führen. Erhöhte Werte finden sich außerdem bei Autoimmun- und Immunkomplexerkrankungen sowie bei Gewebsnekrose und einer Reihe von malignen Tumoren. Interessanterweise ist beim SLE auch in der aktiven Phase CRP kaum erhöht. Stärkere Erhöhungen (> 5 mg/dl) sprechen eher für eine bakterielle Infektion.

Kosten

100 Punkte (GOÄ), 180 Punkte (EBM-BMÄ).

2.3.3.8
Haptoglobin (Hp) und Hämopexin (Hx)

Prinzip der Untersuchung und Indikation

Haptoglobin ist ein Akute-Phase-Protein und ein Transportprotein für freies Hämoglobin. Hämopexin ist kein Akute-Phase-Protein und transportiert das in Häm- und Globinanteil gespaltenen Hämoglobin in das retikuloendotheliale System. Eine Indikation zur Bestimmung ergibt sich beim Haptoglobin zur Verlaufsbeurteilung hämolytischer Erkrankungen. Das Hämopexin kann zur Bestimmung des Ausmaßes der intravasalen Hämolyse bestimmt werden, wenn das Haptoglobin im Rahmen der Hämolyse auf nicht meßbare Werte abgesunken ist.

Bestimmungsmethode

Die Bestimmungen erfolgen mittels radialer Immundiffusion, Immunnephelometrie oder Immunturbimetrie.

Richtlinien für die Anwendung

Die Bestimmung erfolgt aus Serum.

Störfaktoren

Keine bekannt.

Interpretation

Referenzbereich: 50–330 mg/dl.

Erniedrigte Hp-Werte sprechen für eine intravasale Hämolyse. Erhöhte Hp-Werte kommen bei Entzündungsreaktionen vor. Hx ist bei schweren hämolytischen Anämien erniedrigt. Einem erhöhten Wert kommt keine praktische Bedeutung zu.

Kosten

Haptoglobin: 180 Punkte (GOÄ), 180 Punkte (EBM-BMÄ).

2.3.3.9
Kardiales Troponin T und I

Prinzip der Untersuchung und Indikation

Das kardiale Troponin T und I sind myokard-spezifische myofibrilläre Proteine, die zur Diagnostik des akuten Myokardinfarktes und zur Verlaufskontrolle und Erfolgsbeurteilung von therapeutischen Interventionen bestimmt werden können.

Bestimmungsmethode

Es stehen ein qualitativer Vollblutschnelltest und quantititive Immunoassays zur Verfügung.

Richtlinien für die Anwendung

Die Bestimmung kann aus Plasma oder Serum erfolgen. Für den Schnelltest kann auch antikoaguliertes Vollblut verwendet werden.

Störfaktoren

Nur positive qualitative Testergebnisse sind bei Verdacht auf Myokardinfarkt zu verwerten. Negative Ergebnisse schließen einen Infarkt nicht sicher aus. Der „Schnelltest" wird oft falsch interpretiert. Nur der Testablauf ist „schnell", die Latenzphase zwischen Infarkt und positivem Ergebnis, d. h. ein positiver serologischer Befund ist nicht „schneller" als z. B. für CK-MB.

Interpretation

Referenzbereich:

- Troponin I: < 0,5 ng/ml.

3–4 h nach Myokardinfarkt ist Troponin T und I nachweisbar. Bei einem positivem Befund ist mit fast 100 %iger Sicherheit von einem Myokardinfarkt auszugehen, im Grenzbereich auch von einem Angina-pectoris-Anfall. Bei zweimalig negativem Ergebnis des qualitativen Schnelltestes mit einem Abstand von 8 h ist ein Myokardinfarkt weitgehend ausgeschlossen. Die Troponine T und I fallen nach 5–10 Tagen wieder in den Referenzbereich ab. Troponin T kann erhöht bei chronischen Muskelerkrankungen und bei Dialysepatienten gefunden werden.

2.3.3.10
Myoglobin

Prinzip der Untersuchung und Indikation
Myoglobin wird aus dem Skelett- oder Herzmuskel freigesetzt. Eine Bestimmung des Myoglobins ist bei Verdacht auf Myokardinfarkt zur Frühdiagnostik und zur Therapieerfolgskontrolle nach Lysetherapie oder interventioneller Revaskularisierung und zur Verlaufsbeurteilung von Skelettmuskelerkrankungen (u. a. bei Verdacht auf Rhabdomyolyse) indiziert. Die Myoglobinclearance kann Auskunft über das Risiko eines akuten Nierenversagens bei Rhabdomyolyse geben.

Bestimmungsmethode
Die Bestimmung erfolgt mittels qualitativem Vollblutschnelltest, mit quantitativem turbidimetrischem Schnelltest oder nephelometrisch.

Richtlinien für die Anwendung
Die Bestimmung kann aus Plasma, Serum oder Urin erfolgen.

Störfaktoren
Lipämisches Serum muß vor der Analyse zentrifugiert werden. Der Urin sollte alkalisiert werden, wenn die Analyse nicht sofort durchgeführt werden kann.

Interpretation
Referenzbereich: <70 ng/ml.

Erhöhte Serummyoglobinwerte sind bei Myokardinfarkt ca. 2–4 h nach der Ischämie erhöht. Differentialdiagnostisch kommt eine Skelettmuskel-bedingte Erhöhung z. B. nach intramuskulärer Injektion, bei degenerativen Skelettmuskelerkrankungen oder starker körperlicher Aktivität in Betracht. Beim akuten myoglobinurischen Nierenversagen bei Rhabdomyolyse und beim chronischen Nierenversagen sind die Serum-Myoglobinkonzentrationen erhöht. Die Bestimmung der Myoglobinkonzentration im Urin kann bei Intensivpatienten zur Einschätzung der Gefahr einer „Crush-Niere" bei Rhabdomyolyse verwendet werden. Eine erniedrigte Myoglobinclearance gibt einen Hinweis auf ein drohendes akutes Nierenversagen.

Kosten
- Serologische Bestimmung: 45 Punkte (EBM-BMÄ),
- quantitativ: 180 Punkte (EBM-BMÄ).

2.3.3.11
Ammoniak

Prinzip der Untersuchung und Indikation
Ammoniak wird von allen Organen als Abbauprodukt der Aminosäuren gebildet. Eine Bestimmung ist bei unklaren zerebralen Störungen und bekannter Lebererkrankung (meist Leberzirrhose) indiziert.

Bestimmungsmethode
Die Bestimmung erfolgt enzymatisch oder mit Hilfe einer Ammoniak-spezifischen Elektrode.

Richtlinien für die Anwendung
Die Bestimmung erfolgt aus EDTA- oder Heparin-Plasma. Die Blutprobe ist in Eiswasser zu transportieren, die Messung sollte innerhalb von etwa 15–20 min nach Blutabnahme erfolgen.

Störfaktoren
Bei erhöhter γ-GT kommt es zur Ammoniakentwicklung in der Probe durch Glutamatspaltung. Eine Valproinsäuretherapie kann zur Hyperammonämie führen.

Interpretation
Referenzbereich: 20–80 µg/dl (11–47 µmol/l).

Eine erworbene Erhöhung des Ammoniaks entsteht bei Lebersynthesestörungen für Harnstoff und portosystemischen Umgehungskreisläufen u. a. bei allen Formen der Leberzirrhose, Budd-Chiari-Syndrom, Metastasenleber oder autoimmuner Hepatitis. Genetisch bedingte Hyperammonämien umfassen Enzymdefekte aus dem Harnstoffzyklus (primäre Formen) und Enzymdefekte, die zu einer Anhäufung von organischen Säuren führen und damit den Harnstoffzyklus in seiner Funktion einschränken (sekundäre Formen).

Kosten
220 Punkte (GOÄ), 200 Punkte (EBM-BMÄ).

2.3.3.12
Bilirubin

Prinzip der Untersuchung und Indikation
Das Gesamtbilirubin setzt sich aus dem konjugierten, dem unkonjugierten und dem δ-Bilirubin zusammen. Laborchemisch wird zwischen dem sogenannten direkten (wasserlöslichen) und indirekten (alkohollöslichen) Bilirubin unterschieden: Das direkte Bilirubin und das Gesamt-Bilirubin reagiert mit dem Diazo-Reagenz, so daß auf die Bestimmung des indirekten Bilirubins verzichtet werden kann. Es wird aus der Differenz zwischen Gesamt-Bilirubin und direktem Bilirubin errechnet. Eine Indikation zur Bilirubinbestimmung besteht zur Diagnose und Verlaufsbeurteilung des Ikte-

rus. Ab einem Gesamtbilirubinwert von 4 mg/dl bei Kindern und 2,5 mg/dl bei Erwachsenen kommt es klinisch zum Ikterus.

Bestimmungsmethode

Es steht eine Vielzahl von Methoden zur Verfügung: In der Routine-Diagnostik kommen v. a. photometrische Methoden (Jendrassik, DPD-Methode, Diazo-Reaktion u. a.), darüber hinaus die Multilayer-Filmtechnik, und eine enzymatische Methode zum Einsatz, bei der Bilirubin durch die Bilirubinoxidase zu Biliverdin oxidiert wird. Eine Bestimmung des direkten Bilirubin ist deshalb nur bei einem Spiegel des Gesamt-Bilirubin über 2 mg/dl sinnvoll.

Richtlinien für die Anwendung

Die Bestimmung kann aus Plasma oder Serum erfolgen.

Störfaktoren

Intensive Sonneneinstrahlung führt zu einem Abfall des Gesamtbilirubins, körperliche Anstrengung zu einem Anstieg.

Interpretation

Referenzbereiche:

- direktes Bilirubin: <0,3 mg/dl (<5,1 µmol/l),
- Gesamtbilirubin: <1,0 mg/dl (<17,0 µmol/l).

Zur Differenzierung des Ikterus dient neben dem Gesamtbilirubinwert und dem direkten Bilirubin der Quotient zwischen LDH und AST (GOT) und die Aktivität von ALT (GPT), γ-GT und alkalischer Phosphatase (s. Abschn. 2.2.1., 2.2.4, 2.2.5, 2.2.8 und 2.2.10). Bei den prähepatischen Ikterusformen (u. a. Hämolyse) ist das unkonjugierte Bilirubin erhöht, das sich aus der Differenz zwischen Gesamt- und direktem Bilirubin errechnen läßt. Gesamtbilirubinwerte über 6 mg/dl sprechen gegen einen prähepatischen Ikterus. Beim hepatischen Ikterus ist das Gesamt-Bilirubin und das direkte Bilirubin mit einem Anteil von über 50 % erhöht. Beim posthepatischen Verschlußikterus ist ebenfalls das Gesamt-Bilirubin und das direkte Bilirubin erhöht. Nach Beseitigung der Cholestaseursache sinkt das direkte Bilirubin eher als das Gesamtbilirubin ab.

Neben den erworbenen Hyperbilirubinämien gibt es angeborene chronische Formen mit vornehmlicher Erhöhung des unkonjugierten Bilirubins (Crigler-Najjar-Syndrom und Gilbert-Syndrom) oder des konjugierten Bilirubins (Dubin-Johnson-Syndrom und Rotor-Syndrom).

Kosten

- Direktes Bilirubin: 70 Punkte (GOÄ), 25 Punkte (EBM-BMÄ),
- Gesamtbilirubin: 40 Punkte (GOÖ), 25 Punkte (EBM-BMÄ).

2.3.3.13
Harnsäure

Prinzip der Untersuchung und Indikation

Harnsäure ist das Endprodukt des Purinstoffwechsels beim Menschen. Die Bestimmung der Harnsäure ist bei Verdacht auf Hyperurikämie, nach Zytostatikatherapie oder Radiatio, bei Polycythaemia vera und Alkoholabusus, bei koronarer Herzerkrankung zur Abschätzung des metabolischen Risikos, bei positiver Nierensteinanamnese oder bei klinischen Hinweisen auf einen Gichtanfall indiziert.

Bestimmungsmethode

Es stehen verschiedene Urikase-Methoden zur enzymatischen Messung zur Verfügung. Die Bestimmung erfolgt durch Umsatz von Harnsäure zu Allantoin mittels Urikase und nachfolgender photometrischer Messung.

Richtlinien für die Anwendung

Die Bestimmung kann aus Plasma, Serum oder Sammelurin erfolgen.

Störfaktoren

Die Blutentnahme sollte nüchtern und nicht nach stärkerer muskulärer Anstrengung erfolgen. Urikasehemmende Medikamente (insbesondere Antikoagulanzien) führen zu falsch-niedrigen Werten.

Interpretation

Referenzbereiche:

- Frauen: 2,5–5,7 mg/dl (149–339 µmol/l),
- Männer: 3,5–7,0 mg/dl (208–416 µmol/l).

Eine erniedrigte Harnsäurekonzentration hat keinen Krankheitswert. Erhöhte Harnsäurekonzentrationen finden sich beim akuten Gichtanfall, dem Lesch-Nyhan-Syndrom, bei Niereninsuffizienz, malignen Tumoren und myeloproliferativen Erkrankungen, bei Chemotherapie oder Bestrahlung, bei Alkoholabusus, Hungerzuständen, Intoxikationen (nephrotoxische Substanzen durch Hemmung der tubulären Sekretion!) und Diuretikatherapie mit Thiazidpräparaten.

Kosten

70 Punkte (GOÄ), 25 Punkte (EBM-BMÄ).

2.3.3.14
Serotonin (5-HT) und 5-Hydroxyindolessigsäure (5-HIES)

Prinzip der Untersuchung und Indikation

Serotonin (5-HT) wird in den enterochromaffinen Zellen des neuronalen Ektoderms gebildet. Es wird im Blut in den Thrombozyten transportiert und durch die Monoaminooxidase (MAO) zu Hydroxyindolessigsäure

(HIES) abgebaut, die renal ausgeschieden wird. Eine Bestimmung von 5-HT und 5-HIES ist bei Verdacht auf Karzinoid-Syndrom indiziert. Primär ist die Messung der 5-HIES im Sammelurin ausreichend.

Bestimmungsmethode

Die Bestimmung erfolgt mittels Spektrophotometrie, Fluoreszenzchromatographie, Dünnschichtchromatographie oder Hochdruckflüssigkeitschromatographie (HPLC).

Richtlinien für die Anwendung

Im Sammelurin wird die Ausscheidung von 5-HT und 5-HIES bestimmt. Die Bestimmung sollte mehrmals, v. a. während der klinischen Symptomatik wiederholt werden. Der Urin muß durch Vorlage von 10 ml 25 % HCl angesäuert oder gekühlt werden. Außerdem kann 5-HT aus dem Thrombozyten im EDTA-Plasma bestimmt werden. Die Probe muß sofort verarbeitet werden.

Störfaktoren

Die Bestimmung von 5-HT aus den Thrombozyten unterliegt einer Vielzahl von medikamentösen und diätetischen Beeinflussungen. Auch die Urindiagnostik kann durch Medikamente und serotoninhaltige Nahrungsmittel (Bananen, Tomaten, Walnüsse u. a.) gestört werden.

Interpretation

Referenzbereich:

- Serotonin (Serum): 100–400 ng/ml (0,5–2,0 nmol/l),
- Serotonin (Urin): 30–100 nmol/mmol Kreatinin,
- 5-HIES: 1–10 mg/24 h (5–50 µmol/24 h).

Wenn 5-HIES im Sammelurin eindeutig erhöht ist, besteht der hochgradige Verdacht auf ein Karzinoid, der durch Bestimmung von 5-HT im Urin und in der Thrombozyten bestätigt werden sollte. Nicht selten ist die Ausscheidung von 5-HIES bei Karzinoiden des Darmes normal und demaskiert sich nur durch Messung von 5-HT. Häufig sind Patienten mit Darmkarzinoid klinisch beschwerdefrei oder weisen nur eine geringe intestinale Symptomatik auf. Erst nach Metastasierung in die Leber kommt es zu einer systemischen Serotoninwirkung mit entsprechender Klinik und positiven laborchemischen Befunden.

Kosten

- Serotonin: 570 Punkte (GOÄ), 450 Punkte (EBM-BMÄ),
- 5-HIES, quantitativ: 570 Punkte (GOÄ),
- 5-HIES, qualitativ: 120 Punkte (GOÄ).

2.4
Eisenstoffwechsel

Eisen stellt als Zentralatom des Hämoglobinmoleküls, im Myoglobin und in zahlreichen Enzymen ein lebenswichtiges Element dar. Die Eisenspeicher umfassen ca. 0,5–2 g in Form von Ferritin. Das Transporteisen ist Transferrin-gebunden und umfaßt nur ca. 4 mg. Täglich werden nur ca. 1 mg Eisen in Form von Eisen(II) resorbiert. Bei erschöpften Eisenvorräten z. B. bei chronischer Blutung können die Speicher trotz maximaler enteraler Resorption nur langsam wieder aufgefüllt werden.

2.4.1
Eisen (Fe)

Prinzip der Untersuchung und Indikation

Eine Bestimmung des Eisens ist nur bei Verdacht auf Eisenintoxikation oder zur Bestimmung der Transferrinsättigung sinnvoll. Die Eisenkonzentration in Plasma oder Serum ist im Gegensatz zum Ferritin nicht zur Diagnostik des Körpereisenstatus geeignet, weil große Schwankungen über den Tag und von Tag zu Tag auftreten.

Bestimmungsmethode

Die Bestimmung erfolgt auf photometrischem Wege oder durch Atom-Absorptions-Spektrophotometrie.

Richtlinien für die Anwendung

Die Bestimmung kann aus Plasma oder Serum erfolgen.

Störfaktoren

Hämolyse führt zu falsch-hohen Werten bei der Atom-Absorptions-Spektrophotometrie. Bei den photometrischen Verfahren wird das Hb-Eisen nicht miterfaßt, Hyperlipidämie und Hyperbilirubinämie können hier aber die Bestimmung stören.

Interpretation

Referenzbereiche:

- Frauen: 60–140 µg/dl (11–25 µmol/l),
- Männer: 80–150 µg/dl (14–27 µmol/l).

Die Meßwerte schwanken stark und sind von der Nahrungsaufnahme abhängig. Bei einer Vielzahl von chronischen Erkrankung und bei akuten Entzündungen sind die Eisenwerte erniedrigt – unabhängig vom Körpereisenstatus. Eine Eisenüberladung kann bei Leberzellnekrose, ineffektiver Erythropoese, bei idiopathischer Hämochromatose, nach multiplen Transfusionen und bei Überdosierung von Eisenpräparaten vorkommen und erfordert bei klinischen Zeichen der Eisenintoxikation therapeutisches Handeln.

Kosten
40 Punkte (GOÄ), 25 Punkte (EBM-BMÄ).

2.4.2
Ferritin

Prinzip der Untersuchung und Indikation
Das Ferritin gibt als Speicherform am besten Auskunft über den sog. „Eisenkörperstatus". Eine Indikation zur Bestimmung besteht bei allen Anämieformen, bei Verdacht auf Eisenüberladung und zur Verlaufskontrolle unter Eisensubstitutionstherapie.

Bestimmungsmethode
Die Bestimmung erfolgt nephelo-turbidimetrisch oder mittels Immunoassay.

Richtlinien für die Anwendung
Die Bestimmung kann aus Plasma oder Serum erfolgen.

Störfaktoren
Bei ausgeprägter Hämolyse ergeben sich falsch-hohe Werte.

Interpretation
Referenzbereiche:

- Frauen (prämenopausal): 15–160 ng/ml,
- Frauen (postmenopausal): 30–300 ng/ml,
- Männer: 30–300 ng/ml.

Der Ferritinwert gibt Aufschluß über die mobilisierbaren Eisenreserven. Erniedrigte Werte sprechen fast ausnahmslos für einen Eisenmangel. Bei erhöhten Werten kommt einerseits eine Eisenüberladung als Ursache in Frage; andererseits führen aber auch Entzündungen, Leberparenchymschäden und maligne Erkrankungen zu erhöhten Ferritinspiegeln.

Kosten
250 Punkte (GOÄ), 180 Punkte (EBM-BMÄ).

2.4.3
Transferrinsättigung

Prinzip der Untersuchung und Indikation
Eisen wird im Serum an Transferrin gebunden transportiert. Die Transferrinsättigung ist der Quotient aus Serumeisen und Transferrinkonzentration. Eine Indikation zur Bestimmung ist identisch mit der von Eisen (s. Abschn. 2.4.1) und nur selten gegeben.

Bestimmungsmethode
Die Bestimmung von Eisen und Transferrin erfolgt aus der gleichen Probe, um dann die Transferrinsättigung errechnen zu können.

Richtlinien für die Anwendung
Die Bestimmung erfolgt in der Regel aus Serum und sollte beim nüchternen Patienten vorgenommen werden.

Störfaktoren
Siehe Abschn. 2.4.1

Interpretation
Referenzbereiche:

- Transferrin: 2,0–3,6 g/l,
- Transferrinsättigung: 15–45 %.

Bei geringen Speichereisenreserven kommt es zu einer kompensatorischen Steigerung des Transferrins. Damit nimmt die Transferrinsättigung ab und dient so als Indikator für einen Mangel an Funktionseisen. Bei Eisenüberladung ist die Transferrinsättigung erhöht (>50%). Bei chronischen Entzündungen, malignen Erkrankungen und Leberparenchymschäden ist die Transferrinsättigung normal.

Die früher gebräuchliche Eisenbindungskapazität (EBK) wurde praktisch völlig von der Transferrinsättigung abgelöst.

Kosten
Transferrin: 100 Punkte (GOÄ), 65 Punkte (EBM-BMÄ).

2.4.4
Löslicher Transferrinrezeptor (sTfR)

Prinzip der Untersuchung und Indikation
Der lösliche Transferrinrezeptor, ein Membranprotein vieler Körperzellen, findet eisenbeladenes Transferrin und transportiert es in das Zytosol. Es kann zur Unterscheidung der Begleitanämie bei chronischen Erkrankungen von der Eisenmangelanämie verwendet werden.

Bestimmungsmethode
Immunoassay.

Richtlinien für die Anwendung
Bestimmung im Serum oder Plasma. Bei Raumtemperatur ist die Probe für 24 h stabil, gekühlt (4°C) für 3 Tage.

Störfaktoren
Siehe Abschn. 2.4.1

Interpretation
Referenzbereich: 2,9–7,1 mg/l (kann je nach Bestimmungsmethode variieren).
sTfR ist bei Eisenmangel gegenregulatorisch erhöht und reagiert sehr früh. Bei Vitamin B_{12}-Mangel und

megaloblastärer Anämie ist der Rezeptor ebenfalls erhöht, bei chronisch-entzündlichen Erkrankungen dagegen unauffällig.

2.5
Blutbild

2.5.1
Blutkörperchensenkungsgeschwindigkeit (BSG)

Prinzip der Untersuchung und Indikation
Die Sedimentationsgeschwindigkeit von Erythrozyten wird von vielen verschiedenen Faktoren (insbesondere Fibrinogen) beeinflußt. Normalerweise ist die BSG relativ niedrig, da die Erythrozyten sich durch ihr negatives Oberflächenpotential voneinander abstoßen und dadurch in der Schwebe gehalten werden. Bei akuten oder chronischen Entzündungen oder fortgeschrittenen Tumorerkrankungen wird dieses negative Oberflächenpotential durch sog. „Akut-Phase-Proteine" vermindert, und es kommt zur Bildung von Zellaggregaten in Form von Rollen, die dann schneller als einzelne Zellen sedimentieren und in einer erhöhten BSG resultieren. Behindert die Zellgestalt eine Rollenbildung (z. B. Sichelzellanämie, Sphärozytose) oder besteht eine Vermehrung der Erythrozyten (Polyglobulie), ist die BSG eher niedrig.

Bestimmungsmethode
Die BSG wird nach der Methode von Westergren durchgeführt, wozu Citratblut (oder EDTA-Blut) in einem mit einer Millimetergraduierung versehenen Glas- oder Kunststoffröhrchen bis zur Höhe von 200 mm aufgezogen wird. Die Sedimentation der Erythrozyten wird in senkrechter Position des Röhrchens in mm/h abgelesen.

Richtlinien für die Anwendung
Die Bestimmung der BSG erfolgt aus Citratblut (1,6 ml Blut + 0,4 ml 3,8 % Na-Citratlösung). Die Bestimmungen sind innerhalb von maximal 1–2 h durchzuführen, da die Ergebnisse nach längerer Zeit unpräzise werden. Die BSG wird in der Regel nach 1 h abgelesen. Da der 2-h-Wert gegenüber dem 1-h-Wert keine nennenswerten zusätzlichen Informationen liefert, wird darauf zunehmend verzichtet. Auf die senkrechte Stellung der Senkungsgestelle muss geachtet werden.

Störfaktoren
Auf eine gute Durchmischung der Blutprobe ist zu achten. Ein erhöhter Na-Citratanteil täuscht eine beschleunigte BSG, ein erniedrigter Na-Citratanteil eine verminderte BSG vor. Heparin ist als Antikoagulans nicht geeignet, es verursacht eine starke Beschleunigung der BSG. Verschiedene antiphlogistische Medikamente bewirken eine Verlangsamung der BSG (z. B. Glukokortikoide, Phenylbutazon, Indometacin, Acetylsalicylat).

Interpretation
Die Werte für die BSG sind bei gesunden Frauen höher (bis 20 mm/h), als bei gesunden Männern (bis 10 mm/h). Auch im Alter von über 60 Jahren oder bei Schwangerschaft sind höhere Senkungen (über 25 mm/h) bei klinischer Gesundheit möglich. Die BSG ist erhöht bei akuten und chronischen Entzündungen, Hodgkin- und Non-Hodgkin-Lymphomen, Plasmozytom, Leukämien und fortgeschrittenen Tumoren. Eine verzögerte BSG (unter 1 mm/h) findet man bei Polyglobulie, Polyzythämia vera und Sichelzellanämie. Die BSG weist eine diagnostische Sensitivität von über 95 % für Erkrankungen mit entzündlichen Prozessen auf, jedoch eine geringe Spezifität und ein langsames Ansprechen z.B. nach Beginn einer Infektion. Sie wird daher zunehmend durch die CRP-Messung ersetzt. Eine stark beschleunigte BSG ist in etwa 5 % der Fälle nicht klärbar.

2.5.2
Erythrozyten

Prinzip der Untersuchung und Indikation
Zählung der Erythrozyten bei Verdacht auf Anämie oder Polyglobulie.

Bestimmungsmethode
Die Präzision bei der Auszählung in Zählkammern ist wegen der relativ kleinen Anzahl der gezählten Zellen relativ gering. Die Methode ist auch auf Grund ihres personellen Aufwandes heute unbedeutend geworden.

Das Prinzip der elektronischen Zählung beruht auf der Impedanzmessung der Erythrozyten im Vergleich zu einer Salzlösung („Coulterprinzip") oder durch Streulichtmessung (Durchflußzytometrie). Wegen der hohen Anzahl der ausgewerteten Zellen ist die Präzision gut. Mit allen neueren Geräten lassen sich mehrere hämatologische Parameter wie Leukozyten- und Erythrozytenzahl, Hämoglobin und MCV bestimmen. Hämatokrit, MCH und MCHC können dann berechnet werden.

Richtlinien für die Anwendung
Die Bestimmung der Erythrozytenzahl kann aus Kapillarblut aus der Fingerbeere oder aus dem Ohrläppchen bestimmt werden. Die ersten 2 Tropfen nach dem Einstich müssen verworfen werden. Zuverlässigere Werte werden aus EDTA-Venenblut gewonnen. Die Lagerung der Blutproben bei Raumtemperatur ist bis zu 48 h mit nur geringen Meßwertabweichungen möglich.

Störfaktoren
Bei der automatisierten Zellzählung ist eine sachgemäße Geräteeinstellung und Eichung nötig.

Eine Eindickung des Blutes täuscht eine Erythrozytenvermehrung vor.

Interpretation

Die Erythrozytenzahl ist bei gesunden Frauen niedriger ($3{,}8{-}5{,}2 \cdot 10^6$/ µl) als bei gesunden Männern ($4{,}4 - 5{,}9 \cdot 10^6$/ µl). Bei einer verminderten Erythrozytenzahl spricht man von Anämie. Bei der klinischen Beurteilung von Anämien werden neben der Erythrozytenzahl auch morphologische und pathophysiologische Gesichtspunkte berücksichtigt. Dabei können anhand der Retikulozytenzahl und evtl. auch der Knochemarkzytologie hyporegenerative, also mit einer verminderten Bildung der Erythrozyten einhergehende Anämien, oder hyperregenerative Anämien, bei denen es aufgrund einer verkürzten Erythrozytenüberlebenszeit zu einer gesteigerten Erythropoese kommt, unterschieden werden. Eine Vermehrung von Erythrozyten kann symptomatisch (längerer Höhenaufenthalt, starkes Rauchen), durch erythropoetinabhängige Proliferation (Nebennierenrindentumor, paraneoplastisch) oder durch autonome Proliferation im Rahmen eines myeloproliferativen Syndroms hervorgerufen sein.

Kosten

60 Punkte (GOÄ), 40 Punkte (EBM-BMÄ).

2.5.3
Erythrozytenindizes (MCV, MCH, MCHC)

Prinzip der Untersuchung und Indikation

Die Erythrozytengröße und der Hämoglobingehalt der Erythrozyten ist durch das Erythrozytenvolumen (MCV, „mean corpuscular volume"), den Hämoglobingehalt der Erythrozyten (MCH, „mean corpuscular haemoglobin" auch HB_E) und die mittlere korpuskuläre Hämoglobinkonzentration (MCHC, „mean corpuscular haemoglobin concentration") gekennzeichnet. Die Erythrozyten-Indizes werden zur Klassifizierung der Anämien herangezogen.

Bestimmungsmethode

Erythrozytenzahl, Hämoglobin und MCV werden gleichzeitig elektronisch gemessen, Hämatokrit, MCH und MCHC werden berechnet. Es gelten folgende Gleichungen:

$$MCV\ (\mu m^3) = \frac{H\ddot{a}matokrit}{Erythrozytenzahl\ (10^{12}/l)}$$

$$MCH\ (pg) = \frac{H\ddot{a}moglobin\ (g/l)}{Erythrozytenzahl\ (12^{12}/l)}$$

$$MCHC\ (g/l) = \frac{H\ddot{a}moglobin\ (g/l)}{H\ddot{a}matokrit}$$

Richtlinien für die Anwendung

Die Bestimmung der Erythrozyten-Indizes erfolgt aus Kapillarblut aus der Fingerbeere oder aus EDTA-Blut.

Störfaktoren

Wenn eine erhöhte Retikulozytenzahl vorliegt, wird der MCV-Wert zu hoch bestimmt, was fälschlicherweise das Vorliegen einer makrozytären Anämie vortäuschen kann. Weiter ist zu berücksichtigen, daß kleinste Luftbläschen nach Verdünnen der Blutprobe die Meßwerte beeinträchtigen können.

Interpretation

Für Erwachsene gelten folgende Referenzwerte:

- MCV: $80{,}5{-}100{,}0\ \mu m^3$,
- MCH: $26{,}4{-}34{,}0$ pg,
- MCHC: $314{,}0{-}363{,}0$ g/l.

Sind MCV, MCH und MCHC normal, handelt es sich um normozytäre und normochrome Anämien wie sie bei akutem Blutverlust und Hämolyse, als sekundäre Anämien bei chronischen Erkrankungen und bei Knochenmarkhypoplasie auftreten. Sind MCV und MCH erniedrigt, MCHC niedrig oder normal, spricht man von mikrozytären und hypochromen Anämien. Dazu gehören die Anämien bei Eisenmangel und Eisenverwertungsstörung, gelegentlich bei chronischen Erkrankungen, sowie bei Thalassämie und Sphärozytose (bei letzterer ist die MCHC typischerweise erhöht). Sind MCV und MCH erhöht, MCHC normal, handelt es sich um makrozytäre und hyperchrome Anämien, wozu die megaloblastäre Anämie bei Vitamin-B_{12}- und/oder Folsäuremangel gehört, ebenso wie die Anämien bei chronischen Lebererkrankungen.

Kosten

Siehe Erythrozyten (Abschn. 2.5.2), Hämoglobin (Abschn. 2.5.5) und Hämatokrit (Abschn. 2.2.5.4).

2.5.4
Hämatokrit (Hkt)

Prinzip der Untersuchung und Indikation

Der Hämatokrit gibt den prozentualen Volumenanteil der roten Blutkörperchen im Blut an. Der Hämatokrit wird dabei meist allein auf den Erythrozytenanteil bezogen, da dieser normalerweise ca. 96 % des zellulären Volumenanteils im Blut ausmacht. Der Hämatokrit dient somit zur Erfassung von Zuständen mit absoluter oder relativer Verminderung (Anämie, Hyperhydratation) oder Erhöhung (Polyglobulie, Dehydratation) der roten Blutkörperchen im Blut.

Bestimmungsmethode

Der Hämatokritwert kann direkt durch Zentrifugation von Blut in heparinisierten Mikrokapillaren bestimmt werden. Die Zentrifugation und die Ablesung der gepackten Erythrozytensäule können automatisiert erfolgen. Wird dazu eine sog. Hämatokritzentrifuge bei 12000 g über 3 min benutzt, ist in der Erythrozytensäule nur noch mit einem Plasmaanteil von 1–2 % zu rechnen. Heute geschieht meist eine Berechnung des HKt über die direkte Bestimmung des MCV am Hämatologieautomaten.

Richtlinien für die Anwendung

Der Hämatokrit wird aus 2–3 Tropfen Kapillarblut aus der Fingerbeere oder aus 1 ml EDTA-Blut bestimmt.

Störfaktoren

Wird die Entnahmestelle bei der kapillären Blutgewinnung zu stark gequetscht, kommt es zum Einstrom von Gewebeflüssigkeit und dadurch zur Vortäuschung erniedrigter Hämatokritwerte. Bei der Zentrifugationsmethode in Kapillaren wird die Höhe der Erythrozytensäule zur Auswertung herangezogen, die bei ausgeprägten Leukozytosen vorhandene Leukozytenschicht bleibt jedoch unberücksichtigt. Die Hämatokritwerte liegen bei der Zentrifugationsmethode etwas höher als bei der Impedanzmethode, wenn der in der Erythrozytensäule eingeschlossene Plasmaanteil nach der Zentrifugation nicht durch einen Korrekturfaktor berücksichtigt wird. Der venöse Hämatokrit ist grundsätzlich etwas höher als der aus Kapillarblut.

Interpretation

Bei gesunden Frauen liegt der Hämatokrit etwas niedriger (0,35–0,47) als bei gesunden Männern (0,40–0,52). Der Hämatokrit ist erniedrigt bei Anämien und Hyperhydratationszuständen, erhöht bei Polyglobulie, Polyzythämia vera und Dehydratationszuständen.

Kosten

70 Punkte (GOÄ), 40 Punkte (EBM-BMÄ).

2.5.5
Hämoglobin (Hb)

Bei Hämoglobin-Untersuchungen wird zwischen quantitativer und qualitativer Hämoglobin-Bestimmung unterschieden.

2.5.5.1
Hämoglobin quantitativ

Prinzip der Untersuchung und Indikation

Das Hämoglobin ist der eigentliche Sauerstoffträger im Blut. Ein Hb-Mangel nach Blutverlust oder bei Hämolyse, sowie eine gestörte Hämoglobinsynthese sind wichtige Entstehungsmechanismen der Anämie mit resultierendem Sauerstoffmangel im Gewebe. Die quantitative Hb-Bestimmung ist indiziert bei Verdacht auf

Anämie, Polyglobulie, sowie Hyper- oder Dehydratationszuständen.

Bestimmungsmethode

Als Standardmethode wird heute die Cyanmethämoglobin-Methode angewendet. Dabei wird Hämoglobin (Fe^{2+}) durch Kalium-Ferricyanid zu Methämoglobin (Fe^{3+}) oxidiert, das wiederum durch Kaliumcyanid in Cyanmethämoglobin überführt wird. Die Cyanmethämoglobin-Konzentration kann dann photometrisch bestimmt werden. Die Angabe der Hämoglobin-Konzentration erfolgt in g/dl oder g/l, nach SI-Einheiten in mmol/l; Umrechnungsfaktor: Hb (g/dl) × 0,6206 = Hb (mmol/l).

Um auf das toxische Cyanid verzichten zu können, bieten alle neueren Hämatologieautomaten eine alternative Methode zur Hb-Bestimmung an.

Richtlinien für die Anwendung

Die Hämoglobin-Konzentration kann aus einem Tropfen Kapillarblut aus der Fingerbeere oder aus 1 ml EDTA-Blut bestimmt werden.

Störfaktoren

Wie bei der Bestimmung der Erythrozytenzahl und des Hämatokrit ist auf eine einwandfreie Blutentnahme zu achten, insbesondere muß die Zumischung von Gewebeflüssigkeit und eine Gerinselbildung vermieden werden. Bei ausgeprägter Hyperlipidämie, einer Leukozytose >100G/l, sowie bei Makroglobulinämie können falsch-hohe Hb-Werte gemessen werden.

Interpretation

Bei gesunden Frauen liegt der Hb-Wert etwas niedriger (11,7–15,7 g/dl) als bei gesunden Männern (13,3–17,7 g/dl). Die Hämoglobin-Konzentration ist neben Erythrozytenzahl und Hämatokrit das dritte wesentliche Kriterium zur Charakterisierung von Anämien. Zur Differenzierung hypochromer und mikrozytärer, normochromer und normozytärer, sowie hyperchromer und makrozytärer Anämien vgl. Erythrozyten (Abschn. 2.5.2) und Erythrozytenindizes (Abschn. 2.5.3).

Kosten

- Hämoglobin: 70 Punkte (GOÄ), 40 Punkte (EBM-BMÄ),
- freies Hämoglobin: 180 Punkte (GOÄ), 250 Punkte (EBM-BMÄ).

2.5.5.2
Hämoglobin qualitativ

Prinzip der Untersuchung und Indikation

Das Hämoglobinmolekül besteht aus 4 Globinketten, dabei handelt es sich um 2 α- Ketten und entweder 2 β-, γ- oder δ-Ketten. Durch genetisch determinierte Störungen der Globinkettensynthese kommt es zu sog. Hämoglobinopathien, wobei am häufigsten die β-Kette betroffen ist. Bei Verdacht auf Hämoglobinopathien können sowohl physiologische Hämoglobine des Erwachsenen (HbA$_0$, HbA$_{1a-c}$,HbA$_2$) sowie fetales Hämoglobin (HbF) und abnorme Hämoglobine (HbS, HbC, HbD, HbH, Hb Bart) im Blut bestimmt werden.

Bestimmungsmethode

Die Hämoglobinelelektrophorese stellt die Methode der Wahl zur Hämoglobinauftrennung und zum Auffinden abnormer Hämoglobine dar. Die elektrophoretisch aufgetrennten Hämoglobine können mit densitometrischen, eluierenden oder chromatographischen Methoden quantifiziert werden. Der Nachweis von Sichelzellen beim Vorliegen von HbS ist mikroskopisch möglich. Durch eine Reihe von Stabilitätstests lassen sich auch instabile Hämoglobine in geringer Konzentration nachweisen.

Bei der isoelektrischen Fokusierung werden Hämoglobinfraktionen über einen pH-Gradienten in einem Polyacrylamidgel aufgetrennt.

Richtlinien für die Anwendung

Zur Hämoglobinelektrophorese werden 5 ml antikoaguliertes Blut benötigt, wobei die Art des Antikoagulans in der Regel keine Rolle spielt. Zur HbA$_2$-Bestimmung sollte jedoch Kaliumoxalat zur Gerinnungshemmung zugesetzt werden. Da pathologische Hämoglobine oft instabil sind, empfiehlt es sich, die Proben gekühlt zu transportieren und aufzubewahren und innerhalb kurzer Zeit (Stunden) zu untersuchen.

Störfaktoren

Serumproteine können die Untersuchung stören, deshalb sollten die Erythrozyten sofort gewaschen werden.

Interpretation

Für die physiologischen Hämoglobine findet sich folgende Verteilung:

- Hämoglobin HbA:
  - Erwachsene: 97 %,
  - HbA$_0$: 90 %,
  - HbA$_{1a-c}$: 6,5 +1,5 %,
  - Neugeborene: 20 %,

- Hämoglobin HbA$_2$:
  - Erwachsene: 1,3–3,5 %,
  - Neugeborene: 0,5 %,

- fetales Hämoglobin HbF:
  - Erwachsene: < 2 %,
  - Neugeborene: 80 %.

Finden sich physiologische und pathologische Hämoglobine nebeneinander oder fehlen physiologische Hämo-

globine weitgehend, läßt sich auf eine heterozygote bzw. homozygote Hämoglobinopathie schließen. Eine erhöhte Konzentration von HbA$_2$ und HbF (mäßig erhöht) ist typisch für die relativ häufige heterozygote β-Thalassämie, da durch die genetisch bedingte verminderte Bildung der β-Ketten kompensatorisch Hämoglobine gebildet werden, die keine β-Ketten enthalten. Die HbF-Konzentrationen sind im Gegensatz dazu bei homozygoten β-Thalassämien immer drastisch erhöht. Erhöhte Konzentrationen von HbF können auch bei anderen hämatologischen Erkrankungen auftreten (hereditäre Sphärozytose, hypoplastische Anämie, akute und chronische Leukämie, aplastische Anämie, homozygote Sichelzellanämie und unbehandelte perniziöse Anämie) oder Ausdruck einer angeborenen Persistenz von HbF sein.

HbA$_{1c}$ kann zur retrospektiven Langzeitkontrolle des Kohlenhydratstoffwechsels bei Diabetes mellitus herangezogen werden. Grund dafür ist die langsame und irreversible Synthese von HbA$_{1c}$ durch Kopplung zweier Glukosemoleküle an die α-Ketten von HbA während der Erythrozytenlebensdauer von 120 Tagen, was als Maß für die Höhe und Dauer der Hyperglykämie in den letzten 8–12 Wochen dient.

Kosten

570 Punkte (GOÄ), 200 Punkte (EBM-BMÄ).

2.5.6
Methämoglobin

Prinzip der Untersuchung und Indikation

Im Körper entsteht durch Oxydation von Hämoglobin ständig Methämoglobin, das nicht in der Lage ist, Sauerstoff zu transportieren, und das kontinuierlich über die Methämoglobin-Reduktase und die Diaphorase abgebaut wird. Einer erhöhten Oxydation medikamentöser (Phenacetin, Phenylhydrazin, Natriumnitroprussid, Natriumnitrit, Natriumthiocyanat) oder toxischer Genese (Nitrite, Chlorate und Anilinabkömmlinge) ist das Methämoglobin-Reduktase-System nicht gewachsen, und es kommt zu erhöhten Methämoglobin-Konzentrationen im Blut. Ebenso wie bei den kongenitalen Methämoglobinpathien, dem familiären Diaphorase- oder Methämoglobin-Reduktasemangel und seltenen Formen mit abnormer Hämoglobinstruktur (HbMKöln u. a.). Bei Verdacht auf toxisch-hämolytische Anämie oder hereditäre Methämoglobinämie sollte die Methämoglobin-Konzentration im Blut bestimmt werden.

Bestimmungsmethode

Methämoglobin weist eine spezifische Absorption auf und kann somit photometrisch bestimmt werden.

Richtlinien für die Anwendung

Zum Nachweis von Methämoglobin wird heparinisiertes Blut verwendet.

Störfaktoren
Keine bekannt.

Interpretation
Im Körper sind normalerweise nur kleinste Mengen Methämoglobin vorhanden (<1% des Hb). Erst bei Werten über 10% Methämoglobin werden Hypoxämie und Zyanose deutlich. Ausgeprägte Methämoglobinämien bis 50% sind bei familiärem Diaphorasemangel möglich. Bei einem Anteil von 70% Methämoglobin im Blut besteht Todesgefahr. Bei Methämoglobinämien finden sich häufig Heinz-Innenkörper.

Kosten
60 Punkte (GOÄ), 200 Punkte (EBM-BMÄ).

2.5.7
Osmotische Resistenz

Prinzip der Untersuchung und Indikation
Normale Erythrozyten sind aufgrund ihrer relativ großen Zelloberfläche im Verhältnis zum Volumen in der Lage, in hypotoner NaCl-Lösung Wasser aufzunehmen (schwellen), und hämolysieren erst bei einem kritischen Volumen. Bei hämolytischen Anämien, bei denen das Verhältnis zugunsten des Erythrozytenvolumens verschoben ist (z. B. hereditäre Sphärozytose), ist die Schwellreserve in hypotoner NaCl-Lösung vermindert, und es kommt zur vorzeitigen Hämolyse. Man spricht dann von verminderter osmotischer Resistenz. Die Bedeutung der osmotischen Resistenz liegt in der Abklärung einer vermuteten hereditären Sphärozytose. Der Test ist auch bei vermuteter Thalassämie oder der nicht-sphärozytären hämolytischen Anämie bedeutsam, obwohl zur Diagnostik dieser Erythrozytopathien auch speziellere Tests zur Verfügung stehen.

Bestimmungsmethode
Die Erythrozyten werden in einer osmotischen Verdünnungsreihe hypotoner Kochsalzlösung inkubiert. Der Hämoglobingehalt im Überstand wird kolorimetrisch oder visuell bestimmt und mit einer komplett hämolysierten Probe verglichen.

Richtlinien für die Anwendung
Die Bestimmung der osmotischen Resistenz wird mit Heparin- oder Citratblut durchgeführt.

Störfaktoren
Starke Hyperbilirubinämie.

Interpretation
Für die osmotische Resistenz gelten folgende Referenzbereiche:

- keine Hämolyse: >0,5% NaCl,
- komplette Hämolyse: <0,3% NaCl.

Die osmotische Resistenz ist bei der hereditären Sphärozytose praktisch immer vermindert. Allerdings ist sie auch bei autoimmunhämolytischen Anämien herabgesetzt. Eine erhöhte osmotische Resistenz findet sich hingegen bei der Thalassämie und bei einigen Lebererkrankungen.

Kosten
90 Punkte (GOÄ), 200 Punkte (EBM-BMÄ).

2.5.8
Retikulozyten

Prinzip der Untersuchung und Indikation
Retikulozyten sind jugendliche rote Blutkörperchen, die im Knochenmark nach Kernausstoßung aus orthochromatischen Normoblasten entstehen. Sie enthalten noch Reste von Ribosomen-RNA im Zytoplasma, die mit basischen Vitalfarbstoffen wie Brillant-Kresyl-Blau oder Methylenblau angefärbt werden können. Unter dem Mikroskop kann der Anteil der Zellen auf 1000 Erythrozyten, die eine fadenförmiges oder granuliertes Präzipitat (Substantia retikulo-filamentosa) enthalten, ausgezählt werden. Die Retikulozyten können auch nach Markierung mit RNA-bindenden Fluoreszenzfarbstoffen (Acridin-Orange, Thiazol-Orange) unter dem Fluoreszenzmikroskop oder durchflußzytometrisch bestimmt werden. Die Retikulozytenzahl erlaubt die Differenzierung einiger Anämien und gibt einen Hinweis auf die Effektivität der Erythropoese im Knochenmark.

Bestimmungsmethode
Vollblut wird mit einem Vitalfarbstoff (Brillant-Kresyl-Blau oder Methylenblau) zu gleichen Teilen gut vermischt und auf einem Objektträger ausgestrichen. Nach Lufttrocknung erfolgt die Zählung aller Zellen, die ein bläuliches Präzipitat enthalten auf 1000 Erythrozyten. Die Umrechnung von Prozent in Absolutwerte erfolgt nach folgender Formel:

$$\frac{(\text{Retikulozyten [\%]} \cdot \text{Erythrozyten/l})}{100} = \text{Retikulozytenzahl/l}$$

Alternativ können die Retikulozyten auch in einem automatisierten Verfahren bestimmt werden, basierend auf der durchflußzytometrischen Analyse der mit RNA-interagierenden Fluoreszenzfarbstoffen (Acridin-Orange, Thiazol-Orange) markierten Zellen.

Richtlinien für die Anwendung
Die Untersuchung wird in EDTA-Blut durchgeführt.

Die Angabe erfolgt in Deutschland üblicherweise in Promille, kann jedoch auch in Prozent angegeben werden.

Störfaktoren
Die Fehlerbreite ist bei der manuellen Retikulozytenzählung methodisch bedingt sehr groß und unterliegt von Ausstrich zu Ausstrich sowie von Untersucher zu Untersucher erheblichen Schwankungen. Bei der automatisierten Messung ist auf eine korrekte Kalibrierung und Geräteeinstellung zu achten.

Interpretation
Die Referenzbereiche sind methodenbedingt relativ variabel. Bei gesunden Frauen liegt der Retikulozytenanteil bei 0,8–4,1 %, bei gesunden Männern bei 0,8–2,5 %, was Absolutwerten von $18 \times 10^3/l$ bis $158 \times 10^3/l$ entspricht. Nach akuter Hypoxie und akutem Blutverlust sowie bei hämolytischen Anämien steigt die Retikulozytenzahl auf über $10^5/l$ an. Bei akuten Hämolysen werden Werte bis zum Zehnfachen des oberen Referenzbereichs beobachtet. Bei adäquater Therapie von Eisen-, Vitamin B-12- und Folsäure-Mangelanämien können sog. Retikulozytenkrisen als Zeichen einer gesteigerten Ertythropoese auftreten. Bei aplastischer Anämie, Knochenmarkhypoplasie durch Zytostatikabehandlung oder andere Medikamente, Bestrahlungen sowie infolge chronischer Erkrankungen bzw. bei ineffektiver Erythropoese bei megaloblastärer Anämie und Thalassämie sind die Retikulozyten vermindert oder fehlen gelegentlich ganz.

Kosten
70 Punkte (GOÄ), 80 Punkte (EBM-BMÄ).

2.5.9
Leukozyten

Prinzip der Untersuchung und Indikation
Zählung der Leukozyten im peripheren Blut bei Verdacht auf Leukozytose oder Leukopenie durch z. B. Infektionen, maligne Tumoren, myelo- oder lymphoproliferative Erkrankungen, Intoxikationen, Knochenmarkdepression (Zytostatikatherapie, Bestrahlungen).

Bestimmungsmethode
Zur Leukozytenzählung kommt, wie bei der Erythrozytenzählung das Widerstands- bzw. Leitfähigkeitsprinzip zur Anwendung. Die Erythrozyten werden dabei zuvor lysiert. Die Kammerzählmethode findet Anwendung zur Überprüfung der Richtigkeit automatisierter Leukozytenzählungen. Sie beruht auf der Tatsache, daß Leukozyten im Gegensatz zu Erythrozyten resistent sind gegenüber 3 %iger Essigsäure oder Saponinen.

Richtlinien für die Anwendung
Die Leukozytenzahl kann aus Kapillarblut oder 1 ml EDTA-Blut bestimmt werden.

Störfaktoren
Zuverlässige Werte werden im EDTA-Blut gewonnen, die Kapillarblutmethode soll nur in Ausnahmefällen durchgeführt werden. Dabei sollten die ersten beiden Bluttropfen nach dem Einstich verworfen werden. Die Leukozytenwerte sind in EDTA-Blut bei Raumtemperatur bis zu 24 h stabil, bei 4 °C bis zu 48 h. Kernhaltige Vorstufen der Erythropoese oder hohe Thrombozytenwerte können die automatisierte Leukozytenzählung stören. EDTA führt in einem Zeitfenster von 5–20 min nach Entnahme zu morphologischen Veränderungen der Leukozyten, so daß einige Hämatologie-Automaten zu falschen Werten kommen können.

Interpretation
Von einer Leukozytose spricht man bei Erwachsenen bei Leukozytenwerten über 10000/l, von einer Leukopenie bei Leukozytenwerten unter 4000/l.

Auf mögliche Ursachen einer Vermehrung, Verminderung oder morphologischer Veränderungen der einzelnen Leukozytensubpopulationen wird im nächsten Abschnitt (2.5.10 „Differentialblutbild") näher eingegangen.

Kosten
60 Punkte (GOÄ), 40 Punkte (EBM-BMÄ).

2.5.10
Differentialblutbild

Prinzip der Untersuchung und Indikation
Bei vielen infektiösen, toxischen oder tumorösen Erkrankungen kommt es zu Veränderungen der Verteilung der verschiedenen Zelltypen im peripheren Blut. Zur mikroskopischen Differenzierung kann eine panoptische Färbung der Blutzellen nach Pappenheim oder eine Schnellfärbung nach Wright durchgeführt werden, die die prozentuale Verteilung und die Erkennung morphologischer Auffälligkeiten der im peripheren Blut vorkommenden Leukozyten (stab- und segmentkernige Neutrophile, Eosinophile, Basophile, Lymphozyten und Monozyten, sowie unreife Vorstufen und pathologische Varianten) erlaubt und eine Beurteilung der Erythrozyten- und Thrombozytenmorphologie ermöglicht. Bei den automatisierten Differenzierungsverfahren werden in der Regel Durchflußsysteme angewendet, bei denen die Zellgröße und die Zellbeschaffenheit anhand der Streulichteigenschaften und der Lichtabsorption, sowie biochemische Meßgrößen ausgewertet werden.

Bestimmungsmethoden

Zur mikroskopischen Differenzierung wird ein Blutausstrich auf einem Glasobjektträger angefertigt und möglichst für mindestens 2 h luftgetrocknet. Anschließend Färbung nach *Pappenheim* mit May-Grünwald- und Giemsa-Lösung oder die Schnellfärbung nach *Wright* mit Eosin-Methylenblau-Lösung. Nach Trocknen der Präparate erfolgt die mikroskopische Auswertung (Ölimmersion) von in der Regel 100 Leukozyten, so daß nach der Auszählung die verschiedenen Zelltypen, im normalen Differentialblutbild stabkernige und segmentkernige Neutrophile, Eosinophile, Basophile, Lymphozyten und Monozyten, in Prozent angegeben werden können. Meist schließt die Auswertung eine Beurteilung des roten Blutbildes und der Thrombozyten mit ein.

Richtlinien für die Anwendung

Luftgetrocknete Blutausstriche aus Kapillarblut oder EDTA-Blut. Für die automatisierte Differenzierung wird 1 ml EDTA-Blut benötigt.

Störfaktoren

Da es bei längerem Stehen des Blutes zu qualitativen Veränderungen der Granulozyten und Monozyten kommt, sollen Blutausstriche aus venösem Blut möglichst nicht später als 1 h nach Blutentnahme angefertigt werden. Die technische Güte des Blutausstrichs ist wesentlich für die Aussagekraft des Differentialblutbildes. In der Regel werden mit der Pappenheim-Färbung bessere Ergebnisse erzielt, als mit der Schnellfärbung nach Wright. Bei der mikroskopischen Auswertung des Differentialblutbildes kann es von Untersucher zu Untersucher zu teilweise erheblichen Schwankungen kommen. Die automatisierte Differentialblutbilderstellung hingegen erlaubt die Erfassung quantitativer Veränderungen mit großer Präzision. Die Beurteilung qualitativer Veränderungen bleibt aber bislang eine Domäne der Mikroskopie (zytomorphologisch, zytochemisch) und der Immunphänotypisierung mittels Durchflußzytometrie (s. Abschn. 2.16.6/2.2.5.11).

Interpretation

Bei der mikroskopischen Beurteilung des Differentialblutbildes kann die Verteilung der Leukozytensubpopulationen bestimmt werden sowie eine Aussage über physiologische und pathologische morphologische Veränderungen der Leukozyten, Erythrozyten und Thrombozyten getroffen werden, auf die unten näher eingegangen wird.

Beim Erwachsenen findet sich folgende Verteilung der Leukozytensubpopulationen im Differentialblutbild:

Kosten

Mechanische Differenzierung:
Als Zuschlag zum Blutbild (60 Punkte nach GOÄ):

- 20 Punkte (GOÄ)-
- 60 Punkte (EBM-BMÄ).

Mikroskopische Differenzierung:

- 120 Punkte (GOÄ),
- 120 Punkte (EBM-BMÄ).

2.5.10.1
Neutrophile Granulozyten

Leichte bis mäßige neutrophile Leukozytosen ($10{-}15 \cdot 10^3/l$) findet man als sog. Situationsleukozytosen (Stress, postprandial, Kälteexposition), bei Rauchern, medikamentös induziert (Kortikoide, Lithium, Antikonzeptiva), in der Schwangerschaft und postpartal, bei akuter Blutung, Gewebedestruktion (Myokardinfarkt, arterielle Thromboembolie, Trauma), bakteriellen Infektionen, Herpes zoster, Malignomen und bei Zustand nach Milzexstirpation. Mäßige bis ausgeprägte neutrophile Leukozytosen ($15{-}50 \cdot 10^3/l$) zeigen sich bei akutem Blutverlust, bakteriellen, v. a. pyogenen Infektionen, chronischen myeloproliferativen Syndromen (CML, Osteomyelofibrose). Zu schweren neutrophilen Leukozytosen ($>50 \cdot 10^3/l$) kann es bei der CML kommen. Zur neutrophilen Leukopenie kann es kommen bei Virusinfektionen, bakteriellen Infektionen (Typhus, Brucellose, Miliartuberkulose), Malaria, Kala-Azar, arzneimittelbedingt (Agranulozytose), bei Schilddrüsenfunktionsstörungen, Lebererkrankungen, schwerer Unterernährung, megaloblastischer Anämie, Hypersplenismus, aplastischer Anämie, Kollagenosen, infiltrativen Knochenmarkerkrankungen (Lymphom, Leukämie) und seltenen angeborenen Störungen.

Die häufigste morphologische Veränderung der neutrophilen Granulozyten ist eine Verstärkung der neutrophilen Granulation bei Infekten, Intoxikation oder Tumor, die als toxische Granulation bezeichnet wird. Plasmaeinschlüsse in leukämischen Blasten, sog. Auer-Stäbchen, sind wegweisend für die Diagnose AML. Die sog. Pelger-Huet-Kernanomalie ist eine harmlose genetische Variante.

2.5.10.2
Basophile

Bei der CML findet sich regelmäßig eine Vermehrung der Basophilen im peripheren Blut, häufig auch bei anderen myeloproliferativen Syndromen wie der Polycythaemia vera.

2.5.10.3
Eosinophile

Eine Vermehrung der Eosinophilen im peripheren Blut findet man häufig bei allergischen Erkrankungen (Asthma bronchiale, Urtikaria, u. a.), bei Parasitenbefall (z. B. Wurmerkrankungen, Trichinose, Skabies), verschiedenen Hauterkrankungen, bei Kollagenosen als hypereosinophiles Syndrom, arzneimittelinduziert (Antibiotika, Antiarrhythmika, Antikonvulsiva) und bei malignen Erkrankungen (Morbus Hodgkin, CML, Eosinophilen-Leukämie).

2.5.10.4
Monozyten

Zu einer Vermehrung der Monozyten kann es bei verschiedenen Infektionskrankheiten (Tbc, Brucellose, Endokarditis lenta u. a.), bei nichtinfektiösen entzündlichen Erkrankungen (Colitis ulcerosa, Morbus Crohn, Kollagenosen) und malignen Erkrankungen (Monozyten-Leukämie, CMML, CML, Morbus Hodgkin, Non-Hodgkin-Lymphome, Karzinome) kommen.

2.5.10.5
Lymphozyten

Eine Vermehrung der Lymphozyten findet man bei einigen Infektionkrankheiten (insbesondere Keuchhusten, infektiöse Mononukleose, Zytomegalie, infektiöse Hepatitis), bei Hyperthyreose, sowie bei malignen Erkrankungen des lymphatischen Systems (chronische lymphatische Leukämie, Morbus Waldenström, akute lymphatische Leukämie). Charakteristische morphologische Veränderungen finden sich bei den Infektionskrankheiten in Form von lymphatischen Reizformen, besonders ausgeprägt bei der infektösen Mononukleose. Bei der chronischen lymphatischen Leukämie und anderen leukämischen Non-Hodgkin-Lymphomen finden sich typischerweise sog. Gumprecht-Kernschatten als Ausdruck einer besonderen mechanisch bedingten Fragilität dieser Lymphozyten.

2.5.10.6
Unreife Vorstufen der Granulopoese

Im peripheren Blut finden sich normalerweise keine unreifen Vorstufen der Granulopoese (Metamyelozyten, Myelozyten, Promyelozyten, Myeloblasten). Bei schweren Infektionen und Sepsis kann es zu einer sog. Linksverschiebung mit Ausschwemmung unreifer Vorstufen ins periphere Blut kommen. Auch bei der CML finden sich alle myeloischen Reifungsstufen bis hin zum Myeloblasten im peripheren Blut. Bei einer akuten Leukämie kommt es zu Beginn häufig zu einem „hiatus leucaemicus", d. h. es lassen sich reife Granulozyten neben leukämischen Blasten nachweisen, die Zwischenstufen der Granulopoese fehlen jedoch.

2.5.10.7
Erythrozyten

Im mikroskopischen Differentialblutbild lassen sich auch morphologische Veränderungen der Erythrozyten beurteilen, die sich in einer unterschiedlichen Erythrozytengestalt (Poikilozytose), einer unterschiedlichen Erythrozytengröße (Anisozytose) und einem unterschiedlichen Hämoglobingehalt der Erythrozyten (Polychromasie, Anisochromie) äußern. Aussagekräftige morphologische Veränderungen der Erythrozyten finden sich in Form von Eliptozyten und Sichelzellen bei Sichelzellanämie, Megalozyten bei perniziöser Anämie, Mikrozyten und Anulozyten bei Eisenmangelanämie, Kugelzellen bei hereditärer Sphärozytose, Targetzellen bei Thalassämie, Jolly-Körperchen bei fehlender Milz, Geldrollenbildung bei monoklonaler Gammopathie u. a.

2.5.10.8
Thrombozyten

Das Vorhandensein von Thrombozyten im Ausstrich schließt eine nennenswerte Thrombozytopenie aus. Riesenthrombozyten finden sich bei perniziöser Anämie.

2.5.11
Thrombozyten

Prinzip der Untersuchung und Indikation
Zählung der Thrombozyten im peripheren Blut bei unklaren Blutungen, Blutungsneigung, zur Kontrolle unter zytostatischer Chemotherapie oder Bestrahlung, bei Verdacht auf Knochenmarkserkrankungen (myeloproliferative Syndrome, aplastische Anämie) und bei Verdacht auf Destruktion, Verbrauch oder reaktive Vermehrung der Thrombozyten.

Bestimmungmethode
● *Kammerzählung*
  Die Kammerzählung erfolgt am besten im venösen Vollblut mit Hilfe eines Phasenkontrastmikroskops, nachdem eine Erythrozytenlyse mit Ammoniumoxalat durchgeführt wurde. Trotz der methodisch bedingten Schwankungsbreite kann auf die visuelle Zählung in der Zählkammer als Referenz für die Richtigkeit elektronischer Methoden nicht verzichtet werden.
● *Automatische Thrombozytenzählung*
  Zur automatischen Thrombozytenzählung können

elektronische (Impedanzmethode nach Coulter) oder optische Verfahren (Durchflußzytometrie) angewendet werden.

Richtlinien für die Anwendung
Die Thrombozytenzahl sollte aus venösem EDTA-Blut bestimmt werden.

Störfaktoren
Die Kammerzählung erfordert etwas Erfahrung zur Unterscheidung der kleinen Thrombozyten von Debris. Falsch-niedrige Werte können durch Aggregation von Thrombozyten in Gegenwart von monoklonalen Immunglobulinen oder Agglutininen entstehen. Bei Thrombozytopenien ohne klinisches Korrelat sollte eine Wiederholung der Thrombozytenzählung in Citrat-Blut zum Ausschluß der seltenen EDTA-induzierten Pseudothrombozytopenie erfolgen. Im Ausstrich kann man hier Thrombozytenagglutinate erkennen.

Interpretation
Die Normalwerte für Thrombozyten im peripheren Blut liegen bei 140 000–440 000/l. Bei einer Thrombozytopenie liegt entweder eine Störung der Thrombozytenproduktion vor, z. B. durch Medikamente (Antibiotika, Antirheumatika, Zytostatika), Alkohol, virale Infektionen, Verdrängung der Megakaryopoese bei Knochenmarkinfiltration durch Leukämien, Lymphome oder Karzinome, bei Knochenmarkaplasie oder ineffektiver Megakaryopoese bei perniziöser Anämie, oder eine verkürzte Thrombozytenzirkulationszeit, wie beim Hypersplenie-Syndrom, der disseminierten intravasalen Gerinnung, der idiopathischen thrombozytopenischen Purpura, Autoimmunthrobozytopenien bei Kollagenosen oder lymphatischen Systemerkrankungen. Thrombozytosen können reaktiv sein (akute Blutung, Malignom, Sepsis) oder im Rahmen myeloproliferativer Erkrankungen (CML, essentielle Thrombozytose) auftreten.

Kosten
60 Punkte (GOÄ), 40 Punkte (EBM-BMÄ).

2.5.12
Immunphänotypisierung

Prinzip der Untersuchung und Indikation
In den letzten Jahren sind zahlreiche Oberflächenantigene und intrazytoplasmatische Antigene normaler und pathologischer Blutzellen definiert worden. Ihr Nachweis über fluoreszenz-gekoppelte monoklonale Antikörper erlaubt eine immunologische Klassifizierung der Zellen hinsichtlich ihrer Zugehörigkeit zu einer bestimmten Zellreihe (T-, B-, NK-, myeloische Zelle), sowie ihres Reifestadiums und ihrer Funktion. Insbesondere für die Zellen des lymphatischen Systems ergeben sich

hieraus verbesserte diagnostische, prognostische und therapeutische Möglichkeiten. Die Methode der Immunphänotypisierung wird routinemäßig eingesetzt zur T-Helferzellzahlbestimmung (CD4) bei HIV-Infektion (Stadieneinteilung und Therapiekontrolle) und zum Stammzellmonitoring (CD34) im Rahmen der Stammzelltransplantation, bei Verdacht auf akute lymphatische Leukämie (obligat zur Klassifizierung), bei leukämischen Non-Hodgkin-Lymphomen (Klassifizierung der CLL und Haarzell-Leukämie, Monoklonalitätsnachweis über die Immunglobulin-Leichtkettenrestriktion), zum Nachweis des Pig-A-Defektes (Verlust von GPI-Ankerproteinen auf der Zelloberfläche) bei paroxysmaler nächtlicher Hämoglobinurie.

Bestimmungsmethode
Zellen, die einen Fluoreszenz-gekoppelten Antikörpern gebunden haben, lassen sich unter dem Fluoreszenzmikroskop erkennen und auszählen. Schneller und statistisch weit überlegen ist die durchflußzytometrische Bestimmung der Zellen. Nachdem die Fluoreszenzfarbstoffe durch Laserlicht angeregt worden sind, wird das daraufhin emittierte Licht detektiert, und dient als Maß für die Anzahl der gebundenen Antikörpermoleküle auf der Zelle. In modernen Durchflußzytometern können mehrere Eigenschaften jeder individuellen Zelle gleichzeitig registriert werden (Multiparameteranalyse).

Richtlinien für die Anwendung
Zur Antikoagulation kann EDTA oder Heparin verwendet werden. In EDTA-Blut kommt es schon nach wenigen Stunden zu einer qualitativen Veränderung der Granulozyten und Monozyten. In Heparin ist die Blutprobe bei Raumtemperatur bis zu 48 h stabil. Zur Berechnung von Absolutwerten (CD4, CD34) muß ein Differentialblutbild aus dem selben Probenröhrchen am selben Tag durchgeführt werden.

Störfaktoren
Bei Temperaturen über 30 °C und unter 15 °C kann es zu irreversiblen Veränderungen der Oberflächenantigene kommen. Typisches Beispiel ist der Verlust von CD4 nach Lagerung der Blutprobe bei 4 °C („Refrigerator-AIDS").

Interpretation
Die Immunphänotypisierung ist keine „Screening-Methode" und sollte nur bei begründetem Verdacht bei oben genannten Indikationen angewendet werden. Auf die Interpretation der Immunphänotypisierung wird in Kap. 21 Hämatologie und Onkologie näher eingegangen.

Kosten
Erstes Antiserum: 450 Punkte (GOÄ). Jedes weitere Antiserum: 350 Punkte (GOÄ).

2.6
Porphyrie

Alle Porphyrien weisen eine hereditäre Störung eines Enzyms der Porphyrin- oder Hämbiosynthese auf. Daraus folgt dann die Akkumulation und vermehrte Ausscheidung des betroffenen Substrats. Man unterscheidet erythropoetische und hepatische Formen; bei der hepatischen Form spielen auslösende (oder primäre) Faktoren wie Medikamentennebenwirkungen oder Intoxikationen die entscheidende ätiologische Rolle. Die klinische Symptomatik ist breit gefächert und reicht von Hautveränderungen über Anämie durch Hämolyse bis zu akuten neurologisch-psychiatrischen Zuständen (Tetraparese, Psychose) und akuten abdominellen oder kardiologischen Syndromen (Tachykardien).

2.6.1
δ-Aminolaevulinsäure (ALS)

Prinzip der Untersuchung und Indikation
Die ALS ist bei allen akuten und chronischen hepatischen Porphyrieformen erhöht und bei der Bleivergiftung indiziert. Bei den erythropoetischen Formen ist die ALS normal.

Bestimmungsmethode
Ionenaustauschchromatographie mit einer Kombinations-Doppelsäule: Nach Bindung von ALS und Eluierung erfolgt eine photometrische Messung.

Richtlinien für die Anwendung
Die Bestimmung erfolgt aus 24-h-Sammelurin, der gekühlt und lichtgeschützt aufbewahrt werden sollte. Im Notfall kann die Analyse auch aus 5 ml Spontan- oder Katheterurin mit geringerer Genauigkeit erfolgen (Tagesschwankungen!).

Störfaktoren
Siehe Abschn. 2.3.

Interpretation
Referenzbereich: 250–6 400 µg/24 h (2–49 mol/24 h).

Deutlich erhöhte ALS-Werte weisen in erster Linie auf eine akute intermittierende Porphyrie oder eine Bleiintoxikation hin. Diskrete Erhöhungen finden sich nach Alkoholgenuß, bei hämolytischen Anämien, bei chronischer Bleiintoxikation und bei chronischen hepatischen Porphyrien. Eine Interpretation sollte zusammen mit den Porphyrinvorläufern und Porphyrinen erfolgen.

Kosten
570 Punkte (GOÄ).

2.6.2
Porphobilinogen (PBG)

Prinzip der Untersuchung und Indikation
Eine Indikation zur Bestimmung ist bei akuter hepatischer Porphyrie, akuter intermittierender Porphyrie und bei schwerer Bleivergiftung gegeben sowie bei klinisch manifester chronischer hepatischer Porphyrie.

Bestimmungsmethode
Siehe Abschn. 2.6.1.

Richtlinien für die Anwendung
Siehe Abschn. 2.6.1.

Störfaktoren
Die Einnahme von Phenothiazinen führt zu falsch-positiven Ergebnissen. PBG ist im Urin ohne Kühlung instabil.

Interpretation
Referenzbereich: 100–1 700 µg/24 h (0,5–7,5 µmol/24 h).

Eine PBG-Erhöhung weist auf eine autosomal dominante hepatische Porphyrie hin. Meist geht die klinische Symptomatik im Verlauf parallel mit der Höhe der PBG-Spiegel; die Höhe der PBG-Spiegel läßt aber keinen inter-individuellen Vergleich in Relation zum klinischen Bild zu. Ein leicht erhöht gemessenen PBG allein hat keine diagnostische Aussagekraft und kommt bei verschiedenen Störungen als unspezifischer Befund vor. Die Zusammenschau mit ALS und den Porphyrinen ist notwendig.

Kosten
- Porphobilinogen, qualitativ: 60 Punkte (GOÄ),
- Porphobilinogen, quantitativ: 570 Punkte (GOÄ), 450 Punkte (EBM-BMÄ).

2.6.3
Porphyrine im Urin

Prinzip der Untersuchung und Indikation
Die Bestimmung der Porphyrine im Urin sollte bei Verdacht auf alle Porphyrieformen durchgeführt werden und erlaubt in der Regel deren Differenzierung.

Bestimmungsmethode
Die Bestimmung der Gesamtporphyrine und der einzelnen Porphyrine (u. a. Uroporphyrin, Koproporphyrin) erfolgt per Dünnschichtchromatographie (HPTLC) oder Hochdruckflüssigkeitschromatographie (HPLC).

Richtlinien für die Anwendung
Siehe Abschn. 2.6.1.3.

Störfaktoren
Siehe Abschn. 2.6.1.3.

Interpretation
Referenzbereiche:

- Gesamtporphyrine: <100 µg/24 h (<120 nmol/24 h),
- Uroporphyrin: 3–24 µg/24 h (4–29 nmol/24 h),
- Koproporphyrin: 14–78 µg/24 h (21–119 nmol/24 h),
- Dicarboxyporphyrin: 0–1 µg/24 h (0–1 nmol/24 h),
- Tricarboxyporphyrin: 0–2 µg/24 h (0–2 nmol/24 h),
- Pentacarboxyporphyrin: 0–4 µg/24 h (0–6 nmol/24 h),
- Hexacarboxyporphyrin: 0–2 µg/24 h (0–3 nmol/24 h),
- Heptacarboxyporphyrin: 0–3 µg/24 h (0–4 nmol/24 h).

Die differenzierte Bewertung der einzelnen Porphyrine, die die Zuordnung zu den jeweiligen Porphyrieformen ermöglicht, ist dem erfahrenen Labormediziner vorbehalten. Die Muster der erhöhten Ausscheidung der einzelnen Porphyrine läßt eine Unterscheidung zwischen hepatischer und erythropoetischer Form zu. Bei akuter Bleiintoxikation findet sich eine Erhöhung der Gesamtporphyrine; bei der chronischen Form sind lediglich die Koproporphyrine leicht erhöht. Bei einer Vielzahl von Erkrankungen (insbesondere bei Alkohol-induzierten Lebererkrankungen und als Medikamentennebenwirkung) findet sich eine Koproporphyrinurie.

Kosten
Porphyrine, qualitativer Nachweis:

- 120 Punkte (GOÄ),
- 300 Punkte (EBM-BMÄ).

Porphyrine, quantitative Bestimmung:

- 250 Punkte (GOÄ),
- 450 Punkte (EBM-BMÄ).

2.6.4
Porphyrine im Stuhl

Prinzip der Untersuchung und Indikation
Die Untersuchung auf Prophyrine im Stuhl ist eine selten indizierte Zusatzuntersuchung zur genauen Differenzierung von einzelnen Porphyrieformen nach bestätigtem Verdacht.

Bestimmungsmethode
Siehe Abschn. 2.6.3.2.

Richtlinien für die Anwendung
Die Bestimmung erfolgt aus ca. 3 ml Stuhl, der abgedunkelt transportiert werden sollte.

Störfaktoren
Chlorine aus der pflanzlichen Nahrung können mit den Porphyrinen in der Chromatographie interferieren.

Eine pflanzenfreie Kost sollte für ca. 3 Tage vor der Bestimmung eingehalten werden.

Interpretation
Referenzbereiche:

- X-Porphyrine:
  0–4 µg/g Trockengewicht (0–5 nmol/g),
- Uroporphyrin:
  1–5 µg/g Trockengewicht (1–6 nmol/g),
- Protoporphyrin:
  12–85 µg/g Trockengewicht (21–151 nmol/g),
- Koproporphyrin:
  3–24 µg/g Trockengewicht (5–37 nmol/g),
- Tricarboxyporphyrin:
  0–6 µg/g Trockengewicht (0–8 nmol/g),
- Pentacarboxyporphyrin:
  0–3 µg/g Trockengewicht (0–4 nmol/g),
- Hexacarboxyporphyrin:
  0–1 µg/g Trockengewicht (0–1 nmol/g),
- Heptacarboxyporphyrin:
  0–3 µg/g Trockengewicht (0–4 nmol/g),
- Isokoproporphyrine: negativ.

Die Muster der Porphyrinerhöhungen im Stuhl geben wichtige Zusatzinformationen zur Differenzierung der einzelnen Porphyrietypen. Die Porphyrine im Stuhl sind insbesondere bei der Porphyria variegata erhöht.

Kosten
- Porphyrine, qualitativer Nachweis: 120 Punkte (GOÄ), 300 Punkte (EBM-BMÄ),
- Porphyrine, quantitative Bestimmung: 250 Punkte (GOÄ), 450 Punkte (EBM-BMÄ).

2.6.5
Porphyrine in den Erythrozyten und im Plasma

Prinzip der Untersuchung und Indikation
Die Bestimmung der Porphyrine in den Erythrozyten und im Plasma dient insbesondere der Differenzierung der erythropoetische Porphyrien und hat Bedeutung in der Bestätigung eines klinischen Verdachts auf Bleivergiftung.

Bestimmungsmethode
Die Bestimmung erfolgt z. T. spektrophotometrisch, z. T. dünnschichtchromatographisch.

Richtlinien für die Anwendung
Die Bestimmung erfolgt aus Erythrozyten aus heparinisiertem Blut.

Störfaktoren
Gallenfarbstoffe können die dünnschichtchromatographische Bestimmung stören.

Interpretation
Referenzbereiche:

- freies Protoporphyrin 500–1800 nmol/l Erythrozyten,
- Protoporphyrin: 90–640 nmol/l Erythrozyten,
- Koproporphyrin: 0–30 nmol/l Erythrozyten,
- Zink-Protoporphyrin: 90–150 nmol/l Blut.

Die Bleiintoxikation weist erhöhte Werte für Zink-Protoporphyrin auf. Die erythropoetische Protoporphyrie ist durch erhöhte Protoporphyrinwerte charakterisiert, die aber auch bei allen Eisenmangelanämien oder bei chronischem Alkoholeinfluß vorkommen können.

Kosten
Porphyrine, qualitativer Nachweis:

- 120 Punkte (GOÄ),
- 300 Punkte (EBM-BMÄ).

Porphyrine, quantitative Bestimmung:

- 250 Punkte (GOÄ),
- 450 Punkte (EBM-BMÄ).

2.7
Hämostaseologie

Die labordiagnostischen Möglichkeiten zur Erfassung der normalen und pathologischen Funktionen des Hämostasesystems zeichnen sich im wesentlichen durch 3 Besonderheiten aus:

1. Eine sensitive und spezifische Labordiagnostik ist derzeit nur für die Faktoren des plasmatischen Gerinnungssystems möglich. Hier wurden große Fortschritte in der Analytcharakterisierung sowie in der Vergleichbarkeit, Reproduzierbarkeit und in der Kalibrierung der Methoden erzielt. Die Thrombozytenfunktion kann in der Routine nur eingeschränkt durch die schlecht standardisierten Blutungszeiten beurteilt werden. Defekte der Gefäßwand lassen sich nur aus klinischen Befunden folgern.
2. Durch die Messung in der originären Plasmamatrix unterliegen v. a. Globaltests einer ausgeprägten Empfindlichkeit gegenüber präanalytischen Bedingungen. Die neuen Methoden zur immunchemischen Messung von Aktivierungsmarkern reagieren auf Störungen bei Blutabnahme und inadäquater Probenlagerung mit falsch-hohen Werten. So ist zumindest für einige Parameter eine Untersuchung unter Routinebedingungen nicht möglich. Auf die präanalytischen Bedingungen muß genau geachtet werden. Zur Vermeidung einer Kontamination mit Thrombozyten muß die Probe mindestens 15 min oder besser 2 x 10 min zentrifugiert werden.

3. Es bestehen bei einigen Meßgrößen weiterhin Kontroversen über die Richtigkeit und Reproduzierbarkeit der Methoden. Daraus ergibt sich schließlich, daß internationale Referenzstandards und Referenzmethoden noch fehlen.

Globaltests lassen in der Regel keine spezifische Ermittlung eines Hämostasedefekts zu. Durch den direkten Einfluß der Plasmamatrix auf die Analyse besteht hier die höchste Empfindlichkeit für präanalytische Einflüsse. Durch Verwendung von Mangelplasma oder durch hohe Verdünnung des Patientenplasmas in Puffer bei Methoden mit chromogenen Substraten werden Sensitivität und Spezifität zum Nachweis einzelner Faktoren und Inhibitoren deutlich verbessert. Unter diesen Bedingungen werden in der Regel die einzelnen Faktoren und Inhibitoren des Gerinnungssystems gemessen. Im Gegensatz zu Globaltests besteht unter den Bedingungen mit Mangelplasma oder mit hoher Pufferverdünnung eine deutlich geringere Empfindlichkeit gegenüber Einflüssen aus der Plasmamatrix.

2.7.1
Globaltests

2.7.1.1
Thromboplastinzeit (TPZ, Quick-Wert)

Prinzip der Untersuchung	Messung der Thrombinbildung nach Aktivierung durch Gewebsthromboplastin
Indikation	Screening auf plasmatische Gerinnungsstörungen (z. B. präoperativ, Leberfunktionsstörungen, Kontrolle der Marcumartherapieeinstellung)
Methodik	Funktioneller Gerinnungstest
Material	Citratblut
Normbereich	70–130 %[a]
Störfaktoren	Unspezifische Einflüsse aus der Plasmamatrix (z. B. Medikamente)
Interpretation	Erniedrigung F VII, F V, F II, F X
pathologischer Befund	Die moderate Erniedrigung dieser Einzelfaktoren spiegelt sich im Quick-Wert häufig nur unzureichend wider, was bei der Interpretation der Befunde berücksichtigt werden muß
Kosten	50 Punkte (GOÄ)

[a]*Anmerkung*: Wegen des systematischen Einflusses von Reagenzien und Geräten auf die Ergebnisse hat sich eine Ergebnismitteilung als INR („international normalized ratio") durchgesetzt. Die lokale Kalibrierung kann mit humanem Normalplasma oder INR-Kalibratoren durchgeführt werden.

2.7.1.2
Partielle Thromboplastinzeit (PTT)

Prinzip der Untersuchung	Messung der Thrombinbildung nach Aktivierung mit Phospholipiden (=partielles Thromboplastin): Kontaktphasenaktivierung
Indikation	Screening auf plasmatische Gerinnungsstörungen (z. B. präoperativ) Kontrolle einer Therapie mit unfraktioniertem Heparin (UFH) Verdacht auf Autoantikörper (Lupus-Antikoagulans u. a. Inhibitoren der Gerinnungsfunktion)
Methodik	Funktioneller Gerinnungstest
Material	Citratblut
Normbereich	25–38 s (reagenzienabhängig)
Störfaktoren	Unspezifische Einflüsse der Plasmamatrix (u. a. Medikamente, Spaltprodukte)
Interpretation pathologischer Befund	Die verschiedenen PTT-Reagenzien zeigen eine unterschiedliche Empfindlichkeit für: Erniedrigung F XII, F XI, F X, F VIII, F IX, F V, F II Autoantkörper, die mit der Assemblierung von Gerinnungsfaktoren an Phospholipidstrukturen interferieren (Lupus-Antikoagulanzien) Hemmkörper (Autoantikörper) gegen Gerinnungsfaktoren Heparinisierung mit UFH
Kosten	50 Punkte (GOÄ)

2.7.1.3
Fibrinbildung-/Polymerisationstests (Thrombinzeit), Tests mit thrombinähnlichen Proteasen (Schlangenthrombine)

Prinzip der Untersuchung	Erfassung der Fibrinpolymerisation
Indikation	Suche nach Polymerisationsinhibitoren (Spaltprodukte, Medikamente und Dysfibrinogene). Wegen der Thrombinhemmung durch Heparin/Hirudin werden differentialdiagnostisch Tests mit thrombinähnlichen Enzymen (Reptilase- und Thrombinkoagulasezeit) durchgeführt
Methodik	Funktioneller Gerinnungstest
Material	Citratblut
Normbereich	14–21 s
Störfaktoren	Heparine, Hirudin
Interpretation eines pathologischen Befundes	Dysfibrinogene Fibrinpolymerisationsstörungen
Kosten	80 Punkte (EBM-BMÄ)

2.7.1.4
Vollbluttests

TEG (Thrombelastogramm)

Prinzip der Untersuchung	Mechanische Messung der Gerinnselbildung in Vollblut ohne Antikoagulans oder Citratplasma (plättchenreich)
Indikation	Charakterisierung der plasmatischen und zellulären Hämostase in Akutphasen Monitoring Hämotherapie
Methodik	Funktioneller Gerinnungstest
Material	Citratblut
Normbereich	–
Störfaktoren	Medikamente Polymerisationsstörungen
Interpretation	Beurteilung der Bildung eines Fibrinnetzes und der anschließenden Fibrinolyse

PFA („Platelet Function Analyzer")

Prinzip der Untersuchung	Bestimmung einer in vitro Blutungszeit
Indikation	Verdacht auf primäre Hämostasestörung
Methodik	Messung der Thrombenbildung nach Stimulation der Thrombozytenaggregation mit Kollagen/Epinephrin bzw. Kollagen/ADP
Material	Speziell gepuffertes Citratblut
Normbereich	In Evaluation
Störfaktoren	Zu lange Probenlagerung (Bearbeitung innerhalb von 4 h notwendig)
Interpretation eines pathologischen Befundes	Hohe Sensitivität für primäre Hämostasedefekte Erfassung des von-Willebrand-Syndroms Verlängerte „Verschlußzeit" bei Aspirintherapie

2.7.2
Akutdiagnostik des Aktivierungszustandes des Gerinnungssystems

2.7.2.1
Fibrinabbauprodukte: D-Dimere

Prinzip der Untersuchung	Bestimmung der plasmininduzierten Fibrinspaltprodukte (D-Dimere) als Maß für eine gesteigerte fibrinolytische Aktivität
Indikation	Ausschlußdiagnostik eines thromboembolischen Ereignisses
Methodik	Nephelometrie, Turbidimetrie, Immunassay
Material	Citratplasma
Normbereich	<0,5 µ g/ml
Störfaktoren	–
Interpretation eines pathologischen Befundes	Hohe Sensitivität, geringe Spezifität für Thromboembolien, schwere Thrombo-Embolien zeigen eine deutliche Erhöhung.

2.7.2.2
Aktivierungspeptide: z. B. Prothrombinfragmente F1+2

Prinzip der Untersuchung	Bestmmung der Faktor Xa- induzierten Abspaltung von Fragment 1+2 aus Prothrombin
Indikation	Charakterisierung der aktuellen Thrombinbildung, Verdacht auf Thrombosen
Methodik	Immunoassay
Material	Citratplasma
Normbereich	0,4–1,1 nmol/l
Störfaktoren	Präanalytik
Interpretation eines pathologischen Befundes	Erhöhte F1+2-Spiegel sind Ausdruck einer gesteigerten Thrombinbildung

2.7.2.3
Andere

- Enzym-Inhibitor-Komplexe
  - Thrombin-Antithrombin (TAT)
  - Plasmin-Antiplasmin;
- spezifische zelluläre Freisetzungsprodukte aus aktivierten Thrombozyten
  - β-Thromboglobulin,
  - PF4.

Anmerkung: Bei der Beurteilung einer erhöhten Konzentration an Aktivierungsmarkern muß die Spezifität von Antigen-Antikörper-Reaktionen berücksichtigt werden (Kreuzreaktion mit ähnlichen Epitopen). Im allgemeinen sind Parameter, die den Umsatz auf der Ebene des Fibrins anzeigen (D-Dimere), für venöse Thrombembolien aussagekräftiger als diejenigen, die die Entstehung von Thrombin (F1+2, TAT) charakterisieren.

Schließlich muß bei der Beurteilung bedacht werden, daß jede Entzündungsreaktion zu einem physiologischen Anstieg von Aktivierungsparametern führt.

2.7.3
Laborparameter bei Thrombophilie

2.7.3.1
APC-Resistenz bedingt durch Faktor-V-Leiden-Mutation

Charakterisierung und Indikation	Bei der APC-Resistenz handelt es sich um eine verminderte Hemmung der plasmatischen Gerinnung durch aktiviertes Protein C (APC). Die bisher häufigste pathogenetische Ursache von klinischer Bedeutung ist eine Punktmutation auf dem Faktor V Gen an der Nukleotidposition 1691 (Faktor-V-Leiden-Mutation), welche eine schnelle Spaltung des aktivierten Faktor V durch APC verhindert. Mit einer Prävalenz von 30–40% bei Thrombosepatienten ist sie ein wichtiger venöser Thrombophiliemarker. In der kaukasischen Normal-Bevölkerung liegt die Prävalenz bei 1:5000.

Methodik	Funktioneller Gerinnungstest mit und ohne APC, durch Verwendung von Faktor V Mangelplasma können falsch-positive und falsch-negative Ergebnisse praktisch ausgeschlossen werden. Ergebnis wird als Sensitivitätsratio SR (PTT mit APC, PTT ohne APC) ausgedrückt
Material	Genanalyse – PCR Citratblut
Normbereich	SR ≤ 1,3: homozygote Faktor-V-Leiden-Mutation, starke APC-Resistenz 1,4 ≤ SR ≤ 1,9 heterozygote Faktor-V-Leiden-Mutation, APC-Resistenz SR ≤ 2,0 keine Faktor-V-Leiden-Mutation, keine APC-Resistenz
Störfaktoren	Hochtitrige Lupusantikoagulanzien Hohe Heparinspiegel
Interpretation	Der heterozygote Genotyp ist ein moderater Thrombophiliefaktor. Eine Thrombosemanifestation ereignet sich in der Regel erst bei Vorliegen mehrerer Risikofaktoren. Viele Faktor-V-Leiden-Träger bleiben asymptomatisch. Der homozygote Genotyp bedeutet ein höheres Thromboserisiko

2.7.3.2
Prothrombinmutation Nukleotidposition 20210

Charakterisierung und Indikation	Auf dem Faktor II Gen kann es an der Nukleotidposition 20210 zu einem Basenaustausch von Guanin gegen Adenin kommen. Diese Punktmutation ist auf Proteinebene häufig mit erhöhten Prothrombinspiegeln und damit mit einer Hyperkoagulabilität verbunden. Die Prävalenz bei Thrombosepatienten beträgt ca. 10%, in der kaukasischen Normalbevölkerung bei unter 1%.
Methodik	Genanalyse (PCR)
Material	EDTA- Vollblut
Normbereich	G20210G: Wildtyp G20210 A: heterozygote Mutation A20210 A. homozygote Mutation
Störfaktoren	–
Interpretation	Insgesamt handelt es sich um einen moderaten angeborenen thrombophilen Risikofaktor, der auch bei der Abklärung von Kombinationsdefekten wichtig ist.

2.7.3.3
Antithrombinaktivität (alte Bezeichnung: Antithrombin-III-Aktivität)

Charakterisierung und Indikation	Bei der Serinprotease Antithrombin handelt es sich um einen wichtigen Gerinnungsinhibitor, der mehrere aktivierte Gerinnungsenzyme hemmt. Eine angeborene Aktivitätsminderung ist auf unterschiedliche Gendefekte zurückführbar. Die Prävalenz einer eingeschränkten Aktivität beträgt bei Thrombosepatienten ca. 1%. Erworbene Erniedrigungen treten bei Verbrauchskoagulopathie (sehr empfindlicher Parameter), Lebersynthese-einschränkung und nephrotischen Syndrom auf.

Die Bestimmung ist auch indiziert bei fehlendem PTT-Anstieg unter hochdosierter Heparintherapie.

Methodik	Enzymtest mit chromogenem Substrat
Material	Citratblut
Normbereich	70–130 %
Störfaktoren	–
Interpretation	Eine eingeschränkte Aktivität ist mit einem starken Thromboserisiko verbunden. Eine Erniedrigung ist ein empfindlicher Parameter bei Verdacht auf DIC

2.7.3.4
Protein-C-Aktivität

Charakterisierung und Indikation	Bei der Serinprotease Protein C handelt es sich um einen wichtigen Gerinnungsinhibitor, der als aktivierte Protease die Kofaktoren V und VIII spaltet. Eine eingeschränkte Aktivität ist auf heterogene Gendefekte zurückführbar. Die Prävalenz einer eingeschränkten Aktivität beträgt bei Thrombosepatienten ca. 2–3 %.
Methodik	Chromogener Gerinnungstest
Material	Citratblut
Normbereich	70–130 %
Störfaktoren	–
Interpretation	Eine eingeschränkte Aktivität ist mit einem starken Thromboserisiko verbunden. Die Messung kann unter Therapie mit oralen Antikoagu-lantien nicht eindeutig beurteilt werden, da Protein C Vitamin K abhängig γ-carboxyliert wird.
Kosten	450 Punkte (GOÄ), 600 Punkte (EBM-BMÄ)

2.7.3.5
Protein-S-Aktivität

Charakterisierung und Indikation	Aktiviertes Protein C benötigt zur Spaltung der aktivierten Faktoren V und VIII als Kofaktor Protein S. Eine eingeschränkte Aktivität des Protein S ist auf heterogene Gendefekte zurückführbar. Die Prävalenz einer eingeschränkten Aktivität beträgt bei Thrombosepatienten ca. 2–3 %.
Methodik	PTT-basierender Gerinnungstest mit Protein-S-Mangelplasma
Material	Citratblut
Normbereich	70–130 %
Störfaktoren	Hochtitrige Lupusantikoagulanzien
Interpretation	In Abhängigkeit vom Ausmaß der Aktivitätseinschränkung handelt es sich um einen wichtigen Thromboserisikofaktor. Während der Schwangerschaft oder unter der Einnahme oraler Kontrazeptiva kommt es zu einer physiologischen Einschränkung der Aktivität. Die Messung kann unter Therapie mit oralen Antikoagulanzien nicht eindeutig beurteilt werden.
Kosten	450 Punkte (GOÄ), 600 Punkte (EBM-BMÄ)

2.7.3.6
Lupus-Antikoagulans

Charakterisierung und Indikation	Hierbei handelt sich um eine heterogene Gruppe von Auto-Antikörpern, die sich gerinnungspysiologisch bemerkbar machen. Auch die klinische Ausprägung ist sehr heterogen, es kann sehr selten eine erhöhte Blutungsneigung, aber auch eine erhöhte Thrombosebereitschaft vorliegen. Lupus-Antikoagulanzien sind auch Ursache für eine erhöhte Abortrate.
Methodik	PTT-basierende funktionelle Gerinnungstests (Screening- und Bestätigungstest) Die Probe wird mit einem Normalplasma verglichen und das Ergebnis als Ratio der Gerinnungszeiten ausgedrückt
Material	Citratblut
Normbereich	methodenabhängig
Störfaktoren	Hohe Heparinspiegel beim Screintest
Interpretation	Häufig gibt es – wie für immunserologische Parameter bekannt – keine unmittelbare Korrelation zwischen Laborbefund und klinischer Symptomatik

Anmerkung: Lupusantikoagulans- und Cardiolipin-Antikörpertests erfassen z. T. unterschiedliche Arten von Antiphospholipid-Antikörpern überlappend.

2.7.3.7
Erhöhte prokogulatorische Faktoren: F VIII:C-Aktivität, Fibrinogen

Charakterisierung und Indikation	Nach den Ergebnissen einiger Studien zeigen 20–30 % der Thrombosepatienten eine Faktor VIII:C-Aktivität >150%. Sein entgültiger Stellenwert als thrombophiler Risikomarker wird derzeit noch untersucht.
Methodik	Funktioneller Gerinnungstest
Material	Citratblut
Normbereich	70–150 %
Störfaktoren	–
Interpretation	Im Rahmen einer Akutphasenreaktion sind Faktor VIII:c- Aktivitäten prinzipiell erhöht. Eine Bestimmung der Aktivität muß daher außerhalb einer Akutphase erfolgen und sollte immer gemeinsam mit der Fibrinogenkonzentration sowie dem CRP beurteilt werden.
Kosten	100 Punkte (GOÄ), 80 Punkte (EBM-BMÄ)

2.7.4
Laborparameter bei Blutungsneigung

2.7.4.1
Von-Willebrand-Faktor (vWF)

Charakterisierung	Beim von-Willebrand-Syndrom handelt es sich um die häufigste angeborene plasmatische Gerinnungsstörung, die auf qualitativen und/oder quantitativen Defekten des Willebrand-Faktors basiert.
Indikation	Verdacht auf Störung der primären Hämostase

Methodik	In-vivo-Blutungszeit PFA (platelet function analyzer) Bestimmung des Ristocetinkofaktors (Bestimmung der plättchenagglutinierenden Aktivität des von-Willebrand-Faktors) Immunassay zur Quantifizierung Multimerencharakterisierung Thrombozytenaggregation nach Born mit Ristocetin
Material	Citratblut (für PFA: speziell gepuffertes Citratblut) Thrombozytenreiches Plasma für den Test nach Born
Normbereiche	In-vivo-Blutungszeit: < 5 min (geringe Sensitivität/Spezifität) PFA (Messung mit ADP und Epinephrin normal) Thrombozytenaggregation nach Born mit Ristocetin: ≥ 50 % Bestimmung des Ristocetin-Cofaktors: 70–150 % Immunassay zur Quantifizierung: 60–150 % Multimerencharakterisierung: gelelektrophoretische Auswertung
Störfaktoren	Individuen der Blutgruppe 0 haben in der Regel eine um 20 % niedrigere Konzentration des vWF als andere Blutgruppenträger. vWF kann als Akutphasenprotein bei Entzündungsreaktionen falsch-normal normal/hoch gemessen werden.
Interpretation	Familiencharakterisierung empfehlenswert
Kosten	480 Punkte (GOÄ), 600 Punkte (EBM-BMÄ)

2.7.4.2
Faktor VIII:c

Prinzip der Untersuchung	Verdacht auf Mangel oder Dysfunktion
Indikation	Blutungsneigung Klärung eines pathologischen Globaltestes
Methodik	funktioneller Gerinnungstest unter Verwendung von Faktor-VIII-Mangelplasma
Material	Citratblut
Normbereich	70–130 %
Störfaktoren	Hemmkörper Lupus- Antikoagulanzien
Interpretation	Ein Mangel an F-VIII-Aktivität ist die Ursache der Hämophilie A. In Abhängigkeit von der Restaktivität Einteilung in verschiedene Schweregrade:

Faktor VIII: C-Aktivität	*Schweregrad der Hämophilie*
< 1 %	Schwer
1–4 %	Mittelschwer
5–25 %	Leicht
25–50 %	Subhämophilie

Kosten	460 Punkte (GOÄ), 600 Punkte (EBM-BMÄ)

2.7.4.3
Faktor IX

Prinzip der Untersuchung	Verdacht auf Mangel oder Dysfunktion
Indikation	Blutungsneigung Klärung eines pathologischen Globaltestes
Methodik	funktioneller Gerinnungstest unter Verwendung von Faktor IX-Mangelplasma
Material	Citratblut
Normbereich	70–130 %
Störfaktoren	Hemmkörper Lupus- Antikoagulanzien
Interpretation	Der Faktor IX-Mangel liegt der Hämophilie B zugrunde. In Abhängigkeit von der Restaktivität Einteilung in verschiedene Schweregrade:

Faktor-IX-Aktivität	*Schweregrad der Hämophilie*
< 1 %	Schwer
< 1–4 %	Mittelschwer
< 5–25 %	Leicht
< 25–50 %	Subhämophilie

Kosten	460 Punkte (GOÄ), 600 Punkte (EBM-BMÄ)

2.7.4.4
Faktor II

Prinzip der Untersuchung	Verdacht auf angeborenen oder erworbenen Mangel oder Defekt eines oder mehrerer Gerinnungsfaktoren des Prothrombinkomplexes
Indikation	Blutungsneigung Klärung des pathologischen Ausfalls eines oder mehrerer Suchtests: Prothrombinzeit, PTT, Thrombinzeit
Methodik	Funktioneller Gerinnungstest mit Faktor II-Mangelplasma
Material	Citratblut
Normbereich	70–130 %
Störfaktoren	–
Interpretation	Beurteilung anhand der Restaktivität
Kosten	460 Punkte (GOÄ), 600 Punkte (EBM-BMÄ)

2.7.4.5
Faktor V/VII/X

Prinzip der Untersuchung	Verdacht auf Mangel oder Dysfunktion
Indikation	Klärung eines pathologischen Globaltestes
Methodik	Funktioneller Gerinnungstest unter Verwendung von Mangelplasma
Material	Citratblut
Normbereich	70–130 %
Störfaktoren	Hemmkörper Lupusantikoagulanzien
Interpretation	Beurteilung anhand der Restaktivität
Kosten	Faktor V, X: 460 Punkte (GOÄ), 600 Punkte (EBM-BMÄ) Faktor VII: 720 Punkte (GOÄ), 600 Punkte (EBM-BMÄ)

2.8
Blutgruppendiagnostik

Blutgruppen im engeren Sinne sind Antigene der Erythrozytenmembran, die allerdings auch auf vielen anderen Zellen nachzuweisen sind. Allgemein werden dazu eine Vielzahl von möglichen Polymorphismen der zellulären Blutbestandteile (Oberflächeneigenschaften und intrazelluläre Komponenten) gerechnet. Die wesentliche Determinante für Blutgruppenantigene auf Erythrozyten sind nicht Aminosäuresenquenzveränderungen, sondern unterschiedliche Kohlenhydratketten, die die Antigene beinhalten.

Prinzipien der Methoden und Indikation

Die sog. Blutgruppen sind genetisch determinierte Oberflächeneigenschaften der Erythrozyten. Diese kommen z. T. allerdings auch auf anderen Körperzellen vor. Es gibt über die allgemein bekannten Stukturen wie ABo-System und Rhesus-System hinaus zahlreiche beschriebene und definierte Strukturen, die in Einzelfällen auch klinisch von Bedeutung sind.

Stukturell liegen den Eigenschaften (Antigenen) z. B. Glykoproteine, Glykolipide, Lipoproteine zugrunde.

Für die Übertragung von Erythrozyten sowie z. T. auch anderen Blutkomponenten (Thrombozyten, Plasma) grundlegend wichtige Eigenschaften sind:

- ABo-Blutgruppe,
- Rhesus-System.

Andere Eigenschaften sind dann von Bedeutung, wenn ein Patient, z. B. durch vorhergehende Transfusionen oder im Rahmen einer Schwangerschaft gegen ein erythrozytäres Antigen anderer Spezifität immunisiert wurde, d. h. Antikörper gegen dieses Antigen entwickelt hat. Je nach Eigenschaften und Spezifität dieses Antikörpers kann es notwendig sein, dem Patienten unbedingt Blutpräparate zu verabreichen, die auch für diese Eigenschaft negativ sind. Solche Probleme sollten ggf. mit dem zuständigen Arzt des Blutdepots oder eines Transfusionsdienstes geklärt werden.

Durchführung

Hämagglutination, d. h. die sichtbare Agglutination (Verklumpung) von erythrozytären Antigenen oder durch korrespondierende Antikörper ist das wichtigste laborchemische Grundprinzip jeder Bestimmung von Blutgruppeneigenschaften in der klinischen Routine. Je nach Testansatz werden zusätzliche Lösungen (Enzyme, Liss, Anti-Human-Globulin) oder Eigenschaften (Wärme, Kälte) gezielt eingesetzt, um Reaktionen sichtbar zu machen oder zu verstärken.

So erfolgt im Rahmen einer Blutgruppenbestimmung routinemäßig einmal die Bestimmung der ABo-Eigenschaften, indem die Erythrozyten mit handelsüblich erhältlichen spezifischen Antikörpern inkubiert werden (Anti-A, Anti-B, Anti-AB). Sofern die korrespondierenden Antigene (A, B) vorhanden sind, kommt es zu einer sichtbaren Agglutination der Erythrozyten. Aus dem Reaktionsmuster kann die Blutgruppe erkannt werden. Fehlt jede Reaktion mit diesen Antiseren, so haben die getesteten Erythrozyten die Blutgruppe o.

Zu jeder ABo-Blutgruppenbestimmung gehört die Serumkontrolle als Gegenkontrolle für die Richtigkeit. Diese nützt die Eigenschaft, daß jeder Mensch entsprechend seiner Blutgruppe bestimmte korrespondierende Antikörper regelhaft entwickelt (sog. reguläre erythrozytäre Antikörper = Isoagglutinine):

- Anti-A: vorhanden bei Menschen mit Blutgruppe o oder B,
- Anti-B: in der Regel vorhanden bei Menschen mit Blutgruppe o oder A.

Menschen mit Blutgruppe AB besitzen keine regulären erythrozytären Antikörper.

Bei der Serumgegenprobe werden nun Zellen mit den Eigenschaften A, B und AB sowie mit der Blutgruppe o Erythrozyten als Kontrolle mit dem Serum der zu bestimmenden Person inkubiert. Aus dem Reaktionsmuster kann auf die vorhandenen Isoagglutinine und damit auf die Blutgruppe geschlossen werden.

Damit eine ABo-Bestimmung verwendbar ist, müssen beide Teile (ABo-Bestimmung und Serumgegenprobe) zusammenpassen und die Erythrozyten mit der Blutgruppe o negativ sein.

Die Bestimmung der Rhesusantigene erfolgt im Prinzip wie die ABo-Blutgruppenbestimmung mittels definierten Antiseren.

Benötigtes Untersuchungsmaterial für eine Blutgruppenbestimmung: Mittels EDTA antikoaguliertes Vollblut oder Vollblut ohne Zusatz, auch ohne Gel.

Die Vorbereitung einer Transfusion von Erythrozyten umfaßt folgende Schritte:

- Blutgruppenbestimmung beim Patienten (soweit noch nicht bekannt) durch ein spezialisiertes Labor,
- Bestellung von kompatiblen Präparaten,
- Kreuzprobe und Antikörpersuchtest in einem spezialisierten Labor,
- Bedside-Test durch den transfundierenden Arzt.

Störfaktoren für die Blutgruppenbestimmung:

- Angeboren:
  - Schwache Ausprägung der Blutgruppeneigenschaften im ABo-System. Hier ist häufig das Antigen nur mit speziellen Methoden sicher nachweisbar. Die Serumgegenprobe zeigt aber das für das schwache Antigen typische Muster.
  - Antikörpermangel.

- Erworben:
  - Vorangegangene Transfusion großer Mengen Fremdblut, wenn nicht blutgruppengleich transfundiert wurde.
  - Pseudoagglutinationen z. B. nach Gabe von Plasmaexpandern.
  - Kälteagglutinine.
  - Paraproteine.
  - Polyagglutinabilität z. B. durch bakterielle Kontamination.
  - Hämolyse: Durch eine sehr starke Rekation der Antigene mit den Antikörpern im Rahmen der Blutgruppenbestimmung kann es über die erwünschte Agglutination hinaus zur Hämolyse kommen. Hier sind, obwohl eine Antigen-Antikörper-Reaktion abgelaufen ist, keine typischen Agglutinate erkennbar. Die Reaktion kann vom unerfahrenen Untersucher als negativ mißdeutet werden obwohl es sich tatsächlich um eine maximal positive Reaktion handelt. Der unerfahrene Untersucher sollte deshalb „negative" Reaktionen immer beim Gegenlesen nicht nur aufschütteln, sondern nochmals zentrifugieren, um diese Reaktion nicht zu übersehen. Fehlendes Sediment weist auf Hämolyse hin.
  - Antikörpermangel.

Störfaktoren bei Bedside-Test:

- Sowohl bei Durchführung im Röhrchen als auch mit konfektionierten Kartensystemen ist darauf zu achten, daß die vorgegebenen Mischverhältnisse zwischen Patientenblut und Antikörpern gewährleistet sind.
- Entspricht das Ergebnis nicht den Erwartungen sollte eine Verwechslung sowohl des Patienten als auch der Präparate ausgeschlossen werden.

Alle weiteren Probleme sollten in Zusammenarbeit mit erfahrenen Laborkollegen geklärt werden.

Die kompatible Erythrozytentransfusion:

Bei Übertragung von Erythrozyten im ABo-System muß immer kompatibel transfundiert werden!

Kompatibel ist grundsätzlich die ABo-identische Transfusion. Darüber hinaus sind die folgenden Konstellationen möglich:

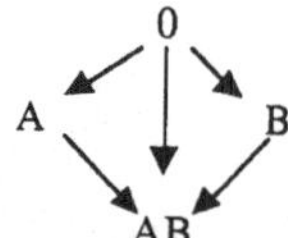

(Es darf nur in Pfeilrichtung ausgewählt werden, also z. B. Verwendung von o-Erythrozyten bei Patienten mit Blutgruppe A, keinesfalls umgekehrt!)

Im Rhesussystem sollte kompatibel transfundiert werden. Dies ist obligat bei Kindern und Frauen im gebärfähigen Alter. Bei der rhesuskompatiblen Transfusion gilt, daß dem Patienten kein Antigen zugeführt wird, das er nicht selbst besitzt. Eigenschaften im Rhesussystem sind: C, c, D, E, e.

Während „d" für die Abwesenheit der Eigenschaft „D" steht, stehen die Buchstaben c und e für definierte antigene Eigenschaften. So sollte z. B. ein Patient mit der Eigenschaft CC kein Blut mit der Eigenschaft cc oder Cc bekommen, da er selbst die Eigenschaft c nicht besitzt.

Der Bedside-Test ist gemäß Richtlinien vorgeschrieben und wie die Transfusion selbst Aufgabe des Arztes. Er soll Verwechslungen von Erythrozytenpräparaten bzw. Patienten und eine mögliche resultierende Unverträglichkeit im ABo-System verhindern. Aus diesem Grund sollte die Testung immer am Bett erfolgen! Zu kontrollieren ist die ABo-Blutgruppe des Patienten. Diese ist mit den Angaben zur Blutgruppe auf dem/den zur Transfusion vorgesehenen Präparaten zu vergleichen.

Unverträgliche Transfusionen durch Verwechslungen im ABo-System sind besonders gefährlich, da hier durch die regulären erythrozytären Antikörper bereits hochpotente Reaktionspartner für die transfundierten Erythrozyten vorhanden sind. Die Reaktion beruht nicht nur auf der Verklumpung der Erythrozyten durch die Antikörper, sondern auch einer raschen Aktivierung des Komplementsystems. Wenige Milliliter inkompatiblen Blutes können u. U. zu lebensbedrohlichen Schockzuständen und zum Tode führen.

Zum Kontrollumfang vor der Transfusion gehört neben dem Bedside-Test auch die Überprüfung, ob die Kreuzprobenprotokolle zu den Präparaten gehören, die Blutgruppen übereinstimmen und alle Präparate tatsächlich für den Patienten bestimmt sind, sowie die Überprüfung der Verfalldaten (Konserven, Kreuzprobe).

Richtlinien für die Anwendung

Dokumentationspflichten: Bei jeder Transfusion von aus menschlichem Blut hergestellten Produkten, d. h. auch bei der Übertragung von Erythrozyten ist mittlerweile der Dokumentationsumfang gesetzlich geregelt. Die für die Erythrozytentransfusion nach dem derzeitigen Stand vorgeschriebenen Daten sind:

- Patientenidentifikationsnummer oder entsprechende eindeutige Angaben zu der zu behandelnden Person, wie Name, Vorname, Geburtsdatum und Adresse,
- Bezeichnung des Präparates,
- Chargennummer bzw. Konservennummer des Präparates,
- Name oder Firma des Herstellers,
- Menge und Stärke,
- Datum und Uhrzeit der Anwendung.

Die Verantwortung für die korrekte Dokumentation liegt beim Arzt!

Rechtliche Grundlagen: Wesentliche Regelungen auch für den klinisch tätigen Arzt im Bezug auf die Durchführung von Transfusionen hat das Transfusionsgesetz getroffen, das 1998 in Kraft getreten ist.

Weitere wichtige Grundlagen z. B. für die Durchführung von Laboruntersuchungen zur Blutgruppenbestimmung liefern die „Richtlinien zur Blutgruppenbestimmung und Bluttransfusion (Hämotherapie)", hinsichtlich der Anwendung von Präparaten die Leitlinien der Bundesärztekammer.

Störfaktoren
Antikörpermangel, Störung der Agglutination durch Hämolyse (in der Regel auch als positive Reaktion zu werten), Polyagglutinabilität durch bakteriellen Kontamination, Pseudoagglutination durch Gammopathie, Medikamente.

Kosten
- Blutgruppenberstimmung (Vorsorge): 200 Punkte (EBM-BMÄ),
- Blutgruppenmerkmale (A, B, 0 und D): 200 Punkte (EBM-BMÄ),
- Blutgruppenmerkmale (C, c, E, und e): 320 Punkte (EBM-BMÄ),
- Blutgruppenmerkmale (Lewis, MNS etc.): 120 Punkte (GOÄ), 80 Punkte (EBM-BMÄ),
- Blutgruppenmerkmale (Kell, Duffy etc.): 200 Punkte (GOÄ), 120 Punkte (EBM-BMÄ),
- Blutgruppenmerkmale (Kidd, Lutheran etc.): 360 Punkte (GOÄ), 120 Punkte (EBM-BMÄ),
- Antiglobulintest, monospezifisch (BG-AG/-AK): 160 Punkte (EBM-BMÄ),
- Erythrozyten-AK, Elution (BG-AG/-AK): 160 Punkte (EBM-BMÄ),
- Erythrozyten-AK, Absorption (BG-AG/-AK): 160 Punkte (EBM-BMÄ),
- Hämolysine, Nachweis (BG-AG/-AK): 160 Punkte (EBM-BMÄ),
- Erythrozyten-AK, quantitativ (BG-AG/-AK): 160 Punkte (EBM-BMÄ).

2.9
Wasser- und Elektrolythaushalt

Die Menge des extrazellulären Natriums und des intrazellulären Kaliums ist für die Verteilung des Körperwassers entscheidend. Die Niere reguliert durch Ausscheidung von freiem Wasser das osmotische Gleichgewicht. Eine wesentliche Rolle spielt dabei das antidiuretische Hormon (ADH, s. Abschn. 2.11.1.13). Für die Volumenhomöostase sind darüber hinaus das Renin-Angiotensin-Aldosteron-System, das atriale natriuretische Peptid (ANP), das Kallikrein-Kinin-System, Prostaglandine und NO wichtig.

2.9.1
Kalium

Prinzip der Untersuchung und Indikation
Die Bestimmung des Kaliums erfolgt zusammen mit der Natriumbestimmung bei fast allen Patienten wegen seiner großen Bedeutung bei der Hypertonie, bei Herzrhythmusströrungen, Diarrhö, Erbrechen, allen Formen der Niereninsuffizienz und bei Störungen des Säuren-Basen- oder Elektrolythaushaltes.

Bestimmungsmethode
Die Bestimmung erfolgt mittels Flammenphotometer oder der ionenselektiven Elektrode (isE).

Richtlinien für die Anwendung
Die Bestimmung erfolgt aus Serum oder Plasma (Lithiumheparin), *nicht* aus EDTA-Blut.

Störfaktoren
Zu lange venöse Stauung oder Hämolyse führt zu falschhohen Werten. Bei sehr hohen Thrombozytenzahlen ($>10^6$) kann es im Serum um bis zu 1,5 mmol/l höheren Werten als im Plasma kommen, da im Rahmen der Gerinnung Kalium aus den Thrombozyten freigesetzt wird. Bei infektiöser Mononukleose kommt es zu einem raschen Kaliumverlust aus Erythrozyten und Leukozyten.

Interpretation
Referenzbereich: 3,5–5 mmol/l.

Bei Hypokaliämie unter 3 mmol/l oder Hyperkaliämie über 6 mmol/l kann es zu Arrhythmien kommen. Ursache eine Hypokaliämie sind ein erhöhter renaler oder gastrointestinaler Kaliumverlust, eine Umverteilung von extra- nach intrazellulär oder eine zu geringe Kaliumaufnahme.

Eine Hyperkaliämie liegt bei Werten über 5 mmol/l im Extrazellulärraum (EZR) vor. Bei einem Kaliumspiegel über 7 mmol/l besteht akute Lebensgefahr. Die Vielzahl der Ursachen gliedert sich in eine eingeschränkte Kaliumausscheidung (Niereninsuffizienz!), in eine Umverteilung von intra- nach extrazellulär oder in eine vermehrte Kaliumaufnahme.

Kosten
70 Punkte (GOÄ), 25 Punkte (EBM-BMÄ).

2.9.2
Natrium

Prinzip der Untersuchung und Indikation
Die Bestimmung des Natriums erfolgt zusammen mit der Kaliumbestimmung bei fast allen Patienten wegen seiner großen Bedeutung bei der Diagnostik der Hypertonie, bei Störungen der Flüssigkeits- und Elektrolytbilanz (u. a. Diarrhö und Erbrechen), allen Formen

der Niereninsuffizienz, bei polyurisch-polydiptischen Syndromen, bei Hyperkortisolismus, Nebennierenrindeninsuffizienz und bei exzessiver Natriumzufuhr.

Bestimmungsmethode
Die Bestimmung erfolgt mittels Flammenphotometer oder ionenselektiver Elektrode (isE).

Richtlinien für die Anwendung
Die Bestimmung erfolgt aus Serum oder Plasma (Lithiumheparin).

Störfaktoren
Hämolyse, Hyperlipidämie und Hyperproteinämie führt zu geringfügig falsch-niedrigen Werten. Bei der Flammenphotometrie sind die Werte durch den Volumenverdrängungseffekt der Plasmalipide und -proteine um ca. 7 % niedriger als bei der direkten Potentiometrie.

Interpretation
Referenzbereich: 135–150 mmol/l.

Die Hyponatriämie ist die häufigste Elektrolytstörung. Sie ist klinisch unterhalb von 130 mmol/l relevant. Ursächlich liegen einer erniedrigten Osmolalität im Plasma eine inadäquat erhöhte Freisetzung von antidiuretischem Hormon (SIADH) oder intrarenale Faktoren zugrunde, die zu einer verringerten Ausscheidung von freiem Wasser führen.

Bei der Hypernatriämie besteht bei Werten über 150 mmol/l klinische Relevanz. Ihre Inzidenz liegt bei älteren Menschen über 60 Jahre bei 3,5 %. Ursachen sind zu geringe Flüssigkeitszufuhr, Konzentrationsstörungen der Niere (z. B. bei Diuretikatherapie), renaler Wasserverlust durch gestörte ADH-Sekretion oder enterale Wasserverluste.

Kosten
30 Punkte (GOÄ), 25 Punkte (EBM-BMÄ).

2.9.3
Chlorid

Prinzip der Untersuchung und Indikation
Chlorid ist das wichtigste Anion im Extrazellulärraum. Es folgt der Natriumkonzentration passiv und geht mit ihr parallel. Die Bestimmung des Chlorids ist in der klinischen Praxis im Gegensatz zur Kalium- und Natriumbestimmung nur in seltenen Fällen indiziert. Sie kann bei Störungen des Säure-Basen- oder des Wasser- und Elektrolythaushaltes erfolgen.

Bestimmungsmethode
Die Bestimmung erfolgt mittels ionenselektiver Elektrode, coulometrische Titration, mercurimetrisch oder photometrisch.

Richtlinien für die Anwendung
Die Bestimmung erfolgt aus Serum oder Plasma (Lithiumheparin).

Störfaktoren
Keine.

Interpretation
Referenzbereich: 95–110 mmol/l.

Bei allen Formen der metabolischen Alkalose kommt es zu einem Abfall der Anionen (Anionenlücke). Die Chlorid-sensitive Form beruht auf renalen oder enteralen Protonen und Chloridverlusten. Die Chlorid-resistente Form findet sich bei primärem und sekundärem Hyperaldosteronismus und beim Bartter-Syndrom.

Kosten
30 Punkte (GOÄ), 25 Punkte (EBM-BMÄ).

2.9.4
Elektrolytausscheidung im Urin

Prinzip der Untersuchung und Indikation
Zur weiteren Zuordnung von Elektrolytstörungen im Plasma sollte die Bestimmung im Urin erfolgen: Natrium, Kalium, Chlorid, Ammonium und Bicarbonat und der pH-Wert können analysiert werden.

Bestimmungsmethode
Siehe Abschn. 2.9.1, 2.9.2 und 2.9.3. Ammonium und Bicarbonat werden spektrophotometrisch bestimmt.

Richtlinien für die Anwendung
Die Bestimmung erfolgt aus morgendlichem frischen Spontanurin oder aus 24-h-Sammelurin.

Störfaktoren
Die Bestimmung erfolgt bevorzugt im 24-h-Urin, um diurnale Schwankungen auszuschalten.

Interpretation
Die Interpretation kann nur zusammen mit den Plasmawerten erfolgen und ermöglicht die Zuordnung zu renalen, gastrointestinalen oder anderen metabolischen Ursachen für eine Elektrolytstörung.

2.9.5
Osmolalität im Serum und Urin

Prinzip der Untersuchung und Indikation
Die Osmolalität gibt Aufschluß über die Zahl der osmotisch aktiven Teilchen in einer Lösung. Die Plasmaosmolalität kann empirisch nach der Formel

$$\text{Osmolalität} \left[\frac{\text{mosmol}}{\text{kg}}\right] = 1{,}86 \cdot \text{Na [mmol/l]} + \frac{\text{Gluc [mg/dl]}}{18} + \frac{\text{Harnstoff [mg/dl]}}{6} + 9$$

errechnet werden. Eine Bestimmung ist im Serum bei Störungen des Wassermetabolismus (u. a. Diabetes insipidus, primäre Polydipsie, SIADH) indiziert. Im Urin sollte eine Bestimmung zur Polyurieabklärung und zur Beurteilung der Konzentrationsfähigkeit der Niere (z. B. im Rahmen eines Durstversuches) erfolgen.

Bestimmungsmethode
Die Bestimmung erfolgt mittels Gefrierpunkterniedrigungs-, Dampfdruck- oder Kolloid-osmotischem Osmometer.

Richtlinien für die Anwendung
Die Bestimmung erfolgt aus Serum, Plasma (Lithiumheparin) oder Urin.

Störfaktoren
Die Plamaosmolalität ist bei Gravidität und Alkoholkrankheit modifiziert; bei der Urinosmolalität sollten gut verschließbare Gefäße verwendet werden, weil es sonst durch Verdustung zu falsch-hohen Werten kommt.

Interpretation
Referenzbereich: 280–305 mosmol/kg.

Bei einer Plasmaosmolalität unter 280 mosmol/kg wird normalerweise kein ADH mehr sezerniert. Ab einer Plasmaosmolalität von 290 mosmol/kg setzen physiologischerweise der Durstmechanismus und die ADH-Sekretion ein. Veränderungen der Plasmaosmolalität weisen auf eine Störung dieser Mechanismen hin. Erhöhte Glukose- oder Harnstoffwerte als Ursache einer Plasmaosmolalitätserhöhung sind entsprechend abzuklären. Die Urinosmolalität ist bei Wasser- oder osmotischer Diurese erhöht oder erniedrigt. Die Wasserdiurese kann eine physiologische Antwort auf eine Wasserbelastung oder Folge einer primären Polydipsie oder eines Diabetes insipidus sein. Zur Differenzierung dient der Durstversuch (s. Abschn. 2.11.1.14). Die osmotische Diurese kann durch Glukose, Mannitol, Kochsalz oder Harnstoff verursacht werden. Schleifendiuretika führen über eine Hemmung der Natriumrückresorption zur osmotischen Diurese.

Kosten
50 Punkte (GOÄ).

2.10
Mineralhaushalt und Nebenschilddrüse

Der Knochen unterliegt ständigen Abbau- und Erneuerungsprozessen. Während des Erwachsenenalters stehen diese beiden Prozesse beim Gesunden im Gleichgewicht. Endokrine und parakrine Einflüsse spielen dabei die entscheidenden Rollen zur Aufrechterhaltung der Kalziumhomöostase. Es ist sinnvoll, zwischen den Laboruntersuchungen zur Beurteilung der Knochenneubildung und denjenigen zum Knochenabbau zu unterscheiden.

2.10.1
Kalzium

Prinzip der Untersuchung und Indikation
Das Kalzium setzt sich im Serum aus 3 Fraktionen zusammen: dem eiweißgebundenen Kalzium (ca. 45 %), dem freien (bzw. ionisierten) Kalzium (ca. 50 %) und dem an Anionen wie Phospat oder Citrat gebundenen Kalzium (ca. 5 %). In der Regel erfolgt die Bestimmung des Gesamtkalziums im Serum. Die Konzentration ist dabei stark von der Konzentration des Gesamteiweißes bzw. Albumins abhängig. Daraus ergibt sich, daß eine Bestimmung des Kalziums nur im Zusammenhang mit einer Eiweißmessung zu interpretieren ist.

Bestimmungsmethode
Die Bestimmung erfolgt auf photometrischem oder flammenphotometrischem Wege oder durch Atom-Absorptions-Spektrophotometrie. In den angloamerikanischen Ländern wird bevorzugt das freie, ionisierte Kalzium über isE gemessen.

Richtlinien für die Anwendung
Die Bestimmung kann aus Plasma oder Serum erfolgen.

Störfaktoren
Zu langes venöses Stauen kann zu einem Anstieg des Kalziums um bis zu 10 % führen. Nahrungsaufnahme bis zu 4 h vor der Blutentnahme führt zu falsch-niedrigen Werten des ionisierten Kalziums ebenso wie eine respiratorische Alkalose. Körperliche Aktivität führt zum Anstieg des ionisierten Kalziums. Das ionisierte Kalzium unterliegt einer zirkadianen Rhythmik.

Interpretation
Referenzbereich: 2,05–2,60 mmol/l.

Hyperkalzämien kommen bei Tumorerkrankungen (Tumorhyperkalzämie), Sarkoidose, Vitamin-D-Intoxikationen, primärem oder sekundär-autonomem Hyperparathyreoidismus (HPT) oder bei der seltenen hypokalziurischen familiären Hyperkalzämie vor. Erniedrigte Kalziumwerte finden sich bei Hypoparathyreoidismus (z. B. nach Schilddrüsenoperation), Pseudohypoparathyreoidismus (Endorganresistenz), Niereninsuffizienz (renale Phosphatretention, verminderte intestinale Ca-Absorption durch 25-OH-Vitamin-D-1α-Hydroxylase-Mangel oder iPTH-Resistenz des Knochens), anderen Störungen des Vitamin-D-Stoffwechsels oder einer Hyperphosphatämie, die zu einer Hemmung der 25-OH-Vitamin-D-1α-Hydroxylase führt.

Kosten
40 Punkte (GOÄ), 25 Punkte (EBM-BMÄ).

2.10.2
Kalziumausscheidung im Urin

Prinzip der Untersuchung und Indikation
Bei ausgeglichener Kalziumbilanz beträgt die Kalziumausscheidung über die Niere bis 300 mg/Tag (7,5 mmol/Tag). Etwa 94–96 % des glomerulär filtrierten Kalziums werden tubulär reabsorbiert. Von in den Darm sezerniertem Kalzium werden ca. 90 % reabsorbiert.

Indikation: Abklärung des Kalziumhaushalts bei erhöhtem oder erniedrigtem Serumkalzium, sowie bei normalem Serumkalzium und Knochenschmerzen, Steinleiden, Niereninsuffizienz, chronischer Diarrhö, Steatorrhö, längerer Therapie mit Steroiden, ferner in der Differentialdiagnose primärer Hyperparathyreoidismus – familiäre hypokalziurische Hyperkalzämie.

Bestimmungsmethode
Siehe oben „Serumkalzium".

Richtlinien für die Anwendung
24-h-Sammelurin, der entweder primär mit konzentrierter HCl angesäuert wird oder im Labor mit 10 ml konzentrierter HCl versetzt und erwärmt wird (Lösen ausgefallener Kalziumsalze).

Störfaktoren
Sammelfehler (zur Plausibilitätskontrolle Kreatininkonzentration im Sammelurin messen).

Ansäuern vergessen: Ausfällung von Kalziumphosphaten.

Interpretation
Referenzbereich: Frauen < 6,2 mmol/Tag, Männer < 7,5 mmol/Tag; < 5 mmol/g Kreatinin.

Die Kalziumausscheidung im Urin ist normalerweise wenig von der nahrungsabhängigen Kalziumzufuhr abhängig. Ausnahmen sind absorptive Hyperkalziurie bei Milch-Alkali-Syndrom, Sarkoidose, Vitamin-D-Intoxikation oder kombiniert resorptiv-absorptive Hyperkalziurie bei Hyperparathyreoidismus. Eine Hyperkalziurie tritt ferner bei Erkrankungen auf, bei denen die Knochenresorption im Vordergrund steht (Tumo-

ren mit Bildung von PTHrP, Östrogenmangel, Immobilisation), ferner bei renaler tubulärer Azidose (pH-Verschiebung), bei Hyperthyreose und beim Cushing-Syndrom (renal glomeruläre Filtration gesteigert bei verminderter tubulärer Reabsorption).

Kosten
180 Punkte (EBM-BMÄ).

2.10.3
Anorganisches Phosphat

Prinzip der Untersuchung und Indikation
Die Bestimmung des anorganischen Phosphats ist bei Muskelschwäche, Knochenschmerzen, chronischen Nierenerkrankungen (Dialyse), bei Nephrolithiasis, nach Schilddrüsen- und Nebenschilddrüsenoperationen und Verdacht auf Malabsorptionssyndrom indiziert und sollte immer zusammen mit der Kalziumbestimmung erfolgen. Eine Bestimmung des Phosphats im Urin ist in vielen Fälle zur weiteren Differentialdiagnostik hilfreich (s. Abschn. 2.10.4).

Bestimmungsmethode
Die Bestimmung erfolgt auf enzymatischem Wege oder mit der Phosphomolybdat-Methode photometrisch.

Richtlinien für die Anwendung
Die Bestimmung kann aus Plasma oder Serum erfolgen.

Störfaktoren
Die Blutentnahme sollte morgens nüchtern erfolgen, da die Nahrungsaufnahme den Phosphatgehalt im Blut beeinflußt. Es besteht eine zikardiane Rhythmik (Tagesschwankungen bis 30 %). Hämolyse und Thrombozytose führen zu falsch-hohen Werten. Zu lange Transportzeiten sollten vermieden werden, da anorganisches Phosphat aus organischen Verbindungen freigesetzt werden kann.

Interpretation
Referenzbereich: 2,5–4,8 mg/dl (0,81–1,55 mmol/l).

Intrazellulär ist Phosphat das wichtigste Anion. Hypophosphatämien sind in leichter From häufig und klinisch bedeutungslos. Schwere Hypophosphatämien mit klinischen Symptomen (Muskelschwäche!) sind sehr selten und durch vermehrte renale Ausscheidung, eine akute Verschiebung von extra- nach intrazellulär oder mangelnde Phosphataufnahme bedingt. Hyperphosphatämien finden sich v. a. bei Niereninsuffizienz mit verminderter Phosphatausscheidung oder bei vermehrter Zufuhr. In der Konsequenz ergibt sich ein reziproker Abfall des Serumkalziums und ektopische Kalzifizierungen (bei einem Kalzium-Phosphat-Produkt (in mg/dl) größer 70) durch Ausfall von Hydroxylapatitkristallen.

Kosten

40 Punkte (GOÄ).

2.10.4
Phosphatausscheidung im Urin

Prinzip der Untersuchung und Indikation
Die Phosphatausscheidung im Urin ist stark ernährungsabhängig, ferner stark beeinflußt von Knochenstoffwechsel, glomerulärer Filtrationsrate, tubulärer Phosphatresorption. Aus diesen Gründen genügt die alleinige Bestimmung der Phosphatkonzentration im Urin nicht, sondern sind Berechungen von Phosphat-Clearance, prozentualer tubulärer Phosphatresorption oder der maximalen tubulären Phosphatresorption erforderlich.

Indikation: Tubuläre Syndrome mit Phosphatverlust, primäre und sekundäre Störungen der Nebenschilddrüsenfunktion.

Bestimmungsmethode
Siehe anorganisches Phosphat im Serum (Abschn. 2.10.3).

Richtlinien für die Anwendung
2-h-Sammelurin von 8:00–10:00 (Ablauf: 7:00 Uhr 500 ml Tee trinken, um 8:00 Uhr Blase leeren, 250 ml Tee trinken, 9:00 Uhr Blase leeren (Phase I), 10:00 Uhr Blase leeren (Phase II).

Serum oder Plasma für Messung von anorganischem Phosphat und Kreatinin.

Störfaktoren
Nahrung: deshalb Probe morgens nach nächtlichem Fasten gewinnen; Hämolyse, Hyperbilirubinämie, Hyperlipidämie stören die Analyse.

Interpretation
Phosphatclearance:

$$C_P \ [\text{ml/min}] =$$
$$PO_{4\,\text{Urin}} \ [\text{mg/dl}] \cdot \text{Uvol} \ [\text{ml}] / PO_{4\,\text{Serum}} \ [\text{mg/dl}] \cdot USZ \ [\text{min}].$$

Tubuläre Phosphatresorption:

$$TRP \ [\%] = [1 - (C_P / C_{CR})] \cdot 100.$$

Tubuläres Maximum der Phosphatrückresorption (= renale Phosphatschwelle): Bestimmung von TRP, Ablesen aus Nomogramm.

Referenzbereiche:

C_P	5,4–16,2 ml/min
	Zur Wertung zusätzlich Ca^{2+}, PO_4^-, EW, Cl^-, CR, AP im Serum, C_{CR}, Ca^{2+} im Urin bestimmen
	Physiologisch erhöht bei erhöhter alimentärer Zufuhr von Phosphat und NaCl, vermindert während Wachstum, Gravidität, Laktation
	Berücksichtigt Nierenfunktion nicht

TRP%	82–90%
	z. B. primärer Hyperparathyreoidismus: 20–81%, Phosphatdiabetes < 80%, renal tubuläre Azidose < 80%
	Berücksichtigt zusätzlich Nierenfunktion, aber auch abhängig von der Diät (z. B. geringe Phosphatzufuhr: > 90%, viel Phosphatzufuhr: < 82%)
TmP/GFR	2,5–4,2 mg/dl
	Erniedrigt: tubuläre Syndrome mit Phosphatverlust, primärer/sekundärer Hyperparathyreoidismus
	Bewertung einer renal tubulären Störung der Phosphat-Resorption

Kosten

400 Punkte (EBM-BMÄ).

2.10.5
Parathormon (iPTH)

Prinzip der Untersuchung und Indikation
Das intakte Parathormon (iPTH) wird von den Nebenschilddrüsen freigesetzt und reguliert die Kalzium- und Phosphatkonzentration im Plasma druch Stimulation der Knochenresorption und Aktivierung der 25-OH-Vitamin-D-1α-Hydroxylase. Dadurch kommt es im Plasma zu einem Kalziumanstieg und zu einem Phosphatabfall. Es ist ein Peptid aus 84 Aminosäuren und hat eine biologische Halbwertszeit von ca. 4 min.

Bestimmungsmethode
Die Bestimmung erfolgt mit immunoradiometrischen oder immunoluminometrischen Assays.

Richtlinien für die Anwendung
Die Messung erfolgt in EDTA-Plasma, das nach der Blutentnahme gekühlt werden sollte und ggf. tiefgefroren werden muß, wenn die Bestimmung verzögert erfolgt.

Störfaktoren
Die iPTH-Freisetzung unterliegt einer zirkadianen Rhythmik mit erhöhten Werten abends.

Interpretation
Referenzbereich: 15–65 pg/ml (1,4–6,0 pmol/l).

Beim primären Hyperparathyreoidismus (pHPT) ist ein oder mehrere Nebenschilddrüsenadenom/e für eine erhöhte iPTH-Freisetzung verantwortlich, die dann zu einer Hyperkalzämie führt. Beim sekundären HPT liegt eine regulatorische Überfunktion bei Niereninsuffizienz oder Malabsorbtionssysndrom mit Kalzium- und Vitamin-D-Mangel vor. Beim sekundär-autonomem oder tertiären HPT kommt es durch die chronische regulatorische Überfunktion zur Ausbildung einer Nebenschilddrüsenautonomie. Ein parathyreopriver Hypoparathyreoidismus tritt meist nach Schilddrüsen- oder Nebenschilddrüsenoperation auf; selten finden sich autoimmunologisch bedingt erniedrigte iPTH-Spiegel. Bei Hyperkalzämie kommt es zu einer physiologischen Erniedrigung des iPTH. Beim Pseudohypoparathyreoidismus liegt eine Endorganresistenz vor mit erhöhten iPTH- und erniedrigten Kalziumwerten (bei erhöhtem Phosphat).

Kosten
480 Punkte (GOÄ), 900 Punkte (EBM-BMÄ).

2.10.6
„Parathormone-related"-Protein (PTHrP)

Prinzip der Untersuchung und Indikation
Das Parathormon-related-Protein (PTHrP) wird ubiquitär exprimiert und kann den PTH-Rezeptor aktivieren. Seine physiologische Funktion ist wohl für die Skelettentwicklung und als lokaler auto- und parakriner Faktor (u. a. laktierende Mamma, uteroplazentare Funktionseinheit, Vasodilatation an den Gefäßwänden) wichtig. Es ist in der Tumorhyperkalzämie häufig erhöht und wohl für die Entstehung der Hyperkalzämie als paraneoplastisches Phänomen mitverantwortlich. Eine klare klinisch Indikation gibt es zur Bestimmung nicht.

Bestimmungsmethode
Die Bestimmung erfolgt mit kompetitiven Immunoassays (RIA, ELISA).

Richtlinien für die Anwendung
Die Bestimmung erfolgt aus EDTA-Plasma. Das Blut muß nach Abnahme sofort zentrifugiert und tiefgefroren werden.

Störfaktoren
Bei zunehmender Niereninsuffizienz kommt es zu einem Anstieg von PTHrP im Plasma, weil es vorwiegend renal ausgeschieden wird.

Interpretation
Referenzbereich: < 2,5 pmol/l.
Das PTHrP ist bei Tumorhyperkalzämien in einem großen Anteil der Fälle erhöht. Das iPTH ist in diesen Fällen niedrig bis normal.

Kosten
750 Punkte (GOÄ).

2.10.7
25-Hydroxy-Vitamin D

Prinzip der Untersuchung und Indikation
In der Haut wird das Vitamin D_3 gebildet. Es wird in der Leber zu 25-Hydroxy-Vitamin D (Calcidiol) hydroxyliert. In den Nieren erfolgt dann die Hydroxylierung zum aktiven $1,25(OH)_2D_3$ (Calcitriol). Eine Bestimmung ist bei Verdacht auf Vitamin-D-Mangel oder verringerter Knochendichte sinnvoll.

Bestimmungsmethode
Die Bestimmung erfolgt durch kompetitive Proteinbindungsanalyse oder Hochdruckflüssigkeitschromatographie.

Richtlinien für die Anwendung
Die Bestimmung kann aus Plasma oder Serum erfolgen.

Störfaktoren
Nach Heparingabe kommt es zu einer Erhöhung der 25-Hydroxy-Vitamin-D-Konzentration.

Interpretation
Referenzbereiche:

- Sommer: 20–120 ng/ml (50–300 pmol/l),
- Winter: 10–50 ng/ml (25–125 pmol/l).

Die 25(OH)D-Konzentration gibt Aufschluß über die Vitamin-D-Aufnahme und die Bildung der Provitamine in der Haut durch UV-Licht. Erniedrigte Werte finden sich entsprechend bei Sonnenlichtmangel, Malabsorption z. B.bei Leberzirrhose oder Kurzdarmsyndrom und bei erhöhtem Vitamin-D-Verlust u. a. beim nephrotischen Syndrom oder bei der Peritonealdialyse. Erhöhte Werte sind unter Vitamin D (u. a. Vigantol) oder 25(OH)D-Therapie zu messen.

Kosten
480 Punkte (GOÄ), 900 Punkte (EBM-BMÄ).

2.10.8
1,25-Hydroxy-Vitamin D_3

Prinzip der Untersuchung und Indikation
Das 1,25-Hydroxy-Vitamin D_3 ist der aktive Vitamin-D-Metabolit. Spezifische intranukleäre Calcitriolrezeptoren u. a. im Knochen, Dünndarm und in den Nieren vermitteln die genomische Wirkung. Zusätzlich gibt es schnelle nicht-genomische Wirkungen. Hauptfunktion des Calcitriols ist die Aufrechterhaltung der Kalziumhomöostase. Eine Bestimmung ist in der klinischen Routine nur in seltenen Ausnahmefällen indiziert: bei Verdacht auf Sarkoidose oder anderen granulomatösen Erkrankungen und zur Differenzierung von Hypokalzämien.

Bestimmungsmethode
Die Bestimmung erfolgt durch Radioimmunoassay.

Richtlinien für die Anwendung
Die Bestimmung erfolgt aus Serum.

Störfaktoren
Bei Vitamin-D-Intoxikation wird nur das Cacitriol, nicht aber andere Vitamin-D-Metaboliten erfaßt.

Interpretation
Referenzbereich: 25–70 pg/ml (60–150 pmol/l).

Die 1,25-Hydroxy-Vitamin-D_3-Konzentration spiegelt die Aktivität der 25-OH-Vitamin-D-1α-Hydroxylase in der Niere wider. Calcitriol ist in der Schwangerschaft physiologisch erhöht; eine Erhöhung findet sich auch bei der medikamentös bedingten Cacitriolintoxikation oder bei der Sarkoidose. Erniedrigte Werte finden sich bei chronischer Niereninsuffizienz mit Kreatininwerten über 2 mg/dl, bei UV-Lichtmangel und bei den seltenen angeborenen Rachitisformen. Einzige Ausnahme ist der angeborene 1,25-Rezeptordefekt, der deutlich erhöhte Cacitriolwerte aufweist.

Kosten
750 Punkte (GOÄ), 1100 Punkte (EBM-BMÄ).

2.10.9
Osteocalcin

Prinzip der Untersuchung und Indikation
Osteocalcin wird in den Osteoblasten synthetisiert, ist also ein Marker vermehrter Knochenneubildung. Seine Synthese wird vom Cacitriol reguliert; seine Funktion ist noch nicht sicher geklärt. Die Osteocalcinbestimmung ist bei Verdacht auf High-turnover-Osteoporose indiziert.

Bestimmungsmethode
Immunoassay. Die Resultate der einzelnen Testkits sind nicht miteinander vergleichbar.

Richtlinien für die Anwendung
Die Bestimmung erfolgt aus Serum oder Lithiumheparinplasma. Die Blutentnahme sollte wegen der zirkadianen Rhythmik morgens nüchtern erfolgen.

Störfaktoren
Unter Therapie mit Dicumaronderivaten kommt es zu einer Osteocalcinsynthesehemmung.

Interpretation
Erhöhte Osteocalcinwerte sprechen für einen erhöhten Knochenumsatz wie bei der High-turnover-Osteoporose, dem pHPT oder dem M. Paget.

Kosten
480 Punkte (GOÄ).

2.10.10
Pyridinium-Crosslinks

Prinzip der Untersuchung und Indikation
Pyridinolin (PYD) und Desoxypyridinolin (DPD) verbinden benachbarte Kollagenmoleküle im Knochen (Crosslinks). Beim enzymatischen Knochenabbau werden die Substanzen in die Zirkulation abgegeben und über den Urin ausgeschieden. Hieraus ergibt sich die Rolle von PYD und DPD als Marker der Knochenresorption.

Indikation: Nachweis einer pathologisch gesteigerten Knochenresorption (postmenopausale Osteoporose, primärer und sekundär renaler Hyperparathyreoidismus, Osteomalazie, rheumatische Erkrankungen, M. Paget, Tumor assoziierte Hyperkalziurie, Hyperthyreose, Karzinome mit Knochenmetastasen, Verlaufskontrolle bei Therapie mit Biphosphonaten, Östrogen/Gestagen, Transplantations assoziierte Osteopathie).

Bestimmungsmethode
I) rpHPLC und Fluorimetrie nach saurer Hydrolyse und Verteilungschromatographie an Zellulose;
II) immunoreaktives DPD: erfaßt freies DPD, mit vorangehender saurer Hydrolyse gesamtes DPD;
III) immunoreaktives PYD: kompetitiver EIA mit Festphasen-immobilisiertem PYD und Enzym-konjugiertem polyklonalem Antikörper (erfaßt freies und peptidgebundenes PYD zu 100 %, Kreuzreaktion mit DPD).

Richtlinien für die Anwendung
Morgendlicher Spontanurin ohne Zusatz.

Störfaktoren
Zirkadianer Rhythmus (Maximum 5–8 Uhr, Minimum 17–20 Uhr).
Physische Aktivität (DPD steigt schneller als PYD).
Diät: z. T. durch Kalziumsubstitution erniedrigt.
Schwangerschaft: Anstieg um ca. 91 %;.

Interpretation
Crosslinks korrelieren mit histomorphometrischen Variablen des Knochenabbaus.

Referenzbereich: HPLC: PYD 17–60 µmol/mol Kreatinin, DPD 1,8–9,0 µmol/mol Kreatinin.

Immunoreaktives PYD: 13–93 µmol/mol Kreatinin, DPD 1,3–9,3 µmol/mol Kreatinin.

Erhöhte Werte bei:
- primärem, sekundärem Hyperparathyreoidismus (high turnover 109 ± 108 nmol/l, low turnover 34 ± 13 nmol/l);
- Osteomalazie;
- Kazinomen mit Knochenmetastasen (DD Immobilisation);
- postmenopausale Osteoporose (nur HPLC cross links korrelieren);
- M. Paget;
- rheumatischen Erkrankungen (Korrelation mit entzündlicher Aktivität und Marker der Knorpelschädigung);
- Wachstumsstörung bei Kindern (Anstieg bei GH-Mangel unter GH-Therapie);
- Hyperthyreose (korreliert mit fT_3).

2.10.11
Hydroxyprolin

Prinzip der Untersuchung und Indikation
Hydroxyprolin (HP) ist eine Aminosäure, die fast ausschließlich im Kollagen vorkommt. Mehr als 50 % des Kollagens befinden sich im Knochen.

Indikation: Wurde früher als Marker der Knochenresorptionsrate bei z. B. M. Paget, renaler Osteopathie, Osteomalazie, Knochenmetastasen verwendet. Wegen zu 90 %iger Metabolisierung in der Leber erfolgt auch Freisetzung durch extrazelluläre Prozessierung von (Neo)kollagen. Ferner ist Hydroxyprolin nahrungsabhängig. Die Analyse von Hydroxyprolin wurde deshalb durch die Messung der „cross links" abgelöst.

Bestimmungsmethode
I) Serum, freies HP: nach Ultrazentrifugation Oxidation von Hydroxyprolin im Überstand mit Chloramin T, colorimetrischer Nachweis des gebildeten Pyrrols mit Ehrlich-Reagens (Dimethylaminobenzaldehyd 20 % in HCl) bei 560 nm;
II) Serum, gesamtes HP: saure Hydrolyse in 6 n HCl über 16 h bei 100 °C, puffern auf pH 6, colorimetrische Messung nach Oxidation mit Chloramin T (s. I);
III) Urin: Extraktion über Kationenaustauscher, saure Hydrolyse, Elution des freien Hydroxyprolins im Alkalischen, Colorimetrie nach Oxidation mit Chloramin T (s. I).

Richtlinien für die Anwendung
Serum: freies HP nach 48 h Gelatine-freier Diät; gesamtes HP nach 12 h Fasten.

Urin: 2mal 24 h Sammelurin nach kollagenfreier Nahrung 1 Tag vor und während der Sammelzeit (kein Fleisch, Geflügel, Fisch, Pudding, Joghurt, Süßigkeiten, Eiscreme).

Störfaktoren
Voraussetzung ist eine normale GFR.

Interpretation
Referenzwerte:
- Serum, frei: 0,5–1,8 mg/l;
- Serum total (7,6 × mg = µmol):
  - Frauen 105,4 × 0,32 × Alter (ab 20. Lebensjahr) µmol/l;
  - Männer: 108,5 × 0,32 × Alter µmol/l;
- Urin: 4,8–24,9 mg/24 h/m² KOF.

Erhöhte Werte sind Ausdruck einer metabolischen Knochenerkrankung.

Korreliert schlechter als AP, Röntgen und Szintigraphie.

Brauchbar für: Beurteilung von Aktivität und Verlauf von Knochenprozessen.

Erhöht und erniedrigt wie Crosslinks (s. Abschn. 2.10.10).

Zusätzlich erhöht bei Marfan-Syndrom wegen gestörter Umwandlung von löslichem in unlösliches Kollagen.

Kosten
250 Punkte (EBM-BMÄ).

2.11
Endokrinologie

2.11.1
Hypophyse, Hypothalamus und Nebennierenrinde

2.11.1.1
Adrenokortikotrophes Hormon (ACTH)

Prinzip der Untersuchungen, Indikation
Die ACTH-Bestimmung ist zur Differentialdiagnose eines bereits gesicherten Hyperkortisolismus oder zur Differentialdiagnose einer gesicherten Nebennierenrindeninsuffizienz indiziert. Außerdem kann die Bestimmung bei Verdacht auf ektope ACTH-Produktion, z. B. bei kleinzelligem Bronchialkarzinom durchgeführt und bei Karzinoid werden.

Bestimmungsmethode
Die Bestimmung erfolgt entweder immunometrisch mit monoklonalen oder polyklonalen Antikörpern oder durch Radioimmuno-Assays. Hier kommen meist polyklonale Antikörper zum Einsatz.

Richtlinien für die Anwendung
Für die Untersuchungen wird EDTA-Plasma gewonnen. Eine Kühlung unmittelbar nach Blutabnahme ist erforderlich. Die Zentrifugierung sollte so schnell wie möglich erfolgen.

Störfaktoren
Die Probenentnahme sollte in Plastiksystemen erfolgen, da ACTH an Glasoberflächen absorbiert wird. Die Bestimmung sollte sofort nach Zentrifugation erfolgen; das Plasma kann aber bei −20° längere Zeit konserviert werden. ACTH-Vorläufer-Peptide, wie sie bei der ektopen ACTH-Produktion häufig vorkommen, lassen sich nur mit polyklonalen Radioimmuno-Assays erfassen.

Interpretation
Referenzbereich: 10–60 pg/ml.

Bei M. Cushing mit hypothalamo-hypophysärer ACTH-Überproduktion ist das ACTH in Relation zu den Kortisolwerten stets inadäquat hoch oder normal.

Beim Cushing-Syndrom mit kortisolproduzierendem Nebennierenrinden-Tumor ist das ACTH stets auf nicht meßbare Werte supprimiert. Beim ektopen ACTH-Syndrom sind die ACTH-Werte meist exzessiv erhöht.

Grundsätzlich können alle malignen Tumoren ektop ACTH produzieren. Bei primärer Nebennierenrindeninsuffizienz sind die ACTH-Werte ebenfalls deutlich erhöht. Da die Werte unter adäquater Substitutionstherapie nicht immer in den Normbereich abfallen, ist die ACTH-Bestimmung nicht zur Verlaufskontrolle geeignet. Bei tertiärer Nebennierenrindeninsuffizienz sind sowohl Kortisol als auch ACTH erniedrigt. Im CRH-Test läßt sich in diesen Fällen die ACTH-Produktion steigern.

Kosten
480 Punkte (GOÄ), 900 Punkte (EBM-BMÄ).

2.11.1.2
ACTH-Kurztest (i.v.)

Prinzip der Untersuchung und Indikation
Ein ACTH-Kurztest sollte zur Erfassung eines Kortisolmangels bei Verdacht auf M. Addison, zur Testung der Stimulierbarkeit von 17-OH-α-Progesteron bei Verdacht auf adrenogenitales Syndrom (AGS) und zum Ausschluß eines GH-Mangels durchgeführt werden. Eine Kontraindikation zur Testdurchführung ist extrem selten bei Allergie gegen synthetisches ACTH (Synacthen) gegeben.

Bestimmungsmethode
Siehe Kortisol (Abschn. 2.11.1.14), GH (Abschn. 2.11.4.1) und 17-OH-α-Progesteron (Abschn. 2.11.1.16).

Richtlinien für die Anwendung
Beim ACTH-Kurztest wird zunächst Blut für die basale Kortisol-, GH bzw. 17-OH-Progesteronbestimmung abgenommen (s. Abschn. 2.11.1.15). Danach erfolgt eine schnelle Bolusinjektion von 1 Amp. Synacthen (0,25 mg = 25 IE synthetisches 1–24-ACTH) und 30 min später dann die erneute Bestimmung von Kortisol und GH bzw. 60 min später die erneute 17-OH-Progesteronbestimmung.

Störfaktoren
Unter Streßbedingungen kann es zu falsch-hohen basalen Kortisolwerten kommen.

Interpretation
Richtwert: Anstieg der Kortisolkonzentration auf mehr als das Doppelte des Ausgangswertes.

ACTH stimuliert die Sekretion von Kortisol und anderen Nebennierenrindensteroiden. Bei einem Anstieg des Plasma-Kortisols auf über 25 µg/dl oder einer Steigerung um mehr als 8 µg/dl gegenüber dem Basalwert ist eine Nebenrindeninsuffizienz mit hinreichender Sicherheit ausgeschlossen. Bei etwa 50 % der Normalpersonen wird durch ACTH zusätzlich die GH-Produktion stimuliert. Ein Anstieg der GH-Werte um $\Delta = 5$ ng/ml beweist eine intakte Wachstumshormonsekretion. Ein fehlender Anstieg ist hingegen nicht pathologisch. Beim Cushing-Syndrom mit beidseitiger Nebennierenrindenhyperplasie kommt es zu einem überschießendem Anstieg des Plasmakortisols (Hypersensitivität der Nebennierenrinde). Heterozygote Merkmalsträger des AGS zeigen bei normalen Basalwerten für 17-OH-α-Progesteron einen überschießenden Anstieg dieser androgenen Hormonvorstufe.

Kosten
500 Punkte (GOÄ).

2.11.1.3
Kombinierter „Testcocktail" (gestaffelt)

Prinzip der Untersuchung und Indikation
Der Test sollte bei Verdacht auf HVL-Insuffizienz und bei Akromegalie zur Überprüfung der paradoxen GH-Stimulierbarkeit durch TRH/GnRH durchgeführt weden. Kontraindikationen: Schwangerschaft und zerebrale Krampfleiden.

Bestimmungsmethode
Siehe Kortisol, LH, FSH, TSH, T3, fT4, GH, IGF-1 und PRL.

Richtlinien für die Anwendung
Über eine venöse Verweilkanüle wird eine 0,9 %ige NaCl-Infusion angeschlossen. Der Patient sollte danach 30 min ruhen. Zunächst werden basale Serumproben für Kortisol, LH, FSH, TSH,T3, fT4, PRL, GH bestimmt und dann 100 µg LHRH und 200 µg TRH gemischt langsam i.v. gegeben. Nach 30 min erfolgt eine weitere Blutentnahme für LH, FSH (nach GnRH), TSH (nach TRH), PRL (nach TRH) und GH (nach TRH). Im Anschluß wird dann 1 Amp. Synacthen (0,25 mg = 25 I.E. synthetisches 1–24-ACTH) i.v. gegeben; daran schließt sich eine weitere Blutentnahme nach 60 min zur Bestimmung von Kortisol (nach Synacthen) und GH (nach TRH und Synacthen) an. Der Patient muß für den Test nüchtern sein. Als Nebenwirkungen können ein kurzfristiges Hitzegefühl mit Flush, Schwindelgefühl und Harndrang auftreten.

Störfaktoren
Die Ergebnisse werden u. a. durch eine pharmakologische Glukokortikoidtherapie, eine substitutive Hydrokortisonbehandlung, eine ACTH-Behandlung und die Einnahme von Ovulationshemmern (erhöhtes Kortisol-bindendes Globulin) beeinflußt.

Interpretation
Bei etwa 2/3 der Patienten mit Akromegalie führt die Gabe von TRH bzw. LHRH typischerweise zu einer pathologischen Stimulation der GH-Sekretion, so daß die Releasinghormone zum Nachweis dieser pathologischen Stimulation gestaffelt gegeben werden.
Weitere Anmerkungen s. Abschn. 2.11.1.4.

Kosten
Siehe Einzelverfahren.

2.11.1.4
Kombinierter „Testcocktail" (Standard)

Prinzip der Untersuchung und Indikation
Der Test sollte bei Verdacht auf HVL-Insuffizienz durchgeführt weden. Kontraindikationen: Schwangerschaft und zerebrale Krampfleiden.

Bestimmungsmethode
Siehe Kortisol, LH, FSH, TSH, fT3, fT4, PRL und GH.

Richtlinien für die Anwendung
Zunächst muß eine venöse Verweilkanüle gelegt werden und eine 0,9 %ige NaCl-Infusion angeschlossen werden. Der Patient sollte danach 30 min ruhen. Die Analyse erfolgt aus Serum. Zunächst erfolgt eine Blutentnahmen zur Bestimmung der Basalwerte Kortisol, LH, FSH, TSH,T3, fT4, GH, IGF-1 und PRL. Danach erfolgt die Gabe von 1 Amp. Synacthen (0,25 mg = 25 IE synthetisches 1–24-ACTH), 100 µg LHRH und 200 µg TRH gemischt langsam i.v. Eine weitere Blutentnahme ist nach 30 min zur Bestimmung von Kortisol (nach ACTH), LH und FSH (nach GnRH), TSH (nach TRH), GH (nach GnRH) und eventuell PRL (nach TRH) erforderlich. Nebenwirkungen können ein kurzfristiges Hitzegefühl mit Flush, ein Schwindelgefühl und Harndrang sein.

Störfaktoren
Siehe Abschn. 2.11.1.3.

Interpretation
Mit Hilfe des Cocktails kann eine Aussage bezüglich der HVL-Funktion und der NNR-Funktion getroffen werden. Anhand der basalen und stimulierten Hormonwerte sind Beeinträchtigungen einzelner oder mehrerer Partialfunktionen sowie eine komplette HVL-Insuffizienz zu erkennen. Aufgrund der Interaktionen der einzelnen Releasinghormone zeigen sich beim Cocktail meist höhere Hormonwerte nach Stimulation als nach einer Stimulation mit einem einzelnen Releasing-Hormon (TSH-Anstieg im TRH-Test). Zur Beurteilung der HVL-Funktion müssen in jedem Fall die peripheren Hormonwerte mit einbezogen werden.

Kosten
Siehe Einzelverfahren.

2.11.1.5
„Supercocktail" (CRH, GHRH, LHRH, TRH)

Prinzip der Untersuchung und Indikation
Dieser Test sollte zur weiteren Differentialdiagnose zwischen suprahypophysärer und hypophysärer Hypopheninsuffizienz durchgeführt werden. Eine Kontraindikation besteht bei Schwangerschaft und zerebralem Krampfleiden.

Bestimmungsmethode
Siehe ACTH, Kortisol, GH, IGF-1, LH, FSH, TSH, und PRL.

Richtlinien für die Anwendung
Zunächst muß eine venöse Verweilkanüle gelegt werden und eine 0,9 %ige NaCl-Infusion angeschlossen werden. Der Patient sollte danach 30 min ruhen. Dann kann die Blutentnahme für die Basalwerte mit Bestimmung von ACTH, Kortisol, GH, LH, FSH, TSH und PRL vorgenommen werden. Im Anschluß werden 100 µg humanes CRH, 100 µg GHRH (1–44), 100 µg LHRH und 100 µg TRH gemischt langsam i.v. injiziert. Weitere Blutentnahmen sind nach 15, 30, 45, 60, 90 und 120 min für ACTH und Kortisol erforderlich. Alle Analysen erfolgen aus Serum bis auf ACTH, für das EDTA-Plasma gewonnen werden muß (Kühlung und rasche Zentrifugation beachten, s. Abschn. 2.11.1.1). Nebenwirkungen können ein kurzfristiges Hitzegefühl mit Flush, ein Schwindelgefühl und Harndrang sein.

Störfaktoren
Siehe Abschn. 2.11.1.3.

Interpretation
Mit Hilfe des Supercocktails kann zwischen einer suprahypophysären und hypophysären Insuffizienz unterschieden werden. Bei einer suprahypophysären Ursache ist nach Gabe von CRF ein adäquater Anstieg des ACTH bzw. des Kortisols zu erwarten, der hingegen bei hypophysärer Läsion nicht beobachtet werden kann. Aufgrund der Interaktionen der einzelnen Releasinghormone zeigen sich im globalen HVL-Stimulationstest meist höhere Hormonwerte nach Stimulation als im Falle einer Einzelstimulation (TSH-Anstieg im TRH-Test). In die Beurteilung der HVL-Funktion müssen in jedem Fall die peripheren Hormonwerte mit einbezogen werden: ein regelrechter Anstieg des TSH nach Stimulation bei erniedrigten Werten von fT3 und fT4 ist durchaus mit einer sekundären Hypothyreose zu vereinbaren.

Kosten
– s. Einzelverfahren –

2.11.1.6
TRH-Stimulationstest

Prinzip der Untersuchung und Indikation
Der Test sollte bei Verdacht auf hypophysär-hypothalamische Erkrankungen durchgeführt werden (s. Abschn.
2.11.1.3–2.11.1.5), ferner um zwischen Hyperthyreose
und nicht-thyreoidaler Erkrankung (NTI) zu unterscheiden. Der Test hat durch die Einführung des hoch-
sensitiven TSH-Nachweises an Bedeutung verloren und
ist für die Routinediagnostik der Schilddrüsenfunktionsstörungen nicht mehr nötig.

Bestimmungsmethode
Siehe TSH, fT3, fT4 und Prolaktin.

Richtlinien für die Anwendung
Mit der Blutentnahme für die Basalwerte wird TSH,
FT3, FT4, und evtl. PRL bestimmt. Dann wird 1 Amp.
TRH (200 µg) i.v. injiziert und bei der nächsten Blut-
entnahme nach 30 min erneut TSH und evtl. PRL be-
stimmt. Als Nebenwirkungen treten gelegentlich flüch-
tige Übelkeit, vorübergehender Harndrang und leichte
Kopfschmerzen auf.

Störfaktoren
Die Analyseergebnisse unterliegen einer medikamentösen Beeinflussung durch Schilddrüsenhormone, Glukokortikoidtherapie und bezüglich der Prolaktinbestimmung durch Bromocriptin und andere Dopamin-
agonisten.

Interpretation
Zur endgültigen Beurteilung der HVL-Funktion müssen in jedem Fall die peripheren Hormonwerte mit herangezogen werden. Ein TSH-Anstieg zwischen 2 und
25 mU/l findet sich bei intaktem Hypophysen-Schild-
drüsen-Regelkreis.

Ein geringer Anstieg des TSH (< 2 mU/l) nach Stimulation bei normalen Werten für FT3 und FT4 kann Hinweis für eine beginnende Schilddrüsenüberfunktion sein
(Autonomie oder M. Basedow, DD Therapie mit Schild-
drüsenhormonpräparaten). Bei hypothyreoten Werten
von FT3 und FT4 liegt bei geringem TSH-Anstieg ein
Hinweis für eine sekundäre Hypothyreose vor. Bei erhöhten Werten für FT3 und FT4 spricht ein geringer
TSH-Anstieg für eine Hyperthyreose. Bei Schwerkranken (NTI) liegt bei fehlendem Anstieg des TSH nach TRH
auch bei normalen oder erniedrigten fT3/fT4-Werten der
Verdacht auf Hyperthyreose vor (DD hypophysär-hypothalamische Hypothyreose – sehr selten!).

Bei einem Anstieg des TSH um über 25 mU/l liegt
bei normalen fT3- und fT4-Werten der Verdacht auf eine latente Hypothyreose nahe; bei erniedrigten peripheren Hormonwerten ist eine primäre Hypothyreose
festzustellen.

Kosten
500 Punkte (GOÄ).

2.11.1.7
Kortisoltagesprofil

Prinzip der Untersuchung und Indikation
Eine Indikation besteht in seltenen zweifelhaften Fällen
zur Diagnosesicherung eines Cushing-Syndroms bei positivem Dexamethason-Hemmtest (s. Abschn. 2.11.1.7)
und bei Verdacht auf persistierenden Hyperkortisolismus (z. B. nach Hypophysenoperation oder Radiatio).
Der Dexamethason-Hemmtest ist sensitiver und spezifischer als das Kortisoltagesprofil und sollte primär durchgeführt werden.

Bestimmungsmethode
Siehe Kortisol.

Richtlinien für die Anwendung
Der Patient sollte morgens stressfrei sein. Bei 5 Blutentnahmen über den Tag verteilt wird Kortisol bestimmt
(6.00, 9.00, 12.00, 18.00 und 24.00 Uhr). Die beiden
letzten Blutentnahmen müssen noch abends bzw.
nachts zentrifugiert und das Serum bei 4 °C aufbewahrt werden.

Störfaktoren
Die Ergebnisse werden durch eine Glukokortikoidtherapie (auch inhalativ) und eine Hydrokortisonsubstitution beeinflußt.

Interpretation
Richtwert: Abfall der Kortisolkonzentration des 23-
Uhr-Wertes auf weniger als die Hälfte des 8-Uhr-Wer-
tes.

Anhand mehrerer Stichproben kann die Tages-
rhythmik der Kortisolsekretion überprüft werden
(morgendliches Maximum und mitternächtliches Minimum). Beim Cushing-Syndrom ist die zirkadiane
Rhythmik des Serumkortisols aufgehoben.

Kosten
1000 Punkte (GOÄ).

2.11.1.8
CRH-Test

Prinzip der Untersuchung und Indikation
Bei gesichertem Cushing-Syndrom dient der CRH-Test
der Differentialdiagnose zwischen zentraler und ektoper Ursache. Bei Nebennierenrindeninsuffizienz dient

der Test zur Differenzierung zwischen sekundärer und tertiärer Form.

Bestimmungsmethode
Siehe Kortisol und ACTH.

Richtlinien für die Anwendung
Das Legen eines venösen Zugangs ist erforderlich (0,9 %ige NaCl-Infusion anschließen). Danach muß der Patient 30 min ruhen. Eine Blutentnahme für ACTH- und Kortisol-Basalwerte erfolgt vor Gabe von 1 Amp. Corticobiss (100 µg humanes CRH) langsam i.v. Weitere Blutentnahmen sind nach 15, 30, 45, 60, 90 und 120 min nach CRH mit Bestimmung von ACTH und Kortisol erforderlich. Dabei sollten die Hinweise zur Probenaufbereitung von ACTH beachtet werden (s. Abschn. 2.11.1.1). Als Nebenwirkung kann ein kurzfristiges Hitzegefühl mit Flush auftreten.

Störfaktoren
Die Ergebnisse werden durch eine Glukokortikoidtherapie (auch inhalativ) und eine Hydrokortisonsubstitution beeinflußt.

Interpretation
Bei Gesunden: Die ACTH- und Kortisolwerte müssen mindestens das Doppelte des Basalwertes erreichen. Ein ACTH-Anstieg bei gesicherter sekundärer Nebenniereninsuffizienz spricht für eine hypothalamisch bedingte Störung der ACTH-Sekretion. Ein fehlender Anstieg des ACTH und des Kortisols nach CRH weisen auf einen hypophysären ACTH-Mangel hin. Ein exzessiver ACTH- und Kortisolanstieg spricht bei gesichertem Cushing-Syndrom eindeutig für ein zentrales Cushing-Syndrom und gegen eine ektope ACTH-Produktion.

Kosten
2190 Punkte (GOÄ).

2.11.1.9
Dexamethason-Hemmtest (2 mg)

Prinzip der Untersuchung und Indikation
Der Dexamethason-Hemmtest mit 2 mg sollte bei Verdacht auf Cushing-Syndrom zum sicheren Ausschluß bzw. zur ersten Bestätigung durchgeführt werden.

Bestimmungsmethode
Siehe Kortisol. Der verwendete Assay darf nicht mit Dexamethason kreuzreagieren.

Richtlinien für die Anwendung
Am 1. Tag soll der Patient um 22.00 Uhr 2 mg Dexamethason und evtl. 5–10 mg Valium per os einnehmen. Am darauffolgenden 2. Tag soll gegen 9.00 Uhr eine

Blutentnahme (nüchtern) zur Kortisolbestimmung unter Suppression erfolgen.

Störfaktoren
Pharmakologische Glukokortikoidtherapie, Hydrokortisonsubstitution und Diphenylhydantoin.

Interpretation
Die abendliche Gabe von 2 mg Dexamethason hemmt beim Gesunden den frühmorgendlichen ACTH-Anstieg und führt somit zu supprimierten morgendlichen Kortisolspiegeln (< 2 mg/dl).

1. Bei einer normalen Supprimierbarkeit ist ein Cushing-Syndrom ausgeschlossen.
2. Bei unvollständiger Suppression ist ein Cushing-Syndrom nicht bewiesen. Bei Patienten mit endogener Depression, unter Streß, nach Einnahme von hormonellen Antikonzeptiva oder Antiepileptika kann der Test pathologisch ausfallen. In diesen Fällen muß ein höher dosierter Dexamethason-Hemmtest (8 mg) durchgeführt werden (s. unten, Abschn. 2.11.1.10).

Kosten
500 Punkte (GOÄ).

2.11.1.10
Dexamethason-Hemmtest (Liddle-Test)

Prinzip der Untersuchung und Indikation
Der Langzeit-Dexamethason-Hemmtest mit 2 bzw. 8 mg pro Tag über 2 Tage dient der Differentialdiagnostik eines Cushing-Syndroms, das z. B. durch ein im Dexamethasontest mit 2 mg über Nacht nicht supprimierbares Kortisol wahrscheinlich wurde. Kontraindikationen sind ein florides Ulcus duodeni oder ventriculi, eine entgleiste Kohlenhydratstoffwechsellage oder eine Kortikoidpsychose in der Anamnese.

Bestimmungsmethode
Siehe Kortisol und ACTH.

Richtlinien für die Anwendung
Zunächst sollte der Patient am 1. Tag den 24-h-Urin zur Bestimmung der Basalausscheidung von 17-OH-Corticosteroiden und freiem Kortisol sammeln.

Am 2. Tag erfolgt um 9.00 Uhr eine Blutentnahme zur Bestimmung der ACTH- und Kortisol-Basalwerte im Serum. Danach soll der Patient insgesamt 8 x Dexamethason 0,5 mg (oder 8mal 2 mg) alle 6 h einnehmen (2. Tag: 12.00, 18.00, 24.00 Uhr, 3. Tag: 6.00, 12.00, 18.00, 24.00 Uhr und zuletzt am 4. Tag um 6.00 Uhr). Am 4. Tag um 9.00 Uhr erfolgt die Blutentnahme für die Hemmwerte für ACTH und Kortisol. Der Patient sollte am 2. und 3. Tag jeweils den 24-h-Urin zur Bestimmung von 17-OH-Corticosteroiden und freiem Kortisol sammeln. Als Nebenwirkungen können Schlafstörungen und die Verschlechterung einer diabetischen Stoffwechsellage auftreten.

Störfaktoren
Pharmakologische Glukokortikoidtherapie, Hydrokortisonbehandlung und ACTH-Behandlung.

Interpretation
Eine fehlende bzw. unzureichende Suppression der Steroidausscheidung nach niedriger Dexamethasondosis (2 mg bzw. 8mal 0,5 mg) bei deutlicher Suppression nach hoher Dexamethasondosis (8mal 2 mg) weist auf ein zentrales Cushing-Syndrom hin. Ein völliges Ausbleiben der Suppression auch nach 8mal 2 mg Dexamethason über 2 Tage spricht für einen primären Nebennierenrindentumor bzw. ein ektopisches ACTH-Syndrom.

Kosten
500 Punkte (GOÄ).

2.11.1.11
Insulinhypoglykämietest

Siehe Abschn. 2.3.1.11.

2.11.1.12
Prolaktin

Prinzip der Untersuchungen und Indikation
Eine Hyperprolaktinämie kann bei weiblichen Patienten Ursache von Oligo- oder Amenorrhö, anovulatorischen Zyklen, Galaktorrhö, Virilisierungserscheinungen und weiblicher Sterilität sein. Bei männlichen Patienten ist eine Bestimmung bei Libido- und Potenzstörungen sowie bei Hypogonadismus mit und ohne Gynäkomastie sowie bei Galaktorrhö indiziert. Eine Hyperprolaktinämie sollte ebenfalls grundsätzlich bei allen hypophysären oder hypothalamischen Erkrankungen ausgeschlossen werden. In der Regel reicht die Bestimmung des basalen Prolaktins zur Diagnose einer Hyperprolaktinämie aus. Funktionstests haben keine wesentlichen klinische Bedeutung.

Bestimmungsmethode
Immunoassays bzw. immunometrische Assays kommen zur Bestimmung zum Einsatz.

Richtlinien für die Anwendung
Die Bestimmung erfolgt aus Serum.

Störfaktoren
Streß, Palpation der Mammae oder Stillen führen zur erhöhten Prolaktinkonzentration. Die Prolaktinkonzentration unterliegt einer diurnalen Rhythmik und weist in den frühen Morgenstunden einen Maximalwert auf. Deshalb sollte die Blutentnahme soweit möglich morgens erfolgen. In der Schwangerschaft kommt es zu einem Anstieg der Prolaktinspiegel bis auf das 20fache. Postpartal fallen die Prolaktinwerte in ca. 4–6 Wochen wieder auf den Ausgangswert ab.

Interpretation
Referenzbereiche:

- Frauen: <30,0 ng/ml (<684 µU/ml),
- Männer: <20,0 ng/ml (<456 µU/ml).

Bis zu 20 % der Frauen mit Amenorrhö weisen eine Hyperprolaktinämie als Ursache auf. Etwa 40 % der hyperprolaktinämischen Frauen weisen eine hypophysäre Raumforderung als Ursache auf. In der Kernspintomographie oder in der Computertomographie feststellbare Mikro- oder Makroprolaktinome korrelieren in ihrer Größe meist gut mit der Höhe des Prolaktinspiegels. Beim Mann finden sich in der Regel Makroprolaktinome als Ursache für eine Hyperprolaktinämie. Bei größeren hypophysären Raumforderungen ohne eigene Prolaktin-Mehrsekretion, die bis nach suprasellär gewachsen sind, kann es durch Kompression des Hypophysenstiels zu einer Blockierung des Prolaktin-inhibierenden Hormons Dopamin kommen. Diese Hypophysentumoren führen sekundär zu einer Hyperprolaktinämie aus dem noch vorhandenen Hypophysenvorderlappengewebe (sog. „Entzügelungshyperprolaktinämie"). Eine Mindersekretion des Prolaktins ist ohne pathophysiologische Bedeutung.

Kosten
350 Punkte (GOÄ), 300 Punkte (EBM-BMÄ).

2.11.1.13
Antidiuretisches Hormon (ADH)

Prinzip der Untersuchungen und Indikation
Das antidiuretische Hormon (ADH) ist ein Nonapeptid; Synonym Argininvasopressin (AVP). Die ADH-Freisetzung aus dem Hypophysenhinterlappen wird bei Hyperosmolalität des Plasmas oder bei Verminderung des intravaskulären Volumens stimuliert. In der Niere bewirkt das ADH eine Verminderung der Wasserausscheidung. Eine Indikation zur Bestimmung ergibt sich neben dem renalen Diabetes insipidus und dem SIADH allenfalls noch bei denjenigen Patienten, die bei normaler Konzentrierung des Harnes im Durstversuch (s.dort) ausgeprägte polyurische und polydiptische Symptome zeigen (=psychogenen Polydipsie).

Bestimmungsmethode
Immunoassay.

Richtlinien für die Anwendung

Zur Untersuchung sollte EDTA-Plasma verwendet werden. Die Proben sollten unmittelbar nach der Entnahme gekühlt werden. Eine Zentrifugation sollte sofort erfolgen.

Störfaktoren

ADH zeigt eine circadiane Rhythmik. Die Normwerte sind von der Plasmaosmolalität abhängig: Je höher die Plasmaosmolalität, desto höher der Referenzwert für ADH.

Interpretation

Beim gesunden Erwachsenen schwankt die Osmolalität im Plasma nur geringgradig. Die Werte für ADH sind bei erhöhter Plasmaosmolalität oder vermindertem intravaskulärem Volumen erhöht. Bei einer Volumenabnahme von mehr als 10 % wird über Vermittlung von Niederdruck-Rezeptoren im rechten Vorhof des Herzens ein deutlicher Anstieg der ADH-Konzentration ausgelöst.

Bei renalem Diabetes insipidus ist die ADH-Konzentration inadäquat hoch. Bei hypophysärem zentralem Diabetes insipidus ist die ADH-Konzentration inadäquat niedrig. Bei einem SIADH (Syndrome of inappropriate antidiuretic-hormone) ist die ADM-Konzentration in Relation zur Plasmaosmolalität inadäquat hoch. Ursachen für ein SIADH sind u. a. maligne Tumoren, Erkrankungen des zentralen Nervensystems, nicht-neoplastische Lungenerkrankungen sowie verschiedene Medikamente.

2.11.1.14
Kortisol

Prinzip der Untersuchungen und Indikation

Das freie Kortisol ist das biologisch aktive Glukokortikosteroid. Mehr als 90 % des Kortisols ist an das Plasmaprotein-Transcortin gebunden, weitere 7 % an Albumin. Nur die übrigen 3 % liegen in freier Form vor. In der klinischen Diagnostik wird in der Regel das Gesamt-Kortisol bestimmt. Eine Indikation liegt bei Verdacht auf Hyper- oder Hypokortisolismus in Zusammenschau mit den verschiedenen Funktionstests der adrenocorticotropen Achse vor. In seltenen Fällen ist die Bestimmung des freien Kortisols indiziert, wenn die Transcortin-Konzentration, z. B. in der Schwangerschaft, bei Östrogentherapie, Hypothyreose oder Anorexia nervosa verändert ist.

Bestimmungsmethode

Die Bestimmung erfolgte durch Hochdruckflüssigkeitschromatographie (HPLC) oder durch Immunoassays.

Richtlinien für die Anwendung

Als Untersuchungsmaterial dient Serum, Speichel oder 24-h-Sammelurin. Der Urin sollte gekühlt gesammelt werden.

Störfaktoren

Die Immunoassays zeigen häufig Kreuzreaktivität mit anderen Corticosteroiden, die bei etwa 20 % für Prednisolon und ca. 5 % für 11-Deoxycortisol liegen. Unter einer Prednisolontherapie ist die Kortisol-Bestimmung durch Immunoassays deswegen nicht sinnvoll. Nahrungsaufnahme und Streß führen zu einem Anstieg des Kortisols. Kortisolbasalwerte sollten deshalb stets morgens im nüchternen Zustand erfolgen.

Interpretation

Referenzbereich:

- Plasma: 15–25 µg/dl (0,41–0,69 µmol/l),
- Urin: < 150 µg/24 h (< 4,1 µmol/l).
- Tagesprofil: Richtwert: Abfall der Kortisolkonzentration des 23-Uhr-Wertes auf weniger als die Hälfte des 8-Uhr-Wertes.

Bei entsprechender Klinik spricht ein erhöhter basaler Kortisolwert für ein Cushing-Syndrom. Eine Diagnosestellung kann allerdings nur mit Hilfe von Funktionstests, wie dem Dexamethason-Kurztest, dem Kortisol-Tagesprofil und ggf. einem CRH-Test erfolgen. Zur Ausschlußdiagnostik eines Cushing-Syndroms dient die Bestimmung des Kortisols im 24-h-Urin oder der Dexamethason-Kurztest mit 2 mg (s. dort). Niedrige morgendliche basale Kortisolwerte sprechen für eine primäre oder sekundäre Nebennierenrindeninsuffizienz. Eine Diagnosesicherung kann hier mit dem ACTH-Kurztest oder der ACTH-Bestimmung erfolgen (s. dort).

Erhöhte basale Kortisolwerte können bei Alkoholismus, endogener Depression, Anorexia nervosa oder anderen schweren akuten oder chronischen Allgemeinerkrankungen sowie bei Adipositas vorliegen, ohne daß ein Cushing-Syndrom zu diagnostizieren ist. Eine erhöhte Gesamt-Kortisol-Bestimmung findet sich ebenfalls bei Schwangerschaft und Östrogentherapie. Da in diesen Fällen das Transcortin erhöht ist, ist die Bestimmung des freien Kortisols im Urin oder im Speichel in diesen Fällen stets normal.

Kosten

- Kortisol: 250 Punkte (GOÄ), 600 Punkte (EBM-BMÄ);
- Tagesprofil: 1000 Punkte (GOÄ).

2.11.1.15
Dehydroepiandrostendion

Prinzip der Untersuchung und Indikation
Dehydroepiandrostendion (DHEA) sowie Dehydroepiandrosteronsulfat (DHEAS) werden in der Nebennierenrinde synthetisiert. Quantitativ überwiegt das DHEAS. Es wird in der klinischen Routine lediglich DHEAS gemessen. Eine Indikation zur Bestimmung besteht bei differentialdiagnostischer Abklärung eines Hirsutismus oder eines Virilismus sowie bei Verdacht auf Nebennierenrindenkarzinom.

Bestimmungsmethode
Immunoassay.

Richtlinien für die Anwendung
Zur Untersuchung wird Serum benötigt.

Störfaktoren
Die Referenzbereiche sind alters- und geschlechtsabhängig. Männer haben höhere Werte als Frauen bei im Alter durchwegs niedrigeren Konzentrationen. Die Freisetzung wird durch ACTH und nicht durch die Gonadotropine ausgelöst. DHEA, DHEAS werden in die Androgene Testosteron- und Dehydrotestosteron umgewandelt.

Interpretation
Referenzbereich DHEA-S:

- Frauen, prämenopausal: 0,75–10,8 µmol/l,
- Frauen, postmenopausal: 1,25–14,0 µmol/l,
- Männer: 1,25–14,0 µmol/l.

Bei adrenalem Hirsutismus und Virilismus ist die DHEAS-Konzentration im Plasma bei Frauen im Gegensatz zum ovariellen Hirsutismus oder Virilismus erhöht. Als adrenale Ursache kommen androgenproduzierende Nebennierentumoren, ein hypothalamo-hypophysäres Cushing-Syndrom sowie ein adreno-genitales Syndrom in Frage. Bei exzessiv erhöhten DHEAS-Werten ist immer auch an ein Nebennierenkarzinom zu denken.

Kosten
350 Punkte (GOÄ), 600 Punkte (EBM-BMÄ).

2.11.1.16
17α-Hydroxyprogesteron

Prinzip der Untersuchungen und Indikation
17α-Hydroxyprogesteron ist bei einem 21-Hydroxylasemangel, dem häufigsten Enzymdefekt mit adrenogenitalem Syndrom, erhöht. Bei klinischem Verdacht bzw. zum Ausschluß eines adrenogenitalen Syndroms ist die Bestimmung indiziert.

Bestimmungsmethode
Immunoassay.

Richtlinien für die Anwendung
Als Untersuchungsmaterial ist Serum geeignet.

Störfaktoren
17-Hydroxyprogesteron zeigte eine ausgeprägte diurnale Rhythmik, die außerdem vom Menstruationszyklus beeinflußt wird. Aus diesem Grund erfolgt in der Regel eine Bestimmung des Basalwertes und eine Bestimmung 60 Minuten nach Stimulation mit 0,25 mg ACTH (Synacthen i.v.).

Interpretation
Referenzbereiche:

- Frauen:
    - Follikelphase: 0,2–1,0 ng/ml (0,6–3,0 nmol/l),
    - Lutealphase: 1,0–4,0 ng/l (3,0–12,0 nmol/l),
- Männer: 0,4–3,3 ng/ml (1,2–9,9 nmol/l).

17α-Hydroxyprogesteron ist beim adrenogenitalen Syndrom, sowohl bei der homozygoten autosomal-rezessiv vererbten Form als auch beim nicht klassischen heterozygoten adrenogenitalen Syndrom erhöht. Bei der klassischen Form sind bereits die Basalwerte in der Regel deutlich erhöht. Die Vermehrung des 17α-Hydroxyprogesteron führt zu einer verstärkten Bildung von Androgenen. Bei der nicht klassischen heterozygoten Form läßt sich die Diagnose durch einen ACTH-Test sichern. 60 min nach Injektion von 0,25 mg ACTH i.v. (Synacthen) kommt es zu einem Anstieg des 17α-Hydroxyprogesterons auf mehr als das Doppelte des Basalwertes.

Kosten
350 Punkte (GOÄ), 600 Punkte (EBM-BMÄ).

2.11.2
Schilddrüse
2.11.2.1
Thyreoideastimulierendes Hormon (TSH)

Prinzip der Untersuchungen und Indikation
Die TSH-Konzentration im Plasma ist bei normaler Hypothalamus- und Hypophysenvorderlappenfunktion von der in den Geweben verfügbaren Menge an Schilddrüsenhormon abhängig. Eine Indikation zur Bestimmung ist als Screening-Untersuchung zum Ausschluß von Schilddrüsenfunktionsstörungen und bei Verdacht auf primäre Hyper- oder Hypothyreose gegeben. Das TSH wird ferner zur Früherkennung der angeborenen Hypothyreose bestimmt sowie zur Kontrolle einer Substitutions- oder Suppressionsbehandlung bei Schilddrüsenhormontherapie.

Bestimmungsmethode
Immunoassay.

Richtlinien für die Anwendung
Die Bestimmung erfolgt aus Serum. Für das TSH-Neugeborenenscreening ist ein Blutstropfen kapilläres Fersenblut (Filterpapier) erforderlich.

Störfaktoren
In der Schwangerschaft finden sich gelegentlich erniedrigte oder gar durch HCG supprimierte TSH-Konzentrationen. Dann sollte eine Bestimmung der freien Schilddrüsenhormonwerte durchgeführt werden.

Interpretation
Referenzbereich Kinder und Erwachsene: 0,4–4 mU/l.

Bei normalem TSH-Wert ist eine primäre Schilddrüsenfunktionsstörung ausgeschlossen. TSH-Konzentrationen unterhalb der Norm weisen auf eine primäre Hyperthyreose hin, Konzentrationen oberhalb der Norm dagegen auf eine primäre Hypothyreose. In beiden Fällen ist dann in einem 2. Schritt eine Bestimmung der freien Schilddrüsenhormone fT3 und fT4 zur Sicherung erforderlich. Bei sekundärer Hypothyreose im Rahmen einer Hyphophysenvorderlappen-Insuffizienz ist ebenfalls neben dem TSH die Bestimmung der freien Schilddrüsenhormonwerte erforderlich. Bei schwerkranken Patienten findet sich im Krankenhaus häufig ein erniedrigtes TSH bei erniedrigten Schilddrüsenhormonwerten.

Kosten
250 Punkte (GOÄ), 100 Punkte (EBM-BMÄ).

2.11.2.2
Gesamt-T4 (TT4) und freies Thyroxin (fT4)

Prinzip der Untersuchung und Indikation
Eine Bestimmung der peripheren Schilddrüsenhormone Trijodthyronin (T3) und Thyroxin (T4) ist erst indiziert, wenn ein pathologischer TSH-Wert vorliegt – seltene Ausnahmen von dieser Regel sind Patienten mit gestörter TSH-Sekretion. fT4 und fT3 sollten bei Verdacht auf primäre Hyper- oder Hypothyreose, bei Verdacht auf gestörte TSH-Regulation oder sekundäre Hyperthyreose und zur Therapieverlaufskontrolle bei Hyperthyreose gemessen werden. In der Regel werden heute die freien Hormone (fT3 und fT4) bestimmt. Die Bestimmung der Gesamthormone ist nicht sinnvoll, weil sie von der Konzentration der Bindungsproteine (Thyroxin-bindendes Globulin (TBG), Transthyretin, Albumin und Apolipoproteine) abhängt, die wiederum mannigfaltigen Störfaktoren unterliegen. In der Schwangerschaft ist eine Erhöhung der Bindungsproteine physiologisch – in diesem Fall sind das fT3 und das fT4 normal, während das Gesamt-T3 und das Gesamt-T4 häufig erhöht sind.

Bestimmungsmethode
Die Bestimmung erfolgt durch Immunoassays der neuen Generation (Nicht-Analog-Tracer-Verfahren).

Richtlinien für die Anwendung
Die Bestimmung wird aus Serum durchgeführt.

Störfaktoren
Bei Patienten mit schweren Allgemeinerkrankungen oder durch Heparingabe kann es zu falsch-hohen Werten für fT4 kommen. Autoantikörper können die Bestimmung von fT3 und fT4 verfälschen. Exogene Schilddrüsenhormone gehen in die Messung ein.

Interpretation
Referenzbereiche:

- TT4: 4,5–10 µg/dl,
- fT4: 0,8–1,8 ng/dl.

Das fT4 im Serum spiegelt am besten die Hormonproduktion und -exkretion der Schilddrüse wieder. Von einer Hyperthyreose spricht man, wenn das fT4 und/oder das fT3 bei supprimiertem TSH erhöht ist. Eine Hypothyreose liegt vor, wenn TSH erhöht ist und fT4 erniedrigt gemessen wird. FT3 hat eine etwa 5fach höhere Stoffwechselaktiviät als fT4. Weil fT3 das wirksame Hormon ist, das zu 80 % durch Dejodierung durch gewebespezifische 5'-Dejodinasen aus T4 entsteht, während 20 % des T3 direkt von der Schilddrüse sezerniert werden, gibt das fT3 besseren Aufschluß über eine Schilddrüsenüberfunktion. Das reverse T3 (rT3) hat nur 5 % der Stoffwechselaktivität von fT4 und wird diagnostisch nicht benötigt.

Kosten
- TT4: 100 Punkte (EBM-BMÄ),
- fT4: 250 Punkte (GOÄ), 180 Punkte (EBM-BMÄ).

2.11.2.3
Gesamt-T3 (TT3) und freies Trijodthyronin (fT3)

Prinzip der Untersuchung und Indikation
Siehe Abschn. 2.11.2.2.

Bestimmungsmethode
Siehe Abschn. 2.11.2.2.

Richtlinien für die Anwendung
Siehe Abschn. 2.11.2.2.

Störfaktoren
Im Alter fällt das fT3 physiologischerweise gegenüber jüngeren Menschen ab.

Interpretation
Referenzbereiche:

- TT3: 80–180 ng/dl,
- FT3: 2,3–4,2 pg/ml.

Nur ca. 0,3 % des T3 liegen in freier Form vor. Die fT3- und TT3-Menge wird entscheidend durch die Protein-bindungsverhältnisse und die Konversion beeinflußt. Bei schweren Erkrankungen kommt es zu einem Absinken der T3-Konzentrationen (Low-T3-Syndrom) und zu einer erhöhten Konzentration des weitgehend inaktiven Stereoisomers rT3. Weitere Informationen s. unten.

Kosten
- TT3: 250 Punkte (GOÄ), 100 Punkte (EBM-BMÄ),
- FT3: 250 Punkte (GOÄ), 180 Punkte (EBM-BMÄ).

2.11.2.4
Reverses T3 (rT3)

Prinzip der Untersuchung und Indikation
rT3 ist ein weitgehend inaktives Stereoisomer des aktiven Schilddrüsenhormons T3. Es reflektiert die Konversion von T4 zu T3 in den peripheren Geweben. Eine Indikation zur Bestimmung in der klinischen Routine ist nicht gegeben.

Bestimmungsmethode
Immunoassay.

Richtlinien für die Anwendung
Die Bestimmung sollte aus Serum erfolgen.

Störfaktoren
Keine.

Interpretation
Referenzbereich: 0,1–0,3 ng/ml (0,15–0,50 nmol/l).
   Beim Low-T3-Syndrom im Rahmen schwerer Allgemeinerkrankungen oder beim Fasten steigt das rT3 gegensinnig zum fT3 an.

2.11.2.5
Thyroxinbindendes Globulin (TBG)

Prinzip der Untersuchung und Indikation
TBG ist das wichtigste Transportprotein für die Schilddrüsenhormone. Es verhindert die renale Exkretion der Schilddrüsenhormone. Eine Indikation zur Bestimmung ist in der klinischen Routine nur noch selten gegeben, weil die Messung der freien Schilddrüsenhormone inzwischen regelhaft durchgeführt wird und die Bestimmung des Gesamt-T4/TBG-Quotienten somit weitgehend hinfällig geworden ist. Allenfalls bei Verdacht auf kongenitalen TBG-Mangel oder -Exzess sollte eine Bestimmung im Rahmen von Familienuntersuchungen erfolgen.

Bestimmungsmethode
Immunoassay.

Richtlinien für die Anwendung
Die Bestimmung soll aus Serum erfolgen.

Störfaktoren
TBG-Bindungsanomalien, Hypo-/Dysalbuminämie oder T4-Auto-Antikörper können die Bestimmung stören.

Interpretation
Referenzbereich: 13–30 mg/l (220–510 nmol/l).
   Erhöhte Gesamt-T3 und -T4-Konzentrationen bei gleichzeitig inadäquat hohem TSH sind in aller Regel durch Östrogeneinnahme oder in der Gravidität begründet. Das TBG ist in dieser Konstellation erhöht. In dieser Situation ist die Messung von fT3 und fT4 sinnvoller. Beim seltenen kongenitalen TBG-Mangel ist das TBG erniedrigt oder nicht nachweisbar.

Kosten
250 Punkte (GOÄ), 100 Punkte (EBM-BMÄ).

2.11.2.6
TSH-Rezeptorantikörper (TSH-RAK)

Prinzip der Untersuchung und Indikation
Die TSH-RAK sind eine heterogene Gruppe von Antikörpern, die an den TSH-Rezeptor binden und teils blockierende und teils stimulierende Wirkung haben. In der Summe stimulieren sie als TSH-Rezeptoragonisten die Bildung von cAMP in den Thyreozyten und führen damit zu einer verstärkten Bildung und Freisetzung von Schilddrüsenhormonen. Streng genommen besteht nur dann eine Indikation zur Bestimmung, wenn zwischen einer immunogenen Hyperthyreose vom Basedow-Typ oder einer disseminierten Autonomie unterschieden werden soll, da sich zur sonstigen Differentialdiagnose der Hyperthyreose in Zusammenschau von Klinik (Orbitopathie), Labor, Sonographie und Szintigraphie auch ohne Bestimmung der TSH-RAK die notwendigen Informationen gewinnen lassen.

Bestimmungsmethode
Radioliganden-Assay: Markiertes TSH wird von den TSH-RAK an Schweine-Thyreozyten verdrängt. Eine Unterscheidung von stimulierenden und blockierenden Antikörpern ist nicht möglich. Bei fehlender Standardisierung sind die laborspezifischen Referenzbereiche zu beachten.

Richtlinien für die Anwendung
Die Bestimmung erfolgt aus Serum.

Störfaktoren
Es gibt noch keine definierte Referenzpräparation zur Standardisierung der Assays.

Interpretation
Referenzbereich: 85–100 % TSH-Bindung.

Die Mehrzahl (70–80 %) der Patienten mit immunogener Hyperthyreose vom Basedow-Typ weist positive TSH-RAK auf. Das Ausmaß der Verdrängung im Radioliganden-Assay ist nicht proportional zur Schwere der Erkrankung. Da TSH-RAK als IgG-Antikörper plazentagängig sind, besteht die Gefahr einer Hyperthyreose in utero oder neonatal.

Kosten
550 Punkte (GOÄ), 900 Punkte (EBM-BMÄ).

2.11.2.7
Schilddrüsenperoxidaseantikörper (TPO-AK)

Prinzip der Untersuchung und Indikation
Die TPO-AK richten sich gegen das membranständige Schilddrüsenperoxidaseenzym, das für die Jodination der Tyrosinreste und die Kopplung von 2 Tyrosinresten am Thyreoglobulin notwendig ist. Früher wurden die TPO-AK auch mikrosomale Antikörper (MAK) genannt, weil Mikrosomen als Antigen Verwendung fanden. Die TPO-AK gehören zur IgG-Klasse. Ihre Bestimmung ist bei Verdacht auf immunogene Schilddrüsenerkrankung indiziert.

Bestimmungsmethode
Die Bestimmung erfolgt im Immunfluoreszenz-Test, durch passive Hämagglutination oder mittels Immunoassay. Der Immunoassay mit kompetitiver Verdrängung von radioaktiv markierter TPO gilt als Standardverfahren.

Richtlinien für die Anwendung
Die Bestimmung erfolgt aus Serum.

Störfaktoren
In der Normalbevölkerung findet sich bei Männern eine Prävalenz von 9 und bei Frauen von 16 % für TPO-AK, ohne daß sich eine Schilddrüsenerkrankung nachweisen läßt.

Interpretation
Referenzbereich: = 60 IE/ml.

Bei ca. 90 % der Patienten mit Hashimoto-Thyreoiditis sind die TPO-AK erhöht, beim M. Basedow in 70–80 % der Fälle. Die Konzentration der TPO-AK korreliert meist nicht mit dem klinischen Verlauf.

Kosten
290 Punkte (GOÄ), 400 Punkte (EBM-BMÄ).

2.11.2.8
Thyreoglobulinantikörper (TG-AK)

Prinzip der Untersuchung und Indikation
Die TG-AK richten sich gegen Thyreoglobulin. Eine Indikation zur Bestimmung ist in der klinischen Routine bei Verdacht auf immunogene Schilddrüsenerkrankung nicht gegeben, da sich keine Zusatzinformationen zur Bestimmung der TPO-AK ergibt. Nach Thyreoidektomie wegen eines differenzierten Schilddrüsenkarzinoms sollte einmal die Bestimmung von TG-AK erfolgen, um die Verwertbarkeit der Thyreoglobulinbestimmung als Tumormarker sicherzustellen.

Bestimmungsmethode
Immunoassay.

Richtlinien für die Anwendung
Die Bestimmung erfolgt aus Serums.

Störfaktoren
Siehe Abschn. 2.11.2.7.

Interpretation
Referenzbereich: = 60 IE/ml.

TG-AK sind in 60–70 % der Fälle bei Hashimoto-Thyreoiditis und in ca. 40 % bei M. Basedow erhöht. Bei negativen TPO-AK kann ein erhöhter Wert für TG-AK Hinweise auf eine immunogene Schilddrüsenerkrankung geben.

Kosten
290 Punkte (GOÄ), 400 Punkte (EBM-BMÄ).

2.11.3
Katecholaminstoffwechsel

Die Katecholamine Adrenalin, Noradrenalin und Dopamin werden im Nebennierenmark und im Sympathikus-Grenzstrang produziert. Beim Phäochromozytom und beim Neuroblastom finden sich erhöhte Werte der Katecholamine und ihrer Metaboliten im Urin und im Plasma. Das Phäochromozytom kann familiär gehäuft oder im Zusammenhang mit einer Multiplen Endokrinen Neoplasie vom Typ 2 (MEN 2) oder einer von-Hippel-Lindau-Erkrankung vorkommen. Eine genetische Screeninguntersuchung von Angehörigen ist bei MEN 2 oder von-Hippel-Lindau-Erkrankung erforderlich, sollte aber spezialisierten Zentren vorbehalten bleiben.

Der Bestimmung der Katecholamine und ihrer Metaboliten im 24-h-Sammelurin kommt die größte diagnostische Bedeutung bei hoher Sensitivität und Spezifität zum Ausschluß eines Phäochromozytoms oder eines Neuroblastoms zu. Für das Phäochromozytom haben Adrenalin, Noradrenalin und Metanephrine, für das Neuroblastom die Vanillinmandelsäure die größte diagnostische Aussagekraft. Die Bestimmung der Plasmawerte hat lediglich Bestätigungscharakter.

Beim sog. Inzidentalom, einer zufällig entdeckten Raumforderung in der Nebenniere, sollte in jedem Falle ein Phäochromozytom ausgeschlossen werden.

2.11.3.1
Adrenalin, Noradrenalin, Metanephrine, Dopamin und Vanillinmandelsäure im Urin

Prinzip der Untersuchung und Indikation
Bei Verdacht auf Phäochromozytom sollten Adrenalin, Noradrenalin, Metanephrine und bei Verdacht auf Neuroblastom auch Vanillinmandelsäure und Dopamin im 24-h-Urin bestimmt werden.

Bestimmungsmethode
Die Bestimmung erfolgt mittels HPLC mit elektrochemischer Detektion.

Richtlinien für die Anwendung
Die Bestimmung erfolgt aus 20 ml eines 24-h-Sammelurins, dem 10 ml 10 %iger Salzsäure vorgelegt werden müssen. Bei Kleinkindern wird Spontanurin zur Diagnostik verwendet.

Störfaktoren
Koffein und Nikotin stören die Messung. Alle Medikamente, die über α- oder ß-Rezeptoren wirken, sollten wenn möglich abgesetzt werden. Kalziumantagonisten können dagegen ohne Beeinflussung der Ergebnisse eingesetzt werden. Die Einnahme von DOPA oder α-Methyldopa bedingt falsch-negative Ergebnisse (ca. 1 Woche vorher absetzen!). Tetrazykline, Erythromycin und Ampicillin können die Analyse durch Eigenfluoreszenz stören.

Interpretation
Referenzbereiche:

- Adrenalin: 4–20 μg/24 h,
- Noradrenalin: 23–105 μg/24 h,
- Metanephrin: < 0,4 mg/24 h,
- Normetanephrin: < 0,8 mg/24 h,
- Dopamin: 190–450 μg/24 h,
- Vanillinmandelsäure: < 8 mg/24 h.

Bei erhöhten Werten für Metanephrine, Noradrenalin und Adrenalin besteht der hochgradige Verdacht auf ein Phäochromozytom, wenn eine ordnungsgemäße Probengewinnung sichergestellt ist. Wenn alle 3 Parameter normal sind, ist ein Phäochromozytom praktisch ausgeschlossen. Die Analyse der Vanillinmandel-

säure und des Dopamins ist zur Ausschlußdiagnostik bei Verdacht auf Phäochromozytom nicht erforderlich. Bei unklaren Befunden sollte die Analyse wiederholt werden, bevor sich eine weitergehende morphologische Diagnostik anschließt. Etwa 10 % der Phäochromozytome sind maligne und können sich extraadrenal manifestieren. Erhöhte Werte für Vanillinmandelsäure und Dopamin sprechen für ein Neuroblastom.

Kosten
- Adrenalin, Dopamin, Noradrenalin, Metanephrine: 570 Punkte (GOÄ), 450 Punkte (EBM-BMÄ),
- Vanillinmandelsäure: 250 Punkte (GOÄ), 450 Punkte (EBM-BMÄ).

2.11.3.2
Adrenalin, Noradrenalin, Metanephrine, Dopamin und Vanillinmandelsäure im Plasma

Prinzip der Untersuchung und Indikation
Wenn der Verdacht auf Phäochromozytom durch einen positiven Urinbefund nahegelegt wurde, kann die Bestimmung der Plasmakatecholamine die Diagnose bestätigen. Die Sensitivität und Spezifität ist jedoch niedriger als die der Urinkatecholamine, weil einerseits die Konzentration im Plasma um das tausendfache niedriger ist als im Urin, insbesondere aber weil die Ausschüttung von Katecholaminen in das Plasma starken Schwankungen unterliegt und damit eine „Augenblicksaufnahme" darstellt, während sich die Untersuchung des Sammelurins einen Summations- und Mittelungseffekt über 24 h zunutze machen kann.

In der Routinediagnostik hat die Plasmabestimmung von Katecholaminen daher nur geringe Bedeutung.

Bestimmungsmethode
Die Bestimmung erfolgt mit der Einisotopenderivatmethode nach Auftrennung mittels der Hochdruckflüssigkeitschromatographie.

Richtlinien für die Anwendung
Die Bestimmung erfolgt aus Plasma. Die Proben sollten rasch zentrifugiert und bis zur Analyse tiefgefroren werden.

Störfaktoren
Streß, körperliche Arbeit und die Nahrungsaufnahme erhöhen die Plasmakatecholamine. Vor der Messung ist eine Ruhezeit von mindestens 30 min nach Legen einer Verweil-Kanüle erforderlich. Die Plasmakatecholamine unterliegen einer starken tageszeitlichen Schwankung, so daß Messungen immer zum gleichen Zeitpunkt, am besten morgens nüchtern durchgeführt werden sollten.

Interpretation
Referenzbereiche:

* Adrenalin: 20–100 pg/ml,
* Noradrenalin: 100–500 pg/ml,
* Dopamin: <100 pg/ml.

Erhöhte Plasmakatecholamine sprechen für ein Phäochromozytom, sind aber weniger aussagekräftig als ein positiver Urinbefund. Ein deutlich erhöhter Dopaminwert spricht eher für ein malignes Phäochromozytom.

Kosten
570 Punkte (GOÄ), 450 Punkte (EBM-BMÄ).

2.11.3.3
Clonidintest (Clonidinsuppressionstest)

Prinzip der Untersuchung und Indikation
Bei pathologischem Befund in der 24-h-Urinanalytik mit Verdacht auf Phäochromozytom kann der Clonidin-Suppressionstest zur Bestätigung der Diagnose durchgeführt werden. Nach Bestimmung der Basalwerte für die Plasmakatecholamine werden nach Einnahme von Clonidin erneut die Plasmakatecholamine gemessen. Im Normalfalle lassen sich die Katecholamine durch Clonidin zumindest teilweise supprimieren.

Bestimmungsmethode
Siehe Abschn. 2.11.3.2.

Richtlinien für die Anwendung
Der Patient sollte nüchtern sein. Zunächst muß ein venöser Zugang gelegt werden. Danach sollte der Patient 30 min ruhen (mehrmals Blutdruck messen). Nach 30 min wird zur Bestimmung der Basalwerte (Adrenalin, Noradrenalin und ggf. Dopamin) heparinisiertes Vollblut (Röhrchen auf Eis!) entnommen. Danach soll der Patient 1 Tbl. Catapressan 300 µg (Clonidin) einnehmen. Der Blutdruck und Puls müssen dabei engmaschig kontrolliert werden. Nach 3 h erfolgt eine erneute Blutentnahme zur Katecholaminbestimmung unter Suppressionsbedingungen.

Störfaktoren
Siehe Abschn. 2.11.3.2.

Interpretation
Clonidin ist ein α_2-adrenerger Agonist, der zentral angreift und die Freisetzung von Katecholaminen unterdrückt. Voraussetzung zur Verwertung des Tests sind erhöhte Basalwerte oder eine paradoxe Stimulierbarkeit. Bei Vorliegen eines Phäochromozytoms sind die Katecholaminwerte nicht supprimierbar. Bei essentieller Hypertonie zeigt sich ein deutlicher Abfall der Katecholaminwerte in den Referenzbereich bzw. ein Abfall auf mindestens 50 % des Basalwertes. Der Test ist durch

eine niedrigere Sensitivität als die Urinbestimmung (vgl. Abschn. 2.11.3.1) gekennzeichnet.

Kosten
1140 Punkte (GOÄ).

2.11.4
Wachstumshormon (GH) und Somatomedine

Die GH-Synthese in der Adenohypophyse wird durch GHRH („growth hormone releasing hormone", stimulierend) und SRIF („somatotropin release inhibiting factor", hemmend) reguliert. Im Blut wird GH zu 50 % an GHBP gebunden, den im Plasma zirkulierenden extrazellulären Anteil des GH-Rezeptors. GH wirkt über den GH-Rezeptor, der zellmembrangebunden ist. Das Insulin-like growth-Faktor I (IGF-I) vermittelt die wachtumsfördernde anabole Wirkung parakrin und endokrin in den Geweben. IGFs sind an spezifische Bindungsproteine gebunden (IGFBP).

2.11.4.1
Wachstumshormon (GH)

Prinzip der Untersuchung und Indikation
Eine Indikation zur Bestimmung ist bei Wachstumsstörungen bei Kindern und Jugendlichen und bei Erwachsenen bei Verdacht auf Akromegalie oder Wachstumshormonmangel und Hypophysenvorderlappeninsuffizienz gegeben. Da GH pulsatil freigesetzt wird und eine Halbwertszeit von nur ca. 20 min hat, besitzt ein einzelner spontan gemessener Wert nur geringe Aussagekraft.

Bestimmungsmethode
Die Bestimmung erfolgt durch Immunoassay. Die Referenzwerte sind von der Referenzpräparation für den jeweiligen Assay abhängig.

Richtlinien für die Anwendung
Die Bestimmung erfolgt aus Serum.

Störfaktoren
GH wird u. a. vermehrt bei Streß, Angst, Androgenmangel, Hypothyreose oder Glukokortikoidtherapie neben anderen Medikamenten, vermindert dagegen bei Glukosebelastung freigesetzt. Eine vermehrte Freisetzung ergibt sich z. B. auch bei Hungerzuständen.

Interpretation
Referenzbereich

* hGH: 1–5 ng/ml (45–220 pmol/l), in Sekretionspulsen auch höher

Bei Akromegalie ist das basale GH erhöht. Die Diagnose muß aber über einen Glukosebelastungstest gesichert werden, informativer ist die Bestimmung von IGF-I (s.o.).

Kosten
hGH: 350 Punkte (GOÄ), 600 Punkte (EBM-BMÄ),

2.11.4.2
„Insulin-Like Growth Factor I" (IGF-I)

Prinzip der Untersuchung und Indikation
IGF-1 vermittelt die metabolischen Effekte von GH. Es wird an sechs verschiedenen Bindungsproteine gebunden (IGFBPs). Es reflektiert die GH-Sekretion über mehrere Tage. Eine Bestimmung ist bei Verdacht auf Akromegalie und bei Verdacht auf GH-Mangel indiziert. Das IGF-1 eignet sich gut zur Verlaufskontrolle unter Wachstumshormontherapie bei Kindern und Erwachsenen.

Bestimmungsmethode
Die Bestimmung erfolgt mittels Immunoassay.

Richtlinien für die Anwendung
Die Bestimmung kann aus Plasma oder Serum erfolgen.

Störfaktoren:
Säure-Äthanol-Fällung oder Blockade der IGF-BPs vor der Messung in vitro erforderlich. IGFBP-Anomalien können zu Störungen führen.

Interpretation
Referenzbereiche:
Stark Assay-abhängig und altersabhängig

- $<$5 Jahre: 20–250 ng/ml,
- 6–8 Jahre: 100–480 ng/ml,
- 9–11 Jahre:
  - weiblich: 100–780 ng/ml,
  - männlich: 100–570 ng/ml,
- 12–15 Jahre:
  - weiblich: 250–1000 ng/ml,
  - männlich: 200–950 ng/ml,
- 16–24 Jahre: 180–780 ng/ml,
- 25–39 Jahre: 100–500 ng/ml,
- 40–54 Jahre: 80–350 ng/ml.

Erniedrigte Werte sprechen für einen Wachstumshormonmangel, erhöhte für eine Akromegalie.

Kosten
IGF-I = Somatomedin C
Somatomedin C: 480 Punkte (GOÄ), 600 Punkte (EBM-BMÄ).

2.11.4.3
„Insulin-Like Growth Factor Binding Protein 3" (IGFBP-3)

Prinzip der Untersuchung und Indikation
IGFBP-3 macht ca. 75 % der Bindungsproteine für IGF-1 aus und ist GH-abhängig. Seine Bestimmung ist bei Wachstumsstörungen, bei Pubertas praecox indiziert, im Erwachsenenalter ist die Bestimmung der von IGF-I nicht überlegen.

Bestimmungsmethode
Immunoassay.

Richtlinien für die Anwendung
Die Bestimmung kann aus Plasma oder Serum erfolgen.

Interpretation
Referenzbereiche:

- $<$2 Jahre: 0,8–2,3 mg/l,
- 2–7 Jahre: 1–4 mg/l,
- 8–11 Jahre: 1,5–4,3 mg/l,
- 12–18 Jahre: 2,2–4 mg/l,
- 19–55 Jahre: 2–4 mg/l,
- 56–82 Jahre: 1–3,8 mg/l.

Erniedrigte Werte sprechen für einen Wachstumsmangel. Die Aussagekraft bzgl. des Wachstumshormonmangels beim Erwachsenen ist schlechter als die des IGF-1.

2.11.4.4
GHRH-Test

Prinzip der Untersuchung und Indikation
Die Untersuchung dient der Differenzierung zwischen hypothalamischem und hypophysärem Wachstumshormon (GH)-Mangel.

Bestimmungsmethode
Siehe Abschn. 2.11.4.1.

Richtlinien für die Anwendung
Zunächst erfolgt eine Blutentnahmen zur Basalwertbestimmung von GH. Dann sollte 1 µg/kg KG GHRH (1–44) i.v. gegeben werden, gefolgt von weiteren Blutentnahmen 15, 30, 60 und 90 min nach GHRH-Injektion. Als Nebenwirkung kann ein kurzfristiges Hitzegefühl mit Flush auftreten.

Störfaktoren
Siehe Abschn. 2.11.4.1.

Interpretation
Der Text sollte von erfahrenen Endokrinologen interpretiert werden.

Kosten
2100 Punkte (GOÄ).

2.11.4.5
Argininbelastungstest

Prinzip der Untersuchung und Indikation
Der Test dient bei Verdacht auf GH-Mangel zur Diagnosesicherung u. a. vor Einleitung einer Wachtumshormonsubstitution. Als Kontraindikation ist eine schwere Herzinsuffizienz (Volumenbelastung) anzusehen.

Bestimmungsmethode
Siehe Abschn. 2.11.4.1 (hGH) und 2.3.1.1 (Glukose).

Richtlinien für die Anwendung
Der Patient sollte nüchtern sein. Nach Legen eines venösen Zugangs (0,9%-NaCl-Infusion anschließen) wird nach 15 min und nach 30 min Blut zur Bestimmung der Basalwerte für GH und Glukose abgenommen. Danach erfolgt eine Infusion von 500 ml 6%iger Argininlösung (= 30 g Arginin) über 30 min. Im Anschluß wird dann Blut 30, 60, 90 und 120 min nach Arginin zur GH und Glukosebestimmung abgenommen. Als Nebenwirkungen treten selten allergische Reaktionen (Juckreiz, Übelkeit, Schocksymptomatik) auf, die zum sofortigen Abbruch des Testes führen.

Störfaktoren
Der Test unterliegt einer medikamentösen Beeinflussung u. a. durch eine pharmakologische Glukokortikoidtherapie, α-Blocker und hochdosierte Phenothiazinpräparate.

Interpretation
Die Aminosäure Arginin stimuliert die GH-Sekretion und die Insulinfreisetzung. Eine reguläre Stimulation der GH-Sekretion ist gegeben, wenn der GH-Spiegel über 7 ng/ml ansteigt. Dieser Anstieg ist 60–90 min nach Beginn der Arginininfusion zu erwarten. Durch Infusion der glukoplastischen Aminosäure ist ein BZ-Anstieg um etwa 20 mg/dl zu erwarten, der als Beweis für ordnungsgemäße Testdurchführung verwertet werden kann.

2.11.5
Gonaden
2.11.5.1
LH und FSH

Prinzip der Untersuchung und Indikation
Eine Bestimmung der Gonadotropine follikelstimulierendes Hormon (FSH) und luteinisierendes Hormon (LH) ist bei der Frau bei Zyklusstörungen und zur Sterilitätsdiagnostik und beim Mann bei allen Formen des Hypogonadismus indiziert.

Bestimmungsmethode
Immunoassays.

Richtlinien für die Anwendung
Die Bestimmung erfolgt aus Serum.

Störfaktoren
Selten ergeben sich unterschiedliche Selektivitäten der poly- oder monoklonalen Antikörper aufgrund von genetischen Varianten für LH und FSH.

Interpretation
Referenzbereiche:

- FSH Frauen:
  - präovulatorisch: 1,5–8,5 IE/l,
  - Ovulationspeak: 8–20 IE/l,
  - postovulatorisch: 1,5–8,5 IE/l,
  - postmenopausal: 45–150 IE/l,
- FSH Männer: 1–10 IE/l,
- LH Frauen:
  - präovulatorisch: 1–15 IE/l,
  - Ovulationspeak: 30–110 IE/l,
  - postovulatorisch: 1–15 IE/l,
  - postmenopausal: 20–60 IE/l,
- LH Männer: 1–7 IE/l.

FSH und LH sind erniedrigt bei hypothalamisch-hypophysärer Insuffizienz (u. a. nach Trauma, bei Tumor, nach OP/Radiatio oder bei Hypophysitis), Hyperprolaktinämie, Anorexia nervosa, Kallmann-Syndrom. Erhöhte Werte für FSH und LH lassen sich bei Turner-Syndrom (45XO), Swyer-Syndrom (46XY), Klinefelter-Syndrom (XXY), beim Klimakterium praecox und in der Menopause, bei der Androgenresistenz und beim „Resistent-ovary-Syndrom" oder nach Zytostatikatherapie und Radiatio in der Gonadenregion nachweisen. Bei Frauen ergibt sich bei Hyperandrogenämie und beim Syndrom der polyzystischen Ovarien (PCO) eine Verschiebung des LH/FSH-Quotienten zugunsten von LH.

Kosten
- FSH: 250 Punkte (GOÄ), 300 Punkte (EBM-BMÄ),
- LH: 250 Punkte (GOÄ), 300 Punkte (EBM-BMÄ).

2.11.5.2
GnRH-Test

Prinzip der Untersuchung und Indikation
Der GnRH-Test dient zur Differenzierung zwischen hypothalamisch und hypophysär bedingten Hypogonadismusformen, zur Diagnostik der Pubertas praecox und zur Unterscheidung zwischen konstitutionsbedingter Entwicklungsverzögerung und hypogonadotrophem Hypogonadismus. Der Test ist Bestandteil

des sog. Hypophysencocktails (s. Abschn. 2.11.1.3 und 2.11.1.4).

Bestimmungsmethode
Siehe Abschn. 2.11.5.1.

Richtlinien für die Anwendung
Zunächst erfolgt eine Blutentnahme zur Basalwertbestimmung von LH und FSH. Dann sollten 25 µg GnRH als Bolus i.v. gegeben werden, gefolgt von einer weiteren Blutentnahmen 30 min nach GnRH-Injektion. Als Nebenwirkung kann ein kurzfristiges Hitzegefühl mit Flush auftreten.

Störfaktoren
Bei der Frau ist die Beurteilung des Tests abhängig von der Zyklusphase und wird durch die Einnahme von östrogen-/gestagenhaltigen Präparaten beeinflußt. Beim Mann beeinflußt eine Androgentherapie die Testergebnisse.

Interpretation
Bei hypogonadotrophem Hypogonadismus kommt es nach GnRH-Gabe bei hypophysärer Ursache nicht zu einem Anstieg von LH und FSH, wohl aber bei hypothalamischer Störung. Bei Pubertas praecox sind bei Mädchen die basalen und stimulierten LH-Werte erhöht und die FSH-Werte basal erhöht.

2.11.5.3
17β-Östradiol (E2)

Prinzip der Untersuchung und Indikation
Östrogene werden vom reifenden Follikel unter LH-Einfluß gebildet. Östradiol ist im Serum an das „sexual hormone binding globulin" (SHBG) gebunden. Eine Bestimmung ist zur Beurteilung der Ovarialfunktion in Zusammenschau mit dem LH, zur Verlaufskontrolle bei hormoneller Sterilitätstherapie und bei Verdacht auf E2-produzierenden Tumor indiziert.

Bestimmungsmethode
Immunoassay.

Richtlinien für die Anwendung
Die Bestimmung kann aus Plasma oder Serum erfolgen.

Störfaktoren
Östrogenhaltige Präparate.

Interpretation
Referenzbereiche:

- Frauen:
  - Follikelphase: 30–120 pg/ml (110–440 pmol/l),
  - präovulatorisch: 150–300 pg/ml (550–1100 pmol/l),
  - Lutealphase: 100–210 pg/ml (370–750 pmol/l),
  - postmenopausal: < 45 pg/ml (<169 pmol/l),
- Männer: < 45 pg/ml (<169 pmol/l).

Bei Ovarialinsuffizienz sind die E2-Werte erniedrigt. Die Ursache der Ovarialinsuffizienz muß weiter abgeklärt werden. Bei E2-produzierenden Tumoren ist das E2 erhöht.

Kosten
350 Punkte (GOÄ), 300 Punkte (EBM-BMÄ).

2.11.5.4
Progesteron

Prinzip der Untersuchung und Indikation
Progesteron ist in der Follikelphase nur in sehr geringen Mengen nachweisbar. Nach dem LH-Peak kommt es mit der Ovulation zu einem Anstieg des Progesterons, das dann in größeren Mengen vom Corpus luteum gebildet und pulsatil freigesetzt wird.

Bestimmungsmethode
Immunoassay.

Richtlinien für die Anwendung
Die Bestimmung kann aus Plasma, Serum oder Speichel erfolgen.

Störfaktoren
Gestagenhaltige Präparate.

Interpretation
Referenzbereiche:

- Frauen:
  - Follikelphase: 0,2–0,9 ng/ml (0,6–2,8 nmol/l),
  - Lutealphase: 3,0–30,0 ng/ml (9,5–95,0 nmol/l),
  - postmenopausal: 0,1–0,3 ng/ml (0,3–0,9 nmol/l).

Das Progesteronmaximum wird ca. 1 Woche nach der Ovulation erreicht. In der Schwangerschaft kommt es zu einem kontinuierlichen Anstieg des Progesterons. Bei Corpus-luteum-Insuffizienz finden sich erniedrigte Progesteronwerte. Ein ovulatorischer Zyklus liegt bei normal meßbaren Progesteronwerten in der zweiten Zyklushälfte vor.

Kosten
350 Punkte (GOÄ), 300 Punkte (EBM-BMÄ).

2.11.5.5
Testosteron

Prinzip der Untersuchung und Indikation
Bei der Frau wird Testosteron vorwiegend in den Ovarien, aber auch in der Nebennierenrinde gebildet. DHEAS spiegelt die adrenale Androgenproduktion wider

(s. Abschn. 2.11.1.15). Eine Indikation zur Testosteron- und DHEAS-Bestimmung liegt bei allen Formen des klinischen Hyperandrogenismus (Hirsutismus, Virilisierung, Akne) und bei Verdacht auf androgenetische Ovarialinsuffizienz vor (u. a. homo- oder heterozygotes AGS, PCO). Beim Mann gibt der Testosteronspiegel Auskunft über das Vorliegen einer inkretorischen Hodenfunktionsstörung. Eine Bestimmung ist bei allen Formen des männlichen Hypogonadismus und zur Therapiekontrolle unter Androgensubstitution indiziert. Bei Verdacht auf einen Testosteron-produzierenden Tumor ist eine Bestimmung ebenfalls erforderlich.

Bestimmungsmethode
Immunoassay. Die Messung des freien Testosterons (nur 2 % des Gesamttestosterons) erfordert sehr feine Nachweistechniken und ist bisher nicht in die Routinediagnostik eingegangen.

Richtlinien für die Anwendung
Die Bestimmung erfolgt aus Serum.

Störfaktoren
Morgens liegen die Testosteronwerte in der Regel bis 20 % höher als nachmittags und abends. Körperliche Arbeit führt zu einer kurzfristigen Erhöhung der Testosteronwerte. Alle schweren Erkrankungen führen ebenso zu einem Abfall der Werte wie Medikamente (u. a. Ketokonazol) und Streß. Im Alter kommt es zu einem physiologischen Abfall der Testosteronwerte beim Mann.

Interpretation
Referenzbereiche:

- Frauen: 0,2–1,0 ng/ml (0,7–3,5 nmol/l),
- Männer: 3,0–10,0 ng/ml (10,4–35,0 nmol/).

Die Testosteronkonzentration unterliegt zyklischen Schwankungen und muß bei unklaren Befunden wiederholt gemessen werden. Die Interpretation sollte in Zusammenschau mit den Gonadotropinen und anderen zur Abschätzung von Ovarial- und Hodenfunktion wichtigen Befunden erfolgen. Bei Testosteron-produzierendem Tumor sind die Werte erhöht. Bei der Frau finden sich erhöhte Werte beim PCO, beim AGS (s. 17-OH-Progesterontest, Abschn. 2.11.1.16) und beim idiopathischen Hirsutismus. Beim Mann spricht ein erniedrigter Testosteronwert für einen Hypogonadismus, der weiter differenziert werden muß.

Kosten
350 Punkte (GOÄ), 300 Punkte (EBM-BMÄ).

2.11.5.6
„Sex Hormone Binding Globuline" (SHBG)

Prinzip der Untersuchung und Indikation
Beim Mann sind über 90 % des Testosterons an SHBG gebunden; bei der Frau das Östradiol und Progesteron in vergleichbarem Ausmaß. In der Schwangerschaft kommt es zu einem physiologischen Anstieg des SHBG. Eine Indikation zur Bestimmung liegt beim Mann bei hohen oder niedrigen Testosteronspiegeln aber normalem biologisch aktiven freien Testosteron vor.

Bestimmungsmethode
Immunoassay.

Richtlinien für die Anwendung
Die Bestimmung erfolgt aus Serum.

Störfaktoren
Antiepileptika, die Einnahme östrogenhaltiger Kontrazeptiva und eine Hyperthyreose führen zu einem Anstieg des SHBG. Bei Adipositas und in der Gravidität kommt es in der Regel zu einem Anstieg der SHBG-Werte.

Interpretation
Referenzbereiche:

- Frauen: 20–110 nmol/l,
- Männer: 20–50 nmol/l.

Der SHBG-Wert erlaubt eine bessere Interpretation von erhöht oder erniedrigt gemessenen Testosteronwerten, weil sich damit indirekt auf das freie Testosteron durch Berechnung des Androgenindexes schließen läßt.

Kosten
450 Punkte (GOÄ).

2.11.5.7
Ejakulatuntersuchung

Prinzip der Untersuchung und Indikation
Die Ejakulatuntersuchung ist erst seit einigen Jahren durch Vorgaben der WHO stärker standardisiert und damit besser vergleichbar geworden. Eine Indikation zur Durchführung dieser Untersuchung besteht bei allen Formen des Hypogonadismus und der Infertilität sowie bei Verdacht auf exogenen Hodenschaden.

Bestimmungsmethode
Das Ejakulat wird nach Volumen, Konsistenz und Farbe beurteilt und mikroskopisch untersucht. Dabei wird das Agglutinationsverhalten, die Motilität, die Konzentration und die Morphologie der Spermien beurteilt. Die morphologische Beurteilung erfolgt nach einer Pa-

panicolau-Färbung. Darüber hinaus können biochemische Untersuchungen zur Bestimmung der sauren Phosphatase, von Citrat, Fructose, Zink und Magnesium im Seminalplasma durchgeführt werden.

Richtlinien für die Anwendung
Das Untersuchungsmaterial sollte nach einer Karenz von mindestens 48 h durch Masturbation gewonnen und bei einer Temperatur von 37 Grad Celsius unmittelbar anschließend analysiert werden.

Störfaktoren
Nur durch Einhaltung der Standardisierungsrichtlinien der WHO lassen sich die Untersuchungsergebnisse vergleichen. Wegen der starken Schwankungen sind in der Regel 2–3 Untersuchungen notwendig, um eine Diagnose zu sichern.

Interpretation

1. Normozoospermie	Normale Ejakulatbefunde
2. Oligozoospermie	< 20 Mio. Spermatozoen/ml
3. Asthenozoospermie	< 50 % Spermatozoen mit progressiver Beweglichkeit und < 25 % davon mit rascher progressiver Beweglichkeit
4. Teratozoospermie	< 30 % Spermatozoen mit normaler Morphologie
5. Oligoasthenozoospermie (OAT)	Kombination der Störungen 2–4
6. Azoospermie	Keine Spermatozoen im Ejakulat
7. Parvispermie	Ejakulationsvolumen < 2 ml
8. Aspermie	Kein Ejakulat

Terminologie der Ejakulatbefunde nach WHO-Richtlinien:
Bei allen endokrin bedingten Hodenfunktionsstörungen ist die Ejakulatuntersuchung zur Kontrolle des Therapieerfolges unter Gabe von Gonadotropinen oder GnRH notwendig und sollte eine entsprechende Besserung des Befundes unter Therapie zeigen. Es gibt keine klare Grenze der Ejakulatwerte, ab der eine Schwangerschaft möglich ist. Hier spielen Faktoren eine Rolle, die nur durch Tests erfaßt werden können, die die weiblichen reproduktiven Funktionen miteinbeziehen. Eine diesbezügliche Diagnostik ist spezialisierten Reproduktionszentren vorbehalten.

Kosten
400 Punkte (GOÄ), 400 Punkte (EBM-BMÄ).

2.12
Niere, Harnwege und Renin-Angiotensin-Aldosteron-System

2.12.1
Kreatinin (CR)

Prinzip der Untersuchung und Indikation
Meist verwendet wird die kinetische Bestimmung des Kreatinins in Modifikationen der Jaffé-Methode. Nachteil der kostengünstigen Methode ist eine geringe Spezifität, da zahlreiche Nicht-Kreatinin-Chromogene mit alkalischem Pikrat ein ähnliches Reaktionsprodukt wie Kreatinin bilden, teils schneller (erste Phase, ca. 30 s), teils langsamer (dritte Phase, > 2,5 min) als Kreatinin. Deshalb wird die 2. Phase (ca. 2 min) genutzt, in der hauptsächlich das wahre Kreatinin reagiert. Die Jaffé-Methode mit der geringsten Unspezifität mißt nach Enteiweißen mit Wolframat-Schwefelsäure und Adsorption von Kreatinin an Fullererde. Wenig störanfällig sind enzymatische Analysen (Kreatinin-PAP-Farbtest, Kreatinin-UV-Test). Als Referenzmethode gilt die isokratische HPLC.

Indikation ist das Erfassen einer eingeschränkten glomerulären Filtrationsrate bei Erstuntersuchung, pathologischen Harnbefunden, Hypertonie, akut und chronisch Nierenkranken, extrarenalen Erkrankungen mit Diarrhö, Erbrechen, profusem Schwitzen, akute Krankheitszustände (postoperativ, Sepsis, Schock, Polytrauma), Hämodialysebehandlung, Stoffwechselstörungen (Diabetes mellitus, Hyperurikämie), Schwangerschaft, Krankheiten mit vermehrtem Eiweißmetabolismus (Plasmozytom, Akromegalie), Medikation mit potentiell nephrotoxischen Substanzen.

Bestimmungsmethode
Jaffé-Methode: Im Alkalischen bildet Kreatinin mit Pikrat einen rot-orangen Komplex; die Absorptionsänderung wird bei 509 nm gemessen.

Richtlinien für die Anwendung
Als Untersuchungsmaterial können Serum und Plasma (Heparin, EDTA, Citrat) verwendet werden.

Störfaktoren
Im Bereich 0,2–1,0 mg/dl wird im Median um 20 % zu hoch bestimmt (nicht mit enzymatischen Tests und Jaffé-Methode nach Enteiweißen und Adsorption an Fullererde).

Falsch-niedrige Werte werden durch Bilirubin, falsch-hohe durch Ketonkörper, Glukose, Fruktose und Ascorbinsäure verursacht. Falsch-hohe Werte werden durch die Cephalosporine Cefoxitin, Cephalotin, Cefatril und Cefazolin sowie Fluocytosin bewirkt. Durch Hämolyse können aus den Erythrozyten Substanzen freigesetzt werden, die falsch-hohe Werte vortäuschen, deshalb Abtrennen der Erythrozyten vom Serum innerhalb 5 h.

Interpretation
Referenzbereich:

Frauen	0,66 – 1,09	(58 – 96)	–
Männer	0,84 – 1,25	(74 – 110)	unter 50 Jahre
	0,81 – 1,44	(72 – 127)	über 50 Jahre
Kinder	0,5 – 1,2	(44 – 106)	1. – 30. Tag
	0,4 – 0,7	(35 – 62)	1. Monat bis 3. Jahr
	0,5 – 0,8	(44 – 71)	4. – 6. Jahr
	0,6 – 0,9	(53 – 80)	7. – 9. Jahr
	0,6 – 1,0	(53 – 88)	10. – 12. Jahr
	0,6 – 1,2	(53 – 106)	13. – 15. Jahr
	0,8 – 1,4	(71 – 123)	16. – 18. Jahr

Angaben in mg/dl (µmol/l).

Bei konstantem Kreatininmetabolismus (normale Ernährung, nierengesund) ist die Kreatininkonzentration im Serum ein brauchbarer Indikator zur Beurteilung der GFR. Die große interindividuelle Streuung ist bedingt durch Unterschiede in der Muskelmasse und unterschiedliche Zufuhr von Fleisch. Ein Anstieg über den oberen Referenzbereich tritt erst bei Verminderung der GFR auf 40–60 ml/min/1,73 m^2 ein. Ab einer 50-prozentigen Einbuße der Nierenfunktion mit einer Einschränkung der GFR auf ca. 20 ml/min/1,73 m^2 (ca. Serumkreatinin 3 mg/dl) wird die GFR überschätzt, da Kreatinin dann auch tubulär sezerniert und/oder extrarenal über die Darmschleimhaut ausgeschieden wird.

Kosten
70 Punkte (GOÄ), 25 Punkte (EBM-BMÄ).

2.12.2
Kreatininclearance

Prinzip der Untersuchung und Indikation
Benötigt werden eine Serumprobe (Bestimmung der Serumkreatinin Konzentration) und ein Sammelurin (ideal 24-h-Urin, auch 2- oder 4-h-Urin möglich). Ein 24-h-Urin umfaßt den Urin eines Tages und einer Nacht, Sammelbeginn ist zwischen 7:00 und 8:00 Uhr morgens, der 1. Morgenurin zu Beginn wird noch verworfen, der 1. Morgenurin des 2. Tages wird gesammelt. Während der Sammelperiode muß ausreichend getrunken werden (Urinvolumen sollte mindestens 1,5 l betragen). Sammelzeit und Urinvolumen werden notiert, im Sammelurin wird die Kreatininkonzentration gemessen. Körpergröße und Körpergewicht des Patienten müssen bekannt sein.

Indikation: Bestimmung der glomerulären Filtrationsrate (GFR), Kontrolle unter potentiell nephrotoxischen Medikamenten.

Bestimmungsmethode
Die Kreatininclearance wird nach folgender Formel berechnet:

$$C \ (\mathrm{ml/min/1{,}73 \ m^2}) = \frac{(\mathrm{CRU} \cdot \mathrm{Uvol} \cdot 1{,}73)}{(\mathrm{CR} \cdot t \cdot \mathrm{KOF})}$$

Dabei bedeuten:

C	Kreatininclarance [ml/min]
CRU	Kreatininkonzentration im Urin [mg/dl]
Uvol	Urinvolumen [ml]
1,73	Standardkörperoberfläche einer 75 kg schweren Person [m^2]
CR	Kreatininkonzentration im Plasma [mg/dl]
t	Sammelzeit [min]
KOF	Körperoberfläche [m^2]

Die Körperoberfläche wird anhand Körpergröße und Körpergewicht aus einem Nomogramm ermittelt.

Richtlinien für die Anwendung
- Serum oder Plasma für die Bestimmung der Kreatininkonzentration in Serum oder Plasma.
- Sammelurin ohne Zusätze (Volumen messen).
- Körpergröße und Körpergewicht (aktuelle Werte).

Störfaktoren
Die meisten Fehler entstehen durch Fehler beim Urinsammeln (unvollständiges Urinvolumen), weshalb eine genaue Instruktion erforderlich ist.

Interpretation
Die Kreatininclearance ist nicht identisch mit der GFR, die genauer mit der Inulin-Clearance bestimmt wird. Meist werden höhere Werte gemessen, wobei die Abweichung mit zunehmender Einschränkung der Nierenfunktion zunimmt (tubuläre Sekretion und intestinale Ausscheidung von Kreatinin). Zu hohe Werte werden auch bei Proteinurien > 2,5 g/24 h gemessen (tubuläre Sekretion von Kreatinin), ebenso im Initialstatium eines Diabetes mellitus oder während einer Schwangerschaft (glomeruläre Hyperperfusion), zu niedrige bei schwerer Herzinsuffizienz (tubuläre Kreatininrückresorption). Für klinische Belange ist die Kreatininclearance jedoch hilfreich zur Erkennung einer eingeschränkten GRF (Kreatinin-blinder Bereich) und Verlaufskontrolle. Schätzungen aus dem Serumkreatininwert sind anhand von Nomogrammen und Näherungsformeln möglich.

Referenzbereiche [ml/min/1,73 m^2]:		
Alter (Jahre)	Frauen	Männer
20 – 29	91 – 19	117 – 23
30 – 39	96 – 25	98 – 39
40 – 49	76 – 26	98 – 22
50 – 59	74 – 24	88 – 21
60 – 69	60 – 15	76 – 22
70 – 79	49 – 12	64 – 15
80 – 89	41 – 14	45 – 15
90 – 99	34 – 8	35 – 9

Kosten
60 Punkte (GOÄ), 120 Punkte (EBM-BMÄ).

2.12.3
Harnstoff und Harnstoff-N

Prinzip der Untersuchung und Indikation

Harnstoff ist Endprodukt des Eiweiß- und Aminosäurenstoffwechsels und wird in der Leber gebildet (Harnstoffzyklus). Die Begriffe Harnstoff und Harnstoff-Stickstoff werden meist synonym verwendet. Von Harnstoff kann auf Harnstoff-N durch Multiplikation mit 0,46, umgekehrt durch Muliplikation mit 2,14 umgerechnet werden.

Indikation: Differenzierung prärenale/postrenale Azotämie anhand des Harnstoff-Kreatinin-Quotienten, drohende Urämie bei terminaler Niereninsuffizienz, Beurteilung des metabolischen Status (Katabolismus).

Bestimmungsmethode

Harnstoff wird durch Urease zu Ammoniumcarbonat hydrolysiert. In der Berthelot-Reaktion regieren die Ammoniumionen mit Phenol und Natriumhypochlorit unter Bildung eines blauen Farbstoffes, der bei 530 und 570 nm quantiativ photometrisch bestimmt wird. Im Urease-GLDH-Test werden die durch Urease gebildeten Ammoniumionen mit Oxoglutarat und $NADH_2$ durch GLDH zu L-Glutamat, NAD^+ und H_2O umgesetzt und die Abnahme der Absorption bei 340 nm kinetisch oder als Endpunkt gemessen.

Richtlinien für die Anwendung

Serum, Plasma (kein Ammoniumheparinat!), Urin.

Störfaktoren

Höhere Werte entstehen durch Verunreinigung mit Ammoniak. Längeres Stehen der Probe bei höherer Temperatur (z. B. mehr als 2 Tage bei 37 °C) bewirkt steigende Harnstoffkonzentrationen.

Interpretation

Die Harnstoffkonzentration im Serum wird bestimmt von Harnstoffbildungsrate (Ernährung, Stoffwechsel), renaler Perfusion und glomerulärer Filtrationsrate (GFR). Daher ist der Serumharnstoff nicht zur Diagnostik der Niereninsuffienz bei Erstuntersuchung geeignet, wohl aber zur Verlaufskontrolle bei stark eingeschränkter GFR. Bei prä- (Hypovolämie, schwere Herzinsuffizienz) und postrenaler (Verlegung von Urethra, Harnblase, Ureter) Niereninsuffizienz steigt infolge verminderten Harnflusses der Harnstoff-Kreatinin-Quotient deutlich an.

Referenzbereiche [mg/dl]:		
Alter (Jahre)	Frauen	Männer
< 50	15 – 40	19 – 44
> 50	21 – 43	18 – 55

Kosten

40 Punkte (GOÄ), 25 Punkte (EBM-BMÄ).

2.12.4
Eiweißausscheidung im Urin

Prinzip der Untersuchung und Indikation

Eine Proteinurie ist Leitsymptom fast aller Nierenerkrankungen (primäre Nierenerkrankungen und Systemerkrankungen mit Nierenbeteiligung). Die Diagnostik folgt einem Stufenplan: Mittels Teststreifen wird eine signifikante Proteinurie erkannt, daneben Hämoglobin- und Myoglobinurien sowie eine Leukozyturie (z. B. Hinweis für Harnwegsinfekt – Urinsediment) festgestellt. Abhängig von Fragestellung und Teststreifenresultat folgt die Analyse von Einzelproteinen (Gesamteiweiß, Albumin, α_1-Mikroglobulin, IgG, α_2-Makroglobulin), die anhand von Quotienten eine weitere Differenzierung erlaubt.

Indikationen für eine Harnproteindiagnostik sind Screening nach Proteinurie, Ergänzung zu aufwendigen Verfahren wie der Nierenbiopsie, Differenzierung prärenaler, renaler und postrenaler ebensowie renal glomerulärer und renal tubulärer Proteinurien, sowie die Verlaufsbeobachtung von Nierenerkrankungen. Bei Diabetes mellitus sollte regelmäßig nach einer Mikroalbuminurie als frühes Zeichen einer glomerulären Schädigung gefahndet werden.

Bestimmungsmethode

- Teststreifen: Albuminfehler des pH-Indikators Tetrabromphenolblau;
- Einzelproteine:
  - Gesamteiweiß: Biuret-Reaktion nach Proteinfällung mit Perchlorsäure oder Trichloressigsäure;
  - Albumin, α_1-Mikroglobulin, IgG, α_2-Makroglobulin: immunchemisch (Immunnephelometrie, Immunturbidimetrie).

Richtlinien für die Anwendung

- Teststreifen: morgendlicher Spontanurin oder 2. Morgenurin als Mittelstrahlurin;
- Einzelproteine: 24-h-Sammelurin oder 2. Morgenurin.

Störfaktoren

- Teststreifen: Besitzt eine geringe Sensitivität, weist im wesentlichen Albumin und Transferrin ab einer Konzentration von 30–50 µg/dl nach, erkennt Bence-Jones-Protein nicht oder unregelmäßig, liefert falsch-negative Resultate bei pH < 4 und > 8 sowie falsch-positive Resultate durch Medikamente, Desinfektions- und Spülmittel, die quarternäre Ammoniumbasen enthalten.
- Biuret-Reaktion für Gesamteiweiß: Ungenau im Bereich physiologischer Konzentrationen; über- und unterproportionale Signale bei Bence-Jones-Protein möglich.
- Immunnephelometrie, Immunturbidimetrie der

Einzelproteine: Falsch-hohe Werte durch Kontrastmittel, Harnsäure, Detergenzien und Polyethylenglykol. Falsch-niedrige Resultate bei Antigenüberschuß, daher immer Plausibilitätskontrolle durch Bestimmung des Gesamteiweiß.

Interpretation

Teststreifen: Bei positivem Proteinnachweis weitere Abklärung durch Einzelproteinbestimmung. Bei positiver Leukozytenesterase-Aktivität Untersuchung des Harnsediments und ggf. Therapie eines Harnwegsinfektes vor Analyse von Einzelproteinen. Bei Nachweis von Hämoglobin/Myoglobin Differenzierung in prärenale (z. B. Myoglobin), renale oder postrenale Hämaturie (Mikroskopie, Einzelproteinanalyse).

Referenzbereiche:

Teststreifen:	Eiweiß	negativ
	Blut	< 10/ µl
	Leukozyten	< 20/ µl
	Nitrit	Negativ
Einzelproteine	**Sammelurin**	**2. Morgenurin**
Gesamteiweiß	< 140 mg/24 h	< 100 mg/g Kreatinin
Albumin	< 28 mg/24 h	< 20 mg/g Kreatinin
1 Mikroglobulin	< 20 mg/24 h	< 14 mg/g Kreatinin
IgG	< 14 mg/24 h	< 10 mg/g Kreatinin
α_2-Makroglobulin	< 10 mg/24 h	< 7 mg/g Kreatinin

Quotienten der Einzelproteine lassen eine grobe Differenzierung einer Proteinurie zu: Differenzierung prärenale oder renale/postrenale Proteinurie: Albumin $+\alpha_1$-Mikroglobulin + IgG $< 0{,}3 \times$ Gesamteiweiß: Verdacht auf prärenale Proteinurie.

Anhand eines empirisch ermittelten Diagramms kann aus der Auftragung von α_1-Mikroglobulin gegen Albumin zwischen glomerulärer, tubulo-interstitieller Proteinurie und Mischformen unterschieden werden.

Bei glomerulärer Proteinurie kann im Falle IgG/Albumin $< 0{,}3$ von einer glomerulär selektiven, andernfalls von einer renal nicht selektiven (=Ausscheidung hochmolekularer Proteine > 70 kD) Proteinurie ausgegangen werden.

Quotienten von IgG/Albumin, α_1-Mikroglobulin/Albumin und α_2-Makroglobulin/Albumin lassen zwischen renal glomerulärer, renal tubulärer und postrenaler Proteinurie differenzieren.

Eine Mikro- und eine Makroalbuminurie unterscheiden sich nur quantitativ. Ein Mikroalbuminurie liegt bei 24–200 mg/g Kreatinin vor, eine Makroalbuminurie bei über 200 mg/g Kreatinin. Bei diabetischer Nephropathie stellt die Mikroalbuminurie das früheste Zeichen einer glomerulären Schädigung dar.

Kosten

- Teststreifen: 35 Punkte (GOÄ), 25 Punkte (EBM-BMÄ),
- Elektrophorese nach Fällung: 250 Punkte (GOÄ), 200 Punkte (EBM-BMÄ)..

2.12.5
Erythrozyten und Leukozyten im Urin

Prinzip der Untersuchung und Indikation

Nachweis von Hämaturie, Leukozyturie und Proteinurie sind direkte und frühe Indikatoren von Erkrankungen der Niere und der ableitenden Harnwege. Der Nachweis von Zylindern weist auf ein pathologisches Geschehen in den Nieren.

Indikation: Screening bei Erstuntersuchung (Teststreifen); Sediment: Symptome einer Erkrankung von Niere und Harnwegen, positiver Teststreifen; Erythrozyten-Morphologie: renale/extrarenale Hämaturie (Alternative s. Proteinurie-Diagnostik); Zytologie: Diagnose und Verlauf von Blasentumoren.

Bestimmungsmethode

- Teststreifen: Erythrozytennachweis: organisches Hydroperoxid wandelt durch katalytische Aktivität von Hämoglobin empfindliches Chromogen in blauen Farbstoff um (Nachweis von Erythrozyten, freiem Hämoglobin, Myoglobin);
- Leukozyten: Testfeld enthält Indoxylester, der durch Granulozytenesterase gespalten wird und durch Luft-O_2 zu Indigoblau oxidiert wird (Farbumschlag beige/blau);
- Zählkammer (besonders in der Pädiatrie): nicht zentrifugierter, gut gemischter Urin in Zählkammer untersuchen;
- Sediment (Gesichtsfeldmethode): Mittelstrahl- oder Morgenurin (nicht älter als 2 h) aufschütteln, ca. 10 ml 10 min bei 3000 U/min mit Laborzentrifuge zentrifugieren, Überstand verwerfen, Sediment homogenisieren, 1 Tropfen auf Objektträger geben und mit Deckglas abdecken, Zelldichte bei 100x Vergrößerung beurteilen, mit 400x Vergrößerung auswerten (Phasenkontrast mit Polarisationseinrichtung);
- Erythrozytenmorphologie: 10 ml frischen Urin 5 min bei 750 U/min in Laborzentrifuge mit Schwenkarm zentrifugieren; 0,5 ml resuspendiertes Sediment entweder a) sofort im Phasenkontrastmikroskop beurteilen oder b) im Hellfeld nach Anfärben (über Farbstoff beschichteten Objektträger); Alternativen: I) Verteilungsbreite der Erythrozyten mit Hämoanalyzer auswerten (niedrigere Zellvolumina bei glomerulärer Hämaturie), II) Immunfluoreszenznachweis von an Zellmembran gebundenem Tamm-Horsfall-Protein (glomeruläre Hämaturie);
- Urinzytologie: Urinsediment aus 2. Morgenurin fixieren, nach May-Grünwald-Giemsa oder Papanicolaou färben.

Richtlinien für die Anwendung

- Teststreifen: nicht zentrifugierter, gut gemischter Urin innerhalb 4 h testen;

- Mikroskopie: s. oben;
- Erythrozytenmorphologie: ggf. frischen Urin mit Antiseptikum Thimerosal (50 mg/10–20 ml Urin) versetzen, hierdurch Stabilisierung der korpuskulären Bestandteile für 3–7 Tage.

Störfaktoren
- Hämaturie:
  - Pseudohämaturie: Ernährung (Rhabarber, rote Beete, Anilinfarbstoffe), Medikamente (Phenazopyridine, Phenindione, Phenothiazine), bei Porphyrie, Rhabdomyolyse, intravasaler Hämolyse;
  - Teststreifen: falsch-positiv durch jodhaltige oder oxidative Stoffe, Peroxidasen aus Bakterien;
  - freies Hämoglobin/Myoglobin: akute intravasale Hämolyse, schwere Muskelschäden durch Trauma, Elektrounfall, Krampfanfall (zur DD Suche nach Proteinurie, Zylindern, Erythrozyten-Morphologie);
  - falsch-negativ: reduzierende Substanzen wie Ascorbinsäure (bei >1 g/Tag; z. T. auch in anderen Pharmaka);
- Leukozyturie:
  - falsch-positive Teststreifen: hohe Aktiviät tubulärer Esterasen, Formaldehyd;
  - scheinbar falsch-positiver Teststreifen: Lyse der Leukozyten z. B. bei pH > 6, hypotonem Urin, Stehen der Probe über Stunden;
  - falsch-negative Teststreifen: hohe Proteinkonzentration (> 5 g/l), Medikamente (Doxycyclin, Gentamycin, Cephalexin, Cephalotin), Glukosurie (> 20 g/l), hohe Oxalsäurekonzentration.

Interpretation

Teststreifen:	Erythrozyten	< 10/ µl
Referenzwerte:	freies Hämoglobin	150–300 µg/l
	Myoglobin	< 500 µg/l
	Leukozyten	< 20/ µl
Sediment: Zählkamer	Erythrozyten	bis 3/ µl
	Leukozyten	bis 10/ µl
Sediment (Gesichtsfeldmethode)	Erythrozyten	bis 2
	Leukozyten	bis 5
	Zylinder	nur hyaline
Erythrozytenmorphologie	Dysmorphe Erythrozyten	< 30%;

Sediment: keine Indikation im Rahmen des Screenings (Ausnahme: Patienten aus Nephrologie, Pädiatrie, Urologie, Unfälle);

Hämaturie:

Begriffe: Makrohämaturie: mit Auge sichtbar; Mikrohämaturie: mit Mikroskop nachweisbar (>3 Erythrozyten pro Gesichtsfeld bei 400facher Vergrößerung).

Ursachen: glomeruläre Hämaturie: primäre Glomerulonephritis (IgA, membranoproliferativ, progressive, fokale Glomerulosklerose), sekundäre Glomerulonephritis (SLE, Vaskulitis, essentielle Hypertonie, hämolytisch urämisches Syndrom, thrombotisch-thrombozytopenische Purpura), familiär („thin basement membrane disease", Alport-Syndrom, „Fabry disease", Nail-patella-Syndrom).

Nicht glomeruläre Hämaturie: renal parenchymatöse (renale Tumoren, Vaskulitis, maligne Hypertonie, Sichelzellerkrankung, Loinpain-Hämaturie Syndrom, AV-Fehlbildungen; metabolisch: Hyperkalziurie, Hyperurikämie; familiär: polyzystische Nierenerkrankung, Schwammniere; Infekt: Pyelonephritis, Tuberkulose).

Extrarenale Hämaturie: Tumoren (Nierenbecken, Ureter, Blase, Prostata), benigne Prostatahypertrophie, Steine, Infekte (Zystitis, Prostatitis, Schistosomen, Tuberkulose).

Weitere Ursachen: Medikamente (Makrohämaturie: Heparin, Warfarin, Acetylsalicylsäure, Ticlopidin, Cyclophosphamid; Mikrohämaturie: Phenytoin, Rifampicin, Antikoagulanzien, nichtsteroidale Antiphlogistika, Zytostatika), systemische Gerinnungsstörungen, Traumen (Sport), Fieber, Dehydratation.

Kosten
- Teststreifen: 35 Punkte (GOÄ), 25 Punkte (EBM-BMÄ),
- Sediment: 70 Punkte (GOÄ), 40 Punkte (EBM-BMÄ).

2.12.6
Urinsediment: Zylinder im Urin

Prinzip der Untersuchung und Indikation
Zylinder entstehen in distalem Tubulus und Sammelrohr. Zur Bildung sind günstige Verhältnisse bzgl. Osmolalität, pH, Ionen- und Eiweißkonzentration erforderlich. Von Tubuluszellen gebildetes Tamm-Horsefall-Protein kann dann zu Fibrillen polymerisieren und hyaline Zylinder bilden. Man unterscheidet zellfreie Zylinder (hyaline, granulierte, Wachs- und Fett-Zylinder) und Zellzylinder (epitheliale, erythrozytäre, Leukozyten-, Bakterien-Zylinder). Zylinder können auf pathologisches Geschehen in der Niere hinweisen. Zellfreie Zylinder sind z. T. physiologisch, nie die Zellzylinder.

Bestimmungsmethode
Sediment (Gesichtsfeldmethode; s. Abschn. 2.12.5).

Richtlinien für die Anwendung
Sediment aus Morgenurin als Mittelstrahlurin.

Störfaktoren
Alkalischer und hypotoner Urin begünstigen die rasche Auflösung von Zylindern und Zellen.

Interpretation
- Hyaline Zylinder: Bei Gesunden und Kranken, bei körperlicher Anstrengung, Fieber, Herzinsuffizienz.

- Granulierte Zylinder: Bei Gesunden und Kranken, bei Proteinurie, bei allen Nierenkranken mit Zylindrurie; entstehen durch Degeneration und Lyse von Epithel-/Blut-Zellen und Proteinen.
- Wachszylinder: Oberfläche aus amorphem Material, breite durchsichtige scharfe Kontur; bei chronischer Niereninsuffizienz, in der polyurischen Phase des akuten Nierenversagens.
- Fettzylinder: wahrscheinlich aus degenerierten Tubuluszellen; bei nephrotischem Syndrom und schwerer Proteinurie.
- Epithelzylinder: aus Epithelien des Nephron an hyaline Matrix gebunden; Folge erhöhter Abstoßung von Tubuluszellen z. B. bei interstitieller Nephropathie oder in der Reparationsphase des akuten Nierenversagens.
- Erythrozytenzylinder: Erythrozyten in hyaliner Matrix und an Oberfläche hyaliner Zylinder gebunden; sicherer Hinweis auf renoparenchymatöse Erkrankungen (meist Glomerulopathie), aber nur bei ca. 40 % der Glomerulonephritiden.
- Hämoglobinzylinder: wie Erythrozytenzylinder.
- Leukozytenzylinder: hyaline Zylinder mit Granulozyten und Lymphozyten an der Oberfläche; bei entzündlichen Nierenerkrankungen bakterieller (Pyelonephritis) und nichtbakterieller Ursache (z. B. Lupusnephritis).
- Bakterienzylinder: meist gemischt Leukozyten/Bakterienzylinder, selten reine Bakterienzylinder, oft fälschlich als granulierte Zylinder bewertet; Vorkommen bei Pyelonephritis.

Kosten
Sediment: 70 Punkte (GOÄ), 40 Punkte (EBM-BMÄ).

2.12.7
Aldosteron

Prinzip der Untersuchung und Indikation
Wird in der Nebennierenrinde gebildet und dient im Rahmen des Renin-Angiotensin-Aldosteron(RAA)-Systems der Regulation von Natriumhaushalt und extrazellulärem Flüssigkeitsvolumen, Kaliumhaushalt und Blutdruck. Entsprechend erfolgt eine Modulation durch alle hierauf wirkenden Faktoren (Körperlage, Blutvolumen, Salzverlust, usw.). Aldosteron wirkt auf distalen Tubulus und Sammelrohr des Nephrons, stimuliert dort Rückresorption von Natrium und Sekretion von Kalium und H^+-Ionen.

Indikation: Diagnose und Differentialdiagnose des Hyperaldosteronismus (Conn-Syndrom, Adenom, bilaterale adrenale Hyperplasie, Dexamethason-supprimierbarer Hyperaldosteronismus, sekundärer Hyperaldosteronismus) in Kombination mit der Analyse von Plasmarenin und Funktionstests (Orthostasetest, Furosemidtest, Natriumbelastungstest, Dexamethason-Hemmtest).

Bestimmungsmethode
Immunoassay (Referenzmethode: Massenspektrometrie-Isotopenverdünnung).

Richtlinien für die Anwendung
Serum oder Plasma, 24-h-Sammelurin.

Störfaktoren
Bestimmungsmethode nicht standardisiert (Differenzen nach Test-Kit und Labor).

Bei Frauen zyklusabhängig innerhalb des Referenzbereichs (während Lutealphase etwas höher).

Stabilität: 8 h bei 20 °C, 24 h bei 4 °C.

Medikamente: Höhere Werte durch Kalziumantagonisten, Natrium-Nitroprussid, Hydralazin, Dihydralazin, Diazoxid, Spironolacton, Diuretika, Laxanzien, β-Adrenorezeptor-Agonisten, hohe Lithiumdosen, Antibiotika (Gentamycin, Vibramycin, Capreomycin), Ovulationshemmer; niedrigere Werte durch β-Blocker, Reserpin, α-Methyldopa, Clonidin, Guanethidin, Lakritze, Antazida wie Carbenoxolon, Herzglykoside, Antirheumatika und Antiphlogistika, Heparin, Vasopressin, Somatostatin, Kortikosteroide (Dexamethason, Prednisolon, Fludrocortison), Kortikosteroid-Synthesehemmer (Aminogluthetimid), niedrige Lithiumdosen, Captopril.

Interpretation
Referenzbereiche:
- Plasmaaldosteron: < 80 pg/ml,
- Aldosteronausscheidung: $A = 0{,}03\ \mu g/mmol \times K^+ + [5...10\ \mu g/Tag]$
  K^+: Kaliumexkretion in mmol/Tag,
  A: Aldosteronausscheidung in µg/Tag.

Interpretation nur zusammen mit Plasmareninaktivität im Rahmen von Funktionstests

- *Orthostasetest*: normal Anstieg von Aldosteron und Renin auf 150–300 % des Basalwertes.
- Primärer Hyperaldosteronismus: Renin niedrig und nicht stimulierbar; Aldosteron erhöht und nicht stimulierbar.
- Idiopathischer Hyperaldosteronismus: Renin niedrig und nicht stimulierbar; Aldosteron erhöht und stimulierbar.
- Sekundär isolierter Hypoaldosteronismus: Renin und Aldosteron niedrig und nicht oder vermindert stimulierbar.

- *Furosemidtest*: normal Renin und Aldosteron auf 200–400 % des Basalwertes stimulierbar.
- Primärer Hyperaldosteronismus: Renin erniedrigt und nicht stimulierbar, Aldosteron erhöht und nicht stimulierbar oder paradox abfallend..
- Sekundärer Hyperaldosteronismus: Renin und Aldosteron erhöht und stimulierbar.

- *Natriumbelastung*: primärer Hyperaldosteronismus: kein Abfall von Aldosteron.
- Glukokortikoid-supprimierbarer Hyperaldosteronismus: Abfall von Aldosteron auf < 50 % des Basalwertes.

Kosten
480 Punkte (GOÄ), 800 Punkte (EBM-BMÄ).

2.12.8
Renin

Prinzip der Untersuchung und Indikation
Wird in den Nieren im juxtaglomerulären Apparat gebildet und dient im Rahmen des Renin-Angiotensin-Aldosteron (RAA-)Systems der Regulation von Natriumhaushalt und extrazellulärem Flüssigkeitsvolumen (s. Abschn. 2.12.7).

Bestimmungsmethode
I. Massenkonzentration des aktiven Renins: immunometrischer Assay mit 2 monoklonalen Antikörpern gegen aktives Renin;
II. enzymatisch kinetischer Assay: Inkubation von Plasma mit Angiotensinogen, Messung des gebildeten Angiotensin I mittels Radioimmunoassay.

Richtlinien für die Anwendung
EDTA-Plasma.

Störfaktoren
Siehe Abschn. 2.12.7.

Interpretation
Referenzbereich:
- Massenkonzentration: liegend 3–19 ng/l, Orthostase 5–40 ng/l;
- Reninaktivität: liegend 0,5–1,6 µg/l/h, Orthostase 2- bis 5facher Anstieg.

Bewertung s. Abschn. 2.12.7.

Kosten
480 Punkte (GOÄ), 800 Punkte (EBM-BMÄ).

2.13
Magen, Pankreas und Darm

2.13.1
Gastrin

Prinzip der Untersuchung und Indikation
Gastrin wird von den G-Zellen des Magenantrums gebildet. Eine Stimulation der Magensäuresekretion erfolgt über eine Histaminausschüttung aus den enterochromaffinen Zellen und zum kleineren Teil über eine direkte nervale Stimulation der Parietalzellen. Eine Indikation zur Gastrinbestimmung ist bei schwerem Ulkusleiden oder Refluxösophagitis mit Diarrhöen, bei Rezidivulzera nach Magenoperation, bei gastraler Hypersekretion und bei Verdacht auf MEN I (häufig ist hier der primäre Hyperparathyreoidismus die Leiterkrankung) gegeben.

Bestimmungsmethode
Immunoassay.

Richtlinien für die Anwendung
Die Bestimmung aus Serum muß nüchtern erfolgen.

Störfaktoren
Eine Hämolyse stört die Bestimmung. Es besteht häufig eine Kreuzreaktivität mit Cholezystokinin. Antacida, H_2-Antagonisten und Anticholinergika sollten einen Tag und Protonenpumpeninhibitoren ca. 1 Woche vor der Messung abgesetzt werden.

Interpretation
Referenzwerte: 40–210 pg/ml (20–100 pmol/l).

Die Gastrinwerte sind bei Gastrinom (Zollinger-Ellison-Syndrom) typischerweise deutlich erhöht. Bei Helicobacter-pylori-Gastritis oder chronisch-atrophischer Gastritis kann es ebenfalls zu einer massiven Gastrinerhöhung kommen.

Kosten
480 Punkte (GOÄ), 600 Punkte (EBM-BMÄ).

2.13.2
Pankreatisches Polypeptid (PP) und Peptid YY (PYY)

Prinzip der Untersuchung und Indikation
PP wird in den Langerhans-Zellen des Pankreas gebildet. PYY entstammt den endokrinen Zellen des Darmes. Eine Indikation zur Bestimmung von PP und PYY ist der Verdacht auf einen endokrin aktiven Tumor im Gastrointestinaltrakt (Gastrinom, Insulinom, VIPom) und eine sekretorische Diarrhö.

Bestimmungsmethode
Immunoassay.

Richtlinien für die Anwendung
Die Bestimmung erfolgt im Plasma, das nach Abnahme auf Eis transportiert werden und dann sofort zentrifugiert und bis zur Messung tiefgefroren werden muß.

Störfaktoren
Direkte und indirekte Parasympatiko- und Sympatikomimetika beeinflussen die Bestimmung.

Interpretation
Referenzwerte:

- PP < 630 pg/ml (150 pmol/l),
- PYY < 100 pmol/l.

Eine Erhöhung von PP und/oder PYY spricht für das Vorliegen eines endokrin aktiven Gastrointestinaltumors. Diese Tumoren bilden häufig mehrere gastrointestinale Hormone. Eine Interpretation ist nur zusammen mit den klinischen Beschwerden sinnvoll möglich.

2.13.3
Vasoaktives intestinales Polypeptid (VIP)

Prinzip der Untersuchung und Indikation
VIP ist ein Neuropeptid, das bei der Regulation der gastrointestinalen Motilität eine Rolle spielt. Unter Normalbedingungen finden sich keine wesentlichen Plasmakonzentrationen. Eine Indikation zur Bestimmung liegt bei schweren wäßrigen Diarrhöen insbesondere bei schwerer Hypokaliämie zum Ausschluß eines VI Poms (Verner-Morrison-Syndrom) vor. VIP-produzierende Tumoren finden sich meist im Pankreas, kommen, aber auch im Grenzstrang und in Phäochromozytomen vor.

Bestimmungsmethode
Immunoassay.

Richtlinien für die Anwendung
Die Bestimmung erfolgt im Plasma, das nach Abnahme auf Eis transportiert werden und dann sofort zentrifugiert werden muß. Die Bestimmung muß nüchtern erfolgen.

Störfaktoren
Somatostatinanaloga beeinflussen die Ergebnisse.

Interpretation
Referenzwerte: VIP < 65 pg/ml (20 pmol/l).

Erhöhte Werte weisen auf einen VIP-produzierenden Tumor hin. Die VIP-Bestimmung eignet sich auch zur Verlaufskontrolle nach Chemotherapie oder Operation (s. Abschn. 2.15 „Tumormarker").

2.13.4
Helicobacter-pylori-Diagnostik

Prinzip der Untersuchung und Indikation
Helicobacter pylori gilt als Kausalfaktor des nicht-medikamentös bedingten Ulcus ventriculi oder duodeni und der chronischen Gastritis. Außerdem ist er ein pathogenetischer Faktor bei der Entstehung des MALT-Lymphoms und des Magenkarzinoms. Die H.-pylori-Diagnostik sollte bei jeder endoskopischen Untersuchung des oberen Gastrointestinaltraktes und nach

Eradikationstherapie durchgeführt werden. Eine endoskopische Kontrolle des Eradikationserfolges ist bei Ulcus zwingend erforderlich. Der ^{13}C-Atemtest kann zur Diagnostik bei dyspeptischen Beschwerden und zur Eradikationskontrolle nach Gastritis zum Einsatz kommen. Eine serologische Untersuchung ist allenfalls zum Screening asymptomatischer Personen indiziert.

Bestimmungsmethode
In der Biopsie erfolgt der Nachweis mithilfe des Urease-Schnelltests (Indikatorfarbstoff z. B. Phenolphthalein) und durch die Histologie (Hämatoxylin-Eosin, Warthin-Starry und Immun- bzw. Fluoreszenzhistologie).

Im Serum Nachweis eines spezifischen IgG-Antikörpers mittels ELISA.

Im ^{13}C-Harnstoff-Atemtest wird das Verhältnis $^{13}CO_2/^{12}CO_2$ in der Atemluft mittels Isotopen-Massenspektrometrie gemessen. Dabei wird ^{13}C-markierter Harnstoff (z. B. in Orangensaft getrunken), von der bakteriellen Urease zu $^{13}CO_2$ verstoffwechselt und über den Kreislauf von der Lunge abgeatmet. Bei H.-pylori-Infektion steigt das Verhältnis an.

Richtlinien für die Anwendung
Die Bestimmung erfolgt an Biopsiematerial, im Serum oder in der alveolären Atemluft.

Störfaktoren
Der Ureasetest sollte nur innerhalb der ersten 12 h als positiv gewertet werden. Spätere positive Ergebnisse sind nicht zu verwerten.

Für die Serologie gibt es keine Antigenstandardisierung. Nach der akuten Infektion besteht eine diagnostische Lücke von 2–4 Wochen, bis es zur Bildung spezifischer Antikörper kommt. Nach einer Infektion, auch nach Ausheilung, bleiben diese Antikörper über Jahre nachweisbar („Seronarbe") und können so für die Diagnostik einer Reinfektion nicht mehr verwendet werden.

Der ^{13}C-Atemtest kann nach antibiotischer Therapie oder Therapie mit Protonenpumpenblocker falsch-negativ ausfallen. Falsch-positive Ergebnisse finden sich bei fehlender Compliance oder durch ^{13}C-angereicherte Nahrungsmittel (Karamel).

Interpretation
Referenzbereiche:

- H.-pylori-Serologie   IgG < 10 U/ml,
- $^{13}CO_2/^{12}CO_2$-Verhältnis $> 0,5$ δ%.

Die Untersuchungen an der Biopsie zeigen eine Infektion eindeutig an und müssen zusammen mit dem endoskopischen Befund bewertet werden. Die Serologie erlaubt keine Aussage darüber, ob eine aktive Infektion vorliegt und wie schwer diese ist; sie ist auch zur Beurteilung des Therapieerfolges nach Eradikation ungeeignet, weil ein Titerabfall erst nach mehreren Monaten eintritt. Der ^{13}C-Atemtest koreliiert mit dem Ausmaß der H.-pylori-Infektion, gibt aber keinen Aufschluß über die Art der Schädigung.

2.13.5
Elastase 1 im Stuhl

Prinzip der Untersuchung und Indikation
Die humane Pankreas-Elastase 1 wird mit dem Pankreassekret zusammen mit anderen Verdauungsenzymen sezerniert. Die Konzentration der Elastase-1 im Duodenum weist eine lineare Beziehung zur Konzentration im Stuhl auf. Die Freisetzung der Elastase-1 spiegelt stellvertretend die Lipase-, Amlylase- und Trypsinfreisetzung des Pankreas wider. Die Untersuchung ist bei Verdacht auf exokrine Pankreasinsuffizienz indiziert.

Bestimmungsmethode
Immunoassay.

Richtlinien für die Anwendung
Die Bestimmung erfolgt aus einer Stuhlprobe.

Störfaktoren
Wäßriger Stuhl führt zu falsch-positiven Befunden mit erniedrigten Elastase-1-Werten. Pankreasenzym-Präparate stören die Bestimmung nicht.

Interpretation
Referenzwerte: 175–2500 µg Elastase-1/g Stuhl.

Patienten mit exokriner Pankresinsuffizienz weisen eine erniedrigte Ausscheidung von Elastase-1 auf. Die Methode ist der Chymotrypsin-Bestimmung insbesondere bei der Erkennung von leichten oder mittelschweren Funktionseinschränkungen des exokrinen Pankreas überlegen. Auch die funktionellen Tests (Pankreolauryltest, NBT-PABA-Test, Sekretin-Pankreozymintest) scheinen in den meisten Fällen durch die Elastase-Bestimmung ersetzbar zu sein und verlieren an Bedeutung.

Kosten
180 Punkte (EBM-BMÄ).

2.13.6
Sekretin-Pankreozymin-Test

Prinzip der Untersuchung und Indikation
Eine Indikation zur Durchführung des Sekretin-Pankreozymin-Testes ist bei Verdacht auf exokrine Pankreasinsuffizienz gegeben. Nach Injektion von Sekretin und Cholezystokinin-Pankreozymin wird das exokrine Pankreassekret über eine Duodenalsonde gesammelt und analysiert.

Bestimmungsmethode
In der Sekretinphase des Tests wird das Volumen und der Bicarbonatgehalt des Pankreassekretes bestimmt, in der CCK-PK-Phase werden α-Amylase (s. Abschn. 2.2.2), Lipase (s. Abschn. 2.2.11) und ggf. Trypsin und Chymotrypsin bestimmt.

Richtlinien für die Anwendung
Die Bestimmung erfolgt aus dem Pankreassekret, das eisgekühlt gesammelt werden muß.

Störfaktoren
Der Test ist nicht standardisiert und deshalb zwischen verschiedenen Labors nicht vergleichbar. Die Sammlung des Duodenalsaftes ist störanfällig.

Interpretation
Der Test kann nur die funktionelle Sekretionsleistung des Pankreas beschreiben und ermöglicht eine Einteilung in verschiedene Schweregrade der exokrinen Pankreasinsuffizienz. Eine ätiologische Zuordnung läßt sich durch den Test nicht vornehmen. Hier ist die ERCP neben anderen bildgebenden Verfahren zur Differenzierung wichtig.

2.13.7
Pankreolauryltest

Prinzip der Untersuchung und Indikation
Die Durchführung eines Pankreolauryltests ist bei Verdacht auf exokrine Pankreasinsuffizienz indiziert. Angesichts der hohen Aussagekraft der Pankreas-Elastase-1 im Stuhl kommt der Test nur noch selten zur Anwendung. Die Testsubstanz Fluoreszein-Dilaurat wird durch die Cholesterolester-Hydrolase aus dem Pankreas gespalten und als meßbarer Farbstoff mit dem Urin ausgeschieden.

Bestimmungsmethode
Photometrische Messung und Berechnung des Quotienten aus der Farbstoffausscheidung zwischen Kontroll- und Testtag.

Richtlinien für die Anwendung
Die Bestimmung muß nüchtern erfolgen. Der Patient erhält 2 Testkapseln (0,5 mmol Fluoreszein-Dilaurat) mit einer standardisierten Testmahlzeit. Von 7.00–17.00 Uhr wird der Urin gesammelt. Der Test wird 2 Tage später mit einer Kontrollsubstanz unter ansonsten gleichen Bedingungen erneut durchgeführt. Es kann dann der Quotient aus den beiden Messungen berechnet werden.

Störfaktoren
Eine Pankreasenzymsubstitution führt zu falsch-negativen Befunden. Die Therapie sollte 3 Tage vor der Un-

tersuchung abgesetzt werden. Nach Magenresektion, biliären Erkrankungen und entzündlichen Darmerkrankungen finden sich falsch-positive Ergebnisse.

Interpretation
Referenzwerte: Quotient Testausscheidung/Kontrollausscheidung > 30.

Werte für einen Quotienten unter 20 weisen auf eine exokrine Pankreasinsuffizienz ohne Steatorrhö und Werte unter 10 auf eine Insuffizienz mit Steatorrhö hin, die in jedem Falle ätiologisch weiter abgeklärt werden muß.

Kosten
300 Punkte (EBM-BMÄ).

2.13.8
NBT-PABA-Test

Prinzip der Untersuchung und Indikation
Die Durchführung eines NBT-PABA-Tests (N-Benzoyl-L-Tyrosyl-para-Aminobenzoesäure) ist bei Verdacht auf exokrine Pankreasinsuffizienz indiziert. Das Tripeptid NBT-PABA wird hydrolytisch durch Chymotrypsin gespalten. Die Ausscheidungsmenge im Urin ist ein Maß für die exokrine Pankreasinsuffizienz. Angesichts der hohen Aussagekraft der Pankreas-Elastase 1 im Stuhl kommt der Test nur noch selten zur Anwendung.

Bestimmungsmethode
Die photometrische Bestimmung erfolgt mittels der sog. Fluram-Methode.

Richtlinien für die Anwendung
Die Bestimmung muß nüchtern erfolgen. 48 h vor dem Test dürfen außer Digitalispräparaten keine Medikamente eingenommen werden. Pankreasenzyme müssen 3 Tage vor dem Test abgesetzt werden. Nach Blasenentleerung wird eine definierte Menge NBT-PABA verabreicht und der Urin über 6 h nach der Einnahme gesammelt. Die ausgeschiedene Menge wird in Prozent der eingenommenen Menge berechnet.

Störfaktoren
Falsch-positive Ergebnisse finden sich bei Niereninsuffizienz, Leberstoffwechselstörungen und bei entzündlichen Darmerkrankungen.

Interpretation
Referenzwerte: PABA-Ausscheidung im 6-h-Urin > 50%.

Der Test kommt kaum noch zur Anwendung. Eine erniedrigte Ausscheidung von PABA spricht für eine exokrine Pankreasinsuffizienz, die ätiologisch weiter abgeklärt werden muß.

2.13.9
Fettausscheidung im Stuhl

Prinzip der Untersuchung und Indikation
Die tägliche Fettausscheidung mit dem Stuhl ist weitgehend konstant und unabhängig von der Nahrungsfettmenge. Eine Bestimmung ist bei Verdacht auf Malabsorption und Maldigestion als Screeninguntersuchung gegeben.

Bestimmungsmethode
Near-infrared-reflectance-Analyse oder Bestimmung von freien Fettsäuren und Fettsäureestern nach van de Kamer.

Richtlinien für die Anwendung
Der Stuhl wird in drei 24-h-Fraktionen über insgesamt 72 h gesammelt. Die durchschnittliche Stuhlfettkonzentration pro 24 h wird berechnet.

Störfaktoren
Wäßrige Stühle und Blut- und Schleimbeimengungen führen zu falsch-negativen Ergebnissen.

Interpretation
Referenzwerte:

- Stuhlfettkonzentration: 0,3–13 g/100 g Stuhl,
- Stuhlfettausscheidung: < 7 g/24 h.

Bei Maldigestion ist die Fettausscheidung durch Mangel an Gallensäuren und Pankreasenzymen erhöht. Bei der Malabsorption kommt es durch eine verringerte Absorptionsfähigkeit im Dünndarm zur Steatorrhö (z. B. Sprue). Die Stuhlfettausscheidung in 24 h hat einen höheren diagnostischen Wert als die Stuhlfett-Konzentration.

Kosten
250 Punkte (EBM-BMÄ).

2.13.10
D-Xylosetest

Prinzip der Untersuchung und Indikation
Oral eingenommene D-Xylose wird im proximalen Dünndarm aktiv resorbiert. Die im Urin ausgeschiedene Menge D-Xylose ist von der Resorptionsfähigkeit des Darmes abhängig. Eine Indikation zur Durchführung besteht bei Verdacht auf Malabsorptionssyndrom.

Bestimmungsmethode
Die Bestimmung erfolgt photometrisch aus dem 5-h-Sammelurin. Aus dem Serum erfolgt die Bestimmung mittels HPLC.

Richtlinien für die Anwendung
Nach Blasenentleerung werden 25 g D-Xylose getrunken und in den folgenden 5 h der Urin gesammelt. Im

Serum erfolgt eine venöse Blutentnahme nach 15, 60 und 120 min. Nach D-Xylose können Meteorismus und Diarrhöen auftreten.

Störfaktoren

Eine verminderte D-Xyloseausscheidung ist häufig durch Erbrechen oder eine inkomplette Blasenentleerung bedingt. Bei Aszites, Niereninsuffizienz, Hypothyreose und ungenügender Hydratation kommt es ebenfalls zu einer verminderten D-Xyloseausscheidung, so daß die Ergebnisse unter diesen Einflußfaktoren nur im Serum sicher zu bewerten sind. Cholestase führt zu erniedrigten Werten in Serum und Urin.

Interpretation

Referenzwerte:

- Urin: > 4 g/5 h (26,6, mmol/5 h),
- Serum: 15 min: > 10 mg/dl (0,67 mmol/l),
- 60 min: > 30 mg/dl (2 mmol/l),
- 120 min: > 30 mg/dl (2 mmol/l).

Erniedrigte Werte im Urin und/oder Serum sprechen für eine Kohlenhydratresorptionsstörung im proximalen Dünndarm, meist bedingt durch eine Sprue (Zöliakie). Zusammen mit der Pankreasfunktionsdiagnsotik und der Dünndarmbiopsie stellt der D-Xylosetest eine wesentliche Untersuchung zur Differenzierung zwischen enteraler Malabsorption und pankreatogener Maldigestion dar.

Kosten

200 Punkte (GOÄ), 300 Punkte (EBM-BMÄ).

2.13.11
Laktosetoleranztest

Prinzip der Untersuchung und Indikation

Die Laktase der Dünndarmmukosa spaltet Lactose in Glukose und Galaktose. Beim Laktosetoleranztest steigt in der Folge einer oralen Laktosegabe der Blutglukosespiegel an. Bei einer verminderten Laktaseaktivität bleibt der Glukoseanstieg aus. Eine Indikation zur Bestimmung ist bei Verdacht auf primären oder sekundären Laktasemangel gegeben. Beim alternativ durchzuführenden H_2-Atemtest bildet die Laktose im Dickdarm Wasserstoff (H_2), der resorbiert und in der Ausatemluft gemessen werden kann.

Bestimmungsmethode

Siehe Glukose (Abschn. 2.3.1.1).

Richtlinien für die Anwendung

Dem nüchternen Probanden werden 50 g Laktose in 400 ml Wasser oral verabreicht. Blutabnahmen erfolgen zum Zeitpunkt 0 und nach 30, 60, 90 und 120 min. Beim H_2-Atemtest wird der Wasserstoffgehalt in der Ausatemluft nach 2 h gemessen.

Störfaktoren

Eine verzögerte Magenentleerung und eine gestörte Monosaccharidaufnahme im Dünndarm beinflussen die Ergebnisse. Bei Diabetikern sind falsch-negative Ergebnisse zu erwarten.

Interpretation

Referenzwerte:

- Glukoseanstieg im Serum: > 20 mg/dl, im Kapillarblut > 25 mg/dl,
- H_2-Atemtest: < 20 „parts per million" (ppm) nach 120 min.

Ein fehlender Glukoseanstieg im Laktosetoleranztest spricht mit einer Sensitivität von ca. 75 % für eine Laktoseintoleranz; die Spezifität liegt bei ca. 80 %. Der H_2-Atemtest weist eine etwas höhere Aussagekraft auf.

2.13.12
Vitamin B_{12} (Cobalamin)

Prinzip der Untersuchung und Indikation

Das Vitamin B_{12} (Cobalamin) wird in tierischen Organismen gebildet. Die Enzyme Methyl-Maloyl-CoA-Mutase und die Homocystein-Methyltransferase sind Cobalamin-abhängig. Ursache für einen B_{12}-Mangel kann neben einer verringerten Aufnahme (Vegetarier?) die verringerte Resorption bei Achlorhydrie (Antikörper gegen Parietalzellen?) oder Intrinsic-faktor-Mangel (Zustand nach Ileumresektion, Antikörper gegen Intrinsic-Faktor?) sein. Eine Indikation zur Bestimmung ist bei chronisch-atrophischer Gastritis, makrozytärer Anämie, jahrelangem Vegetarismus und allen unklaren neuro-psychiatrischen Erkrankungen gegeben.

Bestimmungsmethode

Immunoassay.

Richtlinien für die Anwendung

Die Bestimmung erfolgt im Heparinplasma oder Serum.

Störfaktoren

Keine.

Interpretation

Referenzwerte: < 200–1000 ng/l (150–740 pmol/l).

Ein Vitamin-B_{12}-Mangel findet sich in 1–2 % der nordeuropäischen Bevölkerung. Nur selten kommt es dabei zur Ausprägung einer Anämie und neuropsychiatrischen Symptomen (u. a. Hinterstrangataxie!). Bei nachgewiesenem B_{12}-Mangel sollte die Ursache mittels Resorptionstest (s. Abschn. 2.3.13) näher eingegrenzt werden.

Kosten

250 Punkte (GOÄ).

2.13.13
Vitamin-B$_{12}$-Resorptionstest (Schilling-Test)

Prinzip der Untersuchung und Indikation

Der Vitamin-B$_{12}$-Resorptionstest erlaubt die Zuordnung der Ursache eines B$_{12}$-Mangels. Die Ausscheidung von oral verabreichtem radioaktiv markiertem Vitamin B$_{12}$ wird im Urin ermittelt. Der ausgeschiedene Anteil ist bei Patienten mit einer Vitamin-B$_{12}$-Resorptionsstörung verringert.

Bestimmungsmethode

Radioaktivitätsmessung mit Szintillationszähler.

Richtlinien für die Anwendung

Dem nüchternen Probanden wird eine Kapsel mit ^{57}Co- oder ^{58}Co-Vitamin B$_{12}$ verabreicht (20 kBq). 2 h später erfolgt die intramuskuläre Injektion von 1 mg Vitamin B$_{12}$. Der Urin wird in den 24 h nach Einnahme der Kapsel gesammelt. Die im Szintillator gemessene Radioaktivität im Sammelurin wird in Relation zur oral verabreichten Dosis gesetzt. Bei verminderter Ausscheidung von ^{57}Co-Vitamin B$_{12}$ kann der Test unter Zugabe von 35 mg „intrinsic factor" wiederholt werden.

Störfaktoren

Eine Therapie mit Vitamin B$_{12}$ sollte mindestens 2 Tage vor dem Resorptionstest unterbrochen werden.

Interpretation

Referenzwerte: Ausscheidung >10% der verabreichten ^{57}Co-Vitamin-B$_{12}$-Dosis.

Eine erniedrigte ^{57}Co-Vitamin-B$_{12}$-Ausscheidung spricht für eine Resorptionsstörung. Bei Vegetariern findet sich häufig noch eine normale Resorption mit normaler Ausscheidung von ^{57}Co-Vitamin-B$_{12}$, aber eine erniedrigte Vitamin-B$_{12}$-Konzentration im Serum. Meist ist ein Mangel an „intrinsic factor" Ursache für eine Resorptionsstörung. Wenn sich die Resorption nach Zugabe von „intrinsic factor" normalisiert, ist dafür der Beweis erbracht. Wenn sich die Resorption nicht normalisiert, ist von einer intestinalen Malabsorption als Ursache für den Vitamin-B$_{12}$-Mangel auszugehen.

Kosten

1100 Punkte (EBM-BMÄ).

2.13.14
Folsäure

Prinzip der Untersuchung und Indikation

Die metabolisch aktivierten Folate sind essentielle Vitamine. Die Folsäure ist die Ausgangssubstanz der Folate. Eine Indikation zur Bestimmung ist bei makrozytären Anämien, bei Malabsorptions-Syndrom und bei medikamentöser Therapie u. a. mit Methotrexat, Anti-epileptika, Sulfasalzin und Daraprim sowie chronischem Alkoholismus gegeben.

Bestimmungsmethode

Liganden-Assays.

Richtlinien für die Anwendung

Die Bestimmung erfolgt im Plasma, Serum oder in den Erythrozyten.

Störfaktoren

Hämolyse führt zu falsch-hohen Werten durch Freisetzung der intraerythrozytären Folate.

Interpretation

Referenzwerte:
- Serum, Plasma: 1,8–9 µg/l (4–20 nmol/l),
- Erythrozyten: 150–450 µg/l (65–200 nmol/l).

Bis zu 30% der Personen mit erhöhtem Folsäurebedarf (insbes. Jugendliche und Schwangere) weisen Folsäuremangel auf. Nur selten ist der Folatmangel klinisch manifest mit Glossitis und Entzündungen der Mundschleimhaut. Laborchemisch kann die megaloblastäre Anämie mit einer Leuko- und Thrombopenie einhergehen.

Kosten

250 Punkte (GOÄ), 600 Punkte (EBM-BMÄ).

2.13.15
Okkultes Blut im Stuhl

Prinzip der Untersuchung und Indikation

Dem Nachweis von okkultem Blut im Stuhl kommt erhebliche Bedeutung bei der Früherkennung von entzündlichen und neoplastischen Erkrankungen des Gastrointestinaltraktes zu. Eine Indikation zur Testung ist im Rahmen der Darmkrebsvorsorge bei Personen über 45 Jahren gegeben. Außerdem sollte die Untersuchung bei symptomatischen Patienten mit Stuhlunregelmäßigkeiten und anderen unklaren abdominellen Beschwerden durchgeführt werden.

Bestimmungsmethode

Es stehen verschiedene qualitative und immunologisch-quantitative Tests zur Verfügung. Hier seien der Haemoccult-Test (Pseudoperoxidaseaktivität) und der Haemoccult-II-Test (Guaiac-Reaktion) als qualitative Verfahren genannt. Immunologische Tests weisen Albumin, Hämoglobin, α_1-Antitrypsin oder Lysozym mittels ELISA im Stuhl nach.

Richtlinien für die Anwendung

Die Bestimmung erfolgt aus einer Stuhlprobe. Es wird empfohlen, jeweils 2 Proben von 3 aufeinanderfolgenden Stühlen zu entnehmen.

Störfaktoren
Die Peroxidaseaktivität unterliegt Ernährungseinflüssen. Eine ganze Reihe von Medikamenten kann zu gastrointestinalen Blutungen führen (u. a. ASS, Glukokortikoide, Antiphlogistika, Kumarinderivate). Diese sollten soweit möglich vor der Testung abgesetzt werden.

Interpretation
Bei Nachweis von okkultemBlut im Stuhl muß die Blutungsquelle identifiziert werden (u. a. Sonographie, Endoskopie, Röntgen). Falls sich keine Blutungsquelle identifizieren läßt, ist der Test in jedem Falle in 3–6 Monaten zu wiederholen. Wenn die Blutungsquelle identifiziert und beseitigt werden konnte, ist ebenfalls eine Verlaufsuntersuchung empfehlenswert. Als klassischer Screening-Test hat der Nachweis von okkultem Blut eine hohe Sensitivität aber eine sehr geringe Spezifität für ein Kolonkarzinom.

Kosten
60 Punkte (GOÄ), 50 Punkte (EBM-BMÄ).

2.14
Spurenelemente

Spurenelemente sind anorganische Stoffe, die weniger als 0,1 % der Körpermasse ausmachen. Die essentiellen Spurenelemente umfassen die Elemente Chrom (Cr), Kobalt (Co), Kupfer (Cu), Jod (J), Magnesium (Mg), Mangan (Mn), Molybdän (Mo), Nickel (Ni), Selen (Se) und Zink (Zn). Darüber hinaus gibt es sogenannte akzidentelle Spurenelemente ohne bekannte physiologische Funktion.

2.14.1
Magnesium

Prinzip der Untersuchung und Indikation
Die Bestimmung von Magnesium ist bei neuromuskulärer Übererregbarkeit, bei gastrointestinalen (chronische Resorptionsstörungen) Beschwerden, Niereninsuffizienz und bei kardialen Beschwerden (Rhythmusstörungen, QT-Verlängerung) indiziert. Häufig ist die Hypomagnesiämie mit einer Hypokalzämie und einer Hypokaliämie vergesellschaftet.

Bestimmungsmethode
Atom-Absorptions-Spektralphotometrie oder photometrische Bestimmung mit Xylidylblau.

Richtlinien für die Anwendung
Die Bestimmung kann aus Serum, Plasma oder 24-h-Sammelurin erfolgen.

Störfaktoren
Zu lange venöse Stauung und Hämolyse führen zu falsch-hohen Werten.

Interpretation
Referenzbereiche:

- Serum: 0,65–1,2 mmol/l,
- Urin: 0,6–12 mmol/24 h.

Erniedrigte Magnesiumwerte sagen nicht unbedingt etwas über das Gesamtkörpermagnesium aus, da das Magnesium hauptsächlich intrazellulär lokalisiert ist. Wenn der Magnesiumwert im Serum deutlich erniedrigt ist, kann die Messung der Ausscheidung im 24-h-Urin als Bestätigungsuntersuchung durchgeführt werden. Ursachen für eine Hypomagnesiämie können ein vermehrter renaler Verlust (u. a. Diuretikatherapie), eine verringerte intestinale Aufnahme (u. a. Alkoholabusus und chronisch-entzündliche Darmerkrankungen) und endokrinologische Störungen (u. a. Hyperthyreose, Hyperaldosteronismus, Hyperparathyreoidismus) sein. Erhöhte Magnesiumwerte treten bei Antacidatherapie und bei akuter und chronischer Niereninsuffizienz auf und können in extremen Fällen zu einer Lähmung der Atemmuskulatur führen.

Kosten
40 Punkte (GOÄ), 180 Punkte (EBM-BMÄ).

2.14.2
Kupfer

Prinzip der Untersuchung und Indikation
Eine Bestimmung ist bei Verdacht auf Morbus Wilson, Verdacht auf Menkes Syndrom, nutritiven Kupfermangel oder bei unklarer eisenrefraktärer Anämie mit Neutropenie indiziert.

Bestimmungsmethode
Die Bestimmung erfolgt auf photometrischem Wege oder durch Atom-Absorptions-Spektrophotometrie.

Richtlinien für die Anwendung
Die Bestimmung kann aus Serum oder 24-h-Sammelurin erfolgen.

Störfaktoren
Zu lange venöse Stauung führt zu falsch-hohen Werten.

Interpretation
Referenzbereiche:

- Serum: 80–120 µg/dl (12–19 µmol/l),
- Urin: < 50 µg/24 h (< 0,8 µmol/24 h).

Über 90 % des Serumkupfers sind an Coeruloplasmin gebunden. Beim M. Wilson ist der freie Kupferanteil erhöht durch ein erniedrigtes Coeruloplasmin. Durch den Transportdefekt kommt es zu einer Überladung der Zellen mit Kupfer insbesondere in der Leber. Die Einnahme von Zink (wie sie zur Therapie des M. Wilson eingesetzt wird) kann zu einer Erniedrigung des Serumkupfers führen. Das Serumkupfer ist bei allen akuten und chronischen Infektionen, bei Leberschädigungen und bei einer Reihe von Malignomen unspezifisch erhöht.

Kosten

- Serum: 40 Punkte (GOÄ),
- Urin: 410 Punkte (GOÄ), 750 Punkte (EBM-BMÄ).

2.14.3
Zink

Prinzip der Untersuchung und Indikation

Bei therapieresistenten Dermatosen und schlechter Wundheilung kann eine Bestimmung in seltenen Fällen indiziert sein, um einen Zinkmangelzustand auszuschließen.

Bestimmungsmethode

Die Bestimmung erfolgt auf photometrischem Wege oder durch Atom-Absorptions-Spektrophotometrie.

Richtlinien für die Anwendung

Die Bestimmung kann aus Plasma, Serum oder 24-h-Sammelurin erfolgen.

Störfaktoren

Antikoagulanzien enthalten häufig Zink und können die Bestimmung ebenso stören wie Glas-, Teflon- oder Polyäthylenbehälter, aus denen in der Regel Zink diffundiert.

Interpretation

Referenzbereiche:

- Serum: 75–140 µg/dl (11,5–21,5 µmol/l),
- Urin: 250–700 µg/24 h (3–10 µmol/24 h).

Erniedrigte Zinkwerte führen erst bei langdauerndem ausgeprägtem Mangelzustand zu der Ausprägung unspezifischer klinischer Zeichen. Eine rechtzeitige Erkennung eines Zinkmangels durch die laborchemische Bestimmung ist deshalb sehr unwahrscheinlich.

Kosten

90 Punkte (GOÄ), 180 Punkte (EBM-BMÄ).

2.14.4
Mangan

Prinzip der Untersuchung und Indikation

Eine Bestimmung des Manganspiegels ist bei langdauernder parenteraler Ernährung oder bei Verdacht auf Intoxikation indiziert.

Bestimmungsmethode

Die Bestimmung erfolgt auf photometrischem Wege oder durch Atom-Absorptions-Spektrophotometrie.

Richtlinien für die Anwendung

Die Bestimmung kann aus Plasma, Serum oder 24-h-Urin erfolgen.

Störfaktoren

Keine.

Interpretation

Referenzbereiche:

- Serum: <0,8 µg/l (<14,6 nmol/l),
- Vollblut: 7,0–10,5 µg/l (127,4–191,1 nmol/l),
- Urin: 0,1–1,5 µg/l (1,8–27,3 nmol/l).

Da Mangan ubiquitär in der Nahrung vorkommt, sind Mangelzustände sehr selten. Erhöhte Manganwerte treten bei beruflicher Exposition (Erzabbau, Glasherstellung) auf. Dabei kann es zu schweren ZNS-Symptomen mit Ausprägung eines Parkinson-Syndromes kommen. Da Mangan biliär ausgeschieden wird, kann es bei Cholestase zu erhöhten Werten kommen.

Kosten

410 Punkte (GOÄ), 750 Punkte (EBM-BMÄ).

2.14.5
Selen

Prinzip der Untersuchung und Indikation

Eine Bestimmung des Selens ist bei Verdacht auf Intoxikation oder bei Hinweisen auf einen Selenmangel (z. B. bei längerer parenteraler Ernährung) sinnvoll. Klinisch imponiert eine Muskelschwäche und eine Kardiomyopathie als Folgen des Selenmangels.

Bestimmungsmethode

Die Bestimmung erfolgt auf photometrischem Wege oder durch Atom-Absorptions-Spektrophotometrie.

Richtlinien für die Anwendung

Die Bestimmung kann im Serum oder 24-h-Urin erfolgen.

Störfaktoren

Die Selennormwerte sind sehr alters- und ernährungsabhängig.

Interpretation
Referenzbereiche:

- Serum:
  - 1–4 Monate: 18–64 µg/l (0,23–0,82 µmol/l),
  - 5–12 Monate: 32–101 µg/dl (0,45–1,28 µmol/l,
  - Kleinkinder: 58–116 µg/dl (0,74–1,47 µmol/l),
  - Schulkinder: 69–121 µg/l (0,88–1,54 µmol/l),
  - Erwachsene: 74–139 µg/l (0,94–1,77 µmol/l),
- Urin:
  - Erwachsene: 5–30 µg/24 h (0,06–0,38 µmol/ 24 h).

Die Glutathionperoxidaseaktivität der Erythrozyten bestimmt den Einbau von Selen in die Erythrozyten. Ihre Aktivität ist ein wichtiger Anzeiger der Selenversorgung. Nur junge Erythrozyten können Selen einbauen. Ein anderes Selen-abhängiges Enzym ist z. B. die thyreoidale Dejodinase Typ I (vgl. Selenmangel und endemische Struma z. B. in China). Erniedrigte Selenwerte finden sich bei nutritivem Mangel und bei mit erniedrigten Selenwerten assoziierten Erkrankungen, zu denen alle schwerwiegenden Allgemeinerkrankungen gehören. Das Serumselen korreliert eng mit dem Serumalbumin. Eine Erhöhung des Selenspiegels findet sich bei unkontrollierter Selbstmedikation und bei nutritiver Überversorgung. Nagelveränderungen treten ab ca. 1 mg/Tag und Hämolyse ab ca. 5 mg/Tag auf.

Kosten
410 Punkte (GOÄ), 750 Punkte (EBM-BMÄ).

2.14.6
Chrom

Prinzip der Untersuchung und Indikation
Bei Verdacht auf Chrommangel z. B. bei schlecht einstellbarem Diabetes mellitus ist eine Bestimmung zu erwägen. Chrom wird im Blut an Transferrin gebunden transportiert.

Bestimmungsmethode
Die Bestimmung erfolgt durch Atom-Absorptions-Spektrophotometrie.

Richtlinien für die Anwendung
Die Bestimmung kann aus Serum oder Sammelurin erfolgen.

Störfaktoren
Da ein Teil der Chromausscheidung über Galle und Schweiß erfolgt, ist die Bilanzaussage durch Messung im Urin nicht zuverlässig.

Interpretation
Referenzbereiche:

- Serum: > 0,5 µg/l,
- Urin: > 0,5 µg/l.

Nach Glukose- oder Insulingabe steigt Chrom im Serum an. Erniedrigte Chromwerte können daher Ursache für eine schwierige Blutzuckereinstellung sein.

Kosten
410 Punkte (GOÄ), 750 Punkte (EBM-BMÄ).

2.14.7
Kobalt

Prinzip der Untersuchung und Indikation
Eine Indikation zur Bestimmung besteht in der Regel auch bei perniziöser Anämie nicht, weil es keine nachgewiesene Kobaltmangelkrankheit beim Menschen gibt. Das Fehlen des „intrinsic factor" führt bei perniziöser Anämie zum Vitamin-B$_{12}$(Cobalamin)-Mangel, nicht aber zum Kobaltmangel.

Bestimmungsmethode
Die Bestimmung erfolgt durch Atom-Absorptions-Spektrophotometrie.

Richtlinien für die Anwendung
Die Bestimmung kann aus Serum oder Urin erfolgen.

Störfaktoren
Angesichts der niedrigen Kobaltkonzentrationen ist eine Bestimmung technisch schwierig.

Interpretation
Referenzbereiche:

- Serum: < 0,5 µg/l,
- Vollblut: 0,5–3,9 µg/l,
- Urin: < 1,0 µg/l.

Relevante Kobaltmangelzustände sind nicht bekannt. Kobaltintoxikationen durch einen Stabilisator des Bierschaumes wurden in Kanada beschrieben.

Kosten
750 Punkte (EBM-BMÄ).

2.14.8
Molybdän

Prinzip der Untersuchung und Indikation
Bei Malabsorption und nach langer parenteraler Ernährung kann eine Molybdänbestimmung indiziert sein.

Bestimmungsmethode

Die Bestimmung erfolgt durch Atom-Absorptions-Spektrophotometrie.

Richtlinien für die Anwendung

Die Bestimmung kann aus Serum oder Sammelurin erfolgen.

Störfaktoren

Es kann zu Interaktionen mit Kupfer und Wolfram bei der Resorption und Analyse kommen. Die Messung erfolgt wegen des niedrigen Molybdängehaltes an der Nachweisgrenze und ist technisch schwierig.

Interpretation

Referenzbereiche:

- Serum: <1 µg/l,
- Urin: 10–16 µg/l.

Ein Molybdänmangel ist sehr selten und tritt bei einigen Erbkrankheiten mit gestörtem Purin- und Aminosäurenstoffwechsel auf.

2.14.9
Nickel

Prinzip der Untersuchung und Indikation

Eine Bestimmung kann bei Verdacht auf Nickelmangel (sehr selten) oder Nickelintoxikation erfolgen.

Bestimmungsmethode

Die Bestimmung erfolgt durch Atom-Absorptions-Spektrophotometrie.

Richtlinien für die Anwendung

Die Bestimmung kann aus Serum oder Urin erfolgen.

Störfaktoren

Es kann zu Interaktionen mit Eisen und Zink bei der Resorption und Analyse kommen.

Interpretation

Referenzbereiche:

- Serum: 0,05–1,08 µg/l,
- Vollblut: 0,05–1,05 µg/l,
- Urin (24 h): 0,70–5,20 µg/l.

Erniedrigte Nickelwerte können mit einer gestörten Ureasefunktion einhergehen, ohne das in diesem Zusammenhang klinisch Symptome bekannt sind. Nickel kann ein Kontaktekzem mit Dermatitis auslösen, ohne daß dabei erhöhte Nickelwerte im Serum oder Urin gefunden werden konnten.

2.14.10
Urinjod (PBI)

Prinzip der Untersuchung und Indikation

Bestimmt wird der Gesamtjodgehalt einer Urinprobe mittels der Cer-Arsenit-Methode nach Sandell und Kolthoff nach Zerstörung der organischen Probenbestandteile durch saure Veraschung. Die Methode beruht auf einem pseudokatalytischen Effekt von Jodid auf die Reduktion von Ce^{4+} durch As^{3+} in verdünnter Schwefelsäure. Proportional zum Jodgehalt der Probe erfolgt eine Entfärbung des intensiv gelben Cers. Das verwendete Verfahrenskürzel PBI (Protein Bound Iodine, i.e. im Serum) ist an sich nicht korrekt und historisch bedingt.

Indikationen sind die Untersuchung der alimentären Jodversorgung bzw. der Nachweis einer massiveren Jodexposition z. B. durch jodhaltige Röntgenkontrastmittel, Desinfektionsmittel, Mundwasser, Augentropfen etc. in Zusammenhang mit Untersuchungen des Schilddrüsenstoffwechsels. So können z. B. trotz hyperthyreoter Stoffwechsellage ein unerwartet niedriger globaler Technetium-Uptake bei einer Schilddrüsenszintigraphie oder die Notwendigkeit einer ungewöhnlich hohen Dosis eines Thyreostatikums zur Therapie einer Hyperthyreose auf eine Jodexposition zurückzuführen sein.

Bestimmungsmethode

Die Urinprobe wird in einem Gemisch aus konzentrierter Schwefel-, Salpeter- und Perchlorsäure bei 250 °C in Spezialgefäßen über 20 min verascht. Hierdurch werden organische Bestandteile und Urochrome, die die Cer-Arsenit-Reaktion oder die photometrische Messung beeinträchtigen, zerstört, organisch gebundenes Jod als anorganisches Jod freigesetzt und Jod in das chemisch inerte und stabile Jodat übergeführt. Nach Abkühlen der veraschten Probe wird zu einem Aliquot zunächst As^{3+} zugegeben, welches Jodat zu Jodid reduziert. Die Farbreaktion wird durch Zugabe von Ce^{4+} gestartet. Nach Inkubation bei 37 °C für ca. 20 min wird die Absorption bei 405 nm gemessen.

Richtlinien für die Anwendung

Als Untersuchungsmaterial können 24-h-Sammelurin oder Spontanurin (am günstigsten 2. Morgenurin) verwendet werden. In der Urinprobe muß zusätzlich die Kreatininkonzentration gemessen werden (im Sammelurin als Plausibilitätskontrolle für eine vollständige Probensammlung, im Spontanurin zur Verdünnungskorrektur).

Störfaktoren

Theoretisch könnte ein massiver Eiweißgehalt einer Urinprobe die Veraschungskapazität des Säuregemisches übersteigen und das verbleibende organische Material zu falsch-hohen und falsch-niedrigen Resultaten führen. In der Praxis werden derart hohe Eiweißkonzentrationen aber weder durch eine Makrohämaturie oder eine massive Proteinurie erreicht. Falsche Resultate sind ansonsten fast ausschließlich auf eine fehlerhafte Durchführung der Analytik zurückzuführen.

Eine dem ortsüblichen Durchschnitt entsprechend normale Urinjod-Ausscheidung kann trotz erfolgter Jodexposition und hierdurch erhöhtem intrathyreoidalen Jodgehalt gemessen werden, falls die Jodexposition längere Zeit zurückliegt (für jodhaltige Röntgenkontrastmittel etwa länger als 2–3 Monate). Hier kann nur die direkte Messung des intrathyreoidalen Jodgehaltes korrekte Information liefern.

Interpretation
Referenzbereich für das Jodmangelgebiet Bayern: 25–150 µg/g Kreatinin. Bei Kindern unter 12 Jahren, bei deutlich eingeschränkter Nierenfunktion (Serumkreatinin >2 mg/dl), Kachexie oder Mangelernährung kann wegen einer erniedrigten täglichen Kreatininausscheidung nicht auf g Kreatinin bezogen werden. Hier kann nur die ausgeschiedene absolute Jodmenge in einem Sammelurin angegeben werden.

2.15
Tumormarker

Tumormarker im engeren Sinne sind Proteine, oft Glykoproteine, die im Zusammenhang mit dem Tumorwachstum vermehrt gebildet werden und in die Zirkulation abgegeben werden. Damit sind sie der Routinelabordiagnostik zugänglich. Bei den zellständigen Tumormarkern hat die Quantifizierung der Östrogen- und Progesteronrezeptoren auf Mammakarzinomgewebe Bedeutung für die Prognose und für die Therapieentscheidung. Daneben wird vermehrt versucht, Tumorzellen selbst oder veränderte DNA im Blut oder in verschiedenen Kompartimenten wie Knochenmark nachzuweisen. Diese interessanten Ansätze sind aber noch nicht weit genug entwickelt und evaluiert, um in der Routinediagnostik angewendet zu werden. Die Konzentrationen der Tumormarker sind meist sehr niedrig und nur mit Immunoassays nachzuweisen. Ideale Tumormarker mit sehr hoher Spezifität und Sensitivität gibt es nicht! Kein Marker ist tumorspezifisch oder organspezifisch. Ein unselektioniertes Screening ist nicht indiziert und zieht nur teure, oft ebenfalls nicht indizierte Folgeuntersuchungen nach sich. Tumormarker haben aber ihren Platz in der Verlaufsbeurteilung.

2.15.1
Karzinoembryonales Antigen (CEA)

Prinzip der Untersuchung und Indikation
Das karzinoembryonale Antigen (CEA) ist einer der ältesten und bekanntesten Tumormarker. Es hat sich v. a. in der Verlaufsbeurteilung und Prognoseeinschätzung des kolorektalen Karzinoms sehr gut bewährt und jeder neue Tumormarker muß sich am CEA messen lassen. Eine weitere wichtige Indikation ist die Differenzierung von Lebertumoren. Hohe CEA-Werte beim primären Leberkarzinom sind eine Seltenheit, so daß eine Metastase eines anderen Karzinoms anzunehmen ist.

Bestimmungsmethode
Immunoassay.

Richtlinien für die Anwendung
Die Bestimmung erfolgt im Serum oder Plasma.

Störfaktoren
Siehe Kap. 4 „Immunologische Diagnostik", Abschn. 4.1.4, 4.1.9.

Interpretation
Referenzbereich:

- Nichtraucher <5 µg/l,
- Raucher <10 µg/l.

Benigne Erkrankungen (meist leichte bis mäßige Erhöhung, selten über 10 µg/l): Hepatitis, Pankreatitis, M. Crohn, Colitis ulcerosa, Pneumonie.

Maligne Erkrankungen: kolorektales Karzinom (Sensitivität von 20 % bei Dukes A bis 80 % bei Dukes D), viele andere Karzinome.

Kosten
250 Punkte (GOÄ), 180 Punkte (EBM-BMÄ).

2.15.2
α-Fetoprotein (AFP)

Prinzip der Untersuchung und Indikation
Das AFP ist ein onkofetaler Tumormarker, d. h. er wird während der fetalen Entwicklung physiologisch gebildet und ist bei Kleinkindern bis zum 2. Lebensjahr und bei Schwangeren ab der 4. SSW erhöht. Es handelt sich um ein Glykoprotein (70 kD). AFP ist Tumormarker der ersten Wahl für das Leberzellkarzinom und kann hier auch bei Risikopatienten (Leberzirrhose, HBsAG-Träger, α_1-Antitrypsinmangel) als Screeningtest zur Früherkennung eingesetzt werden.

Bestimmungsmethode
Immunoassay.

Richtlinien für die Anwendung
Die Bestimmung erfolgt im Serum oder Plasma.

Störfaktoren
Siehe Kap. 4 „Immunologische Diagnostik", Abschn. 4.1.4, 4.1.9.

Interpretation
Referenzbereich:

- <15 ng/ml,
- Schwangere 40–500 ng/ml (Maximum 32.–36. SSW).

Physiologisch erhöhte Werte im 1. Lebensjahr und während der Schwangerschaft.

Benigne Erkrankungen: akute und chronische Hepatitis, Leberzirrhose.

Maligne Erkrankungen: Leberzellkarzinom (5–10 % mit normalem AFP); Keimzelltumoren: Hoden, Ovar, Dottersacktumor; bei anderen Karzinomen (z. B. gastrointestinalen) gelegentlich erhöht, aber nicht als Tumormarker geeignet.

Kosten
250 Punkte (GOÄ), 350 Punkte (EBM-BMÄ).

2.15.3
CA 19–9, „Gastrointestinal Cancer-Antigen"

Prinzip der Untersuchung und Indikation
Das „Cancer" (oder „Carbohydrate") „Antigen" 19–9 (CA 19–9) ist ein Glycolipid und Teil des Lewis-a-Blutgruppenantigens. CA 19–9 ist die erste Wahl zur Verlaufskontrolle und Rezidiv-Erkennung des Pankreaskarzinoms, aber nicht als Suchtest geeignet. Es ist trotz der geringen Sensitivität auch als erste Wahl in der Verlaufskontrolle von Gallengangskarzinomen zu betrachten, da hier kein guter anderer Marker zur Verfügung steht.

Bestimmungsmethode
Immunoassay.

Richtlinien für die Anwendung
Die Bestimmung erfolgt im Serum oder Plasma.

Störfaktoren
Siehe Kap. 4 „Immunologische Diagnostik", Abschn. 4.1.4, 4.1.9.

Interpretation
Referenzbereich: <35 kU/l.

Patienten mit der Blutgruppenkonstellation Lewis a-negativ/b-negativ (3–7% der Bevölkerung) können CA19–9 nicht exprimieren.

Physiologisch erhöht: während der Menstruation und in der Schwangerschaft.

Benigne Erkrankungen: Pankreatitis, Cholezystitis und andere Erkrankungen der Gallengänge (wegen der biliären Sekretion sind bei Gallenstau auch benigner Genese Werte bis über 1000 kU/l möglich), Mukoviszidose.

Maligne Erkrankungen: Pankreaskarzinom (hohe

Sensitivität: 75–95 % und Spezifität 70–90%); andere gastrointestinale Tumoren mit niedriger Sensititvität und Spezifität.

Kosten
300 Punkte (GOÄ), 800 Punkte (EBM-BMÄ).

2.15.4
„Cancer Antigen" (CA) 15–3

Prinzip der Untersuchung und Indikation
CA 15–3 wird von Schleimhautzellen sezerniert. Im Serum Gesunder tritt es nur in Spuren auf. Trotz geringer Sensitivität aber wegen fehlender Alternativen beim Mammakarzinom Marker der ersten Wahl. Ungeeignet für die Erstdiagnose, aber als Therapiekontrolle und Rezidiverkennung, meist in Kombination mit CEA; evtl. zusätzlich CA 549.

Bestimmungsmethode
Immunoassay.

Richtlinien für die Anwendung
Die Bestimmung erfolgt im Serum oder Plasma.

Störfaktoren
Siehe Kap. 4 „Immunologische Diagnostik", Abschn. 4.1.4, 4.1.9.

Interpretation
Referenzbereich: <25 kU/l.

Benigne Erkrankungen: Niereninsuffizienz, Lebererkrankungen, Bronchialerkrankungen, Mastopathie.

Maligne Erkrankungen: beim operablen Mammakarzinom nur eine Sensitivität von ca. 20 %, bis ca. 80 % bei Stadium IV. Kann auch erhöht sein bei verschiedenen anderen Karzinomen.

Kosten
450 Punkte (GOÄ), 600 Punkte (EBM-BMÄ).

2.15.5
CA 72–4

Prinzip der Untersuchung und Indikation
CA 72–4 wird von vielen normalen Epithelzellen exprimiert. Es hat beim Magenkarzinom mit einer Sensitivität von ca. 70 % bei einer Spezifität von 95 % die größte Bedeutung und ist damit besser als CA 19–9 und CEA.

Bestimmungsmethode
Immunoassay.

Richtlinien für die Anwendung
Die Bestimmung erfolgt im Serum oder Plasma.

Störfaktoren
Siehe Kap. 4 „Immunologische Diagnostik", Abschn. 4.1.4, 4.1.9.

Interpretation
Referenzbereich: < 4 kU/l.

Erhöht bei verschieden benignen und malignen Erkrankungen. Neben dem Magenkarzinom noch Bedeutung beim muzinösen Ovarialkarzinom.

Kosten
450 Punkte (GOÄ), 800 Punkte (EBM-BMÄ).

2.15.6
CA 125

Prinzip der Untersuchung und Indikation
Das Cancer-Antigen (CA) 125 kommt postnatal v. a. auf epthelialen Zellen von Endometrium, Tube und Ovar vor. Es kommt als Differenzierungsantigen im Fetalgewebe vor. Es stellt die erste Wahl zur Therapie- und Verlaufskontrolle des Ovarialkarzinoms dar.

Bestimmungsmethode
Immunoassay.

Richtlinien für die Anwendung
Die Bestimmung erfolgt im Serum oder Plasma.

Störfaktoren
Siehe Kap. 4 „Immunologische Diagnostik", Abschn. 4.1.4, 4.1.9.

Interpretation
Referenzbereich < 35 kU/l.

Physiologisch erhöht während der Schwangerschaft.

Benigne Erkrankungen: Endometriose, Peritonitis, Pankreatitis, Lebererkrankungen.

Malignome: seröses Ovarialkarzinom (80 % Sensitivität), verschiedene andere Karzinome mit geringer Sensitivität, aber z. T. erheblich erhöhten Werten bei gastrointestinalen Tumoren, Bronchialkarzinom und Mammakarzinom.

Kosten
300 Punkte (GOÄ), 800 Punkte (EBM-BMÄ).

2.15.7
Prostataspezifisches Antigen (PSA)

Prinzip der Untersuchung und Indikation
PSA ist eine prostataspezifische Serinproteinase. Es liegt im Serum z. T. in freier Form vor, ist aber großteils an α1-Antitrypsin gebunden. PSA ist organspezifisch, aber nicht karzinomspezifisch. Es ist zur Zeit der beste Tumormarker für das Prostatakarzinom und hat damit

die prostataspezifische Saure Phosphatase praktisch überflüssig gemacht. Es ist einer der wenigen Tumormarker, deren Einsatz als Screeningtest bei älteren Männern (> 50 J.) gerechtfertig scheint, im Grenzbereich 4–10 µg/l sollte zusätzlich das freie PSA bestimmt werden und damit der Quotient freies PSA/gesamt-PSA.

Bestimmungsmethode
Immunoassay; Es gibt Assays zur Bestimmung des gesamten PSA und des freien PSA.

Richtlinien für die Anwendung
Die Bestimmung erfolgt im Serum oder Plasma.

Störfaktoren
Siehe Kap. 4 „Immunologische Diagnostik", Abschn. 4.1.4, 4.1.9, falsch-hohe Werte durch Palpation der Prostata möglich, d. h. Blutentnahme vor körperlicher Untersuchung.

Interpretation
Referenzbereich: gesamt PSA < 4 µg/l, Grenzbereich 4–10 µg/l, Quotient freies PSA/gesamt-PSA > 0,15.

Benigne Erkrankungen: Prostatitis, benigne Prostatahyperplasie.

Prostatakarzinom: Abgrenzung zur benignen Prostatahyperplasie problematisch, Verlaufskontrollen! Quotient freies PSA/gesamt-PSA erlaubt eine bessere Diskrimination. Sensitivität bis zu 90 %.

Kosten
300 Punkte (GOÄ), 300 Punkte (EBM-BMÄ).

2.15.8
Neuronenspezifische Enolase (NSE)

Prinzip der Untersuchung und Indikation
Die NSE ist ein glukosespaltendes Enzym, das v. a. in Neuronen des Gehirns und im peripheren Nervengewebe vorkommt. Als Tumormarker hat es v. a. beim kleinzelligen Bronchialkarzinom, beim Neuroblastom und beim Seminom Bedeutung.

Bestimmungsmethode
Immunoassay.

Richtlinien für die Anwendung
Die Bestimmung erfolgt im Serum oder Plasma.

Störfaktoren
Siehe Kap. 4 „Immunologische Diagnostik", Abschn. 4.1.4, 4.1.9; bei Hämolyse Freisetzung von NSE aus Erythrozyten.

Interpretation
Referenzbereich: $< 12{,}5$ µg/l; bei Kindern im 1. Lebensjahr bis 25 µg/l.

Benigne Erkrankungen: Pneumonie, Lungenfibrose, Lebererkrankungen.

Maligne Erkrankungen: kleinzelliges Bronchialkarzinom (SCLC), Sensitivität ca. 80 %, aussagekräftigster Tumormarker, evtl. in Zukunft kombiniert mit ProGRP. Daneben erhöht bei Neuroblastom, Seminom, APU Dom, gelegentlich auch bei anderen Karzinomen.

Kosten
450 Punkte (GOÄ), 800 Punkte (EBM-BMÄ).

2.15.9
CYFRA 21–1 (Cytokeratin-19-Fragmente)

Prinzip der Untersuchung und Indikation
Bei diesem Assay werden im Serum zirkulierendes Cytokeratin 19 und dessen Fragmente detektiert. Cytokeratine sind die Hauptproteine des Zytoskelettes der Epithelzellen und gehören zu den Intermediärfilamenten. Es können proteinchemisch 20 Fraktionen unterschieden werden. CYFRA 21–1 ist mit einer Sensitivität von ca. 80 % der z. Z. beste Tumormarker für das nicht-kleinzellige Bronchialkarzinom (NSCLC).

Bestimmungsmethode
Immunoassay.

Richtlinien für die Anwendung
Die Bestimmung erfolgt im Serum oder Plasma. Es gibt Ansätze, aus angereicherten kernhaltigen Zellen solitäre Tumorzellen im peripheren Blut oder Knochenmark mit Hilfe dieses Testes nachzuweisen.

Störfaktoren
Siehe Kap. 4 „Immunologische Diagnostik", Abschn. 4.1.4.

Interpretation
Referenzbereich: $< 3{,}3$ µg/l.

Benigne Erkrankungen: Pneumonie, M. Crohn.

Maligne Erkrankungen: NSCLC; vereinzelt auch erhöht in anderen Plattenepithelkarzinomen.

Kosten
450 Punkte (GOÄ).

2.15.10
„Squamous-Cell-carcinoma Antigen" (SCC)

Prinzip der Untersuchung und Indikation
SCC wird von allen Plattenepithelzellen gebildet. Es wird im Schweiß, Speichel und anderen Körperflüssigkeiten ausgeschieden. Es ist der Marker der 1. Wahl beim Zervixkarzinom. Für das Endometriumkarzinom gibt es keinen Tumormarker, auch SSC ist nicht geeignet.

Bestimmungsmethode
Immunoassay.

Richtlinien für die Anwendung
Die Bestimmung erfolgt im Serum oder Plasma.

Störfaktoren
Siehe Kap. 4 „Immunologische Diagnostik", Abschn. 4.1.4; Kontaminationen der Probe mit Schweiß, Speichel und Hautepithel können wegen der hohen Konzentrationen dort zu falsch-hohen Werten führen.

Interpretation
Referenzbereich: < 2 µg/l.

Benigne Erkrankungen: Psoriasis, Ekzem, Leber-, Pankreaserkrankungen, Niereninsuffizienz.

Maligne Erkrankungen: Sensitivität ca. 80 % für Zervixkarzinom, unter 50 % für ander Plattenepithelkarzinome.

Kosten
450 Punkte (GOÄ), 800 Punkte (EBM-BMÄ).

2.15.11
Humanes Choriongonadotropin (hCG)

Prinzip der Untersuchung und Indikation
HCG ist ein Glykoproteinhormon (Molekulargewicht 46 kD). Es besteht aus zwei nicht kovalent miteinander verbundenen Untereinheiten, einer alpha- und einer β-Kette. Es muß in jedem Fall vom Nachweissystem die β-Kette miterfaßt werden, da diese hormonspezifisch ist und es Tumoren gibt, die nur die freie β-Kette exprimieren. Die Hauptindikation besteht im Nachweis von Keimzelltumoren (Hoden, Ovar) und Trophoblastentumoren (Blasenmole, Chorionkarzinom). Die Bestimmung von β-HCG im Serum oder Urin wird auch zum Nachweis oder Ausschluß einer Schwangerschaft durchgeführt.

Bestimmungsmethode
Immunoassay; 3 verschiedene Tests, die entweder nur das komplette Hormon ($\alpha\beta$), nur die freie β-Kette oder beide Formen erfassen.

Richtlinien für die Anwendung
Die Bestimmung erfolgt im Serum oder Plasma.

Störfaktoren
Siehe Kap. 4 „Immunologische Diagnostik", Abschn. 4.1.4, 4.1.9.

Interpretation

Referenzbereiche:

- Männer, Frauen prämenopausal: <5 U/l,
- Frauen postmenopausal: <10 U/l.
- Physiologisch: während der Schwangerschaft Anstieg auf bis zu 200 000 U/l.

Außerhalb der Schwangerschaft ist ein erhöhter Wert von hCG im Serum oder Urin tumorspezifisch: Trophoblastentumoren, Blasenmole, Chorionkarzinom (Sensitivität 100 %), Keimzelltumoren (Teratokarzinom, Senitivität 50 %; Seminom, Sensitivität 15 %).

Kosten

250 Punkte (GOÄ), 300 Punkte (EBM-BMÄ).

2.15.12
Calcitonin

Prinzip der Untersuchung und Indikation

Calcitonin ist ein physiologisch vorkommendes Hormon. Es wird in den C-Zellen der Schilddrüse gebildet und wirkt v. a. im Ca-Haushalt als Antagonist zum Parathormon. Die Ausschüttung wird durch hohes Ca^{2+}, aber auch durch gastrointestinale Hormone wie Pentagastrin stimuliert (s. Pentagastrintest). Eine Bestimmung von Calcitonin als Tumormarker ist daher beschränkt auf Patienten mit Verdacht auf auf ein medulläres Schilddrüsenkarzinom oder zum Screening bei Patienten mit MEN II oder mit Phäochromozytom und deren Familienangehörigen. Durch die Möglichkeit der genetischen Analyse des für MEN II verantwortlichen Gens (RET-Gen) hat dieser Test und v. a. der Pentagastrinstimulationstest an Bedeutung verloren.

Bestimmungsmethode

Immunoassay.

Richtlinien für die Anwendung

Die Bestimmung erfolgt im Serum oder Plasma.

Störfaktoren

Siehe Kap. 4 „Immunologische Diagnostik", Abschn. 4.1.4, 4.1.9; erhöhte Werte können auftreten bei Niereninsuffizienz, zirkulierenden niedermolekularen Formen oder Therapie mit Lachscalcitonin (Karil) aufgrund der geringen Kreuzreaktivität der Immunoassays. Falsch-niedrige Werte können unter Therapie mit Lachscalcitonin durch inhibierende Antikörper auftreten.

Interpretation

Referenzbereich: <10 ng/l.

Benigne Erkrankungen: Niereninsuffizienz, Hyperkalzämie, Hypergastrinämie, Hashimoto-Thyreoiditis, Schwangerschaft und Ovulationshemmer.

Maligne Erkrankungen: Medulläres Schilddrüsenkarzinom (C-Zell-Karzinom), hier stellt es einen sensitiven und spezifischen Tumormarker dar, gelegentlich auch erhöht bei kleinzelligem Bronchialkarzinom, Karzinoid und Pankreaskarzinom.

Kosten

480 Punkte (GOÄ), 900 Punkte (EBM-BMÄ).

2.15.13
Pentagastrinkurztest

Prinzip der Untersuchung und Indikation

Die Durchführung des Tests mit basaler und stimulierter Calcitoninbestimmung ist bei Verdacht auf C-Zellkarzinom der Schilddrüse (Familienscreening im Rahmen einer MEN 2 A) und bei Zustand nach totaler Thyreoidektomie wegen eines C-Zellkarzinoms zur Verlaufskontrolle indiziert. Eine Kontraindikation besteht bei Überempfindlichkeit gegen Pentagastrin und bei floriden gastroduodenalen Ulzera.

Bestimmungsmethode

Siehe Abschn. 2.15.9.

Richtlinien für die Anwendung

Der Patient muß nüchtern sein und der Test sollte unter ärztlicher Kontrolle durchgeführt werden. Nach Legen eines venösen Zugangs erfolgt nach 15 Minuten die Blutentnahme (Serum) für den Basalwert Calcitonin. Danach werden 0,5 mg/kg KG Gastrodiagnost (Pentagastrin) i.v. gegeben: 1 Amp. Gastrodiagnost (500 mg) in 50 ml 0,9 % NaCl-Lösung auflösen (10 mg/ml). Unter steter Blutdruckkontrolle erfolgen weitere Blutentnahmen 2, 5 und 10 min nach Stimulation zur Calcitoninbestimmung. Als Nebenwirkungen können Übelkeit, Kopfschmerzen, Blutdruckabfall und Oberbauchschmerzen auftreten. Selten kommt es zu anaphylaktischen Reaktionen.

Störfaktoren

Siehe Abschn. 2.15.9.

Interpretation

Pentagastrin stimuliert die Freisetzung von Calcitonin aus medullären Schilddrüsenkarzinomen, hormonaktiven Metastasen und bei diffuser C-Zellhyperplasie. Normwerte:

- Calcitonin basal:
  - m: <25 pg/ml,
  - w: <10 pg/ml,
- Calcitonin stimuliert:
  - m: <125 pg/ml,
  - w: <56 pg/ml.

Erhöhte Basalwerte bzw. ein erhöhter Anstieg von Calcitonin nach Pentagastrin sprechen für das Vorhandensein hormonaktiver Metastasen bei behandeltem C-Zellkarzinom (Halslymphknoten, paraaortale Lymphknoten, Leber). Im Rahmen eines Familienscreenings ist bei nicht thyreoidektomierten Patienten mit erhöhten Werten die Suche nach einem C-Zellkarzinom indiziert. Bei grenzwertig stimulierbaren Werten (bis etwa 150 pg/ml) sollte zunächst der Verlauf kontrolliert werden, bei eindeutigem Anstieg (> 200 pg/ml) ist eine Operation indiziert. Bei MEA 2 A können auch bei einem Phäochromozytom ohne Schilddrüsentumoren erhöhte Calcitoninwerte gemessen werden.

Kosten
2880 Punkte (GOÄ).

2.15.14
Thyreoglobulin (TG)

Prinzip der Untersuchung und Indikation
TG ist das Speicherprotein der Schilddrüsenhormone. Es kommt unter physiologischen Bedingung in niedriger Konzentration in der Zirkulation vor. Es ist nur sinnvoll als Tumormarker nach totaler Thyreoidektomie bei follikulärem und papillärem Karzinom als Verlaufskontrolle anwendbar.

Bestimmungsmethode
Immunoassay.

Richtlinien für die Anwendung
Die Bestimmung erfolgt im Serum oder Plasma.

Störfaktoren
Siehe Kap. 4 „Immunologische Diagnostik", Abschn. 4.1.4, 4.1.9; ca. 10 % der Patienten bilden AK gegen TG, die zu falsch-niedrigen Werten führen können, Bestimmung der TG-AK sinnvoll, zusätzlich Bestimmung der individuellen Wiederfindung durch in vitro zugegebenes TG.

Interpretation
Die meisten benignen Erkrankungen der Schilddrüse können zu erhöhten Werten führen. Als Screeningtest daher ungeeignet.

Kosten
- AK gegen Thyreoglobulin:
  - qualitativ: 290 Punkte (GOÄ), 400 Punkte (EBM-BMÄ),
  - qantitativ: 510 Punkte (GOÄ), 400 Punkte (EBM-BMÄ),
- Ligandenassay: 450 Punkte (GOÄ), 1100 Punkte (EBM-BMÄ).

2.15.15
Weitere Tumormarker mit fraglicher bzw. sehr spezieller Indikation

- Vasoaktives intestinales Polypeptid (VIP): erhöhte Werte v. a. bei VIPomen.
- Pankreatisches Polypeptid (PP): erhöht bei endokrin aktiven Tumoren des GI-Trakts, z. B. PPom, VIPom, Gastrinom, Insulinom.
- Tissue polypeptide antigen (TPA): geringe diagnostische Relevanz, bei sehr vielen Tumoren erhöht.
- CA 549: Indikation und Wertigkeit vergleichbar mit CA 15–3; Alternative bei Mammakarzinom.
- CA 50, CA 242: Alternative zu CA 19–9 bei Lewis-a-negativen Patienten; v. a. bei Pankreaskarzinom.
- „Mucin-like cancer-associated antigen" (MCA): Indikation v. a. Mammakarzinom, vergleichbar mit CA 15–3, aber z. Z. kein Testsystem kommerziell erhältlich.
- „Pro-gastrin releasing peptide" (ProGRP): vielversprechender neuer Marker für das kleinzellige Lungenkarzinom; zusammen mit NSE Sensitivitätssteigerung auf ca. 60–70 %.

2.16
Immunsystem

Siehe auch Kap 4 „Immunologische Diagnostik".

2.16.1
Immunglobulinbestimmung

Prinzip der Untersuchung und Indikation
Immunglobuline werden von Plasmazellen gebildet. Diese entwickeln sich aus reifen B-Lymphozyten nach Antigenkontakt und Aktivierung. Ig bestehen aus 2 Leichtketten und 2 Schwerketten, die über Disulfidbrücken miteinander verbunden sind. Die Indikation zur quantitativen Untersuchung von Immunglobulinklassen und Subklassen ergibt sich v. a. bei Verdacht auf Immundefektsyndromen, autoimmuner Hepatitis, Kollagenosen (SLE) und monoklonalen Gammopathien. Im Sinne einer Stufendiagnostik wird meist primär eine Serumelektrophorese durchgeführt. Ig wandern v. a. in der Gammaglobulinfraktion. Ein globaler AK-Mangel oder ein Gesamt-IgG-Mangel und z. T. ein IgA-Mangel zeigen sich oft schon durch eine erniedrigte γ-Fraktion. Selektive IgG-Subklassendefekte können mit normaler Serumelektrophorese und auch normaler Gesamt-IgG-Bestimmung einhergehen. Monoklonale Gammopathien imponieren in der Serumelektrophorese meist als sogenannter M-Gradient, können aber auch mit einer Hypogammaglobulinämie einhergehen, v. a. wenn es sich um ein Leichtketten-Plasmozytom handelt. In diesem Fall muß der Nachweis eines Plas-

mozytoms über die Bestimmung der leichten Ketten (Bence-Jones-Proteine) im Urin erfolgen. Fast regelhaft findet man bei jedem Plasmozytom eine sekundäre Verminderung der übrigen Immunglobuline. Eine qualitative (Immunelektrophorese, Immunfixationselektrophorese) und quantitative (Nephelometrie, Turbidimetrie) Bestimmung der Leichtketten (Kappa/Lamda-Verhältnis) ist diagnostisch und im Verlauf (Therapiekontrolle) zu fordern.

Bestimmungsmethode

Radiale Immundiffusion (noch Referenzmethode). In der Routine wird die Bestimmung meist nephelo- oder turbidimetrisch vorgenommen.

Richtlinien für die Anwendung

Die quantitative Bestimmung der Immunglobuline und Leichtkettenanteile erfolgt im Serum, die der Leichtketten in der Regel im Nativurin. Sekretorisches IgA kann z. B. im Speichel bestimmt werden.

Störfaktoren

Siehe Kap. 4 „Immunologische Diagnostik" bei den entsprechenden Methodenkapiteln.

Interpretation

Die Referenzbereiche sind deutlich altersabhängig. Immunglobulinsubklassen unterliegen einer deutlichen Fluktuation, weshalb Kontrolluntersuchungen im mehrmonatigen Abständen sinnvoll sind.

Angeborene Antikörpermangelsyndrome sind relativ häufig (selektiver IgA-Mangel ca. 1:500), verlaufen aber sehr oft klinisch asymptomatisch. Auch eine Vermehrung monoklonaler Immunglobuline kann klinisch ohne Relevanz sein (benigne monoklonale Gammopathie; MGUS = „monoclonal gammophathy with undetermined significance") und Jahre oder Jahrzehnte ohne Progredienz vorhanden sein. Eine Verlaufskontrolle ist unbedingt erforderlich.

Kosten

Je Immunglobulin: 150 Punkte (GOÄ), 65 Punkte (EBM-BMÄ).

2.16.2
Komplementsystem

Prinzip der Untersuchung und Indikation

Das Komplementsystem läßt sich in den klassischen und den alternativen Weg der Komplementaktivierung einteilen. Ähnlich der Blutgerinnungskaskade bestehen beide Wege aus einer Vielzahl unterschiedlicher Proteine mit z. T. Proteaseaktivität, die weitere Komponenten aktivieren. Die Gesamtkomplementaktivität (CH 50 oder CH 100 je nach Testverfahren, AP 50) und bei pathologischem Ausfall die Bestimmung von Ein-

zelfaktoren ist bei Verdacht auf angeborenem oder erworbenem Komplementmangel indiziert. Zur Diagnostik und Verlaufsbeurteilung von Immunkomplexkrankheiten (Kollagenosen, Kryoglobulinämie, postinfektiöse Ereignisse, wie z. B. akute postinfektiöse Glomerulonephritis; dagegen sind bei Vaskulitiden in der Regel C3/C4-normal) werden v. a. die Einzelkomponenten C3 und C4 bestimmt. Daneben gibt es auch die Möglichkeit, Komplementfaktoren auf Zellen (Erythrozyten direkter Coombs-Test) oder im Gewebe nachzuweisen.

Bestimmungsmethode

Siehe Kap. 4 „Immunologische Diagnostik", Abschn. 4.2.1.

Richtlinien für die Anwendung

Die Bestimmung erfolgt im Serum, für manche Tests wird EDTA-Plasma verwendet. Wegen der Instabilität der Komplementfaktoren ist die Präanalytik, d. h. die schnelle Verarbeitung der Proben, essentiell. Funktionelle Bestimmungen (CH50 oder CH 100) müssen innerhalb von 2 h durchgeführt werden, oder das Serum bei −70 °C gelagert werden.

Störfaktoren

Wegen der Instabilität einiger Komplementfaktoren kommt es bei den funktionellen Tests häufig zu falschniedrigen Werten durch verzögerte Probenverarbeitung. Falsch-normale Werte können während der Akute-Phase Reaktion auftreten; s. auch Kap. 4 „Immunologische Diagnostik", Abschn. 4.2.1.

Interpretation

Referenzbereich: C3 0,75–1,35 g/l; C4 0,09–0,36 g/l.

Erhöhte Werte treten z. B. bei einer Akute-Phase-Reaktion auf.

Erniedrigte Werte: Hereditärer Mangel von Komplementfaktoren (äußerst selten); erworben bei Immunkomplexerkrankungen (s. oben) und Entzündungen.

Kosten

- AH 50: 600 Punkte (GOÄ),
- CH 50: 500 Punkte (GOÄ),
- C3, C4: 180 Punkte (EBM-BMÄ).

2.16.3
Zirkulierende Immunkomplexe

Prinzip der Untersuchung und Indikation

Jede Immunantwort, die zur AK-Produktion führt, geht mit Bildung von Immunkomplexen einher: Ein physiologischer Mechanismus, mit dem das AG den phagozytierenden Zellen präsentiert wird. Übersteigt die Bildung von Immunkomplexen die Phagozytosekapazität, so kommt es zur vermehrten Zirkulation im

Blut und zu Ablagerungen im Gewebe. Immunkomplexe können Komplement aktivieren und können so Organschäden verursachen. Der diagnostische Wert der Untersuchung ist umstritten. Einzelbestimmungen sind nur bei pathologischem Ausfall zu verwerten. Ein möglicher Nutzen liegt in der Verlaufsbeobachtung und Therapiekontrolle von Immunkomplexerkrankungen wie z. B. SLE, andere Kollagenosen und postinfektiöse Erkrankungen.

Bestimmungsmethode
Präzipitation der Immunkomplexe und anschließende Quantifizierung z. B. radialer Immundiffusion; C1q-Bindungstest, C1q-ELISA ohne Präzipitation.

Richtlinien für die Anwendung
Die Bestimmung erfolgt im Serum. Wegen der Instabilität der Immunkomplexe muß schnell vorgegangen werden und das Serum bei $-70\,°C$ gelagert werden.

Störfaktoren
Siehe Kap. 4 „Immunologische Diagnostik", Abschn. 4.1.4, 4.1.9.

Interpretation
Referenzwerte methodenabhängig. Die Nachweismethoden sind nicht standardisiert, die Ergebnisse verschiedener Methoden und verschiedener Laboratorien nicht miteinander vergleichbar. Erhöhte Werte finden sich bei Autoimmunerkrankungen, Infektionserkrankungen. Geringe Konzentrationen sind mit sehr sensitiven Tests physiologisch nachweisbar.

Kosten
290 Punkte (GOÄ).

2.16.4
Autoantikörper

Siehe auch Kap. 4 „Immunologische Diagnostik".

Der von Paul Ehrlich 1900 geprägte Begriff „Horror autotoxicus" sollte ausdrücken, daß eine Immunreaktion gegen körpereigene Bestandteile immer zu einer (Autoimmun-) Erkrankung führt. Mit immer sensitiveren Nachweismethoden mußte man jedoch feststellen, daß fast jeder Mensch Autoantikörper, z. T. in sehr geringen Konzentrationen, z. T. vermehrt während Infektionen, bildet. Die Diagnose einer Autoimmunerkrankung kann also nicht allein auf dem Nachweis von Autoantikörpern basieren. Laborbefunde können aber sehr gut zur Diagnosesicherung und zur Beurteilung der Krankheitsaktivität herangezogen werden. Spezifische Zielantigene, Autoantikörpertiter und Antikörperkonstellationen müssen berücksichtigt werden. Man kann die Zielantigene der Autoantikörper grob in organspezifisch (z. B. Thyreoperoxidase, TPO) und

nicht-organspezifisch (z. B. Antinukleäre Antikörper, ANA) aufteilen. Ebenso ist die Gruppe der Autoimmunerkrankungen sehr heterogen und bildet ein breites Spektrum von relativ organspezifisch Erkrankungen (M. Basedow) über Erkrankungen mit systemischer Beteiligung vieler Organe (SLE).

2.16.4.1
Rheumafaktor

Prinzip der Untersuchung und Indikation
Rheumafaktoren sind Antikörper vom IgM-Isotyp, gerichtet gegen den Fc-Teil des IgG-Moleküls. Die klassischen Tests zur Rheumafaktorbestimmung (Waaler-Rose-Test, Latexagglutination) sollten durch quantitative Tests (Turbidimetrie, Nephelometrie) ersetzt werden. Prinzipiell gibt es Rheumafaktoren auch in allen Immunglobulinklassen, die v. a. aus wissenschaftlichem Interesse untersucht werden. Die Indikation für die RF-Bestimmung ist v. a. die Differentialdiagnose der Rheumatoiden Arthritis zu anderen Erkrankung des rheumatischen Formenkreises (vgl. seronegative, d.h. RF-negative Spondylarthritiden).

Bestimmungsmethode
Nephelometrie, Turbidimetrie, Latexagglutination, Waaler-Rose-Test, Immunoassay.

Richtlinien für die Anwendung
Die Bestimmung erfolgt im Serum, bei entsprechender Klinik ggf. in Gelenksergüssen.

Störfaktoren
Siehe Kap. 4: „Immunologische Diagnostik", Abschn. 4.1.9.5.

Interpretation
Die RF-Bestimmung ist sowohl bei negativem als auch bei positivem Ergebnis nur im Zusammenhang mit entsprechenden klinischen Daten zu verwerten (s. Tabelle). Hohe Titer sind meist assoziiert mit einer schlechteren Prognose

Erkrankung	Häufigkeit positiver RF
Rheumatoide Arthritis	70–90 %
Kryoglobulinämie	50–95 %
Sjögren-Syndrom	60–90 %
MCTD	50–60 %
SLE	15–30 %
Sklerodermie	20–30 %
Subakute bakterielle Endokarditis	30–60 %
Lebererkrankungen	5–30 %
Interstitielle Lungenerkrankungen	
Bakterielle Infekte	
Virale Infekte (v. a. infektiöse Mononukleose)	10–40 %
Gesunde < 50 Jahre	< 5%
Gesunde > 70 Jahre	10–25 %

Kosten

100 Punkte (GOÄ), 45 Punkte (EBM-BMÄ).

2.16.4.2
Antinukleäre Antikörper (ANA)

Prinzip der Untersuchung und Indikation
ANA richten sich gegen verschiedene Proteine des Zellkerns. Wichtige Zielantigene sind kloniert und molekularbiologisch gut charakterisiert. Diese stehen in Immunoassays z. T. als rekombinante Proteine für die Klassifizierung der ANA zur Verfügung (s. ENA). ANAs sind die wichtigsten Autoantikörper in der Diagnostik v. a. bei Erkrankungen des Rheumatischen Formenkreises, wie Kollagenosen, Vaskulitiden, Serositis. Bei vielen anderen Autoimmunerkrankungen sind vermehrt erhöhte ANA-Titer zu finden.

Bestimmungsmethode
Immunfluoreszenz, Immunoassay.

Richtlinien für die Anwendung
Die Bestimmung erfolgt im Serum, bei entsprechender Klinik ggf. in Gelenks-/Pleuraergüssen.

Störfaktoren
Siehe Kap. 4: „Immunologische Diagnostik", Abschn. 4.1.7, 4.1.9 („Autoantikörperbestimmung"); bei Kindern sind die Titer oft niedriger, unter Immunsuppression können falsch-negative Ergebnisse auftreten.

Interpretation
Referenzbereich: <1:80 (bzw. je nach Ausgangsverdünnung <1:100 oder <1:120); Nachweis auf Hep2-Zellen; auf Leberschnitten ist die Sensitivität deutlich geringer, so daß auch niedrigere Titer relevant sein können.

Bei einem positiven Befund müssen der Titer und das Muster für die Interpretation berücksichtigt werden. Ein SLE ist bei einem negativen ANA Screeningtest mit hoher Wahrscheinlichkeit ausgeschlossen. Bei dringendem klinischen Verdacht sollte man trotz negativem ANA-Befundes auf SS-A/Ro (in der IF oft schwer nachweisbar) und auf dsDNS-Antikörper testen.

Wie schon erwähnt müssen bei der Interpretation der Autoantikörperbefunde mehr noch als bei anderen Befunden Spezifität und Sensitivität der einzelnen Auto-AK und der verwendeten Testsysteme berücksichtig werden. Ebenso muß eine synoptische Betrachtung des Befundes mit der Anamnese, der Klinik und andere Untersuchungen erfolgen. Die Referenzbereiche sind methodenabhängig und zwischen verschiedenen Laboratorien trotz großer Anstrengungen zur Standardisierung nur eingeschränkt vergleichbar.

ANA bei sonstigen Erkrankungen: Erkrankung	Häufigkeit [%]
Gesunde: <60 Jahre	10% (Titer 1:80), 30% (Titer 1:40)
Gesunde: >60 Jahre	15–25% (Titer 1:80); 1–4% (Titer 1:640)
Autoimmunhepatitis	60–100
Autoimmune hämolytische Anämien	10–50
Virushepatitis	10–30
Alkohol-toxische Lebererkrankung	20–30
Rheumatoide Arthritis	20–50
Thyreoiditis	20–40
Panarteriitis nodosa	20
Leukämien	10–50
Malaria	30

Häufigkeit positiver ANA- und ENA-Befunde bei Kollagenosen (Angaben in %)

	SLE	Medikamenten-induzierter SLE	Sjögren-Syndrom	Sklerodermie	MCTD	Andere [%]
ANA (Titer 1:80)	99	95	60–70	80–90	99	–
SS-A/Ro	35	–	65	25	60	Gesunde: <1
SS-B/La	15	–	65	–	–	Gesunde: <1
Sm	30	–	–	–	–	–
U1 RNP	30	–	35	–	95	–
Scl 70	–	–	–	70%	–	–
dsDNS	80	–	–	–	–	–
ssDNS	70	–	–	–	–	–
Histone	70	95	–	–	–	–
Zentromer-AK (CENP)	–	–	–	CREST-Sy. 70–80	–	PBZ: 20–30
Jo-1	–	–	–	–	–	Dermato-/Polymyositis: 40–50
RF	20–40	–	60–90	–	–	RA: 70–90

RA Rheumatoide Arthritis (chronische Polyarthritis); *SLE* Systemischer Lupus Erythematodes; *MCTD* Mixed connective tissue disease (Sharp-Syndrom); *PBZ* Primär biliäre Zirrhose; *ANA* Antinukleäre AK; *ENA* Extrahierbare nukleäre Antigene (SS-A, SS-B, Sm, RNP, Scl70, Jo-1); *RF* Rheumafaktor.

Kosten

- AK qualitativ: 290 Punkte (GOÄ), 400 Punkte (EBM-BMÄ),
- AK quantitativ: 510 Punkte (GOÄ), 400 Punkte (EBM-BMÄ).

2.16.4.3
Extrahierbare nukleäre Antigene (ENA)

Prinzip der Untersuchung und Indikation
Die Untersuchung der ENA entspricht einer weiteren Differenzierung eines positiven ANA-Befundes. Sie ist also in der Regel nur indiziert, wenn ANA nachweisbar sind. Nur bei anhaltendem klinischem Verdacht auf auf eine Kollagenose sollte diese teure Untersuchung bei negativem ANA-Befund durchgeführt werden.

Bestimmungsmethode
Immunoassay, Immundiffusion, Immunoblot.

Richtlinien für die Anwendung
Die Bestimmung erfolgt im Serum.

Störfaktoren
Siehe Kap. 4 „Immunologische Diagnostik", Abschn. 4.1.7, 4.1.9 („Autoantikörperbestimmung").

Interpretation
Referenzbereich: negativ.

ENA sind bei Gesunden sehr selten nachweisbar und haben damit eine deutlich höhere Spezifität als ANA zum Nachweis von Kollagenosen. Die Sensitivität ist dabei deutlich geringer, da nur gut definierte AG aus der großen Gruppe der nukleären Zielantigene der Routinediagnostik zur Verfügung stehen.

Kosten

- AK qualitativ: 290 Punkte (GOÄ),
- AK quantitativ: 510 Punkte (GOÄ).

2.16.4.4
Antikörper gegen Desoxyribonukleinsäure (DNS, DNA) und Histone

Prinzip der Untersuchung und Indikation
Zielantigene dieser Autoantikörper sind doppelsträngige DNA(dsDNA), denaturierte einzelsträngige DNA (ssDNA), DNA-Protein-Komplexe und chromatinassoziierte Proteine, v. a. Histone. Die Tests erfolgen in der Regel auch im Sinne einer rationellen Stufendiagnostik nur nach einem postitiven ANA-Nachweis. In seltenen Fällen ist der Nachweis von dsDNA bei SLE bei negativen ANA positiv. Anti-dsDNA-AK sind der spezifischste Marker für einen SLE. Der Nachweis von Anti-ssDNA-AK ist wenig spezifisch. Anti-Histon-AK sprechen v. a. für einen medikamenteninduzierten LE.

Bestimmungsmethode
Immunfluoreszenz auf Crithidia luciliae, Immunoassay (ELISA; RIA = FARR-Assay).

Richtlinien für die Anwendung
Die Bestimmung erfolgt im Serum.

Störfaktoren
Siehe Kap. 4 „Immunologische Diagnostik", Abschn. 4.1.7, 4.1.9 („Autoantikörperbestimmung").

Interpretation
Referenzbereich:

- RIA < 10 U/ml,
- IF < 1:10,
- ELISA herstellerspezifisch.

Der RIA (FARR-assay) ist weiterhin als Referenzmethode zu betrachten mit hoher Spezifität bei guter Sensitivität. In den zur Verfügung stehenden ELISA-Tests werden oft auch niedrigavide AK miterfaßt, so daß die Spezifität noch zu wünschen übrig läßt. Sie eigenen sich aber gut als Screening-Test und bei bekannter Spezifität als Verlaufskontrolle. Der IF-Test ist sehr spezifisch, aber weniger sensitiv als der FARR-Assay. Auch andere Autoimmunerkrankungen können selten mit erhöhtem Anti-dsDNA-AK Nachweis einhergehen.

Kosten

- AK qualitativ: 290 Punkte (GOÄ),
- AK quantitativ: 510 Punkte (GOÄ),
- Anti-dsDNA AK: 400 Punkte (EBM-BMÄ),
- Anti-Histon-AK: 300 Punkte (GOÄ).

2.16.4.5
Antikörper gegen Neutrophilenzytoplasma (ANCA) und glomeruläre Basalmembran (GBM)

Prinzip der Untersuchung und Indikation
Anti-neutrophile zytoplasmatische Antikörper sind gegen verschiedene Enzyme der neutrophilen Granulozyten und z. T. der Monozyten gerichtet. Durch die Fixierung der Granulozyten mit Ethanol ordnen sich verschiedene AG unterschiedlich an. So entsteht bei AK gegen das Enzym Serinproteinase3 ein zytoplasmatisches Muster (cANCA), während AK gegen Myeloperoxidase und andere Antigene (Cathepsin, Elastase) eine perinukläre (pANCA) Betonung der Fluoreszenz aufweisen. Die Bestimmung der ANCA ist v. a. in der Diagnostik der Vaskulitiden indiziert, allem voran des M. Wegener. Damit besteht eine Indikation zur Bestimmung im weiteren Sinne in der Differentialdiagnose der Glomerulonephritiden und der Wegener-Manifestationen im Respirationstrakt. pANCA (oder von einigen Autoren beschriebene xANCA) treten neben den für cANCA beschriebenen Erkrankugen häufig bei der

Primär Sklerosierenden Cholangitis und der Colitis ulcerosa auf. AK gegen die GBM sind gegen die NC1-Domäne des Kollagens Typ IV gerichtet und sind spezifisch für das Goodpasture-Syndrom.

Bestimmungsmethode
Immunfluoreszenz, Immunoassay, Immundiffusion.

Richtlinien für die Anwendung
Die Bestimmung erfolgt im Serum.

Störfaktoren
Siehe Kap. 4 „Immunologische Diagnostik", Abschn. 4.1.7, 4.1.9 („Autoantikörperbestimmung").

Interpretation

Referenzbereich: IF: negativ, ELISA: testspezifisch			
	M. Wegener	Goodpasture-Syndrom	Andere Erkrankungen
cANCA (v. a. SP3)	50–90 %, je nach Aktivität	–	Pulmorenales Syndrom; mikroskopische Polyangiitis;
pANCA (v. a. MPO)	5–10 %	–	PSC (50–75 %), Colitis ulcerosa (50–75 %); andere Vaskulitiden; Autoimmunhepatitis
GBM	–	95 %	IF nicht 100 % spezifisch! Oft schwer zu interpretieren

Kosten
- P-ANCA/C-ANCA:
  - qualitativ: 290 Punkte (GOÄ), 400 Punkte (EBM-BMÄ),
  - quantitativ: 510 Punkte (GOÄ), 400 Punkte (EBM-BMÄ),
  - AK-Ligandenassay: 450 Punkte (GOÄ),
- GBM, AK:
  - qualitativ: 290 Punkte (GOÄ),
  - AK quantitativ: 510 Punkte (GOÄ).

2.16.4.6
Antikörper gegen glatte Muskulatur (SMA), Leber-Nieren-Mikrosomen (LKM), lösliches Leberantigen (SLA) und Mitochondrien (AMA)

Prinzip der Untersuchung und Indikation
Diese Gruppe von Autoantikörpern ist v. a. in der Differentialdiagnose autoimmuner Lebererkrankungen relevant. SMA haben verschiedene Zielantigene, wobei v. a. AK gegen F-Aktin bei der autoimmunen Hepatitis vorkommen. Anti-LKM-Antikörper sind v. a. gegen das Cytochrom 450 dbI gerichtet und definieren die Autoimmunhepatitis vom Typ II. Das lösliche Leberan-

tigen (SLA) ist noch nicht eindeutig definiert. Antimitochondriale AK findet man v. a. bei der primär biliären Zirrhose und dort annähernd bei 100 % der Patienten. Das wichtigste Zielantigen ist die E2-Untereinheit der Pyruvatdehydrogenase (M2).

Bestimmungsmethode
Immunfluoreszenz, Immunoassay, Immunoblot.

Richtlinien für die Anwendung
Die Bestimmung erfolgt im Serum.

Störfaktoren
Siehe Kap. 4 „Immunologische Diagnostik", Abschn. 4.1.7, 4.1.9 („Autoantikörperbestimmung").

Interpretation
Referenzbereiche:

- SMA, LKM, AMA (IF): < 1:100,
- LKM, M2, SLA (ELISA): testabhängig.

Antikörper gegen glatte Muskulatur (SMA) sind relativ unspezifisch und kommen, zumindest in niedrigen Titer, bei vielen Erkrankungen der Leber, einschließlich viraler und alkohol-toxischer Hepatitiden vor. Hohe Titer über 1:320 sprechen dagegen für eine autoimmune Genese. SMA kommen meist zusammen mit ANA bei der klassischen Autoimmunhepatitis Typ I vor, selten in meist sehr hohen Titern auch allein (Typ IV). LKM definieren die Autoimmunhepatits Typ II, wobei man 2 wichtige Untergruppen unterscheiden kann, zum einen Patienten, die nur LKM-Antikörper aufweisen, zum anderen Patienten, die im Rahmen einer chronischen HCV-Infektion zusätzlich LKM-Antikörper bilden. SLA-Antikörper definieren eine weitere Unterform der Autoimmunhepatitis. Der Nachweis ist bisher nur in wenigen Labors möglich, da bisher keine kommerziellen Tests zur Verfügung stehen. Die meisten Patienten mit SLA-Antikörpern weisen zusätzliche Marker wie ANA oder SMA auf, ca. 25 % sind jedoch nur SLA-posttiv. Der Nachweis von M2-spezifischen AMA ist praktisch pathognomonisch für eine PBZ. Dabei kann es durchaus sein, daß der AK-Nachweis der Manifestation der Erkrankung um Jahre vorausgeht.

Kosten
- ANA: s. oben,
- SMA, AK qualitativ: 290 Punkte (GOÄ),
- SMA, AK quantitativ: 510 Punkte (GOÄ),
- SLA: ?
- LKM: ?
- AMA, AK qualitativ: 290 Punkte (GOÄ), 400 Punkte (EBM-BMÄ),
- AMA, AK quantitativ: 450 Punkte (GOÄ), 400 Punkte (EBM-BMÄ),
- AMA-Subformen, AK-Ligandenassay: 450 Punkte (GOÄ).

	Autoimmunhepatitis	Primär biliäre Zirrhose	Primär sklerosierende Cholangitis	Andere
ANA	Typ I: 100 % (per definitionem)	20–40 % (v. a. Zentromeres Muster)	–	Siehe oben
SMA	Typ I 40–80 % Typ III 20–40 % Typ IV 100 % (per definitionem)	–	–	Viele andere Erkrankungen v. a. der Leber
SLA	Typ III 100 % (per definitionem)	–	–	–
LKM	Typ II 100 % (per definitionem)	–	–	Zusammen mit chronischer HCV Infektion
AMA		> 95 %	–	–
pANCA		–	50–75 %	s. oben

2.16.4.7
Antikörper gegen Cardiolipin, β_2-Glykoprotein I (β_2-GPI), Lupus-Antikoagulans (Anti-Phospholipid-Antikörper)

Prinzip der Untersuchung und Indikation
Es handelt sich um eine sehr heterogene Gruppe von Autoantikörpern. Die ursprüngliche Beobachtung der in vitro verlängerten Gerinnungszeit (partielle Thromboplastinzeit) bei einigen Patienten mit SLE führte zu dem Begriff Lupus-Antikoagulans (LA). Weitere Untersuchungen zeigten eine Reaktion dieser Seren gegen Phospholipide, z. B. Cardiolipine. Eine einheitliche Klassifikation ließ sich aber noch nicht aufstellen. Es wird z. Z. diskutiert, daß das Hauptantigen dieser Auto-AK nicht die Phosphlipide selbst, sondern das an die Phospholipide gebundene β_2-Glykoprotein I ist. Eine Indikation für die Bestimmung besteht bei Verdacht auf ein primäres oder sekundäres Anti-Phospholipid-Syndrom, d. h. rezidivierenden venösen und/oder arteriellen Thrombosen bei Patienten < 50 Jahre, sowie rezidivierenden habituellen Aborten.

Bestimmungsmethode
Immunoassay, Gerinnungstests.

Richtlinien für die Anwendung
Die Bestimmung erfolgt im Serum, für Lupus-Antikoagulans im Citratplasma.

Störfaktoren
Siehe Kap. 4 „Immunologische Diagnostik", Abschn. 4.1.7, 4.1.9 („Autoantikörperbestimmung").

Interpretation
Die Referenzbereiche sind methodenabhängig. Die Tests sind noch nicht ausreichend standardisiert, so daß unterschiedliche Ergebnisse aus verschiedenen Laboren auftreten können.

Erhöhte Werte finden sich v. a. beim Primären Antiphosphlipidsyndrom (APLS) und beim sekundären APLS bei Kollagenosen, v. a. SLE mit gleicher klinischer Symptomatik. Daneben finden sich meist leicht erhöhte Werte bei einer Vielzahl von Autoimmunerkrankungen, Infektionen (Lues!), Neoplasien und hämatopoetischen Systemerkrankungen. Die klinischen Relevanz der verschiedenen Isotpyen (IgG, A, M) der AK wird noch kontrovers diskutiert. Die größte Bedeutung haben aber wohl IgG-AK.

2.16.4.8
Antikörper bei Diabetes mellitus [Inselzellantikörper (ICA), Glutamat-Decarboxylase AK (GADA)], Tyrosin-Phosphatase-AK/„Inselzellantigen 2" (IA2)

Prinzip der Untersuchung und Indikation
In der Immunfluoreszenz gefundene Inselzellantikörper sind zu über 90 % gegen GADA und/oder IA-2 gerichtet. Die Sensitivität und Reproduzierbarkeit für ICA ist von der Qualität des Gewebes und der AK-Titer abhängig, so daß die Bestimmung oft durch den kombinierten Nachweis von GADA und IA-2 -AK in Immunoassays abgelöst wurde. Die Indikation zur Bestimmung besteht in der ätiologischen Zuordnung eines Diabetes mellitus, des Gestationsdiabetes und der Risikoabklärung der erstgradig Verwandten von Typ-I-Diabetikern, bei Verdacht auf Autoimmunpolyendokrinopathie. Ein allgemeines Screening der Bevölkerung zur Risikoabschätzung mit einer Kombination der verschiedenen AK ist in Diskussion, jedoch zum gegenwärtigen Zeitpunkt aufgrund ungenügender Spezifität und fraglicher Konsequenzen für die Betroffenen noch nicht zu empfehlen.

Bestimmungsmethode
Immunfluoreszenz, Immunoassay.

Richtlinien für die Anwendung
Die Bestimmung erfolgt im Serum.

Störfaktoren
Siehe Kap. 4 „Immunologische Diagnostik", Abschn. 4.1.7, 4.1.9 („Autoantikörperbestimmung").

Interpretation
Ein Nachweis erhöhter AK-Titer einer oder selten mehrerer Spezifitäten findet sich bei ca. 0,5–1 % der Bevölkerung und bei 5 % erstgradig Verwandter von Patienten mit Diabetes mellitus Typ I. Hohe Titer oder das Auftreten mehrerer AK bedeuten ein deutlich erhöhtes Risiko, einen Diabetes mellitus Typ I zu entwickeln. Etwa 80–90 % der Patienten mit Diabetes mellitus Typ I haben bei der Manifestation der Erkrankung erhöhte AK. Im Verlauf können die AK-Titer wieder abnehmen oder negativ werden.

Kosten
- ICA, AK qualitativ: 290 Punkte (GOÄ), 400 Punkte (EBM-BMÄ),
- ICA, AK quantitativ: 510 Punkte (GOÄ), 400 Punkte (EBM-BMÄ).

2.16.5
Zytokine

Prinzip der Untersuchung und Indikation
Zytokine werden v. a. von immunkompetenten Zellen gebildet und beeinflussen autokrin oder parakrin wieder v. a. Zellen des Immunsystems. Zytokine haben meist sehr kurze Halbwertszeiten und sind im Serum nur passager und in sehr niedrigen Konzentrationen nachweisbar. Die Anwendung in der Routinediagnostik hat sich noch kaum etabliert, aber in naher Zukunft ist eine vermehrte klinisch-praktische Bedeutung zu erwarten. Relativ gut etabliert hat sich die Bestimmung von IL-6 in der Neonatologie zur Früherfassung von Infektionen, da IL-6 deutlich schneller als z. B. CRP oder BSG ansteigt.

Bestimmungsmethode
Immunoassay, funktionelle Testsysteme.

Richtlinien für die Anwendung
Die Bestimmung erfolgt im Serum oder Plasma. Probenversand auf Trockeneis, da Zytokine in der Regel sehr instabil sind.

Störfaktoren
Siehe Kap. 4 „Immunologische Diagnostik", Abschn. 4.1.4, 4.1.9.

Interpretation
Referenzbereiche sind noch nicht zwischen den einzelnen Testsystemen standardisiert. Die Ergebnisse sind methodenabhängig. Funktionelle Tests sind wenig standardisiert und zwischen verschieden Laboratorien nicht vergleichbar.

2.16.6
Zelluläre Immundiagnostik

Prinzip der Untersuchung und Indikation
Das Prinzip der Durchflußzytometrie ist ausführlich im Kap. 4 „Immunologische Diagnostik" besprochen. Die Hauptindikationen in der Routinediagnostik sind die Bestimmung der CD4+-Lymphozyten für die Prognose der HIV-Infektion und die Immunphänotypisierung von Leukämien.

Bestimmungsmethode
Durchflußzytometrie.

Richtlinien für die Anwendung
Die Bestimmung erfolgt aus EDTA- oder Heparinblut.

Störfaktoren
Siehe Kap. 4 „Immunologische Diagnostik", Abschn. 4.3 („Durchflußzytometrie").

Interpretation
Die Referenzwerte der Lymphozytensubpopulationen sind altersabhängig. Beim Erwachsenen ist der Referenzbereich für CD4+-Lymphozyten: 600–1000/ µl. Die CDC-Klassifikation der HIV-Infektion unterteilt die klinischen Stadien A, B und C anhand der CD4-Zellzahl in die Untergruppe A1, A2, A3 usw., wobei Gruppe 1 > 500/ µl, Gruppe 2 200–500/ µl und Gruppe 3 < 200/ µl CD4+-Zellen bedeutet.

Kosten
300 Punkte (EBM-BMÄ).

2.17
Histokompatibilitätsantigene (MHC-Antigene)

Prinzip der Untersuchung und Indikation
Histokompatibilitätsantige sind für die Abstoßungsreaktion bei Transplantationen verantwortlich. Sie werden v. a. im Rahmen der Transplantationsmedizin bestimmt, um eine möglichst gute Übereinstimmung zwischen Spender und Empfänger zu gewährleisten und so die Abstoßungsreaktion zu minimieren. Daneben bestehen verschiedene Assoziationen von HLA-Allelen und bestimmten Krankheiten. Hier ist v. a. die Bestimmung von HLA-B27 in der Differentialdiagnose rheumatischer Erkrankungen klinisch relevant (seronegative Spondylarthritiden).

Bestimmungsmethode
DNA-Analyse (PCR), Durchflußzytometrie, Zytotoxizitätsassay.

Richtlinien für die Anwendung
Die Bestimmung erfolgt aus Heparin- oder EDTA-Blut.

Störfaktoren
Siehe Kap. 4 „Immunologische Diagnostik", Abschn 4.5 („HLA-Bestimmung").

Interpretation
In Mitteleuropa sind ca. 8 % der Bevölkerung HLA-B27-positiv, während Patienten mit M. Bechterew zu über 90 % HLA-B27 haben. Ebenso treten reaktive Arthritiden nach Darminfektionen z. B. mit Yersinien oder Campylobacter meist bei Trägern von HLA-B27 auf.

Kosten
- HLA-Ag Klasse I, Nachweis: 750 Punkte (GOÄ), 700 Punkte (EBM-BMÄ),
- HLA-Ag Klasse I, Gesamttypisierung: 30 Punkte (GOÄ), je Serum, mindestens 60 Antiseren,
- HLA-Ag Gewebetypisierung: 3000 Punkte (EBM-BMÄ),
- HLA-Ag Klasse II, Gesamttypisierung: 2500 Punkte (GOÄ),
- HLA-Ag Klasse II, Subtypisierung: 2700 Punkte (GOÄ),
- HLA-Iso-AK, Nachweis: 800 Punkte (GOÄ), 750 Punkte (EBM-BMÄ),
- HLA-Iso-AK, Spezifizierung: 1600 Punkte (GOÄ), 1500 Punkte (EBM-BMÄ).

2.18
Liquordiagnostik

Die Liquordiagnostik umfaßt die zellulären Bestandteile, die lokal produzierten Immunglobuline und die Bestimmung der allgemeinen Parameter Glukose, Laktat, Eiweiß und Albumin. Eiweiß, Albumin und Immunglobuline müssen mit besonders sensitiven Methoden bestimmt werden (Turbidimetrie, Nephelometrie). Die Bestimmungsmethoden für Glukose und Laktat entsprechen denen im Blut. Auf den Nachweis erregerspezifischer Nukleinsäuresequenzen und die infektiologische Differentialdiagnostik der Pleozytose wird im Abschn. 22.2 näher eingegangen. Eine Indikation ist bei einer Vielzahl von neurologisch-psychiatrischen Erkrankungen gegeben. Alle unklaren zentralnervösen Befunde sollten nach Anamnese und klinischem Untersuchungsbefund zumindest initial durch eine Liquoruntersuchung abgeklärt werden, um insbesondere chronisch- oder akut-entzündliche Komponenten auszuschließen. Gegebenenfalls sind Verlaufsuntersuchungen erforderlich. Vor einer Liquorpunktion sollte immer ein erhöhter Hirndruck soweit möglich ausgeschlossen werden (Stauungspapille, Hirndruckzeichen

Referenzbereiche des normalen Liquors		
Untersuchung	Bestimmungsmethode	Referenzbereich
Zellzahl	Kammerzählung	Bis 5/µl (15/3 µl)
Erythrozyten	Mikroskopie	Keine
Plasmazellen, Eosinophile	Färbung und Mikroskopie	Keine
B-Lymphozyten (aktiviert)	Färbung und Mikroskopie	Keine
Albumin-Quotient	Immunchemisch	Bis 7×10^3 (Erwachsene, altersabhängig!)
Gesamteiweiß	Biuret-Reaktion	Bis 0,50 mg/dl

Referenzbereiche des normalen Liquors		
Untersuchung	Bestimmungsmethode	Referenzbereich
Glukose	Enzymatische Bestimmung	>50% des Serumwertes
Lactat	Enzymatische Bestimmung	>159<19 mg/dl (2,1 mmol/l)
IgG, IgA und IgM	Immunchemisch	Liquor-Serum-Quotient zur Interpretation notwendig!

in CT oder NMR!), um eine Einklemmung des Hirnstammes im Foramen magnum nach Liquorpunktion zu vermeiden! Bei klinischem Verdacht auf eine akute Meningitis muß die Diagnostik insbesondere der zellulären Anteile sehr rasch erfolgen.

Zwischen Blut- und Liquorkompartiment besteht ein dynamisches Gleichgewicht. Zur Beurteilung von Störungen der Blut-Liquor-Schranke eignet sich der Liquor-Serum-Quotient für Albumin als empfindlicher Parameter. Die Ursachen für eine Schrankenstörung sind mannigfaltig und reichen von den verschiedenen viralen und bakteriellen Meningitiden und Enzephalitiden über multiple Sklerose, Hirninfarkt, Guillain-Barré-Polyneuritis, alkoholische und diabetische Polyneuropathie bis zur amyotrophen Lateralsklerose. Bei der akuten Meningitis kann es innerhalb von wenigen Stunden zu einem Zusammenbruch der Blut-Liquor-Schranke mit Leukozytenzahlen bis über 20000/ µl im Liquor kommen.

Zur Interpretation der intrathekal synthetisierten Immunglobuline IgG, IgA und IgM ist die Relation zu den Immunglobulinen im Serum erforderlich. Normalerweise sind die Immunglobuline in Serum und Liquor polyklonal. Bei Befall des ZNS mit Viren, Bakterien oder Parasiten kommt es zur akuten Produktion von spezifischen Antikörpern. Nach lange zurückliegenden Infektionen kann eine immunologische Narbe zurückbleiben (z. B. TPHA-Antikörper bei der Neurolues). Die Immunglobulinquotienten werden jeweils auf den Albuminquotienten bezogen, um eine Schrankenstörung als Ursache für die im Liquor erhöht gemessenen Immunglobuline zu berücksichtigen (sog. Reiber-Schema). Die Liquor-Serum-Quotientendiagramme sind nur bei Bestehen eines Gleichgewichts zwischen Blut und Liquor verwertbar. Blutbeimengungen machen die Interpretation unmöglich, unabhängig davon ob sie punktions- oder krankheitsbedingt sind. Bei Autoimmunerkrankungen des ZNS kommt es zu einer polyspezifischen Produktion von Antikörpern (z. B. Multiple Sklerose). Oligoklonale Banden lassen sich durch eine isoelektrische Fokussierung nachweisen.

Die Liquorbefunde müssen immer in Zusammenschau mit der Klinik interpretiert werden (s. spezieller Teil). Grundsätzlich kann man eine initiale neutrophile Reaktion mit hoher Zellzahl und ausgeprägter Schrankenstörung (insbesondere bakterielle Meningitis) von einer lymphozytären Reaktion mit aktivierten B-Lymphozyten und geringerer Zellzahl und Schrankenstörung (insbesondere virale Meningitis) unterscheiden. In einer späteren humoralen Phase beginnt bei viralen und bakteriellen Infketionen nach einigen Tagen die intrathekale Antikörperbildung, die sich über Monate bis Jahre nachweisen lassen kann.

Kosten

- Gesamteiweiß nach Fällung: 200 Punkte (EBM-BMÄ),
- IgA, IgG, IgM im Liquor, quantitativ: 180 Punkte (EBM-BMÄ),
- Liquorproteine, elektrophoretische Trennung: 200 Punkte (EBM-BMÄ),
- Liquorproteine, Disk-Elektrophorese: 400 Punkte (EBM-BMÄ).

2.19
Pleuraerguß

Beim Gesunden finden sich ca. 15 ml seröse Flüssigkeit im Pleuraspalt zwischen Pleura visceralis und Pleura parietalis. Von einem Pleuraerguß spricht man, wenn diese Flüssigkeitsmenge erhöht ist. Der empfindlichste Nachweis gelingt mit der Sonographie ab einer Flüssigkeitsmenge von 50 ml. Die Röntgenthoraxuntersuchung kann einen Pleuraerguß ab ca. 250 ml nachweisen. Als Ursache für einen Pleuraerguß kommen lokale und systemische Erkrankungen in Frage. Zur Klärung der Ursache steht zunächst die Anamnese und die klinische Untersuchung im Vordergrund. Stationäre Patienten weisen in mehr als einem Drittel eine kardiale (dekompensierte Herzinsuffizienz), in ca. 30 % eine maligne (u. a. Mammakarzinom, Lymphom, Leukämie, Bronchialkarzinom) und in knapp 30 % eine entzündliche Ursache (u. a. Pneumonie, Tuberkulose und nach Lungenembolie) auf. Eine diagnostische Punktion sollte zur Ursachenklä-

Untersuchung	Transsudat	Exsudat
Aussehen	Klare seröse hellgelbe Flüssigkeit	Trübe, z. T. eitrigblutige Flüssigkeit
Gesamtprotein	< 30 g/l	> 30 g/l
Proteinquotient Erguß/Serum	< 0,5	> 0,5
LDH	< 160 U/l	> 160 U/l
LDH-Quotient Erguß/Serum	< 0,6	> 0,6

rung initial grundsätzlich erfolgen. Eine Indikation zur therapeutischen Punktion muß klinisch gestellt werden.

Bei einer Pleurapunktion sollten EDTA-Erguß (Zellzahl, Zelldifferenzierung), nativer Erguß (klinisch-chemische Analytik, Gram- und Ziehl-Neelsen-Färbung/Mykobakterienkultur, Inokulation in Blutkulturflaschen) und Heparinerguß (Tumorzellen) zusammen mit einer Serumprobe gewonnen werden.

Die laborchemische Differenzierung zwischen Exsudat und Transsudat gibt entscheidenden Aufschluß für die ätiologische Zuordnung: Die kardial bedingten Pleuraergüsse sind in aller Regel Transsudate; beim Exsudat liegt eine entzündliche oder maligne Ursache zugrunde.

Eine Zellzählung und Differenzierung sollte immer erfolgen. In 10–15 % aller Patienten mit Malignom sind Tumorzellen im Pleuraerguß der erste Hinweis auf die Erkrankung. Beim Exsudat sollte immer eine bakterielle Untersuchung erfolgen (s. Abschn. 3.2). Zusätzlich können das Cholesterin und das CEA bestimmt werden, um zwischen einer benignen und malignen Grunderkrankung zu unterscheiden.

2.20
Aszites

Unter Aszites versteht man eine Ansammlung freier Flüssigkeit in der Bauchhöhle. Ob sich bei einem Patienten Aszites findet, läßt sich bei einer größeren Menge (ab ca. 500 ml) klinisch entscheiden. Zum sicheren Nachweis auch geringerer Aszitesmengen ist die Sonographie die Methode der Wahl. Als Ursache für die Aszitesentstehung kommen eine portale Hypertension (u. a. bei Leberzirrhose, Leberstauung bei Rechtsherzinsuffizienz, Leber- oder Pfortaderthrombose), Malignome mit oder ohne Peritonealkarzinose, eine Hypalbuminämie (z. B. bei Lebersynthesestörung oder nephrotischem Syndrom) oder verschiedene Arten der Peritonitis in Betracht. Anamnestische Informationen und eine sorgfältige klinische Untersuchung grenzen die möglichen Ursachen meist bereits wesentlich ein. Eine Indikation zur diagnostischen Punktion besteht bei den o. g. Erkrankungen zur näheren Differenzierung des Aszites. Bei einer Aszitespunktion sollte EDTA-Aszites (Zellzahl, Zelldifferenzierung), nativer As-

Untersuchung	Portaler Aszites („benigne", Transsudat)	Aszites bei Peritonealkarzinose oder Peritonitis („maligne", Exsudat)
Neutrophilenzahl	$< 250/\,\mu l$	$> 250/\,\mu l$
Gesamtprotein	< 30 g/l	> 30 g/l
Albumindifferenz (Serum – Aszites)	< 11 g/l	> 11 g/l
Cholesterin	< 45 mg/dl (1,15 mmol/l)	> 45 mg/dl (1,15 mmol/l)
LDH	< 160 U/l	> 160 U/l
CEA	$< 2,5\,\mu$g/l	$> 2,5\,\mu$g/l

zites (klinisch-chemische Analytik, Gram- und Ziehl-Neelsen-Färbung/Mykobakterienkultur, Inokulation in Blutkulturflaschen) und Heparinsaszites (Tumorzellen) zusammen mit einer Serumprobe gewonnen werden. Grundsätzlich sollte eine bakterielle Untersuchung erfolgen, um die klinisch häufig verkannte spontane bakterielle Peritonitis zu erkennen. Eine therapeutische Punktion sollte nach klinischen Gesichtspunkten durchgeführt werden.

Die Unterscheidung zwischen benignem (ca. 85%) und malignem (ca. 15%) sowie zwischen infiziertem und nichtinfiziertem Aszites sind wesentliche Fragen an die Diagnostik.

Beim sog. benignen Aszites (Transsudat) kann sich auch ein Leberzellkarzinom oder Lebermetastasen als Ursache für die portale Hypertension herausstellen. Beim sog. malignen Aszites (Exsudat) gilt es zwischen Peritonealkarzinose und entzündlicher Ursache zu unterscheiden: Der Nachweis von Tumorzellen und eine negative bakteriologische Untersuchung spricht für eine Peritonealkarzinose; zur weiteren ätiologischen Eingrenzung können weitere Untersuchungen auf Tumormarker (u. a. AFP, CA 19–9, s. Abschn. 2.15.2 und 2.15.3) durchgeführt werden. Bei positivem bakteriologischem Befund liegt eine Peritonitis vor, die weiter spezifiziert werden muß. Bei tuberkulöser Peritonitis ist die Neutrophilenzahl dabei häufig nicht erhöht (Ziehl-Neelsen-Färbung!). Bei Verdacht auf einen durch Pankreatitis bedingten Aszites sollte die Lipase (s. Abschn. 2.2.12) und die α-Amylase (s. Abschn. 2.2.3) mitbestimmt werden. In diesen Fällen ist der Aszites-Serum-Quotient > 1.

KAPITEL 3

Bakteriologie, Mykologie, Parasitologie und Virologie

3

L. Leitritz, A. Roggenkamp, A. Sing, S. Schubert, U. Hauser, B. Wilske, J. Eberle, J. Haas, H. Hengel,
I.B. Autenrieth, U. Koszinowski und J. Heesemann

3.1
Diagnostik von Infektionskrankheiten

Infektionskrankheiten gehören weltweit zu den häufigsten Todesursachen. Zu den Voraussetzungen für eine
effektive Therapie und Prophylaxe von Infektionen gehören die zuverlässige klinische Verdachtsdiagnose
und die nachfolgende mikrobiologische Diagnostik.

Der Nachweis des Erregers gilt immer noch als der
Gold-Standard. Für viele Bereiche ermöglicht erst die Erregeranzucht eine umfassende Antibiotikaresistenzte-
stung, Pathotypisierung und epidemiologische Analyse.

Bakterielle nosokomiale Infektionskrankheiten, wie
Wundinfektionen, Sepsis und Harnwegsinfektionen
werden deshalb immer über den Erregernachweis spezifiziert. Um so erstaunlicher ist es, daß nach einer großen Studie zu Krankenhausinfektionen an deutschen
Kliniken nur 50 % der Patienten mit Verdacht auf Infektionskrankheiten eine mikrobiologische Diagnostik
erfahren haben.

Molekularbiologische Methoden können, außer bei
den Viren, bisher nur in wenigen Fällen den Erregernachweis durch Anzucht ersetzen. Andererseits eröffnen molekularbiologische Techniken das neue Gebiet
der schwer oder nicht anzüchtbaren Erreger bzw. der
bisher unbekannten Erreger.

Die serologische Infektionsdiagnostik ist immer
dann angezeigt, wenn der Erreger einem Direktnachweis schwer zugänglich ist (z. B. bei der Lyme-Borreliose), oder wenn aus der Antikörperantwort der Zustand
einer Infektion (eliminiert/chronisch) klar abgeleitet
werden kann, wie bei einem Teil der viralen Infektionen.

Für die meisten viralen Infektionen gibt es nur zwei
Verlaufsmuster: Entweder kommt es durch das Im-
munsystem zur Eliminierung des infizierenden Agens,
mit einer zurückbleibenden, relativ belastbaren Immunität für eine Reexposition, oder es bildet sich ein Zu-

stand der Chronifizierung aus, bei dem die Virusreplikation kontinuierlich oder phasenweise nachweisbar bleibt.

Die folgenden Abschnitte sollen die Grundsätze der mikrobiologischen Diagnostik von Infektionskrankheiten darlegen, mit dem Ziel, einerseits auf das große Potential der Labordiagnostik zu verweisen und andererseits die überlegte und gezielte Anforderung an das mikrobiologische Labor durch den Kliniker zu fördern.

3.2
Direkte Erregernachweisverfahren

3.2.1
Einleitung

Der direkte Erregernachweis in klinischen Untersuchungsmaterialien mittels mikroskopischer Techniken und kultureller Anzuchtverfahren ist der Grundpfeiler der mikrobiologischen Labordiagnostik. Diese Verfahren besitzen im Vergleich mit anderen Techniken des direkten oder indirekten Erregernachweises ein außerordentlich hohes Maß an Validität. Die Erregeranzucht gestattet fernerhin weiterführende Untersuchungsverfahren wie das Erstellen von Antibiogrammen zur gezielten antimikrobiellen Therapie (z. B. 1. Pathotypisierung, 2. Toxinnachweis) oder epidemiologische Untersuchungen wie DNA-Fingerprinting und RFLP zur Aufklärung von Infektionsketten (klonale Analyse).

Das Resultat und der Aussagewert der bakteriologischen Diagnostik hängt wesentlich von der Gewinnung des Untersuchungsmaterials sowie vom anschließenden Materialtransport ins Labor ab. Da viele Infektionserreger empfindlich gegen Umweltfaktoren wie Kälte oder Austrocknung sind, sollten geeignete Transportmedien gewählt werden, die das Absterben der Erreger im Untersuchungsmaterial und somit falsch-negative Untersuchungsbefunde verhindern. Ferner sollte bei der Gewinnung von Untersuchungsmaterial, beim Materialtransport sowie bei der Befundinterpretation berücksichtigt werden, ob es sich um *a priori* sterile Materialien (z. B. Liquor, Blut) handelt, oder ob das Untersuchungsmaterial mit Keimen der normalen Flora kontaminiert ist (z. B. Mittelstrahlurin).

Prinzipiell gelten *folgende Grundsätze für die Materialgewinnung:* 1) Entnahme vor Beginn der Antibiotikatherapie, 2) schnellstmöglicher Transport ins Labor, und 3) Mitteilung infektionsrelevanter Informationen auf dem Einsendeschein. Die große Anzahl verschiedenartiger Erreger erfordert diverse Kulturverfahren. Nur bei entsprechenden klinischen Angaben und einer begründeten Verdachtsdiagnose können gezielte mikrobiologische Untersuchungen vorgenommen und damit Kosten gespart werden. Ohne klinische Angaben wird in der Regel ein Laboruntersuchungsprogramm „Bakterien-Standard" durchgeführt, welches klassi

sche Erreger wie *Escherichia coli*, Staphylokokken und Streptokokken erfaßt, nicht jedoch seltene oder schwer anzüchtbare Erreger. Welches Untersuchungsmaterial für welche Diagnostik geeignet ist, sollte bei Unklarheiten mit dem Mikrobiologen diskutiert werden. Im Regelfall gilt: das Material sollte vom Ort der Infektion abstammen.

Kann das Untersuchungsmaterial nicht innerhalb von 30 Minuten ins Labor transportiert werden, so sollten Blut und Liquorproben im Brutschrank (37 °C), Urin oder andere Materialien im Kühlschrank (4 °C) gelagert werden. Bei Verdacht auf eine Infektion durch obligate Anaerobier muß das Untersuchungsmaterial schnellstmöglich ins Labor oder in reduzierende Transportmedien gebracht werden, um das Absterben der Keime nach Sauerstoffexposition zu verhindern.

In der Regel können die meisten Keime nach 24–48 h Bebrütungsdauer auf festen Nährmedien angezüchtet und weiter analysiert werden. Die Gewinnung von Reinkulturen, die Sero- und Biotypisierung zur Speziesidentifikation sowie das Erstellen eines Antibiogrammes erfordern üblicherweise weitere 24–48 h.

Je nach Untersuchungsmaterial und Entnahmetechnik wird eine qualitative und/oder quantitative mikrobiologische Diagnostik durchgeführt. Zum Beispiel werden bei Blutkulturen a priori Anreicherungskulturen angelegt, so daß theoretisch ein einziges Bakterium in der Probe zu einem positiven Befund führen könnte. Bei Mittelstrahlurin hingegen ist eine Erregerzahl von weniger als 10^3 pro ml Urin am ehesten auf eine Kontamination der Probe mit Keimen der endogenen Urethralflora zurückzuführen, während Keimzahlen von mehr als 10^5 pro ml Urin (Monokultur) in der Regel eine signifikante, d. h. behandlungsbedürftige Bakteriurie signalisieren.

Klassische Laborverfahren erfassen morphologische, physiologische und biochemische Charakteristika von Infektionserregern. Gleichwohl entziehen sich verschiedene Erreger der erfolgreichen Anzucht im Labor. Manche Erreger (z. B. *Treponema pallidum, Mycobacterium leprae* oder *Tropheryma whippelii*) gelten schlechthin als nicht anzüchtbar, andere wie *Mycobacterium tuberculosis* wachsen außerordentlich langsam und können erst nach Wochen angezüchtet werden, wieder andere wie *Chlamydia* spp., *Bartonella* spp. oder *Legionella* spp. sind schwierig anzuzüchten, weil sie entweder obligat intrazellulär wachsen und somit aufwendige Zellkulturtechniken notwendig machen oder anspruchvolle Spezialnährmedien benötigen. Zum direkten Nachweis derartiger Erreger in klinischen Untersuchungsmaterialien haben sich verschiedene molekulare Techniken wie die Polymerase-Kettenreaktion (PCR), die in-situ-Hybridisierung mit Gensonden oder Immunfluoreszenztests mit monoklonalen oder polyklonalen Antikörpern durchgesetzt und bewährt. Gleichwohl müssen gerade in solchen

Fällen die Anforderungen zur Asservierung des Untersuchungsmaterials genauestens beachtet werden. Desweiteren haben Antigennachweistests wie die Candida-Latexagglutination oder etwa der Helicobacter-Harnstofftest große Bedeutung in der Schnelldiagnostik gewonnen.

Schließlich kann nicht deutlich genug betont werden, daß für eine optimale Infektionsdiagnostik stets eine enge Zusammenarbeit zwischen Klinikern und Mikrobiologen notwendig ist.

3.2.2
Kulturelle und mikroskopische Nachweismethoden von Bakterien, Pilzen und parasitären Erregern

3.2.2.1
Anzucht von Bakterien

„Bakterienstandard"

Die Gruppe umfaßt grampositive und gramnegative Bakterien, die auf herkömmlichen Agarplatten in 2–3 Tagen anzüchtbar sind. Zu ihnen gehören potentiell pathogene Erreger wie Streptokokken, Staphylokokken, Haemophilus, Corynebakterien, Neisserien, Enterobakteriaceen sowie Pseudomonaden und andere nichtfermentierende gramnegative Stäbchenbakterien. Allesamt kommen als Infektions- und „Eitererreger", z. T. auch als Hospitalkeime in Betracht. Die Bewertung eines positiven Nachweises ist abhängig vom Entnahmeort (oberflächliches Material mit Haut-/Schleimhautkontakt, Wundmaterial oder primär steriles Material) und von der Beschaffenheit des Materials (Anwesenheit von Leukozyten). Begleitend zur Anzucht wird von der Probe ein Grampräparat angefertigt und von verdächtigen Erregern ein Antibiogramm erstellt.

Spezialverfahren (alphabetisch geordnet)

Aktinomyzeten/Nocardien

Hierbei handelt es sich um langsam wachsende grampositive Stäbchenbakterien, die ähnlich den Pilzen Myzel ausbilden können. Aktinomyzeten verursachen chronische eitrige, fistelnde Infektionen der Haut und des subcutanen Bindegewebes besonders im Kopf-Hals-Bereich, gelegentlich aber auch im Abdomen. Nocardien können besonders bei Abwehrgeschwächten zu herdförmigen Infektionen der Lunge (mit nachfolgender Disseminierung) oder zu Wundinfektionen führen. Neben Wundsekret und Abszessmaterial sollte bei pulmonalem Befall Bronchialsekret gewonnen werden. Aktinomyzeten und Nocardien müssen zur Anzucht länger und Aktinomyzeten anaerob bebrütet werden. Der Nachweis dieser Erreger aus Wunden oder anderen sonst sterilen Materialien ist von klinischer Bedeutung, wobei Aktinomyzeten häufig mit anderen Erregern zusammen isoliert werden (Mischinfektionen). Der Erregernachweis auf intakten Schleimhäuten ist zumeist Ausdruck einer Besiedelung und klinisch von geringer Bedeutung.

Anaerobier

Bei geschlossenen Entzündungsprozessen (besonders Abszessen) handelt es sich häufig um Mischinfektionen mit fakultativ anaerob (z. B. Enterobacteriaceen) und strikt anaerob wachsenden Bakterien wie Bacteroides, Prevotella, Porphyromonas oder Clostridien. Ein Anzuchtversuch ist prinzipiell wünschenswert, jedoch nur dann sinnvoll, wenn schon bei Abnahme der Probe und Transport ein weitgehend anaerobes Milieu beibehalten wird (Punktieren statt Abstreichen, Verwendung eines speziellen Transportmediums). Die Anzucht von Anaerobiern dauert in der Regel 2–3 Tage, die Differenzierung dann nochmals mehrere Tage. Eine Antibiotikatestung wird aufgrund fehlender Standardisierung zumeist nicht durchgeführt. Der Nachweis von Anaerobiern in Schleimhautabstrichen ist in den allermeisten Fällen nicht sinnvoll. Bei streuenden Abszeßen finden sich Anaerobier häufig auch in den Blutkulturen. Bei Verdacht auf Gasbrand sollte möglichst schnell ein gramgefärbtes Direktpräparat vom Wundmaterial angefordert werden, das im positiven Fall den Erreger eindeutig darstellt.

Bartonellen

Bartonellen sind Ursache der bazillären Angiomatose und der Katzenkratzkrankheit, selten von Endokarditis, chronischer Lymphadenitis bis hin zu neurologischen Syndromen. Sie können systemische Infektionen v. a. bei Immunsupprimierten verursachen, bei Immunkompetenten sind typischerweise Endokarditiden beschrieben worden. Als Materialien sollten Blutkulturen und Gewebsbiopsien von verdächtigen Bezirken untersucht werden (Haut, Lymphknoten). Bartonellen gehören zu den schwerkultivierbaren Erregern, die auf handelsüblichen Nährböden eine längere Bebrütungszeit zum Nachweis brauchen (Blutkulturen: 3 Wochen, daher Verdacht dem Labor mitteilen). Der positive Nachweis gilt als beweisend für eine Bartonellose. Aufgrund der schwierigen Anzucht sollte stets Untersuchungsmaterial für die molekulare Diagnostik (PCR, Hybridisierung) asserviert werden. Eine serologische Diagnostik ist bei Verdacht auf eine Bartonellose stets angezeigt, bei HIV-Patienten mit bazillärer Angiomatose jedoch nur selten positiv.

Bordetellen

Bordetellen können im Frühstadium eines Keuchhustens aus Nasopharynxabstrichen nachgewiesen werden. Zur Abnahme sollten spezielle Calciumalginattupfer verwandt und das Material sollte möglichst schnell in spezielle Transportmedien oder auf spezielle Platten gebracht werden, da der Keim sehr empfindlich ist. Mit sichtbarem Wachstum von *B. pertussis* ist auf Nährböden frühestens nach 3 Tagen zu rechnen. Der positive Nachweis ist beweisend für einen Keuchhusten. Unklare Fälle können serologisch überprüft werden, Speziallabore bieten PCRs zum Erregernachweis an.

Borrelien

B. burgdorferi sensu lato (mit den humanpathogenen Spezies *B. burgdorferi* sensu stricto, *B. afzelii* und *B. garinii*) ist der Erreger der Lyme-Borreliose, die sich an Haut, Herz, Nervensystem und Gelenken manifestieren kann. Die Kultivierung des Erregers sowie die PCR (s. S. 129) wird nur von wenigen Speziallabors angeboten, die Anzucht kann mehrere Wochen beanspruchen. Der Erreger läßt sich am besten aus Gewebsproben isolieren (bei dermatologischen Manifestationen aus 50–70 % der Hautbiopsien), aus Körperflüssigkeiten ist die Erfolgsrate dagegen deutlich geringer (10–20 %). Bei V. a. Lyme-Arthritis sind Synoviabiopsien Gelenkpunktaten überlegen. Der kulturelle Nachweis gilt als beweisend für die Diagnose der Lyme-Borreliose, in der Routinediagnostik stehen aber serologische Tests im Vordergrund. Die Anzucht von Rückfallfieberborrelien gelingt nur bei wenigen Spezies, hier ist die Dunkelfeld-Mikroskopie aus dem Blut des Patienten die Methode der Wahl.

Brucellen

Brucellen verursachen schwere, generalisierte Infektionen, die in Deutschland nur selten vorkommen. Der Erregernachweis aus dem Blut sollte durch Punktate aus betroffenen Regionen (Knochenmark, ggf. Lymphknoten) ergänzt werden. Da Kulturen auf Brucellen lange bebrütet werden müssen (z. B. Blutkulturen bis 3 Wochen), ist ein Verdacht dem Labor unbedingt mitzuteilen. Der kulturelle Nachweis von Brucellen ist beweisend für eine Brucellose. Bei Verdacht auf Brucellose sollte begleitend auch eine serologische Untersuchung erfolgen.

Chlamydien

Neben atypischen Pneumonien, Bronchitiden und Konjunktivitiden (Trachom) verursachen Chlamydien Entzündungen im Urogenitalbereich (u. a. Urethritis, Salpingitis, Epididymitis, Lymphogranuloma venereum). Chlamydien sind obligat intrazelluläre Erreger. Zum Nachweis soll deshalb möglichst zellreiches Material abgenommen und ggf. in einem speziellen Transportmedium versandt werden (z. B. SP2: Saccharose-Phosphatpuffer). Zur Anzucht von Chlamydien werden spezielle Zellkulturen verwandt. Die Anzucht hat eine mäßige Sensitivität und wird, da sie sehr aufwendig ist, nur von wenigen Laboratorien durchgeführt. Im klinischen Alltag eignen sich zur Diagnosesicherung der direkte Antigennachweis (DIF) und die PCR. Die serologische Diagnostik hat eine hohe Sensitivität, aber nur eine geringe Spezifität.

Clostridium difficile

Toxinbildende *C. difficile* Stämme können antibiotikaassoziierte, pseudomembranöse Kolitiden verursachen. Da *C. difficile* auch bei Gesunden nicht selten nachgewiesen werden kann, beweist die alleinige Anzucht nicht das Vorliegen einer pseudomembranösen Kolitis, sondern sollte durch einen Toxinnachweis (Toxin A und B durch Antigen-ELISA) ergänzt werden.

Darmpathogene Erreger

Der Nachweis von darmpathogenen Erregern umfaßt im Regelfall Salmonellen, Shigellen, Yersinien und Campylobacter und sollte aus möglichst frischen Stuhlproben durchgeführt werden. Mehrfach durchgeführte Untersuchungen erhöhen hierbei die Aussagekraft negativer oder positiver Befunde erheblich. Die Erreger werden hierbei durch Selektiv- und Indikatornährböden von der übrigen Darmflora getrennt. Der Nachweis dauert 2–4 Tage. Die Untersuchung auf andere Erreger wie darmpathogene *E. coli* (EHEC, EPEC, ETEC, EIEC, EAEC) oder Helicobacter muß gesondert angefordert werden. Bei diesen Untersuchungen sollte auf die jeweiligen Indikationsstellungen geachtet und nicht ungezielt eingeschickt werden. Eine EHEC-Diagnostik sollte durchgeführt werden bei: 1) hämolytisch-urämischem Syndrom oder thrombotisch-thrombozytopenischer Purpura, 2) blutig-wäßrigen Stühlen, 3) Kindern < 6 Jahren, die wegen Durchfällen stationär aufgenommen werden, 4) endoskopisch nachgewiesener hämorrhagischer Kolitis oder nekrotisierender Enterokolitis, 5) Umgebungsuntersuchungen bei EHEC-Erkrankungen. EPEC und EAEC verursachen Durchfälle bei Kindern unter 10 Jahren, EIEC und ETEC kommen besonders als Erreger von Reisediarrhoen in Betracht. Die enteroaggregativen *E. coli* (EAEC) verursachen bei Kindern chronische Diarrhöen.

Gonokokken

Gonokokken als Erreger der Gonorrhö sind äußerst empfindlich. Sie sterben in normalen Abstrichröhrchen schnell ab. Kulturversuche sollten nur unternommen werden, wenn das Material (zumeist Harnröhrenabstrich, aber auch Gelenkflüssigkeit bei septischen Arthritiden) noch neben dem Patienten auf ein spezielles Kulturmedium aufgebracht wird (z. B. Transgrow-Medium). Die Anzucht und Differenzierung dauert 4–5 Tage. Jeder Nachweis von Gonokokken hat pathogenetische Bedeutung. Negative Kulturbefunde entstehen zumeist aus unsachgemäßer Abnahme/Transport. Serologische Nachweisverfahren existieren nicht.

Legionellen

Legionellen sind obligat intrazelluläre Erreger. Sie verursachen u. a. die Legionärskrankheit und gehören zu den schwer kultivierbaren Bakterien. Kulturversuche sollten nur aus Materialien der tieferen Atemwege unternommen werden. Zur Anzucht werden Spezialplatten verwandt, die frühestens nach 4 Tagen ein Wachstum von Legionellen zeigen. Die Speziesdifferenzierung wird nachfolgend zumeist mittels Immunfluoreszenz erbracht. Der kulturelle Nachweis von Legionellen gelingt nur selten, wird aber bei Nachweis einer pathogenen Spezies als beweisend eingestuft (Kontaminationsfreiheit vorausgesetzt). Alternative Nachweisverfahren bei einer Legionellose sind der direkte Immunfluoreszenztest (Sputum) oder serologische Verfahren, einschließlich des Antigennachweises im Urin.

Leptospiren

Der kulturelle Nachweis von Leptospiren wird nur von wenigen Speziallaboratorien durchgeführt, in der Regel solchen, die auch den Antikörpernachweis mittels MAR anbieten. Der kulturelle Nachweis des Erregers soll in der 1. Woche der Erkrankung aus Blut (Phase der Spirochätämie), ab der 2. Woche aus Urin (Phase der Leptospiurie) versucht werden. Die Anzucht des Erregers erfordert in der Regel 7–14 Tage und bietet die Möglichkeit der exakten Speziesdiagnose sowie der Bestimmung des Serovars. In der Routinediagnostik stehen serologische Tests im Vordergrund.

Mykoplasmen/Ureaplasmen

M. pneumoniae ist als Erreger einer atypischen Pneumonie (gelegentlich mit extrapulmonalen Manifestationen) bekannt. Er gilt als obligat pathogen. *M. hominis* und *U. urealyticum* kommen als Schleimhautbewohner im Urogenitaltrakt vor. Hier können sie lokale Infektionen wie Salpingitis, Amnionitis, Urethritis (besonders bei Männern) oder Prostatitis verursachen, die gelegentlich mit Bakteriämien einhergehen können. Bei Frauen wird ein Zusammenhang zwischen Frühgeburtlichkeit und vermehrter *U. urealyticum* Besiedelung diskutiert. Bei Neugeborenen sind Pneumonien mit *U. urealyticum* beschrieben. Je nach Erkrankung werden die entsprechenden Materialien (Nasopharynx-, Bronchialsekret, Urethralabstriche, Wundsekrete, Punktate, Liquor, ggf. Blutkultur) abgenommen. Da besonders Mykoplasmen sehr empfindlich sind, sollten spezielle Transportmedien verwandt werden (z. B. PPLO-Boullion). Die Anzucht findet auf Selektivnährböden statt. Der Nachweis von *M. hominis* und *U. urealyticum* dauert 3–6 Tage, der Nachweis von *M. pneumoniae* bis zu 3 Wochen. Der Nachweis von *M. hominis* und *U. urealyticum* aus primär sterilen Materialien hat pathogenetische Bedeutung, bei Schleimhautabstrichen wird der Nachweis quantitativ bewertet.

Mykobakterien

Aufgrund ihrer unterschiedlichen klinischen Bedeutung werden Mykobakterien des *M. tuberculosis* (MT)-Komplexes von atypischen Mykobakterien abgegrenzt. Der MT-Komplex hat als Erreger der Tuberkulose im-

mer pathogenetische Bedeutung. Atypische Mykobakterien stellen eine heterogene Bakteriengruppe dar. Sie kommen in der Umwelt (z. B. Wasserreservoire) weitverbreitet vor und werden als harmlose Kommensalen des Menschen gelegentlich in klinischen Materialien nachgewiesen. Einige Vertreter (z. B. *M. marinum, M. kansasii*) verursachen aber auch eigenständige Krankheitsbilder. Der Nachweis von atypischen Mykobakterien in primär sterilen Materialien (z. B. Lymphknoten, Blutkultur) stellt immer einen positiven Befund mit klinischer Bedeutung dar, der Nachweis aus oberflächlich entnommen Materialien sollte zumindest kontrolliert werden. Zum Ausschluß oder Nachweis einer offenen Lungentuberkulose sollten mehrmals (mindestens 3mal) Materialien abgenommen und auf Mykobakterien untersucht werden. Hierbei haben Proben aus den tieferen Atemwegen (bronchoskopisch gewonnen) eine höhere Wertigkeit als Sputumproben. Begleitend sollten morgens abgenommene Magensäfte untersucht werden. Bei extrapulmonalen Mykobakteriosen können je nach Lokalisation auch alle anderen klinischen Materialien eingeschickt werden (z. B. Urin, Lymphknoten, Liquor, Biopsien). Die Anzucht von Mykobakterien wird in der Regel mit speziellen Kultivierungsautomaten durchgeführt. Mit dem Einsatz von automatisierten Geräten (z. B. BACTEC) dauert der Nachweis in der Regel 2–3 Wochen; sicher negative Ergebnisse erhält man aber erst nach 8 Wochen (Ausnahme hier: die schnellwachsenden Mykobakterien der *M. fortuitum/ chelonae*-Gruppe).

Eine genauere Differenzierung (DD: *M. tuberculosis*-Komplex vs. atypische Mykobakterien) schließt sich dem kulturellen Nachweis von Mykobakterien an und kann heute mit molekularbiologischen Methoden in wenigen Tagen erbracht werden. Parallel zur Anzucht wird ein Ziehl-Neelsen-Präparat vom klinischen Material angefertigt. Bei geringer Sensitivität kann dieses im positiven Fall einen schnellen Hinweis für das Vorliegen einer Mykobakteriose liefern. *M. tuberculosis*-Isolate werden nachfolgend einer Resistenztestung für Tuberkulostatika unterzogen, auch die Resistenztestung dauert mehrere Wochen. Für die serologische Diagnostik von Mykobakterien gibt es bisher kein empfehlenswertes Verfahren.

3.2.2.2
Anzucht von Pilzen

Der kulturelle Nachweis von „Pilzen" umfaßt im Regelfall Sproßpilze (*Candida* spp., Kryptokokken) und Schimmelpilze (Aspergillen, Zygomyzeten). Die Anzucht anderer Pilzarten wie z. B. Dermatophyten, Schwärzepilze, *Mallassezia furfur* oder außereuropäischer Pilze (*Histoplasma capsulatum, Coccidioides immitis, Blastomyces dermatitidis, Paracoccidioides brasiliensis, Penicillium marneffei*) muß wegen spezieller

Kulturbedingungen oder erheblich längerer Bebrütungszeiten gesondert angefordert werden.

Sproß- und Schimmelpilze kommen als Infektionserreger besonders bei Immunsupprimierten in Betracht: Aspergillen als Erreger invasiver Pneumonien (z. T. mit Disseminierungen), *Candida* spp. als Erreger oberflächlicher Haut/Schleimhautmykosen (z. B. Soor) und disseminierter Verlaufsformen, Kryptokokken als Erreger von Meningitiden und Zygomyzeten als Erreger rhinozerebraler, pulmonaler Infektionen. Sproß- und Schimmelpilze lassen sich aus üblichen klinischen Materialien (Abstriche, Bronchialsekret, Punktate, Liquor und Biopsien) auf handelsüblichen Platten mit hoher Sensitivität in 2–5 Tagen anzüchten. Die Bewertung eines positiven Nachweises bereitet häufig Schwierigkeiten. Schimmelpilze können immer auch als Kontaminanten auftreten, *Candida* spp. sind Teil der normalen menschlichen Haut und Schleimhautflora, so daß der kulturelle Nachweis auch Ausdruck einer Besiedelung sein kann. Ein positiver Nachweis sollte deshalb immer kontrolliert werden, wodurch sich die Wertigkeit des Befundes stark erhöht. Zur frühzeitigen Erfassung von invasiven Mykosen bei Immunsupprimierten bieten sich regelmäßige Kontrollen von Sputum, Urin, Stuhl und ggf. Blutkulturen für *Candida* spp., sowie Sputum für Aspergillen an. Beweisend für eine invasive Mykose ist der Nachweis von Pilzen in Organbiopsien (kulturell oder histologisch) und/oder Blutkulturen (gelingt meist nur für *Candida* spp.). Der positive Nachweis von *Candida* spp. im Urin ist hierbei häufig Ausdruck für das Vorliegen einer systemischen Candidose. Hinweisgebend sind wiederholte Nachweise derselben Spezies ggf. von mehreren Entnahmeorten, Antigennachweise im Serum und serologische Titerverläufe.

Bei Dermatomykosen empfiehlt sich die Entnahme des Materials am Rande der Läsion durch Abschaben von Hautschuppen. Haare sollten zu Gänze epiliert werden, um Pilze die die Haarwurzel befallen ebenfalls anzüchten zu können. Das Untersuchungsmaterial sollte steril ohne Zusatz versendet werden. Vom eingesandten Material werden ein Direktpräparat und die entsprechende Kultur angelegt. Klinische Angaben sind hier besonders wichtig, da z. B. *Malassezia furfur* (Erkrankung: Pityriasis versicolor) nur unter speziellen Kulturbedingungen angezüchtet werden kann. Die Anzucht und Differenzierung von Dermatophyten dauert in der Regel mehrere Wochen. Mikroskopisch positive Befunde können in bis zu 30 % kulturnegativ bleiben.

3.2.2.3
Anzucht parasitärer Erreger

Entscheidend für die Anzucht parasitärer Erreger sind unverzügliche Materialversendung und -verarbeitung (Ausnahme: Acanthamoebenmaterial okulärer Herkunft kann per Post verschickt werden). Die meisten der im folgenden erwähnten Untersuchungen bleiben Speziallabors vorbehalten. Tabelle 3-1 zeigt die Anzucht parasitärer Erreger.

3.2.2.4
Direktnachweis von Parasiten aus verschiedenen Materialien

Die meisten Materialien zum Direktnachweis von Parasiten können per Post versandt werden, solange bakterielles Überwachsen bzw. das Absterben der Parasiten vermieden werden kann (z. B. durch direktes Abfüllen von Stuhlproben in formalinhaltige SAF- oder MIF-Röhrchen). Wichtige Ausnahmen stellen die Diagnostik von *Trichomonas vaginalis* (Ausfluß bzw. Schleim sofort mikroskopieren) und *Entamoeba histolytica* (frischen, am besten blutigen Stuhl innerhalb von 30 min mikroskopieren, um Erythrozyten phagozytierende Trophozoiten sehen zu können, die für eine Amoebiasis pathognomonisch sind und die Differen-

Erreger	Geeignetes Material	Bemerkung
Acanthamoeba spp.	Kornealabstrich/-biopsie, Kontaktlinsen und -zubehör, Hautabszeßmaterial, Ohrenabstrich, Liquor	
Entamoeba histolytica	Stuhl	
Leishmania spp.	Aspirate aus Knochenmark oder Milz, Hautbiopsie	
Naegleria spp.	Liquor	
Trichomonas spp.	Vaginalsekret, Abstrich, Urin, Sperma	Nicht trocknen lassen!! Sensitivste Methode
Toxoplasma gondii	Liquor, Amnionflüssigkeit, Buffy-coat, Biopsie	Maus
Trypanosoma cruzi	Blut, Darminhalt von Raubwanzen (vgl. Xenodiagnose[a])	
Giardia lamblia	Zysten im Stuhl	Anzucht möglich

Tabelle 3-1. Anzucht parasitärer Erreger

[a] Xenodiagnose: Man läßt 40 trypanosomenfreie Raubwanzen am Patienten Blut saugen und untersucht nach 30–60 Tagen den Kot bzw. Darminhalt der Wanzen auf Trypanosomen.

Tabelle 3-2. Direktnachweis parasitärer Erreger

Material	Erreger
Stuhl	*Makroskopisch:* Trematoden (Adulte); Nematoden (Larven und Adulte); Cestoden (Proglottiden). *Mikroskopisch:* Larven von *Stongyloides stercoralis* und Hakenwürmern; Darmamoeben (*pathogen: Entamoeba histolytica; apathogen: Entamoeba dispar, Entamoeba coli, Entamoeba hartmanni, Jodamoeba bütschlii, Endolimax nana, Dientamoeba fragilis*); *Blastocystis hominis; Giardia lamblia; Balantidium coli; Microsporidium* spp.; *Cryptosporidium* spp.; *Cyclospora* spp.; *Isospora belli; Sarcocystis* spp.; kommensalische Flagellaten; Wurmeier (die wichtigsten: *Clonorchis sinensis; Taenia* spp.; *Enterobius vermicularis* [**cave:** nur sehr geringe Sensitivität <0,05]; *Trichuris trichiura; Ascaris lumbricoides;* Hakenwürmer; *Paragonimus westermani; Strongyloides stercoralis; Hymenolepis* spp.; *Diphyllobothrium latum; Metagonimus yokogawai; Heterophyes heterophyes; Schistosoma* spp.; *Fasciolopsis buski; Fasciola hepatica*)
Tesafilmabklatsch	*Enterobius vermicularis* (Methode der Wahl, deutlich höhere Sensitivität als Stuhl)
Urin	Eier von *Schistosoma haematobium* (24-h-Urin); *Trichomonas vaginalis; Microsporidium* spp. (selten); Larven von *Trichinella spiralis* (selten); Mikrofilarien (bei Chylurie); sehr selten bei akuter GN: *Toxoplasma gondii; Trypanosoma* spp.; *Plasmodium* spp.
Sputum	*Pneumocystis carinii* (geringe Sensitivität; Methode der Wahl: BAL); Eier von *Paragonimus westermani;* selten Echinococcus-Haken
Sekrete aus dem Respirationstrakt	*Pneumocystis carinii* (BAL > ENTA >> induziertes Sputum >>> Sputum); sehr selten : *Toxoplasma gondii* (BAL); *Cryptosporidium* spp.
Blut	*Trypanosoma* spp.; *Plasmodium* spp.; *Babesia* spp.; Mikrofilarien, z. B. *Wucheria bancrofti* (Blutabnahme 22–24.00 Uhr), *Brugia malayi* (Tagesperiodik wie *W. bancrofti*), *Loa loa* (Blutabnahme 10–14.00 Uhr), *Mansonella* spp. (keine Periodik) (bei allen ist Blutuntersuchung die Methode der Wahl). Selten: *Toxoplasma gondii;* Wanderlarven von *Trichinella spiralis* und anderer Nematoden; *Leishmania* spp. (besser: buffy coat)
Lymphknotenpunktat	*Trypanosoma* spp.; *Leishmania* spp.; *Toxoplasma gondii;* Mikrofilarien; wandernde Nematodenlarven
Liquor	*Acanthamoeba* spp.; *Naegleria* spp.; *Angiostrongylus cantonensis; Trypanosoma* spp.; *Toxoplasma gondii;* Mikrofilarien; *Microsporidium* spp.

zierung zur apathogenen, mikroskopisch ununterscheidbaren *Entamoeba dispar* erlauben) dar.

Für den parasitologischen Direktnachweis gilt prinzipiell, daß mindestens 3 Proben von 3 verschiedenen Zeitpunkten negativ sein müssen, um eine Infektion ausschließen zu können.

Dies ist besonders wichtig bei Stuhluntersuchungen (3 Proben von 3 verschiedenen Tagen), bei denen die nachgewiesene Erregeranzahl im Stuhl gerade bei schwerem parasitärem Befall oft auch sehr niedrig sein kann (z. B. *Giardia lamblia*), aber auch bei der lebensbedrohlichen Malaria tropica (3 Proben von 3 verschiedenen Zeitpunkten). Tabelle 3-2 zeigt den Direktnachweis parasitärer Erreger.

3.3 Zellkultur in der Diagnostik von Infektionskrankheiten

3.3.1 Zellkultur in der bakteriellen Infektionsdiagnostik

Zellkulturverfahren können in der bakteriellen Infektionsdiagnostik von obligat intrazellulären Erregern, sowie im Toxinnachweis verwendet werden. Die Zellkultur bietet dabei die folgenden Vorteile:

- Es können sehr geringe Keimzahlen nachgewiesen werden.
- Sonst nur schwer oder nicht anzüchtbare sowie potentiell unbekannte Erreger können isoliert werden.

Dieses Verfahren wird heute in der Routine selten eingesetzt. Einige Erregeranzüchtungen erfordern spezielle Einrichtungen zum Schutz des Laborpersonals vor Infektion und sind daher nur in Referenzlaboratorien etabliert. Zellkulturverfahren zur Erregeranzucht kommen nur bei primär sterilen Materialien in Betracht. Tabelle 3-3 zeigt die Zellkultur in der bakteriellen Infektionsdiagnostik.

3.3.2 Zellkultur und Virusisolierung in der viralen Infektionsdiagnostik

Vermehrung eines aus Patientenmaterial angezüchteten infektiösen Virus mit Hilfe permissiver Zellen in vitro. Häufig, jedoch nicht immer, führt die Virusinfektion zu einem mikroskopisch erkennbaren zytopathogenen Effekt der Zellen. Die Identifizierung des gewonnenen Virusisolats erfolgt durch den Virusantigennachweis mittels monospezifischer Antikörper, durch Neutralisierung des Virusisolats mit Hilfe spezifischer Antiseren oder durch den Nachweis der viralen Nukleinsäure des gewonnenen Isolats, z. B. durch die PCR.

Tabelle 3-3. Zellkultur in der bakteriellen Infektionsdiagnostik

Erreger	Material	Erregeranzucht	Toxinnachweis	Funktionsassay	Erkrankung
Bartonella spp.		x			Bartonellose, Katzenkratzkrankheit, bazilläre Angiomatose, Lymphadenitis, Wolhynisches Fieber (Trench-Fieber, 5-Tage-Fieber)
Chlamydia spp.	Zellreiche Abstriche	x			Ornithose/Psittakose, atypische Pneumonie, Infektionen des Urogenitaltraktes
Clostridium difficile	Stuhl		x		Antibiotikaassoziierte Kolitis, abdominelle Spasmen, Fieber, Leukozytose, Diarrhö, pseudomembranöse Colitis
Coxiella burnetii	Buffy-coat Herzklappen	x			Q-Fieber: Landwirte, Veterinäre, Tier- und Tierproduktkontakte (Rohmilch!), interstitielle Pneumonie, chronische „kultur-negative" Endokarditis, Hepatitis, Splenomegalie, Meningoenzephalitis
EAEC	Kultur			x	Prolongierte Diarrhöen bei Kindern
EHEC	Stuhl		x		Hämorrhagische Colitis, Hämolytisch urämisches Syndrom, Thrombotisch-Thrombozytopenische Purpura
EIEC	Kultur			x	Dysenterie, blutige Diarrhöen
Ehrlichia spp.	Buffy-coat	x			Humane Granulozytäre Ehrlichiose, Humane Monozytäre Ehrlichiose. Akuter Krankheitsbeginn (Fieber, Leukozytopenie, Thrombozytopenie, Transaminasenerhöhung)
Rickettsia spp.	Buffy-coat	x			Fleckfieber, „Rocky Mountains spotted fever" und andere Zeckenbißfieber

Tabelle 3-4. Nachweis von Virusinfektionen durch Virusisolierung

Virus	Bevorzugter Zelltyp	Probenmaterial	Zeitdauer	Indikation
Adenovirus	293 humane embryonale Nierenzellen	TS, NPA, BAL, Abstrich, Stuhl, Urin, Biopsat, Liquor	1–7 Tage	Bei Infektionsverdacht, insbesondere bei schweren Infektionen, z. B. bei Immunsupprimierten, in vitro Resistenzprüfung, Serotypisierung, nosokomialen Infektionen, epidemiologische Fragestellungen;
CMV	Primäre humane Fibroblasten	Urin, RSW, TS, BAL, Leukozyten, Fruchtwasser, Biopsat	1–6 Wochen	Bei Infektionsverdacht, insbesondere bei Risikopatienten, z. B. Immunsupprimierten, kongenitalen Infektionen, zur *in vitro* Resistenzprüfung;
Enteroviren	Primäre Affennierenzellen, embryonale humane Lungenfibroblasten	Stuhl, Rektalabstrich, RSW, NPA, Liquor, Biopsat, Hautabstrich	4–14 Tage	Bei schweren Infektionen (z. B. Meningoenzephalitis), angeborene Infektionen, Serotypisierung, nosokomiale Infektionen, epidemiologische Fragestellungen;
HSV	Affennierenzellen	Hautabstrich, Vesikelflüssigkeit, Liquor	2–14 Tage	Schwere Infektionen, z. B. bei Immunsupprimierten oder kongenitale Infektionen, *in vitro* Resistenzprüfung;
HIV	stimulierte humane Lymphozyten (HUT 78, CEM)	periphere Blutlymphozyten	>3 Wochen	In-vitro-Resistenzprüfung, Infektion von Neugeborenen

3.3.2.1
Allgemeine Hinweise

Streng genommen ist nur die erfolgreiche Virusisolierung für das definitive Vorliegen einer Virusinfektion beweisend. Andererseits ist die Virusanzucht ein vergleichsweise aufwendiges und zeitintensives Verfahren und spezifischen klinischen Situationen vorbehalten. In der Praxis ist der Stellenwert der Virusanzüchtung abhängig von

1) dem Erreger, d. h. von seiner Vermehrbarkeit in Zellkulturen,
2) alternativen diagnostischen Verfahren und
3) der klinischen Fragestellung.

Tabelle 3-4 führt klinische Situationen auf, in denen die Durchführung einer Virusanzucht obligat indiziert ist.

● Voraussetzung für die Isolierung von Viren ist die Verfügbarkeit von Säuger- bzw. Insektenzellen, die eine Vermehrung des jeweiligen Virus erlauben

(s. unten). Jedes Virus stellt für seine Vermehrung in vitro spezifische Anforderungen an die Wirtszelle (z. B. die Expression eines zur Virusaufnahme erforderlichen Rezeptors) und an weitere Faktoren seiner Umgebung (z. B. Temperatur). Bei Untersuchungsproben mit unbekannten viralen Erregern kann daher die Sensitivität und Geschwindigkeit der Virusisolierung durch die gleichzeitige Anwendung von mehreren, unterschiedlichen Zellarten mit verschiedenen Merkmalen entscheidend gesteigert werden (z. B. Verwendung von Zellen mit unterschiedlichem Gewebeursprung; primäre Zellen und Zelllinien; Kultivierung bei verschiedenen Temperaturen etc.). Die Virusisolierung sollte daher erfahrenen virologischen Laboratorien vorbehalten sein.

- Für einige Viren stehen bisher keine oder keine routinemäßig einsetzbaren In-vitro-Replikationssysteme zur Verfügung, so daß in diesen Fällen andere Nachweisverfahren anzuwenden sind (z. B. Hepatitis-C-Virus, Hepatitis-B-Virus, Parvovirus B19, Rotavirus, Papillomaviren u. a.). Daher gilt, daß ein negatives Isolierungsergebnis eine Virusinfektion nie ausschließen kann.

- Parallel- oder Alternativmethoden zur Virusisolierung sind insbesondere andere Methoden des direkten Virusnachweises, d. h. Antigen- und Nukleinsäurenachweise. Diese Verfahren sind in der Regel schneller durchzuführen als die Virusisolierung und können Viren häufig mit größerer Empfindlichkeit nachweisen. Umgekehrt ist es gerade in Routinelaboratorien erforderlich, daß moderne molekularbiologische Verfahren durch die Ergebnisse der Virusisolierung regelmäßig evaluiert und bestätigt werden.

- Im Gegensatz zum positiven Antigen- und Nukleinsäurenachweis erlaubt die erfolgreiche Virusanzucht die Durchführung weiterer Analysen an dem gewonnenen Virusisolat. Dies kann eine Voraussetzung für die phänotypische Resistenzprüfung gegen Chemotherapeutika, für die Beantwortung zahlreicher epidemiologischer Fragestellungen und die Aufdeckung nosokomialer Infektketten sein.

- Die Erfolgsrate der Virusanzucht wird wesentlich von der fachgerechten Gewinnung des Untersuchungsmaterials und seiner weiteren Behandlung bestimmt (d. h. von Transport und der Aufarbeitung im Labor). In Abhängigkeit von ihrer Morphologie (nackte vs. umhüllte Virionen) ist die Resistenz von Viren gegen Umwelteinflüsse wie pH, Austrocknung oder Temperatur sehr unterschiedlich. Der Transport des Untersuchungsmaterials sollte daher immer rasch erfolgen und muß das Überleben des intakten Virions gewährleisten. Generell gilt, daß das Untersuchungsmaterial sofort nach Krankheitsbeginn abgenommen werden soll und vorzugsweise gekühlt, auf keinen Fall jedoch

eingefroren werden darf. Das Untersuchungsmaterial darf nicht austrocknen, gegebenenfalls ist ein Transportmedium des virologischen Labors oder ersatzweise 0,9 % NaCl zu verwenden.

- Um falsch-negative Befunde zu vermeiden, muß das Untersuchungsmaterial am richtigen Ort gewonnen werden. Je nach Erregerverdacht kommt dafür Material vom Ort einer lokalisierten Infektion (z. B. Nasopharynxaspirat evtl. Rachenabstriche bei Respirationstraktinfektionen, Trachealsekret oder Brochiallavageflüssigkeit bei Pneumonie, Liquor bei Meningoenzephalitis, Hautabstriche bei Herpes simplex Virus, Stuhl bei Gastroenteritis), oder Serum/Plasma bzw. Blutzellen bei systemischen Infektionen (z. B. CMV, HIV), oder aber Materialien von weiteren Stellen (z. B. Urin, Rachenspülwasser, Stuhl) in Betracht. Bei Verdacht auf pränatale Infektionen sollte Fruchtwasser, wenn möglich auch Nabelschnurblut untersucht werden. Die Menge des eingesandten Materials bestimmt die Anzahl der Kulturen, die inokuliert werden können (s. oben).

- Die genaue Mitteilung von klinischen Informationen und Verdachtsdiagnosen auf dem Einsendeschein ist besonders wichtig, da der Virologe eine erregerabhängige Auswahl der möglichen Kulturverfahren treffen muß (s. oben).

- Die Dauer der Virusisolierung ist abhängig von Art und Menge des Infektionserregers. Sie kann Tage bis Wochen in Anspruch nehmen. Im Einzelfall ist es für den Kliniker ratsam, vor der Durchführung einer Virusisolierung den Virologen zu Rate zu ziehen. Die Erfolgsrate der Virusanzucht wird von der Erfahrung des Virologen mitbestimmt. Tabelle 3-4 faßt häufige klinische Situationen zusammen, in denen die Virusisolierung als Routinemaßnahme durchgeführt werden sollte.

3.3.2.2
Verschiedene Kulturverfahren

„Tube culture"
Hierunter wird die Standarduntersuchungstechnik zur Anzucht von Adenovirus, CMV-, Enteroviren, Herpes-simplex-Virus, Masernvirus, Respirationstraktviren (z. B. Influenza), Röteln und Varizalla Zoster Virus verstanden. Es werden Plastikfläschchen mit adhärent wachsende Zellkulturen (z. B. embryonale humane Fibroblasten) mit Patientenmaterial inokuliert und die Morphologie des Zellrasens in regelmäßigen Abständen (z. B. 3mal/Woche) mikroskopisch inspiziert. Um einer Kontamination der Zellkulturen mit Bakterien oder Hefen entgegenzuwirken, werden Antibiotika zugesetzt. Tritt ein verdächtiger zytopathischer Effekt der Zellen oder Plaquebildung im Zellrasen auf, werden Subkulturen angefertigt und das Isolat identifiziert

(s. oben). Die Propagierung des Virusisolates ist erforderlich, um andere Ursachen für zytopathische Effekte auszuschließen (z. B. Toxizität von Medikamenten). Für die Isolierung von Respirationstraktviren haben sich „rolling cultures" bewährt, die bei 33 °C bebrütet werden.

Bewertung: Standarduntersuchungstechnik, die durch die nachgenannten Verfahren ergänzt werden sollte.

Minimaler Probenbedarf: EDTA-Vollblut, BAL, Rachenspülwasser, Urin: 10 ml; Nasopharynxaspirat, Fruchtwasser: 3–5 ml; Trachealsekret, Liquor, Stuhl: 1–2 ml; Haut- oder Schleimhautabstriche; Biopsien: 0,1–0,5 g.

„Shell vial culture"

Unter dieser Bezeichnung wurde das oben beschriebene Verfahren in verschiedener Hinsicht modifiziert und erweitert. Ziel ist es, einerseits die Sensitivität des Virusnachweises zu steigern (z. B. durch hochtourige Zentrifugation der inokulierten Kulturen und Anwendung verschiedener Zellarten) und gleichzeitig das Verfahren zu beschleunigen. Letzteres wird durch die Inokulation von Replika-Kulturen erzielt, die direkt für einen routinemäßigen Antigennachweis eingesetzt werden (z. B. eine Antikörperauswahl gegen alle differentialdiagnostisch in Betracht stehenden Viren). Dadurch können bereits nach 24–48 h diagnostische Aussagen gemacht werden.

Bewertung: Infolge der höheren Sensitivität und dem reduzierten Zeitaufwand Methode der Wahl, insbesondere bei konkretem Erregerverdacht.

Probenbedarf: s. oben.

GOÄ: 4655, 4670.

CMV-„early antigen"-Nachweis

Der Replikationszyklus von Cytomegalovirus ist äußerst langsam. Daher wird die beschriebene „shell vial" Technik in der CMV-Diagnostik besonders erfolgreich eingesetzt. Die inokulierten Kulturen werden nach 24- oder 48stündiger Inkubation mit CMV-spezifischen fluoreszenzmarkierten monoklonalen Antikörpern mikroskopisch untersucht. Die Antikörper detektieren früh exprimierte Antigene („immediate early" und „early") in infizierten Zellen. Diese treten weit früher als die zytopathogenen Erscheinungen infizierter Zellen auf. Der prädiktive Wert für die anschließende Isolierung eines CMV-Isolates ist > 90%.

Bewertung: Obligate Methode im Rahmen der CMV-Diagnostik. Sehr hohe Spezifität.

Probenbedarf: s. oben.

GOÄ: 4670.

3.4
Tierversuche in der Diagnostik von Infektionskrankheiten

Tierversuche sind heute z. B. bei *Mycobacterium tuberculosis* durch andere Anzuchtverfahren ersetzt worden. Im Einzelfall kann ein diagnostischer Tierversuch bei Infektionserkrankungen jedoch indiziert sein. Der diagnostische Tierversuch bietet dabei die folgenden Vorteile:

- Es können sehr geringe Keimzahlen nachgewiesen werden.
- Toxine können durch spezifische Krankheitsbilder/Zellveränderungen und Protektion mit spezifischen Antikörpern auch in sonst nicht meßbaren Konzentrationen nachgewiesen werden.
- In Kultur schwer oder nicht anzüchtbare, sowie potentiell unbekannte Erreger können isoliert werden.
- Im Tierversuch kann der Erregernachweis auch indirekt durch Serokonversion des Tieres geschehen.

Tierversuche werden heute selten in der Routine eingesetzt (Tabelle 3-5).

3.5
Molekularbiologische Diagnostik von Infektionskrankheiten

3.5.1
Einleitung

„Molekularbiologische Methoden" in der Diagnostik von Krankheitserregern basieren v. a. auf Amplifikationsverfahren von Erreger-Nukleinsäuren. Dies geschieht zumeist mit Hilfe der Polymerasekettenreaktion (PCR), es gibt aber auch vergleichbare Verfahren mit ähnlich guter Sensitivität (z. B. „NASBA", „Ligase chain reaction", „bDNA", „Gen-Probe amplified direct test"). Andere molekularbiologische Methoden, wie z. B. Hybridisierungstechniken mit speziell markierten, zumeist gegen ribosomale Strukturen gerichteten Sonden sind noch in der Erprobung und nicht überall verfügbar.

Die Entwicklung einer allgemeinen Standardisierung für Nukleinsäure-Nachweisverfahren und externer Qualitätskontrollen für diagnostische Laboratorien steht derzeit noch am Anfang. Kommerziell verfügbar

Tabelle 3-5. Tierversuche in der Infektionsdiagnostik

Erreger	Material	Tier und Methode	Dauer	Erkrankung
Clostridium botulinum	Serum (5 ml!), Fleischproben (50 g!), Mageninhalt, Erbrochenes, Stuhl	Mäuseschutzversuch Mäuse i.p.	Tage	Botulismus: Funktionsstörung der Hirnnerven, Augenmuskelparesen, Sprach-, Schluckstörungen, fortschreitende Lähmungen der Stamm- und Extremitätenmuskulatur. Kultur und Tierversuch sind Methoden der Wahl!
Clostridium tetani	Gewebe, Blut, Kulturüberstand	Mäuseschutzversuch Mäuse	1–2 Tage	Tetanus: muskuläre Spasmen, nach Trauma, klinische Diagnose entscheidend!
Mycobacterium tuberculosis		*Tierversuch nicht mehr indiziert*, durch Bactec-Kulturverfahren ersetzt.		Tuberkulose
Leishmania spp.	Sterile Aspirate, buffy coat, Liquor	Hamster i.p.	Wochen bis 12 Monate	Orientbeule, Kala Azar
Toxoplasma gondii	Alles	Mäuse i.p. (Aszites), übliche Labortiere i.p.	Bis 2 Wochen	Konnatale Toxoplasmose, zerebrale Toxoplasmose
Trypanosoma cruzi	Blut	übliche Labortiere	1–4 Wochen	Chagas: Megakolon, Kardiomegalie

und damit weitgehend standardisiert sind nur wenige Amplifikationsverfahren, die entsprechend auch eine GOÄ-Nummer haben. Daneben bieten einige wenige Speziallaboratorien auch zuverlässige Amplifikationstechniken zur Diagnostik von besonderen Mikroorganismen an (vom RKI ernannte Referenz- und Konsilarlaboratorien). Die darüber hinaus angebotenen Amplifikationstechniken in der Diagnostik sind kritisch zu sehen. Die Verfahrensrichtlinien der deutschen Gesellschaft für Hygiene und Mikrobiologie (DGHM) stellen hohen Anforderungen an die Durchführung der Amplifikationsdiagnostik, die nur von den wenigsten Laboratorien erfüllt werden können (Standardisierungen, Verifizierung positver PCR-Ergebnisse durch Hybridisierung oder Restriktionsverdau, externe und interne Qualitätskontrollen, durch Studien belegte klinisch-diagnostische Validierung der Amplifikationsreaktionen, Indikationsdefinitionen u. a. m.). Vergleiche zwischen einzelnen Laboratorien führen häufig zu diskordanten Ergebnissen und können Ausdruck unterschiedlicher Verarbeitungstechniken oder Primersysteme sein. Der einsendende Arzt sollte informiert sein über die Art, Verarbeitungstechnik, amplifizierte Nukleinsäure-Zielstruktur sowie Sensitivität und Spezifität der jeweils angeforderten Amplifikationstechnik, um ein Ergebnis richtig werten zu können.

In der Virusdiagnostik werden molekularbiologische Methoden trotz des meist wesentlich höheren Preises im Vergleich zu serologischen Nachweismethoden immer häufiger angewendet. Dies liegt darin begründet, daß (i) molekularbiologische Tests gerade bei viralen Erregern sehr häufig der einzig mögliche direkte Erregernachweis sind, (ii) sie unabhängig vom Immunstatus des Patienten, also auch zur Diagnose bei immunsupprimierten Patienten, z. B. nach Organ-

transplantation, zur Diagnose führen können und (iii) sie Informationen über die Prognose bei antiviraler Therapie bzw. über den Therapieverlauf geben können. Die Polymerasekettenreaktion wird zum Erregernachweis eingesetzt, die quantitative PCR zum Therapieverlauf, die Genotypisierung zur Prognosebestimmung und der Nachweis von viraler DNA mittels Hybridisierung sowohl zum Erregernachweis als auch zum Therapieverlauf. Mit einer zunehmenden Automatisierung der molekularbiologischen Nachweisverfahren ist zu erwarten, daß die Preise für molekularbiologische Tests weiter sinken werden.

3.5.2
Allgemeine Hinweise

3.5.2.1
Indikationen

Schwer kultivierbare oder langsam wachsende Mikroorgansimen bilden generell die Erregergruppe, bei der Amplifikationsverfahren sinnvoll eingesetzt werden können. Diese sollten jedoch auch bei dieser Erregergruppe nur bei genau definierten klinischen Indikationsstellungen durchgeführt werden. Hierbei sollte der Test zum einen für den Patienten prognostischen oder therapeutischen Nutzen haben. Zum anderen ist ein DNA-Amplifikationsverfahren nur dann indiziert, wenn es gegenüber finanziell günstigeren konventionellen Methoden einen Vorteil erbringt. DNA-Amplifikationsverfahren sind per se nicht für Screening-Untersuchungen geeignet. Bei geringer Prävalenz einer Erkrankung ergeben sich auch bei korrekter Durchführung zu häufig *falsch-positive* Ergebnisse.

3.5.2.2
Störfaktoren

Das Leistungsprofil einer DNA-Amplifikationsreaktion (hochsensitiver Nachweis von DNA eines Erregers in klinischen Materialien) ist nicht ohne Probleme in der Diagnostik: 1) Kontaminationen in Klinik oder Labor führen sehr leicht zu *falsch-positiven* Ergebnissen, 2) begleitend vorkommende Erreger bei Mischinfektionen werden generell übersehen, 3) nicht jeder durch Amplifikation nachgewiesene Erreger ist auch wirklich der „Infektionserreger", 4) neben Kontaminationen und Inhibitoren beeinflußt auch die Stabilität der gewählten DNA-Zielstruktur maßgeblich Sensitivität und Spezifität einer Amplifikation. So können stammspezifische Variationen (z. B. Punktmutationen) in den Bindungsstellen der Primer zu falsch-negativen Ergebnissen führen. Darüber hinaus ist häufig nicht auszuschließen, daß die Ziel-DNA nicht auch noch bei anderen Mikroorganismen vorkommt oder auf diese übertragen werden kann.

Wegen dieser generellen Einschränkungen dürfen Amplifikationsverfahren nur im Zusammenhang mit der übrigen Diagnostik bewertet werden. Es ist anzustreben, daß alle Ergebnisse, zumindest aber die positiven, durch eine vergleichbare Gegenprobe kontrolliert werden.

3.5.2.3
Probenentnahme

Im allgemeinen gelten für die Probenabnahme und den Transport bei Amplifikationstechniken die gleichen Regeln wie für die konventionelle Diagnostik. Die Proben sollen vor Austrocknung geschützt und möglichst zügig bei 4 °C versandt werden. Sollten Materialien allein für DNA-Nachweise bestimmt und ein längerer Transport (>24 h) notwendig sein, so bietet sich eine Alkoholfixierung (in 96 % Ethanol) an, bei der die DNA weitestgehend intakt bleibt. Vollblut sollte mit EDTA (1–2 mg/ml Blut) eingesandt werden. Paraffinfixierte Proben können für einen DNA-Nachweis herangezogen werden, die Sensitivität läßt dabei jedoch deutlich nach. Werden hochkonservierte DNA-Abschnitte von Mikroorganismen als Primererkennungssequenzen gewählt (16 S rRNA, Topoisomerasen, Zitratsynthetasen), können „universelle" Amplifikationsreaktionen durchgeführt werden, die praktisch alle Arten des Eubakterienreiches nachweisen. Bei Abnahme und Versand ist hierbei besonders auf Kontaminationsfreiheit zu achten (auch Gefäße und Transportflüssigkeiten müssen DNA-frei sein, auch steriles Wasser kann bakterielle DNA enthalten!). Nachfolgende Sequenzierung der Amplifikate kann durch Vergleich mit bekannten Erregersequenzen (Genbanken) eine Erregeridentifizierung bzw. Infektionsdiagnose ermöglichen, die aber bei Kontamination der Probe oder Mischinfektionen nicht eindeutig ist.

3.5.3
Verschiedene molekularbiologische Nachweisverfahren

3.5.3.1
Polymerasekettenreaktion (PCR) und andere Nukleinsäureamplifikationsverfahren

Die PCR, bzw. andere Amplifikationsverfahren, sind sehr sensitive Tests, die auf einer Amplifikation der Erregernukleinsäure basieren und entsprechend in der Lage sind, sehr wenige Erregergenome in dem Probenmaterial nachzuweisen. Auf die Probleme dieser Methode, z. B. das Auftreten von *falsch-positiven* Befunden aufgrund von Kontamination und der Nachweis von Erregern, die nicht ursächlich an der Erkrankung beteiligt sind, sondern als sogenannter „Passagier" in dem entsprechenden Probenmaterial nachweisbar sind, wurde bereits hingewiesen. Bei viralen Erregern sind Mutationen in der Nukleinsäuresequenz, die v. a. bei hypervariablen RNA-Viren dazu führen können, daß das verwendete Oligonukleotid Primerpaar nicht binden kann und entsprechend keine Amplifikation stattfindet, ein wesentlich größeres Problem als bei allen anderen Organismen. Dieses Problem ist besonders stark ausgeprägt bei den beiden RNA-Viren Humanes Immundefizienz Virus (HIV) und Hepatitis C Virus (HCV). Man versucht dieses Problem dadurch zu lösen, daß bei begründetem Verdacht auf eine Infektion mit Virusmutanten spezielle Primer verwendet werden.

Bewertung: Die PCR bzw. generell Nukleinsäurenachweisverfahren, die auf einer Amplifikation beruhen, sind sehr sensitive Tests, die in der Regel bei speziellen Fragestellungen und weniger zum Screening verwendet werden. Ausnahme sind Infektionen, die sonst nicht oder nur unzureichend zu diagnostizieren sind.

Probenbedarf: Je nach Material, bei Amplifikation aus dem Serum oder aus anderen Körperflüssigkeiten sind in der Regel 500 µl Material (entsprechend etwa 1 ml Vollblut) ausreichend, bei Amplifikation aus EDTA- oder Heparinblut sind etwa 5 ml Blut, bei PCR aus Biopsien mindestens ca. 1 g Gewebe notwendig.

GOÄ: Meist werden mehrere Leistungen in Kombination abgerechnet.

3.5.3.2
Quantitative Amplifikationsverfahren

Bei den quantitativen Amplifikationsverfahren (quantitative PCR, NASBA etc.) wird mittels interner Standards eine Quantifizierung der Nukleinsäure ermöglicht. Die Quantifizierung der PCR-Produkte wird entweder durch eine quantitative Auswertung der Banden im Agarosegel oder mittels eines nachgeschalteten ELISAs durchgeführt. Anwendungsgebiet ist das Therapiemonitoring viraler Infektionen, deren Therapie mit Virostatika sehr kostenintensiv ist, z. B. die antivirale Therapie von HIV-Infizierten mit Reverse Transkriptase und Proteasehemmern und die Interferontherapie von HCV Infektionen. Da quantitative Tests sehr aufwendig sind, werden hier in der Regel kommerzielle Tests verwendet.

Bewertung: Quantitative Amplifikationsverfahren dienen dem Therapiemonitoring.

Probenbedarf: Fast ausnahmslos wird für quantitative Amplifikationsverfahren EDTA-Plasma oder Serum verwendet, in der Regel ist 1 ml Blut (entsprechend etwa 500 µl Serum) ausreichend.

GOÄ: Meist werden mehrere Leistungen in Kombination abgerechnet.

3.5.3.3
Genotypisierung

Einige Viren können mittels molekularbiologischer Methoden genotypisiert werden. Die Einteilung in verschiedene Genotypen beruht auf Sequenzunterschieden, die entweder mittels Sequenzierung und Homologievergleich oder mittels Restriktionslängenpolymorphismus bestimmt werden können. Für beide Bestimmungen wird in der Regel zunächst eine PCR durchgeführt, und das entstandene PCR Produkt anschließend sequenziert oder mit Restriktionsendonukleasen geschnitten. In der Regel wird eine Genotypisierung nur dann durchgeführt, wenn sich daraus eine Prognose ermitteln läßt. Bei HCV-Infektion z. B. scheinen die verschiedenen Genotypen mit einer unterschiedlichen Prognose assoziiert zu sein. Die Einteilung von HIV in verschiedene Subtypen dagegen ist mit großer Wahrscheinlichkeit nicht mit einer unterschiedlichen Prognose assoziiert.

Bewertung: Die Genotypisierung wird bei einigen wenigen Viren (heute fast ausschließlich HCV) zur Ermittlung der Prognose der Erkrankung durchgeführt.

Probenbedarf: Wie bei einfachen Amplifikationsverfahren, bei Amplifikation aus dem Serum ist in der Regel 1 ml Vollblut ausreichend (100–500 µl Serum), bei PCR aus EDTA- oder Heparinblut sind etwa 5 ml Blut, bei PCR aus Biopsien mindestens ca. 1 g Gewebe notwendig.

GOÄ: Meist werden mehrere Leistungen in Kombination abgerechnet.

3.5.3.4
Genotypische Resistenzbestimmung

Mittels PCR werden bestimmte Bereiche des viralen Genoms amplifiziert und anschließend sequenziert. Aufgrund des Nachweises von Mutationen an definierten Stellen des Virusgenoms läßt sich eine Aussage über eine mögliche Virostatikaresistenz machen. Falls eine solche Resistenz gegen ein oder mehrere Virostatika gefunden wurde, ist eine weitere Behandlung mit diesen Pharmaka nicht mehr indiziert, und der behandelnde Arzt sollte den Patienten auf andere Virostatika umsetzen. Inwieweit die Durchführung des Tests sinnvoll ist, hängt davon ab, ob dank der Ergebnisse die Therapie individuell gezielt geändert werden kann und damit ein besserer Behandlungserfolg erzielbar wird, im Unterschied zu einer nur auf Erfahrung basierenden Therapieumsetzung. Die in der Praxis häufigste genotypische Resistenzbestimmung wird bei der HIV-Infektion mittels Sequenzierung von Teilen der Reversen Transkriptase und Protease durchgeführt. Für viele der eingesetzten Reverse Transkriptase und Protease Hemmer ist bekannt, daß Mutationen an bestimmten Aminosäurepositionen zur Resistenz gegen das entsprechende Virostatikum führen. Bei anderen Viren wird dieser Test derzeit nicht angeboten, jedoch ist zu erwarten, daß er z. B. bei Herpesviren in der Zukunft zur Verfügung stehen wird.

Bei einer anderen Art der genotypischen Resistenzbestimmung wird nach der PCR-Amplifikation des interessierenden viralen Genomabschnitts anstelle der Sequenzierung eine Hybridisierung mit speziellen Sonden durchgeführt, die es erlauben, bekannte, die Resistenz kodierende Mutationen abzugreifen.

Bewertung: Die genotypische Resistenzbestimmung wird bei einigen wenigen Viren (heute fast ausschließlich HIV) zur Ermittlung von Resistenzen gegen bestimmte Virostatika durchgeführt. Entsprechend ist der Test nur sinnvoll bei Patienten mit Therapieversagen.

Probenbedarf: Amplifikation aus 5 ml EDTA-Blut.

GOÄ: Meist werden mehrere Leistungen in Kombination abgerechnet.

3.5.3.5
DNA-Hybridisierung

Die in der Probe vorhandene DNA wird an einen festen Träger wie z.B. Nitrozellulose oder Nylonmembran gebunden und anschließend durch Hybridisierung mit einer markierten Probe (= homologe Gegenstrang-DNA) nachgewiesen. Die Sensitivität ist methodisch bedingt weitaus geringer als bei der PCR, eignet sich deshalb v. a. für solche Virusinfektionen, bei denen große Mengen an Erregern nachweisbar sind. Der Nachweis läßt sich relativ einfach quantitativ durchführen, so daß der Test v. a. auch zum Therapiemonitoring eingesetzt wird. Bei einem positiven Ergebnis in der DNA-Hybridisierung ist das Blut des Patienten als infektiös zu betrachten.

Bewertung: Die DNA-Hybridisierung wird zum qualitativen und quantitativen Nachweis von viraler DNA durchgeführt (heute fast ausschließlich von HBV). Der Test ist weniger sensitiv als die PCR oder andere Amplifikationsverfahren und wird in der Regel aus Serum durchgeführt.

Probenbedarf: 100–200 µl Serum (entsprechend 0,5 ml Vollblut) sind ausreichend.

GOÄ: meist werden mehrere Leistungen in Kombination abgerechnet.

Die Tabelle 3-6 zeigt empfohlene DNA-Amplifikationsreaktionen zum Infektionserregernachweis und ihre möglichen Indikationen. Molekularbiologische Tests bei viralen Infektionskrankheiten sind Tabelle 3-7 zu entnehmen.

3.6
Serologische Diagnostik von Infektionskrankheiten

3.6.1
Einleitung

Serologische Verfahren nutzen die hohe Spezifität von Antigen-Antikörperreaktionen aus. Mit bekannten Erregerantigenen können im Patientenserum, Liquor, Synovia oder Speichel klassenspezifische Antikörper (IgG, IgA, IgM und IgE) nachgewiesen werden (serologische Diagnostik). Andererseits können bekannte spezifische Antiseren oder monoklonale Antikörper zum indirekten Nachweis von Erregern bzw. Erregerantigenen eingesetzt werden (siehe indirekter Erregernachweis). Es gibt zahlreiche Verfahren, um die spezifische Antigen-Antikörperreaktion nachzuweisen. Sie unterscheiden sich hinsichtlich Spezifität, Sensitivität, prädiktivem Wert, Praktikabilität, Kosten usw., so daß eine Vereinheitlichung der serologischen Verfahren bzw. die Einigung auf ein Verfahren nicht sinnvoll ist. Virale Erreger besitzen meist nur eine begrenzte Anzahl von Antigenen (10–100), bei Mikroorganismen (Bakterien, Pilze, Protozoen) sind eine Vielzahl von Antigenen (1000–10 000) vorhanden. Infektionserreger erzeugen in der Regel im Wirt eine charakteristische humorale und zelluläre Immunantwort. In der serologischen Diagnostik wird nur die humorale Immunantwort berücksichtigt. Vor und zu

Tabelle 3-6. Empfohlene DNA-Amplifikationsreaktionen zum Infektionserregernachweis und ihre möglichen Indikationen

Mikroorganismen	Klinische Indikationen (+ Material)
Bartonella spp.	Lymphadenitis (Lymphknotenbiopsien), Sepsis, Endokarditis bei Immunsupprimierten (Blut, ggf. Biopsien)
Borrelia burgdorferi s.l. (*Borrelia burgdorferi s.s., Borrelia garinii, Borrelia afzelii*)	Neuroborreliose: Meningitis, Meningoradikulitis, Enzepahlitis (Liquor), Arthritis (Gelenkflüssigkeit, besser Synovia), Erythema migrans, Acrodermatitis chronica atrophicans (Hautbiopsie)
Chlamydia spp.	Atypische Pneumonie, auch bei Neugeborenen (BAL), Entzündungen im kleinen Becken wie Endometritis, Salpingitis, Prostatitis, Urethritis (Biopsien, zellreiche Wundabstriche), Conjunctivitis, Trachom (zellreicher Abstrich)
Mycoplasma spp. *Ureaplasma* spp.	Atypische Pneumonie, auch bei Neugeborenen (BAL), Disseminierte *M. pneumoniae* Infektionen (Punktate, Biopsien)
Mycobacterium tuberculosis	Begündeter Verdacht auf offene Lungen-TB (BAL), extrapulmonale Manifestationen (Biopsien, Punktate, Liquor, Urin)
Toxoplasma gondii	Kongenitale Infektion (Amnionflüssigkeit, Liquor von Neugeborenen), zerebrale Toxoplasmose bei HIV (Liquor), akute Pneumonie bei Immunsupprimierten (BAL), Lymphadenitis (Lymphknotenbiopsien)
Tropheryema whippelii	Chronische Diarrhöen (Dünndarmbiopsien), zerebrale Komplikationen (Liquor)
„Universell" (hochkonservierte, bakterielle Sequenzen)	Unklare Entzündungen (primär sterile, intraoperative Materialien, Biopsien)

Tabelle 3-7. Molekularbiologische Tests bei viralen Infektionskrankheiten

Virus	Erkrankung	Molekular-biologischer Nachweis	Probenmaterial
Adenovirus	Konjunktivitis, Bronchitis, Enteritis	PCR	RA, RS, BAL, SE, KM, ST*
BK-Virus	Hämorrhagische Zystitis	PCR	UR, Blasen PE
Coxsackieviren	Meningitis, Myokarditis, Perikarditis, Herpangina, Pleurodynie, Myalgie, Hepatitis, Pankreatitis, Pneumonie	PCR	LI, RS, ST, Gehirn PE, Herz PE
Cytomegalievirus (CMV)	Enzephalitis, Enteritis, Retinitis	PCR, QPCR	EB, PE, RA, RS, BAL, Fruchtwasser, Nabelschnurblut
Dengue-Virus	Hämorrhag. Fieber, Fieber, Myalgie, Arthritis	PCR	SE, EB
Ebolavirus	Hämorrhagisches Fieber	PCR	SE, Leber PE
Echoviren	Meningitis, Pneumonie, Hepatitis	PCR	LI, RS, ST, Gehirn PE, Herz PE
Epstein-Barr-Virus (EBV)	Mononukleose, Hepatitis, Burkitt Lymphom, NPC	PCR	EB, Leber PE
FSME-Virus	Meningitis	PCR	LI, Gehirn PE
Gelbfiebervirus	Hämorrhag. Fieber, Fieber, Hepatitis	PCR	SE, Leber PE
Hanta-Virus	Hämorrhag. Fieber, Nephritits, respiratorisches Syndrom	PCR	SE, Lungen PE, Leber PE
Hepatitis A (HAV)	Hepatitis	PCR	SE, Leber PE
Hepatitis B (HBV)	Hepatitis	PCR, HYB	SE, Leber PE
Hepatitis C (HCV)	Hepatitis	PCR, GTYP, QPCR	SE, Leber PE
Hepatitis D (HDV)	Hepatitis	PCR	SE, Leber PE
Hepatitis E (HEV)	Hepatitis	PCR	SE, Leber PE
HIV-1/2	AIDS	PCR, QPCR, SEQ	EB
Herpes-simplex-Virus 1 (HSV-1)	Stomatitis aphthosa, Herpes labialis, Enzephalitis, Hepatitis	PCR	LI, RA, RS, EB, BI, AB, Leber, Milz, Gehirn, Lungen PE
Herpes-simplex-Virus 2 (HSV-2)	Kolpitis, Enzephalitis, Hepatitis	PCR	LI, RA, RS, EB, BI, AB, Leber, Milz, Gehirn, Lungen PE
HTLV-1/2	Adulte T-Zell Leukämie	PCR	EB
Humanes Herpesvirus 6 (HHV-6)	Dreitagefieber	PCR	EB
Humanes Herpesvirus 7 (HHV-7)	unbekannt	PCR	EB
Humanes Herpesvirus 8 (HHV-8)	Kaposi Sarkom	PCR	EB, Tumor PE
Humane Papillomviren (HPV)	Papillome, Warzen	PCR	PE, Zervix PE
Influenzavirus	Bronchitis, Pneumonie	PCR	RA, RS, BAL
Japanisches Enzephalitisvirus	Enzephalitis	PCR	LI
JC-Virus	Progressive multifokale Leukenzephalopathie	PCR	LI, Gehirn PE
Krim-Kongo-Fiebervirus	Hämorrhag. Fieber	PCR	SE
Lassa-Fiebervirus	Hämorrhag. Fieber, Fieber, Pharyngitis, Hepatitis	PCR	SE, RA
Lymphozyt. Choriomeningitisvirus (LCMV)	Enzephalitis	PCR	LI, Gehirn PE
Marburg-Virus	Hämorrhagisches Fieber	PCR	SE, Leber PE
Masernvirus	Masern, Hepatitis, Meningitis, SSPE	PCR	LI, EB, RS, UR, Gehirn PE
Mumpsvirus	Mumps, Hepatitis, Orchitis	PCR*	LI, UR, RS
Norwalk-Virus	Enteritis	PCR	ST
Parainfluenzavirus	Bronchitis, Pneumonie	PCR	RA, RS, BAL, Lungen PE
Parvo-B19-Virus	Ringelröteln, Anämie	PCR	SE, KM, Fruchtwasser, Nabelschnurblut
Pockenvirus	Pocken	PCR*	BI
Poliovirus	Enzephalitis, Paralyse	PCR	RS, LI, ST, Gehirn PE

Tabelle 3-7. Fortsetzung

Virus	Erkrankung	Molekular-biologischer Nachweis	Probenmaterial
Rabies-Virus	Enzephalitis	PCR	Gehirn PE
REO-Virus	Bronchitis, Pneumonie	PCR*	RA, RS, BAL, Lungen PE
Rhinovirus	Schnupfen	PCR	RA, RS
Rötelnvirus	Röteln, Meningitis	PCR	LI, RS, UR, Plazenta, Fruchtwasser, Nabelschnurblut
Rotavirus	Enteritis	PCR*	ST
RS-Virus (RSV)	Bronchitis, Pneumonie	PCR*	RA, RS, BAL, Lungen PE
Sandfly-fever-Virus	Meningitis	PCR	LI
St.-Louis-Enzephalitisvirus	Enzephalitis	PCR	LI
Varizella-zoster-Virus (VZV)	Windpocken, Gürtelrose, Meningitis, Hepatitis	PCR	BI, LI, Leber PE, Milz PE, Lungen PE
West-Nil-Fiebervirus	*Fieber, Arthritis, Hepatitis*	*PCR*	*SE*

Abkürzungen: *PCR* Polymerasekettenreaktion; *GTYP* Genotypisierung; *QPCR* Quantitative *PCR; SEQ* Sequenzierung,* nicht üblich, *AB* Abstrich; *BAL* Bronchiallavage; *BI* Bläscheninhalt; *EB* EDTA-Blut; *HB* Heparinblut; *KM* Knochenmark; *LI* Liquor; *PE* Biopsie aus dem befallenen Organ; *RA* Rachenabstrich; *RS* Rachensekret oder Rachenspülwasser; *SE* Serum; *ST* Stuhl; *UR* Urin.

Beginn einer Infektionskrankheit werden keine oder nur geringe Konzentrationen (bzw. Titer) von erregerspezifischen Antikörpern nachgewiesen. Etwa eine Woche, bei Viren auch erst mehrere Wochen nach der Infektion, steigt der Titer von spezifischen IgM-Antikörpern an, gefolgt von IgG- und IgA-Antikörpern (bei einigen Erregern auch IgE-Anstieg). In der Rekonvaleszenz fällt der IgM-Titer bis zu nicht signifikanten Titern (Monate bis 1 Jahr). IgA-Titer fallen in der Regel langsamer ab als IgM-Titer, wogegen IgG-Titer persistieren und erst nach einigen Jahren langsam sinken. Bei den zur Chronifizierung fähigen Viren kann es in Phasen der Virusreaktivierung zu Titeranstiegen, zu Änderungen der erkannten Antigenmuster und zur Bildung von Antikörpern der IgA- und IgM-Klasse kommen. Auf diese Aktivitätsindikatoren ist allerdings bei Patienten unter Immunsuppression nicht immer Verlaß.

Für Viren die immer eine chronische Infektion nach sich ziehen, ist der Antikörpernachweis gleichbedeutend mit dem Virusnachweis, soweit die Antikörper nicht passiv oder über die Plazenta dem Patienten zugeführt wurden.

Antikörper reagieren nicht nur spezifisch mit Erregerantigen, sondern sie können durch die Antigenbindung auch eine Effektorfunktion ausüben wie Aktivierung von Komplement (IgM, IgG_1/IgG_3), Agglutination von korpuskulären Antigenen, Präzipitation von löslichen Antigenen, Neutralisation von cytotoxischem Erregerantigen (Toxin), Neutralisation von Viren, Hemmung der Motilität von Erregern u. a.. Diese Effektorfunktion von spezifischen Antikörpern machen sich zahlreiche serologische Techniken zunutze.

Im Verlauf einer Infektionskrankheit verändert sich nicht nur die Klassenspezifität der Antikörper (von IgM- zu IgG-Antikörpern), sondern häufig auch das Muster der Epitoperkennung auf dem Antigen. Bei ex-

trazellulären Infektionserregern werden zuerst Antikörper gegen native, auf der Oberfläche des Erregers exponierte Epitope (häufig diskontinuierliche Epitope) mit mäßiger Affinität gebildet. In der Regel haben „späte" Antikörper aufgrund der Immunreifung eine höhere Antigenaffinität und eine abgeschwächte Effektorfunktion hinsichtlich Komplementaktivierung, Erregerimmobilisation etc. Im späteren Verlauf nehmen Antikörper mit Spezifität für kontinuierliche Epitope und für cytoplasmatische Erregerepitope zu. Außerdem kann sich das Antigenerkenunngsmuster im Verlauf der Infektion verändern („frühe" und „späte" Antigene). Erreger, die sich durch lokalisierte Infektionen mit Abschirmung zum RES (z. B. Milz und periphere Lymphknoten) auszeichnen, verursachen nicht selten lokalisierte Antikörperantworten, die sich vom Serumtiter unterscheiden. Diese Besonderheit spielt eine wichtige Rolle bei Infektionen des Zentralnervensystem (ZNS) mit Spirochäten, *Toxoplasma gondii*, Mykoplasmen und Viren und manifestiert sich durch autochthone Antikörperbildung im Liquor (Liquor-Serum-Index, oligoklonale Antikörper im Liquor).

3.6.2
Serologische Untersuchungen
3.6.2.1
Materialien und Transportbedingungen

Normalerweise erfolgt der Nachweis von erregerspezifischen Antikörpern aus Serum. Bei Verdacht auf eine neurologische Erkrankung sollten Liquor cerebrospinalis *und* Serum vom gleichen Abnahmetag untersucht werden. Die Antikörperkonzentrationen in Gelenk-, Pericard- und Pleurapunktaten entsprechen häufig den Konzentrationen im Serum, weshalb die Untersuchung dieser Materialien auf autochtone Antikörperbildung nicht gelingt. Für Antigennachweise können verschiedene Materialien eingesetzt werden: Serum, Liquor, Sputum, endotracheale Absaugung, bronchoalveoläre Lavage, Urin, Stuhl, Abstrich.

Materialabnahme und -transport stellen keine besonderen Anforderungen, der Versand kann bei korrekter Verpackung mit der Post erfolgen. Auch fixiertes Material (Antigennachweis) kann untersucht werden. Nach dem Eintreffen im Labor sollte das Material bis zur Verarbeitung im Kühlschrank gelagert werden.

3.6.2.2
Allgemeine Hinweise

Eine Bewertung der im folgenden kurz beschriebenen Testprinzipien ist nur erregerbezogen möglich. Die Wahl des jeweils günstigsten Tests für den Nachweis von Antikörpern bzw. Antigenen sollte durch den Medizinischen Mikrobiologen erfolgen.

Auch bei gleichem Testprinzip können unterschiedliche Antigenpräparationen (z. B. verschiedene Stämme, Ganzzellysate, rekombinante Antigene) zu völlig unterschiedlichen Ergebnissen bzw. Titern führen. Tests für den Einsatz in der klinischen Diagnostik müssen sorgfältig standardisiert und evaluiert sein, Bewertungskriterien sollten anhand von umfangreichen repräsentativen Studien ermittelt werden. Für seltene Krankheitserreger sind diese Anforderungen nicht immer leicht zu erfüllen. Nur für bestimmte Tests ist eine Zulassung durch das Paul-Ehrlich-Institut vorgeschrieben. Bei nicht zulassungspflichtigen Testen gibt es teilweise beträchtliche Diskrepanzen zwischen verschiedenen Herstellern und Labors (z. B. Borrelien-Serologie).

Der Antikörpertiter ist definiert als die höchste Serumverdünnung, die zu einer positiven Antigenreaktion führt. Titerstufen können je nach Testsystem unterschiedlich sein (z. B. 1:2, 1:4, 1:8,... oder 1:5, 1:20, 1:100, 1:400). Signifikante Titeränderungen sind oft testspezifisch definiert, in den meisten Testen sind Titeränderungen um 2 Titerstufen im Parallelansatz als signifikant zu bezeichnen.

Sensitivität und Spezifität des jeweiligen Assays sowie die klinische Symptomatik müssen bei der Interpretation der Ergebnisse mitberücksichtigt werden.

- *Sensitivität:* Wieviele der tatsächlich Erkrankten werden durch den Test erkannt?
- *Spezifität:* Bei wievielen der Nichterkrankten ist der Test negativ?
- *Positiver prädiktiver Wert:* Wahrscheinlichkeit, daß positives Testergebnis und tatsächliche Erkrankung übereinstimmen.
- *Negativer prädiktiver Wert:* Wahrscheinlichkeit, daß negatives Testergebnis und Ausschluß der vemuteten Erkrankung übereinstimmen.

3.6.2.3
Antigenpräparationen für serologische Tests für den Nachweis erregerspezifischer Antikörper

1. ganze Erreger, fixiert, Morphologie erhalten, z. B. Immunfluoreszenztests, Bewertung von „Leuchtkraft" *und* Morphologie;
2. Ganzzellysate, evtl. ultraschallbehandelt („Sonikate") für ELISA, Western blots (Immunoblots) etc.;
3. infizierte Zellkulturen, z. B. Immunfluoreszenztests mit nicht auf künstlichen Medien kultivierbaren Erregern, z. B. Viren (HIV, EBV), Chlamydien, Rickettsien;
4. Zellkulturüberstand, z. B. Viruspräparationen;
5. Detergenzextrakte (z. B. zur Anreicherung von Oberflächenproteinen);
6. rekombinante Antigene (gentechnologisch hergestellte Proteine);
7. synthetische Peptide.

3.6.3
Nachweis von Antikörpern gegen Bakterien, Pilze, Parasiten und Viren
3.6.3.1
Immunoblot (Westernblot)

Prinzip: Eine Antigenpräparation (z. B. Ganzzellysat, Viruslysat oder Mischung rekombinanter Antigene, wie Proteine oder Lipopolysaccharide) wird mittels Gelelektrophorese nach den Molekularmassen der einzelnen Bestandteile aufgetrennt und anschließend auf Nitrocellulose- oder PVDF-Membran transferiert („Blotting") und gegen weitere Proteinbindung blockiert (z. B. mit Albumin). Streifen dieser antigenbeschichteten Membranen werden mit Patientenseren inkubiert (Verdünnung 1:100–1:1000). Die Detektion gebundener Antikörper erfolgt durch Enzym-markierte anti-human-Antikörper, die ein bestimmtes Substrat umsetzen (Farbreaktion oder Lumineszenz).

- Differenzierte Beurteilung der Antikörperreaktionen mit einzelnen Proteinen (Banden), dadurch Unterscheidung spezifischer und unspezifischer Banden möglich.
- Ganzzellysate: alle immundominanten Epitope vorhanden, Bandenidentifikation und Interpretation oft schwierig
- Rekombinante Antigene: Bandenidentifikation und Interpretation einfacher, möglicherweise aber weniger sensitiv, wenn wichtige Antigene nicht zur Verfügung stehen oder wichtige Epitope fehlen (z. B. fehlende Glykosilierung).
- Bis jetzt für die meisten Erreger keine Standardisierung.
- Interpretation durch Facharzt für Mikrobiologie und Infektionsepidemiologie erforderlich.

- Nicht für Screening geeignet.
- Immunglobulinklassenspezifisch.

Bewertung: Immunoblots sollten als Bestätigungstests verwendet werden, nicht zum Screening. Keine Titerdynamik, dafür Bandenmustererkennung (wichtig zum Erkennen unspezifischer Banden), bleiben im IgG auch Jahre nach Infektion positiv, sehr sensitiv.

Serumbedarf: 5–50 µl.

GOÄ: 4633.

3.6.3.2
Immunoassays (ELISA, EIA, RIA, FIA, LIA)

Prinzip: Immunoassays basieren auf der Markierung eines Reaktionsteilnehmers (Antigen oder Antikörper) durch Enzyme (EIA, ELISA), radioaktive Isotope (RIA), Fluorochrome (FIA) oder Lumineszenzfarbstoffe (LIA) (sogenannte Konjugate, ähnlich beim Immunoblot). Die Markierung erlaubt eine Amplifikation, Detektion und Quantifizierung der Reaktion zwischen Antigen und Antikörper.

Je nach System erlauben diese Immunoassays, Antigene oder Antikörper (klassenspezifisch, IgG, IgM, IgA) nachzuweisen.

Bewertung: ELISAs eignen sich zur teilautomatisierten Bearbeitung und deshalb zum Screening. Sie sind jedoch nicht für jeden Erreger erhältlich und zumeist teuer. ELISAs zeichnen sich durch eine gute Dynamik aus sowie den Nachweis sehr geringer Mengen von Antigen oder Antikörpern. Im Unterschied zum Immunoblot kann die Antigenerkennung nicht zugeordnet werden (Spezifität).

Serumbedarf: 50–100 µl.

GOÄ: 4551, 4536

3.6.3.3
IgM (19S-IgM, ISAGA, µ-capture-ELISA, Rheumafaktor)

Prinzip: IgM-Antikörper werden bei frischen Infektionen nachgewiesen. ELISAs und IIFTs können durch geeignete Sekundärantikörper IgM-Antikörper nachweisen. Zwei Probleme erschweren den IgM-Nachweis:

1. Sind sehr hohe IgG-Antikörpertiter im Serum vorhanden, kann es zu einer kompetetiven Hemmung der IgM-Antikörper-Bindung an das Antigen kommen. Der verwendete IgM Nachweis wird dadurch falsch-negativ.

2. Sind IgM-Autoantikörper gegen IgG-Antikörper im Serum vorhanden (z. B. Rheumafaktor), kann der IgM-Nachweis bei vorhandenen spezifischen IgG-Antikörpern falsch-positiv sein.

Um falsch-negative und falsch positive Ergebnisse bei der IgM-Antikörperbestimmung zu vermeiden, kommen verschiedene Verfahren zum Einsatz, die zur Konzentrierung von IgM und/oder zur Eliminierung des Störfaktors führen:

1. *19S-IgM-Test:* Das Serum kann zunächst per Ultrazentrifuge (19S-IgM) oder chromatographisch nach Immunglobulinklassen getrennt werden. Erst danach werden die spezifischen IgM-Antikörper in der 19-S-IgM-Fraktion bestimmt. Durch Einführung von ISAGA und µ-capture-ELISA sind die Indikationen von 19S-IgM Antikörperbestimmungen sehr zurückgegangen. Serumbedarf: 500 µl.
2. *ISAGA:* Beim *I*mmuno-*S*orbent-*A*gglutinations-*A*ssay (ISAGA) werden in einem ersten Schritt alle Serum-IgM-Antikörper an dem Mikrotiterplattenboden gebunden. Wird Antigen zugegeben und sind spezifische Antikörper vorhanden, wird das Antigen an der Napfoberfläche gebunden und kann nicht zu Boden sinken (U-förmiger Napf): positiver Befund. Serumbedarf: 50–100 µl.
3. *µ-capture-ELISA:* Beim µ-capture-ELISA binden im ersten Schritt alle IgM-Antikörper (µ-Kette) des Patientenserums. Im zweiten Schritt wird Antigen zugegeben, welches nur bei vorhandenen spezifischen Antikörpern an der Napfoberfläche bindet. Im dritten Schritt wird gebundenes Antigen detektiert. Serumbedarf: 50–100 µl.
4. *Rheumafaktorentfernung:* Präabsorption des Serums mit Rheumafaktor-Absorbens (anti-IgG) oder IgG-Immunpräzipitation kann vorhandene Rheumafaktoren entfernen. Serumbedarf: 50–100 µl.

Spezifische IgM-Antikörper können meist auf diese Weise auch bei hohen IgG-Antikörpertitern nachgewiesen bzw. bei positivem Rheumafaktor falsch-positive IgM-Tests vermieden werden.

Bewertung: Die IgM-Antikörperbestimmung sollte bei klinischem Verdacht und bei auffälligen Ergebnissen in Screening-Untersuchungen angeschlossen werden, wenn eine Indikation zur Behandlung gestellt werden soll (z. B. Infektionen in der Schwangerschaft, Syphilis u. a.).

GOÄ: 4520.

3.6.3.4
Liquor-Serum-Index

Prinzip: Bei ZNS-Infektionen wird zum Nachweis intrathekal gebildeter spezifischer Antikörper der Liquor-Serum-Index bestimmt. Voraussetzung sind Liquor und Serum vom selben Tag sowie ein quantitatives Testsystem für die Konzentrationsbestimmung spezifischer Antikörper und Gesamtimmunglobuline. Liquor und Serum werden vor der quantitativen Antikörperbestimmung auf gleiche Immunglobulinkonzentrationen (IgG, selten IgM) eingestellt. Der spezifische Antikörpergehalt wird dann parallel in Liquor und Serum bestimmt. Aus den erhaltenen Werten wird der Liquor-Serum-Index berechnet.

$$\text{Liquor-Serum-Index} = \frac{\left(\dfrac{\text{Liquor-IgG-Antikörper}}{\text{Liquor-Gesamt-IgG}}\right)}{\left(\dfrac{\text{Serum-IgG-Antikörper}}{\text{Serum-Gersamt-IgG}}\right)}$$

Bei Schrankenfunktionsstörungen werden in die Berechnung zusätzlich Korrekturfaktoren miteinbezogen.

Bewertung: „golden standard" bei der Frage nach intrathekaler Antikörperbildung. Aufwendig. Keine gute Dynamik, kann deshalb nur bedingt zur Therapiekontrolle eingesetzt werden.

Probenbedarf: 500 µl Liquor + 500 µl Serum.

GOÄ: Meist werden mehrere Leistungen in Kombination abgerechnet.

3.6.3.5
Konnatale Infektionen

Bei Verdacht auf eine konnatale Infektion (z. B. Syphilis, Toxoplasmose, Röteln, Cytomegalovirus, Herpes-simplex-Virus) sollten grundsätzlich Blut des Kindes *und* Blut der Mutter untersucht werden. Der Nachweis von IgM- oder IgA-Antikörpern im kindlichen Blut gilt als Diagnose sichernd, sofern eine Kontamination mit mütterlichem Blut ausgeschlossen ist. Der Ausschluß einer konnatalen Infektion bei serologisch positiver Mutter kann bei der Syphilis und der Toxoplasmose *nur* durch abfallende IgG-Titer im kindlichen Blut geschehen. Bei den in Frage kommenden Virusinfektionen sind zum Auschluß Antigen- oder Nukleinsäurenachweise in mehreren konsekutiven Materialien notwendig.

3.6.3.6
Agglutinationsreaktionen (Widal, HAT, Partikel, HAHT, VDRL; Antigenlatex)

Antikörpernachweise; Tests: Widal, HAT, Partikel, HAHT, VDRL

Prinzip: An Partikel gebundenes Antigen (Agglutinogen) kann durch spezifische Antikörper (Agglutinine) agglutinieren (verklumpen).

In der Widal-Reaktion werden fixierte Bakterien, bei passiven Agglutinationen werden z. B. Latexpartikel als Antigenträger oder mit Antigen beschichtete Erythrozyten (Indirekter Hämagglutinationstest = HAT) verwendet. Widal-Reaktion und passive Agglutination dienen zum Nachweis von agglutinierenden Antikörpern.

Manche Antigene (Hämagglutinine) sind in der Lage, Erythrozyten zu agglutinieren. Sind spezifische Antikörper gegen das Hämagglutinin im Serum vorhanden, wird die Agglutination verhindert (Hämagglutinationshemmtest = HAHT).

Beim VDRL-Test oder Cardiolipinmikroflockungstest wird kolloidales Antigen (Cardiolipin) mit Patientenseren inkubiert. Sind Anticardiolipin-Antikörper nachweisbar, findet eine Ausflockung des Kolloids statt.

Aufgrund der pentameren Struktur sind IgM-Antikörper ca. 750 fach effektiver in der Agglutination als IgG-Antikörper. Agglutinationsreaktionen können qualitativ (positiv/negativ) oder semiquantitativ (Titrierung) durchgeführt werden.

Bewertung: Agglutinationsreaktionen zeichnen sich durch gute Titerdynamik, einfache, schnelle und preiswerte Durchführung aus.

Nachteile: Nur in akuten Phasen positiv, mäßige Sensitivität und Spezifität, hoher Serumbedarf.

Serumbedarf: 500–1000 µl.

GOÄ: 4563, 4531.

Antigennachweis; Test: Antigenlatex agglutinierend

Prinzip: An Latexpartikel gebundene spezifische Antikörper werden zum Nachweis von Antigen verwendet (z. B. Candida-Antigen, Kapselpolysaccharid von Meningitiserregern).

Bewertung: Antigennachweise sind schnell, orientierend durchzuführen.

Nachteile: Können bei vorhandenen spezifischen Antikörpern falsch-negativ ausfallen. Können bei positivem Rheumafaktor falsch-positiv ausfallen.

Materialbedarf: 50–500 µl.

GOÄ: 4500–4504, 4705–4708.

3.6.3.7
Komplementbindungsreaktion (KBR)

Prinzip: An Antigen gebundene Antikörper können das Komplementsystem aktivieren und Komplement verbrauchen. Dieser Verbrauch des Komplements dient in der Komplementbindungsreaktion (KBR) als Maß für die Menge vorhandener komplementbindender Antikörper.

Falls die untersuchten Seren unspezifisch Komplement verbrauchen, spricht man von Eigenhemmung bzw. antikomplementären Eigenschaften des Serums (z. B. Lipoproteine). Durch die KBR wird nicht nur der Nachweis der Antikörper geführt, sondern auch die Funktion (Komplementaktivierung) der Antikörper untersucht. IgM-Antikörper aktivieren das Komplement besser als IgG-Antikörper. Titeranstiege um 4 Titerstufen *(z. B. von 1:5 = negativ auf 1:100 = positiv) oder sehr hohe Titer (>1:100)* sprechen für akute oder kurz zurückliegende Infektionen. Die KBR ist nicht klassenspezifisch.

Bewertung: Die KBR zeichnet sich durch eine gute Titerdynamik, einfache, schnelle und preiswerte Durchführung aus. Bei manchen Erregern ist sie der einzige Test, sonst als Screening zu empfehlen bei Epidemien (nicht Durchseuchungstiterbestimmung).

Nachteile: Nur in akuten Phasen positiv, hoher Serumbedarf: 500–1000 µl, z. T. nicht sehr sensitiv.

GOÄ: 4375–4285, 4365–4376, 4456–4460.

3.6.3.8
Präzipitationen [Immundiffusion (Ouchterlony, Mancini)], Immunelektrophorese, Nephelometrie, Immunchromatographie (Antikörper- oder Antigennachweis)

Prinzip: Lösliche Antigene und Antikörper können nach spezifischer Reaktion Präzipitate bilden. Diese können in Agargelen sichtbar gemacht werden oder als Trübungsreaktion nach dem Photometerprinzip (Nephelometrie) bestimmt werden.

Mit der Doppeldiffusion (Ouchterlony) kann die Spezifität der Antikörper und die Kreuzreaktivität von Antigenen bestimmt werden.

Mit der radialen Immundiffusion (Mancini) können Antigenkonzentrationen bestimmt werden. Die Immunelektrophorese dient der Analyse komplexer Antigengemische.

Immunchromatographie: An eine feste Matrix ist ein Antikörper für das zu bestimmende Antigen gebunden. Die Antigen-haltige Probe wird mit enzymmarkiertem Antigen aufgetropft. Beide konkurrieren um die begrenzte Anzahl immobilisierter Antikörper und binden an diese. Der ungebundene Anteil Enzymmarkierten Antigens chromatographiert weiter und kann durch Substratzugabe detektiert werden. Diese enzymatische Reaktion ist proportional zum Antigengehalt der Probe.

Bewertung: Die Nephelometrie ist ein sehr gut etabliertes System mit Automatisierungsmöglichkeit. Immunelektrophorese, -diffusion und -fixation bleiben speziellen Fragestellungen vorbehalten.

Serumbedarf: 500–1000 µl.

GOÄ: 4330.

3.6.3.9
Neutralisationstests

Prinzip: Werden durch die Reaktion von Antigen mit Antikörper die biologischen Eigenschaften des Antigens (z. B. Toxin) aufgehoben, so kann man auf das Vorhandensein von neutralisierenden Antikörpern rückschließen.

Diese Neutralisationsreaktionen werden in der Diagnostik zum Nachweis von Antikörpern gegen Toxine und Viren verwendet. Durch die Neutralisationsreaktion wird zusätzlich die Funktion (Protektion, CAVE: nicht generell gültig!) der Antikörper untersucht.

Bewertung: Neutralisationsverfahren sind weit verbreitet, zeigen eine recht gute Dynamik, können z. T. automatisiert ablaufen.

GOÄ: 4667.

3.6.3.10
Immunfluoreszenz (IIF, IFT; DIF)

Antikörpernachweis; Tests: IIF, IFT

Prinzip: Bei der indirekten Immunfluoreszenz (IIF) werden antigenbeschichtete Objektträger (Bakterien, infizierte Zellen) mit Patientenserum inkubiert. In einer zweiten Reaktionen werden gebundene Antikörper durch fluoreszenz-markierte Sekundärantikörper nachgewiesen.

Immunfluoreszenztests können klassenspezifisch (IgM, IgG, IgA) oder polyvalent durchgeführt werden.

Bewertung: Die IIF wird zumeist als Bestätigungstest eingesetzt. Er zeigt eine gute Titerdynamik und ist klassenspezifisch durchzuführen. Durch die mikroskopische Auswertung können zusätzlich zur „Leuchtintensität" auch das Anfärbeverhalten des

Antigens beurteilt werden (Polfluoreszenz bei *Toxoplasma gondii* IgM).

Nachteil: Nicht alle Antigene sind verfügbar.Titerbestimmung ungenau.

Serumbedarf: 50–100 µl.

GOÄ: 4551, 4625, 4626, 4557.

Antigennachweis; Test: DIF
Prinzip: Bei der direkten Immunfluoreszenz (DIF) werden fluoreszenz-markierte spezifische Antikörper verwendet, um Erregerantigene nachzuweisen.

Bewertung: Schnelle Methode, um Antigene in situ zu detektieren, auch nicht anzüchtbare oder nur schwer anzüchtbare Erreger (Chlamydien, Legionellen) werden erfaßt.

Nachteil: Mögliche Kreuzreaktivitäten, indirekter Errgernachweis ohne Möglichkeit zur Antibiogrammerstellung. Niedrige Sensitvität.

GOÄ: 4679.

3.6.3.11
Sabin-Feldman-Test (SFT), Cercarienhüllenreaktion (CHR)

Beim Sabin-Feldman-Test werden lebende Toxoplasmen (Antigen) mit dekomplementierten Patientenseren (Antikörper) inkubiert. Durch Zugabe eines Standard-Komplements werden Toxoplasmen bei Vorhandensein spezifischer Antikörper abgetötet (Trypanblau-anfärbbar).

Durch den SFT wird nicht nur der Nachweis der Antikörper geführt, sondern auch die Funktion (Tötung der Protozoen) der Antikörper untersucht (wie bei der KBR).

Bewertung: Der SFT gilt als „golden standard", er zeigt eine gute Titerdynamik, ist aber nur in der akuten Phase der Infektion positiv. Heute weitgehend durch den IIF ersetzt.

Serumbedarf: 50–100 µl.

GOÄ: Meist werden mehrere Leistungen in Kombination abgerechnet.

Bei der Cercarienhüllenreaktion (CHR) werden lebende Cercarien (Antigen) mit Patientenseren (Antikörper) inkubiert. Sind spezifische Antikörper im Serum vorhanden, bildet sich eine charakteristische Hülle um die Cercarien.

Bewertung: Nur als Zusatzdiagnostik bei speziellen Fragestellungen. Nicht zur Speziesidentifizierung geeignet.

Serumbedarf: 500 µl.

GOÄ: Meist werden mehrere Leistungen in Kombination abgerechnet.

Die Tabelle 3-8 zeigt den direkten Erregernachweis durch ELISA, die direkte Immunfluoreszenz oder Antigenlatex (Antigennachweis). Serologische Tests zum Nachweis von Infektionen mit Bakterien (Tabelle 3-9), von Infektionen mit Pilzen (Tabelle 3-10), von Infektionen mit Protozoen (Tabelle 3-11) und von Antikörpern gegen Viren (Tabelle 3-12) zeigen die entsprechenden Tabellen.

Tabelle 3-8. Direkter Erregernachweis durch ELISA, direkte Immunfluoreszenz oder Antigenlatex

Erreger	DIF (Ag)	ELISA (Ag)	AL	Hinweise	Erkrankung
Actinomyces spp.	x			Kultur parallel empfohlen, da meist Mischinfektionen mit anderen Erregern	Zerviko-faziale, thorakle, abdominelle Abszesse
Bordetella pertussis *Bordetella parapertussis*	x			10–50 % falsch-negative Ergebnisse, → nur mit gleichzeitiger Kultur empfohlen	Keuchhusten
Borrelia burgdorferi s.l. (*Borrelia burgdorferi s.s.* *Borrelia garinii* *Borrelia afzeli*)	x			Aus Zecken	Zeckenstich
Chlamydia pneumoniae	x	x		Zellreicher Abstrich mit Watteträger	Atypische Pneumonie
Chlamydia trachomatis	x	x		Zellreicher Abstrich mit Watteträger	Trachom, Konjunktivitis, reaktive Arthritis, Urogenitalinfektionen, Lymphgranuloma venerum, Säuglingspneumonie

Tabelle 3-8. Fortsetzung

Erreger	DIF (Ag)	ELISA (Ag)	AL	Hinweise	Erkrankung
Clostridium difficile		Toxin		Aus Stuhl	Antibiotika-assoziierte Kolitis, abdominelle Spasmen, Fieber, Leukozytose, Diarrhö, pseudomembranöse Colitis
EHEC		Toxin		Von Kultur	Hämorrhagische Colitis, Hämolytisch Urämisches Syndrom, Thrombotisch-Thrombozytopenische Purpura
Escherichia coli K1/ *Neisseria meningitidis* Gruppe B			x	Aus Liquor	Meningitis
Haemophilus influenzae Typ b			x	Aus Liquor	Meningitis
Legionella pneumophila	x	x		Niedrige Sensitivität (70 %), Kreuzreaktivität mit anderen gramnegativen Stäbchen möglich → Kultur parallel empfohlen.	Atpyische Pneumonie mit hohem Fieber, Leber-, Nieren-, ZNS-, Gastrointestinalebeteiligung.
Neisseria gonorrhoeae		x		Nur Urogenitalabstriche mit Baumwolltupfer. Kultur parallel empfohlen!	Gonorrhö
Neisseria meningitidis Gruppe A, C, Y, W135			x	Aus Liquor	Meningitis
Streptococcus pneumoniae			x	Aus Liquor	Meningitis
Aspergillus fumigatus		x		Mehrfache Wiederholung empfohlen! *Kultur* ist „golden standard"!	Aspergillose, Pneumonie bei Hochrisikopatienten (Neutropenie, Immunsuppression, Zustand nach Transplantation), Allergische Aspergillose
Candida albicans		x	x	Nicht alle *Candida* spp. werden erfaßt, CAVE: bei hohen Antikörpertitern kann Antigennachweis falschnegativ sein!	Invasive Candidose bei Hochrisikopatienten (Neutropenie, Immunsuppression, Zustand nach Transplantation)
Cryptococcus neoformans			x	Aus Liquor/Serum, mit Kultur „golden standard".	Kryptokokken-Meningitis bei Immunsupprimierten und Aids-Patienten
Histoplasma capsulatum		RIA		Mit Kultur „golden standard"	Histoplasmose: akute und chronische Pneumonie, Lymphadenitis, Fieber, Kalzifizierung, Dissemination in Knochenmark, Leber, Milz, ZNS, mit Beteiligung des Gastrointestinaltraktes Vorkommen: Süd-Osten, Mittlerer Westen der USA, Zentral- und Süd-Amerika (Höhlen)
Pneumocystis carinii	x			*Grocott-Färbung* ist „golden standard"! Giemsa-Färbung zusätzlich empfohlen.	Atypische Pneumonie bei HIV-Patienten, Immunsupprimierten und Kindern, extrapulmonale Pneumocystose
Cryptosporidium spp.		x		Koproantigen-ELISA aus Stuhl	Cryptosporidiose: prolongierte wässrige Diarrhöen
Echinococcus spp.			x		Echinokokkose: Zysten in Leber und Lunge
Entamoeba histolytica		x		Zur Differenzierung von *Entamoeba dispar* Koproantigen-ELISA aus Stuhl	Amöbenruhr, blutiger Stuhl, Amöbenabszeß, Amoeboma
Entamoeba histolytica	x	x			Extraintestinale Amoebiasis
Giardia lamblia		x		Koproantigen-ELISA aus Stuhl	Malabsorption, Diarrhöen
Plasmodium falciparum	x			*Blutausstrich* ist „golden standard"!!!	Malaria
Toxoplasma gondii	x			*Serologie* ist „golden standard"!	Toxoplasmose
Trypanosoma brucei	x				Afrikanische Schlafkrankheit
Trypanosoma cruzi		x			Chagas: Megakolon, Kardiomegalie

Tabelle 3-8. Fortsetzung

Erreger	DIF (Ag)	ELISA (Ag)	AL	Hinweise	Erkrankung
Adenovirus		x		Stuhl, Trachealsekret, BAL	Pneumonie oder gastrointestinale Symptomatik
Cytomegalievirus	x			EDTA-Blut, BAL	Pneumonie, gastrointestinale Symptomatik, Hepatitis, Retinitis; besonders unter Immunsuppression
Hepatitis-A-Virus		x		Stuhl, Serum	Akute Hepatitis
Hepatitis B-Virus		e-, s-Antigen,		Plasma/Serum	Hepatitis, Zirrhose, hepatozelluläres Karzinom
Herpes-simplex-Virus Typ 1–2	x	x		Bläscheninhalt, Abstrich, Liquor	Herpetiforme oder atypische Bläschen, Schleimhautulzera
Humanes Immunschwächevirus		x		Plasma/Serum	Für Spendergewebetestung, therapiebegleitend besser quantitative PCR
Influenza A/B-Virus		x		Nasen-, Trachealsekret, BAL	Pneumonie, Grippe
Respiratory Syncitial Virus		x		Nasen-, Trachealsekret, BAL	Pneumonie
Rotavirus		x		Stuhl	Diarrhö

Tabelle 3-9. Serologische Tests zum Nachweis von Infektionen mit Bakterien

Erreger	Direkt Agglutination	Passive Agglutination	KBR, IE	IIF (Ak)	ELISA (AK)	IB (Ag)	IB	Erkrankung
Bacillus anthracis					x (*Kultur* ist „golden standard"!)			Milzbrand
Bartonella henselae Bartonella quintana Afipia felis				x („golden standard")		G	IgG, IgM	Bartonellose, Katzenkratzkrankheit, bazilläre Angiomatose, Lymphadenitis, Wolhyni-Fieber (Trench-Fieber, 5-Tage-Fieber)
Bordetella pertussis				Polyvalent, IgG, IgM, IgA (IgA nur bei natürlicher Infektion)	IgG, IgM, IgA (IgA nur bei natürlicher Infektion)			Keuchhusten
Borrelia burgdorferi s.l. (Borrelia burgdorferi s.s. Borrelia garinii Borrelia afzelii)		HAT (Screening)		IgG, IgM (nur als Absorptionstest mit *Treponema phagedenis* empfehlenswert!)	IgG, IgM (**)	G, R	IgG, IgM	Erythema migrans, Borrelien-Lymphozytom, Neuroborreliose (Meningitis, Meningoradikulitis, Enzepahlitis), Acrodermatitis chronica atrophicans, chron. Encephalomyelitis, Arthritis; Serologie ist Methode der Wahl
Brucella abortus, Brucella melitensis	x (Kreuzreaktion mit *Yersinia enterocolitica* O9, *Vibrio cholerae, Francisella tularensis* möglich. ggfs. Coombs-Test erforderlich)		KBR		IgG, IgM			Verdacht auf Brucellose bei Veterinären, Landwirten, Kindern. Fieber, Splenomegalie, Lymphadenitis, Abgeschlagenheit *Brucella canis* wird mit Routineserologie nicht miterfaßt! Serologie ist Methode der Wahl
Campylobacter spp.	x (Nur im akuten Stadium, *Stuhlkultur* ist „golden standard")		KBR (*Stuhlkultur* ist „golden standard")			G	IgG, IgA (*Stuhlkultur* ist „golden standard")	akute und chronische Darmerkrankungen, reaktive Arthritis, Guillian-Barré-Syndrom
Chlamydia pneumoniae			KBR	MIF	IgG, IgA, IgM			Atypische Pneumonie (70 % der Erwachsenen haben postive IgG-Titer)
Chlamydia psittacii			KBR (*Kultur* ist „golden standard")					Ornithose/Psittakose, atypische Pneumonie
Chlamydia trachomatis			KBR	MIF	IgG, IgA, IgM			Trachom, Konjunktivitis, reaktive Arthritis, Urogenitalinfektionen, Lymphgranuloma venerum, Säuglingspneumonie
Clostridium tetani					IgG			Impfkontrolle auf Antikörper gegen Tetanus Toxoid
Corynebacterium diphtheriae					IgG			Impfkontrolle
Coxiella burnetii			KBR	IgG, IgM, IgA („golden standard" mit Phase-I- und Phase-II-Antigen)				Q-Fieber: Landwirte, Veterinäre, Tier und Tierproduktkontakte (Rohmilch!), interstitielle Pneumonie, chronische „kulturnegative" Endokarditis, Hepatitis, Splenomegalie, Meningoenzephalitis

Tabelle 3-9. Fortsetzung

Erreger	Direkt Agglutination	Passive Agglutination	KBR, IE	IIF (Ak)	ELISA (AK)	IB (Ag)	IB	Erkrankung
EHEC		HAT (erfaßt nur EHEC vom Serotyp O157)				LPS-Präparation	IgG, IgM (erfaßt nur EHEC vom Serotyp O157)	Hämorrhagische Colitis, Hämolytisch Urämisches Syndrom, Thrombotisch-Thrombozytopenische Purpura
Ehrlichia spp. (HGE-Agens, *E. chaffeensis*)				IgG, IgM („golden standard", *kaum* Kreuzreaktivität zwischen HGE-Agens und *Ehrlichia chaffeensis*)				Humane Granulozytäre Ehrlichiose, Humane Monozytäre Ehrlichiose akuter Krankheitsbeginn (Fieber, Leukozytopenie, Thrombozytopenie, Transaminasenerhöhung)
Francisella tularensis	x (Kreureaktion mit *Brucella* spp., *Yersinia* spp., Proteus OX19 und heterophilen Antikörpern möglich)	HAT (Kreureaktion mit *Brucella* spp., *Yersinia* spp., Proteus OX19 und heterophilen Antikörpern möglich)						Tularämie, ulzerierende Papeln an der Eintrittspforte mit regionaler Lymphadenitis, Fieber, Abgeschlagenheit, atypische Pneumonie, abdominell-intestinale Erkrankungen Serologie ist Methode der Wahl, Anzucht nur in Speziallabortorien!
Haemophilus influenzae Typ b					x			Impfkontrolle
Helicobacter pylori					IgG, IgA	G	IgG, IgA	Diagnostik des Ulcus, MALT, Arthritis. Therapiekontrolle nur in großen zeitlichen Abständen sinnvoll (3–6 Monate).
Legionella pneumophila				Polyvalent, IgG, IgM (verschiedene Serovare notwendig)				Atpyische Pneumonie mit hohem Fieber, Leber-, Nieren-, ZNS-, Gastrointestinalebeteiligung.
Leptospira spp.	MAR („golden standard", mit den endemisch relevanten Serovaren)		KBR					Bei Metzgern, Verterinären, Kanalarbeitern, biphasischer Fieberverlauf, Muskelschmerzen, Hepatitis, Nephritis, Pneumonie, Splenomegalie, Lymphadenitis, Meningoencephalitis, Hämorrhagien
Listeria monocytogenes	Widal (Kreuzreaktivität mit grampositiven Erregern möglich. *Kultur* ist „golden standard") Agglutinations-Immobilisationstest (*Kultur* ist „golden standard")		KBR (*Kultur* ist „golden standard")					Neugeborene, Immunsupprimierte, Meningitis, Meningoenzephalitis, Enzephalitis, Granulomatosis infantiseptica, Lymphadenitis, Hepatitis Cave: Serologie bei Neugeborenen in der Regel negativ!
Mycoplasma pneumoniae		PPA	KBR		IgG, IgM	G	IgG, IgM	Atpyische Pneumonie, ZNS-Manifestation wie Myelitis transversa, Apoplex

Tabelle 3-9. Fortsetzung

Erreger	Direkt Agglutination	Passive Agglutination	KBR, IE	IIF (Ak)	ELISA (AK)	IB (Ag)	IB	Erkrankung
Neisseria gonorrhoe		HAT (Kreuzreaktivität mit anderen *Neisseria* spp.)	KBR (Kreuzreaktivität mit anderen *Neisseria* spp.)		x (Kreuzreaktivität mit anderen *Neisseria* spp.)			disseminierte Gonokokkeninfektionen *Kultur* und *Mikroskopie* sind „golden standard"!
Orientia tsutsugamushi	Proteus OX-K (Screening. Beruht auf Kreuzreaktivität mit Proteus Antigen. Diagnose muß durch IIF abgesichert werden.)			x (Bestätigung, „golden standard")				Tsutsugamushi Fieber Fieber, Kopfschmerzen, Exantheme am Stamm beginnend Vorkommen: Ost-Asien, West Pazifik und Nord Australien
Rickettsia prowazekii Rickettsia typhi	Proteus OX-19, OX-2 (Screening. Beruht auf Kreuzreaktivität mit Proteus Antigen. Diagnose muß durch IIF abgesichert werden.)			IgG, IgM (Bestätigung, „golden standard")				Fleckfieber, Brill-Zinsser-Erkrankung Fieber, Kopfschmerzen, Exantheme am Stamm beginnend Vorkommen: Weltweit
Rickettsia rickettsii u. a. Rickettsia spp. der Zeckenbißfiebergruppe	Proteus OX-19, OX-2 (Screening. Beruht auf Kreuzreaktivität mit Proteus Antigen. Diagnose muß durch IIF abgesichert werden.)			IgG, IgM (Bestätigung, „golden standard")				Rocky Mountain Spotted Fever und andere Zeckenbißfieber Fieber, Kopfschmerzen, Exantheme an den Extremitäten beginnend Vorkommen: je nach Spezies u. a. Amerika, Europa, Afrika, Australien, Mittelmeer, Russland, Naher Osten, Indien, Thailand, Japan
Salmonella enterica	x (*Stuhlkultur* ist „golden standard", bei Verdacht auf Typhus: *Blutkultur!*)	HAT (*Stuhlkultur* ist „golden standard", bei Verdacht auf Typhus: *Blutkultur!*)						Typhus, Parathyphus, Salmonellose, akute und chronische Darmerkrankungen, reaktive Arthritis
Staphylococcus aureus			N (Antistaphylolysin)					Staphylokokkeninfektionen wie Osteomyelitis, Sepsis, Meningitis, Pneumonie, Prostatitis, Erkrankungen des rheumatischen Formenkreises
Streptococcus pyogenes			NE, N (Antistreptolysin, Anti-DNase B)					Erysipel, Rheumatisches Fieber, Scharlach, Pyodermien, akute Glomerulonephritis, Chorea minor
Treponema pallidum (*T. pallidum ssp. pallidum T. pallidum ssp. pertenue T. pallidum ssp. endemicum*) *Treponema carateum*	VDRL/Cardiolipin-Mikroflockung (Aktivitätsmarker, Therapiekontrolle, unspezifisch)	TPHA (Screening, spezifisch für Treponemen)	KBR	FTAabs., 19S-IgM (*, Bestätigung, spezifisch für Treponemen)	IgM (*, **)	G	IgG, IgM	Syphilis, Frambösie, Pinta Schwangeren Vorsorge, Osteomyelitis, Hepatitis, neurologische Symptomatik, Hautläsionen, bei positiver HIV Serologie, bei positiver Lyme Serologie (Ausschluß Kreuzreaktivität). bei erstmalig positiver Syphilis Serologie, HIV Serologie empfohlen. Serologie ist „golden standard"!

Tabelle 3-9. Fortsetzung

Erreger	Direkt Agglutination	Passive Agglutination	KBR, IE	IIF (Ak)	ELISA (AK)	IB (Ag)	IB	Erkrankung
Yersinia enterocolitica *Yersinia pseudotuberculosis* *Yersinia pestis*	x (Sollte *Y. enterocolitica* O3, O5, O9, O27 und *Y. pseudotuberculosis* Serotyp I, II und III erfaßen. *Y. enterocolitica* O9 kann mit *Brucella* spp. kreuzreagieren. → Brucellose ausschließen)				IgG, IgA	Yops	IgG, IgA (erfaßt alle pathogenen *Yersinia* spp. und Serovare)	akute und chronische Darmerkrankungen, reaktive Arthritis, Uveitis, Erythema nodosum, Thyreoiditis, Urethritis, Guillian-Barré-Syndrom
Yersinia pestis		HAT (nur in Speziallaboratorien, *Mikroskopie* und *Kultur* sind „golden standard")			IgG (*Mikroskopie* und *Kultur* sind „golden standard")			Pest: akuter Beginn, hohes Fieber, Lymphknotenschwellung (inguinal, fest, fluktuierend) (Beulenpest) Bluthusten (Lungenpest), Blutungen, Kreislaufversagen Vorkommen: Indochina, Indien, Süd-westliche GUS, Südafrika, Madagaskar, Südwesten der USA *Meldepflicht beachten!*

Tabelle 3-10. Serologische Tests zum Nachweis von Infektionen mit Pilzen

Erreger	Direkt Aggl.	Pass. Aggl.	KBR	IE	ELISA (AK)	IB (Ag)	IB	Hinweise	Erkrankung
Aspergillus fumigatus			x	x	IgG, IgM, IgE			Kultur aus tiefen Atemwegen ist schneller und hat höheren prädiktiven Wert bei invasiver Aspergillose	Aspergillose, Pneumonie bei Hochrisikopatienten (Immunsuppression, Zustand nach Transplantation, Neutropenie), Allergische Aspergillose
Blastomyces dermatitidis			x	x				*Kultur* ist „golden standard"!	Blastomykose: Pulmonaler Infekt mit Dissemination, dann granulomatöse Blastomykose der Haut, Knochen, später ZNS-Befall, keine Befall des Gastrointestinaltraktes. Vorkommen: östliche USA, Afrika
Candida albicans		HAT	x	x	IgG, IgM			Nicht alle *Candida* spp. werden erfaßt	Invasive Candidose bei Hochrisikopatienten (Immunsuppression, Zustand nach Transplantation, Neutropenie)
Coccidioides immitis			x	x		G	x	Nur in Nicht-Endemiegebieten sinnvoll, sonst Durchseuchungsraten zu hoch. Hauttestung möglich (**cave:** Anergie!)	Coccidioidomykose: unspezifisches Fieber mit Bronchopneumonie, selten Dissemination in Haut, Knochen, Innere Organe. Vorkommen: Südwesten der USA (Wüsten), Mittel- und Südamerika
Cryptococcus neoformans	x		x					*Antigennachweis* und *Kultur* sind „golden standard"!	Kryptokokken-Meningitis bei Immunsupprimierten und Aids-Patienten
Histoplasma capsulatum			x	x				*Kultur* ist „golden standard"! Hauttestung möglich, CAVE: Hauttest führt in 25 % zur Antikörperproduktion → Serologie nicht zu verwerten.	Histoplasmose: akute und chronische Pneumonie, Lymphadenitis, Fieber, Kalzifizierung, Dissemination in Knochenmark, Leber, Milz, ZNS, mit Beteiligung des Gastrointestinaltraktes Vorkommen: Süd-Osten, Mittlerer Westen der USA, Zentral- und Süd-Amerika (Höhlen)
Mucorales				x					Mucorazeeninfektion, Rhino-orbitale Mucormykose, bei Immunsupprimierten, Diabetikern, Nekrosenbildung auf der Haut und Schleimhaut, Peritonitis, Hautgangrän bei Verbrennungs- oder Traumapatienten

Tabelle 3-11. Serologische Tests zum Nachweis von Infektionen mit Protozoen

Erreger	direkt Aggl.	pass. Aggl.	KBR, IE	IIF (Ak)	ELISA (AK)	IB (Ag)	IB	Erkrankung
Babesia microti						R	x *(Blutausstrich* ist „golden standard"!)	Babesiose
Clonorchis sinensis					x			Chinesischer Leberegel
Echinococcus granulosus *Echinococcus multilocularis*	HAT (Kreuzreaktivität mit *Taenia solium*)	KBR	x		x (Kreuzreaktivität mit *Taenia solium*)	R	x (Test der Wahl)	Echinokokkose: Zysten in Leber und Lunge
Encephalitazoon cuniculi					x			Mikrosporidose
Entamoeba histolytica	HAT (Test der Wahl)	KBR	IgG, IgM, IgA		IgG, IgM			extraintestinale Amoebiasis
Fasciola hepatica	HAT	KBR	x		IgM			Fascioliasis
Filaria spp.	HAT	KBR	x		x			Filariose
Leishmania donovani	HAT	KBR	x		x			Viszerale Leishmaniasis
Leishmania tropica	HAT		x		x			Kutane Leishmaniasis
Paragonimus westermani		KBR			IgG, IgE			Paragonimiasis (Lungenegelbefall), DD Tuberkulose
Plasmodium falciparum		IC *(Blutausstrich* ist „golden standard"!)	x (sehr unspezifisch, *Blutausstrich* ist „golden standard"!)					Malaria
Plasmodium spp.					x *(Nur* für Transfusionsmedizin sinnvoll, *nicht* für Malaria Patienten)			*Nicht* bei Malaria!!!
Schistosoma spp.	HAT			x	IgG (Test der Wahl)		x (Test der Wahl)	Schistosomiasis (Bilharziose)
Strongyloides stercoralis	HAT				x			
Taenia solium	HAT (Kreuzreaktivität mit *Echinococcus* spp.)	KBR			Polyvalent, IgG (Kreuzreaktivität mit *Echinococcus* spp.)	R	x (Test der Wahl)	Okuläre und viszerale Cysticercose, Neurozystizerkose

Tabelle 3-11. Fortsetzung

Erreger	direkt Aggl.	pass. Aggl.	KBR, IE	IIF (Ak)	ELISA (AK)	IB (Ag)	IB	Erkrankung
Toxocara canis					Polyvalent, IgG (80 % Sens.)			Okuläre oder viszerale Larva migrans
Toxoplasma gondii	x (Screening)	HAT (Screening)	KBR (Screening)	polyvalent, IgM, IgG, 19S-IgM (*, Bestätigung)	IgG, IgM, IgA (*, **)	G, R	x	Toxoplasmose: Lymphadenitis, vor/während Schwangerschaft, Neurologische Symptome bei HIV-Patienten, subfebrile Temperaturen unbekannter Ursache, Screening bei Transplantationspatienten, Uveiitis, neurologische Symptomatik bei Neugeborenen, bei Verdacht auf konnatale Toxoplasmose Serologie ist Methode der Wahl! Tests sind *zulassungspflichtig!*
Trichinella spiralis	BFT (Test der Wahl, exzellente Spezifität)	HAT (Kreuzreaktivität bei Autoimmunerkrankungen)	KBR		Polyvalent, IgG (exzellente Spezifität, positiv ab 2 Wo.)			Trichinose direkter Erregernachweis aus Muskelbiopsie und Serologie sind Methoden der Wahl!
Trypanosoma brucei			KBR	x	x (Serum, Liquor ab 2. Woche)			Afrikanische Schlafkrankheit Mikroskopie und Serologie sind Methoden der Wahl!
Trypanosoma cruzi		HAT (Kreuzreaktivität mit *Leishmania* spp.)	KBR (Test der Wahl, Kreuzreaktivität mit *Leishmania* spp.)	x (Test der Wahl)	IgG, IgE			Chagas bzw. Amerikanische Trypanosomiasis Serologie ist Methode der Wahl
Wucheria bancrofti			IC					Filariose (Lymphadenitis, -angitis, Elephantiasis)

Tabelle 3-12. Serologische Tests zum Nachweis von Antikörpern gegen Viren

Erreger	Neutralisation	pass. Aggl.	KBR, IE	IIF (Ak)	ELISA (AK)	IB (Ag)	IB	Erkrankung
Adenoviren					IgG, IgM			Pneumonie, Gastroenteritis
BK-Virus				IgG, IgM				Hämorrhagische Cystitis bei Immunsuppression
Chikungunya-Virus	x	HAHT		IgG, IgM				Polyarthritis, Fieber, Exanthem
Coxsackievirus B 1–6					IgM			Gastroenteritis, Myokarditis, Bornholm-Krankheit, Herpangina
Cytomegalievirus					IgG, IgM (bei Immunsuppression: Antigendirektnachweis oder quantitative PCR)			Lymphadenitis, Milzschwellung, Hepatitis, Pneumonie, Gastroenteritis, neonatales Mißbildungssyndrom
Denguefieber-Virus				IgG, IgM				„Break bone"-Fieber, Hämorrhagisches Fieber, Enzephalitis
EBV				IgG, IgA, IgM (VCA, EA), IgG (EBNA 1 und EBNA 2)	IgG, IgM, IgA (EA), IgG (EBNA)			Lymphadenitis, Milzschwellung, selten Hepatitis, Nasopharynx-Karzinom, Lymphom
Enteroviren			KBR					Gastroenteritis, Myokarditis, Meningitis
FSME-Virus					IgG, μ-capture-ELISA			Meningoenzephalitis nach Zeckenstich
Gelbfieber-Virus	x	HAHT	KBR	IgG, IgM (Vorsicht: Kreuzreaktionen mit anderen Flaviviren)				Fieber, Gesichtserythem, Myalgien, Ikterus, Hämorrhagien
Hantaan Virus				IgG, IgM	IgG, μ-capture-ELISA			Hämorrhagisches Fieber mit renalem Syndrom (schwere Form)
Hepatitis-A-Virus					IgG, IgM			Hepatitis, Exanthem
Hepatitis-B-Virus					IgG, IgM (core, c-Antigen) IgG (surface, s-Antigen) IgG (e-Antigen)			Hepatitis Kontrolle nach HBV-Impfung
Hepatitis-C-Virus					IgG (Virusnachweis mit PCR und quantitative PCR zur Virusaktivitätsmessung sind „golden standard")	R	Bestätigungstest	Hepatitis
Hepatitis-D-Virus					IgG, IgM			parenterale Ko- oder Superinfektion bei Hepatitis B-Infektion
Hepatitis-E-Virus					IgG, IgM	R	wenig verbreitet	fäkal-orale Hepatitis mit hoher Letalität bei Schwangeren

Tabelle 3-12. Fortsetzung

Erreger	Neutralisation	pass. Aggl.	KBR, IE	IIF (Ak)	ELISA (AK)	IB (Ag)	IB	Erkrankung
Herpes-simplex-Virus 1/2					IgG, IgM (Vorsicht: Kreuzreaktionen bei VZV-Infektionen; Serum/Liquor-Index bei ZNS-Symptomatik; Virusanzucht oder PCR sind „golden standard"!)			Meningoenzephalitis, Herpes neonatorum, Genitalinfektionen, selten Hepatitis
Humanes Herpes-Virus 6/7				IgG, IgM (bei Immunsuppression Virusdirektnachweis mit PCR)				Dreitagefieber, Hepatitis und ZNS-Symptomatik
Humanes Herpes-Virus 8				IgG	x			Kaposi-Sarkom-Kofaktor bei Immunsuppression
Humanes Immunschwäche-Virus-1/2/O	IgG (HIV-1)			x (nicht mehr empfehlenswert als Bestätigungstest; für Screening zuwenig senstiv)	IgG	G, R	IgG, Bestätigungstest, standardisiert; „golden standard"	Aids und Vorstufen
Humanes T-Zelleukämievirus 1/2					IgG	G	Bestätigungstest	T-Zelleukämie des Erwachsenen, tropische spastische Paraparese, Haarzelleukämie, u. a.
Influenza Typ A/B			KBR	x	IgG, IgA, IgM			Pneumonie, Grippe
Lymphozytäre Choriomeningitis-Virus				IgG				Meningitis
Masern-Virus	nur in Speziallabors	HAHT und passive HA	KBR	x	IgG, IgM (Methode der Wahl)			Exanthem, Lichtscheu, Pneumonie, Enzephalitis, Masern
Mayaro-Virus				IgG				Grippeartig mit Arthralgien
Mumpsvirus	Nur in Speziallabors	HAHT	KBR	x	IgG, IgM (Methode der Wahl)		x	Parotitis, Orchitis, Oviitis, Meningitis
Norwalk-Virus					x			Gastroenteritis
Parainfluenzavirus		x	KBR		IgG, IgM, IgA			Grippe, Parotitis
Parvovirus B19					IgG, IgM	R	für Spezialfälle	Ringelröteln, aplastische Anämie, Knochenmarkssuppression, Hydrops fetalis
Poliovirus 1–3	IgG							Gastroenteritis, Kinderlähmung

Tabelle 3-12. Fortsetzung

Erreger	Neutralisation	pass. Aggl.	KBR, IE	IIF (Ak)	ELISA (AK)	IB (Ag)	IB	Erkrankung
Puumala-Virus				IgG, IgM	IgG, μ-capture-ELISA			Hämorrhagisches Fieber mit renalem Syndrom (milde Form)
Respiratory Syncytial Virus					IgG, IgM			Pneumonie
Rötelnvirus		HAHT, IgG- und IgM-spezifisch		IgG, IgM		G R	IgA, IgM	Retroaurikuläre Lymphknoten, Exanthem, Embryopathie
Ross-River-Virus	x	HAHT		IgG, IgM				Epidemische Polyarthritis
Sandfliegenfieber-Virus				IgG, IgM	x			(retrobulbär er) Kopfschmerz, Fieber
Varizella-Zoster-Virus					IgG, IgM (Serum/Liquor-Index)			Varizellen, Herpes-Zoster, Pneumonie, Meningoenzephalitis

* Zur Abklärung von akuten Infektionen (Schwangere, Neugeborene, Therapieindikation) 19S-IgM-Test empfohlen (vgl. S. 133).
** Liquor-Serum-Index zur Abklärung einer ZNS-Infektion erforderlich (Serum-Liquor-Paar, vgl. S. 133).
BFT Bentonite flocculation Test.
ELISA (Ak) ELISA zum Nachweis spezifischer Antikörper.
G Ganzzellysat.
HAT Hämagglutinationstest.
HAHT Hämagglutinationshemmtest.
IB Immunoblot.
IB (Ag) Verwendete Antigene im Immunoblot.
IC Immunchromatographie.
IE Immunelektrophorese.
IIF (Ak) Indirekte Immunfluoreszenz (Antikörpernachweis).
MAR Mikroagglutinationsreaktion.
MIF Mikroimmunfluoreszenztest.
N Neutralisationsreaktion.
NE Nephelometrie.
PPA passive Partikel Agglutination.
R rekombinante Antigene oder Polypeptide.
TPHA Treponema pallidum Hämagglutinationstest.

Tabelle 3-13. Bestimmung von Infektionsparametern

Parameter	ID	NE	Material	Erkrankung/Hinweise
Albumin	x	x	Serum, Liquor, Urin	
BSG			Blut	Bakterielle Infektionen, Autoimmunerkrankungen
C-reaktives Protein (CRP)		x	Serum	Akutphase-Protein, bakterielle Infektionen, Autoimmunerkrankungen
Diff.-BB			Blut, Knochenmark	Linksverschiebung, Lymphozytose, Neutropenie
Endotoxin				*Nicht empfehlenswert!*
Glukose, Eiweiß, Laktat, LDH, Zellzahl, Diff.-BB			Liquor, Synovialflüssigkeit	Meningitis, bakterielle Infektionen
IgA	x	x	Serum, Liquor, Urin	
IgG	x	x	Serum, Liquor, Urin	
IgM	x	x	Serum, Liquor, Urin	
Immunkomplexe				*Nicht empfehlenswert!*
Leukozytenzahl			Blut, Urin, u. a.	Leukozytose, Leukopenie
Procalcitonin			Serum	Systemische bakterielle Infektionen. Nicht erhöht bei Autoimmunerkrankungen
Rheumafaktor (RF)		x	Serum	

ID Immundiffusion, *NE* Nephelometrie.

3.7
Infektionsparameter

Bei der Differentialdiagnose verschiedener Infektionserkrankungen (z. B. bakteriell vs. viral) und der Differentialdiagnose zu nicht infektiösen Erkrankungen (z. B. Autoimmunerkrankungen) sind neben dem Erregernachweis auch klinisch-chemische und hämatologische Laborparameter wichtig. Diese Parameter können aus dem peripheren Blut bzw. Serum oder aus den untersuchten Materialien wie Liquor, Synovialflüssigkeit oder Urin bestimmt werden (Tabelle 3-13).

3.8
Materialentnahme bei Infektionskrankheiten

Wesentliche Voraussetzung für eine suffiziente mikrobiologische Diagnostik sind korrekte Probenentnahme und -transport. In den Tabellen 3-14 bis 3-26 finden Sie – weitgehend topologisch geordnet – Anmerkungen zur korrekten Probenentnahme und -transport. Diese sind als Leitlinie gedacht, haben keinen Anspruch auf Vollständigkeit und sollen das Gespräch mit dem klinischen Mikrobiologen nicht ersetzen.

Tabelle 3-14. Blutkulturen

Allgemein:	• Immer indiziert bei Fieber unklarer Genese! • Probenaufbewahrung bis zum Transport bei *37 °C* im Brutschrank. • Blutentnahme *vor* Beginn der Antibiotikatherapie oder am Ende des Dosierungsintervalls. 3–6 Proben in 4- bis 6stündigen Abstand gewinnen. Bei periodischen Fieberschüben Abnahme vor oder bei Temperaturanstieg. • Auf ausreichende Hautdesinfektion achten (Einwirkzeit!!). • Generell Blutentnahme *nicht* aus liegendem Katheter vornehmen (Ausnahme: Bei Verdacht auf Katheterinfektion Entnahme aus Katheter und aus peripherer Vene). Arterielle Blutkulturen bringen *keine* Vorteile!			
Erreger	**Menge**		**Gefäß**	**Transport/ Lagerung** **Anmerkungen**
Bakterien allgemein aerob/anaerob	Venenblut: 5–10 ml/Flasche (Erwachsene) 0,5–5 ml/Flasche (Kinder)		BK-Flaschen-Set aerob + anaerob	37 °C
Brucellen	Bitte telefonische Rücksprache mit dem Labor halten!!			

Tabelle 3-14. Fortsetzung

Erreger	Menge	Gefäß	Transport/ Lagerung	Anmerkungen
Pilze Erregernachweis:	s. *Bakterien allgemein*			
Antigennachweis:	2–5 ml Serum	Serumröhrchen	sofort! ggf. Kühlschrank!	• Indiziert bei Verdacht auf Infektion mit *Cryptococcus neoformans*, *Candida spp.*, *Aspergillus spp.*, • ggf. Nachweis aus Liquor (*C. neoformans*) indiziert
Mykobakterien	5 ml EDTA/Heparin Blut	Röhrchen mit grünen Deckel	37 °C	
Malaria	Am günstigsten während des Fieberanfalls Blut entnehmen. EDTA-Blut einsenden. Falls EDTA-Blut Einsendung nicht möglich: 2–3 dünne Blutausstriche auf Objektträger herstellen. Lufttrocknen lassen und im Objektträgerbehälter einsenden. *Ein einmaliger negativer Befund schließt Malaria nicht aus!* Daher mehrere Materialien von verschiedenen Zeitpunkten einsenden.			
Trypanosoma spp. *Leishmania* spp. Mikrofilarien *Wucheria bancrofti* *Brugia malayi* *Loa loa*	Rücksprache mit Labor erforderlich! Beachte Tagesperiodik: 22–24 Uhr *W. bancrofti* 22–24 Uhr *B. malayi* 10–14 Uhr *Loa loa*			

Tabelle 3-15. Liquor

Allgemein:	Unverzüglicher Transport (ggf. telefonische Absprache mit dem Labor). Probenaufbewahrung bis zum Transport bei 37 °C im Brutschrank.			
	Menge	Gefäß	Transport/ Lagerung	Anmerkungen
Kultur: Bakterien, Pilze allgemein	2–4 ml	Steriles Röhrchen (*ohne* Plastikpellets)	37 °C	Abnahme vor Beginn der Antibiotikatherapie, nur bei verzögertem Transport in Blutkulturflasche geben
Antigennachweise: Pneumokokken *Haemophilus influenzae* Meningokokken *Cryptococcus neoformans* B- Streptokokken *E. coli*	1 ml			

Tabelle 3-16. Katheterspitzen/Drainagespitzen/Implantate

Allgemein:	Material in steriles Röhrchen geben. Bei Transportverzögerung: wenig physiologische NaCl- oder Ringer-Laktat-Lösung zugeben			
Material:		Gefäß	Transport/ Lagerung	Anmerkungen
Katheterspitze, Herzklappe	Teil des Implantats (nicht länger als 5 cm!!)	Steriles Schraubgefäß	4–10 °C (Kühlschrank)	

Tabelle 3-17. Wundabstrich/Hautinfektionen

Allgemein:	• Abszesse: Punktat liefert wesentlich aussagekräftigere Befunde als Abstrich!! • Wenn Abstrich, dann Standard-Abstrichtupfer: Bei oberflächlichen Infektionen, Port-a-cul-System: Bei Nekrosen, Abszessen, Abstrichen von tiefen Wunden. • Möglichst viel Material aus der Tiefe und den Randbezirken des Entzündungsherdes entnehmen. Kontamination mit benachbarten Haut- oder Schleimhautarealen vermeiden, gilt insbesondere für kontaminationsreiche Wunden (z. B. bei Hautulzerationen, diabetischer Fuß etc.)

Material/ Keime	Menge	Gefäß	Transport/ Lagerung	Anmerkungen
Eiter/Wundsekret	>1 ml Punktat	Steriles Gefäß, Spritze	Raumtemperatur bei Transportzeit <4 h sonst 4–10 °C (Kühlschrank)	
Anaerobier	Eiter, Wundsekret	Port-a-cul	Raumtemperatur	Schneller Transport *Verdacht auf Gasbrand*: Für eine Schnelldiagnose *zusätzlich* Material auf einen *Objektträger ausstreichen*, lufttrocknen lassen und im Objektträgerbehälter einsenden (s. auch Gewebebiopsie)
Clostridium tetani – Toxin	5–10 ml Serum	Steriles Serumröhrchen	Raumtemperatur	
Dermatomykosen		Steriles Gefäß	Raumtemperatur	*Hautschuppen:* Haut mit 70%igem Alkohol desinfizieren. Material (5–10 Schuppen) mit scharfem Löffel oder Skalpell auf der Randzone der Läsion gewinnen. *Abstrich ungeeignet!!* Mehrere *Haare* aus der Mitte der Läsion (>10) *inklusive* der Haarwurzel gewinnen. *Keine abgeschnittenen Haarbüschel.* Veränderte *Nägel* und *Nagelspäne* aus dem Randbereich der Läsion.

Tabelle 3-18. Biopsien/Punktate/intraoperativ gewonnenes Material

Allgemein:	• Biopsiematerial/Punktat in Port-a-cul-System geben, möglichst umgehender Transport in das Labor. • Lagerung bei Raumtemperatur wenn Transportzeit <4 h, sonst 4–10 °C (Kühlschrank). • Abszesse: Punktat liefert wesentlich aussagekräftigere Befunde als Abstrich!!

Material/Keim	Menge	Gefäß	Anmerkungen
Nadel/Stanzbiopsie		Steriles Gefäß + 0,9 % NaCl	
Punktat	2–5 ml	Spritze, steriles Gefäß, Port-a-cul	Auf ausreichende Hautdesinfektion achten
Knochenmarkpunktat		in EDTA-Röhrchen, Blutkulturflaschen	
Helicobacter pylori	Biopsie	Port-a-cul	Material aus dem Antrum und eventuell aus dem Corpus gewinnen Biopsie mit steriler Pinzette kurz unter die Oberfläche des Transportmediums stecken. Schneller Transport ist äußerst wichtig Magensaft ist diagnostisch wertlos!
Anaerobier (Biopsie)		Port-a-cul	Insbesondere bei Gasbrand schneller Transport
Aktinomykose	Möglichst viel Material gewinnen	Port-a-cul	*Eiter* sollte durch direkte Punktion eines erweichten, nicht ulzerierten Knotens oder durch Entnahme an einer Fistelöffnung gewonnen werden. Fließt kein Sekret, muß *Gewebematerial* untersucht werden. Bronchialbiopsien und aspiriertes Material sind ebenfalls geeignet
Tropheryma whippelii	Biopsie 2–5 ml	Steriles Gefäß + 0,9 % NaCl Steriles Gefäß	*Duodenalbiopsie, Liquor*

Tabelle 3-19. Augenabstrich

Allgemein:	• Lokalanästhetika können antibakterielle Zusätze enthalten! Das Material sollte daher vor Anästhesierung gewonnen werden. Für Konjunktivalproben Tupfer unbedingt mit steriler Kochsalzlösung anfeuchten und 2–3 mal kräftig über untere Bindehaut streichen. Falsch negative Befunde treten häufig durch zu geringe Materialmengen auf! Abstriche von beide Augen nehmen. • Standard-Abstrichtupfer benutzen, kühl lagern. • Bei Ulzera Material stets vom Geschwürrand entnehmen.

Spezielle Erreger	Gefäß	Transport/Lagerung	Anmerkungen
Chlamydien	Spezielles IFT-Objektträger-Set	Raumtemperatur	Nachweis erfogt mittels IFT
Aktinomyceten (Canaliculitis)	Port-a-cul-System	4–10 °C (Kühlschrank)	Möglichst Sekret (Eiter) entnehmen, Abstrich ist diagnostisch unergiebig

Tabelle 3-20. Gehörgang/Mittelohr

Allgemein:	• Für Operationsmaterial, z. B. Mastoiditis, Port-a-cul-System verwenden. • kurzfristige Probenaufbewahrung bei Raumtemperatur, sonst bei 4–10 °C (Kühlschrank)

	Menge	Gefäß	Transport/Lagerung	Anmerkungen
Gehörgangabstrich		Standard-Abstrichtupfer	4–10 °C (Kühlschrank)	Berührung unauffälliger Hautbereiche vermeiden. Bei trockenen Entzündungsformen Tupfer mit steriler Kochsalz-Lösung anfeuchten. Bei Verdacht auf Otomykose Hautschuppen mit sterilem Spatel entnehmen und in sterilem Röhrchen einsenden
Mittelohrsekret		Port-a-cul	4–10 °C (Kühlschrank)	Abstrichmaterial vom Tubenausgang im Nasopharynx muß kritisch bewertet werden, da die Kulturergebnisse häufig nicht mit Proben von entzündetem Mittelohr übereinstimmen. Aus Trommelfelldefekten austretendes Sekret mit Tupfer aufnehmen. Berührung mit Gehörgang vermeiden!

Tabelle 3-21. Nasopharynx

Allgemein:	• Nasenabstrich unter Sicht mit Spekulum von entzündeten, bzw. sekretbedeckten Stellen entnehmen. Nasenabstrich ist ungeeignet für die Diagnose einer Sinusitis (hierfür Absaugmaterial nach Punktion). • Nachweis von Bordetella pertussis, Chlamydia trachomatis oder Meningokokken wird jeweils nur bei spezieller Anforderung durchgeführt!

	Gefäß	Transport/Lagerung	Anmerkungen
Bordetella pertussis	Spezielles *B.-pertussis*-Transportsystem	4–10 °C (Kühlschrank); *schneller* Transport zum Labor	Bitte telefonisch Rücksprache mit dem Labor halten Bakteriologischer Nachweis nur im Stadium catarrhale möglich! Den Tupfer flach durch den Nasengang bis zur hinteren Rachenwand schieben, einmal umdrehen und wieder herausziehen. Tupfer sofort in das Röhrchen stecken, am Rand des Röhrchens abschneiden und mit Deckel verschließen.
Chlamydia trachomatis	IFT-Objektträger-Set	Raumtemperatur	Nachweis der Chlamydien im Immunfluoreszenz-Test (IFT). Serologischer Nachweis möglich
Meningokokken	Port-a-cul	4–10 °C (Kühlschrank)	Keine Rachen-, sondern Nasopharyngealabstriche entnehmen Probe sollte innerhalb von 24 h das Labor erreichen
Gonokokken	Port-a-cul	4–10 °C (Kühlschrank)	Umgehender Transport, Proben unbedingt *kühlen*; ggf. Abstrich direkt in der Klinik auf Spezial-Nährboden-Platten ausstreichen. Material von der hinteren Rachenwand und aus den Tonsillen-Krypten gewinnen. Für eine Schnelldiagnose *zusätzlich zellreichen Abstrich* auf einen *Objektträger ausstreichen*, lufttrocknen lassen und im Objektträgerbehälter einsenden
MRSA/ORSA (Methicillin/Oxacillin-resistente *S. aureus*)	Standard-Abstrichtupfer	4–10 °C (Kühlschrank)	Untersuchung auf Träger von MRSA/ORSA: Das Material sollte vom Naseneingang gewonnen werden. Klinischen Verdacht auf Anforderungsschein vermerken!!

Tabelle 3-22. Rachenabstrich

Allgemein:	• Mit Tupfer reichlich Material gezielt von entzündeten Stellen der Tonsillen, der Gaumenbögen oder der hinteren Rachenwand entnehmen. In Tonsillarkrypten Material unter drehender Bewegung des Tupfers gewinnen. Kontakt mit anderen Schleimhautarealen oder Speichel vermeiden		
Spezielle Erreger	**Gefäß**	**Transport/Lagerung**	**Anmerkungen**
Corynebacterium diphtheriae	Transporttupfer Standard	4–10 °C (Kühlschrank). *Schneller Transport* wichtig!	*Labor informieren!* Wenn Membranen vorhanden, Material gezielt von der Membran*unterseite* entnehmen.
Angina Plaut-Vincentii	Objektträger-Behälter	Raumtemperatur	Eitriges Sekret mit Tupfer entnehmen und auf 2 Objektträger großflächig verteilen. Lufttrocknen und im Objektträgerbehälter einsenden

Tabelle 3-23. Respirationstrakt

Allgemein:	• Proben sofort kühlen (ca. 4–10 °C). Schneller Transport zum Labor ist wichtig, da sonst die Ergebnisbeurteilung durch Vermehrung der Bakterien der normalen Flora schwierig ist.			
Material gewonnen durch:	**Abnahme-menge**	**Transport-gefäß**	**Transport/ Lagerung**	**Anmerkungen**
Sputum	2 ml	Steriles Schraubgefäß	4–10 °C (Kühlschrank)	Am besten morgens zu gewinnen. Möglichst eitriges Material. Mund vor Abnahme mehrfach mit Leitungswasser spülen.
Endotracheale Absaugung (ENTA)	2 ml	Steriles Schraubgefäß	4–10 °C (Kühlschrank)	Sterilen Katheter in Tubus einführen, Sekret aspirieren und direkt in steriles Gefäß geben. Da die Trachea nach Anlegung eines Tracheostomas oder Einführen eines Trachealtubus rasch von Bakterien aus dem Mund-Rachenraum besiedelt wird, müssen die Kulturergebnisse sorgfältig interpretiert werden.
Bronchoskopie (Sekret/BAL)	2–5 ml	Steriles Schraubgefäß	4–10 °C (Kühlschrank)	Sekret sollte möglichst ohne Spülung aspiriert werden. Läßt sich nicht genug Material ansaugen, sollte sterile Ringer-Lakat-Lösung verwendet werden, da physiologische NaCl-Lsg. bakterizid wirken kann.
Spezielle Erreger				
Parasiten wie *Pneumocystis carinii, Toxoplasma gondii*	BAL, 5–10 ml	Steriles Schraubgefäß	4–10 °C (Kühlschrank)	Mit mikrobiologischem Labor telefonisch in Verbindung setzen
Legionella spp.	BAL/ENTA	Steriles Schraubgefäß	4–10 °C (Kühlschrank)	In Sputumproben ist der Erreger auch bei bestehender Infektion nur selten nachweisbar. Antigen-Nachweis im Urin sowie serologische Untersuchung sinnvoll
Mykobakterien	Sputum, ETA, BAL	Steriles Schraubgefäß	4–10 °C (Kühlschrank)	Untersuchung an 3 aufeinanderfolgenden Tagen!!
Anaerobier	BAL/Lungenbiopsie	Port-a-cul	4–10 °C (Kühlschrank)	Nachweis aus Sputum *nicht* sinnvoll, aus ENTA nur bei Verdacht auf Aspirationspneumonie sinnvoll
Nokardia spp., Actinomyces spp.	BAL	Steriles Schraubgefäß	4–10 °C (Kühlschrank)	Proben sofort kühlen
Mycoplasma pneumoniae				Die Diagnostik erfolgt am besten durch Antikörper-Nachweis in Serumproben oder mittels molekularer Diagnostik (PCR).

Tabelle 3-24. Urin

Allgemein:	• Für eine verläßliche Keimzahlbestimmung soll der erste Morgenurin oder Urin 4–5 h nach der letzten Miktion untersucht werden				
Material/Keime	**Menge**	**Gefäß**	**Transport/ Lagerung**	**Anmerkungen**	
Mittelstrahlurin, Katheterurin, Blasenpunktionsurin	10 ml	Standard-urinröhrchen	4–10 °C (Kühlschrank)	Patienten eingehend instruieren. Nicht aus Auffangbeutel abnehmen	
Mykobakterien	a) 100 ml Morgenurin b) 10 ml Morgenurin	a) steriles Sammelgefäß b) Mykobakterien-Urinröhrchen	4–10 °C (Kühlschrank)	Nachweis erfolgt am günstigsten aus 100 ml Morgenurin	
Parasiten	24-h-Sammelurin	steriles Sammelgefäß	4–10 °C (Kühlschrank)	*Schistosomen*-Eier (*Bilharziose*): 20 ml Urin im Röhrchen abgenommen zwischen 12.00 und 14.00 Uhr oder Sediment eines 24h-Urins	
Antigene im Urin *Cryptococcus neoformans,* Legionellen	Mittelstrahlurin, Blasenpunktionsurin, Einmalkatheterurin	Standard-urinröhrchen	4–10 °C (Kühlschrank)		

Tabelle 3-25. Urogenitaltrakt

Allgemein:	• Proben unbedingt kühl halten (4–10 °C, Kühlschrank)		
Keim/Material	**Gefäß**	**Transport/Lagerung**	**Anmerkungen**
Gonokokken	Port-a-cul	*Sofortiger* Transport	Umgehender Transport, Ggf. Abstrich direkt in der Klinik auf Spezial-Nährboden-Platten ausstreichen. Für eine Schnelldiagnose *zusätzlich zellreichen Abstrich* auf einen *Objektträger ausstreichen*, lufttrocknen lassen und im Objektträgerbehälter einsenden. *Endozervikalabstrich*: Zervicalschleim vorher entfernen, Kontamination mit Vaginalsekret vermeiden. *Urethralabstrich*: Ausfluß aus der Urethra mit Tupfer aufnehmen. Wenn kein Ausfluß vorhanden, den Tupfer 4 cm tief in die Urethra einführen und vorsichtig drehen. Abnahme fühestens 1 h nach der letzten Miktion,
Chlamydien	IFT-Objektträger-Set	Raumtemperatur	Tiefen (2–4 cm), *zellreichen Abstrich* gewinnen. Austretendes Sekret ist wertlos!
Mykoplasmen/ Ureaplasmen	Port-a-cul	4–10 °C (Kühlschrank)	Nachweis aus Zervikal-/Vaginalabstrich, Urin, Ejakulat, Prostatasekret und Fruchtwasser sinnvoll
Gardnerella vaginalis	Port-a-cul	4–10 °C (Kühlschrank)	Schneller Transport. *Zusätzlich zellreichen Abstrich* auf einen *Objektträger ausstreichen*, lufttrocknen lassen und im Objektträgerbehälter einsenden
Trichomonas vaginalis		*Sofortiger* Transport (körperwarm!)	Mikroskopie < 30 min nach Entnahme

Tabelle 3-26. Stuhl

Allgemein:	• Standarduntersuchung umfaßt den Nachweis der am häufigsten auftretenden Enteritiserreger: Salmonellen, Shigellen, Campylobacter, Yersinia, bei Kindern < 3 Jahre: EPEC. • Probengewinnung: Stets kurz nach Beginn der Infektion. (Beginn Typhus-/Paratyphus-Verdacht in der 2.–4. Krankheitswoche). • Proben unbedingt sofort kühlen, Lagerung bei 4–10 °C (Kühlschrank). • Zur Verbesserung der diagnostischen Ausbeute sollten mindestens 3 Stuhlproben von verschiedenen Zeitpunkten untersucht werden. Jede Probe dirket nach der Gewinnung einsenden. • Nur mit frischem Material (max. 48 h Lagerung im Kühlschrank) kann eine sichere Diagnostik durchgeführt werden.

	Menge	Gefäß	Anmerkungen
Standarduntersuchung	Erbsgroße Menge (bzw. 2 ml)	Stuhlröhrchen	
Parasiten (z. B. Amöben, Giardia, Cryptosporidien, *Isospora belli*, vgl. auch Direktnachweis von Parasiten)	Erbsgroße Menge (bzw. 2 ml)	Stuhlröhrchen	Frischen Stuhl unmittelbar ins Labor bringen (< 30 min). Stuhl in MIF (Merthiolat-Iod-Formaldehyd) oder SAF (Sodiumacetate-Acetic acid-Formalin) einsenden bei längeren Transportzeiten Ganze Würmer und Wurmglieder (z. B. Proglottiden von Taenia) nicht mit der Stuhlprobe, sondern in 0,9 % NaCl-Lösung einsenden
Oxyuren	„Tesastreifen"	Objektträger	Morgens vor dem Waschen 1–2 Stück durchsichtigen Tesastreifen (ca. 5 cm) mit der Klebeseite auf den After und die benachbarte Analregion drücken, abziehen und anschließend (mit der Klebeseite nach unten) auf einen Objektträger kleben.
Clostridium difficile a) Erregernachweis b) Toxinnachweis	Erbsgroße Menge (bzw. 2 ml)	Stuhlröhrchen	Den frisch gewonnenen Stuhl umgehend einsenden.
Aeromonas/Plesiomonas	Erbsgroße Menge (bzw. 2 ml)	Stuhlröhrchen	Diarrhö des Kleinkindes, bei Erwachsenen bes. nach Auslandsaufenthalt
Enterohämorrhagische *E. coli* (EHEC)	Erbsgroße Menge (bzw. 2 ml)	Stuhlröhrchen	Untersuchung sinnvoll bei hämorrhagischer Enterocolitis, sowie hämolytisch-urämischem Syndrom (HUS). Stuhlprobe möglichst kurz (max. 6 Tage) nach Beginn der Symptome entnehmen
Enterpathogene *E. coli* (EPEC)	Erbsgroße Menge (bzw. 2 ml)	Stuhlröhrchen	Nur bei Kindern < 3 Jahren indiziert
Vibrio cholerae	Nur nach *telefonischer Absprache*, umgehender Probentransport in das Labor notwendig!!		

4 Immunologische Diagnostik

R. Gruber und H.W.L. Ziegler-Heitbrock

Immunologische Testverfahren haben die Laborarbeit revolutioniert. In allen Bereichen der Labordiagnostik spielen Methoden eine Rolle, die auf einer Antigen-Antikörper-Reaktion (AG-AK-Reaktion) beruhen. Die Grundlage dieser Assays beruht auf wenigen Prinzipien des Immunsystems. Dies sind erstens die ungeheure Vielfalt der möglichen Strukturen, die durch Antikörper erkannt werden können, zweitens, die extrem hohe Spezifität der Antikörper-Antigen-Bindung, drittens die vorher nicht erreichbare Sensitivität in Picogrammbereichen und nicht zuletzt die Einfachheit der Handhabung und Automatisierbarkeit von Immunoassays. Die immunologische Diagnostik hat ihren Höhepunkt noch nicht erreicht, doch automatisierte molekularbiologische Methoden, die noch weiter an die Grenzen der Nachweisbarkeit stoßen, halten bereits Einzug in die Routinelabors.

Eine der großen Herausforderungen der modernen Medizin ist die Umsetzung von Grundlagenerkenntnissen und Methoden aus der Forschung in diagnostische und therapeutische Verfahren, die sich für die praktische klinische Medizin als nützlich erweisen. Ein breites Spektrum an immunologischen Tests hat bereits einen sicheren Platz im Routinelabor und ist aus der Diagnostik nicht mehr wegzudenken. Die Ergebnisse geben den Klinikern wertvolle Hinweise für die Differentialdiagnose; auf der anderen Seite tragen die Wünsche der Kliniker viel zu neuen Entwicklungen auf dem Gebiet der immunologischen Testverfahren bei. Immunologische Methoden wurden in den letzten Jahren immer mehr verfeinert und dabei auch noch vereinfacht und vielfach an Laborautomaten angepaßt, so daß sie bereits Einzug in die Notfall- und Bedsidediagnostik gefunden haben.

Ein fundiertes Verständnis der immunologischen Prinzipien ist für den Medizinstudenten genauso wertvoll wie für den klinisch tätigen Arzt, um Laborbefunde richtig interpretieren zu können. Immunologische Methoden werden zum Nachweis pathologischer Veränderungen des Immunsystems selbst eingesetzt, wie z. B. der Immunglobulinquantifizierung, der Bestimmung von Komplementfaktoren oder Zytokinen und der Autoantikörperdiagnostik, aber auch in fast allen anderen Disziplinen und Organsystemen, wie der Bestimmung von Troponin beim V.a. Herzinfarkt oder der Quantifizierung der Schilddrüsenhormone, dem quantitativen Nachweis von Antikörpern gegen verschiedene Infektionserreger, v. a. Viren aber auch Bakterien, Pilze und Parasiten.

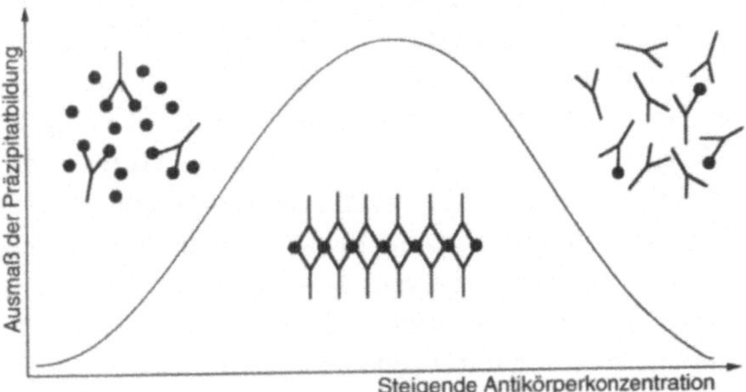

Abb. 4-1. Antigen-Antikörper-Präzipitationskurve nach Heidelberger und Kendall. Typische Präzipitationskurve, wie sie durch Titration steigender Antikörperkonzentration bei konstanter AG-Menge entsteht

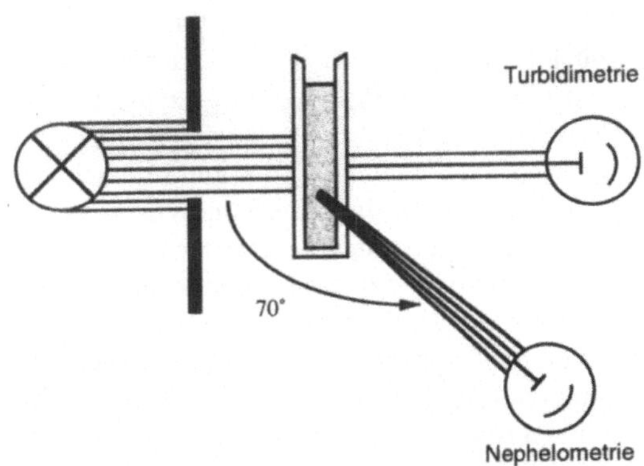

Abb. 4-2. Das Prinzip der Turbidimetrie und der Nephelometrie zur Messung von AG-AK-Reaktionen. Licht aus einer starken Lichtquelle, z. B. ein Laser, passiert eine Küvette, in der die AG-AK-Reaktion abläuft. Die entstehenden AG-AK-Präzipitate streuen Licht. Dieses Streulicht wird im Nephelometer gemessen. Die Menge an durchfallendem Licht wird dabei weniger. Diese Abnahme an Lichtintensität wird im Turbidimeter gemessen

4.1
AG-AK-Reaktionen

Die AG-AK-Reaktion ist per se nicht sichtbar, d. h. man muß über verschiedene Umwege möglichst sensitive und spezifische Methoden finden, die AG-AK-Interaktion qualitativ und auch quantitativ zu messen. Dabei stehen eine Vielzahl an verschiedenen Read-out-Systemen zur Verfügung. Die AG-AK-Reaktion kann in Lösung oder im Gel als Präzipitation, an Partikeln (Kunststoff, Erythrozyten, Bakterien) als Agglutination oder an einer Festphase mit Hilfe von Enzymen, Fluoreszenzfarbstoffen oder Radioaktivität nachgewiesen werden.

4.1.1
AG-AK-Reaktion in Lösung (Präzipitation)
4.1.1.1
Nephelometrie, Turbidimetrie

Eine der ersten Erkenntnisse bei der Erforschung der Immunglobuline war die Beobachtungen, das AK mit AG große Komplexe bilden, wenn sie in etwa äquivalenten Mengen zusammengebracht werden. Diese Komplexe können unlöslich werden (präzipitieren) und dann aufgrund ihrer Lichtstreuung nachgewiesen werden (Abb. 4-1). Bei AG-Überschuß ist jeder AK mit AG abgesättigt, und es entsteht keine dreidimensionale Matrix. Gleiches gilt bei AK-Überschuß, bei dem zuwenig AG da ist, um eine Vernetzung zu bewirken. Die Lichtstreuung der präzipitierenden Immunkomplexe wird bei der Nephelometrie und Turbidimetrie ausgenutzt.

Prinzip
Die bei der AG-AK-Reaktion auftretende Trübung führt dazu, daß ein einfallender Lichtstrahl an den Immunkomplexen gestreut wird. Damit ist der am anderen Ende des Reaktionsgefäßes austretende Lichtstrahl abgeschwächt. Diese Schwächung wird bei der Turbidimetrie (lat. turbidus = trübe) als Maß für die AG-AK-Reaktion benutzt (Abb. 4-2). Die nachgewiesene Abnahme der Extinktion ist in weiten Konzentrationsbereichen proportional zur AG-Konzentration. Andererseits kann auch die Zunahme des Streulichtes durch 70–90°-Positionierung einer Photozelle in der Nephelometrie als Maß für die AG-Menge eingesetzt werden (Abb. 4-2).

Methode
Im Reagenzgefäß wird zum Serum mit dem gesuchten bzw. zu quantifizierendem AG ein spezifischer AK dazugegeben. Vor Beginn und nach Ende der Reaktion (Endpunktbestimmung) oder nach bestimmten Zeitpunkten im Verlauf der Reaktion (Kinetik) wird die Zunahme der Trübung bzw. des Streulichtes gemessen.

Richtlinien für die Anwendung
Die Turbidimetrie und Nephelometrie haben sich aufgrund der guten Automatisierbarkeit und der für den

Nachweis vieler Serumproteine ausreichenden Sensitivität bei relativ niedrigem Preis zu einem Standardsystem in der Labordiagnostik entwickelt. Viele Parameter können an Analyseautomaten gemessen werden: CRP, IgG, IgA, IgM, Transferrin, Ferritin, C3, C4. Die Vorteile der Präzipitation in Lösung sind, daß AK und AG in ihrer natürlicher Konfiguration miteinander reagieren können, so daß keine Denaturierung, Deformierung oder Maskierung von Epitopen zu einer Abnahme oder Verlust der Bindung führen kann. Es handelt sich um Ein-Phasen-Tests, d. h. es sind keine Waschschritte zwischen den Inkubationen erforderlich und eine quantitative Bestimmungen ist mit Hilfe von Standardkurven möglich.

Störfaktoren/Nachteile

- Geringere Sensitivität für Turbidimetrie und Nephelometrie als z. B. für ELISA (Nachweisbereiche mit z. B. Latexverstärkung ca. 10–50 μg/l),
- leichte Störbarkeit: RF, CIC, Kryoglobuline präzipitieren per se; Trübung/Extinktion/Streulicht anderen Ursprungs (lipämische, hämolytische Seren),
- empfindlich gegenüber unerwartet sehr hohen AG-Konzentrationen (Prozonenphänomen = High-dose-hook-Effekt). Dem kann begegnet werden durch „Rate-Nephelometrie", d. h. der kinetischen Messung der Streulichtmenge und der Geschwindigkeit, mit der sich die Immunkomplexe ausbilden, oder über die Kontrolle der Extinktion nach erneuter AK-Zugabe im Überschuß: Abnahme der Extinktion im Meßbereich, da hier die gebildeten AG-AK-Komplexe wieder aufgelöst werden, dagegen weitere Zunahme der Extinktion bei Prozonenphänomen, da dann erst die Äquivalenzzone für eine optimale Komplexbildung erreicht wird.
- Der Nachweis der Präzipitate kann nur über hochempfindliche Geräte (sowohl Turbidimetrie als auch Nephelometrie) erfolgen.

Qualitätssicherung

Folgende Grundprinzipien der Qualitätssicherung gelten im Prinzip für alle AG-AK-Reaktionen. Bei allen Tests müssen Kontrollen mitgeführt werden, d. h. eine Probe mit bekannter Konzentration für das gesuchte Protein. Dieser bekannte Zielwert muß in bestimmten Grenzen bei jeder Bestimmung der Kontrolle erreicht werden. Anderenfalls sind alle Bestimmungen dieser Serie ungültig und müssen nach Behebung des Problems wiederholt werden. Bei qualitativen Tests müssen eine bekannte positive Kontrolle und eine negative Kontrolle entsprechende Testergebnisse ergeben. Für viele Tests werden internationale Standards in verschiedenen Konzentrationen mitgeführt.

Anhand der gemessenen Werte kann eine Standardkurve berechnet werden. Damit läßt sich der Wert der Probe bezogen auf diesen Standard angeben. Dabei gibt es z. B. für IgG-Bestimmungen am Nephelometer

unterschiedliche akzeptierte Standards (WHO- und IFCC-Standard) die, in klinisch akzeptablen Grenzen, auch zu unterschiedlichen Ergebnissen führen. Ansonsten gelten wie bei jeder anderen Laboruntersuchung die Richtlinien der Bundesärztekammer (RiliBÄK) und entsprechende gesetzliche Vorschriften der Qualitätssicherung (Eichgesetz).

Interpretation

Die gemessenen Proteinkonzentrationen werden als absolute Mengenangaben in definierten Einheiten (z. B. bei IgG in g/l berechnet nach einem internationalen Standard), als „International Units (IU/l) oder als sog. „arbitrary units" (das sind willkürliche, dimensionslose Einheiten) angegeben. Letztere sind ein Hilfsmittel zur Quantifizierung bei Parametern, für die es noch keine international anerkannten Standards gibt. Die erhaltenen Werte müssen im Zusammenhang mit den laborinternen Referenzbereichen im Gesamtbild mit anderen Laborergebnissen und dem klinischen Bild des Patienten interpretiert werden.

GOÄ

3571, 3572.

4.1.2
AG-AK-Reaktion und Präzipitation im Gel

Prinzip

Läßt man AG und AK in einem Agargel aufeinander zu diffundieren, so bilden sich in diesem Äquivalenzbereich des Gels Präzipitatlinien aus, die man direkt mit dem Auge beobachten kann (Immundoppeldiffusion nach Ouchterlony). Ist ein Reaktionspartner homogen im Gel verteilt, so kann man den zweiten Reaktionspartner von einem ausgestanzten Loch aus zirkulär in das Gel diffundieren lassen, am Äquivalenzpunkt bildet sich der Präzipitationsring (radiale Immundiffusion nach Mancini).

4.1.2.1
Immundoppeldiffusion (Ouchterlony)

Bei der Immundoppeldiffusion kann man unterschiedliche AG-AK-Reaktionen, die aufgrund unterschiedlicher AK Populationen in einem Serum vorhanden sind, unterscheiden. Dabei kann man die Nichtidentität, teilweiser Identität und Identität der AG erkennen (Abb. 4-3).

4.1.2.2
Immunelektrophorese (IE), Immunfixationselektrophorese (IFE)

Manche AG-Präparationen sind zu komplex, um über eine einfache Diffusion und Präzipitation aufgeschlüsselt zu werden. So wurde die IE entwickelt, bei der AG

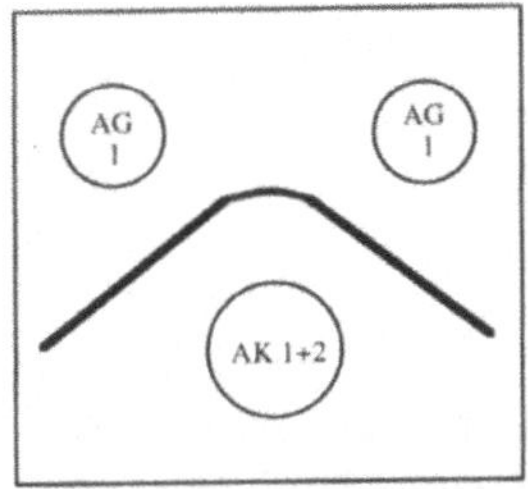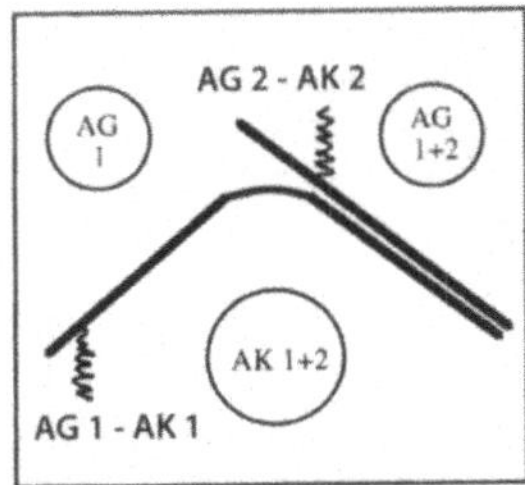

Abb. 4-3. AG-AK-Präzipitationslinien im Agardoppeldiffusionstest (Ouchterlony). AG und AK diffundieren im Gel aufeinander zu. In der Äquivalenzzone, d. h. wenn AG und AK die gleiche Konzentration aufweisen, bilden sich große Immunkomplexe, die im Gel als Präzipitatlinien sichtbar werden. Sind die beiden AG identisch, bildet sich eine durchgehende Linie, mehrere nichtidentische AG können unabhängig voneinander präzipitieren *(rechts)*

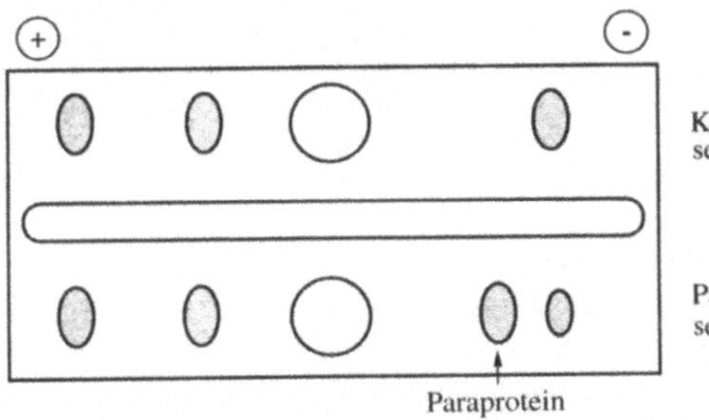

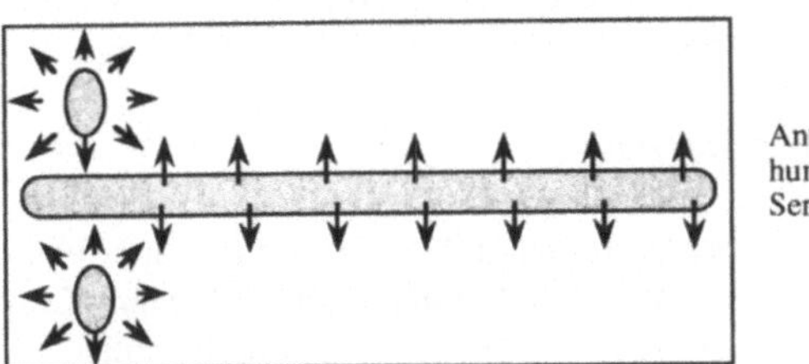

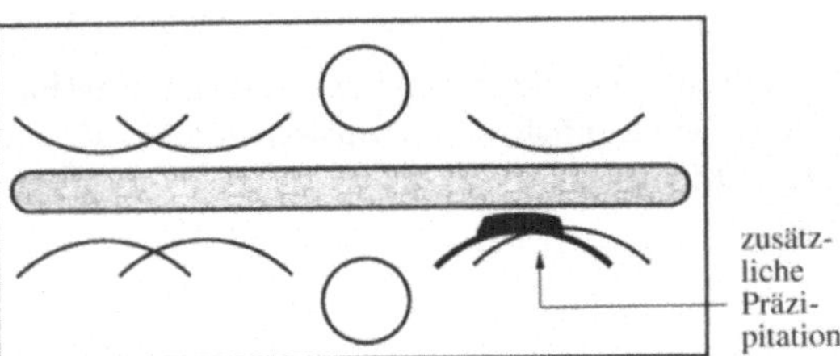

Abb. 4-4. Das Prinzip der Immunelektrophorese (IE). Im ersten Schritt werden die Serumproteine von einem gesunden Kontrollspender und einem Patienten im elektrischen Feld aufgrund ihrer unterschiedlichen Ladungen in einem Gel getrennt. In der Rinne wird Antiserum gegen humane Serumproteine hinzugefügt. Die aufgetrennten Serumproteine und das Antiserum diffundieren aufeinander zu. Im Bereich der AG-AK-Äquivalenz entstehen Präzipitatlinien. Im Falle eines zusätzlichen, stark vermehrten Ig des Patienten mit Plasmozytom entsteht eine zusätzliche, starke Präzipitationslinie

auf der Basis ihrer Ladungen zuerst in einem Agarosegel elektrophoretisch separiert und dann mit spezifischen Antiseren präzipitiert werden (Abb. 4-4). Bei der IFE wird das Patientenserum ebenfalls in einem Agaro-

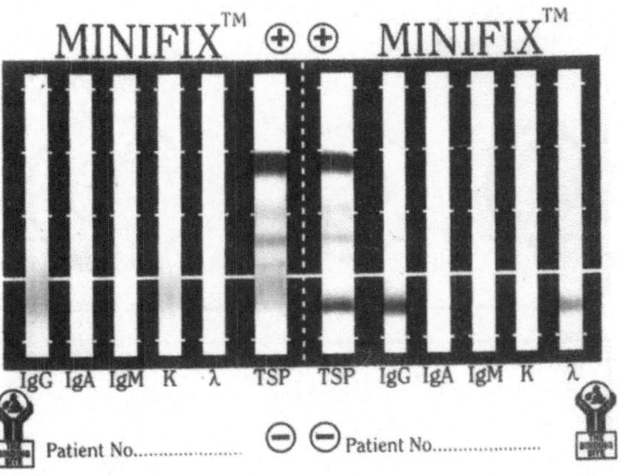

Abb. 4-5. Die Immunfixationselektrophorese (IFE) ist wie die IE eine Methode zum Nachweis von monoklonalen Ig bei Patienten mit Plasmozytomen. Sie ist etwas sensitiver als die IE. Sind monoklonale Ig vorhanden, so entstehen deutliche Präzipitationslinien im Gel. (Mit freundlicher Genehmigung der Firma The Binding Site) linke Hälfte: gesunde Kontrolle, nur polyklonaler Hintergrund; rechte Hälfte: IgG lambda Paraprotein

segel oder auf einer Zelluloseacetatfolie aufgetrennt, mit Antiseren gegen IgG, IgA, IgM, κ und λ leichte Ketten inkubiert und die Reaktionszone mit einem Proteinfarbstoff dargestellt (Abb. 4-5).

4.1.2.3
Radiale Immundiffusion (Mancini)

Durch Modifikationen der einfachen radialen Immundiffusion können auch quantitative Bestimmungen durchgeführt werden. AK werden einem Agargel zugegeben und in Plastikschalen gegossen. Ist das Gel fest, werden Vertiefungen ausgestanzt, in die man verschiedene bekannte Konzentrationen des zu messenden AG zur Berechnung der Standardkurve bzw. die Proben mit unbekannter Konzentration an AG einpipettiert. Man läßt das AG mindestens 24 h diffundieren. Die AG-Konzentration nimmt dabei im Quadrat ab, während die AK-Konzentration im Gel konstant ist. Das AG diffundiert entlang des Konzentrationsgradienten in das Gel hinein.

Zunächst bilden sich lösliche Komplexe (AG-Überschuß), die im Gel weiterwandern bis in einem bestimmten Abstand zur Auftragsstelle der Äquivalenzpunkt erreicht ist, bei dem AG und AK präzipitieren. Der Durchmesser des Präzipitationsrings kann gemessen werden und ist proportional zur zugegebenen AK-Konzentration. Mit Hilfe der bekannten AK-Konzentrationen kann eine Standardkurve erstellt werden und die Konzentration der Probe berechnet werden (Abb. 4-6). Dieses System kann auch „umgedreht" werden und mit Hilfe eines AG-haltigen Gels eine unbekannte AK-Konzentration gemessen werden.

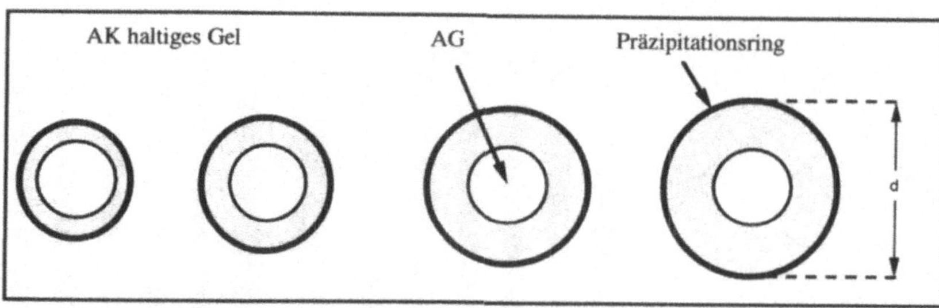

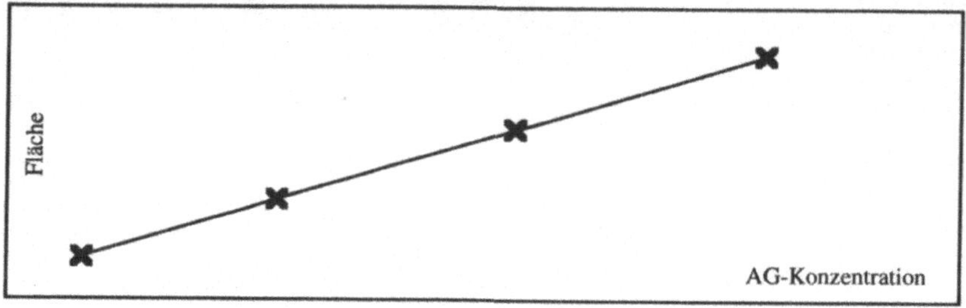

Abb. 4-6. Bei der einfachen radialen Immundiffusion im Gel (Mancini) wird im Gel bereits eine konstante Menge AK vorgegeben. Läßt man von ausgestanzten Löchern im Gel verschiedene Verdünnungen von AG ins Gel diffundieren, so entstehen konzentrationsabhängig verschieden große Flächen innerhalb der Präzipitationsringe. Diese Fläche ist proportional zur AG-Konzentration und kann zur Berechnung unbekannter AG-Konzentrationen verwendet werden

4.1.2.4
Rocket-Elektrophorese, Gegenstromelektrophorese (CIE)

Um die Diffusion zu beschleunigen und damit die Reaktionszeiten zu verkürzen, kann man eine Spannung an das Gel anlegen. Aus der Immundiffusion wird damit die Gegenstromelektrophorese („counter immune electrophoresis", CIE), aus der radialen Immundiffusion die Raketenelektrophorese („rocket electrophoresis").

Beide Methoden basieren auf der Voraussetzung, daß AG und AK bei einem bestimmten pH Wert unterschiedliche Ladungen aufweisen. Die meisten AK haben einen relativ hohen isoelektrischen Punkt, pI, d. h. AK sind bei einem mehr basischen pH Ladungsneutraler als die meisten AG. Die Gegenstromelektrophorese ist ca. 10- bis 20mal sensitiver als die Doppelimmundiffusion, obwohl sie auf dem gleichen Prinzip beruht.

Richtlinien für die Anwendung
Diese Methoden haben in weiten Bereichen an Bedeutung verloren. Sie sind meist durch automatisierbare Immunoassays (EIA, Turbidimetrie, Nephelometrie) ersetzt worden.

Bei der Paraproteindiagnostik wird nach der Serumelektrophorese, bei der man meist bereits einen M-Gradienten, d. h. eine zusätzlich Proteinbande, sehen kann, der für eine monoklonale Vermehrung eines B-Zell-Klones spricht, zur weiteren Spezifizierung des Ig-Isotypes die IE oder die IFE sowohl im Serum, als auch im Urin (zum Nachweis von Bence-Jones-Proteinen) angeschlossen. Mit einer quantitativen Bestimmung von leichten Ketten im Urin und der Bestimmung des κ-, λ-Quotienten kann man eine monoklonale Gammopathie bestätigen und quantitative Verlaufskontrollen durchführen.

Störfaktoren/Nachteile
* Geringe Sensitivität (ca. 20 µg/ml bis 2 mg/ml),
* schlechte Automatisierbarkeit,
* falsche Messungen wenn das AG schlecht diffundiert aufgrund von Aggregation oder wenn Serum Anti-Ig AK (z. B. RF) enthält.

Qualitätssicherung
Bei jedem Test müssen Kontrollseren mit bekannten Proteinkonzentrationen mitgeführt werden. Speziell in der IE wird jede Präzipitation parallel mit einem Kontrollserum und dem Patientenserum durchgeführt.

Interpretation
Die Auswertung ist mit dem Auge und bei den quantitativen Methoden mit dem Lineal, also ohne technischen Aufwand möglich. Die Auswertung der IE und der IFE ist sehr von der Erfahrung des Untersuchers abhängig.

GOÄ
3748, 3749.

4.1.3
AG-AK-Reaktion an Partikeln (Agglutination)
4.1.3.1
Latextests, Hämagglutination (Coombs, Blutgruppenserologie), Bakterienagglutination (Gruber, Widal)

Prinzip
Grundlage der Agglutination sind antigenbeschichtete Partikel, z. B. Erythrozyten oder Latexpartikel, die durch die AG-AK-Reaktion verklumpt werden. Diese Verklumpung ist in der Regel mit dem Auge als positiv, grenzwertig oder negativ zu beurteilen, bei bestimm-

ten Tests ist auch die Beurteilung durch das Mikroskop hilfreich (z. B. Erythrozyten-AK, DD unspezifische Agglutinate durch Geldrollenbildung). Man kann zwischen einer direkten und indirekten Agglutination unterscheiden. Agglutinationstests werden meist in Mikrotiterplatten oder Reagenzröhrchen angesetzt.

Methode

1. *Direkte Agglutination:* Direkt heißt: das AG ist auf der Festphase (Erythrozyten oder Latexpartikel) vorhanden und wird durch zugegebene AK verklumpt (z. B. B-Erythrozyten durch Anti-B Antikörper). Viele verschieden Partikel können direkt durch Serumantikörper agglutiniert werden, wie z. B. Erythrozyten, Bakterien (Gruber-Widal-Reaktion), Pilze etc. Man kann diese Reaktionen semiquantitativ durchführen, in dem man serielle Verdünnungen des Serums mit konstanten Mengen an AG inkubiert. Die höchste Verdünnung des Serums (1:2, 1:4, 1:8 etc.), bei der noch eine Agglutination, auftritt wird als Titer angegeben.

2. *Indirekte Agglutination:* Bei der indirekten Agglutination werden Erythrozyten oder Latexpartikel erst mit AG beladen und dann durch zugegebenen AK verklumpt (z. B. IgG-beladene Latexbeads bei RF Nachweis). Viele AG adsorbieren spontan an Erythrozyten, z. B. Penicillin oder bakterielle AG (Exotoxine). Andere Proteine können chemisch mit Hilfe von Gerbsäure („tannic acid"), Glutaraldehyd oder Chromchlorid gekoppelt werden. Die so behandelten Erythrozyten können dann mit Glutaraldehyd oder Formalin fixiert werden und über längere Zeit bei 4 °C gelagert werden.

3. *„Reversed„ Agglutination:* Man kann die Agglutinationsreaktion auch „umdrehen", indem man AK an die Partikel bindet, die über entsprechende AG verklumpt werden.

Als Vorteile der Agglutinationsmethoden sind zu nennen:
- deutlich sensitiver als viele Präzipitationstests,
- meist einfache Auswertung ohne technische Hilfsmittel,
- als „Verstärker" auch in turbidimetrischen (Tina-Quant) und nephelometrischen Systemen im Einsatz.

Richtlinien für die Anwendung

Mit Hilfe der Agglutinationsreaktion können AK oder AG in deutlich niedrigeren Konzentrationen noch nachgewiesen werden, d. h. diese Methoden sind sensitiver als Präziptiationsmethoden. In vielen Bereichen sind Agglutinationsmethoden als Standardmethoden etabliert (z. B. RF, die Blutgruppenserologie und verschiedene infektionsserologische Anwendungen). Aufgrund der Nachteile dieser Tests werden auch hier Fest-

phasenassay (EIA, ELISA etc.) in Zukunft an Bedeutung gewinnen.

Störfaktoren/Nachteile
- Nur qualitativ oder semiquantitativ (Titerbestimmung),
- bei Verwendung von Erythrozyten muß jede Charge für die spezifische Anwendung ausgetestet werden, da Chargen biologischen Schwankungen unterliegen,
- multiple Kontrollen notwendig, da leichte Störbarkeit durch unspezifische AK, z. B. heterophile AK, die Erythrozyten ohne spezifische Erkennung des AG agglutinieren; in solchen Fällen Auswertung nicht möglich oder über AK-Adsorption an unmarkierte Erythrozyten arbeitsaufwendig und mit zusätzliche Fehlermöglichkeiten belastet.

Qualitätssicherung

Agglutinationstechniken sind komplizierter in der Durchführung als Präziptiationsmethoden und ergeben nur semiquantitative Ergebnisse. Dazu müssen Verdünnungsreihen der zu untersuchenden Probe parallel zu einer positiven Kontrolle mit bekanntem Titer angesetzt werden.

Serielle Verdünnungsreihen statt Einpunktbestimmungen verringern das Risiko von Artefakten, z. B. unspezifische Agglutination, die meist sehr schnell austitriert werden kann. Auch falsch-negative Ergebnisse durch sehr hohe AK-Konzentration (High-dose-hook-Effekt = Prozonenphänomen) kann man durch serielle Verdünnungen entdecken.

Interpretation

Durch die hohe Variabilität der Tests wird ein einfacher Titersprung als nicht signifikant betrachtet. Erst ein 4fache Titeränderung (2 Titersprünge) wird als signifikant interpretiert. Dazu müssen die beiden zu vergleichenden Seren in einem Parallelansatz untersucht werden. IgM ist aufgrund der Molekülstruktur mit 10 Bindungsstellen in Agglutinationstests bis zu 700fach effektiver als IgG und IgA mit je 2 Bindungsstellen und einer deutlich geringeren „Spannweite". Hohe IgM-Titer können so die Ergebnisse deutlich beeinflussen.

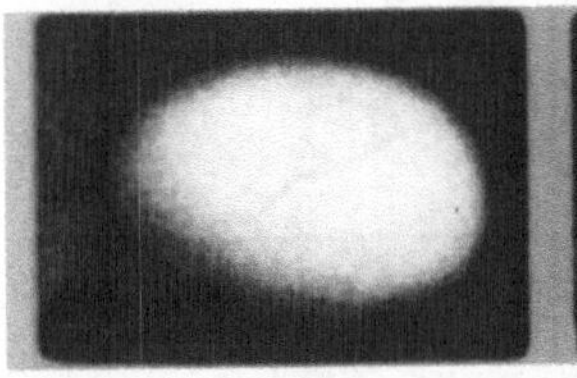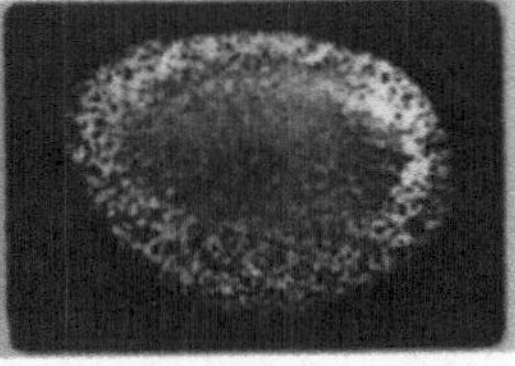

Abb. 4-7. Eine häufige Anwendung für die Latexagglutination ist der Nachweis von Rheumafaktoren im Serum. Latexkügelchen sind mit humanem IgG beschichtet. Sind RF, die IgG binden, vorhanden, so werden die Latexkügelchen verklumpt, es enstehen mit dem Auge sichtbare Agglutinate *(rechts)*. (Mit freundlicher Genehmigung der Firma Dade Behring).

Bestimmung von Rheumafaktoren (RF)

Beim Waaler-Rose-Test werden mit Kaninchenantikörpern beladene Schafserythrozyten durch humane RF agglutiniert. Hier handelt es sich um eine Kreuzreaktion des gegen humanes IgG gerichteten RF mit Kaninchen-Ig. Beim Latextest werden mit humanem IgG beladene Latexpartikel nach Zugabe von Serum durch darin enthaltene RF agglutiniert (Abb. 4-7). Beide Methoden verlieren zunehmend an Bedeutung und werden von turbidi- oder nephelometrischen Methoden abgelöst.

GOÄ

3526.

Blutgruppenserologie, Coombs-Test

Methode

Für die einfache ABo-Blutgruppentypisierung werden 1 Tropfen einer 5 % Erythrozytensuspension mit 1 Tropfen Serum vermischt. Wird dies auf einer Fläche durchgeführt, dann muß das Gemisch 1–2 min bewegt werden, bis eine Agglutination auftritt. Wird der Test im Röhrchen durchgeführt, dann wird das Gemisch kurz anzentrifugiert, und beim Aufschütteln ist dann die Verklumpung sichtbar.

Wenn Antikörper zwar an die Erythrozyten binden, aber nicht in der Lage sind, selbst eine sichtbare Verklumpung zu induzieren, dann kann durch dies durch den Zusatz eines Anti-Antikörpers (Coombs-Serum mit und ohne Anti-C3) sichtbar gemacht werden.

Hierbei gibt es 2 Varianten, den direkten und den indirekten Coombs-Test.

Zum Nachweis von im Patienten an die eigenen oder transfundierten Erythrozyten gebundenen Antikörpern kann das Coombs-Serum direkt zu den gewaschenen Patientenerythrozyten gegeben werden. Es folgt eine Zentrifugation und das Ablesen. Dies ist der direkte Coombs-Test.

Beim indirekten Coombs-Test werden in einem Röhrchen zunächst Erythrozyten mit dem antikörperhaltigen Serum inkubiert (37 °C), dann werden die Zellen gewaschen, und es wird das Coombs-Serum zugesetzt. Es folgt eine Zentrifugation und das Ablesen (Abb. 4-8).

Anwendung finden diese Methoden v. a. in der Blutgruppenserologie, Blutgruppenbestimmung und Bluttransfusion und in der Diagnostik der hämolytischen Anämien.

Störfaktoren/Nachteile

Bei der Agglutinationstestung mit Serum können Antikörper zusammen mit Komplement in seltenen Fällen eine Hämolyse auslösen. Daher fehlt die Agglutination, die Lyse fällt durch eine lackfarbene Rotfärbung der Suspension auf. Schwache Alloantikörper können übersehen werden. Die Reaktionen können durch Testung in LISS („low ionic strength solution") oder durch Behandlung der Erythrozyten mit proteolytischen Enzymen verstärkt werden. Schwache Agglutinate treten häufig auf. Diese sind verursacht zum einen durch Geldrollenbildungen, die insbesondere bei Patienten mit hoher Blutsenkungsgeschwindigkeit vorkommen. Diese können unter dem Mikroskop erkannt werden. Oder aber es handelt sich um niedrigtitrige Anti-I-Antikörper ohne pathogenetische Bedeutung. Letztere werden aufgrund der fehlenden Reaktion mit fetalen Erythrozyten aus Nabelvenenblut identifiziert.

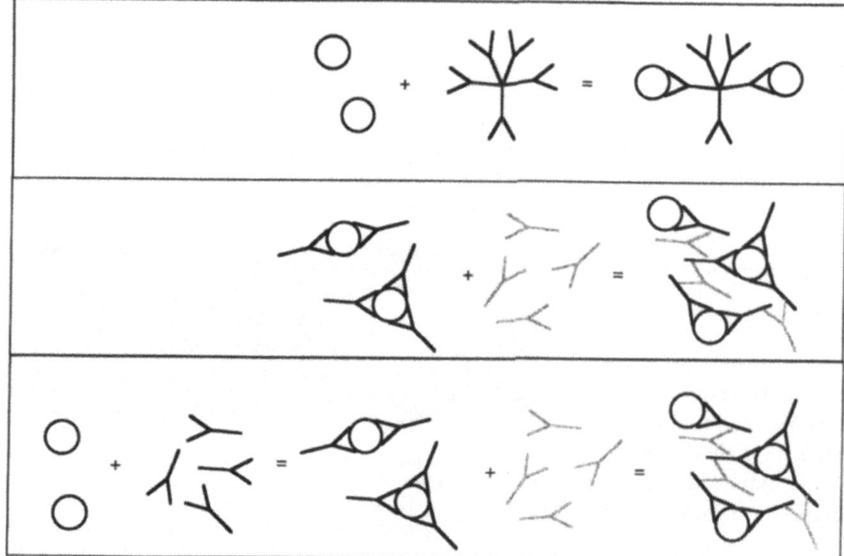

Abb. 4-8. Verschiedene Beispiele zur Agglutination von Erythrozyten. Oben dargestellt ist die direkte Agglutination von Erythrozyten mit einem IgM-Molekül, z. B. bei der Bestimmung der ABo-Blutgruppen. In der *Mitte* die indirekte Agglutination (direkter Coombs-Test) von AK-beladenen Erythrozyten mit einem Antiserum gegen Ig (Coombs-Serum). *Unten* der Nachweis von antierythrozytären AK im Serum (indirekter Coombs-Test)

Qualitätssicherung

Für die ABo-Typisierung wird stets die Serumkontrolle mitgeführt. Hierbei muß der Patient Antikörper komplementär zu seiner eigenen Blutgruppe aufweisen. Die Identitätssicherung des Materials ist von größter Bedeutung, um Transfusionszwischenfälle durch inkompatibles Blut zu vermeiden.

Beim Antikörpersuchtest für Alloantikörper mit der einfachen Agglutination und dem indirekten Coombs-Test müssen mindestens 2 – besser 3 – 0-Erythrozytensuspensionen mit einem breiten Spektrum an bekannten Blutgruppenmerkmalen eingesetzt werden (Biotest, Immucor etc). Beim Coombs-Test muß für den Fall einer negativen Reaktion durch Zutropfen einer mit Antikörper beladenen Erythrozytensuspension, die zu einer sichtbaren Agglutination führen muß, gezeigt werden, daß das Coombs-Serum intakt war.

Interpretation

Erfolgt durch Beurteilung mit dem Auge, auch unter Zuhilfenahme des Mikroskops. Grenzwertige Befunde erfordern viel Erfahrung. Die Agglutination kann auch in automatisierter Form anhand der veränderten Lichtstreuung oder mit digitaler Bildverarbeitung abgelesen werden.

4.1.4
Ligandenbindungsassays (Festphasenassays, Immunoassays)

Die Nomenklatur dieser Gruppe von immunologischen Tests wird z. T. sehr unterschiedlich und nicht immer ganz logisch verwendet. Als Oberbegriff ist in den meisten Namen „IA" für Immunoassay enthalten, was bedeutet, daß in dem Test AK eingesetzt werden. Zusätzlich erscheint das Read-out-System, also EIA für Enzym-IA und RIA für Radio-IA. Der Begriff ELISA hat weite Verbreitung gefunden und wird v. a. für Tests, die in 96-Well-Mikrotiterplatten durchgeführt werden, eingesetzt.

4.1.4.1
RIA (Radioimmunoassay), EIA (Enzymimmunoassay), FIA (Fluoreszenzimmunoassay)

Prinzip

Bei den Ligandenbindungsassays kann man neben den verschieden Nachweismethoden zwei Prinzipien des Testablaufes unterscheiden. Die kompetitiven Tests, bei denen die Reaktion primär in Lösung abläuft, und die „Two-site-" oder „Sandwichtests", bei denen die Reaktion an einer festen Phase abläuft, an die ein Reaktionspartner gebunden ist. Alle weiteren Reaktionspartner werden sukzessive dazugegeben und überschüssige

Tabelle 4-1. Verschiedene Modifikationen von Ligandenbindungsassays

Abkür-zung	Testbezeichnung	Bemerkungen
RIA	Radioimmunoassay	Diese Bezeichnung wird meist für kompetetive Tests mit radioaktiv markiertem Tracer verwendet
IRMA	Immunoradiometric assay	Der Begriff wird meist für radioaktive Two-site- bzw. Sandwichassays gebraucht
RIST	Radioimmunosorbent test	Relativ feststehender Begriff für Tests zur Bestimmung von Gesamt-IgE
RAST	Radio-allergo-sorbent-Test	Feststehender Begriff für Tests, die antigenspezifisches IgE nachweisen
EIA	Enzymimmunoassay	Allgemeiner Überbegriff für Immunoassays mit enzymatischem Nachweissystem; häufig verwendete Enzyme sind HRP („horse-radish peroxidase" = Meerrettichperoxidase) und AP (alkalische Phosphatase)
ELISA	„enzyme-linked immunosorbant assay"	Meist für Tests verwendet, die in 96-Loch-Mikrotiterplatten durchgeführt werden
EMIT	„enzyme-multiplied immunoassay technique"	EMIT und CEDIA: sog. homogene Systeme (Einphasensystem), bei denen alle Komponenten der Immun- und Substratreaktion in Lösung sind und die gesamte Reaktion ohne Waschschritte auskommt; dadurch adaptierbar an klinisch-chemische Großanalysengeräte mit photometrischer Bestimmung
CEDIA	„cloned enzyme donor immuno assay"	
FIA	Fluoreszenzimmunoassay	Nachweis über fluoreszierende Farbstoffe
TR-FIA	„time resolved fluorescence immunoassay"	Chelate von Lantaniden (Europium, Terbium) fluoreszieren mehrere Nanosekunden nach Anregung, so daß zeitverzögert gemessen werden kann, wenn die unspezifische Hintergrundfluoreszenz bereits nicht mehr stört
LIA	„(chemi)luminescence immunoassay"	Weitere Sensitivitätssteigerung durch Einsatz luminiszierender Substanzen, z. B. Luminol
ECLIA	„electro chemi luminescence immunoassay"	Erhöhte Empfindlichkeit durch mehrfache Anregung des Ruthemium-Chelat-Komplexes möglich, dadurch zusätzliche Amplifikation gegenüber Chemilumineszenz

Tabelle 4-2. Sensitivität der verschiedenen Immunoassays

Methode	Nachweisgrenze für zirkulierende Proteine
Gesamteiweißbestimmung (z. B. Biuret)	100 µg/ml
Doppelgeldiffusion (Ouchterlony)	20–40 µg/ml
Immunelektrophorese	20–80 µg/ml
Radiale Immundiffusion (Mancini)	5–10 µg/ml
Gegenstromelektrophorese	1–5 µg/ml
Latextest	2–5 µg/ml
Turbidimetrie	6–10 µg/ml
Nephelometrie	2–6 µg/ml
Partikelverstärkte Turbidi-/Nephelometrie	10–50 ng/ml
Klassischer kompetetiver RIA	1 ng/ml
EIA, IRMA, FIA, Chemiluminiszenz	0,1 ng/ml
ECLIA	5 pg/ml

Moleküle durch Waschschritte jeweils zwischen den Inkubationen entfernt. Dabei gibt es viele Varianten dieses Grundschemas (Tabelle 4-1). Tabelle 4-2 zeigt die Sensitivität der verschiedenen Immunoassays.

Methode

Die ersten Ligandenassays wurde meist als kompetitive Tests mit einem spezifischen AK und einem radioaktiv markierten AG als „Tracer" in Lösung durchgeführt (RIA). Das AG in der klinischen Probe kompetiert um die Bindungsstellen am AK, so daß mit steigender Konzentration die Bindung des radioaktiv markierten Tracers abnimmt. Die Immunkomplexe werden mit Hilfe von Polyethylenglycol (PEG) gefällt und die Radioaktivität im Pellet, die indirekt proportional zur Menge an AG in der Probe ist, gemessen (kompetitiver Assay) (Abb. 4-9). In bestimmten Konzentrationsbereichen sind diese Reaktionen linear und können anhand einer Standardkurve quantifiziert werden.

Das Grundprinzip der Festphasentests ist die Kopplung eines spezifischen Reaktionspartners z. B. der Fängerantikörper („Catcher") an eine feste Phase. Dieser reagiert mit dem Liganden aus der Probe. Überschüssiger Ligand wird abgewaschen; der gebundene Ligand wird mit einem zweiten, markiertem AK inkubiert. So läuft ein zweites Mal eine spezifische Reaktion ab, was die Spezifität weiter erhöht. Je nach Markierung des zweiten AK wird die Menge an gebundenem Enzym, Radioaktivität etc. gemessen („two-site capture assay"; Abb. 4-9).

Richtlinien für die Anwendung/Anwendungsbeispiele

Die Vorteile dieser Methoden haben dazu geführt, daß fast alle Neuentwicklungen auf dem Gebiet der immunologischen Diagnostik auf diesem Prinzip basieren. Die Ligandenbindungsassays sind mit ihren Modifikationen und Weiterentwicklungen die z. Z. sensitivsten und spezifischsten Methoden zum Nachweis von Molekülen bis in den Picogrammbereich (10^{-12} g). Sie haben auch wegen des enorm sparsamen Verbrauchs an AK oder AG, dem hohen Grad an Automatisierbarkeit und Adaptierbarkeit an Großgeräte (enorme Serienlängen, z. B. Blutbank-HIV-, HCV-Testung von mehreren Tausend Proben/Gerät/Tag) eine enorme Verbreitung gefunden und stellen für viele Anwendungen das Nonplus-Ultra in der klinischen Labordiagnostik und für verschiedene wissenschaftlichen Fragestellungen dar.

- Nachweis von Serumbestandteilen in niedrigsten Konzentrationen (Hormone, Zytokine),
- Nachweis von spezifischen AK gegen Fremd- und Selbstproteine (s. Mikrobiologie: diverseste Tests gegen Viren, Bakterien, Pilze, Parasiten; Autoantikörperdiagnostik, Allergiediagnostik).

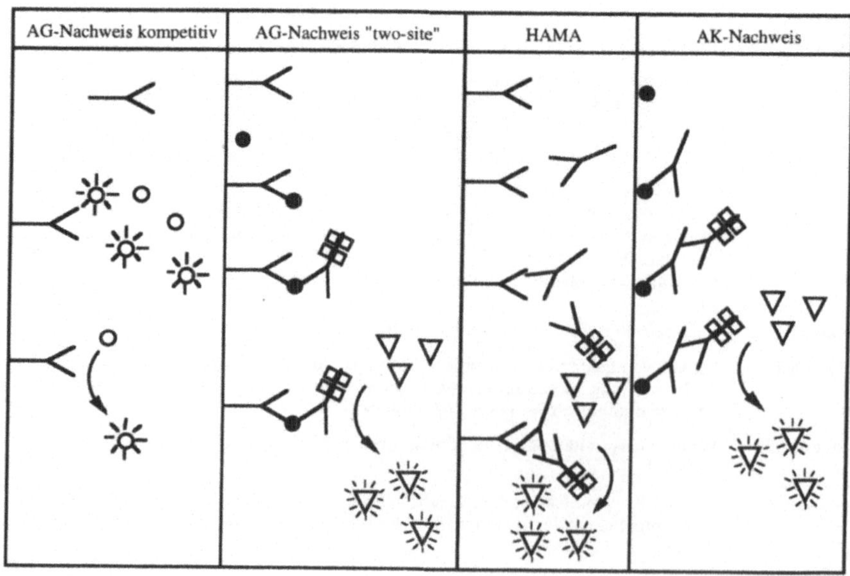

Abb. 4-9. Verschiedene Prinzipien von ELISA-Systemen. *Links* das Prinzip des kompetetiven ELISA. Markiertes AG im Testansatz wird durch unmarkiertes AG aus der Patientenprobe verdrängt. Je höher die AG-Konzentration also, um so kleiner das Testsignal. Beim „Two-site-„ oder Sandwich-ELISA wird das AG in der Patientenprobe durch vorgegebene AK abgefangen und mit einem zweiten AK, der enzymmarkiert ist, nachgewiesen. Humane anti-Mausimmunglobulin AK (HAMA) können diese Brücke nachahmen und zu falsch-postitiven Ergebnissen führen. Dasselbe Prinzip kann auch *(ganz rechts)* zum Nachweis von AK im Patientenserum gegen bestimmte Proteine verwendet werden.

Beispiel für das Angebot an Parametern, die an vollautomatisierten Routinegeräten bestimmt werden können:

- *Hormone:*
  - Schilddrüse: TSH, T4, FT4, T3, FT3, T3-Uptake;
  - Fortpflanzung: (totales/freies) B-hCG, Östradiol, Progesteron, LH, FSH, Prolaktin, Testosteron;
  - ACTH, Cortisol, Aldosteron, Renin.
- *Metabolismus:*
  - Ferritin, Transferrin, Vitamin B_{12}, Folat.
- *Herzmarker:*
  - CK-MB (Masse), Troponin, Myoglobin.
- *Tumormarker:*
  - (totales/freies) PSA, CEA, AFP, CA 125, CA 19–9, CA 15–3, CYFRA.
- *Infektiologie:*
  - Antikörper gegen HIV, Hepatitis A, B, C, CMV, EBV;
  - HIV- und Hepatitisantigene.

Störfaktoren/Nachteile

Die verwendeten AK und Reagenzien müssen extrem spezifisch und sauber hergestellt sein, da in diesen Meßbereichen geringste unspezifische Reaktionen durch Kreuzreaktionen oder Verunreinigungen deutlich ins Gewicht fallen. Two-site-Sandwich-Assays sind je nach Aufbau anfällig für heterophile AK, RF und für humane anti-Maus-Ig-Antikörper (HAMA). Die HAMA sind meist in niedrigen Titer bei bis zu 10 % der Bevölkerung nachweisbar, und sie können in sehr hohen Titern bei Patienten vorkommen, die aus diagnostischen oder therapeutischer Absicht mit Maus-Ig „immunisiert" wurden. Dabei können sowohl falsch-positive Ergebnisse (häufig) durch Ausbildung einer „Brücke" zwischen Fänger- und Nachweis-AK, als auch falsch-negative (selten) durch Kompetition der HAMA mit der AG-Bindungsstelle am Nachweis-AK auftreten.

Gelegentlich binden Immunglobuline von Patienten unspezifisch auf den verwendeten Plastikmaterialien bzw. zeigen Reaktionen gegen die zum Blockieren verwendeten Proteine. Dies macht Probleme bei der Bestimmung von spezifischen AK im Serum. Bei unplausiblen Ergebnissen ist es sehr nützlich, einen Kontrollansatz mitzuführen, bei dem alle Schritte zum spezifischen Ansatz identisch sind, lediglich das AG fehlt auf der Platte.

Qualitätssicherung

Bei allen Tests müssen Kontrollen mitgeführt werden, d. h. eine Probe mit bekannter Konzentration für das gesuchte Molekül. Dieser bekannte Zielwert muß in bestimmten Grenzen bei jeder Bestimmung der Kontrolle erreicht werden. Anderenfalls sind alle Bestimmungen dieser Serie ungültig und müssen nach Behebung des Problems wiederholt werden. Für viele Tests stehen internationale Standards zur Verfügung. Anhand der gemessenen Werte kann eine Standardkurve berechnet werden.

Interpretation

Die gemessenen Proteinkonzentrationen werden quantitativ angegeben. Die erhaltenen Werte müssen im Zusammenhang mit den laborinternen Referenzbereichen im Gesamtbild mit anderen Laborergebnissen und dem klinischen Bild des Patienten interpretiert werden.

4.1.5
Partikelimmunoassay (PIA), „Immuno-STIX"

Prinzip

In großen Serien und Einsendelabors werden die meisten diagnostischen Bedürfnisse von den bisher genannten Testverfahren abgedeckt. Weitere Entwicklungen der Immunoassays ermöglichen es, durch entsprechenden Testaufbau, vergleichbar mit der Trockenchemie, die Immunreaktionen auch in einfach zu handhabenden „Minianalysern" ablaufen zu lassen.

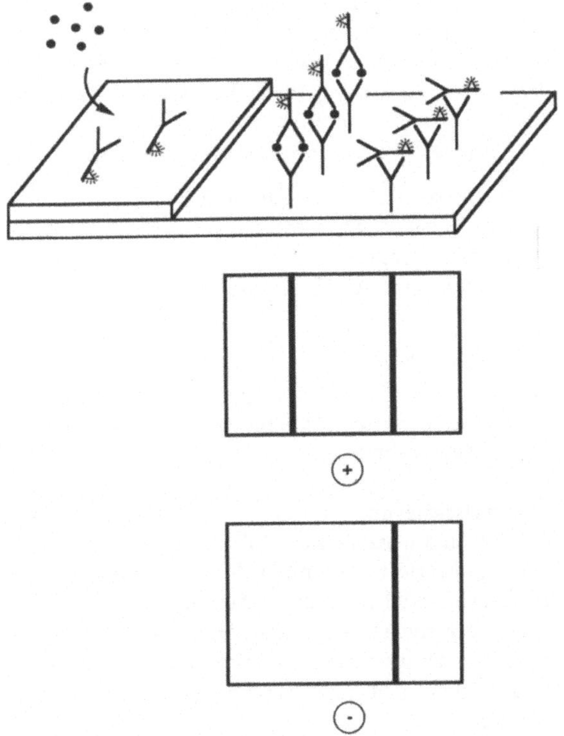

Abb. 4-10. Bei vielen neueren immunologischen Schnelltests laufen alle Immunreaktionen auf einem Nitrozellulosestreifen ab. Serum wird auf die Auftragsstelle des Nitrozellulosestreifens getropft, löst dabei die dort befindlichen markierten AK (in der Regel monoklonale AK von der Maus) und wandert aufgrund von Kapillarkräften entlang des Streifens. Auf dem Streifen sind in zwei Zonen AK fixiert, einmal spezifische AK, die das nachzuweisende AG binden und damit auch den bereits ans AG gebundenen markierten AK und, zur Kontrolle des Testansatzes, eine Zone mit Antikörpern gegen Mausimmunglobulin, die die markierten AK in jedem Fall binden und so zu einer sichtbaren AK-Anreicherung führen.

Methode

Durch Auftropfen des Serums wird der im Streifen vorhandene markierte AK suspendiert und wandert mit dem Serum aufgrund von Kapillarkräften entlang der Matrix an dem „Fängerantikörper", der in der Matrix fest verankert ist, vorbei. Ist das gesuchte AG im Serum vorhanden, bildet es, wie im klassischen EIA eine Brücke zwischen fest verankertem AK und dem markierten gelösten AK. Letzterer wird durch die lokale Anhäufung und durch seine Markierung für das Auge sichtbar. Zur Kontrolle, daß der Detektions-AK auch gelöst wurde und die Flüssigkeit gewandert ist, befindet sich hinter dem „Feld" für die spezifische Reaktion ein zweites Feld bestehend aus fixierten Anti-Maus-Ig Antikörpern, die den Detektions-AK abfangen und so in jedem Fall eine Reaktion zeigen. Auch hier gibt es wie beim EIA viele Modifikationen, wie Kompetetion, Streptavidin-Biotin-Amplifikation. Das Prinzip des Immun-STIX zeigt Abb. 4-10.

Richtlinien für die Anwendung

PIA sind schnell und am Bett des Patienten ausführbar. Die Ergebnisse liegen nach der Reaktionszeit des Tests von ca. 5–20 min vor. Dies hat dazu geführt, daß z. B. in der Herzinfarktdiagnostik in Deutschland der Anteil an diesen Tests 30–40 % beträgt.

Beispiele für klinische Anwendungen sind:

- Albumin-STIX (Mikroalbuminurie),
- Troponin T/I (Herzinfarktdiagnostik),
- Malaria, Streptokokken und andere mikrobiologischen AG und AK Nachweise (s. dort).

Störfaktoren/Nachteile

- quantitative Bestimmungen nur bedingt mit z.T. teuren Auswertegeräten möglich.
- Einzeltest sehr teuer.

Qualitätssicherung

Positive und negative Kontrollen sind bereits im Testsystem integriert. Man muß jedoch bedenken, daß diese Tests oft nicht von entsprechend qualifiziertem Personal ausgewertet werden und den hohen Qualitätsansprüchen der modernen Laboranalytik oft nicht genügen, so daß nicht unerhebliche Fehlerraten auftreten können.

Interpretation

Das Detektionslimit der Tests ist so gewählt, daß eine quantitative Aussage (positiv/negativ) für die weitere Diagnostik, Therapie ausreicht, d. h. es entstehen keine schwierigen Entscheidungsprozesse.

4.1.6
Sonderformen

Bei den im folgenden besprochenen Assays handelt es sich meist um „historisch" gewachsene Tests, die nur für bestimmte Anwendungen eine gewisse Verbreitung gefunden haben, aber in der Regel nicht mehr für Neuentwicklungen herausgezogen werden. Diese Methoden sind zum größten Teil bereits durch Immunoassays ersetzt worden und werden wohl früher oder später aus dem diagnostischen Arsenal verschwinden.

4.1.6.1
Komplementbindungsreaktion (KBR), Hämolysis in Gel (HIG)

Prinzip

Die KBR und HIG testen nicht nur das Vorhandensein spezifisch bindender AK an ein AG, sondern auch deren Fähigkeit, Komplement zu aktivieren. Diese Eigenschaft ist für verschiedene AK-Isotypen unterschiedlich stark ausgeprägt. So aktiviert IgM Komplement mehr als 100fach stärker als alle anderen Isotypen. Weiterhin kommt es auch auf das verwendete Komplement an, d. h. von welcher Spezies das Komplement gewonnen wurde. Nicht bei allen Reaktionen kann ohne weiteres vom verwendeten Komplement auf die tatsächliche Aktivität der nachzuweisenden AK mit humanem Komplement rückgeschlossen werden.

Störfaktoren/Nachteile

- Unspezifische Komplementaktivierung mancher Seren („Eigenhemmung bzw. antikomplementäre Eigenschaften" des Serums, z. B. durch Lipoproteine, CIC),
- nur in akuter Phase der Infektion positiv (IgM!), kann für bestimmte Fragestellungen auch von Vorteil sein,
- hoher Serumbedarf,
- arbeitsaufwendige Einstellung des Tests, d. h. Austitration der optimalen Erythrozyten-, Komplement-, und Serumkonzentrationen; dies muß bei jeder neuen Charge neu geschehen.

Qualitätssicherung

Aufgrund der vielen Störmöglichkeiten (s. oben) sind für alle Einzelkomponenten im Testsystem Negativ- und Positivkontrollen notwendig, d. h. für die KBR Kontrollen für die Antiseren, für die Erythrozyten, das Komplement, da in allen Schritten Störungen auftreten können.

Interpretation

Die Ablesung ist mit dem Auge möglich. Die Interpretation erfordert jedoch einige Erfahrung, da unspezifische Störungen und unklare Ergebnisse häufig vorkommen.

CIC

Prinzip

Die Bestimmung der zirkulierenden Immunkomplexe nimmt in gewisser Weise auch eine Sonderform der immunologischen Diagnostik ein. Die unterschiedlichen Tests zum Nachweis der CIC unterscheiden sich methodisch z. T. erheblich. Man unterscheidet zum einen AG-spezifische Methoden, die kaum routinemäßig angewendet werden von AG unabhängigen Methoden. CIC sind in vivo entstandene AG-AK-Komplexe, die z. T. bereits *in vivo* Komplement aktiviert haben, z. T. noch dazu in vitro im Stande sind. Man kann CIC mit Polyethylenglycol (PEG) fällen und im Pellet die Menge an AK bzw. Komplementkomponenten bestimmen. Eine weitere Möglichkeit ist der Nachweis über eine „Two-site-EIA" mit einem anti-Komplement-AK (z. B. anti-C3d) als Fänger und einem anti-human-Ig Antikörper als Detektor-AK. Als weitere Nachweismethode kommt die in vitro Aktivierung und Bindung von radioaktiv markiertem C1q an die CIC zur Anwendung. Auch „Bioassays" mit Hilfe einer Indikatorzelle (Raji) sind beschrieben.

Interpretation

Die Bestimmung der CIC im Serum hat trotz der gesicherten pathogenetischen Rolle bei vielen immunologischen Erkrankungen als Routinemethode eher eine untergeordnete Bedeutung. Dies ist sicher auch darauf zurückzuführen, daß die verwendeten Tests nicht gut standardisierbar sind, große Intra- und Interassayvariabilität aufweisen und nicht selten diskrepante Ergebnisse mit verschieden Tests auftreten. Die WHO hat deshalb die Anwendung von 2 Testprinzipien für jede Probe empfohlen.

4.1.7
Immunhistologie, Immunzytologie

Prinzip

Immunhistochemische Methoden werden angewendet, um spezifische Antigene in situ im Gewebe, auf adhärent wachsenden Zellkulturen, auf Zytospinpräparaten oder auch in Zellsuspensionen (direkte IF) (s. auch Durchflußzytometrie) bzw. um eine AK Bindung gegen mehr oder weniger definierte AG im Gewebe oder auf Zellen (indirekte IF = IIF) nachzuweisen. Die IIF ist eine der Standardmethoden zum Nachweis von Autoantikörpern.

Methode

Der Nachweis von Autoantikörpern geschieht meist auf Objektträgern (OT), die mit Kulturzellen (meist Hep2-Zellen = humane epitheliale Zellen) oder Gefrierschnitten (Kryostatschnitte) von Organen z. B. aus der Ratte oder Primaten beschichtet sind. Patientenserum wird in definierten Verdünnungen, die für die einzelnen Auto-AK variieren, auf das Gewebe pipettiert und

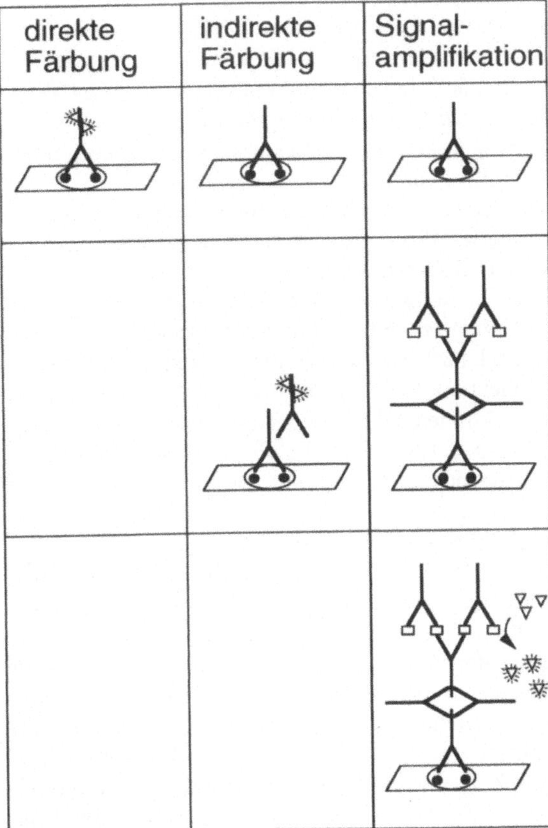

Abb. 4-11. Unterschiedliche Möglichkeiten zur Färbung von AG im Gewebe oder auf Zellen. Bei der direkten Färbung (*links*) wird der bereits markierte spezifische AK mit den Gewebeschnitten inkubiert. Ist das AG vorhanden, so bindet der AK und die Markierung, z. B. ein fluoreszierender Farbstoff kann im Fluoreszenzmikroskop nachgewiesen werden. Bei der indirekten Färbung (*Mitte*) wird die Bindung des AK über einen sekundären markierten AK nachgewiesen. Damit kann man z. B. Auto-AK gegen Mitochondrien auf Rattennierenschnitten nachweisen. Bei sehr schwachen Reaktionen kann man mit verschieden Methoden die Signale amplifizieren. *Rechts* als Beispiel die APAAP-Methode (alkalische Phosphatase anti-alkalische Phosphatase Antikörper)

30 min in einer feuchten Kammer inkubiert. Die OT werden gewaschen und mit einem Detektions-AK weitere 30 min inkubiert. Die Detektions-AK können dabei im Prinzip wie bei anderen Immuntests mit Fluoreszenzfarbstoffen oder Enzymen markiert sein und so im Fluoreszenzmikroskop bzw. mit Hilfe eines unlöslichen Farbstoffes, der durch das Enzym lokal abgelagert wird, im Mikroskop nachgewiesen werden. Auch hier können verschieden Amplifikationsschritte eingebaut werden, um die Sensitivität zu steigern (z. B. Avidin-Biotin, APAAP; Abb. 4-11).

Vorteile der Methode

- Nachweis von AG oder AK in situ, d. h. in der physiologischen Lokalisation im Gewebe;

- geringer Serumverbrauch (10–100 µl);
- viele gewebsspezifische Auto-AK können nur mit Hilfe der IIF bestimmt werden, da das entsprechende AG noch nicht bekannt ist bzw. nicht als Reinsubstanz zur Verfügung steht;
- Möglichkeit der Entdeckung bis dato unbekannter AG (z. B. in der Auto-AK-Diagnostik);
- mehrere AG können mit Hilfe verschieden markierter AK gleichzeitig in einem Gewebeschnitt nachgewiesen werden;
- mehrere AK Spezifitäten können gleichzeitig erkannt werden (z. B. Mischfluoreszenz bei ANA);
- auch für Ultrastukturuntersuchungen mit dem Elektronenmikroskop einsetzbar (Verwendung elektronendichter Nachweissysteme gekoppelt am AK z. B. Gold, Uranium oder Peroxidase mit elektronendichtem Substrat wie DAB).

Richtlinien für die Anwendung

Die Methode war lange Zeit und ist für viele Bereiche auch heute noch eine gut etablierte Standardmethode, insbesondere in der Mikrobiologie (siehe dort) und in der Autoantikörperdiagnostik. Die Methode der Wahl für das Screening von antinukleären Antikörpern (ANA) ist die IIF auf Hep2-Zellen. Ebenso für die Diagnostik verschiedener gewebspezifischer Auto-AK wie ANCA oder ASMA (Abb. 4-12) wird die IIF als Methode der Wahl eingesetzt. Bei einem positiven Ergebnis für ANA oder ANCA kann man im ELISA mit spezifischen AG die weitere Differenzierung der Autoantikörperspezifität durchführen.

Störfaktoren/Nachteile

- Hohe Anforderungen an den Untersucher; z. T. Spezialwissen erforderlich; in der Regel lange Einarbeitungszeit des Personals;
- je nach Gewebeart oft schwierige Präparation, auch hier hohe Anforderungen an den Hersteller;
- viele AG werden durch die klassische Fixierung von Geweben mit Formalin und Parafineinbettung denaturiert, so daß sie von vielen AK, v. a. monoklonalen AK, die ja nur an ein spezifisches Epitop binden, nicht mehr erkannt werden. AK, die auch das im fixierten Parafinschnitt denaturierte AG erkennen, werden (irreführend) als „parafingängig" bezeichnet. Um diese Einschränkungen der Parafinschnitte zu umgehen, verwendet man in der Regel für immunhistochemische Analysen schockgefrorene Organe, die allerdings bei –80 °C gelagert werden müssen und nur in speziellen Kryotomen geschnitten werden können.

- Unterschiedliche Chargen von Gewebeschnitten unterscheiden sich z. T. erheblich in der Qualität;
- die Gewinnung von Patientenmaterial für die histologische Untersuchung ist immer mit mehr oder weniger invasiven Eingriffen verbunden (z. B. Konjunktivalabstrich für Chlamydien-AG-Nachweis, Nierenbiopsie für den Nachweis von Immunkomplexablagerungen etc.).

Qualitätssicherung

Die unterschiedlichen Chargen von Zellen oder Gewebeschnitten unterscheiden sich z. T. erheblich in der Qualität, so daß jede Charge mit Patientenseren und negativen Kontrollen mit bekannten Titern ausgetestet werden muß. Ebenso muß man Sekundärreagenzien, wie Kaninchen-anti-human-Ig Antiseren von Charge zu Charge für die jeweiligen Präparate austitrieren. Verwendet man kommerzielle Testkits, so sind Gewebsschnitte und Sekundärreagenzien bereits aufeinander abgestimmt. Trotzdem muß für jede Testserie eine positive und eine negativ Kontrolle mitgeführt werden. Die positive Kontrolle sollte, wie im Prinzip für alle Laboruntersuchungen, an die Entscheidungsgrenze angepaßt werden, so daß sie bei einer nicht optimalen Testserie negativ wird. Kommerziell erhältliche positive Testseren haben oft extrem hohe Titer, so daß sie selbst dann noch positiv erscheinen, wenn Patientenseren mit niedrigen Titern negativ ausfallen.

Interpretation

Die Interpretation der IF und der IIF stellt hohe Anforderungen an den Untersucher. Hier ist in der Regel lange Einarbeitungszeit des Personals und Spezialwissen erforderlich. Auch sind klinische Angaben, ebenso wie in der Pathologie, zur endgültigen Befundinterpretation oft notwendig, in jedem Fall aber sehr hilfreich. In jedem Gewebe sind sehr viele AG vorhanden und sehr viele Patientenseren, aber auch Seren von gesunden Kontrollspendern reagieren mehr oder weniger stark gegen einzelne Strukturen im Gewebe. Auch ist von entscheidender Bedeutung eine zumindest semiquantitative Angabe der Reaktionsstärke oder des Titers, da nur so und in Kenntnis des Alters des Patienten über die Relevanz des gefunden Autoantikörpers eine Aussage getroffen werden kann.

4.1.8
Western-Blot

Prinzip

Proteine werden ähnlich der IE in einem Gel durch Anlegen einer elektrischen Spannung aufgetrennt, auf eine Nitrozellulosemembran fixiert und mit AK inkubiert. Gebundene AK werden mit Sekundär-AK und einem Substrat nachgewiesen.

Methode

Die Proteine werden in der Regel mit Sodium-dodecylphosphat (SDS) denaturiert und stark negativ geladen. Dadurch wird die Wanderungsgeschwindigkeit in dem

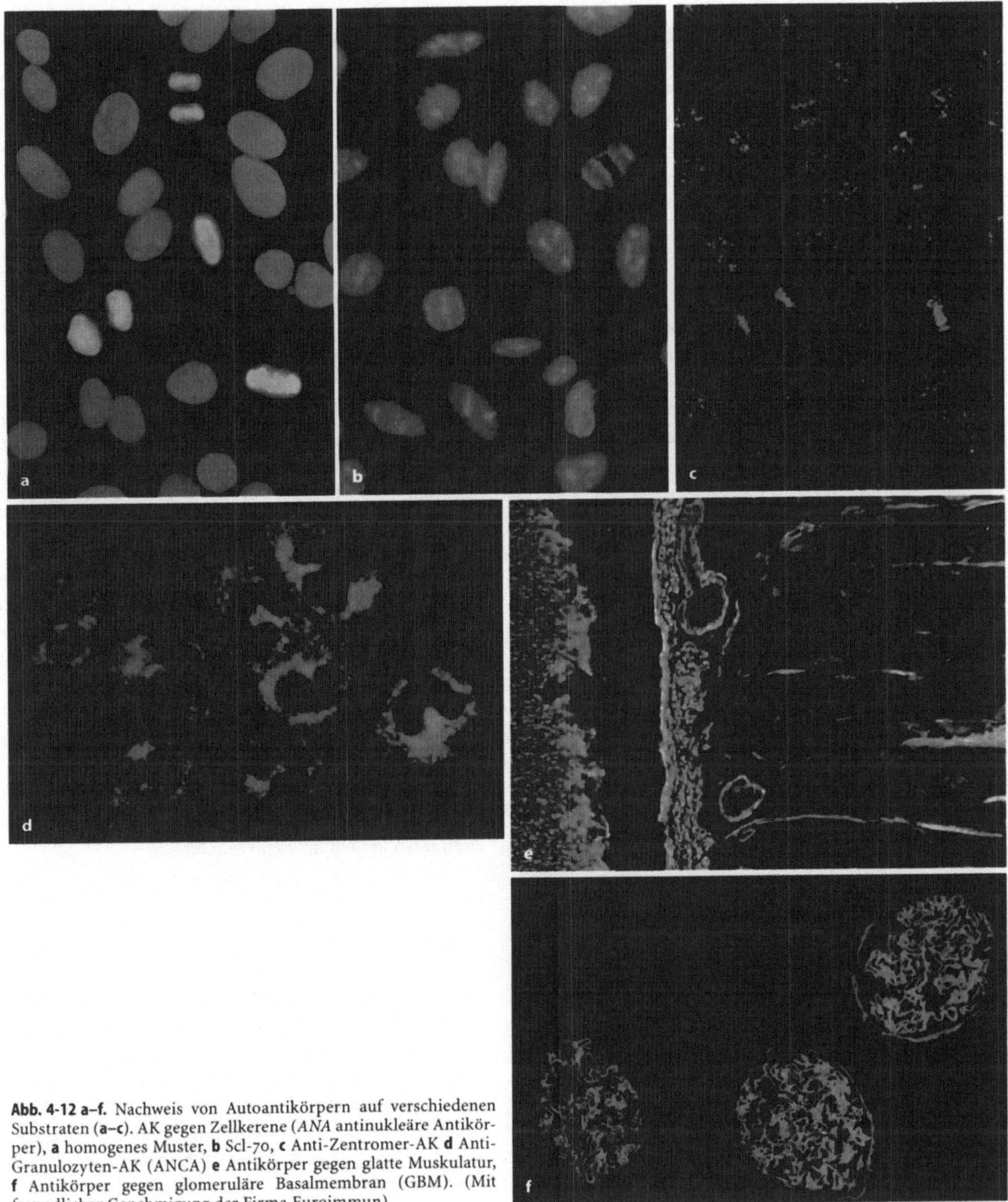

Abb. 4-12 a–f. Nachweis von Autoantikörpern auf verschiedenen Substraten (**a–c**). AK gegen Zellkerene (*ANA* antinukleäre Antikörper), **a** homogenes Muster, **b** Scl-70, **c** Anti-Zentromer-AK **d** Anti-Granulozyten-AK (ANCA) **e** Antikörper gegen glatte Muskulatur, **f** Antikörper gegen glomeruläre Basalmembran (GBM). (Mit freundlicher Genehmigung der Firma Euroimmun)

meist aus Polyacrylamid bestehenden Gel (Polyacryl-amid-Gel-Elektrophorese = PAGE) v. a. durch die Grö-ße der Moleküle bestimmt (SDS-PAGE). Anschliessend werden die so aufgetrennten Proteine auf einer Nitro-zellulosemembran fixiert. Diese Membran wird mit Patientenserum inkubiert, gebundene AK im Serum werden durch z. B. enzymmarkierte Sekundär-AK und einem unlöslichen Substrat nachgewiesen. Die Vortei-le der Methode bestehen in der Möglichkeit relativ un-gereinigte AG und AG-Gemische verwenden zu kön-nen.

Richtlinien für die Anwendung/Anwendungsbeispiele
Der WB wird routinemäßig v. a. in der Mikrobiologie (siehe dort) und in der Autoantikörperdiagnostik angewendet. Die Methode wird meist durch spezifischere und methodisch einfachere Tests, wie EIA ersetzt, sobald genügend reine AG von Erregern zur Verfügung stehen. Die Anwendung in der Forschung sind wesentlich vielfältiger.

Störfaktoren
Beim WB ist zu bedenken, daß die Proteine stark denaturiert werden. Dadurch gehen viele natürlich vorhandene von der Konformation abhängige Epitope, d. h. mögliche AK-Bindungstellen, verloren. Bei einer polyklonalen Immunantwort wie z. B. die natürliche Immunreaktion eines Patienten auf eine Infektion sind in der Regel noch genügend Epitope vorhanden um keine falsch-negative Reaktion zu erhalten. Verwendet man jedoch monoklonale AK im WB, so kommt es nicht selten vor, daß deren Epitop so stark denaturiert wurde, das es zu keiner Reaktion mehr kommt. AK die ihr Epitop noch erkennen, werden deshalb auch als „blottende AK" bezeichnet.

4.1.9
Allgemeine Störfaktoren vieler AG-AK-Reaktionen
4.1.9.1
Hoher AG-Überschuß (Prozonenphänomen, High-dose-hook-Effekt)

Besteht in einer Probe ein sehr hoher AG-Überschuß, so kann es sein, daß die vorhandene AK-Menge nicht ausreicht, um eine optimale Präzipitationsbereich – vgl. Heidelberger-Kurve – zu gewährleisten. Es findet sich fälschlicherweise ein negatives oder sehr niedriges Ergebnis. Hiervon sind v. a. Methoden betroffen, bei denen AG und AK simultan in Lösung miteinander reagieren (Turbidimetrie, Nephelometrie, siehe dort), aber auch ELISA-Systeme bei denen die Probe und der Detektionsantikörper gleichzeitig inkubiert werden.

4.1.9.2
Kryoglobuline

Kryoglobuline sind Immunkomplexe, die in der Kälte ausfallen. Das Antigen in diesen Immunkomplexen ist das IgG und die dagegen gerichteten Antikörper können vom Typ IgM oder IgG sein. Diese Antikörper können als IgM anti-IgG, als IgG anti-IgG oder als Gemisch IgM anti-IgG plus IgG anti-IgG auftreten. Zudem kann der IgM oder IgG Antikörper entweder monoklonal oder polyklonal sein. Kryoglobuline kommen in geringen Mengen bei Gesunden vor, sie sind verstärkt zu finden bei malignen Lymphomen und im Zusammenhang mit der Hepatitis C. Dabei können sie eine Vaskulitis unterschiedlichen Schwergrades auslösen.

In den verschiedenen immunologischen Tests, die mit Serum arbeiten, können die Kryoglobuline ausfallen und damit eine Trübung hervorrufen, die das Meßergebnis stören kann. Sie stellen insbesondere bei Verfahren wie der Nephelometrie und der Turbidimetrie ein Problem dar. Die Artefakte durch Kryoglobuline fallen dadurch auf, daß die Werte in allen derartigen Messungen hoch liegen und das eine Kontrolle des Serums alleine einen hohen Hintergrund ergibt.

GOÄ
3751, 3752.

4.1.9.3
Kälteagglutinine

Kälteagglutinine sind AK der IgM Klasse, die meist gegen das I AG auf den Erythrozyten gerichtet sind. Sie kommen in niedrigen Konzentrationen bei fast allen Menschen vor, haben aber nur eine klinische Bedeutung bei verbreiteter Temperaturamplitude ($> 30 °C$) und höheren Titern (Komplementaktivierung). Sie stören jedoch viele Laboruntersuchungen und immunologische Tests. So scheint antikoaguliertes Blut geronnen (Erythrozytenagglutination) und Blut- und KM-Ausstriche lassen sich unangewärmt schwer ausstreichen. Bei der Blutgruppenbestimmung zeigt die Serumkontrolle mit allen Testerythrozyten und mit den eigenen Zellen eine postitive Reaktion, nur Nabelschnurerythrozyten sind negativ.

4.1.9.4
Zirkulierende Immunkomplexe (CIC)

Der Nachweis von CIC wird auf S. 165 beschrieben. Sie stören im Prinzip alle Tests, bei denen die Bildung von Immunkomplexen in Lösung bzw. im Gel oder die Komplementaktivierung nachgewiesen wird. Turbidimetrische und nephelometrische Methoden können durch Bestimmung eines „Leerwertes" dieses Problem in der Regel relativ leicht überwinden. Problematisch sind Gel-Tests, da CIC langsamer als andere Ig diffundieren und so zu falsch-niedrigen Bestimmungen führen können. Auch Tests die auf der Aktivierung von Komplement basieren (KBR) können gestört werden, da CIC selbst Komplement aktivieren können und so zu einem testunabhängigen Verbrauch von Komplement führen.

4.1.9.5
Rheumafaktoren (RF)

Der Nachweis von RF wird auf S. 159 beschrieben. RF sind IgM-Antikörper, die IgG komplexieren. Sie kommen neben der klassischen rheumatoiden Arthritis bei Autoimmunerkrankungen vor, werden verstärkt im Verlauf von Infektionserkrankungen gefunden und

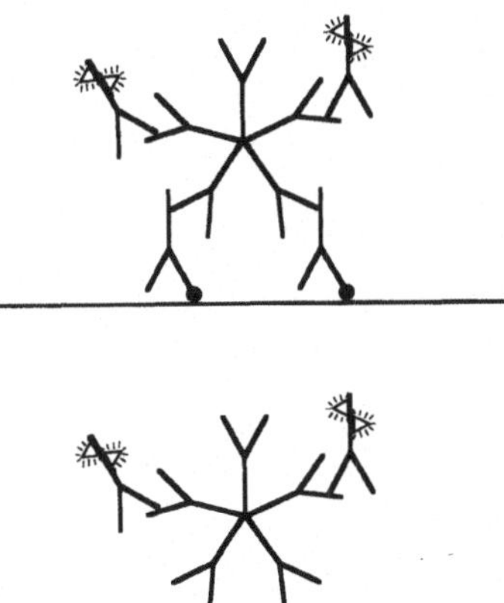

Abb. 4-13. *Oben:* Interaktion von RF mit ELISA-Systemen zum Nachweis von spezifischen IgM-Antikörpern. RF binden an spezifische IgG AK des Patienten (*oben*) und täuschen so eine IgM-Immunantwort vor, d. h. es kommt zu falsch-postitiven Ergebnissen. *Unten:* Richtig-positives Testergebnis bei Vorhandensein spezifischer IgM AK

sind auch in hohem Alter vermehrt. Sie können bei fast allen Immunassays Probleme bereiten, da sie sich zum Nachweis der zu untersuchenden Immunkomplexe addieren und so zu falsch-hohen Werten führen können, durch den „Verbrauch" von IgG aber auch falsch-negativen Ergebnisse entstehen können. Sehr störend sind RF beim Nachweis einer IgM Antwort auf Infektionserreger (s. dort; Abb. 4-13). Es gibt verschiedene Möglichkeiten, RF vor dem eigentlichen Testansatz aus dem Serum zu entfernen.

4.1.9.6
Heterophile AK

AK, die gegen speziesfremde Erythrozyten reagieren (xenoreaktive AK), werden in der Regel als heterophile AK bezeichnet. Solche AK mit Reaktivität gegen Schafs- oder Pferdeerythrozyten entwickeln sich z. B. passager im Verlauf einer infektiösen Mononukleose und können hier auch diagnostisch verwertet werden (Paul-Bunell-Test). Durch eine Bindung an Testerythrozyten, z. B. im Hämolysis in Gel (HIG) Test bei der Diagnostik einer Rötelninfektion kann es zu falsch-postitiven Ergebnissen kommen.

4.1.9.7
Humane anti-Maus-Immunglobulin AK (HAMA)

Vor allem durch den diagnostischen und therapeutischen Einsatz von monoklonalen AK aus der Maus entwickeln diese Patienten z. T. sehr hohe humane anti-Maus-Immunglobulin AK (HAMA). Diese AK stören durch ihre Bindung an die Detektions-AK verschiedener Immunoassays. Besonders empfindlich sind „Two-site"-ELISA-Systeme die auf zwei monoklonalen Maus-AK beruhen. Duch Koinkubation mit unspezifischen Maus-AK oder gentechnisch veränderter Maus-AK können diese Interaktionen großteils verhindert werden (Abb. 4-9).

4.2
Funktionelle Tests (für Plasmaproteine)

Prinzip
Im Gegensatz zu den immunologischen Tests, die die AG-AK-Reaktion und deren Nachweis für die Detektion ausnützen, werden in den folgenden Tests neben der Bindungsfunktion zusätzliche spezifische funktionelle Aspekte erfaßt. Dabei ist es sehr wichtig zu unterscheiden, ob man ein Molekül, z. B. einen Faktor der Blutgerinnungskaskade quantitativ in einem Immunoassay als Molekülmenge bzw. als „Masse" erfaßt, oder aber dessen Funktion, d. h. die Quantifizierung auf die funktionelle Aktivität, wie in diesem Fall auf die Geschwindigkeit der Fibringerinnselbildung, bezieht.

Entscheidend ist in vivo natürlich die funktionelle Aktivität, die für die Blutstillung sorgen muß. Das alleinige Vorhandensein des Faktors in ausreichender Menge, wie er im EIA bestimmt wird, kann auch durch die Detektion mutierter Moleküle, inaktiver oder inaktivierter Moleküle oder über Kreuzreaktionen auch durch Spaltprodukte entstehen.

Vorteile
- Erfassung der tatsächlichen Funktion eines Moleküls, nicht nur die Menge (inwieweit die in vitro erfaßte Funktion mit der in vivo Funktion parallel geht ist für den einzelnen Assay explizit zu verifizieren! Eine komplette Lyse einer bestimmten Tumorzellinie in vitro durch TNF bedeutet leider noch lange nicht, daß TNF auch in vivo gegen Tumoren aktiv ist!).
- Meist Erfassung mehrerer Faktoren, die gemeinsam zu einem Ergebnis führen (Komplementfaktoren C1–C9: Zellyse; Gerinnungsfaktoren IX–I: Gerinnselbildung); nur bei negativem Ergebnis müssen die Faktoren einzeln überprüft werden.

Störfaktoren/Nachteile
- Viele funktionelle Tests sind schwer standardisierbar und daher sind die Ergebnisse verschiedener Laboratorien oft nicht vergleichbar.
- In der Regel muß jede neue Reagenziencharge mit bekannten Proben ausgetestet werden.
- Automatisierung oft schwierig.

4.2.1
Komplementfaktoren, Komplementfunktion

Das Komplementsystem ist eine der wichtigsten Komponenten des Immunsystems. Man kann einen klassischen und einen alternativen Aktivierungsweg unterscheiden (Abb. 4-14), daneben gibt es inhibitorische und regulatorische lösliche Proteine, sowie membranständige regulatorische Proteine und Komplementrezeptoren. Angeborene Defekte des Komplementsy-

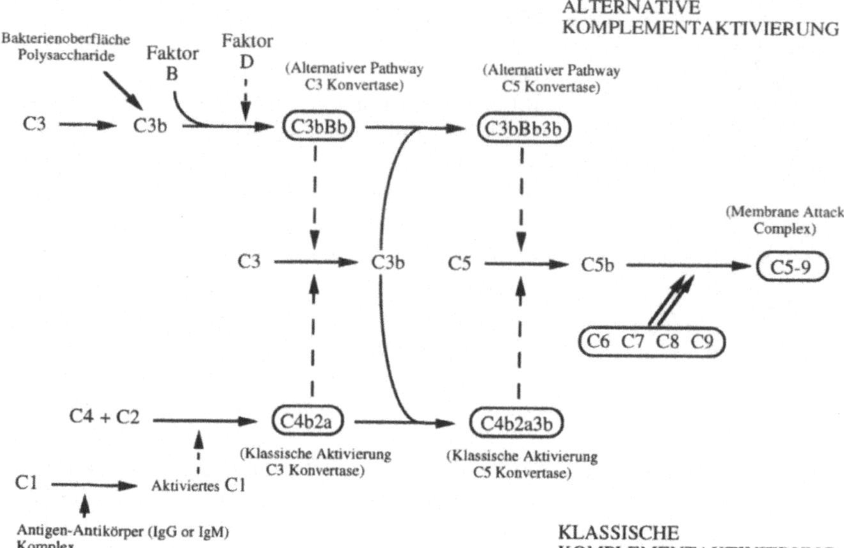

Abb. 4-14. Darstellung der Faktoren des Komplementsystems und Ablauf der Komplementkaskade

stems sind sehr selten. Quantitative Veränderungen kommen sekundär z. B. durch vermehrten Verbrauch bei Vaskulitiden und Kollagenosen vor.

Neben der Einzelfaktorenbestimmung z. B. C3 und C4 am Nephelometer kann mit funktionellen Tests die Aktivierung der klassischen und der alternativen Komplementkaskade in vitro getestet werden. Mit Hilfe entsprechender gereinigter Komplementfaktoren bzw. Mangelplasmen für nur einen Faktor kann man entsprechend der Faktorenbestimmung in der Hämostaseologie auch hier Einzelfaktoren bestimmen. Die Vorteile der funktionellen Komplementassays sind, daß alle Komponenten von C1–C9 in einem Ansatz kontrolliert werden können und eine Aussage über funktionelle Aktivität der Komplementkaskade getroffen werden kann.

Die funktionellen Eigenschaften des Komplementes macht man sich auch in vitro bei verschiedenen immunologischen Testsystemen zu nutze (s. Komplementbindungsreaktion).

4.2.1.1
Aktivität der klassischen Komplementkaskade (CH50-Test; Hämolyse im Gel)

Der CH50-Test mißt die Funktionsfähigkeit der klassische Komplementkaskade. Die Konzentration des Serums bei der 50 % einer Standardpräparation von AK markierten Erythrozyten komplementabhängig lysiert werden (Complement *hemolysis 50 %*) wird gemessen. Anhand von Standardpräparationen und defizienten Kontrollseren wird die Aktivität des Patientenserum bestimmt.

„Hämolyse im Gel": Eine zweite Methode basiert auf dem Prinzip der radialen Immundiffusion. Hierbei werden AK beladene Erythrozyten in ein Gel gegossen. Patientenserum und damit Komplement diffundiert in das Gel und erzeugt je nach Aktivität einen kleinen oder großen Hämolysehof.

4.2.1.2
Alternative Komplementkaskade AP50 („Alternative Pathway")

Während die Klassische Komplementkaskade auf das Vorhandensein von Ca^{2+}-Ionen angewiesen ist, läuft die Alternative Komplementkaskade auch ohne Ca^{2+}-Ionen ab. Durch Zugabe von EGTA, das Ca^{2+}-Ionen komplexiert jedoch nicht Mg^{2+}-Ionen (die für die Alternative Komplementkaskade benötigt werden) inhibiert man die Klassische Komplementkaskade. Das Serum wird wiederum austitriert und zu nativen Kaninchenerythrozyten gegeben. Hier macht man sich die Tatsache zunutze, daß die Alternative Komplementkaskade an der Oberfläche von Kaninchenerythrozyten auch ohne Vorhandensein von Ig aktiviert werden kann. Gemessen wird die Serumverdünnung, bei der 50 % der vorhandenen Erythrozyten lysiert werden.

4.2.1.3
Funktioneller Komplement-ELISA

Neben diesen Lyseassays konnten auch „funktionelle ELISA-Systeme" etabliert werden. Auf einer ELISA-Platte gebundenes Ig ändert die Konformation so, daß es Komplement in der Platte aktivieren kann. Detektiert man nun abgelagertes C9, die letzte Komponente der Komplementkaskade, so kann man zurückschließen, ob und wieviel Komplement aktiviert wurde.

Richtlinien für die Anwendung

Aufgrund der genannten Nachteile werden funktionelle Komplementteste in der Routine selten eingesetzt. In der Regel bestimmt man die wichtigsten Faktoren C3 und C4 nephelometrisch, was für einen Komplementverbrauch z. B. im Rahmen der SLE oder Vaskulitis-Diagnostik aussagekräftiger ist. Es stehen auch EIA-Systeme zur Verfügung, die die z. T. wesentlich stabileren Abbauprodukte des Komplementsytems als Zeichen einer in vivo stattgefundenen Komplementaktivierung quantifizieren. Hier sind v. a. die Komponenten C3c, C3d, C3a-desArg und Ba zu nennen.

Störfaktoren/Nachteile

- Schwierig standardisierbar; Ergebnisse können nur über interne Kontrollseren interpretiert werden.
- Nur deutliche Verminderung eines Faktors auf weniger als die Hälfte seiner Aktivität führt in der Regel zu einem nachweisbaren Defizit in den funktionellen Tests, d. h. man kann meist nur einen angeborenen hochgradigen Faktorenmangel erkennen.
- Komplementfaktoren sind z. T. extrem labil, so daß das Serum oder Plasma innerhalb von 30 min nach der Abnahme gewonnen werden muß und sofort in den Test eingesetzt oder bei mindestens –70 °C gelagert werden muß. Selbst bei –20 °C kommt es zu einem langsamen Zerfall der Komplementkomponenten. Eine falsche Probengewinnung und Lagerung sind auch die häufigsten Ursachen für falsch-niedrige Ergebnisse.

4.2.2
C1-INH (funktionell)

Prinzip

Beim funktionellen C1-INH-Nachweis wird C1-Esterase im Überschuß zu einer Probe gegeben. Die C1-Esterase wird durch C1-INH gehemmt und die Restaktivität der C1-Esterase mit Hilfe eines spezifischen chromogenen Stubstrates photometrisch bestimmt. Da etwa 15 % der Patienten mit einem C1-INH-Mangel eine Genmutation aufweisen, die zu einem funktionell inaktiven Protein führt, das jedoch im Immunoassay als quantitativ normaler Serumspiegel gemessen wird, ist hier ein funktioneller Nachweis der C1-INH-Aktivität der C1-INH-Masse in einem Immunoassay überlegen.

Richtlinien für die Anwendung/Anwendungsbeispiele

Wie alle funktionelle Tests sehr aufwendig und schwer standardisierbar. Daher sollte man die Indikation sehr eng stellen und vor Bestimmung mit dem entsprechenden Speziallabor in Kontakt treten um ein optimale Patienten- und Probenvorbereitung zu gewährleisten

4.2.3
Zytokinbioassay

Prinzip

Funktionelle Zytokinassays beruhen meist auf der spezifischen Wirkung eines Zytokins auf Kulturzellen. So wird für die Tumornekrosefaktor- (TNF-)Bestimmung, die Lyserate bestimmter Tumorzellen gemessen, für Interferon (IFN) die Inhibiton der Infektion von Fibroblasten durch bestimmte Viren und für die Interleukin-2- (IL-2)Bestimmung, die Proliferation von T-Zellen.

Methode

Für die Zytokinbestimmungen gibt es aus der immunologischen Forschung unzählige funktionelle Assays, die mit lebenden Zellen arbeiten und daher eine sterile Gewebekultur erfordern. Diese sind wenig standardisiert und meist sehr komplex aufgebaut. Details sind in der immunologischen Spezialliteratur zu finden.

Störfaktoren/Nachteile

Auch hier bieten EIAs zum quantitativen Nachweis der Zytokine deutliche Vorteile, so daß praktisch alle routinemäßig durchgeführten Zytokinbestimmungen darauf basieren. Nachteile sind hier die Erfassung von inaktiven Zytokinabbauprodukten bzw. bereits durch spezifische Antagonisten inaktivierten Zytokinen in der Zirkulation. Nachteil der Zytokinbestimmung insgesamt ist die in der Regel sehr kurze Halbwertszeit der meisten Zytokine im Kreislauf und die meist extrem niedrigen Konzentrationen.

Richtlinien für die Anwendung/Anwendungsbeispiele

IL-6, IL-8 und TNF als Akute-Phase-Reaktanten, sind v. a. in der Diagnostik der neonatalen Sepsis und der Transplantatabstoßung in der klinischen Erprobung. Da sie früher als CRP ansteigen, könnten sie sich in der Routinediagnostik eine festen Platz sichern.

Qualitätssicherung

Aufgrund der z. T. äußerst komplexen funktionellen Tests ist eine Standardisierung sehr schwierig, so daß Ergebnisse zwischen verschiedenen Laboratorien kaum vergleichbar sind. Die WHO stellt zwar für viele Zytokine Standardpräparationen mit definierten Einheiten zur Etablierung eigener Tests zur Verfügung, aber bei den zahllosen methodischen Unterschieden wird man wohl kaum eine befriedigende Standardisierung funktioneller Zytokinassays erreichen können.

Interpretation

Die gemessene Aktivität eines Zytokins im Serum in einem Bioassay kann sehr spezifisch sein, ist aber oft auch ein Summationseffekt der Wirkungen verschiedener Zytokine, die oft parallel vermehrt auftreten. Auch muß eine gemessene Aktivität in vitro nicht gleichbedeutend mit einer entsprechenden Funktion in vivo sein. So konnte man für TNF in vitro eindeutig zeigen, daß bestimmte Tumorzellinien linear zu Konzentration von TNF abgetötet werden. Eine entsprechende Funktion in vivo konnte aber in vielen Studien nicht oder in für klinisch relevante Ergebnisse nicht ausreichendem Maß erzielt werden. Ähnliches gilt für die antivirale Eigenschaften der Interferone.

4.2.4
Allergiebioassay (Histamin-, Leukotrien-Release)

Isolierte Leukozyten werden in vitro mit Allergenen inkubiert. Bei sensibilisierten Patienten werden v. a. aus den Basophilen Granulozyten IgE-vermittelt Histamin und Leukotriene freigesetzt, welche im Überstand nachgewiesen werden können. Diese Tests sind sehr komplex, methodisch und personell aufwendig. Es ergeben sich daher viele Störmöglichkeiten und eine hohe Impräzision. Sie stehen am Ende einer erweiterten Allergiediagnostik und sind erfahrenen Laboratorien vorbehalten.

4.2.5
Immunoassays in der Gerinnung

In diesem Zusammenhang sollte man auch den Vergleich funktionelle vs. immunologischer Nachweis der Gerinnungsfaktoren erwähnen. Eine immunologische Bestimmung der Einzelfaktoren hat deutlich geringere Intra- und Interassayvariationen, kann wesentlich sensitiver auch geringere Schwankungen der Einzelfaktoren messen und ist besser zu standardisieren. Bei der Gerinnungsdiagnostik überwiegen aber als eine der wenigen bedeutenden Ausnahmen die Vorteile der funktionellen Diagnostik, so daß diese sich in der Routine durchgesetzt haben. Dies beruht v. a. auf der Möglichkeit der globalen Erfassung großer Teile der Gerinnungskaskade in einem Ansatz [„Globaltests" wie Thromboplastinzeit (Quick-Wert) und partielle Thromboplastinzeit (PTT)].

4.2.6
CK-MB (Funktionstest vs. Immunoreaktivität)

Eine weitere Bestimmung die in der Regel nicht in einem immunologische Abschnitt besprochen wird, aber vom Prinzip her doch immunologisch ist, ist die Bestimmung der Aktivität des Isoenzyms CK-MB der Creatinkinase.

Prinzip
Die im Serum vorkommende Creatinkinase besteht aus zwei Einheiten M (für „muscle") und B (für „brain").

Diese finden sich als Dimere MM v. a. im Skelettmuskel, als MB im Herzmuskel und als BB im Hirn, Magen-Darm-Trakt, Prostata und Gebärmutter. Die Bestimmung der Gesamtaktivität der CK erfolgt enzymatisch mit photometrischem Nachweis (s. Abschn. Labor).

Methode
Zur Bestimmung der CK-MB wird die Probe mit einem Antikörper inkubiert, der die Aktivität des M-Anteil praktisch komplett inaktiviert. Die anschließend gemessene Aktivität beruht also nur noch auf dem B-Anteil. Dadurch wird die Aktivität von CK-MM komplett, die von CK-MB zu 50 % und die von CK-BB überhaupt nicht gehemmt (Abb. 4-15).

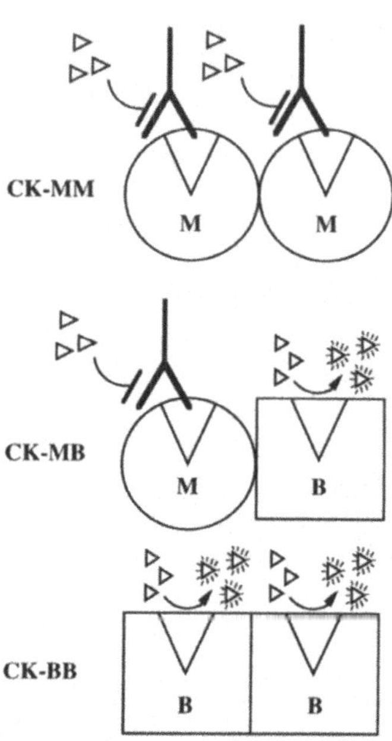

Abb. 4-15. Nachweis der CK-MB-Fraktion über die Inhibition des M-Anteils mit spezifischen AK. Die enzymatisch gemessene CK-Aktivität im Serum wird durch die vorhandenen Isoenzyme CK-MM, CK-MB und CK-BB erzeugt. Dabei ist normalerwiese nur CK-MM relevant, das wegen der längsten Halbwertszeit auch beim Gesunden gemessen werden kann. Beim Herzinfarkt wird viel CK-MB freigesetzt und übernimmt einen Anteil von 6–25 % der gemessenen CK-Aktivität. Zur Bestimmung der CK-MB wird der M-Anteil mit spezifischen AK inhibiert und die gemessene Aktivität mit 2 multipliziert (CK-MM ist vollständig inhibiert, CK-MB nur der M-Anteil, d. h. der B-Anteil entspricht der Hälfte der gemessen CK-MB Aktivität, die gesamte CK-MB Aktivität ist also doppelt so groß). Befindet sich aber unter bestimmten seltenen Umständen (Makro-CK, Freisetzung von CK-BB aus Hirn, Darm, Uterus, Prostata) viel CK-BB im Serum, so kann rechnerisch eine höhere CK-MB-Aktivität auftreten als Gesamt-CK

Interpretation
Um auf die tatsächlich Aktivität von CK-MB zu kommen wird die gemessene Aktivität mit dem Faktor 2 multipliziert. Diese Rechnung funktioniert nur unter der Annahme, daß der CK-BB Anteil im Serum ver-

nachläßigbar klein ist. Das gilt auch in der Regel, jedoch nicht, wenn CK-BB durch Komplexbildung stabilisiert wird (Makro-CK) oder wenn CK-BB aus Organen wie Hirn oder Darm freigesetzt wird. In diesem Fall kann also als „Rechenartefakt" die CK-MB höher sein als die gesamte CK.

Die enzymatische Bestimmung der CK-MB-Bestimmung ist von der Sensitivität gerade an der Grenze in klinisch noch relevanten Bereichen von unter 6 U/l. Deshalb ist auch hier ein Immunoassay für die Bestimmung der CK-MB-„Masse" entwickelt worden. So ist ein methodisch valider Nachweis von CK-MB in wesentlich geringeren Konzentrationsbereichen möglich. Des weiteren entfällt die Störung durch CK-BB, die bei diesem Test nicht erfaßt wird.

GOÄ

3591.

4.3
Zelluläres Immunsystem

4.3.1
Durchflußzytometrie (FACS)

Prinzip

Die in der Duchflusszytometrie benutzten Geräte werden häufig *Fluoreszenz-aktivierter Cell-Sorter* (FACS) genannt, auch dann wenn es sich um rein analytische Geräte ohne Sorter-Funktion handelt. Bei der FACS-Analyse werden Zellen in einem Flüssigkeitsstrom hydrodynamisch fokussiert. Sie bewegen sich mit hoher Geschwindigkeit und werden dabei von einer starken Lichtquelle, meist einem blauen (488 nm) Laserstrahl, angeleuchtet. Das von den Zellen gestreute Licht und die emittierten Fluoreszenzsignale werden von Photodetektoren aufgenommen (Abb. 4-16). Auf diese Weise

können Daten über Größe und Granularität der Zellen und nach entsprechender Färbung mit fluoreszenzmarkierten Antikörpern bzw. DNA-Farbstoffen auch Informationen über Oberflächenmarker, intrazelluläre Marker und auch über den DNA-Gehalt gewonnen werden.

Methode

Für die Untersuchung von Leukozyten kommt entweder die Analyse von dichte-gradienten isolierten PBMC („peripheral blood mononuclear cells", mononukleäre Zellen des Blutes) oder die Analyse von Vollblut in Betracht. Für die klinische Routine ist die Vollblutanalyse aufgrund des geringeren Zeitaufwandes und der geringeren Variabilität vorzuziehen. Dabei werden zu 100 µl EDTA-Blut fluorochrom-markierte monoklonale Anti-

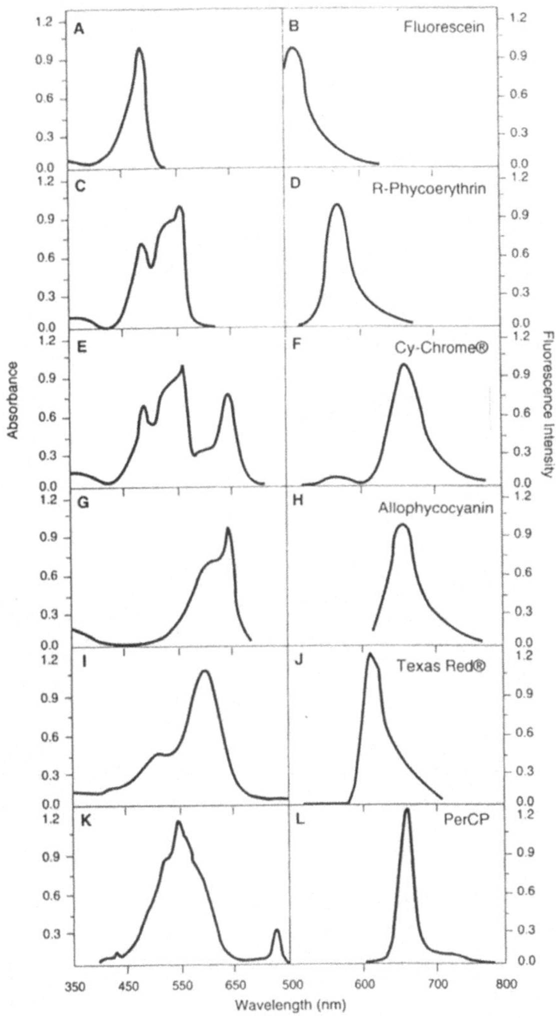

Abb. 4-17. In der Durchflußzytometrie häufig verwendete Farbstoffe. In der linken Spalte sind die Anregungswellenlängen, in der rechten Spalte die entsprechenden Emissionswellenlängen graphisch dargestellt. (Mit freundlicher Genehmigung der Firma Pharmingen)

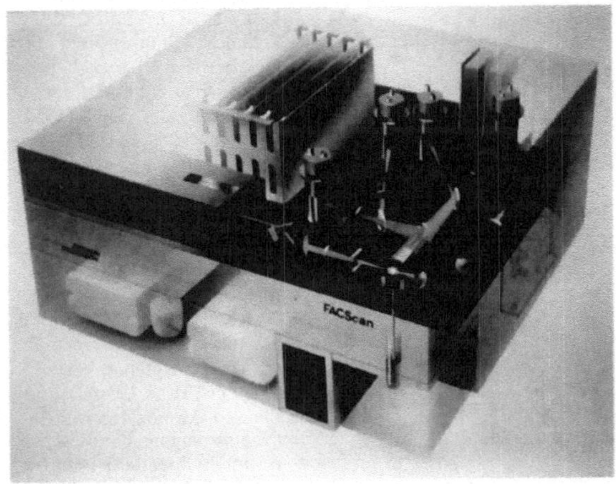

Abb. 4-16. Aufbau eine Durchflußzytometers. (Mit freundlicher Genehmigung der Firma Becton Dickinson)

körper ($\hat{=}$ 10 µl) gegeben. Nach einer kurzen Inkubation von 15 min auf Eis werden die Erythrozyten lysiert (z. B. Ammoniumchloridpuffer).

Diese Zellen werden dann in das FACS-Gerät eingebracht. Sie werden in einem Flüssigkeitsstrom hydrodynamisch fokusiert, d. h. im Zentrum des Flüssigkeitsstroms gehalten und so an einer Lichtquelle, in der Regel einem 488 nm Argonlaser, einzeln vorbeigeführt werden. Das Licht wird an der Zelle gestreut und kann von Photodioden für das Vorwärtsstreulicht bzw. Photomultipliertubes (PMT; besonders empfindlich Photodetektoren) für das Seitwärtsstreulicht detektiert werden. Das Vorwärtsstreulicht-Signal ist ein Maß für die Größe der Zelle, während das Seitwärtsstreulicht den Grad der intrazellulären Granularität anzeigt. Die Fluoreszenzsignale können mit PMTs für

grün (525 nm), gelb (575 nm) und rot (> 600 nm) erfaßt werden. Die Signale werden je nach Intensität auf 1024 Kanäle verteilt. So entsteht eine quantitative Verteilungkurve für alle gemessenen Signale (FSC, SSC, Fluoreszenz; Abb. 4-19).

Als ersten, wichtigen Entscheidungspunkt der FACS-Messung wird ein Dot-Plot-Histogramm mit Vorwärts- und Seitwärts-Lichtstreuung erstellt. Anhand dieses Histogrammes kann man bereits mit einiger Sicherheit die Populationen der Granulozyten, Monozyten und Lymphozyten definieren (Abb. 4-18a). Um diese Ereignisse wird ein Aufnahmefenster (Gate oder Window genannt) gesetzt („gaten") und damit werden tote Zellen, Erythrozytenreste, Thrombozyten und Debris aus der Aufnahme ausgeschlossen. In einer orientierenden Messung werden dann die Fluoreszenz-

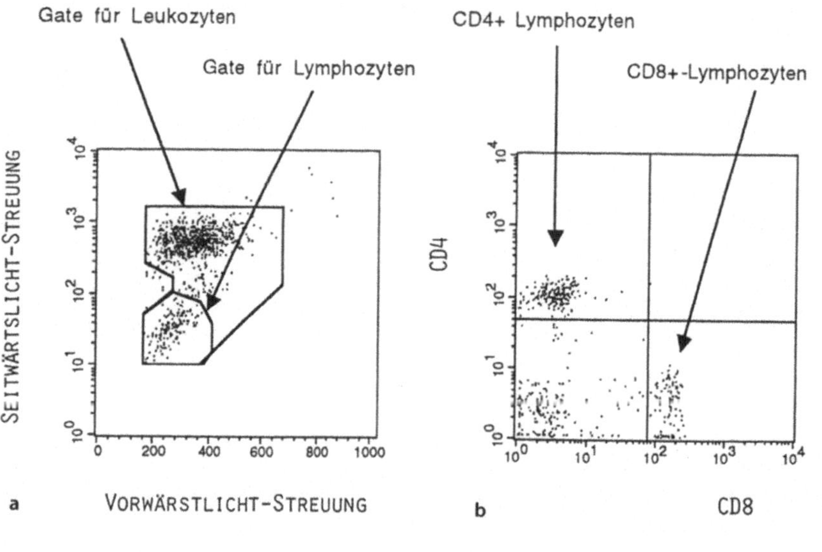

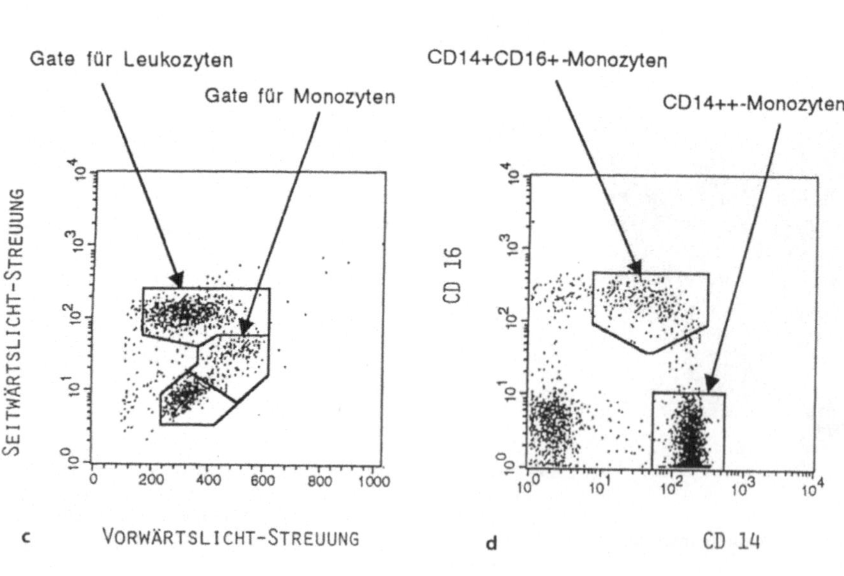

Abb. 4-18 a–d. Beispiele für FACS-Analysen. **a, b:** Analyse der CD4+- und CD8+-Lymphozyten. **a** Lichtstreuungsanalyse mit dem Gate für alle Leukozyten und dem Gate für die Lymphozyten. **b** Verteilung der CD4+- und CD8+-Zellen im Lymphozytenfenster. In diesem Beispiel eines gesunden Spenders ist der Prozentsatz der CD4+-Lymphozyten 39 %, die CD8+-Lymphozyten machen 19 % aus. Das CD4/CD8-Verhältnis beträgt 2,0. **c, d:** Analyse der Monozytenpopulationen. **c** Lichtstreuungsanalyse mit dem Gate für alle Leukozyten und dem Gate für Monozyten. Letzteres beinhaltet einen Teil der Lymphozyten. **d** Verteilung der CD14+ CD16+- und CD14++-Monozyten in dem Monozytengate. Bei diesem gesunden Spender ist der Anteil der CD14+ CD16+-Monozyten 10 %, der der CD14++-Monozyten 90 %

signale geprüft. Hierbei können die PMTs für die einzelnen Farbbereiche (grün 425 nm, gelb 475 nm, rot >500 nm) in ihrer Verstärkung angepasst werden. In Abb. 4-17 sind die Anregungs- (Exzitations-) und Emissionswellenlängen einiger häufig verwendeter Fluoreszenzfarbstoffe dargestellt. Dabei überlappen die Emissionsspektren zum Teil. Bei Mehrfarbenfluoreszenzen muß daher die Kompensation eingestellt werden. Die elektronische Kompensation gleicht das Durchschlagen von kräftigen Signalen in die anderen Wellenlängenbereiche aus. Üblicherweise ergibt eine Grünfluoreszenz ein starkes Durchschlagen in den Gelbbereich.

Mit der ausgewählten PMT-Einstellung können für die Zellen in diesem Gesamtleukozytenfenster 10 000 oder 20 000 Ereignisse pro Probe aufgenommen werden. Die Fluoreszenzanalyse der gespeicherten Signale kann dann direkt erfolgen. Oft werden jedoch die Granulozyten von der Auswertung ausgeschlossen, indem im Scatter-Dot-Plot auf Lymphozyten oder Monozyten gegated wird. Die Fluoreszenzsignale der Lymphozyten werden dann als 1-, 2- oder 3-Parameter-Histogramm dargestellt.

Richtlinien für die Anwendung/Anwendungsbeispiele
Typische Anwendungen für die FACS-Analyse sind die Bestimmung von CD4 und CD8 Lymphozyten im Rahmen der Aids-Diagnostik, die Messung von Monozytenpopulationen in der Sepsis-Diagnostik, die Analyse von funktionell relevanten Thrombozyten-Rezeptoren in der Hämostasiologie, die Messung von CD34 Zellen im Rahmen der Stammzelltransplantation, die Messung von myeloischen und lymphoiden Markern in der Leukämiediagnostik und die Messung von HLA–B27 in der Rheumadiagnostik.

4.3.1.1
Beispiel CD4- und CD8-Lymphozyten

Eine typische 2-Farben-Dot-Plot-Analyse für CD4 und CD8 in mononukleären Zellen aus Vollblut ist in Abb. 4-19 gezeigt. Im Scatterbild wird auf die Lymphozyten gegated. Das Fluoreszenzhistogramm zeigt unterschiedlich Zellwolken, die für die Quadrantenstatistik abgegrenzt sind. Nur die hier abgegrenzten stark CD4-positiven Zellen sind die T-Helferzellen (linker oberer Quadrant). Einige schwach CD4-positive Zellen sind Monozyten. Auch bei den CD8-Zellen repräsentieren nur die stark positiven die T-Killerzellen (rechter unterer Quadrant); die CD8-schwachpositiven Zellen sind die NK-Zellen, die nicht in eine Bestimmung etwa im Rahmen einer HIV-Diagnostik eingehen sollten. Für die HIV-Diagnostik ist die absolute Zahl der CD4-Lymphozyten entscheidend. Dazu wird der Anteil der CD4-Zellen an den gesamten, über das Scatterbild definierten, Leukozyten im FACS be-

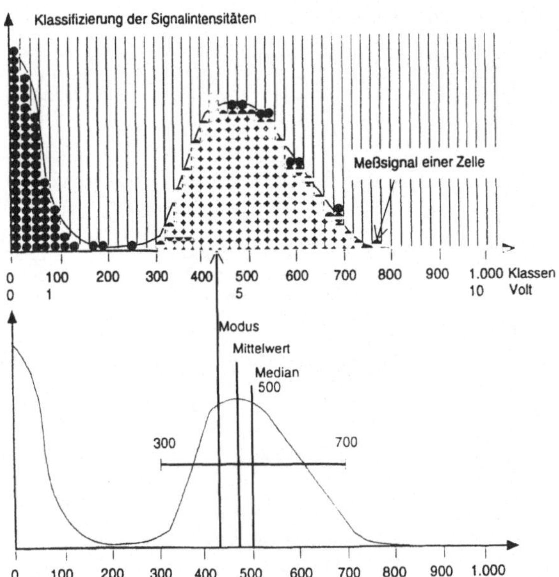

Abb. 4-19. Prinzip der Histogrammdarstellung. Alle gemessenen Ereignisse werden der Stärke nach auf 1024 Klassen (Kanäle) verteilt (x-Achse). Die Zahl der Ereignisse pro Kanal erscheint in der y-Achse. [Aus: Schmitz G, Rothe G (1994) Durchflußzytometrie in der klinischen Zelldiagnostik, 1. Aufl. Schattauer, Stuttgart, New York, S 20]

stimmt und mit Hilfe von definierten Meßvolumina, der Zugabe einer definierten Zahl von Beads oder der in einem Hämatologieautomaten bestimmten Leukozytenzahl wird die absolute Zahl der CD4-T-Zellen pro Mikroliter berechnet.

4.3.1.2
Beispiel CD14++- und CD14+CD16+-Monozyten

Die Analyse der Blutmonozyten war früher wegen der schwierigen Abgrenzung von den aktivierten Lymphozyten immer problematisch. Jetzt entwickelt sich die Definition dieser Zellen mit Hilfe von CD14-Antikörpern zum Standard-Verfahren. Im Scatterbild wird auf die Monozyten plus den oberen Teil der Lymphozyten gegated (Abb. 4-18 c). Dann lassen sich in der 2-Farben-Immunfluoreszenz für CD14 und CD16 zwei Populationen abgrenzen. Die CD14++-Monozyten machen beim Gesunden 90 % der Monozyten aus, die CD14+CD16+ doppelt-positiven Monozyten 10 % (Abb. 4-18 d). Bei inflammatorischen Erkrankungen einschließlich Infektionen und bei der M-CSF-Therapie steigen diese Zellen stark an; eine Therapie mit Glukokortikoiden depletiert die CD14+- CD16+-Monozyten (s. auch Tabelle 4-3).

Tabelle 4-3. Anwendungsbeispiele FACS

Indikation		Bestimmung	Wertigkeit
Infektiologie	HIV-Staging	– Absolute Zahl der CD4-positive Lymphozyten – CD4/CD8 – Aktivierungsmarker	Referenzmethode; z. T. Grundlage der Stadieneinteilung
	Sepsis	Zunahme der CD14+16+-Monozyten	
	CMV	Zahl der CMV-infizierten Leukozyten	Bedeutung v. a. nach Nierentransplantation
Immunologie	Angeborene Immundefekte	Quantifizierung der T-/B-Zellen; B-Zellreifung	Essentielle Untersuchung
	Chronische Granulomatose	Fehlender oxidativer Burst der Granulozyten	Alternative Methode zu etablierten Verfahren
	Sarkoidose	CD4/CD8-Ratio in der BAL > 3	Wichtige Teildiagnostik
	Exogen allergische Alveolitis	CD4/CD8-Ratio in der BAL < 1,5	Wichtige Teildiagnostik
	Reaktive Arthritiden	HLA-B27-Bestimmung	Alternative Methode zu etablierten Verfahren
	Rheumatoide Arthritis	HLA-DR4-Subtypisierung	Prognoseparameter
Hämatologie/ Onkologie	Leukämiediagnostik	Immunphänotypisierung	Wichtiger Beitrag zur Klassifikation der Leukämien
	Anämie	Retikulozyten-, Normoblastenbestimmung	Alternative Methode zu etablierten Verfahren
	Paroxysmale nächtliche Hämoglo-binurie	Phosphoinositolverankerte Membranproteine (z. B. CD55, CD59 auf Erythrozyten)	Definitive Diagnose möglich
	Thrombozytopenie	– Antithrombozytäre Antikörper – jugendliche (RNA-haltige) Thrombozyten	Ergänzende Methode zu etablierten Verfahren
	Thrombozytenfunktionsstörung	– Fehlen von CD42b (gp Ib/IX) bei Bernard-Soulier-Syndrom – Fehlen von CD41 (gp IIb/IIIa) bei M. Glanzmann	Definitive Diagnose möglich
	Stammzellen-Transplantation	– CD34-positive Zellen im peripheren Blut, Leukaphereseprodukt oder Knochenmark	Kontrolle der Zahl an Stammzellen
	Tumordiagnostik	Detektion von Tumorzellen im peripheren Blut, Knochenmark und anderen Körperflüssikeiten	Ergänzende Methode zu etablierten Verfahren
Stoffwechselerkrankungen	Familiäre Hypercholesterinämie	Quantifizierung der LDL-Rezeptoren	Ergänzende Methode zu anderen Verfahren

Störfaktoren/Nachteile

Bei längerer Lagerung der monoklonalen Antikörper können die Fluorochrom-Konjugate zerfallen. Bei wiederholter Lichtexposition kann das Fluorochrom ausbleichen, daher sollten die Antikörper-Vorräte und die Probenröhrchen immer lichtgeschützt aufbewahrt werden. Bei Inkubation bei Raumtemperatur können einige Leukozyten-Oberflächen-Moleküle wie der T-Zell-Rezeptor-CD3-Komplex oder das Oberflächen-Immunglobulin auf B-Zellen modulieren und sich von der Zelle ablösen, so daß falsch-negative Befunde entstehen.

Qualitätssicherung

Die Analysen sollten immer mit Standard-Einstellungen gefahren werden, mit Standard-Eichbeads mit definierter Fluoreszenz-*Intensität* nachkorrigiert werden um Tag-zu-Tag-Schwankungen auszugleichen. Während Analysen mit diskereten Signalen, die sich klar vom Hintergrund absetzen, unproblematisch sind, ist für die Bewertung von Markern die nur eine monomo-

dale Rechtsverschiebung zeigen, von einer geeigneten Negativkontrolle abhängig. Dies sollte immer eine Isotyp-Kontrolle sein, also ein irrelevanter Antikörper von der gleichen Immunglobulin-Klasse oder Subklasse (z. B. IgG1 der Maus), der mit dem gleichen Fluorchrom vom gleichen Hersteller konjugiert wurde und der in der gleichen Endkonzentration eingesetzt wird wie der relevante Antikörper. Nur so ist ein korrekte Bewertung der Hintergrund-Färbung von Granulozyten, Monozyten aber auch Lymphozyten möglich. Sogenannte gekreuzte Isotypkontrollen werden für die korrekte Kompensationseinstellung von 2-Farben-Fluoreszenz-Analysen benötigt. Dabei werden zusätzlich zu Marker-A-grün/ Marker-B-gelb, die Kontrollen Isotyp zu Marker-A-grün/ Marker-B-gelb und Marker-A-grün/ Isotyp zu Marker-B-gelb angesetzt.

GOÄ

3696, 3697, 3698, 3699.

4.4
Funktionelle zelluläre Assays

Prinzip

Für die funktionellen Tests auf dem Gebiet der Zellulären Immunologie gilt ähnliches wie bereits bei den funktionellen Tests humoraler Faktoren erwähnt. Auch hier bleibt im jeweiligen Testsystem nachzuweisen, inwieweit die in vitro erfaßte Funktion mit der In-vivo-Funktion parallel geht. Die Lyse von K562, einer Standardzielzelle zur Erfassung der NK-Zell Aktivität, muß nicht mit einer entsprechenden NK-Zell Aktivität gegen Tumorzellen in vivo einhergehen, da hier multiple andere Faktoren, wie das lokale Zytokinmilieu, die Erreichbarkeit der Zielzelle im Gewebsverbund etc. mitspielen. Viele funktionelle Tests sind kaum standardisierbar, da die Tests oft sehr komplex aufgebaut sind und so multiple Faktoren den Test beeinflussen. Daher sind die Ergebnisse verschiedener Laboratorien meist nicht vergleichbar. Die Tests sind in wenigen Forschungslaboratorien etabliert und werden in der Routinediagnostik kaum eingesetzt. Jeder neue Testansatz muß mit bekannten Proben validiert werden. Des weiteren müssen neben den üblichen Standards, Negativ- und Positiv-Kontrollen und auch mehrere Kontrollen gesunder Spender mitgeführt werden, da auch hier die Interassay-Variation oft erheblich ist.

4.4.1
T-Zellen: Lymphozytenproliferation, Lymphozytentransformation

Methode

Über einen Dichtegradienten aus Ficoll werden periphere mononukleäre Blutzellen (PBMC) isoliert. Anschließend erfolgt in vitro eine Inkubation der PBMC mit Mitogenen, z. B. mit den Lektinen Phythämagglutinin (PHA); Concanavalin A (ConA), oderPokeweed Mitogen (PWM), die T-Zellen und z. T. auch B-Zellen aktivieren. Man kann auch bestimmte Subpopulationen der Lymphozyten aktivieren, z. B. mit anti-CD3-Antikörpern, mit sog. Superantigenen (SEB) oder bestimmten Antigenen wie Tetanus Toxoid (TT), purified protein derivative (PPD) oder dem S-Antigen des Hepatis-B-Virus (HBsAG). Als allogene Stimulation oder „mixed lymphocyte culture" (MLC) bzw. „mixed lymphocyte reaction" (MLR) bezeichnet man die Inkubation der Zellen des Patienten mit bestrahlten Zellen eines gesunden Spenders. In letzter Zeit setzt sich auch die direkte Verwendung unseparierten Vollblutes mit den darin enthaltenen Lymphozyten durch. Letzteres hat den Vorteil, daß wesentlich weniger Arbeitsschritte erforderlich sind, was Zeit erspart und die möglichen Störgrößen minimiert.

Die Stärke der Aktivierung kann über die Expression von Aktivierungsmarkern auf der Zelloberfläche (Durchflußzytometrie) oder über die Sekretion von Zytokinen nachgewiesen werden. Mit einem etwas abgewandeltem ELISA-System, dem sogenannten ELISPOT (für SPOT, also Punkt und ELISA), kann auch die Produktion von Zytokinen auf Einzelzellebene erfaßt werden. Auch der Nachweis der Proliferation der Lymphozyten, v. a. der T-Zellen über den Einbau von radioaktiv markiertem Thymidin oder den Einbau von Bromo-desoxy-Uridin (BrdU), das mit spezifischen AK detektiert werden kann, ist möglich.

Richtlinien für die Anwendung

Bei der Stimulation mit spezifischen AG proliferieren v. a. die CD4 positiven Zellen. Dies könnte zum sehr frühen Nachweis einer Infektion herangezogen werden. Die Schwierigkeiten der Standardisierung, sowie die sehr aufwendige und kostspielige Handhabung der Zellen in sterilen Werkbänken etc. hat jedoch zumindest bisher einen breiteren Einsatz dieser Tests verhindert. Eine klinische Anwendung beschränkt sich in der Regel auf die Erfassung von primären und sekundären Immundefekterkrankungen oder auf das Monitoring des Immunsystems im Rahmen von Studien z. B. bei der Anwendung immunsuppressiver oder immunstimulierender Substanzen im Rahmen der HIV-Therapie oder der Transplantationsmedizin. Die Tests finden jedoch im Sinne einer rationellen Diagnostik erst am Ende einer vorher mit etablierteren Methoden versuchten Abklärung eines Immundefektes ihren Platz. Sie werden nur von spezialisierten Laboratorien durchgeführt und sind auch aufgrund der insgesamt geringen Inzidenz von primären Immundefekten in der Routinediagnostik eher Raritäten.

GOÄ
3694.

4.4.2
Killer-T-Zellen, NK-Zellen: Zytotoxizitätsassay
(Cr^{51}-, Eu-release)

Methode

Bestimmte Zielzellen werden mit radioaktivem Chrom (Cr^{51}), radioaktivem Tritium (3H-Thy), Europium (Eu) oder anderen Farbstoffen markiert. Werden Lymphozyten des Patienten mit diesen Zellen inkubiert, so können diese die markierten Zielzellen lysieren. Dadurch wird die Markierung freigesetzt und kann im Überstand bestimmt werden.

Richtlinien für die Anwendung

Auch hier bleibt die Anwendung aufgrund der komplexen Testsysteme meist wissenschaftlichen Fragestellungen vorbehalten. Durch entsprechende Auswahl der Zielzellen kann man zytotoxische, in der Regel CD8-positive T-Zellen erfassen (CML – „cell mediated lysis") oder die NK-Zellaktivität (K562 als Zielzellen).

4.4.3
B-Zellen

Methode

Funktionelle Tests für B-Zellen beruhen auf der In-vitro-Stimulation der AK-Produktion. Dazu werden isolierte PBMC mit Mitogenen wie z. B. PWM oder SAC stimuliert und, wie im T-Zell-Proliferationsassay, die Proliferation der B-Zellen gemessen. Man kann zusätzlich die in vitro Produktion von Ig im Überstand der aktivierten B-Zellen messen (z. B. ELISA). Eine direkte Visualisierung der Ig-Produktion kann durch den „reversed hemolytic plaque assay" erfolgen. Dabei werden Erythrozyten mit anti-human-Ig Antiserum beschichtet, mit B-Zellen gemischt, mit Komplement versetzt und in semisoliden Agar gegossen. Produziert die B-Zelle Ig, so diffundieren diese durch den Agar, werden vom anti-human-Ig Antiserum an die Erythrozyten gebunden und aktivieren dort Komplement, was dann zur Lyse der Erythrozyten führt.

Richtlinien für die Anwendung

Auch diese Tests sind hochspezialsierten Laboratorien vorbehalten und werden, neben wissenschaftliche Fragestellungen, in der Routine nur in seltenen Fällen, etwa bei unklaren Immundefektsyndromen, angewendet.

4.4.4
Granulozyten

Zur Funktionsprüfung der Granulozyten stehen Tests zur Verfügung, die die wichtigsten Aktivitäten der Granulozyten, Chemotaxis, Phagozytose, Sauerstoffradikalproduktion und intrazelluläres Killing einzeln oder im Zusammenspiel erfassen.

Methode

Die Chemotaxis wird in der Boyden-Kammer gemessen. Eine Membran mit 3-μm-Poren trennt isolierte Granulozyten von chemotaktischen Reizen (C5a oder das chemotaktische Peptid f-Met-Leu-Phe) ab. Nach 2 h Inkubation bei 37 °C werden die Zahl der gewanderten Zellen und die zurückgelegte Strecke im Vergleich zu Kontrollzellen und Medium- bzw. Serumkontrolle mikroskopisch bestimmt. Phagozytose kann z. B. über die Aufnahme fluoreszenzmarkierter Bakterien (E. coli) durchflußzytometrisch bestimmt werden, oder zusammen mit der Fähigkeit zur Bildung von O_2-Radikalen durch den NBT-Test. Die Bildung von Sauerstoffradikalen (Oxygen burst) kann auch photometrisch über die Oxidation von Cytochrom C oder mit bestimmten Farbstoffen (DC-FDA) durchflußzytometrisch oder über Chemilumineszenzassays gemessen werden.

Richtlinien für die Anwendung

Primäre Granulozytendefekte sind äußerst selten und betreffen v. a. Säuglinge und Kleinkinder. Die Tests werden z. B. zur Diagnose der Chronischen Granulomatose, bei der ein NADPH-Enzymdefekt besteht, eingesetzt. Auch sekundäre Granulozytendefekte sind selten z. B. bei verschiedenen Infekten, Tumorerkrankungen, Unterernährung, Alkoholmißbrauch, immunsuppressiver Therapie. Die Tests werden in der Routine selten benötigt, sind relativ zeitaufwendig, teuer und schwer standardisierbar, so daß Verlaufskontrollen immer in dem selben Labor durchgeführt werden sollten.

Störfaktoren

Granulozyten sind in vitro sehr empfindlich und nur wenige Stunden funktionsfähig, so daß funktionelle Tests praktisch vor Ort stattfinden müssen. Eine reduzierte Granulozytenfunktion ist meist methodisch durch zu lange Lagerung oder andere präanlytische Faktoren bedingt und sollte unbedingt in einem unabhängigen zweiten Ansatz bestätigt werden.

Interpretation

Granulozytenfunktionstests benötigen viel Erfahrung zur richtigen Interpretation, so sind auch diese funktionellen Tests Speziallaboratorien vorbehalten.

GOÄ

3693, 3695.

4.4.5
Monozyten

Prinzip

Als funktionelle Tests für Monozyten können die bei den Granulozyten besprochenen Tests für Phagozytose und Oxygen Burst angewendet werden. Die Monozytenfunktion kann jedoch leichter durch Vollblutstimulation für 4–6 h mit Lipopolysaccharid (LPS) und nachfolgender Bestimmung von Zytokinen wie TNF und IL-6 aus dem Überstand erfolgen.

4.4.6
Thrombozyten

Die klassischen funktionelle Tests für Thrombozyten werden in den entsprechenden Kapiteln der Hämostaseologie besprochen. Zur Messung der Aktivierung der Thrombozyten gewinnen immunologische Methoden, wie die Bestimmung der Expression von Aktivierungsmarkern mit Hilfe der Durchflußzytometrie, zusehends an Bedeutung.

Richtlinien für die Anwendung

Immunologische Tests zur Funktionsprüfung der Thrombozyten befinden sich noch in der wissenschaftliche Evaluationsphase und sind in der Routinediagnostik noch nicht etabliert. Sie sollten nur im Zusammenhang mit wissenschaftlichen Studien bzw. an entsprechend erfahrenen Zentren eingesetzt werden.

Störfaktoren

Bereits bei der Blutabnahme findet durch die Verletzung der Venenwand und anschließend durch den Kontakt der Thrombozyten mit der Wand des Abnahmegefäßes eine Aktivierung statt. Bereits kurzzeitige Lagerung und Transport führen zu Veränderungen, die die Ergebnisse verfälschen. Hier ist entweder eine Weiterverarbeitung der Thrombozyten direkt nach der Probenabnahme zu gewährleisten oder die Inhibiton der Aktivierung durch spezielle Reagenzien, die im Abnahmegefäß vorgelegt werden (z. B. CTAD-Tubes von Becton Dickinson). Bei Antikoagulation durch Ca2+ Entzug (v.a. mit EDTA) kann eine sogenannte Pseudothrombopenie auftreten. Hierbei führen in vivo nicht wirksame Autoantikörper zur Verklumpung. Die AK erkennen Epitope, die erst in vitro durch Konformationsänderung freigelegt werden. Die Agglutinate werden bei maschineller Analyse übersehen. Bei entsprechendem Verdacht empfiehlt sich die Betrachtung des Blutausstriches und die Wiederholung der Analyse mit Citratblut.

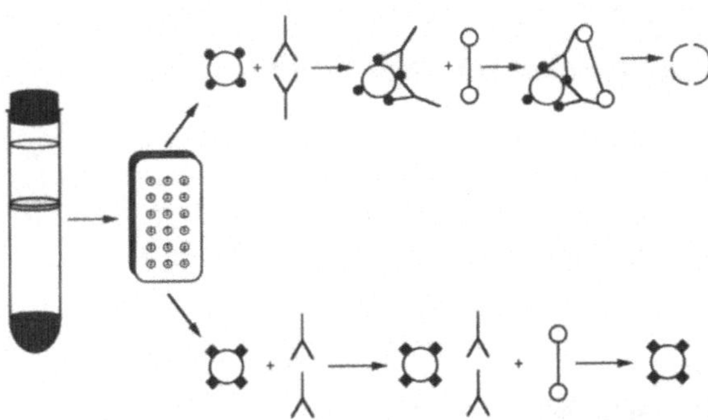

Abb. 4-20. Prinzip des Mikrozytotoxizitätstests zur Typisierung der HLA-I-Klassen. Spezifische AK gegen ein bestimmtes HLA-Allel werden mit Zellen eines Patienten inkubiert. Ist dieses HLA-Allel auf der Zelle vorhanden *(obere Reihe)*, so bindet der AK. Gibt man Komplement hinzu, so wird dieses vom gebundenen AK aktiviert und durchlöchert die Zellmembran. Nach Zugabe eines Farbstoffes, der nicht durch intakte Zellen dringt, kann der Anteil der gefärbten Zellen gezählt werden

4.5
HLA-Typisierung

4.5.1
HLA-A, -B-, -C- (MHC-I-)Typisierung im Mikrozytotoxizitätstest

Prinzip

Die Bestimmung erfolgt anhand von mononukleären Zellen (Lymphozyten plus Monozyten), die aus Blut oder aus lymphatischen Organen isoliert werden. Diese Zellen werden mit spezifischen anti-HLA-A und anti-HLA-B-Antikörpern inkubiert, und Antikörper-reaktive Zellen werden dann mit Hilfe von Komplement lysiert. Der Anteil der lysierten Zellen wird aufgrund der Aufnahme eines Farbstoffes wie Eosin bestimmt.

Methode

Nach der Isolierung von mononukleären Zellen (Lymphozyten plus Monozyten) durch Dichtegradienten-Zentrifugation werden 2 µl der Zellsuspension pro Vertiefung in eine Terasaki-Platte pipettiert. Diese enthalten bereits jeweils 1 µl eines Panels von Alloantikörpern. Nach einer Inkubation für 30 min bei RT folgt die Zugabe von 5 µl Kaninchenkomplement. Nach einer weiteren Inkubation für 60 min bei 37 °C erfolgt die Zugabe von 5 µl Eosin, eine Inkubation für 5 min bei RT, dann Fixation mit 5 µl Formaldehyd (10 %). Das Ablesen der positiven Reaktionen (> 40% tote Zellen) erfolgt unter dem Mikroskop (Abb. 4-20).

Richtlinien für die Anwendung/Anwendungsbeispiele

Der Test wird v. a. für die komplette HLA-A,B,C-Typisierung im Rahmen der Transplantation eingesetzt. Die Bestimmung von HLA-B27, dem mit dem M. Bechterew hochassoziierten Klasse-I-Molekül, erfolgt heutzutage zunehmend mit monoklonalen Antikörpern in der Durchflußzytometrie oder über PCR (s. dort).

Störfaktoren

Die Alloantikörper werden vielfach von Mehrfachschwangeren und von Multitransfundierten gewonnen. Diese können neben der Hauptspezifität noch andere Nebenspezifitäten zeigen, was die Interpretation der Befunde schwierig machen kann. Vorzugsweise werden Seren eingesetzt, die monospezifisch sind. Die zunehmend benutzten monoklonalen Antikörper ergeben meist klarere Ergebnisse.

Qualitätssicherung

Auf jeder Testplatte muß als Positivkontrolle ein Antikörper gegen alle HLA-Moleküle mitgeführt werden. Die Antisera müssen anhand eines großen Panels an Zellen vorzugsweise unter Einschluß von homozygoten Zellen mit bekannnten HLA-Antigenen auf ihre Spezifität geprüft werden.

Interpretation

Wenn für einen Lokus wie HLA-A nur eine Spezifität gefunden wird ist die Interpretation schwierig, da offen bleibt, ob es sich um eine homozygote Expression oder um eine schwache Expression des 2. Allels handelt.

4.5.2
Bestimmung von HLA-DR, DP, DQ (MHC-II)

Bei den HLA-Klasse-II-Molekülen läßt sich der Polymorphismus nur schwer mit serologischen Methoden erfassen. Hier hat sich inzwischen die PCR (s. Mikrobiologie) mit sequenzspezifischen Primern etabliert.

4.6
In-vivo-Assays

4.6.1
Immunologische Hauttests

Um die in-vivo-Funktion des menschlichen Immunsystems zu prüfen, haben sich Hauttests sehr bewährt, da hierbei verschiedenste Antigene auch wiederholt appliziert werden können und da die Reaktion einfach erfasst werden kann.

Prinzip
In unverletzten Hautregionen ohne Entzündung wird nach Desinfektion Antigen epicutan oder intracutan appliziert. Nach einer definierten Einwirkzeit wird Rötung, Schwellung und Induration dokumentiert. Dabei können Sofortreaktionen (30 min) mit Quaddelbildung als Ausdruck einer IgE-Mastzellreaktion auftreten oder aber Reaktionen vom verzögerten Typ (48 h), die die komplexe Interaktion von antigen-präsentierenden Zellen und T-Lymphozyten erfassen. Die Reaktion vom verzögerten Typ wird zum einen im Rahmen einer Prüfung der Immunkompetenz untersucht. Zum anderen wird diese Reaktion als Test auf eine Sensibilisierung gegen Allergene eingesetzt.

4.6.1.1
Testung der Sofortreaktion

Diese Testungen sollten nur von Fachärzten für HNO oder Dermatologie oder von speziell ausgebildeten Ärzten mit der Zusatzbezeichnung Allergologie durchgeführt werden.

Methode
Definierte Allergen-Lösungen werden auf markierte Stellen der Unterarm- oder Rückenhaut in Form eines Tropfens aufgebracht. Mit einer feinen sterilen Nadel wird durch den Tropfen hindurch das Epithel der Haut angestochen und kurz nach oben gezogen (Prick-Test). Alternativ kann das AG auch intrakutan mit einer dünnen Nadel appliziert werden (Intrakutan-Test). Diese Tests sollte nur am Unterarm angewendet werden. Eine Quaddelbildung innerhalb von 30 min wird als positiv gewertet.

Richtlinien für die Anwendung/Anwendungsbeispiele
Sicherung einer klinisch-relevanten Sensibilisierung gegen inhalative und Nahrungsmittel-Allergene. Um den Einfluß lokaler Faktoren zu berücksichtigen, kann bei Nahrungsmittelallergie auch eine lokale Testung an der Darmschleimhaut unter endoskopischer Kontrolle erfolgen. Auch bei inhalativer Allergie kann zum Nachweis eine inhalative Provokation sinnvoll sein.

Störfaktoren/Nachteile
Bei Personen mit einer erhöhten Reaktionsbereitschaft kann allein durch die mechanische Irritation eine Quaddelbildung entstehen (urticarieller Dermographismus). Diese Personen zeigen eine unspezifische Reaktion und sind auch mit der Pufferkontrolle positiv. Im Rahmen der Testung kann es zu schweren anaphylatischen Reaktionen kommen. Daher muß die Untersuchung in Notfallbereitschaft erfolgen (Suprarenin, Intubationsbesteck, bei inhalativer Provokation β_2-Stimulatoren zur Inhalation).

Qualitätssicherung
Für die Testung sollten ausschließlich definierte, standardisierte, pyrogenfreie Allergenlösungen kommerzieller Hersteller eingesetzt werden. Als Negativkontrolle wird nur Puffer aufgebracht.

4.6.1.2
Testung der Immunkompetenz in der verzögerten Reaktion

Tuberkulinreaktion (Mendel-Mantoux-Test, Stempeltest)
Methode
Die Tuberkulintestung erfolgt durch eine intrakutane Injektion von verdünntem Tuberkulin („purified protein derrivative", PPD). Hier gibt es 2 Möglichkeiten zur Applikation des AG, die von der WHO empfohlene intrakutane Injektion (Mendel-Mantoux-Test) oder einen Stempeltest (Tine-Test, Tubergen-Test). Die beiden Stempeltests entsprechen in etwa 5 Tuberkulin-Einheiten (TE). Eine exakte Dosierung ist nicht möglich, daher sind falsch-negative Ergebnisse möglich. Eine positive Reaktion erfordert mindestens an einer Einstichstelle eine Induration, Rötung ist nich ausreichend.

Als Standard der Tuberkulintestung ist der Mendel-Mantoux-Test anzusehen, der in jedem Fall vor einer Entscheidung über eine präventive Chemotherapie anzuwenden ist. Es werden 10 TE streng intrakutan appliziert. Bei negativem Ausfall wird der Test mit 10 TE wiederholt, gegebenenfalls wird ein weiterer Test mit 100 TE angeschlossen.

Störfaktoren
Bei Testung mit 100 TE können falsch-postitive Reaktionen aufgrund einer Infektion mit atypischen Myko-

bakterien auftreten. Bei angeborenen oder erworbenen Immunmangelsyndromen, unter immunsuppressiver Therapie, nach Virusinfektionen (Masern, Varizellen), nach Schutzimpfungen (Masern, Mumps), bei Sarkoidose oder lymphatischen Systemerkrankungen kann die Tuberkulinreaktion vorübergehend vermindert sein oder ganz fehlen. Insbesondere auch bei einer Miliartuberkulose oder einer Meningitis tuberculosa kann die Tuberkulinreaktion negativ ausfallen.

Richtlinien für die Anwendung

Die Tuberkulintestung hat bei epidemiologischen Fragestellung eine zentrale Bedeutung. Durch den Rückgang der Tuberkuloseinfektion in Deutschland hat sie auch in der Diagnostik an Wert gewonnen. Eine positive Reaktion kann durch Mykobacterium tuberculosis, andere Mykobakterien oder durch die BCG-Impfung ausgelöst werden.

Multitest-Immignost

Methode

Zur Prüfung mit einer breiten Palette an Antigenen und damit zur funktionellen in vivo-Testung des zellulären Immunsystems eignet sich zum anderen der Multitest-Immignost-Test-Stempel (Firma biosyn, Fellbach). Der Stempel besteht aus 8 Köpfen, die jeweils 9 feine Spitzen aufweisen, zwischen denen sich definierte Lösun-

gen von Antigen aus Tetanus, Diphtherie, Streptokokkus, Tuberkulin, Proteus, Trichophyton und Candida sowie als Negativkontrolle Glycerin befinden. Der Stempel wird 15 s lang unter Bewegung auf die Haut des Unterarmes gedrückt (Abb 21). Nach Entfernen des Stempels muss für jeden Kopf ein deutlicher Abdruck vorhanden sein, und die Haut muß an diesen Stellen benetzt sein, so daß eine Aufnahme in die Epidermis gesichert ist. Nach 3 min wird die Antigenlösung abgetupft. Nach 48 h wird die Induration mit einem Stift umfahren, und es wird der mittlere Durchmesser bestimmt, wobei > 2 mm als positiv gewertet wird. Die Summe der Durchmesser aller positiven Reaktionen kann dann als Maß der Immunkompetenz herangezogen werden.

Richtlinien für die Anwendung/Anwendungsbeispiele

Der Immignost-Test gibt hilfreiche Informationen in der Diagnostik einer Immunsuppression etwa bei der Sarkoidose, bei der HIV-Infektion, aber auch bei kritisch-kranken Intensivpatienten (Sepsis, SIRS). Er eignet sich gut zur Verlaufkontrolle bei klinischen Studien mit Immunsuppressiva oder Immunstimulanzien.

Störfaktoren/Nachteile

Ein ausreichendes Einbringen der AG in die Haut ist absolute Voraussetzung für eine valide Interpretation. Wenn die Inspektion der Auftragsstellen direkt nach

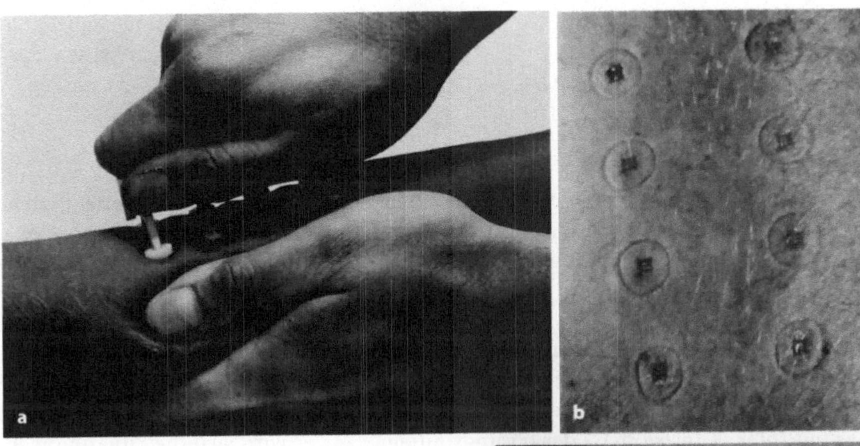
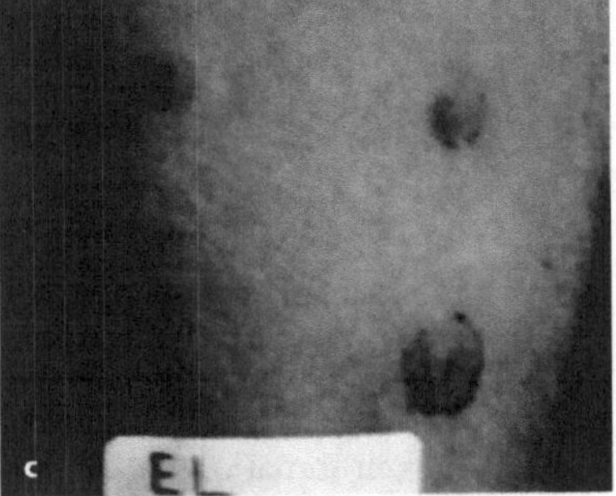
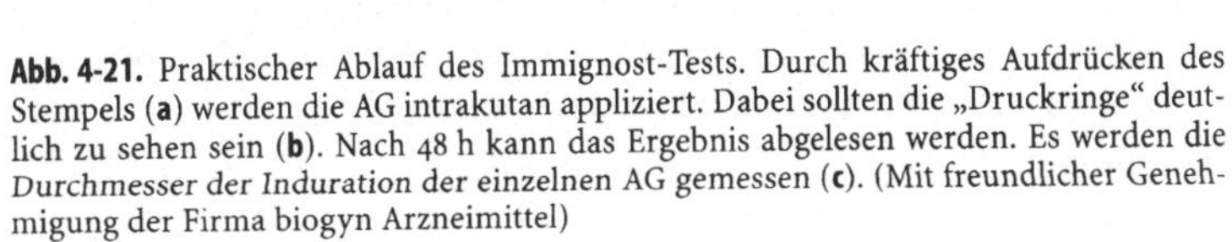

Abb. 4-21. Praktischer Ablauf des Immignost-Tests. Durch kräftiges Aufdrücken des Stempels (**a**) werden die AG intrakutan appliziert. Dabei sollten die „Druckringe" deutlich zu sehen sein (**b**). Nach 48 h kann das Ergebnis abgelesen werden. Es werden die Durchmesser der Induration der einzelnen AG gemessen (**c**). (Mit freundlicher Genehmigung der Firma biogyn Arzneimittel)

der Stempel-Applikation keine Benetzung einer einzelnen Position ergibt, dann wird diese protokolliert und aus der Bewertung ausgeschlossen.

Gelegentlich kann man eine urtikarielle Sofortreaktion beobachten. Es handelt sich hierbei um eine Urtikaria faktitia oder eine IgE-vermittelte AG-spezifische Sofortreaktion. Die verzögerte Reaktion kann in ausgeprägten Fällen zu einer Schwellung des Unterarmes führen. Auch im Rahmen dieser Testung ist das Auftreten einer anaphylaktischen Reaktionen nicht auszuschließen. Daher muß auch diese Untersuchung in Notfallbereitschaft erfolgen (Suprarenin, Intubationsbesteck). Die Patienten müssen daher nach der Applikation noch 30 min beobachtet werden.

Qualitätssicherung

Die Testung erfolgt nur mit standardisierten Antigen-Lösungen. Verfallsdatum beachten. Der Test erfasst die Sekundär-Reaktivität nach früher stattgehabter Exposition. Daher ist das Ergebnis von der Exposition in der jeweiligen Population abhängig. In Mitteleuropa kann man aufgrund der Durchimpfung von einem vorausgegangenen Antigen-Kontakt mit Diphtherie und Tetanus ausgehen. Eine Sensibilisierung gegenüber Tuberkulin ist aber heute in dieser Region nicht immer gegeben. Der Hersteller stellt die Daten für die zu erwartenden Reaktivität zur Verfügung. Da eine immunsuppressive (inklusive einer zytostatischen) Therapie zu einer verminderten Reaktion führt, ist dies bei der Interpretation zu berücksichtigen.

4.6.1.3
Testung der Sensibilisierung in der verzögerten Reaktion auf Vorliegen einer Allergie

Methode
Potentielle Allergene werden epikutan auf die Haut aufgebracht (Patchtest z. B. mit Finn-Chamber) und dort für 24–48 h belassen. Die Rötung und Induration wird nach 48 h bestimmt.

Richtlinien für die Anwendung/Anwendungsbeispiele
Diese Testung ist wichtig für die Sicherung einer Allergie vom verzögerten Typ bei beruflicher Exposition etwa mit Latex, Kunststoffen oder Lösungsmitteln.

Störfaktoren/Nachteile
Ungenügende AG-Konzentrationen z. B. durch ungenügende Resuspendierung des AG können zu falsch-negativen Ergebnissen führen. Ggfs sollten negative Ergebnisse mit höheren Konzentrationen wiederholt werden. Die AG *sollten vor Licht und Hitze geschützt* werden. Zu hohe AG-Konzentrationen können zu falsch-positiven Ergebnissen führen, die mehr auf eine unspezifischen Irritation der Haut als auf eine spezifische Reaktion zurückzuführen sind.

Auf streng aseptische Bedingungen ist zu achten, da bakterielle Kontaminationen sowohl das Test-AG zerstören, als auch zu Infektionen führen können. Auch im Rahmen dieser Testung ist das Auftreten einer anaphylaktischen Reaktionen nicht auszuschließen. Daher muss auch diese Untersuchung in Notfallbereitschaft erfolgen (Suprarenin, Intubationsbesteck). Die Patienten müssen daher nach der Applikation noch 30 min beobachtet werden. In seltenen Fällen kann ein Patient durch die Testung sensibilisiert werden, so daß eine Einschränkung der Berufsfähigkeit, ggf. sogar der Erwerbsfähigkeit auftreten kann.

Qualitätssicherung
Bei der Vielzahl von potentiellen Allergenen in der Berufswelt und im Haushalt stehen nicht immer standardisierte Testlösungen zur Verfügung. Hier kann es hilfreich sein, wenn der Patient die inkriminierten Substanzen selbst mitbringt. Diese werden dann vom Arzt im Läppchen-Test bei strenger Indikation (Gefahr toxischer Effekte) auf die Haut aufgebracht. Die Testung ist nur sinnvoll, wenn der Patient zum Zeitpunkt der Analyse keine lokale oder systemische immunsuppressive Therapie erhält.

4.6.2
Humorale Immunabwehr (B-Zellfunktion)

Prinzip
Durch eine Immunisierung des Patienten mit einem dem Organismus unbekanntem AG kann eine Immunantwort einschließlich der entsprechenden AK Produktion induziert werden.

Methode
Früher wurden z. T. stark immunogene Stoffe wie KLH mit denen ein Patient noch nie in Berührung kam als „Testimmunsierung" verwendet und die AK-Produktion gegen diese AG gemessen. Dies wurde jedoch wegen der z. T. erfolgten Hypersensibilsierung und Allergieentwicklung verlassen. Man kann jedoch bei vielen Patienten auf in der Allgemeinbevölkerung wenig verbreiteten Impfstoffe wie z. B. HBsAG zurückgreifen und eine Impfantwort *in vivo* verfolgen. Für HbsAG wird sich die Situation jedoch in den nächsten Jahren ändern, da jetzt von der STIKO (ständige Impfkommission) eine allgemeine Durchimmunsierung bereits in Kindheit empfohlen wird.

Richtlinien für die Anwendung
Die Anwendung sollte ganz spezifischen Indikationen zur Abklärung der humoralen Immunabwehr vorbehalten bleiben, wenn andere Tests nicht die nötigen Informationen bringen konnten.

4.7
Allgemeine, grundlegende immunologische Methoden

Fast alle beschriebenen immunologischen Tests beruhen auf dem Einsatz hochspezifischer Antiseren tierischen Ursprungs gegen humane Proteine, v. a. humane Ig. Die Prinzipien, wie diese essentiellen „Werkzeuge" hergestellt werden, sollten jedem Arzt, der Immunoassays anwendet oder durchführt, geläufig sein, um auftretende Probleme besser erkennen und deuten zu können.

4.7.1
Herstellung polyklonaler Antiseren (PAK)

Prinzip
Durch die Immunisierung von Tieren, v. a. Kaninchen und Ziegen, mit humanen AG, hier v. a. Ig können entsprechende Antiseren gewonnen werden.

Methode
Hochgereinigte AG, z. B. humane Ig werden mit entsprechenden Adjuvanzien unter für das jeweilige AG optimierten Bedingungen bei Kaninchen z. B. kombiniert intrakutan und intramuskulär injiziert. Die Immunisierungen werden über ca. 3 Wochen regelmäßig wiederholt. 1–2 Wochen nach der letzten Immunisierung kann Serum gewonnen werden und der AK-Titer ausgetestet werden. Das Hyperimmunserum kann, je nach Anwendung direkt verdünnt werden. In der Regel wird man jedoch die Immunglobulinfraktion aufreinigen oder über entsprechende Affinitäsäulen die spezifischen Antikörper isolieren. Die gereinigten AK können mit verschieden Enzymen, wie Peroxidase oder alkalische Phosphatase oder mit Fluorenzenzfarbstoffen, wie FITC oder PE konjugiert werden und in EIA oder FIA eingesetzt werden.

4.7.2
Monoklonale Antikörper (MAK)

Prinzip
Mäuse (oder Ratten) werden mit dem aufgereinigtem AG immunisiert und entwickeln als Immunantwort gegen das AG ein primär polyklonales AK Spektrum. Durch die Isolierung der B-Zellen aus der Milz und deren Klonierung gewinnt man am Ende Klone mit einer solitären Bindungsspezifität, einen „Monoklon".

Methode
Wie zur Gewinnung polyklonaler Antiseren werden Tiere, hier Mäuse oder Ratten, mit Adjuvanzien nach einem bestimmten für das jeweilige AG optimierten Immunisierungsschema behandelt. Nach Prüfung des AK-Titers gegen dieses AG aus dem Serum wird die

Maus getötet und deren Milzzellen isoliert. Darunter befinden sich sehr viele B-Zell-Klone, die gegen dieses und diverse andere AG AK produzieren. B-Zellen sterben in vitro nach wenigen Wochen ab. Man bedient sich daher eines von Köhler u. Milstein erarbeiteten Verfahrens und fusioniert diese B-Zellen mit Mausmyelomzellen. Letztere haben die Eigenschaft, daß sie unendlich in Zellkulturen weiterwachsen.

Diese Myelomzellen sind so ausgewählt, daß sie selbst kein Ig produzieren und einen Stoffwechseldefekt besitzen. Ihnen fehlt das Enzym Hypoxanthin-Guanin-Phophoribosyl-Transferase (HGPRT), d. h. sie können im Gegensatz zu allen normalen Zellen der

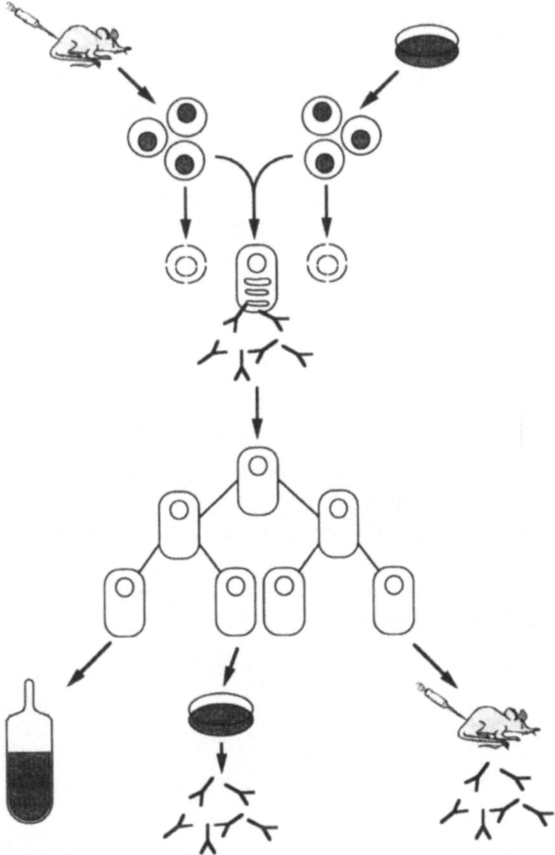

Abb. 4-22. Schematische Darstellung der Erzeugung monoklonaler AK. Milzzellen einer immunisierten Maus werden mit Myelomzellen, die selbst keine AK mehr produzieren, fusioniert. Letztere haben einen Stoffwechseldefekt. In einem Selektivmedium können sie daher nur überleben, wenn sie mit einer stoffwechselintakten Milzzelle fusioniert sind. Nach einer bestimmten Zeit sterben also alle nicht fusionierten Myelomzellen in der Kultur ab, ebenso alle nicht fusionierten Milzzellen. Übrig bleiben die Hybridome, die sowohl unsterblich geworden sind (Erbe der Myelomzelle) als auch Antikörper produzieren können (Erbe der Milz-B-Zellen der Maus). Die gebildeten AK werden nach ihrer Spezifität und Affinität untersucht und dann in Zellkulturen oder früher auch in Mäusen vermehrt. Aus dem Überstand der Zellkultur kann man die monoklonalen AK aufreinigen

Maus in einem speziellen Medium, dem HAT-Medium (Hypoxanthin-Aminopterin-Thymidin) nicht überleben. Fusioniert man nun beide Zelltypen mit Hilfe von Polyethylenglycol (PEG), so entstehen B-Zellmyelomhybridome, die im Idealfall die Eigenschaften der beiden Ausganszellen vereinigen, d. h. sie produzieren spezifische Ig und sind unsterblich (Abb. 4-22).

Mit der Entwicklung von monoklonalen AK ist in vielen Bereichen der Einsatz polyklonaler Antiseren zurückgedrängt worden.

Vorteile
- Bei entsprechender Sorgfalt in der Produktion gibt es praktisch keine Chargenunterschiede,
- unendliche Verfügbarkeit,
- genau definierbare Epitoperkennung.

Nachteile
- Anfällig auf Veränderungen des erkannten Proteins, z. B. durch Denaturierung bei WB, da im Gegensatz zu polyklonalen Antiseren nur ein Epitop erkannt wird,
- in der Herstellung bis zum Erhalt des spezifischen Klons wesentlich aufwendiger als Hyperimmunseren.

4.7.3
Antigenpräparationen

Prinzip
Für viele immunologische Tests sind nicht nur möglichst reine Antisera oder MAK wichtig, sondern ebenso die Präparation von AG, zum einen als Kontrollen und Standards für zu analysierende Moleküle, wie Zytokine, zum anderen als Reaktionspartner für gesuchte AK in Patientenproben, wie Autoantigene oder mikrobiologische Antigene.

Methode
Hier zeigt sich ein deutlicher Einfluß der Molekularbiologie. AG wurden traditionell über physikalische und biochemische Verfahren getrennt, z. B. fraktionierte Zentrifugation, Dichtegradientenzentrifugation, chromatographische und Fällungsreaktionen. Für hochsensitive Immunoassays ist es aber von großer Bedeutung extrem saubere AG Präparationen zu bekommen, die nicht mit störenden Proteinen kontaminiert sind, da sonst Kreuzreaktionen nicht auszuschließen sind. Man geht hier mehr und mehr dazu über, rekombinante Proteine als AG einzusetzen.

Vorteile rekombinanter AG gegenüber aufgereinigten AG
- Praktisch unendliche Verfügbarkeit identischer Proteinfraktionen,
- keine Kreuzreaktionen mit kontaminierenden Molekülen (*cave*: Kontaminationen aus der Bakterienkultur oder den eukaryontischen Zellen, aus denen das rekombinante AG gewonnen wird),
- Reduktion der antigenen Epitope auf krankheitsrelevante Strukturen.

Nachteile
- Physiologische posttranslationale Veränderungen fehlen z. T. (z. B. Glykosylierung findet in Bakterien nicht statt; evtl. veränderte Tertiärstruktur),
- viele Autoantikörper reagieren gegen multiple Epitope in großen RNA/Proteinkomplexen und werden mit einem rekombinanten Protein nicht erfaßt.

KAPITEL 5

Medizinische Genetik

T.M. Strom, S. Schuffenhauer, J. Murken und T. Meitinger

5.1
Prinzip der Untersuchung

5.1.1
Einleitung

Laboruntersuchungen in der Medizinischen Genetik gehen auf die Arbeiten Sir Archibald Garrods zurück, der zu Beginn dieses Jahrhunderts seine Studien über seltene Stoffwechseldefekte wie z. B. die Alkaptonurie durchführte und in seiner Monographie *Inborn Errors of Metabolism* beschrieb. Garrod entwickelte das Konzept einer biochemischen Individualität, das besagt, daß individuelle Proteinvarianten für definierte Erkrankungen verantwortlich gemacht werden können. Der erste direkte Nachweis, daß Mutationen die Primärstruktur von Proteinen verändern, wurde 1949 von Pauling durch elektrophoretische Untersuchungen des Sichelzellhämoglobins erbracht. Zwei Jahre später konnte gezeigt werden, daß bei Patienten mit einer Sichelzellanämie im Hämoglobin ein Glutamin-

säurerest gegen einen Valinrest ausgetauscht ist (Ingram (1956)).

Mit der Entwicklung der rekombinanten DNA-Technologie haben sich die Möglichkeiten zur Untersuchung humangenetischer Erkrankungen entscheidend verbessert. 1978 konnten die ersten Mutationen im Hämoglobingen auf DNA-Ebene erkannt werden und seitdem wurde eine Fülle von Methoden zur Mutationserkennung bei humanen Erkrankungen beschrieben. Neben der Entwicklung von DNA-Klonierungsmethoden war es v. a. die Polymerasekettenreaktion, die zu einer raschen Verbreitung molekulargenetischer Techniken geführt hat.

Zeitskala zur DNA-Technik
- 1972 DNA-Klonierung (Berg, Cohen, Boyer),
- 1975 DNA-Hybridisierung (Southern),
- 1977 enzymatisches Sequenzieren (Sanger, Gilbert),
- 1978 Restriktionsfragment-Längen-Polymorphismen,
- 1983 Trennung von DNA-Heteroduplices durch denaturierende Gradientengelelektrophorese,
- 1985 PCR (Polymerasekettenreaktion) (Mullis),
- 1987 künstliche Hefechromosomen, YAC (Olson),
- 1988 chemischer Spaltungsassay zur Detektion bekannter Mutationen (Cotton),
- 1991 EST („expressed sequence tags") (Venter),
- 1992 künstliche Bakterienchromosomen, BAC (De-Jong),
- 1992 erste genetische Karte des gesamten menschlichen Genoms (CEPH/NIH),
- 1993 erste physikalische Karte des gesamten menschlichen Genoms (Généthon),
- 1996 Sequenz des Hefegenoms,
- 1998 Sequenz des Genoms von *Caenorhabditis elegans*,
- 1999 30 000 humane Gene kartiert,

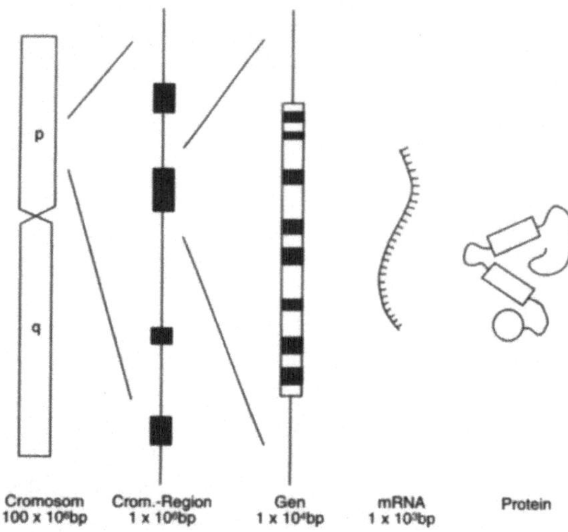

Abb. 5-1. Chromosomen, Gene und Proteine

5.1.2
Humangenom

Noch vor dem Jahr 2003 soll im Rahmen des internationalen Genomprojekts die Gesamtsequenz des Humangenoms zur Verfügung stehen. Auf ca. 3×10^9 Nukleotide verteilt liegen mindestens 70 000 Gene, die für Proteine kodieren (Abb. 5-1). Teilsequenzen von mehr als 50 % dieser Gene sind durch die systematische Sequenzie-

rung von mRNA (EST – „expressed sequence tags") bereits bekannt. Bei der Mehrzahl menschlicher Gene wechseln kodierende Abschnitte (Exons) mit nichtkodierenden Abschnitten (Introns). Die mRNA der Zelle entspricht ausschließlich Exonabschnitten.

Gene unterscheiden sich deutlich in ihrer Größe. Ein kleines Gen wie z. B. das Globingen umfaßt ca. 1 Kilobase (kb) genomischer DNA, während sich das größte bekannte Gen, das Dystrophingen (Mutationen bei der Duchenne- und Becker-Muskeldystrophie) über ca. 2500 kb erstreckt. Für die Genregulation verantwortliche Sequenzen können sowohl vor als auch hinter der kodierenden Region liegen. Beim Globingen z. B. sind solche Sequenzen bis zu einem Abstand von 50 kb strangaufwärts und 20 kb strangabwärts der kodierenden Sequenz des Gens bekannt. Neben den kodierenden und regulierenden Sequenzen, die ca. 10 % des Genoms umfassen, sind im Genom bis zu 50 % repetitive Sequenzen enthalten. Die funktionelle Bedeutung der nichtkodierenden Sequenzen ist bisher weitgehend unbekannt.

Die humanen Gene verteilen sich auf 23 paarige Chromosomen in jeder Körperzelle. Jeweils ein Chromosom jeden Paares wird von einem Elternteil geerbt. Während der Meiose kommt es durchschnittlich zu ungefähr 30 Rekombinationsereignissen im Genom, bei denen mütterliche und väterliche Chromosomenabschnitte ausgetauscht werden. Aus der Analyse der Rekombinationsereignisse – je näher 2 Genorte auf einem Chromosom beisammen liegen, um so seltener werden sie durch ein Rekombinationsereignis in der Meiose getrennt – lassen sich genetische Karten erstellen. Eine Rekombinationsfrequenz von 1 % zwischen 2 Genorten (1 Centimorgan) entspricht einer über das Genom gemittelten Distanz von ca. 1 Mio. Basenpaaren.

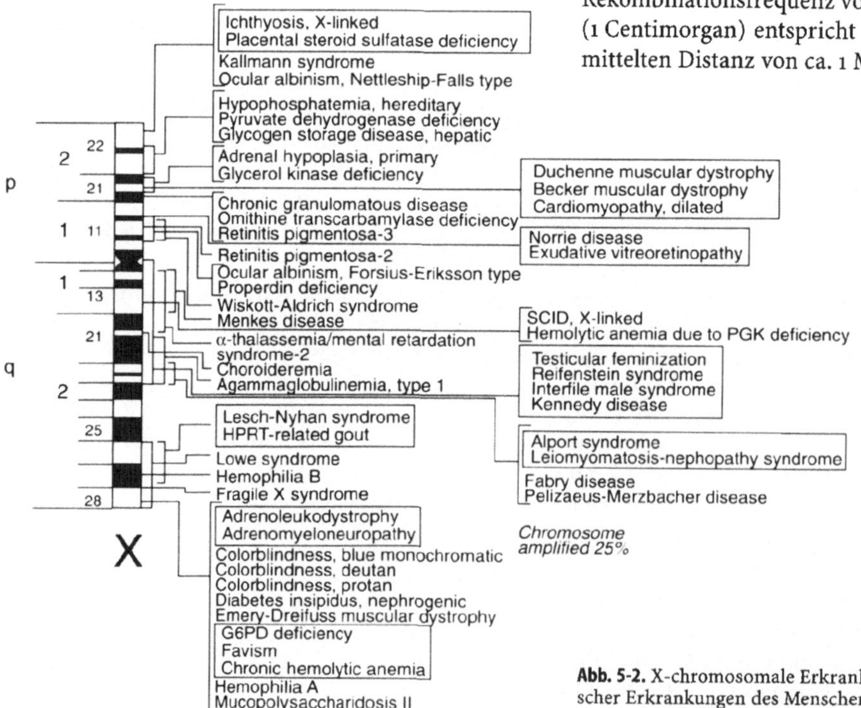

Abb. 5-2. X-chromosomale Erkrankungen aus dem Atlas Mendelscher Erkrankungen des Menschen von V. McKusick (http://www.ncbi.nlm.nih.gov/Omim/)

Mit Hilfe genetischer Karten können genetisch bedingte Erkrankungen einzelnen Positionen im Genom mit einer bestimmten Wahrscheinlichkeit zugeordnet werden. Bestätigt wird die Zuordnung durch den Nachweis von Mutationen in einem bestimmten Gen. Den Beweis eines kausalen Zusammenhangs zwischen Mutation und Erkrankung kann strikt nur durch anschließende biochemische und zellphysiologische Untersuchungen geführt werden.

Insgesamt sind bereits mehr als 1500 Erkrankungen chromosomalen Positionen beim Menschen zugeordnet. Ein Katalog dieser Zuordnungen wurde von Victor McKusick erstellt. Er steht in aktualisierter Form über das internationale Datennetz zur Verfügung. Abbildung 5-2 zeigt eine graphische Darstellung der Zuordnung am Beispiel des X-Chromosoms.

5.1.3
Genetische Diversität

Sowohl die Gensequenzen als auch die davon abgeleiteten Proteinsequenzen zeichnen sich durch ihre Variabilität aus. Sie liegen in verschiedenen Zustandsformen vor, den Allelen. Jede Person besitzt an einem definierten Genort 2 Allele. Eines davon stammt von der Mutter, das andere vom Vater. Wenn beide Allele eines Individuums identisch sind, bezeichnet man die Person an diesem Genort als *homozygot*, wenn beide Allele unterschiedlich sind, als *heterozygot*.

In einer Populationsstudie, in der die Variabilität von 71 Enzymen elektrophoretisch untersucht wurde, konnte gezeigt werden, daß 28 % der Genorte multiple Allele aufweisen und jede Person an ca. 7 % seiner Genorte heterozygot ist. Wenn man berücksichtigt, daß viele Aminosäuresubstitutionen keinen Ladungsunterschied verursachen und somit elektrophoretisch nicht detektierbar sind, errechnet sich, daß jede Person für mindestens 20 % seiner Proteine 2 Allele aufweist. Die

Häufigkeiten von Allelen sind oft spezifisch für eine bestimmte Bevölkerung. Bei der Mehrzahl der Gene überwiegt ein bestimmtes Allel. Man bezeichnet einen Genort als *polymorph*, wenn mindestens Allele eine Häufigkeit von mehr als einem 1 % aufweisen.

Auf DNA-Ebene ist der Grad der Variabilität höher als bei den Proteinen. Die heute vorhandene Sequenzinformation über das menschliche Genom belegt, daß statistisch jedes 500ste bis 1000ste Nukleotid im Genom polymorph ist. Diese Polymorphismen können durch Ein-Basenpaar-Unterschiede, Deletionen, Insertionen oder die variable Länge von Repeat-Sequenzen hervorgerufen sein. Polymorphismen können innerhalb oder außerhalb von kodierenden Sequenzen liegen. Innerhalb von kodierenden Sequenzen wird in ca. der Hälfte der Fälle durch den Polymorphismus auf DNA-Ebene eine Veränderung der Aminosäure hervorgerufen. Es gilt als wahrscheinlich, daß ein großer Teil aller Polymorphismen nicht mit einem Phänotyp assoziiert ist. Ein Teil der Polymorphismen wird vermutlich zu ethnischen und interindividuellen Unterschieden beitragen, wobei kein signifikanter Effekt auf Gesundheit oder Krankheit festzustellen sein wird. Ein anderer Teil, überwiegend in kodierenden Abschnitten, wird zu relativ kleinen und komplexen Effekten führen, die die Prädisposition für Erkrankungen beeinflussen. Diese genetischen Variationen bilden die Basis für *polygene* und *multifaktorielle* Erkrankungen und gehören im Moment zu den wichtigsten Themen der genetischen und pharmakologischen Forschung. Ein Teil der genetischen Differenzen schließlich hat solch starken Einfluß auf den Phänotyp, daß er weitgehend konstant die Ursache für eine bestimmte Erkrankung ist. Man spricht dann von *monogen* bedingten Erkrankungen. Es ist wichtig hervorzuheben, daß auch in diesem Fall der Phänotyp durch zusätzliche genetische Faktoren und durch Umweltfaktoren modifiziert wird.

Tabelle 5-1. Liste der häufigsten chromosomalen, monogenen und multifaktoriellen Erkrankungen

Erkrankung	Häufigkeit	Erbgang
Down-Syndrom (Trisomie 21)	1:1000	sporadisch, selten familiär
Translokationen (balanciert)	1:500	sporadisch, selten familiär
Hämochromatose	1:145, symptomatisch 1:5000	ar
Familiäre Hypercholesterinämie	1:500	ad
Fragiles X-Syndrom	1:1000	x
Taubheit[a]	1:1000	ar, ad
Zystische Fibrose	1:2000	ar
Duchenne-Muskeldystrophie	1:3000	X
Retinitis pigmentosa*	1:3000	ad, ar, X
α_1-Antitrypsindefizienz	1:4000	ar
Huntington-Chorea	1:5000	ad
Nebennierenrindenhyperplasie	1:7500	ar
Spinale Muskelatrophie	1:10000	ar
Phenylketonurie	1:10000	ar
Brustkrebs	1:10	
davon bekannte monogene Formen	1:200–1:400	
Darmkrebs	1:20–1:25	
davon bekannte monogene Formen	1:300	

5.1.4
Kategorien genetisch bedingter Erkrankungen

Genetische Erkrankungen können in 3 Kategorien eingeteilt werden (Tabelle 5-1):

1. Chromosomale Erkrankungen sind durch den Verlust, den Überschuß oder eine anormale Anordnung von einem oder mehreren Chromosomenabschnitten definiert.
2. Monogene Erkrankungen sind überwiegend durch Mutationen in einem einzigen Gen definiert. Diese Erkrankungen zeigen ein Vererbungsmuster nach Mendel, das als autosomal-dominant, autosomal-rezessiv oder X-chromosomal beschrieben werden kann.
3. Multifaktorielle Erkrankungen sind durch die Interaktion von mehreren Genen und mehreren exogenen Faktoren verursacht. Viele dieser multifaktoriellen Erkrankungen, wie Diabetes mellitus, Struma oder Lippen-Kiefer-Gaumen-Spalten zeigen eine familiäre Häufung, das Vererbungsmuster ist aber komplexer als bei monogenen Erkrankungen.

Diese Einteilung stellt eine Vereinfachung dar und die Grenzen zwischen den Kategorien sind oft fließend. Kleine, oft submikroskopische Deletionen, können zum gleichzeitigen Auftreten von mehreren mendelnd vererbten Erkrankungen führen. Ein Beispiel dafür sind Personen mit Deletionen in Xp23, die von einem Kallman-Syndrom (KAL-Gen), einer Ichtyosis (STS-Gen) und einem okulären Albinismus (OA1-Gen) betroffen sind. Andererseits können chromosomale Translokationen zum Bruch in einem einzigen Gen führen und damit die Symptomatik einer monogenen Erkrankung verursachen.

Wenn verschiedene Mutationen zu ähnlichen klinischen Erkrankungsbildern führen, spricht man von genetischer Heterogenität. Dabei kann allelische Heterogenität (verschiedene Mutationen in einem Gen) von nichtallelischer Heterogenität (Mutationen an verschiedenen Genorten) unterschieden werden. Genetische Heterogenität muß bei der Angabe von Erkrankungshäufigkeiten berücksichtigt werden.

Es gibt relativ wenige monogene Erkrankungen, deren Phänotyp ausschließlich durch einen einzigen Genort bestimmt wird. Andererseits gibt es keine sich auf den Phänotyp auswirkende Umweltfaktoren, die nicht auch durch genetische Prädispositionen beeinflußt werden. Die Untersuchung von monogenen Erkrankungen haben in den letzten Jahren einen gut untersuchbaren Ausgangspunkt zum Verständnis der molekularen Pathologie von menschlichen Erkrankungen ergeben. In der Zukunft besteht die Herausforderung für die molekulare Medizin in der Untersuchung von häufigen mulifaktoriellen Erkrankungen.

5.1.5
Mutationstypen

Nur Mutationen in Keimzellen sind erbliche Veränderungen in dem Sinn, daß sie auf alle Körperzellen der Nachfolgegeneration übertragen werden. Eine somatische Mutation (in Körperzellen) ist nicht erblich. Grundsätzlich kann eine Mutation durch Verlust (Deletion), Austausch (Substitution) oder Einschub (Insertion) eines oder mehrerer Nukleotide entstehen. Punktmutationen verändern ein einziges Nukleotid der DNA-Sequenz (Tabelle 5-2).

Die häufigste Wirkung von DNA-Mutationen ist ein Funktionsverlust des entsprechenden Proteins. Unterschiedliche Sequenzveränderungen können dabei dieselbe Wirkung für die Funktion des Proteins haben. Einen weiteren Mutationstyp stellen expandierende Tripletterkrankungen dar. Dabei handelt es sich um instabile Sequenzen, meistens Triplettwiederholungen mit der Tendenz zu Verlängerung der Tripletts von Generation zu Generation. Als Chromosomenaberrationen werden solche Mutationen bezeichnet, die mit dem Lichtmikroskop sichtbar gemacht werden können.

Chromosomenaberrationen können im wesentlichen nach drei Gesichtspunkten klassifiziert werden, dem Typ der Veränderung, der Bedeutung für den Phänotyp (balanciert oder unbalanciert), und der Verteilung der Aberration im Organismus.

Die Einteilung nach dem Typ der Aberration unterscheidet zwischen *numerischen Aberrationen*, d. h. Veränderungen der Chromosomenzahl ohne Chromosomenbrüche und *strukturellen Aberrationen*, d. h. Veränderungen der Chromosomenstruktur infolge von Chromosomenbrüchen und Reunion. Zu den ersteren gehören *Aneuploidien* (z. B. Trisomie oder Monosomie einzelner Chromsomen) und *Polyploidien* (z. B. Triploidie = Trisomie aller Chromosomen). Wichtige Strukturaberrationen sind *Deletion* (= partielle Monosomie), *Translokation, Inversion, Duplikation* (= partielle Trisomie) und *Insertionstranslokation*. Strukturaberrationen können auch gleichzeitig mit einer Veränderung der Chromosomenzahl einhergehen, hierzu gehören z. B. zusätzliche kleine Markerchromosomen.

Hinsichtlich der Verteilung im Organismus wird dif-

Tabelle 5-2. Typen von Punktmutationen

Mutationstyp	Auswirkungen auf Proteinfunktion[a]
Stumme Mutation	Keine
Missense-Mutation	Totaler Funktionsverlust, partieller Funktionsverlust, Funktionsgewinn
Nonsense-Mutation	Totaler Funktionsverlust
Frameshift-Mutation	Totaler Funktionsverlust
Splice-Mutation	Totaler oder partieller Funktionsverlust
Regulator-Mutation	Totaler oder partieller Funktionsverlust

[a] Im Regelfall.

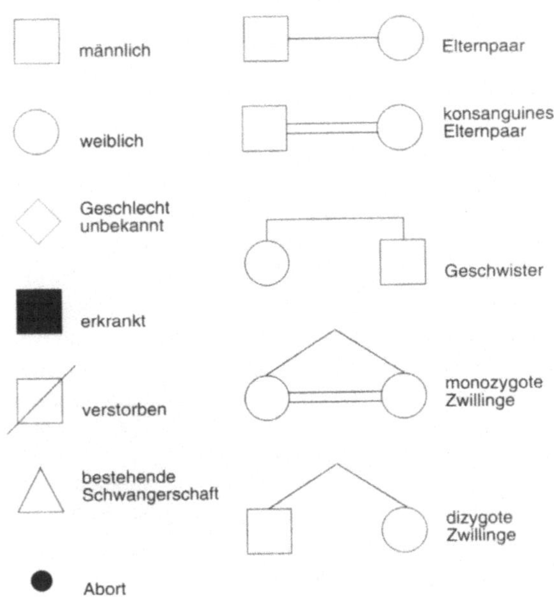

Abb. 5-3. Stammbaumsymbole

ferenziert zwischen Chromosomenaberrationen, die in sämtlichen Zellen des Körpers auftreten (*konstitutionelle Aberrationen*) und Chromosomenstörungen, die nur in einem Teil der Zellen vorliegen (*somatische* oder erworbene Aberrationen). Das Vorliegen von Zellinien mit unterschiedlichem Chromosomensatz in einem aus einer Zygote entstandenen Individuum wird als *Mosaik* bezeichnet. Ein Sonderfall sind auf die Keimzellen beschränkte Mutationen (Keimzellmosaik). Im Extremfall ist ein pathologischer Chromosomensatz nur auf ein Gewebe beschränkt und meistens Ausdruck maligner Entartung. In neoplastischem Gewebe finden sich in der Regel multiple und außerordentlich heterogene Chromosomenaberrationen, die sowohl Ursache als auch Folge der malignen Entartung sind und mit der Prognose korrelieren können.

5.1.6
Genetische Beratung

Vor einer genetischen Diagnostik sollte eine genetische Beratung erfolgen, in der sich Ratsuchende über ihr individuelles, genetisches Risiko, über den mutmaßlichen Verlauf einer Erkrankung und über die Möglichkeiten der Diagnostik, Prävention und Therapie informieren können. Die Entscheidung über eine mögliche Diagnostik liegt ausschließlich bei den Ratsuchenden.

Zur Anamnese gehört immer die Erstellung eines Stammbaumes. Die wichtigsten Symbole, die bei Stammbäumen benutzt werden sind in der Abb. 5-3 zusammengestellt. Es gibt 4 Vererbungsmodi für Men-

delsche Erkankungen: autosomal dominant, autosomal rezessiv, X-chromosomal dominant und X-chromosomal rezessiv. Da menschliche Familien aus relativ wenigen Familienmitgliedern bestehen, kann man den Vererbungsmodus einer Erkrankung selten sicher aufgrund nur eines Stammbaumes ermitteln. Die Stammbaumdaten aus vielen Familien erlauben jedoch oft die Zuordung zu einem Vererbungsmodus. Bei seltenen Erkrankungen stützt sich der angegebene Vererbungsmodus auf wenige Daten und kann oft nicht als sicher angesehen werden. Eine weitere Unsicherheit besteht in der Familienberatung bei heterogenen Krankheitsbildern, für die bei annähernd gleicher klinischer Symptomatik unterschiedliche Vererbungsmodi in Frage kommen. Die Informationen über den Vererbungsmodus einer Erkrankung können benutzt werden, um auch ohne Kenntnis der zugrundeliegenden Mutation für einzelne Ratsuchende statistische Angaben über ein Wiederholungsrisiko machen zu können.

5.2
Untersuchungsmethoden

5.2.1
Laboruntersuchungen in der medizinischen Genetik

Laboruntersuchungen in der Medizinischen Genetik können eingeteilt werden in Analysen auf DNA-, RNA- oder Proteinebene. Letztere fallen in den Bereich der biochemischen Analytik und werden in diesem Kapitel nur in Auszügen behandelt. RNA-Untersuchungen sind technisch aufwendig (RNA ist im Vergleich zu DNA ein instabiles Molekül), sie werden selten verwendet und erst in kommenden Jahren eine zunehmende Rolle spielen. DNA-Untersuchungen wiederum können unterteilt werden in zytogenetische Untersuchungen und Untersuchungen von Variationen der DNA-Sequenz. Mit der Darstellung von Chromosomen (Karyotyp) ist das Gesamtgenom auf einen Blick im Mikroskop sichtbar. DNA-Sequenzen geben Auskunft über einzelne Veränderungen der Basenzusammensetzung.

DNA-Untersuchungen finden nicht nur in der Medizinischen Genetik statt. Auch in der Mikrobiologie, Virologie und Immunologie gehören z. B. PCR-Techniken zur Amplifizierung von DNA zu den zentralen methodischen Verfahren. Auch in der Hämatologie, Onkologie und Pathologie werden DNA-Testmethoden verwendet. Wir beschränken uns in diesem Kapitel weitgehend auf Erkrankungen, die auf Keimbahnmutationen zurückgehen und damit von einer zur nächsten Generation vererbt werden. Krebserkrankungen sind nur dann erwähnt, wenn dabei Keimbahnmutationen nachgewiesen werden können.

Die Darstellungen beschränken sich auf Beispiele. Insgesamt ist die Zahl möglicher diagnostischer DNA-Analysen sehr groß (> 500 bekannte Gene stehen im

Zusammenhang mit Erkrankungen). Für die Mehrzahl der Gene mit bekannten Genmutationen ist eine Routinediagnostik nicht möglich. Der Übergang zwischen Forschungsprojekten und Routinediagnostik ist oft fließend.

Auskunft über verfügbare diagnostische Verfahren geben genetische Institute und Beratungsstellen. Für seltene Erkrankungen empfiehlt sich manchmal der Kontakt mit den Autoren von Publikationen, in denen über Mutationen in Kandidatengenen berichtet wird.

5.2.2
Zytogenetische Diagnostik

Die zytogenetische Diagnostik dient zur Darstellung von Chromosomenmutationen, entweder in der Phase der Zellteilung (Karyogramm) oder in der Interphase (Interphasekerndiagnostik). Die Darstellung von Chromosomen im Karyogramm entwickelte sich von der homogenen Chromosomenfärbung über die Bandendifferenzierung und die Hochauflösungsbanden bis zur In-situ-Fluoreszenzhybridisierung (FISH). Mit der FISH wurde die Interphasekerndiagnostik möglich.

5.2.2.1
Chromosomenanalyse mit Bandentechniken

Prinzip
Die verschiedenen Chromosomen eines Individuums werden als Chromosomensatz definiert. Der einfache (= haploide) Chromosomensatz des Menschen besteht aus 23 Chromosomen (n = 23), und zwar aus 22 Autosomen (Nr. 1–22) und einem Geschlechtschromosom (Gonosom X oder Y). Die Körperzellen sind in der Regel *diploid,* d. h. sie enthalten zwei komplette Chromosomensätze (2n = 46; 2~22 Autosomen + 2 Gonosomen; XX – weiblich oder XY – männlich). Die Keimzellen sind *haploid* (1n = 23). Aus der Befruchtung einer haploiden Eizelle (n = 23) mit einer haploiden Samenzelle (n = 23) entsteht eine diploide Zygote (2n = 46). Die Zygote sowie sämtliche diploide Zellen eines Individuums, das sich durch mitotische Zellteilungen aus ihr entwickelt, enthalten also Paare homologer Chromosomen mit nahezu identischen DNA-Sequenzen. Jeder Elternteil hat zu jedem Autosomenpaar ein Chromosom – ein Homolog – beigesteuert und je ein Geschlechtschromosom. Von der Mutter stammen 22

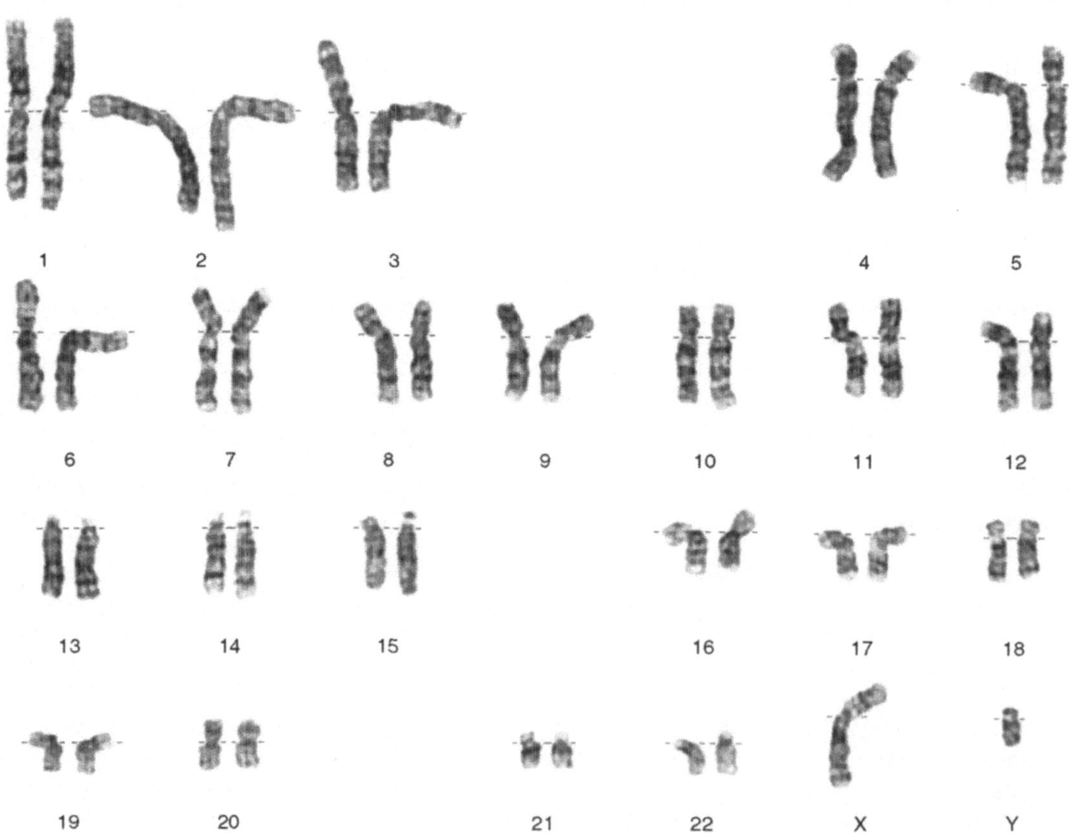

Abb. 5-4. Karyogramm des Menschen (46,XY). Dargestellt sind 500 Banden pro haploidem Chromosomensatz. Färbung. G-Bänderung mit Trypsin und Giemsa (GTG)

Autosomen und ein X-Chromosom (maternale Chromosomen), vom Vater 22 Autosomen und ein X- oder Y-Chromosom (paternale Chromosomen). Die Chromosomenkonstitution einer Zelle wird als *Karyotyp,* die Darstellung der Chromosomen in geordneter Form als *Karyogramm* bezeichnet (Abb. 5-4).

Die *Chromosomenanalyse (= Karyotypisierung)* beinhaltet die mikroskopische Untersuchung von Zahl und Struktur der Chromosomen in teilungsfähigem Gewebe (z. B. Fibroblasten, stimulierte Lymphozyten). Grundlage für die strukturelle Differenzierung sind spezielle Färbetechniken, mit denen sich je nach Auflösungsgrad 350–650 (im Extremfall bis 850) helle und dunkle Banden unterscheiden lassen. Der Karyotyp wird nach international geltender Nomenklatur (ISCN 1995) als Formel angegeben.

Methode

Das Standarduntersuchungmaterial in der postnatalen Zytogenetik ist Blut (1–2 ml steriles Vollblut mit 0,2 ml Heparin). Bei Verdacht auf ein Chromosomenmosaik empfiehlt sich zusätzlich eine Karyotypisierung von Hautfibroblasten. Als Untersuchungsmaterial der Pränataldiagnostik dienen alternativ durch Nadelbiopsie gewonnene Chorionzotten, Fruchtwasserzellen, Plazentazotten oder Nabelschnurblut. In der Tumorzytogenetik werden Tumorzellen karyotypisiert.

Die Erstellung von Chromosomenpräparaten erfordert meist die in vitro Kultivierung der zu untersuchenden Zellen (Lymphozyten, Fibroblasten), um eine ausreichende Zahl von mitotischen Zellen zu erreichen. Bei sich spontan teilenden Zellen wie Chorion- und Tumorzellen ist eine Präparation der Chromosomen direkt aus dem Biopsiematerial möglich. Die Schritte zum lichtmikroskopisch auswertbaren Chromosomenpräparat beinhalten hypotone Behandlung der Zellen, Fixierung, Aufbringen der Zellsuspension auf Objektträger und Färbung. Als Standardfärbung hat sich die G-Bänderung mit Trypsin und Giemsa (GTG) durchgesetzt. Als Ergänzung zur G-Bänderung stehen eine Reihe weiterer Färbetechniken zur Verfügung, die zur Darstellung spezifischer Chromosomenregionen dienen, z. B. Zentromerfärbung mit C-Banden (CBG), Heterochromatinfärbung mit den Fluorchromen Distamycin und Diaminophenylindol (DA/DAPI), Färbung der rRNA-Genregionen mit Silber (AgNOR).

Richtlinien für die Anwendung

Wichtige Indikationen zur Karyotypisierung im Rahmen der postnatalen Diagnostik lassen sich aus Tabelle 5-3 ableiten.

Die häufigsten Indikationen der pränatalen Chromosomendiagnostik sind:

- mütterliches Alter >35 Jahre,
- bekannte elterliche Chromosomenaberration und
- auffälliger Ultraschallbefund des Fetus.
  Tumorzytogenetische Untersuchungen können für prognostische Aussagen und Rezidiverkennung von Bedeutung sein, wobei hier jedoch überwiegend die der jeweiligen Fragestellung angepaßte FISH-Technik angewendet wird.

Qualitätsanforderungen

Die qualitativen Anforderungen an die Chromosomenanalyse sind in hohem Maße von der entsprechenden Fragestellung abhängig. Bei einem unspezifisches Fehlbildungs- und Retardierungssyndrom sollte eine Bandenauflösung von 500–650 Banden pro haploidem Chromosomensatz erreicht werden, so daß eine Bande durchschnittlich 5 Mio. Basenpaare (5 Megabasen, 5 Mb) DNA enthält. Damit sind Deletionen, Duplikationen oder unbalancierte Translokationen nachzuweisen, die mindestens 8–10 Mb umfassen. Der Nachweis von 2–5 Mb großen Mikrodeletionen, die mit spezifischen Syndromen assoziiert sind, wird mit FISH durchgeführt (s. unten). Die Suche nach kleinen Veränderungen (3–8 Mb) ohne Hinweis auf eine bestimmte Chromosomenregion erfordert die Auflösung und Beurteilung von über 650 Banden. Dies ist im Rahmen der Routinediagnostik praktisch nicht durchführbar.

Anomalie	Bemerkungen	Häufigkeit einer zytogenetischen Anomalie
Fehlgeburten/Totgeburten	Insgesamt	30 %
	5.–11. SSW	50 %
	12.–24. SSW	25 %
	> 24. SSW	5 %
Angeborene komplexe Fehlbildungen	–	4–8 %
Angeborene Herzfehler	–	13 %
Mentale Retardierung (ohne FraX-Syndrom)	IQ> 20	3–10 %
	IQ 20–49	12–35 %
	IQ 50–69	3 %
Infertilität	Männlich	2 %
Azoospermie	–	15 %
Echter Hermaphroditismus	–	25 %
Primäre Ovarialinsuffizienz (einschließlich Stranggonaden)	–	65 %
Multiple Fehlgeburten	–	2–5 %

Tabelle 5-3. Konstitutionelle Chromosomenaberrationen als Ursache von Erkrankungen, Mortalität und Fertilitätsstörungen. (Nach Hook 1992).

Eine Trisomie 21 oder andere numerische Aberrationen lassen sich auch bei geringerer Bandenauflösung sicher nachweisen. Zur Abklärung von Chromosomenmosaiken ist meist die Auswertung einer großen Zahl von Zellen (50–100) in eventuell verschiedenen Geweben erforderlich. Besondere Fragestellungen und Befunde erfordern zusätzlich zur Karyotypisierung mit G-Bänderung und ergänzenden Färbungen die Anwendung von molekularzytogenetischen Methoden (FISH).

Interpretation

Ein Normalbefund im G-Bandenkaryogramm muß mit folgenden Einschränkungen interpretiert werden. Somatische Mosaike werden nur teilweise erkannt. Kleinere Strukturanomalien (Deletionen, Duplikationen, Translokationen) die zwar über dem Auflösungsbereich des G-Bandenmusters liegen, aber nur zu einer diskreten Veränderung des Bandenmusters führen können übersehen werden. Deshalb sollte bei normalem Karyotypbefund und starkem Verdacht auf Chromosomenanomalie durchaus eine Wiederholung der Chromosomenanalyse veranlaßt werden.

Abb. 5-5. Nachweis einer Chromosomendeletion bei durch In-situ-Fluoreszenzhybridisierung (FISH). Es wurden zwei spezifische DNA-Sonden verwendet. Eine für die Markierung der Williams-Beuren-Syndrom-typischen Mikrodeletion 7q11 *(rote Pfeile)* und eine Kontrollsonde für den terminalen Bereich des langen Arms von Chromosom 7 *(gelbe Pfeile)*

5.2.2.2
Chromosomenanalyse mit In-situ-Fluoreszenzhybridisierung (FISH)

Metaphasezytogenetik

Das Spektrum der im Rahmen der FISH-Technik etablierten Methoden wurde seit Beginn der FISH-Ära zu Beginn der 80er Jahre ständig erweitert. Dieser Prozeß ging einher mit der Neu- und Weiterentwicklung der DNA-Sonden und der technischen Voraussetzungen für die Bildaufnahme und -verarbeitung.

FISH ist ein vielfach verwendetes diagnostisches Verfahren, bei dem chemisch markierte DNA-Moleküle (DNA-Sonden) auf Chromosomenpräparate oder Gewebeschnittpräparationen (in situ) hybridisiert und durch Fluoreszenzsignale im Mikroskop sichtbar gemacht werden (Abb. 5-5). Sie verbindet zytogenetische und molekulargenetische Techniken und wird deshalb auch als *Molekularzytogenetik* bezeichnet.

Es können individuelle Chromosomen, Chromosomenabschnitte und sogar einzelne Gene im Fluoreszenzmikroskop sichtbar gemacht werden. FISH ermöglicht u. a. die Identifizierung von partiellen Aneuploidien, d. h. Deletionen, Duplikationen und unbalancierten Translokationen, die unter dem Auflösungsbereich der Lichtmikroskopie liegen. Es steht ein umfangreiches Potential an DNA-Sonden und Techniken zur Verfügung, die in Abhängigkeit von den diagnostischen Fragestellungen wahlweise Anwendung finden. Für die diagnostische Anwendung der FISH können 3 Ebenen definiert werden. Die Grenzen sind fließend und verändern sich nach methodischen Weiterentwicklungen.

Auf der 1. *Ebene* stehen die Anwendungen, die heute in einem Routinelabor durchgeführt werden können, d. h. die DNA-Sonden stehen als sogenannte „Kits" käuflich zur Verfügung.

Die 2. *Ebene* beinhaltet Methoden, die technisch etabliert sind und damit für spezielle diagnostische Fragestellungen zur Verfügung stehen, jedoch eine besondere gerätetechnische Ausstattung und/oder spezielle molekulargenetische Techniken erfordern, was deren Anwendung weitgehend auf besonders spezialisierte Labors beschränkt. Als Stichworte seien hier Reverse- oder Mikro-FISH und CGH (comparative genomic hybridisation) genannt.

Auf der 3. *Ebene* stehen jene Techniken und Anwendungen, die sich derzeit noch in der Entwicklungsphase befinden, d. h. von wenigen Forschungslabors praktiziert, weiterentwickelt und an ausgewählten Fragestellungen getestet werden. Gerade in diesem Bereich gibt es mit der sogenannten Vielfarben-FISH (Multicolor-FISH) einen vielversprechenden Ansatz, der in der Zukunft sehr wahrscheinlich eine computergestützte, automatisierte Auswertung auch für Routineuntersuchungen ermöglichen wird.

Einschränkungen

Für eine effiziente Anwendung der FISH-Technik ist die Spezifizierung der diagnostischen Fragestellung erforderlich. So ist z. B. ein karyotypübergreifendes Screening nach submikroskopischen Aberrationen noch nicht möglich, d. h. es muß zur richtigen Sondenauswahl der Verdacht auf ein spezifisches Mikrodeletionssyndrom oder auf eine tumorspezifische Aberration vorliegen. Mit geeigneten DNA-Sonden können Deletionen von wenigen tausend Basenpaaren erkannt werden. Der Nachweis von Punktmutationen oder anderen DNA-Veränderungen, die weniger als tausend Basenpaare betreffen, ist nicht möglich und stellt nach wie vor eine Domäne der DNA-Diagnostik dar.

Interphasezytogenetik

Die FISH-Analyse an Interphasezellen (I-FISH) eignet sich besonders zur Untersuchung von Chromosomenmosaiken und zur Untersuchung von Tumorzellen, da die in der Zellkultur stattfindende Selektion bestimmter Zellen umgangen wird, und auch die Verteilung der Aberrationen innerhalb des Gewebes beurteilt werden kann.

Reverse-FISH (Mikro-FISH)

Bei der Reverse-FISH wird das aberrante Chromosomenmaterial vom Patienten selbst als DNA-Sonde eingesetzt. Es wird durch Mikrodissektion direkt vom Chromosomenpräparat des Patienten gewonnen, mit PCR amplifiziert, mit Fluorochromen markiert und auf Kontrollpräparate hybridisiert. Die Technik findet v. a. zur Charakterisierung von Markerchromosomen oder unbalancierten de novo Translokationen Anwendung. Eine andere Möglichkeit zur Isolierung des aberranten Chromosomenmaterials für Reverse-FISH ist die Chromosomensortierung mit Durchflußzytometrie.

Vergleichende genomische Hybridisierung (CGH)

Diese Technik ermöglicht es, das ganze Genom mit einem Hybridisierungsexperiment auf über- oder unterrepräsentierte DNA-Abschnitte zu untersuchen. Fluorochromierte genomische Test-DNA, die vom zu untersuchenden Gewebe präpariert wurde, wird mit anders fluorochromierter, normaler, genomischer Referenz-DNA gemischt. Dieses DNA-Gemisch von 1:1 wird auf normale Chromosomenpräparate (CGH-Metaphasen) hybridisiert und die Fluoreszenzintensität von Test-DNA (grün) und Referenz-DNA (rot) digital analysiert. Das Verhältnis der grün/rot Fluoreszenzintensität entlang eines jeden Chromosoms reflektiert die relative Kopienzahl der Test-DNA im Vergleich zur Referenz-DNA, z. B. 0,5 für Monosomien, 1 für Disomien und 1,5 für Trisomien.

Da die CGH keine Zellkultivierung erfordert, wird sie besonders in der Tumorzytogenetik angewendet. CGH erlaubt eine rasche chromosomale Kartierung

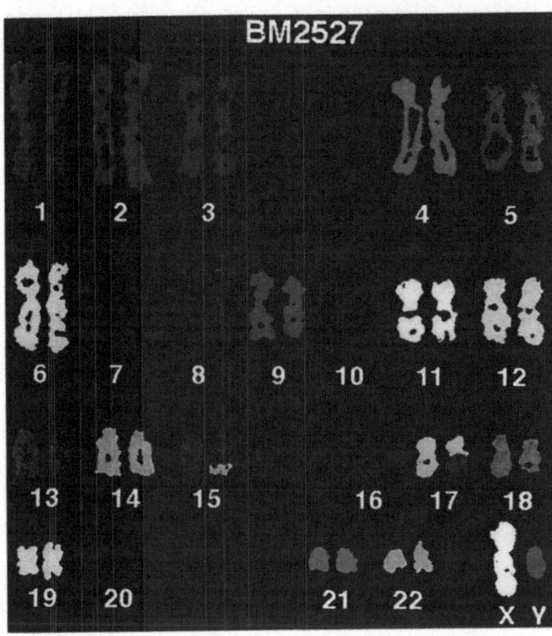

Abb. 5-6. Karyogramm nach Vielfarben-FISH-Analyse. Es läßt sich eine Translokation zwischen den Chromosomen 15 und 17 erkennen (Dr. Speicher, Institut für Anthropologie und Humangenetik, LMU München)

von im Tumorgewebe amplifizierten DNA-Sequenzen, die sich im Karyotyp undifferenziert als homogen gefärbte Regionen in verlängerten Chromosomen oder als punktförmige Doppelstrukturen darstellen. Ein weiterer Vorteil ist, daß selbst kleinste Mengen Tumorgewebe (Feinnadelbiopsiematerial) einer Analyse zugänglich sind. Zu den Nachteilen gehört, daß alle balancierten Strukturveränderungen (reziproke Translokationen, Inversionen) nicht erkannt werden. Auch bei Mosaiken und kleinen Deletionen (<5 Mb) erreicht diese Methode ihre Nachweisgrenze.

Vielfarben-FISH

Zu den herausragenden methodischen Fortschritten der letzten Jahre gehört die Entwicklung der Vielfarben-FISH-Technik, mit der alle Chromosomen oder ausgewählte Chromosomenabschitte gleichzeitig farblich unterschieden werden können (Speicher et al. 1996; Abb. 5-6).

Die Basis dieser Technik ist die Markierung der DNA-Sonden mit verschiedenen Fluoreszenzfarbstoffen. Aufgrund der begrenzten Zahl an Fluorochromen werden jeweils mehrere Fluorochrome in einer Mischungskombination angewendet, die für jede einzelne DNA-Sonde charakteristisch ist. Mit Spezialmikroskop, CCD-Kamera und entsprechender Software gelingt dann die mit dem Auge nicht mehr mögliche Differenzierung zwischen den verschiedenen Fluoreszenzsignalen, und es erfolgt eine computergestützte

Falschfarbendarstellung. Das Potential dieser Methode für die Diagnostik liegt darin, daß in Abhängigkeit von der eingesetzten DNA-Sondenkombination verschiedene Fragestellungen gleichzeitig untersucht und automatisiert ausgewertet werden kann.

5.2.3
DNA-und RNA-Diagnostik

In der DNA-Diagnostik müssen mehrere Anforderungen erfüllt sein. Zuerst muß die Originalsequenz der zu analysierenden Region vorliegen. Wenn bestimmte Mutationen bekannt sind, müssen die zu testenden Proben auf diese Veränderungen untersucht werden. Falls keine Mutationen bekannt sind, oder Mutationen nicht in einem hohen Prozentsatz vorkommen, müssen in den zu testenden Proben evt. größere Bereiche nach Veränderungen durchsucht werden. Dafür stehen verschiedene Techniken zur Verfügung (Cotton 1997). Keine ist für alle Fragestellungen gleich gut geeignet. Eine Auswahl der Technik erfolgt entsprechend der Fragestellung. Bei den meisten im folgenden Abschnitt aufgeführten Techniken wird in einem ersten Schritt die zu untersuchende Zielsequenz durch PCR amplifiziert und dann weiteruntersucht.

5.2.3.1
Sequenzierung

Die Sequenzierung von DNA wird in allen molekulargenetischen Laboratorien angewendet. Durch sie wird die Abfolge der Nukleotide im DNA-Strang bestimmt. Mutationen können letzten Endes nur durch eine Sequenzierung und Vergleich mit einer Normalsequenz exakt charakterisiert werden.

Im Rahmen der Mutationsdiagnostik wird die Sequenzierung für folgende Untersuchungen verwendet:

1. Detektion von bekannten und unbekannten Mutationen durch Sequenzierung von genomischer DNA oder von cDNA.
2. Bestimmung der Sequenzveränderung, nachdem eine Screeningmethode den Verdacht auf das Vorliegen einer Mutation ergeben hat.

Prinzip der Methode
Die Sequenzierung wird heute fast ausschließlich nach der Didesoxymethode von Sanger et al. (1977) durchgeführt. Die herkömmlichen Didesoxysequenziermethoden beruhen auf radioaktiver Markierung, die heute weitgehend durch Fluoreszenzmarkierung ersetzt wurden. Im folgenden wird als Beispiel das Prinzip einer Sequenzierreaktion dargestellt, bei der die Didesoxynukleotide fluoreszenzmarkiert sind.

Als Matrize für die Sequenzierreaktion dienen DNA-Einzelstränge. Durch Zugabe einer DNA-Poly-

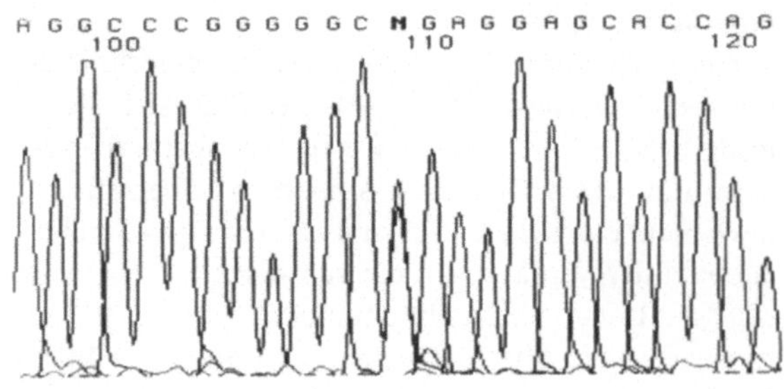

Abb. 5-7. Nachweis einer heterozygoten Mutation durch Sequenzierung

merase wird der Komplementärstrang ausgehend von einem Sequenzierprimer (ca. 20 bp lang) gebildet. Die Sequenzierreaktion enthält weiterhin ein Gemisch aus Desoxynukleotiden (dNTPs) und Didesoxynuktleotiden (ddNTPs). Die Didesoxynukleotide sind fluoreszenzmarkiert. Dabei werden für ddAdenosin, ddCytidin, ddGuanosin und ddThymidin unterschiedliche Fluorochrome verwendet. Bei der Sequenzierreaktion kommt es beim zufälligen Einbau eines ddNTPs zum Abruch der DNA-Synthese.

Dadurch entsteht ein Gemisch von DNA-Strängen, die über ein übereinstimmendes 5'-Ende, das durch den Sequenzierprimer festgelegt ist, und verschieden lange 3'-Enden verfügen. Diese verschieden langen DNA-Stränge werden elektrophoretisch aufgetrennt. Die aufeinanderfolgenden Banden unterscheiden sich immer gerade um ein ddNTP am 3'-Ende. Die Art dieser Base kann durch Anregung des Fluoreszenzfarbstoffes mit einem Laser und Registrierung der emittierten Strahlung bestimmt werden. Die Signale werden durch ein Computerprogramm ausgewertet und in Form eines Elektropherogramms dargestellt (Abb. 5-7). In einem Gellauf können bis zu 1000 Basen bestimmt werden.

Die Sequenzreaktion, der Gellauf und die Auswertung der Sequenzen kann weitgehend automatisiert werden. Zeitaufwendig ist die Herstellung der Gele, der manuelle Auftrag der Proben auf die Gele und die Dauer des Gellaufes (ca. 8–12 h). Durch die Entwicklung von Geräten, bei denen die Gelmatrix und die einzelnen Proben automatisch appliziert werden, wurde die Sequenzierleistung wesentlich erhöht.

Als alternative Methoden zur enzymatischen Sequenziermethode kommen in Zukunft das Sequenzieren durch Hybridisierung oder mit Hilfe der Massenspektroskopie in Frage. An der Entwicklung dieser Techniken wird gegenwärtig gearbeitet. Beide Methoden würden einen deutlich höheren Probendurchsatz erlauben. Kapillarsequenzgeräte kommen im Rahmen von Genomsequenzierprojekten bereits zur Anwendung.

Mutationsdetektion

Seit der Einführung der PCR ist es möglich PCR-Produkte zu sequenzieren. Für diese Strategie wird der Ausdruck „direkte Sequenzierung" benutzt. Während homozygote Mutationen sicher zu identifzieren sind, ist es nicht trivial, mit dieser Technik heterozygote Mutationen zu detektieren. Die automatische Auswertung der Sequenzen bietet bisher keine verläßliche Identifizierung. Der Vergleich des Elektropherogramms von Normalsequenzen und der Sequenz mit einer heterozygoten Mutation ist oft hilfreich. Die Detektion von heterozygoten Mutationen mit der direkten Sequenzierung hängt entscheidend von der Qualität der Sequenzen und damit auch von der Erfahrung des Labors ab.

Die Unsicherheit, mit der die direkte Sequenzierung bei der Detektion von heterozygoten Mutationen behaftet ist, hat zur Entwicklung von Methoden geführt, bei denen chemische und physikalische Eigenschaften der mutierten DNA-Stränge zur Mutationserkennung verwendet werden. Auch diese Methoden garantieren keine 100 %ige Detektionsrate von Mutationen. Sie erlauben oft einen höheren Probendurchsatz und werden z. B. wie die SSCP-Analyse zum Sreenen von vielen Sequenzen auf unbekannte Mutationen oder wie die DHPLC zur Untersuchung von Mutationen in bestimmten Exons benutzt.

5.2.3.2
Einzelstrang-Polymorphismen-Analyse (SSCP)

Die SSCP-Analyse („single strand conformation polymorphisms") wurde zuerst 1989 (Orita et al. 1989) beschrieben. Sie ist heute wahrscheinlich die am häufigsten benutzte Methode, um DNA-Abschnitte von 200–300 bp Länge auf das Vorkommen von unbekannten Mutationen zu untersuchen. Die SSCP-Analyse ist eine Screeningmethode, durch die bei Verwendung von zwei Standardbedingungen mehr als 80 % von unbekannten Mutationen detektiert werden können. Bei Optimierung der Bedingungen für eine bestimmte Mutation liegt die Detektionsrate nahe 100 %. Üblicherweise wird die SSCP-Analyse zur Untersuchung von genomischer DNA verwendet. Es kann aber auch cDNA als Untersuchungsprobe benutzt werden. Ein auffälliges Ergebnis in der SSCP-Analyse weist darauf hin, daß in dem untersuchten DNA-Abschnitt irgendeine Mutation vorliegt. Die Art der Mutation wird in der auffälligen Probe anschließend durch Sequenzierung bestimmt. Die Methode eignet sich gut zur Detektion von heterozygoten Mutationen. Diese Untersuchungstechnik ist relativ schnell und benötigt keine aufwendige apparative Ausrüstung. Eine Standardisierung der Technik ist praktisch nicht möglich.

Die fehlende Möglichkeit zur Standardisierung und die unsicheren Angaben zur Sensitivität, machen es unwahrscheinlich, daß die SSCP-Analyse in der Routinediagnostik eine weite Verbreitung finden wird. Der Schwerpunkt der Anwendungen liegt in der Forschung zur Untersuchung von Kandidatengenen auf Mutationen und zum Nachweis von Polymorphismen.

Prinzip der Methode

Einzelsträngige DNA neigt in einer nichtdenaturierenden Umgebung spontan zur Renaturierung (Rückfaltung) getrennter komplementärer DNA-Stränge und zur Ausbildung komplexer Sekundärstrukturen innerhalb eines DNA-Einzelstrangs. Die unterschiedlich gefalteten Einzelstränge zeigen in einem nichtdenaturierenden Gel unterschiedliches Laufverhalten. Die Tatsache, daß bei einer Mutation zwei komplementäre mu-

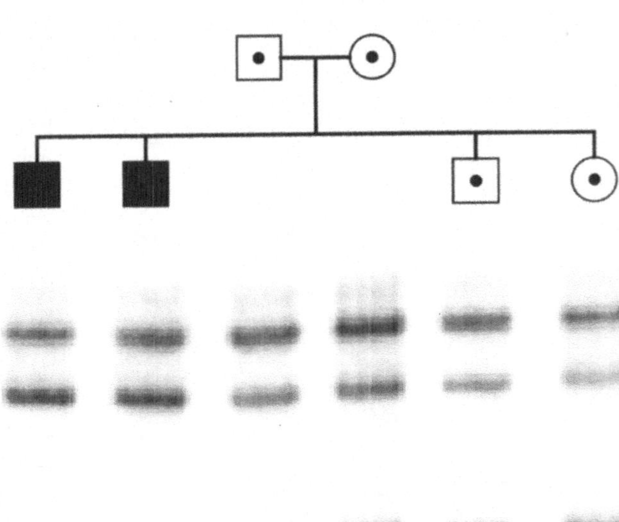

Abb. 5-8. SSCP-Untersuchung einer Mutation bei einer autosomal-rezessiven Erkrankung. Die Eltern und die beiden gesunden Geschwister tragen die Mutation heterozygot, die beiden betroffenen Geschwister homozygot

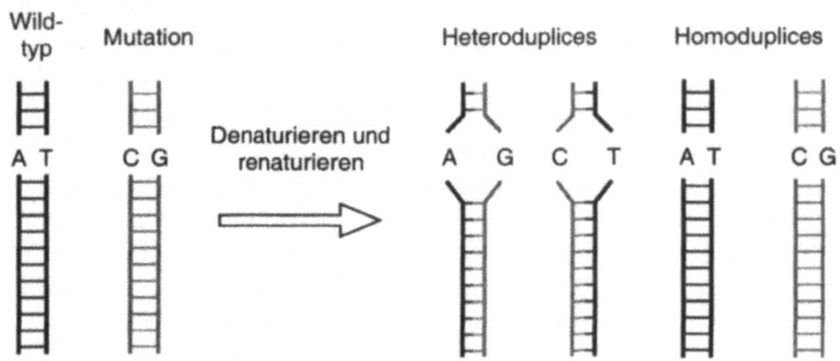

Abb. 5-9. Bildung einer Mischung von Hetero- und Homoduplices nach Denaturierung und Renaturierung

tierte DNA-Stränge vorhanden sind, ergeben für jede Mutation zwei Detektionsmöglichkeiten. Da ein Teil der komplementären Einzelstränge während des Gellaufes wieder Doppelstränge ausbildet, stellt sich auf den Gelen auch eine Homo- und Heteroduplexbanden dar, die eine zusätzliche Beurteilungmöglichkeit bietet.

Für die Analyse werden PCR-Produkte von 200–300 bp Länge denaturiert und anschließend auf einem Polyacrylamidgel aufgetrennt. Zur Detektion der DNA-Banden kann die DNA entweder vor dem Lauf radioaktiv markiert oder nach dem Lauf mit Fluoreszenzfarbstoffen, die sich an die DNA anlagern (Ethidium-Bromid, Vista Green), gefärbt werden (Abb. 5-8). Die Laufeigenschaften und damit die Detektionsrate hängen stark von der Lauftemperatur, der Gelmatrix, den Salzkonzentrationen und von Zusätzen wie z. B. Glycerol ab. Es hat sich bewährt zum Screenen von Mutationen zwei Bedingungen zu verwenden. Dabei werden meist Gele mit und ohne Glycerol benutzt.

5.2.3.3
Denaturierende HPL-Chromotographie (DHPLC)

Die DHPLC (Underhill et al. 1997; „denaturing high-performance liquid chromatography") ist eine Mutationsscreeningmethode, die sich relativ gut standardisieren läßt und dabei eine hohe Detektionsrate hat. Sie erlaubt einen hohen Probendurchsatz zu relativ geringen Kosten, erfordert aber eine spezielle apparative Ausrüstung und spezialisiertes Personal. Ein Probenlauf dauert ca. 6 min. Es können PCR-Produkte von 100–400 bp Länge auf Mutationen untersucht werden. Detektiert werden können dabei nur heterozygote Mutationen. Um homozygote Mutationen detektieren zu können, muß die zu untersuchende Probe mit Wildtyp-DNA gemischt werden. Die Bedingungen müssen für jedes zu untersuchende PCR Produkt optimiert werden. Nach einer Optimierung kann eine nahezu 100 %ige Detektionsrate erreicht werden. Die Art der Mutation wird in der auffälligen Probe anschließend durch Sequenzierung bestimmt. Die DHPLC wird in der Diagnostik zum Screenen nach unbekannten und zum Nachweis von bekannten Mutationen eingesetzt.

Prinzip der Methode

Bei der DHPLC werden Heteroduplices durch eine „reverse phase high-performance liquid chromatography" bei teilweise denaturierenden Bedingungen detektiert. Wenn ein DNA-Doppelstrang steigenden Temperaturen ausgesetzt wird, beginnt sich der Doppelstrang in Einzelstränge zu trennen. Die Trennung beginnt an dem Teil der Sequenz mit der niedrigsten Schmelztemperatur. Teilweise denaturierte Proben werden von der Säule schlechter zurückgehalten, so daß sich die Retentionszeit verringert. Die Schmelztemperatur wird durch den AT- bzw. GC-Gehalt der DNA-Fragmente bestimmt. Die Schmelztemperatur wird weiterhin durch die Art der benachbarten Basen bestimmt. Heteroduplices haben eine geringere Schmelztemperatur als Homoduplices und können somit auf der Säule aufge-

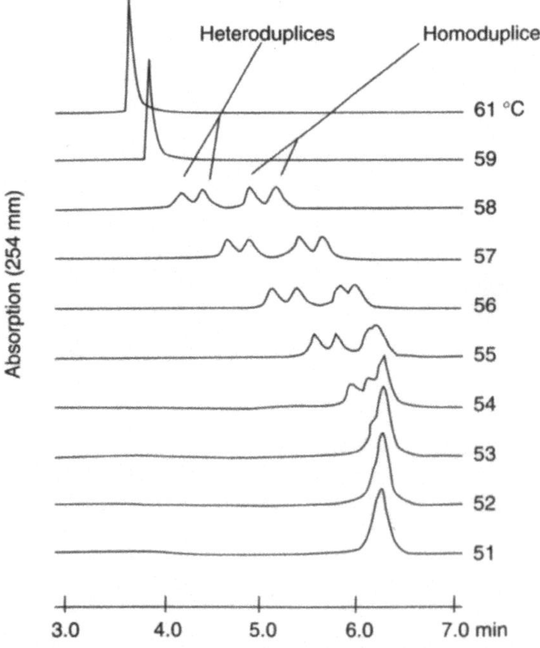

Abb. 5-10. Retentionszeiten von Homo- und Heteroduplices bei der DHPLC

trennt werden. Die optimale Temperatur zur Trennung von Heteroduplices wird empirisch bestimmt.

Abbildung 5-9 zeigt die zwei möglichen Hetero- und Homoduplices, die sich nach Denaturierung und Renaturierung von Wildtyp-DNA und einer DNA mit einer Missense-Mutation ergeben. Abbildung 5-10 zeigt das Verhalten der vier Duplices bei der Chromatographie in Abhängigkeit von steigenden Temperaturen. Unter nichtdenaturierenden Bedingungen (51 °C) besitzen alle 4 DNA-Spezies die gleiche Retentionszeit. Wenn die Temperatur auf 54 °C erhöht wird, beginnen die Heteroduplices auf beiden Seiten der Basenpaarfehlpaarung zu denaturieren, und die Retentionszeit verringert sich. Bei 55 °C beginnen die Homoduplices zu denaturieren, wobei der A-T-Wildtyp-Homoduplex etwas früher als der mutierte C-G-Homoduplex denaturiert. Die optimale Trennung würde in diesem Beispiel bei einer Temperatur von 56 und 58 °C liegen.

5.2.3.4
Oligonukleotidligationstest (OLA)

Der Oligonukleotidligationstest (OLA) dient zur Detektion von bekannten Mutationen. Er gehört zu den Tests, die für die diagnostische Anwendung entwickelt wurden, eine gute Spezifität und Sensitivität besitzen und einen relativ hohen Probendurchsatz erlauben. Es wurden kommerzielle Anwendungen entwickelt. Es gibt aber nur wenige Veröffentlichungen über diese Methode.

Prinzip der Methode
Wenn Oligonukleotide direkt hintereinander auf einen gemeinsamen DNA-Komplementärstrang hybridisiert werden, können sie durch Ligasen ligiert werden. Wenn eine der beiden Basen an der Ligationsstelle eine Fehlpaarungsstelle besitzt, findet unter bestimmten Bedingungen keine Ligation statt (Abb. 5-11). Für den OLA werden zwei kompetitierende Oligonukleotide verwendet, die sich nur durch die Wildtyp- bzw. mutierte Base unterscheiden und ein weiteres, das dem mutierten und Wildtypfragment gemeinsam ist.

Es wurden verschiedene Tests entwickelt, um die allelspezifischen Oligonukleotide zu unterscheiden. In einer Entwicklung (Samiotaki et al. 1994) wird das gemeinsame Oligonukleotid an eine feste Phase gebunden und in die Lösung eingetaucht, die die zu untersuchende Probe und die kompetitierenden allelspezifi-

schen Oligonukleotide enthält. Die allelspezifischen Oligonukleotide sind mit unterschiedlichen Fluoreszenzfarbstoffen markiert. Nach der Ligationsreaktion wird die feste Phase zur Messung der Fluoreszenz in ein anderes Reaktionsgefäß überführt.

Bei einer anderen Entwicklung wird die gemeinsame Probe fluoreszenzmarkiert und die allelspezifischen Proben werden so modifiziert, daß sie auf einem Polyacrylamidgel ein unterschiedliches Laufverhalten zeigen. Diese Methode erfordert somit neben der Ligationsreaktion eine Gelelekrophorese. Sie erlaubt die gleichzeitige Untersuchung von mehreren Mutationen. Ein Test, mit dem 30 Mutationen im CFTR-Gen („cystic fibrosis conductance regulator" bei zystischer Fibrose) untersucht werden können, ist kommerziell erhältlich (Eggerding et al. 1995).

5.2.3.5
Allelspezifische PCR (ASA)

Die allelspezifische Amplifikation ist eine häufig angewendete diagnostische Methode zum Nachweis bekannter Mutationen.

Prinzip der Methode
Bei der PCR-Technik werden zwei Primer verwendet, die an beiden Enden des DNA-Stranges sitzen, der amplifiziert werden soll. Wenn einer der Primer in einer Base nicht komplementär zum Template ist, können Bedingungen gefunden werden, bei denen er nicht an das Template bindet und keine Amplifikation stattfindet. Die Fehlpaarungsstelle kann entweder am 3'-Ende oder im Zentrum des Primers liegen. Zum Nachweis einer Mutation wird in einem Reaktionsgefäß eine PCR mit dem gemeinsamen Primer und dem für das Wildtypallel spezifischen Primer durchgeführt und in einem zweiten Reaktionsgefäß eine PCR mit dem gemeinsamen Primer und dem mutationsspezifischen Primer (Abb. 5-12).

Wenn nur in der Reaktion mit dem mutationsspezifischen Primer ein Produkt entstanden ist, enthielt die Probe die Mutation homozygot, wenn nur in der Reaktion mit dem Wildtyp-Primer ein Produkt entstanden ist, enthielt die Probe den Wildtyp homozygot. Entsteht in beiden Reaktionen ein Produkt, war die Probe heterozygot. Die PCR-Produkte werden üb-

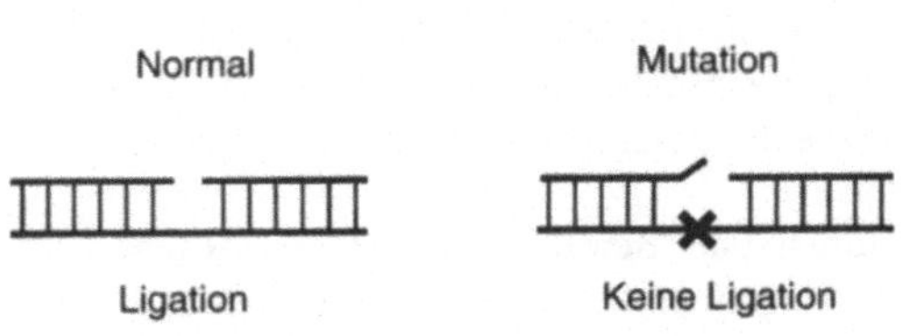

Abb. 5-11. Prinzip des Oligonucleotidligationstests

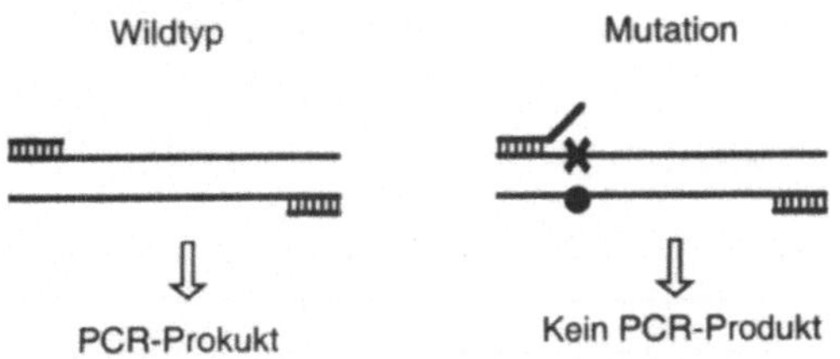

Abb. 5-12. Prinzip der allelspezifischen Amplifikation

licherweise nach der PCR auf einem Agarosegel sichtbar gemacht.

Ein Assay, der auf dieser Methode beruht und sich in einem Reagenzgefäß ohne nachfolgende Elektophorese ausführen läßt, wird kommerziell angeboten (TAQ-MAN). Dabei wird die 5'→3'-Exonukleaseaktivität der Taq-DNA-Polymerase ausgenutzt. Die Primer für eine PCR-Amplifikation werden 5' und 3' von der zu untersuchenden Mutation plaziert. Eine weitere allelspezifische Probe ist mit einem Fluorochrom und – an einer anderen Base – mit einem Quencher markiert, der das Fluoreszenzsignal unterdrückt. Wenn die allelspezifische Probe an den DNA-Strang gebunden hat, wird sie während der PCR durch die Exonukleaseaktivität der Taq-DNA-Polymerase abgebaut, das Fluorochrom wird von dem Quencher getrennt, und das Fluoreszenzsignal kann nun detektiert werden (Livak et al. 1995).

5.2.3.6
Minisequenzierung (PEX)

Bei der Primerextensionsmethode (Syvanen 1999) wird die zu testende DNA an einen Primer hybridisiert und der Primer durch eine DNA-Polymerase um ein Nukleotid verlängert. Die im Test eingesetzten Nukleotide können entweder radioaktiv oder fluoreszenzmarkiert sein. Bei der Fluoreszenzmarkierung werden für Adenosin, Cytidin, Guanosin und Thymidin unterschiedliche Fluorochrome in einem Reagenzgefäß verwendet. Bei einer radioaktiven Markierung wird die Reaktion für jedes Nukleotid in einem separaten Reagenzgefäß durchgeführt.

Für einen Mutationstest wird der Primer so gewählt, daß die zu testende Base genau 3' des Primers sitzt. Nachdem die Primer-Extension stattgefunden hat, ist die getestete Base durch die zum eingebauten Nukleotid komplementäre Base definiert. Ist in der zu testenden Probe z. B. direkt 3' vom Primer ein Adenosin vorhanden, wird ein markiertes Thymidin eingebaut. Ist das Adenosin nach Cytidin mutiert, wird ein Guanosin eingebaut (Abb. 5-13).

Die Primerextensionsmethode kann zur Untersuchung von bekannten und unbekannten Mutationen benutzt werden. Mit ihr wird immer gerade eine Base an einer bestimmten Position in der zu untersuchenden Probe exakt definiert. Sie eignet sich zur Miniaturisierung. Dabei werden mehrere hundert Primer nebeneinander auf einen Chip aufgebracht, die gleichzeitig mit einem oder mehreren PCR-Produkten hybridisiert

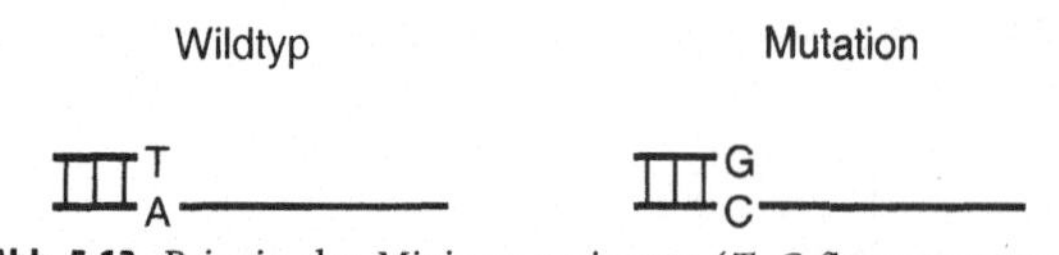

Abb. 5-13. Prinzip der Minisequenzierung (*T, G* fluoreszenzmarkierte Nukleotide)

werden können. Wenn damit alle in einem DNA-Strang aufeinanderfolgenden Basen bestimmt werden, würde dies einer Sequenzierung des gesamten DNA-Strangs entsprechen.

5.3
Berufsverbandrichtlinien und Qualitätssicherung

Die Diagnostik in der medizinischen Genetik ist der Regel verknüpft mit der Notwendigkeit einer genetischen Beratung. Diese Sonderstellung in der medizinischen Diagnostik ergibt sich v. a. aus der Tatsache, daß mit dem Nachweis von konstitutionellen Sequenzveränderungen auch Keimbahnzellen betroffen sind und sich damit Konsequenzen nicht nur für die betreffenden Patienten ergeben.

Im folgenden sind Auszüge aus den Richtlinien für Diagnostik und Beratung des Berufsverbandes für Medizinische Genetik zusammenfaßt. Die vollständige Fassung dieser Richtlinien sind in der Zeitschrift Medizinische Genetik veröffentlicht (http://home.t-online-de/home/berufsverband-med.genetik).

1. Die Inanspruchnahme *genetischer Beratung* ist freiwillig. Sie darf nur unter Einhaltung der für ärztliche Maßnahmen geforderten Rahmenbedingungen (Aufklärungspflicht, Schweigepflicht etc.) durchgeführt werden. Bestandteil der genetischen Beratung ist in jedem Fall ein schriftlicher Bericht für die Ratsuchenden bzw. Patienten, in der alle für die jeweilige Situation wichtigen Informationen allgemein verständlich zusammengefaßt sind (humangenetisches Gutachten).

Ein genetisches Beratungsgespräch beinhaltet:

– Informationen über medizinische Zusammenhänge angeborener oder spätmanifestierender genetisch bedingter bzw. mitbedingter Erkrankungen und Behinderungen sowie über die Bedeutung genetischer Faktoren bei der Krankheitsentstehung und deren Auswirkungen auf die Erkrankungswahrscheinlichkeiten für Verwandte, bzw. die Ratsuchenden selbst. Wenn möglich, muß eine Abschätzung der Höhe von Erkrankungsrisiken versucht werden.

– Hilfe bei einer individuellen Entscheidungsfindung unter Berücksichtigung der jeweiligen persönlichen bzw. familiären Situation. Eine besondere Bedeutung kommt dabei der Beachtung und Respektierung der individuellen Werthaltungen einschließlich religiöser Einstellungen sowie der psychosozialen Situation von Patienten zu.

– Hilfe bei der Bewältigung bestehender bzw. durch genetische Diagnostik und Beratung neu entstandener Probleme.

2. Bei der *molekulargenetischen* Labordiagnostik zur Absicherung klinischer Verdachtsdiagnosen muß spätestens nach Erhebung eines auffälligen Befundes dem Patienten bzw. dessen Eltern eine genetische Beratung angeboten werden. Die anfordernde oder untersuchende Stelle muß die Möglichkeit zur genetischen Beratung sicherstellen. Dem Patienten bleibt anheimgestellt, seine Familienangehörigen auf die Möglichkeit oder Notwendigkeit einer molekulargenetischen Diagnostik hinzuweisen. Eine aktive Beratung (Informierung durch den Arzt) darf nicht erfolgen.

   Eine genetische Beratung muß bereits vor der Untersuchung dann angeboten werden, wenn abzusehen ist, daß der Befund für die Familienplanung der untersuchten Person oder Verwandte von Bedeutung sein könnte. Die Untersuchung klinisch gesunder Minderjähriger setzt in der Regel deren Einwilligungsfähigkeit voraus. Ein Ausnahme kann dann gesehen werden, wenn sich aus dem Befund unmittelbare Konsequenzen hinsichtlich präventiver oder therapeutischer Maßnahmen für die untersuchte Person ergeben.

   Sofern im Rahmen der qualitätssichernden Maßnahmen (Ringversuche) des Berufsverbandes Standards für die Qualität und den Umfang der Diagnostik definiert werden, ist diesen Standards in ihrer gültigen Fassung zu folgen.

3. Jede *molekularzytogenetische oder zytogenetische* Labordiagnostik im Rahmen medizinisch genetischer Fragestellungen muß mit dem Angebot einer genetischen Beratung verbunden sein. Die Inanspruchnahme der Untersuchung ist freiwillig, ebenso die der genetischen Beratung. Die Untersuchung darf nur mit dem Einverständnis der betreffenden Person bzw. des gesetzlichen Vertreters und unter Einhaltung der für ärztliche Maßnahmen geforderten Rahmenbedingungen (Aufklärungspflicht, Schweigepflicht etc.) durchgeführt werden. Patienten können jederzeit die Einstellung der Untersuchung verlangen.

   Das dem anfordernden Arzt mitgeteilte schriftliche Gutachten muß die relevanten Labordaten, eine Interpretation des Befundes und eine Stellungnahme zur klinischen Relevanz enthalten. Die für die Befunderhebung relevanten Untersuchungsmaterialien sind so zu archivieren, daß eine spätere Überprüfung des Befundes stattfinden kann.

4. Die *tumorzytogenetische* Labordiagnostik setzt das aufgeklärte Einverständnis des Patienten, bzw. des gesetzlichen Vertreters voraus. Patienten sind darüber zu informieren, daß neben möglichen tumorassoziierten, d. h. erworbenen, auch angeborene konstitutionelle Chromosomenveränderungen aufgedeckt werden können. Die Mitteilung konstitutioneller Chromsomenveränderungen an den Patienten muß mit dem Angebot einer genetischen Beratung verbunden sein. Die für die Befunderhebung relevanten Untersuchungsmaterialien sind so zu dokumentieren, daß eine spätere Überprüfung des Befundes stattfinden kann.

5. Die selbständige und verantwortliche Durchführung genetischer Beratung und Begutachtung, und die Erstellung molekulargenetischer, tumorzytogenetischer oder zytogenetischer Befunde und Gutachten hat den Nachweis einer mindestens zweijährigen Tätigkeit auf dem jeweiligen Gebiet und der entsprechenden Qualifikation (Facharzt für Humangenetik, Zusatzbezeichnung Medizinische Genetik nach der bis 1993 geltenden Weiterbildungsordnung, oder Fachhumangenetiker (Gesellschaft für Humangenetik)) zur Voraussetzung. Für das Labor besteht die Verpflichtung zur Teilnahme an qualitätssichernden Maßnahmen, sofern sie vom Berufsverband veranlaßt werden.

5.4
Kosten

5.4.1
GOÄ

Die Kosten für die genetische Diagnostik sind in der Gebührenordnung für Ärzte (GOÄ) vom 12. November 1982, zuletzt geändert durch die 4. Änderungsverordnung vom Dezember 1995, festgelegt. Die GOÄ ist eine Rechtsverordnung, die in der Regel für die sog. Privatliquidation Anwendung findet.

Ziffer 21:
Eingehende humangenetische Beratung
(je angefangene 30 min und Sitzung)   360 Punkte

Ziffer 22:
Eingehende Beratung einer Schwangeren
im Konfliktfall über die Erhaltung oder
den Abbruch der Schwangerschaft   300 Punkte

Ziffer 75:
Ausführlicher schriftlicher Krankheits-
und Befundbericht (einschließlich
Angaben zur Anamnese, zu dem(den)
Befund(en), zur epikritischen
Bewertung und ggf. zur Therapie   130 Punkte

Ziffer 85:
Schriftliche gutachtliche Äußerung
mit einem das gewöhnliche Maß
übersteigenden Aufwand – ggf. mit
wissenschaftlicher Begründung –
je angefangene Stunde Arbeitszeit   500 Punkte

Die Chromosomendiagnostik ist in 4 Ziffern im Abschnitt N III dargestellt.

Ziffer 4870:
Kerngeschlechtsbestimmung mittels
Untersuchung auf X-Chromosomen   273 Punkte

Ziffer 4871:
Kerngeschlechtsbestimmung mittels
Untersuchung auf Y-Chromosomen   289 Punkte

Ziffer 4872:
Chromosomenanalyse, auch ein-
schließlich vorangehender kurzzeitiger
Kultivierung – ggf. einschließlich
Materialentnahme   1950 Punkte

Ziffer 4873:
Chromosomenanalyse an Fibroblasten
und Epithelien, einschließlich voran-
gehender Kultivierung und langzeitiger
Subkultivierung – ggf. einschließlich
Materialentnahme   3030 Punkte

Die molekulargenetische Diagnostik wird in dem Abschnitt M – Laboratoriumsleistung unter „11. Nukleinsäuren und ihre Metaboliten" dargestellt.

Ziffer 3920:
Isolierung von humanen Nukleinsäuren
aus Untersuchungsmaterial   900 Punkte

Ziffer 3921:
Verdau (Spaltung) isolierter humaner
Nukleinsäuren mit Restriktionsenzymen,
je Enzym   150 Punkte

Ziffer 3922:
Amplifikation von humanen Nukleinsäuren oder Nukleinsäurefragmenten
mit Polymerasekettenreaktion (PCR)   500 Punkte

Ziffer 3923:
Amplifikation von humanen Nukleinsäuren oder Nukleinsäurefragmenten
mit geschachtelter Polymerasekettenreaktion („nested PCR")   1000 Punkte

Ziffer 3924:
Identifizierung von humanen Nukleinsäurefragmenten durch Hybridisierung
mit radioaktiv oder nichtradioaktiv
markierten Sonden und nachfolgender
Detektion, je Sonde   300 Punkte

Ziffer 3924:
Trennung von humanen Nukleinsäurefragmenten mittels elektrophoretischer
Methoden und anschließendem Tansfer
auf Trägermaterialien
(z. B. Dot-Blot, Slot-Blot)   600 Punkte

Ziffer 3926:
Identifizierung von humanen
Nukleinsäurefragmenten durch
Sequenzermittlung   2000 Punkte

5.4.2
EBM

Die Abrechnungsgrundlage, die zwischen der Kassenärztlichen Bundesvereinigung und den Spitzenverbän-
den der Krankenkassen im Bewertungsausschuß nach
§ 87, Abs. 3 SGB V festgelegt ist, wird nach dem einheitlichen Bewertungsmaßstab (EBM) festgelegt. Die im
folgenden dargelegten Bewertungen entsprechen dem
Stand vom April 1999.

Bei der Umstrukturierung und Neugestaltung des
EBM, die derzeit im Gange ist, besteht die Tendenz,
zum einen die abzurechnenden Leistungen der Humangenetik in einem eigenen Kapitel zusammenzufas-
sen und zum anderen die Teilleistungen, die zu einer
Gesamtleistung gehören, in Blöcken zusammenzufas-
sen.

Geplant ist die Inkraftsetzung des neuen EBM zum
01.01 2000.

Im April 1999 gelten folgende Ziffern:

Ziffer 171:
Humangenetische Stellungnahme   400 Punkte

Ziffer 172:
Humangenetisches Gutachten   800 Punkte

Ziffer 173:
Humangenetische Beratung   3200 Punkte

Ziffer 115:
Chromosomenanalyse aus Amnion-/
Chorionzellen   8000 Punkte

Ziffer 174:
Chromosomenanalyse aus
Lymphozyten   3500 Punkte

Ziffer 4972:
Chromosomenanalyse aus Zellen des
hämatopoetischen Systems   3500 Punkte

Ziffer 4973:
Chromosomenanalyse aus
Fibroblasten   4000 Punkte

Ziffer 4975:
Spezielle Darstellung der Struktur
einzelner Chromosomen
(Bandentechnik)   900 Punkte

Ziffer 4970:
X-Chromatinbestimmung   300 Punkte

Ziffer 4971:
Y-Chromatinbestimmung   400 Punkte

Ziffer 4955:
Zytologische Untersuchung –
zytochemische Sonderverfahren   340 Punkte

Ziffer 4960:
Zytologische Untersuchung –
immunzytochemische Verfahren   530 Punkte

Ziffer 4965:
Zytologische Untersuchung –
densitometrische DNA-Bestimmung   850 Punkte

Ziffer 4378:
Proteingelelektrophorese –
Disk-Elektrophorese   400 Punkte

Ziffer 4389:
Proteingelelektrophorese mit
Immunreaktion   800 Punkte

Ziffer 4977:
DNA-Präparation   700 Punkte

Ziffer 4979:
Spaltung menschlicher DNA mittels
eines Restriktionsenzyms einschließlich
elektrophoretischer Auftrennung   300 Punkte

Ziffer 4980:
Hybridisierung menschlicher DNA
mit markierten Sonden   600 Punkte

Ziffer 4981:
Quantitative Auswertung mittels
densitometrischer Verfahren   250 Punkte

Ziffer 4982:
Amplifikation menschlicher DNA
mittels Polymerasekettenreaktion   500 Punkte

Ziffer 4984:
Sequenzierung menschlicher DNA
zum Nachweis von Punktmutationen   2800 Punkte

Ziffer 4986:
Biomathematische Auswertung der
Haplotypbefunde bei indirekter
Genotypdiagnostik   900 Punkte

Literatur zu Kap. 5

Cotton RGH (1997) Mutation detection. Oxford Univ Press, Oxford New York

Eggerding FA, Iovannisci DM, Brinson et al. (1995) Fluorescence-based oligonucleotide ligation assay for analysis of cystic fibrosis transmembrane conductance regulator gene mutations. Hum Mutat 5: 153–165

Hook EB (1992) Chromosome abnormalities. Prevalence, risks and recurrence. In: Brock DJH, Rodeck CH, Ferguson-Smith MA (eds) Prenatal diagnosis and screening. Churchill Livingstone, Edinburgh, pp 351–392

Ingram VM (1956) A specific chemical difference between the globins of normal human and sickle cell anaemia haemoglobin. Nature 178: 792

Livak KJ, Marmaro J, Todd JA (1995) Towards fully automated genome-wide polymorphism screening. Nat Genet 9: 341–342

Orita M, Iwahana H, Kanazawa H, Hayashi K, Sekiya T (1989) Detection of polymorphisms of human DNA by gel electrophoresis as single-strand conformation polymorphisms. Proc Natl Acad Sci USA 86: 2766–2770

Samiotaki M, Kwiatkowski M, Parik J, Landegren U (1994) Dual-color detection of DNA sequence variants by ligase-mediated analysis. Genomics 20: 238–242

Sanger F, Nicklen S, Coulson AR (1977) DNA sequencing with chain-terminating inhibitors. Proc Natl Acad Sci USA 74: 5463–5467

Speicher MR, Gwyn Ballard S, Ward DC (1996) Karyotyping human chromosomes by combinatorial multi-fluor FISH. Nat Genet 12: 368–375

Syvanen AC (1999) From gels to chips: „minisequencing" primer extension for analysis of point mutations and single nucleotide polymorphisms. Hum Mutat 13: 1–10

Underhill PA, Jin L, Lin AA et al. (1997) Detection of numerous Y chromosome biallelic polymorphisms by denaturing high-performance liquid chromatography. Genome Res 7: 996–1005

6 Elektrokardiographische Diagnostik

M. Leibig und H. Mudra

6.1
12-Kanal-Elektrokardiogramm

6.1.1
Prinzip der Untersuchung

Durch das EKG wird über Oberflächenelektroden der Hauptvektor der Potentialdifferenz als Funktion der Zeit zwischen erregten und nichterregten Myokardanteilen grafisch dargestellt.

6.1.2
Methoden und Richtlinien für die Anwendung

Das 12-Kanal-EKG setzt sich aus den Brustwand- und den Extremitätenableitungen zusammen. Bei den Brustwandableitungen handelt es sich um eine unipolare Ableitung nach Wilson, welche die Vektorprojektion auf die Horizontalebene erfaßt. Die Ableitungsstellen sind:

- V_1: 4. ICR rechts parasternal,
- V_2: 4. ICR links parasternal,
- V_3: zwischen V_2 und V_4,
- V_4: 5. ICR links medioklavicular,
- V_5: 5. ICR links, vordere Axillarlinie,
- V_6: 5. ICR links, mittlere Axillarlinie.

Die Extremitätenableitung besteht aus der bipolaren Ableitung nach Einthoven (I, II, III) und der unipolaren Ableitung nach Goldberger (aVR, aVL, aVF), die die Vektorprojektion auf die Frontalebene erfassen. Die bipolare Ableitung erfolgt zwischen dem linken (+) und rechten Arm (–) (I), dem linken Bein (+) und dem rechten Arm (–) (II), dem linken Bein (+) und dem linken Arm (–) (III), die unipolare Ableitung zwischen dem konstruierten Nullpunkt (Mitte des Thorax) und dem rechten Arm (aVR), dem linken Arm (aVL) und dem linken Bein (aVF). Bei der Extremitätenableitung steht definitionsgemäß die Farbe rot für den rechten Arm, gelb für den linken Arm, grün für das linke Bein und schwarz für das rechte Bein.

Zur Kostenreduktion können Saug- bzw. Klemmelektroden verwendet werden, welche nach Desinfektion wiederverwendbar sind. Die Schreibgeschwindigkeit ist mit 50 mm/s standardisiert, bei Rhythmusstörungen sollte zusätzlich ein Streifen mit 25 mm/s registriert werden.

Wird z. B. bei Verdacht auf einen akuten Myokardinfarkt ein Verlaufs-EKG geschrieben, ist es wichtig, die Ableitungspunkte der Brustwand zu markieren, um positionsbedingte Veränderungen im EKG zu vermeiden.

6.1.3
Störfaktoren

In der Regel verfügen die EKG-Geräte über einen 50-Hz-Filter, der Netzbrummen eliminiert. Aufzeichnungen mit starken Nullinienschwankungen sind zu wiederholen, da die Interpretation ansonsten erschwert wird. Ferner ist darauf zu achten, daß die Ableitungen nicht verpolt sind. Stark behaarte Patienten müssen ggf. rasiert werden, um störungsfreie Aufzeichnungen zu erhalten.

6.1.4
Qualitätssicherung

Die Auswertung des EKG erfordert Erfahrung. Aus diesem Grund muß gefordert werden, daß der Ungeübte unter Supervision eine Vielzahl von EKG selbständig interpretiert. Zur Steigerung der Auswertungsqualität ist es hilfreich, in unregelmäßigen Abständen Zweitanalysen durch erfahrene Kollegen durchzuführen. Durch Computer ausgewertete EKG müssen von einem Arzt überprüft werden.

6.1.5
Interpretationsschema

1. Grundrhythmus und Herzfrequenz (Bradykardie < 60/min, Tachykardie > 100/min);
2. Lagetyp;
3. Zeitwerte (PQ-Zeit, QRS-Breite, QT- und QTc-Zeit);
4. Amplitude von QRS (Niedervoltage, Hypertrophiezeichen) und P-Welle;
5. Infarktzeichen und Erregungsrückbildungsstörungen (pathologische Q-Zacken, ST-Hebungen, ST-Senkungen, T-Negativierungen).

Normwerte für das EKG zeigt Tabelle 6-1.

Tabelle 6-1. Normwertetabelle für das EKG

	Dauer	Amplitude
P-Welle	0,05–0,10 s	0,1–0,3 mV
PQ-Zeit	0,12–0,20 s[a]	
Q-Zacke	$< 0,04$ s	$< 1/4$ R-Zacke
QRS-Komplex	0,06–0,10 s	
T-Welle		1/8–2/3 der zugehörigen R- bzw. S-Zacke[b]
QT-Strecke	Männer: 0,30–0,40 s[c] Frauen: 0,30–0,44 s	

[a] Werte frequenzabhängig.
[b] Abhängig von der Hauptausschlagsrichtung (R- oder S-Zacke).
[c] Werte abhängig von Frequenz, Alter und Geschlecht; oben genannte Intervalle gelten für Frequenzbereiche zwischen 60 und 100/min; frequenzkorrigierte QT-Zeit = QT_c-Zeit; QT_c-Zeit = $QT/\sqrt{RR}$ = 0,35–0,43 s.

6.1.6
Kosten GOÄ

Die GOÄ-Nummer ist 651.

6.2
Belastungs-EKG

6.2.1
Prinzip der Untersuchung

Diese Methode beruht auf dem nicht-invasiven Nachweis einer eingeschränkten koronaren Flußreserve im EKG durch Erhöhung des myokardialen Sauerstoffbedarfs unter Belastung. Der wichtigste Grund für eine eingeschränkte koronare Flußreserve ist neben der kardialen Hypertrophie (z. B. bei Aortenstenose, hypertropher Kardiomyopathie) die koronare Herzerkrankung.

Angewandt wird diese Methode einerseits bei Personen mit einem koronaren Risikoprofil bzw. Angina-pectoris-Beschwerden und andererseits bei Patienten mit bekannter koronarer Herzerkrankung, deren medikamentöse, interventionelle oder operative Therapie auf ihren Erfolg hin untersucht werden soll. Da Ischämiereaktionen im Belastungs-EKG keine eindeutigen Lokalisationen des betroffenen Gefäßabschnittes zulassen, ist diese Methode zur Planung einer interventionellen Therapie bei bekannter Mehrgefäßkrankheit nur von untergeordneter Bedeutung, hierfür eignen sich die Myokardszintigraphie und die Streßechokardiographie mehr.

Die Ergometrie dient darüber hinaus zur Beurteilung der allgemeinen Leistungsfähigkeit, Auslösung von Rhythmusstörungen unter Belastung (mit oder ohne antiarrhythmische Therapie) sowie dem Frequenz- und Blutdruckverhalten (mit oder ohne antihypertensive Therapie).

6.2.2
Methoden und Richtlinien für die Anwendung

Die Belastung wird in Deutschland meistens mit einem Fahrradergometer (in sitzender oder halbliegender Position) durchgeführt. Seltener kommen Laufbandergometer zum Einsatz. Diese Methode ist besonders geeignet für Patienten, bei welchen eine Fahrradergometrie nicht durchführbar ist (z. B. orthopädische Vorerkrankung, Koordinationsprobleme).

Zur Grundausstattung gehören neben dem Ergometer ein EKG-Schreiber sowie ein EKG-Monitor mit mindestens 3 abgebildeten EKG-Kanälen zur ständigen Überwachung. Der EKG-Schreiber sollte am günstigsten 12 Kanäle darstellen können; ist dieser nicht vorhanden, muß zumindest darauf geachtet werden, daß die Ableitungen V_4–V_6 dokumentiert werden, da hier

Tabelle 6-2. Herzfrequenz unter Belastung in Abhängigkeit von Alter und Trainingszustand (*MHF*: maximale Herzfrequenz, Angaben in Pulsfrequenz/min). Nach Sheffield et al. (1969)

Alter in Jahren	20	25	30	35	40	45	50	55	60	65	70	75	80
MHF	197	195	193	191	189	187	184	182	180	178	176	174	172
Physiologisch bei Untrainierten													
90 % MHF	177	175	173	172	170	168	166	164	162	160	158	157	155
80 % MHF	158	156	154	153	151	150	147	146	144	142	141	139	138
60 % MHF	118	117	115	114	113	112	110	109	108	107	106	104	103
Physiologisch bei Trainierten													
90 % MHF	190	188	186	184	182	180	177	175	173	171	169	167	165
80 % MHF	182	180	178	177	174	172	170	169	166	164	162	160	159
60 % MHF	143	141	140	138	137	135	133	131	130	128	127	125	124

am häufigsten abnorme EKG-Befunde auftreten. Weiterhin wird ein Bluckdruckmeßgerät benötigt. Die modernen Belastungsergometer enthalten in der Regel ein Komplettsystem mit automatischer Blutdruckmessung sowie einer rechnergestützten ST-Streckenvermessung.

Die Dokumentation erfolgt auf Papier, einige Systeme speichern die Untersuchung zusätzlich auf Diskette.

Eine komplette Notfallausstattung mit Defibrillator, Intubationsbesteck und Notfallmedikamenten ist obligat.

Bei der Fahrradergometrie wird als Zielwert die sog. Ausbelastung betrachtet. Es handelt sich hierbei um 80–90 % der alterskorrigiert maximal zu erreichenden Herzfrequenz (Tabelle 6-2). Die vereinfachte Formel hierfür lautet submaximale Herzfrequenz = 200 minus Lebensalter.

Für die Belastung mit einem Laufbandergometer gibt es standardisierte Protokolle (z. B. Bruce-Protokoll). Bei der Fahrradergometrie ist dies nicht der Fall. In der Regel wird hier bei einer Belastungsstufe von 50 W begonnen. In 2–3 min Schritten wird dann jeweils um 25 W gesteigert, bis der Patient seine Zielfrequenz errreicht hat oder aus anderen Gründen abgebrochen werden muß (Angina pectoris, Erschöpfung etc.). Bei alten oder körperlich wenig belastbaren Patienten kann mit 25 W begonnen werden. Bei jungen sportlichen Personen ist es günstiger, mit höheren Belastungsstufen zu beginnen (75 W).

Während der Belastung sollte der Patient immer wieder nach Beschwerden gefragt werden, um eine Angina pectoris frühzeitig zu erkennen und ggf. die Belastung vorzeitig zu beenden. Bei Beendigung der Ergometrie ist der Grund zu dokumentieren.

Das EKG muß ständig beobachtet werden. Bei Auftreten von signifikanten ST-Veränderungen (ST-Senkungen bzw. Hebungen) oder höhergradigen ventrikulären Rhythmusstörungen (3er-Salven) bzw. höhergradiger AV-Blockierungen ist die Belastung abzubrechen, da Komplikationen drohen. Zu Beginn der Belastung sowie am Ende jeder Belastungsstufe muß mindestens einmal der Blutdruck gemessen werden. Bei einem systolischen Blutdruckabfall von 20 mmHg und mehr muß ebenfalls sofort abgebrochen werden (cave:

Zeichen für schwere linksventrikuläre Dysfunktion, z. B. bei Hauptstammstenose der linken Kranzarterie), dies gilt auch für einen Blutdruckanstieg auf Werte über 250/130 mmHg.

Kontraindikationen für das Belastungs-EKG sind:

- frischer Myokardinfarkt,
- instabile Angina pectoris,
- akute Myokarditis oder Perikarditis,
- manifeste Stauungsherzinsuffizienz,
- bedrohliche Rhythmusstörungen (ventrikuläre Tachykardien),
- schwere valvuläre Aortenstenose,
- schwere hypertrophe obstruktive Kardiomyopathie,
- Blutdruckwerte > 220/120 mmHg,
- akutes oder schweres chronisches Cor pulmonale,
- schwere Störungen des Allgemeinbefindens durch sonstige Erkrankungen (Malignom, hochfieberhafte Infekte etc.).

6.2.3
Störfaktoren

Im Hinblick auf die Ischämiediagnostik bei der koronaren Herzerkrankung gibt es falsch-negative und falsch-positive Befunde.

Bei einer nicht erreichten Ausbelastung aufgrund von z. B. Erschöpfung, Beinbeschwerden oder mangelnder Motivation des Patienten ist die Auswertung nur bedingt möglich und kann zu falsch-negativen Ergebnissen führen. Als Ursachen für falsch-positive Ergebnisse sind kardiale Erkrankungen wie Herzklappenerkrankungen (insbesondere Mitralklappenprolaps), Kardiomyopathie, Perikarderkrankungen, LV-Hypertrophie und arterielle Hypertonie sowie extrakardiale Ursachen wie vasovagale Reaktion, Hyperventilation, Elektrolytstörungen (Hypokaliämie), schwere Anämie, Medikamente (z. B. Digitalispräparate, Antiarrhythmika, Lithium, Phenothiazin) zu nennen.

Bei Präexzitationssyndromen, komplettem Linksschenkelblock, ventrikulärer Stimulation oder ST-Streckensenkungen >1 mm im Ruhe-EKG ist die ST-Streckenanalyse stark beeinträchtigt. Hier sollte zur

Ischämiediagnostik eine Myokardszintigraphie oder eine Stressechokardiographie durchgeführt werden. Bei Rechtsschenkelblock sind die ST-Strecken nur in den linksgerichteten Brustwandableitungen V_4–V_6 beurteilbar.

Des weiteren kann eine mangelnde EKG-Aufzeichnungsqualität die Beurteilung des EKG erschweren und so das Ergebnis verfälschen.

6.2.4
Qualitätssicherung

Der untersuchende Arzt muß die notwendigen Anforderungen wie Kenntnisse der Physiologie und Pathophysiologie der Belastung, Erfahrung in der EKG-Auswertung und Kenntnisse in der Durchführung von Notfallmaßnahmen erfüllen. Ebenfalls muß die Ausrüstung (s. oben) den Anforderungen entsprechen. Der Untersucher darf sich nicht allein auf die vom Computer erstellte ST-Streckenvermessung verlassen, sondern muß stets Veränderungen der ST-Strecken zusätzlich im EKG-Streifen überprüfen.

6.2.5
Interpretation

Die ST-Streckensenkung wird 0,08 s nach dem sog. J-Punkt gemessen. Der J-Punkt ist der Umschlagspunkt des Kurvenverlaufes zwischen dem aufsteigenden Schenkel der S-Zacke und der ST-Strecke. Als pathologisch gelten horizontale und deszendierende Absenkungen der ST-Strecke unterhalb des Niveaus der PQ-Strecke > 0,1 mV sowie träg aszendierende ST-Streckensenkungen > 0,15 mV in drei aufeinanderfolgenden Herzaktionen (Abb. 6-1 bis 6-3). Hierbei sind insbesondere deszendierende ST-Streckensenkungen hochspezifisch für das Vorliegen einer koronaren Herzerkrankung. T-Wellen-Veränderungen oder R-Amplitudenzunahme während Belastung sind von geringer diagnostischer Aussagekraft. Die genannten EKG-Zeichen können bei einigen Patienten erst während der Erholungsphase nach Belastung festgestellt werden. Daher ist eine EKG-Registrierung 1 min, 3 min und 5 min nach der Ergometrie erforderlich.

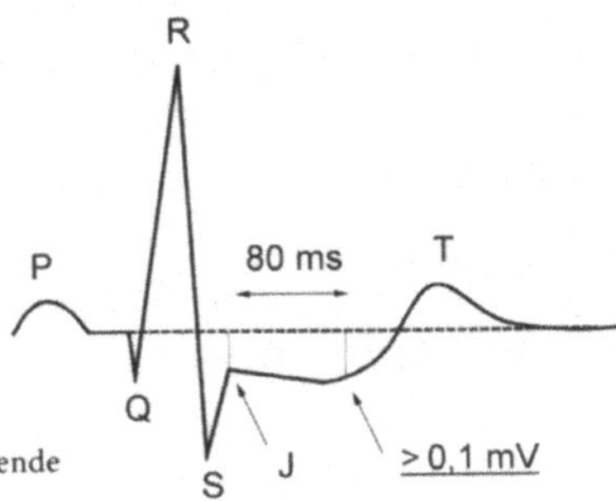

Abb. 6-1. Deszendierende ST-Senkung

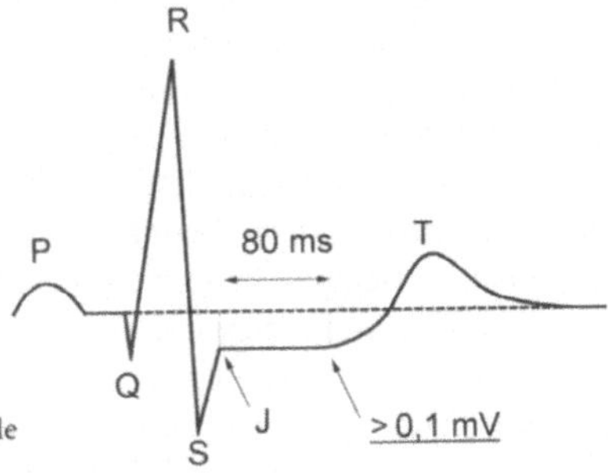

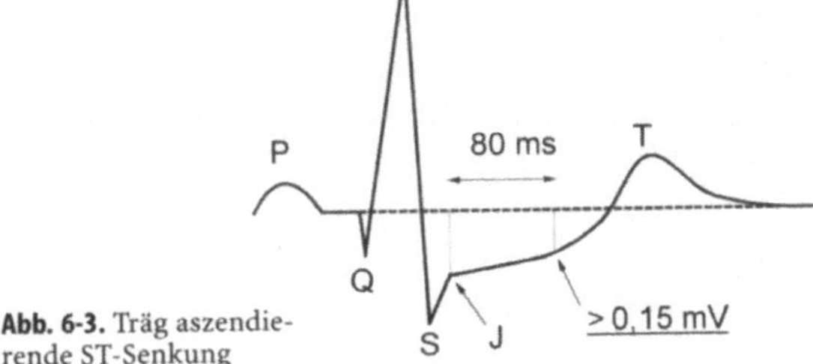

Abb. 6-2. Horizontale ST-Senkung

Abb. 6-3. Träg aszendierende ST-Senkung

Die Dokumentation sollte folgende Punkte enthalten:

Patientendaten, Untersuchungsdatum und -zeit, Indikation, Begleittherapie, EKG-Ausdrucke vor und während Belastung (am Ende jeder Belastungsstufe) bzw. in der Erholungsphase (bis zu 5 min danach), Angabe der maximalen Leistung in Watt, Prozentangabe der erreichten Sollbelastung bzw. -frequenz, Abbruchkriterium, klinische Symptome mit Schweregrad, Komplikationen sowie die Interpretation der Ergebnisse.

6.2.6
Kosten GOÄ

Die GOÄ-Nummer ist 652.

6.3
Langzeit-EKG

6.3.1
Prinzip der Untersuchung

Diese Untersuchungsmethode dient der permanenten EKG-Registrierung, in der Regel für 24 h, zur Dokumentation von Herzrhythmusstörungen. Die Indikation hierfür ist gegeben, wenn die klinische Symptomatik (z. B. Schwindel, Synkope) oder das Ruhe-EKG (z. B. ventrikuläre Extrasystolie, AV-Blockierungen) Verdachtsmomente ergeben. Des weiteren kann das LZ-EKG bei Patienten mit Zustand nach Myokardinfarkt und schlechter Auswurffraktion (< 40 %) auf ein erhöhtes Risiko für einen plötzlichen Herztod hinweisen sowie zur Therapiekontrolle bei Einstellung mit Antiarrhythmika verwendet werden.

Eine weitere – nicht unumstrittene – Indikation ist die ST-Streckenvermessung im LZ-EKG zum Nachweis von stummen Myokardischämien. Da es sich noch um kein Standardverfahren handelt, sollte es den Zentren vorbehalten bleiben, die sich wissenschaftlich mit dieser Methode auseinandersetzen.

Die Schrittmacherkontrolle mit dem LZ-EKG ist gelegentlich mit Fehlern behaftet, wenn die Schrittmacherimpulse von den Aufnahmerecordern nicht erkannt werden. Dennoch können vom Schrittmacher induzierte Tachykardien, intermittierende Stimulationsausfälle und Wahrnehmungsprobleme aufgedeckt werden. Das LZ-EKG kann jedoch die normale Schrittmacherkontrolle mit einer telemetrischen Abfrage des Gerätes nicht ersetzen.

6.3.2
Methoden und Richtlinien für die Anwendung

Die Auswahl der LZ-EKG-Systeme reicht von vollautomatischen Geräten bis zu Systemen mit manueller Kontrolle. Bei den vollautomatischen Systemen wird die Auswertung allein vom Computer durchgeführt und die EKG-Beispiele von ihm gewählt. Dabei können jedoch Ereignisse, welche der Computer übersehen hat (insbesondere intermittierendes Vorhofflimmern, SVT, VT, Pausen) für die Analyse verloren gehen. Aus diesem Grund sind LZ-EKG-Systeme, welche auf einer untersucherunterstützen Auswertung basieren, zu bevorzugen.

6.3.2.1
Vorbereitung des Patienten

Die Brust des Patienten muß, wenn notwendig, rasiert werden und die Haut mit Waschbenzin entfettet sowie mit einer speziellen Peelingpaste behandelt werden. Diese Maßnahmen reduzieren den Hautwiderstand und führen so zu einer besseren EKG-Aufzeichnung. Günstig ist, wenn der Patient seinen Tagesablauf protokolliert, um die Ereignisse im LZ-EKG mit Phasen von körperlicher Belastung, Ruhe oder klinischer Symptomatik zu korellieren. Von Vorteil sind u. U. sogenannte Ereignisknöpfe, welche bei Symptomen wie z. B. Schwindel, vom Patienten gedrückt werden. Dadurch wird der betreffende EKG-Abschnitt markiert.

6.3.3
Störfaktoren

Schlechte Aufzeichnungsqualität, z. B. durch unsachgemäßes Anbringen der Elektroden oder Schäden an den Aufzeichnungsrecordern können u. U. eine Auswertung unmöglich machen.

6.3.4
Qualitätssicherung

Es ist entscheidend, daß die Anlage des Langzeit-EKG lege artis erfolgt und der Patient sorgfältig unterwiesen wird (Dokumentation, Ereignisknopf). Die Auswertung muß gewissenhaft erfolgen, da übersehene und damit nicht dokumentierte Ereignisse verloren gehen. Es wird gefordert, daß der Untersucher (z. B. medizinisches Hilfspersonal) zwischen 75 und 150 LZ-EKG unter Aufsicht analysiert hat. Zur Qualitätssteigerung ist es hilfreich, gelegentlich in unregelmäßigen Abständen Zweitanalysen durchführen zu lassen und die Ergebnisse miteinander zu vergleichen.

Es wird ebenfalls gefordert, mindestens zwei Kanäle über 18 h aufzuzeichnen.

6.3.5
Interpretation

Zur LZ-EKG-Auswertung ist die Anzahl der supraventrikulären (SVES) und ventrikulären (VES) Extrasystolen pro Stunde anzugeben, wobei die Morphologie der VES zusätzlich beschrieben werden muß (monomorph, polymorph). Supraventrikuläre Tachykardien (SVT) sollten mit der Herzfrequenz, dem Anfang und dem Ende dokumentiert werden, da ein plötzliches Auftreten und Stoppen der Tachykardie z. B. differentialdiagnostisch gegen eine Sinustachykardie spricht. Bei ventrikulären Tachykardien (VT) sind neben der Frequenz und Anzahl auch die Morphologie anzugeben. Bei Pausen muß die maximale Dauer in Millisekunden und die Ursache erläutert werden (z. B. postextrasystolisch bedingt, AV-Blockierungen), da diese einen Einfluß auf die weitere Therapie haben (z. B. Schrittmacherimplantation oder Absetzen einer negativ dromotopen Therapie).

Der Dokumentationsausdruck muß folgende Punkte enthalten:

Patientendaten, Datum und Uhrzeit (Anlage und Abnahme des LZ-EKG), Indikation, Begleittherapie, Dokumentation normaler sowie pathologischer EKG-Streifen, Angabe der Gesamtzahl von SVES, VES, SVT und VT, minimale und maximale Herzfrequenz, Dokumentation von Artefakten sowie die Interpretation der Ergebnisse (nur vom Arzt zulässig). Empfehlenswert ist die Beilage eines Ausdruckes des gesamten LZ-EKG in komprimierter Schreibweise.

6.3.6
Kosten GOÄ

Die GOÄ-Nummer ist 659.

6.4
Sondermethoden

6.4.1
Karotisdruck-EKG

Das Karotisdruck-EKG ist das diagnostische Mittel zum Nachweis eines Karotissinussyndroms. Hierbei wird dem Patienten abwechselnd unter EKG- und Blutdruckkontrolle leicht auf die linke bzw. rechte Karotisgabel für mindestens 5 s gedrückt. Der Patient ist hierbei in liegender Position und wendet sein Gesicht von der Seite ab, von der aus der Druck ausgeübt wird. Eine Asystolie > 3 s und/oder ein Blutdruckabfall > 50 mmHg gelten als pathologisch. Vor der Untersuchung sollte eine starke Plaquebelastung der Karotisgabel bzw. Stenose der A. carotis interna mit der Doppler- und Duplexsonographie ausgeschlossen werden (cave: Plaqueablösung → cerebrale Ischämie). Der Patient muß mit einem großlumigen Zugang versorgt sein um ggf. Atropin bzw. Flüssigkeit i.v. applizieren zu können.

GOÄ-Nummer: 651 (wenn ein 12-Kanal-EKG geschrieben wird).

6.4.2
Ösophagus-EKG

Mit diesem EKG können zur Rhythmusdiagnostik Potentiale vom linken Vorhof über den Oesophagus abgeleitet werden. Hierbei werden spezielle Elektrodenkatheter (z. B. sog. Pillenelektroden) verwendet, die mit einem konventionellen EKG-Schreiber verbunden werden.

GOÄ-Nummer: 655.

6.4.3
Herzfrequenzvariabilität

Die Herzfrequenzvariabilität dient der Beschreibung des Zustandes des autonomen Nervensystemes durch die Variabilität der einzelnen QRS-Komplexe zueinander. Es werden die einzelnen RR-Intervalle gemessen und durch die Spektralanalyse (in der Regel Fast-Fourier-Transformation) zu Powerspektren verarbeitet. Die Spektralanalyse ermöglicht die rechnerische Transformation einer Zeitfunktion in einen Frequenzbereich. Durch diese Methode läßt sich darstellen, aus welchen Einzelschwingungen die Zeitfunktion aufgebaut ist. Spektren im Bereich von 0,15 und 0,4 Hz („high frequency power", HF) repräsentieren parasympatische Effekte, Spektren zwischen 0,04 und 0,15 Hz („low frequency power", LF) enthalten sympatische und parasympatische Anteile. Als Ausdruck für die Balance zwischen Sympatikus und Parasympatikus dient der Quotient aus LF zu HF. Experimentelle Untersuchungen wiesen nach, daß ein Überwiegen des Sympatikus über den Parasympatikus eine Rolle im Entstehen

von malignen Tachyarrhythmien bei Postinfarktpatienten spielt. In der klinischen Diagnostik hat sich jedoch die Standardabweichung aller normalen RR-Intervalle im 24-h-EKG gegenüber der Spektralanalyse durchgesetzt. Werte kleiner als 50 ms konnten in Studien bei Patienten mit Zustand nach Myokardinfarkt als unabhängiger Risikofaktor für den plötzlichen Herztod identifiziert werden.

Die Standardabweichung der normalen RR-Intervalle ist in vielen LZ-EKG-Analysegeräten integriert und kann zusätzlich zur normalen LZ-EKG-Auswertung bestimmt werden.

Keine GOÄ-Nummer angegeben.

6.5
Signalmittelungs-EKG

6.5.1
Prinzip der Untersuchung

Mit dieser Methode können sog. Spätpotentiale, welche nur eine sehr geringe Signalamplitude (µV-Bereich) haben und im konventionellen EKG (mV-Bereich) nicht erscheinen, dargestellt werden. Die Spätpotentiale sind Ausdruck einer verzögerten und gestörten Erregung in kleinen Arealen des Myokards bei Patienten nach einem Herzinfarkt und erscheinen am Ende des QRS-Komplexes. Sie gelten als ein unabhängiger Risikofaktor für den plötzlichen Herztod.

Bei der Signalmittelung werden Störsignale (Muskelzittern, Atembewegungen und elektronisches Rauschen aus Elektroden und Verstärkern) minimiert, die innerhalb von hochverstärkten Elektrokardiogrammen zeitlich zufällig auftreten. Das Prinzip ist die Addition der digitalisierten Daten einer bestimmten Anzahl von QRS-Komplexen mit konstanter Amplitude und Vektorrichtung und die anschließende Division durch die gleiche Anzahl der Schläge. Als Funktion der Zeit entsteht ein arithmetisches Mittel der zu untersuchenden Signale. Dadurch werden periodisch auftretende Mikropotentiale, welche einen zeitlich exakt konstanten Bezug zu einem Referenzsignal (z. B. dem QRS-Komplex) besitzen, relativ verstärkt. Zufällig verteilte positive oder negative Rauschpotentiale werden durch die Signalmittelung nahezu eliminiert.

6.5.2
Methoden und Richtlinien für die Anwendung

Die Registrierung der Signale erfolgt über 3 bipolare, orthogonale Ableitungen:

- X plus: 4. ICR, linke mittlere Axillarlinie,
- X minus: rechte mittlere Axillarlinie, gegenüber von X plus,
- Y plus: oberer Teil des manubrium sterni,

- Y minus: linker Darmbeinkamm,
- Z plus: 4. ICR in V_2-Position,
- Z minus: dorsal, gegenüber von Z plus.

Vor dem Kleben der Elektroden muß die Haut unbedingt mit Waschbenzin entfettet und mit einer Peelingpaste behandelt werden, um den Hautwiderstand zu senken. Der Patient sollte sich während der Aufzeichnung nicht bewegen und ruhig atmen.

6.5.3
Störfaktoren

Da hier Potentiale im µV-Bereich aufgezeichnet werden, kann eine schlechte Aufzeichnung, z. B. durch unsachgemäße Anlage der Elektroden, u. U. eine Auswertung unmöglich machen. Günstig hat sich zur Vermeidung von Störpotentialen eine Registrierung in einem speziell abgeschirmten Raum erwiesen (Faraday-Käfig).

6.5.4
Qualitätssicherung

Die Qualität der Auswertung ist abhängig von der Güte der Aufzeichnung. Die Auswertung ist in der Regel unkompliziert, ggf. sollte die vom Computerprogramm vorgeschlagene QRS-Breitenvermessung manuell korrigiert werden. Die Reststörsignalpegel („noise") sollte <1 µV (bei 25 Hz Hochpaßfilterung) bzw. $<0,7$ µV (bei 40 Hz Hochpaßfilterung) liegen.

6.5.5
Interpretation

Ventrikuläre Spätpotentiale werden durch folgende Parameter im Zeitbereich charakterisiert:

- QRSD: gesamte Dauer der QRS-Komplex in ms (QRSD > 115 ms).
- LAS: Dauer des niederamplitudigen Signalanteils (<40 µV) am Ende des QRS-Komplex in ms (low amplitude signal), dieser Wert erfaßt definitionsgemäß die Dauer der Spätpotentiale (LAS>38 ms).
- RMS: mittlere Amplitude der terminalen 40 ms des QRS-Komplex in µV („root mean square", Quadratwurzel des Mittelwertes der Quadrate der Amplitudenwerte in den letzten 40 ms) (RMS <20 µV).

Spätpotentiale sind vorhanden, wenn alle 3 Parameter die oben genannten Grenzwerte überschreiten.

6.5.6
Kosten GOÄ

GOÄ-Nummer: analog 658.

6.6
Elektrophysiologische Untersuchung
6.6.1
Prinzip der Untersuchung

Die elektrophysiologische Untersuchung, kurz EPU genannt, ermöglicht die intrakardiale EKG-Ableitung sowie die elektrische Stimulation des Herzens. Damit lassen sich Rhythmusstörungen genau differenzieren und die weitere Therapie festgelegen.

Bei dieser invasiven Technik werden Elektrodenkatheter, welche sowohl Signale ableiten als auch Stimulationsströme abgeben können, endokardial in der Regel im rechten Herzen bzw. dem Koronarvenensinus plaziert. Somit kann die intrakardiale Erregungsausbreitung auf Abnormalitäten hin untersucht und durch die Stimulation bestimmte elektrophysiologische Phänomene provoziert werden, die meist typisch für einige Formen von Rhythmusstörungen sind. Durch die Stimulation soll letztlich auch die Herzrhythmusstörung selbst ausgelöst werden. In der Gesamtbetrachtung der Befunde ist es möglich, die Art der Rhythmusstörung genau festzustellen.

6.6.2
Methoden und Richtlinien für die Anwendung

Die Untersuchung sollte in einem Herzkatheterlabor durchgeführt werden, da hier schwenkbare Durchleuchtungseinheiten vorhanden sind, welche die Plazierung der Katheter erleichtern. Des weiteren ist heute eine unabdingbare Vorraussetzung, daß die Registrierung über einen elektrophysiologischen Meßplatz erfolgt. Hierbei handelt es sich um eine kombinierte Registrier- und Auswerteeinheit, mit der die Elektrokardiogramme aufgezeichnet und ausgewertet werden können. Die Auswerteeinheit ist mit einer speziellen Software ausgestattet, welche eine Bildschirmdarstellung von 12 Oberflächen-EKG-Kanälen und mindestens 10 intrakardialen EKG-Kanälen ermöglichen sollte. Nur so lassen sich intrakardiale Erregungsabläufe sinnvoll darstellen und jeder intrakardiale Zeitwert vermessen. Im übrigen verfügen diese Geräte über ein Speichermedium zur Dokumentation.

Zur Stimulation des Herzens können Geräte verwendet werden, die nach einer Grundstimulation in der Regel von 8 Impulsen, die Abgabe von bis zu 3 Extraimpulsen (Extrastimuli) ermöglichen. Das Ankopelungsintervall der Extrastimuli muß in 10-ms-Schritten frei programmierbar sein. Durch eine Wahrnehmungsfunktion sollte es möglich sein zu einem bestimmten detektierten Zeitpunkt einen Extraimpuls abzugeben. Ferner sollte durch einfaches Umschalten jederzeit eine Überstimulation durchführbar sein.

Ein Defibrillator ist insbesondere bei Abklärungen von ventrikulären Tachykardien obligat. Zu bevorzugen sind Systeme zum Anschluß von Klebedefibrillationselektroden, damit bei einer notwendigen Defibrillation die sterilen Abdecktücher des Patienten nicht entfernt werden müssen, zusätzlich ist damit der Zeitverlust bis zur Defibrillation gering.

Personelle Voraussetzung sind mindestens zwei Ärzte, von denen einer intensivmedizinisch ausgebildet sein muß. Gute Kenntnisse in Punktionstechniken sowie im Legen von zentralen Zugängen sind Grundvoraussetzungen. Da insbesondere im rechten Vorhof eine komplexe Anatomie vorliegt, ist große Erfahrung in der Katheterisation des Herzens erforderlich. Es ist festzustellen, daß die Untersuchungsdauer und Komplikationsrate mit der Erfahrung des Teams abnehmen.

6.6.2.1
Vorbereitung des Patienten

Obligat ist eine Aufklärung über die Risiken und Ablauf der EPU durch einen Arzt 24 h vor Beginn der Untersuchung. Der Patient sollte mindestens 6 h vorher nüchtern sein. Vor Beginn der Untersuchung wird eine 12-Kanal-Standard-EKG-Ableitung am Patienten angelegt. Wie auch bei der Linksherzkatheteruntersuchung ist unbedingt auf Sterilität zu achten. Jeder Patient muß mit einem großlumigen peripheren Zugang versorgt sein.

6.6.2.2
Durchführung der Untersuchung

Paroxysmale supraventrikuläre Tachykardien

Hierbei werden zur Diagnostik 4 Elektrodenkatheter eingesetzt. Entlang der Erregungsausbreitung des Herzens wird die erste Elektrode im hohen rechten Vorhof (HRA) in der Nähe des Sinusknotens positioniert. Septal am inferioren Bereich der Trikuspidalklappe können His-Potentiale abgeleitet werden. Es ist darauf zu achten, daß neben dem His-Potential ein gutes Kammer- und Vorhofpotential zu erkennen ist, um z. B. den frühesten retrograden Erregungseintritt in die Vorhöfe zu erfassen. Am besten eignet sich hierfür ein 4- bis 10poliger Elektrodenkatheter. Der Katheter in der rechten Herzkammer wird im Apexbereich plaziert (RVA). Die o.g. Katheter werden über eine Schleuse in der V. femoralis gelegt.

Die Erregungsausbreitung des linken Herzens wird mit einen im Koronarvenensinus liegenden Katheter gemessen. Da der Koronarvenensinus im Sulkus zwischen linkem Vorhof und linker Herzkammer liegt, können Signale beider Strukturen mit einem Katheter erfaßt werden. Dieser sollte am besten 10polig sein, um die Erregungsausbreitung über eine größere Distanz zu messen. Gelegt wird dieser Katheter am besten über eine Schleuse in der V. jugularis rechts oder V. subclavia links. Dies hängt damit zusammen, daß sich das

Ostium des Koronarvenensinus nach kranial öffnet und von der V. cava superior aus günstig zu erreichen ist (Abb. 6-4).

Zu Beginn der EPU wird die antegrade und retrograde (durch stimulierte VES) Erregungsausbreitung gemessen. Auffälligkeiten im elektrischen Erregungsverlauf können auf die Art der vorliegenden Rhythmusstörungen hinweisen. So weist z. B. eine retrograde Erregung des lateralen linken Vorhofes die früher als die des rechten Vorhofes stattfindet auf eine verborgene akzessorische Bahn hin.

Im nächsten Schritt sollte eine programmierte Stimulation durchgeführt werden, um die Tachykardie auszulösen und ggf. bestimmte elektrophysiologische Phänomene, z. B. zwei Leitungsbahnen im AV-Knoten, nachzuweisen. Bei der programmierten Stimulation werden in der Regel 8 Stimuli in einem festen Grundintervall abgegeben und ein Extrastimulus mit einem kürzeren Intervall (schnellere Herzfrequenz) angekoppelt. Die Stimulation wird in der rechten Herzkammer begonnen, da hier die Wahrscheinlichkeit für das Aus-

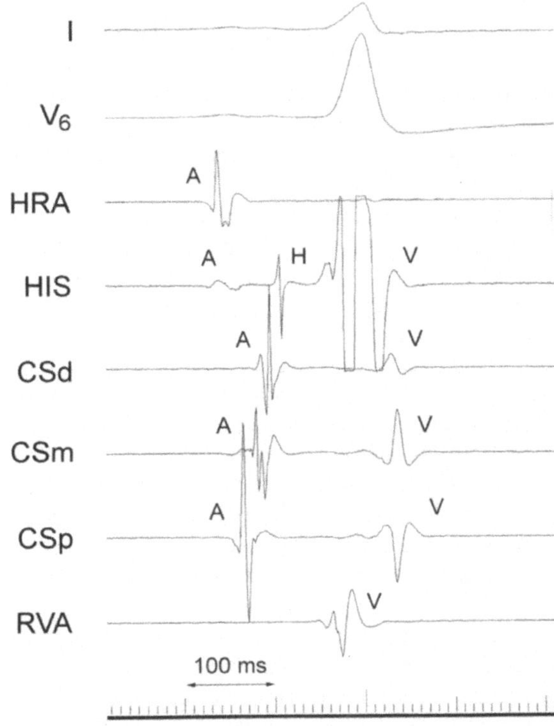

Abb. 6-4. EKG-Registrierung bei elektrophysiologischer Untersuchung. *A* Atrium, *H* His, *V* Ventrikel. Die Abbildung zeigt die Oberflächenableitungen I und V$_6$ sowie 6 intrakardiale Ableitungen. Die physiologische Erregungsausbreitung der Vorhöfe beginnt im HRA (hoher rechter Vorhof), zieht weiter in inferiorer Richtung (Vorhofpotential im His-Kanal) und erfaßt anschließend den linken Vorhof (*CS* Koronarvenensinus, *p* proximal = am Ostium des Koronarvenensinus, *m* medial, *d* distal = lateraler linker Vorhof). Die Erregung der Ventrikel ist am frühesten in der His-Ableitung sichtbar. *RVA* = rechtsventrikulärer Apex

lösen von Vorhofflimmern durch die Extrastimuli am geringsten ist. Im Anschluß wird der Vorhof progammiert stimuliert. Die klinische Rhythmusstörung muß reproduzierbar ausgelöst werden, um nach einer Therapie mit Radiofrequenzstrom einen Behandlungserfolg durch Nichtauslösbarkeit der ursprünglichen Rhythmusstörung zu sichern.

Ventrikuläre Tachykardien

Bei der Untersuchung von ventrikulären Herzrhythmusstörungen reichen in der Regel 3 Elektrodenkatheter aus. Wie bereits oben beschrieben werden Katheter im rechten Vorhof, am His-Bündel und im Apex des rechten Ventrikels plaziert. Der Katheter am His-Bündel ist insofern von Bedeutung, da nur durch EKG-Ableitung in dieser Position eine Bundle-brunch-Reentrytachykardie (Spezialform der ventrikulären Tachykardie) nachzuweisen ist, welche sich relativ einfach mit der Radiofrequenzablation behandeln läßt. Hierbei kommt es zu einer kreisenden Erregung zwischen dem rechten und linken Tawaraschenkel. Das His-Bündel wird miterregt, das HV-Intervall ist während der Tachykardie verlängert. Aufgrund von differentialdiagnostischen Überlegungen (z. B. supra-ventrikuläre Tachykardie mit Schenkelblock) kann der Katheter im hohen rechten Vorhof eine AV-Dissoziation während der ventrikulären Tachykardie zeigen. Dies ist für das Vorliegen einer ventrikulären Trachykardie beweisend. In der Regel sollte eine programmierte Stimulation im Apex (RVA) und im Ausflußtrakt (RVOT) des rechten Ventrikels durchgeführt werden. Dies erfordert eine Umpositionierung des RVA-Katheters in den Ausflußtrakt. Die Intervalle der Grundzyklen sollten 600 ms und 400 ms betragen, bei Vorliegen einer relativ hohen Ruheherzfrequenz kann der Grundintervall anstelle von 600 ms auf 500 ms reduziert werden werden. Pro Grundzyklus werden bis zu 3 Extrastimuli abgegeben, bei einer höheren Anzahl kann Kammerflimmern auch beim Herzgesunden ausgelöst werden.

Als spezifische Rhythmusstörung gilt die monomorphe ventrikuläre Tachykardie. Wird dagegen eine polymorphe ventrikuläre Tachykardie oder Kammerflimmern ausgelöst, ist dies nur als weniger spezifisch zu betrachten.

Wird eine ventrikuläre Tachykardie ausgelöst, sollte diese dokumentiert und anschließend überstimuliert werden, d. h. der Ventrikel wird mit einer Frequenz (z. B. 20/min höher) oberhalb der VT-Frequenz stimuliert. Damit ist es möglich, die Reentryerregung zu durchbrechen. Dieses Verfahren ist für den Patienten besonders schonend. Droht ein Kreislaufversagen oder liegt Kammerflattern bzw. -flimmern vor, ist die sofortige Defibrillation erforderlich. Befindet sich der Patient noch bei Bewußtsein, sollte entweder die Bewußtlosigkeit abgewartet oder eine Kurznarkose durchgeführt werden. Nach der EPU ist eine Monitorüberwachung notwendig.

Bradykarde Rhythmusstörungen

In der Regel wird die Entscheidung zur Implantation eines Herzschrittmachers abhängig von der Symptomatik und dem LZ-EKG des Patients gestellt. Eine mögliche Indikation für eine invasive Abklärung ist die Untersuchung der AV-Überleitung bei schneller atrialer Stimulation. Liegt keine infrahissäre Blockierung bzw. HV-Verlängerung bei einer Stimulationsfrequenz über 150/min vor, ist mit keiner signifikanten Erkrankung des His-Purkinje-Systems zu rechnen, womit sich auch kein erhöhtes Risiko einer drohenden höhergradigen AV-Blockierung (Grad II Typ Mobitz II bzw. kompletter AV-Block) ergibt. Dies hat Bedeutung bei Patienten mit Sinusknotensyndrom oder symptomatischen Sinusbradykardien anderer Genese für die Systementscheidung bei Herzschrittmachern. Bei fehlendem Anhalt für eine signifikante Erkrankung des His-Purkinje-Systems würde ein Einkammerschrittmacher mit Vorhofsonde ausreichen, andernfalls ist ein Zweikammerschrittmachersystem notwendig.

Die Sinusknotenerholungszeit wird nur noch selten gemessen und kann bei einer Verlängerung auf über >550 ms (frequenzkorrigiert) auf ein Sinusknotensyndrom hinweisen.

6.6.3
Störfaktoren

Zur Interpretation der Ergebnisse einer EPU muß sichergestellt sein, daß die Katheterposition regelrecht war, da sonst die Untersuchungsergebnisse in ihrer Aussagekraft vermindert oder unbrauchbar sind.

Netzbrummen, schlecht geklebte Oberflächenelektroden und schadhafte Katheter können Störungen im EKG verursachen und bestimmte Strukturen unkenntlich machen (z. B. His-Potential, P-Welle).

Weiterhin sollte zur Diagnostik von Rhythmusstörungen eine ggf. vorhandene antiarrhythmische Therapie (in der Regel 3 Halbwertszeiten) vorher abgesetzt sein, da sich eventuell sonst die Rhythmusstörung nicht auslösen läßt.

6.6.4
Qualitätssicherung

Vor der Untersuchung muß die Notfallausstattung, insbesondere der Defibrillator, auf den ordnungsgemäßen Zustand hin untersucht werden.

Ärzte in der Ausbildung sollten mehrere Untersuchungen unter Supervision von erfahrenen Kollegen durchführen (Katheterisation und Stimulation) und die Ergebnisse selbständig interpretieren. Bei der Plazierung der Katheter ist darauf zu achten, daß der Untersucher Bleischutz trägt, zur Verminderung der Strahlenbelastung des Patienten sollte die Positionierung der Katheter rasch erfolgen.

Es ist wichtig, daß eine EPU immer nach einem standardisierten Schema abläuft. Dies gewährleistet, daß bestimmte Untersuchungsschritte, welche eventuell später relevant sind, nicht vergessen werden. Dazu zählt auch die laufende Dokumentation mit Speicherung der einzelnen EKG-Abschnitte sowie die Messung der Zeitverläufe schon während der Untersuchung.

Die ausgelösten Rhythmusstörungen müssen, wenn möglich, mit der klinischen Rhythmusstörung verglichen werden (Anfalls-EKG).

6.6.5
Interpretation

6.6.5.1
Allgemeine Meßparameter

- Intrakardiale Leitungszeiten:
  - AH-Intervall: gemessen von Beginn des intrakardialen Erregungsspike des rechten Vorhofes (A) bis zu Beginn der Deflektion des His-Bündel-Potentials im His-EKG (Normwert: 55–130 ms). Das AH-Intervall nimmt physiologischerweise bei inkrementaler Stimulation (mit zunehmender Herzfrequenz) zu.
  - HV-Intervall: gemessen von der Deflektion des His-Bündel-Potentials bis zur frühesten Erregung des QRS-Komplexes im Oberflächen-EKG (Normwert: 35–55 ms). Der HV-Intervall bleibt bei inkrementaler Stimulation unbeeinflußt.
- Sinusknotenerholungszeit (SKE): Das Herz wird im hohen rechten Vorhof (HRA) mit einer vorgegebenen Frequenz für 1 min stimuliert (600 ms, 500 ms, 400 ms Grundzykluslänge). Nachdem die Stimulation beendet wurde, wird das Intervall von der letzten stimulierten Vorhofaktion bis zur ersten spontanen Vorhofaktion gemessen. Zur Frequenzkorrektur wird von der SKE die Spontanzykluslänge abgezogen (Normwert: korrigierte SKE: <550 ms).
- Antegrader Wenckebach-Punkt: Der hohe rechte Vorhof wird hierbei mit zunehmender Herzfrequenz stimuliert, wodurch es zu einer graduellen Verlängerung des AH-Intervalls kommt. Sobald die entsprechende Antwort der Herzkammer ausbleibt, ist der Wenckebachpunkt des AV-Knotens erreicht (Normwert: < 450 ms Stimulationszykluslänge).
- Retrograder Wenckebach-Punkt: Hier wird hier der rechte Ventrikel mit zunehmender Herzfrequenz stimuliert. Der retrograde Wenckebach-Punkt des AV-Knotens ist dann erreicht, wenn die entsprechende Vorhofantwort ausbleibt. Eine retrograde Leitung (VA-Leitung) ist jedoch bei gesunden Personen manchmal nicht vorhanden.

6.6.5.2
Zu untersuchende Meßparameter

- SVT:
  - intrakardiale Zeitintervalle,
  - antegrade und retrograde Erregungsausbreitung,
  - antegrader und retrograder Wenckebach-Punkt,
  - Vorhandensein bestimmter elektrophysiologischer Phänomene (z. B. plötzliche Verlängerung des AH-Intervalls >50 ms bei programmierter atrialer Stimulation, Einfluß der Abgabe von VES zum Zeitpunkt der HIS-Aktivierung während SVT),
  - Auslösemechanismus der SVT,
  - intrakardiale Erregungsausbreitung während SVT,
  - klinische Symptomatik des Patienten während SVT.
- VT:
  - intrakardiale Zeitintervalle,
  - Auslösemechanismus der VT,
  - Lagetyp der VT und HV-Intervall,
  - Morphologie der VT bzw. Kammerflimmern,
  - Terminierung der VT (spontan, Überstimulation, Defibrillation),
  - VA-Dissoziation,
  - klinische Symptomatik des Patienten.

6.6.6
Kosten GOÄ

GOÄ-Nummer: 2mal 828 (bei Einsatz von mindestens 2 Kathetern).

Literatur zu Kap. 6

ACC/AHA (1995) Task Force Report: Guidelines for clinical intracardiac elektrophysiological and catheter ablation procedures. Circulation 92: 673–691

ACC/AHA (1997) Guidelines for exercise testing: Executive summary. Circulation 96: 345–354

Braunwald E (1997) Heart disease. A textbook of cardiovascular medicine, 5th edn. Saunders, Philadelphia

Sheffield LT, Holt JH, Lester FM, Conroy DV Reeves TJ(1969) Online analysis of the exercise electrocardiogram. Circulation 40: 935

Zipes D, Jalife J (1995) Cardiac electrophysiology. From cell to bedside, 2nd edn. Saunders, Philadelphia

7 Neurophysiologische Diagnostik

W. Müller-Felber

7.1 Elektroenzephalographie

7.1.1 Prinzip der Untersuchung

Bei der Elektroenzephalographie wird mit Elektroden hirneigene elektrische Aktivität abgeleitet. Mittels verschiedener Verschaltungen zwischen den Elektroden wird versucht, eine räumliches Bild der elektrischen Aktivität zu erhalten. Verschiedene Aktivierungsmaßnahmen dienen der Provokation pathologischer Erregungsmuster.

7.1.2 Methoden

Die Grundmethode des EEG ist die Ableitung der Hirnaktivität am entspannten Patienten durch Plazierung von Elektroden an standardisierten Positionen („10-20-System") über dem gesamten Kortex. Die Ableitung erfolgt entweder gegen eine indifferente Elektrode (unipolare Ableitung) oder gegen eine differente Elektrode (bipolare Ableitung). In der Praxis werden im Verlauf einer EEG-Aufzeichnung verschiedene Verschaltungen hintereinander untersucht, um so

- eine möglichst exakte topographische Anordnung der elektrischen Phänomene zu erhalten,
- möglichst sicherzugehen, daß pathologische Entladungen auch tatsächlich erfaßt werden.

Diese Grundmethode wurde durch einige Zusatzmethoden erweitert, die

- der Provokation pathologischer Phänomene,
- der besseren Darstellung oder dem Auffinden versteckt ablaufender pathologischer Entladungen,
- der besseren klinischen Korrelation dienen.

Zur Provokation pathologischer elektrischer Entladungen und somit im wesentlichen, um die Verdachtsdiagnose eines zerebralen Anfallsleidens zu untermauern, werden eingesetzt:

- Hyperventilation: hierdurch kommt es zum CO_2-Abfall und hierdurch bedingt zur Vasokonstriktion mit konsekutiver leichter Hypoxie des Gehirns. In der Regel wird die Hyperventilation über 3–4 min durchgeführt.
- Photostimulation: es werden in Serien von 15–20 Reizen mit jeweils unterschiedlicher Reizfrequenz grelle Lichtreize mit einer Intensität zwischen 0,5 und 2 J appliziert. Bei photosensitiven Patienten kann es hierdurch zur Auslösung steiler Abläufe und irregulärer Spike-wave-Komplexe kommen.
- Schlaf-/Schlafentzugs-EEG: hierbei wird die EEG-Ableitung am Morgen nach einer ganz oder ab Mitternacht im Wachzustand verbrachten Nacht abgeleitet. Bei Kindern kann auch versucht werden, unter Sedierung ein Schlaf-EEG durchzuführen. Es wird versucht, inbesondere in mitteltiefen Schlafstadien (Stadium B-C nach Loomies u. Gibbs), epilepsietypische Befunde abzuleiten.
- Pharmakologische Maßnahmen mit Gabe von Cardiazol, Chlorpromazin, Megimid zur Provokation von Anfallsaktivität haben in der Routinediagnostik keinen Stellenwert mehr. Gleiches gilt für die Gabe von Insulin oder Hydratation.

Zur besseren Darstellung von Anfallsphänomenen werden neben den konventionellen, über der Konvexität des Schädels angebrachten Elektroden weitere Elektroden verwendet, die näher an einem epileptogenen Fokus zu liegen kommen sollen:

- Nasopharyngeale Elektroden, die über die Nase eingebracht werden, erlauben eine bessere Darstellung elektrischer Aktivität von anteromedialen Anteilen des Temporallappens.
- Sphenoidale Elektroden, die subkutan unter Lokalanästhesie in die Gegend des Foramen ovale vorgeschoben werden, ermöglichen eine Untersuchung anteroinferiorer Anteile des Temporallappens. Hauptindikation für diese und ähnliche Elektrodenplazierungen ist die präoperative Epilepsiediagnostik.

Treten Anfallsphänomene nur selten auf oder soll die Häufigkeit erfaßt werden, bietet sich das Langzeit-EEG an. Hierbei wird das Signal über einen Zeitraum von mehreren Stunden auf einem tragbaren Bandgerät registriert.

Zur besseren Korrelation klinischer Symptome mit elektrischen Mustern in der Epilepsiediagnostik dient die Video-EEG-Aufzeichnung. Hierbei wird kontinuierlich gleichzeitig EEG und Video-Bild gespeichert. Hauptdomäne dieses Verfahrens ist die differentialdiagnostische Unterscheidung zwischen epileptischen und nicht-epileptischen Anfällen.

7.1.3
Richtlinien für die Auswertung

Das EEG stellt, anders als das EKG, eine irregulär ablaufende elektrische Aktivität dar. Die EEG-Auswertung versucht, die elektrische Aktivität systematisch anhand von einigen Kriterien zu beschreiben. Die Auswertung erfaßt sowohl die elektrische Tätigkeit am entspannten Patienten als auch nach verschiedenen Provokationsmanövern wie Hyperventilation, Augenöffnung oder Schlaf(entzug).

Hierbei wird zum einen das während der gesamten Ableitung dominierende Grundmuster beschrieben, zum anderen sollen wiederholt auftretende besondere Entladungsmuster, sog. Graphoelemente beschrieben werden. Die Charakterisierung des Grundmusters erfolgt anhand der Kriterien

- vorherrschende Frequenz: diese wird in Hertz angegeben. Die unterschiedlichen Frequenzbereiche werden in α- (8–13 Hz), β- (über 13 Hz), ϑ- (4–7 Hz) und λ-Tätigkeit (< 4 Hz) gegliedert.
- Regelmäßigkeit der Entladungen,
- mittlere Amplitude,
- zeitliche Gliederung, dies bedeutet die Modulation von Amplitude und Frequenz im Zeitverlauf,
- Symmetrie.

Hieraus leitet sich die Einteilung des Grundmusters in ein normales Muster (am häufigsten beim Erwachsenen ein α-EEG), eine Normvariante oder ein pathologisches EEG. Herrschen langsame EEG-Frequenzen vor, spricht man von je nach Ausprägung leichten, mäßigen oder schweren Allgemeinveränderungen.

Das zweite Kriterium sind in das EEG eingelagerte besondere Graphoelemente. Diese sind zwar nicht pathognomonisch für bestimmte Erkrankungen, trotzdem kommt ihnen häufig ein hoher Aussagegehalt zu. Wesentliche derartige Graphoelemente sind

- Spitzen („spikes"),
- steile Wellen,
- (Poly-)Spike-wave-Komplexe,
- komplexe Formationen wie K-Komplex, Rademekker-Komplex.

Hierbei wird beurteilt, ob diese besonderen Graphoelemente regelmäßig oder paroxysmal, dies bedeutet in mehr oder minder langen Gruppen zur Darstellung kommen. Ebenso wird die Lokalisation (generalisiert, fokal oder fokal beginnend mit sekundärer Generalisierung) beschrieben.

7.1.4
Störfaktoren

Das EEG unterliegt einer Vielzahl von Einflüssen, die in die Beurteilung mit einbezogen werden müssen. Zum einen spielen, da es sich um niedrigamplitudige Signale handelt, Artefakte mit Einstreuung von nicht hirneigenen Signalen eine wesentliche Rolle. Als biologische Signalquellen kommen Herz, Muskel, Bewegungen des Augenbulbus, Pulsationsartefakte durch Arterien sowie Impedanzänderungen durch Schwitzen in Frage.

Von außen können verschiedenste Generatoren wie Stromleitung, statische Aufladung, Hochfrequenzgeneratoren auf Intensivstationen einstrahlen.

Zum anderen unterliegt die elektrische Hirnaktivität selbst einer ganzen Reihe von äußeren Faktoren, die in die Beurteilung mit einfließen müssen. Das EEG ändert sich mit dem Lebensalter, der Vigilanz und der Entspannung. Daneben sind eine ganze Reihe von Pharmaka in der Lage, das EEG zu verändern (z. B. Barbiturate, Benzodiazepine, Antidepressiva).

7.1.5
Qualitätssicherung

Die Auswertung soll von einem erfahrenen Untersucher durchgeführt werden. Entsprechend den Richtlinien der deutschen EEG-Gesellschaft soll der befundende Arzt mindestens 800 EEG-Untersuchungen unter Anleitung befundet haben, bevor er eine selbständige Befundung durchgeführt. Repräsentative Kurvenabschnitte sollten archiviert werden. Automatisierte Auswertverfahren sind in der Lage, bei der Suche nach auffallenden Kurvenabschnitten zu helfen, sie ersetzen allerdings keinesfalls die Befundung durch einen erfahrenen Arzt.

7.1.6
Interpretation

Das EEG ermöglicht einen Einblick in die elektrische Aktivität des Gehirns. Die Interpretation stützt sich auf 3 Grundaspekte:

- Allgemeinveränderungen, also das gesamte Gehirn betreffende elektrische Änderungen,
- Herdbefunde,
- paroxysmale, also nicht kontinuierlich auftretende Veränderungen.

Allgemeinveränderungen zeichnen sich generell durch eine Zunahme langsamer Frequenzen im EEG aus. Die Interpretation erfordert auf jeden Fall eine Kenntnis

über die Wachheit des Patienten bei der Untersuchung, da auch im Schlaf vermehrt langsame Anteile zur Darstellung kommen. Eine Vermehrung von Wellen im Bereich zwischen 4 und 7 Hz zeigt sich bei einer Vielzahl von Schädigungen des Gehirns ebenso wie bei verminderter Wachheit des Patienten. Eine Verlangsamung der Hirnaktivität unter 4 Hz stellt beim nicht schlafenden Patienten immer einen pathologischen Befund dar.

Unterschieden werden je nach Ausmaß der Frequenzverlangsamung leichte, mittelschwere und schwere Allgemeinveränderungen.

- *Leichte Allgemeinveränderungen* zeichnen sich durch eine Zunahme eingestreuter Wellen mit 4–7 Hz bei einer ansonsten zwar verlangsamten, aber immer noch im Bereich zwischen 8 und 14 Hz liegenden Grundfrequenz aus. Dieser Befund findet sich bei 10 % der gesunden Normalbevölkerung ebenso wie bei einer Vielzahl verschiedenster Erkrankungen wie entzündlichen ZNS-Erkrankungen, Schädel-Hirntraumen oder auch internistischen Erkrankungen.
- *Mäßige Allgemeinveränderungen* bedeuten ein Überwiegen einer Frequenz im Bereich zwischen 4 und 7 Hz. Sie stellen in der Regel einen pathologischen Befund dar. Ihr Vorhandensein spricht für eine diffuse Schädigung des Gehirns. Ätiologische Gesichtspunkte lassen sich allerdings nicht ableiten.
- *Schwere Allgemeinveränderungen* sind gekennzeichnet durch das Vorherrschen sehr langsamer (1–3/s) Wellen. Sie entsprechen einer schwerwiegenden Schädigung des Gehirns z. B. beim schweren Schädel-Hirn-Trauma, Enzephalitiden oder schwerer diffuser Ischämie.

In die langsame Hirntätigkeit eingelagert können sich sowohl die weiter unten beschriebenen paroxysmalen Veränderungen als Ausdruck einer verminderten Kontrollfunktion des Gehirns als auch komplexere, regelmäßig wiederkehrende Graphoelemente finden. Derartige regelmäßig in Abständen von mehreren Sekunden auftretende Komplexe sind typisch für schwere Funktionsstörungen des Gehirns und erlauben z. T. eine elektroenzephalographische Verdachtsdiagnose. Ein EEG zur Suche nach richtungsweisen Graphoelementen ist sinnvoll bei

- subakut sklerosierende Panenzephalitis,
- Creutzfeld-Jakob-Erkrankung,
- Herpes-Encephalitis,
- hepatischer Encephalopathie, anderen metabolischen Encephalopathien.

Herdbefunde manifestieren sich durch
- Unterschiede im Frequenzverhalten,
- Amplitudendifferenzen,
- fokal auftretende paroxysmale Störungen.

Topographisch erlaubt das EEG in der Regel eine Unterscheidung in generalisierte, fokale und fokal beginnende, später dann aber generalisierende Prozesse. In einem gewissen Umfang ist bei fokalen Prozessen zusätzlich eine nähere Eingrenzung möglich. Es muß allerdings vor dem Irrtum gewarnt werden, mit Hilfe des EEG sei eine anatomisch-topographische Diagnostik möglich. Dieser Irrtum drängt sich v. a. dann auf, wenn durch Verfahren wie Brain-mapping, welches eine Kartierung der Hirnoberfläche darstellt, ein anatomisches Korrelat suggeriert wird. Es handelt sich immer nur um eine elektrische Topographie, die durch unterschiedlich angeordnete Dipole bedingt ist und einer Vielzahl von Überlagerungseffekten unterliegt. Zudem kann ein Herdbefund in schweren generalisierten Veränderungen untergehen und durch diese maskiert werden. Ein scheinbar generalisierter Prozeß kann somit ohne weiteres durch einen Herdbefund bedingt sein. Seitdem gute bildgebende Verfahren zur Verfügung stehen, hat das EEG in der anatomisch-topographischen Diagnostik keinen Platz mehr. Trotzdem hat es selbstverständlich nach wie vor, insbesondere in der Unterscheidung zwischen generalisierten und fokalen zerebralen Krampfanfällen seinen Platz.

Folgende fokalen Veränderungen sollten interpretiert werden:

- Halbseitig ausgeprägte Frequenzverlangsamung im Sinne einer Alpha-Reduktion oder als qualitativ ausgeprägteres Zeichen eines δ-ϑ-Fokus sprechen für einen lokale Schädigung im Bereich der Hemisphären. Ätiologisch kommen traumatische Schäden, Ischämie, fokale Entzündung ebenso wie Tumoren in Frage.
- Frontotemporale δ-Rhythmen finden sich nicht nur bei lokal in dieser Gegend befindlichen Schäden, sondern ebenfalls bei Prozessen der hinteren Schädelgrube und bei mittelliniennahen Schäden.
- Eine Amplitudenminderung sollte an die Möglichkeit einer als Isolator wirkenden subduralen oder epiduralen Blutung denken lassen.

Insgesamt muß allerdings davor gewarnt werden, die ätiologische Zuordnung anhand von EEG-Befunden vorzunehmen.

Eine paroxysmal gesteigerte neuronale Erregbarkeit findet im Erwachsenen-EEG ihren Ausdruck in

- Spitzen („spikes"),
- steilen Wellen („sharp waves"),
- vereinzelten oder zu größeren Gruppen angeordneten Spike-wave-Komplexen bzw. Poly-Spike-wave-Komplexen,
- rhythmisierter langsamer Tätigkeit.

Die Interpretation sollte allerdings stets in Zusammenschau mit klinisch-anamnestischen Daten erfolgen, da bisweilen auch bei Gesunden derartige Veränderungen

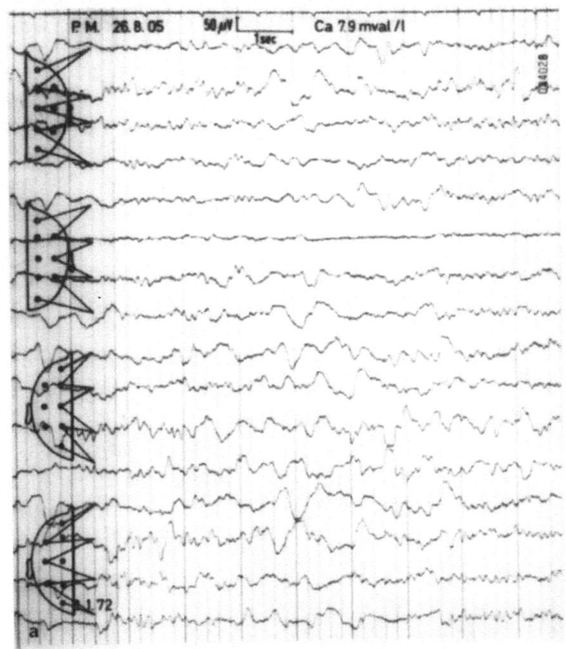

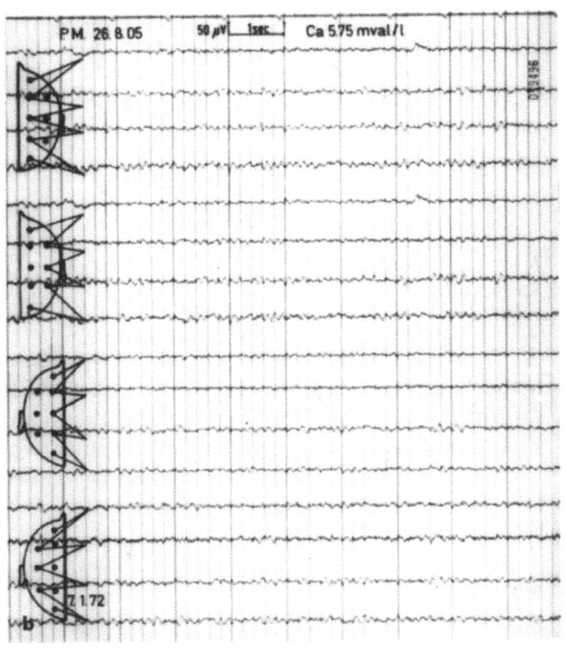

Abb. 7-1 a, b. Reversible Allgemeinveränderungen bei Hyperkalziämie: **a** bilaterale 1–2/s Wellen (d-Wellen) bei Ca²⁺ 7,9 mval/l; **b** Normalbefund bei Ca²⁺ 5,75 mval

gefunden werden. Umgekehrt schließt das Fehlen paroxysmaler Entladungen zum Zeitpunkt der Untersuchung eine Epilepsie nicht aus. Die Veränderungen können entweder momentan nicht vorhanden sein oder sich aus räumlichen Gründen der Ableitung entziehen. Treten paroxysmale Veränderungen häufig auf, muß an ein zerebrales Anfallsleiden gedacht werden.

Beim komatösen Patienten findet sich häufig eine Verlangsamung des EEG, die mit der klinischen Vigilanz korreliert. Daneben kommen hier allerdings auch einige spezielle Muster vor.

- Das Burst-suppression-EEG stellt die schwerste Form einer Allgemeinveränderung dar. Hierbei sind Phasen niedrigamplitudiger, langsamer EEG-Tätigkeit von einer isoelektrischen Grundlinie unterbrochen. Ein Burst-Suppression-EEG ist ein prognostisch ungünstiges Zeichen bei Schädigungen des Gehirns und findet sich in der Regel nur bei hochgradigen Schädigungen.
- Das α-EEG zeichnet sich durch eine weitgestreute α-Tätigkeit trotz Koma aus. Im Gegensatz zur normalen α-Aktivität findet sich keinerlei Modulation der EEG-Tätigkeit durch äußere Reize. Ein pathologisches α-EEG im Sinne eines α-Komas kommt besonders bei Hirnstammischämien und nach Drogenintoxikation vor.

Bei *schweren metabolischen und endokrinen Störungen* (z. B. Hyperthyreose, Hyperkalziämie, Urämie, Hepatopathien) können bereits vor Auftreten des Komas schwere EEG-Veränderungen mit allgemeiner Verlangsamung sowie Komplexen von steilen und langsamen Wellen als Warnzeichen auftreten (Abb. 7-1). Diese verschwinden nach Normalisierung des Stoffwechsellage wieder.

7.1.7
Kosten GOÄ

Für ein Standard-EEG einschließlich Provokationsmaßnahmen wird Ziffer 827 (605 Punkte) berechnet. Ein mindestens 18stündiges Langzeit-EEG wird mit Ziffer 827 a (950 Punkte) vergütet. Die Abrechnung von präoperativem EEG mit implantierten Elektroden erfolgt nach stationären Sonderpauschalen.

7.2
Evozierte Potentiale allgemein

7.2.1
Prinzip der Untersuchung

Grundprinzip aller Formen evozierter Potentiale ist die Ableitung von Summenaktionspotentialen als Reaktion auf einen extern gegebenen Stimulus. Sensorisch evozierte Potentiale untersuchen elektrische Erregungen im Verlauf der Sinnesbahn. Hierbei werden z. T. physiologische Stimuli wie visuelle oder akustische Reize oder auch künstliche Stimuli wie elektrische Reize verwendet.

Motorisch evozierte Potentiale untersuchen die Erregung des Muskels auf einen Stimulus im Bereich des Zentralnervensystems oder der Nervenwurzel. Das Grundprinzip sowie die untersuchten Parameter Amplitude und Latenz entsprechen der neurographischen Untersuchung.

Der einzige Unterschied ist bei den sensorisch evozierten Potentialen die Tatsache, daß bedingt durch den großen Abstand der Signalgeneratoren von den Ableitelektroden nur sehr niedrige Potentiale im Bereich von wenigen Mikrovolt zu registrieren sind. Dies macht den Einsatz des sog. Averagings notwendig. Hierbei werden die Meßdurchgänge durch den verwendeten Reiz getriggert und der Mittelwert aus einer Vielzahl von Durchgängen errechnet. Die Zahl der Durchgänge hängt von der Höhe des Signals und dem Ausmaß von Störeinflüssen ab.

7.3
Visuell evozierte Potentiale (VEP)

7.3.1
Prinzip der Untersuchung

Zur Ableitung visuell evozierter Potentiale wird das Signal zwischen der okzipital gelegenen Sehrinde (Ableitepunkt O_z über der Fissura calcarina) und einer frontal angebrachten Referenzelektrode abgeleitet. Als Reiz dienen strukturierte (z. B. Schachbrettmuster) oder unstrukturierte (z. B. Blitzlicht) visuelle Reize.

7.3.2
Methoden

Am häufigsten wird die Technik des Schachbrettmusterumkehrreizes verwendet. Als Triggerreiz dient hierbei ein Schachbrettmuster, bei welchem die Kästchenfarbe jeweils von schwarz auf weiß und umgekehrt wechselt. Je nach Größe der Kästchen werden eher foveale Anteile (kleines Muster) oder die Peripherie (großes Muster) der Retina erregt. In der Regel wird das gesamte Gesichtsfeld stimuliert. Bei ausgewählten Fragestellungen wird vereinzelt allerdings auch eine Halbfeldstimulation durchgeführt.

Farbreize sind grundsätzlich ebenfalls möglich, haben sich aber in der klinischen Routine bisher nicht etabliert.

Blitzevozierte Potentiale finden bei nicht kooperativen Patienten Verwendung. Die hierdurch auslösbaren Potentiale weisen allerdings eine erheblich größere interindividuelle Streuung auf, so daß ihre Verwendung nur bei nicht kooperativen Patienten sinnvoll ist, um einen groben Überblick über die Funktion der Sehbahn zu erhalten.

7.3.3
Richtlinien für die Auswertung

Ausgewertet wird die erste positive Auslenkung nach dem Reiz (p100). Diese kommt beim Gesunden nach ungefähr 100 Millisekunden zur Darstellung. Gewertet wird die Latenz und die Amplitude. Die Normwerte für die Latenz hängen von den Ableitbedingungen (Helligkeit und Kontrast des Musters, Raumhelligkeit) ab. Es wird deshalb empfohlen, daß jedes Labor seine eigenen Normwerte erstellt. Amplitudenminderung auf unter 50 % der Gegenseite gelten als pathologisch. Eine w-förmige Deformierung des Potentials kann nur dann gewertet werden, wenn sie seitendifferent auftritt.

7.3.4
Störfaktoren

Bei visuell evozierten Potentialen ist eine Kooperation des Patienten nötig. Fehlende Fixierung führt zu schlecht reproduzierbaren Potentialen. Die Lichtstärke des Bildschirms, der Kontrast sowie die Raumhelligkeit sollten stabil gehalten werden, um vergleichbare Ergebnisse zu erhalten.

Um Fehlinterpretationen zu vermeiden, muß der Untersucher über Veränderungen von Auge wie Refraktionsanomalien, Katarakt oder der Retina informiert sein. Bei Ableitung der VEP sollte wenn nötig eine Brille getragen werden.

7.3.5
Qualitätssicherung

Eine Auswertung sollte nur dann erfolgen, wenn sich in 2 Untersuchungsdurchgängen ein reproduzierbares Potential darstellt.

7.3.6
Interpretation

Eine massive Amplitudenreduktion bis hin zum fehlenden Nachweis einer Antwort findet sich sowohl bei einer schweren akuten Demyelinisierung, die zum kompletten Leitungsblock geführt hat wie z. B. einer akuten Optikusneuritis als auch bei einer schweren axonalen Schädigung (z. B. toxische Optikusneuropathie). Das typische Bild der multiplen Sklerose ist allerdings die ein- oder beidseitige Verlängerung von P100. Bei klinisch sicherer multipler Sklerose finden sich in 85 % pathologische VEP. Eine Kompression des n. opticus oder Chiasma opticum führt in der Regel zu einer deutlichen Amplitudenminderung. Retrochiasmale Raumforderungen werden hingegen mit der Methode nicht ausreichend sicher erfaßt.

Erhaltene VEP können bei Verdacht auf psychogene Blindheit ein unterstützender Befund sein. Eine kortikale Blindheit ist allerdings insbesondere bei bilateralen genikulo-calcarinen Läsionen selbst bei erhaltenen VEP möglich.

In der Intensivmedizin und Pädiatrie können erhaltene blitzevozierte Potentiale als Hinweis auf eine zumindest teilweise erhaltene Funktion der Sehbahn verwendet werden.

7.3.7
Kosten GOÄ

Es wird die Ziffer 828 (605 Punkte) berechnet.

7.4
Akustisch evozierte Potentiale (BAEP, AEP)

7.4.1
Prinzip der Untersuchung

Als Reiz dienen kurze, über der Hörschwelle liegende Clickreize. Abgeleitet wird zwischen einer ipsi- und kontralateral auf dem Mastoid aufgebrachten Elektrode und dem Vertex. Um eine zuverlässige Antwort zu erhalten, müssen pro Durchgang zwischen ein- und zweitausend Reizdurchgängen ausgewertet werden.

7.4.2
Methoden

Als Standardverfahren haben v. a. die frühen akustisch evozierten Potentiale bei Stimulierung über der Hörschwelle (ca. 70 dB) Bedeutung erlangt. Diese sind von der Aufmerksamkeit des Patienten unabhängig und repräsentieren die Funktion der Hörbahn vom Innenohr bis unterhalb der Vierhügelplatte.

Die Hörschwellenbestimmung mittels akustisch evozierter Potentiale spielt insbesondere in der Pädiatrie eine Bedeutung zur Aufdeckung von Schwerhörigkeit. Hierbei wird eine Stimulusintensität von 30 dB als untere Grenze gewählt. Ergänzend werden bei dieser Frage allerdings auch noch otoakustische Emissionen untersucht.

Späte akustisch evozierte Potentiale spiegeln die bewußte Verarbeitung des akustischen Signals wider. Sie finden momentan überwiegend in der psychiatrischen Forschung Anwendung.

7.4.3
Richtlinien für die Auswertung

Bei Ableitung der frühen akustisch evozierten Potentiale kommen konstant fünf positive Auslenkungen zur Darstellung (P_I–P_V). Ermittelt wird die Latenz von Welle I, III und V sowie das Amplitudenverhältnis I/V. Im Normalfall liegt dieses unter 1.

Bei Bestimmung der Hörschwelle wird die niedrigste Lautstärke, die eben noch eine reproduzierbare Welle V erkennen läßt, ermittelt.

7.4.4
Störfaktoren

Bewegungsunruhe von seiten des Patienten macht häufig eine Sedierung nötig. Im intensivmedizinischen Bereich können Störeinflüsse von umgebenden Geräten große Probleme bereiten. Bei Messung der Hörschwelle muß auf einen ausreichend geräuschisolierten Raum geachtet werden.

7.4.5
Qualitätssicherung

Eine Interpretation soll nur erfolgen, wenn das gleiche Potential in zwei Durchgängen reproduzierbar dargestellt werden kann.

7.4.6
Interpretation

Ein völliger Verlust der Welle I und aller nachfolgenden Wellen deutet entweder auf ein technisches Problem (fehlender Stimulus), eine Störung im Bereich des Ohrs oder einen Ausfall des Innenohrs.

Eine verzögerte und verminderte Welle I bei erhaltenen nachfolgenden Welle spricht für eine Innenohrschwerhörigkeit. Ist die Welle I erhalten bei fehlenden nachfolgenden Wellen muß an eine Schädigung des n. cochlearis gedacht werden. Bei Kleinhirnbrückenwinkelprozessen kommt es, zumindest im typischen Fall zu einer Verlängerung der Latenz zwischen Welle I und Welle III. Hirnstammerkrankungen führen zu einer Verzögerung oder zu einem Verlust späterer Wellen, wobei bisweilen auch Welle III bereits auffällig sein kann.

Es muß davor gewarnt werden, eine zu differenzierte topographische Diagnostik mit Hilfe von AEP zu betreiben. Es handelt sich um ein Screeningverfahren, das unbedingt durch bildgebende Untersuchungen ergänzt werden muß.

In der Intensivmedizin kommt den AEP dann eine Bedeutung zu, wenn die Wellen I und II, welche außerhalb des Gehirns generiert werden, erhalten sind. In diesem Fall bedeutet ein Verlust späterer Wellen sowohl beim Schädel-Hirn-Trauma als auch bei ischämischen Läsionen eine extrem schlechte Prognose.

In der Frühphase von Hirnstammschädigungen wie bei Basilaristhrombose oder zentraler Myelinolyse können AEP morphologischen Zeichen vorausgehen. In diesen Fällen muß allerdings abgewogen werden, ob der diagnostische Zugewinn eine zeitliche Verzögerung (z. B. einer Angiographie) rechtfertigt.

7.4.7
Kosten GOÄ

Es wird die Ziffer 828 (605 Punkte) berechnet.

7.5
Somatosensorisch evozierte Poteniale (SEP)

7.5.1
Prinzip der Untersuchung

Nach Reiz eines Extremitätennervs wird die frühe elektrische Antwort über der Postzentralregion abgeleitet. Die Ableitung erfolgt zwischen einer über dem entsprechenden Repräsentationsareal des Gehirns und einer indifferent lokalisierten Elektrode.

7.5.2
Methoden

In der Regel erfolgt die elektrische Stimulation peripherer Nerven. Um eine ausreichende Stimulation zu gewährleisten, sollte die Reizstärke über der motorischen Schwelle liegen. Die segmentale Stimulation im Bereich einzelner Dermatome hat sich hingegen wegen der schlechten Reproduzierbarkeit und des immensen Zeitaufwands nicht durchsetzen können.

Obwohl grundsätzlich auch die Reizung mit physiologischen Reizen (Berührung, Vibration) möglich wäre, hat sich wegen der einfacheren technischen Durchführbarkeit und der besseren Reproduzierbarkeit die elektrische Stimulation in der Routine durchgesetzt.

Noch Gegenstand wissenschaftlicher Untersuchungen ist die Reizung mit hoch supramaximalen Schmerzreizen.

7.5.3
Richtlinien für die Auswertung

Es wird die Latenz und die Amplitude gewertet. Abgeleitet wird über dem Kortex (Gyrus postzentralis) sowie über Ableitpunkten im Bereich des Myelons sowie des peripheren Nerven. Durch Ableitung von Potentialen, die im Bereich des peripheren Nerven (z. B. das Potential des Plexus brachialis über dem Erbschem Punkt oder im Bereich der Cauda equina über L1) generiert werden, läßt sich die zentrale Leitungszeit errechnen.

Registriert wird bei evozierten Potentialen mit Stimulation der unteren Extremität die erste positive Auslenkung (P40) über dem Kortex, bei Stimulation der oberen Extremität die erste negative Auslenkung (N20).

7.5.4
Störfaktoren

Bei somatosensorisch evozierten Potentialen führt eine kalte Extremitätentemperatur zu einer Verlängerung der Latenzen. Die Reizstärke muß supramaximal sein, da es sonst sowohl zu einer Abnahme der Amplituden durch eine verminderte Anzahl erregter Nervenfasern als auch zu einer Zunahme der Latenz durch fehlende Erregung schneller Fasern kommt.

Bei älteren und schlecht entspannten Patienten bereitet es häufig auch beim Gesunden Problem, Antwortpotentiale über dem Plexus brachialis und zervikal, ganz besonders aber lumbal zu erhalten. Bei älteren Patienten können häufig auch nach Sedierung keine lumbalen Antworten registriert werden.

Ein Schädigung des afferenten peripheren Nervs spiegelt sich selbstverständlich auch in den zentralen Amplituden und Latenzen wider. Dies bedeutet, daß bei einer demyelinisierenden Neuropathie mit einer Zunahme auch der über dem Kortex abgeleiteten Latenzen gerechnet werden muß, ebenso bei einer axonalen Schädigung mit einem Abfall der Amplituden. Wird dies nicht berücksichtigt, kommt es zu Fehlinterpretationen.

7.5.5
Qualitätssicherung

Gewertet werden darf nur ein bei zweimaliger Untersuchung reproduzierbares Potential. Bei Amplitudenminderung muß auf jeden Fall nochmals die exakte Lokalisation der Ableitelektroden sowie die korrekte, supramaximale Stimulation überprüft werden.

7.5.6
Interpretation

Die registrierte Latenz hängt ab von:

- Körpergröße,
- Leitgeschwindigkeit im Bereich des peripheren Nerven,
- Lebensalter.

Eine Amplitudenminderung spricht für eine axonale Schädigung oder einen Leitungsblock.

Eine Verzögerung der dargestellten Peaks spricht, wenn sie über 20 % der Norm liegt, für eine Demyelinisierung.

Die Methode eignet sich, um subklinische Demyelinisierungen oder axonale Schädigungen aufzudecken und im Verlauf zu beobachten. SEP können somit für Diagnose und Therapiemonitoring bei

- entzündlichen Erkrankungen (z. B. multipler Sklerose),

- zervikaler Myelopathie,
- lumbosakralen Fehlbildungen (z. B. „tethered cord"),
- sonstigen Raumforderungen.

In der intraoperativen Diagnostik bei Wirbelsäulenoperationen kann mittels somatosensorisch evozierter Potentiale die Intaktheit des Myelons überwacht werden.

Bei klinischem Verdacht auf eine spinale Raumforderung reichen SEP allerdings keinesfalls als Ausschlußverfahren aus. Normale SEP schließen keine Kompression des Rückenmarks aus. Dies v. a. dann, wenn insbesondere die prothopathische Sensibilität (Schmerz und Temperaturempfinden) gestört sind. Ebenso ergibt die SEP-Untersuchung keine spezifischen Befunde.

In der Diagnostik psychogener Störungen machen normale SEP bei subjektiven Sensibilitätsstörungen eine organische Störung zwar etwas unwahrscheinlicher, schließen dies aber ebenfalls keinesfalls aus.

7.5.7
Kosten GOÄ

Es wird die Ziffer 828 (605 Punkte) berechnet.

7.6
Motorisch evozierte Potentiale

7.6.1
Prinzip der Untersuchung

Durch Stimulation mit einem ausreichend großen Reiz läßt sich der motorische Kortex bei geschlossener Schädeldecke stimulieren. Hierdurch kein ein Muskelaktionspotential sowohl im Bereich der oberen wie der unteren Extremitäten erzeugt werden.

7.6.2
Methoden

Die Stimulation ist grundsätzlich sowohl mit einem Elektro- als auch mit einem Magnetstimulator möglich.

Bei Elektrostimulation wird ein kurzer Rechteckimpuls mit einer Spannung von bis zu 750 Volt appliziert. Wegen der äußersten Schmerzhaftigkeit hat sich diese Technik kaum durchgesetzt.

Bei der Magnetstimulation wird ein Magnetfeld von 1–2 Tesla kurzfristig angewandt. Hierdurch kommt es zur Induktion eines elektrischen Feldes über dem motorischen Kortex und somit zur Erregung motorischer Bahnen. Diese Technik ist erheblich besser verträglich als die elektrische Stimulation und wird deshalb fast ausschließlich angewandt. Einige Kontraindikationen müssen allerdings zwingend beachtet werden:

- Die Magnetstimulation darf nicht bei Patienten mit Herzschrittmachern durchgeführt werden.
- Patienten mit Metallimplantaten im Gehirn (z. B. bei Zustand nach Aneurysmaoperation) dürfen nicht untersucht werden.
- Unklar ist, ob bei Epileptikern Anfälle durch die Magnetstimulation bei niedriger Stimulationsfrequenz provoziert werden können.

Die Stimulation erfolgt bei Untersuchung der Latenzen zu den Extremitätenmuskeln über der Scheitelspitze (Vertex). Zusätzlich erfolgt eine Stimulation der Nervenwurzeln bzw. der Plexusbereiche, um einen pathologischen Prozess topographisch entweder dem Zentralnervensystem oder dem peripheren Nerven zuordnen zu können. Alternativ kann auch aus der Latenz der F-Wellen die periphere Leitzeit errechnet werden.

Die Ableitung gelingt am besten über den im Bereich des motorischen Kortex großflächig repräsentierten distalen Extremitätenmuskeln.

7.6.3
Auswertung

Gemessen wird die Zeit zwischen Stimulation und Auftreten des motorischen Antwortpotentials. Durch Subtraktion der Dauer bei peripherer Stimulation von der bei kortikaler Stimulation erforderlichen Zeit kann die zentrale Überleitungszeit, ein Parameter für die Funktion von Gehirn und Rückenmark berechnet werden. Die Amplitude wird sowohl im Seitenvergleich als auch im Vergleich zu absoluten Referenzdaten gewertet.

7.6.4
Qualitätssicherung

Wegen der Variabilität der Reizantworten sollten auf jeden Fall 4 Stimulationen durchgeführt werden. Gewertet wird die kürzeste Latenz sowie die höchste Amplitude.

7.6.5
Störfaktoren

Die Latenz verkürzt sich bei Vorinnervation des Muskels durch den Patienten. Hierdurch kommt es gleichzeitig zur Vergrößerung der Amplitude. Eine submaximale Stimulation führt zu einer Zunahme der Latenzen und einer Abnahme der Amplituden. Besonders kritisch ist der richtige Stimulationsort.

7.6.6
Interpretation

Bei demyelinisierenden Erkrankungen (z. B. multiple Sklerose) kommt es zu einer Verlängerung der zentra-

len Überleitungszeit. Die Sensitivität entspricht der von somatosensorisch evozierten Potentialen. Bei Kompression von Strukturen des Zentralnervensystems (Tumoren, zervikale Myelopathie) kann es sowohl zu einer Abnahme der Amplitude bis hin zum völligen Verschwinden des Potentials als auch zu einer Zunahme der Latenz kommen. Gleiches gilt für die Degeneration des ersten Motoneurons etwa bei der amyotrophen Lateralsklerose. Spezifische Befunde lassen sich nicht erheben. Die Interpretation muß somit immer in Zusammenschau mit klinischen Daten erfolgen.

7.7
Elektromyographie

7.7.1
Prinzip der Untersuchung

Die elektromyographische Untersuchung dient dazu, Informationen über den Aufbau sowie die Intaktheit motorischer Einheiten zu erhalten. Die motorische Einheit besteht aus der Vorderhornzelle, dem davon ausgehenden motorischen Nerv, der neuromuskulären Synapse sowie den verschiedenen von einem Nerv versorgten Muskelfasern. Die Zahl der Muskelfasern, die von einem motorischen Nerv versorgt werden schwankt zwischen 5–15 im Bereich der äußeren Augenmuskulatur und ungefähr 2000 im Bereich großer Extremitätenmuskeln wie dem m. quadriceps femoris. Die verschiedenen, zu einer motorischen Einheit gehörigen Muskelfasern sind in einer schachbrettmusterartigen Verteilung nebeneinander angeordnet. Dies bedeutet, daß im gesunden Skelettmuskel Muskelfasern einer motorischen Einheit in der Regel nur selten unmittelbar nebeneinander zu liegen kommen und meist von Fasern anderer Einheiten umgeben sind.

Die elektromyographische Untersuchung erfaßt extrazellulär die Depolarisierung von Muskelfasern in der Umgebung der Ableitelektrode. Die Entladung einer Vielzahl von Muskelfasern verschmilzt zu einem Summenaktionspotential, dem sog. Muskelaktionspotential (MUAP). Dauer, Amplitude und Phasenanzahl dieses MUAP werden durch

- die Zahl der zu einer motorischen Einheit gehörigen Muskelfasern,
- die Art der Anordnung innerhalb der motorischen Einheit,
- die Synchronizität der Entladung der motorischen Einheiten bedingt.

Es lassen sich somit mit der Elektromyographie Information über den Aufbau motorischer Einheiten und die Intaktheit der Muskelfasern gewinnen.

Bei *Myopathien* kommt es zu einer Schädigung von einzelnen Muskelfasern, können in der Umgebung der Ableitelektrode nur einige wenige Muskelfasern depolarisieren. Dies führt dazu, daß die Dauer und Amplitude der registrierten Muskelaktionspotentiale abnimmt. Gleiches gilt selbstverständlich auch für einen funktionellen Ausfall einzelner Muskelfasern, wie er etwa bei Störungen der neuromuskulären Übertragung (z. B. Myasthenia gravis) zu sehen ist.

Bei *neurogener Schädigung* kommt es hingegen nach einer Denervierung durch axonales Sprouting zum Nebeneinanderliegen von Muskelfasern einer motorischen Einheit. Hierdurch vergrößert sich die Amplitude und Dauer der Muskelaktionspotentiale.

Schädigungen der Nerv-Muskel-Interaktion sowie der Muskelfasern selbst führen zudem zu Störungen der Membranfunktion, welche in spontanen Entladungen, der sog. pathologischen Spontanaktivität ihren Ausdruck finden.

Die *Entladungsfrequenz* der einzelnen motorischen Einheiten hängt von der beabsichtigten und erbrachten Kraft sowie der Möglichkeit, weitere motorische Einheiten zu rekrutieren, ab. Dies bedeutet, daß bei neurogenen Schäden, die zu einer Abnahme der Zahl zur Verfügung stehender motorischer Einheiten führen, die Entladungsfrequenz der MUAP steigt. Weitere motorische Einheiten können in diesem Fall hingegen nicht, oder nicht in genügender Anzahl, rekrutiert werden. Umgekehrt stehen bei primären Schädigungen des Muskels zwar viele motorische Einheiten zur Verfügung, diese verfügen jedoch nur über wenige intakte Muskelfasern. Um die beabsichtigte Kraft zu generieren, müssen deshalb bereits bei geringer Kraftentwicklung weitere motorische Einheiten rekrutiert werden, es kommt zur sog. Frührekrutierung.

Derselbe Mechanismus spiegelt sich auch bei maximaler Innervation wider. Bei neurogenen Schäden kommt es zu einer Lichtung des maximal erreichbaren Musters bedingt durch den Ausfall zahlreicher motorischer Einheiten. Bei Myopathien hingegen wird das Muster bezogen auf die erreichte Kraft besonders dicht.

7.7.2
Methoden

Die Durchführung erfolgt entweder mit Oberflächen- oder mit Nadelektroden. Da das die Muskelfasern umgebende Gewebe das elektrische Signal in unvorhersehbarer Weise deformiert, kommen Ableitungen mit Oberflächenelektroden in der Regel nur für Untersuchungen der Muskelkinetik in Betracht. Versuche mit mehrfachen Oberflächenelektroden mit Hilfe mathematischer Verfahren eine Aussage über den Funktionszustand des neuromuskulären Systems zu erhalten, sind nach wie vor Gegenstand wissenschaftlicher Untersuchungen. Für den Einsatz in der Praxis liegt bisher kein brauchbares System vor.

Zur Ableitung mit Nadelektroden stehen verschiedene Elektrodentypen und Ableitparameter zur Verfügung, welche unterschiedliche Aspekte untersuchen helfen. Die verschiedenen EMG-Methoden unterscheiden sich im wesentlichen in der Abgriffsfläche, die sie beurteilen.

Folgende Unterformen finden Verwendung:
- konzentrisches Nadelelektromyogramm,
- Einzelfaserelektromyographie („Single-fiber-EMG"),
- Makro-EMG.

Am gebräuchlichsten und für den klinischen Alltag am wesentlichsten ist das konzentrische Nadel-EMG. Es erlaubt, Aussagen über die Dynamik einer neuromuskulären Schädigung zu treffen und den Schädigungsort (Nerv oder Muskel) festzulegen.

Das Einzelfaser-EMG dient in erster Linie dazu, die Stabilität der neuromuskulären Übertragung an der Synapse zu beurteilen. Zusätzlich können Hinweise auf die Organisation der motorischen Einheit abgeleitet werden, die allerdings im klinischen Alltag keine wesentliche Bedeutung erlangt haben.

Das Makro-EMG will die Größe der motorischen Einheiten und die Zahl der zu einer motorischen Einheit gehörigen Muskelfasern erfassen. Es dient nach wie vor v. a. wissenschaftlichen Fragestellungen. In der klinischen Routinediagnostik konnte es bis heute nicht etabliert werden.

7.7.2.1
Konzentrisches Nadelelektromyogramm

Richtlinien für die Auswertung
Beurteilt werden

- Spontanaktivität,
- Konfiguration motorischer Einheiten,
- Entladungsverhalten motorischer Einheiten bei leichter Willkürinnervation,
- Entladungsverhalten bei maximaler Willlürinnervation.

Spontanaktivät sind alle Entladungen, die am entspannten Muskel registriert werden. Entscheidend ist, ob es sich hierbei um ein physiologisches Phänomen (= physiologische Spontanaktivität) oder um ein krankhaftes Zeichen (= pathologische Spontanaktivität) handelt.

Physiologische Spontanaktivität findet sich v. a. im Bereich der motorischen Endplatte als Ausdruck lokaler Entladungen durch Miniaturendplattenpotentiale. Die exakte Kenntnis physiologischer Spontanaktivität ist notwendig, um Fehlbeurteilungen zu vermeiden.

Folgende Formen von physiologischer Spontanaktivität finden sich:

- Endplattenrauschen: unregelmäßiges Rauschen der Grundlinie bedingt durch Miniaturendplattenpotentiale,

- Endplattenspikes: irregulär feuernde, meist mono-/biphasische Wellen mit negativem Abgang von der Grundlinie. Problematisch ist hier bei Mißachtung der Kriterien oft die Abgrenzung zu pathologisch zu wertenden Fibrillationspotentialen.

Pathologische Spontanaktivität weist mit Ausnahme der Faszikulationen, welche sowohl bei Gesunden als auch bei Kranken gesehen werden immer auf eine Funktionsstörung des neuromuskulären Systems hin. Die Befundung sollte stets beschreiben, welche Art von pathologischer Spontanaktivität gefunden wurde, dann den verschiedenen Formen eine sehr unterschiedliche diagnostische Bedeutung zukommt.

Fibrillationspotentiale sind regelmäßige, diphasisch auftretende Wellen mit einer Dauer bis 5 ms, die einen initial positiven Abgang von der Grundlinie aufweisen. Positive Wellen sind sägezahnartig konfigurierte regelmäßige Entladungen mit einem initial positiven Abgang.

Fibrillationspotentiale wie positive Wellen weisen auf eine akute/subakute Schädigung des neuromuskulären Systems hin (z. B. frische Denervierung, floride Myopathie). Eine Unterscheidung Myopathie vs. neurogene Schädigung ist allerdings aufgrund dieses Kriteriums allein nicht möglich. Die Latenzzeit von Beginn einer Schädigung bis zum Auftreten dieses Kriteriums liegt bei ungefähr drei Wochen. Dies bedeutet, daß im Frühstadium einer Schädigung das Fehlen von Fibrillationen und positiven Wellen keinen prognostischen Schluß zuläßt.

Myotone Entladungen sind in Amplitude und Frequenz an- und abschwellende Entladungen. Es handelt sich meist um mono- oder diphasische Entladungen. Ihr Auftreten spricht meist für eine Erkrankung aus dem Formenkreis der Myotonien (Curschmann-Steinert-Erkrankung, Myotonia congenita und andere seltene Erkrankungen). Durch Gabe von Kalium kann das Auftreten myotoner Entladungen provoziert werden.

Hochfrequent bizarre Entladungen (syn.: pseudomyotone Runs) weisen auf eine chronische Schädigung des Muskels oder Nervs hin. Im Gegensatz zu Fibrillationen und positiven Wellen sind sie somit nicht aus Ausdruck eines floriden Prozesses zu werten.

Komplexe Entladungen in Form gruppierter Muskelaktionspotentiale (Doubletten, Tripletten) finden sich bei der Tetanie unabhängig von der zugrundeliegenden Störung. Hier ist der Nachweis in der Regel nur unter Provokationsbedingungen (Hyperventilation, Ischämie) möglich. Da sich bei fortgesetzter Provokation diese Phänomene auch beim Gesunden provozieren lassen, muß auf standardisierte Untersuchungsbedingungen geachtet werden.

Um eine Vergleichbarkeit von Befunden zu ermöglichen, sollte versucht werden, die Häufigkeit von pathologischer Spontanaktivität semiquantitativ zu erfassen. Empfohlen wird eine Skalierung von 0 = feh-

lend bis +++ = an allen Insertionsstellen vorhanden.

Bei leichter Willkürinnervation werden zwei Informationen erfaßt:

Einmal die Dauer, Amplitude und Phasenzahl der einzelnen Muskelaktionspotentiale („MUAP"). In Abhängigkeit vom Training des Untersuchers kommen zur Erfassung verschiedene Möglichkeiten in Frage:

- Visuelle Online-Auswertung durch den Untersucher. Diese erfordert allerdings ein ausreichendes Training des Untersuchers, um tatsächlich valide Ergebnisse zu erhalten.
- Quantitative Verfahren mit Erfassung jeweils wiederholt auftretender, möglichst überlagerungsfrei dargestellter MUAP. Grundvoraussetzung hierfür ist allerdings eine sehr gleichmäßige, geringe Innervation. In gewissem Umfang können computerisierte Programme die Erfassung erleichtern. Einige Algorithmen (wie ADEMG, Multi-MUP-Analysis) versuchen, auch bei stärkerer Innervation eine befriedigende Analyse zu ermöglichen.

Allgemein gilt, daß MUAP

- bei Myopathien in der Regel kurz, niedrigamplitudig und polyphasisch,
- bei chronisch neurogenen Schäden langdauernd, hochamplitudig,
- bei frischer Reinnervation kurzdauernd, niedrigamplitudig und hochpolyphasisch sind.

Zum anderen wird die Entladungsfrequenz und das Rekrutierungsverhalten bei leichter Willkürinnervation erfaßt. Hierbei gilt, daß neurogene Schädigungen zu einer erhöhten Entladungsfrequenz einiger weniger oder sogar einer einzelnen motorischen Einheit führen. Schädigungen des Muskels verursachen hingegen die Entladung zahlreicher verschiedener motorischer Einheiten mit normaler Entladungsfrequenz.

Das insbesondere bei unerfahrenen Untersuchern beliebte, da apparativ leicht faßbare Kriterium des Entladungsmusters bei maximaler Willkürinnervation führt hingegen leicht in die Irre. Ein gelichtetes Muster stellt bei mangelnder Kooperation (etwas infolge von Schmerzen) und bei sehr kräftigen Muskeln (wie z. B. dem M. quadriceps) den Normalfall dar.

Störfaktoren

Der wesentliche Faktor für die Güte der Untersuchung ist die Erfahrung des Untersuchers. Zwei Gesichtspunkte sind hier von besonderer Bedeutung.

1. Die Position der Nadelelektrode innerhalb eines Muskels ist mitentscheidend für das Ergebnis. Nur Veränderungen, die tatsächlich größere Bereiche des Muskels betreffen, können als pathologisch gewertet werden.

2. Der Befund spiegelt nur die Muskulatur wider, die untersucht wurde. Die korrekte Auswahl von untersuchten Muskeln durch einen erfahrenen Untersucher ist deshalb unverzichtbar. Eine elektromyographische Untersuchung ohne klinische Untersuchung ist meist wertlos.

Qualitätssicherung

Wesentlich für die Güte der EMG-Ableitung ist das Training des Untersuchers. Im Minimum sollte eine ganztägige Ausbildung über mindestens 6 Monate gefordert werden.

Interpretation

Die Auswertung eines EMG erfolgt in Zusammenschau mit den Befunden der Elektroneurographie. Lediglich bei Myopathien kann auf die Befunde der Elektroneurographie verzichtet werden, da hier außer bisweilen auftretenden Amplitenminderungen der Muskelaktionspotentiale keine pathologischen Befunde zu erwarten sind.

Die Interpretation sollte sich an folgende *Grundfragen* halten:

- *Zeitliche Einordnung:* handelt es sich eher um eine akute oder eher um eine chronische Schädigung? Der wesentliche Parameter zur Unterscheidung dieser Frage ist die pathologische Spontanaktivität in Form von positiven Wellen und Fibrillationen. Andere Formen pathologischer Spontanaktivität tragen nichts zu dieser Unterscheidung bei.
- *Strukturelle Zuordnung:* liegt die Schädigung im Bereich des Nerven, der neuromuskulären Synapse oder des Muskels? Hier müssen sowohl formale Kriterien der einzelnen Muskelaktionspotentiale als auch die Entladungsfrequenz der einzelnen motorischen Einheiten berücksichtigt werden. Als Grundregel, die allerdings nicht ohne Ausnahmen ist kann gelten: bei Myopathien entladen früh viele motorische Einheiten. Die dargestellten Potentiale sind eher von kurzer Dauer oder weisen sehr kurze, nadelartig konfigurierte Einzelanteile auf. Bei neurogenen Schäden hingegen entladen wenige Einheiten mit erhöhter Entladungsfrequenz. Die einzelnen Muskelaktionspotentiale sind in der Dauer verbreitert, in der Amplitude überhöht.
- *Pathophysiologische Zuordnung:* handelt es sich schließlich um eine Schädigung im Bereich des peripheren Nerven, sollte das pathophysiologische Grundmuster interpretiert werden: handelt es sich um eine demyelinisierende Schädigung ist die Amplitude normal oder nur gering vermindert, die Nervenleitgeschwindigkeit is deutlich verlangsamt. Eventuell findet sich das Bild des Leitungsblocks. Im EMG finden sich bei frischen Schädigungen normale motorische Einheiten, die eventuell mit erhöhter Entladungsfrequenz entladen. Handelt es sich um eine axonale Schädigung, finden sich in akuten Stadien die Zeichen der aktiven Denervierung (pathologische Spontanaktivität mit Fibrillationen und positiven Wellen). In chronischen Stadien findet sich ein neurogener Umbau mit verbreiterten und überhöhten Muskelaktionspotentialen. Neurographisch finden sich normale oder nur leicht verminderte Nervenleitgeschwindigkeiten.
- *Topographische Zuordnung:* die wesentliche Aufgabe der Elektromyographie ist die Erfassung der räumlichen Verteilung einer Schädigung. Insbesondere soll auch eine (noch) subklinische Mitbeteiligung erfaßt werden. Hier sollte wenn möglich einer der topographischen Grundtypen herausgearbeitet werden:

  - fokal/multifokal/generalisiert,
  - proximal/distal,
  - symmetrisch/asymmetrisch.

Zusätzlich sollte bei lokalen neurogenen Schäden geklärt werden, ob die Verteilung einer Nervenwurzel, dem Plexus, dem peripheren Nerv zuzuordnen ist. Hierzu werden für die entsprechenden Bereiche jeweils kennzeichnende Muskeln sondiert.

Allgemein muß allerdings bei der EMG-Untersuchung beachtet werden: Eine klare ätiologische Zuordnung allein aufgrund des EMG ist nicht möglich.

Kosten GOÄ

Für eine EMG-Untersuchung wird Ziffer 838 (550 Punkte) berechnet. Wird die Untersuchung kombiniert mit der motorischen Neurographie (s. unten) durchgeführt, fallen Kosten von DM 79,80 an.

7.7.2.2
Einzelfaserelektromyographie („Single-fiber-EMG")

Grundprinzip der Methode

Im Unterschied zur elektromyographischen Untersuchung mit der normalen konzentrischen Nadelelektrode, werden bei der Einzelfaserelektromyographie die Verstärkerparameter so gewählt, daß nur einige wenige Muskelfasern in unmittelbarer Umgebung der Elektrode zum EMG-Signal beitragen. Hierdurch gelingt es einzelne Muskelfasern, die zu einer motorischen Einheit gehören, also vom gleichen motorischen Motoneuron versorgt sind, als gesonderte Peaks darzustellen. Das Signal wird durch einen dieser Peaks getriggert. Die anderen vom gleichen Nerven innervierten Muskelfasern kommen als weitere Peaks zur Darstellung, die in einem sehr stabilen zeitlichen Abstand zu der triggernden Einheit auftreten. Aus diesem festen zeitlichen Verhältis läßt sich beurteilen, wie stabil die Übertragung vom Nerv auf den Muskel im Bereich der terminalen Endaufzweigungen erfolgt.

Methoden

Es kommen zwei Methoden in Betracht. Beim spontanen Einzelfaserelektromyogramm innerviert der untersuchte Patient selbst die Muskulatur. Vorteil ist die bessere Beurteilbarkeit, Nachteil die Notwendigkeit einer sehr guten Kooperation des Patienten. Beim stimulierten Einzelfaserelektromyogramm wird der Nerv elektrisch mittels Nadelelektroden erregt und von distal gelegener Muskulatur abgeleitet. Vorteil hierbei ist die Durchführbarkeit auch beim unkooperativen Patienten (Kinder, Intensivpatienten), Nachteil das Auftreten einer Vielzahl artifizieller Veränderungen in Abhängigkeit von der jeweiligen Stimulationsstärke.

Kriterien

Ermittelt wird die Anzahl der von der Elektrode registrierbaren Peaks. Diese entspricht der Zahl der in unmittelbarer Elektrodennähe liegenden Muskelfasern, der sog. Faserdichte. Können mehrere Fasern in einer motorischen Einheit gleichzeitig registriert werden, wird die Stabilität der neuromuskulären Übertragung anhand folgender Parameter gemessen:

- Der Jitter gibt die mittlere Variabilität der zeitlichen Abstände zwischen zwei Fasern wieder. Er kann entweder als Standardabweichung der zeitlichen Abstände in einer definierten Anzahl von Meßdurchgängen („sweeps") oder als mittlere Differenz der Abstände in aufeinanderfolgenden Sweeps ausgedrückt werden.
- Die Zahl der Blockierungen gibt den Prozentsatz der Durchgänge an, bei denen die neuromuskuläre Übertragung so gestört war, daß die Übertragung auf einen Teil der Fasern gar nicht mehr möglich war.

Störfaktoren

Beim Einzelfaser-EMG mit Willkürinnervation gelingt es nur bei gleichmäßiger, geringer Innervation eine zuverlässige Ableitung durchzuführen. In der Regel ist es damit bei Kindern (bis etwa zum 12. Lebensjahr) und bei älteren Menschen nicht möglich, eine korrekte Untersuchung durchzuführen.

Beim stimulierten Einzelfaser-EMG stellt die Reizstärke einen sehr kritischen Parameter dar. Werden einzelne motorische Einheiten zu gering erregt, resultiert ein fälschlich erhöhter Jitter und Bl.ockierungen.

Qualitätssicherung

Es sollten mindestens 20 Faserpaare ausgewertet werden. Um sicherzustellen, daß die Nadelelektrode nahe genug an der Muskelfaser liegt, sollte die Anstiegssteilheit der Potentiale nicht über 300 µs liegen.

Interpretation

Eine Zunahme des Jitters weist auf eine Störung der neuromuskulären Übertragung hin. In erster Linie findet sich diese bei Myasthenia gravis und myasthenen Syndromen. In geringem Ausmaß ist diese unspezifisch und kann bei sämtlichen neuromuskulären Erkrankungen auftreten. Die Interpretation sollte in Zusammenschau mit den Ergebnissen der konventionellen konzentrischen Elektromyographie erfolgen.

Mit dem Auftreten von Blockierung ist dann zu rechnen, wenn der Jitter 80–100 µs übersteigt. Blockierungen sprechen somit für eine höhergradige neuromuskuläre Übertragungsstörung.

Eine Zunahme der Faserdichte weist auf eine stattgehabte Reinnervation mit Sprossung im Bereich der Endaufzweigungen („axonal sprouting") hin.

GOÄ

Die Einzelfaserelektromyographie wird trotz des erheblichen Zeitaufwands wie eine konventionelle EMG-Untersuchung mit Ziffer 838 (550 Punkte) honoriert.

7.8
Elektroneurographie

7.8.1
Prinzip der Untersuchung

Bei der elektroneurographischen Untersuchung wird der periphere Nerv durch kurze Stromimpulse erregt. Die in der Routine verwendeten Verfahren leiten jeweils extraneural Summenaktionspotentiale ab. Sie erfassen lediglich schnell leitende, markhaltige Fasern, während dünne, unbemarkte Fasern hierdurch nicht registrierbar sind.

7.8.2
Methoden

Die neurographische Untersuchung kann sowohl mit Oberflächen- als auch mit Nadelelektroden durchgeführt werden. Die Untersuchung mit der Nadelelektrode bietet nur dann einen Vorteil, wenn niedrige Potentiale zu registrieren sind, die im Bereich der Haut bereits unter die Nachweisbarkeitsgrenze reduziert sind. Die Meßgenauigkeit und die grundsätzliche Aussage unterscheiden sich hingegen zwischen diesen beiden Methoden nicht.

Grundsätzlich werden unterschieden:
- motorische Neurographie,
- sensible Neurographie.

Bei der motorischen Neurographie wird die Erregung des Muskels durch den Nervenimpuls als Muskelaktionspotential registriert. Um standardisierte Ableitbedingungen zu erhalten, wird eine Elektrode über dem

Muskelbauch, eine über der Sehne plaziert („tendon-belly-Prinzip"). Es wird mindestens an zwei Punkten im Verlauf des Nerven gereizt. Durch schrittweises Abfahren des Nerven im Bereich von Engpässen („intching") kann eine fokale Leitungsverzögerung erfaßt werden.

Bei der sensiblen Neurographie wird ein Nervenaktionspotential dargestellt. Die Registrierung erfolgt zwischen einer möglichst nah am Nerv plazierten und einer fernab gelegenen Elektrode.

Eine neurographische Untersuchung ist bei jedem Nerv möglich, der für Stimulation und Ableitung ausreichend zugänglich ist.

Zusätzlich zu den Grundmethoden der Neurographie wurden einige weitere Verfahren entwickelt, die eine Zusatzinformation liefern sollen:

- Repetitiver Stimulationstest: hierbei wird ein motorischer Nerv mit einer Serie von Impulsen stimuliert und das Muskelaktionspotential registriert. Das Verfahren dient in erster Linie dazu, Störungen der neuromuskulären Übertragung zu erfassen. Ziel ist es, eine abnorme Abnahme bei einer Frequenz von 5 Hz, das sog. Dekrement (z. B. bei Myasthenia gravis) oder eine abnorme Zunahme bei 50 Hz, das sog. Inkrement (z. B. beim Eaton-Lambert-Syndrom) zu erfassen.
- F-Welle. Hierbei wird durch eine retrograde Erregung des Vorderhorns über das α-Motoneuron eine späte Reflexantwort am Muskel ausgelöst. Das Verfahren dient der Darstellung sehr proximal gelegener, der üblichen neurographischen Untersuchung nicht zugänglicher Abschnitte motorischer Nerven.
- H-Reflex: Hierbei handelt es sich um einen elektrisch ausgelösten Muskeleigenreflex. Ähnlich wie die F-Welle dient auch die Untersuchung des H-Reflexes der Erfassung proximal gelegener Schädigungen des Nerven.

7.8.3
Richtlinien für die Auswertung

Bei der sensiblen wie bei der motorischen Neurographie wird die Zeit bis zum Beginn des Aktionspotentials sowie die Amplitude des Potentials registriert. Aus der Strecke zwischen Reizort und Ableitelektrode bzw. im Falle der motorischen Neurographie zwischen proximaler und distaler Reizstelle läßt sich durch Division durch die benötigte Zeit die Nervenleitgeschwindigkeit ausrechnen. Zusätzlich wird die bei distaler Stimulation benötigte Zeit als distale Latenz angegeben, wobei dieser Wert nur bei standardisierten Abständen zwischen Stimulations- und Ableitelektrode einen Sinn ergibt.

Die Amplitude wird entweder zwischen Grundlinie und Peak oder zwischen positivem und negativem Peak berechnet.

7.8.4
Störfaktoren

Falsche Befunde bei Messung der Nervenleitgeschwindigkeit basieren auf einigen wesentlichen Fehlern:

- Zu kalte Extremitäten führen zu falsch-pathologisch verlangsamten Nervenleitgeschwindigkeiten. Die Normwerte sind für eine Temperatur von 34 °C definiert. Pro Grad Celsius unterhalb dieser Schwelle muß mit einer Verlangsamung zwischen 1 und 3 m/s gerechnet werden.
- Eine zu geringe (nicht supramaximale) Stimulation des Nervs führt dazu, daß zum einen nur ein Teil der Nervenfasern erregt wird. Dies führt zu einer fälschlichen Amplitudenreduktion. Zum anderen werden nur langsam leitende Fasern erregt. Die Folge ist eine Verlangsamung der Nervenleitgeschwindigkeit. Eine zu geringe Erregung des Nerven droht v. a., wenn Nerven oberflächenfern lokalisiert sind und wenn der Untersucher zu wenig geübt ist.
- Die Untersuchung für die klinische Fragestellung irrelevanter Nerven gibt häufig Anlaß zu Fehlinterpretationen. Es ist selbstverständlich auch bei generalisierten Erkrankungen nicht damit zu rechnen, daß alle Nerven gleichartig betroffen sind.

7.8.5
Qualitätssicherung

Die Untersuchung sollte unter Temperaturkontrolle gegebenenfalls nach Erwärmung der Extremitäten durchgeführt werden.

7.8.6
Interpretation
7.8.6.1
Sensible und motorische Neurographie

Die Interpretation legt alterskorrigierte Normwerte zu Grunde. Erwachsenennormwerte werden erst um das 3.–5. Lebensjahr erreicht. Ab dem 60. Lebensjahr kommt es wiederum zu einer Verlangsamung der Nervenleitgeschwindigkeiten.

Die Hauptkriterien, auf die sich die Interpretation stützt sind

- Nervenleitgeschwindigkeit,
- Amplitude,
- Amplitudenverhältnis zwischen der Antwort bei distaler und proximaler Stimulation,
- zeitliche Dispersion.

Verlangsamungen der Nervenleitgeschwindigkeit müssen in Abhängigkeit vom Schweregrad interpretiert

Tabelle 7-1. Synopsis neurographischer Befunde

	NLG	Amplitude	F-Welle	EMG
Axonale Neuropathie	Ohne Befund/↓	↓↓	↓	Neurogen
Demyelinisierende Neuropathie	↓↓	Ohne Befund/↓	Verzögert	Ohne Befund/neurogen
Proximale Motoneuronopathie	Ohne Befund	Ohne Befund/↓	Fehlend	Neurogen
Myopathie	Ohne Befund	↓	Ohne Befund/↓	Myopathisch

werden. Leichte Verlangsamungen bis zu einer Abnahme um 20 % der Norm kommen sowohl bei demyelinisierenden Erkrankungen als auch bei axonalen Schädigungen vor. Bei axonalen Schädigungen sind sie durch einen bevorzugten Ausfall schnellleitender Fasern bedingt. Bei stärkeren Verlangsamungen ist hingegen auf jeden Fall von einer Störung im Bereich der Myelinscheide auszugehen.

Amplitudenminderungen sprechen für eine Schädigung entweder des Axons, eine schwere Störung der neuromuskulären Übertragung oder des Muskels selbst (z. B. bei Myopathien). Die Differenzierung erfolgt in Zusammenschau mit dem elektromyographischen Befund.

Ist die Amplitude hingegen bei proximaler Stimulation niedriger als bei distaler Stimulation, spricht dies für einen Leitungsblock. In diesem Fall können Nervenimpulse zwar die Stelle der Blockierung nicht überwinden, die Wallersche Degeneration bleibt jedoch aus. Demzufolge behält das distal stimulierbare Potential seine Amplitude.

Eine Zunahme der zeitlichen Dispersion, die sich als Zunahme der Phasenanzahl eines Potentials äußert, spricht für eine Demyelinisierung eines Teils der Fasern.

Eine klinisch relevante Interpretion berücksichtigt v. a.

- das Ausmaß der gefundenen Auffälligkeiten,
- die topographische Verteilung.

Die Interpretation erfolgt sinnvollerweise in Zusammenschau mit dem elektromyographischen Befund. Eine Übersicht gibt Tabelle 7-1.

7.8.6.2
Repetitiver Stimulationstest

Ein abnormer Abfall bei Stimulation mit 5 Hz spricht für eine Störung der neuromuskulären Übertragung. Deutliche Abfälle werden in erster Linie bei der Myasthenia gravis gesehen. Leichtere Abfälle sind hingegen unspezifisch und können sowohl bei Neuropathien als auch bei Myopathien als Ausdruck unreifer neuromuskulärer Endplatten gefunden werden.

Eine abnorme Zunahme bei Stimulation mit 50 Hz spricht für eine präsynaptische Störung. Hierbei kommt es zur Fazilitierung durch vermehrten Calciumeinstrom während der tetanischen Stimulation. Dieses Muster findet sich beim Lambert-Eaton-Syndrom und beim Botulismus. Die gleiche Aussage wie mit der sehr schmerzhaften hochfrequenten Stimulation kann auch durch eine 1-minütige maximale Willkürkontraktion des Muskels erreicht werden.

7.8.7
Kosten GOÄ

Die motorische Neurographie wird ausschließlich in Zusammenhang mit der Elektromyographie berechnet. Die sensible Neurographie mit Oberflächenelektroden wird mit Ziffer 829 (160 Punkte), mit Nadelelektroden mit Ziffer 840 (700 Punkte) vergütet.

7.9
Elektronystagmographie/Elektrookulographie

7.9.1
Grundprinzip

Der Augapfel stellt einen elektrischen Dipol dar. Die Retina ist gegenüber der Cornea negativ geladen. Aus diesem Grunde lassen sich Augenbewegungen durch Potentialverschiebungen erfassen, die durch um das Auge angebrachte Elektroden registriert werden.

7.9.2
Methoden

Die Ableitung erfolgt üblicherweise mit 4 am Orbitarand aufgebrachten Elektroden. Die Verstärkung des Signals erfolgt entweder über eine Gleichspannungsverstärkung (Elektrookulographie) oder über Wechselspannungsverstärkung (Elektronystagmographie). Daneben finden noch andere Ableittechniken wie Verwendung einer mit Kontaktlinsen aufgebrachten Spule („Search-coil-Technik") sowie die im engeren Sinne nicht zu den neurophysiologischen Techniken zählenden Verfahren wie Video- und Infrarotokulographie Anwendung.

Die grundsätzliche Aussage unterscheidet sich nicht zwischen den Verfahren. Der wesentliche Unterschied liegt im erfaßten Augenbewegungsbereich sowie in der Präzision der Messung.

7.9.3
Auswertung

Untersucht werden folgende Teilaspekte:

- Möglichkeit der Blickfixation,
- langsame Blickfolgebewegungen,
- rasche Blicksakkaden,
- Intaktheit des optokinetischen Systems,
- Intaktheit des vestibulookulären Systems.

Störungen der Blickfixation können sich als Nystagmus manifestieren. Untersucht wird, ob es bei fehlender Fixierung zum Spontannystagmus kommt, ob bei extremer Blickwendung zur Seite ein Blickrichtungsnystagmus oder dann nach Rückkehr zur Ausgangsposition ein Reboundnystagmus auftritt.

Bei langsamen Blickfolgebewegungen: hierbei wird darauf geachtet, ob die Blickfolge glatt oder sakkadiert erfolgt.

Bei der Untersuchung rascher Blicksakkaden wird durch die Elektronystagmographie die maximale Geschwindigkeit, die der Patient erreichen kann, registriert.

Die Untersuchung der Intaktheit des optokinetischen Systems erfolgt entweder durch Projektion eines in horizontaler oder vertikaler Richtung vorbeiwandernden Streifenmusters. Alternativ kann auch durch Rotation des Patienten auf einem Drehstuhl ein natürlicher optokinetischer Nystagmus erzeugt werden.

Die Intaktheit des vestibulo-okulären Systems wird durch rasche Beschleunigungsreize oder durch kalorische Stimulation untersucht.

7.9.4
Kosten GOÄ

Es wird für eine elektronystagmographische Untersuchung die GOA-Ziffer 827 (605 Punkte) berechnet.

7.10
Autonome Funktionsdiagnostik

7.10.1
Grundprinzip/Methoden

Eine direkte elektrophysiologische Darstellung der sympathischen Aktivität erfordert endoneurale Ableitungen, also das Einbringen sehr dünner Nadelelektroden direkt in den peripheren Nerv. Das Verfahren ist extrem zeitaufwendig und belastend (da schmerzhaft) für den Patienten. Zudem besteht das Risiko einer Schädigung des Nerven mit bleibenden neurologischen Ausfällen.

Aus diesem Grund haben sich in der klinischen Routine Verfahren durchgesetzt, die die Auswirkungen sympathischer bzw. parasympathischer Nervenerre-

gungen nur mittelbar widerspiegeln. Die wesentlichen Zielparameter beziehen sich auf

- kardiovaskuläre Regulation,
- Sudomotorik.

Die kardiovaskulären Regulationstests basieren im wesentlichen auf Änderungen

- des Pulses auf Atmung sowie Erhöhung des intrathorakalen Drucks. Bei diesen Verfahren werden Frequenzänderungen bei forcierter In- und Exspiration und beim Valsalva-Manöver untersucht;
- des Pulses und des Blutdrucks auf Lageänderungen („Schellong-Test", „Kipptischtest");
- des Blutdrucks auf Streßfaktoren wie Eistauchbad (Eiswassertest) oder tonische Innervation („hand grip test").

7.10.2
Auswertung

Obwohl bei einem Teil der Verfahren eine eindeutige Zuordnung zu Sympathikus bzw. Parasympathikus nicht immer möglich ist, soll in der Tabelle 7-2 eine grobe Zuordnung widergegeben werden.

7.10.3
Störfaktoren

Da das autonome Nervensystem durch eine Vielzahl von Umgebungsfaktoren ebenso wie durch Pharmaka beeinflußt wird, müssen besonders 2 Gruppen von Störfaktoren systematisch bedacht werden:

a) Umgebungsfaktoren:
  - Die Raumtemperatur sollte bei 23 °C liegen.
  - Die Feuchtigkeit sollte konstant gehalten werden.
  - Der Patient sollte initial entspannt liegen.

b) Medikamente. Besonderes Augenmerk muß hierbei auf Substanzen gelegt werden, die direkt das autonome Nervensystem beeinflussen wie:
  - Antihypertensiva,
  - Anticholinergika.
  - Dehydrierung des Patienten führt zu unvorhersehbaren Reaktionen sowohl der Blutdruck-/Pulsregulation als auch bei Schweißtests:
  - psychischer Streß mit Aktivierung des sympathischen Systems,
  - Blasenfüllung,
  - Schmerz,
  - Lebensalter.

Tabelle 7-2. Gebräuchliche autonome Funktionstests

Test	Stimulus	Afferenz	Efferenz	Zielparameter
Forcierte Atmung	6 tiefe Atemzüge/min	Vagus	Vagus	Bei Inspiration Puls ↑, bei Exspiration Puls ↓
Valsalva-Manöver	10–15 s Aufblasen mit 40 mm Hg	Hirnnerv IX und X	Vagus, Sympathikus	Initialer Pulsanstieg/ später Pulsabfall
Karotisdruckversuch	Massage des Bulbus	Hirnnerv IX	Vagus, Sympathikus	Pulsabfall
Kipptischtest	Rasches Aufrichten aus Liegen	Barorezeptoren	Vagus, Sympathikus	Initiale Pulszunahme/ Pulsabnahme; Blutdruckstabilität
Handgriptest	5 min 30 % der maximalen Handkraft	Muskelafferenz	Sympathikus, Vagus	RR ↑, Puls ↑
Eiswassertest	Eintauchen der kontralateralen Hand in Eis	Schmerz/Temp. Fasern	Sympathikus	RR ↑
Psychischer Streß	Rechenaufgabe	Zentrale Verarbeitung	Sympathikus	RR ↑
„Sympathetikskin response"	Elektrischer Reiz	peripherer Nerv	Sympathikus	Elektrisches Hautpotential
Quantitativer sudomotorischer Axonreflex	Azetylcholiniontophorese	Sudomotorisches Axon	Sympathikus	Lokale Schweißsekretion
Thermoregulatorischer Schweißtest	Anstieg der Körpertemperatur		Sympathikus	Diffuse Schweißsekretion

7.10.4
Qualitätssicherung

Angesichts der vielen Variablen, die das Testergebnis beeinflussen können, sollten pathologische Tests nochmals wiederholt werden. Die oben aufgeführten Störfaktoren sollten vor Durchführung des Tests anamnestisch erfaßt werden.

7.10.5
Interpretation

Um eine sinnvolle Interpretation zu ermöglichen, sollten stets mehrere Tests durchgeführt werden. Es müssen altersabhängige Normwerte verwendet werden.

Die Interpretation soll folgende Fragen klären:
- Liegt überhaupt eine autonome Funktionsstörung vor und wie hochgradig ist diese?
- Erklären die Befunde klinische Symptome (z. B. rezidivierende Synkopen) oder stellen sie Warnhinweise vor möglichen schweren Komplikationen (z. B. fehlende Pulsvariabilität als Vorbotensymptom einer schweren autonomen Denervierung bei Guillain-Barré-Syndrom) dar?
- Läßt sich der Befund einem Schenkel des autonomen Systems (Parasympathikus/Sympathikus) zuordnen? Vor einer Überinterpretation muß allerdings bei der deutlichen Verschränkung beider Systeme gewarnt werden.

7.10.6
Kosten GOÄ

Es kann die Ziffer 831 (80 Punkte) abgerechnet werden.

KAPITEL 8

Atemphysiologische Diagnostik

8

A. Pforte und H. Reissmann

8.1
Grundlagen und Ziele atemphysiologischer Diagnostik

8.1.1
Physiologische Grundlagen

Der aus klinischer Sicht relevante Bereich der atemphysiologischen Diagnostik wird unter dem Begriff „Lungenfunktionsprüfung" zusammengefaßt. Diese mißt Vorgänge der Ventilation, die durch das Zusammenspiel von zentraler Atemregulation, neuromuskulären Faktoren, Elastizität von Thorax und Lungengewebe sowie von Reibungswiderständen in den Atemwegen

entsteht. Von zentraler Bedeutung ist dabei die Erfassung der *Lungenvolumina*, die bei der Ein- und Ausatmung bewegt werden.

Ein weiterer wichtiger Parameter ist der *Atemfluß*, der ein ein- oder ausgeatmetes Volumen in einem definierten Zeitintervall mißt.

Mit der Erfassung der *Atemdrücke* erhält man ein Maß für den Kraftaufwand bei der Atmung, der geleistet werden muß, um bestimmte Volumina gegen den Reibungswiderstand in den Atemwegen zu fördern.

Ein weiteres Verfahren ermöglicht die Bestimmung des Gasaustausches zwischen Alveole und Blut, der durch Diffusion erfolgt und zur Bezeichnung "Diffusionskapazität„ geführt hat.

Eine Reihe von *Funktionsuntersuchungen* ermöglicht die Erfassung der pulmonalen Anpassung an körperliche Belastung, inhalative Reize, aber auch therapeutisch eingesetzte pharmakologische Substanzen.

8.1.2
Ziele und Indikationen

Die Lungenfunktionsprüfung dient der Erfassung des bronchopulmonalen Funktionszustandes. Ihre wesentliche Anwendung findet sie in der Erkennung von Erkrankungen der Lunge und der Atemwege und wird hier auch für die Verlaufsbeurteilung genutzt.

Wichtige Indikationen für die Durchführung einer Lungenfunktionsprüfung sind:

- Verdacht auf Erkrankungen der Bronchien, der Lunge, der Pleura, des knöchernen Thorax sowie auf Funktionsstörungen der Atemmuskulatur und deren Verlaufskontrolle,
- Objektivierung von Effekten und Nebenwirkungen einer medikamentösen Therapie,
- präoperative Prüfung der Lungenfunktion zur Beurteilung des Operationsrisikos,
- arbeitsmedizinische Überwachungsuntersuchungen bei bestimmten Berufen (z. B. Staubexponierte, Träger von Atemmasken),

- Begutachtung sowie sozialmedizinische Einschätzung nach Rehabilitationsmaßnahmen,
- Erfassung atemphysiologischer Parameter in der Intensivmedizin

8.2
Konventionelle atemphysiologische Diagnostik

8.2.1
Bestimmung von Atemvolumina und Atemflüssen

8.2.1.1
Prinzip

Spirometrie

Unter Spirometrie versteht man die Messung und Aufzeichnung statischer und dynamischer Lungenvolumina. Vereinfacht dargestellt erfolgt die Messung mit einem Apparat, der das Volumen der ein- und ausgeatmeten Luft bestimmen kann und Rückschlüsse auf intrapulmonale Volumina, die nicht an der Atmung teilnehmen, zuläßt. (Abb. 8-1) Man unterscheidet folgende Volumina:

1. Statische Volumina:
   - das Atemzugvolumen (V_T): das Volumen, das bei jedem Atemzug ein- und ausgeatmet wird,
   - die inspiratorische Vitalkapazität (IVC): das Lungenvolumen, das nach langsamer maximaler Exspiration maximal eingeatmet werden kann,
   - das inspiratorische Reservevolumen (IRV): das nach einer normalen Inspiration zusätzlich maximal einzuatmende Volumen,
   - die exspiratorische Vitalkapazität (EVC): das Volumen, das nach maximaler Inspiration maximal ausgeatmet werden kann,
   - das exspiratorische Reservevolumen (ERV): das nach einer normalen Ex-spiration maximal auszuatmende Volumen,
   - die totale Lungenkapazität (TLC): der maximale Luftgehalt der Lunge,

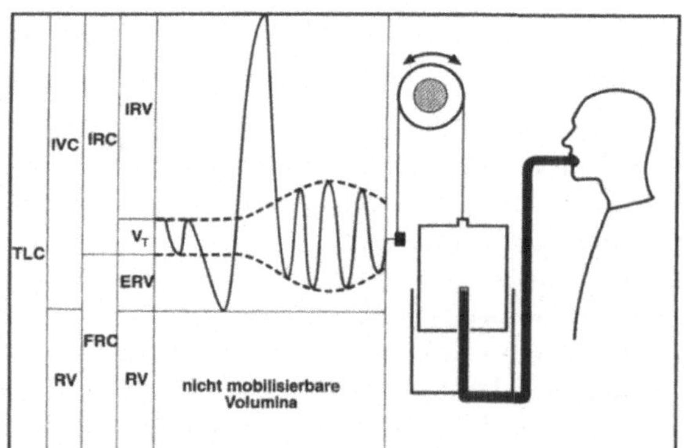

Abb. 8-1. Erfassung statistischer und dynamischer Lungenvolumina mittels Spirometrie (Glockenspirometer)

- das Residualvolumen (RV): das Volumen, das nach maximaler Ausatmung im Thorax verbleibt.

2. Dynamische Volumina:
   - (FEV_1): das forcierte exspiratorische Volumen: das in 1 s ausgeatmete Volumen,
   - (AMV): das Atemminutenvolumen: Atemzugvolumen × Atemfrequenz pro Minute.

Fluß-Volumen-Kurve

Mit Hilfe moderner Geräte lassen sich zusätzlich zu den genannten Volumina Strömungsgeschwindigkeiten messen, die in Abhängigkeit von der Zeit als Volumen-Zeit, Fluß-Zeit oder Fluß-Volumen-Kurve registriert werden können. Aus diesen Kurven lassen sich folgende Parameter ableiten:

- maximaler exspiratorischer Fluß (PEF): der maximal während der Ausatmung unter größter Anstrengung auftretende Atemfluß,
- maximale exspiratorische Fluß-Werte bei 75 %, 50 % oder 25 % der noch auszuatmenden Vitalkapazität (MEF_{75}, MEF_{50} und MEF_{25}). Neben den Zahlenangaben der Meßwerte läßt der Kurvenverlauf Rückschlüsse zu über vorliegende Funktionseinschränkungen (Abb. 8-2).

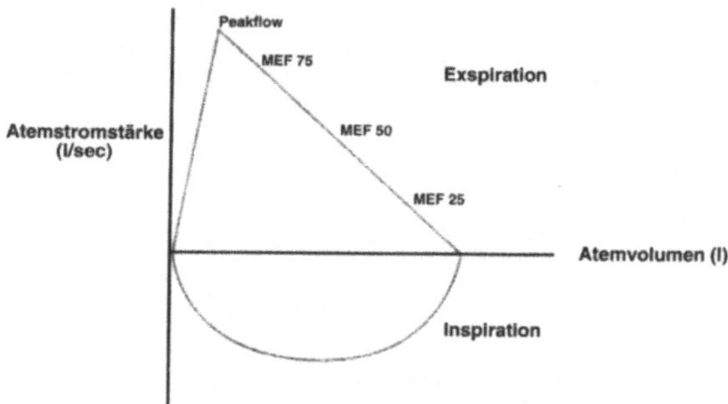

Abb. 8-2. Schematische Darstellung der Fluß-Volumen-Kurve

8.2.1.2
Methoden

Pneumotachographie

Die derzeit gebräuchlichste Methode für die Spirometrie ist die Pneumotachographie. Sie beruht auf der Anwendung des Hagen-Poiseuille'schen Gesetzes, nach dem die Strömungsgeschwindigkeit in einem starren Rohr bei einer laminaren Strömung proportional der Differenz pro Längeneinheit ist. Durch elektronische Integration der fortlaufend gemessenen Strömungsgeschwindigkeit können die zugehörigen Volumina bestimmt werden. Die oben genannten Volumina können ebenso ermittelt werden wie die Atemflüsse mittels Fluß-Volumen-Kurve (Abb. 8-3).

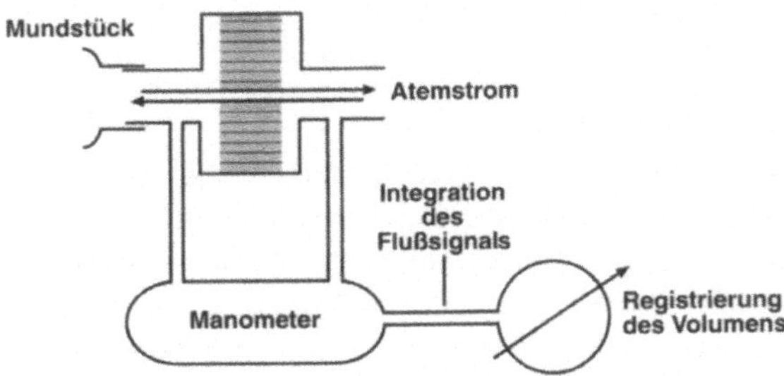

Abb. 8-3. Prinzip der Pneumotachographie

Ultraschallspirometrie

Ein relativ neues Prinzip der Diagnostik stellt die Ultraschallspirometrie dar. Hierbei erfolgt die Messung der Strömungsgeschwindigkeit mittels Ultraschallwellen. Schräg zum Atemstrom sind in der Meßeinrichtung Ultraschallsender und -empfänger angebracht. Ein Schallsignal wird gegen, ein anderes mit dem Atemstrom gesendet. Aus der Differenz der Schalleitzeiten lassen sich die Flußgeschwindigkeiten des Atemstroms und die entsprechenden Volumina errechnen. Die Meßfrequenz beträgt 200 Hz, d. h. 200 Meßzyklen pro Sekunde (Abb. 8-4).

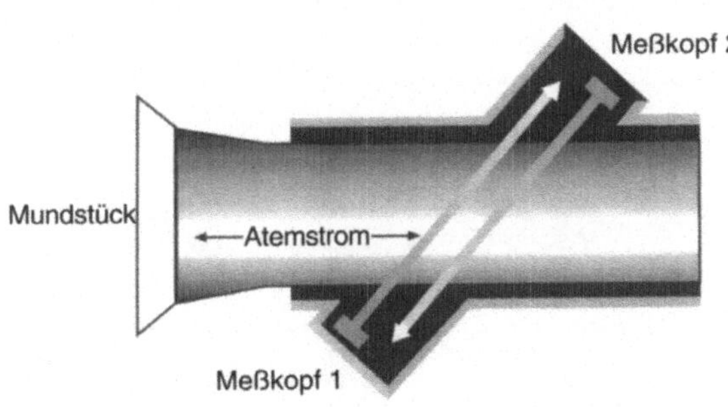

Abb. 8-4. Prinzip der Ultraschallspirometrie. (Nach W. Schmidt)

Glockenspirometrie

Als einfacheres Meßgerät steht das Glockenspirometer zur Verfügung, das aus einer luftdichten Glocke besteht, die

a) in einem Wassermantel schwimmen kann (Feuchtspirometer) oder
b) abgedichtet ist (Trockenspirometer).

Durch die Volumenverschiebung bei der Ein- und Ausatmung kommt es zur Bewegung der Glocke. Das Ausmaß dieser Bewegung wird registriert und gibt Aufschluß über die mobilisierten Atemvolumina (Abb. 8-1).

Peak-flow-Bestimmung

Ein relativ einfaches Verfahren stellt die Peak-flow-Messung dar, die zumeist mit einem kleinen Apparat

erfolgt, der vom Patienten selbständig angewendet werden kann. Für die Anwendung muß der Patient mit maximaler Stärke in das Mundstück des Peak-flow-Meßgerätes ausatmen. Durch den Atemstoß wird ein Kolben im Instrument gegen einen Federwiderstand bewegt, wobei ein Schleppzeiger mitgeführt wird, der den Maximalwert des Atemflusses markiert, während der Kolben durch die Feder zurückbewegt wird. Im Gegensatz zu den spirometrisch gemessenen Flüssen, die in l/s angegeben werden, erfolgt hier die Anzeige in l/min.

8.2.1.3
Richtlinien für die Anwendung, Untersuchungsgang

Die Spirometrie stellt die Basisuntersuchung der Lungenfunktion dar. Der Ablauf der Untersuchung soll am Beispiel der Spirometrie mittels eines Pneumotachographen erläutert werden. Die Aussagekraft hängt entscheidend von der Mitarbeit des Patienten ab, so daß eine sorgfältige Anleitung und Erläuterung der geplanten Maßnahmen vor der Untersuchung erfolgen muß. Die einzelnen Atemmanöver, die im Rahmen der Untersuchung durchgeführt werden, sollten dem Patienten bereits zu diesem Zeitpunkt erklärt werden, so daß er sie später ohne größere Schwierigkeiten ausführen kann.

Die Untersuchung erfolgt in sitzender Position. Die Nase wird mit einer Nasenklemme verschlossen, so daß die Atmung ausschließlich über das Mundstück, das mit dem Spirometer verbunden ist, möglich ist.

In der ersten Untersuchungsphase wird der Patient aufgefordert, ruhig und gleichmäßig zu atmen, bis sich die Atemmittellage eingestellt hat, so daß das Atemzugvolumen bestimmt werden kann. Aus der Atemruhelage heraus erfolgen die maximale Ausatmung und eine langsame maximale Inspiration zur Ermittlung der inspiratorischen Vitalkapazität. Anschließend erfolgen die maximale forcierte Exspiration zur Ermittlung der forcierten 1-s-Kapazität (FEV$_1$) sowie die Erfassung der Flußgeschwindigkeiten, die mit der Fluß-Volumen-Kurve registriert werden.

Um ein zuverlässiges Ergebnis zu erhalten, müssen *mindestens 3 Messungen* vorgenommen und deren Ergebnisse graphisch dokumentiert werden. Ein besonderes Augenmerk ist auf die Mitarbeit des Patienten zu richten. So sollte nach Möglichkeit die Compliance auf dem Meßprotokoll vom Untersucher beurteilt werden. Für die Auswertung ist es wichtig, daß die in den mehrfachen Messungen erhaltenen Werte, insbesondere für VC und FEV$_1$, keine größeren Abweichungen voneinander aufweisen ($> 0{,}2$ l).

8.2.1.4
Störfaktoren

Die starke Abhängigkeit der Untersuchung von der Patientenmitarbeit beinhaltet das größte Risiko für Fehlermöglichkeiten bei der Messung. Hat die zu untersuchende Person nicht maximal ein- oder ausgeatmet, wird ein zu kleines Volumen gemessen. Zu einem ähnlichen Resultat führt es, wenn das Mundstück nicht fest umschlossen wird oder die Nasenklemme nicht effektiv ist bzw. vergessen wurde.

8.2.1.5
Interpretation

Die Beurteilung der Spirometrie ermöglicht die grundlegende Unterteilung in obstruktive, restriktive und kombinierte Ventilationsstörungen. Die wichtigsten Meßwerte sind dabei die VC, die FEV_1 und der zusammengesetzte Parameter $FEV_{1\%}$ VC.

a) Typische Veränderungen bei einer *Restriktion:* Die Restriktion ist charakterisiert durch eine Erniedrigung der Vitalkapazität ($>90\%$ des Sollwerts) bei normaler $FEV_{1\%}$ VC und normalen Atemflüssen ($MEF_{25-75\%}$).

b) Typische Veränderungen bei einer *Obstruktion:* Die Obstruktion ist erkennbar an einer Reduktion der FEV_1 ($\leq 80\%$ des Sollwerts) sowie der $FEV_{1\%}$ VC und der Atemflüsse $MEF_{25-75\%}$.

Der Verlauf der Fluß-Volumen-Kurve läßt eine Aussage darüber zu, ob die Obstruktion intrathorakal oder extrathorakal lokalisiert ist.

8.2.2
Bestimmung des Atemwegswiderstands – Bodyplethysmographie
8.2.2.1
Prinzip

Die Bestimmung des Atemwegswiderstands ist ein Verfahren zur Bestimmung des Atemwegswiderstands (R_{aw}) und des intrathorakalen Gasvolumens (ITGV) unter Ruheatmungsbedingungen. Ihm liegt das Prinzip des Boyle-Mariotte-Gesetzes zugrunde, demzufolge das Produkt aus Druck und Volumen gleich ist. Bei diesem Verfahren werden die elastischen Widerstände von Lunge und Thorax nicht miterfaßt, sondern nur der Widerstand in den Bronchien. Im Gegensatz dazu werden bei Bestimmung des Atemwiderstands diese Parameter mitberücksichtigt.

8.2.2.2
Methode

Bodyplethysmographie
Der Ganzkörperplethysmograph (Bodyplethysmograph) besteht aus einer luftdicht abschließbaren Kabine von ca. 1 m³ Größe, die mit einem Spirometer versehen ist. Die Untersuchung erfolgt am sitzenden Patienten, der über ein Mundstück mit dem Pneumotachographen verbunden ist. Während der Inspiration bewirken negative Drücke im Alveolarraum (p_A) das Einströmen der Atemluft in die Lunge, bei Exspiration entstehen positive Drücke. Die Alveolardruckänderung führt zur Kompression bzw. Dekompression des Gasvolumens in der Lunge, was zu einer Änderung des Volumenverhältnisses von Lunge und Kammer führt mit gegenläufigen Druckänderungen in beiden Kompartimenten (Abb. 8-5).

Die atmungsbedingten Druckänderungen in der Kammer (ΔP_B) werden mit speziellen Druckaufnehmern registriert und in einem Koordinatensystem auf der X-Achse des Speicherbildschirms aufgezeichnet, wobei parallel der Atemstrom am Mund gemessen und auf der Y-Achse registriert wird. Hohe Druckschwankungen und kleine Flüsse beim Vorliegen einer Obstruktion führen so zu einer flacher verlaufenden Resistanceschleife als beim Gesunden (Abb. 8-6).

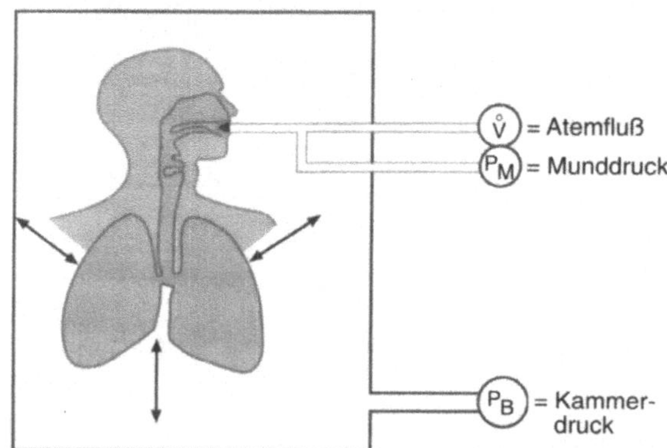

Abb. 8-5. Schematische Darstellung eines Ganzkörperplethysmographiegeräts

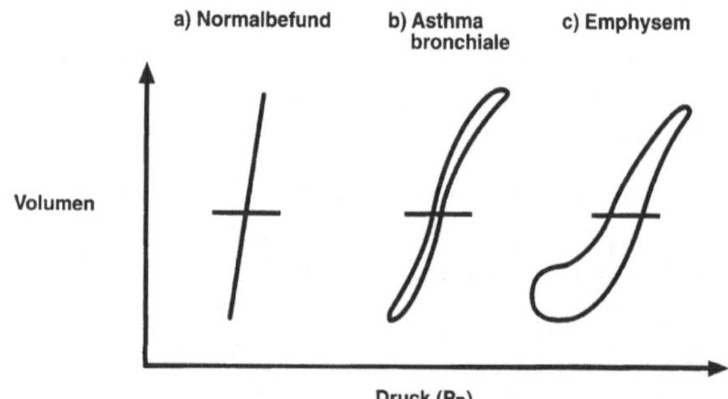

Abb. 8-6 a–c. Verlauf der Resistance-Schleife: **a** beim Lungengesunden, **b** bei Vorliegen einer Atemwegsobstruktion, **c** beim Emphysem, typische „Knickbildung"

Aufgrund des Gay-Lussac-Gesetzes werden im Rahmen der Ganzkörperplethysmographie bei konstanten Volumina durch geringe Temperaturänderungen Druckänderungen erzeugt, so daß dieser Einfluß korrigiert werden muß. Dies erfolgt in der Regel durch Erwärmung der Einatemluft auf 37 °C, so daß die Temperatur von Ein- und Ausatemluft übereinstimmt. Eine andere Möglichkeit stellt die rechnerische BTPS-Korrektur der Temperaturdifferenz dar.

Als weiterer wichtiger Parameter wird im Rahmen der Bodyplethysmographie das intrathorakale Gasvolumen mittels des Verschlußdruckes bestimmt. Dabei wird in der exspiratorischen Atemlage das Verbindungsrohr zum Meßgerät durch ein Ventil (shutter) verschlossen und die Druckänderung in der Kammer gegen die Druckänderung am Mund registriert.

Aus der Steilheit der Verschlußdruckkurve, die exspiratorisch erfaßt wird, kann das intrathorakale Gasvolumen (IGV bzw. FRC) unter Berücksichtigung des Eichfaktors (K) berechnet werden.

Messung des Atemwiderstands, Oszillationsmethode

Eine weitere Methode stellt die Impedanzmessung dar, bei der mit Hilfe einer Membranpumpe dem Atemstrom des Patienten eine Schwingung von 10 Hz aufgeprägt wird, die bei normaler Atemfrequenz nicht spürbar ist. Diese setzt sich in die Luftwege bis in das Lungengewebe hin fort. Wird der dabei am Mund entstehende Druck bestimmt, ist dieser abhängig vom Atemwegswiderstand sowie vom Widerstand des Lungengewebes und der Thoraxwand, aber auch vom Widerstand, der dem Oszillationsstrom durch das intrathorakale Volumen entgegengebracht wird. Da man also einen komplexen Widerstand registriert, wird dieser als Impedanz bezeichnet. Der gemessene Widerstand R wird als oszillatorischer Atemwiderstand R_{os} angegeben.

Unterbrechermethode

Eine andere, relativ einfache Methode ist die Bestimmung des Atemwiderstandes mit der Unterbrechermethode, die mit einem Pneumotachographen erfolgt. Im Verlauf der Ein- und Ausatmung wird das Atemrohr durch ein Ventil mit der Frequenz von 3- bis 5mal pro Sekunde für weniger als 0,10 s verschlossen. Diese Zeit ist beim Lungengesunden ausreichend für einen vollständigen Druckausgleich zwischen Mund und Alveolarraum. Somit entspricht der am Atemrohr gemessene Druck (p_m) etwa dem Alveolardruck (p_A).

Auch bei dieser Methode gehen die Widerstände von Lunge und Thorax in die Messung ein.

Vergleicht man die verschiedenen Meßmethoden des Atemwegs bzw. des Atemwiderstandes, so bietet die Ganzkörperplethysmographie die höchste Sensitivität. Bei den anderen Methoden besteht aber der große Vorteil, daß aufgrund der Mobilität der Geräte auch eine Untersuchung außerhalb des Lungenfunktionslabors, z. B. am Krankenbett, möglich ist.

8.2.2.3
Richtlinien für die Anwendung, Untersuchungsgang

Die Bodyplethysmographie dient der mitarbeitsunabhängigen Erfassung einer Obstruktion. Mit neueren Geräten kann gleichzeitig die Spirometrie durchgeführt werden.

Wie bei der Spirometrie ist vor Untersuchungsbeginn eine ausführliche Aufklärung des Patienten erforderlich. Nach Schließen der Tür der Untersuchungskammer wird der Patient aufgefordert, ruhig zu atmen. Mit der Messung wird begonnen, wenn der Temperaturausgleich zwischen Kammer und Umgebung erreicht ist (Steady State). Dieses ist ebenso wie die Patientenmitarbeit durch die kontinuierliche Aufzeichnung des Druckströmungs-Diagramms auf dem Bildschirm erkennbar. Dokumentiert werden mindestens drei vergleichbare, in sich geschlossene Druckströmungs-Diagramme und Verschlußdruckkurven. Die Ergebnisse der Ganzkörperplethysmographie werden außerdem in Zahlenwerten (SI-Einheiten) angegeben. Einheit: kPa × s/l.

Die Formanalyse des Kurvenverlaufs stellt ein wichtiges Hilfsmittel für die Beurteilung des Atemwegswiderstandes dar, da sie durch ihre Lage im Koordinatensystem nicht nur das Ausmaß der Widerstandserhöhung charakterisiert, sondern auch Hinweise auf die Lokalisation der Stenosierung bzw. auf gefesselte Luft („trapped air") durch Phasenverschiebung zwischen Druck- und Strömungssignal erkennen läßt.

8.2.2.4
Störfaktoren

Die Rolle der Patientenmitarbeit ist für die Bewertung der Atemwegswiderstandsmessung von untergeordneter Bedeutung. Allerdings ist darauf zu achten, daß das Mundstück fest geschlossen wird und die zu untersuchende Person keine forcierten Atmungsmanöver durchführt. Es ist darüber hinaus wichtig, daß die Messung erst nach Temperaturausgleich begonnen wird, was am Kurvenverlauf der Resistanceschleifen erkennbar ist.

8.2.2.5
Interpretation

Die Bodyplethysmographie eignet sich für die Erfassung einer obstruktiven Ventilationsstörung. Die Bestimmung der Resistance erfolgt über die Ermittlung des Winkels β, der durch die Verbindung des maximalen Drucks und des ein- und ausgeatmeten Volumens mittels einer Geraden durch den Schnittpunkt der X-

Achse charakterisiert ist. Bei Vorliegen einer Obstruktion ist der Winkel kleiner als im Normalfall.

Der *Grenzwert* für den mittels Ganzkörperplethysmographie ermittelten *Atemwegswiderstand* Raw liegt bei ca. 0,3 kPa × s/l.

Wie bei der Fluß-Volumen-Kurve erlaubt die Beurteilung des Kurvenverlaufs Aussagen über die Lokalisation der Stenose in den Atemwegen.

8.2.3
Bestimmung der Diffusionskapazität (CO-Transferfaktor)

8.2.3.1
Prinzip

Der pulmonale Gasaustausch findet an der alveolokapillären Membran statt. Dieser Vorgang erfolgt nach dem Fickschen Gesetz der Diffusion. Bei der Bestimmung der Diffusionskapazität wird der Widerstand erfaßt, den Gasmoleküle auf dem Weg vom Alveolarraum bis zur Bindung an das Hämoglobinmolekül zu überwinden haben. Für die Analyse hat sich die Bestimmung des Transferfaktors (D_{LCO}) für das Gas Kohlenmonoxid (CO) bewährt, das eine hohe Affinität zum Hämoglobin aufweist. Da CO, sobald es die alveolokapilläre Membran passiert hat, sofort im Erythrozyten gebunden wird, bleibt das Druckgefälle zwischen Alveolarraum und Blut groß und von der Perfusion weitgehend unabhängig.

Für die Ermittlung der Diffusionskapazität bzw. des CO-Transferfaktors erfolgt die Bestimmung der Kohlenmonoxidmenge, die pro Minute ins Blut gelangt (V_{CO}). Dieser Wert wird auf den alveolären CO-Partialdruck ($p_A CO$) bezogen.

Transferfaktor $T_{LCO} = V_{CO}/p_A CO$ [mmol/(min × kPa)].

8.2.3.2
Methoden

In der Praxis kommen zwei Methoden zur Anwendung.

Single-breath- (SB-) Verfahren

Die Atemluft wird mit etwa 1 % CO angereichert. Nach der Inhalation muß für zehn Sekunden der Atem angehalten werden und daraufhin vollständig ausgeatmet werden. Der CO-Gehalt wird (unter Berücksichtigung des Totraumvolumens) in der Inspiraton und Exspiration analysiert. Die Differenz dient als Maß für die erfolgte CO-Diffusion. Der Anteil des CO-Gehaltes über den untersuchten Zeitraum entspricht einer logarithmischen Funktion und ist direkt proportional dem CO-Transfer-Faktor. Die Vitalkapazität wird direkt gemessen, so daß das Residualvolumen, die funktionelle Residualkapazität (FRC) sowie die Totalkapazität ermittelt werden können. Im gleichen Untersuchungsgang kann durch Zugabe von etwa 10 % Helium die funktionelle Residualkapazität bestimmt werden (FRC) (Abb. 8-7).

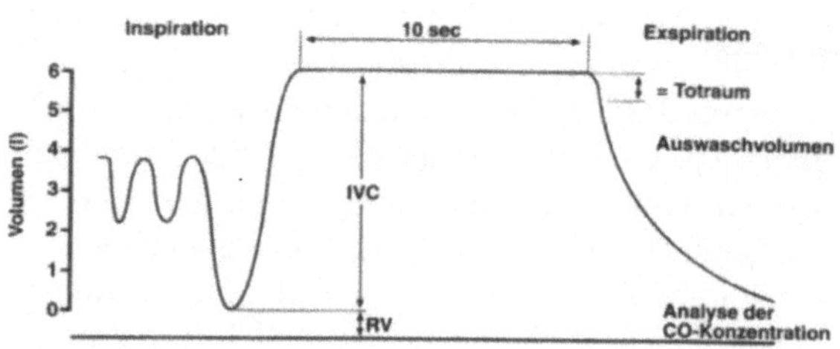

Abb. 8-7. Bestimmung der Diffusionskapazität D_{LCO}, Single-breath-Methode

Steady-state-Verfahren

Beim Steady-state-Verfahren erfolgt die Inhalation des entsprechenden CO-haltigen Gasgemisches unter Ruheatmungsbedingungen, so daß gleichzeitig das Atemminutenvolumen bestimmt werden kann.

8.2.3.3
Richtlinien für die Anwendung, Untersuchungsgang („single breath")

Die Durchführung und Bestimmung der Diffusionskapazität ist indiziert zur Klärung der Frage, ob eine restriktive Ventilationsstörung auf eine pulmonale oder extrapulmonale Ursache zurückzuführen ist. Von großer Bedeutung ist die D_{LCO} für die Diagnose und Verlaufsbeurteilung interstitieller Lungenerkrankungen.

Zur Vorbereitung ist eine Eichung der erforderlichen Geräte am Diffusionsmeßplatz erforderlich. Dieses geschieht mit einem Eichgas, das neben Luft Kohlendioxid (CO_2) in einer Konzentration von ca. 0,3 Vol.-% enthält.

Auch für die D_{LCO}-Bestimmung muß der Patient vor Beginn der Untersuchung über die geplanten Atemmanöver instruiert werden. Die Nase muß mit einer Klemme verschlossen werden. Über ein Mundstück atmet der Proband am Meßplatz. Nach maximaler Ausatmung wird im Meßsystem das Analysegas appliziert, wobei maximal eingeatmet werden muß (VC-Manöver). Nach dieser maximalen Inspiration ist beim single-breath-Verfahren das Anhalten des Atems für die Dauer von zehn Sekunden erforderlich. Bei den heute üblichen elektronisch gesteuerten Meßplätzen wird dieses durch einen Ventilmechanismus, der die Exspiration erst nach Ablauf des Untersuchungszeitraumes erlaubt, gesteuert. Während der anschließenden forcierten Exspiration wird der alveoläre Teil der Ausatemluft in einem Beutel gesammelt und analysiert.

Als Standard gilt, daß die Untersuchungen mindestens zweimal durchgeführt werden, wobei die Differenz der Einzelwerte nicht mehr als 5–6 % betragen darf. Zwischen den Untersuchungsgängen sollte eine Pause von etwa 5 min eingeplant werden, um das CO möglichst schnell abzuatmen.

8.2.3.4
Störfaktoren

Störungen können technisch bedingt sein und liegen insbesondere an der Abdichtung des Gasauffangbeutels. Die Dichtungen sind vor Beginn der Untersuchung regelmäßig zu kontrollieren. Als Fehlermöglichkeit von seiten des Patienten ist insbesondere das Unvermögen zur tiefen Inspiration und zum Atemanhalten zu nennen. Dies kann dazu führen, daß fälschlich ein zu niedriger VC-Wert bestimmt wird. Bei der Bestimmung der D_{LCO} ist immer der aktuelle Hb-Wert des Patienten zu berücksichtigen. Weicht dieser deutlich vom Standardwert (14,6 g% für Männer, 13,4 g% für Frauen) ab, muß ein Korrekturfaktor berücksichtigt werden. Ein weiterer Störfaktor ist die durch das Rauchen begünstigte Entstehung von Carboxyhämoglobin.

8.2.3.5
Interpretation

Die Bestimmung der Diffusionskapazität ermöglicht die Differentialdiagnose zwischen der pulmonalen und extrapulmonalen Ursache einer restriktiven Ventilationsstörung. Letztere führt zu einer Abnahme der Lungenvolumina ohne Reduktion der D_{LCO}, während pulmonale Prozesse zu einer Abnahme beider Parameter führen.

8.2.4
Compliance
8.2.4.1
Prinzip

Für die Bestimmung der Compliance oder „Lungendehnbarkeit" wird die Volumenänderung in Relation zum transpulmonalen Druck, der durch die elastischen Kräfte von Lungengewebe und Brustkorb hervorgerufen wird, bestimmt. Dieser Druck entspricht annähernd dem – technisch einfacher zu messenden – Druck, der durch diese Kräfte auf den Ösophagus einwirkt, so daß dieser für die Beurteilung der Compliance herangezogen wird.

8.2.4.2
Methode

Für die Messung wird eine Ballonsonde in den Ösophagus eingeführt. Nach Aufblasen des Ballons führt der Patient Atemmanöver durch. Die entstehenden Druckschwankungen werden über ein mit der Ballonsonde verbundenes Manometer registriert. Erfolgt die Untersuchung während der Spontanatmung, wird sie als *dynamische Compliance* bezeichnet. Die *statische Compliance* wird während einer langsamen Ausatmung nach maximaler Einatmung gemessen.

8.2.4.3
Richtlinien für die Anwendung

Die Bestimmung der Compliance ist indiziert, wenn das Ausmaß des Elastizitätsverlustes der Lunge bei einer bekannten restriktiven Ventilationsstörung erfaßt werden soll. Sie stellt eine wichtige Zusatzuntersuchung im Rahmen der Diagnostik interstitieller Lungenerkrankungen dar, z. B. bei Pneumokoniosen.

Das Einführen der Sonde erfordert Geschicklichkeit vom Untersucher und ein hohes Maß an Kooperationsbereitschaft seitens des Patienten. Die eigentliche Messung soll erst beginnen, wenn der Patient zu seiner Atemruhelage gefunden hat. Zu bevorzugen ist die dynamische Compliance, die weniger mitarbeitsabhängig ist.

8.2.4.4
Störfaktoren

Vermehrtes Husten und Würgen beim Einführen der Ballonsonde können eine erhebliche Beeinträchtigung darstellen, die gelegentlich zum Abbruch der Untersuchung führt.

8.2.4.5
Interpretation

Die Compliance ist bei restriktiven Lungenerkrankungen, aber auch bei pleuralen Prozessen erniedrigt. Bei Vorliegen emphysematöser Veränderungen ist Compliance in der Regel erhöht.

8.2.5
Spiroergometrie
8.2.5.1
Prinzip

Die Untersuchung stellt eine Kombination aus Spirometrie und Ergometrie dar. Bei der Spiroergometrie werden neben kardialen Parametern Atemgrößen gemessen, die zur erbrachten körperlichen Leistung in Relation gesetzt werden. Die Untersuchung erlaubt somit Aussagen über respiratorische, zirkulatorische und metabolische Funktionen.

8.2.5.2
Methode

Die Untersuchung erfolgt in der Regel am Fahrradergometer, jedoch kann auch eine Belastung am Laufband mit einer Drehkurbel (insbesondere bei gehbehinderten Patienten) erfolgen. Benötigt werden außerdem ein Spirometer sowie eine Meßeinheit für O_2 und CO_2 in der Atemluft. Für die Untersuchung wird der Patient mit EKG-Elektroden-RR-Gerät und Atemmaske versorgt. Die Blutentnahme für die Blutgasanalyse kann arteriell, aber auch kapillär erfolgen. Während der Untersuchung erfolgt die Messung von:

- Atemfrequenz,
- Atemzugvolumen,
- arterieller/kapillärer O_2-Partialdruck,
- O_2-Aufnahme,
- CO-Abgabe.

Aus diesen Meßgrößen werden folgende Parameter berechnet:

1. Atemminutenvolumen (l/m).
2. Anaerobe Schwelle: die Belastung, bei der das Atemminutenvolumen im Vergleich zur O_2-Aufnahme und CO_2-Abgabe steil ansteigt.
3. O_2-Aufnahme VO2: Die O_2-Menge, die pro Zeiteinheit von der Lunge aufgenommen wird.
4. Kohlendioxidabgabe: Die CO_2-Menge, die pro Zeiteinheit an die Außenluft abgegeben wird.
5. Respiratorischer Quotient: Das Verhältnis des ausgeatmeten CO_2-Volumens zum eingeatmeten CO_2-Volumen pro Zeiteinheit.
6. Atemäquivalent für Sauerstoff und Kohlendioxid; gibt das Atemminutenvolumen an, das erforderlich ist, um 1 l O_2 aufzunehmen bzw. 1 l CO_2 abzugeben.
7. Alveoloarterielle O_2-Partialdruckdifferenz.

Die Untersuchung beinhaltet eine Ruhephase, eine stufenweise gesteigerte Belastung (Hierbei kommen die Richtlinien für die Ergometrie zur Anwendung.) sowie die Erholungsphase.

Die Belastung wird abgebrochen, wenn

- Ausbelastungskriterien für die Ergometrie eingetreten sind,
- Erschöpfungszeichen auftreten,
- die vorgesehene Belastung erreicht wurde, z. B. im Rahmen der präoperativen Diagnostik.

8.2.5.3
Richtlinien für die Anwendung, Kontraindikationen

Die Spiroergometrie ermöglicht die Erfassung kardialer und pulmonaler Funktionsstörungen. Sie ist für die präoperative Diagnostik, aber auch für die Beantwortung gutachterlicher Fragestellungen von großer Bedeutung.

Wichtig sind die Vorbereitung und Anleitung des Patienten, dessen Mitarbeit bei der Spirometrie in starkem Maße gefordert ist. Bei jeder Belastungsstufe muß das „steady state" abgewartet werden, d. h. der Zeitpunkt, zu dem Atemminutenvolumen und Pulsfrequenz konstant bleiben (in der Regel 3 min).

Folgende *Kontraindikationen* müssen ausgeschlossen werden:

- gravierende kardiale Erkrankungen, insbesondere Koronarinsuffizienz,
- Hypertonus, nicht ausreichend behandelt,
- frische thromboembolische Prozesse,
- pulmonale Hypertonie mit Cor pulmonale,
- Ruhedyspnoe,
- akute fieberhafte Infekte.

Die Untersuchung darf nur unter Aufsicht eines Arztes, der über Kenntnisse in der Notfallmedizin verfügt, durchgeführt werden. Ebenso muß ein Notfallinstrumentarium umittelbar zur Verfügung stehen.

8.2.5.4
Störfaktoren

Die möglichen Störfaktoren entsprechen denen der Spirometrie bzw. Ergometrie (s. dort).

8.2.5.5
Interpretation

Die Beurteilung der Spiroergometrie ermöglicht die Erfassung von Funktionsstörungen im kardiopulmonalen System. Sie erlaubt Aussagen darüber, ob eine Erkrankung zu einer Einschränkung der Leistung führt.

Für die detaillierte Befundauswertung wird auf die im Anhang angeführte Spezialliteratur verwiesen.

8.2.6
Bronchospasmolysetest
8.2.6.1
Prinzip

Der Bronchospasmolysetest ist eine Lungenfunktionsuntersuchung, die Anwendung findet, wenn die orientierende Spirometrie und Bodyplethysmographie Hinweise auf eine bronchiale Obstruktion ergibt (d. h. bei erniedrigter FEV_1 und/oder erhöhtem Atemwegswiderstand bzw. Residualvolumen). Er soll die klinisch wichtige Frage beantworten, ob eine Obstruktion nach Applikation eines inhalativ wirksamen Bronchodilatators reversibel ist. Dazu erfolgt die Durchführung einer Spirometrie und/oder Bodyplethysmographie vor und nach der Applikation eines entsprechenden Medikaments.

8.2.6.2
Methode

Nach Durchführung einer Spirometrie und/oder Bodyplethysmographie erfolgt die Inhalation eines brochospasmolytischen Medikaments, in der Regel eines β_2-Sympathomimetikums, entweder als Dosieraerosol oder mittels eines Verneblers. 15–30 min nach Inhalation erfolgt die Kontrollmessung. Für die Auswertung wird der Vergleich mit der Erstuntersuchung, insbesondere auf die relevanten Meßwerte der FEV_1, nach Atemwegswiderstand und Residualvolumen durchgeführt.

8.2.6.3
Richtlinien für die Anwendung

Um ein aussagekräftiges Untersuchungsergebnis zu erzielen, dürfen bronchodilatatorische Medikamente 2–4 h vor der Untersuchung nicht mehr angewendet werden. Die Untersuchungen müssen mit demselben Lungenfunktionsgerät erfolgen.

8.2.6.4
Störfaktoren

Eine nicht sachgerechte Anwendung des Dosieraerosols bzw. des Inhalationsgerätes vor der 2. Messung kann zu einem falsch-negativen Testergebnis führen ebenso wie die Applikation eines entsprechenden Medikaments *vor* der Untersuchung.

8.2.6.5
Interpretation

Der Bronchospasmolysetest ermöglicht die Einteilung einer obstruktiven Ventilationsstörung in reversible und nicht reversible Formen. Letztere finden sich in der Regel bei der chronisch-obstruktiven Bronchitis, während das Asthma bronchiale durch eine Reversibilität der Atemwegsobstruktion gekennzeichnet ist.

Ein positives Testergebnis liegt vor, wenn
- Atemwegswiderstand R_{aw} um 20 % gesenkt wird,
- die FEV_1 um 10 % ansteigt.

8.2.7
Unspezifische bronchiale Provokation

8.2.7.1
Prinzip

Die unspezifische bronchiale Provokation wird zum Nachweis einer Hyperreagibilität der Bronchialschleimhaut auf verschiedene, nicht allergische, d. h. hämische, physikalische oder auch pharmakologische Reize angewendet.

Die unspezifische brochiale Hyperreagibilität ist erkennbar an der Ausbildung einer Obstruktion mit Anstieg der Atemwegswiderstände und hat einen Aussagewert für die Erfassung früher Stadien einer obstruktiven Atemwegerkrankung. In dieser Phase weisen Patienten unter Ruhebedingungen eine normale Lungenfunktion auf. Erst nach Exposition gegenüber einem inhalativem Reiz wird die Funktionsstörung klinisch manifest.

8.2.7.2
Methode

Nach Durchführung einer Spirometrie und Bodyplethysmographie erfolgt die Inhalation einer pharmakologischen Reizsubstanz und die anschließende Kontrolle der Lungenfunktionsparameter.

Folgende Substanzen kommen zur Anwendung:
- Metacholin,
- Acetylcholin,
- Histamin,
- Carbachol.

An Apparaturen werden eingesetzt:
- konventionelle Düsen- oder Ultraschallvernebler;
- Dosimeter: bei diesem System wird pro Atemzug eine bestimmte Aerosol-Menge freigesetzt.
- Reservoirmethode: diese Methode bietet gegenüber konventionellen Verneblersystemen den Vorteil einer wesentlich geringeren Variabilität der intrabronchial deponierten Aerosolmenge, so daß die Ergebnisse gut reproduzierbar sind.

Die Inhalation erfolgt stufenweise mit ansteigender Konzentration bzw. vernebelter Aerosolmenge, wobei zwischen den einzelnen Konzentrationsstufen Zeitintervalle zwischen 2 und 5 min gewählt werden.

Für die Beurteilung werden folgende Parameter herangezogen:
- FEV_1 sowie
- R_{aw} und
- FRC.

Bezugswert ist jeweils das Meßergebnis, das vor Beginn der Applikation der Provokationssubstanz erzielt wurde.

Tritt im Verlauf der Untersuchung eine Obstruktion auf, sollte die Untersuchung zu diesem Zeitpunkt abgebrochen werden. Anschließend muß die Inhalation eines bronchodilatatorischen Medikaments durchgeführt werden.

8.2.7.3
Richtlinien für die Anwendung, Kontraindikationen

Eine inhalative Provokation sollte erfolgen, wenn sich anamnestisch und klinisch Hinweise auf das Vorliegen einer Obstruktion ergeben, die durch die Basislungenfunktionsuntersuchung nicht erfaßt wird.

Dabei ist es erforderlich, die *Kontraindikationen* für diese Untersuchung zu beachten:

- nachgewiesene Atemwegsobstruktion,
- schwere kardiale Erkrankungen (Rhythmusstörungen etc.),
- nicht ausreichend behandelte Hypertonie,
- Bestehen einer Schwangerschaft.

Für standardisierte Provokationstests mit pharmakologischen Substanzen gelten dieselben Vorsichtsmaßnahmen, die grundsätzlich bei Durchführung eines Lungenfunktionstests erforderlich sind. Der Patient muß vor der Untersuchung umfassend informiert werden sowie auf mögliche Komplikationen wie überschießende Brochialobstruktion hingewiesen werden, damit im Falle von Atemnot der Provokationstest unverzüglich abgebrochen werden kann. Das Personal muß mit der Behandlung von Atemwegsobstruktionen einschließlich des Asthmaanfalls vertraut sein.

Ein in der Notfallmedizin erfahrener Arzt muß unmittelbar erreichbar sein. Wichtig ist, daß der Patient während der Untersuchung zu keinem Zeitpunkt unbeaufsichtigt ist. Nach Beendigung der Untersuchung sollte der Patient das Labor erst dann verlassen, wenn die Obstruktion – mittels Lungenfunktionsuntersuchung dokumentiert – entweder spontan oder nach Bronchospasmolyse reversibel war. Bei Kindern ggf. auch bei Erwachsenen ist die kontinuierliche Überwachung des Gasaustausches mittels O_2-Sättigung (Pulsoxymetrie) zu empfehlen.

8.2.7.4
Störfaktoren

Störfaktoren sind häufig zurückzuführen auf zu kurze Inhalationszeiten sowie die Patientenmitarbeit. Weiterhin ist darauf zu achten, daß bronchodilatatorische Medikamente vor der Untersuchung abgesetzt werden müssen. Hierzu gehören:

- β_2-Mimetika,
- Parasympathikolytika,
- Theophyllin,
- Kortikosteroide,
- Antihistaminika,
- Mastzellstabilisatoren.

Das Zeitintervall für die erforderliche Karenzzeit liegt zwischen 12 und 48 h.

8.2.7.5
Interpretation

Kriterien für einen positiven inhalativen Provokationstest sind die Erfüllung einer der folgenden Bedingungen:

- Abfall der FEV_1 um mindestens 20 %,
- Anstieg der R_{aw} um mindestens 0,6 kPa/I/S.

8.2.8
Spezifischer bronchialer Provokationstest mit Allergenen
8.2.8.1
Prinzip

Wenn durch die unspezifische Bronchialprovokation kein Nachweis einer Obstruktion erfolgt bzw. durch allergische Untersuchungen keine ausreichende Antwort zur Frage der Relevanz bestimmter Inhalationsallergene für die Auslösung einer obstruktiven Atemwegserkrankung im individuellen Fall gemacht werden kann, ist der Einsatz der spezifischen bronchialen Provokation sinnvoll. Dabei wird die Allergenlösung in einer individuell abgestimmten Konzentration (nach Dosisfindung im Hauttest) inhalativ appliziert. Die Dosis sollte nicht höher sein als jene Konzentration, die im Pricktest gerade eine einfache positive Reaktion auslöst.

8.2.8.2
Methode

Die erste Lungenfunktionsprüfung erfolgt zu Beginn der Untersuchung, d. h. vor der Provokation; anschließend wird das Lösungsmittel für das Allergen inhaliert und eine erneute Messung durchgeführt. Anschließend an die Inhalation erfolgt wieder die Lungenfunktionsprüfung. Bei Fehlen einer Reizantwort sollte die Allergendosis gesteigert werden, bis die unverdünnte Provokationsstammlösung erreicht ist. Nach Eintreten einer signifikanten Bronchialreaktion bzw. Applikation der Allergenhöchstmenge erfolgen nach 15 und 30 min, dann nach 60 min und anschließend in stündlichen Abständen Kontrollmessungen.

8.2.8.3
Richtlinien für die Anwendung, Kontraindikationen

Die Untersuchung hat einen hohen Stellenwert in der Diagnostik des allergischen Asthma bronchiale und (in erweiterter Form) der exogen-allergischen Alveolitis. Die Indikationen sollten nur von einem Arzt mit speziellen pneumologischen und allergologischen Kenntnissen gestellt werden.

8.2.8.4
Störfaktoren

Störfaktoren, Kontraindikation und Vorsichtsmaßnahmen entsprechen denen der unspezifischen bronchialen Provokation.

8.2.8.5
Interpretation

Für die Auswertung gilt, daß ein positives Ergebnis der spezifischen bronchialen Provokation (im Sinne eines Asthma bronchiale) anzunehmen ist, wenn eine Verdoppelung des spezifischen Atemwegswiderstandes R_{aw} oder ein Abfall der FEV_1 um mindestens 20 % nachgewiesen werden kann.

8.3
Atemphysiologische Diagnostik beim beatmeten Patienten

8.3.1
Grundlagen der Diagnostik in der Intensivmedizin

Die Tatsache, daß ein Patient der Beatmung bedarf, impliziert gravierende Beeinträchtigungen des Gasaustausches und/oder der Ventilation. Die schnelle Erkennung vital bedrohlicher Störungen der Oxygenierung und einer unzureichenden Ventilation ist also gerade unter der Beatmung unerläßlich. Die einschlägigen diagnostischen Maßnahmen – v. a. Messung der arteriellen O_2-Sättigung sowie der Atemfrequenz und des Hubvolumens – müssen daher so engmaschig erfolgen, daß an Stelle der diskontinuierlichen „Diagnostik" die kontinuierliche „Überwachung" („Monitoring") tritt. Zwischen den seltener durchzuführenden Maßnahmen der Diagnostik und der engmaschigen Überwachung besteht ein fließender Übergang.

Da auch die Respiratoren dank Mikroprozessorsteuerung immer besser an den Patienten angepaßt werden können, werden immer häufiger assistierende Beatmungsverfahren eingesetzt. Damit tritt neben die Einschätzung, ob ein Patient beatmet werden muß oder spontan atmen kann, die Analyse, welchen Anforderungen die möglicherweise geschwächte Atemmuskulatur ausgesetzt ist und mit welchem Umfang der Assistenz der Patient die Ventilation bewältigen kann. Dazu sind Parameter zu erfassen, die über die Leistungsfähigkeit der Atemmuskulatur und die ihr bei der Ventilation entgegenstehenden Kräfte („Lasten") Auskunft geben und die die Beurteilung der Relation von Kraft und Lasten ermöglichen.

Zwischen der Spontanatmung ohne maschinelle Assistenz und der kontrollierten Beatmung erstreckt sich das Kontinuum der assistierenden Beatmung, bei der Patient und Respirator Anteil an der Atmung haben. In diesem Kontinuum ist die Trennung zwischen spontanen Atem-„Zügen" und maschinellen Atem-„Hüben" willkürlich. Im weiteren wird einheitlich der Terminus „Atemhub" verwendet.

In den folgenden Abschnitten werden vielfach nur grob orientierende Norm- und Grenzwerte angegeben. Grund dafür ist der vielfältige Bezug der Parameter aufeinander: So können z. B. pathologische Veränderungen der Atemmechanik, die von einem Patienten mit normalen Muskelkraftreserven und normalem Ventilationsbedarf problemlos toleriert werden, bei eingeschränkter Muskelkraft und/oder gesteigertem Ventilationsbedarf zur Ateminsuffizienz führen. Die Synopse und Wichtung der verschiedenen Aspekte obliegt dem behandelnden Arzt.

8.3.2
Überwachung des Atemmusters

Bei Spontanatmung regelt das Atemzentrum das Atemmuster, also Atemfrequenz und Hubvolumen, so, daß die Ventilation den geringstmöglichen Einsatz an Muskelkraft erfordert. Zielgröße ist das jeweilige Optimum von geringen elastischen Rückstellkräften (günstig: kleine Hübe), geringen Widerstandskräften (günstig: langsame Inspiration), geringer dynamischer Überblähung (s. unten; günstig: kleine Hubvolumina und lange Exspirationszeiten), wenig Totraumventilation (günstig: große Hubvolumina) und kurzer Muskelanspannungszeit.

Bei assistierender Beatmung liefert das Atemmuster Informationen darüber, wie gut die maschinelle Assistenz auf die Bemühungen des Patienten abgestimmt ist. Bei kontrollierter Beatmung determiniert das Atemmuster wesentlich die vom Respirator aufgewendeten Kräfte und die daraus ggf. resultierenden Nebenwirkungen.

8.3.2.1
Methoden

Bestimmung von Hubvolumen, Atemfrequenz und Verhältnis Inspirationszeit/Exspirationszeit

Moderne Respiratoren zeigen laufend das Volumen des letzten kompletten Hubes und die über einige Hübe gemittelte Frequenz an. Dabei orientieren sie sich an dem Wechsel des Gasflusses zwischen Inspiration und Exspiration. Auf Basis der gleichen Daten ermitteln einige Respiratoren auch das Verhältnis Inspirationszeit/Exspirationszeit.

Exkursionen von knöchernem Thorax und Abdomen: Induktionsplethysmographie

Der Wechselstromwiderstand einer Spule hängt u. a. von der Fläche ab, die sie umschließt. Bei dem auf diesem Prinzip basierenden Monitor (z. B. Respitrace) werden zwei elastische Binden mit eingewebten Spulenwindungen um knöchernen Thorax und Abdomen geschlungen. Mit der Atmung ändern sich deren Querschnittsflächen und damit – in erster Näherung proportional – das auf dem Widerstand basierende Meßsignal. Auf diesem Wege läßt sich bestimmen, ob die Zwischenrippenmuskulatur (bewirkt überwiegend Exkursionen des knöchernen Thorax) und das Zwerchfell (bewegt überwiegend das Abdomen) synchron und in üblicher Relation zueinander agieren.

8.3.2.2
Indikation und Richtlinien für die Untersuchung

Atemfrequenz und Hubvolumina sind ständig zu überwachen. Die Induktionsplethysmographie ist indiziert, wenn entweder das Atemmuster anders nicht zuverlässig zu überwachen ist (nicht intubierter Patient) oder wenn quantitative Informationen zur Beteiligung der verschiedenen Muskelgruppen an der Ventilation erwünscht sind, etwa bei neuromuskulären Erkrankungen oder bei drohender bzw. manifester Ermüdung der Atemmuskulatur.

8.3.2.3
Störfaktoren

Die Überwachung des Atemmusters durch Verfolgung des Gasflusses ist empfindlich gegen physiolgische Artefakte wie Herzaktionen oder Singultus. Die Werte aus der Induktionsplethysmographie werden durch Körperlage und Lage der Induktionsbänder beeinflußt, so daß Bewegungen des Patienten Messung und Überwachung stören können.

8.3.2.4
Interpretation

Schon beim Gesunden schwanken Atemfrequenz und Hubvolumen in weiten Bereichen, so daß Norm- oder Grenzwerte nur untergeordnete Bedeutung haben. Dies gilt in verstärktem Maße für Patienten mit Beeinträchtigungen der Atemmechanik. Allerdings läßt sich die Erkenntnis nutzen, daß eine Spontanatmung um so schneller und flacher wird, je schlechter der Patient die mit ihr verbundene Arbeit leisten kann: Das Verhältnis („f/Vt-Ratio") zwischen Atemfrequenz (f, in Hüben je Minute) und Hubvolumen (Vt, in l) scheint ein guter Paramter dafür zu sein, ob eine Spontanatmung durchzuhalten ist oder nicht: Bei Werten über 100 (z. B. f≤30 bei Vt≥0,3 l) ist die Wahrscheinlichkeit groß, daß die Atmung unterstützt werden muß.

8.3.3
Quantifizierung der dynamischen Überblähung
8.3.3.1
Prinzip

Ein Gesunder atmet in Ruhe solange aus, bis alle elastischen Kräfte im respiratorischen System ein Gleichgewicht erreicht haben, seine funktionelle Residualkapazität (FRC = Lungenvolumen am Ende der Exspiration) ist gleich dem Relaxationsvolumen [Vrel; synonym:

Volumen des Gleichgewichts der elastischen Kräfte = Elastic Equilibrium Lung Volume (EELV)]. Setzt die nächste Inspiration ein, bevor das Vrel erreicht ist, bleibt die Lunge dynamisch überbläht.

Die bei der dynamischen Überblähung per Definition am Ende der Exspiration verbleibende Rückstellkraft wird als „intrinsisch positiv endexspiratorischer Druck" [intrinsic PEEP (PEEP$_i$); Synonym: autoPEEP] bezeichnet und damit der therapeutisch eingesetzten Druckerhöhung [extrinsischer PEEP (PEEP$_e$) oder „continuous positive airway pressure" (CPAP) gegenübergestellt. Der PEEP$_i$ist während der folgenden Inspiration als zusätzliche Gegenkraft von der Atemmuskulatur oder vom Respirator zu überwinden. Eine ausgeprägte dynamische Überblähung kann die Atemarbeit massiv erhöhen und die Fähigkeit zur Spontanatmung begrenzen. Deshalb ist ihre Erfassung im Rahmen der Beatmungstherapie von großer Bedeutung.

8.3.3.2
Methoden

Bestimmung des dynamischen PEEP$_i$ bei ununterbrochener Beatmung
Die Muskelkraft, die aufgewendet werden muß, um die Flußumkehr zu bewirken, wird als dynamischer PEEP$_i$ bezeichnet. Zur Erfassung der treibenden Muskelkraft muß der Ösophagusdruck gemessen werden; der Druck an der Atemwegsöffnung (mbar oder kPa) ermöglicht die Erfassung des dynamischen PEEP$_i$ nur bei kontrollierter Beatmung.

Bestimmung des statischen PEEP$_i$ durch Okklusion des Atemweges
Am Ende einer Exspiration erfolgt statt der nächsten Inspiration ein Verschluß des Atemweges, so daß sich der in den Alveolen herrschende Druck der Atemwegs-

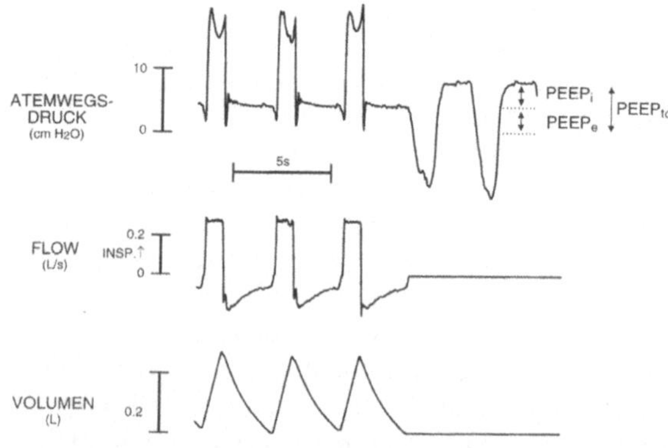

Abb. 8-8. Respiratorische Diagnostik während der Beatmung. Messung des intrinsischen PEEP (PEEP$_i$) durch endexspiratorische Okklusion des Atemweges. Dargestellt ist ein Meßmanöver während einer assistierenden Beatmung im Modus AMV. PEEP$_e$ = extrinsischer PEEP, d. h. vom Anwender applizierter PEEP; PEEP$_{tot}$ = gesamter PEEP, d. h. gesamter endexspiratorischer Druck

öffnung mitteilen und dort gemessen werden kann. Dieser Druck (in mbar oder kPa) ist die Summe (total PEEP = $PEEP_{tot}$) aus dem überblähungsbedingten $PEEP_i$ und einem ggf. vom Beatmungsgerät applizierten $PEEP_e$. $PEEP_i$ ist also durch Subtraktion eines $PEEP_e$ von $PEEP_{tot}$ zu errechnen (Abb. 8-8). Ein aktiver Patient wird mit seiner wegen der Okklusion frustranen Atembemühung den Druck zunächst kurzfristig abfallen lassen, nach Entspannung der Atemmuskulatur stellt sich dann der $PEEP_{tot}$ ein.

8.3.3.3
Indikationen und Richtlinien für die Untersuchung

Zur Einschätzung der durch die dynamische Überblähung bedingten Effekte auf Atmung und Kreislauf und zur Kontrolle therapeutischer Maßnahmen ist der dynamische $PEEP_i$ gut geeignet.

8.3.3.4
Störfaktoren

Mangelnde Synchronisierung der Messung von Druck und Gasfluß beeinträchtigen die Bestimmung des dynamischen $PEEP_i$.

8.3.3.5
Interpretation

Bei normaler Ruheatmung besteht keine dynamische Überblähung, der Normwert für den $PEEP_i$ ist also o. Wenn eine Überblähung besteht, ist zu prüfen, ob sie durch therapeutische Maßnahmen adäquat beeinflußbar ist.

8.3.4
Messung von Resistance und Compliance unter Beatmung
8.3.4.1
Prinzip

Der regelmäßigen periodischen Expansion und Deflation der Lungen stehen elastische Rückstellkräfte, die proportional mit dem Lungenvolumen zunehmen, und widerstandsbedingte Kräfte, die von der Flußgeschwindigkeit abhängen, entgegen. Der Proportionalitätsfaktor in der Beziehung zwischen elastischen Rückstellkräften und Volumen ist die *Elastance*, die Steifheit; der Kehrwert ist die *Compliance* oder elastische Nachgiebigkeit. Der Faktor für Widerstandskräfte und Fluß ist die *Resistance*. In der Lungenfunktionsanalytik wird mit dem Terminus Resistance vielfach der Strömungswiderstand in den Atemwegen bezeichnet. Im vorliegenden Text wird er im umfassenderen Sinne der physiologischen Terminologie verwendet, schließt also flußabhängige Kräfte in Lungen- und Thoraxgewebe ein, sog. *Atemwiderstand*, s. oben.

8.3.4.2
Methoden

Bestimmung ohne Unterbrechung der Beatmung
Mit dem statistischen Verfahren der linearen Regression lassen sich nach mehrfacher Messung von Druck, Fluß und Volumen die Resistance und die Compliance aus der Gleichung (Druck = Fluß × Resistance + Volumen/Compliance) ermitteln.

Diese beiden Verfahren sind automatisierbar; Basis für die in vielen Respiratoren integrierte Anzeige von Resistance und Compliance ist in der Regel die lineare Regression. Hierbei werden jedoch nur die vom Beatmungsgerät aufgebrachten Beatmungsdrücke in die Rechnung einbezogen, so daß nur bei kontrollierter Beatmung ohne Patientenaktivität valide Werte bestimmt werden können.

Bestimmung durch Okklusion des Atemweges
Okklusion bedeutet die schlagartige Unterbrechung des Gasflusses während der Beatmung. Nach einer Okklusion entfallen widerstandsbedingte Kräfte, und es wirken – Passivität des Patienten vorausgesetzt – nur noch elastische Rückstellkräfte. Die Relation zwischen der durch die Okklusion bedingten Druckveränderung und dem unmittelbar vor der Okklusion herrschenden Fluß ergibt die Resistance. Die Compliance errechnet sich aus der Relation von Volumendifferenz zur Differenz zwischen den beiden Druckwerten nach Okklusion.

8.3.4.3
Indikationen und Richtlinien für die Untersuchung

Die Bestimmung von Resistance und Compliance dient der Verlaufsbeobachtung und Therapiekontrolle pulmonaler Erkrankungen unter Beatmung.

Okklusionsmanöver dürfen keinen besonderen apparativen Aufwand, etwa durch zusätzliche Okklusionsventile, nach sich ziehen. Sie sind nur praktikabel, wenn also die Steuerung des Beatmungsgerätes Ein- und Ausatemventil gleichzeitig verschließen kann.

Wird neben dem Beatmungsdruck auch der Ösophagusdruck (als Maß für den Druck im Pleuraspalt) gemessen, lassen sich pathologische Veränderungen der Lunge und der Atemwege einerseits und Brustwand und Abdomen andererseits anteilig zuordnen.

8.3.4.4
Störfaktoren

Praktisch alle gegenwärtig gebräuchlichen Verfahren setzen die Passivität des Patienten voraus und sind somit anfällig für Artefakte.

8.3.4.5
Interpretation

Durch Beatmung in Rückenlage können sich – durch Änderung der Thoraxgeometrie und Auftreten von Mikroatelektasen – Einschränkungen der Compliance um bis zu 50 % ergeben. Zur Resistance von Atemwegen, Lungenparenchym und Thoraxwand, die im Normalfall bis zu 5 mbar × s/l betragen kann, kommt ggf. die des Endotrachealtubus, die flußabhängig ist und bei großlumigen Erwachsenentuben bis zu 10 mbar × s/l betragen kann.

8.3.5
Untersuchung der Leistungsfähigkeit und Auslastung der Atemmuskulatur

8.3.5.1
Prinzip

Bei Zunahme der Anforderungen an die Atemmuskulatur und/oder Minderung der Kraftreserven nähert sich die relative Kraftausnutzung einem kritischen Wert, dessen Überschreitung eine Minderung der Leistungsfähigkeit nach sich zieht.

Meßwerte für die maximale Leistungsfähigkeit der Muskulatur einerseits und die laufenden Leistungsanforderungen andererseits sind daher gemeinsam zu beurteilen.

8.3.5.2
Methoden

Messung der maximalen inspiratorischen Muskelkraft
Der Patient wird veranlaßt, gegen den verschlossenen Atemweg eine maximale inspiratorische Anstrengung zu unternehmen. Der dabei entwickelte negative Druck (maximaler inspiratorischer Druck = p_{imax} in mbar oder kPa) wird mit einem separaten Manometer gemessen.

Messung des Atemantriebes
Zu Beginn eines Atemhubes wird der Atemweg für ca. 150 ms okkludiert. Der Abfall des Druckes an der Atemwegsöffnung entspricht der Zunahme des Muskelzuges; dieser wird während der kurzen Zeit noch nicht durch die Okklusion selbst beeinflußt und verhält sich wie bei einem Hub ohne Okklusion (Abb. 8-9). Die Druckänderung (in mbar oder kPa) in den ersten 100 ms bzw 0,1 s wird als „P100" oder „P0,1" bezeichnet.

Der P100 ist ein von der maximalen Muskelkraft weitgehend unabhängiger Parameter für den Atemantrieb, der gut mit der Dyspnoe des Patienten korreliert. Er wird als integrierter Meßwert für die Relation zwischen Leistungsfähigkeit der Atemmuskulatur und den zu bewältigenden Lasten interpretiert: Bei zunehmender Diskrepanz nehmen Antrieb und eventuell Dyspnoe zu, mit ihnen steigt der P100.

8.3.5.3
Indikationen und Richtlinien für die Untersuchung

Der p_{imax} bietet ein gutes Maß für die Kraftreserven der Atemmuskulatur; er läßt sich bei kooperativen Patien-

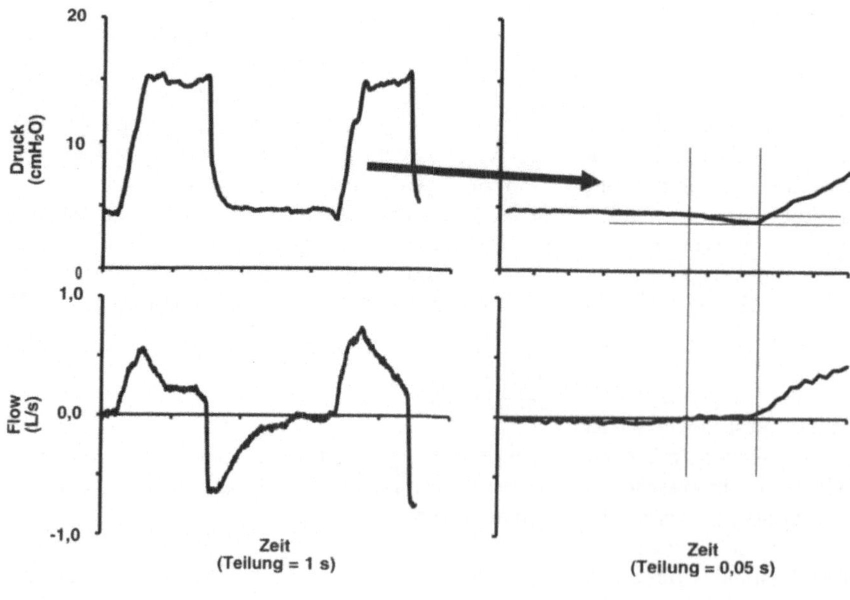

Abb. 8-9. Ermittlung des Atemantriebes durch eine kurze Okklusion zu Beginn der Inspiration. Der Druckabfall in den ersten 100 ms bzw. 0,1 s der Okklusion (daher der Terminus „P100" oder „P0,1") wird als Maß für den Atemantrieb interpretiert

ten relativ zuverlässig bestimmen. Er wird v. a. zur Beurteilung der Fähigkeit zur Spontanatmung bei einer Beatmungs-Entwöhnung herangezogen.

8.3.5.4
Störfaktoren

Die Messung des p_{imax} liefert bei mangelnder Kooperation des Patienten falsch-„schwache" Werte.

8.3.5.5
Interpretation

pimax: Die maximale Atemmuskelkraft ist von Geschlecht, Konstitution, Körperlage, Trainingszustand u. a. abhängig. Bei Gesunden werden p_{imax}-Werte von 10–15 kPa erreicht. Als Schwellenwert für die Fähigkeit zur Spontanatmung werden 3 kPa angenommen.

P100: Werte bis zu –2 mbar/100 ms gelten als Zeichen ausreichend assistierter Atmung, Werte jenseits –4 mbar/100 ms kennzeichnen eine angestrengte Atmung, die in eine Ateminsuffizienz mit Erschöpfung der Muskulatur münden kann.

Mit Hilfe des P100 läßt sich eine assistierende Beatmung „titrieren": Eine Steigerung der Assistenz mindert den Atemantrieb und läßt den P100 gegen 0 tendieren.

8.3.6
Kapnometrie
8.3.6.1
Prinzip

Die Atemluft des Patienten wird auf ihren Kohlendioxidpartialdruck (pCO$_2$, in mm Hg) oder Kohlendioxidanteil (FCO$_2$, in %) untersucht.

8.3.6.2
Methoden

O$_2$ weist eine Lichtextinktion bei einer Wellenlänge von 400 nm auf. Üblicherweise wird daher sein Anteil in der Atemluft per Infrarot-Spektroskopie bestimmt. Entweder werden Lichtquelle und Photosensor direkt zwischen Patient und Respirator angebracht (Messung im Hauptstrom), oder sie befinden sich separat im Meßgerät und werden über eine Vakuumpumpe kontinuierlich mit einem Teil des Atemgases (in der Regel 50–200 ml/min) versorgt (Nebenstrom).

Derzeit gebräuchliche Geräte zeigen pCO$_2$ oder FCO$_2$ im zeitlichen Verlauf oder als Funktion des exspirierten Volumens kontinuierlich graphisch an („Kapnographen"). Andere, als „Kapnometer" bezeichnete Geräte erfassen nur punktuelle Meßwerte, in der Regel den Wert am Ende der Exspiration.

8.3.6.3
Richtlinien für die Untersuchung, Untersuchungsgang

Beim intubierten Patienten werden der Hauptstromsensor mit seiner vom Atemgas durchströmten Meßküvette bzw. der Probenabgriff des Nebenstromgerätes zwischen Tubus und Respirator eingefügt. Nebenstromgeräte können mit geeigneten Probenabgriffen auch bei Patienten, die spontan atmen, eingesetzt werden, die Kontamination der zu untersuchenden Atemluft mit Umgebungsgas muß allerdings berücksichtigt werden.

8.3.6.4
Störfaktoren

Sekret und Kondenswasser in der Meßküvette der Hauptstromgeräte bzw. im Probenentnahmesystem der Nebenstromgeräte können die Messung bzw. den Probentransport behindern.

Da die Sensoren zur Drift neigen, werden sie automatisch kontinuierlich oder intermittierend mit CO$_2$-freiem Referenzgas abgeglichen.

8.3.6.5
Interpretation

Der pCO$_2$ der Atemluft zeigt während der Exspiration einen charakteristischen Verlauf: Nach einer initialen Phase, in der CO$_2$-freies Gas aus dem anatomischen Totraum exspiriert wird, folgt CO$_2$-haltiges Alveolargas. Der pCO$_2$-Anstieg ist hierbei um so steiler, je homogener die Ventilation ist. Beim Gesunden hat das anschließend exspirierte Gas einen annähernd konstanten pCO$_2$, der allenfalls wenige mm Hg geringer ist als der arterielle. Bei Vorliegen einer Verteilungsstörung mischt sich jedoch während der gesamten Exspiration CO$_2$-armes Gas aus minderperfundierten Alveolen mit CO$_2$-haltigem, so daß auch in der „alveolären" Phase der Exspiration der pCO$_2$ des Atemgases nicht konstant bleibt, sondern kontinuierlich ansteigt und der endexspiratorische Wert mehr oder weniger weit unterhalb des arteriellen bleibt.

Bei Patienten mit Verteilungsstörungen kann somit die Kapnographie die Blutgasanalyse nicht ersetzen. Sie liefert jedoch v. a in Verbindung mit dem arteriellen pCO$_2$ wertvolle Zusatzinformationen. Auch bestimmte Unregelmäßigkeiten im Atemmuster können sich im Kapnogramm zeigen (Abb. 8-10).

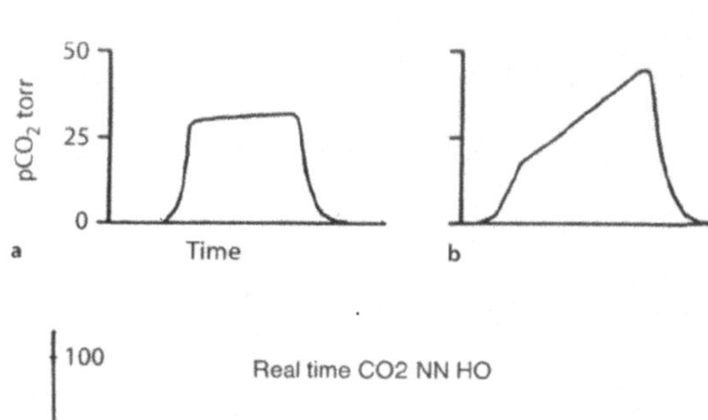

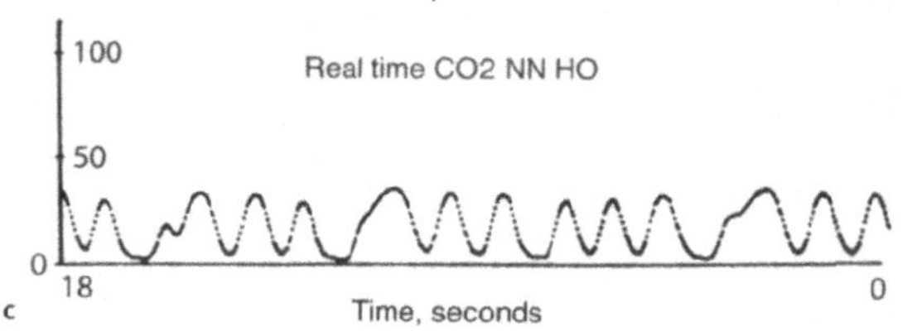

Abb. 8-10 a–d. Typische Kapnogramme. **a** Normales Kapnogramm: In der Inspiration ist kein CO_2 zu messen, nach Exspiration des CO_2-freien Totraumgases folgt ein steiler Anstieg des pCO_2 auf ein annähernd konstantes Plateau. **b** Kapnogramm eines chronisch obstruierten Patienten mit Verteilungsstörungen: Ein konstantes Plateau fehlt. **c** Kapnogramm bei schneller, flacher Atmung eines Patienten bei einem fehlschlagenden Spontanatmungsversuch. Da das Hubvolumen das Totraumvolumen nur knapp übersteigt, bildet sich kein Plateau aus. **d** Kapnogramm bei CO_2-Rückatmung durch technischen Defekt. Sowohl inspiratorischer als auch exspiratorischer pCO_2 steigen. (**a, b** und **d** nach Tobin 1994, **c** nach Carlon et al. 1988)

8.4
Blutgasanalyse und Pulsoxymetrie

8.4.1
Blutgasanalyse und Oxymetrie in vitro

8.4.1.1
Prinzip

Die Messung der Partialdrücke von Sauerstoff und Kohlendioxid (pO_2 und pCO_2) im arteriellen Blut liefert Informationen über die Effektivität des Gasaustausches in der Lunge. Sie wird üblicherweise mit der Messung des pH-Wert zur kompletten Blutgasanalyse zusammengefaßt, die somit auch die Beurteilung des Säure-Basen-Status ermöglicht. Die zusätzliche Bestimmung des O_2-Gehalts im venösen Blut zeigt die Ausschöpfung des Sauerstoffs in der Kreislaufperipherie und damit die Relation zwischen O_2-Verbrauch und Bereitstellung durch Atmung und Kreislauf.

8.4.1.2
Methoden

Messung des pO₂

Die Messung des pO_2 beruht auf der Reduktion von Sauerstoff an einer Platinelektrode, wenn zwischen dieser und einer Silberanode eine Polarisationsspannung angelegt wird. Der resultierende Strom ist proportional zum pO_2 an der Platinkathode.

Messung des pH-Werts

An für Protonen permeablen Glasmembranen baut sich ein meßbares elektrisches Potential auf, wenn die Flüssigkeiten auf den beiden Seiten einen unterschiedlichen pH-Wert aufweisen. Wird die Probe einer Referenzlösung mit bekanntem pH-Wert gegenübergestellt, läßt sich aus dem Potential der pH-Wert der Probe errechnen.

Messung des pCO₂

CO_2-sensitive Elektroden sind von einem Puffer umgebene pH-Elektroden, bei denen der Puffer sich über eine CO_2-permeable Membran mit dem CO_2 der Probe äquilibrieren kann; pH-Wert und das Meßsignal sind somit proportional zum pCO_2.

Oxymetrie

Die Sättigung des Hämoglobins (Hb) mit Sauerstoff (SO_2) wird transmissions- oder reflexionsphotometrisch ermittelt. Die unterschiedlichen Reflexions- bzw. Transmissionsspektra der verschiedenen Hämoglobinformen erlauben Geräten mit mehreren (normalerweise 5) Wellenlängen die anteilige Quantifizierung von Oxy- und Desoxy-Hb und der wichtigsten Dyshämoglobine (Met-Hb und CO-Hb). Die heute üblichen Geräte ermitteln auch die Hb-Konzentration im Blut und errechnen den O_2-Gehalt der Probe.

8.4.1.3
Richtlinien für die Untersuchung und Untersuchungsgang

Der Entnahmeort für die Blutprobe hängt von der Fragestellung ab:

- Für die Beurteilung des pulmonalen Gasaustausches für Sauerstoff ist das Blut unmittelbar nach Passage der Lungen zu entnehmen, also aus dem arteriellen Stromgebiet. Arterielles Blut läßt sich an verschiedenen Körperstellen per Verweilkanüle (A. radialis, A. femoralis, A. dorsalis pedis) oder Einzelpunktion gewinnen. Außerdem kann Kapillarblut (z. B. Ohrläppchen) verwendet werden.
- Gemischtvenöses Blut, das für die O_2-Ausschöpfung des Gesamtorganismus repräsentativ ist, kann nur per Katheter aus der A. pulmonalis gewonnen werden.

- Die pCO_2-Bestimmung muß nicht unbedingt aus arteriellem Blut erfolgen, da die Variationen der arteriovenösen pCO_2-Differenz ($p_vCO_2 = p_aCO_2 +$ ca. 5 mm Hg) relativ gering sind.
- Periphervenöses Blut ist zur Beurteilung des Gasaustausches ungeeignet, erlaubt jedoch die Diagnose von Veränderungen des Säure-Basen-Haushaltes.

8.4.1.4
Störfaktoren

Metabolische Veränderungen setzten sich auch nach der Blutentnahme fort: Sauerstoff wird verbraucht, CO_2 und damit (Kohlen-)säure wird produziert, so daß pO_2 und pH-Wert abnehmen und der pCO_2 steigt. Zur Minimierung dieser Meßwertverfälschung ist die Probe so schnell wie möglich zu untersuchen und gekühlt zu transportieren.

Gasförmige Substanzen, also etwa Raumluft, dürfen mit der Probe nicht in Berührung kommen, da sich die Blutgase mit ihnen äquilibrieren und damit verändern. Die Probe muß also ohne Gaseinschlüsse gewonnen und in einem verschlossenen Gefäß (z. B. Spritze mit Stopfen) transportiert werden.

Die gängigen Analysegeräte erfordern eine Antikoagulation der Probe. Dazu sollte möglichst trockenes Heparin in entsprechend präparierten Spritzen verwendet werden, um Fehler (v. a. Verdünnung) durch zu große Mengen Antikoagulanslösung zu vermeiden.

8.4.1.5
Interpretation

Die Erfassung der Partialdruckwerte von Sauerstoff und Kohlendioxid erlaubt eine Aussage über die Effektivität der Atmung. Für die Bewertung von Abweichungen von pO_2 und pCO_2 werden Sollwertformeln benutzt. Während der pO_2 eine hohe Variabilität aufweist, die durch Luftdruck, Körpergröße, Gewicht, Alter und Geschlecht beeinflußt wird, folgt die Regulation des pCO_2 innerhalb enger Grenzen.

Wichtige pathologische Abweichungen der Blutgasanalyse betreffen

1. die Hyperventilation (pO_2 variabel, pCO_2 erniedrigt),
2. die respiratorische Globalinsuffizienz (pO_2 erniedrigt, pCO_2 erhöht).
3. die respiratorische Partialinsuffizienz (pO_2 erniedrigt, pCO_2 erniedrigt)

Neben der Ventilation ist auch die Beurteilung von Störungen im Säure-Basen-Haushalt durch die Blutgasanalyse möglich, da eine enge Beziehung zwischen CO_2 und pH-Wert besteht.

Sauerstoffpartialdruck (pO2)

Im Bereich $\geq 95\%$ SO_2/80 mm Hg pO_2 gehen aufgrund der sigmoidalen O_2-Bindungscharakteristik große Änderungen des pO_2 mit kleinen Änderungen der SO_2 einher. Daher ist hier der pO_2 aussagekräftiger für die klinische Beurteilung. Im Bereich $\leq 90\%$ SO_2/ 60 mm Hg pO_2, al so im venösen Blut, ist die SO_2 der wichtigere Parameter, denn aufgrund des Einflusses von pH-Wert und Temperatur auf die O_2-Bindung erlaubt der pO_2 keine präzise Aussage über den O_2-Gehalt des Blutes (Abb. 8-11).

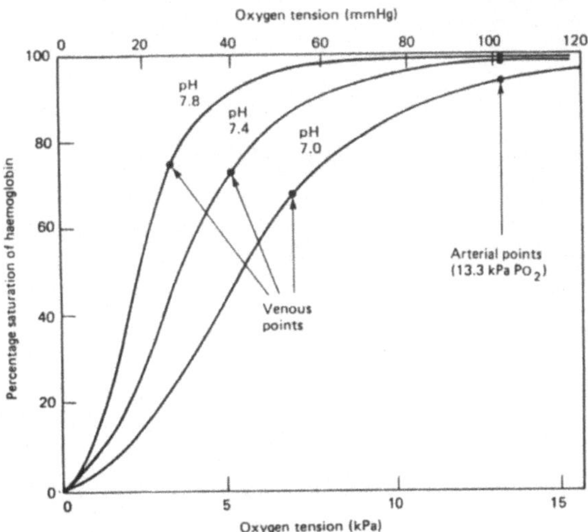

Abb. 8-11. Darstellung der O_2-Bindungskurve, d. h. der Beziehung zwischen dem O_2-Partialdruck im Blut und der Hb-Sättigung

Kohlendioxidpartialdruck (p_aCO_2)

Im Normalfall wird der arterielle Kohlendioxidpartialdruck (p_aCO_2) in engen Grenzen um 40 mm Hg konstant gehalten, sofern keine schwerwiegende Ventilationsstörung vorliegt und die Atmung nicht metabolische Störungen des Säure-Basen-Haushaltes zu kompensieren hat.

CO_2 bildet in wäßriger Lösung Kohlensäure (H_2CO_3), die abhängig vom pH-Wert in verschiedenem Maße zu Protonen (H^+) und Bicarbonat (HCO^{3-}) dissoziiert. Das so regulierte Bicarbonat-Kohlensäure-Puffersystem wird durch die Henderson-Hasselbalch-Gleichung beschrieben:

$$pH = pK + \log [HCO\text{-}] / [H_2CO_3],$$

wobei pK die Dissoziationskonstante von H_2CO_3 im Plasma ($= 6{,}1$) ist.

Die wichtigsten Störungen des Säure-Basen-Haushalts betreffen einerseits respiratorisch, andererseits metabolisch ausgelöste Änderungen, die auch kombiniert auftreten können. Während die metabolische Kompensation respiratorischer Störungen erst nach mehreren Tagen wirksam wird, erfolgt die respiratorische Kompensation metabolischer Störungen relativ rasch. Die wichtigsten Störungen sind in Tabelle 8-1 zusammengefaßt.

Diagnose	Meßergebnisse pH-Wert	pCO₂	Standardisiertes Bikarbonat
Respiratorische Azidose			
Dekompensiert	Erniedrigt	Gesteigert	Im Normbereich
Kompensation	Im Normbereich	Gesteigert	Gesteigert
Respiratorische Alkalose			
Dekompensiert	Gesteigert	Erniedrigt	Im Normbereich
Kompensation	Im Normbereich	Erniedrigt	Erniedrigt
Metabolische Azidose			
Dekompensiert	Erniedrigt	Im Normbereich/(erniedrigt)	Erniedrigt
Kompensation	Im Normbereich	Erniedrigt	Erniedrigt
Metabolische Alkalose			
Dekompensiert	Gesteigert	Im Normbereich	Gesteigert
Kompensation	Im Normbereich	Gesteigert	Gesteigert

Tabelle 8-1. Blutgasveränderungen bei respiratorisch und metabolisch verursachten Störungen des Säure-Basen-Haushalts. (Mod. nach Bauer 1998)

Für den praktischen Gebrauch hilfreich ist die Verwendung von Nomogrammen, in denen der Logarithmus des pCO_2 gegen die Bicarbonatkonzentration aufgetragen ist. Der Eintrag der Meßwerte in das Diagramm erlaubt eine rasche Orientierung über Art und Ausprägung der Störungen (Abb. 8-12).

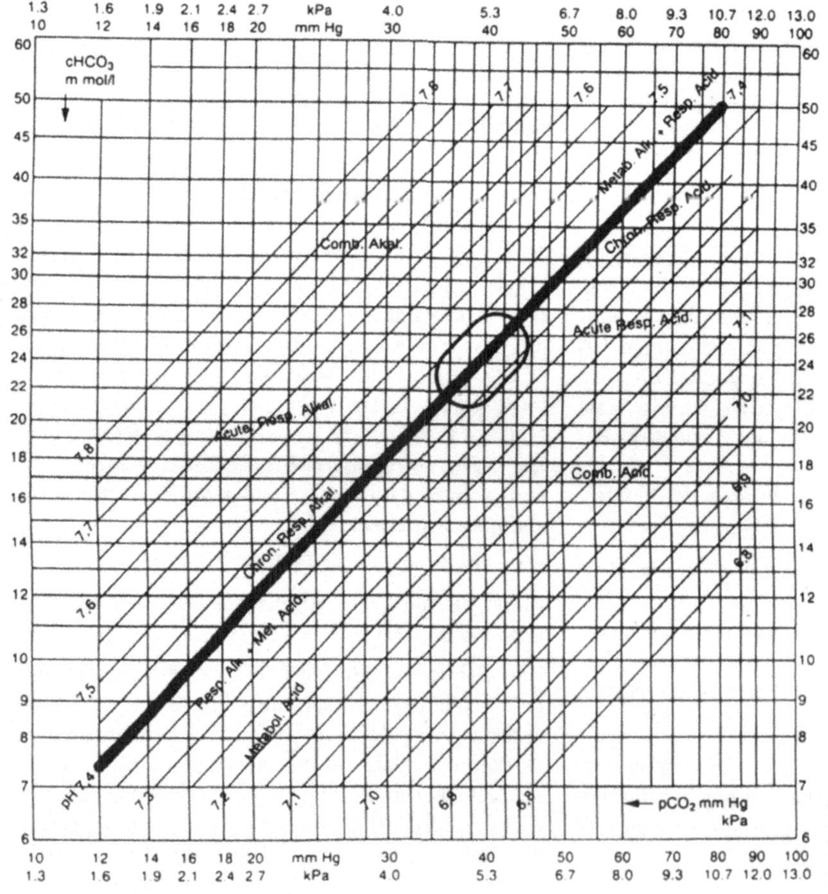

Abb. 8-12. Blutgasveränderungen bei respiratorisch und metabolisch verursachten Störungen des Säure-Basen-Haushalts (nach O. Müller-Plathe)

8.4.2
Pulsoxymetrie
8.4.2.1
Prinzip

Die anteilige O_2-Sättigung (SO_2) des Hämoglobins (Hb) wird photometrisch bestimmt. Dazu werden die Unterschiede in den Absorptions- oder Reflexionsspektra von O_2-ungesättigtem Hb (Desoxy-Hb), O_2-tragendem Hb (Oxy-Hb) und ggf. auch der Dyshämoglobine Met-Hb und Carboxy-Hb (CO-Hb) herangezogen.

8.4.2.2
Methoden

Die photometrische Messung der SO_2 erfolgt als kontinuierliche Registrierung der pulsabhängigen Schwankung der Extinktionen (daher „Pulsoxymetrie"). Die arterielle SO_2 wird über eine rechnerische Differenzierung der konstanten Extinktion durch Gewebe, Pigment und venöses Blut von der schwankenden Extinktion, die durch den periodischen Einstrom von arteriellem Blut in das betrachtete Kapillargebiet bedingt ist, ermittelt. Angezeigt wird der Anteil von Oxy-Hb am Gesamt-Hb.

8.4.2.3
Richtlinien für die Untersuchung und Untersuchungsgang

Die Einheiten aus Lichtquellen und Photosensoren sind soweit miniaturisiert, daß sie universell anzuwenden sind. Sie werden in der Regel an Akren wie Fingern, Zehen oder Ohrläppchen plaziert. Die Pulsoxymetrie erfordert im Gegensatz zu früheren Verfahren weder eine Kalibrierung des Gerätes noch eine Hyperämisierung des Hautareals unter dem Sensor.

8.4.2.4
Störfaktoren

Gängige Geräte messen bei lediglich zwei Wellenlängen und können somit nicht zwischen normalem Oxy- und Desoxy-Hb einerseits und Dyshämoglobinen (am wichtigsten: Met-Hb und CO-Hb) andererseits unterscheiden. Letztere bleiben bei der Anzeige des Anteils Oxy-Hb/Gesamt-Hb entweder unberücksichtigt, oder sie werden fälschlicherweise dem Oxy-Hb zugerechnet. Bei Verdacht auf eine Dyshämoglobinämie (Intoxikation, Brandgasinhalation) ist daher zumindest eine initiale In-vitro-Oxymetrie mit einem Mehrwellenlängengerät durchzuführen.

Die S_aO_2 wird im Bereich $\geq 80\,\%$ exakt gemessen, bei niedrigeren Werten kann es zu falsch-hohen Anzeigen kommen. Die Untersuchung ist von einer ausreichenden pulsatilen Perfusion unter dem Sensor abhängig.

Minderperfusion durch Vasokonstriktion oder Kreislaufdepression können daher die Messung ebenso beeinträchtigen wie eine Anämie.

8.4.2.5
Interpretation

Als normale Werte gelten solche $\geq 95\,\%$, unterer Grenzwert ist $90\,\%$. Sie können in Einzelfällen niedriger sein, wenn der Patient an eine Hypoxämie adaptiert ist, z. B. bei fortgeschrittener chronisch-obstruktiver Lungenerkrankung.

8.5
Qualitätssicherung
8.5.1
Sollwerte

Die Auswertung wichtiger Lungenfunktionsparameter muß sich an Sollwerten, die durch die Untersuchung großer Kollektive gesunder Patienten gewonnen wurden, orientieren. Dabei wurde ein *Normalbereich* ermittelt, dem nicht nur der Sollmittelwert zugrunde liegt, sondern auch die 95-%-Vertrauensgrenze, bezeichnet als *Sollgrenzwert*. In die *Sollwertformeln* für Volumina und ventilatorische Flußwerte gehen auch die Faktoren Alter, Geschlecht, Körpergröße und Gewicht ein. Der Schweregrad der Abweichung vom Sollgrenzwert wird vereinbarungsgemäß in % angegeben. Nach den in der Literaturauswahl zitierten Qualitätsanforderungen der Deutschen Atemwegsliga und der American Thoracic Society sollten alle erhobenen Lungenfunktionsparameter mindestens 3mal registriert werden.

8.5.2
Technische Faktoren

Da die Meßwerte der Lungenfunktion neben individuellen Faktoren der Patientenmitarbeit auch von technischen Unterschieden der einzelnen Geräte abhängig sind, ist eine erhebliche Variationsbreite der Befunde möglich. Deshalb ist darauf zu achten, daß Verlaufsuntersuchungen immer am selben Gerät erfolgen.

Auf die tägliche Eichung der Untersuchungsgeräte gemäß der Anweisung der Gerätehersteller wie auch auf regelmäßige technische Überprüfungen muß großer Wert gelegt werden.

8.5.3
Untersuchungspersonal

Die Untersuchung sollte nur von technischen und ärztlichen Mitarbeitern durchgeführt werden, die über eine spezielle Ausbildung im Bereich der Lungenfunktion verfügen. Schulungen und Fortbildungen zu diesem Themenkreis werden von den medizinischen Fachgesellschaften angeboten.

8.5.4
Hygiene

Die Übertragung von Krankheitserregern bei der Lungenfunktionsprüfung auf andere Patienten bzw. das Untersuchungspersonal muß unter allen Umständen vermieden werden. Deshalb ist die konsequente Einhaltung der Hygienevorschriften erforderlich.

Mundstücke, Nasenklemmen und alle Instrumente, die dem direkten Kontakt der Schleimhautoberfläche des Patienten ausgesetzt sind, müssen desinfiziert bzw. sterilisiert werden, wenn keine Einwegprodukte verwendet werden. Einen effektiven Schutz vor der Übertragung von Inhalationskeimen durch die Untersuchungsgeräte bietet die Anwendung eines Filters, der dem Atemstrom vorgeschaltet wird.

Darüber hinaus sollte routinemäßig ebenso die mikrobiologische Überprüfung der Geräte wie die arbeitsmedizinische Untersuchung des Personals im Bereich der Lungenfunktion erfolgen.

8.6
Kosten

Die Vergütung der Kosten für die Lungenfunktionsprüfung erfolgt im wesentlichen nach folgenden Ziffern der Gebührenordnung für Ärzte (GOÄ). Die wichtigsten Leistungen sind in Tabelle 8-2 aufgeführt:

Literatur zu Kap. 8

American Thoracic Society (1991) Lung function testing: Selection of reference values and interpretative stragegies. Am Rev Respir Dis 144: 1202–1218

American Thoracic Society (1995) Single-breath carbon monoxide diffusing capacity (transfer factor). Recommendations for a standard Technique – 1995 Update. Am J Respir Crit Care Med 152: 2185–2198

American Thoracic Society (1995) Standardization of spirometry. 1994 Update. Am J Respir Crit Care Med 152: 1107–1136, 1995

Bauer X (Hrsg) (1998) Lungenfunktionsprüfung und Allergiediagnostik. Dustri-Verlag Dr. Karl Feistle

Carlon GC et al. (1988) Capnography in mechanically ventilated patients. Crit Care Med 15: 550–556

Deutsche Atemwegsliga (1994) Durchführung von Lungenfunktionsprüfungen in der Praxis. Pneumologie 48: 292–295

Klein G et al. (1997) Empfehlungen zur Durchführung bronchialer Provokationstests mit pharmakologischen Substanzen. Med Klin 92/8: 458–463

List FW, Metzler H, Pasch T (Hrsg) (1998) Monitoring in Anästhesie und Intensivmedizin, 2. Aufl. Springer, Berlin Heidelberg New York Tokio

Matthys H, Zaiss A, Theissen A W, Virchow jr. J C, Werner P (1995) Definitionen, Soll- und Meßwerte zur Diagnose obstruktiver, restriktiver sowie gemischter Ventilationsstörungen für die klinische Lungenfunktionsdiagnostik. Atemw Lungenkrkh 21/3: 130–138

Müller-Plathe O (1992) Säure-Basen-Gleichgewicht und Blutgase. In: Thomas L (Hrsg) Labor und Diagnose. Medizinische Verlagsgesellschaft, Marburg

Nunn JF (1993) Nunns applied respiratory physiologiy, 4th edn. Butterworth Heinemann, London

Pankow W, Becker HF 1997) Langzeitmonitoring der Atemfunktion und der Blutgase. Internist: 38: 820–829

Schmidt W (1996) Angewandte Lungenfunktionsprüfung, 6. Aufl. Dustri-Verlag Dr. Karl Feistle

Tobin MJ (ed) (1994) Principles and practice of mechanical ventilation. McGraw Hill, New York (Part XII, Chap. 41–45: Evaluation and monitoring of ventilator-supported patients)

Ulmer WT et al. (1991) Die Lungenfunktion. Thieme, Stuttgart

GOÄ-Ziffer	Untersuchung	Punktzahl
602	Oxymetrie im Blut	152
603	Bestimmung des Atemwegswiderstandes nach der Oszillationsmethode oder Verschlußdruckmethode	90
605	Spirometrie	242
605a	Fluß-Volumen-Kurve	140
606	Spiroergometrie	379
607	Residualvolumenbestimmung (Fremdgasmethode)	242
608	Ruhespirographische Teiluntersuchung (Atemstoßtest)	76
609	Bestimmung der relativen und absoluten Sekundenkapazität vor und nach Inhalation pharmakodynamisch wirksamer Substanzen	182
610	Ganzkörperplethysmographie	605
611	Compliance	605
612	Bronchospasmolysetest unspezifische inhalative Provokation	757
614	Pulsoxymetrie	150
615	CO-Transferfaktor („single breath")	227
616	CO-Transferfaktor („steady state")	303
3710	Blutgasanalyse	90

Tabelle 8-2. Vergütung der Kosten für die Lungenfunktionsprüfung nach der Gebührenordnung für Ärzte (GOÄ)

KAPITEL 9

Sonographie, Doppler

W.G. Zoller und M. Gross

9

9.1
Prinzip der Ultraschalluntersuchung

9.1.1
Physikalische Grundlagen der Ultraschalluntersuchung

Die Ultraschalldiagnostik beruht auf der Reflexion von Ultraschallimpulsen (1–10 MHz) im menschlichen Körper. Für die Erzeugung und den Empfang dieser Impulse wird der piezoelektrische Effekt bestimmter Kristalle ausgenutzt. Je nach Verfahren und Untersuchungszweck werden die Ultraschallwellen dabei im Dauerschall oder gepulst beim Impulsechoverfahren ausgesandt. Die zurückkehrenden Schallwellen enthalten neben der Lageinformation auch Aussagen über die Echogenität der beschallten Strukturen.

Für das Verständnis der Ultraschalldiagnostik sind folgende physikalische Kenntnisse wichtig:

- Ultraschall bezeichnet Schall mit einer Frequenz von über 20 kHz. Schallwellen sind an ein Medium gebunden, dessen Molekularstruktur in Schwingungen versetzt werden kann. In so entstehenden Verdichtungs- und Verdünnungszonen breiten sie sich in longitudinaler Richtung aus. Die Ausbreitungsgeschwindigkeit v beträgt bis auf Knochen und Luft in den übrigen Geweben annähernd 1540 m/s.

- Je größer der Härteunterschiede zwischen den schalleitenden Medien ist, an deren Grenzfläche die Reflexion stattfindet, desto höher ist der reflektierte Anteil der ausgesandten Schallwelle und damit die Intensität des zurücklaufenden Echos (Abb. 9-1). Als Maß für die Härte eines Mediums dient die Impedanz Z (= akustischer Widerstand). Sie ist direkt proportional der Dichte p und der Schallausbreitungsgeschwindigkeit v dieses Mediums (Tabelle 9-1).

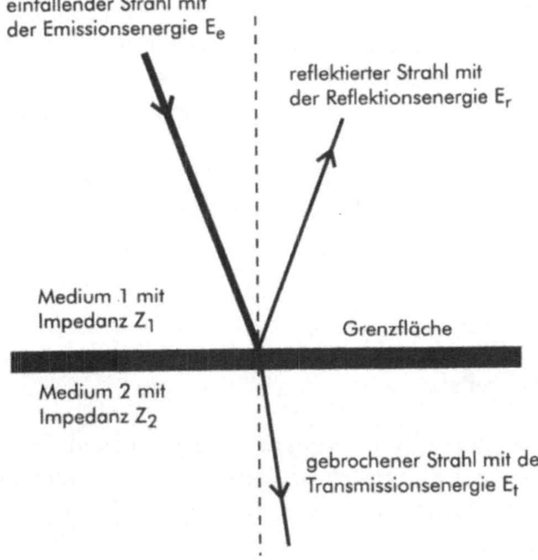

Abb. 9-1. Schematische Darstellung der Reflexion von Ultraschallwellen an Grenzflächen

Tabelle 9-1. Werte für Schallausbreitungsgeschwindigkeit v und Impedanz Z verschiedener Medien im menschlichen Körper

Medium	v [m/s]	Z [g/(cm² × s)]
Luft	330	$41,3 \cdot 10^{-5}$
Fett	1476	1,39
Wasser	1496	1,49
Muskel	1568	1,66
Leber	1570	1,66
Knochen	3360	6,2

Dies bedeutet, daß Knochen und gasgefüllte Darmschlingen ebenso wie eine ungenügende Ankopplung des Schallkopfes auf der Haut des Patienten durch fehlendes Kontaktgel zu einer hohen Reflexion und Echointensität führen, so daß darunter liegende Strukturen aufgrund fehlender Schallenergie nicht mehr zur Darstellung kommen.

Die Qualität der Ultraschalldiagnostik hängt von zwei Forderungen an die Schallwellen ab:

- möglichst hohes Auflösungsvermögen,
- ausreichende Eindringtiefe.

Da zwar das Auflösungsvermögen mit kurzwelligerem Schall steigt, die Eindringtiefe aber abnimmt, stehen sich die beiden Forderungen nach optimaler Bildauflösung und hoher Eindringtiefe konträr gegenüber.

9.1.2
Ultraschallerzeugung und Ultraschallempfang

Bestimmte polar gebaute Kristalle wie Bariumtitanat zeigen den piezoelektrischen Effekt. Dieser erlaubt, durch Anlegen einer geeigneten Wechselspannung derartige Verformungen der Kristalloberfläche auszulösen, daß analog zu einer Lautsprechermembran Schallwellen in die Umgebung abgestrahlt werden. Bei Einsatz einer entsprechend hohen Frequenz der Wechselspannung entstehen Ultraschallwellen. Analog verursachen die zurücklaufenden Schallwellen aufgrund von mechanischen Veränderungen der Kristalloberfläche eine konsekutive Ladungsverschiebung im Kristall, die als Wechselspannung abgegriffen werden kann. Der Piezokristall wird daher auch als Transducer bezeichnet.

9.1.3
Dopplereffekt

Der Dopplereffekt besagt, daß Schallwellen, die an sich bewegenden Objekten wie den Erytrozyten reflektiert werden, Frequenzänderungen erfahren, die in direkter

Beziehung zur Bewegungsrichtung und Bewegungsgeschwindigkeit der angeschallten Objekte stehen (Abb. 9-2). Je höher die Blutströmungsgeschwindigkeit v_b, die Sendefrequenz f_0 und der Kosinus des Winkels zwischen Dopplersonde und Gefäßachse, desto größer ist auch die positive Frequenzänderung Δf (= Dopplerfrequenz) zwischen Sende- und Reflexionsfrequenz. Für ein gutes Dopplersignal werden daher je nach gewünschter Eindringtiefe eine Schallfrequenz von 1–10 MHz und ein Aufsetzwinkel des Schallkopfes von <60° gewählt.

9.1.4
Grenzen der Ultraschalldiagnostik
9.1.4.1
Axiale Auflösung

Darunter versteht man den kleinsten Abstand zwischen zwei Objektpunkten in Richtung des Schallstrahls, die noch als getrennte Punkte wiedergegeben werden. Der bestimmende Parameter des axialen Auflösungsvermögens ist dabei die Echoimpulsdauer. Bei einer angenommenen konstanten Ausbreitungsgeschwindigkeit von $v = 1540$ m/s im Gewebe ergibt sich, daß die axiale Auflösung mit zunehmender Schallfrequenz besser wird. Allerdings wird dieser Vorteil mit einer starken Absorption und Streuung erkauft, so daß bei hohen Frequenzen die Eindringtiefe abnimmt. So stellen die üblichen in der Sonographie verwendeten Frequenzen einen Kompromiß zwischen besserer Auflösung aber geringerer Eindringtiefe bei höheren Frequenzen (Schilddrüsen-, Mammadiagnostik mit 5–7,5 MHz) und schlechterer Auflösung aber höherer Eindringtiefe bei niedrigeren Frequenzen (Sonographie des Abdomens mit 3,5 MHz) dar. Die axiale Auflösung hochfrequenter Schallköpfe reicht an 0,1 mm heran.

9.1.4.2
Laterale Auflösung

Sie beschreibt das Auflösungsverhalten quer zur Ausbreitungsrichtung des Ultraschalls und wird von zwei Kriterien beeinflußt:

- Die Breite der abgestrahlten Hauptschallkeule im Fernfeld (Abb. 9-3).
- Die Bildzeilendichte, d. h. die Anzahl von Bildzeilen/cm, die für den lückenlosen Aufbau des rasterförmigen Schnittbildes zur Verfügung stehen.

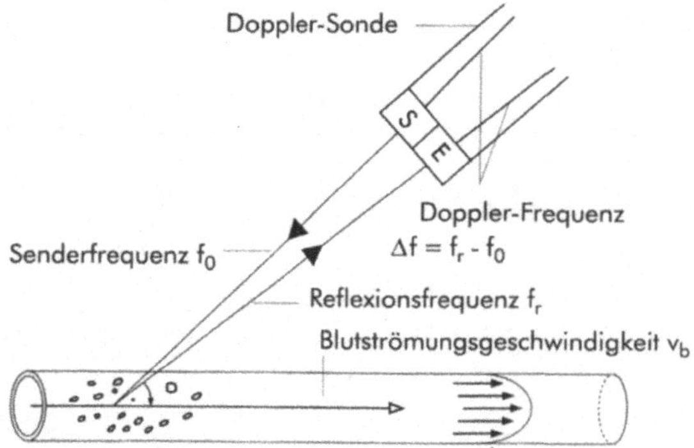

Abb. 9-2. Prinzip der dopplersonographischen Meßmethode

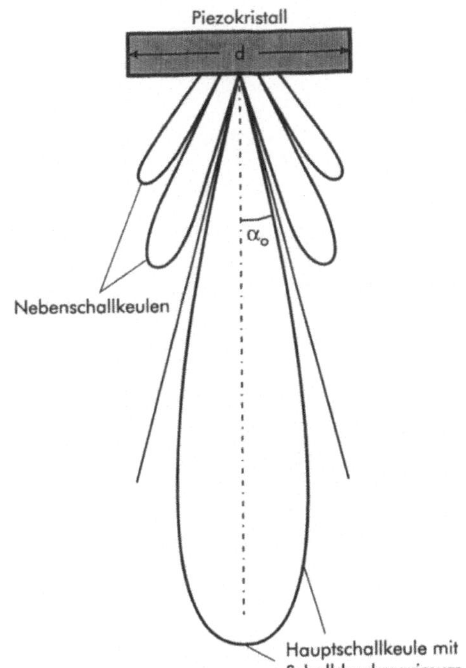

Abb. 9-3. Schematische Darstellung der Schalldruckverteilung im Fernfeld mit Haupt- und Nebenschallkeulen

9.2
Methoden

9.2.1
A-Bilddarstellung

Bei dieser Methode werden die eintreffenden Echos in folgender Weise abgebildet: Die horizontale Achse zeigt die Laufzeit und damit die Entfernung der reflektierenden Strukturen vom Schallkopf an, die vertikale Achse gibt die Echointensität proportional zur Höhe einer

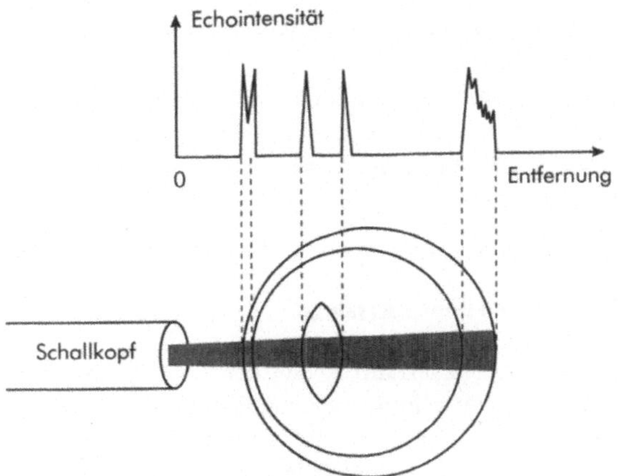

Abb. 9-4. Schema einer amplitudenmodulierten Darstellung (A-Bild) *einer Ultraschalluntersuchung am Auge*

Ablenkungsamplitude wieder (Abb. 9-4), daher auch der Name amplitudenmodulierte oder abgekürzt A-Bilddarstellung. Ihre Indikation liegt insbesondere in der ophthalmologischen und der HNO-ärztlichen Diagnostik.

9.2.2
B-Bilddarstellung

Diesem Verfahren kommt in der gesamten Medizin, insbesondere in der Organ- und Gefäßdarstellung, eine überragende Bedeutung zu. Hierbei dienen die horizontale und die vertikale Ablenkung des Kathodenstrahls der zweidimensionalen Wiedergabe des abgetasteten Untersuchungsfeldes. Die Echostärke wird nicht wie im A-Bild amplitudenmoduliert sondern durch den Helligkeitswert des zugehörigen Lichtpunktes auf dem Monitor präsentiert. Deswegen nennt sich diese Methode „brightness scan" (Helligkeitsscan) bzw. B-Bilddarstellung. Da den Echointensitäten ein bestimmter Helligkeitswert einer Grauskala zugeordnet wird, bedeutet dies für die Praxis:

- Das B-Bildgerät sollte einen großen und gut verstärkten Dynamikbereich haben, d. h. einen Bereich, in dem die größeren Echointensitäten des Gewebes (ca. 60 dB) in den kleineren dynamischen Helligkeitsbereich des Monitors (ca. 20 dB) gut transferiert werden.
- Für die Darstellung von Echointensitätsnuancen sollte eine möglichst große Grauwertskala vorhanden sein.

Zur Abtastung des Untersuchungsfeldes wird in der Regel das Real-time-Verfahren (Echtzeitverfahren, schnelles B-Bild-Verfahren) angewendet. Es gelingt damit, atem- und pulssynchrone Bewegungen von Körpergeweben nahezu zeitgetreu aufzuzeigen und den Eindruck bewegter Bilder zu vermitteln. Um eine derartig schnelle Bildsequenz zu erhalten, wurden eine Vielzahl verschiedener Schallkopftypen entwickelt (Abb. 9-5):

- *Mechanische Schallköpfe.* Man unterscheidet Parallel- und Sektorscanner. Bei den Parallelscannern wird das Untersuchungsfeld durch parallel auslaufende Schallimpulse abgetastet, bei den Sektorscannern erfolgt eine radiäre Aussendung mit Überstreichung eines Kreissektors von 90–360° in der Endosonographie. Hierbei rotieren einer oder mehrere Transducer um eine zentrale Achse.
- *Elektronische Schallköpfe.* Im Gegensatz zu den mobilen Transducern bei den mechanischen Scannern sind bei den elektronischen Schallköpfen mehrere kleine Piezokristalle in einer bestimmten Weise fix nebeneinander angeordnet („array"). Durch elektronische Ansteuerung senden sie ein-

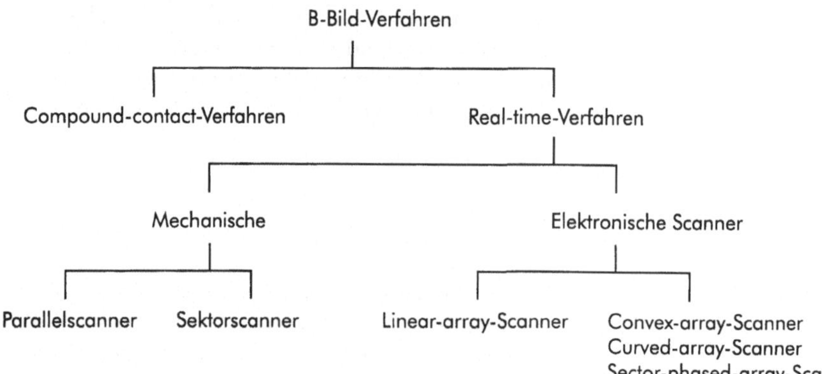

Abb. 9-5. Verfahren und Schallköpfe (Scanner) für die Erstellung eines B-Bildes

zeln oder in Gruppen Ultraschallimpulse aus. Nach dem Empfang der dazugehörigen Echos wird das Nachbarelement bzw. die Nachbargruppe aktiviert.

In einem Linear-array-Scanner sind die Transducerelemente in einer Reihe angeordnet, so daß die Schallimpulse parallel austreten und dadurch im Endeffekt einen Parallelscanner darstellen. Für einen sektorförmigen Bildaufbau müssen die Einzelelemente dagegen in einer mehr oder weniger gebogenen Kurve (Convex-array- oder Curved-array-Scanner) angebracht sein oder nach dem Sector-faced-array-Prinzip arbeiten. Hierbei sind die Einzelkristalle zwar linear angeordnet, sie werden aber durch eine elektronische Verzögerungsschaltung kurz nacheinander angesteuert, so daß Schallwellen in verschiedenen von der Verzögerung abhängigen Winkeln abgestrahlt werden und einen Kreissektor bis zu 90° abtasten.

Elektronische Schallköpfe haben eine größere Bedeutung gewonnen, insbesondere was die Ablösung der mechanischen Parallelscanner anbelangt, wohingegen bei den Sektorscannern mechanische Schallköpfe weiterhin repräsentiert sind. Von Vorteil bei mechanischen Scannern ist der günstigere Anschaffungspreis, von Nachteil ist die Anfälligkeit ihrer bewegten mechanischen Teile. Parallelscanner haben den Vorteil, daß sie die schallkopfnahe Strukturen in einer größeren Zirkumferenz abbilden und ihre Schnittbilddarstellung vom Anfänger leichter nachvollziehbar ist. Hingegen ergeben sich Probleme bei Thorax- und hohen Oberbauchuntersuchungen durch Ankoppelungsschwierigkeiten über dem prominenten Rippenbogen und störende Rippenschatten. Hier liegt die Domäne des Sektorscanners, da schallkopfnah ein kleines akustisches Fenster, wie der Interkostalraum, für die Erfassung tiefer gelegener Strukturen genügt. Der größere Bildausschnitt in der Tiefe wird allerdings wegen der Divergenz der Schallimpulse mit einer schlechteren lateralen Auflösung erkauft. Für die verschiedene Körperregionen gibt es Präferenzen für bestimmte Schallkopftypen und Schallfrequenzen (Tabelle 9-2).

Tabelle 9-2. Geeignete Schallkopftypen und Schallfrequenzen für verschiedene Körperregionen

Schallköpfe	Untersuchungszweck
1–5 MHz Sektorscanner, im Abdominalbereich auch Linearscanner	Herz, Abdomen im B-Bild bzw. duplexsonographisch
1–10 MHz Doppler-Sonden	Gefäße im cw-Doppler bzw. gepulsten Doppler (für oberfläche Gefäße > 7,5 MHz, für tiefergelegene Gefäße 3–5 MHz, transkraniell < 2 MHz)
Vornehmlich 5–7,5 MHz Linearscanner	Schilddrüse, Mamma, Hoden und Nebenhoden, orthopädische Sonographie
Vornehmlich 5–10 MHz Sektorscanner	Endosonographie (transösophageal, gastrointestinal, transrektal, transvaginal, intraabdominal)

Das transkutane Real-time-B-Bild-Verfahren wird durch Schallbarrieren wie Fett, Knochen und Luft in seiner Anwendung limitiert. Die intrakavitäre Anwendung von Ultraschall vermag hier eine diagnostische Lücke zu schließen. Die raschen Fortschritte auch auf endosonographischem Gebiet haben bereits dazu geführt, daß für einige Bereiche die intrakavitäre Sonographie zum bildgebenden Verfahren der Wahl avanciert ist und in vielen Institutionen Eingang in die Routinediagnostik gefunden hat. Dies gilt insbesondere für die Vaginalsonographie, die transrektale Prostatasonographie und die transösophageale Echokardiographie.

9.2.3
Doppler- und Duplexverfahren

Im Dauerschallverfahren, das der Continuous-wave-(CW-)Dopplertechnik zugrundeliegt, werden zwei getrennte Piezokristalle einerseits für die kontinuierliche Aussendung von Schallwellen, andererseits für den fortlaufenden Empfang der Reflexionswellen eingesetzt. Die einfachsten CW-Dopplergeräte (nichtdirektionaler Doppler) weisen dabei lediglich Blutströmung nach, direktionale Dopplergeräte ermöglichen die Dokumentation der Blutströmungsrichtung und der momentanen mittleren Blutströmungsgeschwindigkeit in Form eines Hämotachygrammes oder gar die Wiedergabe des Dopplerfrequenzspektrums und seiner Weiterverarbeitung (Spektrumanalyse).

Bei dem Impulsechoverfahren wirkt im Gegensatz zum Dauerschallverfahren der Transducer gleichzeitig als Erzeuger eines kurzen Ultraschallimpulses und nach Umschalten als Empfänger des dazugehörigen Echos. Die zuvor beschriebenen Verfahren der A- und B-Bild-Darstellung beruhen auf dem Impulsechoverfahren. Gleichzeitig ermöglicht es die Durchführung der Duplexsonogoraphie. Hierbei wird im B-Bild eine Struktur eingestellt, in der Regel ein Gefäß. Das Dopplersignal wird dann nur aufgrund der Echosignale aus diesem Zielvolumen errechnet, wodurch im Gegensatz zum CW-Doppler genau definierte Gefäßabschnitte hämodynamisch untersucht werden können. Durch Eingabe des Beschallungswinkels im B-Bild kann dann im Duplexverfahren die Strömungsgeschwindigkeit im Gefäß berechnet werden.

9.2.4
Untersuchungstechnik

Um ein optimales Ergebnis zu erzielen, sollte die Ultraschalluntersuchung am nüchternen Patienten durchgeführt werden. Eine Ausnahme macht hier die Notfalluntersuchung. Einer besonderen Vorbereitung bedarf es in der Regel nicht; der Patient wird in Rückenlage untersucht. Die Untersuchung des gesamten Abdomens erfolgt zunächst in den Standardschnittebenen (Abb. 9-6).

Die Reihenfolge der Untersuchung ist nicht streng vorgegeben, jedoch sollte sich jeder Untersucher an ein bestimmtes Schema gewöhnen, um keinen Schnitt zu vergessen. Darüber hinaus sollte auch die organoptimierte Darstellungsweise durch Drehen und Kippen des Schallkopfes angewendet werden. Der mediane Längs- und Querschnitt wird vom Xyphoid bis zur Symphyse durchgeführt. Die Organe werden durch Kippbewegung des aufliegenden Schallkopfes fächerförmig vollständig durchmustert. Jedes Organ sollte mindestens in zwei senkrecht aufeinanderstehenden Ebenen durchschallt werden.

Für die Darstellung der Schnittbilder auf dem Monitor gilt, daß bei Längsschnitten links der kraniale Körperanteil, rechts der kaudale dargestellt wird. Oben im Bild ist der ventrale und unten der dorsale Körperanteil zu sehen. Bei Querschnitten kommt auf dem Monitor links die rechte Patientenseite und rechts die linke Patientenseite zur Darstellung. Man betrachtet also den Patienten, genau wie bei anderen Schnittbildverfahren, *von seinen Füßen aus.*

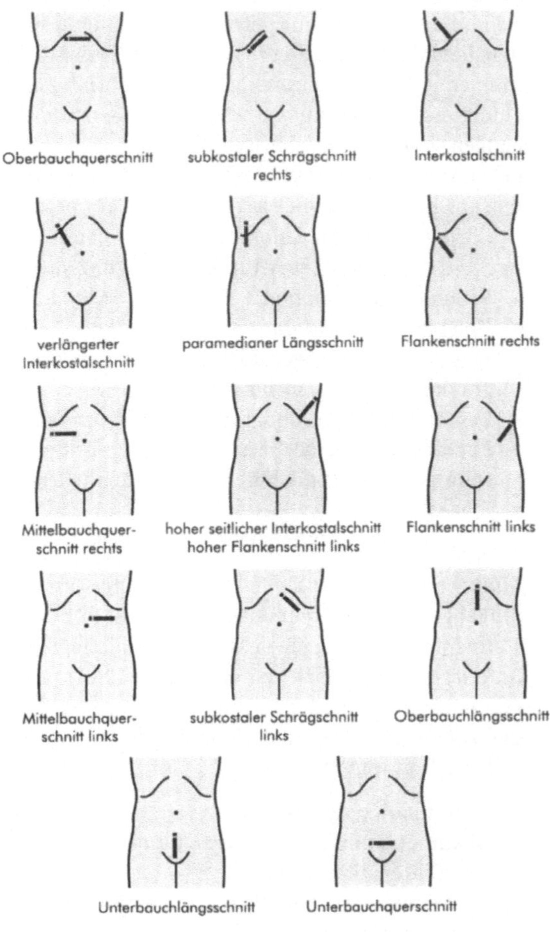

Abb. 9-6. Darstellung der Standardschnittebenen bei der sonographischen Untersuchung des Abdomens

9.3
Richtlinien für die Anwendung

Es gibt 2 Möglichkeiten, sich in der Ultraschalldiagnostik zu qualifizieren:

- im Rahmen der Facharztweiterbildung,
- außerhalb der Facharztweiterbildung; entweder durch eine ständige bzw. begleitende Tätigkeit in der Sonographie oder durch die erfolgreiche Teilnahme an Ultraschallkursen.

Die Richtlinien der kassenärztlichen Bundesvereinigung sind detailiert in der Broschüre vom 01.04.1993 aufgelistet und für alle bindend. Das in Abb. 9-7 dargestellte Schema gibt eine Übersicht über Qualifikationsmöglichkeiten und Anforderungen im Rahmen der kassenärztlichen Ultraschalluntersuchung.

Für die Durchführung und Dokumentation der Ultraschalluntersuchungen im Rahmen der kassenärztlichen Tätigkeit gelten folgende Leitlinien:

- *Schriftliche Befundung:* Hier müssen Fragestellung, Befund und Beurteilung getrennt aufgeführt werden. Formblätter werden zugelassen. Bild und Text müssen in Übereinstimmung stehen. Bei Untersuchungsergebnissen mit pathologischen Veränderungen sollen die Ergebnisse detailliert wiedergegeben werden – insbesondere müssen die für die entsprechenden Diagnosen relevanten Parameter beschrieben werden. Anforderungen für den Aufbau und den Inhalt der Befundniederlegung sind:
  - Patientenidentifikation,
  - Untersuchungsdatum,
  - Fragestellung/Verdachtsdiagnose, die zur sonographischen Untersuchung führte,
  - Beschreibung des sonographischen Befundes,
  - Enddiagnose aus der sonographischen Untersuchung mit Stellungnahme zur ursprünglichen Fragestellung,
  - Unterschrift des untersuchenden Arztes.

- *Bildliche Dokumentation:* Für jede durchgeführte und abgerechnete Organuntersuchung ist mindestens ein Bild anzufertigen, das bei den Patientenunterlagen aufgewahrt werden muß. Bei Normalbefunden ist es zulässig, die untersuchten Organe ggf. auf einem Bild darzustellen. Folgende Punkte sollen erfüllt werden:

  - Identifikation des Patienten,
  - Dokumentation der Schnittrichtung,
  - gute Bildqualität,
  - Darstellung eines pathologischen Befundes in 2 Ebenen.

9.4
Störfaktoren

Zu den Störfaktoren der Ultraschalluntersuchung gehören 4 wesentliche Dinge:

- mangelnde Erfahrung des Untersuchers,
- ungeeignete Geräteeinstellung,
- unzureichende Schallkopfankoppelung,
- schlechte Mitarbeit des Patienten.

Befunde mit dem Vermerk „Eingeschränkte Beurteilbarkeit wegen Meteorismus und Darmgasüberlagerung" sind unbrauchbar. Mit Geduld, Wegmassieren der störenden Darmluft und Techniken der Inspiration mit Vorwölbung des Abdomens beim Patienten gelingt es nahezu immer, auch schwierige Organe wie das Pankreas in ausreichender Form darzustellen. Daher ist es wichtig, den Patienten zur aktiven Mitarbeit aufzufordern. Hierdurch können unnötige weiterführende und kostenintensive Untersuchungen wie das CT vermieden werden.

9.5
Qualitätssicherung

Die Qualitätssicherung gehört seit Jahren zu den immer wieder diskutierten Forderungen in der Ultraschalldiagnostik. Die beste Qualitätssicherung ist eine solide und fundierte Ausbildung, die in vielen Fällen nicht erzielt wird und dann zu überflüssigen kostenintensiven weiterführenden Untersuchungen führt.

Es besteht ein Dreiecksverhältnis um die sog. sonographische Qualifikation, das von den Ärztekammern, der kassenärztlichen Bundesvereinigung und den Experten, v. a. den Sektionsleitern und Seminarleitern der Deutschen Gesellschaft für Ultraschall in der Medizin (DEGUM), gebildet wird.

Die Ärztekammern sind für die Weiterbildung zuständig, d. h. soweit die Weiterbildungsordnung eingehende Kenntnisse in der Sonographie vorschreibt, liegt die Qualifikation für die Sonographie im Aufgabenbereich der Kammer. Die Kassenärztliche Bundesvereinigung (KBV) hat das Recht, die Qualifikation derjenigen zu prüfen, die außerhalb der Weiterbildung die sonographische Qualifikation erworben haben und sofern Zweifel an der sonographischen Qualifikation im Rahmen der Weiterbildung bestehen (Abb. 9-7). Unabhängig von diesen mehr standespolitisch-organisatorischen Gesichtspunkten geht es den sonographischen Experten der DEGUM sowie der Fachgesellschaften um die Qualität der Ausbildung.

Zur Qualitätssicherung gehört auch eine exakte Befundbeschreibung unter Verwendung der einschlägigen Nomenklatur. Die Beschreibung und Dokumentation der Ergebnisse einer sonographischen Untersuchung unterliegen jedoch einer besonderen Problematik. Während bei einer Röntgenaufnahme die einzelnen Organe und Strukturen sich aufeinander projezieren und ein Summationsbild ergeben, besteht die sonographische Untersuchung aus vielen Schnittbildern, die jedes für sich interpretiert werden müssen. Die Dokumentation der Befunde einer sonographischen Untersuchung kann nur z. T. mit Hilfe von Fotos oder Videos erfolgen, die überwiegende Mehrzahl der gewonnenen Informationen muß im schriftlichen Befundbericht des Untersuchers niedergelegt werden. Abb. 9-8 zeigt den Vordruck zur Erstellung eines Befundberichtes einer sonographischen Untersuchung, wie er an der Medizinischen Poliklinik entwickelt und seit 21 Jahren mit wenigen Modifikationen eingesetzt wird.

Im Gegensatz zu den anderen Schnittbildverfahren fließt bei der Ultraschalluntersuchung der Untersuchungsvorgang selbst in die Beurteilung mit ein. Deshalb sind sonographische Befunde in ihrer Reproduzierbarkeit stark von der Person des Untersuchers und seiner Qualifikation abhängig. Dies unterstreicht die

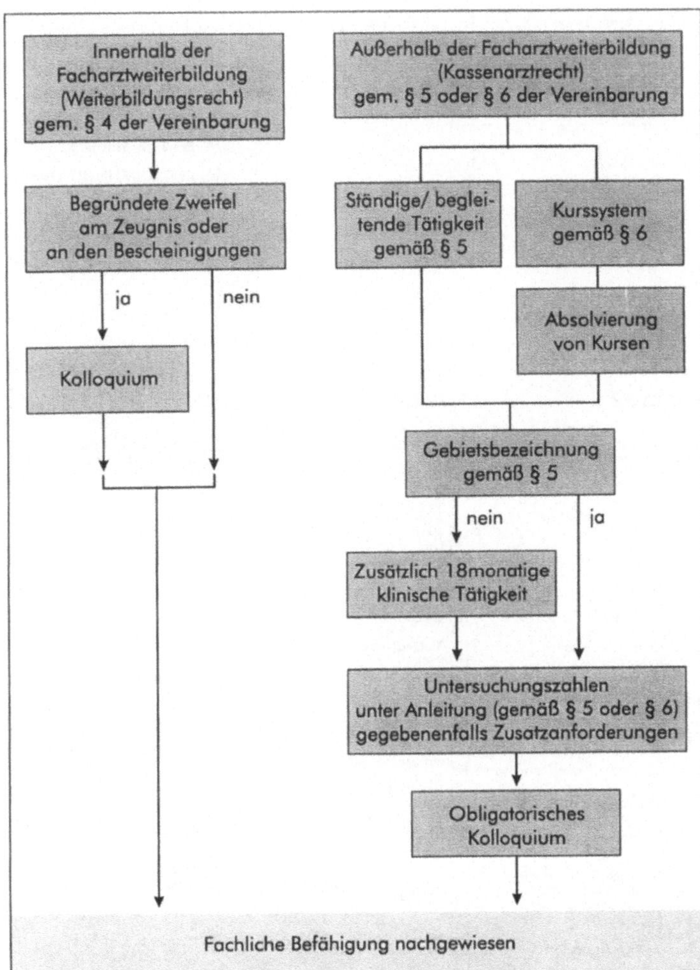

Abb. 9-7. Übersicht über Qualifikationsmöglichkeiten und Anforderungen zur Zulassung zur Durchführung der Sonographie im Rahmen der kassenärztlichen Tätigkeit

Notwendigkeit einer Qualitätssicherung in der Ultraschalldiagnostikt.

Die in der Ultraschalldiagnostik anfallende Flut von Bilddaten und Befunden stellt hohe Anforderungen an deren gesetzlich vorgeschriebene Archivierung, insbesondere unter den Gesichtspunkten der immer wichtiger werdenden Qualitätskontrolle und dem schnellen, verwechslungssicheren Zugriff auf einmal archivierte Daten, möglichst in Originalqualität. Darüber hinaus soll ein Archiv für sonographische Bilddaten und Befunde auch von verschiedenen Benutzern möglichst einfach, schnell und fehlerfrei gehandhabt werden können.

Zu diesem Zweck wurde ein Computersystem zur digitalen Bildarchivierung und Befunddokumentation entwickelt, welches an unserer Medizinischen Poliklinik schon seit vielen Jahren in der Ultraschalldiagnostik eingesetzt wird und heute bereits von vielen Anwendern auch in anderen Kliniken in der täglichen Routine verwendet wird. Zielsetzung bei der Systementwicklung waren neben der schnellen und einfachen Bedienbarkeit die Datensicherheit, erhöhte Effizienz des Untersuchungsablaufs und nicht zuletzt die Langzeitarchivierung der Bilddaten in Originalqualität und die retrospektive Überprüfbarkeit. Dadurch leistet das System einen wesentlichen Beitrag zur Qualitätssicherung. Gleichzeitig dient das System PIA (Professional Image Archiving) einer individuell für den jeweiligen Fachbereich konfigurierbaren strukturierten Befundung der durchgeführten Untersuchung. Die heute verfügbaren Speichersysteme ermöglichen dabei die einfach anwendbare Archivierung unbegrenzter Datenmengen auf kostengünstigen Speichermedien mit schnellstem Zugriff auch auf Untersuchungsdaten, die bereits viele Jahre zurückliegen.

Medizinische Poliklinik der Universität München. Direktor: Prof. Dr. D. Schlöndorff   **Zimmer 117**

Pettenkoferstr. 8a, 80336 München, Telefon 51 60/35 49   28.4.1998

ULTRASCHALLUNTERSUCHUNG

Name: Emil

Vorname: Mustermann

Geb.Datum: 1.1.1911

Aufnahmenummer:

Station: Station 1

[■] Erste Untersuchung   [ ] Verlaufsuntersuchung

[ ] INTERNISTISCHE DURCHUNTERSUCHUNG
[■] OBERBAUCHSYMPTOMATIK

[ ] Gezielte FRAGESTELLUNG, KLINISCHE ANGABEN:

kolikartige Oberbauchschmerzen rechtsseitig

PANKREAS

V. portae u. V. lienalis
- [■] gut beurteilbar
- [ ] angedeutet sichtbar
- [ ] nicht sichtbar

Organkontur
- [■] glatt und bogenförmig
- [ ] unregelmäßig
- [ ] angedeutet sichtbar
- [ ] nicht abgrenzbar

Pankreasgröße
Caput
- [■] Sagittaldurchm. < 2,5cm
- [ ] Sagittaldurchm. > 2,5cm
- [ ] angedeutet sichtbar
- [ ] nicht sichtbar

Corpus
- [■] Sagittaldurchm. < 2,0cm
- [ ] Sagittaldurchm. > 2,0cm
- [ ] angedeutet sichtbar
- [ ] nicht sichtbar

Cauda
- [■] Sagittaldurchm. < 2,5cm
- [ ] Sagittaldurchm. > 2,5cm
- [ ] angedeutet sichtbar
- [ ] nicht sichtbar

Binnenstruktur
- [■] grob, gleichmäßig verteilt
- [ ] verdichtet, ungleichmäßig
- [ ] verd. mit Schallschatten
- [ ] auffallend echoarm
- [ ] umschrieben echoarm
- [ ] umschrieben echofrei

- [ ] Bei Palpation Druckschmerz
- [ ] Ductus Pankreaticus erweitert

Beurteilung
- [■] Normalbefund
- [ ] V.a. auf chronische Pankreatitis
- [ ] V.a. auf akute Pankreatitis
- [ ] Zyste
- [ ] solide Gewebsvermehrung

MAGEN-DARM

- [■] unauffällig
- [ ] pathologische Kokarde
- [ ] bei Palpation Druckschmerz

LEBER

Größe in MCL
- [ ] bis 9 cm
- [■] bis 12 cm
- [ ] > 12 cm   cm in MCL

Organkontur
Rechter Leberlappen
- [ ] spitz
- [■] keilförmig
- [ ] abgerundet
Linker Leberlappen
- [■] spitz
- [ ] keilförmig
- [ ] abgerundet

Ventralkontur
- [■] flach
- [ ] konvex
- [ ] uneben

Intrahepat. Gefäße u.Gänge
- [■] bis in die Peripherie sichtbar
- [ ] rarefizierte Gefäßzeichnung
- [ ] nur zentral sichtbar
- [ ] auch zentral nicht sichtbar
- [ ] erweiterte Lebervenen

Schall-Leitung
- [■] normal
- [ ] vermehrte Absorption
- [ ] verminderte Absorption

Binnenstrukturechos
- [■] normal (fein bis mittelgrob)
- [ ] grob (auffallend echoreich)
- [ ] vermindert (echoarm)
- [ ] regelmäßig verteilt
- [ ] unregelmäßig verteilt

Umschriebene Strukturveränd.
- [ ] echofreie(r) Bezirk(e) mit dorsaler Schallverstärkung
- [ ] solide(r) echoreiche(r) Bez.
- [ ] solide(r) echoarme(r) Bez.

Beurteilung
- [■] Normalbefund
- [ ] diffuser Parenchymschaden
- [ ] Hepatomegalie
- [ ] V.a. Fettumverteilung
- [ ] V.a. Fettleber
- [ ] V.a. Leberzirrhose
- [ ] V.a. Stauungsleber
- [ ] Zyste(n)
- [ ] solider umschriebener Bezirk
- [ ] Metastasen nicht auszuschl.
- [ ] Lebermetastase(n)

GALLENBLASE/-WEGE

- [ ] Gallenblase pp
- [ ] Z.n. Cholecystektomie
- [ ] typ. lokalis., Größe   cm
- [■] Kontur scharf
- [■] Gallenblasenwand unauffällig
- [ ] Gallenblasenwand verdickt
- [ ] Binnenstruktur echofrei
- [■] Echo(s) mit dors. Schallschatten
- [■] Lageänderung d. Echo(s) mögl.
- [ ] bei Palp. druckschmerzhaft
- [ ] Ductus chol. erweitert
- [ ] erweit. intrahepat. Gallengänge

Beurteilung
- [ ] Normalbefund
- [ ] solitäres Konkrement
- [■] multiple Konkremente
- [ ] Steingallenblase
- [ ] Gallenblasenschlick
- [ ] V.a. akute Cholecystitis
- [ ] V.a. chron. Cholecystitis
- [ ] V.a. Gallenblasenempyem
- [ ] V.a. Gallenblasenpolyp
- [ ] V.a. Gallenblasenneoplasma
- [ ] V.a. Choledocholithiasis
- [ ] erweiterte Gallenwege

MILZ

- [■] Milzgröße bis 11 cm
- [ ] vergrößert auf
        x   x
- [■] Kontur normal
- [ ] Kontur verplumpt
- [ ] Binnenstruktur fein
- [ ] Binnenstruktur grob
- [ ] umschriebene Strukturveränderung

ERGÜSSE

- [ ] Pleuraerguß rechts
- [ ] Pleuraerguß links
- [ ] Perikarderguß
- [ ] Aszites

Rechts   ### NIEREN   Links

11   Größe in cm   11.5
- [■] Kontur glatt begrenzt   [■]
- [ ] Kontur uneben, Vorwölbung   [ ]
- [■] Parenchym unauffällig   [■]
- [ ] Parenchym verschmälert   [ ]
- [ ] Parenchym verbreitert   [ ]
- [ ] echoreiches Parenchym   [ ]
- [■] zentrale Echos unauffällig   [■]
- [ ] echofr. Strukt. im Zentrum   [ ]
- [ ] echofr. Strukt. im Parenchym   [ ]
- [ ] helle Echos m. Schallschatten   [ ]
- [ ] Schmerz bei gezielter Palpat.   [ ]
- [ ] solide Gewebsvermehrung   [ ]

Beurteilung
- [■] Normalbefund   [■]
- [ ] Parenchymverschmälerung   [ ]
- [ ] Schrumpfniere DD   [ ]
hypopl. Niere
- [ ] chron. Nierenerkrankung   [ ]
- [ ] Nierenzyste im   [ ]
Parenchymsaum
- [ ] Zystennieren   [ ]
- [ ] zentrale Zyste (Harnstau   [ ]
nicht ausgeschlossen)
- [ ] akuter Harnstau   [ ]
- [ ] chron. Harnstau   [ ]
- [ ] V.a. Konkrement   [ ]
- [ ] solider Tumor   [ ]

GROSSE GEFÄSSE

- [■] Bauchaorta normal weit (< 2,5 cm)
- [ ] Ektasie
- [ ] Bauchaortenaneurysma
        x   x   cm
- [ ] Verkalkungen der Aorta
- [■] Vena cava normal
- [ ] Vena cava erweitert
- [ ] Paravasale Lymphknotenvergröß.

UNTERBAUCH

- [■] Harnblase unauff., gut gefüllt
- [ ] Harnblase nicht gefüllt
- [ ] Blasenkonkrement
- [ ] Hinweis auf Blasentumor
- [ ] Prostatavergrößerung
- [ ] Uterus unauffällig
- [ ] V.a. Uterus myomatosus
- [ ] V.a. Uterustumor
- [ ] Z.n. Hysterektomie
- [ ] V.a. Ovarialzyste
- [ ] V.a. soliden Ovarialtumor

In der Gallenblase zeigen sich multiple Konkremente bis 5 mm Durchmesser, mit Lageveränderung bei Umlagerung des Patienten. Intra- und extrahepatische Gallenwege nicht erweitert.
Im übrigen Normalbefunde.

Untersucher: Name-Untersucher

Befundausdruck (c) ViewPoint GmbH / PD. Dr. Zoller

Abb. 9-8. Muster des Vordrucks zur standardisierten Befundbeschreibung bei der abdominellen Sonographie, entwickelt an der Medizinischen Poliklinik, Klinikum der Ludwig-Maximilians-Universität München, Innenstadt. Ausdruck über das PIA-System

9.6
Interpretation

Bei der Sonographie muß ebenso wie bei den übrigen bildgebenden Verfahren zwischen der Befundbeschreibung und der Interpretation unterschieden werden.

Die Befundbeschreibung beinhaltet die sprachliche Abbildung der erhobenen sonomorphologischen Merkmale der beschriebenen Strukturen. Die Interpretation faßt diese Merkmale zu einer Diagnose oder zu einer Reihe von Differentialdiagnosen zusammen, nach Möglichkeit in einer Reihung je nach Wahrscheinlichkeit.

Beispielsweise könnte die Beschreibung des Befundes einer Leber folgendermaßen lauten: Keilförmiger rechter und linker Leberlappen mit glatter Oberfläche, Größe der Leber in der Medioklavikularlinie 10 cm, homogenes Binnenmuster, Pfortaderäste und Lebervenen bis in die Peripherie darstellbar, gleiche Echogenität des Leberparenchyms wie das Nierenparenchym, keine umschriebenen Veränderungen abgrenzbar. Die Interpretation dieses Befundes wäre „Normalbefund".

Bei Normalbefunden ist die Interpretation einfach. Einige pathologische Befunde sind ebenfalls differentialdiagnostisch eindeutig zuzuordnen. Ein solcher eindeutiger Befund könnte lauten: Im rechten Leberlappen kranial des rechten Pfortaderhauptastes findet sich eine runde, echofreie Struktur, Durchmesser 10 mm, ohne erkennbare Kapsel, mit dorsaler Schallverstärkung und Zystenrandschatten. Die Interpretation dieses pathologischen Befundes ergibt sich eindeutig aus den sonomorphologischen Charakteristika: „Leberzyste".

Bei der Mehrzahl der pathologischen Befunde ist hingegen die Interpretation weniger eindeutig. Abgesehen von der Leberzyste und einem typischen Hämangiom der Leber ist bei den übrigen Leberherdbefunden meist mehr als eine Diagnose möglich. So kann ein inhomogener, überwiegend echoreicher Rundherd in der Leber eine fokal-noduläre Hyperplasie sein, ein kavernöses Hämangiom, ein Leberadenom oder beispielsweise eine isolierte Metastase. In einem solchen Fall gehen in die Befundinterpretation neben der Erfahrung des Untersuchers auch die übrigen Befunde ein, die bei einem Patienten zu erheben sind. Liegt z. B. ein Kolonkarzinom vor, so tritt die Metastase stärker in den differentialdiagnostischen Vordergrund als bei einer sonst gesunden jungen Frau, die wegen einer Cholezystolithiasis untersucht wurde. Die Interpretion solcher Befunde ist in besonderem Maße abhängig von der Erfahrung des Untersuchers.

Bei sonographischen Befunden, die nicht zweifelsfrei einer Diagnose zuzuordnen sind, ist die exakte Beschreibung der objektivierbaren Merkmale wie genaue Lagen, Größe oder Binnenstruktur von besonderer Bedeutung, um weiterbehandelnden Kollegen eine kritische Abwägung der in der Interpretation aufgeführten Differentialdiagnosen zu ermöglichen.

9.7
Kosten

Die Sonographie gehört unter den bildgebenden Verfahren zu den kostengünstigsten Techniken. Die Anschaffungskosten für Ultraschallgeräte liegen weit unter denen der günstigsten Röntgengeräte. In der Preisklasse um DM 30 000 sind bereits leistungsfähige Ultraschallgeräte erhältlich, und Geräte mit Farbduplexsonographie werden ab ca. DM 100 000 angeboten. Ein weiterer Aspekt sind die Betriebskosten: die Sonographiegeräte arbeiten verschleißfrei, und Verbrauchsmaterialien fallen lediglich in Form des Ultraschallgels und der Bilddokumentation (z. B. Videoprints) an. Damit liegen die Gerätekosten für eine Ultraschalluntersuchung pro Patient weit unter den Kosten jedes anderen bildgebenden Verfahrens.

Nach der derzeit gültigen Fassung der GOÄ wird die Ultraschalluntersuchung eines Organs mit 200 Punkten vergütet. Bei Untersuchung von bis zu 3 weiteren Organen wird je Organ ein Punktwert von 80 hinzugefügt. Mit diesen Punkten ist auch die erforderliche Bilddokumentation abgegolten. Der Zuschlag zu den sonographischen Leistungen bei zusätzlicher Anwendung des Duplexverfahrens, ggf. einschließlich Farbkodierung, beträgt 400 Punkte. Die Untersuchung des Abdomens mit mindestens 4 Organen unter Einsatz der Farduplexsonographie wird somit mit 840 Punkten nach der GOÄ abgerechnet.

Literatur zu Kap. 9

Ultraschallvereinbarung (1993) Qualifikationsvoraussetzungen zur Durchführung von Untersuchungen in der Ultraschalldiagnostik vom 10. Februar 1993. Erhältlich bei den Kassenärztlichen Vereinigungen

Zoller WG, Gresser U, Zöllner N (Hrsg) (1994) Einführung in die Ultraschalldiagnostik. Kurzgefaßtes Lehrbuch und Atlas, 2. Aufl. Karger, Basel

10 Echokardiographie

C.E. Angermann

10.1
Prinzip der Untersuchung

Die Ultraschalldarstellung kardialer Morphologie und Funktion und der Strömung des Blutes in den Herzhöhlen und großen Gefäßen wird als Echokardiographie bezeichnet. Als Prinzip liegt dieser nichtinvasiven kardiologischen Untersuchungstechnik die Reflexion von Ultraschallwellen an Grenzflächen zwischen Medien mit verschiedener akustischer Dichte zugrunde. Aus der Ausbreitungsgeschwindigkeit des Ultraschalls und der Laufzeit des Signals zwischen Aussendung und Empfang läßt sich die Position reflektierender Strukturen im Verhältnis zum Schallkopf bestimmen. Moderne Ultraschallgeräte erlauben es, Impulsgebung wie auch elektronische Nachverarbeitung in großem Umfang zu variieren und ermöglichen so den kombinierten Einsatz der verschiedenen diagnostischen Methoden der Echokardiographie.

10.1.1
Physikalische Grundlagen

Die Ausbreitung von Ultraschall erfolgt linear und mit konstanter Geschwindigkeit (in biologischen Geweben ca. 1540 m/s). Impedanzsprünge (am Herzen z. B. zwischen Myokard oder Klappen und Blut) führen zu Brechung bzw. Streuung oder Reflexion des Schallstrahls. Die Reflexion ist um so vollständiger, je unterschiedlicher die akustische Dichte der Medien und je größer der Einfallswinkel ist. Glatte und flächige, senkrecht beschallte Reflektoren erzeugen Echos hoher Intensität, während an im Verhältnis zur Wellenlänge kleinen Strukturen die Schallenergie „gestreut" wird, so daß nur ein geringer Energieanteil zum Schallkopf zurückkehrt. In Abhängigkeit von Schallfrequenz, akustischer Dichte des durchlaufenen Mediums und Anzahl der Grenzflächen schwächt sich zudem mit zunehmender Eindringtiefe die Energie des Schallstrahls ab.

10.1.2
Piezoelektrizität, Eindringtiefe, Auflösungsvermögen, Bildqualität

Ultraschallwellen können durch elektrische Anregung piezoelektrischer Kristalle erzeugt werden. Umgekehrt entsteht ein elektrischer Impuls, wenn der Kristall von einer Schallwelle getroffen wird. Piezoelektrische Elemente dienen damit im Schallkopf zugleich als Sender und Empfänger. Spezielle Geräte- bzw. Schallkopfcharakteristika, wie Größe und Anzahl der Kristalle, Schallfrequenz und Art der Fokussierung, bestimmen das axiale und (grundsätzlich weniger hohe) laterale Auflösungsvermögen; je höher die Schallfrequenz, desto besser das Auflösungsvermögen, desto geringer andererseits aber auch die Eindringtiefe. In der Echokardiographie werden Ultraschallfrequenzen zwischen 2,5 und 7,5 MHz verwendet. Polyfrequente sog. Breitbandschallköpfe, die über den gesamten diagnostisch sinnvollen Frequenzbereich senden und empfangen können, ermöglichen heute, die Vorteile niedriger und höherer Schallfrequenzen zu kombinieren und so eine bessere Qualität zweidimensionaler Echobilder zu erzielen. Eine neue, noch nicht in allen Ultraschallgeräten realisierte Möglichkeit zur Bildverbesserung stellt das sog. „second harmonic imaging" dar.

10.2
Methoden

10.2.1
Zweidimensionale Echokardiographie

Ultraschallbildgebung ist grundsätzlich nur dort möglich, wo nicht vorgelagerte Strukturen mit multiplen Grenzflächen, wie Lungengewebe oder Knochen, die Schallenergie abfangen. Um das Herz möglichst umfassend sichtbar machen zu können, wird in der Echokardiographie ein sektorförmiger Schallfächer verwendet, der die Anschallung auch von kleinen Schallfenstern wie Interkostalräumen aus ermöglicht. Abb. 10-1 zeigt die Anlotpunkte, von denen aus das Herz echokardiographisch untersucht werden kann.

Zweidimensionale Echoschnittbilder sind aus multiplen (in der Regel > 200) fächerförmig angeordneten Schallstrahlen zusammengesetzt. Die Echos entlang jedem Schallstrahl werden im B-Mode, also entspre-

chend ihrer Intensität, als helligkeitsmodulierte Bildpunkte wiedergegeben. Die zweidimensionale Anordnung der Bildpunkte im Sektor entspricht dabei der instantanen Position der reflektierenden Strukturen; das Ultraschallbild gibt auf diese Weise die angeschallte Schnittebene des Herzens anatomisch korrekt wieder. Für die klinische Routine ist eine Bildaktualisierungsrate von 25–30/s ausreichend, um die kardiale Funktion in Echtzeit darzustellen; für spezielle Fragestellungen sind heute aber mit manchen digitalen Ultraschallgeräten bereits Bildraten bis zu 500/s möglich (relevant z. B. bei symptomatischen tachykarden Herzrhythmusstörungen zur Darstellung der ektopen Impulsbildung).

Abbildung 10-2 zeigt Schemata der wesentlichen üblichen Standardschnittebenen. Die *parasternale lange Achse* (Abb. 10-2 a) wird in der Regel durch Anschallen des Herzens vom 3. oder 4. Interkostalraum links para-

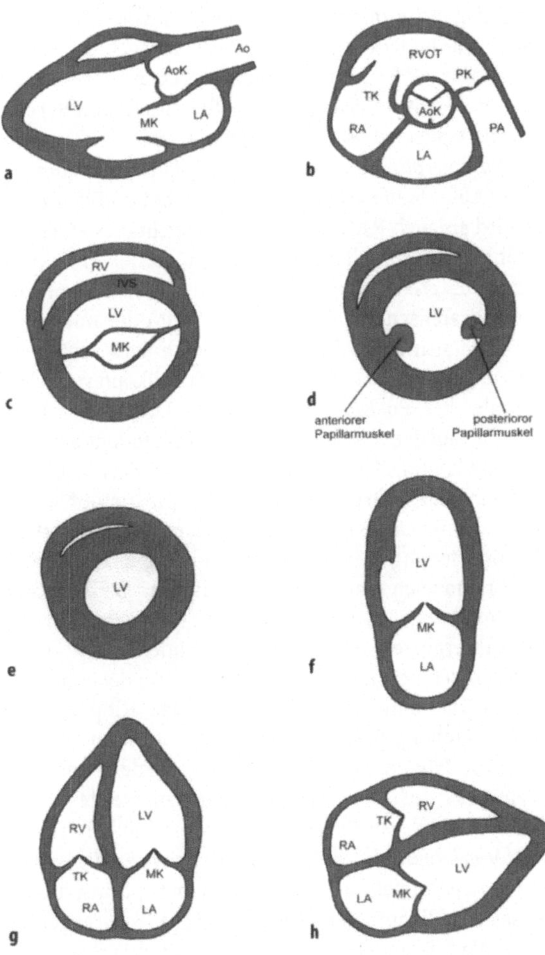

Abb. 10-2 a–h. Echokardiographische Standardschnittebenen. Erläuterungen s. Text. *LV* linker Ventrikel; *LA* linkes Atrium; *RV* rechter Ventrikel; *RVOT* rechtsventrikulärer Ausflußtrakt; *RA* rechtes Atrium; *IVS* interventrikuläres Septum; *MK* Mitralklappe; *TK* Trikuspidalklappe; *Ao* Aorta; *AoK* Aortenklappe; *PA* Pulmonalarterie; *PK* Pulmonalklappe

Abb. 10-1. Echokardiographische Anlotpunkte; *I.* links parasternal: Lange und kurze Achse (Abb. 10-2a-e); *II* apikal: Zwei-, Vier- und Fünfammerblick (Abb. 10-2 f–g); *III* subkostal: Vierkammerblick (Abb. 10-2 h), subkostaler Kurzachsenschnitt; *IV* suprasternal: Aorta mit Gefäßabgängen; *V* rechts parasternal: Doppleruntersuchung der Aorta ascendens

sternal erhalten. Das Schnittbild gibt schallkopfnah (oben im Bild) variable Abschnitte des rechten Ventrikels, sowie linken Ventrikel und Vorhof, Mitral- und Aortenklappe und proximale Anteile der Aorta ascendens im Längsschnitt wieder. Diese Schnittebene ist besonders geeignet, um quantitative Informationen über die Dicke des linksventrikulären Myokards und die Ventrikelfunktion zu erhalten und kann zur Größenabschätzung von Perikardergüssen beitragen; sie wird üblicherweise verwendet, um den Kursor der M-Mode-Echokardiographie korrekt zu positionieren. Die *parasternalen kurzen Achsen* werden durch Drehung des Schallkopfes um 90° vom gleichen Anlotpunkt aus erhalten. Je nach Ausmaß kranio-kaudaler Kippung kommen die *Aortenklappenebene* (Abb. 10-2 b), die *Mitralklappenebene* (Abb. 10-2 c), die *Papillarmuskelebene* (Abb. 10-2 d) oder eine *apikale Schnittebene* (Abb. 10-2 e) zur Darstellung. Aus diesen Schnitten können Informationen über die Mitral-, Aorten- und Pulmonalklappe gewonnen werden; für die Beurteilung insbesondere der regionalen Myokardfunktion haben sie Bedeutung, da die Perfusionsgebiete aller 3 Herzkranzgefäße in diesen Schnittebenen repräsentiert sind. Bei Positionierung des Schallkopfes in den Bereich des Herzspitzenstoßes lassen sich der *apikale Zwei- und Vierkammerblick* darstellen. Der *apikale Zweikammerblick* (Abb. 10-2 f) zeigt den linken Vorhof und Ventrikel; er wird als auch RAO-Äquivalent bezeichnet, weil er ungefähr der entsprechenden angiographischen Projektion gleicht. Er erlaubt die Beurteilung der in anderen echokardiographischen Schnittebenen nicht oder nur unzureichend sichtbaren Vorderwand des linken Ventrikels. Kippung und leichte Drehung des Schallkopfes machen aus gleicher Position den apikalen Dreikammerblick sichtbar, auf dem zusätzlich die Aorta ascendens zur Darstellung kommt. Der *apikale Vierkammerblick* (Abb. 10-2 g) wird durch Drehung des Schallkopfs um 90° erhalten und zeigt Längsschnitte aller 4 Herzhöhlen. Er ist für die Beurteilung der Klappenmorphologie, der Größe bzw. regionalen und globalen Funktion von Vorhöfen und Ventrikeln, von intrakavitären Strukturen und von Perikardergüssen von Bedeutung. Zudem stellt er die Standardschnittebene zur Doppleranalyse der Funktion von Mitral- und Trikuspidalklappe dar. Kippung und leichte Drehung des Schallkopfes zum Sternum läßt den *apikalen Fünfkammerblick* sichtbar werden, aus welchem zusätzlich der Aortenfluß beurteilt werden kann. Der vom mittleren Epigastrium aus anschallbare *subkostale Vierkammerblick* (Abb. 10-2 h) liefert ergänzend eine bessere Darstellung des interatrialen Septums, das bei dieser Schallkopfposition nahezu senkrecht angelotet wird. Von Bedeutung ist diese Schnittebene v. a. bei transthorakal ansonsten schlecht schallbaren Patienten (z. B. bei Lungenemphysem) zur Beurteilung von linkem und rechtem Ventrikel. Möglich ist schließlich bei einschlägigen Fragestellungen die *suprasternale Anlotung des Aortenbogens* vom Jugulum aus. Bei Orientierung des

Sektors in Richtung des Bogens sind je nach individueller Darstellbarkeit Anteile der Aorta ascendens, der Aortenbogen samt den Abgängen der Bogenäste und der Beginn der Aorta descendens zu sehen. Bedeutung hat diese Schnittebene v. a. bei Aneurysmaverdacht im Bogenbereich. Die *rechts parasternale Anlotung* hat für die zweidimensionale Bildgebung keine Bedeutung, ist aber für die Doppleruntersuchung des Aortenflusses wichtig.

Normalwerte von aus dem 2D-Echokardiogramm gemessenen ventrikulären und atrialen Dimensionen Erwachsener bezogen auf die Körperoberfläche (mod. nach 1):

- Linker Ventrikel:
  - Längsachse diastolisch: 4,1–4,9 cm/m^2
  - Längsachse systolisch: 2,7–3,5 cm/m^2
  - Querachse diastolisch: 2,3–2,9 cm/m^2
  - Querachse systolisch: 1,4–2,0 cm/m^2
- Linker Vorhof:
  - Längsachse diastolisch: 1,1–1,7 cm/m^2
  - Längsachse systolisch: 1,9–2,7 cm/m^2
  - Querachse diastolisch: 1,1–1,9 cm/m^2
  - Querachse systolisch: 1,4–2,2 cm/m^2
- Rechter Ventrikel:
  - Längsachse diastolisch: 3,6–4,6 cm/m^2
  - Längsachse systolisch: 2,5–3,5 cm/m^2
  - Querachse diastolisch: 1,3–2,1 cm/m^2
  - Querachse systolisch: 0,9–1,7 cm/m^2
- Rechter Vorhof:
  - Längsachse diastolisch: 1,1–1,7 cm/m^2
  - Längsachse systolisch: 1,7–2,7 cm/m^2
  - Querachse diastolisch: 1,1–1,9 cm/m^2
  - Querachse systolisch: 1,4–2,2 cm/m^2

Normbereiche für die wichtigsten aus dem zweidimensionalen Echokardiogramm bestimmbaren kardialen Dimensionen sind oben angegeben, im Vergleich zur M-Mode-Echokardiographie ist die Quantifizierung hier allerdings für die Routineanwendung von untergeordneter Wichtigkeit. Insbesondere für die Streßechokardiographie spielt jedoch die semiquantitative Auswertung der regionalen Myokardkontraktion anhand von 4–6 standardisierten Schnittebenen (parasternale lange und kurze Achse, apikaler Zwei- und Vierkammerblick) eine Rolle. Zugrunde gelegt wird üblicherweise das von der Amerikanischen Gesellschaft für Echokardiographie vorgeschlagene 16-Segment-Modell (Abb. 10-3, oben). Die Bewegung jedes einzelnen Segments wird visuell beurteilt und entsprechend der Art der vorliegenden Wandbewegungsstörung unterschiedlich bewertet. Normokinetische Segmente erhalten den Score 1, hypokinetische 2, akinetische 3 und dyskinetische 4 (Abb. 10-4). Der Wandbewegungs-Score-Index ergibt sich nach Addition aller Werte und Division durch die Anzahl beurteilter Segmente. Ein Wandbewegungs-Score-Index von 1 entspricht demnach einer ungestörten, einer >1 einer gestörten Ventrikelkontraktion. Durch Vergleich der regionalen Ausdehnung einer Bewegungsstörung mit der Gefäßversorgung des linksventrikulären Myokards (Abb. 10-3, unten) kann sie meist dem Perfusionsgebiet einer Herzkranzarterie zugeordnet werden und läßt so die Lokalisation von Koronarerkrankungen zu. Alternativ zur Bestimmung des Wandbewegungs-Score-Index sind eine computergestützte quantitative Auswertung der linksventrikulären Echokardiogramme entweder durch manuelles Umfahren der enddiastolischen und endsystolischen Endokardkonturen oder durch eine (besonders bei suboptimaler Bildqualität allerdings oft problematische) automatische Konturfindung und eine automatische regionale Wandbewegungsanalyse möglich.

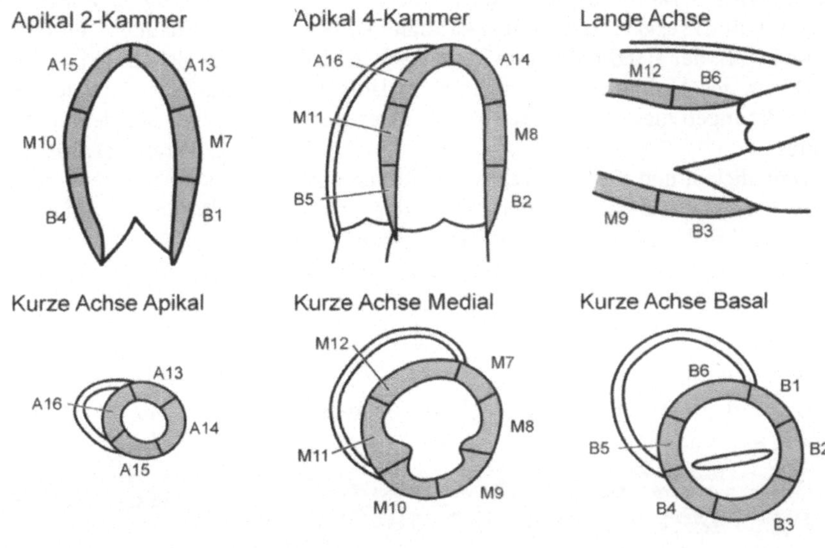

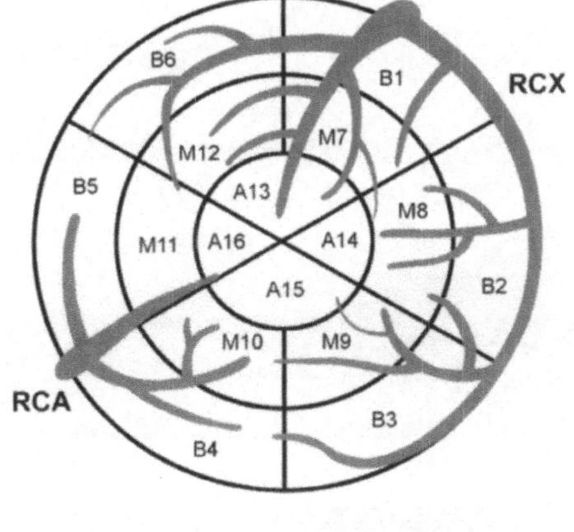

Abb. 10-3. Schema des von der Amerikanischen Gesellschaft für Echokardiographie vorgeschlagenen 16-Segment-Modells zur semiquantitativen Wandbewegungsanalyse. Das links unten dargestellte „bulleye" ermöglicht die Zuordnung der Einzelsegmente zur Koronaranatomie. *RIVA:* Ramus interventricularis anterior; *RCX:* Ramus zirkumflexus; *RCA:* Rechte Kranzarterie

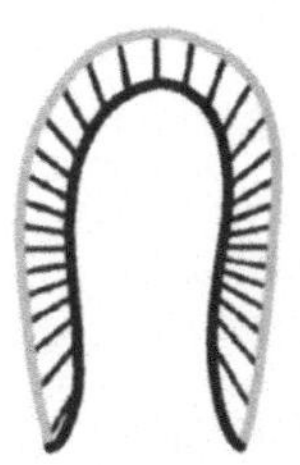
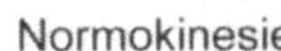
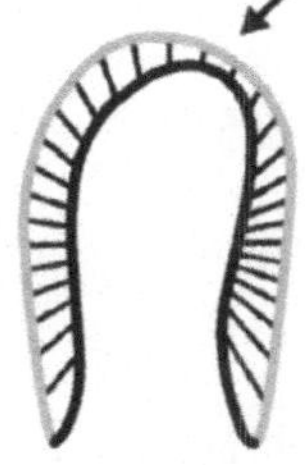
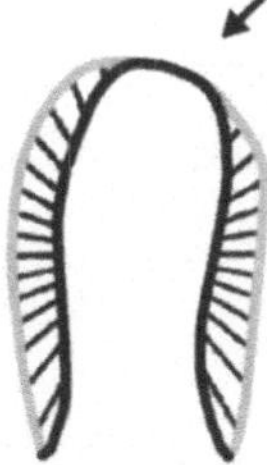
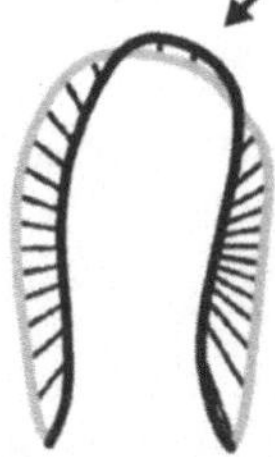

Abb. 10-4. Terminologie der regionalen Kontraktionsstörungen. *Schwarze Linie:* Endokard – Endsystole; *graue Linie:* Endokard – Enddiastole

10.2.2
M-Mode-Echokardiographie

Die M-Mode-Aufzeichnung ist ein Zeit-Abstands-Diagramm, das die Bewegung aller reflektierenden Grenzflächen entlang eines einzelnen frei anwählbaren Schallstrahls in Abhängigkeit von der Zeit wiedergibt. Axiale und v. a. zeitliche Auflösung sind hervorragend und der zweidimensionalen Darstellung weit überlegen. Daher eignet sich die Methode besonders gut für die exakte Vermessung kardialer Dimensionen (z. B. der Herzhöhlen und Ventrikelwanddicken) bzw. des Ausmaßes und zeitlichen Verlaufs von Veränderungen dieser Parameter während des Herzzyklus.

Wanddicken und Kavumdurchmesser können nur dann korrekt vermessen werden, wenn der Schallstrahl senkrecht zu den untersuchten Grenzflächen verläuft und wenn die Endokardkonturen klar abgrenzbar sind. Die in Abb. 10-5 oben dargestellte M-Mode-Originalaufzeichnung entspricht einem Schwenk des Kursors vom linken Ventrikel über die Mitralebene zur Herzbasis. Ein mitaufgezeichnetes EKG erlaubt die Zuordnung der kardialen Bewegungsphänomene zu den einzelnen Phasen des Herzzyklus. Das entsprechende Schema demonstriert, welche Parameter im M-Mode-Echokardiogramm bestimmt werden können. Gemessen wird üblicherweise nach der Leading-edge-Methode, d. h. zwischen den jeweils vom Schallkopf entfernter liegenden Vorderkanten zweier Echolinien.

Die Normalwerte von für die klinische Routine wichtigen aus dem M-Mode-Echokardiogramm meßbaren Parametern bei Erwachsenen sind (*FS* systolische Durchmesserverkürzungsfraktion des linken Ventrikels; sonstige Abkürzungen s. Abb. 10-2 und 10-5):

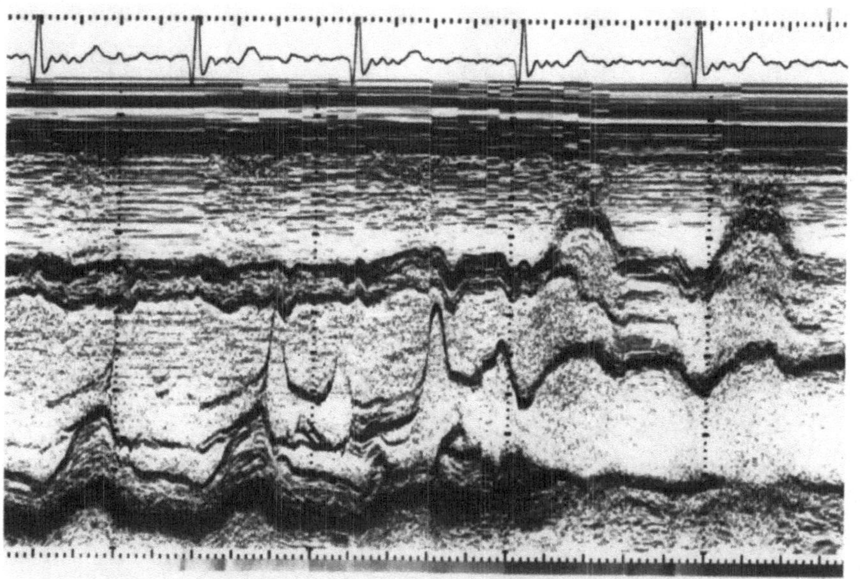
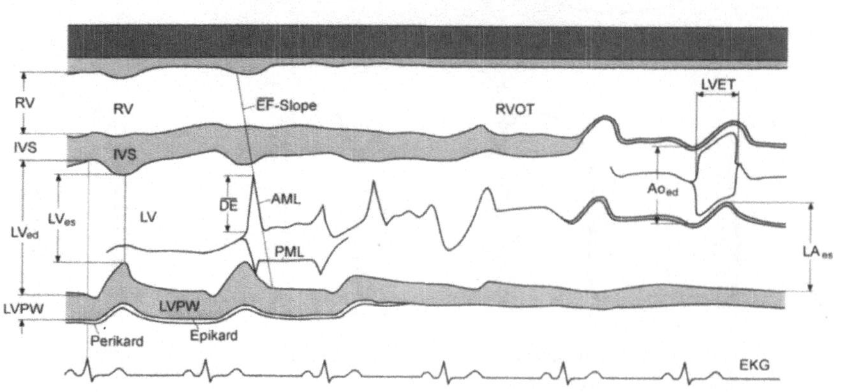

Abb. 10-5. Oben: M-Mode-Originalaufzeichnung eines Herzgesunden, bei dem der Schallstrahl (bei unveränderter Schallkopfposition) kontinuierlich vom Cavum des linken Ventrikels über die Mitralsegelebene zur Herzbasis geschwenkt wurde. **Unten:** Aus dem M-Mode-Echokardiogramm meßbare Parameter und Meßpunkte. *LVed, LVes* enddiastolischer, endsystolischer Ventrikeldurchmesser; *LVPW* inksventrikuläre Hinterwand; *AML, PML* anteriores, posteriores Mitralsegel; *DE* frühdiastolische maximale Öffnungsamplitude des AML; *EF-Slope* Geschwindigkeit der mesodiastolischen Rückschlagbewegung des AML; *LVET* linksventrikuläre Ejektionszeit; *Aoed* enddiastolischer Aortendurchmesser; *Laes* endsystolischer Durchmesser des linken Atriums. Sonstige Abkürzungen s. Abb. 10-2

- Aoed: 21–42 mm,
- LAes: 18–39 mm,
- IVSed: 6–12 mm,
- LVPWed: 6–12 mm,
- LVed: 37–57 mm,
- LVes: 25–40 mm,
- FS: >26%,
- ES-Abstand: <6 mm,
- LVET: 230–334 ms.

Formeln zur Berechnung wichtiger, aus dem M-Mode-Echokardiogramm bestimmbarer abgeleiteter Parameter sind im Folgenden zusammengefaßt (Abkürzungen s. Abb. 10-5):

Systolische Durchmesserverkürzungsfraktion (Fractional Shortening, FS):

$$FS = \frac{LVed - LVes}{LVes} \cdot 100\%$$

Linksventrikuläres Volumen (nach Teichholz):
enddiastolisch:

$$LVedV = \frac{7,0}{2,4 + LVed} \cdot LVed \ (ml)$$

endsystolisch:

$$LVesV = \frac{7,0}{2,4 + LVes} \cdot LVes \ (ml)$$

Linksventrikuläre Muskelmasse (penn-cube Methode):

$$LVMM = 1,04 \cdot (LVed + LVPW + IVS) - LVed) - 13,6 \ (g)$$

10.2.3
Dopplerechokardiographie

Die Dopplerechokardiographie erweitert die Ultraschalluntersuchung des Herzens um die Möglichkeit, zusätzliche Informationen über die *Flußrichtung*, die *Flußgeschwindigkeit* und die *Flußqualität* (laminar oder turbulent) des Blutes zu erhalten. Die nichtinvasive Bestimmung der Blutflußgeschwindigkeit basiert auf einer praktischen Anwendung des Dopplereffektes, der besagt, daß Schallwellen ihre Frequenz verändern, wenn sie an bewegten Objekten reflektiert werden. Die Frequenzänderung (Dopplerfrequenz oder -Shift) ist dabei direkt proportional zur Geschwindigkeit des angeloteten Objektes, so daß aus diesem Meßwert die absolute Bewegungsgeschwindigkeit des Reflektors errechnet werden kann nach den Gleichungen

$$Fd = (2 \ V \cos \alpha/c) \ fo \Rightarrow V = c \ Fd/2Fo \cos \alpha,$$

wobei Fd der Dopplerfrequenz, fo der ausgesandten Frequenz, V der Blutströmungsgeschwindigkeit, α dem Winkel zwischen Ultraschallstrahl und Blutfluß und c der Schallgeschwindigkeit in biologischem Gewebe (ca. 1540 m/s) entspricht. Aus dieser Gleichung geht hervor, daß die Frequenz der reflektierten Schallwelle höher ist, wenn das Blut auf die Schallquelle zufließt, und tiefer, wenn der Blutfluß von der Schallquelle weg orientiert ist. Weiter wird die Bedeutung des Winkels zwischen der Bewegungsrichtung und dem Schallstrahl für die korrekte Bestimmung der Dopplerfrequenz deutlich; bei Winkeln bis zu etwa 20° ist der Fehler tolerabel (<8%), bei 30° beträgt er bereits 14%, noch größere Winkel führen zu einer klinisch relevanten Unterschätzung quantitativer Messungen.

Im Gegensatz zur Ultraschallfrequenz liegt die Dopplerfrequenz im akustisch wahrnehmbaren Bereich. Schnelle Strömungsgeschwindigkeiten entsprechen hohen, langsame Strömungsgeschwindigkeiten tiefen Tönen des in modernen Ultraschallgeräten integrierten Audiosignals. Da sich im stömenden Blut nicht alle Blutkörperchen mit gleicher Geschwindigkeit bewegen, bildet sich ein Strömungsprofil über den Querschnitt der durchströmten Fläche (z. B. eines Klappenostiums) aus. Für die Quantifizierung des Dopplersignals wird heute überwiegend die Fast-Fourier-Transformationsanalyse (FFT) angewendet, die eine instantane Darstellung eines breiten Spektrums ermöglicht. Schmalbandige Spektren entsprechen einem laminaren, breitbandige einem turbulenten Fluß; in Relation zu einer Grundlinie wird Fluß zum Schallkopf hin oberhalb, Fluß vom Schallkopf weg unterhalb dieser Grundlinie dargestellt.

10.2.3.1
Continuous-wave-(CW-)Technik

Technisch besteht das kontinuierlich emittierende Dopplersystem aus zwei getrennten Kristallen, von denen einer kontinuierlich Schallwellen aussendet und einer kontinuierlich die reflektierten Schallwellen in elektrische Signale rückverwandelt. Die Sendefrequenzen sind unter Berücksichtigung des Abstandes zwischen Schallkopf und zu untersuchendem Organ im Bereich etwa zwischen 1–10 MHz wählbar; tiefer gelegene Organe bzw. Gefäße erfordern niedrigere, oberflächlich gelegene hohe Sendefrequenzen.

Der spezielle diagnostische Stellenwert des CW-Dopplers ergibt sich daraus, daß keine Begrenzung der maximal meßbaren Geschwindigkeit gegeben ist. Der CW-Doppler ist damit unabdingbar zur Quantifizierung der hohen Flußgeschwindigkeiten, die z. B. bei Herzklappenvitien und intrakardialen Shunts regelhaft auftreten. Wesentlicher Nachteil des CW-Dopplers ist, daß entlang dem Schallstrahl alle Flußgeschwindigkeiten in das registrierte Frequenzspektrum mit eingehen

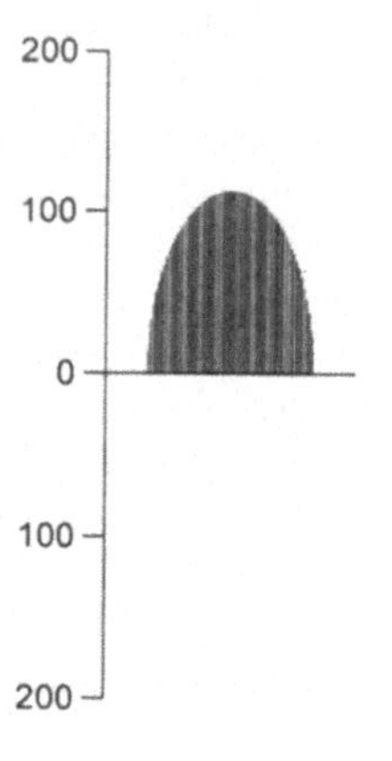

Flußsignal im CW-Doppler

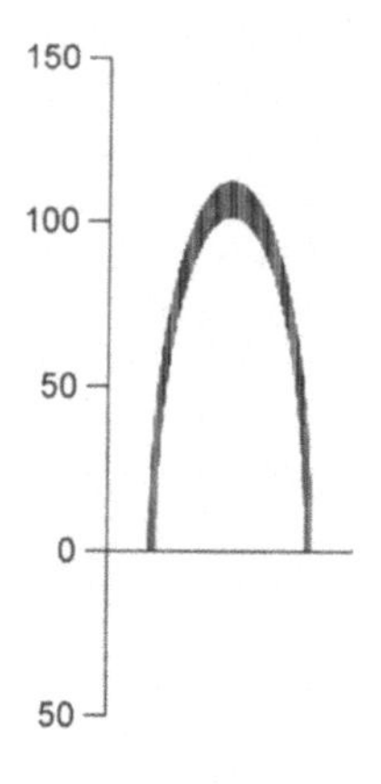

Flußsignal im PW-Doppler

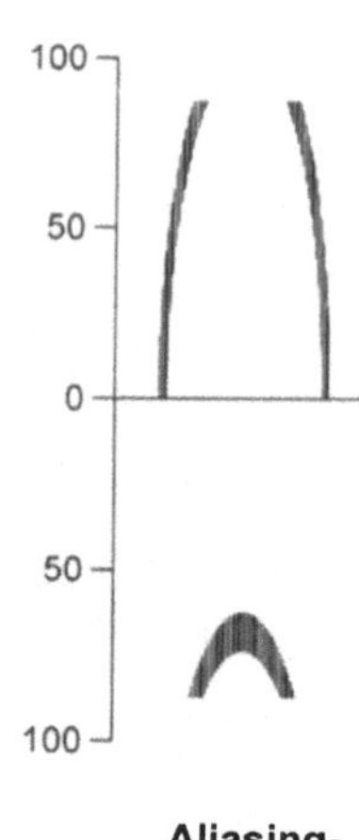

Aliasing-Phänomen

Abb. 10-6. Schematische Darstellung von Dopplerflußkurven. **Links:** Im CW-Mode werden sämtliche entlang des Schallstrahls erfaßte Flußgeschwindigkeiten als Frequenzspektrum dargestellt. **Mitte:** Im PW-Mode wird selektiv ein Signal mit einer bestimmten Frequenz aus einem definierten Tiefenbereich dargestellt. **Rechts:** Wenn der Geschwindigkeitsmeßbereich verkleinert wird, kommt es bei Überschreiten der Nyquist-Grenze zum Aliasingphänomen, ein Teil des Strömungssignals wird invertiert unterhalb der Nullinie dargestellt

und daher die exakte räumliche Zuordnung des Flußgeschwindigkeitsmaximums ebenso wie die differenzierte Analyse unterschiedlicher Flußgeschwindigkeiten entlang dem Kursor (z. B. vor und hinter einer pathologisch veränderten Herzklappe) nicht möglich ist (Abb. 10-6, links).

10.2.3.2
Pulsed-wave-(PW-)Technik

Im gepulsten Dopplersystem wird nur ein einzelner Dopplerkristall verwendet, der alternierend als Sender und als Empfänger dient. In einem variierbaren zeitlichen Abstand zum gesendeten Schallimpuls folgt eine Empfangsperiode; es können also selektiv Signale aus einem bestimmten Tiefenbereich erfaßt werden. Echos, die den Schallkopf früher erreichen, werden ebensowenig berücksichtigt wie später eintreffende Signale. Praktisch kann das Zeitintervall zwischen Schallimpuls und Empfang durch Verschiebung der punktförmigen Meßzelle („sample volume") entlang dem Kursor oder durch Veränderung der Position des Kursors so verändert werden, daß jeder Bereich des Sektors untersucht werden kann (Abb. 10-6, Mitte).

Durch flächiges Abtasten eines größeren Bereiches (sog. Mapping) ist es daher auch möglich, die zweidimensionale Ausdehnung bestimmter Flußphänomene abzuschätzen.

Je näher die Meßzelle am Schallkopf liegt, desto öfter pro Zeiteinheit kann gesendet und empfangen werden, wobei die Schallgeschwindigkeit in biologischem Gewebe den limitierenden Faktor darstellt. Die im Nahbereich erzielbare relativ hohe Pulsrepetitionsfrequenz (PRF) erlaubt es, höhere Flußgeschwindigkeiten zu erfassen, als dies in größerer Tiefe bei entsprechend

niedrigerer PRF möglich ist. Trotzdem reicht auch im Nahbereich die maximal meßbare Flußgeschwindigkeit des PW-Dopplers zur Quantifizierung der hohen Geschwindigkeiten bei Herzklappenstenosen oder -insuffizienzen nicht aus, während die physiologischen Blutströmungsgeschwindigkeiten im gesunden Herzen in der Regel gemessen und die Form von Flußprofilen (z. B. des diastolischen Mitralflusses zum Nachweis oder Ausschluß einer diastolischen linksventrikulären Funktionsstörung) analysiert werden können. Von der sog. Nyquist-Grenze wird bestimmt, welche jeweilige maximale Flußgeschwindigkeit gemessen werden kann. Diese besagt, daß die PRF mindestens doppelt so groß sein muß, wie die zu messende Dopplerfrequenz (Fd), also

$$Fd = PRF/2$$

Ist die Flußgeschwindigkeit höher als die Nyquist-Grenze, so kommt es zur paradoxen Darstellung der entsprechenden Strömungssignale invertiert im Nachbarkanal ober- oder unterhalb der Nullinie (Abb. 10-6, rechts). Dieses Phänomen wird als Aliasing bezeichnet; wenn es auftritt, sind PW-Doppleraufzeichnungen nicht mehr eindeutig quantifizierbar. Die kombinierte Anwendung der PW- und der CW-Technik erlaubt jedoch, sowohl maximale Blutströmungsgeschwindigkeiten zu messen, als auch, sie zu lokalisieren. Tabelle 10-1 listet Dopplernormalwerte für maximale Blutflußgeschwindigkeiten.

Die Formeln zur Berechnung des maximalen bzw. mittleren Druckgradienten (ΔDP_{max}, ΔDP_{mean}) nach der modifizierten Bernoulli-Gleichung und der Klappenöffnungsfläche (KÖF) nach der Kontinuitätsgleichung bzw. aus der Druckhalbierungszeit (*PHT* „pressure half time") lauten:

Maximaler/mittlerer Druckgradient:

$$\Delta P_{max} = 4 \cdot (V_{max})^2 \ (mmHG)$$

$$\Delta P_{mean} = 4 \cdot (V_{mean})^2 \ (mmHG)$$

Klappenöffnungsfläche:

Kontinuitätsgleichung:

$$K\ddot{O}F = \pi \left(\frac{d}{2}\right)^2 \cdot \frac{V_1}{V_{max}} \ (cm^2)$$

d $\quad$ = Durchmesser von Ao, PA, MK- oder TK-Ring
V_1 $\quad$ = Flußgeschwindigkeit vor Stenose
V_{max} = Flußgeschwindigkeit in der Stenose

Druckhalbierungzeit:

$$K\ddot{O}F = \frac{220}{PHT} \ (cm^2) \qquad PHT = \frac{V_{max}}{\sqrt{2}} \ (s)$$

Tabelle 10-1. Normalwerte für maximale mittels Dopplerechokardiographie meßbare Blutflußgeschwindigkeiten bei Erwachsenen. Wiedergegeben sind in der Literatur publizierte Angaben verschiedener Autoren [3, 5, 7]. Abkürzungen s. Abb. 10-2, *Aoasc* Aorta ascendens, *Aodesc* Aorta descendens

	Hatle [3] [m/s]	Kisslo [5] [m/s]	Labovitz [7] [m/s]
MK	0,6–1,3	0,6–1,4	0,4–1,3
TK	0,3–1,3	0,4–0,8	0,3–1,0
PK	0,6–1,3	0,5–0,9	0,5–1,5
AoK	1,0–1,7	0,9–1,8	0,5–1,8
Ao_{asc}	–	–	0,5–1,5
Ao_{desc}	–	–	0,5–1,5

Informationen über weitere meß- bzw. ableitbare Dopplerflußparameter sind der Spezialliteratur zu entnehmen [6, 8, 11].

10.2.3.3
Farbkodierte Dopplerechokardiographie

Bei der Farbdopplertechnik wird die Dopplerfrequenz farbkodiert innerhalb der gewohnten morphologischen Darstellung der zweidimensionalen oder M-Mode-Echokardiographie abgebildet. Im Prinzip handelt es sich ebenfalls um eine Anwendung des gepulsten, also regional messenden Verfahrens, nur daß nicht nur an einem Punkt, sondern über einen interaktiv bestimmbaren Anteil des Sektors auf der gesamten Länge aller in diesem Bildabschnitt liegenden Schallstrahlen multiple Dopplerfrequenzen bestimmt werden. Nur die Frequenzänderungen, die durch Reflexion an sich bewegenden Teilchen entstehen, werden in die Erzeugung des Farbdopper-Bildes einbezogen. Ein spezieller Filter sorgt dafür, daß niedrigamplitudige Echos in ein Farbsignal umgewandelt werden, während Echos mit hoher Amplitude für die zweidimensionale oder M-Mode-Bildwiedergabe verwendet werden. Zum Schallkopf gerichtete Geschwindigkeiten werden rot, vom Schallkopf weg gerichtete blau dargestellt (Abb. 10-7, oben). Mit steigender Geschwindigkeit werden beide Farben zunehmend heller (Abb. 10-7, rechts), wobei üblicherweise die verwendete Farbskala mit Angabe der maximal abbildbaren Flußgeschwindigkeit außerhalb des Sektors als Referenz gezeigt wird.

Da die farbkodierte Blutflußdarstellung im Prinzip auf der gepulsten Technik beruht, gilt auch hier, daß in Abhängigkeit von der Sendefrequenz und dem Abstand zwischen Schallkopf und individuellen Meß-Zellen die maximal meßbare Strömungsgeschwindigkeit begrenzt ist. Wenn der Geschwindigkeits-Meßbereich (die Nyquist-Grenze) überschritten wird, tritt wie bei der eindimensionalen gepulsten Technik das Phänomen des Aliasing auf. Es kommt zu einem Umschlagen in die jeweilige Gegenfarbe, also rot in blau bzw. blau in rot. Bei Überschreiten der doppelten Nyquist-Grenze, wie es bei den hohen Flußgeschwindigkeiten an Klappeninsuffizienzen oder -stenosen vorkommen kann, erfolgt erneut ein Farbumschlag zurück in die ursprüngliche Farbe. Nachdem bei solch raschen Flußphänomenen das Strömungsprofil die schnellste Flußgeschwindigkeit im Zentrum und zum Rand zunehmend langsamere Geschwindigkeiten aufweist, stellen sich hier u. U. mehrere in einander liegende Farbschalen dar (Abb. 10-7, unten).

Bei allen gepulsten Dopplertechniken kann durch Verschiebung der Referenzlinie der Meßbereich in einer Strömungsrichtung zu Ungunsten der entgegengesetzten erweitert und das Aliasing bis zum gewissen Grad vermieden werden. Turbulenzen des Blutflusses werden durch Zumischung von Grün zu den beiden Grundfarben blau und rot gekennzeichnet. So bedeutet eine eine rot-grüne Farbmischung einen turbulenten Fluß zum Schallkopf hin, eine blau-grüne einen turbulenten Fluß vom Schallkopf weg.

Der Stellenwert der farbkodierten Dopplerechokardiographie ergibt sich aus der Möglichkeit, rasch und in mehreren Schnittebenen einen Überblick über Blutströmungsrichtungen, ungefähre Blutflußgeschwindigkeiten sowie Lokalisation und Ausdehnung turbulenter Strömungen zu gewinnen. Dadurch ist u. a. auch eine semiquantitative Abschätzung des Schweregrades von Herzklappenvitien zu erhalten. Die Quantifizierung von Farbdopplerdaten ist bisher nur begrenzt möglich und hat für die klinische Routine kaum Bedeutung.

10.2.4
Transösophageale Echokardiographie

Die Aussagekraft der Ultraschalluntersuchung des Herzens wird von der Qualität der registrierten Signale wesentlich mitbestimmt. Bei der bisher beschriebenen transthorakalen Echokardiographie (TTE) sind Einschränkungen der Darstellbarkeit und damit der diagnostischen Aussage aufgrund von Adipositas, Thoraxdeformitäten oder erhöhtem intrathorakalem Luft-

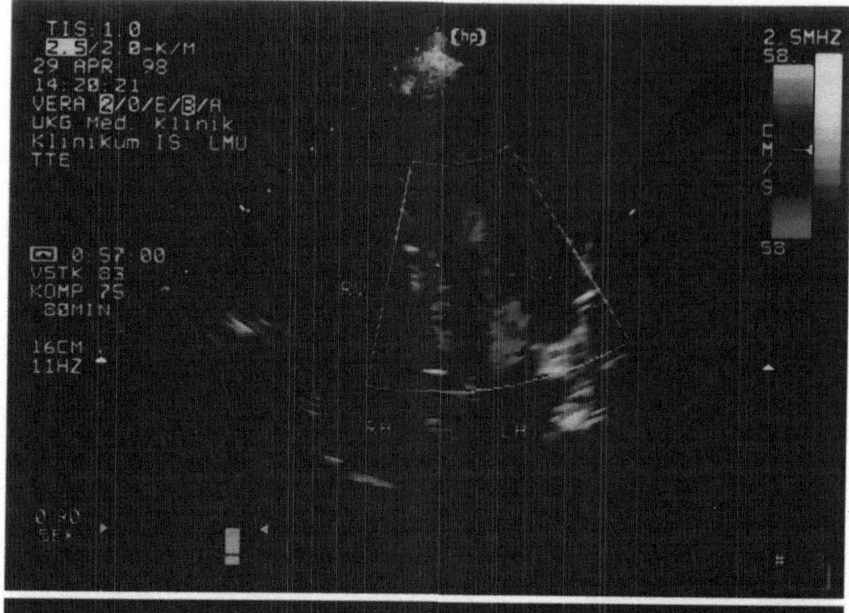

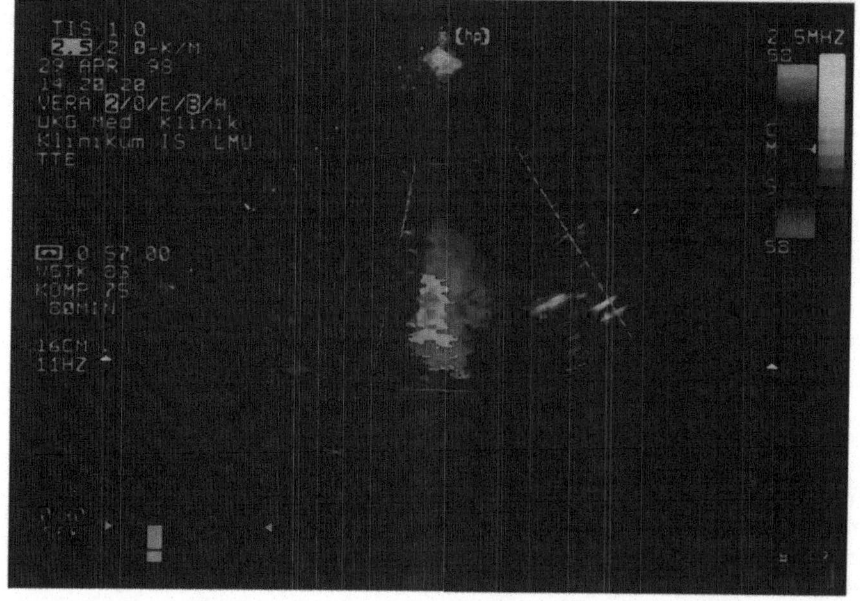

Abb. 10-7. Zweidimensionaler apikaler Vierkammerblick. Während der späten Diastole (**oben**) stellt sich im Farbdoppler die Blutflußgeschwindigkeit zwischen linkem Vorhof und linkem Ventrikel rot dar. Im linksventrikulären Ausflußtrakt ist Fluß auf die Aortenklappe zu als schmaler blauer Streifen zu erkennen. Während der Systole (**unten**) zeigen unterschiedliche Farbschattierungen ein Geschwindigkeitgefälle innerhalb des strömenden Blutes an; septumnah kommt es im Bereich der höchsten Flußgeschwindigkeit zum Aliasingphänomen

gehalt bei Lungenemphysem möglich. Die transösophageale Echokardiographie (TEE) mit Anschallung des Herzens von der Speiseröhre aus erlaubt dem gegenüber eine störungsärmere Ableitung der Schallsignale; weder Luft, noch Knochen beeinträchtigen hier die Untersuchung. Prinzipiell können alle unter 10.2.1–10.2.3 dargestellten Methoden auch während der TEE eingesetzt werden. Wegen des geringen Abstands zwischen kardialen Strukturen und Schallkopf sind zudem höherfrequente Schallköpfe mit entsprechend günstigerer axialer und lateraler Auflösung verwendbar.

Artefaktarmut und besseres Auflösungsvermögen tragen gleichermaßen zu der im Vergleich zur TTE besseren morphologischen Abbildungsgenauigkeit und höheren Sensitivität bei der Flußanalyse bei. Zudem stellt der Ösophagus einen neuen Ableitungspunkt mit zusätzlichen Schnittebenen dar und erweitert und ergänzt damit die transthorakalen Darstellungsmöglichkeiten. Das linke Herzohr und die thorakale Aorta lassen sich beispielsweise mit der TTE kaum darstellen, können mit der TEE jedoch umfassend analysiert werden. Besonders bei Herzklappenendokarditis und Abszessen, Klappenprothesendysfunktion, Raumforderungen im Bereich der Vorhöfe inklusive des linken Vorhofohres, sowie Erkrankungen des Vorhofseptums (Shunts, Aneurysma) und der Aorta (Aortenaneurysma) ist die TEE der TTE diagnostisch eindeutig überlegen.

Die TEE ist ein semi-invasives Verfahren. Entsprechend streng ist die Indikation zu stellen, und es muß in jedem individuellen Fall geprüft werden, ob durch Anwendung dieser Methode ein diagnostisch relevanter Zugewinn an Information zu erwarten ist. Bei ausreichender Erfahrung des Untersuchers wird die TEE meist ohne parenterale Prämedikation gut toleriert und kann auch ambulant durchgeführt werden. Da alternative Methoden wie Computer- und Kernspintomographie ein geringeres räumliches und zeitliches Auflösungsvermögen besitzen bzw. mit einem erheblichen zeitlichen und apparativen Aufwand verbunden sind, ist die TEE für viele Indikationen das diagnostische Verfahren der ersten Wahl.

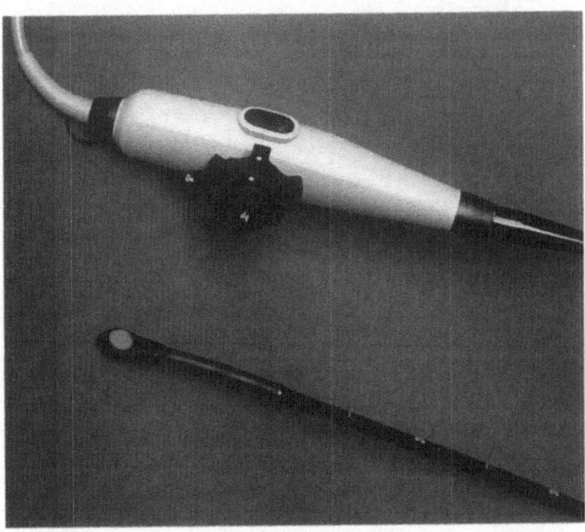

Abb. 10-8. Griff und Spitze einer multiplanen TEE-Sonde mit 64 Schallelementen. Der runde, scheibenförmige Schallkopf in der Sondenspitze kann durch Druck auf den im Sondenschaft eingelassenen ovalen Schalter um bis zu 180° rotiert werden

10.2.4.1
Untersuchungsvoraussetzungen, Risiko

Die übliche Ösophagussonde ist wie ein Gastroskop konstruiert, bei den modernen Sonden fehlt jedoch die in frühen monoplanen Sonden noch integrierte Optik. Ein bewegliches Sondenende ist durch ein System von Bautenzügen über eine Steuerungseinrichtung am Sondengriff in allen Raumrichtungen beweglich. Seit 1993 stehen multiplane Instrumente zur Verfügung, bei denen ein üblicherweise mit 64 Kristallen ausgestattetes rundes, scheibenförmiges Schallelement in der Sondenspitze plaziert ist (Abb. 10-8). Mit Hilfe eines Motors im Sondenschaft kann durch Knopfdruck das Schallelement um bis zu 180° rotiert werden, so daß in Winkelschritten von minimal 2° multiple tomographische Schnittebenen zur Darstellung kommen. Diese multiplen Schnittebenen erlauben die detaillierte Analyse kardialer Strukturen und können u. a. auch zur Gewinnung dreidimensionaler Datensätze verwendet werden.

Gegenüber der monoplanen Technik, die lediglich eine transversale Schnittebene (senkrecht zum Verlauf der Ösophagussonde) ermöglicht, ist der diagnostische Zugewinn bei der multiplanen Darstellung so groß, daß die Verwendung monoplaner TEE-Sonden heute nicht mehr akzeptabel erscheint.

In einer multizentrischen Studie wurden anhand von mehr als 10 000 TEE-Untersuchungen mögliche Risiken dieser Untersuchungstechnik analysiert. Die TEE erwies sich dabei als außerordentlich sichere Methode mit einer Komplikationsrate im Promillebereich. Wegen der (wenn auch geringen) Gefahr von Rhythmusstörungen bzw. Blutdruckschwankungen ist eine Blutdruck- und EKG-Überwachung während der TEE obli-

gatorisch. Der Untersuchungsraum muß so eingrichtet sein, daß Reanimationsmaßnahmen ohne Zeitverzögerung möglich sind. Erkrankungen des Ösophagus wie Varizen, Divertikel oder Stenosierungen stellen wegen der Blutungs- bzw. Perforationsgefahr relative Kontraindikationen dar. Patienten sollten im Hinblick darauf vor jeder TEE routinemäßig nach Schluckstörungen befragt werden. Läßt sich beim Einführen die Sonde nicht ohne Schwierigkeiten vorschieben, könnte die Sondenspitze in einen Recessus gelangt und dadurch festgehalten sein, so daß das Instrument zunächst zurückgezogen und ein neuer Versuch unternommen werden sollte. Bei fortbestehenden Schwierigkeiten sollte zunächst eine radiologische oder endoskopische Ösophagusdiagnostik erfolgen. Im Hinblick auf die Aspirationsgefahr bei möglichem Erbrechen muß vor jeder TEE eine mindestens 6stündige Nahrungskarenz eingehalten werden; am sichersten und daher wünschenswert ist eine Untersuchung am Morgen in nüchternem Zustand.

10.2.4.2
Indikationen

● TEE Methode der ersten Wahl:
  – Endokarditis, Abszesse,
  – Emboliequellensuche,
  – Klappenprothesendysfunktion,
  – Aortendissektion, intramurales Hämatom,
  – Erkrankungen des Vorhofseptums,
  – Papillarmuskeldysfunktion, -abriß,
  – intraoperatives Monitoring,

- TEE ergänzt TTE:
  - kongenitale Herzerkrankungen,
  - Bestimmung von Ursache und Schweregrad nativer Herzklappenerkrankungen,
  - Beurteilung der kardialen Funktion bei schlechter Darstellbarkeit im TTE,
  - Lungenembolie,
- TEE potentiell nützlich (noch unsicherer Stellenwert):
  - Kombination mit Streßechokardiographie,
  - Monitoring von Interventionen (Myokardbiopsie, Ballonvalvuloplastie),
  - Abklärung des Embolierisikos vor Kardioversion.

Wie die Übersicht deutlich macht, stellt diese Untersuchungstechnik für eine Reihe von klinischen Problemstellungen die diagnostische Methode der ersten Wahl dar, während sie bei anderen die TTE als primäres diagnostisches Verfahren ergänzt. Indikationen mit noch unsicherem diagnostischem Stellenwert sind gesondert aufgeführt. Über die gelisteten speziellen Indikationen hinaus ist die TEE immer dann indiziert, wenn eine TTE technisch nur unzureichend möglich, der echokardiographische Befund jedoch von potentiell entscheidender diagnostischer Relevanz ist.

10.2.4.3
Vorbereitung, Durchführung

Eine sorgfältige Rachenanästhesie mit handelsüblichem Lidocainspray ist meist als Prämedikation ausreichend. Bei Patienten mit starkem Würgereiz kann die intravenöse Gabe von 5–10 mg Diazepam erforderlich sein. Wegen der Gefahr von Bakteriämien erhalten gefährdete Patienten (mit Herzvitien oder Herzklappenprothesen) eine antibiotische Endokarditisprophylaxe.

Zur TEE muß der Patient schriftlich und mündlich aufgeklärt werden und sein Einverständnis schriftlich erteilen. Die Untersuchung wird durch einen Arzt mit Assistenz durchgeführt. Ein venöser Zugang ist bei Risikopatienten zu empfehlen und immer dann erforderlich, wenn eine Kontrastmitteluntersuchung während der TEE geplant ist (vgl. auch 10.3.2 und 10.3.4).

Vor jeder TEE muß eine technische Funktionsprüfung von Sonde und Ultraschallgerät erfolgen. Der Patient liegt in leichter Linksseitenlage mit etwas erhöhtem Oberkörper. Bewegliche Zahnprothesen müssen vor der Untersuchung entfernt werden. Es hat sich bewährt, mit Zeige- und Mittelfinger der linken Hand die Sonde zum Zungengrund zu führen. Der Patient wird dann gebeten, zu schlucken, während die rechte Hand das Gerät vorschiebt. Der vor Untersuchungsbeginn auf die Sonde geschobene Beißring wird in der Regel erst dann zwischen die Zähne eingesetzt, wenn die

TEE-Sonde im Ösophagus plaziert ist. Während der Bildgebung sichert und positioniert die linke Hand die Sonde, während die rechte Hand über die Stellräder der Steuerungseinrichung den Schallkopf anguliert und über die entsprechende Schaltvorrichtung die Schnittebenen modifiziert.

10.2.4.4
Schnittebenen

Mit den multiplanen, im Bereich der Sondenspitze flexiblen und in alle Raumrichtungen schwenkbaren Instrumenten lassen sich praktisch alle Schnittebenen durch Herz und Aorta vom Ösophagus her ableiten. Es empfiehlt sich, bei der Untersuchung einer Systematik zu folgen, der bei transversaler Schallrichtung die transösophagealen Standardableitungspunkte auf Höhe der Aortenwurzel, in der Ventrikelebene und vom Magenfundus als Ausgangspositionen zugrunde liegen (Abb. 10-9). Rotation des Schallelementes um 90° ergibt die ebenfalls exakt definierten jeweils zugehörigen sagittalen Schnittebenen, deren Darstellung zu jeder Routineuntersuchung gehört. Multiple dazwischen liegende Schnittebenen lassen sich dann zusätzlich entsprechend der jeweils spezifischen klinischen Fragestellung anschallen, wobei die Anlotebenen neben dem Sektorbild auf dem Bildschirm als Winkelabweichung von der transversalen Schnittebene angegeben werden und somit auch in der Videoaufzeichnung jeder TEE dokumentiert sind. Nach Rotation der gesamten TEE-Sonde um 180° erhält man schließlich in Abhängigkeit von der Ableiteposition multiple transversale, sagittale bzw. dazwischenliegende Schnittebenen durch die thorakale Aorta, den Ösophagus und das paraösophageale

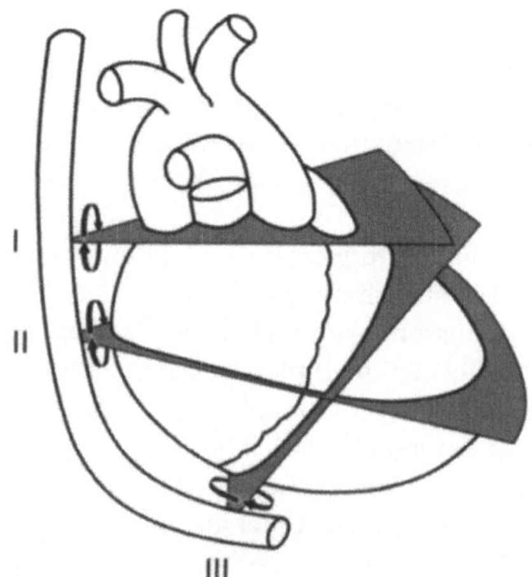

Abb. 10-9. Schematische Darstellung transösophagealer Standardableitungspunkte und der zugehörigen transversalen Schnittebenen. *I* Aortenwurzel, *II* Ventrikelebene, *III* Magenfundus. Durch Rotation des Schallkopfes um bis zu 180° erhält man multiple Schnittebenen

Mediastinum. Auch dieser Teil der Untersuchung gehört zum Standardprogramm jeder TEE. Details der in auf den multiplen tranösophagealen Schnittebenen darstellbaren kardialen Morphologie sind den einschlägigen Abbildungen der Spezialliteratur zu entnehmen [5].

10.2.5
Streßechokardiographie

Körperliche Belastung oder andere, nicht aktive Belastungsverfahren (s. 2.1) steigern den myokardialen Sauerstoffverbrauch. Wenn Koronarstenosen die Sauerstoffversorgung limitieren, kommt es mit Entwicklung eines Perfusionsdefektes zur myokardialen Ischämie. In der dadurch ausgelösten Serie pathophysiologischer Veränderungen (Ischämiekaskade) tritt vergleichsweise früh, nämlich vor Brustschmerzen oder EKG-Veränderungen, eine nach Ende einer belastungsinduzierten Ischämie in der Regel voll reversible myokardiale Kontraktions- und Relaxationsstörung auf. Der zeitliche Verlauf der Rückbildung solcher regionaler myokardialer Asynergien ist variabel; die meisten

Wandbewegunsstörungen persistieren nach Ende einer Belastung für mehrere Minuten, so daß sie mit bildgebenden Verfahren auch dann noch erfaßbar sind.

Auf diesem Grundprinzip basiert die Streßechokardiographie, die in den letzten Jahren mit Entwicklung optimierter Methoden zur digitalen Bildakquisition und -wiedergabe und einer dadurch stark erleichterten und verbesserten Auswertung der Befunde erheblich an Bedeutung gewonnen hat [4]. Sie ermöglicht visuelle Beurteilung und Vergleich der linksventrikulären Kontraktilität in Ruhe und unter Belastungsbedingungen. Funktionell wirksame Koronarstenosen können im Wege einer Ischämieprovokation am Auftreten von Wandbewegungsstörungen erkannt und einem koronaren Versorgungsgebiet zugeordnet werden.

Die Streßechokardiographie ist auch dann aussagekräftig, wenn das Belastungs-EKG nicht beurteilbar ist (z. B. unter Digitalismedikation, bei komplettem Linksschenkelblock sowie bei linksventrikulärer Hypertrophie oder anderen vorbestehenden EKG-Veränderungen). Hinzu kommt eine im Vergleich zu diesem Verfahren höhere Sensitivität und Spezifität, die etwa der von nuklearmedizinischen Belastungsuntersu-

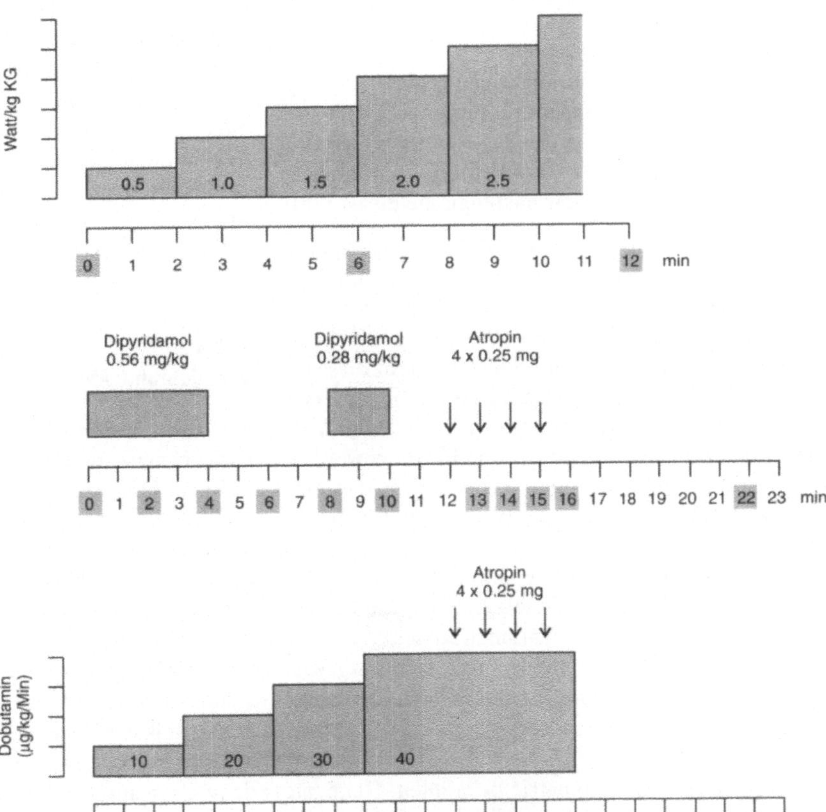

Abb. 10-10. Schemata gängiger Streßechoprotokolle.
Oben: dynamische Belastung.
Mitte: Belastung mit fraktionierter Dipyridamolgabe, fakultativ mit zusätzlichen Atropininjektionen. **Unten:** Belastung mittels Dobutamindauerinfusion in stufenweise ansteigender *Dosierung*

chungen entspricht. Vorteile gegenüber diesen Methoden sind die fehlende Strahlenbelastung und geringere Kosten. Am häufigsten werden in der Routinediagnostik aktive Belastungsformen (Ergometrie, Laufband) gewählt. Ein Vorteil passiver pharmakologischer streßechokardiographischer Verfahren (Belastung mit Dobutamin, Arbutamin, Dipyridamol oder Adenosin) ist, daß sie auch dann verwendet werden können, wenn eine ergometrische Belastung aufgrund orthopädischer, neurologischer, vaskulärer, muskulärer oder altersbedingter Einschränkungen nicht durchführbar ist. Die ebenfalls passive atriale Stimulation wird wegen geringer Akzeptanz durch die Patienten selten eingesetzt. Abb. 10-10 gibt schematisch die gängigsten Streßechoprotokolle wieder.

10.2.5.1
Untersuchungsvoraussetzungen, Risiko

Für die Streßechokardiographie erforderliche apparative Vorraussetzungen und Pharmaka:

- 12-Kanal-EKG-Gerät,
- Blutdruckmeßgerät,
- Defibrillator, Notfallkoffer,
- hochwertiges Echokardiographiegerät,
- Videorecorder,
- Streßechoauswertungscomputer,
- Ergometer (ergometrische Belastung),
- Perfusionspumpe, Zubehör für peripheren venösen Zugang (pharmakologische Belastung),
- Antidotmedikamente (Theophyllin, β-Blocker, Plasmaexpander für pharmakologische Belastung).

Aufklärung und Einverständniserklärung der Patienten für aktive Belastungsformen genügen mündlich, bei der pharmakologischen Belastung insbesondere mit Dobutamin und Dipyridamol sollten sie in schriftlicher Form erfolgen, da beide Substanzen für diese Indikation bisher nicht zugelassen sind. Die Untersuchung sollte nur durch ärztliches Personal mit Assistenz (Krankenschwester, MTA) durchgeführt werden. Der durchführende Arzt muß sicherstellen, daß eine adäquate Medikamentenpause (β-Blocker: >36 h, Nitrate und Kalziumantagonisten: >12 h) und (bei pharmakologischer Belastung) eine 4stündige Nahrungskarenz eingehalten wurden. Er sollte zudem die Indikation überprüfen, Kontraindikationen ausschließen, das geeignete Streßprotokoll wählen und sich vergewissern, daß die Voraussetzung für eine sofortige adäquate Notfallversorgung gegeben sind.

Das Risiko der aktiven Streßechokardiographie entspricht dem für die Ergometrie bekannten. Häufigste potentiell bedrohliche Nebenwirkungen pharmakologischer Belastungsverfahren sind Hypotension und ventrikuläre Herzrhythmusstörungen (v. a. Dobutamin- oder Arbutaminbelastung), die jedoch in der Re-

gel nach Abbruch der Belastung rasch reversibel sind bzw. sistieren.

10.2.5.2
Indikationen, Kontraindikationen

Die Indikationen zur Streßechokardiographie sind vielfältig. Bei klinischem Verdacht auf koronare Herzkrankheit (KHK) oder bei gesicherter KHK und nichtdiagnostischem Belastungs-EKG umfassen sie: Ischämienachweis bei klinischem Verdacht auf KHK, kardiale Risikoabschätzung vor operativen Eingriffen, Abschätzung der Langzeitprognose bei bekannter KHK, Identifizierung funktionell wirksamer Stenosen und Überprüfung des Erfolgs interventioneller Maßnahmen. Bei akutem Myokardinfarkt dient die Streßechokardiographie dem Nachweis von vitalem, aber funktionsgestörtem Myokard („viable myocardium", Dobutaminbelastung mit 2,5 bis maximal 10 μg/kg Körpergewicht ab dem 3. Tag nach Infarkt) bzw. dem Nachweis von gefährdetem Myokard („jeopardized myocardium", Dobutaminbelastung bis 40 μg/kg Körpergewicht ab dem 7. Tag nach Infarkt). Bei Herzklappenvitien geht es v. a. um das Verhalten des Stenosegradienten bzw. der Insuffizienz und um die Beurteilung des pulmonalarteriellen Druckes unter Belastungsbedingungen, bei myokardialen Erkrankungen um die Stimulierbarkeit der linksventrikulären Kontraktilität.

Die Kontraindikationen der aktiven Streßechokardiographie entsprechen denen der Ergometrie. Kontraindikationen gegen die Dipyridamolapplikation sind zusätzlich arterielle Hypotension und obstruktive Atemwegserkrankungen, gegen die Dobutaminapplikation eine Anamnese komplexer Herzrhythmusstörungen.

10.2.5.3
Durchführung, Abbruchkriterien

Bei allen Testprotokollen sind eine kontinuierliche Herzfrequenz- und Rhythmusüberwachung (EKG) und 12-Kanal-EKG-Registrierungen (modifizierte Brustwandableitungen) und Blutdruckmessungen (Riva-Rocci) auf jeder Belastungsstrufe zu fordern. Das 2D-Echokardiogramm wird kontinuierlich auf Video aufgezeichnet. Auf jeder Belastungsstufe, mindestens aber in Ruhe, unter submaximaler und maximaler Belastung und am Ende der Erholungsphase muß eine Dokumentation der 4 Standardschnittebenen (parasternale lange und kurze Achse, apikaler Zwei- und Vierkammerblick) auf einem geeigneten digitalen Datenträger mit der Möglichkeit der zeitsynchronisierten Seit-zu-Seit-Wiedergabe mindestens im Quad-screen-Format erfolgen. Bei unzureichendem Herzfrequenzanstieg unter pharmakologischer Belastung ist eine zusätzliche fraktionierte Gabe von maximal 1 mg Atropin möglich.

Es gelten die üblichen klinischen subjektiven und objektiven Abbruchkriterien der Ergometrie sowie methodenspezifische Abbruchkriterien. Neu aufgetretene Wandbewegungsstörungen sind nur dann als Ischämiereaktion zu werten, wenn sie in mindestens 2 benachbarten Segmenten erkennbar sind, bzw. wenn sich eine präexistente Wandbewegungsstörung um mindestens ein Segment ausweitet. Eine ischämiebedingte Wandbewegungsstörung liegt nur dann vor, wenn nicht nur die Wandeinwärtsbewegung, sondern auch die Wanddickenzunahme eindeutig vermindert sind (vgl. Abb. 10-4).

10.2.5.4
Auswertung und Befundung

Eine semiquantitative regionale Wandbewegungsanalyse mit deskriptiver topographischer Zuordnung zum Koronargefäßsystem anhand des 16-Segment-Modells wie unter 2.1 angegeben ist obligatorisch. Die quantitative globale Wandbewegungsanalyse mit Bestimmung der Ejektionsfraktion und des endsystolischen Volumens in Ruhe und unter maximaler Belastung ist nicht zwingend, aber empfehlenswert und v. a. bei koronaren Mehrgefäßerkrankungen hilfreich. Eine quantitative regionale Wandbewegungsanalyse wird bisher kaum routinemäßig durchgeführt.

Ein Streßechokardiographiebefund muß neben Angaben zum verwendeten Streßprotokoll und zur Schallbarkeit des Patienten die Beschreibung und semiquantitative Analyse der linksventrikulären Wandbewegung, Blutdruck-, Herzfrequenz- und EKG-Veränderungen, subjektive und objektive Ischämie- und Abbruchkriterien und eventuelle Komplikationen beinhalten.

10.2.6
Kontrastechokardiographie

Die Kontrastechokardiographie basiert auf dem Prinzip, daß gasgefüllte Mikrobläschen, die in das zirkulierende Blut eingebracht werden, stark echogebend wirken, so daß bei Beschallung des Herzens und der großen Gefäße das Blut in diesen Bereichen nicht wie üblich echoarm, sondern in Abhängigkeit von Konzentration und Beschaffenheit des Echokontrastmittels reflektierend, also im Ultraschallbild weiß erscheint. Zahlreiche verschiedene Echokontrastmittel befinden sich in der klinischen Erprobung. Kommerziell sind derzeit nur das nicht lungengängige Rechtsherzkontrastmittel Echovist und die transpulmonalen Linksherzkontrastmittel Levovist und Optison erhältlich.

10.2.6.1
Untersuchungsvoraussetzungen, Risiko

Verwendet wird je nach klinischer Fragestellung eines der 3 kommerziellen Echokontrastmittel; alternativ können in verschiedenen anderen Lösungen, z. B. isotoner Kochsalz- oder 5%iger Glukose- oder Oxypolygelatinelösung (Gelifundol), durch Handagitation Mikrobläschen erzeugt werden, so daß diese Lösungen ebenfalls als Rechtsherzkontrastmittel dienen können. Aufklärung und Einverständniserklärung der Patienten genügen mündlich. Für die Kontrastmittelapplikation ist ein peripher-venöser Zugang erforderlich, der am besten in die V. cubitalis rechts plaziert werden sollte. Auch diese Untersuchung sollte nur durch ärztliches Personal mit Assistenz (Krankenschwester, MTA) durchgeführt werden.

10.2.6.2
Indikationen, Befunde

Rechtsherzkontrastmittel vermitteln einen Überblick über den venösen Blutfluß und werden häufig bei kongenitalen Vitien eingesetzt. Die visuelle Darstellung einer Trikuspidalinsuffizienz im zweidimensionalen Echokardiogramm spielt, seit die Dopplerechokardiographie zur Verfügung steht, keine Rolle mehr. Ein Kontrastmittelübertritt auf Vorhof- oder Ventrikelebene von rechts nach links weist Shuntvitien direkt nach, wobei Verwirbelungen im Bereich des Defektes dafür verantwortlich sind, daß Kontrastmittelspuren auch bei Vorliegen eines überwiegenden Links-rechts-Shunts übertreten. Als negativen Kontrasteffekt bezeichnet man ein Auswaschphänomen, das v. a. bei größeren Shuntvitien defektnah zu beobachten ist und das durch Verdrängung des Kontrastmittels in der Herzhöhle mit niedrigerem Druck durch den Shuntfluß hervorgerufen wird.

Linksherzkontrastmittel passieren nach intravenöser Gabe die Lungenstrombahn. Erreicht wird dabei eine kontrastmittelbedingte Verbesserung der Abgrenzbarkeit des linksventrikulären Endokards v. a. bei schlechter Qualität des Nativechos in Ruhe, aber auch während der Streßechokardiographie. Hauptindikation ist damit die Beurteilung regionaler Kontraktionsstörungen und intrakavitärer Raumforderungen (Thromben).

Die Darstellung der myokardialen Perfusion nach intravenöser Gabe von Echokontrastmitteln ist derzeit Gegenstand intensiver Forschung. In Kombination mit speziellen Methoden der Ultraschall-Bildgebung („second harmonic imaging, intermittent imaging") ist es bereits möglich, eine visuell erkennbare myokardiale Kontrastierung zu erreichen und in Einzelfällen auch, Kontrastaussparungen im Perfusionsbett hochgradiger Koronarstenosen oder im Bereich von Myokardinfarkten darzustellen. Für die nichtinvasive Beurteilung der Myokardperfusion in der klinischen Routine hat diese Methode jedoch noch keine Bedeutung.

Für die Dopplerechokardiographie spielen Rechts- und Linksherzkontrastmittel insofern eine Rolle, als Stenose- und Insuffizienzsignale in CW-, PW-, und Farbdopplertechnik nach Gabe eines Echokontrastmittels besser zur Darstellung kommen, so daß die qualitative wie auch quantitative Schweregradbeurteilung erleichtert und im Fall unzureichender Qualität des Nativdopplers oft erst möglich wird.

10.2.6.3
Durchführung

Zu empfehlen ist eine fraktionierte Gabe des Kontrastmittel in Einzeldosen, bei denen ein guter Kontrasteffekt zu beobachten ist, Überstrahlungseffekte durch zu hohe Kontrastmittelkonzentration jedoch vermieden werden. Die optimale Kontrastmitteldosis variiert individuell und muß ausgetestet werden. Welche Anlotebenen gewählt werden, hängt von der klinischen Fragestellung ab. Bei Verdacht auf ein Shuntvitium kann ein Valsalva-Manöver die Sensitivität beim Nachweis erhöhen.

10.3
Richtlinien für die Anwendung

Um einen hohen Qualitätsstandard zu erreichen, wurden kürzlich Leitlinien für die Echokardiographie von der klinischen Kommission der Deutschen Gesellschaft für Kardiologie/Gesellschaft für Herz-Kreislauf-Forschung veröffentlicht [2]. Erarbeitet wurden sie in enger Zusammenarbeit mit der Deutschen Gesellschaft für Ultraschall in der Medizin (DEGUM). Sie berücksichtigen auch die bisher publizierten bundeseinheitlichen Ultraschallvereinbarungen, z. B. die Richtlinien der Kassenärztlichen Vereinigung aus 2/93 [10]. Richtlinien für Anwendungen der transösophagealen, Streß- und Kontrastechokardiographie sind detailliert unter 10.2.4–10.2.6 dargestellt, so daß hier nur einige allgemeine Anmerkungen zur kardialen Ultraschalldiagnostik folgen sollen.

10.3.1
Optimierung der diagnostischen Aussage, Stellenwert

Voraussetzung für einen optimalen diagnostischen Gewinn aus jeder kardialen Ultraschalldiagnostik ist eine möglichst genaue Kenntnis des klinischen Befundes und der sich daraus ergebenden speziellen Fragestellung bereits während der Untersuchung. Ohne detaillierte Vorinformation bleibt die Befunderhebung u. U. methodisch unvollständig, weil sie nicht mit der entsprechenden Technik (z. B. ergänzende suprasternale oder transösophageale Anschallung, Doppler) bzw. nicht unter den erforderlichen Bedingungen (z. B. nach Gabe eines Echokontrastmittels) erfolgte. Der hohe Stellenwert gezielt durchgeführter kardialer Ultraschalldiagnostik ist heute unbestritten. Als ungezielt eingesetztes Screening-Verfahren hingegen ist die Methode zu zeitaufwendig und zu teuer, und erlaubt isoliert betrachtet oft keine eindeutige Aussage.

Das Echokardiogramm sollte daher grundsätzlich als integrierter Bestandteil der kardiologischen Diagnostik aufgefaßt werden; sowohl die bildgebenden echokardiographischen Methoden (zweidimensionale und M-Mode-Echokardiographie), als auch die verschiedenen Varianten der Dopplerechokardiographie können den klinisch-kardiologischen Befund nicht ersetzen, sondern lediglich ergänzen und vertiefen.

Im Gegensatz zu anderen für die kardiologische Diagnostik wichtigen bildgebenden Methoden wie der Cineangiographie, der Computertomographie, der NMR-Tomographie und nuklearmedizinischer Verfahren sind Ultraschalluntersuchungen nicht an stationäre apparative Einrichtungen gebunden, wesentlich kostengünstiger, nicht bzw. wenig (TEE) invasiv und ohne Belastung durch ionisierende Strahlung oder jodhaltige Kontrastmittel durchführbar.

Aus diesen Gründen sollten die verschiedenen echokardiographischen Methoden in der Kardiologie als bildgebende Standardverfahren der ersten Wahl angesehen werden.

Der Untersucher darf erwarten, unter den unterschiedlichsten Bedingungen (Echolabor und Ambulanz, aber auch Operationssaal, Intensivstation, Herzkatheterlabor) Detailinformationen über Morphologie, Größe und Funktion der Ventrikel und Vorhöfe, über Dicke, Kontraktilität und diastolisches Verhalten der Herzwände, über anatomische Beschaffenheit und Bewegungsmuster der Herzklappen, über morphologische Anomalien der großen Gefäße, sowie über Druckgradienten oder Insuffizienzen an pathologisch veränderten Herzklappen und die individuelle hämodynamische Situation zu erhalten.

10.3.2
Untersuchungsablauf, Befunddokumentation

Die praktisch immer zuerst durchgeführte transthorakale echokardiographische Untersuchung erfolgt üblicherweise in Linksseitenlage mit leicht angehobenem Oberkörper. Der Untersucher plaziert den Schallkopf wahlweise von der rechten oder linken Seite des Patienten aus mit einer Hand, während die andere die Feineinstellung des Gerätes vornimmt.

Es hat sich bewährt, folgende Untersuchungsreihenfolge einzuhalten: Mit der zweidimensionalen Technik werden zunächst die parasternalen, apikalen und subkostalen Standardschnittebenen angelotet. Je nach Fragestellung bzw. erhobenem Befund können auch bei der transthorakalen Echokardiographie ergänzend Zwischenebenen dargestellt werden, die nicht zur Routine gehören, aber z. B. zur Untersuchung des rechtsventrikulären Ein- und Ausflußtrakts bei Anomalien des rechten Herzens nützlich sind. Es schließt sich eine M-Mode-Aufzeichnung in der parasternalen langen und ggf. auch kurzen Achse an, wobei ein ununterbrochener Schwenk vom linken Ventrikel über die Mitralebene zur Aortenwurzel dokumentiert werden sollte (Abb. 10-5). Die Position des M-Mode-Cursors wird dabei im zweidimensionalen Bild kontrolliert, um sicherzustellen, daß zu vermessende Strukturen vom Schallstrahl senkrecht getroffen werden. Eine orientierende Darstellung intrakardialer Flußphänomene mit der farbkodierten Dopplerechokardiographie gehört ebenfalls zu jeder Standarduntersuchung, während die genaue Flußanalyse mittels CW- und PW-Technik üblicherweise nur bei pathologischen Strömungsverhältnissen an den Herzklappen oder im Rahmen einer hämodynamischen Evaluierung, also bei gegebener spezifischer Fragestellung durchgeführt wird.

Weitere Methoden, wie eine Kontrastmitteldarstellung, transösophageale Anlotung oder Streßechokardiographie erfordern eine spezielle Indikationsstellung und werden meist in einer 2. Sitzung durchgeführt.

10.4
Störfaktoren

Qualitativ gleichmäßig gute Aufzeichnungen, wie sie z. B. für das EKG oder für Röntgenaufnahmen zu erzielen sind, lassen sich für die kardiale Ultraschalldiagnostik nicht annähernd erreichen. Auch unter Qualitätssicherungsaspekten ist daher entscheidend wichtig, daß der Untersucher in der Lage ist, Artefakte oder andere Störfaktoren zu erkennen, bzw. zu beurteilen, ob in einer echokardiographischen Aufzeichnung die Wiedergabe der kardialen Anatomie und Funktion durch Artefakte verändert ist. Es setzt große Erfahrung voraus, aus einem individuellen Echokardiogramm den im jeweiligen Einzelfall maximal zu erzielenden Informationsgewinn zu ziehen, ohne andererseits die Grenze zur Spekulation zu überschreiten.

10.4.1
Bildartefakte

Relativ häufig entstehen Bildartefakte aufgrund physikalischer Gesetzmäßigkeiten des Ultraschalls. Sogenannte *Seitenkeulenechos*, d. h. reflektierte Ultraschallenergie aus dem Lateralbereich des Schallfeldes, können vom Schallwandler nicht separat detektiert werden. *In der Regel werden sie von den stärkeren Echos*

aus dem Zentralbereich des Schallfächers überlagert und äußern sich meist nur in einer Unschärfe der Lateralbegrenzung abgebildeter Strukturen bzw. tragen insgesamt zum Rauschpegel bei. Sie treten jedoch dann störend in Erscheinung, wenn ihre Intensität im Vergleich zu den aus dem Zentralbereich reflektierten Echos hoch ist, wie es z. B. dann der Fall ist, wenn im apikalen Vierkammerblick die zentralen Schallstrahlen den linken Vorhof, die lateralen jedoch Teile einer mechanischen Herzklappenprothese oder eines verkalkten Mitralrings beschallen.

Die reflektierten Echos aus dem Lateralbereich können sich unter diesen Umständen in den linken Vorhof projezieren, wo dadurch fälschlich der Eindruck einer echogebenden Struktur im Lumen entsteht.

Um Fehlinterpretationen vorzubeugen, wird daher gefordert, daß solche Strukturen in mindestens zwei Anlotebenen darstellbar sind, bevor die Diagnose einer intrakavitären Raumforderung gestellt wird. *Reverberationen* (Widerhallechos) können an allen stärker reflektierenden kardialen Strukturen, aber auch am Schallwandler selbst auftreten. In diesem Fall stellt sich das abgebildete Echo in abgeschwächter Form in doppelter Tiefe ein zweites Mal dar. Regelhaft werden Reverberationen an mechanischen Herzklappen beobachtet, wo sich hinter Kippscheiben- oder Doppelflügelprothesen ein langer, aus multiplen Widerhallphänomenen bestehender Echoschweif darstellt. Weitere Artefakte können durch *Laufzeitunterschiede des Ultraschalls in Abhängigkeit vom durchschallten Medium* entstehen. Der Tiefenbestimmung im Ultraschallbild liegt die Annahme der Schallgeschwindigkeit in biologischem Gewebe (1540 m/s). In Fettgewebe, großen Perikardergüssen oder auch den Okkludern bestimmter Herzklappenprothesen ist die Schallaufgeschwindigkeit jedoch deutlich geringer, was z. B. im Fall der Silastic Bälle von Starr-Edwards-Kugelprothesen dazu führen kann, daß sich der Okkluder echokardiographisch zu groß darstellt und daß sich seine hintere Begrenzung fälschlich weit hinter die Klappenbasis projeziert.

10.4.2
Unzweckmäßige Geräteeinstellung

Verfälschungen der echokardiographischen Darstellung können auch durch eine unzweckmäßige Einstellung des Echokardiographiegerätes entstehen (z. B. zu starke Unterdrückung echter oder vermeintlicher Störechos, zu niedrige Ausgangsleistung des Ultraschallgerätes, falsche Einstellung der Tiefenausgleichsregelung oder Wahl einer ungeeigneten (zu niedrigen oder zu hohen) Ultraschallfrequenz).

10.4.3
Patientenbezogene Störfaktoren

Konstitutionell bedingte Faktoren, wie Adipositas, Lungenemphysem oder Trichterbrust, sowie sehr enge Interkostalräume sind Hauptursachen schlechter Schallbarkeit bei Patienten. Zu kleine akustische Fenster bzw. atypische Lage des Herzens im Thorax führen dazu, daß die Standardschnittebenen der 2D-Echokardiographie und M-Mode-Registrierungen nicht in üblicher Weise abgeleitet werden können. Nur bei orthogonaler Anlotung stellen sich kardiale Grenzflächen jedoch als gut abgrenzbare Linien dar. Bei schrägem Auftreffen des Ultraschallfeldes bilden sich hingegen von der gleichen Struktur (z. B. Mitral- oder Aortensegel) mehrere parallel zu einander verlaufende Linien ab, wobei es sich um untersuchungstechnisch bedingte Artefakte handelt. Auch für die Beurteilung der regionalen Kontraktion im 2D-Echokardiogramm und die Größen- und Wanddickenbestimmung der Ventrikel ist ein senkrechter Strahlengang erforderlich. Bei schräger Anlotung und obliquer Schnittebene werden beispielsweise in der kurzen Achse des linken Ventrikels regionale Kontraktionsanomalien vorgetäuscht; im M-Mode-Echokardiogramm bilden sich die Herzwände unter diesen Umständen falsch dick ab, so daß fälschlich eine Ventrikelhypertrophie angenommen werden könnte, und der Ventrikeldurchmesser ist nicht korrekt vermeßbar. Auf Möglichkeiten, durch standardisierte Ableitung von M-Mode-, 2D- und Dopplerechokardiogrammen untersuchungstechnisch bedingte Artefakte zu vermeiden, wurde unter 10.2.1–10.2.3 hingewiesen.

10.5
Qualitätssicherung

Die für eine selbständige Anwendung echokardiographischer Verfahren erforderliche Qualifikation des Untersuchers einschließlich der nachzuweisenden Untersuchungszahlen, die apparativen Mindestvoraussetzungen und Vorgaben zur Dateninterpretation und Befundarchivierung sind in den Leitlinien für die Echokardiographie von der klinischen Kommission der Deutschen Gesellschaft für Kardiologie/Gesellschaft für Herz-Kreislaufforschung ausführlich dargelegt [2]. Da alle Varianten kardialer Ultraschalldiagnostik stark untersucherabhängig sind, muß der Schwerpunkt der Qualitätssicherung in aller erster Linie hier zu sehen sein (vgl. auch 10.4).

10.6
Interpretation, Dokumentation

Auch für die Interpretation kardialer Ultraschalldaten und die Befundabfassung die Kenntnis der klinischen Fragestellung von Bedeutung. Da meist nicht alle kardialen Strukturen in gleicher Qualität dargestellt werden können, muß der Befunder die diagnostische Aussagekraft der individuellen Aufzeichnung zur Fragestellung in Beziehung setzen. Es ist denkbar, daß eine echokardiographische Registrierung zwar insgesamt befriedigende Qualität aufweist, im Hinblick auf eine spezielle Fragestellung jedoch unzureichend ist. Für eine sinnvolle Anwendung ist zu fordern, daß auch Ärzte, die eine kardiale Ultraschalluntersuchung veranlassen, diagnostisches Potential und Limitationen der Methode genau kennen.

Am verbreitetsten ist heute die Dokumentation echokardiographischer Befunde auf Videoband. Vorteilhaft sind die geringen Kosten dieses Speichermediums, Nachteile ein Qualitätsverlust der Ultraschalldaten und die mit dem Aufsuchen der Aufzeichnungen verbundene Mühe, wenn serielle Befunde des selben Patienten verglichen werden sollen. Lediglich für die Streßechokardiographie hat sich bereits überwiegend die vergleichsweise wesentlich teurere Archivierung der im Quadscreen-Format zeitsynchonisierten Cineloops auf optischen Platten durchgesetzt, wobei Befunde mit hoher Datenqualität gespeichert und praktisch ohne Zeitverzögerung wieder auf den Bildschirm gebracht werden können (vgl. 10.2.5).

10.7
Kosten (GOÄ)

Die Echokardiographie ist im Vergleich zu anderen allen anderen bildgebenden Verfahren zur Darstellung des Herzens kostengünstiger. Die Anschaffungskosten für qualitativ gute Echokardiographiegeräte liegen mit etwa DM 100 000 bis DM 350 000 relativ niedrig; die Geräte arbeiten praktisch verschleißfrei und die Kosten für Bilddokumentation auf Videoband, Thermoprints und Verbrauchsmaterial im Rahmen der Untersuchung sind gering.

Die Vergütung nach GOÄ erfolgt nach den Ziffern 422 (Eindimensionale Echokardiographie mittels Time-Motion-Diagramm, derzeit 200 Punkte), 423 (Zweidimensionale Echokardiographie mittels B-Mode, derzeit 500 Punkte, schließt grundsätzlich 422 ein) und 424 (Zweidimensionale Dopplerechokardiographie plus Bilddokumentation einschließlich Duplexverfahren, derzeit 700 Punkte, schließt grundsätzlich 422 und 423 ein). Die Streßechokardiographie wird derzeit nach der Analogziffer A 656 (Elektrokardiographische Untersuchung mittels intrakavitärer Ableitung des His-bündels, derzeit 1820 Punkte) vergütet. Für alle anderen speziellen Anwendungen gibt es derzeit keine spezifischen GOÄ-Ziffern.

Literatur zu Kap. 10 (Auswahl)

1. Erbel et al. (1985) Normalwerte für die zweidimensionale Echokardiographie. DMW: 110: 123–128
2. Erbel R et al (1997) Qualitätsleitlinien in der Echokardiographie. Z Kardiol 86: 387–403
3. Hatle L (1985) Doppler ultrasound in cardiology. Lea & Febiger, Philadelphia
4. Haug G (1998) Stressechokardiographie, 2. Aufl. Steinkopff, Darmstadt
5. Kisslo J et al. (1986) Basic Doppler echocardiography. Churchill Livingstone, Edinburgh London
6. Köhler E (1996) Klinische Echokardiographie, 4. Aufl. Enke, Stuttgart
7. Labovitz A (1988) Doppler echocardiography. Lea & Febiger, Philadelphia
8. Schmailzl KJG (1994) Kardiale Ultraschalldiagnostik. Blackwell-Wissenschaft, Berlin
9. Sutton M (1998) Atlas of multiplane echocardiography. Whitaker, London
10. Verträge der Kassenärztlichen Vereinigung (1993) Ultraschallvereinbarung vom 10.02.1993
11. Wilkenshoff U, Kruck I (1998) Handbuch der Echokardiographie, 2. Aufl. Blackwell-Wissenschaft, Berlin

11 Endoskopie

W. Heldwein und A. Pforte

11.1 Prinzip

11.1.1 Allgemeine Charakterisierung

Gegenüber der Röntgenkontrastdarstellung bietet die Endoskopie eine lebendfarbige, räumliche Bilddarstellung mit der Möglichkeit der Gewebeentnahme und verschiedener therapeutischer Verfahren (Polypektomie, Blutstillung, palliative Tumortherapie, Papillotomie u. a.). Auch im Schleimhautniveau liegende Läsionen (z. B. Erosionen, Colitiden) und, im Blutungsnotfall, die Aktivität der Blutung lassen sich exakt beurteilen. Die Endoskopie kann nur den intraluminalen Befund erheben, dagegen über die transmurale Ausdehnung keine präzisen Angaben machen.

11.1.2 Geräteaufbau

Das moderne flexible Endoskop besteht aus einem Bedienungsteil am oberen Ende und einem flexiblen Geräteschlauch mit beweglicher, nach allen Seiten steuerbarer Spitze. Am Bedienungsteil sind zwei Ventile für die Absaugung, Luftinsufflation und Linsenspülung angebracht. Am oberen Ende befindet sich das Okular. Mit zwei Drehknöpfen kann die Gerätespitze über vier Seilzüge in alle Richtungen bewegt werden (Abb. 11-1). Außer den Seilzügen laufen durch den Geräteschlauch 1–2 Glasfaserbündel zur Lichtübertragung, ein dünner Kanal zur Luftinsufflation und zur Freispülung der Linse, ein Absaugkanal und das bildübertragende System (Abb. 11-2). Im Bedienungsteil ist das Gerät über eine

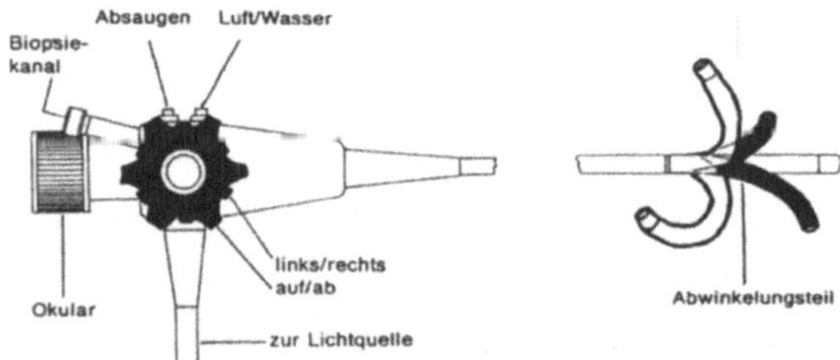

Abb. 11-1. Bedienungsteil und Gerätespitze eines flexiblen Fiberglasendoskops

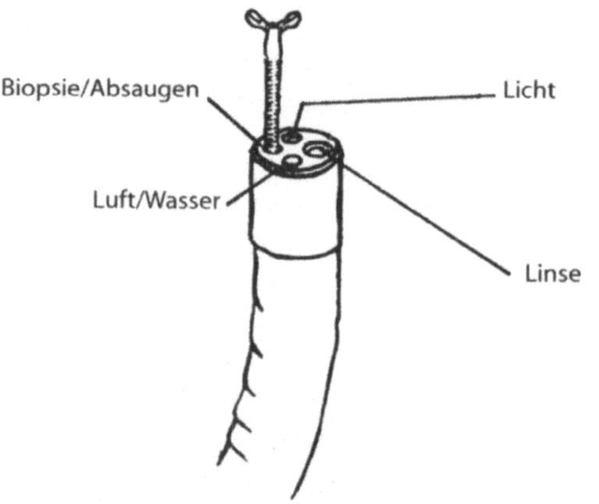

Abb. 11-2. Gerätespitze, Ausgänge der Kanäle des Endoskops

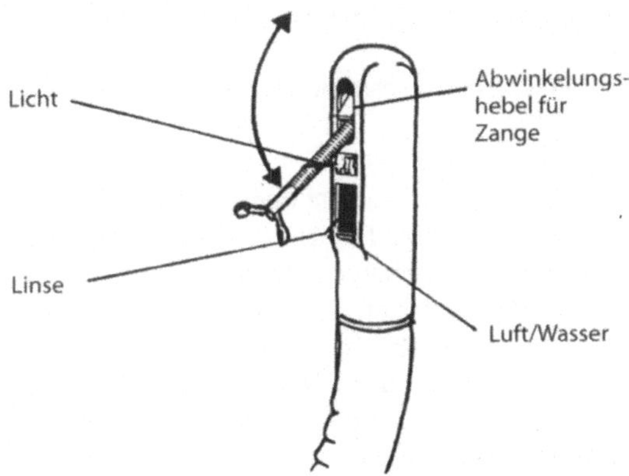

Abb. 11-3. Gerätspitze des Duodenoskops für ERCP

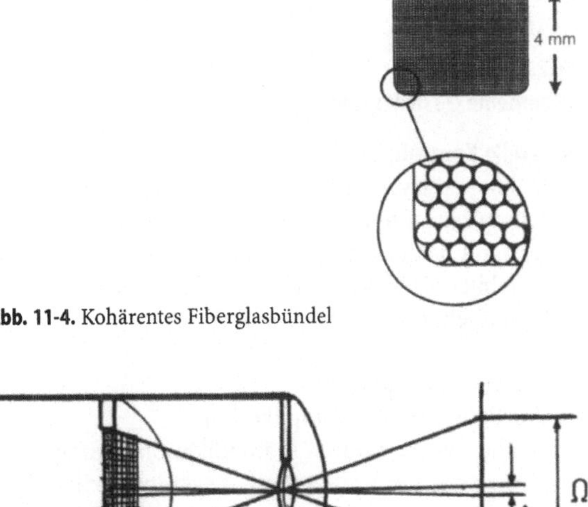

Abb. 11-4. Kohärentes Fiberglasbündel

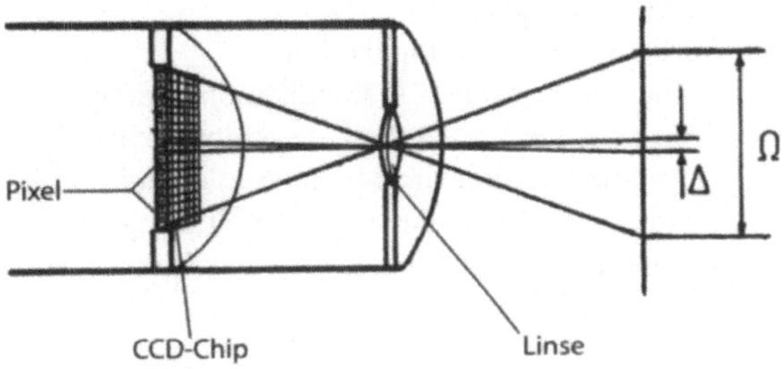

Abb. 11-5. Spitze eines Videoendoskops

Versorgungsleitung mit einer externen Lichtquelle mit Luftinsufflationspumpe, einer Absaugpumpe und einer Wasserflasche für die Spülung der Linse verbunden.

Durch den Operationskanal können verschiedene flexible Instrumente (Biopsiezangen, spezielle Injektionsnadeln, Diathermieschlingen etc.) eingeführt werden. Der Kanal dient außerdem der Absaugung von Flüssigkeit und Luft. Beim Duodenoskop mit Seitblickoptik (s. u.) ist am distalen Ende des Absaugkanals ein Hebel eingebaut, mit dem die eingeführten Instrumente nach proximal bewegt werden können (Abb. 11-3).

Das dünnere flexible Bronchoskop hat eine prograde Optik, weicht aber im Aufbau etwas vom Gastroskop ab. Die Gerätespitze kann mit einem Hebel nur in einer Richtung um 130–180° abgewinkelt werden. Es besitzt keinen Kanal zur Linsenspülung und Luftinsufflation und dementsprechend nur ein Absaugventil.

11.1.3
Bildübertragung

Die Bildübertragung erfolgt bei der Fiberglasoptik über ein aus 20 000–40 000 einzelnen Glasfasern bestehendes Bündel vom distalen zum proximalen Geräteende und wird dort mit einem Linsensystem (Okular) 15- bis 30fach vergrößert. Die genaue, unverzerrte Bildübertragung beruht auf einer identischen räumlichen Anordnung der einzelnen Fasern an beiden Enden des Bündels (kohärentes Bündel, Abb. 11-4). Innerhalb jeder einzelnen Glasfiberfaser wird das Licht durch Totalreflexion aufgrund unterschiedlicher Brechungseigenschaften von Mantelglas und Kernglas weitergeleitet.

Bei der Videoendoskopie wird das durch eine Linse gesammelte Bild über einen elektronischen Sensor auf einen Monitor übertragen (Abb. 11-5). Der Sensor besteht aus elektronischen Chips und befindet sich entweder am distalen Ende des Videoendoskopes (direkte Videoendoskopie) oder in einem Kameraaufsatz auf einem Fiberglasendoskop (indirekte Videoendoskopie). Man unterscheidet sequentielle Chips (sog. Schwarzweiß-Chips), die das Farbbild künstlich nach sequentieller Beleuchtung mit den 3 Grundfarben rot, grün und blau zusammensetzen, und Farbchips, die direkt ein Farbbild erzeugen können.

Die Videoendoskopie bietet verschiedene Vorteile:
- Das Bedienungsteil muß nicht an das Auge des Untersuchers herangeführt werden. Damit können Kontaminationen mit infektiösem Material vermieden werden.
- Das Bild wird auf einen oder mehrere Monitore übertragen, so daß Untersucher, Assistenz und weitere Betrachter dasselbe Primärbild sehen können.
- Der Untersucher kann mit beiden Augen untersuchen.
- Standbilder können digital abgespeichert, bewegte Bildsequenzen auf Videoband und in naher Zukunft auch digital aufgezeichnet werden. Damit eröffnen sich neue Möglichkeiten der Qualitätssicherung in der Endoskopie.

Nachteilig können eine Überstrahlung des Monitorbildes bei geringem Abstand der Optik von der Schleimhaut und eine verminderte Farbdifferenzierung im Rotbereich sein.

11.2
Methoden

11.2.1
Allgemeine Gesichtspunkte

Generelle Kontraindikationen
- Unkooperativer Patient,
- schwere kardiopulmonale Insuffizienz,
- Zustand nach akutem Herzinfarkt,
- instabiler Kreislauf (auch Notfallendoskopien nur bei unbeherrschbarer Blutung).

Generelle Komplikationen
- Kardiopulmonale Komplikationen:
  - überwiegend durch Prämedikation bedingt und für 60 % der letalen Verläufe verantwortlich,
  - bei Kombination von Benzodiazepien und Opiaten potenzierte atemdepressive Wirkung!
- Wandperforation (bei Koloskopie häufiger als bei ÖGD und ERCP).

11.2.2
Ösophagogastroduodenoskopie

Vorbereitung
- Patient nüchtern,
- Patient aufgeklärt (s. Abschn. 11.3.1),
- Gerinnungswerte bei diagnostischer Ösophagogastroduodenoskopie entbehrlich, wenn anamnestisch und klinisch kein Anhalt für eine Hämostasestörung besteht.

Die Ösophagogastroduodenoskopie (ÖGD) ist heute mit wenigen Ausnahmen die primäre Methode in der Diagnostik des oberen Gastrointestinaltraktes. Die moderne Gerätetechnik mit prograder Optik und einer im kleinen Radius abwinkelbaren Endoskopspitze erlaubt die vollständige Einsicht des oberen Gastrointestinaltraktes bis in die Pars descendens des Duodenums. Durch zusätzliche Biopsien kann die Verdachtsdiagnose im Einzelfall differenziert und gesichert werden. Neben der Identifikation von Blutungsquellen ist auch die Einschätzung der Blutungsaktivität möglich. Die Untersuchungsdauer beträgt in der Regel ca. 5–10 min.

Trotz breitem Einsatz ist die ÖGD eine invasive Untersuchung. Indikationen und Kontraindikationen sind deshalb zu beachten.

Indikationen
- Persistierende Oberbauchbeschwerden (>14 Tage),
- retrosternales Brennen,
- Dysphagie, Odynophagie,
- Abklärung unklarer Röntgenbefunde,
- Zeichen einer gastrointestinalen Blutung,
- Tumorverdacht,
- Vorsorge bei Patienten mit erhöhtem Malignomrisiko,
- Fremdkörperingestion.

Kontraindikationen
- Gefüllter Magen (Ausnahme: Blutungsnotfall),
- instabiler Kreislauf (auch Notfallendoskopie nur bei unbeherrschbarer Blutung),
- besondere Vorsicht:
  - nach Verätzungen,
  - bei pharyngealen Divertikeln.

Komplikationen (0,08 %)
- Perforation extrem selten,
- kardiopulmonal (90 %).

Durchführung
Die heutige Gerätetechnik mit prograder Optik und einer im kleinen Radius abwinkelbaren Endoskopspitze erlaubt die vollständige Einsicht des oberen Gastrointestinaltraktes bis in die pars descendens des Duodenums. Die Untersuchung wird in Linksseitenlage des Patienten durchgeführt. Das Gerät wird unter endoskopischer Sicht eingeführt und vorgeschoben. Die Schleimhautbeurteilung erfolgt beim Rückzug, um beim Vorgehen die Schienung des Organs zu benutzen. Der Fundus ventriculi und das minorseitige Antrum mit Angulus werden unter Zuhilfenahme der Inversion (Abwinkelung der Gerätespitze um $\geq 180°$) eingesehen.

11.2.3
Endoskopisch-retrograde Cholangiopankreatikographie (ERCP)

Vorbereitung
- Patient nüchtern,
- Patient aufgeklärt (s. Abschn. 11.3.1),
- Gerinnungsstatus (Quick-Wert, PTT, Thrombozyten), da im selben Untersuchungsgang eine Papillotomie dringend erforderlich werden kann,
- Blutbild, Cholestaseparameter,
- Sonographiebefund.

Die ERCP ist eine kombiniert endoskopisch-radiologische Methode und gilt heute als Standard für die Diagnostik von Cholelithiasis, chronischer Pankreatitis sowie von Tumoren an Gallenwegen und Pankreas. Als invasive Methode steht sie am Ende der Diagnostik mit bildgebenden Verfahren. Die mit der Methode verbundene endoskopische Therapie von Gallengangskonkrementen, insbesondere bei Risikopatienten, sowie die palliative Therapie von Tumorstenosen in den Gallenwegen haben chirurgische Eingriffe in vielen Fällen ersetzt. Gegenüber der perkutan transhepatischen Cholangiographie (PTC) liegen die Vorteile der ERCP in der gleichzeitig möglichen Beurteilung des Duodenums, in der zusätzlichen Darstellbarkeit des Pankreasgangsystems und in der Möglichkeit endokopisch-therapeutischer Maßnahmen im selben Untersuchungsgang. Außerdem kann die diagnostische ERCP auch bei gestörter Gerinnung durchgeführt werden.

Indikationen
- Cholestase unklarer Genese,
- klinischer Verdacht auf Gallengangssteine,
- Abklärung einer Cholangitis,
- Diagnostik nach Pankreatitis unklarer Genese,
- Verdacht auf akute biliäre Pankreatitis,
- Ausschluß bzw. Verdacht auf Tumor an Pankreas- und Gallenwegen,
- vor operativen Eingriffen an Pankreas und Gallenwegen,
- Beschwerden nach Operation an den Gallenwegen.

Relative Kontraindikationen
- Pankreaspseudozysten,
- akuter Pankreatitisschub.

Komplikationen
- Akute Pankreatitis (0,5–1 %), zu unterscheiden von der häufigen asymptomatischen Lipaseerhöhung nach ERCP,
- Cholangitis, u. U. mit septischen Komplikationen (0,5 %), bei Gallestau (deshalb muß bei Cholestase die Möglichkeit einer an die ERCP anschließenden endoskopisch-operativen Intervention gegeben sein),
- Sepsisgefahr bei Kontrastfüllung von Pankreaszysten,
- Wandverletzungen.

Durchführung
Die Untersuchung wird typischerweise in Bauchlage des Patienten durchgeführt, die die Sondierung des Gallengangs erleichtert. Einführen des Gerätes und Ösophaguspassage müssen ohne Lumensicht durchgeführt werden. Im Magen sollte man sich an der Minorseite orientieren. Die Passage durch den Pylorus wird ebenfalls blind durchgeführt (Seitblickoptik!). Ist das obere Duodenum descendens erreicht, so wird das Gerät unter Drehung im Uhrzeigersinn begradigt. So kommt die Optik vor die Papilla Vateri zu stehen. Für die Intubation des Gallengangs wird die Sonde nach 11.00 Uhr in proximaler Richtung eingestellt, die Kanülierung des Pankreasgangs gelingt eher senkrecht zur Papille. Die Instillation des Kontrastmittels muß unter Röntgendurchleuchtung erfolgen. Bei zu starker Füllung des Pankreasgangs besteht die Gefahr einer Pankreatitis (0,8 %).

11.2.4
Koloskopie

Vorbereitung
- Patient aufgeklärt (s. Abschn. 11.3.1),
- Darmreinigung (Voraussetzung für exakte Schleimhautbeurteilung und risikoarme Untersuchung),
  - Laxans (z. B. X-Prep oder Bisacodyl) mit reichlich Flüssigkeit am Vornachmittag,
  - orale Lavage mit PEG-Lösung (ca. 3 l zügig trinken, bis weitgehend klare Flüssigkeit abgeht); Zusammensetzung: KCl 0,4 g/l, NaCl 2,6 g/l, Na-Zitrat 3,0 g/l, Macrogol 4000 104,9 g/l.
- Gerinnungsstatus (Quick-Wert, PTT, Thrombozyten) obligat, da Polypen häufig unerwartet und unabhängig von der Indikation gefunden werden und möglichst im selben Untersuchungsgang ektomiert werden sollten.

Die Koloskopie hat eine wesentliche Verbesserung der Diagnostik von Dickdarmerkrankungen ermöglicht. Sie ist schwieriger handzuhaben als die ÖGD, kann aber bei entsprechender Erfahrung in über 90 % bis zum Zäkum und in über 80 % bis in das terminale Ileum durchgeführt werden. Damit ist sie in der Hand des fortgeschrittenen Endoskopikers bei gegebener Indikation ebenso wie die Ösophagogastroduodenoskopie eine Routine- und Primärmethode in Diagnostik und Therapie. Entsprechend hat die Untersuchung ein breites Indikationsspektrum.

Indikationen
- Anhaltende Diarrhöen,
- Abklärung unklarer abdomineller Schmerzen,
- Abklärung einer okkulten oder manifesten peranalen Blutung (auch bei bestehenden Hämorrhoiden),
- Tumorverdacht,
- Prävention bei erhöhtem Tumorrisiko,
- Tumornachsorge.

Kontraindikationen
- Fulminante Verlaufsformen der Colitis ulcerosa,
- Verdacht auf komplizierte Divertikulitis,
- Peritonitis.

Komplikationen/Risiken (0,1 %)
- Bradykardie, Arrhythmie und Blutdruckabfall durch starken vagalen Reiz,
- Perforation, 3/4 im Sigma (0,16 %),
- bei Polypektomie:
  - Blutungsrisiko (ca. 2 %),
  - Perforationsrisiko gegenüber diagnostischer Koloskopie verdoppelt.

Durchführung

Die Untersuchung wird in Linksseitenlage des Patienten begonnen, nach Passage der linken Flexur ist meistens die Rückenlage vorteilhaft. Das Koloskop wird immer unter Sicht und mit möglichst wenig Luftinsufflation vorgeschoben. Klagt der Patient über starke Schmerzen, darf nicht weitergeschoben werden. Durch Drehen und Zurückziehen des Gerätes können Schlingenbildungen aufgelöst werden. Eine äußere manuelle Schienung durch die Assistenz kann ein Schlingenbildungen verhindern. Bei einem tief durchhängenden Colon transversum versucht man durch Absaugen von Luft das Kolon auf das Endoskop aufzufädeln, um zur rechten Flexur zu gelangen. Durch Schienung des Colon transversum ist es dann meistens möglich, die Gerätespitze bis in den Zäkumpol weiterzuführen. Zur Intubation des terminalen Ileums wird das Gerät mit medialer Anwinkelung langsam zurückgezogen. Liegt die Gerätespitze zwischen den beiden Falten der V. Bauhini, so kann das Gerät meistens in das terminale Ileum luxiert werden. Der Koloskopie geht eine digitale Untersuchung und eine Proktoskopie voraus, da die Analregion mit dem starren Proktoskop besser beurteilt werden kann. Die Beurteilung der Darmwand erfolgt beim Rückzug. Divertikel können meistens besser beim Vorschieben eingesehen werden.

11.2.5
Starre Prokto-, Rektoskosigmiodoskopie

Proktoskopie

Eine Proktoskopie sollte Bestandteil jeder kompletten Kolondiagnostik sein, da die Analregion mit der flexiblen Endoskopie nicht ausreichend beurteilt werden kann. In der Regel werden prograde Geräte von 8 cm Länge und 2,5 cm Durchmesser verwendet. Eine Kaltlichtquelle ist etwas unterhalb des Handgriffes angeschlossen. Eine Vorbereitung ist nicht notwendig. Die Untersuchung kann sowohl in Steinschnittlage als auch in Linksseitenlage durchgeführt werden. Die Orientierung der Befunde folgt allerdings generell der Steinschnittlage. Die am häufigsten gestellte Diagnose sind Hämorrhoiden, die über das Proktoskop auch behandelt werden.

Rektosigmoidoskopie

Mit der starren Rektosigmoidoskopie können die distalen 15 cm praktisch immer eingesehen werden. Ein Höhe von 20–30 cm wird häufig nur in Knie-Ellenbogen-Lage oder mit Lagerung auf einem Kipptisch erreicht. Als Vorbereitung werden 1–2 Klistiere durchgeführt. Unverändert wichtig ist die Methode für die Tumornachsorge bei resezierten Rektumkarzinomen, ansonsten hat sie durch die für den Patienten angenehmeren flexiblen Endoskopien mit besserer Einsicht in die Kurvaturen an Bedeutung verloren.

11.2.6
Bronchoskopie und Thorakoskopie
Flexible Bronchoskopie

Vorbereitung

- Patient nüchtern,
- Patient aufgeklärt (s. Abschn. 11.3.1),
- Gerinnungsstatus obligat (Quick-Wert, PTT),
- bei Patienten mit pulmonalen oder kardialen Erkrankungen aktuelle Blutgase bzw. Lungenfunktion,
- EKG, RR, SO_2-Monitoring.

Indikationen

- Verdacht auf schwerwiegende Lungenerkrankungen:
  - chronischer Husten,
  - ungeklärte Dyspnoe (mit und ohne Stridor),
  - Hämoptysen,
  - Verdacht auf Aspiration,
  - Zustand nach Trauma.

- Abklärung pathologischer Veränderungen im Röntgenthorax:
  - Infiltrate,
  - intrapulmonale Rundherde,
  - Atelektasen,
  - interstitielle Zeichnungsvermehrung,
  - mediastinale Lymphknotenvergrößerungen.

- Extrapulmonale Veränderungen:
  - Erythema nodosum,
  - periphere Lymphknotenvergrößerungen,
  - Heiserkeit/Parese des N. recurrens,
  - Tumornachsorge.

Kontraindikationen

a) pulmonal:
  - schwere Hypoxie trotz maximaler O_2-Zufuhr,
  - Hypoventilation mit Hyperkapnie,
  - ausgeprägter Bronchospasmus, schweres Asthma bronchiale;

b) kardiovaskulär:
  - Zustand nach akutem Myokardinfarkt,
  - instabile Angina pectoris,
  - hochgradige Herzrhythmusstörungen,
  - nicht ausreichend behandelter Hypertonus,
  - schwere generalisierte arterielle Verschlußkrankheit;

c) neurologisch:
  - nicht ausreichend behandeltes Anfallsleiden,
  - erhöhter intrakranieller Druck;

d) sonstige:
  - hämorrhagische Diathese, Anämie, Urämie,
  - Leberzirrhose mit portaler Hypertension.

Komplikationen

- Blutung,
- Laryngospasmus,
- passagere Heiserkeit,
- passagerer Temperaturanstieg (insbesondere nach Durchführung einer bronchoalveolären Lavage),
- Husten,
- Pneumothorax (nach transbronchialer Biopsie ca. 4 %),
- signifikanter Abfall der O_2-Sättigung,
- zentralnervöse und kardiale Toxizität durch Lokalanästhetikum,
- Atemdepression durch Prämedikation (in der Regel Benzodiazepine).

Durchführung

Nach nasaler oder oraler Intubation erfolgt zunächst die Inspektion von Rachen und Kehlkopf. Nach der Passage der Stimmbandebene werden zunächst die Trachea und die Hauptcarina inspiziert. Es folgt die Untersuchung des Bronchialsystems beidseits, wobei jeder einzelne Segmentbronchus mit dem Gerät aufgesucht und dessen Peripherie inspiziert wird. Dieses geschieht unter Drehung des Gerätes und Krümmung bzw. Abwinkelung der Bronchoskopspitze.

In Abhängigkeit von der Indikation werden folgende *Entnahmemöglichkeiten* angewendet:

- Absaugen von *Bronchialsekret* nach Instillation einer kleinen Menge (10–20 ml) NaCl 0,9 %,
- bronchoalveoläre Lavage *(BAL)* nach Instillation von 120–160 ml NaCl 0,9 % aus einem Lappen- bzw. Segmentbronchus,
- Schleimhautbiopsie,
- transbronchiale Biopsie (unter Durchleuchtung),
- transbronchiale/transtracheale Feinnadelpunktion (Abb. 11-6).

Starre Bronchoskopie

Vorbereitung

Indikationen und Kontraindikationen im wesentlichen wie bei der flexiblen Bronchoskopie.

Durchführung

Bei dieser Untersuchung erfolgt die orale Intubation mit einem starren Metallbronchoskop, über das ein optisches System sowie das diagnostische Instrumentarium in das zentrale Bronchialsystem eingeführt werden können. Die Untersuchung erfolgt in der Regel in Vollnarkose unter Beatmung mit dem sog. Venturie-Apparat.

Vorteil dieser Methode ist der große Arbeitskanal, der insbesondere bei Blutungskomplikationen ein sicheres Arbeiten erlaubt.

Nachteil der Methode ist, daß nur zentrale Abschnitte einsehbar sind. Es besteht die Möglichkeit, für be-

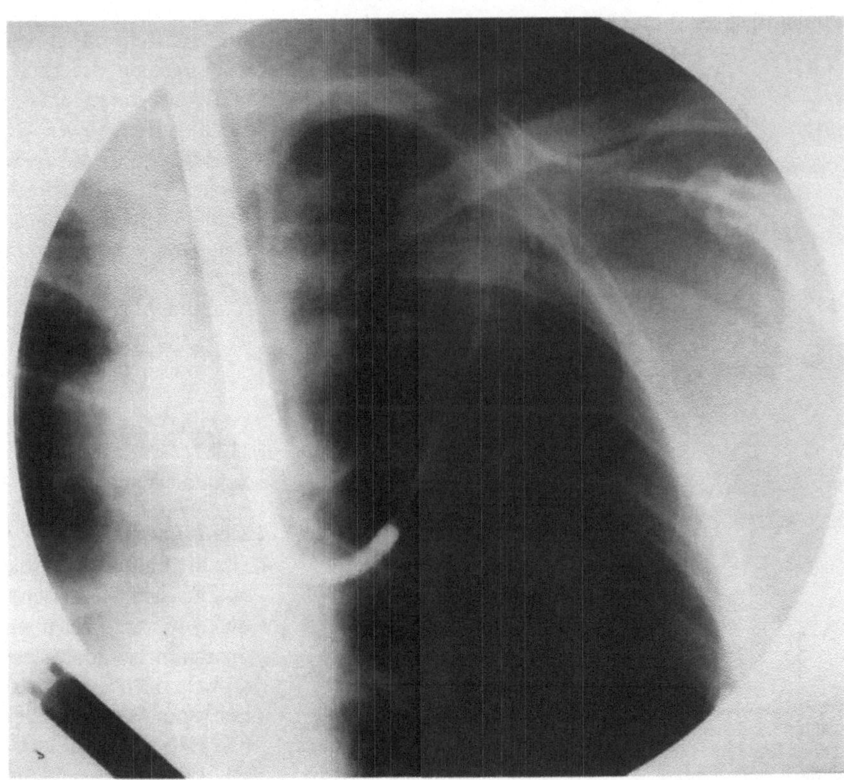

Abb. 11-6. Durchführung der transbronchialen Biopsie einer Raumforderung im Bereich des linken Oberlappens im Rahmen einer flexiblen Bronchoskopie

Tabelle 11-1. Gegenüberstellung von Vor- und Nachteilen der Bronchoskopie in flexibler bzw. starrer Technik

Flexible Bronchoskopie	Starre Bronchoskopie
Untersuchung in jeder Position möglich	Untersuchung nur in liegender Position mit Überstreckung der Halswirbelsäule möglich
Lokalanästhesie	In der Regel Allgemeinanästhesie
Einführung des Gerätes unter Sicht	„Blindes" Einführung im Larynxbereich
Funktionelle Diagnostik	Großes optisches Bild, größere Biopsien möglich
Probleme bei der Beherrschung von Notfallsituationen	Blutstillung leicht möglich
Komplikationsrate 0,7 %	Komplikationsrate 5,0 %

stimmte Fragestellungen starre und flexible Technik zu kombinieren.

Vor- und Nachteile der flexiblen bzw. starren Bronchoskopie sind in Tabelle 11-1 aufgeführt.

Zeitbedarf: Für eine Routineuntersuchung mit einfacher Biopsie und Sekretgewinnung 20 min in Lokalanästhesie, 30 min in Allgemeinanästhesie. Für die o. g. ergänzenden Verfahren zur Materialentnahme sind jeweils 10 min einzurechnen.

Thorakoskopie

Die Thorakoskopie ist die Methode der Wahl für die Abklärung primärer Pleuraerkrankungen sowie einer Pleurabeteiligung bei malignen Erkrankungen, aber auch diverser thoraxwandnaher pulmonaler Prozesse.

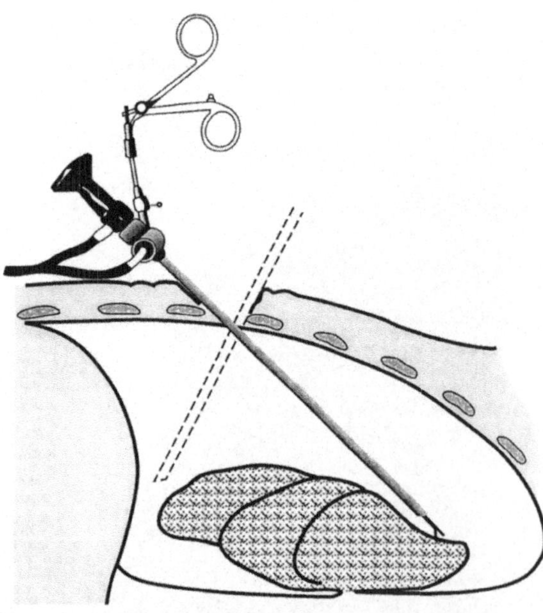

Abb. 11-7. Schematische Darstellung der Durchführung einer Thorakoskopie mit Biopsie. Interkostaler Zugang in der Axillarlinie. (Nach Ferlinz 1992)

Die Untersuchung erfolgt mit einem starren Endoskop, das mit einem geraden bzw. abgewinkelten Arbeitskanal ausgerüstet ist (Abb. 11-7).

Vorbereitung
Siehe Bronchoskopie.

Indikationen
- Umschriebene oder diffuse Erkrankungen der Pleura mit und ohne Erguß,
- Pleuraerguß unklarer Genese,
- interstitielle Lungenerkrankungen,
- umschriebene pleuranahe Lungenprozesse,
- Pneumothorax.

Kontraindikationen
Siehe Bronchoskopie.

Komplikationen
- Dyspnoe,
- Fieber,
- iatrogene Infektion,
- Hautemphysem,
- Lungenödem,
- Pneumothorax,
- Hämatothorax.

Die Komplikationsrate liegt insgesamt bei 6 %.

Durchführung
Die Untersuchung kann in Lokal- oder Allgemeinanästhesie durchgeführt werden und erfolgt in Seitenlage mit Zugang in der Axillarlinie. Eventuell muß durch Insufflation von CO_2 in die Thoraxhöhle ein Pneumothorax angelegt werden. Bei kollabierter Lunge ist so ein Überblick über die gesamte Pleurahöhle einschließlich Zwerchfell, Mediastinum und Hilus möglich. Biopsien können von der Pleura sowie aus dem subpleuralen Lungengewebe entnommen werden (Abb. 11-7).

Nachsorge: In der Regel ist die Anlage einer Sogdrainage im Anschluß an die erfolgte Diagnostik für ca. 24 h erforderlich.

Dauer der Untersuchung ca. 90 min.

11.2.7
Befunddokumentation

Schriftlicher Befund

Für die Endoskopie existiert, im Gegensatz zu röntgenologischen Methoden, derzeit noch kein routinemäßiger, für eine Nachbefundung geeigneter Bilddokumentationsstandard. Der schriftliche Befundbericht ist deshalb nach wie vor das wichtigste Dokument für die Festlegung des aktuellen Befundes, für die Vergleichbarkeit bei Kontrolluntersuchungen und für die juristische Absicherung. Neben den allgemeinen Daten wie

Patientenangaben, zuweisender Arzt, Untersucher/Assistenz, Untersuchungsdatum sollte der eigentliche Befundbericht folgende Merkmale enthalten:

- Gerätetyp (Durchmesser von Gerät und Instrumentierkanal),
- Prämedikation (Komplikationen!),
- Indikation zur Untersuchung,
- eingesehener Bereich,
- Beschreibung pathologischer Veränderungen nach
  - Größe,
  - Form,
  - Oberfläche,
  - Lokalisation,
  - topographischem Bezug (Abstand von Zahnreihe bzw. Kardia, Ausdehnung in der Zirkumferenz),
  - Ausdehnung und Verteilungsmuster bei multiplen Läsionen,
  - Stadieneinteilungen/Graduierungen (z. B. Refluxösophagitis, Ösophagusvarizen),
- endoskopische (Verdachts)diagnose.

Bilddokumentation

Die heutige Qualität der Videobanddokumentation läßt für den ausgewählten Patienten eine präzise Bilddokumentation zu und ist für die Befunddemonstration hervorragend geeignet. Für einen Bilddokumentationsstandard ist der Zugriff zu aufwendig und die Lagerung der Bänder zu umständlich. Dagegen dürfte das zentral abgespeicherte digitale endoskopische Standbild (Abspeicherung des Monitorbildes als Datei während der Untersuchung) mit der Möglichkeit der Zuordnung zum jeweiligen Befund, des schnellen Zugriffes und der beliebigen Verwendbarkeit der Bilder in naher Zukunft auch für die Routine an Bedeutung gewinnen.

Eine Nachbefundung anhand der Bilddokumentation ist derzeit nur bedingt möglich. Standbilder vermitteln oft nur Teilaspekte eines Befundes. Auch die Nachbefundung anhand einer Videoaufzeichnung setzt eine vollständige Aufzeichnung des Befundes voraus und ist damit im Einzelfall von der Erfahrung des Untersuchers abhängig.

Unterstützung durch EDV

Der Einsatz der EDV in der Endoskopie bietet eine Reihe von Vorteilen. Der schriftliche Befund kann sofort, ggf. mit Bildausdruck, erstellt werden. Eine Leistungserfassung kann im selben Arbeitsgang erfolgen. Durch zentrale Datenabspeicherung ist der Zugriff auf Vorbefunde wesentlich vereinfacht. Bei entsprechender EDV-Struktur ist eine statistische Auswertung nach Diagnose, Befund- und Leistungsmerkmalen möglich. Für wissenschaftliche Fragestellungen können Studienprotokolle in der EDV-Struktur erstellt werden. Die digitale Bildabspeicherung setzt eine Videoendoskopietechnik voraus.

11.3
Richtlinien und Leitlinien für die Anwendung

11.3.1
Patientenbezogene Richtlinien

Patientenaufklärung

Endoskopien sind invasive, teilweise mit interventionellen Eingriffen verbundene Untersuchungen, die das Einverständnis des Patienten erfordern. Der Patient muß deshalb über die vorgesehenen Maßnahmen durch einen Arzt – der nicht identisch mit dem Untersucher sein muß – informiert werden. Das Aufklärungsgespräch muß frühzeitig, in jedem Fall rechtzeitig vor Gabe der sedierenden Prämedikation, erfolgen, damit der Patient ausreichend Zeit hat, ohne unangemessene äußere Zwänge Zustimmung oder Ablehnung zu bedenken. Aufklärungsbogen mit Unterschrift des Patienten und des Arztes sind empfehlenswert, ersetzen aber nicht dieses Gespräch mit dem Patienten. Wichtige Inhalte des Aufklärungsgespräches sind: Art des Eingriffs, Indikation und evtl. mögliche Folgen der Unterlassung des Eingriffes, speziell mit der vorgesehenen Endoskopie verbundene Risiken und Verhalten nach dem Eingriff.

Ist der Patient nicht entscheidungsfähig, so kann bei vitaler Indikation von seiner Zustimmung ausgegangen werden.

Voruntersuchungen

Ein aktueller Gerinnungsstatus (Quick-Werte, Thrombozyten, PTT) muß vorliegen, wenn im Rahmen der Endoskopie ein therapeutischer Eingriff mit erhöhtem Blutungsrisiko (Polypektomie, Schlingenbiopsie, Papillotomie, Ballondilatation, Bougierung etc.) potentiell vorgesehen ist. Die Aussagefähigkeit der Hautblutungszeit wird unterschiedlich beurteilt. Bestehen weder klinisch noch anamnestisch Hinweise auf eine Gerinnungsstörung, kann bei rein diagnostischer Endoskopie auf gerinnungsphysiologische Untersuchungen verzichtet werden.

Prämedikation

Die Frage, ob für eine endoskopische Untersuchung eine Prämedikation notwendig und sinnvoll ist, hängt vom Wunsch des Patienten, von seinem allgemeinen Zustand, von der Erfahrung des Untersuchers und von der Schwierigkeit und Länge der vorgesehenen Untersuchung ab. Bereits früher durchgeführte Untersuchungen können weitere Hinweise geben. Zu bedenken ist, daß die unter Endoskopien auftretenden Komplikationen in überwiegender Mehrzahl kardiopulmonaler Natur sind und im Zusammenhang mit einer Prämedikation stehen. In jedem Fall sollte der Untersucher einleitend mit dem Patienten ein Gespräch führen, das ein Vertrauensverhältnis herstellt und ihn über das weitere Vorgehen informiert.

Für die kurzdauernde Ösophagogastroduodenoskopie ist häufig eine Rachenanästhesie ausreichend. Zur Sedierung werden heute vorwiegend Benzodiazepine wie Midazolam oder Diazepam verwendet. Um Übersedierungen v. a. bei älteren Patienten zu vermeiden, sollte die Dosis im Zweifelsfall titrierend unterteilt gegeben werden. Bei der häufig verwendeten Kombination von Benzodiazepinen und Opioiden bzw. Opiatabkömmlingen zeigen die beiden Komponenten eine gegenseitig synergetische Wirkung, die bereits bei niedrigen Dosen zu erheblichen Atemdepressionen führen kann.

Um respiratorische Probleme und Blutdruckabfall zu vermeiden, müssen die Einzeldosen entsprechend reduziert werden. Spezifische Antagonisten für Benzodiazepine und Opioide sind immer bereitzustellen. Propofol sollte nur im klinischen Bereich eingesetzt werden und erfordert die Anwesenheit eines weiteren, in Akutsituationen versierten Arztes. Die begleitende Medikation mit N-Butyl-Scopolamin (Buscopan) kann die ÖGD erleichtern und beschleunigen. Ein sicherer venöser Zugang ist zumindest bei Risikopatienten und bei schwierigen Venenverhältnissen obligat. In Tabelle 11-2 sind die wesentlichen Empfehlungen der DGVS zur Prämedikation dargestellt.

Antibiotische Prophylaxe – Therapie infektiöser Komplikationen

Im Zusammenhang mit Endoskopien kann es zu endogener Verschleppung körpereigener Mikororganismen mit konsekutiver Bakteriämie kommen. Die Häufigkeit wird bei der diagnostischen ÖGD und Koloskopie mit 4–5 % angegeben, bei Anwendung dünnkalibriger Gastroskope wurden keine Bakteriämien beschrieben. Dagegen steigt die Häufigkeit bei der ERCP (bis 15 %), bei Sklerosierungstherapie von Ösophagusvarizen (bis 25 %), PEG (bis 25 %), bei Bougierung und Pneumodilatation im Bereich des Ösophagus (bis 50 %) und bei Gallenwegsobtruktion (bis 50 %).

Für gesunde Patienten besteht keine nennenswerte Gefährdung, deshalb bedürfen sie keiner antibiotischen Prophylaxe. Unklar ist die Situation bei Leberzirrhose und erhöhter Abwehrschwäche. Die Indikation zur Antibiotikaprophylaxe muß hier im Einzelfall gestellt werden. Dagegen stellen Gelenkprothesen keine Indikation dar. Die Antibiotikaprophylaxe bei Patienten mit Herzklappenerkrankungen wird in der Literatur nicht einheitlich beurteilt. Die in Tabelle 11-3 aufgeführten Empfehlungen der DGVS sollen als Orientierung dienen.

Tabelle 11-2. Zur Prämedikation empfohlene Medikamente und deren Antagonisten. (Nach Leitlinien der DGVS 1997)

Substanz	Handelsname	Initialdosis [mg]
Benzodiazepine		
Midazolam	Dormicum	2
Diazepam	Valium	5
Analgetika		
Pethidin	Dolantin	50–100
Pentazocin	Fortral	15–30
Antagonisten		
Flumazenil (Benzodiazepine)	Anexate	0,2 (Bolus)
Naloxan (Opiate)	Narcanti	0,4–2

Tabelle 11-3. Empfehlungen zur Antibiotikaprophylaxe (nach Leitlinien der DGVS 1997)

Risikogruppen	Bakteriämierisiko hoch*	niedrig*	Antibiotika
Hohes Endokarditisrisiko – prothetische Herzklappen, – abgelaufene infektiöse Endokarditis, – Zustand nach arteriopulmonaler Shuntanlage und Conduitimplantation	Antibiose empfohlen	Einzelfallentscheidung	*Aminopenicilline, z. B.* – Amoxicillin 2 g, – Ampicillin 2 g, – Ampicillin-Subactam 3 g, – Amoxicillin-Clavulansäure 2,2 g
Mittelgradig erhöhtes Endokarditisrisiko – angeborene Herzfehler, – rheumatische Vitien mit Klappendysfunktion, – Mitralklappenprolaps mit Mitralklappeninsuffizienz, – hypertrophe Kardiomyopathie	Einzelfallentscheidung	Keine Antibiose	*Alternativen bei Penicillinallergie:* – Clindamycin 0,6 g, – Vancomycin 1,0 g (langsam über 60 min). *Durchführung:* Intravenöse Gabe 30–60 min vor dem endoskopischen Eingriff, ggf. Wiederholung als orale Gabe nach 8 und 16 h
Nicht oder gering erhöhtes Endokarditisrisiko – Mitralklappenprolaps ohne Mitralklappeninsuffizienz, – durchgemachtes rheumatisches Fieber ohne Klappendysfunktion, – Zustand nach Anlage eines aortokoronaren Bypass, Implantation eines Herzschrittmachers oder Defibrillators	Keine Antibiose	Keine Antibiose	**Bakteriämierisiko* *a) hoch:* – Ballondilatation und Bougierung im Ösophagus, – Varizensklerosierung, – ERCP; *b) niedrig:* – Koloskopie, – ÖGD, – Rektoskopie

Tabelle 11-4. Antibiotikagabe bei ERCP. (Nach Leitlinien der DGVS)

Indikationen	Antibiotika
1. Prophylaxe beginnend vor ERCP: – mechanische Cholestase, endoskopische Entlastung wahrscheinlich nicht möglich, – bekannte multiple Strikturen in den Gallenwegen (z. B. primär sklerosierende Cholangitis, Caroli-Syndrom).	*Azylureidopenicilline:* Mezlocillin 3mal 2 (–5) g i.v. oder Piperacillin 3mal 2 (–4) g i.v.[a] in Kombination mit Sulbactam 3mal 1 g i.v.[b] Piperacillin-Tazobactam 3mal 4,5 g i.v.[a, b].
2. Prophylaxe beginnend unmittelbar nach ERCP: – unzureichende Drainage einer festgestellten Gangobstruktion (maligne, narbig, Konkrement), *3. Therapie bei Cholangitis bzw. Sepsis:* – ausgehend von Infektionen der Gallenwege oder des Pankreas	*Alternativen:* Imipenem 3mal 0,5 g i.v.[a], Meropenem 3mal 0,5 g i.v.[a], Ciprofloxacin 2mal 0,2 g i.v. Wenn Enterokokken unwahrscheinlich: Ceftriaxon 2mal 1 (–2) g i.v., Cefoperazon 2mal 1 (–2) g i.v.

[a] Bei Vorliegen von Pseudomonaden Mittel der Wahl, dann in Kombination mit einem Aminoglycosid.
[b] Kombination mit β-Laktamasehemmer nur bei therapeutischer ERCP.
Dauer der Anwendung: Nach Ergebnis der therapeutischen ERCP und klinischem Bild.

Untersuchungsbezogene infektiöse Komplikationen

Bakteriämien, die im Rahmen der *ERCP* auftreten, verlaufen in aller Regel asymptomatisch. Über die Endokarditisprophylaxe bei Patienten mit Herzklappenerkrankungen hinaus sind bei der ERCP und den damit verbundenen interventionellen Eingriffen eine Reihe möglicher infektiöser Komplikationen zu beachten. Bei therapeutischer ERCP sind Cholangitiden in bis zu 7 % der Fälle zu erwarten, eine biliäre Sepsis in 3 %. Die Cholangitisrate steigt dramatisch, wenn die Gallengangsobstruktion nicht beseitigt oder nicht entlastet werden kann. Eine Senkung der Cholangitisrate ist nur mit einer mehrtägigen antibiotischen Therapie möglich (Tabelle 11-4).

Die *perkutane endoskopische Gastrostomie (PEG)* ist heute eine verbreitete Methode zur enteralen Ernährung bei neurologischen Schluckstörungen und bei konsumierenden Erkrankungen. Die Frequenz der relativ häufigen infektiösen Komplikationen kann durch eine eintägige Therapie mit Amoxicillin plus Clavulansäure 3mal 1,2 g i.v. bzw. Cefazolin einmal 1 g i.v. gesenkt werden.

11.3.2
Apparative Richtlinien

Hygiene und Geräteaufbereitung in der Endoskopie

Hygienemaßnahmen in der Endoskopie dienen einerseits dem Schutz des Patienten gegenüber einer exogenen Keimübertragung, andererseits dem Schutz des Endoskopiepersonals gegenüber akzidentellen Krankheitsübertragungen. Starre Endoskope und metallene Zusatzinstrumente können nach Reinigung problemlos autoklaviert werden. Im folgenden soll deshalb ausschließlich die Desinfektion flexibler Endoskope besprochen werden.

Das Infektionsrisiko durch eine Endoskopie kann bei der weltweit sehr hohen Anzahl von Untersuchungen als niedrig eingeschätzt werden, jedoch ist die Hygieneproblematik flexibler Endoskope insgesamt bisher eher unterschätzt worden. Publiziert sind mehrere hundert Fälle von Übertragungen bakterieller und viraler Infektionen durch ÖGD, Koloskopie und ERCP, die in ca. 2–3 % letal endeten. Als Infektionsquellen kommen vorher untersuchte Patienten, Reinigungs- und Spüllösungen und im Kanalsystem von schlecht gereinigten oder defekten Endoskopen bzw. in falsch gelagerten Endoskopen persistierende Keime in Frage. Beschrieben ist die Übertragung von Bakterien (Salmonellen, Mykobakterien, Pseudomonaden, Helicobacter pylori), 1 Fall von Hepatitis B und Protozoen (Strongyloides). Diskutiert wird die mögliche Übertragung von HIV, Cryptosporidien und Pilzen (Leiß 1995).

Somit stellt heute die adäquate Desinfektion der Endoskope eine wesentliche Voraussetzung für gefahrlose Endoskopien dar. Im Zeitalter von AIDS sollten ausschließlich voll in Desinfektionslösung einlegbare Endoskope verwendet werden. Wichtigste Voraussetzung einer erfolgreichen Geräteaufbereitung ist eine gründliche mechanische Reinigung, um Reste von Blut, Schleim und Gewebe zu entfernen. Die in diesen Verunreinigungen angesiedelten Keime sind im Einzelfall auch der Desinfektion mit Vollautomaten nicht zugänglich. Die Gerätedesinfektion kann manuell, halbautomatisch oder mit der vollautomatischen chemisch-termischen Aufbereitung erfolgen. Die besten Ergebnisse lassen sich mit Vollautomaten, die schlechtesten mit Halbautomaten erzielen. In Vollautomaten erfolgen standardisierte Desinfektion, Nachspülung und Trocknung in einem Ablauf und im geschlossenen System. Die Exposition des Personals gegenüber Desinfektionsmitteln kann dadurch erheblich vermindert werden. Als wirksame Desinfektionslösungen haben sich Aldehydlösungen [Glutaraldehyd 2%ig (Cidex) oder Bernsteindialdehyd 10%ig (Gigasept)] erwiesen. In regelmäßigen Abständen (3- bis 6monatlich) durchgeführte bakteriologische Kontrollen sollten die Effizienz der Desinfektionsmaßnahmen überprüfen.

Weitere detaillierte Hinweise sind in den Leitlinien der DGVS ausgeführt.

Patientenüberwachung

Um das Risiko einer Endoskopie abschätzen zu können, muß eine Reihe von Aspekten berücksichtigt werden:

- Gesamtzustand des Patienten (ASA-Grad II–V),
- spezielle Risiken (kardiopulmonale Erkrankungen, Gerinnungsstörungen),
- Art der Untersuchung (z. B. Bauchlage bei ERCP, größere Gerätedurchmesser, z. B. für Notfallendoskopien und Gallengangsdrainagen),
- erforderliche Menge und Art der Sedativa (besonders bei alten Patienten),
- Untersuchererfahrung.

Überwachung während der Untersuchung

Bei der Überwachung des Patienten steht die klinische Beobachtung im Vordergrund. Da diese naturgemäß für den Untersucher schwierig ist, sollte in jedem Fall qualifiziertes Assistenzpersonal, mindestens eine Schwester, anwesend sein. Generell ist unter den Bedingungen der Endoskopie (abgedunkelter Raum) die frühzeitige Erkennung von respiratorischen Komplikationen erschwert.

Durch die heute verfügbare, wenig aufwendige Pulsoxymetrie können Hypoxämien früh und sicher erkannt werden. Auch wenn es derzeit keinen wissenschaftlichen Effizienznachweis dieser Methode gibt, wäre eine Überwachung mit **Pulsoxymetrie** generell wünschenswert. Sie sollte zumindest bei allen prämedizierten Patienten Standard sein. Bei Risikopatienten, alten Patienten, ERCP, Notfallendoskopien, endoskopisch-therapeutischen Maßnahmen und Laparoskopien ist eine Pulsoxymetrie in jedem Fall erforderlich. Sinnvoll ist diese Maßnahme allerdings nur, wenn Sauerstoff (bei O_2-Sättigung $<90\%$) sofort verabreicht werden kann. Eine zusätzliche kontinuierliche EKG-Registrierung ist bei Risikopatienten zu empfehlen. Der Blutdruck sollte bei diesen Patienten vor Beginn der Prämedikation wenigstens einmal gemessen werden. Ein funktionsfähiger venöser Zugang ist Standard.

Die zur Reanimation erforderlichen Medikamente und Geräte müssen jederzeit verfügbar sein. Die Mitarbeiter der Endoskopie müssen mit der Durchführung von Reanimationsmaßnahmen vertraut sein. Reanimationsübungen sind in 6monatigen Abständen durchzuführen.

Überwachung nach der Untersuchung

Die Überwachung nach Untersuchung richtet sich nach Art und Menge der sedierenden Medikation, nach Risikoeinschätzung und nach Art des Eingriffes. Nach diagnostischen Eingriffen, die in Prämedikation durchgeführt wurden, darf der Patient die Abteilung verlassen, wenn er ohne Hilfe normal gehen kann, keine Schluck-

störungen bestehen und Schmerzen bzw. Übelkeit weitgehend abgeklungen sind. Der Patient darf erst nach 24 h wieder ein Fahrzeug führen.

11.3.3.
Untersucherbezogene Richtlinien

Verbindliche Richtlinien über die Berechtigung zur Ausübung endoskopischer Untersuchungen gibt es bislang nur in Form der „Fachkunde Koloskopie". Danach wird als Qualifikation der Nachweis von 100 Sigmoido-Koloskopien gefordert. Ein ausführlicher Anforderungskatalog ist für die Teilgebietsbezeichnung Gastroenterologie vorgeschrieben, jedoch ist diese Qualifikation nicht Voraussetzung für die Durchführung von Endoskopien. Die Richtlinien für die Anwendung endoskopischer Untersuchungen stehen in diesem Punkt in deutlichem Gegensatz zu Schwierigkeit, Invasivität und Risiko der Methoden bzw. zu den Konsequenzen, die sich im Einzelfall aus der Diagnose ergeben.

11.4
Störfaktoren

Es sollen ausschließlich Störfaktoren unter der Voraussetzung einer technisch einwandfreien Geräteeinheit angesprochen werden.

11.4.1
Technische Bildstörung

Wie bereits in Abschn. 11.1.3 ausgeführt, hat die Videoendoskopie gegenüber der Fiberglasendoskopie neben vielen Vorteilen auch Einschränkungen. Das elektronische Videobild kann bei Naheinstellung der zu beurteilenden Schleimhaut (Überstrahlung), bei Kontakt mit bewegter Flüssigkeit (Regenbogeneffekt) und im Rotbereich (Blut, eingeschränkte Farbdifferenzierung) gestört sein. Die Erfahrung zeigt, daß diese Störfaktoren nach einer Eingewöhnungsphase gut kompensiert werden können.

11.4.2
Patientenbedingte Störfaktoren

Die endoskopische Beurteilung kann durch verbliebenen Inhalt im Gastrointestinaltrakt beeinträchtigt sein. Bei der Endoskopie des oberen Gastrointestinaltraktes kann der Magen nach Einhaltung der Nüchternphase durch eine Entleerungsstörung (Stenose, Gastroparese) mit Nahrung gefüllt sein. Beim Blutungsnotfall ist die Übersicht durch Blut, Koagel und Nahrung oft erheblich eingeschränkt und zwingt zur Wiederholungsuntersuchung im Intervall. Bei der ambulanten Koloskopie wird nach Vorbereitung in ca. 15% der Fälle, in klinischen Zentren mit einem höheren Anteil an schwerkranken und alten Patienten bei bis zu 30 % eine mäßige bis starke Verunreinigung des Kolons beobachtet.

Auch postoperative Zustände (z. B. Billroth-II-Magenresektion), nicht passierbare Stenosen und Verwachsungen können die Beurteilbarkeit des Intestinums einschränken.

Grundlegend kann die Durchführung einer Endoskopie durch schlechte Compliance des Patienten erheblich eingeschränkt oder unmöglich sein. Solche Situationen entstehen bei sehr ängstlichen Patienten, bei deliranten Zuständen (Varizenblutung bei Alkoholkranken), aber auch durch paradoxe Reaktionen auf Sedativa. Bei eingeschränktem Allgemeinzustand, v. a. durch kardiopulmonale Erkrankungen, kann die Endoskopie durch erzwungenermaßen verkürzte Untersuchungszeit bzw. durch eingeschränkte Umlagerungsmöglichkeiten des Patienten beeinträchtigt sein.

Primäre und iatrogene Gerinnungsstörungen sind ein häufiger Störfaktor v. a. in der Durchführung von therapeutisch-endoskopischen Maßnahmen wie Polypektomie und Papillotomie. Ein erhöhtes Risiko besteht bei Quick-Wert < 55 %, Thrombozyten < 50 000–80 000, Dialysepflicht und Antikoagulation mit Heparin bzw. Vitamin-K-Antagonisten. Inwieweit Gerinnungsstörungen für die Biopsie eine Einschränkung bedeuten, wird kontrovers diskutiert.

11.4.3
Untersuchererfahrung

Die sachgemäße Durchführung diagnostischer und insbesondere therapeutischer Endoskopien erfordert einen aufwendigen Lernprozeß. Mangelnde Erfahrung ist häufig ein primärer Störfaktor, verstärkt aber zusätzlich alle angesprochenen Störmöglichkeiten.

11.5
Qualitätssicherung

1989 wurde im Rahmen des Gesundheitsreformgesetzes die Einführung von Qualitätssicherungsverfahren in die medizinische Versorgung gesetzlich gefordert. Im Gesundheitsstrukturgesetz wurden 1993 die gesetzlichen Bestimmungen erweitert.

Als wesentliche Bedingung für eine Qualitätssicherung in der Endoskopie müssen Standards definiert werden.

11.5.1
Räumliche Ausstattung

In größeren endoskopischen Abteilungen sollten mindestens 3 Räume zur Verfügung stehen: ein Raum für die Ösophagogastroduodenoskopie, ggf. auch für die Laparoskopie, ein Koloskopieraum und ein ERCP-Raum (evtl. gemeinsam mit der Röntgenabteilung benutzt). Stehen unterschiedliche Räume für Endoskopien an primär keimfreien Körperbereichen (Laparoskopie) und an besiedelten Körperbereichen (Koloskopie) nicht zur Verfügung, so ist eine zeitliche Trennung (Reihenfolge der Untersuchungen) nach den hygienischen Anforderungen unbedingt zu berücksichtigen.

11.5.2
Apparative Standards

Zum apparativen Standard einer Endoskopieeinheit gehören heute wasserdichte, einlegbare Endoskope mit entsprechendem Zubehör. Zur Patientenüberwachung sollten eine **Pulsoxymetrie** sowie Sauerstoff und ein Reanimationskoffer zur Verfügung stehen. Die Standards der Gerätedesinfektion sind in Abschn. 11.3.2 beschrieben. Neben den beschriebenen Einrichtungen zur Gerätedesinfektion muß ein **Hygieneplan** für jeden Mitarbeiter zugänglich ausgehängt sein. Weitere Anforderungen an die apperative Ausstattung hängen von Art und Umfang der durchgeführten endoskopischen Eingriffe ab. Die qualitätssichernden Vorteile der Videoendoskopie hinsichtlich bakterieller Kontamination des Untersuchers, Assistenz, Ausbildung und Bilddokumentation sind in Abschn. 11.1.3 erörtert.

11.5.3
Ausbildung

Die apparativen Standards einer Endoskopieabteilung sind im Sinne der Qualitätssicherung nur im Zusammenhang mit einem geschulten Assistenzpersonal und ausgebildeten, erfahrenen Ärzten sinnvoll. Fort- und Weiterbildung sollten deshalb von der ärztlichen und pflegerischen Leitung der Abteilung aktiv und permanent unterstützt werden. Wegen der Schwierigkeit der Methoden und ihrer hohen diagnostischen Genauigkeit müssen auszubildende Ärzte in der Anfangsphase konsequent supervisioniert werden. Durch die Videoendoskopie sind die Ausbildungsabläufe für Ärzte transparenter und die Lernphasen kürzer geworden. Regelmäßige Bildkonferenzen anhand standardmäßig angefertigter digitaler Standbilder ermöglichen eine nochmalige nachträgliche Diskussion der Befunde und gegebenenfalls eine Korrektur durch Erfahrene. Im Einzelfall sollten Videoaufzeichnungen bewegter Sequenzen für die Nachbefundung herangezogen werden.

Formale Anforderungen an die endoskopische Ausbildung sind zwar in der Ausbildungsordnung zum Internisten und insbesondere zur Teilgebietsbezeichnung Gastroenterologie festgelegt, jedoch zeichnet sich derzeit nur in der Fachkunde Koloskopie eine juristisch verbindliche Richtlinie ab.

11.5.4
Leitlinien der DGVS zur Durchführung endoskopischer Untersuchungen

Veranlaßt durch den Beirat der DGVS wurde in einem umfangreichen Kompendium ein Katalog von Leitlinien zur Durchführung endoskopischer Untersuchungen zusammengefaßt und 1997 in 2. Auflage vorgelegt.

11.5.5
Qualitätssicherung durch EDV

Die Vorteile einer EDV in der Endoskopie sind in Abschn. 11.2.7 aufgeführt. Die Dokumentation und Abfragemöglichkeit der Rahmendaten eines Befundberichtes, wie Patientendaten, zuweisender Arzt, Untersucher usw., sind sozusagen Industriestandard. Schwierig, aber im engeren Sinn für die Qualitätssicherung wichtig, ist die Erstellung des Befundes, nicht als Freitext, sondern in strukturierter Form. Voraussetzung für eine solche strukturierte EDV-gerechte Befundung ist eine einheitliche und allgemeinverbindliche endoskopische Terminologie. Nur so können Programmstrukturen geschaffen werden, die breitere Akzeptanz finden und eine statistische Abfrage nach Diagnosen bzw. Befundmerkmalen ermöglichen. Als Qualitätssicherungsprojekt im Auftrag der Deutschen Gesellschaft für Verdauungs- und Stoffwechselkrankheiten (DGVS) wurde bundesweit ein Terminologiestandard im Konsens erarbeitet und als Leitlinie verabschiedet, der für die Mehrzahl der Befunde eine hinreichend genaue, automatische, textgenerierende EDV-Befundung ermöglicht (Heldwein et al. 1999). Eine solche vorgegebene Begriffsstruktur läßt einen präzisen Austausch von Daten zu und führt voraussichtlich zu einer allgemeinen Anhebung des Befundungsstandards, der sich v. a. bei Untersuchern mit wenig Erfahrung bemerkbar macht.

11.6
Interpretation

Die Analyse des endoskopischen Befundes findet während der Untersuchung statt und erfolgt nach den unter 2.6 beschriebenen Kriterien. Mit Beendigung der Untersuchung sollten eine Interpretation des Befundes, d. h. eine Diagnose bzw. Verdachtsdiagnose oder eine Reihe von Differentialdiagnosen, festgelegt sein. Eine Nachbefundung anhand der Bilddokumentation ist nur bedingt möglich.

Die makroskopische Beurteilung führt in der Mehrzahl der Befunde zu einer eindeutigen Diagnose. In einem Teil der Fälle wird endoskopisch eine Verdachtsdiagnose gestellt, die zusammen mit der Beurteilung der Zusatzbefunde (Histologie, Zytologie, Bakteriolo-gie, Virologie) bestätigt bzw. präzisiert werden kann. Bei malignitätsverdächtigen Befunden sollte in jedem Fall eine histologische Sicherung der Diagnose erfolgen. Einzelne Diagnosen (z. B. chronische Gastritis A/B, kollagene und mikroskopische Kolitis) werden primär histologisch gestellt.

Bei der ERCP erfolgt die Diagnosestellung in der Regel durch den Röntgenbefund. Entscheidend ist dabei, daß während der Kontrastmittelfüllung der Gangsysteme die pathologischen Veränderungen am Durchleuchtungsbild erkannt und in entsprechenden Positionen auf Röntgenbildern festgehalten werden. Vorgegebene Standardeinstellungen garantieren nicht die Abbildung des pathologischen Befundes. Im Einzelfall kann dieser erst nach einer endoskopisch-therapeutischen Intervention (Vorschneidepapillotomie, Überwindung einer Stenose) dargestellt werden.

11.7
Kosten

Eine Aufstellung der Anschaffungskosten einzelner Gerätetypen von verschiedenen Herstellern würde den Umfang dieser Darstellung überschreiten. Die Anschaffungskosten der einzelnen Endoskope liegen je nach Art, Länge und Technologie zwischen DM 25000 und DM 55000. Hinzu kommen pro Arbeitsplatz eine Lichtquelle, eine Absaugpumpe und bei Videogeräten ein Videomonitor, ein Steuergerät und ein Videorecorder. Für eine digitale Bildaufzeichnung sind bei mehreren Arbeitsplätzen vernetzte Computer erforderlich.

Nach der derzeit gültigen Fassung der GOÄ werden die wichtigsten Untersuchungen wie in Tabelle 11-5 aufgelistet vergütet. 1993 legte die Deutsche Gesellschaft für Verdauungs- und Stoffwechselkrankheiten (DGVS) einen Sonderentgeltentwurf für diagnostische und therapeutische Maßnahmen in der Gastroenterologie mit

Tabelle 11-5. Vergütung der Kosten für Endoskopien nach der Gebührenordnung für Ärzte (GOÄ)

GOÄ-Nummer	Untersuchungen	Punkte
685	Ösophagogastroduodenoskopie	1350
687	Hohe Koloskopie	1500
688	Partielle Koloskopie	900
690	Rektoskopie	350
705	Proktoskopie	152
686	ERCP	1500
692	ERCP + Papillotomie	1900
695	Polypektomie	400
677	Bronchoskopie	600
677	Thorakoskopie	600
677	Bronchoskopie mit zusätzlichem operativem Eingriff (z. B. Probeexzision, Kathederbiopsie, periphere Lungenbiospie, Segmentsondierung) – ggf. einschließlich Lavage	900

ausführlichen Kostenkalkulationen vor, der jedoch bisher vom Bundesministerium für Gesundheit nicht berücksichtigt wurde (Caspary u. Riemann 1993).

Literatur

1. Caspary WF, Riemann JF (1993) Sonderentgeltentwürfe der DGVS für diagnostische und therapeutische Maßnahmen zur Vorlage im BMG. Demeter/Spitta, Balingen
2. Ferlinz R (Hrsg) (1992) Diagnostik in der Pneumologie, 2. Aufl. Thieme, Stuttgart
3. Frühmorgen P, Pfähler A (1990) Komplikationen bei 39 397 endoskopischen Untersuchungen – eine 7jährige prospektive Dokumentation über Art und Häufigkeit. Leber Magen Darm 20: 20–32
4. Hahn EG, Riemann JF (1996) Klinische Gastroenterologie. Thieme, Stuttgart
5. Heldwein W, Rösch T, Klose J, Riemann JF, Schmitt W, Birkner B, Hagenmüller F, Classen M (1999) Leitlinie der Deutschen Gesellschaft für Verdauungs- und Stoffwechselerkrankungen, Endoskopische Terminologie – Ergebnis eines Konsensusprojektes. Z Gastroenterol (Suppl. 3): 1–129
6. Leiß O, Niebel J, Exner M (1995) Infektionsrisiko in der Endoskopie. Leber Magen Darm 25: 198–202
7. Nakhosteen JA, Inderbitzi R (1994) Atlas und Lehrbuch der thorakalen Endoskopie (Bronchoskopie – Thorakoskopie). Springer, Berlin Heidelberg New York Tokio
8. Sauerbruch T, Scheurlen C (1997) Leitlinien der Deutschen Gesellschaft für Verdauungs- und Stoffwechselkrankheiten (DGVS) zur Durchführung endoskopischer Untersuchungen. Demeter-Verlag, Balingen
9. Sleisenger MH, Fordtran JS (1998) Gastrointestinal and liver disease: pathophysiology, diagnosis, management, 6th edn. Saunders, Philadelphia
10. Yamada T (ed) (1995) Textbook of gastroenterology, 2nd edn. Lippincott, Philadelphia

12 Konventionelle Strahlendiagnostik

U. Linsenmaier, J. Rieger und K.J. Pfeifer

12.1 Kosten

Bei allen konventionellen Röntgenuntersuchungen entstehenden folgende Basiskosten, Angaben zu spezifischen Einzelkosten finden sich in den Unterkapiteln (GOÄ einfach):

- (1) Beratung: 80 Punkte – DM 9,12;
- (5) symptombezogene Untersuchung: 80 Punkte – DM 9,12;
- (75) Ausführlicher schriftlicher Befundbericht: 130 Punkte – DM 14,82.

12.2 Pulmonologische Strahlendiagnostik

12.2.1 Thoraxübersicht (Standard)

Methode

- Patient steht, wenn immer möglich, sonst Liegendaufnahme. Aufnahmen im Sitzen nicht besser als im Liegen.
- Film-Fokus-Abstand 200 cm, im Liegen 110 cm, Hartstrahltechnik zwischen 125 KV und 140 KV mit bewegtem Streustrahlenraster, Belichtungszeit <10 ms, Stativ. Stehendes Raster bei Liegendaufnahmen.
- Beide Ebenen in tiefer Inspiration, Strahlengang posterior-anterior (p.-a.), im Liegen anterior-posterior (a.-p.)
- Aufnahme in Exspiration bei Suche nach Pneu, andere Spezialaufnahmen, z. B. die Lungenspitzenaufnahme heute sehr selten.

Richtlinien für die Anwendung

- Einmalige Routine- bzw Screeninguntersuchung bei allen stationären Patienten >40 Jahre,
- präoperative Untersuchung bei allen Patienten >30 Jahre,
- Standarduntersuchung in jedem Alter bei Verdacht auf Vorliegen einer entzündlichen (Pneumonie), tumorösen (BC) oder traumatischen (Kontusion) Lungenerkrankung.

Ausschluß oder Bestätigung einer klinischen Verdachtsdiagnose

- Standarduntersuchung in jedem Alter bei Verdacht auf eine Erkrankung des Herzens (Herzinsuffizienz), der großen Gefäße (Aortenaneurysma) oder des Lungengerüstes (Lungenfibrose), bei Asbestose, Silikose und weiteren seltenen Berufskrankheiten.
- Strahlenexposition (effektive Äquivalentdosis) pro Ebene: ca. 0,05 mSV.

Störfaktoren

- Über- oder Unterbelichtung trotz Belichtungsautomatik,
- mangelnde Compliance des Patienten (Bewegungs- und Veratmungsartefakte),
- Überlagerung durch Verbände, Schläuche, Elektroden, Weichteile und/oder Knochen (z. B. durch einen Arm, der nicht angehoben werden kann),
- Fehler bei der Entwicklung (heute sehr selten),
- technische Mängel der Röntgenanlage.

Qualitätssicherung

- Regelmäßige, standardisierte Wartung und Überprüfung der verwendeten Röntgenanlage (gesetzlich vorgeschrieben).
- Bildanalyse bezüglich Bildqualität durch Radiologen und MTRA.
- Orthograder Strahlengang? Sternoklavikulargelenk? Dornfortsätze mittig in Projektion auf die Trachea?
- Ausreichende Belichtung? BWK bis in den Herzschatten identifizierbar?
- Ausreichende Inspiration? Zwerchfellkuppel kaudal des Unterrandes der 9. Rippe dorsal?
- Schulterblätter ausreichend herausgedreht?

Bei der Bilderzeugung

- Eindeutig verständliche Anweisungen an den Patienten.
- Korrekte Einblendung (Verminderung der Streustrahlung und somit Strahlenexposition).
- Strahlenschutz (Gonadenschutz).
- Digitale Bilderzeugung und –speicherung durch z. B. Speicherfolien- oder Festkörperdedektorentechnik: Keine Doppeluntersuchungen, da Fehlbelichtung nahezu ausgeschlossen (digitale Nachverarbeitung am Bildschirm), kein Bildverlust durch physischen Bildverlust, schnellste Verfügbarkeit via Intranet und Internet.

Interpretation

Grundsätzliches

1. Patientendaten und Filmaufschrift müssen übereinstimmen.
2. Das Bild reicht von ganz links nach ganz rechts und vom Oberrand bis zum Unterrand!
3. Nach dem Bild ist vor dem Bild! (Entscheidend ist meist die Verlaufskontrolle bzw. ältere Vergleichsbilder.)
4. Bildanalyse mit System!

Begründung: Im klinischen Alltagsbetrieb vermeidet man durch eine automatisierte und verinnerlichte Filmbetrachtung Fehler, die alleine durch die Art der Frage entstehen können.

Beispiel: „Entschuldigen Sie, können Sie mal schnell schauen, ob dieser Patient ein Infiltrat hat?" Sie selbst machen gerade etwas ganz anderes, und wenn jetzt nur Ihr Infiltratsuchprogramm gestartet wird (der Patient hat kein Infiltrat) und nicht auch Ihr Programm „knöcherner Thorax" oder Ihr Rundherdsuchprogramm, dann haben Sie zwar die Frage des Kollegen beantwortet, das kleine periphere Bronchialkarzinom oder die Rippenfraktur jedoch übersehen.

Vorschlag für eine systematische Vorgehensweise:

Knöcherner Thorax

Suche nach asymmetrischen Befunden, Osteolysen, Frakturen, Deformitäten und degenerativen Veränderungen.

Herz und Gefäße

- Herzgrößenbestimmung in 2 Ebenen (**cave** Thoraxdeformitäten, z. B. Trichterbrust und deren Einfluß auf die Bestimmung der Herzgröße), Form und Lage.
- Aortenwurzel, Aorta ascendens, Aortenbogen und Aorta descendens: Suche nach Klappenringverkalkungen, Aortensklerose, Aortenelongation, Kalibersprung, Aneurysma.
- Hilus: gefäßtypisch durchstrukturiert? Suche nach Hilusraffung nach kranial (narbige Schrumpfung eines Oberlappens bei TBC), verplumpten Hili (Lymphom, Sarkoidose, zentrales Bronchialkarzinom), unscharfen, verwaschenen, prominenten Hili bei einer zentralen Stauung.
  Hinweis: Die Pulmonalvenen verlaufen in den Oberfeldern jeweils lateral der grundsätzlich besser identifizierbaren Pulmonalarterien, in den Mittel- und Unterfeldern verlaufen sie wesentlich horizontaler als die Pulmonalarterien und münden unterhalb des arteriellen Hilus in den linken Vorhof.
- Sind die Pulmonalgefäße bis in die Peripherie verfolgbar?

Suche nach Hinweisen für eine Stauung: Vermehrte Gefäßzeichnung, Kerley-B- und -C Linien (kurze, horizontal verlaufende Linien in der Lungenperipherie als Ausdruck einer Lymphabflußstörung auf dem Boden einer Stauung), Pleuraergüsse.

Anhaltspunkte zur Größenbestimmung des Herzens: In der p.-a.-Aufnahme im Stehen sollte der transversale Herzdurchmesser nicht größer sein als der Durchmesser eines Hemithorax. In der seitlichen Aufnahme sollte bei normaler knöcherner Thoraxkonfiguration ein Brustwirbel in den Retrokardialraum passen, die Herzsilhouette sollte das linke Zwerchfell ventral der Vena cava inferior schneiden.

Die gängigsten Formveränderungen stellen sich wie folgt dar:

- *Linker Ventrikel:* Linksverbreiterung mit verstärkt gerundeter Herzspitze und betonter Herzbucht (sogenannte „aortale Konfiguration").

- *Linker Vorhof:* Eine Vergrößerung führt zu einer sogenannten verstrichenen Herztaille, da der linke Vorhof die Herzbucht ausfüllt. Die Carina kann von unten angehoben und aufgespreizt werden. Der Winkel beträgt dann mehr als 90°. Ausbildung eines sogenannten Vorhofkernschattens in Projektion auf die Kontur des rechten Vorhofs möglich. Einengung des Retrokardialraums im Seitbild auf Höhe der Vorhöfe.
- *Rechter Ventrikel:* Hier können nur starke Vergrößerungen diagnostiziert werden. Es kommt zu einer Rotation der Herzachse, der rechte Ventrikel kann linksseitig randbildend werden. In der seitlichen Aufnahme Einengung des Retrosternalraumes möglich.
- *Rechter Vorhof:* Eine Vergrößerung des rechten Vorhofs kann eine Vergrößerung der rechten Herzkontur bewirken, evtl. gleichzeitig Zwerchfellhochstand rechts aufgrund einer Hepatomegalie (Stauungsleber).

Umschriebene Vorwölbung des linken Herzrandes z. B. bei einem Aneurysma des linken Ventrikels bei Zustand nach Infarkt oder einer Perikardzyste.

Herzformveränderungen bei einigen häufigen Erkrankungen:

- *Hypertonus:* Vergrößerung des linken Ventrikels und nach links ausladender, abgerundeter Herzschatten mit prominentem Aortenknopf und scheinbar schmalerer Herztaille.
- *Koronare Herzkrankheit:* Herzform und Herzgröße sind oft normal, bei einem akuten größeren Infarkt gegebenenfalls schwere pulmonalvenöse Stauung und Lungenödem, Herzgröße aber weiterhin normal.
- Herzform bei *Mitralstenose:* Suche im Seitbild nach einer Vorhofvergrößerung nach kranial und dorsal, nach einem Vorhofkernschatten im p.a. Bild, nach einem Trachealbifurkationswinkel größer 90°, nach einer Ösophagusverlagerung nach dorsal und rechts sowie erweiterten Pulmonalvenen und Arterien.
- Herzform bei *Mitralinsuffizienz:* Suche nach einem vergrößerten linken Ventrikel mit einer abgerundeten Kontur und nach einem ebenfalls vergrößerten linken Vorhof (s. oben).
- Herzform bei *Aortenklappenfehlern* (meist Kombination aus Insuffizienz und Stenose): Vergrößerung des linken Ventrikels mit ebenfalls abgerundeter Spitze, gegebenenfalls Klappenringverkalkungen. Im weiteren Verlauf dann Mitralisierung der Herzform aufgrund einer dann entstehenden Mitralinsuffizienz bzw. eines linksventrikulären Versagens.
- Herzform bei *Trikuspidalklappenfehlern:* rechter Vorhof und rechter Ventrikel vergrößert, erweiterte V. cava, ggf. Zwerchfellhochstand rechts aufgrund des Blutrückstaus in die Leber (Stauungsleber).

- *Vergrößerung des Aortenschattens:* Suche nach einer Tracheal- und Ösophagusverlagerung nach rechts und dorsal, bei Vergrößerung der Aorta descendens auch Verlagerung des Ösophagus nach rechts und ventral oder links und kaudal möglich. Aortenknopf über 4 cm im Durchmesser, Aortenrand nach rechts lateral verbreitert, überragt den rechten Vorhofrand, gegebenenfalls auch Kompression der Vena cava superior möglich, Sternum- und Rippenarrosion. Rippenusuren bei der Aortenisthmusstenose.

Hinweis: Die Thoraxübersicht in 2 Ebenen kann bezüglich der verschiedenen Herz- und Gefäßerkrankungen nur Hinweise geben bzw. zu einer Verdachtsdiagnose führen. Die genaue diagnostische Abklärung erfolgt im weiteren durch UKG, transösophagiales Echo, kontrastmittelgestützte Computertomographie, Kernspinangiographie, Links- und Rechtsherzkatheter.

Mediastinum
- *Mediastinum p.-a. oder a.-p. (im Liegen):* Suche nach Verlagerung oder Verbreiterung, mediastinaler Luft.
  Hinweis: Verlagerung zur Seite des pathologischen Befundes: Atelektase.
  Verlagerung zur gesunden Seite: Spannungspneu, massiver Erguß!
  - Verbreiterung als Hinweis für eine tumoröse Raumforderung (Struma retrosternalis, Thymom, Lymphom, solide maligne Tumoren)
  - Mediastinale Luft als Hinweis für eine Ösophagusruptur, einen traumatischen Bronchusabriß oder für ein perforiertes Ösophaguskarzinom.
- *Mediastinum seitlich:* Differenzierung in vorderes, mittleres und hinteres Mediastinum mit jeweils manchmal charakteristischen Pathologien. Suche nach Verschattungen als Hinweis für tumoröse Raumforderungen, z. B. verschatteter Retrosternalraum mit der Differentialdiagnose Thymom oder Lymphom (vorderes Mediastinum).

Lunge
Die Lunge ist primäres oder sekundäres Manifestationsorgan zahlreicher tumoröser, entzündlicher, autoimmunologischer, hereditärer, beruflich bedingter usw Erkrankungen, das Spektrum der Diagnosen und Differentialdiagnosen deswegen ungeheuer breit.

Im folgenden soll ein notwendigerweise nur orientierender Überblick über die verschiedenen Verschattungsmuster und ihre möglichen Differentialdiagnosen gegeben werden.

Bemerkung: Die Thoraxübersichtsaufnahme hat mit der Einführung der Computertomographie und der HRCT an Bedeutung verloren, da die exakten Diagnosen und therapierelevanten Fragen z. B. beim Tumorstaging (Spiral-CT) oder vor Resektion einer Bulla (HRCT) heute mit diesem bildgebenden Verfahren gestellt bzw. beantwortet werden. Der unkritische Einsatz der CT ist jedoch nicht zuletzt aus strahlenhygienischer Sicht zu vermeiden, die Indikationsstellung für das der jeweiligen Fragestellung am besten angepasste Verfahren muß gemeinsam mit der Radiologie erfolgen!

- *Verschattungen mit anatomischen Grenzen:*
  Ausdehnung: (Sub-)segment bis Hemithorax: DD Erguß (Volumenzunahme des jeweiligen anatomischen Abschnittes, Herzinsuffizienz?, Rippenserienfraktur?), (Teil)atelektase (Verkleinerung des jeweiligen anatomischen Abschnittes, stenosierender Tumor?), pneumonisches Infiltrat (Konstanz des jeweiligen anatomischen Abschnittes), selten Fibrothorax, Lungenagenesie, Chylothorax.

- *Verschattungen ohne anatomische Grenzen:*
  - Unterscheide zwischen primären Verschattungen ohne anatomische Grenzen und destruierenden oder einschmelzenden Prozessen, die im Krankheitsverlauf anatomische Grenzen überschreiten.
  - DD jedes pneumonische Infiltrat, Lungenödem (dekompensierte Herzinsuffizienz, toxische Inhalation), ARDS, Kollagenosen, Lungenkontusion und bestimmte Stadien oder besondere Verlaufsformen z. B. der Sarkoidose, der Silikose und verschiedener Lymphome.

- *Rundherde (fleckige Verschattungen mit scharfen Grenzen):*
  - Unterscheide zwischen vorgetäuschten (Überlagerungsphänomene, Fremdkörper wie Elektroden, Hauttumoren, Mamille, Kompaktainseln etc.) und tatsächlich vorhandenen Rundherden!
  - Klassifiziere nach Anzahl, Größe, Form, Begrenzung, Grad der Transparenzminderung (Verkalkungen?), Pleurafinger ja/nein, Corona radiata, spiculae ja/nein, Bezug zu benachbarten Strukturen etc.

Beachte: Jeder neu entdeckte Lungenrundherd gilt bis zum Beweis des Gegenteils als malignitätsverdächtig!

- *Streifige und streifig-fleckige Verschattungen:*
  Unterscheide normale (Gefäße, pleurale oder mediastinale Linien, Bronchusstrukturen) von pathologischen Verschattungen. DD pulmonalvenöse Stauung (Herzinsuffizienz?), interstitielle Pneumonie (eher unscharfe interstitielle Zeichnungsvermehrung), Lungenfibrose (eher scharfe interstitielle Zeichnungsvermehrung), Lymphangiosis Carcinomatosa (eher unscharfe interstitielle Zeich-

nungsvermehrung), chronisch periphere Stauung, Bronchiektasen.

- *Fleckige Verschattungen (unscharfe Begrenzung):*
  Unterscheide vorgetäuschte von tatsächlich vorhandenen Fleckschatten!
  Eine Vielzahl von Erkrankungen manifestiert sich u. a. bzw. in bestimmten Krankheitsstadien in Form von intrapulmonalen Fleckschatten mit unscharfer Begrenzung.
  DD pneumonisches Infiltrat, alveoläres Lungenödem, Alveolitis, TBC, Sarkoidose im Stadium II, nahezu alle Pneumokoniosen, Alveolarzellkarzinom, Parasitosen, Panarteriitis nodosa etc.

Hinweis: Das Verschattungsmuster erlaubt keine verwertbaren Rückschlüsse auf den Erregertyp! Klinisch hilfreich ist die Beantwortung der Frage, ob

1. eine klassische (heute seltene) Lobärpneumonie (alveoläres Verschattungsmuster, respektiert in ihrer Ausbreitung anatomische Grenzen),
2. eine Bronchopneumonie (Nebeneinander von verschatteten, nicht belüfteten und belüfteten Lobuli) oder
3. eine interstitielle Pneumonie vorliegt.

- *Entzündliche Infiltration* des Lungengerüstes (Mesenchyms) mit vermehrter, meist *unscharfer Streifen- und Netzzeichnung* („retikuläre Zeichnungsvermehrung", im Gegensatz zur Fibrose aber unscharf!):
  - *akute TBC:* von anderen pneumonischen Infiltraten nicht zu unterscheiden, im Verlauf aber häufig Einschmelzung und Ausbildung einer Kaverne, Lokalisation in den Oberfeldern,
  - *abgelaufene (alte) TBC:* klassischer Röntgenbefund bei älteren Patienten: Pleurakuppenschwiele, narbige Indurationen in den Oberfeldern, die zum ipsilateralen Hilus ziehen, dadurch fakultativ Kranialverlagerung des Hilus („Raffung") auf dem Boden der narbigen Schrumpfung (sog. postspezifische Veränderungen"). Bei Fortschreiten der Erkrankung pulmonale Manifestation z. B. als Miliar-TBC, die einzelnen, hirsekorngroßen Herde sind radiologisch nicht sichtbar, jedoch der Summationseffekt mehrerer hintereinandergelegener Herde zu einem feinfleckigen Verschattungsmuster. Bei dem (seltenen) grobkörnigeren Erscheinungsmuster Bild des sog. „Schneegestöbers").
  - *Sarkoidose:* Zufallsdiagnose bei etwa der Hälfte aller Erkrankten als bihiläre Lymphadenopathie (Kartoffelsackaspekt), in diesem *Stadium I* meist auch schon Lungenbefall mit allerdings radiologisch nicht sichtbaren Granulomen. *Stadium II:* Miliarstadium mit Größenzunahme der

pulmonalen Granulome, die als mikronoduläre Verschattungen und verstärkte retikuläre Zeichnung erkennbar werden. Lokalisation bevorzugt in den Lungenmittelfeldern bzw. perihilär. *Stadium III:* Bild der Lungenfibrose mit Bevorzugung der Mittel- und Oberfelder.

- *Höhlenbildungen:*
  Unterscheide vorgetäuschte (orthograd getroffener Bronchus, Überlagerungsartefakte, Rippenanomalien) von tatsächlich vorhandenen Höhlen!
  Hinweis: Klärung mittels Durchleuchtung.
  DD Abszeß nach Durchbruch zu einem Bronchus oder bei Infektion mit Gasbildnern, sekundär abszedierende Lungenerkrankungen (Pneumonie), Einschmelzungen bei Tumoren, TBC (Kaverne), Wegener-Granulomatose, außerdem Pilz-und Parasitenbefall (Echinokokkus).
  Hinweis: Kriterium der Wandstärke bei solitären Kavernen:
    - Wandstärke ≤4 mm: benigner Befund in mehr als 95 % der Fälle,
    - Wandstärke ≥16 mm: maligner Befund in mehr als 80 % der Fälle.

- *Vermehrte/verminderte Strahlentransparenz:*
  Unterscheide vorgetäuschte von tatsächlich vorhandenen Transparenzänderungen:
    - Anatomisch: einseitig vermehrte Strahlentransparenz bei Zustand nach Ablatio mammae! Hautfalten bei älteren, exsikkierten Patienten und Aufnahmen im Liegen, einseitige Muskelatrophie im Bereich des Schultergürtels nach Polio.
    - Technisch: v. a. bei dezentrierter Röntgenröhre! DD Pneumothorax, Spannungspneumothorax, akut/chronisch und/oder lokal/generalisiert vermehrter Luftgehalt (Überblähung, Emphysem), verminderte Gefäßzeichnung (Herzfehler mit pulmonaler Mangeldurchblutung, Pulmonalstenose, pulmonaler Hypertonus, Pulmonalarterienembolie).
      Beispiel Emphysem (chronische Überblähung): Suche nach einem „Faßthorax" mit horizontal verlaufenden Rippen, verbreiterten Interkostalräumen und einem vergrößerten Sagittaldurchmesser, verbreitertem Retrosternalraum, Zwerchfelltiefstand mit abgeflachten Zwerchfellen und abgestumpftem Zwerchfellrippenwinkel, prominenten (erweiterten) arteriellen Hili als Hinweis für einen pulmonalen Hypertonus, Rarifikation der peripheren Gefäßzeichnung mit vermehrter Transparenz des Lungenmantels, Gefäßkalibersprüngen (Bild des „amputierten Hilus"), Bullae.

Pleuraerkrankungen/Pleuraerguß
- Seitliche Aufnahme: Suche nach einer homogenen Verschattung der dorsalen Sinus, die nach kranial konkav abschließt.
  Hinweis: Ergüsse erst ab ca. 100 ml Volumen nachweisbar.
- p.-a.-Aufnahme: Verschattung des kostodiaphragmalen Winkels.
  Hinweis: Ergüsse erst ab ca. 200–500 ml Volumen nachweisbar.
- Aufnahme im Liegen: Suche nach unscharfer Zwerchfellkontur, verschatteten Sinus phrenicocostales oder einer homogenen Transparenzminderung eines Hemithorax.
Hinweis: Ergüsse erst ab ca. 500 ml Volumen nachweisbar.
- Zur Abgrenzung gegen Schwarten oder Tumoren: Umlagerung oder besser noch Ultraschall.
  Bei Zustand nach Thoraxoperationen oder entzündlichen Veränderungen und entsprechenden Pleuraverklebungen können sich auch abgekapselte Ergüsse bilden, die dann z. B. als Rundschatten in p.-a.-Projektion imponieren. Weitere atypische Ergüsse sind der Interlobärerguß und der subpulmonale Erguß.
- Suche nach vergrößertem Abstand zwischen linker Lunge und Magenblase (Abstand größer als 2 cm).

Zwerchfellerkrankungen
- Beidseitiger Tiefstand z. B. Emphysem oder Status asthmaticus.
- Einseitiger Tiefstand z. B. bei Fremdkörperaspiration und einseitiger Lungenüberblähung oder Spannungspneumothorax.
- Beidseitiger Hochstand bei schlechter Inspiration, Lungenfibrose, ausgedehnten beidseitigen Pleuraschwielen, beidseitigem subpulmonalem Erguß, Adipositas, Aszites oder Schwangerschaft.
- Einseitiger Hochstand z. B. bei einer tumorösen abdominellen Raumforderung (Lebertumor, subphrenischer Abszeß, Splenomegalie), einer Atelektase mit Zwerchfellraffung nach kranial, Zwerchfellparese oder subpulmonalem Erguß.

Besonders *wichtig* ist es, bei der Interpretation der Zwerchfellveränderungen auch „unter" das Zwerchfell zu schauen und freie intraabdominelle Luft als Hinweis z. B. für eine Organperforation, eine Steingallenblase oder eine Spiegelbildung bei einem Ileus zu diagnostizieren.

Zwerchfellhernien: Die häufigste Hernie ist die sog. Hiatushernie, bei der Magenanteile nach intrathorakal prolabieren und sich radiologisch in der p.-a.-Aufnahme in den linken Herzschatten (!) oder seitlich hinter den Herzschatten projizieren.

Kosten

GOÄ, einfacher Satz: Thorax in einer Ebene (5135): 280 Punkte – DM 31,92, Thorax in 2 Ebenen (5137): 450 Punkte – DM 51,30, ausführlicher schriftlicher Befundbericht: 130 Punkte – 14,82 DM.

12.2.2
Tracheazielaufnahme, „Trachealserie"

Methode

Exakte Einblendung auf den interessierenden Abschnitt der Trachea (Belichtungsoptimierung) unter Durchleuchtung im Stehen, dann bis zu 4 Aufnahmen (Film/Folie oder digital) bei Saug-/Preßversuch in 2 Ebenen.

Hinweis: Saug-/Preßversuch: Die Anzeige der vom Patienten erzielten Über- und Unterdruckwerte muß im Bild sein!

Zweite Ebene nicht streng seitlich, sondern nur etwa 60° LAO oder RAO, da sonst Befundüberlagerung durch den Schultergürtel.

Richtlinien für die Anwendung

Heute fast ausschließlich als Funktionsaufnahme; unverzichtbar als dynamische Untersuchung zur Diagnose einer Tracheomalazie, mit erheblichen Konsequenzen als präoperativer Befund in der Strumachirurgie und vor Radiojodtherapie.

Störfaktoren

- ungenügende seitliche Einblendung: Fehlbelichtung,
- unwillkürliche Bewegungen des Patienten beim forcierten Saugen oder Pressen,
- Befundüberlagerung durch den Schultergürtel bei streng seitlichem Strahlengang.

Qualitätssicherung

Vermeidung der o. g. Fehlermöglichkeiten z. B. durch möglichst genaue Anweisungen an den Patienten.

Interpretation

Suche nach Lumeneinengung und/oder Verlagerung und /oder Pelottierung als Hinweis für eine extra- oder intraluminale Raumforderung.

In der dynamischen Untersuchung ist eine Lumenschwankung im Vergleich der beiden Saug-und Pressaufnahmen von mehr als 50 % als Hinweis für das Vorliegen einer Tracheomalazie zu werten.

Kosten

Teile der Brustorgane (5139): pro Aufnahme 180 Punkte, DM 20,52, ausführlicher schriftlicher Befundbericht: 130 Punkte – DM 14,82.

12.2.3
Thoraxdurchleuchtung

Methode

Durchführung wenn möglich im Stehen am Durchleuchtungsgerät und Fernsehverstärkerkette als dynamische Untersuchung, bei der der Patient ein-und ausatmet und dabei vom Untersucher gedreht werden kann:

Richtlinien für die Anwendung

Heute noch 2 Hauptindikationen:

1. fragliche intrapulmonale oder hiläre Raumforderung (RF): Abklärung Raumforderung/Überlagerungsphänomen. Bei RF Abklärung intrapulmonale/pleurale RF. Atemverschieblichkeit ja/nein?
2. Zwerchfellbeweglichkeit z. B. bei Verdacht auf Phrenikusparese.

Störfaktoren

- Schultergürtel im schrägen und seitlichen Strahlengang bei der Abklärung apical vermuteter Pathologien,
- mangelnde Compliance des Patienten.

Qualitätssicherung

- Einblendung auf den interessierenden Befund,
- möglichst kurze Durchleuchtungszeit.

Interpretation

- RF/Artefakt bzw. Überlagerung: Beweis durch Herausdrehen der störenden anatomischen Strukturen.
- Intrapulmonale Lage einer vermuteten RF: Befundnachweis in Projektion auf die Lunge in zwei senkrecht zueinander liegenden Ebenen, Atemverschieblichkeit!
- Pulsiert die RF? Gefäß(mißbildung)?
- Bei scheinbar gegenläufiger Zwechfellbewegung unter forciertem Ein- und Ausatmen: Verdacht auf Zwerchfellparese.

Kosten

(5295) Durchleuchtung: 240 Punkte– DM 27,36; (5298) Zuschlag 25% bei Bildverstärkerradiographie, (5137) Brustorganeübersicht einschließlich Durchleuchtung, mehrere Ebenen: 450 Punkte – DM 51,30; (5139): pro Aufnahme 180 Punkte – DM 20,52.

12.3
Gastrointestinale Strahlendiagnostik

12.3.1
Abdomenübersichtsaufnahme

Prinzip
Konventionelle oder digitale Projektionsradiographie zur Darstellung der Abdominalhöhle.

Methode und Richtlinien für die Anwendung
- *Technik:* 75–85 KV, Belichtungsautomatik, 1,15 m Abstand, Format 35 × 43 cm, erforderliche Abbildung von den Zwerchfellen bis zur Symphyse.
- *Aufnahme in linker Seitenlage:* Vollständige Abbildung der rechten Zwerchfellkuppe mit Thoraxwand erforderlich, Lagerung des Patienten in linker Seitenlage über mindestens 3 min mit dem Ziel, daß sich gegebenfalls vorhandene freie Luft an der rechten lateralen Abdomenwand sammelt. Indikationen sind autes Abdomen zum Nachweis freier intraabdomineller Luft bei Hohlorganperforation, Dünn- und Dickdarmspiegeln bei Ileus oder Subileus, Magenausgangsstenose.
- *Aufnahme im Liegen:* Zum Nachweis von Konkrementen in den ableitenden Harnwegen.
- *Aufnahme im Stehen:* Zur Zeit nur als Ergänzung der Aufnahme in linker Seitenlage.
- *Abdomendurchleuchtung:* Als Zusatzuntersuchung bei der Zuordung von Luft-/Gasansammlungen, Zuordnung von Klalkschatten, Lokalisation von Fremdkörpern.
- *Voraussetzung:* Ausschluß einer Schwangerschaft im 1. Trimenon, ansonstern grundsätzlich bei allen erwachsenen Patienten möglich.
- *Kontraindikation:* Keine [1, 2].

Störfaktoren
Eingeschränkte Lagerungsfähigkeit bei Schwerkranken, in Behelfstechnik auch als Bettaufnahmen möglich. *Komplikationen:* Bei Erbrechen und oder Somnolenz ist auf die Aspirationsgefahr zu achten.

Qualitätssicherung
Beurteilung in Kenntnis des sonographischen Befundes.

Interpretation
- Freie Luft: Hohlorganperforation, chirurgischer Notfall, eingeschränkt wertbar kurz nach Operation.
- Pathologische Luftansammlungen: Gallenblase/Gallenwege (Infektion/Zustand nach ERC), Darmwände (nekrotisierende Enterokolitis, Durchwanderungsperitonitis).
- Darmspiegel/Darmdilatation: Dünndarmileus (bis 3 Spiegel noch normal), Dickdarmileus.

- Psoasrandschatten: fehlende Abgrenzbarkeit (Blutung/Abszeß).
- Parenchymschatten: Leber, Milz, Niere, Harnarnblase.
- Zusätzliche Verschattungen: Aszites, Tumoren.
- Kalkschatten: Konkremente, Fremdkörper.
- Skelett: Trauma/Knocheninfiltration/Knochendichte nur eingeschränkt beurteilbar [1, 2].

Kosten
(5190) Abdomenübersicht: 300 Punkte – DM 34,20.

12.3.2
Kontrastmitteldarstellung des Ösophagus und des Magens

Prinzip
Orale Kontrastmittelgabe und Anfertigung von Zielaufnahmen bzw. Aufnahmeserien des Ösophagus und des Magens im Mono- bzw. Doppelkontrastverfahren.

Methode
- *Ösophagusbreischluck:* Im Monokontrastverfahren wird Bariumsulfat, bei Aspirationsgefahr bzw. Fistelbildungen wasserlösliches Kontrastmittels (etwa 50 ml) verwendet. Nach orientierender Durchleuchtung Anfertigung von Zielaufnahmen a.-p. und im seitlichen Strahlengang, Refluxprüfung in Bauchlage unter Valsalvabedingungen, Untersuchung der Ösophagusschleimhaut in Hypotonie (1 Amp.Butylscopolamin i.v.) im Doppelkontrastverfahren. Die Beurteilung des Schluckaktes erfolgt in Aufnahmeserien mit hoher Bildfrequenz (8 Bilder/s) im Monokontrastverfahren.
- *Kontrastmitteldarstellung des Magens und Duodenums:* Die Untersuchung erfolgt in streng nüchternem Zustand am frühen Vormittag vor 10 Uhr, die Untersuchung des nicht operierten Magens erfolgt in der Regel als Doppelkontrastuntersuchung. Nach orientierender Durchleuchtung Anfertigung von Zielaufnahmen nach Vollfüllung im Monokontrast (50–100 ml Bariumsulfat), der normalgewichtige Patient erhält zur Doppelkontrastdarstellung in Hypotonie (2 Amp. Butylscopolamin i.v.) 1–2 Portionspäckchen CO_2-bildendes Granulat. mit Bariumsulfatkontrastmittel. Besteht die Gefahr einer Magenperforation durch Ulzera oder Nahtinsuffizienz, Fisteln, Subileus oder auch bei erhöhter Aspirationsgefahr wird wasserlösliches Kontrastmittel verwendet. Anfertigung von Zielaufnahmen unter Durchleuchtung, wobei sämtliche Magenabschnitte vollständig entfaltet dargestellt werden müssen, ein frühzeitiger Kontrastmittelübertritt in das Duodenum ist zu vermeiden, da dies zu Überlagerungsartefakten führt. Aufnahmen in Provokationsstellung

zum Ausschluß einer Hiatushernie bzw. eines Refluxes in den distalen Ösophagus [1, 2].

Richtlinien für die Anwendung

- *Indikationen Ösophagusbreischluck:* Störungen des Schluckaktes, Regurgitation von Nahrungsbestandteilen, Dysphagie unklarer Genese, nicht kardial bedingter Thoraxschmerz.
- *Kontrastmitteldarstellung des Magens und Duodenums:* Immer wenn eine endoskopische Abklärung nicht möglich, unschlüssige Befunde liefert oder ein Tumorverdacht bestehen bleibt. Funktionelle Störungen (Achalasie, Refluxkrankheit, Gastroparese), entzündliche Veränderungen (Schleimhauterosionen, Refluxösophagitis, Mallory-Weiss-Läsionen, Ulzera), Nachweis von Anomalien (Ösophagusdivertikel, Brachyösophagus, Hiatushernien und paraösophageale Hernien, Upside-down-Magen), Nachweis von Tumoren im Ösophagus und im Magen (insbesondere lymphatische Erkrankungen, intramurale Raumforderungen), besondere Indikationen bei Magenfisteln. Am operierten Magen zur Beurteilung der Anastomose sowie der zu- und abführenden Schlinge.
- *Absolute Kontraindikationen:* kompletter Ileus, akutes Abdomen mit bereits nachgewiesener Flüssifgkeit im Abdomen (Perforation, Fistel) oder freier intraabdomineller Luft (Hohlorganperforation).
- *Kontraindikationen für die Gabe von Bariumsulfat:* Immer bei Aspirationsgefahr, Gefahr eines Austrittes des Kontrastmittels in die Peritonealhöhle (Ileus, Subileus, geplante Operation).

Störfaktoren
Komplikationen: Konrastmittelaspiration und hierdurch bedingte Pneumonie, Austritt von Bariumsulfat und hierdurch beingte Peritonitis, Mediastinitis, Peumonie bei Fistelgängen. Hohlorganperforation, Durchwanderungsperitonitis [1, 2].

Qualitätssicherung
Komplette Nüchternheit, Untersuchung am frühen Morgen. Ist gleichzeitig die Durchführung einer CT oder Angiographie geplant, so ist auf die Gabe von bariumhaltigem Kontrastmittel zu verzichten, da dies zu ausgeprägten Artefakten bzw. Überlagerungseffekten führt. Zu früher Kontrastmittelübertritt in das Duodenum führt zu Überlagerungen, an die Untersuchung der Ösophagus kann eine Magendoppelkontrastuntersuchung angeschlossen werden, bei herabgesetzter Motilität des Magens und Dünndarms gegebenenfalls Gabe von Metoclopramid (1 Amp. i.v.).

Interpretation
Funktionelle oder organische Stenosierungen des Ösophagus lassen sich bei technisch einwandfreier Darstellung des Ösophagus mit hoher diagnostischer Sicherheit nachweisen. Die KM-Darstellung des Magens sollte immer dann erfolgen, wenn diagnostische Unsicherheit bei der Gastroskopie bestehen bleibt, insbes. wenn eine tumoröse Raumforderung vermutet wird, sollte auf die Anfertigung einer Magenuntersuchung im Doppelkontrast nicht verzichtet werden [1, 3].

Kosten
(5150) Speiseröhre Doppelkontrast, einschließlich Durchleuchtung: 550 Punkte – DM 62,70, (5168) Pharyngographie, Kinematographie, einschließlich Durchleuchtung, (5158) oberer Verdauungstrakt Doppelkontrast, einschließlich Durchleuchtung: 1200 Punkte – DM 136,80.

12.3.3
Kontrastmitteldarstellung des Dünndarms und Dickdarms

Prinzip
Die Kontrastmitteldarstellung des Dünndarms erfolgt vorzugsweise über eine liegende Dünndarmsonde, alternativ kann auch eine orale Magen-Darm-Passage angefertigt werden, die Darstellung des Kolons erfolgt von rektal aus.

Methode
Wie auch beim proximalen Gastrointestinaltrakt muß auf die Gabe von bariumsulfathaltigem Kontrastmittel immer dann verzichtet werden, wenn die Gefahr einer Perforation, gedeckten Perforation, Fistelbildung bzw. Ileussymphtomatik bestehen.

- *Dünndarm:* Die orale Dünndarmpassage kann im Anschluß an eine Magendarstellung erfolgen, ermöglicht jedoch nur eine grobe Orientierung über Passagestörungen. Bevorzugt wird die Untersuchungsmethode nach Sellink mit der Kontrastmittelgabe über eine liegende Dünndarmsonde, diese wird unter Durchleuchtungskontrolle mit ihrer Spitze bis auf Höhe des Treitzschen Bandes plaziert, was einen Kontrastmittelreflux in das Duodenum bzw. in den Magen vorbeugen soll. Die Darstellung des Dünndarms erfolgt hier ebenfalls im Doppelkontrastverfahren; Applikation von 300–500 ml verdünntem Bariumsulfat (0,3 g/ml), unmittelbar im Anschluß Gabe von 1500–1800 ml verdünnter und gequollener Methylzellulose (5–6 mg/ml). Beide Lösungen werden auf 30–35° temperiert und mittels einer Rollerpumpe (60–80 ml/min) kontinuierlich infundiert, Darstellung von Dünndarmdivertikeln erfollgt in Hypotonie (2 Amp. Butylscopolamin i.v.).
  Anfertigung von Zielaufnahmen unter Durchleuchtung, zunächst im Mono-, anschließend im Doppelkontrast, sämtliche Dünndarmabschnitte werden lückenlos abgebildet, unter äußerer Kompression können Stenosen oder Adhäsionen dargestellt

werden. Zur Reduzierung der Strahlenbelastung sollte die Untersuchung, wenn möglich, nur an einem digitalen Durchleuchtungsarbeitsplatz durchgeführt werden, zusätzlich können Übersichtsaufnahmen angefertigt werden. Zu achten ist besonders auf eine technisch einwandfreie Darstellung des terminalen Ileums und des Zäkums.

- *Kolonkontrastmitteldarstellung:* Nach rektaler Austastung Plazierung einer Rektumolive im Enddarm, nach Lagekontrolle erfolgt das Einlaufen verdünnten Bariumsulfates (1800 ml, 0,5 g/ml Bariumsulfat). Zunächst erfolgt eine Darstellung des ges. Kolons im Monokontrast, anschließend wird das KM abgelassen und vorsichtig Luft insuffliert, was bei ausreichendem KM-Beschlag der Schleimhaut zur Doppelkontrastdarstellung führt. Anfertigung von Zielaufnahmen unter Durchleuchtung, auch diese sollten vorzugsweise an einer digitalen Röntgenanlage aufgenommen werden, gegebenenfalls kann anschließend noch die Anfertigung von Übersichtsaufnahmen in linker und rechter Seitenlage erfolgen [1, 2].

Richtlinien für die Anwendung

- *Indikationen orale Magen-Darm-Passage:* Raumforderung im Bereich des Duodenums (Pankreaskopf, Papille), Befall bei M. Crohn, Darstellung der distalen Dünndarmabschnitte nur als Behelfstechnik geeignet.
- *Kontrastmitteldarstellung des Dünndarms:* Entzündliche Veränderungen (M. Crohn, Enteritiden unklarer Genese, Tuberkulose, Yersiniose), tumoröse Erkrankungen (non Hodgkin-Lymphome mit Dünndarmbefall), selten primäre und sekundäre Dünndarmtumoren, häufiger bei tumoröser Infiltration von außen, Darstellung von Anomalien (Meckelsches Divertikel, Stenosen und Duplikaturen), postoperative Veränderungen (Adhäsionen, Brieden, Fisteln).
- *Kolonkontrasteinlauf:* Der Kolonkontrasteinlauf ist immer dann indiziert, wenn die Koloskopie technisch nicht durchführbar ist bzw. vom Patienten nicht gewünscht wird oder im Ergebnis uneindeutig bleibt. Entzündliche Veränderungen (Colitis ulzerose, M. Crohn, Enteritis unklarer Genese, Tuberkulose, Divertkulose), ischämische Colitis, tumoröse Erkrankungen (primäre Dickdarmtumoren, lymphatische Erkrankungen, Tmorinfiltration von außen), Abklärung von Anomalien (M. Hirschsprung, Lageanomalien), postoperativ (Rückverlagerungen Anus praeter), Fisteln (Radiatio, Kolontumoren).

Störfaktoren

- *Kontraindikationen Dünndarmdarstellung:* Kompletter paralytischer Ileus, Subileus bei Verdacht auf Perforation, Komplikationen beim legen der Dünndarmsonde, Gefahr einer Darmwandruptur wenn eine Darmwandischämie besteht.
- *Kontraindikationen Kolonkontrasteinlauf:* Akutes Abdomen mit bereits bekanntem Nachweis freier Luft als Hinweis auf eine Perforation, Gefahr der Perforation (innerhalb 10 Tage nach Polypenentfernung, toxisches Megakolon, mesenteriale Durchblutungsstörung).
- *Komplikationen:* Darmperforation mit Austritt von Bariumsulfat kann zur Auslösung einer Peritonitis führen, die mit einer Letalität von bis zu 50 % befrachtet ist. Die Verwendung von ballongeblockten Rektumoliven sollte unterbleiben, da diese besonders häufig Perforationen auslösen [1, 2].

Qualitätssicherung

Die Untersuchung erfolgt in vollkommen nüchternen Zustand, am Tag vor der Untersuchung ist nur leichte Kost zu empfehlen, abführende Maßnahmen zur Reinigung des überlagernden Dickdarmes. Vor Einführung der Rektumolive sollte der Ausschluß möglicher Perforationsursachen erfolgen (Darmwandischämie, Vaskulitis mit gedeckter Perforation, nekrotisierende Tumoren, vorangegangene Operationen und Biopsien, Dickdarmileus, Megakolon).

Interpretation

Für die Darstellung des Dünndarmes, insbesondere des Schleimhautreliefs steht ansonsten keine konkurrierende bildgebende Methode zur Verfügung. Ist eine bioptische Abklärung des terminalen Ileums geplant, so sollte zunächst eine Koloskopie mit Inspektion des terminalen Ileums erfolgen.

Der Kolonkontrasteinlauf ermöglicht bei exakter technischer Durchführung und bei guter Reinigung des Dickdarms vor Untersuchungsbeginn einen sensitiven Nachweis tumoröser Raumforderungen, alternativ kann allenfalls nach rektaler Kontrastmittelgabe die Anfertigung einer CT erfolgen [1, 2].

Kosten

(5163) Dünndarmdoppelkontrast, einschließlich Durchleuchtung: 1300 Punkte – DM 148,20, (5166) Dickdarmdoppelkontrast, einschließlich Durchleuchtung: 1400 Punkte – DM 159,60.

12.3.4
Defäkographie

Prinzip

Nach rektaler Applikation von breiartigem Kontrastmittel erfolgt die Anfertigung von Aufnahmene während des Defäkationsvorganges zum Nachweis morphologischer und funktioneller Störungen.

Methode

Nach rektaler Austastung erfolgt die Plazierung eines dünnlumigen Rektumkatheters, hierüber Instillation dickflüssigen Bariumsulfatbreies (300 ml, 0,5 g/ml), anschließend wird der Patient auf der Bodenplatte des Durchleuchtungstisches sitzend (Bettpfanne bzw. strahlentransparente Campingtoilette) plaziert. Es folgen Einzelaufnahmen im seitlichen Strahlengang bei Relaxierung und maximaler Anspannung der Beckenbodenmuskulatur, anschließend Anfertigung einer Aufnahmeserie (2 Bilder/s im seitlichen Strahlengang) während der Defäkation, zusätzlich Übersichtsaufnahme nach Abschluß des Defäkationsvorganges.

Richtlinien für die Anwendung

- *Indikationen:* Inkomplette Stuhlentleerung, Inkontinenz unklarer Ursache, chronische Obstipation (Verdacht auf Rektozele, Invagination von Dickdarmanteilen, pathologische Beckenbodensenkung).
- *Kontraindikationen:* s. Abschn. 12.3.3 Kontraindikationen zu Dickdarmkontrastmitteldarstellung.

Störfaktoren

Komplikationen: s. Abschn. 12.3.3 Komplikationen der Dickdarmkontrastmitteldarstellung.

Qualitätssicherung

Die Untersuchung muß eingehend vorbereitet werden, essentiell ist eine ausreichende Reinigung des Enddarmes. Vom klinisch behandelnden Kollegen und vom Radiologen gemeinsam sollte der Patient auf die Untersuchung psychologisch vorbereitet werden, da hier mit einer erhöhten Hemmschwelle zu rechnen ist. Bei weiblichen Patienten kann zusätzlich die Markierung der Vagina mit einem kontrastmittelhaltigen Vaginaltampon erfolgen.

Interpretation

Pathologische Schleimhautprozesse im Enddarm können bei der Defäkographie sicher dargestellt werden, außerdem gelingt der Nachweis funktioneller Entleerungsstörungen [1, 2].

Kosten

(5167) Defäkographie, einschließlich Durchleuchtung: 1000 Punkte – DM 114,–

12.4
Urogenitale Strahlendiagnostik

12.4.1
Ausscheidungsurogramm (AUG)

Prinzip

Nach intravenöser Injektion nichtionischen Kontrastmittels Darstellung der Nieren und der ableitenden Harnwege in unterschiedlichen Ausscheidungsphasen.

Methode

Vorbereitung: Standardvorbereitung zur Angiographie, allgemeine Gesichtspunkte zur Gabe jodhaltiger Kontrastmittel, die diagnostische Vorbereitung umfaßt eine Ultraschalluntersuchung des Abdomens. Die Untersuchung erfolgt in streng nüchternem Zustand, wobei eine Dehydration jedoch vermieden werden muß, Abführung des Dickdarmes zur Vermeidung von Überlagerungsartefakten, Abklemmen eines bestehenden Blasenkatheters. Nach Anfertigung einer Nativaufnahme periphere Injektion von 50–100 ml nichtionischem Kontrastmittel (1 ml/kg KG), anschließend Aufnahmen 5 min, 10 und 15 min nach Injektionsende, abschließend nach vollständiger Miktion Aufnahme zur Restharnabschätzung [1, 3].

Richtlinien für die Anwendung

- *Indikationen:* Sonographisch nachgewiesene Stauung des Nierenhohlsystemes, wenn eine Verlegung der ableitenden Harnwege vermutet wird (Konkremente, entzündliche und tumoröse Stenosen), Abklärung von Anomalien, Ureterabgangsstenosen, Darstellung des intrarenalen Nierenhohlsystems (entzündlichen Erkrankungen, Mißbildungen).
- *Kontraindikationen:* s. Abschn. 13.1 Kontraindikationen zur Kontrastmittelgabe; bei bestehender Kolik sollte ein AUG vermieden werden, da es hier zu Rupturen des Nierenhohlsystems kommen kann.

Störfaktoren

Komplikationen: s. Abschn. 13.1. Komplikationen bei der Gabe jodhaltiger Kontrastmittel, Fornixruptur, die bei vermehrter Diurese und fehlender Ableitung auftreten kann.

Qualitätssicherung

Die Untersuchung sollte streng nüchtern erfolgen, bei bestehendem Meteorismus Einleitung entblähender Maßnahmen, ausreichende Darmreinigung zur Vermeidung von Überlagerungsartefakten. Wird eine verbesserte Füllung des Nierenhohlsystems gewünscht kann gegebenenfalls eine Aufnahme unter Kompression der ableitenden Harnwege erfolgen [1, 3].

Kosten

(5200) Harntraktkontrastuntersuchung, einnschließlich Kontrastmittel: 600 Punkte – DM 68,40, (5201) Ergänzende Projektionen, einschließlich Durchleuchtung: 300 Punkte – DM 34,20.

12.4.2
Zystographie und retrogrades Urogramm

Prinzip

Nach retrograder Instillation von Kontrastmittel über die Harnröhre erfolgt die Darstellung der Harnblase und evtl. der weiter proximal gelegenen ableitenden Harnwege.

Methode

- *Zystogramm:* Retrograde Instillation von verdünntem, nichtionischem Kontrastmittels (150–200 ml, 1:3 verdünnt). Anschließend erfolgt die Anfertigung von Zielaufnahmen im a.-p. und im seitlichen, gegebenenfalls auch obliquen Strahlengang. Die Darstellung kann auch über einen bereits liegenden suprapubischen Blasenkatheter erfolgen.
- *Miktionszysturetrogramm:* Retrograde Prallfüllung der Harnblase mit verdünntem nichtionischen Kontrastmittel (250–300 ml, 1:3 verdünnt) mittels Blasenkatheter. Nach Entfernung des Katheters erfolgt die Anfertigung einer Übersichtsaufnahme, nach Ablassen des Urins eine weitere Aufnahme, gegebenenfalls kann bei Reflux in die Ureteren eine retrograde Darstellung als Ureterogramm erfolgen.

Richtlinien für die Anwendung

- *Indikationen Zystogramm:* Traumatisch bedingte Blasenruptur, intravesikale Divertikel und maligne Blasentumoren.
- *Miktionszysturetrogramm:* Viskouretraler Reflux (Mißbildungen, postoperativ), Urthraanomalien (Klappen, Membranen, Stenosen, posttraumatischer Abriß), Darstellung des Abgangswinkels der Urethra aus der Blase (Streßinkontinenz).
- Ein *retrogrades Urethrogramm* wird bei Verdacht auf Harnröhrendivertikel bzw. Harnröhrentumoren oder bei Harnröhrentrauma angefertigt.
- *Kontraindikationen:* Bei bekannter Kontrastmittelallergie s. Abschn. 13.1 „Kontraindikationen zur Gabe jodhaltiger Kontrastmittel", frischer Harnwegsinfekt und ausgeprägte Gerinnungsstörungen [1, 3].

Störfaktoren

Komplikationen: Harnwegsinfekt (nicht sterile Arbeitsweise, Keimeinschleppung), Verletzung der Urethra (Legen des Blasenkatheters).

Qualitätssicherung

Auf technisch einwandfreie Ausführung ist zu achten. Ist die Durchführung eines Ausscheidungsurogrammes bei bestehender Niereninsuffizienz nicht möglich, kann durch den Urologen ein retrogrades Urogramm mit transvesikaler Sondierung der Harnleiter erfolgen.

Interpretation

In Kombination mit sonographischen Untersuchungen sind intravesikale Prozesse sicher darstellbar, ergänzende Information bei funktionellen bzw. morphologischen Fehlbildungen mit Kontrastmittelreflux [1, 3].

Kosten

(5230) Harnröhren und/oder Blasenkontrastuntersuchung: 300 Punkte – DM 34,20, (5235) Refluxzystographie einschließlich Kontrastmittel, einschließlich Durchleuchtung: 500 Punkte – DM 57.

12.5
Muskuloskelettale Strahlendiagnostik

12.5.1
Wirbelsäule

Prinzip

Röntgenaufnahmen der Wirbelsäule.

12.5.1.1
Halswirbelsäule

Methode

- *Im Liegen* in 2 Ebenen, a.-p. und seitlich. Für einen Fokusabstand 110 cm. Röhrenspannung 66 KV.
- *HWS im Sitzen oder Stehen am Rasterwandstativ:* Für einen Fokusabstand ebenfalls 110 cm, Aufnahmen streng seitlich in 2 Ebenen. Zur überlagerungsfreien Darstellung der oberen HWS im a.-p.-Strahlengang wird der Patient aufgefordert, den Unterkiefer während der Aufnahme zu bewegen, so daß eine Verwischung stattfindet. Schrägaufnahmen ca. 45°, gedrehte Aufnahmen zur Darstellung der Foramina intervetebralia. Wichtig hierbei, daß der gesamte Patient gedreht wird und nicht nur der Kopf, so daß die gesamte Halswirbelsäule mit den Formanina intervertebralia einsehbar wird.
- *Funktionsaufnahmen der HWS:* ventral und dorsal flektiert, am besten ebenfalls am sitzenden oder stehenden Patienten seitlich durchführbar. Funktionsaufnahmen nach rechts und links im a.-p.-Strahlengang angefertigt.
- *Spezialaufnahme des Dens:* im a.-p.-Strahlengang durch den geöffneten Mund. Indikation: Darstellung der Halswirbelsäule bei der Suche nach degenerativen und entzündlichen Veränderungen der Halswirbelsäule. Darstellung der Foramina inter-

vertebralia bei neurologischen Störungen im Bereich der oberen Köperhälfte, Schulter und Arme. Darstellung von Gefügelockerungen und Funktionsstörungen der Halwirbelsäule.

Störfaktoren
Schlechte Beweglichkeit der Patienten. Bei Adipositas sind die unteren Halswirbelabschnitte im seitlichen Strahlengang durch Überlagerung der Schultern oft nur ungenügend darstellbar. Deshalb Versuch, bei der Aufnahme die Schulter herunterzuziehen, ggf. mit Belastung durch Gewichte in beiden Händen.

Qualitätssicherung
Überprüfung der Indikation und Auswahl des geeigneten Aufnahmeverfahrens (Schrägaufnahmen zur Darstellung der Foramina, Funktionsaufnahmen der HWS). Strahlenschutz der übrigen Körperabschnitte durch Anlegen einer Bleischürze. Strikte Einblendung zur Verringerung des Streustrahlenanteils und der Dosisbelastung des Patienten.

Interpretation
Zu achten ist auf die Haltung der Halswirbelsäule, Weite der Zwischenwirbelräume, Form der Wirbelkörper. Degenerative Veränderungen äussern sich besonders an Verplumpung der Processus uncinati bei einer Uncovertebralarthrose, Anbauvorgängen an den Wirbelkanten bei der Spondylosis deformans, Verschmälerung des Zwischenwirbelraumes bei Osteochondrose, Unregelmäßigkeiten mit vermehrter Sklerosierung der kleinen Wirbelgelenke bei der Spondylarthrose. Entzündliche Veränderungen im rheumatischen Formenkreis sind insbesonders an Veränderungen der Gelenke zwischen Dens und Atlas sowie der kleinen Wirbelgelenke im okzipitum-zervikalen Übergang sowie in den kleinen Wirbelgelenken zwischen Atlas und Axis zu erkennen.

Gefügestörungen und Funktionsveränderungen sind bei den Funktionsaufnahmen zu erkennen, wo insbesondere auf die Verbindungslinie der Hinterkanten der Wirbelkörper zu achten ist.

Kosten
GOÄ einfacher Satz (5100) HWS 2 Ebenen 400 Punkte – DM 34,20.

12.5.1.2
Brustwirbelsäule

Methode
Aufnahmen in 2 Ebenen ca. 70–80 KV, im Liegen in 2 Ebenen. Die Aufnahmen können ebenso im Stehen vor dem Rasterwandstativ durchgeführt werden. Wie im Fokusabstand bei beiden Aufnahmen 110 cm. Spezialprojektion zur Darstellung des zervikothorakalen Überganges in Schrägprojektion (so genannte Fechterstellung) selten erforderlich.

Richtlinien für die Anwendung
Indikation: Degenerative und entzündliche Wirbelsäulenerkrankung.

Störfaktoren
Siehe oben HWS.

Qualitätssicherung
Strikte Einblendung zur Vermeidung von Streustrahlen und Minderung der Strahlendosis. Gonadenschutz.

Interpretation
Besonders zu achten sind auf Haltung, Form und Struktur der Wirbelkörper sowie der Zwischenbandscheiben. Beurteilung der kleinen Wirbelgelenke mit Rippenansätzen, Bogenwurzeln und Dornfortsätze.

Zu beachten ist ferner: Besonders Verkalkung und Verknöcherung im Bereich der ligamentären Verbindungen der einzelnen Wirbelkörper: Spondylophyten, Parasyndesmophyten, Syndesmophyten. Bambuswirbelsäule bei M. Bechterew.

12.5.1.3
Lendenwirbelsäule

Methode
Aufnahme der Lendenwirbelsäule beim liegenden Patienten. Sinnvoll hier, zusätzlich noch Schrägaufnahmen ca. 45° nach rechts und links gedreht, bei der Frage nach den Foramina und bei der Frage nach Wirbelbögen (Spondylolisthisis mit Spaltbildung im Bereich der Wirbelbögen). Aufnahmen im Stehen sowie Funktionaufnahmen nach ventral und dorsal bei der Frage nach Spondylolisthisis und Gefügelockerung.

Störfaktoren
Seitliche LWS verlangt zur Darstellung aufgrund des großen durchstrahlten Weichteilanteils eine hohe Dosis.

Qualitätssicherung
Strikte Einblendung. Aufnahme darf nicht zu weit kaudal ausgeblendet werden. Bei liegenden Patienten Gonadenschutz durch Bleiabdeckung.

Interpretation
Siehe Brustwirbelsäule. Zusätzlich bei Funktionsuntersuchungen Aufklappbarkeit und vermehrte Beweglichkeit in einzelnen Wirbelkörpersegmenten. Spondylolisthisis. Höhe des Zwischenwirbelraumes insbesondere zum Hinweis auf Bandscheibenschäden.

Kosten

GOÄ einfacher Satz (5105) BWS/LWS 2 Ebenen 400 Punkte – DM 45,60.

12.5.2
Beckenübersicht

Röntgenaufnahmen des Beckens im Liegen im a.-p.-Strahlengang.

Methode

Aufnahme im a.-p.-Strahlengang 80 KV im Liegen für den Fokusabstand 110 cm. Dargestellt wird das gesamte Becken. Bei der Frage nach Ileosakralfugen nur das Os ileum mit beiden Ileosakralfugen, eingeblendete Aufnahme.

Richtlinien für die Anwendung

Indikation. Degenerative und entzündlche Erkrankung der Ileosakralfugen und der Hüftgelenke. Suche nach Metastasen, Knochentumoren.

Störfaktoren

Überlagerung durch Darmgas (Vortäuschung von Osteolysen), Überlagerung von KM-Resten im Darm.

Qualitätssicherung

Strikte Einblendung, Gonadenschutz, beim Mann durch Hodenkapsel, bei Frauen durch Bleiabdeckung der Ovarien.

Interpretation

Besonders zu achten auf Konturen und Knochenstruktur. Nebenbefunde wie Verkalkungen und die Überlagerungen mitbeurteilen (z. B. Verkalkung der Gefäße).

Kosten

GOÄ einfacher Satz (5040) Becken – 300 Punkte – DM 34,20.

12.5.3
Gelenke: Handgelenk, Schultergelenk, Ellbogengelenk, Hüftgelenk, Kniegelenk, Sprunggelenk

Methode

Grundsätzlich Darstellung der Gelenke in 2 Ebenen, die 90° aufeinanderstehen. Ist dies nicht möglich, bei Schultergelenk und Hüftgelenk wegen der angrenzenden Körperabschnitte, so sollte die Extremität um 90° rotiert werden, so daß wenigstens der Hüftkopf bzw. Humeruskopf um 90° gedreht zur 1. Ebene dargestellt wird.

Störfaktoren

Projektion auf durch geringere Beweglichkeit älterer Patienten eingeschränkt.

Qualitätssicherung

Strikte Einblendung. Strahlenschutz des übrigen Körpers durch Bleischürze.

Interpretation

Beurteilung der Gelenkflächen, Anbauten an den Rändern der Gelenkfläche, Weite des Gelenkzwischenraumes, Verkalkung im Gelenkspalt oder im Bereich der Kapsel und Sehnen.

Kosten

GOÄ einfacher Satz (5010–5035) 180–380 Punkte – DM 20,52 – 41,04.

12.5.4
Lange Röhrenknochen

Methode

Aufnahmen grundsätzlich in 2 Ebenen streng 90°. Grundsätzlich sollte weiterhin immer ein angrenzendes Gelenk mitdargestellt werden zur exakten Lokalisation einer Läsion. Nur bei spezieller Fragestellung ausgeblendet Aufnahmen, u. U. unter Durchleuchtung.

Störfaktoren

Keine speziellen.

Qualitätssicherung

Einblendung Berücksichtigung des Strahlenschutz.

Interpretation

Stets nicht nur das Skelett, sondern auch die umgebenden Weichteile beurteilen. Knochenkonturen und -strukturen beachten.

Kosten

GOÄ einfacher Satz.

12.6
Spezialuntersuchungen

12.6.1
Mammographie

Prinzip

Konventionelle Projektionsradiographie in Weichstrahltechnik.

Methode

Technik: 28 $\pm$ 2 KV, Belichtungsautomatik auf Spezialfilme, Anfertigung von Aufnahmen im kraniokaudalen (cc-) und 45°-obliquen (obl-) Strahlengang, zusätzliche Projektionen sind streng seitlich (ml-) und torquiert möglich. Sezernierende Milchgänge werden als Galaktographie mit nichtionischem Kontrastmittel dargestellt, punktierte Zysten werden zur Pneumozystographie mit Luft gefüllt.

Richtlinien für die Anwendung

- *Indikationen:* Tastbefunde bedürfen immer einer Abklärung, wobei zyklusabhängige Schwankungen abgewartet werden sollten. Suche nach einem Primärtumor, wenn sekundäre Manifestationen bestehen oder aufgrund der Tumormarker diese Lokalisation vermutet wird. Rundschatten und dichte Brustdrüsenkörper werden stets mittels Sonographie weiter differenziert.
- *Vorsorgemammographie:* alle 2 Jahre ab dem 40. Lebensjahr, bei erhöhtem Risiko einer familiären Belastung oder einer vorangegangenen kontralateralen Erkrankung auch in kürzeren Abständen.
- *Indikationen zur Galaktographie:* Sezierniernde Milchgänge in Zusammenhang mit einer zytologischen Untersuchung der Sekretion.
- *Indikationen zur Pneumozystographie:* Punktionsbedürftige Zysten, wenn eine Abklärung der Zystenbinnenstruktur und der Zystenwand gewünscht wird.
- *Kontraindikation:* Schwangerschaft [1, 4] .

Störfaktoren

Die Beurteilbarkeit dichter Drüsenkörper, insbesondere bei jüngeren Patientinnen, ist eingeschränkt; als ergänzende Maßnahmen bietet sich die Sonographie und MRT an. Die Differenzierung einer postoperativen Narbe zum Rezidivtumor gelingt am besten mittels MRT. In Zweifelsfällen kann bei suspekten, kleinen Herden additiv auch eine Tc99-MIBI-Szintigraphie durchgeführt werden.

Qualitätssicherung

Die Mammographie erfolgt stets in zeitlichem Zusammenhang mit einer klinischen Untersuchung und Erhebung der Anamnese. Zyklusabhängige Indurationen des Drüsenkörpers müssen abgewartet werden; der geeignete Untersuchungszeitraum zur Mammographie sind der 11.–21. Tag im Zyklus. Tastbefunde bedürfen immer einer restlosen Klärung, Verdichtungen in einer Projektionsebene können mit Zusatzaufnahmen abgeklärt werden, auch bei kleinen suspekten Herden ist eine histologische Abklärung mittels Biopsie oder Operation anzustreben; negative Zytologieergebnisse schließen einen Tumor nicht aus.

Interpretation

- *Fibroadenome:* treten bei jüngeren Patientinnen auf, sollten jedoch wenn suspekt ebenfalls punktiert werden, bei Progression ist auch eine operative Entfernung indiziert.
- *Suspekte Befunde:* neu aufgetretene Verdichtungen, radiäre Verdichtungen, Ansammlungen von Mikrokalk, insbesondere poylmorpher gruppierter Mikrokalk [1, 4].

Kosten

(5265) Mammographie eine Seite, eine Ebene: 300 Punkte – DM 34,20; (5267) ergänzende Projektionen: 150 Punkte – DM 17,10.

Literatur zu Kap. 12

1. Kauffmann GW, Rau S (1996) Röntgenfibel – Praktische Anleitung für Eingriffe in der Röntgendiagnostik, 2. Aufl. Springer, Berlin Heidelberg New York Tokio
2. Margulis AR, Burhenne HJ (1998) Modern imaging of the alimentary tube. Springer, Berlin Heidelberg New York Tokio
3. Sutton D (1993) Textbook of radiology and imaging, 5th edn. Churchill Livingstone, Edinburgh
4. Tabar L, Dean, PB (1985) Lehratlas der Mammographie. Thieme, Stuttgart

13 Interventionelle Strahlendiagnostik

U. Linsenmaier und K.J. Pfeifer

13.1
Kardiovaskuläre Strahlendiagnostik

13.1.1
Allgemeine Gesichtspunkte invasiver radiologischer Untersuchungen

Indikationsstellung

Die Indikationsstellung zu invasiven Untersuchungen sollte durch einen erfahrenen und fachkundigen Arzt erfolgen; vor Untersuchungsbeginn wird vom untersuchenden Radiologen spezifisch die Indikation und das Vorliegen aller Voraussetzungen überprüft.

Die Voraussetzungen sind:
1) fachkundige Indikationsstellung,
2) Fehlen von Kontraindikationen,
3) Anforderungsschein mit dokumentierter Anamnese und klinischer Fragestellung,
4) Einwilligungserklärung des Patienten,
5) Laboruntersuchungen (mindestens Kreatinin, Quick-Wert, PTT; optional kleines Blutbild, TSH; verzichtbar bei sonst gesunden Patienten),
6) Nüchternheit (mindestens 8 h für feste Nahrung, orale Medikation darf fortgeführt werden),
7) Einleitung protektiver Maßnahmen, falls erforderlich (Hydratation; Schilddrüsenblockade; Sedation),
8) Vorliegen der Ergebnisse von Voruntersuchungen,
9) Verlegungsvoraussetzungen (Anforderungsschein, Einwilligungserklärung, Voraufnahmen, aktuelle Laboruntersuchungen).

Aufklärung

Der Patient ist stets durch einen Arzt aufzuklären; dies ist in der Regel der klinisch behandelnde Arzt oder der Radiologe. In Fällen besonderer Komplexität sollte der Radiologe, evtl. auch ein Anästhesist, hinzugezogen werden. Das Aufklärungsgespräch wird schriftlich dokumentiert, dies kann anhand eines vorgefertigten standardisierten Bogens oder in freier Form, ansonsten auch als Vermerk in der Krankenakte erfolgen. Der Patient muß eine Einwilligungserklärung unterzeichnen. Keinesfalls ersetzt der standardisierte Aufklärungsbogen jedoch das ärztliche Aufklärungsgespräch; es ist empfehlenswert, Besonderheiten und spezifische Komplikationen handschriftlich zu ergänzen. Bei elektiven invasiven Eingriffen sollte eine Bedenkfrist von 24 h eingehalten werden, nur in medizinisch begründeten Fällen von Dringlichkeit kann hiervon abgewichen werden.

Kontrastmittelgabe

- *Voraussetzung* ist die Einwilligungserklärung des Patienten, Fehlen von Kontraindikationen, Vorliegen aktueller Laborwerte (Kreatinin, TSH). Klinisch geprüft werden muß der Hydratationsstatus und ob Hinweise auf eine eingeschränkte Nierenfunktion, Schilddrüsenfunktionsstörung oder allergische Disposition bestehen.
- *Allergieanamnese:* Erfolgte bereits früher eine Kontrastmittelgabe? Trat dabei eine Unverträglichkeitsreaktion auf, wenn ja welcher Art? Bestehen be-

kannte Allergien, im besonderen Arzneimittelallergien oder allergisches Asthma, die als relative Kontraindikationen einzustufen sind?

- *Herz-Kreislauf-Erkrankungen:* Liegen relevante kardiale Erkrankung vor (Herzinsuffizienz III–IV, pulmonaler Hypertonus, Angina pectoris III–IV), die unbehandelt als Kontraindikationen gelten?
- *Nierenfunktion:* Eingeschränkte Clearance (z. B. bei Diabetes mellitus, Paraproteinämie)? Rücksprache mit dem Kliniker.
- *Schilddrüsenfunktionsstörung:* Gegebenenfalls unter welcher Medikation? Liegen aktuelle Laborwerte vor? Bestehen klinische Hinweise auf eine Struma oder eine Hyperthyreose? Rücksprache mit dem Kliniker.
- *Unklare Tumorerkrankung:* Bis zum Ausschluß eines jodspeichernden Schilddrüsenkarzinoms absolute Kontraindikation zur Gabe von Kontrastmittel. Rücksprache mit dem Kliniker.
- *Protektive Maßnahmen:* Antiallergische Prämedikation; Hydratation (mindestens 2 l/12 h Infusionslösung) vor Untersuchungsbeginn; forcierte Diurese nach Untersuchungsende, Schilddrüsenblockade bei Hyperthyreose mit Perchlorattropfen (3mal 50 Trpf. 30 min vor, 30 min nach und 4–5 h nach Kontrastmittelinjektion) und Jodinationsblocker (z. B. Carbimazol 2mal 10 mg über 3 Tage vor und 2 Tage nach, 10 mg extra 30 min vor Kontrastmittelgabe); Sedation bei agitierten und nervösen Patienten.
- *Kontrastmittelmenge:* Diese sollte stets auf das notwendige reduziert werden. Bei eingeschränkter Nierenfunktion wird die maximale KM-Menge nach folgender Formel abgeschätzt: Maximale KM-Menge = Körpergewicht in kg × 5 ml KM : Serumkreatininwert. Bei bestehender eingeschränkter Nierenfunktion ist nach KM-Gabe eine weitere klinische Überwachung notwendig (Laborwerte, Steigerung der Ausscheidung, Messung des Körpergewichts). Verschlechtert sich die Ausscheidung unter 20 ml/h ist eine weitere Therapie erforderlich.

Behandlung des allergischen Kontrastmittelzwischenfalls

- *Leichte Kontrastmittelreaktionen:* Übelkeit, geringe Urtikaria, Erbrechen. Bei fehlender Kreislaufwirksamkeit ist eine Behandlung nicht notwendig, jedoch sollten die Vitalparameter überwacht werden um frühzeitig eine Therapie einleiten zu können.
- *Mittelschwere Kontrastmittelreaktionen:* Bronchospasmus, vasovagale Reaktion mit Blutdruckabfall, ausgeprägte Urtikaria. Behandlung: i.v. Volumengabe, Hochlagerung der Beine, Gabe von je 2 Amp. H_1- und H_2-Blockern (z. B. Fenistil, Tagamet). Gegebenenfalls zusätzlich Sauerstoffgabe. Der Patient muß überwacht werden bis zur Normalisierung der Blutdruckwerte und der Herzfrequenz.

- *Schwere Kontrastmittelreaktionen:* Klinische Zeichen der Dyspnoe, Ödem der Gesichts- und Halsweichteile mit Laryngospasmus, Anaphylaxie mit Hypotension und Tachykardie bis hin zum anaphylaktischen Schock, Kollaps. Die zusätzliche Behandlung beinhaltet Sauerstoffgabe, Adrenalin (1:10 000) 1–3 ml, Atropin i.v. 0,4–1 mg Valium i.v. 1 mg bei Auftreten von Anfällen. Sofortige und frühzeitige Verständigung der Anästhesie oder Intensivmedizin empfohlen [2, 4].

Kosten

Bei allen invasiven Untersuchungen entstehenden folgende Basiskosten, Angaben zu spezifischen Einzelkosten finden sich in den Unterkapiteln (GOÄ einfach):

- (1) Beratung: 80 Punkte – DM 9,12;
- (5) symptombezogene Untersuchung: 80 Punkte – DM 9,12,
- (75) ausführlicher schriftlicher Befundbericht: 130 Punkte – DM 14,82.

13.1.2
Diagnostische Angiographie

Prinzip

Die diagnostische Katheterangiographie wird heute als intraarterielle digitale Subtraktionsangiographie (DSA) durchgeführt, je nach Indikation erfolgt mittels Übersichts- oder Selektivkatheter eine Kontrastmittel- (KM-)-Injektion im zu untersuchenden Gefäßbezirk.

Methode

- *Vorbereitung:* Erfolgt wie unter 13.1.1 ausgeführt; die diagnostische Vorbereitung erfolgt je nach zu untersuchenden Region durch Dopplerdruckmessung, Duplexsonographie der Extremitäten oder CT/MRT des Körperstammes.
- *Punktion:* Sterile Abdeckung in der rechten Leiste, lokale Infiltrationsanästhesie (2 % Lidocain 10– 20 ml) der A. femoralis communis, atraumatische Einzelwandpunktion mit einer 18-G-Kanüle ca. 1– 2 cm unterhalb des Leistenbandes. Bei schlecht tastbarer A. femoralis kann eine Lokalisation mittels Dopplersonographie und Durchleuchtung erfolgen, ein proximaler Gefäßverschluß muß mittels Duplexsonographie ausgeschlossen sein, da dies zur Wahl eines anderen Zugangsweges führen kann. Alternative Zugangswege stehen zur Verfügung über die linke A. femoralis communis und linke und rechte A. brachialis oder A. axillaris.

Eine antegrade Punktion der A. femoralis communis erfolgt in seltenen Fällen, wenn ein gleichzeitiger interventioneller Eingriff geplant ist. Erst nach sicherer intraarterieller Lage der Punktionsnadel – fortgeleitete Pulsationswelle, guter pulssynchroner Blutstrom, darf ein gebogener Führungsdraht (in der Regel 0.035") eingeführt werden. Ist der Rückstrom ungenügend, kann ein Verschluß der Beckenstrombahn vorliegen, der durch retrograde KM-Injektion diagnostiziert werden kann. Die Lage des eingeführten Drahtes wird unter Durchleuchtung kontrolliert, ein Diagnostikkatheter (4–5 F) kann direkt eingeführt werden, sind Katheterwechsel geplant, sollte eine Schleuse verwendet werden. Stets muß die Lage der Katheterspitze durch Kontrastmittelinjektion überprüft werden, ehe eine Druckinjektion vorgenommen wird. Je nach Indikation werden speziell geformte Katheter (4–5 F) für die Übersichtsangiographie oder die selektive Angiographie verwendet [1].

Richtlinien für die Anwendung

- *Indikationen:* Diagnose primärer vaskulärer Erkrankungen (u. a. arterielle Verschlußkrankheit, arteriovenöse Malformationen, Aneurysmen, arteriovenöse Fisteln, traumatische Gefäßverletzungen, Vasospasmus, segmentale Gefäßerkrankungen). Diagnose sekundärer vaskulärer Erkrankungen (u. a. Gefäßkompression/-infiltration, Komplikationen nach Operation oder Intervention). Diagnose vaskularisierter Tumoren (u. a. gut vaskularisierter Pankreastumoren, Nierentumoren, HCC, Nebenschilddrüsenadenome). Darstellung der präoperativen Gefäßanatomie (u. a. Lebertumoren in Kombination auch als CTAP, Pankreastumoren, arterielle Verschlußkrankheit, plastische Operationen). Darstellung der präinterventionellen Gefäßanatomie (u. a. PTA, Stentimplantation, Thrombolyse, Embolisation, lokale Chemotherapie, Implantation von Verweilkathetern).
- *Absolute Kontraindikationen:* Instabile Patienten, die zuvor anderweitig therapiert werden müssen, Organversagen bis entsprechende vorbereitende Maßnahmen getroffen wurden, unklare Tumorerkrankung bis zum Ausschluß eines jodspeichernden Schilddrüsenkarzinomes.
- *Relative Kontraindikationen:* Schwere vorangegangene Kontrastmittelreaktion, eingeschränkte Nierenfunktion, unklare Schilddrüsenfunktionslage, frischer Myokardinfarkt, schwere Arrhythmie, schwere Herzinsuffizienz, Koagulopathie mit signifikant erhöhtem Blutungsrisiko, eingeschränkte horizontale Lagerungsfähigkeit. (kardiopulmonale Erkrankungen), allgemeine Kontraindikationen für Röntgenuntersuchungen (Schwangerschaft), Überlagerung durch orales bariumhaltiges Kontrastmittel (vorangegangene MDP, Kolon-KE).
- *Voraussetzungen:*
  - fachkundige Indikationsstellung,
  - Fehlen von Kontraindikationen,
  - Anforderungsschein mit dokumentierter Anamnese und klinischer Fragestellung,
  - Einwilligungserklärung des Patienten,

  - Laboruntersuchungen (mindestens Kreatinin, Quick-Wert, PTT; optional kleines Blutbild, TSH; verzichtbar bei sonst gesunden Patienten),
  - Nüchternheit (mindestens 8 h für feste Nahrung, orale Medikation darf fortgeführt werden),
  - Einleitung protektive Maßnahmen falls erforderlich (Hydratation; Schliddrüsenblockade; Sedation),
  - Vorliegen der Ergebnisse von Voruntersuchungen,
  - Verlegungsvoraussetzungen erfüllt [1, 4].

Störfaktoren

Vorsichtsmaßnahmen bei einzelnen Erkrankungen

- *Insulinabhängiger Diabetes:* In Absprache mit dem klinisch betreuenden Kollegen kann die Insulindosis um 50 % reduziert werden, die Patientenuntersuchung wird auf den frühen Vormittag festgelegt. Die Blutzuckerwerte sollten bei verlängerter Untersuchungsdauer überprüft werden, auf eine ausreichende Hydratation der Patienten ist zu achten, da ein erhöhtes Risiko für eine Tubulusnekrose besteht.
- *Thrombozytopenie:* aktueller Wert > 75.000/ml, aktuelle Überprüfung des Blutbildes und Blutgerinnung empfohlen.
- *Macumarisierte Patienten:* Cumarine sollten mehrere Tage vor Untersuchungsbeginn abgesetzt werden (Quick-Wert > 50%), gegebenfalls Umstellung auf Heparin, bei Dringlichkeit Gabe von FFP oder Vitamin K (25–50 mg) mindestens 4 h vor Punktion.
- *Heparinisierte Patienten:* mindestens 3–4 h vor Beginn des Eingriffs unterbrechen, PTT-Werte < 1,25bis 1,5fach der Kontrollwerte, Heparingabe kann 6– 8 h nach Untersuchungsende erneut gestartet werden, in ausgewählten Fällen auch früher, dann jedoch bei einem erhöhten Blutungsrisiko.
- *Eingeschränkte Nierenfunktion:* bekannte Risikofaktoren, eine Niereninsuffizienz nach Kontrastmittelgabe zu erleiden, sind Patientenalter, Hypertonus, verwendete Kontrastmitteldosis und eine vorbestehende Proteinurie; in der Regel Normalisierung der Serumkreatininwert 5–10 Tage nach Kontrastmittelgabe. Bei Diabetikern besteht ein vom Serumkreatinin abhängiges Risiko; > 4,5 mg/dl dauerhafte schwere Nierenfunktionstörung, 1,5–4,5 mg/dl erhöhtes Erkrankungsrisiko, < 1,5 mg/dl besteht keine erhöhte Gefährdung. Bei älteren Patienten ist auf eine ausreichende Hydratation zu achten, alle Patienten mit einem Serumkreatininwert von über 1,5 mg/ dl sollten stationär aufgenommen werden.
- *Überempfindlichkeit gegen Lokalanästhetika:* Gegebenenfalls sollte auf alternative Anästhetika ausgewichen werden.
- *Phäochromozytom:* In bis zu 8 % der Fälle kommt es bei diesen Patienten zu hypertensiven Entglei-

Tabelle 13-1. Komplikationsrate bei angiographischen Untersuchungen mit femoralem und axillärem Zugangsweg. (Nach [4])

Komplikationen	Femoral [%]	Axillär [%]
Komplikationen allgemein	1,73	3,29
Todesfälle	0,03	0,09
Systemische Komplikationen		
Kardiovaskuläre Komplikationen	0,29	0,26
Neurologische Komplikationen	0,17	0,46
Nierenversagen	0,01	–
Lokale Komplikationen		
Nachblutungen	0,26	0,68
Thrombose	0,14	0,76
Pseudoaneurysma	0,05	0,22
Arteriovenöse Fistel	0,01	0,02
Gefäßverletzungen	0,44	0,37
Periphere Thrombembolie	0,10	0,07
Beinamputation	0,01	0,02
Kontrastmittelreaktionen	2–4	–
Mit tödlichem Ausgang	0,006	–

sungen während des Eingriffs; Patienten mit instabilen Blutdruckwerten sollten dem Anästhesisten vorgestellt werden, in der Regel ist eine Behandlung mit Alphablocken über 5–7 Tagen hinweg vor Beginn des Eingriffs ausreichend.

- *Polycythaemia vera* und *Sichelzellanämie:* Thrombembolische Komplikationen nach KM-Gabe möglich.
- *Agitation, Nervosität:* Überdurchschnittlich nervöse und agitierte Patienten sollten in Sedation untersucht werden [4].

Die Komplikationsrate bei angiographischen Untersuchungen zeigt Tabelle 13-1.

Qualitätssicherung

Nach Abschluß der Untersuchung: Kompression der arteriellen Punktionsstelle über 8–10 min, dann Anlage eines Kompressionsverbandes bzw. Anlegen eines Sandsackes in die Leiste, der mindestens 2 h belassen werden muß. Bei intravasaler Heparingabe verzögerte Entfernung der Schleuse, Bettruhe, vor Mobilisation Kontrolle der Punktionsstelle. Bei eingeschränkter Nierenfunkion ausreichende i.v.-Flüssigkeitszufuhr (1 l in 4–6 h Vollelektrolytlösung) sicherstellen, evtl. forcierte Diurese einleiten. Eine erneute Heparinisierung ist nach 6–8 h möglich.

Bei Verdacht auf Ausbildung eines Pseudoaneurysmas sollte frühzeitig eine Duplexuntersuchung stattfinden, es kann dann gleichzeitig eine Kompressionsbehandlung durchgeführt werden. Bei Auftreten einer Embolisation sollte eine unmittelbare Thrombektomie versucht werden, ansonsten kann auch eine intravasale Thrombolyse in Betracht gezogen werden. Bei Auftreten eines Hämatoms in der Leiste bzw. einer nicht stillbaren Blutung sollte frühzeitig eine CT angefertigt werden zum Ausschluß einer retroperitonealen Einblutung, ebenso ist eine frühzeitige Verständigung der Gefäßchirurgie empfehlenswert [1, 4].

Ambulante Angiographie

Ambulante Untersuchungen sind durchführbar bei allen kooperationsfähigen Patienten, die in der Lage sind, das Auftreten von Komplikationen nach Beendigung des Eingriffs zu entdecken.

Voraussetzung: eine erwachsene Person im Umfeld zur Überwachung.

Ausschlußkriterien: schwere Allergieanamnese oder vorangegangene schwere Kontrastmittelreaktion, schwere Herzinsuffizienz, Niereninsuffizienz, schlecht eingestellter Hypertonus, Antikoagulanzientherapie mit Koagulopathie oder Elektrolythstörungen. In Absprache mit dem *Überweiser:* aktuelle Laborwerte, Einwilligungserklärung, Nüchternheit sicherstellen. Thrombozytenaggregationshemmern am Tag der Untersuchung aussetzen.

Nach Beendigung der Untersuchung: Überwachung über mindestens 2 h, ausreichende Flüssigkeitsaufnahme, um eine zügige Ausscheidung des Kontrastmittels sicher zu stellen [1, 3, 4].

Kosten

(5300) Serienangiographie Schädel, Brust, Bauch eine Serie: 2000 Punkte – DM 228; (5301) 2.–3. Serie: 400 Punkte – DM 45,60; (5302) Weitere Serien: 600 Punkte – DM 68,40; (357) Intraarterielle Kontrastmitteleinbringung: 500 Punkte – DM 57; (490) Infiltrationsanästhesie kleiner Bezirke: 61 Punkte – DM 6,95 (GOÄ einfacher Satz).

13.1.3
Diagnostische Venographie

Prinzip

Die Venographie wird in der Regel als aszendierende Beinphlebographie durchgeführt, in selteneren Fällen erfolgt zur Becken- und Kavographie die Punktion der V. femoralis.

Methode

- *Vorbereitung:* Standardvorbereitung zur Angiographie (Abschn. 13.1.2), die diagnostische Vorbereitung umfaßt eine Duplexuntersuchung der darzustellenden Venen.
- *Beinphlebographie:* In halb stehender Position (45–60°) erfolgt nach Anlage einer supramalleolären Stauungsmanschette die Punktion (19–21 G) einer Fußrückenvene, anschließend werden 50–70 ml nicht ionisches Kontrastmittel injiziert. Unter Durchleuchtung wird die Aszension des Kontrastmittels verfolgt und Zielaufnahmen der unterschiedlichen Etagen bis zur Mündung in die V. cava inferior angefertigt.
- *Beckenvenenphlebographie und Kavographie:* In Lokalanästhesie und nach steriler Abdeckung erfolgt die Punktion der rechten V. femoralis, in DSA-Technik Anfertigung von Aufnahmeserien

unter Kontrastmittelinjektion. Die V. cava inferior wird bis zu ihrer Mündung in den rechten Vorhof dargestellt.

- *Armphlebographie und Phlebographie der zentralen Venen:* Punktion einer cubitalen bzw. einer Handrückenvene mit einer 18- bis 20-G-Kanüle, unter KM-Injektion werden Zielaufnahmen, in den zentralen Abschnitten DSA-Aufnahmen angefertigt, bei Darstellung der V. cava superior wird bilateral synchron Kontrastmittel injiziert.
- *Phlebographie der Nierenvenen:* In Lokalanästhesie erfolgt der Zugang über die V. femoralis, nach selektiver Sondierung wird Kontrastmittelgabe retrograd unter Vasalva-Bedingungen injiziert.

Richtlinien für die Anwendung

- *Allgemeine Indikationen:* Immer dann, wenn die Duplexsonographie keine zuverlässigen Befunde ergibt oder nicht zur Verfügung steht.
- *Indikationen aszendierende Beinphlebographie:* Verdacht auf tiefe Venenthrombose (TVT) in der Oberschenkel- und Beckenstrombahn, beidseitige Beinphlebographie bei Verdacht auf Lungenembolie zur Lokalisierung der Thrombusquelle, präoperative Darstellung der Venengefäßanatomie bei geplanter Varizenoperation.
- *Indikationen Armphlebographie/Venographie der zentralen Venen:* Verdacht auf Venenthrombose, Stenosen in der oberen Einflußbahn, Dysfunktion zentraler Venenkatheter, V.-cava-superior-Syndrom, externe Venenkompression (u. a. Klavikulafrakturen, Thoracic-outlet-Syndrom, Tumoren). Präoperative Darstellung der Gefäßanatomie (Herzschrittmacherimplantation, Anlage eines Hämodialyseshuntes).
- *Indikation Nierenvenographie:* Nachweis einer Nierenvenenkompression (Tumor, externe Kompression), Nierenvenenthrombose, Darstellung der Nierenvenenanatomie bei Makrohämaturie und Abwesenheit eines Nierentumors, präoperative Darstellung der Venenanatomie (Nierentransplantation, retroperitoneale Tumorchirurgie, splenorenale Shuntanlage).
- *Relative Kontraindikationen:* Verdacht auf Unterchenkelvenenthrombose, wenn dies keine therapeutische Konsequenz nach sich zieht, allgemeine Kontraindikationen (Abschn. 13.1.1).
- *Voraussetzungen:* Indikationsstellung, Einwilligungserklärung des Patienten, Vorliegen der Ergebnisse von Voruntersuchungen, aktuelle Laborwerte, Nüchternheit, protektive Maßnahmen, falls erforderlich (Abschn. 13.1.1; [1, 3, 4]).

Störfaktoren

Vorsichtsmaßnahmen bei einzelnen Erkrankungen (Abschn. 13.1.1).

Qualitätssicherung

Siehe Abschn. 13.1.1.

Interpretation

Sensitivstes Verfahren zum Nachweis einer TVT, unverzichtbar bei Thrombussuche oder vor Implantation eines V. cava Filters.

Kosten

(5329) Venographie im Bereich des Brust- und Bauchraumes: 1600 Punkte – DM 182,40; (5330) Venographie einer Extremität: 750 Punkte – DM 85,50; (5331) Weitere Projektionen: 200 Punkte – DM 22,80; (344), intravenöse Einbringung von Kontrastmittel: 100 Punkte – DM 11,40; (490) Infiltrationsanästhesie kleiner Bezirke: 61 Punkte – DM 6,95.

13.1.4
Pulmonalisangiographie

Prinzip

Die Pulmonalisangiographie wird als Subtraktionsangiographie (DSA) selektiv für die rechte und linke Pulmonalarterie durchgeführt.

Methode

- *Vorbereitung:* Standardvorbereitung zur Angiographie (Abschn. 13.1.2), die diagnostische Vorbereitung umfaßt außer in Notfällen eine Spiral-CT oder Lungenszintigraphie zum Thrombusnachweis.
- *Punktion:* In Lokalanästhesie Punktion der V. femoralis, dann Durchführung einer Beckenphlebographie und Kavographie zum sicheren Ausschluß einer TVT, besteht die Gefahr, thrombotisches Material zu mobilisieren, sollte alternativ der Zugang über die rechte V. jugularis interna gewählt werden. Nach Passage durch das rechte Herz, selektive Sondierung der rechten und linken Pulmonalarterie, Injektion von 30–40 ml Kontrastmittel (15–20 ml pro Sekunde) und Anfertigung von DSA-Serien bei maximaler Inspiration in rechts und links obliquer Projektion, evtl. ergänzt noch durch eine a.-p.-Serie.

Richtlinien für die Anwendung

- *Indikationen:* Klinischer Verdacht auf Lungenembolie, speziell bei Dringlichkeit, fehlender Verfügbarkeit einer Spiral-CT bzw. unschlüssigem szintigraphischem Befund.
- Als *Notfalluntersuchung* bei massiver Lungenembolie, hämodynamischer Instabilität, evtl. unter gleichzeitiger Rekanalisierung (Thrombusaspiration, mechanische Thrombuszerkleinerung, medikamentöse Thrombolyse). Chronischer Lungenembolie, insbesondere vor geplanter Thrombembolek-

tomie.Vor Implantation eines V.-cava-inferior-Filters, wenn eine Lungenembolie klinisch vermutet wurde, peripher jedoch keine Thrombusquelle gefunden werden konnte. Evaluierung kongenitaler Gefäßabnormalitäten.

- *Relative Kontraindikationen:* Schwerer pulmonaler Hypertonus, Linksschenkelblock (eventuell temporärer Schrittmacher), allgemeine Kontraindikationen (vgl. Abschn. 13.1.1).
- *Voraussetzungen: Keine im Notfall.* Thoraxaufnahme, aktuelles EKG, Spiral-CT oder Lungenszintigraphie, periphere Duplexsonographie zum Nachweis einer Thrombusquelle, Therapie einer vorbestehenden Arrhythmie, evtl. prophylaktische Gabe von Lidocain 50–100 mg i.v., ggf. kardiologisches Konsil, kontinuierliches Monitoring ist während der Untersuchung erforderlich [1, 4].

Störfaktoren
Komplikationsrate allgemein 0,1–0,5 %; Ventrikelperforationen (1 %), signifikante symptomatische Arrhythmie (0,8 %), Herzstillstand (0,4 %) [4].

Qualitätssicherung
Siehe Abschn. 13.1.2 Diagnostische Angiographie.

Interpretation
Die Sensitivität dieser Methode ist überaus hoch und übersteigt die aller anderen Verfahren. Diagnostisch signifikant sind Aussparungen im Lumen der Pulmonalarterie und Lumenabbrüche. Die Rate der falsch negativen Befunde liegt unter 1 %, eine Pulmonalisangiographie sollte innerhalb von 24 h nach eintreten der klinischen Symptomatik angefertigt werden, da ansonsten die Rate der falsch-negativen Befunde steigt [2 ,4].

Kosten
(5300) Serienangiographie Schädel, Brust, Bauch eine Serie: 2000 Punkte – DM 228,–, (5301) 2.–3. Serie: 400 Punkte – DM 45,60 (5302), weitere Serien: 600 Punkte – DM 68,40, (357) intraarterielle Kontrastmitteleinbringung: 500 Punkte – DM 57,–.

13.1.5
Arterielle Interventionen

13.1.5.1
Diagnostik zur Ballondilatation, Angioplastie (PTA)

Prinzip
Endoluminale Gefäßaufweitung eines stenosierten Gefäßabschnittes, der Ballondurchmesser wird so gewählt, daß es zu einer Fragmentierung bestehender Plaques kommt, die in die Gefäßwand gepreßt werden.

Methode
- *Vorbereitung:* Standardvorbereitung zur Angiographie (Abschn. 13.1.2), die diagnostische Vorbereitung umfaßt eine diagnostische Angiographie oder eine Duplexsonographie. Thrombozytenaggregationshemmer (ASS 300 mg p.o.), adjuvant Nifedipin 10 mg p.o.
- *Punktion:* Retrograde oder anterograde Punktion in der Leiste, Angiographie und Vermessung des stenosierenden Bezirkes sowie der distal gelegenen Strombahn, intraarterielle Druckmessung (Druckgradienten >15 mmHg signifikant). Einwechseln einer arteriellen Schleuse, 5000 IE Heparin i.v., PTA-Katheter entspricht dem Durchmesser des angrenzenden, nicht stenosierten Gefäßareales zuzüglich 10–15 % Überdilatation, bis zu 3mal PTA über 30–90 Sekunden. Abschließend Dokumentation mit Druckmessung, Thrombozytenaggregationshemmer (Aspirin 100 mg p.o.) über 6 Monate fortführen, bei PTA von Unterschenkelarterien oder bei Komplikationen Vollheparinisierung über 1–2 Tage.
Zugangswege: rechte Arteria femoralis retrograd für ipsilaterale Beckenstrombahn, Aorta, Nierenarterien, Viszeralarterien, supraaortale Arterien; bilateral retrograd in Kissing-balloon-Technik; antegrad bei distalen Oberschenkel- und Unterschenkelstenosen; kontralateral bei proximalen Oberschenkelstenosen.

Richtlinien für die Anwendung
- *Indikationen:* Klinisch signifikante Ischämie (pAVK IIb, III, IV), Ischämiesyndrom, wenn diese die berufliche Tätigkeit bzw. die Lebensqualität beeinträchtigt (pAVK IIa). Bypass-Stenosen, Restenosen nach Stent oder PTA, kombiniertes Vorgehen PTA-Gefäßchirurgie.
- *Absolute Kontraindikationen:* Stenosen in unmittelbarer Beziehung zu einem Aneurysma, Stenosen die hämodynamisch nicht signifikant sind, Kontraindikationen zur Angiographie (Abschn. 13.1.2).
- *Relative Kontraindikationen:* Ausgeprägte Kalzifikationen, exzentrische Kalzifikationen, multifokale und langstreckige Stenosen, Stenosen mit einem hohen Thrombusanteil (werden zunächst lysiert) ulzerierende Stenosen. Stenosen in einem einzelnen Kollateralgefäß bzw. einem einzelnen Unterschenkelgefäß (nur bei akuter Bedrohung der Extremität) [2, 3, 4].

Qualitätssicherung
Zweizeitiges Vorgehen, DSA ist „golden standard" ergänzend Duplexsonographie, dopplersonographische Druckmessung (ABI „ankle-brachial-index"), intraarterielle Blutdruckmessung, klinische Kontrolluntersuchung am 1.Tag, dann 3, 6 und 12 Monate nach Intervention.

Tabelle 13-2. PTA peripherer arterielle Stenosen – Offenheitsrate nach PTA (1. Ziffer) im Vergleich zur chirurgischen Behandlung (2. Ziffer). (Nach [4])

Lokalisation	1 Jahr [%]	3 Jahre [%]
Stenosen der Aorta und der Bekkenstrombahn	82/95	76/89
Stenosen der A. femoralis und der A. poplitea	59/66 – 91	44/86
Infrapopliteale Stenosen	80/45 – 70	65/26 – 66

Interpretation
Die Offenheitsrate nach PTA im Vergleich zur chirurgischen Behandlung zeigt Tabelle 13-2.

Kosten
(5345) PTA: 2800 Punkte – DM 319,20, (5346) PTA von mehr als zwei Gefäßen: 600 Punkte – DM 68,40, (5300) Serienangiographie Schädel, Brust, Bauch eine Serie: 2000 Punkte – DM 228,–, (5301) 2.–3. Serie: 400 Punkte – DM 45,60, (5302) weitere Serien: 600 Punkte – DM 68,40, (357) intraarterielle Kontrastmitteleinbringung: 500 Punkte – DM 57,–.

13.1.5.2
Diagnostik zur Nierenarteriendilatation

Prinzip
Perkutane transluminale Angioplastie der Nierenarterien (PTA) als interventionelle Behandlung der präterminale Niereninsuffizienz und des renovaskulären Hypertonus.

Methode
- *Vorbereitung:* Standardvorbereitung zur Angiographie (Abschn. 13.1.2), die diagnostische Vorbereitung umfaßt eine CT-Angiographie und eine diagnostische Angiographie. Thrombozytenaggregationshemmer (ASS 300 mg p.o.), adjuvant Nifedipin 10 mg p.o.
- *Punktion:* Transfemoraler Standardzugang, Übersichtsangiographie der Nierenarterien, Lokalisation der Stenose im verlaufsoptimierten Strahlengang, dann selektive Darstellung und Bestimmung von Ausdehnung und Stenosegrad. Gabe von 5000 IE Heparin nach Legen des Katheters über die Stenose, bis zu 3mal 30–60 s Dilatation mit 10% Überdilatation der Stenose. Adjuvant Gabe von 100–200 µg Nitroglyzerin selektiv i.a., Nifedipin 10 mg sublingual. Abschließend Kontrollangiographie. Bei selektionierten Stenosen mit exzentrischen Plaques, Auftreten von Intimadissektionen bei PTA, Restenosen nach PTA kann primär eine Stentimplantation erforderlich sein.

Richtlinien für die Anwendung
- *Indikationen:* Angiographisch dokumentierte fibromuskuläre und arteriosklerotische Stenosen der Nierenarterien bei Verschlechterung der Nierenfunktion, Stenosegrad >50%, Druckgradient >10 mmHg, therapieresistenter renovaskulärer Hypertonus, Stenosen nach Nierentransplantation, seitendifferente Suppression der Reninsekretion (bei diagnostischer Unsicherheit). Die Captopril-Nierenszintigraphie (Tc-99 m MAG-3) besitzt prognostischen Aussagewert hinsichtlich einer sich später einstellenden Blutdruckreduktion.
- *Absolute Kontraindikationen:* Kontraindikationen zur Angiographie und PTA (Abschn. 13.1.2. und S. 309).
- *Relative Kontraindikationen:* Ausgeprägte Arteriosklerose der Aorta mit dem Risiko einer Nierenarterienplaqueembolisation bzw. Atheromembolisation, arteriosklerotische Plaques, die in das Ostium der Nierenarterien hineinreichen [2, 3, 4].

Störfaktoren
Komplikationen: In 3–11% der Fälle (chirurgische Komplikationsrate 20%), Mortalität bis 30% Tage nach PTA <1% (chirurgische Mortalitätsrate 0–5,4%), Intimadissektionen in 2–4%, Rupturen der Nierenarterien 1–2%, periphere Embolisationen 2% [4].

Qualitätssicherung
MR- und CT-Angiographie sind Screening-Verfahren, die Duplexsonographie erscheint in der breiten Anwendung zu wenig sensitiv. Die CT liefert wertvolle Informationen zur Plaquelokalisation und Beschaffenheit der Stenose, diagnostische Abklärung mittels DSA in verschiedenen obliquen Projektionen. Aspiringabe 300 mg p.o. einen Tag vor Angioplastie beginnend, Absetzen langwirksamer Antihypertensiva, ausreichende Hydratation [2, 4,].

Interpretation
Den klinischen Erfolg nach PTA bei der Blutdruckeinstellung zeigt Tabelle 13-3.

Tabelle 13-3. PTA bei Nierenarterienstenosen – klinischer Erfolg bei der Blutdruckeinstellung. (Nach [4])

Blutdruckkontrolle	Gut [%]	Verbessert [%]	Ohne Erfolg [%]
Fibromuskuläre Stenose	59	34	7
Arteriosklerotische Stenose	16	49	25

Kosten
(5345) PTA: 2800 Punkte – DM 319,20, (5346) PTA von mehr als zwei Gefäßen: 600 Punkte – DM 68,40, (5300) Serienangiographie Schädel, Brust, Bauch eine Serie: 2000 Punkte – DM 228,–, (5301) 2.–3. Serie: 400 Punkte

– DM 45,60, (5302) Weitere Serien: 600 Punkte – DM 68,40, (357) intraarterielle Kontrastmitteleinbringung: 500 Punkte – DM 57,–.

13.1.5.3
Diagnostik zur intravasalen Lyse

Prinzip
Transluminale lokale Applikation thrombolytischer Substanzen mit Ziel einer Rekanalisierung eines bestehenden thrombembolischen totalen bzw. subtotalen Gefäßverschlusses; das Verfahren findet Anwendung in Kombination mit anderen interventionellen Techniken.

Methode
- *Vorbereitung:* Standardvorbereitung zur Angiographie (Abschn. 13.1.2) und PTA (S. 304), Vollheparinisierung soweit möglich (PTT × 2–2,5).
- *Punktion:* Transfemoraler Standardzugang, Übersichtsangiographie mit Darstellung des thrombotischen Verschlusses, Einwechseln eines Lysekatheters mit Seitenlöchern, der direkt im thrombosierten Bezirk plaziert und im Therapieverlauf ggf. nachgeführt wird. Optional Versuch mit einem hydrophilen Führungsdraht (0,035–0,018 Inch) eine Thrombusfragmentation zu erreichen.
- *Lyseprotokoll:* Stets Vollheparinisierung: Bolus 5000 IE, kontinuierlich 700–1000 IE pro Stunde (PTT × 2–2,5).
- *Urokinase:* Bolus 150 000–250 000 IE, anschließend kontinuierliche Infusion von 4000 IE/min über 2 h, 2000 IE/min über 2 h, abschließend 1000 IE/min bis zum Abschluß der Behandlung.
- *rtPA:* Bolus 5 mg, anschließend 5 mg pro Stunde über 180 min. Bolusgabe der Lysemedikamentation möglichst direkt in den Thrombus, Pulsed-spray-Technik führt hierbei zur Verbesserung der Ergebnisse. Bolusgabe peripher beginnen, dann den Katheter nach proximal hin zurück ziehen, um an der proximalen Begrenzung die kontinuierliche Lysetherapie fortzusetzen, bei proximaler Auflösung des Thrombus Katheter weiter nach distal führen.

Richtlinien für die Anwendung
- *Indikationen:* Thrombotische oder embolische Verschlüsse peripherer Arterien, Verschlüsse der unteren Extremität mit neu einsetzender Claudicatio oder drohendem Verlust der Extremität, thrombotisch verschlossene Hämodialyseshunts, thrombotischer Verschluß zentraler Venen, thrombembolischer Verschluß der Pulmonalarterien bei Lungenembolie.
- *Absolute Kontraindikationen:* Zerebrales Blutungsrisiko (intrakranieller Tumor, Kraniotomie, TIA innerhalb der letzten zwei Monate, cerebrovasculärer Insult innerhalb der letzten 6 Monate), Thrombus-

quelle im linken Herzen (bis zum Ausschluß mittels Echokardiographie), klinischer Verdacht auf eine innere Blutung.
- *Relative Kontraindikationen:* Chirurgische Eingriffe und Biopsieentnahmen innerhalb der letzten 10 Tage, abgelaufenes Trauma bzw. abgelaufene Reanimation innerhalb der letzten 14 Tage. Arterieller Hypertonus diastolisch >125 mmHg, subakute bakterielle Endokarditis, hämorrhagische Retinopathie, bekannte Koagulopathie, bestehende Schwangerschaft bis 10 Tage nach Geburt [2, 3, 4].

Störfaktoren
- *Komplikationen:* Die Komplikationsrate steigt mit der Lysedauer (Tabelle 13-4).
- *Komplikationsmanagement:* Kontinuierliche Patientenüberwachung auf einer „intermediate care unit" bzw. Überwachungsstation, Bereithalten von EK und FFP.

Tabelle 13-4. Komplikationsrate bei intravasaler Lysetherapie. (Nach [4])

Komplikationen	Häufigkeit [%]
Mortalität	<1
Blutungen gering/schwer	6,3/6,6
Intrakraniell	0,5
Retroperitoneal	0,3
Thrombembolien	5,2
Amputation	0,8
Rethrombose	3
Kompartmentsyndrom	2
Reperfusionssyndrom	0,7
Akutes Nierenversagen	0,3
Akuter Myokardinfarkt	0,2

Qualitätssicherung
Laboruntersuchung: Thrombozytenzahl >100.000, Quick-Wert, PTT, Fibrinogen. Sofortige diagnostische Angiographie bei Verdacht auf periphere Thrombembolie. Echokardiogramm zum Ausschluß einer kardialen Thrombusquelle.

Kosten
(5351) Lyse zusätzlich zur PTA: 1000 Punkte – DM 114,–, (5345) Rekanalisierung und PTA: 2800 Punkte – DM 319,20, (5346) Rekanalisierung und PTA von mehr als zwei Gefäßen: 600 Punkte – DM 68,40, (5300) Serienangiographie Schädel, Brust, Bauch eine Serie: 2000 Punkte – DM 228,–, (5301) 2.–3. Serie: 400 Punkte – DM 45,60, (5302) weitere Serien: 600 Punkte – DM 68,40, (357) intraarterielle Kontrastmitteleinbringung: 500 Punkte – DM 57,–.

13.1.5.4
Diagnostik zur Stentimplantation

Prinzip

Transluminale Implantation einer inneren Prothese (Stent) zur Behandlung einer Gefäßverengung, Gefäßverschlusses oder Intimadissektion auch in Zusammenhang mit anderen interventionellen Techniken.

Methode

- *Vorbereitung:* Standardvorbereitung zur Angiographie (Abschn. 13.1.2) und PTA (S. 309), Thrombozytenaggre-gationshemmer (ASS 300 mg p.o), adjuvant Nifedipin 10 mg.
- *Punktion:* Transfemoraler Standardzugang, Übersichtsangiographie mit Lokalisation der Stenose bzw. des Gefäßverschlusses, intraarterielle Druckmessung, ein Druckgradient von >10 mmHg ist signifikant. Die bestehende Stenose wird markiert und eine PTA durchgeführt (S. 309). Belassen des Führungsdrahtes nach PTA, um zusätzliche Intimaläsionen zu vermeiden, Positionierung des Stents und je nach Stentmodell eventuell Nachdilatation. Minimale Überlappung von 1–2 mm, wenn mehrere Stents implantiert werden, bei Zweifel über die Stentpositionierung kann zusätzlich eine intravaskuläre Ultraschalluntersuchung (IVUS) durchgeführt werden. Abschließend Kontrollangiographie.
- *Stentmodelle:* Ständig zunehmend, geläufig sind auf Ballonkatheter montierte (z. B. Palmaz, Strecker, Z-Stent) und selbstexpandierende Stents mit Verkürzungmoment (z. B. Wall, verschiedene Nitinolmodelle).

Richtlinien für die Anwendung

- *Indikationen:* Alle arteriellen und venösen Stenosen und Gefäßverschlüssege in Abhängigkeit von der Lokalisation und Beschaffenheit, wenn diese mit PTA alleine nicht ausreichend therapierbar sind. Primäre Stentimplantation bei Stenosen mit exzentrisch liegenden Plaques, Residualstenose von >30% nach PTA, Druckgradienten >10 mmHg nach PTA, nach mechanischer Rekanalisierung oder Lyse von Gefäßverschlüsssen, instabile Stenosen, Restenosen nach PTA, Behandlung von Intimaeinrissen. Stenosen nach chirurgischer Revision, Stenosen an Transplantatarterien. Covered Stents zur Behandlung von Aneurysmen, (infrarenal, Iliakalgefäße, A. poplitea).
- *Kontraindikationen:* Langstreckige Stenosen, diffuse multilokuläre Stenosen, unzureichender Abstand zu Gefäßabgängen (Nierenarterien) und Aneurysmen, nicht dilatierbare Stenosen, Gefäßperforation.

Störfaktoren

Komplikationen: 5–10 %, vergleichbar einer isolierten PTA-Behandlung (S. 310): Thrombose im Stentbereich, Intimadissektion, Ausbildung von Pseudoaneurysmen, Gefäßperforation, Nierenarterienverschluß.

Qualitätssicherung

Vorbereitung: Vergleichbar der Vorbereitung zur PTA (S. 309), orale Aspiringabe 300 mg pro Tag sollte 1–2 Tage vor Intervention beginnen und mit 100 mg pro Tag lebenslänglich fortgeführt werden. Stentimplantation wird im allgemeinen stationär durchgeführt, Überwachung nach Implantation mindestens eine Nacht, Nachsorgeuntersuchung am 1.Tag, dann 3, 6 und 12 Monate nach Implantation.

Interpretation

Technische Erfolgsrate 90–100 %, kumulative Offenheitsrate 90–94 % (5 Jahre), klinische Erfolgsrate 90–93 %, somit deutlich über den Ergebnissen der alleinigen PTA-Behandlung. Langzeitergebnisse noch ausstehend [2, 4].

Kosten

(5355) Einbringung Gefäßstützen zusätzlich zur PTA: 2000 Punkte – DM 228,–, (5345) Rekanalisierung u. PTA: 2800 Punkte – DM 319,20, (5346) Rekanalisierung und PTA von mehr als zwei Gefäßen: 600 Punkte – DM 68,40, (5300) Serienangiographie Schädel, Brust, Bauch eine Serie: 2000 Punkte – DM 228,–, (5301) 2.–3. Serie: 400 Punkte – DM 45,60, (5302) weitere Serien: 600 Punkte – DM 68,40, (357) intraarterielle Kontrastmitteleinbringung: 500 Punkte – DM 57,–.

13.1.5.5
Diagnostik der gastrointestinalen Blutung

Prinzip

Selektive Angiographie der A. mesenterica superior und des Truncus coeliacus mit Lokalisation der Blutungsquelle, gleichzeitige interventionelle Therapie.

Methode

- *Vorbereitung:* Standardvorbereitung zur Angiographie (Abschn. 13.1.2), kontinuierliches Monitoring, EK bereithalten.
- *Punktion:* Transfemoraler Standardzugang, selektive Angiographie mit Darstellung des Truncus coeliacus, A. mesenterica superior (AMS) und A. mesenterica inferior. Blutungsquelle identifizierbar bei >0,5–1 ml/min Blutaustritt im oberen-unteren Gastrointestinaltrakt.
- *Interventionelle Blutungsbehandlung:* Durch intraarterielle Gabe von Vasopressin und Embolisation.

Richtlinien für die Anwendung

- *Indikationen:* Lebensbedrohliche gastrointestinale Blutung, wenn endoskopische Verfahren nicht akut verfügbar sind, kontraindiziert sind oder bei der Endoskopie sich die Blutungsquelle nicht identifizieren läßt (etwa 15–20 % der endoskopischen Eingriffe). Blutverlust kontinuierlich >500 ml/8 h.
- *Relative Kontraindikationen:* Massive Blutung und Instabilität, wenn eine chirurgische Exploration unmittelbar durchgeführt werden muß.

Störfaktoren

Komplikationen: Orales Kontrastmittel im Dünn- oder Dickdarm überlagert die Gefäßabgänge, bei Vasopressinbehandlung periphere Ischämie (0,5 %), Infarzierung des Dünn- oder Dickdarmes (0,8 %), Arrhythmie, Myokardinfarkt mit bis zu 4 %, antidiuretische Wirkung, Temperaturanstieg nach Gelpartikelembolisation [2, 4].

Interpretation

Angiographisch lassen sich 95 % der akuten und 50 % der chronischen Blutungen im oberen und unteren Gastrointestinaltrakt lokalisieren. Die interventionelle Behandlung dieser Blutungen zeigt Tabelle 13-5.

Tabelle 13-5. Interventionelle Behandlung gastrointestinaler Blutungen durch Vasopressingabe und Embolisation. (Nach [4])

Region	Blutungskontrolle [%]	Rezidivblutung [%]
Oberer Magen-Darm-Trakt		
Mallory-Weiss-Läsionen	100	–
Magenulzera	96	16–18
Duodenalulzera	80	–
Unterer Magen-Darm-Trakt		
Dünndarmulzera, Meckel-Divertikel, diffuse Blutungen	70	–
Angiodysplasien im Kolon, Divertikelblutungen im Kolon	90	30
Ösophagusvarizen	60	–

Kosten

(5357) Embolisation zusätzlich: 3500 Punkte – DM 399,–, (5300) Serienangiographie Schädel, Brust, Bauch eine Serie: 2000 Punkte – DM 228,–, (5301) 2.–3. Serie: 400 Punkte – DM 45,60, (5302) weitere Serien: 600 Punkte – 68,40, (357) intraarterielle Kontrastmitteleinbringung: 500 Punkte – DM 57,–.

13.1.5.6
Diagnostik der mesenterialen Ischämie

Prinzip

Selektive mesenteriale Angiographie zum Nachweis eines Strombahnhindernisses in der A. mesenterica superior (AMS) mit der Möglichkeit einer interventionellen Therapie.

Methode

- *Vorbereitung:* Vorbereitung zur lokalen Lyse (s. S. 311), kontinuierliches Monitoring, ggf. Analgosedierung.
- *Punktion:* Transfemoraler Standardzugang, selektive Angiographie mit Darstellung eines Strombahnhindernisses (Stenose, Thrombose) in der AMS.
- *Interventionelle Behandlung:* Über den liegenden selektiven Katheter Infusion von Vasodilatantien, PTA, lokale Lyse.

Richtlinien für die Anwendung

- *Indikationen:* Mesenteriale Ischämie auf Boden eines Vasospasmus (20 %), Thrombose bei Arteriosklerose (20 %), Thrombembolie (50 %) und Thrombose der V. mesenterica superior (10 %).
- *Relative Kontraindikationen:* Instabile Patienten. Glaukom, schwere Herzinsuffizenz (Vasodilatantiengabe).
- *Kontraindikationen:* Kontraindikationen der lokalen Lyse (S. 311) [3, 4].

Störfaktoren

Überlagerung durch orales Kontrastmittel. **Komplikationen:** Arrhythmie, Hypovolämie durch Vasodilation, Blutungen, Komplikationen der PTA und lokale Lyse (S. 310 und 311).

Interpretation

Mortalität der mesenterialen Ischämie ohne interventionelle Therapie 70–90 %, nach Einführung der selektiven Angiographie und der Vasodilatantieninfusion 45–50 %. Bei bestehenden Peritonismus und ausgedehnter Darminfarzierung steigt die Mortalität auf bis zu 60 % [4].

Kosten

(5357) Embolisation zusätzlich: 3500 Punkte – DM 399,–, (5300) Serienangiographie Schädel, Brust, Bauch eine Serie: 2000 Punkte – DM 228,–, (5301) 2.–3. Serie: 400 Punkte – DM 45,60, (5302) weitere Serien: 600 Punkte – DM 68,40, (357) intraarterielle Kontrastmitteleinbringung: 500 Punkte – DM 57,–.

13.1.5.7
Diagnostik zur Gefäßembolisation

Prinzip

Temporäre oder permanente Gefäßokklusion mittels Partikelinjektion über selektiv oder superselektiv plazierte Kathetersysteme.

Methode

- *Vorbereitung:* Standardvorbereitung zur Angiographie (Abschn. 13.1.2), Analgosedierung, Intubationsnarkose bei großen Embolisationsvolumina und Kindern, Antibiotikaprophylaxe über 24 h.

- *Punktion:* Transfemoraler Standardzugang, Übersichtsangiographie mit Lokalisation sämtlicher zuführender Gefäße, selektive Darstellung der Okklusionsbezirke. Über Diagnostikkatheter (4–5 F) können Coils (Metallspiralen) appliziert werden oder superselektive Koxialkatheter geführt werden. Verwendung von Ballonokklusionskatheter als Notfallmaßnahme und zur Vermeidung eines Embolisatreflux.
- *Embolisatmaterialien:* Flüssige Materialien (höherwertige Alkohole) zur Anwendung im venösen Gefäßsystem (Magen- und Ösophagusvarizen, Hodenvarikozelen). Korpuskuläre Substanzen (fibrilläres Kollagen) in unterschiedlicher Zubereitung und Konsistenz für temporären, jedoch sofortigen Gefäßverschluß. Coils (Metallspiralen) in unterschiedlicher Ausführung angepaßt an die Gefäßdurchmesser für permanenten Gefäßverschluß und Aneurysmen.

Richtlinien für die Anwendung

- *Indikationen:* Lebensbedrohliche Blutung bei Versagen der konservativer Therapie (u. a. gastrointestinale Blutungen, s. S. 313; Tumorblutungen), primäre Blutstillung (Blutung aus Bronchialarterien, traumatische Gefäßverletzungen an Niere, Leber, Milz, Beckenarterien), Tumorblutungen (u. a. Abdomen, Becken), therapeutisch als Chemoembolisation (primäre, sekundäre Lebertumoren), Therapie von Gefäßmißbildungen (u. a. AV-Malformationen, Aneurysmen Hämangiome, Varikozele), präoperative Devaskularisierung (Splenomegalie, Knochen- Weichteiltumoren). Die temporäre Ballonokklusion ist eine Notfallmaßnahme bei unstillbaren Blutungen (u. a. Parenchymblutungen, Aortenverletzungen, periphere Arterien).
- *Relative Kontraindikationen:* Massive Blutung und Instabilität, wenn eine chirurgische Exploration unmittelbar durchgeführt werden muß.

Störfaktoren
Komplikationen: Reflux oder anderweitige Abschwemmung von Embolisat mit Okklusion gesunder Parenchymanteile (Infarzierung der Leber Gallenblase), akzidentelle Verschluß nicht kollateralisierter Gefäßabschnitte (z. B. A. spinalis anterior mit Myeloninfarkt). Infarzierung des Dünn- oder Dickdarmes, Abszeßbildung (Milz, selten in Leber und Niere).

Qualitätssicherung
Kontinuierliche Überwachung. Behandlung des Embolisationssyndromes (Übelkeit, Erbrechen, Schmerzen, Fieber) in Zusammenarbeit mit dem interventionellen Radiologen.

Interpretation
Ergebnisse der gastrointestinalen Blutungsbehandlung.

Kosten
(5357) Embolisation zusätzlich: 3500 Punkte – DM 399,–, (5300) Serienangiographie Schädel, Brust, Bauch eine Serie: 2000 Punkte – DM 228,–, (5301) 2.–3. Serie: 400 Punkte – DM 45,60, (5302) weitere Serien: 600 Punkte – DM 68,40, (357) intraarterielle Kontrastmitteleinbringung: 500 Punkte – DM 57,–.

13.1.6
Venöse Interventionen

13.1.6.1
Ballondilatation, Rekanalisierung, Stentimplantation

Prinzip
Über einen transfemoralen oder transbrachialen Zugang Einsatz radiologisch interventioneller Techniken venösen System mit dem Ziel der Beseitigung einer bestehenden unteren oder oberen Einflußstauung.

Methode
Siehe oben: „Ballondilatation", „Rekanalisierung", „Intravasale Lyse", „Stentimplantation" (s. S. 309–312).

Richtlinien für die Anwendung
- *Indikationen zur PTA:* Venöse Stenosen im Bereich der oberen Extremität, der oberen Einflußbahn und zentralen Venen mit Ödem bzw. V.-cava-superior-Syndrom bei bestehendem Hämodialyseshunt (Shuntstenose mit Shuntdysfunktion); bei äußerer Kompression, Infiltration (Tumoren im Mediastinum, Bronchialkarzinom); bei Narbenzug (Zustand nach Operation, Radiatio); bei totalen oder subtotalen thrombotischen Verschlüssen. Stenosen in der Beckenstrombahn und V. cava inferior sind nur behandlungsbedürftig bei unzureichender Kollateralisierung.
- *Indikationen zur Stentimplantation:* Bei wiederholter PTA und fortbestehender Einflußstauung, Stenosen die nicht auf eine PTA-Behandlung ansprechen, rezidivierende Stenosen bei Hämodialyseshunt und fehlender chirurgischer Therapiealternative.
- *Indikation zur mechanischen Rekanalisierung:* Frischere thrombotische Verschlüsse, kombiniertes Verfahren (lokale Lyse, PTA, Stentimplantation) bei vorbestehender Stenose.
- *Kontraindikationen:* s. Abschn. 13.1.5 „Arterielle Interventionen" [2, 3, 4] (s. S. 309).

Kosten

(5353) Rekanalisierung u. PTA von Venen : 2000 Punkte
– DM 228,–, (5346) Rekanalisierung und PTA von mehr
als zwei Venen: 200 Punkte – DM 22,80, (5351) Lyse zusätzlich zur PTA: 1000 Punkte – DM 114,–, (5329) Venographie im Bereich des Brust- und Bauchraumes: 1600
Punkte – DM 182,40, (5330) Venographie einer Extremität: 750 Punkte – DM 85,50, (5331) weitere Projektionen: 200 Punkte – DM 22,80, (344) intravenöse Einbringung von Kontrastmittel: 100 Punkte – DM 11,40,
(490) Infiltrationsanästhesie kleiner Bezirke: 61 Punkte
– DM 6,95.

13.1.6.2
Intravasale Lyse

Prinzip

Lokale oder extremitätenselektive Applikation thrombolytischer Substanzen mit dem Ziel einer Rekanalisierung der venösen Strombahn.

Methode

- *Vorbereitung:* Standardvorbereitung zur Angiographie (Abschn. 13.1.2), vgl. Vorbereitung zur arterielle Lyse (S. 309, 311).
- *Punktion:* Transfemoraler oder transbrachialer
  Standardzugang, seltener über eine cubitale oder
  Fußrückenvene. Angiographische Darstellung des
  thrombosierten Gefäßbezirkes, ein Lysekatheter
  (koaxialer 4-F-Katheter mit Seitenlöchern) wird
  mit seiner Spitze bis in den thrombosierten Gefäß-
  abschnitt hinein plaziert und bei fortschreitender
  Rekanalisierung nachgeführt. Anlage eines ein
  temporärer V.-cava-Filters bei Lyse einer Beckenve-
  nenthrombose, bei Komplikationen unter Lysetherapie und bei Patienten mit hohem Risiko, eine
  Lungenembolie zu erleiden.
- *Lyseprotokoll:* Die methodische Durchführung der
  Lysetherapie erfolgt analog zur Lysetherapie im arteriellen Gefäßbett (S. 311). Vollheparinisierung:
  Bolus 5000 IE, kontinuierlich 700–1000 IE pro
  Stunde (PTT × 2–2.5). Urokinase: Bolus 50000–
  250000 IE, anschließend kontinuierliche Infusion
  von 4000 IE über 120 min, 2000 IE pro Minute
  über 120 min, anschließend 1000 IE pro Minute bis
  zum Abschluß der Behandlung.
- *rtPA:* Bolus 5 mg, anschließend 5 mg pro Stunde
  über 180 min. Bolusgabe der Lysemedikamentation
  möglichst direkt in den Thrombus, Pulsed-spray-
  Technik führt hierbei zur Verbesserung der Ergebnisse.

Richtlinien für die Anwendung

- *Indikationen:* Venöse Thrombosen im Bereich der
  oberen und unteren Einflußbahn oberhalb des Leistenbandes, wenn hierdurch klinische Beschwerden

verursacht sind, bei unzureichender Kollateralisierung, ödematöse Schwellungen der abhängigen
Körperpartien.
- *Kontraindikationen:* Siehe Kontraindikationen zur
  arteriellen Lyse (S. zz). Patienten mit geringer pulmonaler Reserve, speziell bei rezidivierenden Lungenembolien, wenn bei erneuter Abschwemmung
  thrombotischen Materials mit einer Verschlechterung der Kreislaufsituation zu rechnen ist [3, 4].

Kosten

(5353) Rekanalisierung und PTA von Venen : 2000
Punkte – DM 228,–, (5346) Rekanalisierung und PTA
von mehr als zwei Venen: 200 Punkte – DM 22,80,
(5351) Lyse zusätzlich zur PTA: 1000 Punkte – DM 114,–,
(5329) Venographie im Bereich des Brust- und Bauchraumes: 1600 Punkte – DM 182,40, (5330) Venographie
einer Extremität: 750 Punkte – DM 85,50, (5331) weitere
Projektionen: 200 Punkte – DM 22,80, (344) intravenöse Einbringung von Kontrastmittel: 100 Punkte –
DM 11,40, (490) Infiltrationsanästhesie kleiner Bezirke:
61 Punkte – DM 6,95.

13.1.6.3
Interventionen am Hämodialyseshunt

Prinzip

Über einen transvenösen bzw. einen transarteriellen
Zugang werden verschiedene interventionelle Techniken (PTA, lokale Lyse, mechanische Rekanalisierung)
eingesetzt, mit dem Ziel der Beseitigung eines Strombahnhindernisses.

Methode

Diagnose der Shuntdysfunktion (Stenose, Thrombus
mit proximaler und distaler Begrenzung) mittels Farbduplexsonographie. **Vorbereitung:** Standardvorbereitung zur Angiographie (Abschn. 13.1.2) und PTA
(S. 309).

Punktion: Arteriell oder venös je nach Art des Hämodialyse (HD-)shunts (Brescia-Cimino bzw. Goretex
(PTFE)-Loop) und Lokalisation der Stenose. Bidirekti-
onales Vorgehen bei thrombosierten Goretex-Shunts,
Shuntpunktion unter Farbduplexkontrolle. Nach Lokalisation und Klassifikation der Stenose erfolgt der Einsatz verschiedener Verfahren (PTA, mechanische Rekanalisation, lokale Lyse, Stent).

Richtlinien für die Anwendung

- *Indikationen:* PTA bei hämodynamisch wirksamen
  Stenosen im arteriellen oder venösen Shuntschen-
  kel bei klinisch bestehender Shuntdysfunktion (erhöhter Rücklaufdruck, reduziertes Shuntflußvolu-
  men). Mechanischen Rekanalisierung bzw. lokale
  Lysetherapie bei frischem thrombotischem Verschluß, fehlender chirurgischer Behandlungsalter-

native, gewünschte unmittelbare Wiederherstellung der Shuntfunktion.

- *Absolute Kontraindikationen:* PTA bei Anastomosenstenosen frühestens 4–6 Wochen postoperativ; vergleiche Kontraindikationen zur PTA, mechanische Rekanalisierung und lokale Lysetherapie (S. 309 u. 311 ff.).
- *Relative Kontraindikationen:* Lyse bei vorangegangenen Punktionen, Shuntinfektion.

Störfaktoren

Komplikationen: Gefäßruptur bei der PTA., Lungenembnolie unter Lyse (<1%), Thrombembolie distaler Handarterien. Lysetherapie nach distal hin werden in etwa 1% der Fälle berichtet.

Qualitätssicherung

Vorbereitung: Vergleiche Vorbereitungen zur arteriellen Lysetherapie (S. 311).

Die Indikation zur mechanischen Rekanalisierung bzw. lokaler Lysetherapie erfolgt in enger Zusammenarbeit zwischen interventionellem Radiologen, Nephrologen und Gefäßchirurgen. Laboruntersuchungen: Kleines Blutbild, PTT, Quick-Wert, Fibrin. Nach Herstellung der Shuntfunktion kann unmittelbar eine Hämodialyse durchgeführt werden.

Interpretation

Die primäre Offenheitsrate nach PTA-lokaler Lysetherapie beträgt mehr als 90% bei kombiniertem Vorgehen. Brescia-Ciminoshunts: Die Offenheitsrate nach PTA betragen 93% (6 Monate), 91% (12 Monate). Die Offenheitsrate nach lokaler Lysetherapie betragen 80% (6 Monate), 50% (12 Monate). Goretex-Shunt: Die Offenheitsrate beträgt 50% nach 12 Monaten bei wiederholten Interventionen. Offenheitsrate nach lokaler Lysetherapie 40% (6 Monate), 20% (12 Monate) [3, 4].

Kosten

(5353) Rekanalisierung u. PTA von Venen : 2000 Punkte – DM 228,–, (5346) Rekanalisierung und PTA von mehr als zwei Venen: 200 Punkte – DM 22,80,(5351) Lyse zusätzlich zur PTA: 1000 Punkte – DM 114,–, (5329) Venographie im Bereich des Brust- und Bauchraumes: 1600 Punkte – DM 182,40, (5330) Venographie einer Extremität: 750 Punkte – DM 85,50, (5331) weitere Projektionen: 200 Punkte – DM 22,80, (344) intravenöse Einbringung von Kontrastmittel: 100 Punkte – DM 11,40, (490) Infiltrationsanästhesie kleiner Bezirke: 61 Punkte – DM 6,95.

13.1.6.4
Diagnostik zur Implantation von V.-cava-inferior-Filtern

Prinzip

Perkutane transluminale Implantation permanenter oder temporärer Filtersysteme in die V. cava inferior (VCI) zur Verhinderung einer lebensbedrohlichen Lungenembolie.

Methode

- *Vorbereitung:* Standardvorbereitung zur Angiographie (Abschn. 13.1.2).
- *Punktion:* Transfemoraler Standardzugang oder transjugulär, zuvor Duplexsonographie beider Beine und der Punktionsvene, Unterbrechung einer möglichen Heparin-Infusion 3 h vor Punktion. Phlebographie der Beckenstrombahn und V. cava inferior bis zum rechten Herz zur Vermeidung einer späteren Thrombusmobilisation, bei transjugulärem Zugang Kavographie über einen Diagnostikkatheter. Lokalisation der Nierenvenen, Filterpositionierung knapp unterhalb der Mündung. Verfügbar sind zur Zeit temporäre, rückholbare und permanente Filtersysteme.

Richtlinien für die Anwendung

- *Indikationen: permanente Filter* bei rezidivierende, lebensbedrohliche Lungenembolien unter Antikoagulation, bei permanenten Kontraindikationen zur Antikoagulation oder Versagen einer Antikoagulanzientherapie, lebensbedrohliche tiefe Venenthrombosen (TVT) mit mobilen Thromben oberhalb des Leistenbandes und höherem Patientenalter (über 60 Jahre).
- *Temporäre Filter* wie oben beschrieben bei sonst normaler Lebenserwartung und vorübergehender Kontraindikation zur Antikoagulation, Lungenembolieprophylaxe für einen Zeitraum von primär nicht länger als 14 Tagen. Prophylaktischer Einsatz wird diskutiert bei Hochrisikopatienten nach Polytrauma, Beckenfraktur und hohem perioperativem Risiko.
- *Relative Indikationen:* Frei flottierende Thromben in der Beckenstrombahn oder VCI mit Progression unter Therapie, chronischer pulmonaler Hypertonus mit geringer pulmonaler Reserve und bereits abgelaufener Lungenembolie zur Vermeidung weitere lebensbedrohlicher Ereignisse. Abgelaufene Lungenembolie und abgelaufene tiefe Beinvenenthrombose, wenn Langzeitantikoagulantientherapie nicht möglich ist.
- *Kontraindikationen:* Akutes, hohes Blutungsrisiko, Patientinnen in der Frühschwangerschaft in Risikoabwägung gegenüber der zu erwartenden Strahlenexposition. Bei jüngeren Patienten stehen temporäre und rückholbare Filtersysteme zur Verfügung.

Störfaktoren

Die älteren permanente Filtersysteme sind mit einer relativ hohen Komplikationsrate behaftet. Thrombose der VCI 19%, neu aufgetretene TVT 22%, Penetration der V. cava um mehr als 3 mm (9%), Filtermigration >1 cm (6%), Lungenembolie unter Filterschutz (2,5%).

Die *Komplikationsrate* der neueren temporären und rückholbaren Filtersysteme scheint nach den bislang vorliegenden Ergebnissen niedriger zu liegen. Das auftreten neuer tiefer Venenthrombose und Lungenembolie unter Filterschutz liegt bei 0%., Filtermigration 4%, Thrombosen der V. cava 1–2%.

Qualitätssicherung

Komplette diagnostische Abklärung mittels Duplexsonographie beider Beine und soweit möglich der Beckenstrombahn zum Thrombusnachweis und Klärung des möglichen Zugangsweges. Anfertigung einer Phlebographie beider Beine, wenn die Farbduplexsonographie im Befund unschlüssig bleibt, eine Phlebographie der VCI erfolgt stets vor Filterimplantation. Zum Nachweis einer Lungenembolie in der Notfallsituation Spiral-CT, Lungenszinigraphie, Pulmonalisangiographie [3, 4].

Kosten

(2898) Unterbrechung der V. Cava durch Filter: 1500 Punkte – DM 171,–, (5329) Venographie im Bereich des Brust- und Bauchraumes: 1600 Punkte – DM 182,40, (5330) Venographie einer Extremität: 750 Punkte – DM 85,50, (5331) weitere Projektionen: 200 Punkte – DM 22,80, (344) intravenöse Einbringung von Kontrastmittel: 100 Punkte – DM 11,40, (490) Infiltrationsanästhesie kleiner Bezirke: 61 Punkte – DM 6,95.

13.1.6.5
Diagnostik zur Anlage eines transjugulären portosystemischen Shunts (TIPS)

Prinzip

Transjugulär erfolgt intrahepatisch die Anlage eines neuen Gefäßkanals als portosystemischer Shunt zwischen Lebervene und Pfortadersystem mit dem Ziel einer Senkung des portalen Drucks.

Methode

- *Vorbereitung:* Standardvorbereitung zur Angiographie (Abschn. 13.1.2), Eingriff unter Anästhesie stand-by, Erythrozytenkonzentrate bereithalten, die diagnostische Vorbereitung umfaßt eine CT des Oberbauches mit KM und eine Farbduplexsonographie.
- *Diagnostik:* Lebersonographie mit Dupplex der V. mesenterica, V. portae, V. cava inferior und der Lebervenen. CT des Abdomen und Leber in portalvenöser Phase, bei diagnostischer Unsicherheit über *Pfortaderoffenheit* ggf. DSA und CTAP.

Richtlinien für die Anwendung

- *Indikationen:* Portaler Hypertonus mit rezidivierenden Blutungen aus varikös erweiterten Venen, nach endoskopischer Therapie von mindestens zwei vorangegangenen transfusionsbedürftigen Blutungsepisoden, nicht suffizient sklerosierbare Fundusvarizen; drohenden Sklerosierungsulzera oder Ösophagusnekrosen.
- *Relative Indikationen:* Budd-Chiari-Syndrom, hepatorenales Syndrom, therapieresistente Aszites (Gradient > 20 mmHg), schwere hypertensive Gastropathie, unbeherrschbare Varizenblutung bei HCC.
- *Kontraindikationen:* Pfortaderthrombose, manifeste Herzinsuffizienz, dekompensierte Leberinsuffizienz, Sepsis, zentrales HCC mit a.-v. Shunt, Zystenleber, Kompression oder Infiltration der V. cava inferior [3, 4].

Störfaktoren

Komplikationen: 30-Tages-Mortalität (7–13%), Hämobilie (1%), Sepsis (3%), vorübergehendes Nierenversagen (3%), Blutung periinterventionell durch extrahepatische Punktion (<1%). Mortalität im Stadium Child C (12%) im Vergleich zur Mortalität von Notshuntoperationen (40–100%), Verschlechterung oder neu auftreten einer Enzephalopathie (10–15%) [3, 4]

Qualitätssicherung

Siehe Vorbereitung zur Angiographie und PTA (Abschn. 13.1.2). Labordiagnostik, Bereithaltung von 4 EK und 2 FFP, Korrektur einer vorbestehenden Anämie, Behandlung einer bestehenden Koagulopathie (Erythroytenkonzentrat, FFP, Vitamin K-Infusionen), Antibiotikaprophylaxe über 2–3 Tage.

Patientenüberwachung: Kontinuierliches Monitoring, Bettruhe über 24 h, Hb-Kontrolle alle 6–8 h. Schleuse in der V. jugularis wird belassen für mögliche Revision. Farbduplexsonographie als Kontrolluntersuchung 3 Tage nach Shuntanlage, anschließend 1/4jährlich.

Interpretation

Technische Erfolgsrate (96–100%) wobei der Druckgradient zwischen Pfortadersystem und Lebervene nach TIPS nicht mehr als 12 mmHg betragen soll. Die Shuntoffenheit 75% (6 Monate), 50% (12 Monate) und 32% nach 24 Monaten. Erneute Blutungen treten in 4–17% auf [3, 4].

Kosten

(5345) Rekanalisierung u. PTA: 2800 Punkte – DM 319,20, (5355) Einbringung Gefäßstützen/Stent/ zusätzlich zur PTA: 2000 Punkte – DM 228,–, (5329) Venographie im Bereich des Brust- und Bauchraumes: 1600 Punkte – DM 182,40, (5330) Venographie einer Extremität: 750 Punkte – DM 85,50, (5331) Weitere Projektionen: 200 Punkte – DM 22,80, (344) intravenöse Einbringung von Kontrastmittel: 100 Punkte – DM 11,40.

13.2
Gastrointestinale Interventionen

13.2.1
Perkutane transhepatische Cholangiographie (PTC)

Prinzip

Nach transcostaler Punktion transhepatische Sondierung der Gallenwege mit Kontrastmitteldarstellung der intra- und extrahepatischen Gallenwege (PTC); gleichzeitig kann eine transhepatische Drainage (PTCD), eine Dilatation komprimierender Tumoren oder eine Stentimplantation in die ableitenden Gallenwege erfolgen.

Methode

- *Vorbereitung:* Standardvorbereitung zur Angiographie (Abschn. 13.1.2), Eingriff unter Analgosedierung oder Anästhesie stand-by, die diagnostische Vorbereitung umfaßt eine Sonographie der Leber und CT des Oberbauches mit KM.
- *Punktion* eines intrahepatiscehen Gallenweges nach vorangegangener Sonographie unter Durchleuchtungskontrolle, Analgosedierung mit Midazolam (Dormicum) und Alfentanyl (Rapifen).

Richtlinien für die Anwendung

- *Indikationen transhepatische Cholangiographie (PTC):* Abklärung einer Gallenwegsstenose nach vergeblicher ERC, nach Anlage einer biliodigestiven Anastomose, zum Nachweis eines Gallenweglecks, vor externer Galleableitung (PTCD), bei Tumorkompression und geplanter interventioneller Tumortherapie.
- *Indikationen zur Cholangiodrainage (PTCD):* Benigne oder maligne Gallenwegsobstruktion mit klinischer Symptomatik (Pruritus, Ikterus), endoskopischer Gallenwegsdrainage nicht möglich, präoperative Dekompression vor geplanter biliodigestiver Anastomose.
- *Kontraindikationen:* Ausgedehnter Aszites, der durch Zwerchfellhochstand die Punktion erschwert, nicht behandelte Koagulopathie, intrahepatische Obstruktionen (bei PTCD, Stent),

Störfaktoren

Komplikationen: Mortalität je nach Zentrum (0–5 %), signifikante Blutung (<14 %), Sepsis (3–5 %), Pankreatitis (0–4 %), Hämatopneumothorax (<1 %), Hämobilie (4–14 %), Cholangitis (15–25 %), Peritonitis (1–3 %), Infektion, intrahepatische Abszesse sind selten.

Qualitätssicherung

Laboruntersuchungen: Blutbild, Quick-Wert, PTT, Leberenzyme; Gegebenenfalls zuvor Therapie mit FFP und Vitamin K. Diagnostische Abklärung der Obstruktionsursache (Ultraschall, CT, ERCP). Nüchternheit über mindestens 6 h, Antibiotikaprophylaxe, nach Beendigung des Eingriffs Bettruhe über 6–8 h. Kontinuierliche Überwachung der Gallenwegsdrainage.

Interpretation

Bei dilatierten Gallenwegen liegt die Erfolgsrat der Gallenwegspunktion nahe 100 %, bei weniger stark dilatierten Gallenwegen ist die Erfolgsrate sehr stark abhängig vom durchführenden interventionellen Radiologen. PTCD-Erfolgsrate je nach Zentrum 70–97 %. Bei Stentimplantation liegt der technische Erfolg nahe 100 % [4].

Kosten

(5170) Kontrastmitteldarstellung Gallenwege/Pankreas: 400 Punkte – DM 45,60, (5361) Transhepatische Drainage: 2600 Punkte – DM 296,40, (5345) Rekanalisierung und PTA: 2800 Punkte – DM 319,20, (5355) Einbringung Gefäßstützen/Stent zusätzlich zur PTA: 2000 Punkte – DM 228,–, (490) Infiltrationsanästhesie kleiner Bezirke: 61 Punkte – DM 6,95.

13.2.2
Abdominelle Biopsie und Drainage

Prinzip

CT oder ultraschallgesteuerte Punktion von Raumforderungen zur diagnostischen Abklärung (Bakteriologie, Biopsie) bzw. zur Therapie von entzündlichen Verhaltungen und Abszessen mittels externer Drainage.

Methode

- *Vorbereitung:* Standardvorbereitung zur Angiographie (Abschn. 13.1.2), Eingriff in Lokalanästhesie eventuell auch unter Analgosedierung, die diagnostische Vorbereitung umfaßt eine Sonographie beziehungsweise CT des Abdomens mit KM.
- *Punktion:* Jeweils abhängig von der Lokalisation, tiefe Lokalanästhesie entlang des geplanten Stichkanales. Die Gewebebiopsieentnahme erfolgt mit speziellen Koaxialnadeln und Punktionskanülen (12–18 G), die in einer äußeren Führungshülle wiederholte sternförmige Biopsien erlauben, eine Zellverschleppung entlang des Stichkanales wird so vermieden. Handelt es sich um einen überwiegend liquiden Verhalt, so kann nach Gewinnung bakteriologischen bzw. zytologischen Materials ein Führungsdraht eingelegt werden und anschließend der Verhalt mit einem 5- bis 8-F-Ring- bzw. Pigtail-Katheter nach außen hin drainiert werden.

Richtlinien für die Anwendung

- *Indikationen:* Biopsiegewinnung bei primären oder sekundären Tumoren zur Diagnosesicherung, diagnostische Gewinnung bakteriologischen Materials und Abszeßdrainage. Drainage nicht infizierter Flüssigkeitsansammlungen wie Pseudozysten oder Lymphozelen.
- *Kontraindikationen:* Unbehandelte Koagulopathie, technische Schwierigkeiten, wenn die Raumforderung unzugänglich ist.

Störfaktoren

Komplikationen: Diagnostische Punktion und Biopsieentnahme (<2%) durch Infektion, Blutung, Organverletzung, Pneumothorax, Pankreatitis. Eine Gewebsverschleppung über den Stichkanal ist bei verschiedenen malignen Tumoren in Fallberichten beschreiben worden, gilt im Allgemeinen jedoch als äußerst selten (<0,01%). Abszessdrainage je nach Zentrum (5–10%) für Infektion, Sepsis, Blutung, Pneumothorax, Infektion an der Punktionsstelle.

Qualitätssicherung

Laborwerte: Thrombozyten >75.000, Quick-Wert mindestens 60%, PTT mindestens 1,5mal Kontrollwerte. Je nach Eingriff sollte zusätzlich zur Lokalanästhesie eine Analgesierung erfolgen, speziell wenn im infizierten Gebiet die Wirksamkeit der Lokalanästhesie reduziert ist. Strenge Asepsis bei der Durchführung der Biopsie oder Drainage. Ausreichende diagnostische Abklärung (CT, Ultraschall) ist erforderlich, leicht zugängliche Läsionen können auch am Krankenbett ultraschallgesteuert punktiert oder drainiert werden. Verbandwechsel, Spülen der Drainage mit 3mal 5–10 ml steriler Kochsalzlösung, Drainagen können 2–7 Tage belassen werden, bei plötzlichem Sistieren Lagekontrolle, vor Entfernung erneute diagnostische Bakteriologiegewinnung.

Interpretation

Materialgewinnung (Punktion oder Biopsie) in 80–95% der Fälle ausreichend möglich, bei großen Läsionen ist die periphere Biopsieentnahme empfohlen, da zentrale Anteile bereits nekrotisch sein können. Abdominelle Abszessdrainagen sind erfolgreich (keine chirurgische Therapie notwendig) in 70–90%, durchschnittliche Drainagebehandlung beträgt 7–14 Tage [4].

Kosten

(410) Ultraschall eines Organs: 200 Punkte – DM 22,80, (5372) CT Abdomen: 2600 Punkte – DM 296,40, (307) Punktion Pleura/Bauchraum: 250 Punkte – DM 8,50, (5378) CT zur Intervention: 1000 Punkte – DM 114,-, (490) Infiltrationsanästhesie kleiner Bezirke: 61 Punkte – DM 6,95.

13.3 Pulmonologische Interventionen

13.3.1 Bronchialarterienembolisation

Methode

Vorbereitung: Zur Angiographie und Intervention s. Abschn. 13.1.2. An speziellen Risiken ist der Patient v. a. über eine mögliche Rückenmarkläsion aufzuklären!

Zur Bronchialarterienembolisation geeignete Katheter sind je nach (variabler) Anatomie vom Typ Headhunter, Kobra oder Sidewinder, zur sicheren Sondierung (z. B. Passage eines abgehenden spinalen Versorgungsastes) werden sie in der Regel als Führungskatheter eines koaxialen Kathetersystems verwendet. Die eigentliche Embolisation des blutenden Gefäßes kann mit Kollagen (Ethiblock) oder mit Minispiralen durchgeführt werden. Vor Embolisation ist aufgrund des möglichen gemeinsamen Ursprungs einer Intercostalarterie und einer Bronchialarterie die Gefäßanatomie genauestens zu klären, um das Risiko einer möglichen Rückenmarkschädigung zu minimieren. Die 4 häufigsten anatomischen Varianten sind:

1. ein Truncus intercostobronchialis rechts, eine Bronchialarterie links,
2. ein Truncus intercostobronchialis rechts, ein gemeinsamer Truncus für eine rechte und eine linke Bronchialarterie (Abgang meist nach ventral),
3. ein Truncus intercostobronchialis rechts und zwei Bronchialarterien links und
4. ein Truncus intercostobronchialis rechts und eine Bronchialarterie jeweils rechts und links.

Rechtsseitige Bronchialarterien entspringen in den meisten Fällen lateral oder dorsolateral aus der Aorta, die linksseitigen Bronchialarterien meistens ventral.

Mögliche Gefäßvarianten sind Bronchialarterienabgänge aus der A. subclavia, Truncus brachiocephalicus oder thyreocervicalis, A. phrenica inferior und Aorta abdominalis.

Möglichst zuvor Durchführung einer Bronchoskopie zur Lokalisation der Blutung.

Hinweis: Vor allem Mukoviszidosepatienten können den Ort der Blutung relativ genau lokalisieren (links oder rechts, Ober-, Mittel- oder Unterfeld).

Richtlinien für die Anwendung

- *Indikationen:* Massive Hämopthysen auf den Boden unstillbarer bronchialer Blutungen und kontraindiziertem chirurgischen Eingriff. Diese Indikation stellt somit eine Palliativmaßnahme dar und ist die bei weitem häufigste Indikation. Selten ist die (kurative) Embolisation bei von Bronchialarterien versorgten Gefäßmalformationen.
- *Kontraindikationen:* Kontrastierung der A. spinalis bei der DSA einer Bronchialarterie, Überbrückung

mit einem Coaxialkathetersystem ist jedoch prinzipiell möglich. Mit Rezidivblutungen ist je nach Ursache der Blutung bei bis zu 40 % der Patienten zu rechnen.

Störfaktoren
Komplikation: Rückenmarkinfarzierung mit einem etwa 0,5- bis 1 %igen Risiko [3]. Epigastrische, retrosternale und intercostale Schmerzen kommen vor, prinzipiell ist eine Verschleppung des Embolisats in alle Gefäßprovinzen möglich, so daß es auch zu einem Verschluß z. B. von einer viszeralen Arterie und auch einer Unterschenkelarterie kommen kann.

Qualitätssicherung
Die Qualitätssicherung erfolgt über eine Kontrollangiographie, die den Kontrastmittelstop im betreffenden okkludierten Gefäß beweisen muß. Weiterhin ist eine radiologische Kontrolle des röntgendichten Embolisationsmaterials möglich. Außerdem klinische Erfolgskontrolle im Sinne eines Sistierens der Hämoptysen.

Interpretation
Unterschiedliche Literaturangaben bei unterschiedlichen Nachbeobachtungszeiten zwischen einem Monat und 10 Jahren:

Ein akuter Blutungsstillstand wird dabei bei 75 % bis nahezu 100 % der Patienten erreicht. Der Anteil der Rezidivblutungen bewegt sich zwischen 10 und etwa 25 % meist innerhalb eines Zeitraumes von einem Monat bis 2 Jahren. Häufigste Ursachen sind eine erneute Gefäßarrosion bei einer malignen Grunderkrankung oder chronisch-entzündlichen Veränderungen bei Mukoviszidose und die Ausbildung neuer Kollateralen über interbronchiale Anastomosen.

Bewertung: Strenge Indikationsstellung: Bei massiven Hämoptysen beträgt die Letalität dieser Intervention bei operablen bzw. kurativ therapierbaren Erkrankungen 14,2 %, bei inoperablen bzw. nur palliativ behandelbaren Erkrankungen etwa 21 %. Im Vergleich hierzu liegt die Letalität einer massiven Hämoptyse bei nur konservativer Behandlung bei etwas 75 % und bei einer chirurgischen Intervention immer noch bei 25 %.

13.4
Spezialuntersuchungen

13.4.1
Myelographie

Prinzip
Darstellung des Subarachnoidalraumes durch Injektion eines nichtionischen, wasserlöslichen Kontrastmittels.

Methode
- *Vorbereitung:* Standardvorbereitung zur Angiographie (Abschn. 13.1.2), Eingriff in Lokalanästhesie, die diagnostische Vorbereitung umfaßt Wirbelsäulenaufnahmen in zwei Ebenen.
- *Punktion:* Lumbale Punktion, evtl. diagnostische Liquorentnahme, Injektion von 20 ml nichtionischem Kontrastmittel, Anfertigung von Zielaufnahmen in verschiedenen halb stehenden und liegenden Positionen. Wahlweise nur lumbale Myelographie oder aszendierende Darstellung des gesamten spinalen Subarachnoidalraumes, interessierende Bezirke werden zusätzlich mittels CT (Myelo-CT) dargestellt.

Richtlinien für die Anwendung
- *Indikationen:* Abklärung raumfordernder Prozesse bzw. posttraumatischer Veränderungen im Spinalkanal als Notfalluntersuchung, bei fehlender Verfügbarkeit der MRT, wenn die MRT und CT alleine keine schlüssige Diagnose ermöglichen.
- *Kontraindikationen:* Intrakranielle Druckerhöhung bis zu ihrem Ausschluß (CCT), ausgeprägte Koagulopathie mit Gefahr einer subarachnoidalen Blutung nach Punktion. Kontraindikationen zur Kontrastmittelgabe, vgl. Abschn. 13.1.1.

Störfaktoren
Komplikationen: Kopfschmerzen (bis 50 %), Übelkeit, Erbrechen (bis 30 %), sehr selten Krampfanfälle, allergische Kontrastmittelreaktionen, Blutung.

Qualitätssicherung
Bettruhe nach Beendigung der Untersuchung über 24 h, zunächst mit Hochlagerung des Kopfes über 6–8 h.

Interpretation
Methode der Wahl zur Abklärung raumfordernder Prozesse, wenn die MRT als Notfalluntersuchung nicht zur Verfügung steht. Tumoren, Hinterkantenabsprenungen, Bandscheibenprotrusionen können für die Akutdiagnostik ausreichend diagnostiziert werden [2, 5].

Kosten
(5280) Myelographie: 750 Punkte – DM 85,50, (340) Einbringung von Kontrastmittel in die zerebralen und spinalen Liquorräume: 400 Punkte – DM 45,60, (5373) CT des Skeletts: 1900 Punkte – DM 216,60.

13.4.2
Fisteldarstellung

Prinzip
Kontrastmittelinjektion mit dem Ziel die Ausdehnung eines Fistelganges und seinen eventuellen Anschluß an umgebende Strukturen darzustellen.

Methode

- *Vorbereitung:* Standardvorbereitung zur Angiographie (Abschn. 13.1.2), Eingriff in Oberflächenanästhesie, die diagnostische Vorbereitung umfaßt konventionelle Skelettaufnahmen bzw. CT oder MRT der Fistelregion.
- *Fistelsondierung* mit einer Fistelsonde, unter sterilen Bedingungen Einbringung von nichtionischem KM, Dokumentation des KM-Flusses unter Durchleuchtung, Anfertigung von Zielaufnahmen in unterschiedlichen, möglichst senkrecht aufeinander stehende Aufnahmeebenen. Gegebenenfalls kann, das Lumen eines Angrenzenden Hohlorgans zusätzlich kontrastieren werden.

Richtlinien für die Anwendung

- *Indikation:* Entzündliche Prozesse des Knochens, der Gelenke, im Abdomen, perianal zum Nachweis eines Anschlusses an ein Fistelsystem.
- *Kontraindikationen:* Immunsupprimierte Patienten, fehlende therapeutische Konsequenz, KM-Übertritt in das Gefäßsystem, allergische KM-Reaktion.

Störfaktoren

Oberflächliches Ablaufen des KM bei unzureichender Abdichtung des Fistelostiums, inkomplette Füllung des Fistelganges, Keimeinschleppung in tiefe Gewebestrukturen.

Qualitätssicherung

Vermeidung von Überlagerungen durch orales KM. Markierung der Fistelöffnungen.

Interpretation

Fisteln treten in allen Körperregionen auf, sie sind am häufigsten in den Weichteilen des Skelettsystems oder im Abdomen [2, 5].

Kosten

(321) Untersuchung von natürlichen Gängen und Fisteln: 50 Punkte – DM 5,70, (335260) Röntgenuntersuchung (...) Gangsysteme und Fisteln: 400 Punkte – DM 45,60.

Literatur zu Kap. 13

1. Baum S (1996) Abram's angiographie, 4th edn. Little, Brown, London
2. Castaneda-Zuniga WR (1997) Interventional radiology, 3rd edn. Williams & Wilkins, Baltimore/MD
3. Günther RW, Thelen M (1996) Interventionelle Radiologie, 2. Aufl. Thieme, Stuttgart
4. Kandarpa A (1996) Handbook of interventional radiologic procedures, 2nd edn. Little, Brown, London
5. Kauffmann GW, Rau S (1996) Röntgenfibel – Praktische Anleitung für Eingriffe in der Röntgendiagnostik, 2. Aufl. Springer, Berlin Heidelberg New York Tokio

14 Computertomographie

A.C. Wienert und K. Hahn

14.1
Einleitung

Einen wesentlichen Fortschritt für die bildgebenden Verfahren brachte die Weiterentwicklung der Computertechnologie. Sie stellt heute genügend Rechenleistung zur Verfügung, um in einem vertretbaren Zeitraum Meßwerte in (Schnitt)bilder umzusetzen. Die Röntgencomputertomographie, deren erste Versuche mit Schädeluntersuchungen im klinischen Einsatz 1971 begannen, geht auf A.M. Cormack und G.N. Hounsfield zurück, die unabhängig voneinander arbeiten und 1979 mit dem Nobelpreis für Medizin ausgezeichnet wurden. Im Laufe der Zeit erfolgte eine Entmystifizierung der CT-Untersuchung, die sich heute mit einer großen Verbreitung als diagnostisches Routineverfahren etabliert hat. Das dabei angewandte Prinzip, Meßwerte einem Raumelement zuzuordnen, diese Meßwerte mit Graustufen zu kodieren und so ein Abbild zu erzeugen, wurde dann auf andere physikalische Prinzipien, z. B. die Kernspintomographie übertragen.

14.2
Prinzip und Apparatetechnik

Das Grundprinzip beruht auf der Messung des jeweiligen Intensitätsverlustes (Abnahme der Photonenflußdichte, Schwächung), wenn ein dünnes Bündel von Röntgenstrahlen durch eine definierte Schichtebene des zu untersuchenden Körpers geschickt wird. Die geschwächten Röntgenstrahlen enthalten also Informationen über das durchstrahlte Gewebe und deren räumliche Verteilung in dieser Schichtebene. Die gleichzeitige Verwertung dieser Informationen für die unterschiedlichen Strahlrichtungen ermöglicht die Rekonstruktion eines zweidimensionalen Schichtbildes. Durch die Anwendung entsprechender Rechenverfahren erfolgt die Bildrekonstruktion, indem eine begrenzte Anzahl von Schwächungswerten zunächst in Form einer Zahlenmatrix dargestellt wird. Es werden je nach Anzahl der Messungen unterschiedlich viele Bildpunkte (Pixel) berechnet, diese Bildpunkte werden der vorher bestimmten Schichtdicke zugeordnet. Somit ergibt sich ein sog. Volumenbildpunkt (Voxel), d. h.:

Voxel = Pixel × Schichtdicke (Abb. 14-1).

Jedes Volumenelement ist also durch einen Zahlenwert charakterisiert, dem Dichtewert und entspricht der durchschnittlichen Schwächung der Röntgenstrahlung durch das in ihm enthaltene Gewebe. Dieser Dichtewert steht in direkter (linearer) Beziehung zum

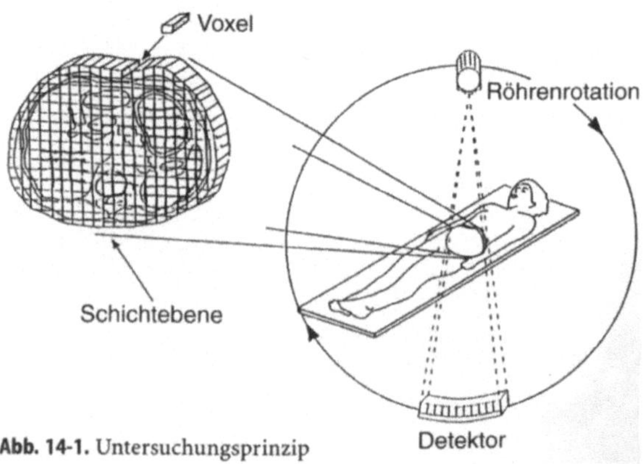

Abb. 14-1. Untersuchungsprinzip

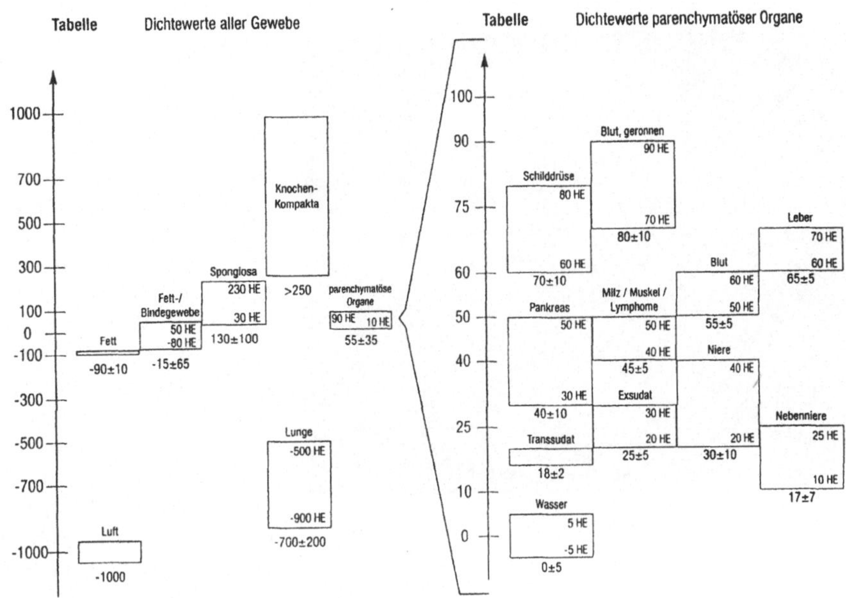

Abb. 14-2. Übersicht nach Hounsfield-Einheiten (HE = CT-Werte)

Schwächungskoeffizienten, einer von mehreren Faktoren abhängigen, die Absorption von Röntgenstrahlung kennzeichnenden Gewebekonstanten. Diese Schwächungskoeffizienten sind von den Parametern der jeweiligen Untersuchung und den Eigenschaften des benutzten Geräts abhängig.

Um die Ergebnisse unabhängig von Untersuchungsparametern und gerätespezifischen Größen miteinander vergleichbar zu machen, kommt die Verteilung der gemessenen Schwächungskoeffizienten nicht „direkt" zur Darstellung, sondern man bedient sich einer relativen Schwächungswertskala. Durch interne Kalibrierung der Geräte wird der Dichtewert des Wassers auf 0 und derjenige von Luft auf -1000 festgesetzt. In Relation zu dieser nach Hounsfield benannten Skala (Abb. 14-2) werden die Schwächungswerte der übrigen Körpergewebe angegeben. Dichtewerte sind demzufolge dem Schwächungsgesetz unterliegende, willkürlich festgelegte Relativwerte und werden in Hounsfield-Einheiten (HE = CT-Wert) gemessen. Die verschiedenen Gewebearten variieren in ihrer Dichte je nach verwendeter effektiver Strahlenenergie in begrenztem Umfang in Relation zum Wasserwert, so daß die in der Literatur mitgeteilten Gewebedichten geringen gerätespezifischen Schwankungen unterliegen können.

Als Ergebnis der Bildrekonstruktion werden die ermittelten CT-Werte (in HE) auf dem Bildmonitor mit Hilfe einer Grauwertskala dargestellt. Das menschliche Auge kann aber nicht beliebig geringe Grauwertunterschiede erfassen. Deshalb greift man sich je nach Bedarf einen bestimmten HE -Bereich heraus (sog. Fenstertechnik). Wird ein bestimmter Gewebetyp untersucht, so wählt man auf der Hounsfield-Skala („Grauwertskala") nur denjenigen Wertebereich aus dieser Gesamtskala in das sichtbare Fenster, der ausreicht, um

alle relevanten Gewebearten einer Untersuchungsregion darzustellen. Für Gehirnparenchym beispielsweise liegt der mittlere Dichtewert bei ca. 35 HE. Diesen Wert wählt man als Mittelwert (Center) des Fensters. Um diesen Mittelwert herum werden jetzt alle Dichtewerte dargestellt, die innerhalb der sog. „Fensterbreite" („width") liegen.

Wählt man im vorliegenden Beispiel eine Fensterbreite von 100 HE, so werden Dichtewerte von -15 HE bis 85 HE dargestellt. Alle Werte unter -15 HE kommen somit schwarz, alle Werte über 85 HE weiß zur Darstellung (Abb. 14-3). Sollte jetzt z. B. entsprechend der Fragestellung noch eine Schädelfraktur beurteilt werden, so ist dieser auf das Gehirnparenchym (Weichteilfenster) ausgerichtete Wertebereich ungeeignet. Stattdessen muß ein sog. Knochenfenster

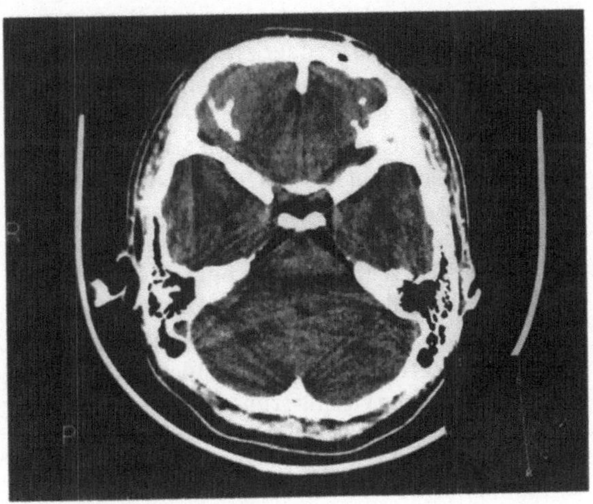

Abb. 14-3. Schädel im Weichteilfenster

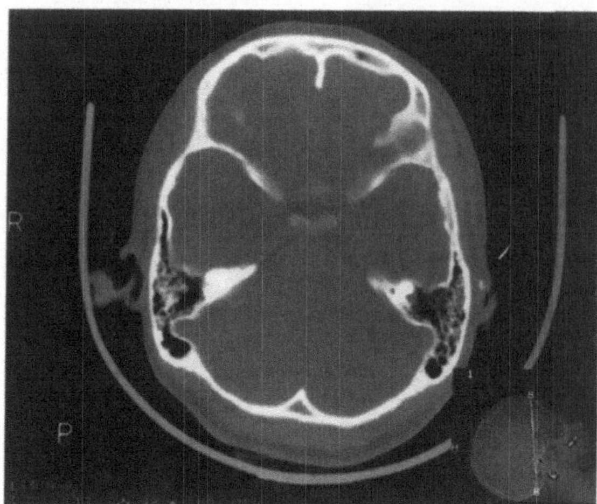

Abb. 14-4. Schädel im Knochenfenster

(Abb. 14-4) gewählt werden. Dieses Beispiel soll verdeutlichen wie wichtig für den Radiologen die klinischen Angaben sind: Je nach Fragestellung wählt er die richtige Fenstereinstellung zur Beurteilung der Computertomographie.

Im Laufe der Zeit sind CT-Geräte unterschiedlicher Generationen entstanden. Merkmale für die Unterscheidung der Generationen sind die Anordnung von Röhre und Detektorsystem sowie die Art der mechanischen Bewegung dieser Komponenten. Im Gegensatz zur konventionellen CT-Technik (Einzelschichttechnik) wurde mit Entwicklung der Spiral-CT (Synonym: Helikal-CT) unter anderem der schrittweise Tischvorschub durch eine kontinuierliche Tischbewegung ersetzt, wodurch die zu untersuchende Körperregion ohne Pause und in sehr kurzer Zeit (Sekunden) in Form einer Spirale (Helix) durchstrahlt werden kann. Auf diese Weise kann ein lückenloser Datensatz erfaßt werden, dieser ermöglicht die Berechnung beliebiger Schichten in dieser Region sowie sekundäre 2D- oder 3D-Rekonstruktionen. Weitere zusätzliche Funktionen ergeben sich z. B. durch integrierte Rechenprogramme, die es erlauben nachträgliche Dichtemessungen in wichtigen Regionen (ROI, „regions of interest") durchzuführen. Weitere Möglichkeiten sind Osteodensitometrie, CT-Angiographie sowie multiplanare Rekonstruktionen bis hin zur virtuellen Endoskopie oder Bronchoskopie. Diese Verfahren der Bildverarbeitung sind nicht immer entscheidend für die Diagnosestellung, können jedoch oft wertvolle Zusatzinformationen liefern, z. B. als zusätzliche Orientierungshilfe im Rahmen einer Operationsplanung.

14.3 Methode

Der Aufstellplatz eines Computertomographen muß baurechtlichen Anforderungen entsprechen. Er befindet sich stets in einem abgeschirmten Raum, der in der Regel von der Bedienkonsole aus einem Nebenraum durch ein vor Streustrahlen schützendes Fenster sowie durch eine Kamera überwacht werden kann. Die Röntgenröhre und der Detektorkranz befinden sich in der „gantry" (Faßöffnung; Abb. 14-5), die jedoch im Vergleich zu einem Kernspintomographen eher an einen großen Reifen erinnert als, wie oft behauptet, an eine Röhre. Dieser Reifen hat einen Durchmesser von ca. 60–70 cm, durch den der Patient auf dem Lagerungstisch vorgeschoben wird. Um auch schräge Schichtbilder anzufertigen, kann man die Gantry bis zu maximal ca. +30° (je nach Gerätetyp) kippen.

Zur Durchführung eines Computertomogramms wird der Patient je nach Fragestellung, jedoch meist in Rückenlage, auf dem Untersuchungstisch möglichst bequem gelagert. Dann wird von der zu untersuchenden Körperregion ein Übersichtsbild (Topogramm) erstellt. Auf diesem Topogramm wird die Start- und Endschicht, sowie die Schichtdicke und die Kippung zur Körperachse festgelegt. Während der Untersuchung ermöglicht eine Gegensprechanlage, die direkt in die Gantry und in die Bedienkonsole eingebaut ist, die Kommunikation mit dem Patienten.

Bei der konventionellen CT-Technik werden mehrere Schichtaufnahmen hintereinander aufgenommen. Dazwischen liegen kurze Pausen, in denen die Patientenliege jedesmal um einen festgelegten Abstand (Tischvorschub) weiterbewegt wird, so daß der neue Abtastvorgang an anderer Stelle erfolgt. In diesen Pausen kann der Patient atmen, damit während der Messung keine Atmungsunschärfen der Bilder hervorgerufen werden. Der Nachteil dieser Technik liegt in der lan-

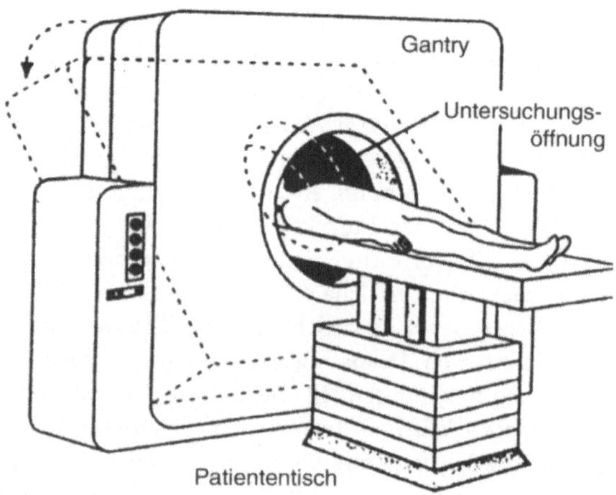

Abb. 14-5. Spiral-CT (Synonym: Helikal-CT)

gen Meßzeit. Je nach Körperregion und Patientengröße beträgt die Meßdauer für eine Körperregion mehrere Minuten.

Die Spiral-CT-Technik erlaubt eine kontinuierliche Abtastung des Patienten. Während beim schrittweisen Tischvorschub Atmungs- und organbedingte Bewegungen zu Bildstörungen oder Informationslücken zwischen den Schichtebenen führen können, wird bei der Spiral-CT ein einziger Volumendatensatz gewonnen. Dabei ist der Zeitbedarf nur sehr gering (wenige Sekunden bis maximal 1–2 min). Hinzu kommt die Rechnerzeit für die Bildrekonstruktion. Bei modernen Geräte können Einzelspiralen bis zu 100 s „gefahren" werden, eingeschränkt durch die jeweilige Atemkondition des Patienten, wobei auch bei flachem Weiteratmen diagnostisch verwertbare Bilder erzeugt werden.

14.4
Richtlinien für die Anwendung

Bereits im Vorfeld einer CT-Untersuchung müssen anamnestisch und laborchemisch einige Vorbereitungen getroffen werde, damit eine optimale CT-Diagnostik erfolgen kann. Wichtig ist u. a. die Angabe auf dem Überweisungsschein, ob sich der Patient bereits Voruntersuchungen unterzogen hat, die zum Vergleich herangezogen werden können. Von Bedeutung sind auch das Datum vorangegangener Operationen und die Dauer von Bestrahlungen im Untersuchungsgebiet. Beide Eingriffe können die Differentialdiagnose z. B. zwischen narbigen Veränderungen und Rezidivtumoren erheblich erschweren, wenn sie dem auswertenden Radiologen nicht bekannt sind.

14.4.1
Orale Kontrastmittel

Um die Dichteunterschiede der zu untersuchenden Strukturen zu erhöhen, werden Kontrastmittel (KM) i.v. und oral eingesetzt. Hierbei handelt es sich um intravaskuläre (iodierte, nicht-ionische) und gastrointestinale (iodierte, wasserlösliche) Kontrastmittel. Ohne orale KM-Gabe ist eine Unterscheidung von Duodenum und Pankreaskopf deutlich erschwert. Auch die übrigen Darmschlingen sind von benachbarten Strukturen schlecht zu differenzieren. Das flüssige Kontrastmittel sollte über einen Zeitraum von 60–90 min vor Beginn der CT-Untersuchung eingenommen werden, damit der Magendarmtrakt bis zum Rektum vollständig kontrastiert ist. Aus diesem Grund sollte der Patient bei Untersuchungen des Abdomens bereits 1–2 h vor der CT-Untersuchung dort eintreffen.

14.4.2
Intravenöse Kontrastmittel

Da das i.v. verabreichte Kontrastmittel renal ausgeschieden wird und die tubuläre Nierenfunktion beeinträchtigen kann, ist die Abklärung der Nierenfunktion durch die Bestimmung des Kreatininwerts im Serum unerläßlich. Besteht eine (latente) Niereninsuffizienz, muß die Indikation zur KM-Gabe streng gestellt werden. Ist bei dialysepflichtigen Patienten eine KM-Applikation unbedingt erforderlich, wurde bisher die CT-Untersuchung im Vorfeld so terminiert, daß eine Dialyse unmittelbar folgte. Neuere Arbeiten weisen darauf hin, daß diese strenge Abfolge nicht unbedingt eingehalten werden muß und keine Schäden zu erwarten sind, wenn das KM über 1–2 Tage bis zur nächsten Dialyse im Körper zirkuliert. Der aktuelle Kreatininwert sollte dem Radiologen auf dem Überweisungsschein kenntlich gemacht werden, damit aufgrund von zeitaufwendigen Rückfragen der Untersuchungsablauf nicht behindert wird.

14.4.3
Schilddrüsenfunktion

Der anfordernde Arzt muß vor einer CT-Untersuchung bei klinischem Verdacht auf eine Hyperthyreose oder eine Autonomie der Schilddrüse diese laborchemisch, sonographisch und szintigraphisch ausschließen. Andernfalls hilft die Angabe „klinisch kein Anhalt für eine Hyperthyreose" oder, noch besser, die Dokumentation der aktuellen Stoffwechselwerte auf dem Überweisungsschein. So ist der Radiologe sicher, daß eine Überprüfung tatsächlich stattgefunden hat und das Risiko einer thyreotoxischen Krise durch den Jodgehalt des Kontrastmittels wird vermieden. Ist eine Radiojodtherapie bei Hyperthyreose geplant, darf durch die i.v.-Gabe von Röntgenkontrastmitteln keine Absättigung der Jodaufnahme in der Schilddrüse erfolgen – die Radiojodtherapie müßte dann für längere Zeit verschoben werden. Besondere Vorsicht ist bei Verdacht auf Schilddrüsenmalignom geboten. In diesem Fall sollte eine CT-Untersuchung ohne Kontrastmittel (d. h. nativ) erfolgen, um eine womöglich lebensrettende postoperative Radiojodtherapie nicht zu verzögern.

14.4.4
Überempfindlichkeit auf Kontrastmittel

Seit Einführung der nichtionischen Kontrastmittel Ende der 70er Jahre treten Überempfindlichkeitsreaktionen nur noch sehr selten auf. Trotzdem sollte anamnestisch stets ein diesbezügliches Risiko ausgeschlossen werden. Dabei spielt das Ausmaß einer Überempfindlichkeitsreaktion bei vorangegangenen KM-Gaben durchaus eine Rolle: Wenn der Patient angibt, bei einer

Angiographie, Phlebographie, einem i.v.-Urogramm oder einer vorangegangenen CT-Untersuchung nach KM-Gabe nur geringe Übelkeit, Juckreiz oder vereinzelt Hautbläschen bzw. Rötungen erlitten zu haben, ist eine erneute Kontrastmittelgabe nach vorheriger Praemedikation (s. unten) je nach Einzelfall vertretbar. Berichtet der Patient jedoch über hypotone Kreislaufreaktionen oder einen Schock, wird die Indikation zur KM-Gabe äußerst streng gestellt oder darauf verzichtet. KM-Zwischenfälle sind zwar selten, jedoch nie mit Sicherheit auszuschließen. Da hierbei mitunter eine Intubation erforderlich sein kann, wurde bis vor wenigen Jahren geraten, Patienten vor einer Untersuchung mit i.v.-KM nüchtern zu belassen. Anderseits gibt es Untersuchungen, die belegen, daß bei nüchternen Patienten die Wahrscheinlichkeit einer allergoiden Reaktion steigt, deshalb vertreten wir die Meinung, daß der Patient für eine Routine-CT-Untersuchung nicht nüchtern sein muß.

Bei vorangegangener KM-Reaktion wird eine Prämedikation mit H_1- und H_2-Blockern durchgeführt. Als Nebenwirkungen können u. a. insbesondere bei Einnahme zusammen mit anderen strukturverwandten Medikamenten (z. B. Antidepressiva) eine Augeninnendruckerhöhung und ein Harnverhalt auftreten. Deshalb ist bei Patienten mit Engwinkelglaukom oder Prostatahypertrophie im Rahmen einer Prämedikation Vorsicht geboten. Außerdem wird dosisabhängig für die Dauer von bis zu 8 h die Reaktionsfähigkeit so stark beeinträchtigt, daß in dieser Zeitspanne keine aktive Teilnahme am Straßenverkehr möglich ist. Soll eine ambulante CT-Untersuchung erfolgen, muß der Patient ggf. auf die Einschränkung der Reaktionsfähigkeit mit eventuell kurzfristigen Sehstörungen hingewiesen und der Rückweg durch eine Begleitperson gesichert werden.

14.4.5
Komplizierter venöser Zugang?

Da die meisten CT-Untersuchungen mit Kontrastmittel durchgeführt werden müssen, sollte der venöse Zugang bei Patienten, die bereits mit mehreren Chemotherapien behandelt wurden bzw. schwierige „Venenverhältnisse" aufweisen von einem Arzt gelegt werden, der dem Patienten vertraut ist bzw. der weiß welche Vene noch zu punktieren ist. So kommt der Patient bereits mit einem venösen Zugang zur Computertomographie und wird nicht noch zusätzlich mit der Angst vor einem komplizierten venösen Zugang belastet.

14.4.6
Aufklärungsgespräch

Die Überweisung zur Computertomographie weckt oftmals viele Ängste, sei es wegen des bedrohlich wir-

kenden Gerätes, der damit verbundenen Strahlenexposition, dem Untersuchungsablauf oder den möglichen Nebenwirkungen einer Kontrastmittelgabe. Verständliche Bedenken gegenüber der CT-Technik und Strahlenexposition können reduziert werden, wenn beim Aufklärungsgespräch dem Patienten erläutert wird, daß die CT-Strahlenexposition bei einer größeren Untersuchung wie z. B. der des Abdomens ungefähr mit der jährlichen natürlichen Strahlenexposition verglichen werden kann. Selbstverständlich muß eine Schwangerschaft ausgeschlossen sein und dies muß die Patientin vor der Untersuchung durch Ihre Unterschrift bestätigen. Stillende Mütter sollten nach der Gabe von Kontrastmitteln für mindestens 24 h mit dem Stillen aussetzen, da ein Teil des Kontrastmittels in die Muttermilch gelangt. Da jedes ärztliche Aufklärungsgespräch primär eine Abwägung von Nutzen und Risiken darstellt („Risikokommunikation"), sollte man daran denken, daß sich die Risikowahrnehmung von Laien an anderen Kriterien als der naturwissenschaftlichen Risikobeschreibung orientiert. Aus dieser unterschiedlichen Risikowahrnehmung können Mißverständnisse oder Fehlinterpretationen bei Arzt und Patient resultieren.

Hinzu kommt, daß der Anspruch auf umfassende Aufklärung oft als Behinderung der eigenen Arbeit erfahren wird. Bei der geringen Sachverständnis, über die die meisten Patienten insbesondere bei Risikofragen verfügen, liegt der Schwerpunkt der individuellen Meinungsbildung nicht im Vertrauen, die einer solchen Nachricht als solcher entgegengebracht wird, sondern in der Vertrauenswürdigkeit des Übermittlers.

Häufig können Ängste des Patienten durch eine kurze Schilderung des Untersuchungsvorgangs abgebaut werden. Viele Patienten nehmen erleichtert zur Kenntnis, daß über die eingebaute Gegensprechanlage und Kamera jederzeit mit den Untersuchenden im Nachbarraum Kontakt aufgenommen und bei unerwarteten Problemen sofort abgebrochen werden kann.

Bei der Anforderung einer CT-Untersuchung sollte man folgende Punkte abklären und möglichst auf dem Überweisungsschein vermerken:

- Vorgeschichte und vorausgegangene diagnostische Unterschungen,
- Nierenfunktion,
- Schilddrüsenfunktion/-malignom,
- Allergoide Disposition/vorherige Überempfindlichkeitsreaktion auf KM,
- Ausschluß einer Schwangerschaft.

Folgende weitere Angaben verhelfen zu einer Optimierung der CT-Untersuchung:

- Stillende Mutter?
- Komplizierter venöser Zugang?
- Vorbereitendes Gespräch erfolgt?

14.4.7
Ablauf der Untersuchung

In der Computertomographie ergibt sich in der Regel folgender Untersuchungsablauf: Bereits im Wartebereich erhält der Patient ein Informationsblatt anhand dessen er mit dem Radiologen die Untersuchung bespricht bis er sich ausreichend informiert fühlt. Der Patient wird gebeten, Metallgegenstände (Schmuck, Münzen, Schlüssel etc.), die im Untersuchungsbereich liegen (s. unten) abzugeben. Auch Büstenhalter mit Metallverschlüssen, Kleidung mit Metallknöpfen sowie Reißverschlüssen und entfernbare Zahnprothesen müssen abgelegt werden. Ist die Gabe von Kontrastmittel beabsichtigt, wird ein venöser Zugang gelegt. Es erfolgt die Lagerung auf dem Untersuchungstisch, möglichst bequem je nach Untersuchungsprotokoll, meist in Rückenlage(s. oben). Danach wird das Gerät für das Topogramm eingestellt und der Patient an die KM-Pumpe angeschlossen. Über die Gegensprechanlage der Gantry wird er gebeten während der Erstellung des Topogramms und bei jeder neuen Spirale (je nach Aufwendigkeit der Untersuchung) für einige Sekunden (20–30 s, siehe oben) die Luft anzuhalten. Das Einströmen des Kontrastmittels kann kurzfristig ein überraschendes Wärmegefühl im gesamten Körper hervorrufen, worauf der Patient hingewiesen werden sollte.

14.4.8
Vorteile der Computertomographie

Welche Indikationen sich für eine CT-Untersuchung ergeben ist sehr von der einzelnen Situation abhängig. Orientierend ergeben sich für die Computertomographie im Vergleich zur MRT folgende Vorteile: Aufgrund der kurzen Untersuchungszeiten und guten Verfügbarkeit erweist sich die CT besonders günstig bei Notfalluntersuchungen wie z. B. Ausschluß einer intrazerebralen Blutung, Ischämie oder Traumafolge sowie Lungenembolie.

Weitere Vorteile sind hochauflösende Lungenparenchymdiagnostik ohne Atemartefakte, hochauflösende Darstellung von knöchernen Strukturen und Verkalkungen sowie effizientes Tumorstaging z. B. bei Lymphom.

14.5
Störfaktoren

Metall und unverdünntes Kontrastmittel verursachen sog. Dichteartefakte wie ausgeprägte strahlenförmige Verdichtungslinien oder Auslöschungen. Der Umfang der Bildstörung hängt nicht nur von der Größe des Metallobjektes in der Schnittebene ab, sondern auch von *seiner Form. Eine senkrecht oder schräg angeschnitte-*

ne Fixateurstange oder Drahtcerclage macht weniger Artefakte als der Anschnitt einer irregulär geformten Zahnmetallfüllung. Die Tatsache, daß Metall im Schichtbereich liegt, ist deshalb kein Grund, die Untersuchung nicht durchzuführen. Wenn irgend möglich, sollte jedoch der Anschnitt von Metallen im Interesse einer Bildoptimierung vermieden werden. Deshalb müssen Ohrringe, Zahnspangen und nicht fest implantierter Zahnersatz vor der Untersuchung entfernt werden. Aus dem gleichen Grund müssen bei Thoraxuntersuchungen Büstenhalter mit Metallverschlüssen und bei Abdomenuntersuchungen Reißverschlüsse der Hosen und Schlüsselbunde etc. in den Hosentaschen aus dem Untersuchungsbereich entfernt werden.

Auch kleine Mengen unverdünnten Bariums, z. B. nach einer Thoraxröntgenaufnahme mit Ösophagusbreischluck, können die Beantwortung bestimmter Fragen in einer CT-Abdomenuntersuchung unmöglich machen. Je nach Fragestellung kann aber mit Hilfe des Topogramms (Übersichtsbild) entschieden werden, ob die interessierende Region (ROI) frei von Bariumanschnitten sein wird. Leider verbleiben Bariumreste nach Enteroclysma und Kolonkontrasteinlauf bei alten und bettlägerigen Patienten über Tage bis zu mehreren Wochen im Darm, wenn nicht eine Entfernung mit Laxanzien oder Einläufen versucht wird.

Durch Darmperistaltik, Bauch- und Thoraxwandbewegung, Gefäßpulsation und Schlucken werden Bewegungsartefakte hervorgerufen. Bei den Artefakten im Abdomen liegt meist eine Kombination mehrer Ursachen vor. Zunächst vergewissert man sich, ob der Patient die Atemkommandos zeitgerecht nachvollzieht. Häufig finden auch bei Atemstillstand noch mehr oder weniger willkürliche Bauchwandbewegungen statt, die durch Untersuchung in Exspiration gemindert werden können.

Technisch bedingte Störungen sind sog. Teilanschnittphänomene (Partialvolumeneffekte), die dazu führen können, daß schräg durch die Schicht verlaufende Strukturen (z. B. Gallenblase, Nierenpole oder Harnblase) im Randbereich nicht exakt meßbar sind.

14.6
Qualitätssicherung

Die Funktionstüchtigkeit der technischen Komponenten eines Computertomographen sollte in regelmäßigen Abständen durch einen Techniker der Herstellerfirma überprüft werden. Die Bildqualität wird in regelmäßigen Abständen durch die Konstanzprüfung gewährleistet. Dabei werden Monitore und Bilddokumentationssysteme durch die Abbildung von Testbildern überprüft. Zusätzlich werden bei vielen Laser-Belichtungsgeräten im Zuge einer fortlaufenden internen Kontrolle bereits alle Filme automatisch mit Testmustern versehen und densitometrisch ausgewertet, um so eine gleichbleibende Bildqualität zu garantieren.

Neben dieser technischen Qualitätssicherung erfolgt gemäß § 16 RöV (Röntgenverordnung) eine Kontrolle des Untersuchungsablaufes und der Bildinterpretation, indem stichprobenartig alle 1–2 Jahre ausgewählte CT-Filme an die Ärztlichen Stellen der Krankenkassenärztlichen Vereinigung (KV) oder der Landesärztekammer gesandt werden müssen. Diese CT-Untersuchungen werden dann von besonders erfahrenen Ärzten nach den „Leitlinien der Bundesärztekammer zur Qualitätssicherung in der CT" begutachtet. Diese Leitlinien werden jeweils aktuell im Deutschen Ärzteblatt veröffentlicht.

Als Kurzformel für die Zielsetzung der Qualitätssicherung in der Röntgendiagnostik sollte man die Forderung in § 4 Abs. 1a RöV zitieren, nach der „die erforderliche Bildqualität mit einer möglichst geringen Strahlenexposition" erreicht werden muß. Zur Zeit gibt es jedoch noch keinen konkreten Grenzwert bezüglich der Dosisempfehlungen für die CT. Daher werden derzeit europaweit Dosisreferenzwerte für die CT erarbeitet. Für den Radiologen ergibt sich die Frage, inwieweit bei bestimmten Untersuchungen der mit einer Reduktion der Dosis einhergehende Informationsverlust akzeptiert werden kann, ohne daß die diagnostische Sicherheit darunter leidet. Um in diesem Sinne ein bestmögliches Untersuchungsergebnis zu gewährleisten, ist eine enge Zusammenarbeit mit dem überweisenden Kollegen unabdingbar.

Die Pflicht zur Dokumentation ergibt sich einerseits aus dem BGB (Bürgerliches Gesetzbuch), nämlich die Nachweispflicht im Regreßfall (evtl. Schadensersatzansprüche des Patienten verjähren erst nach 30 Jahren), andererseits aus der RöV. Im § 28 der RöV heißt es sinngemäß: Die Röntgenaufnahmen und sonstigen Aufzeichnungen nach § 28 Abs. 1 und 2 RöV müssen 10 Jahre nach der letzten Untersuchung aufbewahrt werden.

Bei der Dokumentation der CT-Bilder auf Filmausdrucken müssen Radiologe, Datum, Patientenname und -geburtsdatum sowie die wichtigsten technischen Untersuchungs- bzw. Bildvearbeitungsdaten (Schichtdicke und Schichtposition, Fenstereinstellung, KM etc.) angegeben sein. Die anatomische Zuordnung der Schichten wird durch das Topogramm gewährleistet.

14.7
Interpretation

Zuerst überprüft der Radiologe im Sinne der Qualitätssicherung Name und Geburtsdatum sowie technische Vermerke etc. (s. oben) auf dem Filmausdruck.

Je nach Untersuchungsregion und Fragestellung überprüft er die Anforderung und muß entscheiden, nach welchem technischen Untersuchungsablauf die CT erfolgt. Danach analysiert er systematisch und in chronologischer Reihenfolge die Schichtbilder, indem er den anatomischen Normalbefund „vor seinem geistigen Auge" mit den aktuell zu befundenden Bildern vergleicht. Besondere Beachtung erfährt die Symmetrie der anatomischen Strukturen. Danach erfolgt die Beschreibung pathologischer Muster bezüglich Lokalisation, Größe, Begrenzung, Textur (Homogenität), KM-Aufnahme sowie Beziehung und Veränderungen zu normalen anatomischen Strukturen. Der pathologische Befund wird in Zusammenschau mit der Anamnese, Klinik und den Vorbefunden in ein differentialdiagnostisches Gesamtkonzept zur Erstellung einer differentialdiagnostischen Hierarchie integriert. Hieraus lassen sich Vorschläge zu weiterführenden diagnostischen Untersuchungen ableiten, um somit die möglichen Differentialdiagnosen einzugrenzen.

14.8
Kosten

Die Abrechnung der Computertomographie ist derzeit nach den Ziffern 5369–5380 der GOÄ (Gebührenordnung für Ärzte, Stand 01.01.1996) geregelt.

5370 Computergesteuerte Tomographie im Kopfbereich – ggf. einschließlich des kraniozervikalen Übergangs. Punktzahl = 2000 entspricht 228,- DM (1fach).

5371 Computergesteuerte Tomographie im Hals und/oder Thoraxbereich. Punktzahl = 2300 entspricht 262,20 DM (1fach).

5372 Computergesteuerte Tomographie im Abdominalbereich. Punktzahl = 2600 entspricht 296,40 DM (1fach).

5373 und 5374 Computergesteuerte Tomographie des Skelettes und der Zwischenwirbelräume im Bereich der Hals-, Brust- und/oder Lendenwirbelsäule – ggf. einschließlich der Übergangsregionen. Punktzahl = 1900 entspricht 216,60 DM (1fach).

5375 Computergesteuerte Tomographie der Aorta in ihrer gesamten Länge. Punktzahl = 2000 entspricht 228,- DM (1fach).

5377 Zuschlag für computergesteuerte Analyse – einschließlich speziell nachfolgender 3D-Rekonstruktion. Punktzahl = 800 entspricht 91,20 DM (1fach).

5378 Computergesteuerte Tomographie zur Bestrahlungsplanung oder zu interventionellen Maßnahmen. Punktzahl = 1000 entspricht 114,- DM (1fach).

5380 CT-Osteodensitometrie. Punktzahl = 300 entspricht 34,20 DM (1fach).

Hinzu kommen ggf. Kosten für Kontrastmittel, die nach dem Einkaufspreis berechnet werden.

Literatur zu Kap. 14

Ewen Klaus (Hrsg) (1998) Moderne Bildgebung: Physik, Geräte-technik, Bildbearbeitung und -kommunikation, Strahlenschutz, Qualitätskontrolle. Thieme, Stuttgart

Hofer M (1997) CT-Kursbuch. Mit einem Geleitwort von U. Mödder. Hofer/Didamed, Düsseldorf

Lee JKT et al. (eds) (1998) Computed body tomography with MRI correlation, 3rd edn. Lippincott-Raven, Philadelphia/PA

Wegener OH et al. (1992) Ganzkörpercomputertomographie, 2. Aufl. Blackwell-Wiss. Verlag, Berlin

15 Grundlagen der Magnetresonanztomographie

G. Leinsinger

15.1 Prinzip

Für das Verständnis der physikalischen Grundlagen der Nuklearmagnetresonanz ist die Kenntnis von Magnetfeldern, deren Entstehung, Interaktionen und Meßverfahren essentiell. Bereits 1946 wurde das Phänomen der Nuklearmagnetresonanz von Purcell und Bloch unabhängig voneinander beschrieben. Sie entdeckten, daß

Atomkerne in einem externen Magnetfeld präzedieren und bei Einstrahlung elektromagnetischer Energie geeigneter Wellenlänge zur Energieabsorption und schließlich zur Aussendung eines Resonanzsignals gebracht werden können. In Form der Magnetresonanzspektroskopie fand dieses Prinzip seine Anwendung bei physikalischen und chemischen Analysen. Der Einsatz der Nuklearmagnetresonanz für die Bildgebung von biologischen Geweben geht auf das Jahr 1973 zurück (Lauterbur 1973; Mansfield u. Grannell 1973). Erste Abbildungen menschlicher Organe in vivo konnten 1977 durchgeführt werden (Damadian et al. 1977).

15.1.1 Kernspin und magnetisches Moment

Alle Atomkerne mit einer ungeraden Anzahl von Protonen und/oder Neutronen besitzen einen Kerndrehimpuls oder Kernspin I. Diese Atomkerne verhalten sich gewissermaßen wie rotierende positiv geladene Kugeln. Durch die Drehung des geladenen Atomkerns entsteht ein elektrischer Kreisstrom, der analog einer stromdurchflossenen Spule ein magnetisches Dipolfeld induziert. Die Richtung und Stärke dieses Dipolfeldes werden durch das magnetische Moment μ beschrieben (Abb. 15-1).

Zwischen dem magnetischen Moment μ und dem Kernspin I gilt die Beziehung:

$$\mu = \gamma \times B.$$

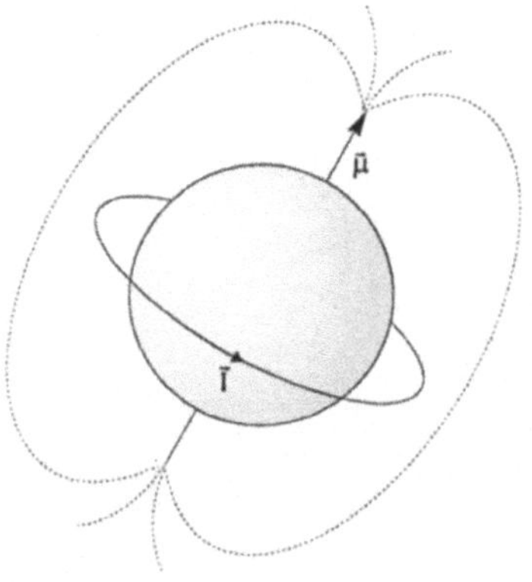

Abb. 15-1. Magnetisches Moment. Durch Drehung des positiv geladenen Atomkerns mit dem Kerndrehimpuls I wird ein elektrischer Kreisstrom erzeugt, der seinerseits ein magnetisches Dipolfeld hervorruft

Die Proportionalitätskonstante γ wird als gyromagnetisches Verhältnis bezeichnet und ist charakteristisch für die Atomkerne verschiedener Isotope.

Die in einem menschlichen Organismus am häufigsten vorkommenden Elemente mit einem Kernspin sind der Wasserstoff (^{1}H), der Stickstoff (^{14}N), der Phosphor (^{31}P) und das Natrium (^{23}Na). Für die Magnetresonanztomographie als bildgebendes Verfahren ist der Kern des Wasserstoffatoms, das Proton, von herausragender Bedeutung. Einerseits ist der Kern des Wasserstoffatoms das häufigste Isotop mit Kernspin in biologischen Geweben. Außerdem besitzt es von allen stabilen Isotopen das größte gyromagnetische Verhältnis.

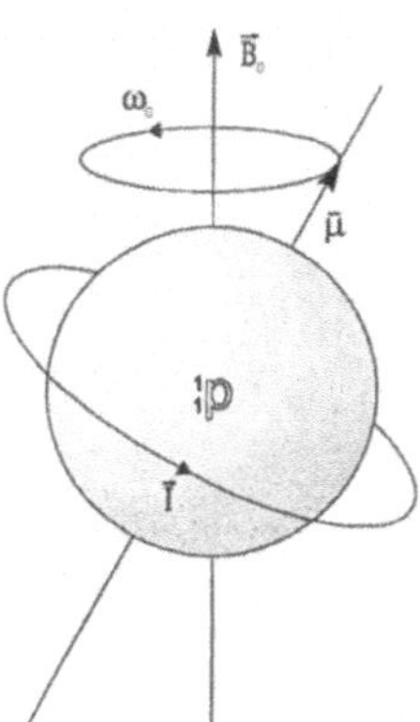

Abb. 15-3. Kernspin und Präzession. In einem Magnetfeld B_0 präzedieren die Kernspins mit der Frequenz ω_0 um die Magnetfeldachse

15.1.2
Atomkern im Magnetfeld

Entscheidend für das Phänomen der Nuklearmagnetresonanz ist die Wirkung eines zusätzlichen äußeren Magnetfeldes auf das magnetische Moment der Atomkerne. Im magnetfeldfreien Raum sind alle Orientierungen des magnetischen Moments μ energetisch gleichwertig. Daher ist die Ausrichtung der Dipole im magnetfeldfreien Raum völlig ungeordnet, so daß sie sich nach außen hin gegenseitig kompensieren (Abb. 15-2).

Werden die Atomkerne in ein Magnetfeld mit der magnetischen Induktion B_0 (Einheit: Tesla) eingebracht, so tritt eine Wechselwirkung zwischen den magnetischen Momenten der Atomkerne und dem Magnetfeld auf. Die magnetischen Momente der Atomkerne richten sich in Beziehung zur Feldrichtung des Magnetfeldes B_0 aus. Dabei können nach den Prinzipien der Quantenmechanik unterschiedliche Energieniveaus eingenommen werden (Kern-Zeeman-Niveaus). Für den Kern des Wasserstoffatoms sind hierbei nur zwei diskrete Orientierungen der magnetischen Momente erlaubt, die sich energetisch unterscheiden: parallel oder antiparallal zum Magnetfeld B_0.

Aufgrund quantenmechanischer Gesetzmäßigkeiten haben die Kernspins und damit die magnetischen Momente μ in beiden Einstellungsrichtungen einen konstanten Winkel zur externen Magnetfeldrichtung. Als Konsequenz dieser Schrägstellung ergibt sich eine Kreisbewegung der Vektorspitze des magnetischen Moments μ um die Achse des externen Magnetfeldes B_0. Diese Kreisbewegung wird als Präzession bezeichnet (Abb. 15-3). Die Umlauffrequenz (Präzessionsfrequenz) ist unabhängig von der Kerneigendrehung. Sie ist jedoch abhängig von der Stärke oder magnetischen Induktion B_0 des äußeren Magnetfeldes.

Dieser Zusammenhang wird durch die Larmorgleichung beschrieben:

$$\omega_0 = \gamma B_0,$$

wobei ω_0 die Präzessionsfrequenz, γ die gyromagnetische Konstante und B_0 die magnetische Induktion beschreibt.

Da die Präzession der magnetischen Momente eines Probenvolumens in unterschiedlichen Phasen verläuft, kompensieren sie sich in der (xy-)Ebene, d. h. senkrecht zur Magnetfeldrichtung von B_0, gegenseitig, so daß keine Quermagnetisierung resultiert.

Da die parallele Ausrichtung jedoch energieärmer ist, wird sie bevorzugt eingenommen. Somit ergibt sich ein geringer Überschuß an magnetischen Momenten, die parallel zum Magnetfeld B_0 ausgerichtet sind. Dies bewirkt in einem bestimmten Probenvolumen eine Nettomagnetisierung M in (z-) Richtung des externen Magnetfeldes (Abb. 15-4). Die Besetzung der beiden Energieniveaus im thermischen Gleichgewicht wird durch die Boltzmann-Gleichung bestimmt. Diese beschreibt eine Zunahme der Differenz zwischen parallel und antiparallel ausgerichteten magnetischen Momenten und damit eine Zunahme der Nettomagnetisierung M mit zunehmender magnetischer Induktion B_0, zunehmender Spindichte, bzw. mit abnehmender Temperatur. In einem wasserhaltigen Körper, der sich bei ei-

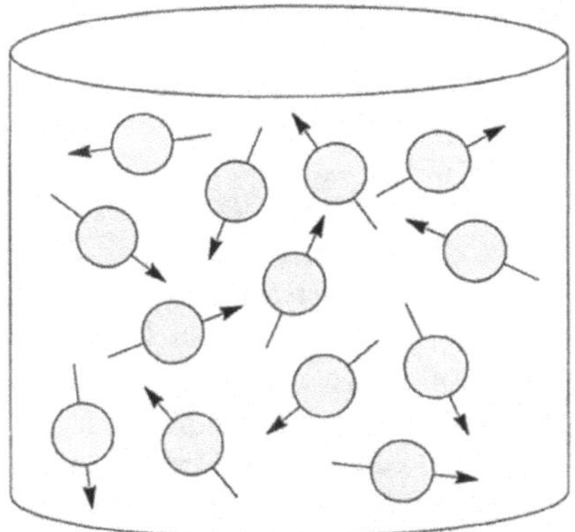

Abb. 15-2. Magnetische Momente im magnetfeldfreien Raum. Die mit den Atomkernen verknüpfen magnetischen Momente sind statistisch in alle Raumrichtungen verteilt und kompensieren sich gegenseitig

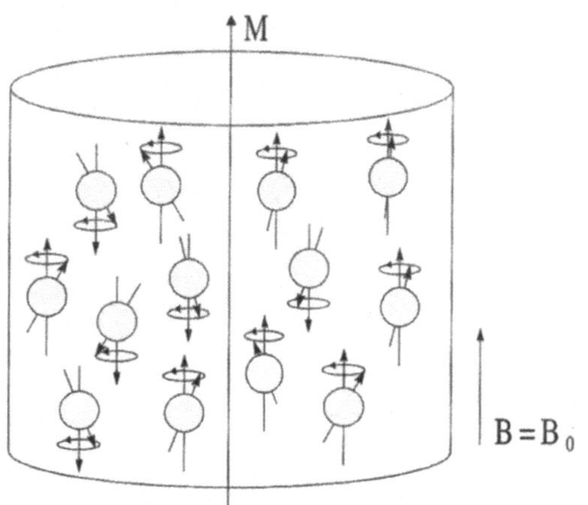

Abb. 15-4. Magnetische Momente im Magnetfeld. In einem homogenen Magnetfeld B_0 präzedieren die magnetische Momente in paralleler oder antiparalleler Einstellung zur Achse des Magnetfeldes B_0. Ein geringer Überschuß an Atomkernen, die parallel zum Magnetfeld ausgerichtet sind, ergibt eine Nettomagnetisierung M in Richtung des externen Magnetfeldes

ner Temperatur von 37° C in einem Magnetfeld mit der Induktion von 1 Tesla befindet, beträgt z. B. der Überschuß an parallal ausgerichteten Wasserstoffkernen nur 7 von 1 Million Kernspins. Obwohl dieser Überschuß sehr gering ist ergibt sich für 1 ml Wasser mit ca. $3 \cdot 10^{22}$ Molekülen bei Körpertemperatur dennoch die hohe Zahl von ca. $3 \cdot 10^{17}$ Wasserstoffatomen, die zu einer meßbaren Magnetisierung beitragen.

15.1.3
Hochfrequenzpuls

Unter Gleichgewichtsbedingungen stellt sich in einem Probenvolumen im Magnetfeld B_0 eine zeitlich konstante Nettomagnetisierung in Längsrichtung des Magnetfeldes B_0 ein. Der Magnetisierungsvektor M besitzt ein Drehmoment, präzediert jedoch nicht um die Magnetfeldachse von B_0. Um Übergänge zwischen den beiden Energieniveaus der magnetischen Momente von Wasserstoffkernen zu bewirken, sind magnetische Wechselwirkungen mit Zufuhr von Energie erforderlich. Diese Energiezufuhr erfolgt durch die Einstrahlung eines elektromagnetischen Hochfrequenz-Pulses (HF-Puls). Dieser hat die Form eines rotierenden Magnetfeldes B_1, das für kurze Zeit senkrecht zum Hauptmagnetfeld B_0 appliziert wird. Um Wechselwirkungen mit den magnetischen Momenten der Atomkerne und damit einen Energietransfer zu erzeugen, muß das Magnetfeld B_1 genau bei der Präzessionsfrequenz der magnetischen Momente, der Larmorfrequenz, rotieren.

In einem Magnetfeld von 1 Tesla beträgt die Larmorfrequenz für die Kerne des Wasserstoffatoms 42,58 MHz. Da die eingestrahlte Hochfrequenzstrah-

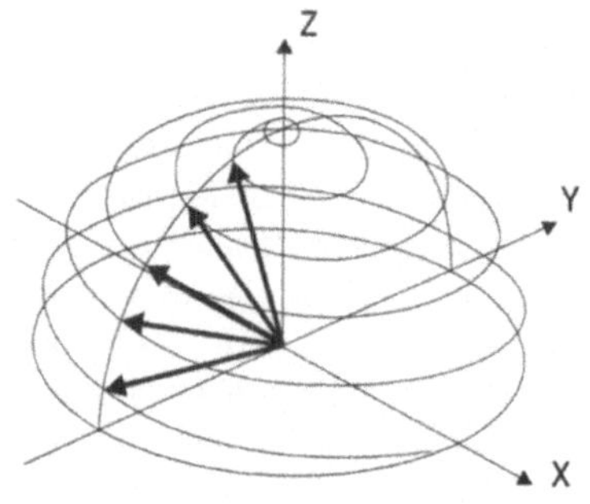

Abb. 15-5. Auslenkung des Magnetisierungsvektors M durch einen HF-Puls. Durch einen HF-Plus präzediert M in immer größeren Kreisen um die z-Achse des Magnetfeldes B_0

lung in der gleichen (xy-)Ebene wie die magnetischen Momente umläuft, werden die vor Einstrahlung des HF-Pulses mit unterschiedlicher Phase präzedierenden Spins durch den HF-Puls phasensynchronisiert. Durch diese Phasenkohärenz entsteht ein Magnetisierungsvektor in der xy-Ebene (Quermagnetisierung). Zugleich bewirkt der Energietransfer durch den HF-Puls einen Übergang von magnetischen Momenten aus dem niederenergetischen in das höherenergetische Niveau, was zu einer Abnahme des Magnetisierungsvektors in z-Richtung führt. Diese Vorgänge können als Auslenkung des Magnetisierungsvektors M aus der z-Richtung in die xy-Ebene dargestellt werden, wobei der ausgelenkte Magnetisierungsvektor mit der Larmorfrequenz präzediert (Abb. 15-5).

Der HF-Puls wird mit einer Sendespule (z. B. Kopf- oder Körperspule) produziert und hat eine Stärke von ca. 10 µT. Der Auslenkwinkel des Magnetisierungsvektors M (sog. Flipwinkel α) ist direkt proportional zur Magnetfeldstärke und der Applikationsdauer des Magnetfeldes B_1 ($\alpha = \gamma \cdot B_1 \cdot t$). Ein HF-Puls, der den Magnetisierungsvektor M um einen Winkel von 90° auslenkt, erzeugt die größte Quermagnetisierung und wird als 90° HF-Puls bezeichnet.

15.1.4
Relaxation

Die Rückkehr des Magnetisierungsvektors nach einem 90° HF-Puls in den Gleichgewichtszustand wird als Relaxation bezeichnet und durch die Zeitkonstanten T1 und T2 beschrieben. Dabei beschreibt T1 den Wiederanstieg der Längsmagnetisierung, T2 beschreibt den Abfall der Quermagnetisierung (Abb. 15-6). Die Längsmagnetisierung nimmt bei der Rückkehr zum Gleichgewichtszustand exponentiell zu. Demnach ist T1 die Zeit, die benötigt wird, um die Längsmagnetisierung von 0 auf $(1-e^{-1})$ oder 63 % anwachsen zu lassen. Die Quermagnetisierung nimmt exponentiell ab. Somit ist T2 die Zeit, in der die Quermagnetisierung von ihrem Ausgangswert auf e^{-1} oder 37 % abfällt. Diese Zeitkonstanten sind charakteristisch für die Gewebezusammensetzung des Probenvolumens.

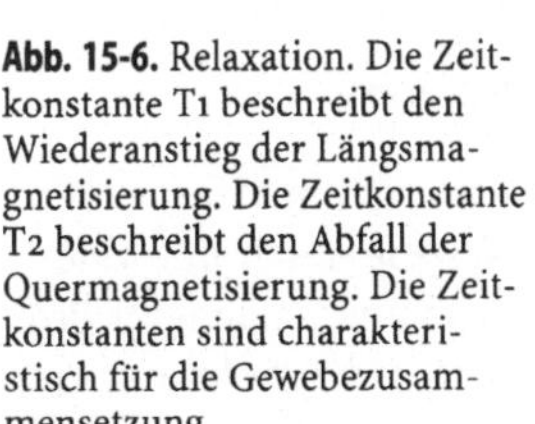

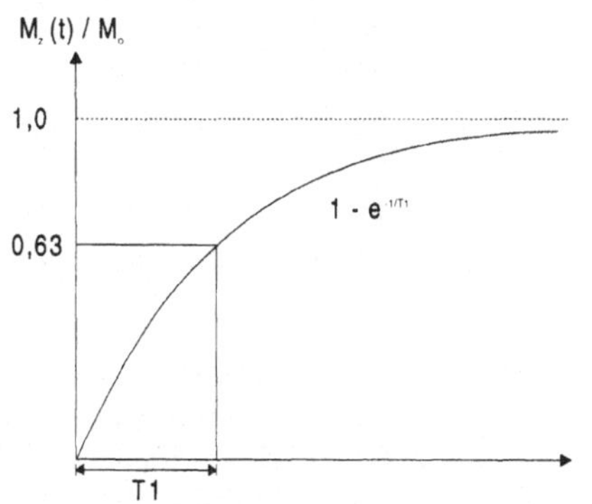

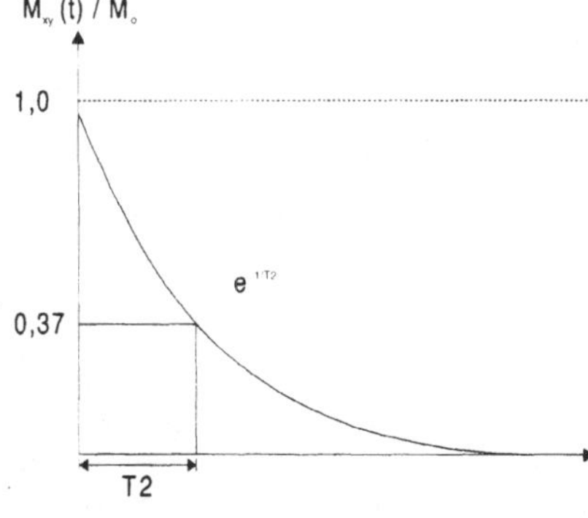

Abb. 15-6. Relaxation. Die Zeitkonstante T_1 beschreibt den Wiederanstieg der Längsmagnetisierung. Die Zeitkonstante T_2 beschreibt den Abfall der Quermagnetisierung. Die Zeitkonstanten sind charakteristisch für die Gewebezusammensetzung

Die T_1-Relaxation erfordert für den Wiederanstieg der Längsmagnetisierung eine Energieabgabe vom Kernspinsystem an seine Umgebung. Dieser Energietransfer wird durch fluktuierende Magnetfelder mit Dipol-Dipol-Interaktionen bewirkt. Diese fluktuierenden Magnetfelder werden von Protonen und Elektronen produziert. Ein effektiver Energieaustausch findet dann statt, wenn sich die Moleküle, in denen sich die Protonen und Elektronen befinden, nahe der Larmorfrequenz bewegen. Die T_1-Werte verschiedener Gewebe sind damit abhängig von der Stärke des Hauptmagnetfeldes B_0. Wasser bewegt sich mit seinen kleinen Molekülen zu schnell, um eine effektive T_1-Relaxation zu bewirken. Der T_1-Wert für Wasser ist daher sehr lang (ca. 2–3 s). Das andere Extrem, Festkörper und Gewebe aus Makromolekülen haben sehr langsame Molekülbewegungen und deshalb ebenfalls sehr lange T_1-Werte (ca. 1–3 s). Weichteilgewebe und Fett weisen je nach Festigkeit und Wassergehalt unterschiedliche Molekularbewegungen in der Nähe der Larmorfrequenz auf und haben daher kurze T_1-Werte (Fett ca. 250 ms).

Die T_2-Relaxation wird auch als Spin-Spin Relaxation bezeichnet. Sie erfolgt durch den Verlust der Phasenkohärenz der Spins in der Transversalebene. Dieser Verlust der Phasenkohärenz wird bewirkt durch langsam fluktuiernde Magnetfeldinhomogenitäten im Gewebe. Ein Energietransfer muß nicht stattfinden. Die T_2-Relaxation wird durch Spins hervorgerufen, die wesentlich langsamer als die Larmorfrequenz fluktuieren. Die T_2-Werte der Gewebe sind daher unabhängig von der Stärke des Hauptmagnetfeldes. Festkörper mit sehr langsamen Molekülbewegungen haben eine sehr effektive T_2-Relaxation mit extrem kurzen T_2-Werten (ca. 10–100 µs). In Flüssigkeiten mit schnellen Molekularbewegungen gleichen sich lokale Feldinhomogenitäten sehr schnell aus; dadurch wird die T_2-Relaxation ineffizient und die T_2-Werte lang (freies Wasser ca. 2000 ms). In der Magnetresonanz-Bildgebung führen extrem kurze T_2-Werte wie bei Festkörpern zu einem so schnellen Signalabfall, daß diese Gewebe meßtechnisch nicht dargestellt werden können (Abb. 15-7).

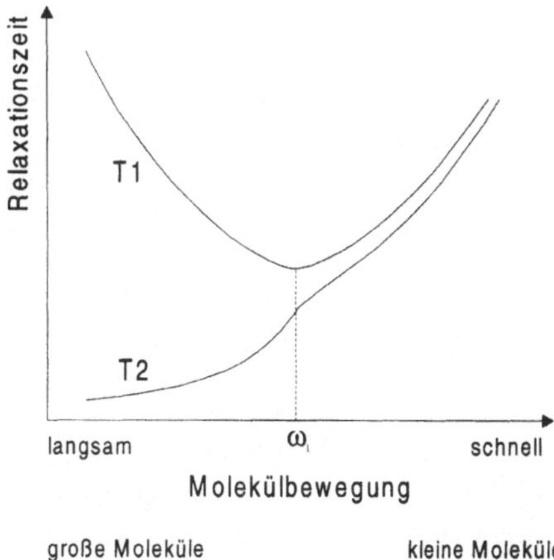

Abb. 15-7. Zusammenhang zwischen T_1, T_2 und der molekularen Bewegungsrate

Der T_2-Wert bezieht sich auf den Abfall der Quermagnetisierung durch Interaktionen im Gewebe. Tatsächlich fällt die Quermagnetisierung schneller ab, aufgrund von Inhomogenitäten des Hauptmagnetfeldes. Dieser tatsächliche Abfall der Quermagnetisierung wird mit dem Wert T_2^* bezeichnet.

15.1.5
„Free Induction Decay" (FID) und Spinecho

In der Magnetresonanzbildgebung wird eine Empfängerspule so plaziert, daß sie die transversale Komponente des präzedierenden Magnetisierungsvektors M messen kann. Da der Magnetisierungsvektor einen Dipol repräsentiert, bewegt sich abwechselnd der Nordoder der Südpol durch die Empfängerspule, wo er in ein oszillierendes Spannungssignal umgewandelt wird. Die Frequenz der Oszillation entspricht der Larmorfrequenz. Nach einem 90° HF-Puls ist der Abfall der Quermagnetisierung durch die T_2^*-Zeit charakterisiert. Der gemessene Signalverlauf nach einem 90° HF-Puls wird als „free induction decay" (FID) dargestellt (Abb. 15-8).

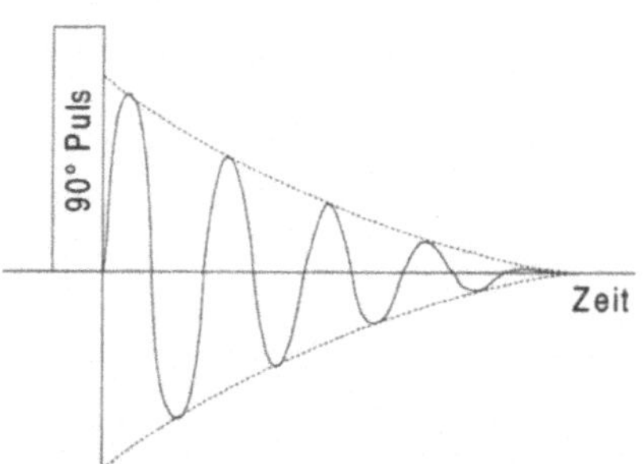

Abb. 15-8. „Free induction decay" (FID). T2*-Abfall der Quermagnetisierung nach einem 90°-Puls. Die Frequenz der Oszillationen entspricht der Larmorfrequenz

Im Unterschied zum FID entsteht das Spinecho als Ergebnis von zwei aufeinanderfolgenden HF-Pulsen. Der erste 90°-Puls lenkt den Magnetisierungsvektor M in die Transversalebene aus und erzeugt eine Phasenkohärenz der Spins, die zu einer meßbaren Quermagnetisierung führt. Durch fluktuierende Magnetfeldinhomogenitäten im Gewebe und durch statische Inhomogenitäten des Hauptmagnetfelds kommt es zu einem Verlust der Phasenkohärenz der Spins mit dem meßbaren T2* Signalabfall im FID.

Durch die Verabreichung eines doppelt so starken 180°-Pulses kann die Phasendispersion der Spins teilweise wieder rückgängig gemacht werden. Die Quermagnetisierung wird wieder aufgebaut und als sog. Spinecho meßbar. Die Zeit zwischen dem 90°-Puls und dem Maximum der Amplitude des Spinechos wird als Echozeit TE bezeichnet. Der 180°-Puls wird also bei der halben Echozeit gegeben. Durch den 180°-Puls wird jedoch nur die Phasendispersion rückgängig gemacht, die durch statische Magnetfeldinhomogenitäten entsteht.

Die wahre T2-Relaxation, die durch fluktuierende Magnetfeldinhomogenitäten im Gewebe hervorgerufen wird, kann durch den 180°-Puls nicht rückgängig gemacht werden. Die maximale Amplitude des Echos ist demnach kleiner als das Maximum des FID. Durch mehrfach aufeinanderfolgende 180°-Pulse kann aus der Hüllkurve aufeinanderfolgender Spinechos der wahre T2-Abfall des Signals bestimmt werden (Abb. 15-9).

15.1.6
Sequenzparameter und Gewebekontrast

Biologische Gewebe unterscheiden sich in vielerlei Hinsicht voneinander. So werden Gewebe durch ihre Unterschiede in den Relaxationszeiten T1 und T2, in ihrer Protonen- oder Spindichte, der Gewebsdurchblutung, der Wasserdiffusion und im Blutfluß von Gefäßen charakterisiert. Im diesem Abschnitt soll diskutiert werden, wie die Protonendichte und die Relaxationszeiten T1 und T2 durch die Wahl geeigneter Aufnahmeparameter in der MR-Bildgebung dazu beitragen, einen Kontrast zwischen unterschiedlichen Geweben darzustellen. Als Methode der MR-Bildgebung soll dabei die Spinechosequenz zugrunde gelegt werden (Andere Sequenztypen wie die Inversion-Recovery-Sequenzen oder Gradientenechosequenzen werden in einem späteren Abschnitt erläutert.)

Das grundlegende Spinecho-Experiment besteht aus zwei HF-Pulsen, einem initialen 90°-Puls und einem 180°-Puls, der nach der halben Echozeit TE gegeben wird. Für die Bildgebung ist es erforderlich, diese Pulssequenz mehrmals hintereinander zu wiederholen. Das Intervall zwischen den 90°-Pulsen wird dabei als Repetitionszeit TR bezeichnet. Durch eine geeignete Auswahl der Sequenzparameter TR und TE entstehen Bildkontraste, die den Unterschied der Gewebe in ihren T1- und T2-Werten oder in ihrer Protonendichte hervorheben. Bei der Auswahl der Parameter sind jedoch auch andere Aspekte, wie die Gesamtmeßdauer zu berücksichtigen, so daß immer ein Kompromiß gefunden werden muß, der eine Annäherung an den maximalen Bildkontrast zwischen zwei Geweben ermöglicht. So wird eine Sequenz als „T1-gewichtet" bezeichnet, wenn der Gewebekontrast überwiegend durch Unterschiede in den T1-Werten erzeugt wird.

Ein Überblick über die T1- und T2-Werte einiger biologischer Gewebe ist in Tabelle 15-1 dargestellt, wo-

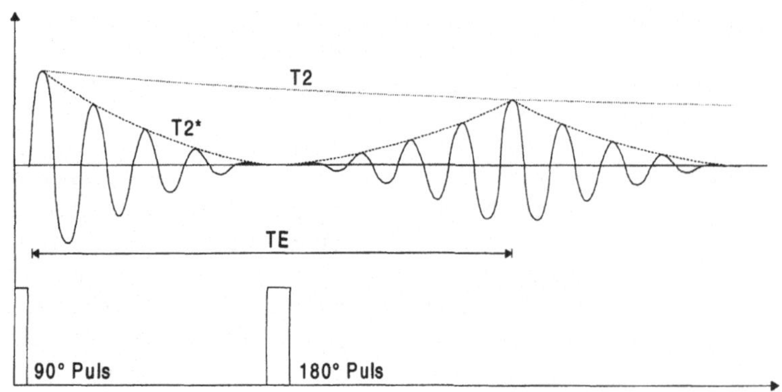

Abb. 15-9. Spinechosequenz. Durch die Abfolge eines 90°- und 180°-Pulses wird ein meßbares Echo erzeugt

Tabelle 15-1. T1- und T2-Werte einiger biologischer Gewebe

| Gewebe | T1 [ms] | | T2 [ms] |
	$B_0 = 0,5\,T$	$B_0 = 1,5\,T$	
Graue Hirnsubstanz	650	900	100
Weiße Hirnsubstanz	500	800	90
Fettgewebe	210	260	80
Muskel	600	850	45
Liquor (CSF)	2000	3000	>2000

bei die T1-Werte abhängig von der Stärke des Hauptmagnetfeldes B_0 sind.

- *T1-Kontrast:* Wählt man die Repetitionszeit TR kurz im Vergleich zu den T1-Werten der interessierenden Gewebe, kann sich nach einem 90°-Puls der Magnetisierungsvektor M in Längsrichtung desto stärker wieder aufbauen, je effektiver die T1-Relaxation der untersuchten Gewebe ist, also je kürzer die T1-Werte dieser Gewebe sind. Bei Wiederholung der 90°-Pulse wird der Magnetisierungsvektor erneut ausgelenkt und trägt zur Signalgebung bei. Dabei werden für die Erzeugung der Spinechos ebenfalls kurze Echozeiten gewählt. Auf diese Weise werden Gewebe mit kurzen T1-Zeiten (z. B. Fett) signalreich, Gewebe mit langen T1-Zeiten (z. B. Wasser) signalarm dargestellt (Abb. 15-10 a.

- *T2-Kontrast:* Wird eine lange Repetitionszeit TR gewählt (größer als der größte T1-Wert der untersuchten Gewebe, z. B. 2000–4000 ms) ist in allen Geweben der Magnetisierungsvektor in Längsrichtung wieder aufgebaut, bevor der nächste 90°-Puls verabreicht wird. Wählt man nun eine lange Echo-

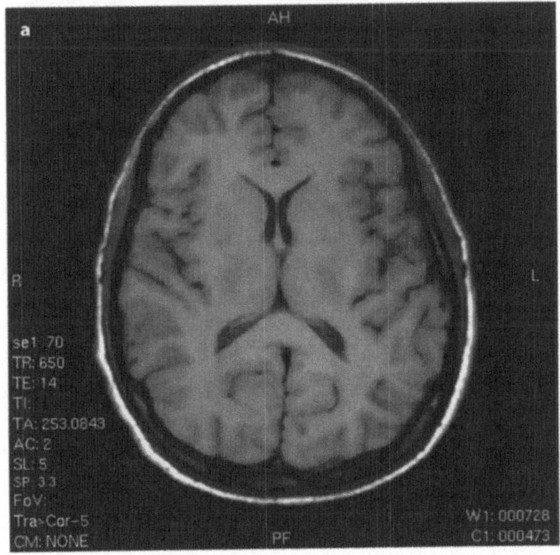

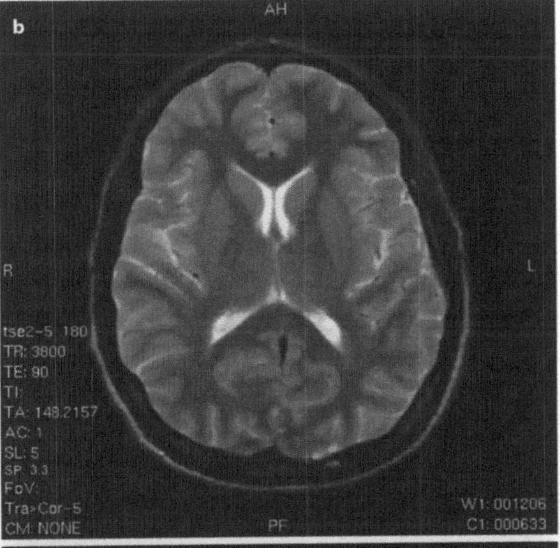

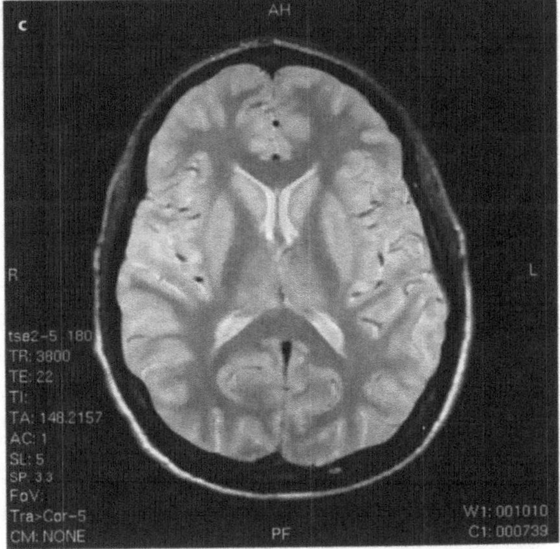

Abb. 15-10 a–c. Gewebekontrast in Spinechosequenzen. **a** T1-Kontrast mit kurzer Repetitionszeit TR und kurzer Echozeit TE. **b** T2-Kontrast mit langer Repetitionszeit TR und langer Echozeit TE. **c** Protonendichtekontrast mit langer Repetitionszeit TR und kurzer Echozeit TE

zeit TE, wird die meßbare Amplitude des Spinechos desto kleiner, je effektiver die T2-Relaxation des untersuchten Gewebes ist. Das bedeutet, je kleiner der T2-Wert des Gewebes ist, desto signalärmer kommt es zur Darstellung. Wasserhaltige Gewebe mit langen T2-Zeiten kommen daher signalreich zur Darstellung. Allerdings sind der Echozeit TE nach oben hin Grenzen gesetzt, da sonst Gewebe mit effektiver T1-Relaxation schon wieder einen größeren Anteil der Längsmagnetisierung aufgebaut haben und daher für die Signalgebung nicht mehr zur Verfügung stehen. Typische TE-Werte für T2-gewichtete Sequenzen liegen daher bei ca. 80–100 ms. (Abb. 15-10 b).

- *Protonendichtekontrast:* Die Größe des Magnetisierungsvektors M in einem bestimmten Volumenelement wird bestimmt durch die Protonen- oder Spindichte des Gewebes. Minimiert man die Einflüsse durch T1- und T2-Relaxation, werden Gewebe mit hoher Protonendichte signalreich dargestellt. Um einen Kontrast zu erzeugen, der v. a. die Protonendichte widerspiegelt, wird ein langes TR gewählt, so daß bei jedem erneuten 90°-Puls wieder der volle Magnetisierungsvektor M zur Verfügung steht. Die Echozeit TE wird kurz gewählt (< 20 ms), so daß zum Zeitpunkt des 180°-Pulses nur wenig T2-Relaxation stattgefunden hat und damit das Signal des Echos kaum durch T2-Effekte vermindert wird. In Bildern mit Protonendichte Kontrast stellt sich beispielsweise graue Hirnsubstanz signalreicher dar als weiße Hirnsubstanz. Feste Gewebe wie Knochenkortikalis, Sehnen und Bänder, deren Protonen in relativ unbewegliche makromolekulare Strukturen eingebaut sind (T2«TE), bleiben jedoch signalarm.

Wählt man TR > 4000 ms, stellt sich freies Wasser und Liquor signalreich dar. Bei einer Repetitionszeit um ca. 2000 ms kann sich im Gegensatz zur Hirnsubstanz die Längsmagnetisierung von Liquor nicht vollständig aufbauen und unterliegt damit einer T1-Gewichtung: Liquor stellt sich dunkel dar, während die Gehirnsubstanz sowie Strukturen mit gebundenem Wasser (z. B. entzündliche Herde) sich entsprechend dem Protonendichte Kontrast signalreich darstellen (Abb. 15-10 c).

15.1.7
Bildaufbau

Für die bildliche Darstellung eines Körpers mit der Magnetresonanztomographie muß dieser in einzelne Volumenelemente (Voxel) unterteilt werden. Nach Verabreichung des HF-Pulses mit der Sendespule, wird in dem angeregten Körper ein Spinecho erzeugt, das mit einer Empfangsspule als Resonanzsignal aufgefangen wird. Dieses Resonanzsignal stellt die Summe der Signale aus den einzelnen Volumenelementen des Körpers dar. Für den Bildaufbau ist es notwendig, den Beitrag der einzelnen Volumenelemente zum gesamten Resonanzsignal mathematisch zu analysieren, so daß jedem Voxel und damit jedem Bildpunkt seine jeweilige Signalintensität zugeordnet werden kann. Die Fourier-Analyse ist ein mathematisches Verfahren, mit dem ein beliebiges Frequenzgemisch in periodische Grundschwingungen einschließlich der Signalamplituden und der Phasenbeziehung zwischen den einzelnen Frequenzanteilen zerlegt werden kann.

Voraussetzung ist die Ortskodierung der Signalanteile aus den einzelnen Volumenelementen. Diese basiert auf der Feststellung, daß die Resonanzfrequenz (Larmorfrequenz) abhängig ist von der Stärke des Hauptmagnetfeldes. Durch Überlagerung des homogenen Magnetfeldes B_0 mit zusätzlichen linearen Magnetfeldgradienten in x-, y- und z-Richtung entsteht eine definierte Ortsabhängigkeit der Resonanzfrequenz.

15.1.7.1
2D-Fourier-Methode

Der erste Schritt der Ortskodierung mit der 2D-Fourier-Methode ist die *Schichtselektion.*

Hier wird zunächst durch Schaltung eines Schichtselektionsgradienten eine bestimmte Körperschicht selektiv angeregt. Dazu wird dem Grundmagnetfeld B_0 ein Gradient senkrecht zur Schichtebene überlagert. Aufgrund dieser Überlagerung variiert die Larmorfrequenz ω der magnetischen Momente entlang der Richtung des Gradienten. Dieser Magnetfeldgradient wird während der Applikation des 90°-Pulses und erneut während des 180°-Pulses eingeschaltet. Durch Variation der Frequenz des HF-Pulses in diesem Gradientenfeld können unterschiedliche Schichten angeregt werden.

Die Bandbreite der Frequenzen eines HF-Pulses (d. h. welche Frequenzen in einem HF-Puls enthalten

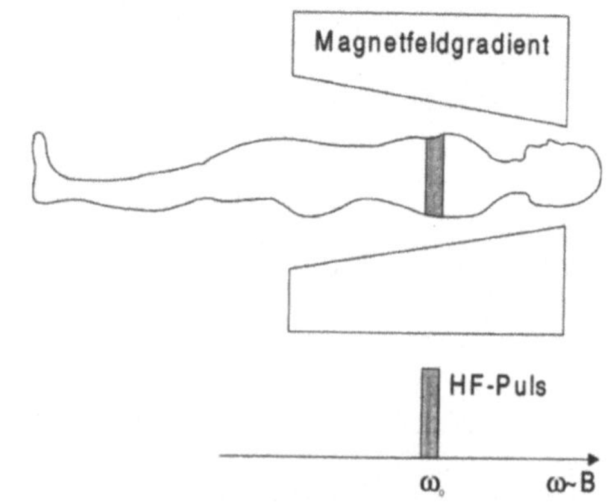

Abb. 15-11. Schichtselektion. Durch die Überlagerung des Magnetfeldes mit einem Magnetfeldgradienten variiert die Larmorfrequenz ω in Richtung des Gradienten. Ein HF-Puls mit der Frequenz ω_0 und definierter Bandbreite regt selektiv eine Schicht an

sind) bestimmt die Schichtdicke des angeregten Volumens. Das Zentrum der Frequenzen eines HF-Pulses bestimmt die Schichtposition. Die Schichtdicke kann durch Variation der Bandbreite des HF-Pulses oder durch Variation der Steilheit des Magnetfeldgradienten verändert werden (Abb. 15-11).

Nach der selektiven Anregung einer Schicht müssen die einzelnen Voxel innerhalb der Schicht räumlich kodiert werden. Dabei entspricht die Anzahl der Voxel in jeder Schichtdimension der Bildmatrix (z. B. 256 × 256). Die Ortskodierung in einer Schichtdimension erfolgt durch die Frequenzkodierung. Die zweite Schichtdimension wird durch die Phasenkodierung räumlich aufgelöst.

Die *Frequenzkodierung* wird am Beispiel der Spinechosequenz erläutert (Abb. 15-12). Nach Applikation des 90°-Pulses wird in der Frequenzkodierrichtung ein weiterer Magnetfeldgradient für kurze Zeit eingeschaltet. Die Spins im stärkeren Abschnitt des Gradienten gewinnen durch die vorübergehend höhere Präzessionsfrequenz während der Einschaltdauer der Gradienten an Phase gegenüber den Spins im schwächeren Abschnitt des Gradienten (Dephasierungsgradient). Nach Abschalten des Gradienten ist die Präzessionsfrequenz wieder für alle Spins gleich, die örtlich verschiedenen Phasen bleiben jedoch bestehen. Durch den folgenden 180°-Puls werden die Phasen der Spins invertiert. Um die Phasen der Spins zum Auslesezeitpunkt des Echos wieder zusammenzuführen, wird während des Echos erneut der Frequenzkodiergradient (Readout-Gradient) eingeschaltet. Die Auslesung des Echos erfolgt mit der Empfangsspule in äquidistanten Zeitschritten. Das gemessene Gesamtresonanzsignal ist nun aus verschiedenen Resonanzfrequenzen entlang des Frequenzkodiergradienten zusammengesetzt. Durch Fourier-Transformation kann dieses Gesamtsignal in seine unterschiedlichen Frequenzanteile mit den jeweiligen Signalamplituden zerlegt werden.

Die Ortskodierung der zweiten Dimension einer Schicht erfolgt durch die *Phasenkodierung*. Senkrecht zur Frequenzkodierrichtung wird zu einem konstanten Zeitpunkt nach dem 90°-Puls ebenfalls ein Magnetfeldgradient (Phasenkodiergradient) für kurze Zeit eingeschaltet. Während der Einschaltdauer des Gradienten gewinnen auch hier die ortsabhängig schneller präzedierenden Spins an Phase. Nach Abschalten des Phasenkodiergradienten präzedieren die Spins wieder mit der ursprünglichen, ortsunabhängigen Frequenz, behalten aber ihre Phasenunterschiede bei. Das bedeutet, daß in Phasenkodierrichtung die Magnetisierungskomponenten der angeregten Voxel alle mit der gleichen Frequenz, jedoch mit unterschiedlichen Phasen zum gemessenen Gesamtsignal beitragen. Wiederholt man die Sequenz mit einem Phasenkodiergradienten zunehmender Stärke, erhält man mit jedem dieser Phasenkodierschritte ein unterschiedliches Gesamtresonanzsignal. Die verschiedenen Resonanzsignale, die mit jedem Phasenkodierschritt gemessen werden, werden in einer festgelegten Reihenfolge in eine virtuelle Zahlenmatrix, den sog. k-Raum, eingelesen. Dabei sind so viele Phasenkodierschritte erforderlich, wie die gewünschte Bildmatrix verlangt. Durch Fourier-Transformation der Zahlenmatrix des k-Raums in Frequenz- und Phasenkodierrichtung (2D-Fourier-Methode) kann jedem Voxel innerhalb der Schicht seine Signalintensität zugeordnet werden.

Mehrschichttechnik: Bei der 2D-Fourier-Methode wird jede Schicht einzeln angeregt. Für die Schichtanregung, Ortskodierung und Erfassung des Resonanzsignals wird in der Regel jedoch nur ein Bruchteil der Zeit benötigt, die das Spinsystem nach dem HF-Puls zur Relaxation braucht. Insbesondere bei langen Repetitionszeiten (TR) entstehen dadurch Wartezeiten, die genützt werden können, um benachbarte Schichten anzuregen und das ortskodierte Resonanzsignal zu de-

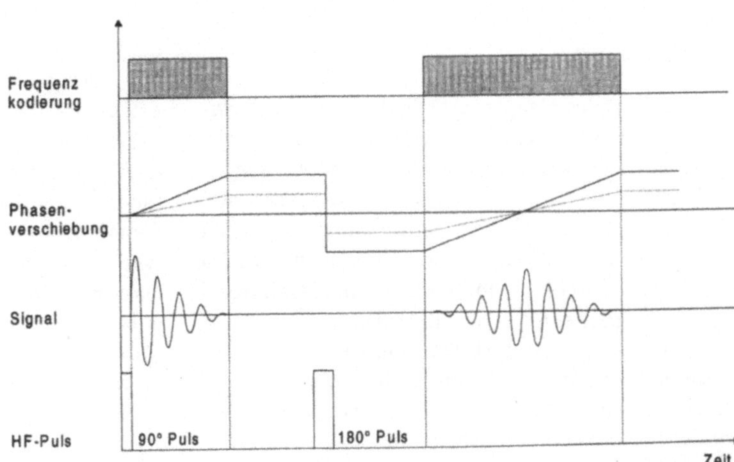

Abb. 15-12. Frequenzkodierung. Das Schalten eines Frequenzkodiergradienten in einer Spinechosequenz bewirkt zunächst eine Dephasierung der Spins. Der 180°-Puls invertiert die Phasen der Spins und durch erneutes Schalten des Frequenzkodiergradienten kommt es zur Refokussierung *während des Auslesevorgangs*

tektieren. Auf diese Weise können ohne Verlängerung der Meßzeiten MR-Bilder aus mehreren Schichten erfaßt werden.

15.1.7.2
3D-Fourier-Methode

Bei der 3D-Fourier-Technik wird der Schichtauswahlgradient durch einen zweiten Phasenkodiergradienten ersetzt. Dabei wird das gesamte Meßvolumen durch den HF-Puls angeregt. Im Vergleich zur 2D-Fourier-Technik sind jedoch zusätzliche Phasenkodierschritte in der dritten Ebene entsprechend der Matrix des Meßvolumens notwendig. Dadurch ist die Meßzeit bei der 3D-Fourier-Methode höher. Sie wird deshalb bevorzugt bei Sequenztypen mit niedriger Repetitionszeit, wie Gradientenechosequenzen, eingesetzt. Da die Detektion immer über dem gesamten Meßvolumen erfolgt, ergibt sich jedoch ein höheres Signal zu Rausch-Verhältnis und die Möglichkeit einer geringeren Schichtdicke.

15.2
Methode

15.2.1
Technische Komponenten

Die grundlegenden Komponenten eines MR-Tomographen sind:

- Der Hauptfeldmagnet zur Erzeugung eines homogenen Magnetfelds der magnetischen Induktion B_0.
- Das Gradientensystem zur Erzeugung der räumlich veränderlichen Magnetfelder in 3 Raumrichtungen für die Ortskodierung und Bildrekonstruktion.
- Das Hochfrequenzsystem, mit dem die Kerne angeregt und das Resonanzsignal empfangen werden.
- Der Rechner zur Steuerung der Anlage sowie zur Berechnung und Speicherung der Bilddaten.

15.2.1.1
Hauptfeldmagnet

Zum Aufbau des Hauptmagnetfeldes können Permanentmagneten, Widerstandsmagneten oder supraleitende Magneten verwendet werden. *Permanentmagneten* bestehen aus einem Eisenkern. Für die Aufrechterhaltung des Magnetfelds ist keine Zufuhr von elektrischem Strom erforderlich. Es werden jedoch nur niedrige Feldstärken (bis 0,3 Tesla) mit geringer Homogenität des Magnetfeldes erreicht. *Widerstandsmagneten* bestehen aus einem elektrischen Spulensystem. Das resultierende Magnetfeld ist um so höher, je höher die angelegte Spannung ist. Auch Widerstandsmagneten werden in Niederfeldsystemen eingesetzt. In *supraleitenden Magneten* werden für das elektrische Spulensy-

stem bestimmte Metalle verwendet, die bei Temperaturen nahe dem absoluten Nullpunkt den elektrischen Widerstand verlieren. Nachdem also das Magnetfeld aufgebaut ist, wird zum Aufrechterhalten des Magnetfeldes keine Energiezufuhr mehr benötigt. Der Magnet muß allerdings mit Helium gekühlt werden. Mit supraleitenden Magneten sind auch höhere Feldstärken erreichbar.

Für die Wahl der Feldstärke des Hauptmagneten sind verschiedene Kriterien zu berücksichtigen.

Signal/Rausch-Verhältnis: Da der Nettomagnetisierungsvektor M, also die Differenz zwischen parallel und antiparallel ausgerichteten magnetischen Momenten, mit der magnetischen Induktion B_0 des Hauptfeldmagneten zunimmt (Boltzmann-Gleichung, s. 15.1.2), wird mit zunehmender Feldstärke ein höheres Signal/Rausch-Verhältnis und damit eine Verbesserung der Bildqualität erreicht. Um dies auszugleichen, werden an MR-Tomographen mit geringerer Feldstärke mehrfache Meßungen mit Mittelung des Signals durchgeführt, was in einer Verlängerung der Meßzeit resultiert.

Dennoch sind auch physikalische Effekte zu berücksichtigen, die gegen eine beliebige Erhöhung der Feldstärke des Hauptmagneten sprechen. So werden mit steigender Feldstärke des Hauptmagneten auch die Ansprüche an die Stärke der Gradientenfelder für die Ortskodierung höher. Ein MR-Tomograph mit höherer Feldstärke erfordert außerdem eine stärkere Abschirmung gegenüber der Umgebung.

Energiedeposition im Gewebe: Mit zunehmender Feldstärke wird zum Auslenken des Magnetisierungsvektors M eine höhere Energiezufuhr in Form des HF-Pulses benötigt. Die im Gewebe deponierte Energie pro Zeiteinheit erhöht sich mit der Resonanzfrequenz und führt damit zu einer stärkeren Erwärmung des Gewebes.

T1-Relaxationszeit: Da die Resonanzfrequenz eines Gewebes von der Stärke des Hauptmagnetfeldes abhängig ist ($\omega_0 = \gamma \cdot B_0$) führt die Zunahme der Feldstärke auch zu einer Verlängerung der T1-Relaxationszeit.

Chemische Verschiebung: Aufgrund unterschiedlicher Molekularstrukturen weisen Wasser und Fett einen geringen Unterschied in der Resonanzfrequenz auf. Dieser Unterschied erhöht sich mit zunehmender Feldstärke des Hauptmagneten. Durch diesen Frequenzunterschied kommt es bei der Bildrekonstruktion zu einer örtlich unterschiedlichen Zuordnung der Signale aus wasser- und fetthaltigen Geweben (chemische Verschiebung, s. 15.4: „Störfaktoren"). Insbesondere an Grenzen zwischen wasser- und fetthaltigen Geweben führt diese chemische Verschiebung zu einer Unschärfe, die bei höheren Feldstärken zunimmt. Für die konventionelle Bildgebung mit T1- und T2-gewichteten Sequenzen werden daher Feldstärken zwischen 0,3 und 1 Tesla verwendet. Dagegen sind für die Spektroskopie, wo geringe Unterschiede in der Resonanzfrequenz verschiedener Moleküle erfaßt werden sollen, Geräte mit höheren Feldstärken erforderlich. Für Geräte, die sowohl für die Bildgebung als auch für die Spektroskopie eingesetzt werden sollen, liegt ein Kompromiß bei etwa 1,5 Tesla.

Suszeptibilität: Ein weiterer Unterschied von Systemen mit verschiedener Feldstärke liegt in der Empfindlichkeit gegenüber paramagnetischem Material. Die magnetischen Eigenschaften von Materialien werden durch den Parameter der Suszeptibilität beschrieben. Die Suszeptibilität beschreibt das Ausmaß, mit dem eine Substanz magnetisiert wird, wenn sie in ein externes Magnetfeld eingebracht wird. Ursache für diese Erscheinung ist eine Wechselwirkung zwischen dem äußeren Magnetfeld B und einem in den Elektronenhüllen induzierten magnetischen Moment. In diamagnetischen Stoffen, wie in Wasser und den meisten organischen Molekülen, ist die induzierte Magnetisierung entgegen der Richtung des externen Magnetfeldes gerichtet. In paramagnetischen Stoffen, wie Desoxyhämoglobin, Kalzium-Ablagerungen oder Metallchelaten wie Gadolinium-DTPA wird eine Magnetisierung induziert, die in der selben Richtung wie das externe Magnetfeld verläuft. Durch diese Verstärkung der lokalen Magnetisierung kommt es in der Nachbarschaft von paramagnetischen Stoffen zu einem Magnetfeldgradienten mit Signalverlust insbesondere in T2*-gewichteten Sequenzen. Dieser Effekt ist um so stärker ausgeprägt, je höher die Feldstärke des Systems ist. Daher sind MR-Geräte mit niedrigen Feldstärken weniger sensitiv beim Nachweis von paramagnetischen Stoffen.

Bei der funktionellen neurologischen Bildgebung werden zum Nachweis eines regionalen zerebralen Durchblutungsanstiegs die Veränderungen im Verhältnis von paramagnetischem Desoxyhämoglobin und diamagnetischem Oxyhämoglobin im Blut dargestellt („blood oxygenation level dependent contrast", s. 15.2.6). Daher eignen sich für die funktionelle neurologische Bildgebung mit dem BOLD-Kontrast nur MR-Tomographen mit höheren Feldstärken ab 1,5 Tesla.

15.2.1.2
Gradientensystem

Die MR-Anlage besitzt drei senkrecht aufeinander stehende räumlich veränderliche Magnetfelder, die für die Ortskodierung benötigt werden. Diese Gradientenfelder werden mit stromdurchflossenen Spulen erzeugt und dem statischen Magnetfeld überlagert. Angetrieben werden die Gradientenspulen von speziellen Netzgeräten, den sog. Gradientenverstärkern. Die in der Spule fließenden Ströme betragen bis zu 200 Ampere. Hierbei wirken starke mechanische Kräfte auf die Gradientenspulen, wodurch das typische Klopfgeräusch während der Messung entsteht. Die Stärke der Gradientenfelder wird in Millitesla pro Meter angegeben. Bei

Hochfeldsystemen werden typischerweise Gradienten bis zu 10 mT/m geschaltet. Für schnelle Bildgebungssequenzen, insbesondere für die echoplanare Bildgebung, werden jedoch stärkere Gradienten über 20 mT/m benötigt. Die Geschwindigkeit mit der das Maximum eines Gradienten erreicht werden kann (sog. Anstiegszeit eines Gradienten) liegt im Bereich von 1 ms. Geräte mit den Möglichkeiten der echoplanaren Bildgebung bieten jedoch kürzere Anstiegszeiten.

15.2.1.3
Hochfrequenzsystem

Das Hochfrequenzsystem hat die Aufgabe, die Kernspins über die Sendeantenne anzuregen und das Magnetresonazsignal zu empfangen. Sender und Empfänger sind Antennen, die im MR-Sprachgebrauch nicht ganz korrekt als „Spulen" bezeichnet werden. Die Anforderungen an den HF-Sender sind hoch, denn er muß während des gesamten Meßvorgangs Sequenzen von HF-Pulsen mit wechselnder Mittenfrequenz und Bandbreite präzise senden. Die Empfangsspule empfängt nicht nur das gewünschte MR-Signal, sondern auch unvermeidbares Rauschen, das überwiegend durch Brownsche Molekularbewegungen im menschlichen Körper verursacht wird. Die Stärke des MR-Signals hängt ab vom angeregten Volumen in der Empfangsspule und dem Abstand zum Meßobjekt. Daher werden für den Empfang des MR-Signals Spulen unterschiedlicher Geometrie verwendet, die der menschlichen Anatomie möglichst gut angepaßt sind.

15.2.2
Bildgebungssequenzen
15.2.2.1
Spinechosequenzen

Die klassische Bildgebungstechnik basiert auf der Spinechosequenz. Hierbei wird der Magnetisierungsvektor durch einen 90°-Puls ausgelenkt. Nach der Zeit TE/2 folgt ein 180°-Puls, der zu einer Refokusierung der Spins und damit zu einem meßbaren Echo führt. Heutzutage werden die Spinechosequenzen überwiegend in Form der Fast- oder Turbospinechosequenzen angewendet, die auf der RARE-Technik (Rapid Acquisition with refocused echoes) basieren. Hierbei werden nach jedem 90°-Puls mehrere 180°-Pulse geschaltet, die mehrere Echos erzeugen, den sog. Echozug. Nach jedem 180°-Puls wird der Phasenkodiergradient geändert und das MR-Signal ausgelesen. Dies führt zu einer beträchtlichen Verkürzung der Meßzeit. Der Bildkontrast kann an die konventionelle Spinechosequenz angeglichen werden. Obwohl bei den Turbospinechosequenzen die Echos bei verschiedenem TE ausgelesen werden, wird der Gewebekontrast vorwiegend durch diejenigen Echos bestimmt, die bei Phasenkodierschritten niedriger Ordung gemessen werden, während die Phasenkodierschritte höherer Ordnung mehr zur Detailauflösung beitragen.

15.2.2.2
Inversion-Recovery-Sequenzen

Eine Abwandlung des Spinechoexperiments stellt die Inversion-Recovery Sequenz dar. Hier wird zunächst ein 180°-Puls appliziert, der den Magnetisierungsvektor invertiert. Nach einer Wartezeit TI, während der die verschiedenen Gewebe in unterschiedlichem Ausmaß relaxieren, wird eine Spinechosequenz gestartet. Die Auswahl dieser Inversionszeit TI erlaubt eine interessante Variation des Gewebekontrasts.

Short TI-Inversion-Recovery- (STIR-)Technik: Bei Wahl einer entsprechend kurzen Inversionszeit TI sind fetthaltige Gewebe aufgrund ihrer kurzen T_1-Zeit bereits soweit relaxiert, daß ihre Magnetisierung bei Beginn der Spinechosequenz null ist. Dies führt zu einer Unterdrückung des Signals aus fetthaltigen Geweben. Diese Fettunterdrückung kann Vorteile bieten bei der Beurteilung von entzündlichen oder tumorösen Veränderungen beispielsweise im Bereich der Orbita oder im Bereich des Knochenmarks. Im Gegensatz zur spektralen Fettunterdrückung kann diese Methode auch bei Niederfeldgeräten eingesetzt werden.

Fluid-attenuated-inversion-recovery- (FLAIR-)Technik: Ziel dieser Technik ist es, bei der zerebralen MRT das Signal von Liquor zu unterdrücken, während die übrigen Gewebe mit T_2-gewichtetem Kontrast dargestellt werden. Dies gelingt bei Auswahl einer sehr langen Inversionszeit TI, wenn die Magnetisierung von Liquor gerade null ist, in Kombination mit einer langen Repetitionszeit TR. Klinische Vorteile ergeben sich bei der Darstellung von cortexnahen und periventrikulären Läsionen, wie beispielsweise bei entzündlichen Veränderungen aber auch frischen Infarkten.

15.2.2.3
Gradientenechosequenzen

Kennzeichen der Gradientenechosequenzen ist der Verzicht auf den 180°-Refocusierungspuls. Stattdessen wird die refocusierende Wirkung des Frequenzkodiergradienten ausgenützt, um das Echo zu erzeugen. Dabei wird unmittelbar nach Applikation des HF-Pulses ein dephasierender Gradient geschaltet, der danach in der Richtung umgekehrt wird und als rephasierender Gradient das Echo erzeugt. Gleichzeitig dient diese Gradientenschaltung der Frequenzkodierung. Dabei wird der HF-Puls in der Regel so gewählt, daß der Auslenkwinkel des Magnetisierungsvektors kleiner als 90° ist. Aufgrund des kleineren Auslenkwinkels sind kürzere Repetitionszeiten möglich als in den konventionellen Spinechosequenzen. Der Verzicht auf den 180°-

Puls erlaubt eine minimale Echozeit. Diese Kombination aus kurzem TR und TE ermöglicht eine rasche Signalakquisition. Daher werden Gradientenechosequenzen als Grundlage für schnelle Bildgebungstechniken und für die MR-Angiographie verwendet. Der Gewebekontrast wird dabei nicht nur durch TR und TE sondern auch durch den gewählten Auslenkwinkel bestimmt. Im Gegensatz zum 180°-Refocusierungspuls werden durch die Schaltung des Gradienten jedoch nur die Phasen der Spins refocusiert, die vorher durch den Gradienten selbst dephasiert wurden. Die Phasenveränderungen aufgrund von Magnetfeldinhomogenitäten und statischen Suszeptibilitätsgradienten im Gewebe werden durch die Gradientenschaltung nicht rückgängig gemacht. Daher wird der Bildcharakter im Vergleich zur Spinechosequenz stärker durch T_2^*-Effekte beeinflußt.

15.2.2.4
Echoplanare Bildgebung

Auf dem Weg zu noch schnelleren Akquisitionszeiten wurde die echoplanare Bildgebung entwickelt. Hierbei kann nach einem einzigen HF-Puls eine ganze Schicht dargestellt werden. Das bedeutet, daß alle für die Ortskodierung notwendigen Informationen nach einem Anregungspuls ausgelesen werden müssen („single-shot EPI"). Bei der klassischen EPI-Sequenz werden nach dem Anregungspuls durch einen oszillierenden Frequenzkodiergradienten multiple Gradientenechos erzeugt, die bei permanent eingeschaltetem Phasenkodiergradienten die Ortskodierung einer ganzen Schicht ermöglichen. Eine Abwandlung stellt die EPI-Spinecho-Sequenz dar. Wie bei der Spinechosequenz wird hierbei durch einen 90°-Puls und einen darauffolgenden 180°-Puls ein Echo erzeugt. Dieses Echo wird mit Hilfe eines schnell oszillierenden Frequenzkodiergradienten ausgelesen. Dabei erfolgt die Phasenkodierung durch schnelle Schaltungen des Phasenkodiergradienten (sog. Blips) im Bereich der Nulldurchgänge des oszillierenden Frequenzkodiergradienten. Die echoplanare Bildgebung stellt hohe Anforderungen an das Gradientensystem und ist daher nur an Geräten mit entsprechenden Spezifikationen verfügbar. Anwendungen der Echoplanar-Technik finden sich u. a. bei der funktionellen Bildgebung sowie bei der Diffusionsgewichtung zur Darstellung von akuten zerebralen Infarkten.

15.2.3
Kontrastmittel

Komplexe mit dem Element Gadolinium (Gd) werden am häufigsten als Kontrastmittel in der MR-Bildgebung eingesetzt. Aufgrund seiner hohen Zahl an ungepaarten Elektronen hat Gadolinium einen starken paramagnetischen Effekt. Dabei kommt es durch Wechselwirkungen zwischen den Elektronen von Gd mit benachbarten Wasserstoffatomkernen zu einer Beschleunigung der Relaxation der angeregten Wasserstoffatomkerne. Bei üblicher KM-Dosierung (Standarddosis 0,1 – 0,3 mmol/kg KG) zeigen wasserhaltige Gewebe, die in T1-gewichteten Sequenzen sonst dunkel erscheinen, durch Verkürzung der T1-Zeit bei Anwesenheit von Gd-haltigem Kontrastmittel einen Signalanstieg. Erst bei erhöhter Konzentration kommt auch eine Verkürzung der T2-Zeit zur Darstellung, was wieder zu einem Signalabfall führt. Auf diese Weise können Schichtungsphänomene in der Harnblase zustande kommen. Da Gadolinium in freier ionischer Form toxisch wirkt, wird es mit Hilfe eines Chelatbildners komplexiert, so daß ein nichttoxischer, wasserlöslicher Gadoliniumkomplex entsteht. Eine hohe Stabilität dieser Komplexe garantiert, daß freie Gd-Ionen nicht in toxikologisch relevanten Mengen entstehen. Bei schwer niereninsuffizienten Patienten sollte jedoch innerhalb von 24 h dialysiert werden, um eine Dissoziation der Komplexe zu vermeiden. Die Präparate verschiedener Hersteller weisen eine unterschiedlich hohe Osmolalität auf. Da im Vergleich mit Röntgenkontrastmitteln aber eine wesentlich geringere Menge gespritzt wird, spielt die Osmolalität Gd-haltiger Kontrastmittel keine so große Rolle für die Verträglichkeit der Substanzen. Die Wirkung der Chelatkomplexe auf die Signalgebung wird weitgehend durch das paramagnetische Gadolinium bestimmt, während die pharmakokinetischen Eigenschaften des Komplexes von den verwendeten Chelatbildnern abhängen. Das pharmakokinetische Verhalten gd-haltiger extrazellulärer Kontrastmittel wird gekennzeichnet durch einen raschen Anstieg des Plasmaspiegels nach i.v.-Injektion und einer nur wenige Minuten dauernden Verteilungsphase im extrazellulären Flüssigkeitsraum. Das Absinken des Plasmaspiegels (Halbwertszeit etwa 90 min) wird durch die renale Ausscheidungsrate bestimmt. Dabei werden die Substanzen in chemisch unveränderter Form durch glomeruläre Filtration ausgeschieden.

Paramagnetische intrazelluläre Kontrastmittel wurden als hepatobiliäre KM konzipiert. Durch Einführen lipophiler Seitengruppen wird bei diesen Substanzen eine bevorzugte Aufnahme in die Hepatozyten und anschließende Sekretion in die Gallenwege erreicht.

Als superparamagnetische intrazelluläre Kontrastmittel kommen Ferrite und Magnetite zur Anwendung. Diese führen dosisabhängig durch Störung der Magnetfeldhomogenität zu einer Signalreduktion ohne die T1-Zeit nennenswert zu beeinflussen. Sie können deshalb als negativ wirksame Kontrastmittel bezeichnet werden. Die Partikel werden von Zellen des retikuloendothelialen Systems (RES) in Leber, Milz und Knochenmark phagozytiert und unterliegen dem physiologischen Eisenmetabolismus. Lebermetastasen besitzen kein RES und nehmen daher die superparamagneti-schen Partikel nicht auf, so daß bei geeigneter Wahl der Meßsequenz Lebermetastasen signalreich in der sonst signalarmen Leber zur Darstellung kommen.

15.2.4
Magnetresonanzangiographie (MRA)

Zur MR-Bildgebung von fließendem Blut in den Gefäßen stehen die Phasen-Kontrast Technik und die Einstrom-Angiographie (Time-of-Flight Technik) zur Verfügung. Hierbei wird die Darstellung des Blutflusses ohne Verwendung von Kontrastmittel erreicht. Seitdem schnelle Bildgebungssequenzen verfügbar sind, werden auch Kontrastmittel-unterstützte MRA Techniken eingesetzt.

Phasen-Kontrast Technik: Die Phasen-Kontrast Angiographie basiert auf der Tatsache, daß angeregte Spins ihre Phase verändern, wenn sie sich in Gegenwart eines bipolaren Gradienten bewegen. Dabei bewirkt die Schaltung des ersten Teils eines bipolaren Gradienten eine Dephasierung der Spins. Durch die Umkehr des Gradienten werden stationäre Spins wieder rephasiert, so daß sich im Endeffekt keine Phasenverschiebung ergibt. Wenn sich ein Spin jedoch nach Schalten des ersten Teils eines bipolaren Gradienten bewegt, befindet er sich zum Zeitpunkt der Gradientenumkehr in einer anderen Lokalisation, wo der Gradient mit unterschiedlicher Stärke auf den Spin einwirkt. Daher kann die ursprüngliche Dephasierung nicht vollständig rückgängig gemacht werden und es ergibt sich im Endeffekt eine Phasenverschiebung. Im Fall einer konstanten Geschwindigkeit ist die Phasenverschiebung proportional zur Geschwindigkeit der bewegten Spins und zur Stärke des Gradienten. Führt man nun Messungen mit und ohne Verwendung des bipolaren Gradienten durch, kann durch Subtraktionstechniken der Blutfluß in den Gefäßen dargestellt werden. Aus der Richtung und Stärke der Phasenverschiebung kann die Flußrichtung bestimmt und die Flußgeschwindigkeit errechnet werden.

Einstrom-Angiographie (Time-of-Flight-Technik): Bei dieser Methode erfährt stationäres Gewebe während der MR-Sequenz durch wiederholte HF-Pulse eine Verringerung der Längsmagnetisierung bis ein Gleichgewichtszustand (Sättigung) erreicht ist. Dieser ist abhängig von TR, dem Auslenkwinkel α und den T1-Werten des Gewebes. Fließt frisches Blut, das bisher noch keinem HF-Puls ausgesetzt war, in das Meßvolumen ein, steht im Bereich des Gefäßes der volle Magnetisierungsvektor zur Verfügung. Dieser kann durch den nächsten HF-Puls ausgelenkt werden. Bei den ersten HF-Pulsen entsteht somit in Gefäßen, die ungesättigtes Blut in das Meßvolumen führen, eine stärkere Signalintensität als im übrigen Gewebe. Auf diese Weise kann der Blutstrom sichtbar gemacht werden.

Kontrastmittelunterstützte MR-Angiographie: Bei dieser neuen Klasse von MR Angiographie Techniken wird paramagnetisches Kontrastmittel im Bolus intravenös in den Blutstrom gespritzt, um das Signal des Blutes zu erhöhen. Durch die Injektion des Kontrastmittels verkürzt sich die T_1-Zeit des Blutes. Wenn unter Verwendung einer T_1-gewichteten Sequenz der erste Durchstrom des Kontrastmittels durch eine Arterie dargestellt wird, bevor das KM die Venen erreicht, kann mit hohem Kontrast zu stationärem Gewebe ein Angiogramm der Arterien ohne venöse Überlagerung abgebildet werden. Hierzu werden schnelle Bildgebungssequenzen benötigt. Da der Bildkontrast von der Kontrastmittelkonzentration abhängt, muß der KM-Bolus mit hoher Injektionsrate verabreicht werden. Für die Darstellung eines interessierenden Gefäßabschnitts muß der Start der Meßsequenz mit der Ankunft des KM-Bolus im Gefäß synchronisiert werden.

15.2.5
Diffusion und Perfusion

Die Diffusion von Wasser und anderen kleinen Molekülen im Gewebe entspricht der Brownschen Molkularbewegung, die durch thermische Energie angetrieben wird. Dabei sind die Bewegungen der Moleküle randomisiert. Der Weg, den ein Wassermolekül in einer bestimmten Zeit zurücklegt, ist abhängig vom Diffusionskoeffizienten, der eine gewebespezifische Proportionalitätskonstante darstellt. In biologischen Geweben liegt der Wert des Diffusionskoeffizienten zwischen $0,2 \cdot 10^{-3}$ und $2,9 \cdot 10^{-3}$ mm²/s.

Bei der MR-Bildgebung führt die Diffusion von Wassermolekülen durch einen bipolaren Magnetfeldgradienten zu einem irreversiblen Signalverlust. Das physikalische Prinzip ist dabei analog zur Phasen-Kontrast MR Angiographie. Spins, die sich während der Schaltung eines bipolaren Magnetfeldgradienten bewegen, erfahren eine Phasenverschiebeng ihrer transversalen Magnetisierung im Vergleich zu stationären Spins. In Blutgefäßen ist die Flußgeschwindigkeit von Wasser relativ hoch (im Vergleich zur Diffusion), so daß nur mäßig starke Gradienten benötigt werden, um eine meßbare Phasenverschiebung zu erzeugen. Wenn die Richtung der Wassermoleküle, wie innerhalb eines Blutgefäßes, vorhersagbar ist, kann die Flußgeschwindigkeit und Flußrichtung aus der Phasenverschiebung abgeleitet werden. Da bei der Diffusion die Bewegungsrichtung einzelner Wassermoleküle im Gewebe jedoch randomisiert und nicht vorhersagbar ist, ist auch die Phasenverschiebung einzelner Spins randomisiert. Dies führt zu einer gegenseitigen Kompensation und damit einem Signalverlust. Die Bewegungen eines Wassermoleküls im Gewebe sind allerdings sehr klein und liegen bei einer typischen MR-Sequenz bei weniger als 14 µm. In der klinischen Routinebildgebung ist der Beitrag der Diffusionseffekte daher gering und führt allenfalls zu einer Signalabschwächung von bis zu 2 %. Es ist jedoch

möglich, Sequenzen zu entwickeln, die empfindlich für Diffusionseffekte sind. Dies geschieht durch Applikation starker gepulster Gradienten während des Aufbaus des MR-Signals. In derartig diffusionsgewichteten Sequenzen ist das Ausmaß des Signalverlusts direkt mit der Molekularbewegung im Gewebe korreliert. Das bedeutet, daß Gewebe mit verminderter Diffusion signalreich dargestellt werden. Da in akuten zerebralen Infarktarealen die Diffusion abnimmt, haben diffusionsempfindliche Sequenzen klinische Bedeutung bei der frühen Schlaganfalldiagnostik.

Die Beurteilung der zerebralen Gewebeperfusion ist eine Fragestellung, die seit langem mit nuklearmedizinischen Verfahren untersucht wird. Seitdem jedoch schnelle MR-Bildgebungssequenzen verfügbar sind, entwickeln sich auch Methoden zur Perfusionsmessung mit der MRT. Am gebräuchlichsten in der klinischen MRT ist die Verwendung eines Blutpool-Tracers. Gd-haltige MR-Kontrastmittel erfüllen die Eigenschaften eines intravaskulären Tracers, da sie nicht ins Gewebe diffundieren und die intakte Bluthirnschranke nicht überschreiten. Wenn diese Gd-Chelate in Form eines Bolus in den Blutstrom injiziert werden, kann die Durchströmung des Gehirns dargestellt werden. Das paramagnetische Kontrastmittel erzeugt aufgrund von Suszeptibilitätseffekten eine lokale Signalminderung in T_2^*-gewichteten Sequenzen. Um die Signalveränderungen während der ersten Passage durch das Gehirn zu messen, sind T_2^*-gewichtete Sequenzen mit einer zeitlichen Auflösung von 1 bis 2 s erforderlich.

15.2.6
Funktionelle neurologische MR-Bildgebung

Die funktionelle Magnetresonanztomographie ist ein Verfahren zur Darstellung von Hirnfunktionen. Das Prinzip dieser Methode nutzt die Tatsache, daß der Sauerstoffgehalt des Blutes dessen magnetische Eigenschaften beeinflußt und so zu einer unterschiedlichen Signalgebung in der MR-Bildgebung führt. Die lokalen Veränderungen des Sauerstoffgehalts im Blut während Aktivierungsversuchen können mit hoher räumlicher Auflösung dargestellt und exakt den individuellen anatomischen Strukturen des Gehirns zugeordnet werden. Dieses Prinzip basiert auf früheren Studien mit der Positronen-Emissions-Tomographie, die zeigen konnten, daß die Aktivierung eines Hirnareals zu einem verstärkten Sauerstoffverbrauch der Nervenzellen führt. Die hierfür notwendige Zufuhr von sauerstoffreichem arteriellem Blut wird lokal gesteigert. Normalerweise steigt die Durchblutung jedoch überproportional zum Sauerstoffverbrauch an, so daß ein Überschuß an oxygeniertem Hämoglobin im venösen Abflußgebiet entsteht. Da sich die magnetischen Eigenschaften und damit die Signalgebung des Blutes mit dem Gehalt an oxygeniertem bzw. deoxygeniertem Hämoglobin ändern, verhält sich Blut in der funktionellen MRT wie ein (endogenes) Kontrastmittel. Bei einem hohen Anteil an deoxygeniertem Hämoglobin wird aufgrund seiner paramagnetischen Eigenschaften in der Umgebung der Gefäße ein lokaler Magnetfeldgradient induziert, der bei geeigneter Auswahl der Meßsequenz (z. B. Gradientenechosequenz oder entsprechende echoplanare Bildgebungssequenz) zu einer lokalen Signalminderung führt. Steigt der Anteil von oxygeniertem Hämoglobin im Blut an, nimmt dieser Suszeptibilitätseffekt ab. Dies führt zu einem Anstieg des Meßsignals. Dieser Zusammenhang wird als BOLD-Kontrast (blood-oxygenation-level dependent contrast) bezeichnet. Mit zunehmender Feldstärke nimmt dieser Effekt zu, so daß für die funktionelle MRT Geräte ab einer Magnetfeldstärke von 1,5 Tesla zum Einsatz kommen. In Aktivierungsstudien werden derzeit Untersuchungen zur Verarbeitung von Sinneseindrücken, zur Steuerung der Motorik aber auch zur Lokalisation von Hirnarealen, die bei kognitiven Aufgaben beansprucht werden, durchgeführt. Dabei werden schnell hintereinander Aufnahmen des Gehirns in unveränderter Schichtposition angefertigt. Während der Meßsequenz wird zwischen einer Kontrollbedingung und dem Aktivierungsparadigma abgewechselt. Dabei kommt es während der Aktivierungsphase zu einem Signalanstieg in den aktiven Hirnabschnitten. Die statistische Auswertung des Signalverlaufs in den einzelnen Bildpunkten einer funktionellen Meßschicht erfolgt mit Hilfe von computergestützten Mustererkennungsprogrammen. Die als aktiviert beurteilten Areale können farbkodiert und mit dem entsprechenden anatomischen Bild überlagert werden.

15.2.7
Funktionelle kardiale MR-Bildgebung

Die grundlegenden Fragen an die kardiale Bildgebung beschäftigen sich mit der Durchgängigkeit von Gefäßen, der Myokardperfusion, der Kontraktilität des Myokards und der Differenzierung zwischen regenerationsfähigem Myokard und narbigen Fibrosen. An die morphologische Darstellung des Herzens mit der MRT werden hohe Anforderungen gestellt, da Flußeffekte beim Einstrom des Blutes in die Herzhöhlen sowie Bewegungen während der Herzaktionen und durch die Atmung zu Artefakten führen können. Daher kommen Methoden der Flußkompensation, EKG-Triggerung und schnelle Bildgebungstechniken zum Einsatz. Die Darstellung der Koronararterien mit der MRT ist derzeit noch durch ein geringes Signal/Rausch-Verhältnis limitiert. Der myokardiale Blutfluß kann durch Signalveränderungen während des Einstroms von Kontrastmittel gemessen werden. Eine Methode beruht auf der Signalsteigerung in T1-gewichteten Sequenzen nach *Injektion von Gd-haltigem extrazellulärem Kontrast-*

mittel. Dabei werden Aufnahmen der ersten Passage des KM angefertigt. Die Wandbewegungen des Myokards können in der MR-Bildgebung mit Hilfe des sog. Myokardtagging dargestellt werden. Dabei wird das Myokard mit einem Gitter aus Vorsättigungen markiert. Eine Bewegungsanalyse dieser Marker im Ablauf des Herzzyklus erlaubt die Bestimmung von Myokardbewegungen.

15.3
Richtlinien für die Anwendung

15.3.1
Indikationsstellung

Vor Anwendung der Magnetresonanztomographie ist zunächst eine genaue Darlegung der Fragestellung an die bildgebende Diagnostik erforderlich. Nur in Abhängigkeit von der Fragestellung kann geplant werden, welche Sequenzen bei der MR-Untersuchung eines individuellen Patienten eingesetzt werden sollen, um die Diagnose zu erarbeiten. Zuvor muß jedoch geklärt werden, welches bildgebende Verfahren bei einem gegebenen Beschwerdebild des Patienten zum Einsatz gelangen soll. So besticht die MRT durch eine detaillierte Darstellung der anatomischen Strukturen und einen hohen Weichteilkontrast. Auch die Darstellungsmöglichkeit in beliebig zu wählenden Schichtebenen verspricht diagnostische Vorteile. Im Gegensatz zur MRT ist für die Computertomographie die Anwendung von ionisierenden Strahlen erforderlich. Mit der Computertomographie ist eine hochauflösende Darstellung von knöchernen Strukturen möglich. Mit sehr kurzen Untersuchungszeiten liefert die CT insbesondere in Akutsituationen (Polytrauma, zerebrale Blutung, zentrale Lungenembolie) eine rasche Diagnostik auch bei schwerkranken Patienten die einer anästhesiologischen Überwachung bedürfen. Die MRT und MR-Spektroskopie bieten die Möglichkeit neben den anatomischen Strukturen auch funktionelle Aspekte wie die Gewebedurchblutung, Blutfluß und Blutvolumen, Wasserdiffusion, Temperaturveränderungen oder die Bewegungen eines Organs darzustellen. Dennoch ist eine Vielzahl funktioneller Vorgänge, wie verschiedene Stroffwechselprozesse und die Verteilung von Rezeptoren, dem Nachweis mit szintigraphischen Verfahren vorbehalten.

15.3.2
Ausschluß von Kontraindikationen

Vor der Magnetresonanzuntersuchung müssen in einem Gespräch mit dem Patienten mögliche Kontraindikationen ausgeschlossen werden, um eine Gefährdung des Patienten zu vermeiden. Hier sind es v. a. *elektronisch gesteuerte Implantate*, die durch die Einflüsse des

Magnetfelds in ihrer Funktionsfähigkeit beeinträchtigt werden können. Daher müssen Patienten mit Herzschrittmacher von der MRT ausgeschlossen werden. Auch bei internen Defibrillatoren, implantierten Medikamentenpumpen (z. B. Insulinpumpe) oder elektronisch aktivierten Cochleaimplantaten können durch das Magnetfeld Fehlfunktionen ausgelöst bzw. die Steuereinheit des Geräts zerstört werden.

Eine weitere potentielle Gefahrenquelle stellen *ferromagnetische Fremdkörper oder Implantate* dar, die sich im Magnetfeld bewegen und durch ihre Dislokation zu Verletzungen im Patienten führen könnten. Insbesondere Metallfremdkörper in kritischen Lokalisationen müssen erkannt und der Patient von der Untersuchung ausgeschlossen werden. So können intraorbitale Metallfremdkörper durch Dislokation zu schweren Verletzungen des Auges führen. Projektile oder Granatsplitter können in unterschiedlichem Ausmaß ferromagnetisch sein. Hier muß im Einzelfall geprüft werden, ob diese Fremdkörper in der Nähe wichtiger Nerven-, Gefäß- oder Weichteilstrukturen gelegen sind, so daß sich eine relative Kontraindikation für die MRT ergibt. Bei metallischen Implantaten ist es erforderlich, sich zu vergewissern, ob das spezielle Modell eines Herstellers MR-kompatibel ist. Hierzu stehen Listen von verschiedensten Implantaten unterschiedlicher Hersteller zur Verfügung, die Auskunft über die Eigenschaften der Implantate im Magnetfeld erteilen (Shellock 1996).

Aneurysma- und Gefäßclips: Bei zerebralen Aneurysma-Clips muß überprüft werden, ob sie aus ferromagnetischem Material mit der potentiellen Gefahr einer Dislokation bestehen. Diese stellen eine Kontraindikation für die MRT dar. Die meisten hämostatischen Gefäßclips sind dagegen nicht ferromagnetisch und werden, wenn sie sich schon länger im Körper des Patienten befinden, durch umgebende Fibrosierungen fixiert.

Katheter und intravaskuläre Implantate: Die meisten venösen Ports oder zentralvenösen Katheter sind MR-kompatibel. Ein Fallbericht beschreibt jedoch, daß ein Swan-Ganz-Thermodilutionskatheter in einem MRT-Gerät geschmolzen ist. Dieser Katheter sollte daher in der MRT nicht verwendet werden.

Zerebrale Ventrikelshunts stellen keine Kontraindikation für die MRT dar. Manche Typen von Vena-cava-inferior Filtern, Stents oder Embolisationscoils können im Magnetfeld deflektiert werden. Nach einigen Wochen sind die meisten intravaskulären Implantate jedoch fest an die Gefäßwand adaptiert, so daß keine Dislokation mehr zu befürchten ist. Patienten mit frisch implantierten Gefäßimplantaten sollten jedoch nicht in der MRT untersucht werden.

Herzklappen: Die meisten künstlichen Herzklappen, auch metallische, können ohne Sicherheitsrisiken im Magnetresonanztomographen untersucht werden.

Selbst bei gering ferromagnetischen Klappen ist die Auslenkung im Magnetfeld geringer als die Kräfte, die bei der normalen Herzfunktion auf die Klappe einwirken. Sternalcerclagen nach Herzoperationen stellen ebenfalls keine Kontraindikation für die Untersuchung im Magnetfeld dar.

Orthopädische Implantate und Osteosynthesematerial: Die meisten orthopädischen Prothesen und Osteosynthesematerialien die aktuell verwendet werden bestehen nicht aus ferromagnetischen Legierungen und sind außerdem fest am Knochen adaptiert, so daß keine Gefahr einer Dislokation im Magnetfeld besteht. Alle Metallimplantate können sich jedoch durch Wirbelströme erhitzen. Daher muß der Patient darauf hingewiesen werden, sich gegebenenfalls sofort mittels einer Alarmglocke zu melden, falls ein unangenehmes Hitzegefühl auftreten sollte.

Zahnprothesen: Ferromagnetische Dentalprothesen sollten, wenn möglich vor der MR Untersuchung entfernt werden. Festsitzende Prothesenteile stellen jedoch keine Gefahr für den Patienten dar.

Schwangerschaft und MRT: Es gibt keine Studien, die eine schädigende Wirkung auf die embryonale Entwicklung durch eine kurzzeitige Exposition in einem elektromagnetischen Feld belegen. Dennoch ist vorsichtige Zurückhaltung bei der Untersuchung schwangerer Frauen geboten, da theoretisch geringe Effekte, z. B. Wirkungen auf den fetalen Blutfluß oder Thermoeffekte nicht mit letzter Sicherheit auszuschließen sind. Dagegen bergen alternative Untersuchungsmethoden, wie die Computertomographie, die potentiell schädigende Wirkung ionisierender Strahlen in sich. Daher stellt eine Schwangerschaft nach sorgfältiger Abwägung der Indikation in medizinisch dringenden Fällen keine Kontraindikation für die Magnetresonanztomographie dar.

Geplante Kontrastmittelgabe in der MRT: Falls bei der MR-Untersuchung die Anwendung von intravasalen Gadolinium-haltigen Kontrastmitteln beabsichtigt wird, sind mit dem Patienten auch die potentiellen Risiken der Kontrastmittelgabe zu besprechen. Hier muß zunächst nach einer allergischen Disposition, insbesondere nach Kontrastmittelnebenwirkungen bei vorausgegangenen Untersuchungen gefragt werden. Mittelschwere Nebenwirkungen (Urtikaria, Bronchospasmen, Tachykardie, Arrhythmie) sind mit einer Häufigkeit von ca. 1:5000 und schwere anaphylaktische Reaktionen mit einer Häufigkeit von ca. 1:400 000 wesentlich seltener als bei der Anwendung von nicht-ionischen Röntgenkontrastmitteln. Dennoch sind bei Patienten mit allergischer Disposition, insbesondere Asthmatikern Kontrastmittel in der MRT nur mit Vorsicht und nach sorgfältiger Abwägung der Indikation anzuwenden.

Die Verabreichung von Gadolinium-haltigen Kontrastmitteln ist bei Patienten mit Nierenfunktionsstörungen möglich, ohne daß durch die glomerulär filtrierbaren Kontrastmittel eine anhaltende Verschlechterung befürchtet werden müsste. Vorübergehend kann jedoch ein Anstieg der Kreatininwerte beobachtet werden. Bei schwerer Niereninsuffizienz sollte allerdings innerhalb von 24 Stunden dialysiert werden, um die Dissoziation der Komplexe und damit mögliche toxische Effekte durch freies Gadolinium zu vermeiden.

Da gadoliniumhaltige MR-Kontrastmittel plazentagängig sind, ist eine Anwendung in der Schwangerschaft möglichst zu vermeiden und nur bei dringender Indikation angezeigt. Stillende Mütter sollten nach der Gabe von Kontrastmittel für mindestens 24 h mit dem Stillen aussetzen, da ein Teil des Kontrastmittels in die Muttermilch gelangt.

15.3.3
Patientenvorbereitung

Bevor der Patient den Magnetraum betritt, wird er gebeten, Gegenstände aus Metall (Münzen, Schlüssel, Schmuck usw.), Uhr und Scheckkarten abzulegen. Auch Zahnprothesen (soweit entfernbar), Brille sowie Hörgeräte müssen abgenommen werden. Insbesondere dürfen keine unbefestigten Metallgegenstände mit dem Patienten (z. B. Rollstuhl, Perfusor-Geräte) oder durch Personal in den Magnetraum gebracht werden, die durch die Anziehungskraft des Magneten wie Geschosse wirken und so zu Verletzungen von Personen oder zu Zerstörungen am Gerät führen könnten.

Bereits im Wartebereich sollte der Patient durch die Mitarbeiter der MR-Abteilung auf die bevorstehende Untersuchung vorbereitet werden. Anhand eines Merkblatts werden mögliche Kontraindikationen wie Herzschrittmacher, elektronische Geräte, Metallimplantate oder Fremdkörper abgefragt. Auch Fragen nach einer möglichen Schwangerschaft sowie nach einer allergischen Disposition bzw. Kontrastmittelallergie müssen vom Patienten beantwortet werden. Im Gespräch mit dem Patienten können Unklarheiten beseitigt werden. Häufig können Ängste des Patienten durch eine kurze Schilderung des Untersuchungsvorgangs abgebaut werden.

Falls die Gabe von Kontrastmittel beabsichtigt ist, wird ein venöser Zugang gelegt, über den während der Untersuchung das Kontrastmittel verabreicht werden kann ohne die Position des Patienten zu verändern. Dabei ist es auch bei geplanter Kontrastmittelgabe in der Regel nicht erforderlich, den Patienten nüchtern zu lassen.

Da es während der Untersuchung im Magnetresonanztomographen zu lauten Klopfgeräuschen kommt, sollte dem Patienten ein Gehörschutz (z. B. Ohrstöpsel oder Kopfhörer) gegeben werden. Auch nach der Positionierung im MR-Tomographen ist Sprechkontakt mit dem Patienten über eine Mikrophonanlage möglich.

Zudem erlaubt eine Alarmglocke dem Patienten, sich jederzeit bemerkbar zu machen.

Die meisten Patienten tolerieren die Untersuchung im MR-Tomographen problemlos. Selbst Kinder können häufig für die MR-Untersuchung motiviert werden, insbesondere wenn ein Elternteil das Kind in den Magnetraum oder in die Röhre des MR-Tomographen begleitet. Dennoch kann in einigen Fällen die Gabe von sedierenden Medikamenten notwendig sein, um die Unruhe des Patienten oder klaustrophobe Ängste zu überwinden. Bei geeigneter Fragestellung kann bei Patienten mit Klaustrophobie auch die Untersuchung an einem MR-Gerät mit offener Bauweise versucht werden.

Bei schwerkranken Patienten kann die Überwachung der Vitalfunktionen während der MRT notwendig werden. Hierfür stehen spezielle MR-kompatible Überwachungseinrichtungen, wie EKG-Geräte, Pulsoxymeter oder Blutdruckmeßgeräte zur Verfügung. Die künstliche Beatmung eines Patienten im MR-Tomographen ist möglich, wenn lange Schlauchleitungen mit einem Beatmungsgerät außerhalb des Abschirmungsbereichs verbunden werden.

15.3.4
Biophysikalische Wirkungen

Bei der MRT wird der menschliche Organismus drei verschiedenen Kategorien magnetischer und elektromagnetischer Felder ausgesetzt: dem statischen Magnetfeld, zeitlich und räumlich veränderlichen Gradientenfeldern sowie den Hochfrequenzfeldern. Die biologischen Wirkungen dieser Komponenten sollten getrennt voneinander betrachtet werden.

Statisches Magnetfeld: Die Wirkungen des statischen Magnetfeldes auf biologische Organismen beruhen einerseits auf *Orientierungseffekten*. So wird durch Inhomogenitäten des Magnetfeldes ein Drehmoment an Zellbausteinen oder Zellverbänden induziert. Neben Konformitätsänderungen an Enzymen lassen sich Orientierungseffekte für verschiedene Zellgruppen ab bestimmten Schwellenwerten des Magnetfeldes nachweisen. Experimentell wurden reversible Effekte auf die Orientierung von Sichelzellen und Chloroblasten ab einer Magnetfeldstärke von 0,35 Tesla, sowie auf die Ausrichtung von Stäbchenzellen der Retina ab 1 Tesla beobachtet. Für die Beeinflussung von Enzymreaktionen sind allerdings Feldstärken ab 20 Tesla erforderlich. Durch das Ausrichten und Aneinanderlegen von Hämoglobin bzw. Erythrozyten im Magnetfeld konnte an Froschschwimmhäuten eine Reduzierung des Blutflusses bei Feldstärken ab 0,32 Tesla beobachtet werden. Die Einwirkung statischer Magnetfelder auf bewegte Volumenleiter, wie fließendes Blut, induziert auch elektrische Potentialveränderungen (*magnetisch-hydrodynamischer Effekt*). Dadurch wurde eine Beeinflussung des EKG mit Veränderungen der T-Welle bei Probanden ab einer Feldstärke von 0,3 Tesla beobachtet. Diese EKG-Veränderungen sind abhängig von der Feldstärke, verschwinden aber sofort nach dem Ende der Exposition im Magnetfeld. Durch Wechselwirkungen zwischen dem statischen Magnetfeld und elektrischen Ladungen sind auch Störungen der Nervenleitgeschwindigkeit möglich. Nach Modellrechnungen sind für eine Abnahme der Nervenleitgeschwindigkeit um 10 % allerdings Feldstärken ab 24 Tesla notwendig. Für in-vivo Untersuchungen bis zu 2 Tesla ist dieser Effekt daher vernachlässigbar gering.

Insgesamt wurde somit eine Vielzahl von Effekten durch das statische Magnetfeld beobachtet. Inwieweit diese Effekte allerdings einen negativen Einfluß auf den Organismus ausüben, oder ob der Körper in der Lage ist, diese Effekte zu kompensieren bleibt unbeantwortet. Für die Ganzkörperexposition im statischen Magnetfeld wurde daher in der Bundesrepublik Deutschland ein Grenzwert von 2 Tesla festgelegt.

Gradientenfelder: Durch das Schalten zeitlich veränderlicher Magnetfelder können elektrische Ströme im menschlichen Körper erzeugt werden. Biologische Effekte wie Augenflimmern durch Stimulation des N. opticus und der Retina können bei einer induzierten Stromdichte von 0,1 μA/cm^2 erzeugt werden. Periphere Nervenstimulationen sind bei einer Stromdichte von 0,8 μA/cm^2 möglich. Bei der Verwendung schnell geschalteter Gradienten, wie sie für die echoplanare Bildgebung benötigt weden, wurden Sensationen beobachtet, die als leichter elektrischer Schlag beschrieben wurden. Hierbei lagen die Gradientenanstiegszeiten im Bereich von 200–300 μs bei maximalen Amplituden von 20–27 mT/m. Bei der konventionellen Bildgebung mit Anstiegszeiten von 1 ms und maximalen Amplituden bis 10 mT/m ist dagegen nicht mit einer peripheren Nervenstimulation zu rechnen. Die entscheidende Frage ist allerdings, ob durch zeitlich veränderliche Magnetfelder eine Stimulation des Herzens mit der Gefahr von Extrasystolen oder Herzkammerflimmern induziert werden kann. Dabei wird als Schwelle zur Stimulation des Herzens eine Stromdichte von 200 μA/cm^2 angegeben. Diese Schwelle kann durch Medikamente auf 80 % verringert werden. Auch durch Elektrolytveränderungen kann die Schwelle auf 85 % des ursprünglichen Werts sinken. Eine Modellrechnung für eine erwachsene Person ergibt bei einer Feldänderung von 100 T/s eine induzierte Stromdichte von im ungünstigsten Fall 240 μA/cm^2. Daher müssen Grenzwerte so festgelegt werden, daß eine Stimulation des Herzens sicher ausgeschlossen werden kann. Die frühere Regelung für die Bundesrepublik Deutschland sah Grenzwerte für die induzierte Stromdichte am Körperstamm von 3 μA/cm^2 vor. Dies hatte den Nachteil, daß Stromdichten in vivo praktisch nicht gemessen werden konnten. Die neuesten Empfehlungen geben daher Grenz-

werte für das induzierte elektrische Feld E und daraus abgeleitete Werte für die Feldänderungen dB/dt an. Bei üblichen Gradientenschaltzeiten zwischen 120 μs und 3 ms gilt als Richtwert für das induzierte elektrische Feld E < 1 V/m bzw. für die Feldänderung dB/dt < 6 T/s.

Hochfrequenzfelder: Bei der MRT kommen zur Anregung der Kernspins elektromagnetische Strahlen im Radiofrequenzbereich zur Anwendung. Derartige Hochfrequenzfelder können sowohl mit Gewebe als auch mit Fremdkörpern, wie Metallimplantaten, in Wechselwirkung treten. Dabei sind fast ausschließlich thermische Effekte zu erwarten. In Metallimplantaten kann es durch Wirbelströme zu einer verstärkten Erwärmung kommen, die von der Metalloberfläche an das umliegende Gewebe weitergegeben wird. Als physikalischer Parameter für die Absorption der Hochfrequenzstrahlung im biologischen Gewebe wurde die spezifische Absorptionsrate (SAR) definiert. Diese Größe beschreibt die absorbierte Leistung bezogen auf die Körpermasse (Einheit: Watt/kg). Für die spezifische Absorptionsrate gelten Richtlinien (nach: International Electric Committee 1995), wobei die SAR bei Einstrahlung auf den ganzen Körper unter 1,5 W/kg liegen sollte, bei Einstrahlung am Kopf unter 3 W/kg und bei Teilkörpereinstrahlung am übrigen Körper unter 8 W/kg.

15.4
Störfaktoren

15.4.1
Bewegungs- und Flußartefakte

Bei der Darstellung von Bewegungen im Gewebe kommen sowohl Inflow-Effekte als auch Effekte der Phasenverschiebung zum Tragen. Inflow-Effekte beschreiben die Bewegung der Magnetisierung aus der Umgebung in eine angeregte Schicht hinein (s. auch Magnetresonanzangiographie). Effekte der Phasenverschiebung zeigen sich beim Bildaufbau innerhalb einer Schicht, wenn während der Phasenkodierschritte durch pulsatilen Fluß oder periodische Bewegungen eine Phaseninkonsistenz im Gewebe entsteht. Das Signal der bewegten Strukturen wird dadurch entfernt von der realen Lokalisation der Signalquelle zugeordnet, was zur Abbildung von sog. Geisterbildern der tatsächlichen Struktur in Phasenkodierrichtung führt. Neben Willkürbewegungen des Patienten sind es v. a. unvermeidliche Bewegungen wie Atmung oder Blutfluß, die sich im Aufbau eines MR-Bildes durch Artefakte bemerkbar machen. Dabei sind diese Bewegungsabläufe langsamer als die Datenerfassung in der Frequenzkodierrichtung, wo sie allenfalls zu einer geringen Unschärfe des Bildes führen können. Dagegen dauert die Datenerfassung in Phasenkodierrichtung länger als die meisten Bewegungen, so daß sich Artefakte unabhängig von der Richtung der Bewegung in Phasenkodierrichtung ausbreiten. Durch periodische Bewegungen wie Atmung oder pulsatilen Fluß von Blut oder Liquor cerebrospinalis entstehen Geisterartefakte, die sich im MR-Bild als regelmäßige Wiederholungen der bewegten Strukturen in Phasenkodierrichtung darstellen. Dagegen führen Bewegungen, die nicht periodisch ablaufen, eher zu einem diffusen Bildrauschen in Phasenkodierrichtung. Diese Bewegungsartefakte können wichtige Bildstrukturen überlagern und so die Interpretation erschweren. Eine Möglichkeit, die Überlagerung einer bestimmten Struktur zu vermeiden, besteht im Austausch der Frequenz- und Phasenkodierrichtung, so daß die Ausbreitungsrichtung der Artefakte um 90° gedreht wird. Weitere Möglichkeiten Bewegungsartefakte zu eliminieren bestehen in der Unterdrückung von Körperbewegungen, z. B. durch schnelle Bildgebungstechniken. So können Aufnahmen des Thorax oder Abdomens während einer Atemanhaltephase durchgeführt weden. Auch EKG- und Atemtriggerung werden zur Vermeidung von Bewegungsartefakten eingesetzt. Durch zusätzliche HF-Pulse vor Beginn der eigentlichen Meßsequenz können Spins außerhalb der interessierenden Körperregion vorgesättigt werden, so daß diese Spins während der Bildakquisition keine Netomagnetisierung besitzen und nicht zur Signalgebung beitragen. Schließlich kann durch Verwendung eines zusätzlichen Gradienten vor dem Auslesen des MR-Signals eine Flußkompensation erreicht werden.

15.4.2
Einfaltungsartefakte

Einfaltungs- oder Aliasingartefakte entstehen, wenn die Ausdehnung eines Objekts die Ausmaße des Bildfeldes überschreitet. Die außerhalb der Bildränder gelegenen Objektanteile werden räumlich fehlkodiert und in den eigentlichen Bildbereich projiziert, wo sie zu Bildüberlagerungen führen. Einfaltungen stellen ein Problem der Signalverarbeitung dar, wobei hochfrequente Signalanteile nicht von niederfrequenten unterschieden werden können. Aufgrund einer Tiefpaßfilterung vor der Signalverarbeitung treten Einfaltungen in Richtung des Frequenzkodiergradienten weniger in Erscheinung als in Phasenkodierrichtung. Eine Möglichkeit, Einfaltungsartefakte zu vermeiden, ist die Vergrößerung des Bildfeldes. Dabei muß bei unveränderter Matrix ein Verlust an räumlicher Auflösung in Kauf genommen werden. Beim Phasenoversampling wird die Anzahl der Phasenkodierschritte soweit erhöht, daß das gesamte Objekt in Phasenkodierrichtung erfaßt wird, was jedoch zu einer längeren Meßzeit führt. Auch die Vorsättigung von Körperteilen außerhalb des Bildfeldes kann eingesetzt werden, um Einfaltungsartefakte zu vermeiden.

15.4.3
Trunkationsartefakte

Trunkationsartefakte stellen sich typischerweise als parallele Linien in der Nähe von Kanten mit hohen Kontrastsprüngen dar (Edge ringing). Sie entstehen durch die Fourier-Transformation. Das MR-Signal wird dabei in seine Frequenzanteile zerlegt. Dabei kann das MR-Signal theoretisch als unendliche Summe von Sinuswellen mit unterschiedlichen Amplituden aufgefaßt werden. Für die MR-Bildgebung ist jedoch aufgrund einer begrenzten Digitalisierungsrate des Signals eine Beschränkung auf eine endliche Anzahl von Frequenzen gegeben. Das Frequenzspektrum ist somit quasi abgeschnitten, daher die Bezeichung Trunkationsartefakt.

15.4.4
Suszeptibilitätsartefakte

Die Suszeptibilität beschreibt die Magnetisierbarkeit unterschiedlicher Materialien in einem äußeren Magnetfeld. Dabei werden diamagnetische, paramagnetische und ferromagnetische Stoffe unterschieden. Diamagnetische Stoffe wie Wasser und viele organische Moleküle besitzen eine negative Suszeptibilität (relative Suszeptibilität -1). Dagegen weisen paramagnetische Stoffe wie Ionen, Metallsalze oder Chelate eine positive Magnetisierbarkeit auf (relative Suszeptibilität $+10$). Ihre Magnetisierung ist mit dem äußeren Magnetfeld gleichgerichtet, was zu einer lokalen Konzentration der Magnetfeldlinien führt. In der Umgebung von paramagnetischen Stoffen entsteht ein Magnetfeldgradient, der insbesondere in Gradientenechosequenzen zu einem lokalen Signalverlust führt. Weitaus stärker ist die Magnetisierbarkeit von kleinen Eisenpartikeln, die aus einer magnetischen Domäne bestehen und als superparamagnetisch eingestuft werden (relative Suszeptibilität $+5000$). Größere Metallpartikel, die aus mehreren magnetischen Domänen aufgebaut sind, werden als ferromagnetisch bezeichnet. Diese besitzen eine extrem starke Magnetisierbarkeit (relative Suszeptibilität $+25000$). Hieraus resultiert ein weitreichendes Gradientenfeld, das zu räumlich ausgedehnten Signalauslöschungen und Verzerrungen im MR-Bild führt.

15.4.5
Chemical-Shift-Artefakte

Wasserstoffatomkerne, die in wasser- oder fetthaltigen Molekülen gebunden sind, weisen eine geringe Differenz in ihrer Resonanzfrequenz auf. Bei der Ortskodierung werden daher fetthaltige Gewebe etwas in Frequenzkodierrichtung verschoben abgebildet im Vergleich zu wasserhaltigen Geweben. Das Ausmaß dieser chemischen Verschiebung ist abhängig von der Stärke des Hauptmagnetfeldes und der Stärke des Frequenzkodiergradienten.

15.5
Qualitätsfaktoren

Die Funktionsfähigkeit der technischen Komponenten eines MR-Tomographen sollte in regelmäßigen Abständen durch einen Techniker der Herstellerfirma überprüft werden. Insbesondere die Vorkehrungen für die Patientensicherheit, wie die Überwachung der SAR-Grenzwerte, müssen den gesetzlichen Bestimmungen entsprechen.

Die Qualität der Untersuchungstechnik umfaßt eine individuelle Planung der verwendeten Sequenzen, die sich an der Fragestellung und dem Beschwerdebild des Patienten orientiert. Für die Wahl der Aufnahmeparameter muß dabei ein Kompromiß zwischen Signal/Rausch-Verhätnis, räumlicher Auflösung und Meßzeit gefunden werden. Pathologische Befunde sollten möglichst in verschiedenen Ebenen erfaßt werden. Bei der Dokumentation der MR-Bilder auf Filmausdrucken müssen die wichtigsten Sequenzparameter (TR, TE, Flipwinkel, Field of View, Matrix, Schichtdicke und Schichtposition) angegeben sein, um eine adäquate Beurteilung zu ermöglichen. Die Verwendung von Kontrastmittel muß ebenfalls angezeigt werden. Die anatomische Zuordnung der Schichten muß z. B. anhand eines Topogramms gewährleistet sein.

Die Intensität des Magnetresonanzsignals ist von der untersuchten Körperregion, der Positionierung und Sensitivität der eingesetzten Empfangsspule und der Konstitution des Patienten abhängig. Das bedeutet, daß bei der bildlichen Darstellung keine standardisierte Zuordnung von Graustufenskala und Signalintensitäten möglich ist. Es ist daher bei jeder Untersuchung eine individuelle Fensterung der Graustufenskala erforderlich, um die pathologischen und anatomischen Strukturen mit möglichst gutem Kontrast darzustellen, was eine intensive Schulung des Personals erfordert.

15.6
Interpretation

Voraussetzung für die Beurteilung von MR-Bildern ist es zunächst, sich anhand der verwendeten Parameter Klarheit über die Art der Bildgebungssequenz zu verschaffen. Nur damit erschließen sich die Bildkontraste, die in normalen oder pathologischen Geweben zu erwarten sind. Dabei wird die Signalintensität einer pathologischen Veränderung im Vergleich zu den umgebenden normalen Strukturen angegeben. Veränderungen, die signalreicher als das umgebende Gewebe zur Darstellung kommen, werden als „hyperintens" bezeichnet, während signalärmere Strukturen als „hypointens" beurteilt werden. Falls kein Unterschied in der Signalintensität zu den umgebenden Strukturen besteht, wird von isointensem Signalverhalten gesprochen. Bedeutend für die differentialdiagnostische Einordnung einer pathologischen Struktur ist auch die Frage, ob es sich um eine solitäre Veränderung handelt oder ob multiple Läsionen vorliegen.

Die Beschreibung einer Veränderung beinhaltet außerdem auch Angaben über ihre Ausdehnung (Wirkt sie raumfordernd?) und ihre Begrenzung (Ist die Struktur glatt zur Umgebung abgrenzbar oder wächst sie infiltrierend?). Dabei sollte die Lokalisation einer Veränderung möglichst genau in Beziehung zu den anatomischen Strukturen angegeben werden. Die Beobachtung einer verstärkten Kontrastmittelaufnahme kann Hinweise auf die Durchblutung einer Läsion geben, aber auch eine gestörte Gefäßpermeabilität, z. B. eine gestörte Blut/Hirn-Schranke anzeigen. Auf diese Weise können manche Tumoren oder entzündliche Läsionen besser abgegrenzt werden. Wichtig für die Beurteilung einer Läsion ist auch die Angabe, welche Zeit zwischen dem Beginn der Symptomatik und der Bildgebung verstrichen ist. So ändert sich die Signalgebung von Blut in Abhängigkeit vom Zeitpunkt der Bildgebung. Während sich zerebrale Blutungen im hyperakuten Stadium (Oxyhämoglobin) in T_1-gewichteten Sequenzen isointens und in T_2-gewichteten Sequenzen hyperintens darstellen, findet man bei Blutungen, die mehrere Stunden bis Tage alt sind (intrazelluläres Methämoglobin) eine signalreiche Darstellung in T_1-gewichteten Sequenzen sowie ein hypointenses Signalverhalten in T_2-gewichteten Sequenzen. Insgesamt sollte in Zusammenschau mit dem klinischen Beschwerdebild durch die MRT eine artdiagnostische Zuordnung der Läsionen angestrebt werden. Dies ist jedoch nicht immer möglich, so daß die MRT immer nur ein Baustein im gesamten diagnostischen Spektrum bleibt.

15.7
Kosten

Die Abrechnung der Magnetresonanztomographie ist derzeit nach den Ziffern 5700 bis 5735 der GOÄ (Gebührenordnung für Ärzte, Stand 01.01.1996) geregelt. Dabei ist die MRT des Kopfes, – gegebenenfalls einschließlich des Halses -, in zwei Projektionen, davon mindestens eine Projektion unter Einschluß T_2-gewichteter Aufnahmen mit 4400 Punkten zu bewerten (entsprechend 501,60 DM bei einfachem Vergütungssatz). Die MRT im Bereich der Wirbelsäule in zwei Projektionen wird mit 4200 Punkten berechnet, die MRT im Bereich des Thorax oder der Aorta mit 4300 Punkten und die MRT im Bereich des Abdomens oder Beckens mit 4400

Punkten. Die MRT der Mamma(e) ist mit 4000 Punkten berechnungsfähig. Die MRT eines oder mehrerer Gelenke oder Abschnitte von Extremitäten wird mit 2400 Punkten vergütet, während die Darstellung einer oder mehrerer Extremitäten unter Einschluß von mindestens zwei großen Gelenken mit 4000 Punkten berechnet werden kann.

Die Nebeneinanderberechnung von Leistungen nach den bisher genannten Ziffern 5700 bis 5730 ist besonders zu begründen. Bei Nebeneinanderberechungen dieser Leistungen ist ein Höchstwert von 6000 Punkten zu beachten.

Zu den bisher genannten Abrechnungsziffern 5700 bis 5730 sind zusätzlich ergänzende Serien berechnungsfähig (z. B. nach Kontrastmitteleinbringung, Darstellung von Blutgefäßen als MR-Angiographie), die mit 1000 Punkten bewertet werden. Ein Zuschlag für Positions- oder Spulenwechsel wird ebenfalls mit 1000 Punkten berechnet. Für die computergesteuerte Analyse (z. B. Kinetik, 3D-Rekonstruktion) ist ein Zuschlag von 800 Punkten vorgesehen. Die Kosten für Kontrastmittel werden nach dem Einkaufspreis berechnet.

Literatur zu Kap. 15 (Auswahl)

Atlas SW (1996) Magnetic resonance imaging of the brain and spine. Lippincott-Raven, Philadelphia New York

Bloch F et al. (1946) Nuclear induction. Phys Rev 70: 460–476

Damadian R et al. (1977) NMR in cancer: XVI. Field focusing nuclear magnetic resonance image of the live human body. Physiol Chem Phys 9: 97–100

Elster AD (1994) Questions and answers in magnetic resonance imaging. Mosby-Year Book, St. Louis

Lauterbur PC (1973) Image formations by induced local interactions: examples employing nucear magnetic resinace. Nature (London) 242: 190–191

Lissner J, Seiderer M (1990) Klinische Kernspintomographie. Enke, Stuttgart

Mansfield P, Grannell PK (1973) NMR „diffraction" in solids. J Phys 6: 422–426

Purcell E et al. (1946) Resonance absorption by nuclear magnetic moments in a solid. Phys Rev 69: 37–38

Reiser M, Semmler W (1997) Magnetresonanztomographie. Springer, Berlin Heidelberg New York Tokio

Riederer SJ, Wood ML (1997) The basic physics of MR imaging. Syllabus produced by RSNA Publications. Radiological Society of North America, Oak Brook

Shellock FG (1996) Pocket guide to MR procedures and metallic objects: Update 1996. Lippincott-Raven, Philadelphia New York

16 Nuklearmedizin

A. Tausig und K. Hahn

16.1
Prinzip der Untersuchung

Die Nuklearmedizin ist im Vergleich zu anderen Fachgebieten ein sehr junges Fach. Neuentwicklungen im Bereich der Gerätetechnik und der Radiopharmakologie führten zu einer kontinuierlichen Erweiterung des Spektrums der diagnostischen und therapeutischen Möglichkeiten, wodurch das Fach wesentlich an klinischer Bedeutung gewinnen konnte.

Im Gegensatz zu morphologisch orientierten Diagnoseverfahren, wie der Sonographie, Computertomographie und Magnetresonanztomographie, steht bei den nuklearmedizinschen Verfahren der Funktionsnachweis im Vordergrund.

Für diagnostische Fragestellungen und therapeutische Ziele kommen Radionuklide oder Radiopharmaka im subphysiologischen Konzentrationsbereich zum Einsatz, die entsprechend dem Tracerprinzip, entwickelt von Hevesy (1948), allenfalls eine zu vernachlässigende Wirkung auf den Organismus und das physiologische Gleichgewicht haben dürfen. Bei der Herstellung eines Radiopharmakons werden stabile Atome einer Substanz, die an dem zu untersuchenden Stoffwechsel teilnimmt, durch Radionuklide ausgetauscht. Das biochemische Verhalten des Radiopharmakons muß dabei charakteristische Kriterien hinsichtlich Extraktion aus dem Blutkreislauf, Retention bzw. Verstoffwechslung und Ausscheidung aus dem untersuchten Organ bzw. Organsystem erfüllen. Des weiteren müssen die für diagnostische Fragestellungen ausgewählten Nuklide eine Strahlung (γ-Strahlung) emittieren, die zumindest z. T. den Körper ungehindert verlassen kann, um eine Aufzeichnung der Organfunktion von außen zu ermöglichen. Außerdem sollte die Strahlenexposition für Patient und Personal möglichst gering sein.

16.2
Methoden

In der Regel werden Radiopharmaka intravenös in den Körper des Patienten appliziert und verteilen sich dort in dem zu untersuchenden Organ, z. B. dem Gehirn, dem Herz, der Lunge, dem Skelett oder den Nieren. Sowohl zeitlicher Verlauf der Anreicherung als auch das Speicherungsverhalten werden mit einem extrakorporalen Detektorsystem (Gammakamera, Gammasonde) erfaßt. Das wesentliche physikalische Prinzip von Gammakameras, das fast allen Systemen zu Grunde liegt, ist ein Natrium-Jodid-Kristall (Szintillator), der in der Lage ist, einfallende elektromagnetische Wellen (hier γ-Strahlung) in sichtbares Licht (kleinste Lichtblitze) umzuwandeln. Vor dem Szintillator befindet sich ein Kollimator, der aufgrund seiner Beschaffenheit und Geometrie Photonen nur aus bestimmten Richtungen einfallen läßt und dadurch wesentlich zur Ortsauflösung beiträgt. Diese Lichtblitze werden in sogenannten Photo-Multipliern an der Photokathode in Elektronen umgesetzt und an Dynoden verstärkt. Der resultierende Anodenstrom wird elektronisch verstärkt und registriert. Daraus ergibt sich ein Bild (Szintigramm), das die untersuchte Organfunktion oder den Stoffwechselprozeß widerspiegelt. Grundsätzlich unterscheidet man zwischen der *planaren Szintigraphie*, bei der die Aktivitätsverteilung *aus einer Richtung* registriert wird, und der *tomographischen Szintigraphie*, bei der verschiedene Blickrichtungen aufgezeichnet werden und woraus, ähnlich der in der Radiologie eingesetzten Computertomographie, anschließend *Schnittbilder* in beliebiger Schichtführung erzeugt werden können. Die *planare* Szintigraphie wird zur Registrierung *dynamischer Aktivitätsänderungen* in einer Körperregion bzw. innerhalb eines Organs (z. B. Nierenfunktionsszintigraphie: Anflutungsphase, Parenchymphase, Ausscheidungsphase) eingesetzt. Darüber hinaus dient sie zur Aufzeichnung *statischer Aktivitätsverteilungen* einer Region oder des gesamten Körpers, bei der sich die Substanz im chemischen Gleichgewicht befindet (z. B. Skelettszintigraphie, Schilddrüsenszintigraphie). Zusätzlich kann die so ermittelte Organfunktion mit Hilfe digitaler Informationen und ROI-Technik („region of interest") beispielsweise durch Zeit-Aktivitäts-Kurven oder geometrische Mittelung näher bestimmt werden. Bei der Tomographie unterscheidet man in der Nuklearmedizin zwischen *SPECT* („single photon emission computed tomography"), die einzelne Photonen detektiert, und *PET* („positron emission tomography"), bei der die beiden simultan und 180° entgegengesetzt emittierten, 511 keV Photonen (Vernichtungsstrahlung resultiert aus e^-- und e^+-Paarbildung) nachgewiesen werden. Bei der SPECT, drehen sich ein oder mehrere Köpfe der Gammakamera um die zu untersuchende Körperregion. Die Daten jedes einzelnen Winkelschritts werden in einem EDV-System gespeichert, woraus ein dreidimensionaler, zylindrischer Datensatz der Untersuchungsregion resultiert und sich mit Hilfe verschiedener Rekonstruktionsverfahren jede beliebige Schichtführung darstellen läßt. Diese *Schnittbilder*, die *bestimmte Organfunktionen* in Abhängigkeit des gewählten Radiopharmakons abbilden, stehen darüber hinaus für die *Überlagerung mit anderen, morphologischen Schnittbildern* (z. B. CT oder MRT) zur genaueren Lokalisation oder Zuordnung der Stoffwechselveränderung zu einer Struktur zur Verfügung.

Am Beispiel von Röntgenaufnahmen des Knochens im Vergleich zur Skelettszintigraphie läßt sich der prinzipielle Unterschied beider Verfahren gut darstellen. Bei der Entstehung eines Röntgenbildes wird eine externe Röntgenröhre eingesetzt, die Röntgenstrahlen aussendet. Diese durchdringen den Körper z. T. und werden in Abhängigkeit der Strahlungsenergie sowie des Körpergewebes durch Streuung mehr oder weniger geschwächt oder absorbiert. Die unterschiedliche Absorption der Strahlen in verschiedenen Körpergeweben läßt das Röntgenbild entstehen, auf dem in diesem Fall die Unterschiede zwischen knöchernen Bestandteilen und Weichgewebe gut erkennbar sind. Hierbei werden Form und Struktur sowie der Mineralsalzgehalt der einzelnen knöchernen Anteile mit großer Detailgenauigkeit abgebildet. Pathologische Veränderungen dagegen, die die Knochenmatrix betreffen, werden in der Regel erst relativ spät auffällig.

Anders stellen sich die Verhältnisse bei der nuklearmedizinischen Skelettdiagnostik dar (Abb. 16-1).

Ein mit ^{99m}Technetium markierter Phosphatkomplex wird dem Patienten intravenös appliziert. Das Radiopharmakon (z. B. ^{99m}Tc-DPD) wird zu etwa 40 % innerhalb von 2–3 h hauptsächlich von Osteoblasten des Knochens aus dem Blut extrahiert und verstoffwechselt. Die restlichen 60 % werden inzwischen überwiegend renal eliminiert. Ein geringer Teil wird durch Proteinbindung im Plasma zurückgehalten. Da ^{99m}Tc zum größten Teil an den Phosphatkomplex gebunden ist und γ-Strahlung emittiert, kann gefolgert werden, daß an Orten hoher Radioaktivität auch eine hohe Anreicherung des Phosphatkomplexes vorliegt. Nach 2–3 h wird mit Hilfe von speziellen Ganzkörper-Gammakameras der Knochenstoffwechsel des gesamten Skelettsystems erfaßt. In der Regel werden dafür gleichzeitig Aufnahmen von ventral und dorsal angefertigt. Auf diesen Szintigrammen können bereits geringe Veränderungen des Knochenstoffwechsels, die durch entzündliche, tumoröse, metastatische oder traumatische Veränderungen hervorgerufen werden, mit hoher Empfindlichkeit dargestellt werden. Die Skelettszintigraphie ist somit eine außerordentlich sensitive Untersuchungsmethode für physiologische

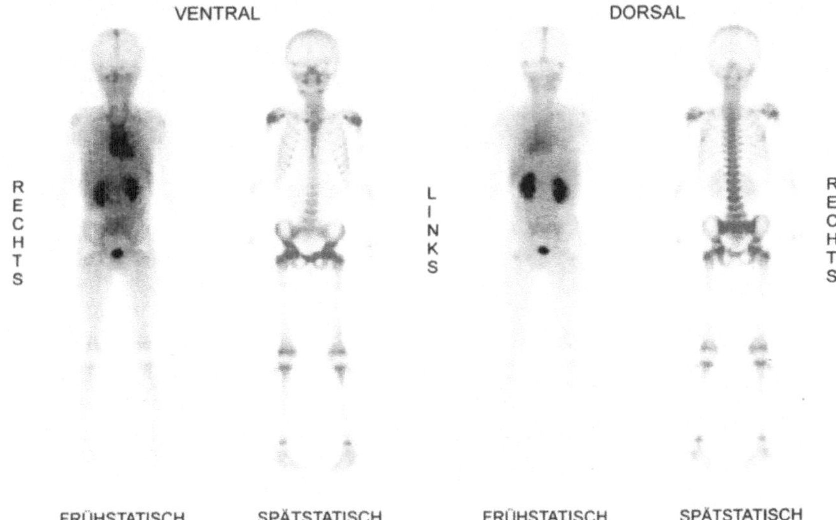

Abb. 16-1. Regelgerechte Skelettszintigraphie eines 12jährigen Jungen; zu beachten ist die deutliche Perfusion sowie der osteoblastäre Knochenstoffwechsel im Bereich der Epi- und Apophysenfugen

und pathologische Knochenstoffwechselprozesse, deren morphologische Abbildungsqualität jedoch dem Röntgenbild deutlich unterlegen ist.

Auch nach der Ganzkörperaufnahme bleibt der ^{99m}Tc-Phosphatkomplex, entsprechend dem chemischen Gleichgewicht, im Knochen gespeichert, weshalb nuklearmedizinische Schnittbilder (SPECT) zusätzlich angefertigt werden können.

16.3
Richtlinien für die Anwendung

Die Strahlenexposition des Patienten und der Umwelt hängt im wesentlichen von 2 Faktoren ab. Zum einen ist die effektive Halbwertszeit des eingesetzten Radiopharmakons zu berücksichtigen, die sich aus physikalischer und biologischer Halbwertszeit (Zeit, nach der die Hälfte des Radionukids bzw. Radiopharmakons aus dem Körper bzw. Körperkompartment eliminiert ist) zusammensetzt (Abb. 16-2).

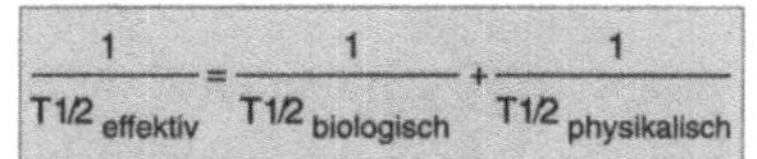

$$\frac{1}{T1/2 \text{ effektiv}} = \frac{1}{T1/2 \text{ biologisch}} + \frac{1}{T1/2 \text{ physikalisch}}$$

Abb. 16-2. Formel zur Berechnung der effektiven Halbwertszeit eines Radiopharmakons

Um biologische Schäden abschätzen zu können, spielt die Energiedosis D [Gy], also die Energie E [J], die an eine Körpermasse M [kg] abgegeben wird und dadurch biologische Defekte auslösen kann, eine wichtige Rolle.

$$\text{Energiedosis [Gy]} = \frac{\text{Strahlenenergie [J]}}{\text{Gewebemasse [kg]}}$$

Zum anderen ist die emittierte Strahlungsart (α-, γ^--, β^+- oder γ-Strahlung) und deren Energie maßgeblich.

Dabei unterscheidet man grundsätzlich zwischen korpuskulärer Strahlung, unter anderem α-Strahlung (Heliumkerne), β^--Strahlung (Elektronen) oder β^+-Strahlung (Positronen) und elektromagnetischer Strahlung (γ-Strahlung). Da die verschiedenen Strahlungsarten zu einer unterschiedlichen Ionisierungsdichte im Gewebe führen und damit eine unterschiedliche biologische Wirksamkeit haben, wurde zur besseren Vergleichbarkeit verschiedener Strahlungsarten ein dimensionsloser Bewertungsfaktor q für jede Strahlenart eingeführt. Dabei hat α-Strahlung aufgrund der hohen Ionisierungsdichte einen Wert von 20, während für β- und γ-Strahlung der Bewertungsfaktor 1 gesetzt wurde. Aus Energiedosis [Gy] multipliziert mit dem Bewertungsfaktor q ergibt sich die Strahlungsbelastung oder Äquivalentdosis H [Sv], dementsprechend gilt:

$$H\,[Sv] = D\,[Gy] \cdot q$$
$$\text{mit } 1\,Sv = 1\,J/kg \text{ und } 1\,Gy = 1\,J/kg$$

Für γ-Strahlung gilt vereinfacht grundsätzlich, je höher die Energie der Photonen, desto weniger Wechselwirkungen mit dem Gewebe des untersuchten Patienten ist bei gleicher Aktivität [MBq] zu erwarten. Aufgrund günstiger Eigenschaften hinsichtlich Bildgebung, Verfügbarkeit, Kosten und Strahlenhygiene werden derzeit *Technetium-markierte Radiopharmazeutika* favorisiert und nehmen einen Anteil von *bis zu 90 % aller nuklearmedizinischen Untersuchungen* ein. Technetium wird in seiner metastabilen Form (^{99m}Tc) für diagnostische Zwecke eingesetzt. ^{99m}Tc hat eine physikalische Halbwertszeit von 6 h. Es kann in allen nuklearmedizinischen Abteilungen zu jeder Tages- und Nachtzeit aus einem Molybdän-Technetium-Generatorsystem gewonnen werden. Darüber hinaus handelt es sich um einen reinen γ-Strahler, der sowohl hinsichtlich der Strahlenhygiene als auch für die nuklearmedizinische Bildgebung eine nahezu ideale Energie von 140 keV aufweist.

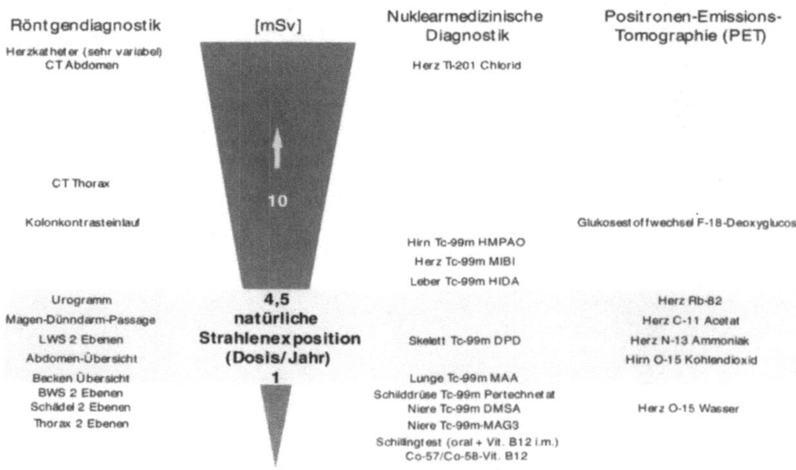

Abb. 16-3. Abschätzung der Strahlenexposition einzelner nuklearmedizinischer und radiologischer Untersuchungen; die Ergebnisse sind abhängig vom gewählten Untersuchungsprotokoll (zugrundegelegt sind die aktuellen Protokolle für Erwachsene der Nuklearmedizinischen Klinik der LMU München)

In Abb. 16-3 werden die Äquivalentdosen [mSv] verschiedener, ausgesuchter nuklearmedizinischer Untersuchungen im Vergleich zur natürlichen Untergrundstrahlung [mSv] im Bereich der Bundesrepublik Deutschland und zu anderen Untersuchungen aufgeführt.

Bei manchen Patienten, insbesondere bei Kindern (gem. Empfehlungen des EANM Paediatric Committee), ist eine individuelle Anpassung des Untersuchungsprotokolls notwendig. Darüber hinaus dürfen *nuklearmedizinische Therapien* und in der Regel *nuklearmedizinische* Untersuchungen nicht während einer Schwangerschaft durchgeführt werden. Dagegen müssen *nuklearmedizinisch untersuchte Patienten keine besonderen Vorkehrungen im Umgang mit Mitmenschen* beachten. Davon ausgenommen sind stillende Frauen, die in Abhängigkeit von der durchgeführten Untersuchung und dem verwendeten Radiopharmakon das Stillen für einige Tage unterbrechen sollten. Daneben ist daran zu denken, daß sich das Radiopharmakon sowie das Nuklid, das stets zu einem bestimmten Prozentsatz ungebunden vorliegt, auch in anderen als dem zu untersuchenden Organsystem anreichern. Daher sollte z. B. bei mit ^{131}J- und ^{123}J-markierten Substanzen (z. B. ^{131}J-MIBG oder ^{123}J-MIBG) zur Minimierung der Strahlenexposition der Schilddrüse die Jodidaufnahme – und damit auch die ^{131}J- und ^{123}J-Aufnahme – in die Schilddrüse z. B. durch Perchlorat (z. B. Irenat), vermindert werden. Die Einnahmedauer richtet sich dabei nach der effektiven Halbwertzeit des Radiopharmakons.

Die Indikationen für nuklearmedizinische Untersuchungen sind heute vielschichtig. Neben den in der klinischen Routine häufig angeforderten Untersuchungen wie z. B. Schilddrüsenszintigraphie, Lungenperfusions- und -Lungenventilationsszintigraphie, Skelettszintigraphie, Nierenfunktionsszintigraphie oder Myokardszintigraphie (Abb. 16-4) gibt es eine Vielzahl weiterer Untersuchungsverfahren. Die Indikationsstellung,

klinische Wertigkeit sowie eventuell notwendige Patientenvorbereitung werden in den entsprechenden klinischen Kapiteln diskutiert.

16.4
Störfaktoren, Qualitätsfaktoren

Regelmäßige Kontrollen des verwendeten Radiopharmakons hinsichtlich Ausbeute, chemischer Reinheit etc. sind ebenso notwendig wie regelmäßige Kontrollen der Kameras bezüglich Zählratenausbeute, Homogenität, Rotationszentrum etc. In Deutschland sind diese Kontrollen durch die Strahlenschutzverordnung und die Richtlinie Strahlenschutz in der Medizin geregelt und vorgeschrieben. Wird beispielsweise ein fehlerhaftes Radiopharmakon eingesetzt oder kommt es zu einer nicht ausreichenden Bindung des Nuklids an das Pharmakon, können im Szintigramm funktionelle Befunde vorgetäuscht werden.

16.5
Interpretation

Bei der Interpretation von Szintigrammen muß zusätzlich bekannt sein und berücksichtigt werden, an wel-

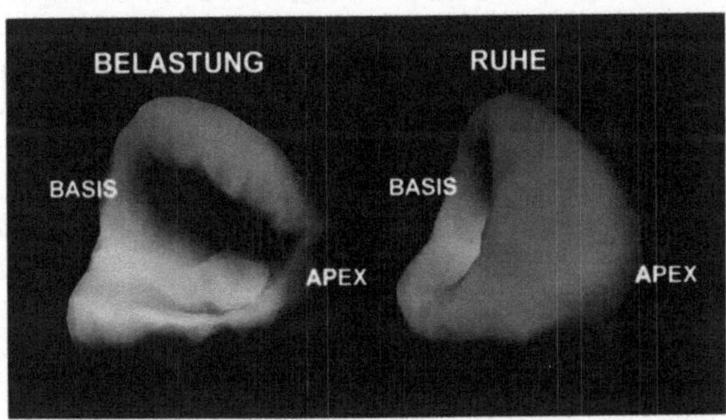

Abb. 16-4. 3D-Darstellung der Myokardperfusionsszintigraphie (250 MBq+650 MBq ^{99m}Tc-MIBI) einer Patientin mit 90 %iger Koronarstenose des R. circumflexus (RCX) ohne Angina pectoris. Es findet sich eine deutliche Minderperfusion unter Belastung im Seitenwandbereich bei regelrechten Perfusionsverhältnissen unter *Ruhebedingungen*

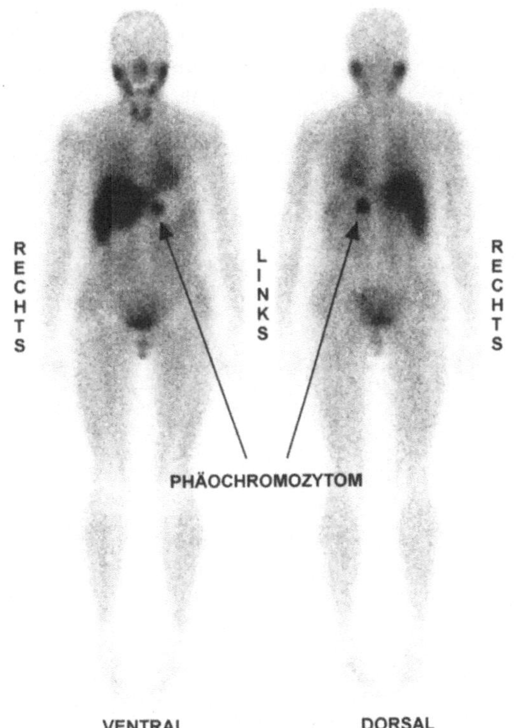

Abb. 16-5. Ganzkörperszintigramm einer 49jährigen Patientin (25 h p.i. von 370 MBq ^{123}J-MIBG) mit Phäochromozytom links

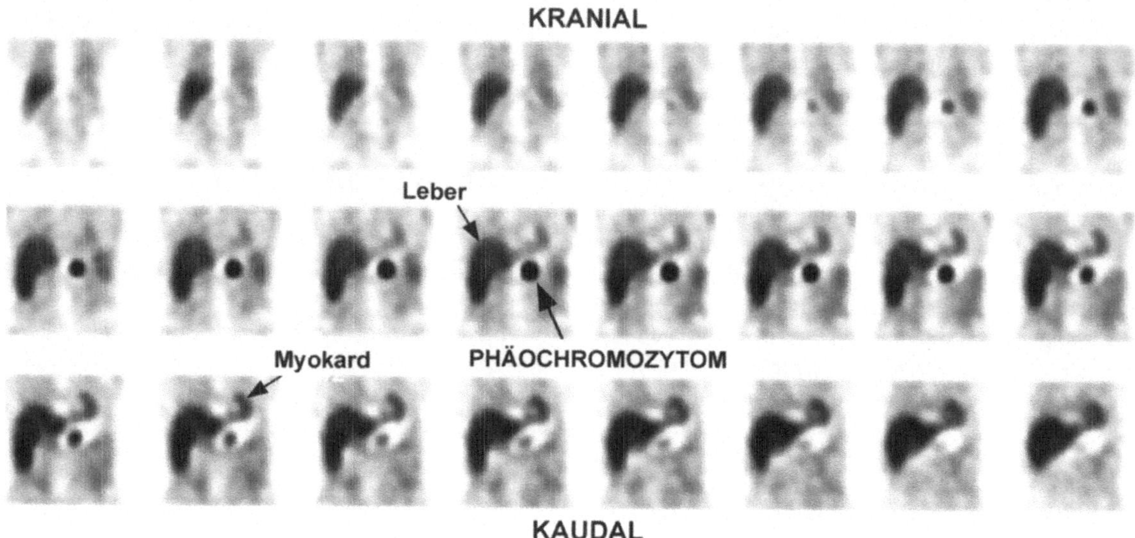

Abb. 16-6. SPECT des Abdomens in koronarer Schichtführung derselben Patientin aus Abb. 16-5

chen anderen Organsystemen als dem untersuchten das verwendete Radiopharmakon und dessen radioaktiv markierte Metabolite physiologischerweise verstoffwechselt werden, damit falsch-positive Befunde vermieden werden.

Das [123]J-MIBG-Szintigramm (Abb. 16-5 und 16-6) einer 49jährigen Patientin mit einem Phäochromozytom zeigt neben der pathologischen, fokalen Anreicherung des Radiopharmakons im Bereich der linken Nebenniere physiologische Anreicherungen von [123]J-MIBG im Bereich der Blase, der Leber, des Herzens sowie eine Anreicherung von freiem [123]J – trotz Hemmung der Jodidaufnahme durch Perchlorat – in der Schilddrüse und den Speicheldrüsen.

Die Abb. 16-7 zeigt die früh- und spätstatischen Teilkörperszintigramme einer Patientin mit chronischer Polyarthritis. Charkteristisch ist hierbei die symmetrisch gesteigerte Perfusion beider Handgelenke (Abb. 16-7) sowie der Fingergrundgelenke. Dort findet sich zusätzlich ein gesteigerter osteoblastärer Knochenstoffwechsel.

16.6
Kosten

Der Preis für eine nuklearmedizinische Untersuchung hängt von der Untersuchungstechnik (planar statisch, planar dynamisch, tomographisch, etc.) und in besonderem Maße von dem verwendeten Nuklid (^{99m}Tc, ^{201}Tl, [123]J, [131]J, ^{18}F, etc.) und dem Radiopharmakon (^{99m}Tc-MIBI, [131]J-MIBG, [131]J-MIBG, [^{18}F]-FDG, etc.) ab. Nuklid- und Radiopharmakakosten können dabei zwischen wenigen und einigen tausend Mark liegen, da sie z. T. auf Bestellung synthetisiert oder aus anderen Ländern importiert werden müssen. In Tabelle 16-1 sind die Kosten verschiedener Untersuchungen aufgeführt. Diese Kosten können zwischen verschiedenen Zentren erheblich variieren, da insbesondere die Kosten für Radiopharmaka vom gewählten Untersuchungsprotokoll, aber auch von der pro Präparation untersuchten Patientenzahl beeinflußt werden.

Bei der Beurteilung von Kosten für die Diagnostik in der Medizin kommt neben den absoluten Kosten der Kosteneffektivität und Kosteneffizienz eine wesentliche Rolle zu. Beispielsweise sind aus medizinischer Sicht und aus Kostengründen trotz der sehr hohen Treffsicherheit (hohe Sensitivität bei gleichzeitig hoher

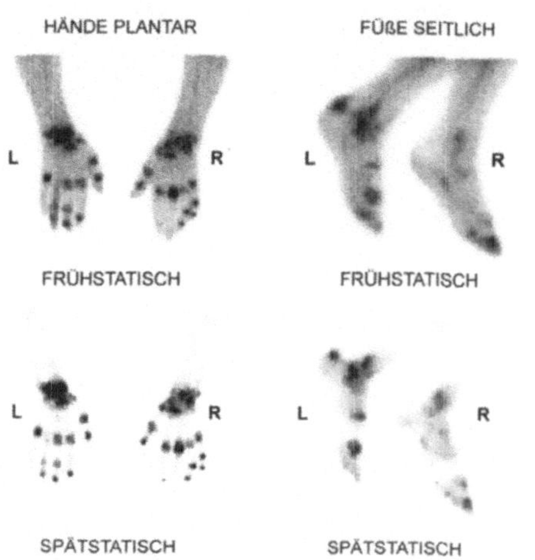

Abb. 16-7. Blutpool- und Parenchymphase einer Teilkörperskelettuntersuchung (Unterarme beidseits von volar und Füße beidseits von plantar) einer 56jährigen Patientin mit chronischer Polyarthritis

Tabelle 16-1. Kostenüberblick (gem. GOÄ vom 01.01.1996) einiger exemplarisch ausgewählter nuklearmedizinischer Untersuchungen; angegebene Kosten für Radiopharmaka sind durchschnittliche Kosten (Stand: Januar 1998), abhängig u. a. von Untersuchungsprotokoll, Ausbeute, Untersuchungszahl und ähnlichem und können daher z. T. erheblich variieren

Untersuchtes Organ (Szintigraphie)	Nuklid/Radiopharmakon	GOÄ [DM]	Radiopharmakakosten [DM]
Gehirnperfusion in SPECT-Technik mit Quantifizierung	^{99m}Tc-ECD	365	450
Myokardperfusion (Belastung und Ruhe) in SPECT-Technik mit Quantifizierung	^{99m}Tc-MIBI	776	270
Myokardperfusion (Belastung und Ruhe) in SPECT-Technik mit Quantifizierung	^{201}Tl	776	240
Lunge (Perfusion)	^{99m}Tc-MAA	148	50
Lunge (Ventilation)	^{99m}Tc-Technegas	148	150
Nebennierenmark bzw. chromaffines Gewebe (planar)	^{123}J-MIBG	137	1700
Nebennierenrinden (planar)	^{131}J-Norcholesterol	137	1600
Nierenfunktionsszintigraphie	^{99m}Tc-MAG3	396	80
Schilddrüse mit Bestimmung des Uptake	^{99m}Tc-Pertechnetat	148	2
Skelett (Flow, Perfusionsphase, Spätphase)	^{99m}Tc-DPD	403	30
Tumorszintigraphie bzw. Somatostatinrezeptornachweis (planar)	^{111}In-Octreotid	260	1800

Spezifität), die Nierenfunktionsszintigraphie zum Ausschluß einer hämodynamisch relevanten Nierenarterienstenose und die Myokardszintigraphie mit dem Ziel, eine hämodynamisch relevante Koronarstenose oder einen Myokardinfarkt auszuschließen oder nachzuweisen, als generelle Screeningmethode für die gesamte Bevölkerung nicht geeignet. Erfolgt jedoch eine *geeignete Vorselektion der Patienten* anhand klinischer und diagnostischer Parameter, konnte gezeigt werden, daß sowohl der diagnostische Einsatz nuklearmedizinischer Untersuchungen als auch der Einsatz nuklearmedizinischer Verfahren mit therapeutischem Ansatz bei vielen Untersuchungen *kosteneffektiv und kosteneffizient* ist. Grundsätzlich ist eine entsprechende Patientenselektion auch für alle anderen, nicht-nuklearmedizinischen Strategien notwendig, wenn ein kosteneffektives Vorgehen angestrebt wird. Vor der Auswahl einer bildgebenden Diagnostik ist deshalb individuell zu prüfen, ob eine funktions- bzw. stoffwechselorientierte Fragestellung vorliegt und damit z. B. eine nuklearmedizinische Untersuchung frühzeitig eingesetzt werden sollte. In diesen Fällen ist es sowohl aus diagnostischen als auch aus monetären Gründen sinnvoll, die morphologischen Untersuchungen (z. B. CT, MRI, Koronarangiographie) erst nach Vorliegen der funktionellen, nuklearmedizinischen Befunde – und dann spezifizierter – anzufordern.

17 Punktions- und Biopsiediagnostik

J. Diebold

Die moderne Pathologie verfügt über ein breites Spektrum an diagnostischen Methoden, die in Form eines Stufenprogrammes angewendet werden. Die Basis ist nach wie vor die morphologische Untersuchung mit Hilfe von konventionellen Färbungen (Hämatoxylin-Eosin für paraffineingebettetes Material, May-Grünwald/Giemsa oder Papanicolaou für die Zytologie). Je nach Fragestellung werden Spezialfärbungen angeschlossen. Histochemie, Enzymhistochemie und v. a. Immunhistochemie kommen hier zum Einsatz. In wenigen Fällen wird eine elektronenmikroskopische Untersuchung notwendig. Auf molekularer Ebene kann die Diagnostik bis zur DNA-Analyse mit Hilfe der Polymerasekettenreaktion (PCR) und der DNA-in-situ-Hybridisierung weitergeführt werden.

Im folgenden werden die Methoden der Gewebeasservierung und Fixierung, die wichtigsten zytologischen und histologischen Färbungen einschließlich der immunhistologischen und enzymhistologischen Spezialfärbungen und die häufigsten bzw. diagnostisch relevanten Anwendungen von molekularpathologischen Techniken vorgestellt. Es sei schon hier betont, daß eine optimale diagnostische Beurteilung die Mitteilung von klinischen Informationen über Entnahme-Lokalisation, Anamnese, klinische Befunde und Verdachtsdiagnosen erfordert.

17.1
Zytologie

Zytologische Präparate sind entweder dem Bereich der Exfoliativ- oder Ergußzytologie [Ergüsse, Liquor, Urin, Lavagen, Sputum, (Bürsten)abstriche] oder der Punktionszytologie (Feinnadelpunktate, z. B. Schilddrüse, Knochenmark) zuzuordnen. Bei Flüssigkeiten mit suspendierten Zellen wird in der Regel zunächst zentrifugiert, insgesamt ist jedoch die Vorgehensweise bei der Verarbeitung des Zellmaterials relativ ähnlich.

Die Zentrifugation der Flüssigkeiten erfolgt für 10 min bei 2000 U/min. Der Überstand wird anschließend entfernt und das Sediment entweder direkt auf einem Objektträger ausgestrichen oder mit Zytospin-Flüssigkeit (z. B. von Shandon) versetzt und anschließend in einer Zytospin-Zentrifuge auf Objektträger zentrifugiert (5 min bei 800 U/min).

Urinproben sollten möglichst schnell (innerhalb von 2 h) verarbeitet werden. Nach Zentrifugation wird das Sediment von unfixiertem Harn luftgetrocknet und mit May-Grünwald/Giemsa oder nach Fixation in 96 %igem Alkohol nach Papanicolaou gefärbt. Kann der Harn nicht sofort verarbeitet werden, wird eine gleiche Menge Fixierlösung (75 Teile Äthanol, 25 Teile Eisessig) zugesetzt. Sedimente von fixiertem Harn werden nach Papanicolaou gefärbt.

Punktionsflüssigkeiten von Pleuraergüssen, Aszites oder aus Zysten sollten mit einem Antikoagulans versetzt werden, z. B. 1 mg oder 100 Einheiten Heparin auf 10 ml Flüssigkeit oder 10 mg EDTA auf 10 ml Flüssigkeit oder 20 mg Natriumzitrat auf 10 ml Flüssigkeit. Der Zellgehalt wird durch Zentrifugation angereichert. Sedimentausstriche von Punktionsflüssigkeiten, die Papanicolaou, PAS oder Alcian-PAS gefärbt werden, werden in 96 %igem Alkohol fixiert, für die May-Grünwald/Giemsa-Färbung wird luftgetrocknet.

Koaguliertes Material („Flocken") in Ergußflüssigkeiten werden nach Formalinfixation und Paraffineinbettung zu histologischen Schnittpräparaten verarbeitet.

Liquorpunktate sollen möglichst rach verarbeitet werden. Die Vorgehensweise entspricht der Bearbeitung von Urinproben. *Gelenkspunktate* werden zentrifugiert und neben den üblichen Färbungen im Polarisationsmikroskop auf das Vorkommen von Uratkristallen und Kalziumphosphat untersucht.

Bürstenabstriche und *Sputum* sowie *Feinnadelpunktate* werden entweder für May-Grünwald/Giemsa-Färbung luftgetrocknet oder für andere Färbungen in 96%igem Alkohol fixiert.

Blut- und Knochenmarkausstriche werden luftgetrocknet und mit May-Grünwald/Giemsa gefärbt.

Im folgenden seien am Beispiel der Schilddrüsenpunktion und der Beckenkammpunktion einige technische Aspekte erwähnt, die bei der Herstellung qualitativ hochwertiger und repräsentativer Punktatausstriche berücksichtigt werden sollten.

Schilddrüsenpunktion: Für die Punktion wird eine möglichst dünne Nadel (z. B. Nr. 16) und eine 20-ml-Einmalspritze in einem Spritzpistolengriff gewählt. Nach Hautdesinfektion wird die Nadel bis in das Zentrum der Läsion vorgeschoben. Durch schnelle Retraktion des Spritzkolbens wird der nötige Unterdruck erzeugt. Die Nadel wird in der Läsion 3- bis 5mal sehr schnell fächerförmig vorgeschoben und zurückgezogen. Die Punktionsphase ist beendet, wenn am Spritzenansatz Gewebsflüssigkeit oder Blut sichtbar wird. Anschließend wird der Spritzkolben freigegeben, damit der Druckausgleich erfolgt, und die Nadel aus der Läsion herausgezogen. Nach Beendigung der Punktion wird die Nadel von der Spritze getrennt und die Spritze mit Luft gefüllt. Nadel und Spritze werden anschließend erneut verbunden und das Aspirat aus dem Nadelschaft herausgedrückt und dabei in Tropfenform auf den Objektträger übertragen, wobei die Nadelspitze dem Objektträger anliegt. Der am Ende des Objektträgers aufgebrachte Tropfen wird mit einem zweiten Objektträger in einem Zug ausgestrichen. Größere Partikel werden anschließend unter leichtem Druck mit einem flach aufgelegten Objektträger verteilt.

Beckenkammpunktion: Die Entnahme der Proben erfolgt vorzugsweise am hinteren Beckenkamm (Spina iliaca posterior superior). Nach sorgfältiger Lokalanästhesie (z. B. 10 ml Ultracain) bis zum Periost erfolgt (nach ca. 5–10 min) eine Stichinzision von ca. 3 mm. Soll sowohl eine zytologische als auch histologische Knochenmarkuntersuchung erfolgen, so wird immer zunächst die Beckenkammbiopsie gewonnen. Hierzu wird eine Jamshidi-Einmalnadel (8 oder 11 G) verwendet. Die Nadel wird auf der Mitte des hinteren Beckenkamms aufgesetzt, durch die Kortikalis gedreht und

nach Entfernung des Mandrins in Richtung auf die gut tastbare Spina iliaca anterior vorgeschoben.

Unmittelbar nach der Biopsiegewinnung erfolgt die Aspiration des Knochenmarks, z. B. mit einer üblichen Punktionsnadel nach Klima und Rosenegger ohne Arretierung. Das Knochenmark wird durch die vorhandene Hautinzision in ca. 1 cm Entfernung von der Biopsiestelle und in schrägem Winkel zur Biopsierichtung punktiert. Man apiriert kurz und kräftig mit einer 10-ml-Spritze bis zum vollen Hub. Für die Aspirationszytologie wird eine Spritze verwendet, in die 0,5-ml-EDTA (für 2 ml Aspirat) aufgezogen sind. Für immunzytologische und molekularbiologische Untersuchungen wird das Aspirat mit 0,5 ml Heparin-Novo/EDTA, für die Zytogenetik mit 0,5 ml Heparin-Novo gewonnen (jeweils für maximal 2 ml Aspirat). Punktiert man alle Proben von einer Stelle, so können die letzten Aspirate durch zunehmende Blutverdünnung eine andere Zellzusammensetzung als die ersten Aspirate aufweisen. Bei unbefriedigender Punktion muß die Lage der Punktionsnadel durch Drehen oder durch nochmaliges Punktieren verändert werden.

Für die Zytologie wird 1 Tropfen Aspirat auf einen Objektträger gebracht und mit einem schräg angesetzten zweiten Objektträger ausgestrichen. Markbröckel können auch mit einer Nadel mäanderförmig und ohne Druckanwendung ausgestrichen werden.

17.2 Histologie

Für *Biopsien* stellt gepuffertes Formalin die Standardfixationslösung dar. An derartig fixiertem Material sind die meisten Zusatzuntersuchungen, die evtl. im Anschluß an die konventionelle Lichtmikroskopie notwendig werden, durchführbar.

10% neutral gepuffertes Formalin:
1. 40% Formaldehyd, 100 ml,
2. Aqua destillata, 900 ml,
3. Natriumdihydrogenphosphat, 4 g,
4. Dinatriumhydrogenphosphat, wasserfrei, 6,5 g.

Bei Verdacht auf *Gicht* müssen die (möglichst kleinen) Gewebsstücke in *absolutem oder 96%igem Äthylalkohol* fixiert werden, da bei der üblichen Formalinfixation die Harnsäurekristalle herausgelöst werden.

Für *Knochenmarkbiopsien* sind andere Fixierungen üblich. Die Art der Fixation hängt von der Einbettungsmethode ab, die für die Knochenmarkbiopsien verwendet, ab. (Bei Unklarheit bezüglich der richtigen Fixation sollte vor der Einsendung der Knochenmarkbiopsie kurz Rücksprache mit dem entsprechenden Pathologischen Institut gehalten werden.)

Bei der Einbettung in den Kunststoff Methylmethacrylat entfällt die Entkalkung, was die Bearbeitung beschleunigt (ca. 48 h). Kunststoff-eingebettete Knochenmarkbiopsien ermöglichen eine sehr gute zytologische Beurteilung, sind jedoch mit dem Nachteil behaftet, daß bei routinemäßigem Vorgehen keine immunhistologische Spezialfärbungen an ihnen durchgeführt werden können.

Durch Entwicklung aufwendiger Spezialtechniken ist inzwischen auch eine begrenzte immunhistologische Diagnostik am Kunststoff-eingebetteten Material möglich geworden. Dabei ist anzumerken, daß diese Zusatzfärbungen nur in einem kleinen Teil der Fälle (<5%) benötigt werden.

Methanol-/Formalinfixation für Acrylateinbettung von Knochenmarkbiopsien (modifiziertes Schaffer-Fixans):
1. Methanol 7 ml,
2. Formalin 40% 3 ml.

Nach Fixation nach Schäfer können Knochenmarkbiopsien auch in Paraffin eingebettet werden. Bei diesem Vorgehen ist jedoch zuvor eine Entkalkung mit chelatbildenden Substanzen, z. B. EDTA, notwendig, was zu einer insgesamt längeren Bearbeitungszeit führt (72–96 h). An Paraffin-eingebetteten Knochenmarkbiopsien kann das gesamte Spektrum der üblichen histochemischen Methoden und immunhistologischen Marker eingesetzt werden, diese Biopsien besitzen jedoch im Vergleich zu kunststoffeingebetteten Gewebsproben eine etwas schlechtere zytologische Auflösung.

Fixationslösung nach Schäfer für Knochenmarkbiopsien (Paraffineinbettung):
1. 2 ml 25%iges Glutardialdehyd,
2. 3 ml Formalin (37%iges Formaldehyd),
3. 1,58 g wasserfreies Kalziumazetat,
4. in destilliertem Wasser gelöst: 100 ml Endvolumen.

Grundsätzlich gilt, daß bei Einsendung von Knochenmarkbiopsien immer ungefärbte Blut- und Knochenmarkausstriche mitgeschickt werden sollten.

17.2.1
Lichtmikroskopische histologische Färbungen

Eine begrenzte Anzahl von Färbungen ermöglicht eine Übersicht über alle wesentlichen Gewebsstrukturen. Viele „klassische" Spezialfärbungen sind durch immunhistologische Färbungen und molekularpathologische Untersuchungen abgelöst worden und haben ihre Bedeutung verloren. Im folgenden sind die wichtigsten lichtmikroskopischen Färbungen stichwortartig aufgeführt:

- *Standard-Übersichtsfärbungen (in allen Fällen):* Hämatoxylin-Eosin (Histologie), May-Grünwald/ Giemsa und Papanicolaou (Zytologie).
- *Bindegewebe und Knochen:* Van Gieson (Bindegewebe, Muskulatur, Hyalin), Elastica (elastische Fasern), Gomori-Versilberung (Retikulinfasern), PAS-Methenamin-Silber (Basalmembran), Trichromfärbungen z. B. Ladewig, Masson, Goldner (Knochen, Osteoid, Muskulatur, Bindegewebe, Fibrin).
- *Muzine:* Perjodsäure-Schiff-Reaktion = PAS (neutrale Glykosaminoglykane), Alcianblau (saure Glykosaminoglykane).
- *Lipide:* Sudan und Scharlach (muß an Gefrierschnitten durchgeführt werden).
- *Pigmente:* Berliner-Blau-Reaktion (Fe^{3+} Eisen), Turnbull (Gesamteisen Fe^{2+} und Fe^{3+}), Rhodanin (Kupfer), Aluminon (Aluminium).
- *Mikroorganismen:* Gram (Bakterien), Warthin-Starry (Spirochäten, Helicobacter), Ziehl-Neelsen und Auramin-Fluoreszenz (Mykobakterien), Dieterle (Listerien, Legionellen, Helicobacter), Grocott-Versilberung (Pilze, Pneumocystis carinii), Macchiavello (Rickettsien, Chlamydien, Viruseinschlüsse).
- *Ablagerungen:* Kongorot (Amyloid), Kossa (Kalk), Weigert (Fibrin), Polarisationsoptik (Fremdkörper).

17.2.2
Immunhistologische Färbungen

Immunologische Reaktionen zwischen Antigenen und spezifischen monoklonalen oder polyklonalen Antikörpern stellen den 1. Schritt jeder immunhistologischen Färbung dar. Der 2. Schritt besteht in der Detektion der entstandenen Antigen-Antikörper-Komplexe durch eine Farbreaktion. Bei der „direkten" Methode sind die Markermoleküle (fluoreszierender Farbstoff, Enzym, kolloidales Gold), die als Ausgangspunkt oder Katalysator der Farbreaktion dienen, direkt an den spezifischen Primärantikörper gebunden. Bei den „indirekten" Methoden, die in der diagnostischen Immunhistologie heute überwiegend angewendet werden, werden zusätzliche immunologische oder chemische Reaktionen zwischengeschaltet. Die Ankoppelung von Brückenmolekülen, die gegen den Primärantikörper gerichtet sind, ermöglicht es hierbei, daß eine erheblich größere Zahl an Markermolekülen im Bereich des Antigens gebunden werden kann und die Farbreaktion entsprechend stärker ausfällt.

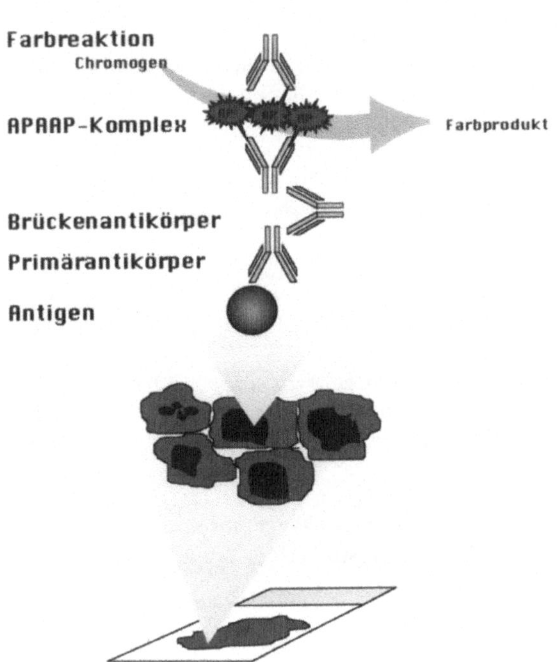

Abb. 17-1. Immunhistologie mit APAAP-Komplexen

Die gebräuchlichsten Detektionssysteme sind die Peroxidase-anti-Peroxidase-Technik (PAP), die Alkalische-Phosphatase-anti-alkalische-Phosphatase-Technik (APAAP) und die Avidin-Biotin-Komplex-Technik (ABC). Als Beispiel ist das Prinzip der APAAP-Methode in Abb. 17-1 dargestellt.

Da eine Reihe von Antigenen durch die Formalinfixation verändert werden, ist es häufig notwendig, diese durch Vorbehandlung der Schnitte, z. B. durch Mikrowellenbehandlung oder proteolytische Enzyme, zu demaskieren.

Die Immunhistologie hat zu einer Zunahme der diagnostischen Präzision in der Pathologie geführt. Die Beurteilung immunhistologischer Färbungen bedarf jedoch der morphologischen Erfahrung. Dabei sind profunde Kenntnisse der jeweiligen Histo- und Zytopathologie, der Reaktionsmuster, die Beachtung von internen oder externen Positivkontrollen und die Berücksichtigung von unspezifischen Anfärbungen wichtig. Die Färbeergebnisse müssen im Kontext mit den übrigen morphologischen Befunden interpretiert werden. Nur in wenigen Fällen führt das immunhistologische Reaktionsmuster auf eine einzige diagnostische Entität. In der Regel ergibt sich eine Differentialdiagnose von verschiedenen Möglichkeiten, die mit Blick auf die übrigen morphologischen Befunde und unter Berücksichtigung auch der klinischen Konstellation abgewogen werden müssen.

Wesentliche, derzeit in der diagnostischen Beurteilung gebräuchliche immunhistologische Marker und die nachgewiesenen Antigene bzw. Zellen sind im folgenden stichpunktartig aufgeführt. Dabei sind bei zahlreichen Antikörpern Kreuzreaktionen mit anderen Zelltypen bekannt, die bei der diagnostischen Zuordnung zu berücksichtigen sind.

Hämatopoese und Lymphknoten

- *CD1a:* Langerhans-Zellen, interdigitierende Retikulum, Thymuskortexzellen,
- *CD3:* T-Lymphozyten (alle),
- *CD4:* Helfer-/„Inducer"-T-Lymphozyten,
- *CD5:* T-Lymphozyten, B-Lymphozytensubpopulation,
- *CD8:* Zytotoxische/Suppressor-T-Lymphozyten,
- *CD15:* Granulopoese, Hodgkin-Zellen, ≙60 % nichthämatopoetische Neoplasien,
- *CD20:* B-Lymphozyten,
- *CD30:* Hodgkin- und Sternberg-Reed-Zellen, lymphatisches Aktivierungsantigen, embryonale Karzinome,
- *CD34:* Hämatopoetische Progenitorzellen, Endothelzellen,
- *CD35:* Follikuläre dendritische Zellen,
- *CD43:* T-Lymphozyten, B-Subpopulation, myelomonozytäre Zellen,
- *CD45:* allgemeines Leukozytenantigen (LCA),
- *CD45RO:* überwiegend T-Lymphozyten,
- *CD57 (Leu7):* NK-Zellen, T- und B-Subpopulation, einige embryonale Karzinome,
- *CD61 (GPIIIa):* Megakaryopoese, Thrombozyten,
- *CD68:* Monozyten, Makrophagen, ≙70 % AMLs,
- *CD79a:* B-Lymphozyten (alle),
- *CD99 (MIC2):* Ewing-Sarkom, primitiver neuroektodermaler Tumor, aber auch (T-) Lymphozyten, Granulosazellen des Ovars u. a.,
- *MAC-387:* Monozyten, Makrophagen,
- *HLA-DR (MHC Klasse II):* Monozyten, Makrophagen, dendritische Zellen, B-Lymphozyten, aktivierte T-Lymphozyten, myeloische und erythrozytäre Vorläufer, einige Epithelzellen,
- *Bcl-2:* „Antiapoptose-Onkoprotein" (zur Unterscheidung von reaktiven Lymphfollikeln und follikulären Lymphomen),
- *CyclinD1:* Mantelzell-Lymphom („centrocytisches Lymphom" nach älterer Klassifikation), einige Karzinome,
- *DBA-44:* Haarzellen,
- *Immunglobulinketten (Ig):* Leichtkettenrestriktion bei lymphoproliferativen Erkrankungen; Ig-Ablagerungen bei Glomerulonephritiden,
- *Komplementfaktoren:* z. B. Glomerulonephritiden,
- *Myeloperoxidase:* Granulopoese.

Zytokeratine/Intermediärfilamente

- *Pankeratin:* z. B. zur Differentialdiagnose undifferenziertes Karzinom vs. Lymphom; Darstellung mikroskopischer Karzinommetastasen,
- *Cytokeratintypen (1–20):* Differentialdiagnose verschiedener Karzinomtypen teilweise möglich,
- *EMA (= epitheliales Membranantigen):* Epithelzellen, aber auch einige maligne Lymphome und Sarkome,
- *Vimentin:* „mesenchymale" Zellen; *aber* Koexpression mit Keratinen in einigen Epithelien, z. B. Schilddrüse, Niere, weiblicher Genitaltrakt,
- *Desmin:* glatte und quergestreifte Muskelzellen,
- *muskelspezifisches Aktin:* glatte und quergestreifte Muskelzellen, Myoepithelzellen,
- *Myoglobin:* Skelettmuskelzellen,
- *Neurofilament:* Nervenzellen,
- *GFAP (= "glial fibrillary acidic protein"):* Astrozyten.

Hormone/Neurotransmitter/Rezeptoren

- *Chromogranin A:* Matrix der Sekretgranula endokriner Zellen,
- *Synaptophysin:* präsynaptische Vesikel (neuroendokrine Zellen und Tumoren),
- *NSE (= neuronenspezifische Enolase) und γ-*Enolase: neuroendokrine Zellen und Tumoren und viele andere Tumoren,
- *Kalzitonin:* C-Zellen, medulläre Schilddrüsenkarzinome,
- *Thyreoglobulin:* Follikelepithelzellen der Schilddrüse, follikuläre und papilläre Schilddrüsenkarzinome,
- *Insulin, Glucagon, Gastrin u. a.:* z. B. Hormonsynthese in endokrinen Tumoren des Pankreas, Magen usw.,
- *Östrogen-/Progesteron-Rezeptor:* z. B. Rezeptorstatus von Mammakarzinomen,
- *humanes Plazentalaktogen (hPL):* Trophoblast.

Extrazelluläre Matrix/Adhäsionsmoleküle/Gefäße

- *CD31 und CD34:* Endothelzellen,
- *Faktor-VIII-related Antigen:* Endothelzellen,
- *Ulex-europaeus-I-Lektin:* (Gefäß-)Endothelzellen,
- *Laminin:* Basalmembran,
- *Kollagen Typ IV:* Basalmembran,
- *Amyloid:* Typisierung der verschiedenen Amyloide (v. a. AA = Amyloid-A–Protein, ATTR = Transthyretin, AL = Leichtketten, $A\beta_2\,M$ = β2-Mikroglobulin).

Onkofetale Antigene

- *AFP (δ-Fetoprotein):* fetales Gewebe und Tumoren (Leber, Keimzellen),
- *HCG (humanes Chorion-Gonadotropin):* Trophoblast,
- *CEA (karzinoembryonales Antigen):* Adenokarzinome des Magen-Darm-Trakts u. a.

Mikroorganismen

- *Bakterien:* Helicobacter, Chlamydien, Campylobacter,
- *Viren:* Zytomegalievirus, Epstein-Barr-Virus (latentes Membranprotein = LMP), humane Papillomaviren, Herpes-simplex-Virus, Hepatitis-B-Virus („Core"- und „Surface"-Antigen), Parvovirus B19,
- *andere:* Toxoplasma, Cryptosporidien, Lamblien, Pneumocystis carinii, Cryptococcus neoformans.

Verschiedene

- *S100-Protein:* Gliazellen, Schwann-Zellen, Satellitenzellen des Nebennierenmarks (Phäochromocytom), myoepitheliale Zellen, Melanozyten (malignes Melanom), Chondrozyten, Lipozyten, dendritische Retikulumzellen,
- *HMB-45:* malignes Melanom, einige myogene Proliferationen und Tumoren, z. B. Angiomyolipome der Niere, Lymphangioleiomyomatose der Lunge,
- *PSA (prostataspezifisches Antigen):* Epithelzellen und Karzinome der Prostata,
- *PSAP (prostataspezifische saure Phosphatase):* Epithelzellen und Karzinome der Prostata,
- *PLAP (plazentaspezifische alkalische Phosphatase):* Keimzelltumoren,
- *Calretinin:* Mesothel, Mesotheliome,
- *δ1-Antitrypsin (AAT):* fibrohistiozytäre Zellen, regenerierende Hepatozyten und Leberzellen bei AAT-Mangel,
- *Ki67:* Proliferationsmarker.

17.3
Elektronenmikroskopie

Eine elektronenmikroskopische Untersuchung ist keine Routineuntersuchung. Sie ist zeitaufwendig und teuer. Nur in Ausnahmefällen ist sie für die Abklärung diagnostischer Probleme notwendig. Deswegen sollte vor der Einsendung von Material in jedem Fall eine Rücksprache mit dem elektronenmikroskopischen Labor erfolgen.

Präparation und Fixierung für die Elektronenmikroskopie
1. Mit der Rasierklinge sehr schonend kleine Gewebsstücke von ca. 1 × 1 × 2 mm Größe herausschneiden.
2. Sofortige Fixation in 6,25%iger gepufferter (Phosphatpuffer pH 7,2) Glutaraldehydlösung für 2 h bei 20 °C.
3. Nach 2 h in gepufferter (Phosphatpuffer pH 7,2) 0,2 M Saccharose-Lösung mehrmals waschen.
4. Versand in Saccharoselösung (oder innerhalb der ersten 2 h in Glutaraldehydlösung ins elektronenmikroskopische Labor bringen).

Nicht selten stellt sich die Notwendigkeit einer ultrastrukturellen Analyse erst bei lichtmikroskopischer Untersuchung des Paraffinschnittes heraus. In solchen Fällen kann man bei einer Reihe von Fragestellungen auch auf mit Formalin fixiertes und in Paraffin eingebettetes Gewebe zurückgreifen. Die Qualität der Präparate ist dabei in der Regel im Vergleich zur primären methodengerechten Fixierung reduziert.

Elektronenmikroskopische Untersuchungen sind im wesentlichen indiziert bei einigen glomerulären Erkrankungen der Niere (z. B. „Minimal-change"-Glomerulonephropathie, Alport-Syndrom, Syndrom der dünnen Basalmembran, fibrilläre Kongo-negative Glomerulopathie, Subklassifikation der membranoproliferativen Glomerulonephritis), Speicherkrankheiten und Muskelkrankheiten (z. B. mitochondriale Myopathien) sowie gelegentlich bei Fällen der Tumordiagnostik (z. B. Mesotheliome) und zum Erregernachweis (Viren, Lamblien, Plasmodien, Leishmanien, Tropheryma whippelii).

17.4
Gefrierschnittuntersuchung

Das Haupteinsatzgebiet der Gefrierschnittuntersuchung ist die *intraoperative Beurteilung* der Dignität von unklaren Herdbefunden und der Tumorfreiheit von Schnitträndern. Bei der Diagnosesicherung von malignen Lymphomen ist eine Gefrierschnittuntersuchung kontraindiziert, da die Qualität der Präparate nach anschließender Fixierung und Paraffin-Einbettung stark reduziert ist. Die zytopathologische Beurteilung ist hierdurch wesentlich einschränkt und immunhistologische Zusatzuntersuchungen, die in der Regel notwendig sind, sind häufig nicht mehr durchführbar.

Gefrierschnitte sind notwendig für die meisten *enzymhistochemische Untersuchungen* am Gewebsschnitt, z. B. beim Verdacht auf eine Innervationsstörung des Darmes (M. Hirschsprung) oder zur Differen-

zierung der verschiedenen Typen von Skelettmuskelfasern.

Bei der Diagnostik glomerulärer Erkrankungen der Niere gehören *immunhistochemische Untersuchungen* mit Hilfe der Fluoreszenzmikroskopie an Gefrierschnitten zur Routine. Bei entsprechender Expertise sind diese Untersuchungen heutzutage jedoch auch am Paraffin-eingebetteten Material möglich. Bei anderen Indikationen, v. a. bei der Tumordiagnostik, hat mit der Verfügbarkeit von einer immer größeren Zahl an Paraffin-gängigen Antikörpern die Bedeutung der Immunhistologie am Gefrierschnitt deutlich abgenommen und wird nur noch in Einzelfällen notwendig. In diesen Fällen, z. B. bei einzelnen malignen Lymphomen, sollte vor der Untersuchung eine telefonische Absprache mit dem Pathologen erfolgen.

Die Asservierung von tiefgefrorenem Frischgewebe ist darüber hinaus notwendig und sinnvoll, wenn *molekularpathologische Analysen* von DNA oder RNA geplant sind. Dies ist zunehmend nicht nur von wissenschaftlichem Interesse, sondern auch von diagnostisch-therapeutischer Relevanz.

Für eine Gefrierschnittuntersuchung muß das Gewebe nach der Entnahme
1. frisch und unfixiert sein;
2. bei längerem Transportweg gekühlt werden (z. B. auf Eiswürfeln, wobei das Gewebe in eine Plastiktüte gegeben werden sollte, um einen direkten Kontakt mit dem Eis zu vermeiden);
3. rasch in die Pathologie, z. B. per Bote oder Taxi (möglichst innerhalb von 30 min).

17.5
Enzymzyto-/Enzymhistochemie

Die Enzymzytochemie an *Blut und Knochenmarkausstrichen* kommt v. a. bei der Diagnostik akuter Leukämien zum Einsatz. Der Nachweis der Myeloperoxidase (POX) in Zellen der Granulopoese und der α-Naphthylazetatesterase (NAE) in Zellformen der monozytären Differenzierungslinie besitzt die größte diagnostische Aussagekraft. Die enzymzytochemische Diagnostik der akuten Leukämien wird in der Regel durch eine durchflußzytometrische Immunphänotypisierung ergänzt. Bei akuten lymphatischen Leukämien ist dies zwingend notwendig.

In formalinfixiertem und *in Paraffin eingebettetem Gewebe* lassen sich granulopoetische Zellen und Mastzellen mit Hilfe der Naphthol-AS-D-Chlorazetat-Esterase (NACE)-Reaktion, darstellen. Tartrat-resistente saure Phosphatase (TSP) ist in Haarzellen, in einigen histiozytären Speicherzellen (z. B. Gaucher-Zellen und

Pseudo-Gaucher-Zellen), Osteoklasten und einigen Formen der lymphatischen Leukämien/Lymphome (z. B. Prolymphozytenleukämie) nachweisbar.

An *Gefrierschnitten* wird bei der Diagnostik intestinaler Innervationsstörungen (M. Hirschsprung) Azetylcholinesterase enzymhistochemisch in parasympathischen Nervenfasern nachgewiesen. Durch Darstellung der Laktatdehydrogenase und der Succinatdehydrogenase lassen sich Ganglienzellen nachweisen. An Gefrierschnitten von Skelettmuskeln werden mit Hilfe der Adenosin-Triphosphatase-Reaktion die verschiedenen Fasertypen differenziert. Die Succinat-Dehydrogenase-Reaktion wird zur Diagnostik der mitochondrialen Myopathien verwendet.

17.6
Molekularpathologie

Molekularpathologische Methoden analysieren Veränderungen von DNA oder RNA. Viele Untersuchungen können an formalinfixiertem und in Paraffin eingebetteten Material durchgeführt werden. Zwei Einsatzgebiete sind derzeit von Relevanz: 1. die Onkologie 2. die Infektiologie. Onkologische Fragen betreffen die Abklärung tumorspezifischer DNA-Veränderungen, die die morphologische Diagnose ergänzen und weiter absichern können bzw. prognostische und therapeutische Zusatzinformationen liefern können. In der Infektiologie steht der Nachweis von Erregern im Mittelpunkt des Interesses.

Die Polymerasekettenreaktion (PCR) ist die Basismethode, die in zahlreichen Varianten wie z. B. als Multiplex-PCR (gleichzeitige Amplifikation von mehreren Sequenzen), „nested" PCR (zur Erhöhung der Spezifität des PCR-Produktes), ReverseTranskriptase-PCR (zur Amplifikation von RNA) oder DOP-PCR (zur Vermehrung der gesamten genomischen DNA z. B. für die komparative genomische Hybridisierung) durchgeführt wird.

Die PCR-Produkte werden je nach Fragestellung mit verschiedenen Methoden analysiert, um zu überprüfen,daß ein korrektes Produkt amplifiziert wurde: Analyse des Molekulargewichtes mittels Polyacrylamid-Gelelektrophorese, Restriktionsendonuklease-Verdau mit Restriktions-Fragment-Längen-Polymorphismus (RFLP)-Analyse, Einzelstrang-Konformations-Polymorphismus (SSCP)-Analyse, denaturierende Gradienten-Gelelektrophorese (DGGE), Southern-Blot-Analyse, direkte Sequenzierung. Alle Methoden lassen sich mit nicht-radioaktiven Markierungs- und Detektionsverfahren kombinieren, was die routinemäßige Durchführung erheblich erleichtert.

Als zweite wesentliche molekularpathologische Methode ist die In-situ-Hybridisierung zu nennen, mit der

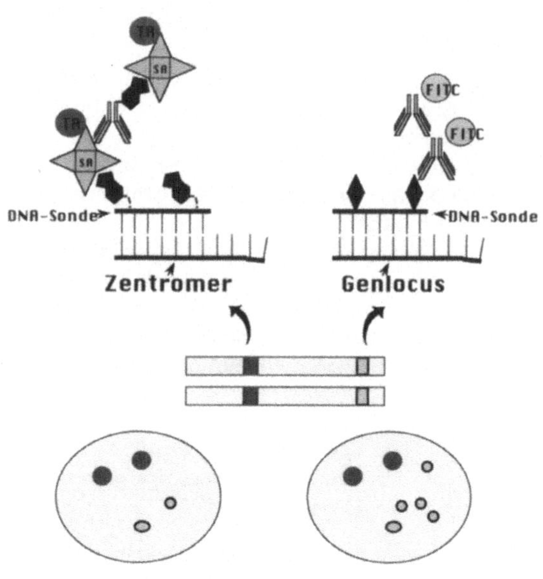

Abb. 17-2. Doppelfluoreszenz-in-situ-Hybridisierung (FISH)

DNA oder RNA in intakten Zellen bzw. Zellkernen nachgewiesen werden kann. Die Fluoreszenz-in-situ-Hybridisierung (FISH) wird v. a. zur Darstellung von Genomabschnitten oder ganzer Genome benutzt und kann sowohl an Metaphasen als auch an intakten Interphasekernen durchgeführt werden.

Abbildung 17-2 zeigt schematisch, daß durch Verwendung unterschiedlicher Markermoleküle gleichzeitig verschiedene DNA-Abschnitte (z. B. ein Gen und ein Zentromer) in Zellen sichtbar gemacht werden können. Kopienvermehrungen von Onkogenen, z. B. myc, erbB2, cyclinD1, lassen sich damit aufspüren. Die Hybridisierung mit spezifischen Sonden ermöglicht aber auch z. B. die Darstellung von Erreger-DNA.

17.6.1
Einsatz in der hämatologisch-onkologischen Diagnostik
17.6.1.1
Leukämien und Lymphome

Da das Ausgangsmaterial für die Analyse von DNA-Veränderungen bei hämatologischen Erkrankungen in der Regel Blut oder Knochenmarksaspirate sind, werden derartige Analysen zumeist in hämatologischen Labors durchgeführt.

Bei der Diagnostik der *akuten und chronischen Leukämien* hat die klassische Zytogenetik und die Molekulargenetik eine festen Platz. Mit Hilfe der klassische Zytogenetik können chromosomale Aberrationen nachgewiesen werden, die für bestimmte Leukämietypen charakteristisch oder von prognostischer Relevanz sind. Als Beispiel sei die Translokation t(8;21) bei AML genannt, die mit einer günstigen Prognose einhergeht. Die Translokation t(15;17) ist für die AML Typ M3 (nach der FAB-Klassifikation) typisch, eine Inversion im Chromosom 16 findet sich bei der AML M4eo. Veränderungen von Chromosom 11q23 bei AML und ALL sind mit schlechter Prognose assoziiert und Aberrationen der langen Arme der Chromosomen 5 und 7 charakteristisch für sekundäre AMLs. Die Translokation t(8;14) findet sich bei B-ALL, t(1;19) bei Prä-B-ALL. Das Philadelphia-Chromosom t(9;22) findet sich nicht nur bei CML, sondern kann auch bei AML und ALL gesehen werden.

Analysen mit Hilfe der reversen Transkriptions-PCR (RT-PCR) können z. B. zum Nachweis des PML/RARA-Rearrangements bei der t(15;17) Translokation, des bcr-abl-Rearrangements bei t(9;22) und zur Analyse von Veränderungen des MLL-Gens auf 11q23 eingesetzt werden.

Bei *Lymphknotenveränderungen* kommen molekularpathologische Methoden v. a. zum Einsatz, wenn die morphologische und immunhistologische Untersuchung keine sichere Unterscheidung von reaktiven und neoplastischen Läsionen erlaubt. Ziel ist es hier, durch eine Analyse des Immunglobulin- bzw. T-Zellrezeptor-Rearrangements monoklonale Zellpopulationen aufzuspüren, die den Verdacht auf eine neoplastische lymphoproliferativen Erkrankung stützen würden. Weiterhin kann mit diesen Analysen die Zugehörigkeit einer neoplastischen Zellpopulation zur B- oder T-Zellinie geklärt werden.

Für die Klonalitätsanalyse mittels PCR werden meist Oligonukleotid-Primer gewählt, die Konsensus-Sequenzen der V-(„variable"-)Region und der J-(„joining"-)Region der Immunglobulin- bzw. T-Zellrezeptor-Gene erkennen. Nach Amplifikation von DNA von polyklonalen lymphatischen Zellpopulationen zeigt sich in der Gelelektrophorese eine starke Größenvariation der Produkte (als „Schmier" zu erkennen), während eine Analyse von Material mit einer monoklonalen Population eine distinkte Bande ergibt (evtl. vor einem schwächeren polyklonalen Hintergrund).

Festzuhalten ist, daß monoklonale Muster nicht zwingend mit Malignität gleichzusetzen sind, da sie auch bei nicht neoplastischen Veränderungen, z. B. bei immunsupprimierten Patienten oder wenn nur wenig Ausgangsmaterial zur Verfügung steht, gesehen werden können. Negative Ergebnisse schliessen andererseits eine klonale Erkrankung nicht aus, da die verwendeten Oligonukleotid-Primer eventuell nicht alle möglichen Familien z. B. der V-Gene erkennen. Was die Linienzugehörigkeit der neoplastischen Zellen betrifft, ist anzumerken, daß klonale Immunglobulin- oder T-

Zellrezeptor-Rearrangements auch gelegentlich in akuten myeloischen Leukämien nachgewiesen werden können und daß ein kleiner Teil ($\cong 10\,\%$) der Lymphome/Leukämien genotypisch bilinear ist. Insgesamt müssen also auch derartige molekularpathologische Befunde in Zusammenschau mit den Ergebnissen der konventionellen morphologischen und immunhistologischen Untersuchung interpretiert werden.

17.6.1.2
Solide Tumoren

Die systematische molekularpathologische Diagnostik solider Tumoren steht derzeit erst am Anfang und hat noch nicht Eingang in die Routinediagnostik gefunden. Es ist jedoch absehbar, daß in Zukunft die Analyse bestimmter tumorassoziierter Veränderungen, v. a. von aktivierenden Mutationen von Onkogenen oder von Mutationen, die zum Funktionsverlust von Tumorsuppressor-Genen führen, diagnostisch und prognostisch relevant werden wird. Als Beispiel sei der Nachweis von einer Punktmutationen des KRAS-Gens in einer Stanzbiopsie bei Verdacht auf ein Pankreaskarzinom oder die Darstellung einer p53-Mutation in einer Harnblasenspülflüssigkeit bei Verdacht auf ein Urothelkarzinom genannt, die den Malignitätsverdacht untermauern. Die exakte diagnostische Bedeutung dieser Analysen bedarf jedoch noch der systematischen Überprüfung.

Als Beispiel für einen molekularpathologischen Parameter mit prognostischer Relevanz sei der Nachweis einer Amplifikation des erbB2-Onkogens im Mammakarzinom erwähnt. Molekulare Alterationen sind darüber hinaus potentieller Zielpunkt neuer gentherapeutischer Ansätze.

Bereits heute hat der Nachweis von Mutationen in solchen Genen Bedeutung, die für erbliche Krebserkrankungen verantwortlich sind, z. B. BRCA1- und BRCA2-Mutationen beim hereditären Mamma- und Ovarkarzinom, p53-Mutationen bei familiären Hirntumoren und Sarkomen, RET-Onkogen-Mutationen bei multipler endokriner Neoplasie Typ II und Mutationen in Genen des DNA-Mismatch-Repair-Apparates bei familiären Kolonkarzinomen (HNPCC). Diese Informationen sind wichtig für die humangenetische Beratung und die Planung und Durchführung von Tumorvorsorge-Programmen.

Bei Weichgewebstumoren v. a. des Kindesalters kann eine klassische zytogenetische und/oder molekularpathologische Untersuchung diagnostisch sinnvoll sein, da für einige Tumortypen pathognomonische Veränderungen bekannt sind, z. B. die Translokation (11;22) beim Ewing-Sarkom oder die Translokation (2;13) beim alveolären Rhabdomyosarkom.

Die Suche nach disseminierten Karzinomzellen im Lymphknoten oder Knochenmark mit Hilfe der PCR wird in Studien überprüft. Wesentlich ist, daß positive Ergebnisse nicht mit einer manifesten Metastasierung gleichgesetzt werden dürfen und passagere Phänomen ohne biologische Relevanz darstellen können, wobei dies wahrscheinlich von Tumortyp zu Tumortyp unterschiedlich zu werten ist.

17.6.2
Einsatz in der Infektiologie

Die PCR ermöglicht den Nachweis von Erregern, die schwer oder nicht kultivierbar sind. Da viele Nachweismethoden an Paraffin eingebettetem Material durchführbar sind, ist auch daran ein Erregernachweis möglich. Weiterhin können unbekannte bakterielle Erreger über die Sequenzanalyse der 16 S rRNA charakterisiert werden.

Der PCR-Nachweis von Virussequenzen gibt bei langsam wachsenden Virusstämmen schnellere Ergebnisse als eine Viruskultur.

Erregernachweis und Krankheit ist nicht bei allen pathogenen Mikroorganismen gleichbedeutent. So sind Infektionen mit Herpesviren, wie z. B. HSV-1 und –2 oder EBV, weit verbreitet und die Viren persistieren lebenslang latent. Der Virusnachweis mittels PCR in einem seropositiven Patienten ist daher weder überraschend noch für eine Krankheit beweisend. In dieser Situation ist der Nachweis der aktiven Virusreplikation mittels Immunhistologie wichtig. Dagegen ist der PCR-Nachweis anderer Pathogene, z. B. von HPV oder HIV, klinisch signifikant.

Im folgenden sind wichtige pathogene Mikroorganismen aufgeführt, die mittels PCR nachgewiesen werden können, wobei mit Ausnahme des Nachweises der RNA-Viren die Methodik grundsätzlich auch am formalinfixierten Material anwendbar ist:

- *Bakterien:*
  - Mykobakterien (Tuberkulose, Lepra, atypische Mykobakterien), Rickettsien, Mycoplasmen, Chlamydien, Spirochäten (Treponema pallidum, Borrelia burgdorferi),
  - nicht kultivierbare Bakterien: Tropheryma whippelii (Mb. Whipple), Rochalimaea henselae (Bazilläre Angiomatose),
  - gastrointestinale pathogene Bakterien: Helicobacter pylori, pathogene Escherichia coli, Shigellen, Vibrio cholerae, Salmonellen, Clostridium difficile,
  - pathogene Bakterien der Atemwege: Haemophilus influenzae, Streptococcus pneumoniae, Bordetella pertussis.
- *Viren:*
  - RNA-Viren: Enteroviren (Poliomyelitis, Coxsackie), Hepatitis C, Rotaviren, Humanes Immundefizienzvirus (HIV),
  - DNA-Viren: Hepatitis B, humane Papillomaviren (HPV), Herpes-simplex-Viren (HSV), humanes Herpesvirus 8 (HHV8), HHV6, Zytomegalievirus (CMV), Varizella-zoster-Virus, Ebstein-Barr-Virus (EBV), Parvovirus B19.
- *Pilze, Parasiten u. a.:*
  - Aspergillus, Candida, Cryptococcus neoformans,
  - Trichomonas vaginalis, Lamblien, Entamoeba histolytica, Toxoplasmen, Plasmodien, Pneumocystis.

Die DNA-in-situ-Hybridisierung ermöglicht den Erregernachweis im Gewebsschnitt, was die genaue topografische Zuordnung zu einem bestimmten Zelltyp erlaubt. Robuste Detektionssysteme existieren z. B. für die verschiedenen Typen von HPV, für CMV und EBV.

17.7
Qualitätsfaktoren

Damit alle Möglichkeiten, die in der gutachterlich-diagnostischen Pathologie heute zur Verfügung stehen, ausgeschöpft werden können, ist es wesentlich, daß das Gewebsmaterial das Pathologische Institut im optimalen Zustand erreicht. Dies sollte durch Beachtung der in den vorangegangenen Abschnitten dargestellten Richtlinien zur Asservierung und Fixierung von Gewebeproben ohne große Schwierigkeiten zu erreichen sein. Sollten Unklarheiten bestehen, ist es stets ratsam, vor der Gewebegewinnung Rücksprache zu halten.

Die zytologischen und histologischen Standardmethoden der Gewebebearbeitung und Färbung zeichnen sich durch eine relativ große Robustheit aus. Hier spielen technische Probleme in der Regel eine geringere Rolle als bei den neueren immunologischen und molekularpathologischen Methoden. Bei enzymhistologischen, immunhistologischen und molekularpathologischen Spezialuntersuchungen ist es unabdingbar, daß regelmäßig adäquate Negativ- und Positivkontrollen mitgeführt werden. Die Begutachtung der Ergebnisse erfolgt durch Fachärzte, die entsprechende Expertise in den verschiedenen Techniken besitzen. Die molekularpathologischen Analysen können auch durch Naturwissenschaftler mit entsprechenden Spezialkenntnissen durchgeführt werden, ihre diagnostische Bewertung bzw. Einordnung bleibt fachlich kompetenten Ärzten vorbehalten.

Im Zentrum der gutachterlich-diagnostischen Pathologie steht die morphologische Beurteilung, auf die auch zusätzliche Untersuchungsbefunde zu beziehen sind. Ihre Qualität ist nur schwer in Form z. B. von „Ringversuchen" zu bewerten. In großen (Universitäts)instituten ist der Garant für qualitativ hochwertige diagnostische Leistungen der permanente Austausch zwischen den Kollegen anhand von problematischen Fällen. Dem Ziel der Qualitätssicherung dienen auch die regelmäßigen klinisch-pathologischen Fallkonferenzen und der Erfahrungsaustausch unter Pathologen durch regionale und überregionale (nationale und internationale) Konferenzen.

Die diagnostisch-gutachterliche Präzision ist korreliert mit dem Maß, in dem dem diagnostisch tätigen Pathologen klinische Informationen mitgeteilt werden. Dies ist nicht zuletzt auch aus ökonomischen Gründen von großer Bedeutung, da eine adäquate Information zusätzliche, kostenintensive Untersuchungen vermeiden läßt.

> Ein sorgfältig ausgefüllter Untersuchungsantrag ist für eine zeitgemäße, ökonomische, alle Möglichkeiten ausschöpfende diagnostische Beurteilung in der Pathologie eine unabdingbare Voraussetzung.

Abschließend sei darauf hingewiesen, daß der Gold-Standard der Qualitätssicherung in der Medizin die *klinische Obduktion* ist. Sie dient der Ergebniskontrolle von Diagnostik und Therapie und ist somit ein wesentliches Mittel, die hochwertige Versorgung der Patienten zu sichern.

17.8
Kosten

Die Kosten sind nach den Ziffern der „Gebührenordnung für Ärzte (GOÄ)" aufgeführt.

Zytologische Untersuchung
Punktate, Sputum, Sekrete, Spülflüssigkeiten (4852): DM 19,84.

Mit zusätzlicher histologischer Beurteilung einer „Flocke" (4810): DM 32,95.

Histologie
Histologische Untersuchung und Begutachtung (4800): DM 24,74.

Mit besonders schwieriger Aufbereitung (4802): DM 32,95.

Enzymzytochemie/Enzymhistologie, Immunhistologie, Elektronenmikroskopie Anwendung histochemischer und optischer Sonderverfahren (4815): DM 39,90.

Gefrierschnittuntersuchung
Schnellschnitt während einer Operation (4816): DM 28,50.

Molekularpathologie
Isolierung von humanen Nukleinsäuren aus Untersuchungsmaterial (3920): DM 102,60.

Verdau (Spaltung) isolierter humaner Nukleinsäuren mit Restriktionsenzym, je Enzym (3921): DM 17,10.

Amplifikation von humanen Nukleinsäuren oder Nukleinsäurefragmenten mit Polymerasekettenreaktion (PCR) (3922): DM 57.

Amplifikation von humanen Nukleinsäuren oder Nukleinsäurefragmenten mit geschachtelter Polymerasekettenreaktion („nested PCR") (3923): DM 114.

Identifizierung von humanen Nukleinsäurefragmenten durch Hybridisierung mit radioaktiv oder nichtradioaktiv markierter Sonde und nachfolgender Detektion, je Sonde (3924): DM 34,20.

Trennung von humanen Nukleinsäurefragmenten mittels elektrophoretischer Methoden und anschließendem Transfer auf Trägermaterialien (z. B. Dot-Blot, Slot-Blot) (3925): DM 68,40.

Identifizierung von humanen Nukleinsäurefragmenten durch Sequenzermittlung (3926) : DM 228.

Literatur (Auswahl)

Böck P (1989) Romeis – Mikroskopische Technik, 17. Aufl. Urban & Schwarzenberg, München

Böcker W, Denk H, Heitz PU (1997) Pathologie. Urban & Schwarzenberg, München

Dietel M (1996) Diagnostische Molekularpathologie. Dtsch Ärztebl 93: B 2238–2244

Droese M (1979). Aspirationszytologie der Schilddrüse. Schattauer, Stuttgart

Ehrlich GD, Greenberg SJ (1994) PCR-based diagnostics in infectious disease. Blackwell, Boston

Hübner G (1981) Möglichkeiten und Grenzen einer elektronenmikroskopischen Diagnostik. Pathologe 2: 113–118

Knowles DM (1992) Neoplastic hematopathology. Williams & Wilkens, Baltimore

Lebeau A, Muthmann H, Sendelhofert A, Diebold J, Löhrs U (1995) Histochemistry and immunohistochemistry on bone marrow biopsies: A rapid procedure for methyl methacrylate embedding. Path Res Pract 191: 121–129

Schäfer HE (1995) Die histologische Bearbeitungstechnik von Beckenkammbiopsien auf der Basis von Entkalkung und Paraffineinbettung unter Berücksichtigung osteologischer und hämatologischer Fragestellungen. Pathologe 16: 11–27

Theml H (1986) Taschenatlas der Hämatologie. Thieme, Stuttgart

Tumorzentrum München (1996) Empfehlungen zur Diagnostik, Therapie und Nachsorge: Leukämien und Myelodysplastische Syndrome. (Eigenverlag)

Klinische Diagnostik

KAPITEL 18

Kardiologie

18

C.E. Angermann (Hrsg.)

18.1
Herzinsuffizienz

C.E. Angermann und C.H. Spes

Definition

Die Weltgesundheitsorganisation gibt folgende Definitionen der Herzinsuffizienz:

- *Pathophysiologische Definition:*
  Herzinsuffizienz ist die Unfähigkeit des Herzens, eine den metabolischen Bedürfnissen des Organismus entsprechende Blut- und damit O_2- und Substratmenge bei adäquatem venösem Rückfluß und normalen Füllungsdrücken in die Körperperipherie zu pumpen. Dadurch kommt es zu einer Aktivierung neurohumoraler Systeme und zu morphologischen, zellulären und molekularen Veränderungen des Herzens.

- *Klinische Definition:*
  Herzinsuffizienz ist ein klinisches Syndrom, das durch Luftnot und vermehrte Erschöpfbarkeit gekennzeichnet ist und das im Zusammenhang mit einer akuten oder chronischen kardiovaskulären Erkrankung auftritt. Die klinische Diagnose erfordert sowohl das Vorliegen einer kardialen Dysfunktion infolge einer definierten Herzerkrankung, als auch dadurch bedingte typische Symptome.

Ätiologie

Eine Einteilung häufigerer Ursachen einer Herzinsuffizienz nach pathogenetischen Gesichtspunkten gibt Tabelle 18-1.

Prinzipiell wird myokardiales Versagen entweder durch eine Druck- oder Volumenüberlastung, eine Ischämie oder Nekrose des Myokards, eine primäre Herzmuskelerkrankung oder eine hämodynamische Beeinträchtigung infolge von Herzrhythmusstörungen verursacht. Beispiele für Veränderungen der Nachlast sind die arterielle oder pulmonale Hypertonie, die Lungenembolie und die Aorten- oder Pulmonalstenose, für Veränderungen der Vorlast die Mitral- oder Aorteninsuffizienz und für Veränderungen der Kontraktilität die Myokarditis, der Myokardinfarkt, die dilatative Kardiomyopathie oder eine myokardiale Schädigung durch kardiotoxische Substanzen.

Rhythmusstörungen können über eine reduzierte Füllung (tachykarde Herzrhythmusstörungen) bzw. ein reduziertes Herzminutenvolumen (bradykarde Herzrhythmusstörungen) zur Herzinsuffizienz führen; bei sehr tachykarden Herzrhythmusstörungen kann es zudem über eine Veränderung der intrazellulären Kalziumhomöostase zur Abnahme maximal entwickelbarer Kontraktionskraft und damit sekundär zum Pumpversagen kommen. Liegt bei Herzinsuffizienz bereits primär eine Verminderung des Herzzeitvolumens vor, spricht man vom „low output failure". Seltener besteht

Tabelle 18-1. Ätiologien der Herzinsuffizienz

1. **Überlastung**
A. Drucküberlastung
- Herzklappenstenose
- Arterielle Hypertonie
- Pulmonale Hypertonie

B. Volumenüberlastung
- Herzklappeninsuffizienz
- „High Output Failure" (z. B. bei A-V-Shunts oder Thyreotoxikose)

2. **Sauerstoffmangel**
Myokardischämie
- Akut (Myokardinfarkt)
- Chronisch (ischämische „Kardiomyopathie")

3. **Kardiomyopathien/Myokarditis**
Dilatative Kardiomyopathie
- Postentzündlich
- Toxisch
- „Idiopathisch"
Hypertrophe obstruktive und nicht obstruktive Kardiomyopathien
Restriktive Kardiomyopathie (z. B. Speicherkrankheiten)
Akute Myokarditis
- Infektiös
- Akute Abstoßung nach Transplantation

4. **Rhythmusstörungen**
Bradykarde Herzrhythmusstörungen
Tachykarde Herzrhythmusstörungen
Kammerflimmern/-flattern

initial ein hyperzirkulatorischer Zustand mit Erhöhung des Herzzeitvolumens („high output failure", z. B. bei AV-Shunts, M. Paget, Anämie, Sepsis oder Thyreotoxikose).

Systolische vs. diastolische Herzinsuffizienz

Herzinsuffizienz wird meist in Zusammenhang mit einer Störung der Pumpfunktion des linken Ventrikels gebracht (systolische Herzinsuffizienz). Nach Angaben in der Literatur steht aber bei 30 – 40 % der Patienten mit typischen Symptomen primär eine diastolische Funktionsstörung bei normaler oder nicht wesentlich eingeschränkter systolischer Funktion im Vordergrund, wobei dieser Prozentsatz mit zunehmendem Lebensalter größer zu werden scheint.

Charakteristisch für die diastolische Herzinsuffizienz sind erhöhte Füllungsdrücke, eine Verminderung von Ausmaß und Geschwindigkeit der frühdiastolischen Ventrikelfüllung und die zunehmende Bedeutung der atrialen Systole. Allein anhand klinischer Kriterien ist die aus prognostischen und differentialtherapeutischen Gründen wichtige Unterscheidung zwischen systolischer und diastolischer Dysfunktion nicht zu treffen, wie auch insgesamt Herzinsuffizienz ohne zusätzliche technische Untersuchungen häufig fehldiagnostiziert wird.

Vorwärts- vs. Rückwärtsversagen

Der Begriff „Vorwärtsversagen" beschreibt die unzureichende Beförderung des Blutes in die arterielle Strombahn. Ein Vorwärtsversagen ist meist mit einer systolischen myokardialen Dysfunktion verbunden. Der Begriff „Rückwärtsversagen" beschreibt eine zunehmende Stauung des Blutes vor den Ventrikeln und Druckerhöhung in den Vorhöfen, der Lungenstrombahn und dem venösen Kapazitätssystem infolge eines inadäquaten Weitertransports des Blutes durch die Ventrikel. Zu einem Rückwärtsversagen kommt es häufiger bei diastolischer myokardialer Dysfunktion.

Akute vs. chronische Herzinsuffizienz

Die akute Herzinsuffizienz entsteht entweder durch ein neu aufgetretenes Krankheitsbild oder durch akute Dekompensation einer bestehenden chronischen Herzinsuffizienz. Die akute wie auch die chronische Herzinsuffizienz können überwiegend das linke oder rechte Herz oder aber beide Kammern betreffen. Dabei kann jeweils eine systolische oder eine diastolische Dysfunktion dominieren oder es kann eine Kombination beider Funktionsstörungen vorliegen.

Beurteilung von mit Herzinsuffizienz zu vereinbarenden klinischen Symptomen

Vor Einleitung einer Herzinsuffizienzdiagnostik muß primär geprüft werden, ob die Symptome extrakardial oder kardial bedingt sind:

Auschlußdiagnostik. Es müssen extrakardiale pathologische oder physiologische Zustände ausgeschlossen werden, die zu Natrium- und Wasserretention, peripheren Stauungszeichen, Gewichtszunahme, pulmonaler Kongestion, Luftnot und/oder Erschöpfbarkeit führen können (z. B. Nieren- und Lebererkrankungen, venöse Abflußstörungen, Veränderungen der Kapillarpermeabilität oder Blutzusammensetzung (z. B. Hypoproteinämie) und manche Lungenerkrankungen, aber auch physische und psychische Überlastung (Gravidität oder Adipositas).

Nachweisdiagnostik. Ziele sind die ätiologische Zuordnung der zugrundeliegenden Herzerkrankung und die Beurteilung von Ausprägung und Schweregrad der kardialen Dysfunktion. Besonders wichtig ist zudem die Erkennung von Erkrankungen anderer Organe, welche die Symptomatik verschlimmern oder die klinische Manifestation einer kardialen Dysfunktion erst auslösen können (z. B.Schilddrüsenfunktionsstörung, Anämie oder Infektionen).

18.1.1
Chronische Herzinsuffizienz
18.1.1.1
Anamnese und Befund

Anamnese

Wegen der Vielfalt von Erkrankungen, die potentiell eine Herzinsuffizienz auslösen können (s. Tabelle 18-1), muß die Anamnese zunächst darauf gerichtet sein, die im individuellen Fall zugrundeliegende Gesundheitsstörung zu identifizieren.

Aus der Vorgeschichte bekannte kongenitale Vitien, rheumatische Erkrankungen oder ausgeprägte Herzrhythmusstörungen machen die Diagnose einer Herzinsuffizienz wahrscheinlicher. Bei Erwachsenen sind, besonders in höherem Lebensalter, die hypertensive und die koronare Herzkrankheit die häufigsten Auslöser. Eine Hochdruckanamnese sowie Risikofaktoren für eine koronare Herzkrankheit (Nikotinabusus, familiäre Belastung, Diabetes mellitus, arterielle Hypertonie, Hyperlipidämie) lassen sich daher häufig erfragen.

Der Schweregrad wird nach der Klassifizierung der New York Heart Association bestimmt (s. Tabelle 18-2).

Als allgemeine Symptome lassen sich in individuell variabler Ausprägung verminderte körperliche Belastbarkeit und leichtere Ermüdbarkeit, Nykturie, Pulsunregelmäßgkeiten und periphere Zyanose erfragen. Leitsymptom der Linksherzinsuffizienz ist die Atemnot, die je nach Schweregrad als Belastungsdyspnoe, Orthopnoe oder Asthma cardiale imponieren kann. Häufiges Husten und rezidivierende Pneumonien können auf pulmonale Stauung hinweisen.

Im Extremfall schildern Patienten selbst ein pulmonales Rasseln, Erstickungsgefühl und Hämoptysen bei Lungenödem (Tabelle 18-3). Differentialdiagnostisch müssen nichtkardiale Ursachen von Dyspnoe beachtet werden, z. B. restriktive Ventilationsstörungen und obstruktive Bronchopneumopathien. Patienten mit überwiegender Rechtsherzinsuffizienz klagen über gastro-

Tabelle 18-2. Klassifikation des klinischen Schweregrades einer Herzinsuffizienz nach der NYHA

Schwere-grad	Erläuterung
I	Herzerkrankung ohne Einschränkung der körperlichen Belastbarkeit. Normale körperliche Tätigkeit verursacht keine übermäßige Ermüdbarkeit, Dyspnoe oder Palpitationen
II	Leichte Einschränkung der körperlichen Aktivität, Beschwerdefrei in Ruhe. Normale körperliche Aktivität verursacht Müdigkeit, Palpitationen und Dyspnoe
III	Deutliche Einschränkung der körperlichen Belastbarkeit. Wohlbefinden in Ruhe. Weniger als normale körperliche Tätigkeit verursacht Symptome.
IV	Beschwerden in Ruhe, bei geringster Steigerung der körperlichen Aktivität erhebliche Symptomatik

Tabelle 18-3. Initiale Diagnostik bei akutem Lungenödem. (Nach AHA/ACC 1995)

Klasse I: üblicherweise indizierte, stets akzeptierte Maßnahmen
1. Gezielte Anamnese und körperliche Untersuchung
2. 12-Kanal-EKG
3. Kontinuierliche EKG-Monitorüberwachung
4. Labor: Blutbild, Elektrolyte, Serumharnstoff und -kreatinin, herzspezifische Enzyme
5. Oxygenierung: Pulsoxymetrie/arterielle Blutgase
6. Röntgen:Thoraxaufnahme
7. Transthorakale Echokardiographie/Doppler
8. Herzkatheteruntersuchung
   - bei Interventionsmöglichkeit
   - zur Abklärung der Ursache eines therapierefraktären Lungenödems

Klasse II: akzeptable, in ihrer Wirksamkeit nicht sicher belegte und teilweise kontrovers diskutierte Maßnahmen
1. Arterielle Verweilkanüle
2. Transösophageale Echokardiographie
3. Bilanzierung von Volumenzufuhr und -verlust/Urinproduktion

Klasse III: generell nicht indizierte Maßnahmen
1. Weitreichende invasive Maßnahmen bei Patienten mit begleitender terminaler nichtkardialer Erkrankung oder fehlender Konsequenz (z. B. fehlende Eingriffsmöglichkeit oder Operationsfähigkeit bei erforderlicher kardiovaskulärer Operation/Intervention)

---

intestinale Symptome wie Druckgefühl und Schmerzen in der Lebergegend, Völlegefühl, Appetitlosigkeit, gastritische Beschwerden, Meteorismus, Ödeme und gelegentlich auch eine Vermehrung des Leibesumfangs als Ausdruck von Aszites.

Wiederum müssen nichtkardiale Ursachen dieser Beschwerden anamnestisch ausgeschlossen werden. Ist die Symptomatik tatsächlich kardial bedingt, spricht sie für ein Rückwärtsversagen, das nicht nur bei Rechtsherzinsuffizienz, sondern auch im Spätstadium einer Linksherzinsuffizienz oder bei biventrikulärer Herzinsuffizienz beobachtet werden kann.

Als anamnestische Hinweise auf Vorwärtsversagen sind Hypotonie, Schwindel, Hautblässe und Tachykardieneigung zu werten.

Körperliche Untersuchung

In leichteren Stadien der chronischen Herzinsuffizienz weisen die Patienten meist allenfalls wenige und nur schwach ausgeprägte Symptome auf. Bei Kompression der Leber kann es zu einem hepatojugulären Reflux und sichtbarer Füllung der Halsvenen kommen. Periphere Zyanose, Ödeme, Tachypnoe und Halsvenenstauung auch ohne Kompression der Leber sind Zeichen einer fortgeschritteneren Herzinsuffizienz. Aszites, Pleuraergüsse, ein schneller Puls mit niedriger Amplitude und eine arterielle Hypotonie erhöhen noch die Wahrscheinlichkeit, daß dieses Krankheitsbild vorliegt. Kardiale Kachexie oder ein Pulsus alternans finden sich nur im Terminalstadium.

Bei der Auskultation kann ein dritter oder vierter Herzton hörbar sein. Ein Herzgeräusch weist auf einen Herzklappenfehler als mögliche Ursache der Herzinsuffizienz hin. Ein Mitralinsuffizienzgeräusch ist allerdings häufig ein sekundäres Phänomen entweder einer Dilatation des linken Ventrikels und Mitralrings (relative Mitralinsuffizienz) oder einer ischämisch bedingten Papillarmuskeldysfunktion. Systolischer Venenpuls und paplable Leberpulsation weisen auf eine (fast immer relative) Trikuspidalinsuffizienz hin. Auskultatorisch findet sich hier häufig, aber nicht immer ein leises rechtsparasternales Systolikum.

Wichtig ist, daß bei stark eingeschränkter linksventrikulärer Pumpfunktion auch hochgradige Aortenstenosen und Mitralinsuffizienzen manchmal kaum oder gar nicht mehr auskultatorisch faßbar sind. Ein „unauffälliger" Auskultationsbefund schließt daher besonders in höherem Lebensalter einen schweren Herzklappenfehler als Ursache einer Herzinsuffizienz nicht sicher aus.

Pulmonal weisen basale feuchte Rasselgeräusche auf eine beginnende kardiale Dekompensation hin. Stauungsergüsse im Pleuraraum lassen sich perkutorisch nachweisen.

Besonders wichtig und zur Therapiekontrolle unerläßlich ist bei der chronisch-hydropischen Herzinsuffizienz die exakte Bestimmung des Körpergewichtes bei der Erstuntersuchung und in regelmäßigen Zeitintervallen im Verlauf.

18.1.1.2
Laboruntersuchungen

Laboruntersuchungen erlauben gelegentlich den Nachweis einer nichtkardialen Herzinsuffizienzursache (z.B: supprimiertes TSH bei Thyreotoxikose, erniedrigter Hämoglobinwert bei Anämie, Polyglobulie bei Shuntvitien).

Bei leichter und mäßig schwerer Herzinsuffizienz finden sich meist keine diagnostisch verwertbaren Laborveränderungen. Erst bei schwererer Herzinsuffizienz gewinnt das Labor zur Schweregradabschätzung, Verlaufsbeurteilung und Beurteilung der Prognose an Bedeutung.

Folgende Befunde werden beobachtet:

- Anstieg der harnpflichtigen Substanzen im Serum (Folge einer Verminderung des Glomerulumfiltrates bei „low output failure"),
- Proteinurie und Anstieg der Urinosmolalität,
- Verdünnungshyponatriämie (prognostisch ungünstig),
- Anstieg der Leberenzyme und Hyperbilirubinämie (bei hepatischer Stauung),
- Anstieg der Plasmanoradrenalinkonzentration in Abhängigkeit vom Schweregrad der Herzinsuffizienz (direkte Korrelation zwischen Höhe des Plasmanoradrenalinspiegels und Mortalität!),

- Anstieg der Plasmareninkonzentration und des Aldosterons mit möglicher sekundärer Hypokaliämie. Eine Hyperkaliämie bei Herzinsuffizienz ist meist Folge der Pharmakotherapie und einer renalen Funktionsstörung (Angiotensin-Konversions-Enzym-Hemmer, Aldosteronantagonisten).

18.1.1.3
Bakteriologie, Mykologie, Parasitologie und Virologie

Bakteriologische, mykologische und virologische Untersuchungen können bei der Abklärung bestimmter Herzinsuffizienzursachen eine Rolle spielen (z. B. bei der Endokarditis, der Myokarditis und der dilatativen Kardiomyopathie).

18.1.1.4
Immunologische Diagnostik

Immunologische Untersuchungen im Serum und an Myokardbiopsien sind für die ätiologische Klärung einer Herzinsuffizienz von geringer Bedeutung (Ausnahmen: Akute Abstoßung nach Herztransplantation, Herzbeteiligung bei Lupus erythematodes oder chronischer Polyarthritis) und spielen für die Beurteilung des Schweregrades keine Rolle. Im indirekten Immunfluoreszenztest finden sich positive Befunde bei florider rheumatischer Karditis und in etwa 30–50 % beim Postkardiotomiesyndrom und bei Patienten mit ätiologisch unklarer dilatativer Kardiomyopathie (aber auch bei etwa 3 % klinisch gesunder Normalpersonen).

18.1.1.5
Elektrokardiographische und elektrophysiologische Diagnostik

Elektrokardiographie
Das EKG ist bei der chronischen Herzinsuffizienz häufig nicht spezifisch verändert. Zur Abschätzung des Schweregrades ist es generell ungeeignet. EKG-Anomalien können aber auf die Ursache einer Herzinsuffizienz hinweisen.

Folgende EKG-Veränderungen sind zu beachten:

- ST-T-Anomalien
  - Herzinsuffizienz bei Myokarditis, Ischämie, Aneurysma der Ventrikelwand,
- pathologische Q-Zacken in typischer Verteilung
  - abgelaufener Myokardinfarkt, Herzinsuffizienz aufgrund reduzierter kontraktiler Muskelmasse,
- Niedervoltage
  - Perikarderguß, Kardiomyopathien, aber auch: Adipostas, Lungenemphysem,
- linksventrikuläre Hypertrophiezeichen
  - z. B. positiver Sokolow-Index als möglicher Hin-

weis auf diastolische Herzinsuffizienz bei hypertensiver Herzkrankheit,
- Vorhofflimmern mit tachykarder Überleitung
  - Thyreotoxikose oder Herzinsuffizienz durch rasche Kammerfrequenz,
- Bradyarrhythmien,
- Sinusbradykardien oder höhergradige AV-Blockierungen
  - Herzinsuffizienz aufgrund verminderten Herzzeitvolumens.

Ein Linksschenkelblock deutet immer auf eine morphologische Myokardschädigung hin; Zeichen der Rechtsherzbelastung (pathologischer Rechtslagetyp, inkompletter oder kompletter Rechtsschenkelblock) können auf ein Cor pulmonale hinweisen.

Weiter müssen EKG-Veränderungen bei Elektrolytstörungen (z. B. bei Hyperkaliämie als möglicher Ursache einer Herzinsuffizienz) und bei bestimmten Pharmaka beachtet werden (z. B. Repolarisationsstörungen bei Digitalistherapie und QT-Verlängerung bei Gabe von Antiarrythmika).

Belastungs-EKG
Die Einschränkung der körperlichen Belastbarkeit ist nicht spezifisch für Herzinsuffizienz. Die Ergometrie eignet sich bei herzinsuffizienten Patienten jedoch zur Abschätzung des Schweregrades und Beurteilung von Therapie-Effekten. Eine belastungsinduzierte Ischämie kann auf behandelbare Koronarstenosen hin, wenn der Herzinsuffizienz eine koronare Herzkrankheit zugrunde liegt. In diesem Fall ergibt sich durch den positiven Belastungstest die Indikation zur Koronarangiographie und, wo anatomisch möglich, interventionellen Therapie.

Langzeit-EKG, invasive elektrophysiologische Testung
Herzinsuffiziente Patienten leiden häufig an komplexen ventrikulären Herzrhythmusstörungen, die sich im 24-h-Langzeit-EKG dokumentieren lassen. Der Gesamtmortalität in dieser Patientengruppe liegt in etwa 50 % ein plötzlicher Herztod zugrunde.

Da bei schwerer kardialer Dysfunktion die prognostische Bedeutung der programmierten Ventrikelstimulation ebenso wie die Effektivität einer antiarrhythmischen Behandlung abnehmen, kann bei solchen Patienten mit im 24-h-Langzeit-EKG dokumentierten häufigen und lange anhaltenden Kammertachykardien, ebenso wie bei symptomatischen Kammertachykardien oder einem Zustand nach Reanimation, die Indikation zur Implantation eines Kardioverterdefibrillators (ICD) auch ohne invasive elektrophysiologische Testung erfolgen. Bei weniger schwerer linksventrikulärer Funktionsstörung sollte der Erfolg einer antiarrhythmischen Pharmakotherapie durch ein 24-h-Langzeit-EKG oder mit spezieller Indikationsstellung durch programmierte Ventrikelstimulation kontrolliert werden (s. Teil A, Abschn. 6.6).

18.1.1.6
Atemphysiologische Diagnostik

Die Blutgasanalyse in Ruhe und unter Belastung hat auch bei chronischer Herzinsuffizienz einen gewissen Stellenwert; sie gibt, ebenso wie die Standard-Lungenfunktionsprüfung, zudem Hinweise auf mögliche pulmonale Zusatzerkrankungen (s. Teil A, Abschn. 8.2).

Die Messung der arteriovenösen O_2-Differenz kann als Anhaltspunkt für den Schweregrad einer chronischen schweren Einschränkung der linksventikulären Pumpfunktion dienen. Bei der Ergospirometrie werden unter maximaler körperlicher Belastung auf dem Ergometer (Abbruchkriterien: Dyspnoe und/oder Beinschwäche) die maximale O_2-Aufnahme und die CO_2-Abgabe gemessen, und man versucht, die anaerobe Schwelle, die bei etwa 70 % der maximalen Belastbarkeit liegt, zu erfassen. Die anaerobe Schwelle läßt sich verifizieren durch den Anstieg der Atemfrequenz und anhand des Verhältnisses von CO_2-Abgabe und O_2-Aufnahme.

Obwohl alle bei der Ergospirometrie gewonnenen Meßwerte von Trainingszustand und Mitarbeit des Patienten abhängen, gilt die maximale O_2-Aufnahme als wohl verläßlichster Parameter zur Beurteilung des Schweregrades einer Herzinsuffizienz auch im Langzeitverlauf. Bei Herztransplantationskandidaten liegt die maximale O_2-Aufnahme in der Regel unter 14 ml/Minute/kg Körpergewicht; eine maximale O_2-Aufnahme < 10 ml/Minute/kg Körpergewicht ist mit einer hohen Einjahresmortalität assoziiert.

18.1.1.7
Abdominelle Sonographie

Charakterisitisch sind bei Herzinsuffizienz als Zeichen der Stauung im großen Kreislauf vermindertes Atemspiel und Erweiterung der Lebervenen und der V. cava sowie eine Vergrößerung von Leber und Milz (, die per se allerdings unspezifisch ist). Außerdem gelingt der Nachweis von Aszites, Pleura- und Perikardergüssen, und dopplersonographisch die Feststellung einer Trikuspidalinsuffizienz.

18.1.1.8
Echokardiographie

Die Echokardiographie spielt eine zentrale Rolle für die Sicherung der Diagnose, die Beurteilung des Schweregrades der kardialen Dysfunktion und die ätiologische Klärung einer Herzinsuffizienz.

Im M-Mode- und zweidimensionalen Echokardiogramm (s. Teil A, Abschn. 10.2.1 und 10.2.2) können die links- und rechtsventrikuläre Konfiguration, regionale und globale Pumpfunktion, enddiastolische und endsystolische Ventrikeldurchmesser und -volumina, die systolische Durchmesserverkürzungsfraktion (bei systolischer Herzinsuffizienz < 26 %) und Ejektionsfraktion (bei systolischer Herzinsuffizienz < 45 %) und das Herzzeitvolumen beurteilt werden.

Die Echokardiographie erlaubt ferner meist eine Aussage dazu, ob primär eine Erkrankung der Herzklappen, des Myokards (regional oder global) oder des Perikards vorliegt. Zusätzlich ermöglicht sie, morphologische und funktionelle Folgeerscheinungen und

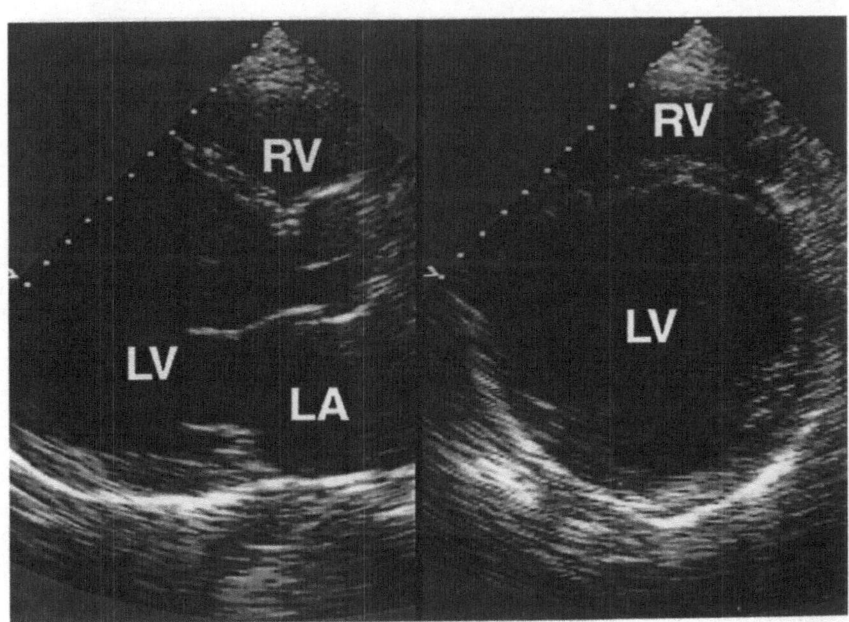

Abb. 18-1. Echokardiographischer parasternaler Längs- und Querschnitt bei dilatativer Kardiomyopathie. *LV* linker Ventrikel, *RV* rechter Ventrikel, *LA* linker Vorhof, *RV* rechter *Vorhof*

Komplikationen der jeweiligen Grunderkrankung zu erkennen, z. B. eine links- und/oder rechtsventrikuläre Hypertrophie, Dilatation (Abb. 18-1) oder regionale Narben, die Ausbildung von Aneurysmata und Thromben (Abb. 18-2) und das Ausmaß des ventrikulären Remodelings nach Myokardinfarkt oder die Größe und hämodynamische Wirksamkeit von Perikardergüssen.

Die Streßechokardiographie (s. Teil A, Abschn. 10.2.5) kann auch bei chronisch herzinsuffizienten Patienten durchgeführt werden; sie erfaßt belastungsinduzierte Bewegungsstörungen als Hinweis auf regionale Ischämie und ermöglicht die Prüfung der Vitalität des Myokards.

Die Dopplerechokardiographie gestattet die ein- und zweidimensionale Darstellung von Blutflußrichtung und -geschwindigkeiten (s. Teil A, Abschn. 10.2.3). Sie ermöglicht den Nachweis und – mit Hilfe der modifizierten Bernoulli-Gleichung – die quantitative Schweregradbestimmung von Stenosevitien und den Nachweis und die semiquantitative Beurteilung von Insuffizienzvitien. Im Zusammenhang mit der Herzinsuffizienzdiagnostik ist sie zur Unterscheidung zwischen systolischer und diastolischer myokardialer Dysfunktion wichtig (Abb. 18-3).

Die Verminderung des E/A-Quotienten auf Werte <1 bei gleichzeitiger Abnahme der frühdiastolischen Akzelerations- und Dezelerationsgeschwindigkeit sprechen für eine Relaxations- und Dehnbarkeitsstörung des linken Ventrikels. Die Amplitude der A-Welle wird gleichzeitig höher als Ausdruck dessen, daß der Anteil der Ven-

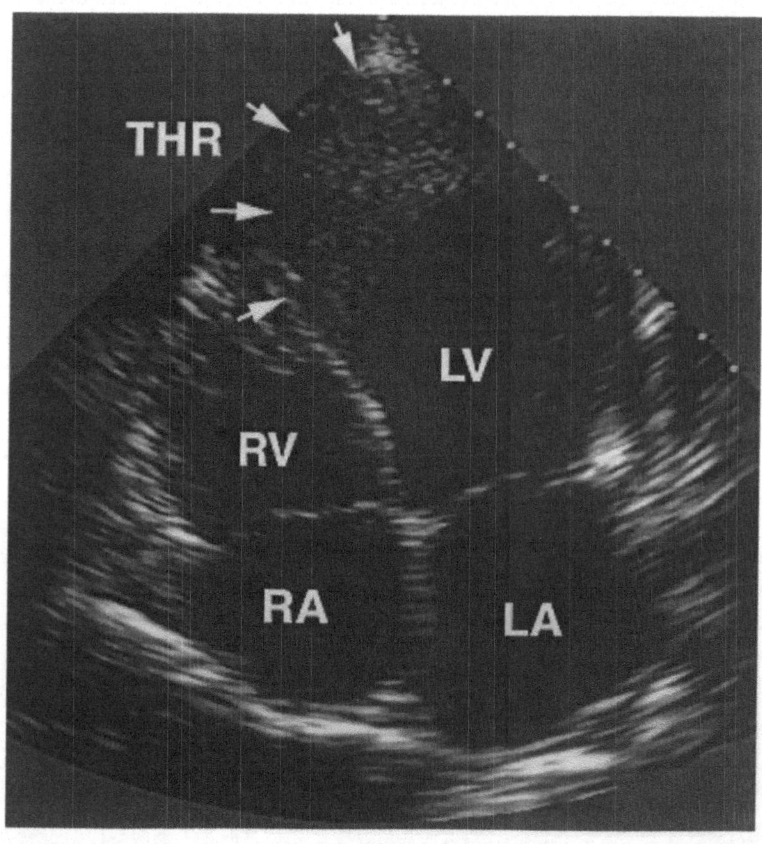

Abb. 18-2. Apikaler 4-Kammerblick bei koronarer Herzkrankheit mit Thrombus *(THR)* in einem apikalen Aneurysma. Sonstige Abkürzungen s. Abb. 18-1

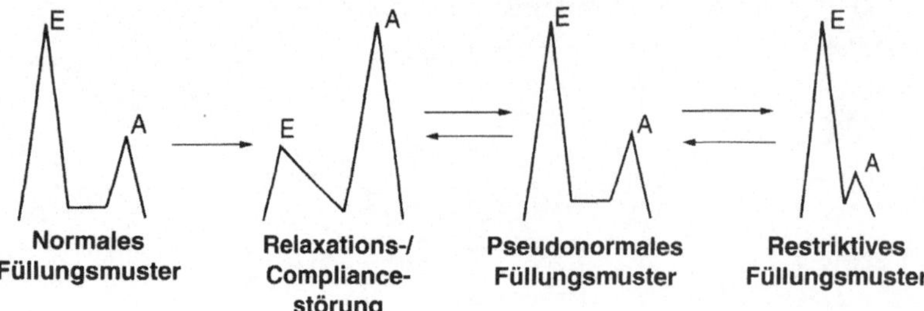

Abb. 18-3. Schematische Darstellung diastolischer Flußprofile an der Mitralklappe. *E* frühdiastolischer Einstrom, *A* spätdiastolischer Einstrom. Weitere Erläuterungen s. Text

trikelfüllung durch die atriale Systole zunimmt. Bei Erhöhung des atrialen Füllungsdrucks kann es durch Verstärkung der passiven Ventrikelfüllung zu einer Zunahme der frühdiastolischen Flußgeschwindigkeit und damit zu einer Pseudonormalisierung den Mitralisflußprofils kommen. Eine überhöhte E-Welle mit beschleunigter Akzelerations- und Dezelerationszeit sowie gleichzeitig verminderter A-Welle spricht für eine restriktive myokardiale Funktionsstörung.

18.1.1.9
Konventionelle Strahlendiagnostik

Die Thoraxröntgenaufnahme in 2 Ebenen erlaubt die Beurteilung der Herzgröße und Konfiguration. Ein vergrößertes Herz liegt vor, wenn der Quotient aus den maximalen Querdurchmessern des Herzens und des Thorax über 0,5 liegt (Abb. 18-4). Manche Herzerkrankungen führen zu spezifischen Veränderungen der Thoraxröntgenaufnahme, z. B. Herzklappenverkalkung bei Vitien, selten (und häufig nur in der Durchleuchtung erkennbar) Verkalkungen der Koronararterien bei der koronaren Herzkrankheit (korrelieren nicht zum Schweregrad) und Verkalkungen des Perikards bei Pericarditis constrictiva.

Charakterisitsche Veränderungen der Herzsilhouette, bedingt durch isolierte Vergrößerung einzelner Herzhöhlen, können zudem auf die Ursache einer Herzinsuffizienz hinweisen (z. B.Vergrößerung des linken Atriums bei Mitralstenose (Abb. 18-4), Größenzu-

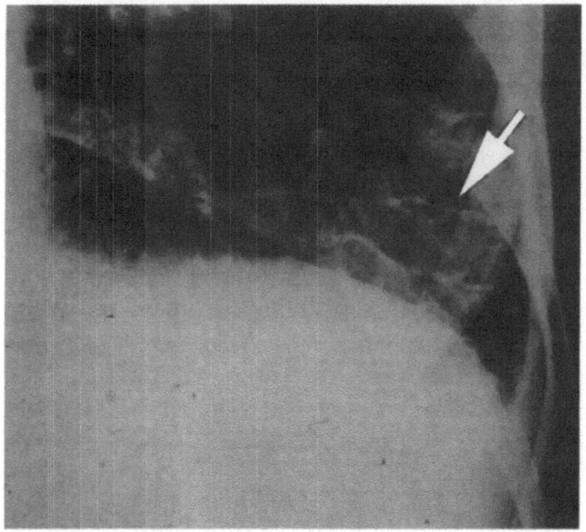

Abb. 18-5. Ausschnitt aus Thoraxröntgenaufnahme mit Kerley-B-Linien *(Pfeil)* bei chronischer pulmonaler Stauung

nahme des rechten Herzens beim Cor pulmonale). Eine normal große Herzsilouette schließt eine Herzinsuffizienz nicht aus und ist bei diastolischer kardialer Dysfunktion primär sogar die Regel.

Die Thoraxröntgenaufnahme gibt auch Hinweise auf Folgeerscheinungen der eingeschränkten Pumpfunktion, bzw. erhöhter kardialer Füllungsdrücke. Mit zunehmender Erhöhung des pulmonalvenösen und pulmonalkapillären Drucks zeigt sich zunächst in den basalen, später auch in den mittleren und apikalen Lungenabschnitten ein interstitielles und perivaskuläres Ödem und eine Kaliberzunahme der pulmonalen Gefäße. Bei chronischer Stauungsinsuffizienz werden neben variabel ausgeprägten Pleuraergüssen als Ausdruck des chronischen interstitiellen Ödems in den Unterfeldern der Lunge beidseits horizontal verlaufende scharf konturierte sog. Kerley-B-Linien erkennbar, die wahrscheinlich gestauten und erweiterten Lymphgefäßen entsprechen (Abb. 18-5).

Beim alveolären Lungenödem findet man schließlich, von den Hili ausgehend, schmetterlingsförmig beidseits symmetrisch sich ausbreitende Verschattungen.

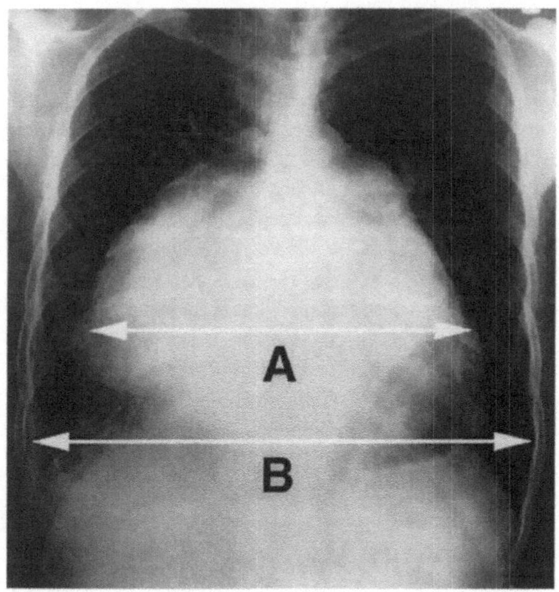

Abb. 18-4. Thoraxröntgenaufnahme mit vergrößertem Herz-Thorax-Quotienten (A:B > 0,5) und einer für Mitralstenose typischen Konfiguration der Herzsilhouette

18.1.1.10
Invasive Diagnostik

Herzkatheteruntersuchung
Bei der Rechts- und Linksherzkatheterisierung können anhand verschiedener quantitativ erfaßbarer Parameter wie Ventrikelvolumina, Schlag- und Herzzeitvolumen, Ejektionsfraktion, systolischer Austreibungsgeschwindigkeit, Schlagarbeit, ventrikulärer Wandspannung und intrakardialer Drücke Ausprägung und

Schweregrad einer Herzinsuffizienz charakterisiert werden. Regionale und globale Kontraktionsstörungen können unterschieden werden.

Anhand von Druckmessungen kann eine präkapilläre pulmonale Hypertonie als Ursache eines Cor pulmonale von einer postkapillären pulmonalen Hypertonie bei linksventrikulärer Erkrankung abgegrenzt und im Rahmen einer pharmakologischen Testung die Reversibilität der pulmonalen Druckerhöhung geprüft werden. Für die Vitiendiagnostik ist die Möglichkeit, Druckgradienten an Herzklappen direkt zu messen, und eine semiquantitative Beurteilung von Klappeninsuffizienzen wichtig.

Die Koronarangiographie erlaubt bei dilatiertem Ventrikel die Differentialdiagnose zwischen ischämischer und primär myokardialer Genese einer Herzinsuffizienz und dient als Grundlage für die interventionelle Therapieplanung. Jeder Patient mit myokardialer Dysfunktion sollte sollte zur ätiologischen Klärung einmal einer Herzkatheteruntersuchung unterzogen werden.

Endomyokardbiopsie

Die Endomyokardbiopsie ist kein Routineverfahren in der Diagnostik der Herzinsuffizienz. Die histologische Untersuchung des Herzmuskels erlaubt, infiltrative oder sekundäre Kardiomyopathien (z. B. Amyloidose, M. Fabry, Sarkoidose, hypereosinophiles Syndrom, Kollagenosen, Hämochromatose) und entzündliche Herzerkrankungen (Myokarditis, Vaskulitis, akute Abstoßung nach Herztransplantation) zu erkennen.

Während bei viraler Myokarditis die konventionelle Histologie wenig aussagekräftig ist, gelingt durch die Polymerase-Kettenreaktion und die In-situ-Hybridisierung der Nachweis von Virus-DNA mit höherer Sensitivität.

18.1.1.11
Computertomographie (CT)

Die CT hat keinen Stellenwert in der Diagnostik der chronischen Herzinsuffizienz, da sie im Vergleich zur Echokardiographie weniger aussagekräftig und aufwendiger ist. Sinnvoll ist sie zur Diagnostik parakardialer Prozesse und perikardialer Erkrankungen.

18.1.1.12
Magnetresonanztomographie (MRT)

Die MRT kommt nur in solchen Einzelfällen zum Einsatz, wo die Bestimmung der Herzmuskelmasse und präzise Analyse der regionalen und globalen Wanddickenänderung diagnostisch wichtig erscheint, oder wo spezielle Herzinsuffizienzursachen (Tumoren, infiltrative Kardiomyopathien, Hämochromatose, Perikarderkrankungen) genauer untersucht werden sollen.

18.1.1.13
Nuklearmedizin

Die Radionuklidventrikulographie dient zur Beurteilung der Pumpfunktion des linken und rechten Ventrikels und erlaubt in Ruhe und unter Belastung auch bei sehr niedriger Ejektionsfraktion eine hinreichend genaue Beurteilung der Auswurfleistung. Die Myokardszintigraphie ermöglicht, wiederum in Ruhe und unter Belastung, eine Beurteilung der Myokardperfusion und erlaubt so die Größenbeurteilung von Narben, die Identifizierung belastungsiduzierter Ischämien und (nach Spätinjektion von Thallium) die Beurteilung hibernierender (vitaler, aber aufgrund kritischer Minderperfusion funktionsgestörter) Myokardareale.

Die Positronen-Emissions-Tomographie erlaubt die Differenzierung hibernierender und nicht vitaler Bezirke mit etwas höherer Sensitivität, aber geringerer Spezifität als die Streßechokardiographie.

Ventilations- und Perfusionsszintigraphie der Lunge sind bei der Diagnostik rezidivierender Lungenembolien, die Ursache einer chronischen Rechtsherzinsuffizienz sein können, von Bedeutung.

18.1.2
Akute Herzinsuffizienz

Die gezielte rasch erhobene Anamnese und körperliche Untersuchung sind für die Beurteilung des Krankheitsbildes und die weiteren diagnostischen und therapeutischen Maßnahmen richtungsweisend.

18.1.2.1
Anamnese und Befund

Anamnese
Die Anamnese muß beim akut herzinsuffizienten Patienten präzise, kurz und gezielt erhoben werden wie im Abschn. 18.1.1.1 beschrieben. Wichtig sind auch fremdanamnestische Angaben zur Vorgeschichte und zur Initialmanifestation des akuten Ereignisses.

Akute Linksherzinsuffizienz. Zu fragen ist nach Symptomen, die Zeichen des Linksherzvorwärtsversagens (Endorganminderperfusion wie Schwindel, Synkopen, Angina pectoris, Oligo-/Anurie) oder des Linksherzrückwärtsversagens (Luftnot in Ruhe oder bei Belastung, Orthopnoe, Asthma cardiale) sowie nach möglichen auslösenden Ursachen.

Bei neu aufgetretener Linksherzinsuffizienz muß die Anamnese die führende klinische Symptomatik berücksichtigen:

1. Bei Brustschmerzen und/oder hypertensiver Entgleisung ist wieder besonders nach Symptomen und anamnestischen Hinweisen auf hypertensive oder koronare Herzkrankheit zu fragen (s. Abschn.

18.1.1.1) sowie speziell nach Intensität, Häufigkeit des Auftretens der Beschwerden und dem Ansprechen auf Nitropräparate.

2. Bei Verdacht auf Herzklappenerkrankungen sind folgende Fragen wichtig:
- Vitium cordis vorbekannt?
- Rheumatisches Fieber in der Anamnese?
- Zustand nach aktuellem Streptokokkeninfekt (Scharlach)?
- Fieber, anamnestische Hinweise für eine infektiöse Endokarditis?

3. Bei Herzrhythmusstörungen:
- Bestehen oder bestanden bradykarde oder tachykarde Herzrhythmusstörungen, Pulsunregelmäßigkeiten?
- In diesem Zusammenhang wichtig ist auch die Frage nach möglichen auslösenden Faktoren (Medikamente – Digitalis!, Hyperthyreose – Jodexposition/Amiodarontherapie, Elektrolytstörung – z. B. Hyperkaliämie bei Niereninsuffizienz und bei Therapie mit ACE-Hemmern oder Aldosteronantagonisten, Alkoholintoxikation).

4. Bei klinischen Hinweisen auf Myokarditis:
- Gibt es anamnestische Hinweise auf Fieber bzw. „verschleppte" Grippe?
- Kommt eine Peripartumkardiomyopathie in Frage?
- Kommt eine sekundäre Kardiomyopathie in Frage (Alkoholanamnese, Zustand nach früherer Chemotherapie, Radiatio der linken Thoraxhälfte)?

5. Bei Verdacht auf Perikarderkrankung oder Perikarderguß:
- Zustand nach Perikarditis oder früherem Erguß?
- Hinweise auf auslösende Traumata (iatrogen, disseziierendes Aortenaneurysma) oder Erkrankungen (infektiös -Tbc!; neoplastisch – z. B. Mamma-CA, malignes Melanom, Bronchial-CA)?
- Besteht eine Urämie, oder gibt es Hinweise auf Erkrankungen des rheumatischen Formenkreises (z. B. Lupus erythematodes, chronische Polyarthritis)?

7. Bei klinischen Hinweisen auf „high output failure":
- Ist eine Schilddrüsenerkrankung bekannt?
- Besteht eine hochfieberhafte Entzündung mit septischem Verlauf?

Bei akut dekompensierter chronischer Herzinsuffizienz sind außerdem folgende Punkte zu klären:

1. Wurden Medikamente abgesetzt oder geändert?
2. Besteht eine nicht ausreichend behandelte arterielle Hypertonie?
3. Gibt es Hinweise auf neu aufgetretene Infektion?
4. Wie ist der Volumenstatus (Trinkmenge? Gewichtsverlauf? Volumenmangel oder Überwässerung)?
5. Könnten Elektrolytänderungen vorliegen (Änderung von ACE-Hemmer- oder Diuretikadosierung, Niereninsuffizienz)?

6. Gibt es Anhaltspunkte für neuerliche Ischämie oder Rezidiv einer bekannten Grunderkrankung?
7. Gibt es Anhaltspunkte für eine akute Blutung oder Anämie anderer Ursache?

Bei *neu aufgetretener* akuter Rechtsherzinsuffizienz muß nach Symptomen des Rechtsherzrückwärtsversagens (Jugularvenenstauung, Stauungsgastritis mit Appetitlosigkeit, schmerzhafte Lebervergrößerung, Beinödeme; Gewichtszunahme, Zunahme des Bauchumfangs/Aszites) gefragt werden. Zeichen des Rechtsherzvorwärtsversagens entsprechen klinisch denen des Linksherzvorwärtsversagens, da dem linken Ventrikel nicht ausreichend Volumen zur Verfügung steht.

Gezielte Fragen richten sich wieder nach möglichen auslösenden Ursachen:

1. Bei Lungenembolie:
- Gibt es eine prädisponierende Vorerkrankung (Malignom, Gerinnungsstörung, Immobilisierung, Zustand nach Operation oder Trauma) oder Medikation (Ovulationshemmer, exzessive Diuretikatherapie; überschießende Antagonisierung bei vorbestehender Antikoagulation)?

2. Gibt es Hinweise auf Rhythmusstörungen, z. B. intermittierendes tachykardes Vorhofflimmern und chronisch vorbestehender Widerstandserhöhung im kleinen Kreislauf?

3. Könnte ein Perikarderguß, evtl mit Tamponade, vorliegen?

4. Könnte eine Klappenerkrankung, z. B. Staphylokokkenendokarditis bei i.v.-Drogenabusus oder infiziertem zentralvenösem Verweilzugang (z. B. Hickman-Katheter) Auslöser der Rechtsherzinsuffizienz sein?

5. Bei klinischen Hinweisen auf akute kardiale Ischämie:
- Könnte ein rechtsventrikulärer Infarkt vorliegen?

Bei Dekompensation einer vorbestehenden chronischen Rechtsherzinsuffizienz (z. B. bei chronischer obstruktiver Lungenerkrankung, primärer pulmonaler Hypertonie) muß an pulmonale Infekte oder eine Thyreotoxikose als mögliche Auslöser gedacht werden. Ansonsten ist das gleiche anamnestische Vorgehen wie bei der dekompensierten Linksherzinsuffizienz sinnvoll.

Körperliche Untersuchung
Bei akuter kardialer Dekompensation muß nach Zeichen des akuten Linksherzvorwärtsversagens (Hypotension, Tachykardie, periphere Zyanose, kaltschweißige Haut bei Zentralisation, Zeichen der Endorganminderperfusion wie Schwindel, Synkope, Oligoanurie) und/oder des Linksherzrückwärtsversagens (pulmonale Stauungszeichen wie feuchte Rasselgeräusche, Spastik, Lungenödem, Pleuraerguß) gesucht werden.

Gestaute Jugularvenen bzw. hepatojugulärer Reflux, pathologischer Venenpuls (V-Welle bei Trikuspidalinsuffizienz), Stauungsleber, Aszites und periphere Ödeme sind Zeichen eines Rechtsherzrückwärtsversagens. Die klinischen Befunde unterscheiden sich nicht grundsätzlich von denen bei chronischer Herzinsuffizienz, sondern lediglich in der Intensität und Akuität des Auftretens.

Wichtig ist auch hier die gezielte Suche nach spezifischen Krankheitsstigmata und Hinweisen auf den Schweregrad der Erkrankung. Bei der Inspektion/Palpation/Perkussion müssen folgende Befunde beachtet werden:

- Hauttemperatur und -farbe
  - kaltschweißig-zyanotisch bei Zentralisation, warm bei Fieber/Endokarditis/Hyperthyreose);
  - zentrale (Herz) und periphere Pulsfrequenz, Blutdruckmessung.
- Seitengleichheit der Pulse und des Blutdrucks (Aortendissektion!), Pulsstatus und ggf. Blutdruck an den unteren Extremitäten;
- präkordiales Schwirren,
- verbreiterter oder verlagerter Herzspitzenstoß;
- Pleuraerguß,
- Ausmaß der Jugularvenenstauung;
- Lebergröße/Druckschmerz, Ödeme (Knöchel, Unterschenkel).
- Hinweise für tiefe Venenthrombose?
- Sichtbare Zeichen einer Endokarditis (Splinter hemorrhages an den Nägeln, „Osler spots", Augenhintergrund)?
- Aspekt eines Emphysemthorax?
- Unerläßlich ist das Zählen (nicht Schätzen!) der Atemfrequenz.

Bei der kardialen Auskultation kann ein neu aufgetretenes Herzgeräusch auf Aorten- oder Mitralinsuffizienz bei Endokarditis hinweisen, findet sich aber manchmal auch bei Aortendissektion bzw. bei ischämischer Papillarmuskeldysfunktion oder bei relativer Mitralinsuffizienz bei akut dekompensierter chronischer Herzinsuffizienz. Ansonsten vgl. Abschn. 18.1.1.1.

Die pulmonale Auskultation gibt Hinweise auf das Vorliegen bzw. das Ausmaß der pulmonalen Stauung. Bei Spastik und vorbekannter chronisch obstruktiver Bronchopneumopathie ist differentialdiagnostisch zum Asthma bronchiale die Lageabhängigkeit (deutlicherer bzw. ausgeprägter pathologischer Befund in den tiefer gelegenen Lungenpartien) des hydrostatisch bedingten Asthma cardiale wegweisend.

Essentiell ist bei der akuten Herzinsuffizienz auch die orientierende neurologische Untersuchung. Bei globaler Desorientiertheit kann ein schwerstes linksventrikuläres Vorwärtsversagen bei beginnendem kardiogenem Schock, eine Hypoxämie und/oder Hyperkapnie bei Linksherzrückwärtsversagen oder akutem

Rechtsherzversagen, oder eine hypertensive Entgleisung zugrunde liegen. Akute Herzinsuffizienzzeichen mit neu aufgetretener Herdneurologie sollten an Klappenprobleme (Endokarditis), Embolien bei Vorhofflimmern, aber auch an die Möglichkeit eines ausgedehnten Myokardinfarktes mit Thrombenbildung (Vorderwand) oder einer Aortendissektion mit Beteiligung der großen supraaortalen Gefäßabgänge denken lassen.

18.1.2.2
Laboruntersuchungen

Siehe auch Abschn. 18.1.1.2. Bei akuter Herzinsuffizienz muß die initiale Laboranalyse mindestens umfassen: Blutbild, Serumglukose, Elektrolyte (Na^+, K^+, ggf. Ca^{2+} und PO_4^{2-}) harnpflichtige Substanzen, herzspezifische Enzyme (CK, LDH, GOT, Troponin T oder I). Die Troponinbestimmung ist bei myokardialem Zelluntergang bereits sehr früh positiv und auch zur Prognoseeinschätzung wertvoll. Obligatorisch ist ferner das basale TSH (Ausschluß/Nachweis einer Thyreotoxikose als Herzinsuffizienzursache, Ausschluß einer Hyperthyreose vor Jodexposition im Rahmen einer Herzkatheteruntersuchung).

Bei oder vor Amiodarongabe müssen neben dem basalen TSH immer auch T3 und T4 bestimmt werden (freie Hormone oder Gesamthormone und TBG), ebenso bei schwersten Krankheitszuständen (supprimiertes TSH bei low T3-Syndrom). Zur Beurteilung des Gerinnungstatus sind weiterhin PI/INR und PTT erforderlich. Die Bestimmung von D-Dimer ist bei klinischem Verdacht auf Lungenembolie sinnvoll; ein Wert < 0,5 schließt diese Diagnose praktisch aus, eine Erhöhung ist allerdings nicht spezifisch.

Zur Differentialdiagnose zum nichtkardialen Lungenödem dient die Bestimmung von Albumin im Serum, bei entsprechenden klinischen Hinweisen ggf. gezielte Suche z. B. nach Vaskulitismarkern.

Bei anamnestischer Oligurie sollte zusätzlich noch vor Diuretikagabe die Natrium- und Kreatininkonzentration im Urin gemessen werden, um die fraktionelle Natriumexkretion [FENa = (Urinnatrium : Plasmanatrium)/(Urinkreatinin : Plasmakreatinin)] berechnen zu können. Dieser Parameter, Urinstatus und Sediment sind z. B. bei der Unterscheidung zwischen einem primär kardialen Problem mit konsekutivem prärenal bedingtem akutem Nierenversagen und einem primär renalen Problem mit konsekutiver Überwässerung („fluid lung") nützlich.

Bei entsprechender Anamnese müssen Medikamentenspiegel (z. B. Digitalis, Theophyllin) analysiert werden. Sinnvoll, insbesondere beim kardiogenen Schock, ist ferner die Bestimmung des zentralvenösen oder arteriellen Laktatgehaltes zur weiteren Therapieplanung und Prognosebeurteilung.

18.1.2.3
Bakteriologie, Mykologie, Parasitologie und Virologie

Siehe Abschn. 18.1.1.3.

18.1.2.4
Immunologische Diagnostik

Außer bei der akuten schweren Abstoßung nach Herztransplantation, die selten Ursache einer akuten Herzinsuffizienz sein kann, spielen immunologische Untersuchungen in der Diagnostik der akuten Herzinsuffizienz keine Rolle.

18.1.2.5
Elektrokardiographische und elektrophysiologische Diagnostik

Elektrokardiographie
Das 12-Kanal-EKG ist die wichtigste und umgehend durchzuführende technische Untersuchung bei akuter Herzinsuffizienz. Bei Zeichen einer Myokardischämie im Hinterwandbereich müssen auch rechtspräkordiale Ableitungen (V_{3R}–V_{6R}) dokumentiert werden, um die auch prognostisch relevante Beteiligung des rechtsventrikulären Myokards zu erfassen. Das EKG zeigt Hinweise auf ein akutes Koronarsyndrom (Myokardinfarkt oder instabile Angina), dokumentiert den Herzrhythmus (Erregungsbildung und -ausbreitung) und kann Hinweise auf extrakardiale Ursachen der akuten Herzinsuffizienz geben (z. B. Hyperkaliämie). Falls Vorbefunde bekannt sind, lassen neu aufgetretene Blockbilder oder Lagetypwechsel auf akute Myokardischämie oder eine Lungenembolie schließen. Ansonsten vgl. Abschn. 18.1.1.5.

EKG-Monitoring
Beim akut herzinsuffizienten Patienten ist eine kontinuierliche EKG-Monitorüberwachung obligatorisch.

18.1.2.6
Atemphysiologische Diagnostik

Die Beurteilung der O_2-Sättigung mit dem Pulsoxymeter ist zur initialen Bewertung der O_2-Versorgung unerläßlich. Ist die O_2-Sättigung < 90 %, hängt das weitere Vorgehen von der Atemfrequenz, der neurologischen Symptomatik und dem Verlauf unter Therapie ab. Wünschenswert ist eine kontinuierliche Überwachung am Pulsoxymeter, bis sich eine Besserung abzeichnet. Bei persistierend erhöhter Atemfrequenz auch unter O_2-Insufflation droht die Erschöpfung der muskulären Atempumpfunktion; bei zerebraler Dysfunktion ist an Hypoxämie oder eine CO_2-Retention bei Erschöpfung zu denken.

In diesen Fällen muß eine arterielle Blutgasanalyse erfolgen. Liegt der akuten Herzinsuffizienz eine Erkrankung zugrunde, die potentiell eine Thrombolysetherapie erfordert, muß der Punktionsort so gewählt werden, daß eine effektive Kompression möglich ist. Bei Tendenz zur Erschöpfung – erkennbar an Abfall der O_2-Sättigung, Zunahme der Atemfrequenz mit Hypokapnie und Anstieg des CO_2 – ist eine frühzeitige mechanische Atemhilfe anzustreben.

18.1.2.7
Abdominelle Sonographie

Siehe Abschn. 18.1.1.7. Bei klinischem Verdacht auf disseziierendes Aortenaneurysma sollte auch die Bauchaorta aufgesucht und nach einer Dissektionsmembran gefahndet werden, um die Gesamtausdehnung des Prozesses beurteilen zu können.

18.1.2.8
Echokardiographie

Die transthorakale Echokardiographie sollte, falls das EKG keine eindeutige ätiologische Klärung der akuten Herzinsuffizienz erlaubt, rasch erfolgen. Der Vorteil dieser Methode gegenüber allen anderen bildgebenden Verfahren ist, daß die Information in Echtzeit, also sofort zur Verfügung steht. Über die in Teil A im Kap. 10 und hier in Abschn. 18.1.1.8 ausgeführten Möglichkeiten der echokardiographischen Diagnostik hinaus sind in der Diagnostik der akuten Herzinsuffizienz unter intensivmedizinischen Bedingungen am Krankenbett folgende Anwendungen wichtig: Sofortiger Nachweis z. B. von endokarditischen Läsionen, Segelausrissen oder der Dysfunktion einer Herzklappenprothese (evtl. zusätzlich transösophageale Echokardiographie), Erkennung einer Perikardtamponade.

Auch bei klinischen Hinweisen auf akute Rechtsherzinsuffizienz ist die Echokardiographie unabdingbar (rechtsventrikuläre Dilatation bei akuter Lungenembolie, regionale Kontraktionsstörung bei rechtsventrikulärem Infarkt, im transösophagealen Echokardiogramm manchmal Darstellungsmöglichkeit von Thrombemboli in der Lungenstrombahn).

18.1.2.9
Konventionelle Strahlendiagnostik

Siehe Abschn. 18.1.1.9. Auch bei der akuten Herzinsuffizienz ist die Aufnahme des Thorax die wichtigste Röntgen-Untersuchung. Nicht nur der Nachweis, sondern auch das Fehlen von pulmonalen Stauungszeichen ist diagnostisch wertvoll und als möglicher Hinweis auf eine Hypovolämie zu werten. Daneben können extrakardiale Ursachen einer O_2-Untersättigung (nicht stauungstypische Infiltrate bei Infektionen/Schrankenstörung, aber z.B. auch ein Pneumothorax oder ausgedehnte Pleuarergüsse) in der Thoraxübersichtsaufnahme erkannt werden.

Wenn eine Intubation oder die Anlage eines zentralvenösen Zugangs bei akutem Krankheitsverlauf erforderlich oder absehbar sind, kann die Thoraxaufnahme bis nach Anlage der Installationen zurückgestellt werden, um Doppeluntersuchungen zu vermeiden.

18.1.2.10
Invasive Diagnostik

Herzkatheteruntersuchung
Siehe Abschn. 18.1.1.10. Die Rechtsherzkatheterisierung (Einschwemm- oder Swan-Ganz-Katheter, direkte Messung mit Bird's-eye-Katheter) erlaubt auch unter intensivmedizinischen Bedingungen bei der akuten Herzinsuffizienz die Druckbestimmung im kleinen Kreislauf sowie über den pulmonal-kapillären Verschlußdruck („wedge pressure") im linken Vorhof. Sie eignet sich zur Differenzierung zwischen pulmonalvenös/kardial bedingtem Lungenödem und nichtkardiogenem Lungenödem (Schrankenstörung bei infektiös- oder nichtinfektiös-entzündlicher Erkrankung).

Daneben ist der Einschwemmkatheter auch zur Therapieüberwachung, insbesondere zur Volumensteuerung, nützlich. Neben der Druckmessung können über die Thermodilutionsmethode oder oxymetrisch das Herzminutenvolumen am Krankenbett bestimmt sowie Widerstand im kleinen Kreislauf und systemischer Gefäßwiderstand berechnet werden.

Insbesondere Patienten im kardiogenen Schock profitieren von einem invasiven hämodynamischen Monitoring mittels Swan-Ganz-Katheter.

Die *Hauptindikation* für die *Linksherzkatheteruntersuchung* bei akuter Herzinsuffizienz ist Durchführung einer selektiven Koronarangiographie bei instabilem Koronarsyndrom oder akutem Myokardinfarkt. Mit dieser Methode kann nicht nur der Nachweis einer Koronarstenose (bzw. eines Verschlußes) geführt werden, sondern in gleicher Sitzung auch mittels interventioneller Techniken (z. B. Ballondilatation, Stentimplantation) eine Therapie der Ursache der Herzinsuffizienz erfolgen. Insbesondere beim kardiogenen Schock im Rahmen eines akuten Koronarsyndroms ist die katheterbasierte Akutkoronarintervention der Lysetherapie hinsichtlich des Patientenüberlebens überlegen.

Die morphologische Darstellung der Kranzgefäße ist darüber hinaus unabdingbar vor koronarchirurgischer Vesorgung sowie bei den meisten Patienten mit anderen herzchirurgischen Eingriffen (Herzklappenersatz). Bei akuter Aortendissektion muß die Indikation zur Herzkatheteruntersuchung wegen des Untersuchungsrisikos (Sondierung des falschen Lumens) streng gestellt werden, ebenso bei der akuten Endokarditis, wo das Risiko einer zentralen oder peripheren Embolie bzw. einer Koronarembolie durch katheterbedingte Mobilisierung endokarditischer Läsionen besteht.

Bei jeder Kontrastmittelapplikation im Rahmen einer Herzkatheteruntersuchung muß an das Risiko der Volumenexpansion, einer Nierenfunktionsverschlechterung, aber auch der Jodzufuhr gedacht werden. Im Zweifelsfall sollte prophylaktisch eine „Schilddrüsenblockade" (Perchlorat) erfolgen.

Eine Herzkatheteruntersuchung ist nicht durchzuführen, wenn sich keine therapeutischen Konsequenzen ergeben (z. B. inoperabler Patient, keine Interventionsmöglichkeit mit Katheter).

18.1.2.11
Bilanzierung

Die Bilanzierung der zugeführten und ausgeschiedenen Volumina verbessert die Kontrolle der eingeleiteten Therapiemaßnahmen. Nicht erfaßt werden allerdings die Perspiration sowie Volumenverschiebungen in den dritten Raum (Intestinum; Retroperitoneum, z. B. bei minderpefusionsbedingter akuter Begleitpankreatitis). Derartige Verschiebungen können aber in zusammenschauender Beurteilung von zentralem Venendruck, peripherem Widerstand und Bilanz erkannt werden.

18.1.2.12
Computertomographie (CT)

Siehe Abschn. 18.1.1.11. Die CT, insbesondere das Spiral-CT, spielen bei Diagnostik bzw. Differentialdiagnostik zweier möglicher Ursachen der akuten Herzinsuffizienz eine wichtige Rolle: Das Spiral-CT kann bei akuter Rechtsherzinsuffizienz größere, zentrale Lungenembolien nachweisen oder ausschließen. Es ist zudem eine wichtige Methode zur Diagnostik der Aortendissektion. Allerdings ist bei kritisch Kranken mit instabilen Kreislaufverhältnissen für beide Krankheitsbilder die bedside-Technik Echokardiographie (transthorakal bzw. auch transösophageal) vorzuziehen. Bei gleicher Verfügbarkeit und relativer Stabilität des Patienten sollte diejenige Technik gewählt werden, bei der die jeweils größte Untersuchererfahrung vorliegt.

18.1.2.13
Magnetresonanztomographie (MRT)

Die MRT kann alternativ zur Diagnostik eines dissezierenden Aortenaneurysmas eingesetzt werden; sie ist den vorgenannten Methoden aber nicht überlegen. Die Patientüberwachung während der Untersuchung ist jedoch schlechter, die Durchführung bei beatmeten Patienten logistisch sehr aufwendig.

18.1.2.14
Nuklearmedizin

Bei kritisch kranken Patienten sind nuklearmedizinische Verfahren, wenn überhaupt, nur nachrangig (nach CT und Echokardiographie) einzusetzen. Dies gilt auch für die Diagnostik der akuten Lungenembolie.

18.1.3
Kardiogener Schock

Der kardiogene Schock ist das Extremstadium der akuten Herzinsuffizienz; er ist durch ausgeprägte Organminderperfusion (Unruhe/Somnolenz, Oligo-/Anurie, Zentralisation) und inadäquat niedrigen Blutdruck (systolischer Blutdruck < 80 mm Hg, arterieller Mitteldruck < 60 mm Hg) charakterisiert. Bei nicht behandelbarer Ursache hat der kardiogene Schock eine Letalität von etwa 85 %. Es muß daher gezielt nach angehbaren Ursachen gefahndet werden. Im folgenden sind die wichtigsten behandelbaren Ursachen und die neben der klinischen Untersuchung vordringlich wichtigen technischen Untersuchungen aufgeführt:

1. *Hypovolämie*
   Thoraxröntgen (Ausschluß Hypervolämie), Echokardiographie, Einschwemmkatheter,
2. *akutes Koronarsyndrom:*
   EKG, Echokardiographie, Koronarangiographie,
3. *Rhythmusstörungen:*
   EKG,
4. *akute Lungenembolie:*
   EKG, Echokardiographie,

Tabelle 18-4. Initiale Diagnostik beim kardiogenen Schock/Präschock. (Nach AHA/ACC 1995)

Klasse I: üblicherweise indizierte, stets akzeptierte Maßnahmen
1. Gezielte Anamnese und körperliche Untersuchung
2. 12-Kanal-EKG (ggf. auch rechtsventrikuläre Ableitungen)
3. Kontinuierliche EKG-Monitorüberwachung
4. Labor: Blutbild, Elektrolyte, Serumharnstoff und -kreatinin, herz- und leberspezifische Enzyme, Glukose, Gerinnungsstatus
5. Arterielle Blutgase und Laktatkonzentration
6. Thoraxröntgenaufnahme
7. Transthorakale Echokardiographie/Doppler
8. Arterielle Verweilkanüle zur arteriellen kontinuierlichen Drucküberwachung und Blutgaskontrolle
9. Bilanzierung von Volumenzufuhr und -verlust/Urinproduktion
10. Herzkatheteruntersuchung, wenn eine Akutrevaskularisation bei akutem Myokardinfarkt möglich ist

Klasse II: akzeptable, in ihrer Wirksamkeit nicht sicher belegte und teilweise kontrovers diskutierte Maßnahmen
1. Transösophageale Echokardiographie

Klasse III: generell nicht indizierte Maßnahmen
1. Weitreichende invasive Maßnahmen bei Patienten mit begleitender terminaler nichtkardialer Erkrankung oder fehlender Konsequenz (z. B. fehlende Eingriffsmöglichkeit oder Operationsfähigkeit bei erforderlicher kardiovaskulärer Operation/Intervention)

5. *Perikardtamponade:*
   Echokardiographie, ggf. Kontrastechokardiographie,
6. *akuter Herzklappenausriß (Nativ- oder Kunstklappe), Myokardruptur:*
   Echokardiographie.

Diagnostik und Therapie müssen beim kardiogenen Schock nahezu simultan erfolgen. Die wichtigsten technischen Untersuchungen sind EKG, Echokardiographie, Herzkatheter und Thoraxröntgenaufnahme. Empfehlungen zur Initialdiagnostik beim kardiogenen Schock sind in Tabelle 18-4 zusammengefaßt.

18.1.4
Herztransplantation

Definition

Bei der orthotopen Herztransplantation wird das erkrankte Herz durch ein humanes Spenderorgan ersetzt. Nach medianer Sternotomie wird das Empfängerherz so exzidiert, daß die dorsalen Vorhofanteile mit den Ostien der großen Gefäße in situ verbleiben. Aorta und Truncus pulmonalis werden herznah abgesetzt. Die korrespondierenden Strukturen von Spender- und Empfängerherz werden anastomosiert. Für geeignete Patienten mit terminaler Herzinsuffizienz ist dieser Eingriff heute ein etabliertes Therapieverfahren.

Die Einjahresüberlebensrate beträgt 80–85 %, die Fünf- und Zehnjahresüberlebensraten ca. 70 bzw. 55 %.

18.1.4.1
Präoperative Diagnostik

Indikation

Die Indikation zur Herztransplantation ist gegeben bei irreversiblen Herzerkrankungen im Endstadium, wenn pharmakotherapeutische bzw. interventionelle oder konventionell-chirurgische Behandlungsmöglichkeiten (PTCA, Koronar- oder Klappenchirurgie) ausgeschöpft sind und die voraussichtliche Lebenserwartung 6–12 Monate nicht übersteigt. Bei therapierefraktärer Herzinsuffizienz im Stadium NYHA IV ohne Stabilisierbarkeit ist die Indikation eindeutig.

Bei stabilisierbaren Patienten basiert die Prognosebeurteilung auf einer Zusammenschau klinischer, funktioneller, hämodynamischer und laborchemischer Parameter. Erfaßt werden diese Faktoren bei der Herzinsuffizienzdiagnostik (s. Abschn. 18.1); die einschlägigen Untersuchungsmethoden werden hier nicht nochmals aufgeführt.

Durch Vergleich der danach zu erwartenden Überlebenswahrscheinlichkeit mit der nach Herztransplantation kann abgeschätzt werden, ob der Eingriff indiziert ist. Mitberücksichtigt und im Rahmen eines psychologisch-psychiatrischen Konsils erfaßt werden sollte bei der Indikationsstellung die individuelle subjektive Lebensqualität, die nicht immer zu den objektivierbaren somatischen Parametern korrespondiert.

Prognostisch ungünstige klinische Faktoren sind:
- therapierefraktäre Herzinsuffizienz NYHA Stadium IV,
- in kurzen Zeitabständen auftretende rezidivierende kardiale Dekompensationen bei NYHA-Stadium III,
- intraktable Angina pectoris, häufige komplexe ventrikuläre Arrhythmien, sofern kein ICD implantiert wurde.

Prognostisch ungünstige funktionelle und hämodynamische Faktoren sind:

- maximale O_2-Aufnahme $<$ 10–14 ml/kg/min,
- linksventrikulärer enddiastolischer Durchmesser $>$ 80 mm,
- Ejektionsfraktion $<$ 20 %,
- Schlagvolumen $<$ 40 ml,
- Herzindex $<$ 2,0 l/min/m^2,
- Pulmonalkapillarverschlußdruck $>$ 16 mmHg,
- rechtsventrikuläres Pumpversagen.

Bei erhöhtem Lungengefäßwiderstand muß durch Gabe vasodilatierender Pharmaka (z. B. Prostaglandin E1) die Reversibilität der pulmonalen Druckerhöhung getestet werden. Alle Parameter sollten erst nach bestmöglicher Stabilisierung des Patienten gemessen und gewertet werden.

Prognostisch ungünstige Laborwerte sind:
- Serumnatrium $<$ 133 mval/l,
- Plasmanoradrenalin $>$ 500 pg/ml,
- atriales natriuretisches Peptid $>$ 125 pg/ml,
- Plasmareninaktivität $>$ 15 ng/ml/h.

Kontraindikationen

Kontraindikationen gegen eine Herztransplantation müssen vor Aufnahme auf die Warteliste durch geeignete diagnostische Maßnahmen ausgeschlossen werden (s. die einschlägigen Kapitel).

Als *absolute Kontraindikationen* gegen eine Herztransplantation gelten derzeit:

- pulmonale Hypertonie
  - pumonaler Gefäßwiderstand $>$ 4–6 Wood-Einheiten ohne Absenkbarkeit durch Vasodilatatoren bzw. transpulmonaler Gradient $>$ 15 mmHg,
- floride Infektionen,
- akutes Ulcus ventriculi oder duodeni,
- irreversible schwere Organschäden an Leber und Lunge,
- fortgeschrittenes diabetisches Spätsyndrom,
- fortgeschrittene periphere und zentrale Gefäßerkrankungen,
- nicht kurativ behandelte Tumorerkrankungen,

- prognostisch ungünstige Systemerkrankungen,
- Suchterkrankungen wie exzessiver Alkohol- und Nikotinkonsum oder Drogen,
- fehlende Patientencompliance.

Zu temporären bzw. *relativen Kontraindikationen* zählen derzeit:

- akute Lungenembolie,
- schwer einstellbarer insulinpflichtiger Diabetes mellitus,
- chronische Infektionen,
- fortgeschrittene Niereninsuffizienz (ggf. muß hier eine simultane Herz-Nieren-Transplantation erwogen werden),
- massives Übergewicht,
- biologisches Alter $>$ 65 Jahre,
- psychosoziale Labilität.

Bakteriologie, Mykologie, Parasitologie und Virologie

Das mikrobiologische Standardprogramm umfaßt

- Zytomegalie-IgG- und IgM-Antikörper,
- CMV-Early Antigen,
- Ebstein-Barr-Virus-IgG- und -IgM-Antikörper,
- Herpes-simplex-/-zoster-IgG- und IgM-Antikörper.

Weiter bestimmt bzw. durchgeführt werden:

- HB-s-AG,
- HIV (IgG- und IgM-Antikörper),
- Coxsackie B,
- Toxoplasmose-KBR,
- Pneumocystis-carinii-Antikörper,
- Aspergillus-Antikörper,
- Candida-Antikörper,
- Rachen-, Axillen- und Leistenabstriche,
- Sputum- und Urinbakteriologie,
- Tuberkulintest,
- Treponema-pallidum-Hämagglutinationshemmtest (TPHA).

Immunologische Diagnostik

Neben der Blutgruppenbestimmung ist präoperativ die Suche nach präformierten zytotoxischen HLA-Antikörpern von Bedeutung. Bei positivem Zytotoxizitätstest ist vor Implantation ein direktes Crossmatch zwischen Empfängerserum und Spenderlymphozyten obligatorisch. Bestimmt werden weiter:

- antinukleäre Antikörper,
- Rheumafaktoren,
- β-Mikroglobuline,
- Intereukin-6,
- T-Zell- und Monozytensubpopulationen.

Aus logistischen Gründen (kleiner Empfängerpool, kurze maximal mögliche Ischämiezeit) wird die präoperativ ebenfalls routinemäßig durchgeführte HLA-Typisierung bei der Organzuteilung derzeit nicht berücksichtigt.

18.1.4.2
Postoperative Diagnostik

Der klinische Zustand der meisten Herztransplantierten entspricht dem NYHA-Stadium I. Bei komplikationslosem Verlauf fühlen sich die Patienten gesund, und die Lebensqualität entspricht der von Normalpersonen. Die Belastbarkeit ist zumindest initial durch periphere Muskelschwäche (Muskelatrophie, Steroideffekt) und eine aufgrund der kardialen Denervierung limitierte Anpassungsfähigkeit des Herz-Kreislauf-Systems eingeschränkt.

Diagnostische und therapeutische Maßnahmen bei den regelmäßigen Nachsorgeterminen dienen der Erhaltung der Transplantatfunktion, der frühzeitigen Erkennung und Minimierung begleitender Organkomplikationen, der Verarbeitung des Krankheitsprozesses und der Wiedereingliederung in das Alltagsleben.

Anamnese und Befund

Anamnese
Die gründliche Erfragung neu aufgetretener Beschwerden gehört zu jeder Nachsorgeuntersuchung. Bei der Bewertung der Anamese muß berücksichtigt werden, daß selbst schwerere Abstoßungen klinisch asymptomatisch und vom Patienten selbst unbemerkt verlaufen können. Auch die bei Infektionen erfragbaren Beschwerden sind bei immunsupprimierten Patienten oft geringer als bei Normalpersonen, und Fieber kann fehlen. Anamnestische Hinweise auf die Transplantatvaskulopathie als schwerwiegendste und häufigste Spätkomplikation gibt es meist nicht, da die Angina pectoris als Leitsymptom wegen der in der Regel persistierenden kardialen Denervierung fehlt.

Körperliche Untersuchung
Abgesehen von einer Ruhetachykardie infolge der kardialen Denervierung gibt es nach Herztransplantation keine typischen Untersuchungsbefunde. Geachtet werden muß auf eventuelle Herzinsuffizienzsymptome (s. Abschn. 18.1.1.1), die auf eine schwere Abstoßung oder eine Transplantatvaskulopathie hinweisen können. Besonders im Langzeitverlauf muß regelmäßig ein kompletter Lymphknotenstatus erhoben und eine Hautinspektion durchgeführt werden, um eine Malignomentstehung rechtzeitig zu erfassen.

Laboruntersuchungen

Bei allen Nachsorgeterminen sollen kontrolliert werden: Serumelektrolyte, Harnstoff/Stickstoff, Kreatinin, großes Blutbild, Thrombozyten, Leberenzyme und Serumspiegel der zur Immunsuppression verwendeten Medikamente.

Bakteriologie, Mykologie, Parasitologie und Virologie

Infektionen nach Herztransplantation sind besonders in der Frühphase häufig und nicht selten lebensbedrohlich. Um auch klinisch stumme Infektionen bzw. Reaktivierungen zu erfassen, werden Serumtiter der häufigsten Erreger in 6- bis 12monatigen Abständen kontrolliert. Dazu zählen:

- CMV-Early-Antigen,
- Ebstein-Barr-Virus-IgG- und -IgM-Antikörper,
- Herpes-simplex-/-zoster-IgG- und IgM-Antikörper,
- Toxoplasmose-KBR,
- bei klinischem Verdacht zusätzlich Pneumocystiscarinii- und Aspergillus-Antikörper.

Immunologische Diagnostik

Für die Abstoßungsdiagnostik von Bedeutung ist in der frühpostoperativen Phase das zytoimmunologische Monitoring, wobei verschiedene T-Lymphozyten und Monozyten-Untergruppen (Subpopulationen) differenziert und seriell im Verlauf beobachtet werden. Zusammen mit der seriellen Bestimmung mancher Zytokine (Tumornekrosefaktor-α, Interleukin-6, Interleukin-2) bietet dieses multiparametrische Immunmonitoring auch eine gesteigerte Differenzierungssicherheit zwischen Über- und Unterimmunsuppression.

Mittels immunhistochemischer Methoden werden an Gefrierschnitten von Myokardbiopsien vaskuläre antikörpervermittelte Abstoßungsreaktionen identifiziert.

Elektrokardiographie und elektrophysiologische Diagnostik

In der Abstoßungsdiagnostik wird in der Frühphase nach Herztransplantation das Fast-Fourier-transformierte Oberflächen-EKG und von einigen Zentren auch das intramyokardiale EKG als Marker eingesetzt.

Abdominelle Sonographie

Die jährliche abdominelle Sonographie ist Bestandteil der Nachsorgeuntersuchung. Sie dient dem in Anbetracht der erhöhten Inzidenz von Malignomen unter Immunsuppression erforderlichen Tumorscreening. Gesucht werden sollte auch nach Gallensteinen, die unter Immunsuppression mit Cyclosporin A gehäuft auch bei jüngeren Patienten beobachtet werden.

Echokardiographie

Serielle echokardiographische Untersuchungen stellen die wichtigste nichtinvasive diagnostische Methode nach Herztransplantation dar. Hauptanwendungsgebiete sind das nichtinvasive Abstoßungsscreening mittels M-Mode-, zweidimensionaler und Dopplerechokardiographie (Parameter: myokardiale Echointensität, linksventrikuläre Wanddicken, Durchmesser und Durchmesserverkürzungsfraktion, Perikarderguß, früh- und spätdiastolische transvalvuläre Blutflußgeschwindigkeiten, isovolumetrische Relaxationszeit, mittels Gewebedoppler gemessene myokardiale Bewegungsgeschwindigkeiten) und die Diagnostik der Transplantatvaskulopathie mittels Dobutamin-Streßechokardiographie (Parameter: belastungsinduzierte regionale Kontraktionsstörungen, Veränderung der globalen Pumpfunktion unter Belastung).

Konventionelle Strahlendiagnostik

Nach jeder Myokardbiopsie im Rahmen des invasiven Abstoßungsscreenings wird mit einer Thoraxaufnahme ein Pneumothorax ausgeschlossen.

Invasive Diagnostik

Herzkatheteruntersuchung

Die Inzidenz der Transplantatvaskulopathie beträgt jährlich etwa 10 %; nach 5 Jahren sind also bereits etwa 50 % der Herztransplantierten betroffen. In Anbetracht der Häufigkeit dieser Komplikation und, weil die Angina pectoris als Leitsymptom fehlt, wird in den meisten Transplantationszentren routinemäßig in jährlichen Abständen eine Koronarangiographie durchgeführt.

Im typischen Fall zeichnet sich die Transplantatvaskulopathie gegenüber der Nativarteriosklerose durch eine diffuse Intimahyperplasie mit konzentrischer Verdickung der Inima in allen Gefäßabschnitten aus. Daß umschriebene Stenosen häufig fehlen, erklärt die im Vergleich zur intravaskulären Ultraschallbildgebung geringere Sensitivität der Angiographie bei der Erkennung der Transplantatvaskulopathie. Der intravaskuläre Ultraschall gilt heute bei der Diagnostik als „golden standard"; die funktionelle Bedeutung der Koronarveränderungen wird am besten mit der Dobutamin-Streßechokardiographie erfaßt (s. dort).

Endomyokardbiopsie

Akute Abstoßungsreaktionen sind für 15–25 % der Todesfälle im 1. Jahr nach Herztransplantation verantwortlich. Selbst schwerere Abstoßungen verlaufen oft klinisch asymptomatisch. „Golden standard" der Abstoßungsdiagnostik ist die ambulant oder stationär durchführbare transvenöse Endomyokardbiopsie.

Mit einer speziellen Biopsiezange werden unter sterilen Bedingungen aus dem distalen Ventrikelseptum 4–6 Myokardpartikel entnommen. Diese relativ hohe Anzahl von Gewebeproben ist nötig, da andernfalls ein unakzeptabel hohes Risiko falsch-negativer Befunde bestünde. Üblicherweise wird die Lage der Biopsiezange fluoroskopisch kontrolliert, alternativ kann auch die Echokardiographie verwendet werden. Die histologi-

sche Schweregradeinteilung der häufigeren zellulären Abstoßungen erfolgt nach der Nomenklatur der International Society for Heart and Lung Transplantation (ISHLT-Grad 0–4). In der Diagnostik der selteneren vaskulären antikörpervermittelten Abstoßungen spielt die Immunhistochemie eine wichtige Rolle.

Nuklearmedizin

In der Abstoßungsdiagnostik wird in manchen Zentren die Anti-Myosin-Antikörper-Szintigraphie verwendet. Wegen relativ hoher Kosten, langer Untersuchungsdauer bis zum Vorliegen des Resultates und Strahlenbelastung hat dieses Verfahren aber keinen Eingang in die allgemeine Routinediagnostik gefunden.

Die Myokardszintigraphie in Ruhe und unter Belastung kann zur Diagnostik der Transplantatvaskulopathie eingesetzt werden wie in Abschn. 18.1.1.13 beschrieben.

18.2
Koronare Herzkrankheit

T.M. Schiele und V. Klauss

Definition

Die koronare Herzkrankheit (KHK) stellt in den Industrieländern nach wie vor die Erkrankung mit der höchsten Morbidität und Mortalität dar. Sie ist durch atherosklerotisch bedingte, durch kardiovaskuläre Risikofaktoren begünstigte Einengungen der epikardialen Herzkranzgefäße charakterisiert.

Abhängig vom Stenosegrad kann es durch Behinderung des koronaren Blutflusses zu einer Ischämie des abhängigen Myokards kommen, die sich als stabile oder instabile Angina pectoris, als Myokardinfarkt, als Herzrhythmusstörungen einschließlich des plötzlichen Herztodes und als Herzinsuffizienz einschließlich des kardiogenen Schocks manifestieren kann.

Tabelle 18-5. Risikofaktoren für die Entstehung einer koronaren Herzkrankheit

Unbeeinflußbare Risikofaktoren
- Familiäre Disposition
- Lebensalter
- Männliches Geschlecht

Beeinflußbare Risikofaktoren
- Fettstoffwechselstörungen (Gesamtcholesterin, HDL-/LDL-Cholesterin, Triglyceride)
- Arterielle Hypertonie
- Diabetes mellitus
- Zigarettenrauchen
- Metabolisches Syndrom
- Erhöhtes Lipoprotein (a)
- Hyperfibrinogenämie
- Hyperhomocysteinämie
- tPA-Defekte
- Bewegungsmangel

Epidemiologie

Im Durchschnitt leiden 5–10 % der Männer an einer KHK, im mittleren Lebensalter beträgt die Prävalenz bis zu 20 %. Das Geschlechterverhältnis männlich : weiblich liegt bei 4:1.

Tabelle 18-5 gibt die relevanten *kardiovaskuläre Risikofaktoren* wieder.

Das Risiko für ein kardiovaskuläres Ereignis nimmt mit der Anzahl der vorliegenden kardiovaskulären Risikofaktoren zu.

Ätiologie und Pathophysiologie

Die KHK ist meistens durch atherosklerotisch bedingte Einengungen der epikardialen Herzkranzgefäße charakterisiert. Die Koronardurchblutung wird determiniert durch den Perfusionsdruck (mittlerer diastolischer Aortendruck) sowie den koronaren Widerstand (Summe der Widerstände der epikardialen Leitungsgefäße, der intramyokardialen Widerstandsgefäße und einer extravasalen Komponente). Die Koronarreserve (Differenz zwischen Ruhe- und maximal möglicher Koronardurchblutung) beträgt das 4- bis 5fache; ist sie aufgrund vorliegender kritischer Stenosen der epikardialen Herzkranzgefäße oder mikroangiopathischer Veränderungen erschöpft, kommt es zu einer Myokardischämie. Länger bestehende koronare Kollateralkreisläufe können die Koronarreserve wieder verbessern.

18.2.1
Angina pectoris

Die Angina pectoris ist klinisches Symptom einer vorübergehenden, ausschließlich funktionellen Myokardischämie mit oder ohne Beeinträchtigung der myokardialen Pumpleistung ohne Myokardnekrose.

Meist wird die Angina pectoris nicht als richtiggehende Schmerzempfindung, sondern als Druck, Engegefühl oder Brennen beschrieben.

Die Dauer beträgt typischerweise 5–10 min, die Applikation von Glyceroltrinitrat führt innerhalb weniger Minuten zur Beschwerdelinderung. Die Lokalisation ist typischerweise retrosternal, seltener epigastrisch oder zwischen den Schulterblättern, Ausstrahlung in die Arme, in den Hals oder den Unterkiefer ist möglich. Auslöser sind neben körperlicher Anstrengung Kälteeinwirkung, opulente Mahlzeiten oder psychische Belastungen. Man unterscheidet verschiedene Manifestations- und Verlaufsformen der Angina pectoris.

Die *stabile Angina pectoris* ist durch gute Reproduzierbarkeit mittels der beschriebenen auslösenden Faktoren und stets gute Beherrschbarkeit mit Nitraten gekennzeichnet. Die Einteilung in 4 Schweregrade erfolgt nach der Canadian Cardiovascular Society (Tabelle 18-6).

Von *instabiler Angina pectoris* spricht man bei jeder erstmals auftretenden Symptomatik, bei zunehmender Anfallshäufigkeit oder –dauer und bei in Ruhe auftretenden Beschwerden. Besonders bei verzögertem Ansprechen auf Nitratpräparate muß stets ein Präinfarktsyndrom in Erwägung gezogen werden. Aufgrund einer signifikant schlechteren Prognose ist die Diagnosestellung einer instabilen Angina pectoris von erheblicher Bedeutung.

Selten besteht eine *Prinzmetal-Angina*. Hierbei kommt es aufgrund von Koronarspasmen in Ruhe zu einer vorübergehenden, vollständig reversiblen, vollständigen Aufhebung des koronaren Blutflusses in einem Herzkranzgefäß mit elektrokardiographisch zu dokumentierenden ST-Elevationen.

Differentialdiagnostik der Angina pectoris

Tabelle 18-7 zeigt andere Krankheitsbilder, die, neben der KHK, auch zu einer (relativen) Koronarinsuffizienz mit typischer Angina pectoris führen können.

Kardiale Krankheitsentitäten mit Thoraxschmerzen, die einer Angina pectoris ähneln können, jedoch nicht mit einer Myokardischämie einhergehen, sind

Tabelle 18-6. Klassifikation der stabilen Angina pectoris nach der Canadian Cardiovascular Society

0:	Stumme Ischämie
I:	Angina pectoris bei schwerer körperlicher Belastung
II:	Geringe Beeinträchtigung normaler körperlicher Aktivität durch Angina pectoris
III:	Erhebliche Beeinträchtigung der normalen körperlichen Aktivität
IV:	Angina pectoris bei geringster körperlicher Belastung

Tabelle 18-7. Krankheitsbilder, die neben der koronaren Herzkrankheit (KHK) zu einer (relativen) Koronarinsuffizienz mit typischer Angina pectoris führen können

- Aortenklappenvitien
- Konzentrische linksventrikuläre Hypertrophie bei arterieller Hypertonie
- Hypertroph obstruktive/nichtobstruktive Kardiomyopathie
- Dilatative Kardiomyopathie
- Hyperdyname Kreislaufzustände (z. B. bei Hyperthyreose, Sepsis)
- Anämien

Tabelle 18-8. Nichtkardiale Ursachen für Beschwerden, die einer Angina pectoris ähnlich sind

- Hiatushernie
- Refluxösophagitis
- Ösophagusspasmus
- Ulcus ventriculi oder duodeni
- Gallenwegserkrankungen
- Pankreatitis
- Dissezierendes Aortenaneurysma
- Zervikale Syndrome
- Muskuloskeletale Syndrome (z. B. Schulter-Arm-Syndrom, Tietze-Syndrom)
- Hyperventilationssyndrom
- Lungenerkrankungen (z. B. Pleuritis, Lungenarterienembolie)
- Nervenaffektionen (z. B. Herpes zoster, Interkostalneuralgie, radikuläre Syndrome)

das Mitralklappenprolapssyndrom sowie eine Peri- oder Myokarditis.

Nichtkardiale Ursachen für Beschwerden, die einer Angina pectoris ähnlich sind, sind in Tabelle 18-8 aufgeführt; sie sind vielfältiger Natur.

18.2.1.1
Anamnese und Befund

Anamnese
Neben der Charakterisierung einer Angina pectoris lassen sich durch eine systematische Analyse kardiovaskulärer Risikofaktoren und anderer Manifestationen atherosklerotischer Gefäßveränderungen (periphere arterielle Verschlußkrankheit, zerebrovaskuläre Insuffizienz) Hinweise für das Vorliegen einer KHK erzielen.

Körperliche Untersuchung
Im beschwerdefreien Intervall ergibt die körperliche Untersuchung des Herzens selbst meist einen unauffälligen Befund. Zu achten ist daher auf extrakardiale Hinweise für das Vorliegen einer generalisierten Atherosklerose (Gefäßgeräusche, Pulsstatus, Augenhintergrundveränderungen) oder auf Symptome kardiovaskulärer Risikofaktoren (z. B. Xanthelasmen, Übergewicht, Nikotinflecken).

Selten finden sich beim symptomatischen Patienten aufgrund einer bestehenden oder vorangegangenen Myokardischämie mit konsekutiver Beeinträchtigung der linksventrikulären Pumpfunktion ein dritter oder vierter Herzton oder ein holosystolisches Geräusch bei durch eine Papillarmuskeldysfunktion bedingter Mitralklappeninsuffizienz. Bei fortgeschrittener koronarer Herzinsuffizienz können Symptome der chronischen Herzinsuffizienz (vgl. Abschn. 18.1.1) vorhanden sein.

18.2.1.2
Laboruntersuchungen

Die Diagnosestellung der KHK mittels klinisch-chemischer Methoden ist nicht möglich. Daher richten sich laborchemische Methoden v. a. auf die Detektion und Quantifizierung von kardiovaskulären Risikofaktoren (Fettstoffwechselstörungen: Gesamtcholesterin, LDL-Cholesterin. HDL-Cholesterin, Triglyceride, Lipoprotein(a), Diabetes mellitus: Nüchternblutzucker, OGTT, HbA_{1C}, Hyperhomocysteinämie, Störungen der plasmatischen Gerinnung: tPA, PAI, Hyperfibrinogenämie). Für die Erkennung eines akuten Koronarsyndroms hat die Bestimmung der Serumtroponine sowohl einen diagnostischen als auch einen prognostischen Wert. Die Sensitivität und Spezifität ist höher als die der Kreatinkinase. Eine instabile Angina pectoris mit erhöhten Troponinspiegeln ist mit einer höheren

Inzidenz kardiovaskulärer Ereignisse (Morbidität und Mortalität) assoziiert.

18.2.1.3
Bakteriologie, Mykologie, Parasitologie und Virologie

Eine mikrobiologische Diagnostik spielt bei der KHK derzeit keine Rolle. Diskutiert wird der für die Ätiopathogenese fragliche Einfluß einer Infektion mit Chlamydien. In Atherektomieproben konnte das Vorhandensein dieses Organismus in einem Teil der Fälle gezeigt werden. Ob dies möglicherweise pathogenetisch bedeutsam sein könnte oder ob es sich um ein Epiphänomen (im Sinne einer sekundären Infektion im Gefolge des atherosklerotischen Prozesses) handelt, ist nicht geklärt. Klinische Hinweise hierfür haben sich bislang nicht finden lassen.

18.2.1.4
Immunologische Diagnostik

Immunologische Methoden haben bei der Diagnostik der KHK keine Bedeutung.

18.2.1.5
Elektrokardiographische Diagnostik

Elektrokardiographie in Ruhe
Die Sensitivität und Spezifität des Ruhe-Elektrokardiogramms beim beschwerdefreien Patienten ist recht niedrig. 50 % aller Patienten mit einer fortgeschrittenen koronaren Herzkrankheit weisen einen unauffälligen Befund auf. Q-Zacken oder eine verzögerte R-Progression in den Brustwandableitungen geben Hinweise auf abgelaufene Myokardinfarkte.

Beim akut symptomatischen Patienten reichen die zu dokumentierenden Veränderungen der Erregungsrückbildung bei einer nichttransmuralen Myokardischämie von präterminalen T-Wellen (Innenschichtischämie) über ST-Streckensenkungen (signifikant ab 0,1 mV in den Extremitätenableitungen oder ab 0,2 mV in den Brustwandableitungen, jeweils 80 ms nach dem J-Punkt) bis zum terminal negativen T (Außenschichtischämie). Veränderungen aufgrund einer linksventrikulären Hypertrophie oder einer Medikamenteneinwirkung (z. B. Digitalis, Antikonvulsiva) sind differentialdiagnostisch in Erwägung zu ziehen.

Die Dokumentation von Veränderungen gegenüber einem Vorbefund erhöht die diagnostische Aussagekraft des Ruhe-EKG.

Belastungs-EKG
Gebräuchlich ist v. a. die Fahrradergometrie in sitzender oder halb liegender Position, außerdem kommen die Fahrradergometrie im Liegen sowie Laufbanduntersuchungen (hauptsächlich im angloamerikanischen

Sprachraum) und in Ausnahmefällen eine Hand-grip-Belastung zur Anwendung. Von erheblicher Bedeutung für die diagnostische Wertigkeit ist eine mindestens submaximale Belastung (Herzfrequenz entspricht 200 minus Lebensalter). Als signifikant für eine Myokardischämie gelten auch hier ST-Senkungen von mindestens 0,1 mV in den Extremitätenableitungen oder ab 0,2 mV in den Brustwandableitungen, jeweils 80 ms nach dem J-Punkt.

Unter diesen Bedingungen reicht die Sensitivität der Methode von 50 % für eine koronare Eingefäßerkrankung bis zu 80 % für eine Dreigefäßerkrankung. Die Spezifität liegt im Bereich von 75–90 %, bei Frauen ist sie etwas geringer. Unter Medikamenteneinfluß (Digitalis) und beim Linksschenkelblock ist ist das während einer Ergometrie abgeleitete EKG diagnostisch nicht verwertbar.

Abbruchkriterien faßt Tabelle 18-9 zusammen.

Kontraindikationen für die Durchführung einer Belastungselektrokardiographie gehen aus Tabelle 18-10 hervor.

Die Rate für schwerwiegende Nebenwirkungen (Kammerflimmern, Pumpversagen) liegt bei 1:15 000.

Tabelle 18-9. Abbruchkriterien für die Belastungselektrokardiographie

- ST-Hebungen oder ST-Senkungen von >0,5 mV
- Schwerwiegende ventrikuläre Herzrhythmusstörungen
- Fehlender Herzfrequenzanstieg
- Erreichen der Ausbelastungsfrequenz
- Ausgeprägte Angina pectoris
- Blutdruckabfall oder fehlender Blutdruckanstieg
- Systolischer Blutdruck ≥ 240 mm Hg, diastolischer Blutdruck ≥ 120 mm Hg
- Muskuläre Erschöpfung

Tabelle 18-10. Kontraindikationen für die Durchführung einer Belastungselektrokardiographie

- Hauptstammstenose
- Instabile Angina pectoris, akuter Myokardinfarkt
- Endo-/Myo-/Perikarditis
- Manifeste Herzinsuffizienz
- Hochgradige Aortenklappenstenose
- Hypertroph obstruktive Kardiomyopathie
- Ventrikuläres oder aortales Aneurysma
- Diastolischer Blutdruck ≥ 115 mm Hg
- Schwerwiegende Herzrhythmusstörungen
- Schwere Allgemeinerkrankungen

18.2.1.6
Atemphysiologische Diagnostik

Untersuchungen der Lungenfunktion und die Durchführung einer Blutgasanalyse sind lediglich beim Vorliegen einer Manifestationsform der KHK nämlich der Herzinsuffizienz, von Bedeutung. In diesen Fällen können eine restriktive Ventilationsstörung oder eine respiratorische Partialinsuffizienz vorliegen. Die Befunde sind jedoch unspezifisch, da sie unter anderem auch durch pulmonale Erkrankungen (vgl. Kap. 19) verursacht sein können.

18.2.1.7
Abdominelle Sonographie

Zeichen der Global- oder Rechtsherzinsuffizienz (verringerter inspiratorischer Kollaps der Lebervenen und der V. cava inferior, Nachweis von Pleura- oder Perikardergüssen, dopplersonographischer Nachweis einer Trikuspidalklappeninsuffizienz) sind sehr unspezifische Hinweise für das eventuelle Vorliegen einer KHK.

18.2.1.8
Echokardiographie

Ruhe-EKG
Die Ultraschalluntersuchung des Herzens ist eine sehr wertvolle Methode bei der Diagnostik der KHK, insbesondere beim Vorliegen von akuten Koronarsyndromen. Aber auch in Ruhe oder bei einem unspezifischen EKG-Befund erlaubt sie einen sehr sensitiven Nachweis einer myokardialen Wandbewegungsstörung als Hinweis auf kritische Minderperfusion eines Herzkranzgefäßes.

Zudem ist eine spezifische Lokalisationsdiagnostik entsprechend dem jeweiligen koronaren Versorgungsgebiet, möglich. Mit sehr hoher Sensitivität ist der Nachweis eines abgelaufenen Myokardinfarktes möglich. Für den geübten Untersucher ist meist auch die Unterscheidung eines älteren von einem frischen Myokardinfarkt machbar.

Für die differentialdiagnostische Abgrenzung anderer Ursachen von Thoraxschmerzen (z. B. beim dissezierenden thorakalen Aortenaneurysma) ist die Echokardiographie (ggf. zusätzlich transösophageal) ebenfalls hilfreich.

Streßechokardiographie
Als Modalitäten für eine Echokardiographie unter Belastungsbedingungen stehen physikalische und pharmakologische (Dipyridamol, Dobutamin, Arbutamin) zur Verfügung. *Abbruchkriterien* und *Kontraindikationen* entsprechen denen der Ergometrie.

Die Sensitivität zur Detektion einer ischämiebedingten Wandbewegungsstörung reicht, abhängig von der Erfahrung des Untersuchers und von der zur Disposition stehenden Myokardregion, bis 90 %. Die Stressechokardiographie ist damit als nicht erheblich belastende, nichtinvasive Methode bezüglich der diagnostischen Aussagekraft den nuklearmedizinischen Methoden ebenbürtig. Sie ist zudem kostengünstiger und nicht mit einer Strahlenexposition verbunden.

18.2.1.9
Konventionelle Strahlendiagnostik

Der Nachweis von Kalk in Projektion auf die Koronararterien gibt Hinweise auf das Vorliegen einer KHK, die Spezifität zur Diagnosestellung einer klinisch relevanten Erkrankung ist jedoch niedrig. Eine Vergrößerung des Herzsilhouette ist ebenfalls ein unspezifischer Befund.

18.2.1.10
Invasive Diagnostik

Koronarangiographie

Die definitive Diagnose einer KHK erfordert eine Herzkatheteruntersuchung inklusive einer Koronarangiographie. Gebräuchlich ist der arterielle Zugang über die (rechte) Arteria femoralis communis (Technik nach Judkins), alternativ via A. brachialis mittels Direktpunktion oder mittels einer Arteriotomie (Technik nach Sones). Die Dokumentation erfolgt auf 35mm-Cinefilm oder nach Digitalisierung auf rein (opto-) elektronischen Medien (z. B. CD-ROM).

Indikationen zur Herzkatheteruntersuchung zeigt Tabelle 18-11.

Kontraindikationen für eine Herzkatheteruntersuchung sind:

- Patient lehnt Prozedur ab;
- fehlende therapeutische Konsequenz.

Maligne Grunderkrankungen oder fortgeschrittenes Lebensalter sind relative Kontraindikationen. Die Indikationsstellung zur Koronarangiographie sollte stets eine individuelle Entscheidung darstellen. In geübter Hand ist die Rate schwerer Komplikationen sehr niedrig (Letalität < 0,1 %).

Bei Patienten mit stabiler Angina pectoris, die einer Koronarangiographie zugeführt werden, findet sich in jeweils ca. 25 % eine Ein-, Zwei- oder Dreigefäßerkrankung, in etwa 10 % der Fälle zeigt sich eine Beteiligung des Hauptstammes der linken Koronararterie. Nur in 15 % der Fälle ergeben sich keine kritischen Stenosen. Stellt ein akuter Myokardinfarkt die Erstmanifestation einer KHK dar, findet sich meist neben einem Verschluß des Infarktgefäßes eine eher geringer ausgeprägte Atherosklerose.

Tabelle 18-11. Indikationen zur Herzkatheteruntersuchung

- Ausreichender Verdacht auf das Vorliegen einer koronaren Herzkrankheit
- Ausschlußdiagnostik, falls durch nichtinvasive Methoden nicht mit ausreichender Sicherheit möglich
- Therapieplanung interventionsbedürftiger Stenosen der Herzkranzgefäße
- Zustand nach Myokardinfarkt, insbesondere bei fortbestehenden Beschwerden
- Komplexe ventrikuläre Herzrhythmusstörungen oder überlebter plötzlicher Herztod

Die koronare Angioskopie und v. a. der intrakoronare Ultraschall haben zur empfindlichen Detektion und präziseren anatomischen Beschreibung einer KHK beigetragen. Neuere diagnostische Methoden wie die intrakoronare Druckmessung oder die intrakoronare dopplersonographische Bestimmung der Flußgeschwindigkeit in Ruhe und bei induzierter maximaler Hyperämie (koronare Flußreserve) erlauben daneben eine exaktere Beurteilung der hämodynamischen Relevanz vorliegender Koronarstenosen.

18.2.1.11
Computertomographie

Konventionelle Computertomographie

Die konventionelle CT hat in der Diagnostik der KHK keinen Stellenwert.

Elektronenstrahl-Computertomographie (EBCT)

Für die Detektion von Verkalkungen der Herzkranzgefäße besitzt das EBCT eine sehr hohe Sensitivität. Das Fehlen von Verkalkungen schließt eine Atherosklerose nahezu aus, das Vorhandensein von Koronarkalk ist indikativ für das Vorliegen einer Koronarsklerose, jedoch nicht für das Ausmaß oder den Schweregrad von Koronarläsionen. Ebenfalls konnte keine Assoziation mit klinischen kardiovaskulären Ereignissen gezeigt werden. Aus diesem Grunde wird das EBCT als Screeningmethode als auch als Verlaufsuntersuchung derzeit nicht empfohlen.

18.2.1.12
Magnetresonanztomographie

Sie spielt bei der Diagnosestellung einer KHK keine Rolle.

18.2.1.13
Nuklearmedizin

Myokardszintigraphie

Gebräuchlich sind die Myokardperfusionsszintigraphie und die Single-Photon-Emissions-Computertomographie (SPECT). Das Meßprinzip basiert auf der Proportionalität der myokardialen Durchblutung zur Anreicherung von ^{201}Thallium in vitalem, stoffwechselaktivem Myokard. In unter Belastungsbedingungen ischämischen Arealen kommt es zu einer reversiblen Minderanreicherung (Redistribution möglich), in infarziertem Myokardgewebe kommt es zu einer irreversiblen Minderbelegung (keine Redistribution).

Sensitivität und Spezifität erreichen – abhängig vom Ausprägungsgrad der KHK – jeweils bis zu 90 %. Besonders bei der koronaren Eingefäßerkrankung sind nuklearmedizinische Techniken der Ergometrie überlegen.

Radionuklidventrikulographie

Sie kann alternativ zur Echokardiographie zur Beurteilung der regionalen und globalen linksventrikulären Pumpfunktion in Ruhe und unter Belastung herangezogen werden, ist aber kostenintensiver.

Positronenemissionstomographie (PET)

Besonderheit dieser Methode ist die Möglichkeit sowohl einer quantitativen Analyse der myokardialen Perfusion als auch der Stoffwechselaktivität. Sie erlaubt somit eine Identifikation von vitalem Myokard auch in hypoperfundierten Regionen mit gestörter linksventrikulärer Funktion (sog. „hibernating" Myokard) bei dokumentierter KHK.

Die primäre Diagnosestellung einer KHK ist mit der PET ebenfalls möglich. Vergleiche mit der Thalliummyokardszintigraphie ergaben eine marginal höhere Sensitivität und Spezifität für die Erkennung klinisch relevanter Koronarstenosen. Für die Routinediagnostik wird die PET, nicht zuletzt wegen der hohen Kosten, jedoch nicht empfohlen.

18.2.1.14
Bedeutung von Belastungsuntersuchungen in speziellen klinischen Situationen

- *Identifikation von Patienten mit erhöhtem Risiko:*
  Bei Vorliegen folgender Kriterien liegt mit hoher Wahrscheinlichkeit eine klinisch relevante KHK zugrunde (Tabelle 18-12).
- *Symptomfreie Personen:*
  Bei Patienten ohne Symptome oder bei Patienten mit für Angina pectoris sehr untypischen Beschwerden kann eine KHK mittels einer negativen Belastungsuntersuchung nahezu ausgeschlossen werden. Bei einem positiven Befund, sofern mit guter körperlicher Belastbarkeit und mit Kriterien eines geringen Risikos assoziiert, ist die Wahrscheinlichkeit für eine koronare Mehrgefäßerkrankung oder eine Beteiligung des Hauptstamms der linken Koronararterie gering und die Prognose sehr gut.

Tabelle 18-12. Identifizierung von Patienten mit hoher Wahrscheinlichkeit für das Vorliegen einer koronaren Herzkrankheit (KHK) anhand folgender Kriterien

- ST-Senkungen $\geq 2{,}0$ mm
- ST-Senkungen in mehreren Ableitungen
- In der Erholungsphase länger als 5 min anhaltende ST-Senkungen
- Belastungskapazität von < 75 W
- Pathologisches Blutdruckverhalten
- Auftreten von ventrikulären Arrhythmien
- Multiple Perfusionsdefekte in mehr als einem Versorgungsgebiet
- Gesteigerte Thalliumaufnahme in der Lunge als Hinweis auf eine belastungsinduzierte Verschlechterung der linksventrikulären Funktion
- Vorübergehende Dilatation des linken Ventrikels in der Nachbelastungsphase

- *Patienten mit für Angina pectoris untypischen Beschwerden:*
  Bei Vorliegen zweier pathologischer nichtinvasiver Untersuchungen besteht eine Wahrscheinlichkeit von 95 % für das Vorliegen einer KHK. Sind beide Tests negativ, liegt die Wahrscheinlichkeit unter 5 %. Bei widersprüchlichen Befunden sollte die Belastbarkeit des Patienten mit in die Entscheidungsfindung einbezogen werden.

18.3
Akuter Myokardinfarkt

T.M. Schiele und V. Klauss

Definition

Ein Myokardinfarkt ist ein Ereignis von außerordentlicher klinischer, sozialer und volkswirtschaftlicher Bedeutung. Er stellt die Hauptursache für die Mortalität bei koronarer Herzkrankheit und der Gesamtmortalität bei in Industrieländern lebenden Individuen dar.

Ursache ist zumeist ein thrombotischer Verschluß eines Koronargefäßes im Gefolge einer Plaqueruptur bei zugrundeliegender, meist stenosierender Koronarsklerose. Klinisches Leitsymptom ist die anhaltende, nitrorefraktäre Angina pectoris. Mögliche andere Manifestationen sind Herzrhythmusstörungen einschließlich des plötzlichen Herztodes, arterielle Hypotonie und die akute Linksherzinsuffizienz bis hin zum kardiogenen Schock.

Epidemiologie

In Deutschland beträgt die Inzidenz eines akuten Myokardinfarktes etwa 330 von 100 000 Personen pro Jahr. Die Gesamtletalität beläuft sich auf 35 %. Mehr als die Hälfte der Todesfälle ereignen sich vor der Aufnahme in die Klinik. Die intrahospitale Letalität des behandelten akuten Myokardinfarktes liegt bei 5–10 %. Haupttodesursachen sind therapierefraktäre Herzrhythmusstörungen sowie der kardiogene Schock.

Langfristig ist, insbesondere nach klinischer Einführung des automatischen implantierbaren Defibrillators, die Entwicklung einer progredienten Herzinsuffizienz der limitierende prognostische Faktor. Etwa 20 % der Überlebenden eines akuten Myokardinfarktes versterben innerhalb des ersten Jahres.

Ätiologie und Pathophysiologie

Nahezu alle akuten Myokardinfarkte ereignen sich auf dem Boden einer zugrundeliegenden Koronarsklerose. Im Zuge der über Jahre verlaufenden Progression atherosklerotischer Plaques ist v. a. das Entwicklungsstadium, in dem ein besonderer Reichtum an Lipiden, Makrophagen und degradierenden Enzymen und eine noch dünne fibröse Bedeckung besteht, anfällig für eine Plaqueruptur.

Tabelle 18-13. Physiologische Parameter, die Einfluß auf die Wahrscheinlichkeit einer Plaqueruptur haben

- Systolischer Blutdruck
- Herzfrequenz
- Vasomotorentonus
- Blutviskosität
- Endogener „tissue plasminogen activator" (tPA)
- Plasminogen-Aktivator-Inhibitor (PAI)
- Plasmakortisolspiegel
- Plasmakatecholaminspiegel

Tabelle 18-15. Situationen, die in Verbindung mit einer hochgradigen Koronarstenose einen Myokardinfarkt hervorrufen können

- Aortenklappenvitien
- Arterielle Hypotension
- Hyperthyreose
- Sepsis
- Anämie
- Kohlenmonoxidintoxikation

Dies erklärt sowohl die klinische Beobachtung der häufigeren Erstmanifestation eines akuten Myokardinfarktes im mittleren, nicht höheren Lebensalter als auch die Erkenntnis aus angiographischen Untersuchungen, daß betroffene Patienten oft eine nicht sehr hochgradig ausgeprägte Koronarsklerose aufweisen. Bei hochgradigen Stenosen ist auch deshalb das Risiko für die Entwicklung eines Myokardinfarkts niedriger, weil mit allmählicher Zunahme des Stenosegrades über die Zeit Kollateralen ausgebildet werden, die eine protektive Wirkung ausüben.

Tabelle 18-13 zeigt physiologische Parameter, welche die Wahrscheinlichkeit einer Plaqueruptur beeinflussen.

Nach einer Plaqueruptur werden thrombogene Substanzen frei, die die Thrombozytenaktivierung und Thrombinbildung fördern. Dies resultiert in einer Thrombusformation. Die jeweilige Ausprägung der Thrombosierung repräsentiert den Schweregrad des akuten koronaren Syndromes von der instabilen Angina pectoris über den nichttransmuralen bis hin zum transmuralen Myokardinfarkt mit komplettem, anhaltendem Koronargefäßverschluß.

In Tabelle 18-14 werden die seltenen nichtatherosklerotischen Ursachen für einen Koronargefäßverschluß aufgeführt.

In seltenen Fällen führen hochgradige Stenosen eines Herzkranzgefäßes auch ohne Gefäßverschluß zum akuten Myokardinfarkt (vornehmlich nichttransmural), dies setzt jedoch ein erniedrigtes Sauerstoffangebot, z. B. auf dem Boden eines Vasospasmus, oder einen erhöhten myokardialen Sauerstoffbedarf. Tabelle 18-15 listet entsprechende Zustände auf.

Am Myokard kommt es 20 min nach dem Koronarverschluß zu elektronenmikroskopisch nachweisbaren Veränderungen der Zellbestandteile, nach der 1. Stunde ist ein Ödem des Myozyten diagnostizierbar, spätestens bis zur 2. Stunde beginnen die Veränderungen irreversibel zu werden. Lichtmikroskopisch sichtbar sind Veränderungen frühestens nach 3, typischerweise nach 8 h.

Sie umfassen interstitielles Ödem, Leukozyten- und Erythrozyteninfiltrationen, Karyolyse und schließlich Myozytolyse. Ab dem 3. Tag beginnt der Ersatz nekrotischen Gewebes durch bindegewebige Strukturen.

18.3.1
Anamnese und Befund

Anamnese

In etwa der Hälfte der Patienten mit einem akuten Myokardinfarkt lassen sich prädisponierende Faktoren identifizieren. Hierzu gehören körperliche oder psychische Belastungen, insbesondere bei ermüdeten Patienten, Traumen, eine progrediente oder in Ruhe auftretende Angina pectoris, aber auch hypoxische oder mit erhöhtem myokardialen O_2-Bedarf einhergehende Zustände (s. oben) sowie akute oder chronische Blutverluste. Myokardinfarkte treten gehäuft in den frühen Morgenstunden auf.

Das Kardinalsymptom des Myokardinfarkts ist die gegenüber Nitratkörpern refraktäre Angina pectoris in Form eines retrosternalen Drucks, Oppressionsgefühles oder Brennens. Meist ist diese anhaltend und von schwerer Natur, verbunden mit Vernichtungsgefühl und Todesangst. Ausstrahlung in die Ulnarseite des linken Armes ist häufig. In Einzelfällen nimmt die Symptomatik ihren Ursprung im Epigastrium und führt zu Verwechslungen mit gastrointestinalen Syndromen. Besonders bei Hinterwandinfarkten kommt eine Ausstrahlung in den Unterkiefer vor. Nicht selten sind die Beschwerden jedoch von solch diffuser und milder Ausprägung, daß sie vom Patienten nicht als bedrohlich empfunden werden.

Vegetative Symptome, Zeichen der linksventrikulären Funktionseinschränkung oder ein reduzierter Allgemeinzustand sind mögliche Begleitbefunde.

In 15–20 % der Fälle verläuft ein akuter Myokardinfarkt asymptomatisch (ältere Patienten, Diabetiker mit autonomer Neuropathie, kardial denervierte Patienten mit Zustand nach Herztransplantation).

Tabelle 18-14. Seltene, nichtatherosklerotische Ursachen für einen Koronararterienverschluß

- Arteritis (luetisch, M. Takayasu, Polyarteriitis nodosa, Kawasaki-Syndrom, Lupus erythematodes, ankylosierende Spondylitis)
- Trauma (z. B. Koronardissektion, freie Ruptur, subintimale Hämorrhagie, Kontusion)
- Koronare Wandverdickung (z. B. M. Hurler, Homozystinurie, M. Fabry, Amyloidose, juvenile Intimasklerose, Strahlenfibrose, Pseudoxanthoma elasticum, Kontrazeptiva)
- Koronarembolie (z. B. Endokarditis, intrakardiale Thromben, Myxom, paradoxe Embolie)
- Koronaranomalien
- Hyperkoagubile Zustände (hämatologische Erkrankungen)
- Kokainintoxikation

Tabelle 18-16. Manifestationsformen des akuten Myokardinfarkts infolge hämodynamischer Konsequenzen

- Manifeste Stauungsherzinsuffizienz
- Synkope
- Apoplektiformes Syndrom
- Psychose
- Exzessive Müdigkeit

In manchen Fällen manifestiert sich ein Myokardinfarkt nicht primär mit Angina pectoris, sondern aufgrund eines reduzierten Herzminutenvolumens oder erhöhter ventrikulärer Füllungsdrucke mit entsprechenden Konsequenzen, die Tabelle 18-16 zeigt.

Körperliche Untersuchung

Im Gegensatz zum Patienten mit Angina pectoris, der eine Verstärkung der Beschwerden durch körperliche Ruhe zu verhindern sucht, präsentieren sich Patienten mit einem akuten Myokardinfarkt ängstlich und sehr unruhig. Häufig massieren sie ihre Brust und beschreiben ihre Beschwerden, indem sie die geballte Faust vor das Sternum halten (Levine-Zeichen). Die Haltung ist aufrecht sitzend, nach Luft ringend, insbesondere bei linksventrikulärer Funktionseinschränkung. Die Haut kann kaltschweißig und blaß sein. Die Herzfrequenz ist in den meisten Fällen normal bis grenzwertig tachykard, abhängig vom zugrundeliegenden Rhythmus können jedoch auch extreme Brady- oder Tachykardien vorliegen.

Der arterielle Blutdruck ist aufgrund der körpereigenen Katecholaminproduktion anfangs eher hochnormal, um im Verlauf normotensive bis leicht hypotone Blutdruckwerte anzunehmen. Die meisten Patienten entwickeln nach der Myokardnekrose eine unspezifische Entzündungsreaktion mit Fieber.

Patienten im kardiogenen Schock zeigen eine zunehmende Lethargie, sie vermeiden jede Bewegung. Der Blutdruck ist hypoton, die Herzfrequenz tachkard, die Haut wird kühler und erscheint marmoriert, es zeigt sich eine ausgeprägte Zyanose der Lippen und der Nagelbetten.

Die Untersuchung des Herzens ergibt bei Infarktpatienten oft einen unauffälligen Befund. Bei Linksherzinsuffizienz kann in seltenen Fällen ein dritter Herzton zu auskultieren sein, ein Holosystolikum kann Ausdruck einer Papillarmuskeldysfunktion sein. Lautere, neu auftretende Holosystolika, meist verbunden mit klinischen Zeichen einer akuten Herzinsuffizienz (vgl. Abschn. 18.1.2), sind als Zeichen eines Papillarmuskelabrisses oder eines Ventrikelseptumdefektes zu werten. Im Verlauf eines Myokardinfarkts kann ein Perikardreiben bei Pericarditis epistenocardiaca auftreten.

Bei der pulmonalen Auskultation können feuchte Rasselgeräusche als Hinweis für eine Stauungsherzinsuffizienz vorliegen, sekundär kann auch eine spastische Komponente imponieren.

Die übrige körperliche Untersuchung kann Hinweise auf andere Manifestationen einer Atherosklerose ergeben, beispielsweise in Form von Gefäßgeräuschen oder eines pathologischen Pulsstatus.

18.3.2
Laboruntersuchungen

Im Rahmen der unspezifischen Entzündungsreaktion finden sich eine Leukozytose mit Linksverschiebung, eine Erhöhung der Blutsenkungsgeschwindigkeit und des C-reaktiven Proteins. Die Blutzuckerwerte sind meist erhöht.

Aufgrund der myokardialen Schädigung werden strukturelle myokardiale Bestandteile und Enzyme in den Blutkreislauf freigesetzt. Dies geschieht mit unterschiedlicher Geschwindigkeit. Sehr frühzeitig erscheinen Myoglobin (2 h) und Troponine I und T (3 h) im Serum. Myoglobin ist unspezifisch, da es auch bei Skelettmuskelschädigungen erhöht sein kann. Die Troponine sind herzmuskelspezifisch. Die Sensitivität zur Detektion einer myokardialen Schädigung ist höher als die der Kreatinkinase. Ein Schnelltest steht zur Verfügung.

Etwa 4–6 h nach Infarktbeginn kommt es zum Anstieg der Kreatinkinase (CK und herzmuskelspezifische CK-MB). Die GOT zeigt ebenfalls einen raschen Anstieg, jedoch einen langsameren Abfall als die CK. Die Bestimmung der GOT hat aufgrund ihrer relativ niedrigen Spezifität und des der CK ähnlichen zeitlichen Verlaufes wenig Bedeutung.

Die LDH steigt vergleichbar langsamer an (24–48 h) und fällt langsamer wieder ab. Das Maximum erreicht das Myoglobin nach 1–4 h, die CK nach 18 h, die GOT nach 24 h, Troponin nach etwa 30 h und die LDH nach 36 h. α-HBDH ist ein Enzym, das erst nach etwa 60 h das Maximum erreicht und sich nach 10–20 Tagen normalisiert und daher für die Diagnostik eines zurückliegenden Infarktes geeignet ist.

Neuere, noch in Entwicklung befindliche Marker wie das herzspezifische fettsäure-bindende Protein (hFABP), Myosinleichtketten (MLC), Myosinschwerketten (MHC) und das Glykogen-Phosphorylase-Isoenzym BB (GPBB) eröffnen ein Potential für eine noch raschere Diagnosestellung und ein größeres diagnostisches Zeitfenster, die Klärung des tatsächlichen klinischen Nutzens dieser Parameter steht derzeit jedoch noch aus.

18.3.3
Bakteriologie, Mykologie, Parasitologie und Virologie

Mikrobiologische Untersuchungsmethoden spielen bei der Diagnostik des akuten Myokardinfarkts keine Rolle.

18.3.4
Immunologische Diagnostik

Immunologische Methoden haben für die Diagnostik des akuten Myokardinfarkts keine Bedeutung.

18.3.5
Elektrokardiographische Diagnostik

Das 12-Kanal-Ruhe-EKG spielt bei der Diagnostik des akuten Myokardinfarkts eine hervorragende Rolle. Es zeigt mit dem Auftreten der Myokardischämie sofort einhergehende Veränderungen, erlaubt die chronologische Einordnung des Infarktstadiums, eine Bestimmung der Infarktlokalisation sowie eine Abschätzung der Infarktgröße. Allerdings schließt ein normaler Befund innerhalb der ersten 24 h einen Myokardinfarkt nicht aus, so daß stets serielle EKG-Registrierungen in etwa 4stündigem Abstand erfolgen sollten.

Sensitivität und Spezifität des Elektrokardiogramms können durch verschiedene Faktoren verringert werden. Tabelle 18-17 zeigt eine Aufstellung.

- *EKG bei transmuralem (Q-Zacken-)Myokardinfarkt:*
  Tabelle 18-18 zeigt die übliche chronologische Ein-

Tabelle 18-17. Faktoren, die die Sensitivität und Spezifität des Elektrokardiogramms bei der Diagnosestellung eines akuten Myokardinfarktes beeinflussen können

- Posterolaterale Myokardinfarkte
- Konduktionsstörungen (z. B. Linksschenkelblock)
- Vorangegangene Myokardinfarkte (z. B. persistierende ST-Hebung beim Vorderwandaneurysma)
- Akute Perikarditis (ST-Hebungen aus der S-Zacke)
- Elektrolytstörungen (v. a. K⁺, Ca^{2+})
- Kardial wirksame Medikamente (v. a. Digitalis)

Tabelle 18-18. Chronologische Abfolge der Stadien des akuten Myokardinfarkts

Stadium 0	Die sofort bei Infarktbeginn auftretende Überhöhung der T-Welle entgeht normalerweise dem elektrokardiographischen Nachweis.
Stadium I (Akutstadium)	An der Grenzzone zwischen gesundem und geschädigten Myokard kommt es zur Ausbildung eines „Verletzungspotentiales", das mit monophasischen, aus der absteigenden R-Zacke entspringenden Hebungen der ST-Strecke einhergeht (DD Prinzmetal-Angina). Die R-Amplitude ist reduziert, die T-Welle ist noch positiv, es bestehen noch keine Q-Wellen.
Stadium II (Zwischenstadium)	Nach mehreren Stunden nehmen die ST Überhöhungen ab, die T-Welle beginnt präterminal negativ zu werden, Q-Zacken bilden sich aus.
Stadium III (Folgestadium)	Nach Stunden bis Tagen ist die ST-Strecke wieder isoelektrisch, die R-Amplitude nimmt wieder zu, die T-Welle ist terminal negativ. Die Q-Zacken sind ausgebildet.
Stadium IV (chronisches Stadium)	Nach Tagen bis Jahren hat sich die T-Welle wieder aufgerichtet, unverändert bestehen Q-Zacken und eine konstante R-Amplitude. Die ST-Strecke ist isoelektrisch.

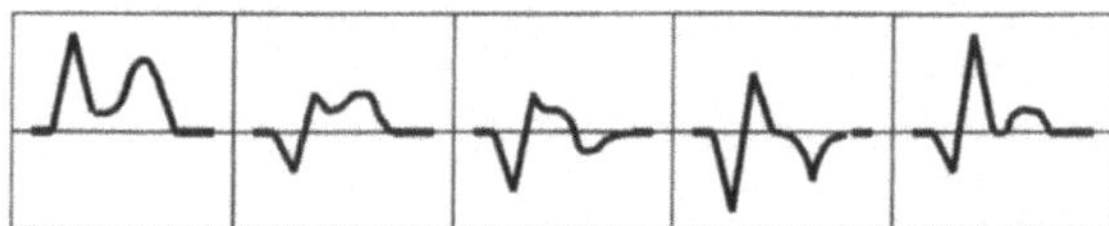

Abb. 18-6. Elektrokardiographische Charakteristika der verschiedenen Infarktstadien

teilung der 5 Infarktstadien, Abb. 18-6 zeigt die entsprechenden, typischen elektrokardiographischen Veränderungen.

- *EKG bei nichttransmuralem (Nicht-Q-Zacken-)Myokardinfarkt:*
  Hierbei bleibt der Kammerkomplex unverändert, es kommt zur Ausbildung einer (teils) persistierenden terminal negativen T-Welle. Zur Abgrenzung von einer Myokardischämie ist die positive Serologie entscheidend.

- *EKG bei Innenschichtmyokardinfarkt:*
  Dieser ist elektrokardiographisch dadurch gekennzeichnet, daß nur horizontale oder deszendierende ST-Streckensenkungen auftreten. Für die Infarktdiagnose ist die positive Serologie maßgeblich.

- *Infarktlokalisation:*
  Das Infarktareal entspricht dem Versorgungsgebiet des jeweiligen Koronargefäßes. Da die Herzkranzgefäße jedoch eine große anatomische Variabilität aufweisen, ist eine exakte Lokalisation nicht immer möglich. In den meisten Fällen ist die Zuordnung entsprechend Tabelle 18-19 jedoch verläßlich.

Tabelle 18-19. Elektrokardiographische Lokalisation des Myokardinfarkts

Koronararterie	Infarktlokalisation	Direkte Infarktzeichen	Indirekte Infarktzeichen
LAD proximal	Ausgedehnter Vorderwandinfarkt	V_1–V_6, I, aVL	II, III, aVF
LAD medial	Anteroseptalinfarkt	V_1–V_4, I, aVL	II, III, aVF
Diagonaläste	Anterolateralinfarkt	V_3–V_6, I, aVL	III, aVF
Marginaläste	Posterolateralinfarkt	V_4–V_6, I, aVL	III, aVF
Cx	Posteriorer Infarkt	V_4–V_9, III, aVF	V1–V3
RCA	Inferiorer und/oder rechtsventrikulärer Infarkt	II, III, aVF, V1	V_2–V_4

18.3.6
Atemphysiologische Diagnostik

Die atemphysiologische Diagnostik hat in der akuten Phase eines Myokardinfarkts keine Bedeutung. Im Einzelfall kann eine Blutgasanalyse hilfreich sein, wenn es um die Differentialdiagnose zur akuten Lungenembolie geht. Untersuchungen der Lungenfunktion und wiederum die Durchführung einer Blutgasanalyse sind zudem bei Vorliegen einer chronischen Manifestationsform des Myokardinfarkts, nämlich der Herzinsuffizienz, von Bedeutung. In diesen Fällen können eine restriktive Ventilationsstörung oder eine respiratorische Partialinsuffizienz vorliegen. Die Befunde sind jedoch unspezifisch, da sie u. a. auch durch pulmonale Erkrankungen verursacht sein können (vgl. Kap. 19).

18.3.7
Abdominelle Sonographie

Auch die Ultraschalluntersuchung des Abdomens hat in der Akutphase eines Myokardinfarkts keinen Raum. Zeichen der Global- oder Rechtsherzinsuffizienz (verringerter inspiratorischer Kollaps der Lebervenen und der V. cava inferior, Nachweis von Pleura- oder Perikardergüssen, dopplersonographischer Nachweis einer Trikuspidalklappeninsuffizienz) können das Vorliegen einer Herzinsuffizienz im Gefolge des Myokardinfarkts anzeigen, jedoch sind diese Zeichen unspezifisch.

18.3.8
Echokardiographie

Aufgrund der relativen Mobilität ist eine in der Notaufnahmestation oder der Intensivstation rasch durchzuführende Ultraschalluntersuchung des Herzens eine sehr wertvolle Methode.

Besonders wenn ein unspezifischer EKG-Befund vorliegt, ist sie diagnostisch hilfreich, da sie den sensitiven Nachweis einer Wandbewegungsstörung und eine spezifische Infarktlokalisation erlaubt. Für den geübten Untersucher ist die Unterscheidung eines älteren von einem frischen Myokardinfarkt ebenfalls möglich. Für die differentialdiagnostische Abgrenzung anderer Ursachen von Thoraxschmerzen (z. B. beim dissezierenden thorakalen Aortenaneurysma) leistet das Echokardiogramm ebenfalls einen wertvollen Beitrag.

18.3.9
Konventionelle Strahlendiagnostik

Die initiale Thoraxröntgenaufnahme ergibt bei Vorliegen einer Herzvergrößerung und einer pulmonalen Stauung Hinweise auf eine eventuelle Beeinträchtigung der linksventrikulären Funktion als Folgezustand eines akuten Myokardinfarkts. Gegenüber der akut auftretenden myokardialen Funktionseinschränkung ist die Ausbildung und Resolution der entsprechenden röntgenologischen Zeichen teilweise jedoch erheblich verzögert, was die Sensitivität der Methode deutlich reduziert.

18.3.10
Invasive Diagnostik

Herzkatheteruntersuchung
Die Darstellung der Herzkranzgefäße mittels Koronarangiographie stellt beim akutem Myokardinfarkt die wesentlichste Teilkomponente der Herzkatheteruntersuchung dar. Sie erlaubt nicht nur die definitive Bestätigung des zum akuten Myokardinfarkt führenden Verschlusses eines Herzkranzgefäßes und eine Infarktlokalisation, sondern bei sofortiger Durchführung auf der Basis eines 24stündigen Bereitschaftsdienstes auch die unmittelbare therapeutische Intervention durch mechanische Rekanalisation der Infarktarterie und Angioplastie der zugrundeliegenden Stenose.

Die Tatsache, daß für diese Vorgehensweise ein in manchen bisherigen Untersuchungen auch statistisch signifikanter Vorteil hinsichtlich der kardialen Morbidität gegenüber einem medikamentös-konservativen Procedere vorzuliegen scheint, unterstreicht den Wert der Methode.

Indikationen und Kontraindikationen für eine Koronarangiographie und ggf. -intervention entsprechen prinzipiell denen der rein diagnostischen Koronarangiographie (vgl. Abschn. 18.2.10). In jedem Fall ist die Entscheidung hierüber stets eine individuelle. Aufgrund des im Vergleich zum geringen Risiko potentiell sehr großen Nutzens der Eröffnung der Infarktarterie, Rettung gefährdeten Myokards und konsekutiv der Erhaltung der Myokardfunktion, Verringerung der chronischen Arrhythmieneigung sowie einer Verringerung der Inzidenz und des Ausmaßes einer akuten und chronischen Herzinsuffizienz ist die Indikation zur Herzkatheteruntersuchung großzügig zu stellen.

Die *Lävokardiographie* erlaubt neben der Analyse der linksventrikulären Pumpfunktion auch die genaue Dokumentation der aktuell bestehenden regionalen myokardialen Kontraktionsstörungen.

Auch beim akuten Myokardinfarkt werden die üblichen intrakardialen, ggf. pulmonalarteriellen *Druckmessungen* durchgeführt, die für die Beurteilung der hämodynamischen Konsequenzen bzw. die Erkennung einer drohenden kardialen Dekompensation von Bedeutung sind.

18.3.11
Computertomographie

Die konventionelle CT hat in der Diagnostik des akuten Myokardinfarkts keinen Stellenwert.

18.3.12
Magnetresonanztomographie

Sie spielt bei der Diagnosestellung eines akuten Myokardinfarktes ebenfalls keine Rolle.

18.3.13
Nuklearmedizin

Szintigraphische Verfahren
Myokardperfusionsszintigraphie und Radionuklidventrikulographie spielen für die Diagnostik eines akuten Myokardinfarktes keine Rolle.

Positronenemissionstomogramm (PET)
Für die Akutdiagnostik des akuten Myokardinfarkts ist die PET zwar ebenfalls ohne Bedeutung, die Möglichkeit sowohl einer quantitativen Analyse der myokardialen Perfusion als auch der Stoffwechselaktivität und damit der Identifizierung hibernierender (englisch „hibernating") Myokardbezirke machen dieses (allerdings sehr kostenintensive) Verfahren wertvoll für die differenzierte Therapieplanung nach einem Myokardinfarkt.

18.4
Herzrhythmusstörungen

M. Leibig, A. Maier und C.E. Angermann

Definition
Herzrhythmusstörungen sind Störungen der Herzfrequenz oder der Regelmäßgkeit der Herzaktionen. Sie lassen sich anhand mehrerer Merkmale klassifizieren. Unterschieden wird

- nach dem Ort der Entstehung:
  - supraventrikulär und
  - ventrikulär;
- nach der Frequenz:
  - bradykarde Herzrhythmusstörungen: Herzfrequenz < 60/min,
  - tachykarde Herzrhythmusstörungen: Herzfrequenz > 100/min.

Nach der Art der elektrischen Störung kann eine weitere Unterteilung in Erregungsleitungs- und Erregungsbildungsstörungen vorgenommen werden.

Ätiologie
Arrhythmien können sehr unterschiedliche Ursachen haben. Nicht bei allen sind die Pathomechanismen vollständig aufgeklärt. Häufige, potentiell Rhythmusstörungen auslösende Faktoren, sind in Tabelle 18-20 aufgelistet.

Tabelle 18-20. Häufige Ätiologien von Herzrhythmusstörungen

Ätiologie	Beispiele
Organische Herzerkrankungen	Koronare Herzerkrankung Hypertensive Herzerkrankung Kardiomyopathien (auch rechtsventrikuläre Dysplasie) Myo-/Endokarditis Herzklappenfehler, Mitralklappenkollaps Tumoren des Herzens
Einflüsse von Medikamenten	Digitalisglykoside Antiarrhythmika Sympathikomimetika Antidepressiva
Elektrolytstörungen	K^+, Ca^{2+}, Na^+, Mg^{2+}
Endokrinologische Erkrankungen	Hypothyreose bei Bradykardie Hyperthyreose bei Tachykardie
Infektiöse Erkrankungen	Lyme-Borreliose Diphtherie Typhus Brucellose Gelbfieber Myo-/Endokarditis
Stoffwechselerkrankungen	Hämochromatose
Genußgifte	Nikotin, Koffein, Alkohol
Andere systemische Erkrankungen	Sarkoidose Amyloidose Neuromuskuläre Erkrankungen Autoimmunerkrankungen
Herschrittmacher oder implantierbarer Cardioverter-Defibrillator (ICD)	
Psyche	
ZNS-Erkrankungen, Störungen der autonomen Innervation des Herzens	Apoplektischer Insult, Enzephalitis, Subarachnoidalblutung, Diabetes mellitus, Erkrankung des autonomen Nervensystems, Zustand nach Herzoperation oder Herztransplantation
Degenerative Erkrankung des Reizbildungs- und Erregungsleitungssystems	Chagas-Krankheit
Speziell bradykardie-erzeugende Zustände	Vasovagale Reaktionen (s. Kap. 18.5) Hypoxie Einflüsse von Toxinen (z. B. Blei) Erhöhter Hirndruck, Meningitis, zervikale/mediastinale Tumoren, Augenoperation Hypothermie

18.4.1
Allgemeines

Dieser Abschnitt beschreibt die bei Rhythmusstörungen unabhängig von ihrer Art generell indizierte Diagnostik. Spezifische diagnostische Maßnahmen bei brady- bzw. tachykarden Herzrhythmusstörungen und in der Schrittmacher- und ICD-Nachsorge werden anschließend gesondert abgehandelt.

18.4.1.1
Anamnese und Befund

Anamnese

Das Beschwerdespektrum bei Herzrhythmusstörungen reicht von völliger subjektiver Beschwerdefreiheit über unangenehme kardiale Sensationen (Herzstolpern, Aussetzen des Pulses) bis hin zur klinischen Symptomatik bei arrhythmiebedingter hämodynamischer Beeinträchtigung. Welches klinische Bild beobachtet wird, hängt von der Art der Rhythmusstörung, dem Alter eines Patienten, von Begleiterkrankungen und vom individuellen Ausmaß der hämodynamischen Beeinträchtigung ab. Dieselbe Rhythmusstörung (z. B. Vorhofflimmern) kann bei einem herzgesunden Patienten bestehen, ohne klinische Symptome hervorzurufen, während ein Patient mit myokardialer Dysfunktion dadurch herzinsuffizient wird.

In der Anamnese sind neben der Häufigkeit des Auftretens, der Dauer und der Art des Beginnens und Endens der Herzrhythmusstörung besonders zu erfragen: Schwindel, Sehstörungen, Müdigkeit, Leistungsabfall, Nervosität, Angstgefühl, Palpitationen, Kollaps oder Synkope (Risiko des plötzlichen Herztodes besonders bei ausgeprägter myokardialer Dysfunktion!), Angina pectoris, Belastungsdyspnoe oder andere Herzinsuffizienzsymptome. Erhoben werden muß ferner die Medikamentenanamnese (frequenzbeeinflussende oder arrhythmogene Präparate!) und es muß versucht werden, anamnestische Hinweise auf die Ätiologie der Herzrhythmusstörung zu gewinnen (s. Tabelle 18-20 und die einschlägigen speziellen Kapitel).

Körperliche Untersuchung

Die Palpation des Pulses während einer Rhythmusstörung erlaubt die Unterscheidung von tachykarden und bradykarden Herzrhythmusstörungen und die Erkennung von Pulsunregelmäßigkeiten. Besteht ein Pulsdefizit (z. B. bei Tachyarrhythmia absoluta oder bei Bigeminus), muß die Kammerfrequenz auskultatorisch oder im simultan abgeleiteten EKG bestimmt werden.

Durch Veränderung des Vagotonus (Valsalva-Preßversuch, Trinken von kaltem Wasser, Karotisdruckversuch, s. unten und Teil A, Kap. 6, Abschn. 6.4.1) lassen sich manchmal bereits während der körperlichen Untersuchung Hinweise auf die Ätiologie der Herzrhythmusstörung gewinnen. Spezifische körperliche Befunde werden in der Regel nicht erhoben; dagegen finden sich oft Hinweise auf mögliche auslösende Erkrankungen (s. Tabelle 18-20).

18.4.1.2
Laboruntersuchungen

Zur Basisdiagnostik gehört die Bestimmung von Elektrolyten (Kalium, Kalzium), Schilddrüsenhormonen und ggf. von Medikamentenspiegeln im Serum (z. B. Digitalis, Amiodaron). Spezifische labordiagnostische Maßnahmen zielen auf die Erkennung bzw. den Nachweis potentiell auslösender Erkrankungen (s. Tabelle 18-20).

18.4.1.3
Humangenetische Untersuchungen

Genetische Untersuchungen haben bei der Routinediagnostik von Herzrhythmusstörungen in der Regel keinen Stellenwert. Eine Ausnahme ist das Long-QT-Syndrom. Bei dieser angeborenen Verlängerung der QT-Zeit erlaubt die genetische Analyse eine optimierte Pharmakotherapie.

18.4.1.4
Elektrokardiographische und elektrophysiologische Diagnostik

Elektrokardiographie

Das Ruhe-EKG dient bei einer anhaltenden Rhythmusstörung zur Dokumentation und erlaubt häufig die Artdiagnose. Kombiniert mit Manövern zur Veränderung des Vagotonus kann bei tachykarden Herzrhythmusstörungen manchmal der Tachykardiemechanismus bereits im Ruhe-EKG erkennbar werden:

- *Vagolyse durch Atropin i.v. (0,015 mg/kg KG):*
  Effekt auf Ventrikelfrequenz und Indikationen;
  s. unten: „Belastungs-EKG",
  selten angewandt, da Belastungsuntersuchung ausreichend.
- *EKG mit Karotisdruckversuch (= Erhöhung des Vagotonus):*
  bei Verdacht auf Karotissinussyndrom,
  zur Lokalisationsdiagnostik bei AV-Block
  (s. Abschn. 18.4.2.5).

Zur Durchführung s. Teil A, Kap. 6, Abschn. 6.4.1.

Belastungs-EKG

Im Zusammenhang mit der Arrhythmiediagnostik dient das Belastungs-EKG einerseits der Erkennung von auslösenden Erkrankungen (z. B. einer belastungsinduzierten Ischämie bei koronarer Herzkrankheit), andererseits zur Erhöhung des Sympathikotonus und der Dokumentation belastungsinduzierter Arrhythmien.

Folgende Anwendungen ergeben sich darüber hinaus speziell bei bradykarden Herzrhythmusstörungen:

- *Testung des Frequenzanstiegs bei Belastung*
  (= chronotrope Kompetenz):
  Norm: Erreichen von $\geq 80\%$ der altersbezogenen Ausbelastungsfrequenz (200–Alter)/min bzw. Anstieg um mindestens 25% der Ausgangsfrequenz.

- *Differentialdiagnose einer Sinusknotendysfunktion* aufgrund intrinsischer Störung im Sinusknoten (→ kein Frequenzanstieg) oder erhöhtem Parasympathikotonus (→ adäquater Frequenzanstieg).
- *Lokalisationsdiagnostik bei AV-Blockierungen* (s. Abschn. 18.4.2.5).

Langzeit-EKG

Das Langzeit-EKG über 24 h ist eine unverzichtbare diagnostische Maßnahme bei Verdacht auf Arrhythmien. Es ermöglicht in der Regel, auch intermittierend auftretende Herzrhythmusstörungen verläßlich zu dokumentieren (s. Teil A, Kap. 6, Abschn. 6.3).

Event-Recorder mit manuell auszulösender EKG-Aufzeichnung

Diese Technik eignet sich für Patienten mit Verdacht auf symptomatische Rhythmusstörungen, die auch durch mehrtägige Langzeit-EKG-Aufzeichnungen nicht erfaßt werden konnten. Bei subjektiven Symptomen aktiviert der Patient selbst die EKG-Speicherung mit einem portablen Rekorder. Wenn die Beschwerden arrhythmiebedingt sind, wird so die Diagnose möglich. Nachteilig ist bei dieser Methode die Abhängigkeit von der Patientenmitarbeit; insbesondere können Synkopen ohne Prodromalerscheinungen nicht aufgezeichnet werden.

Memory-loop-Recorder

Dieses Gerät registriert kontinuierlich das EKG des Patienten. Durch fortlaufende Aktualisierung ist in einem temporären Speicher stets eine EKG-Aufzeichnung der letzten Minuten verfügbar. Aktivierung des Rekorders durch den Patienten führt zur permanenten Speicherung des Speicherinhaltes und ermöglicht so auch noch nach einem Rhythmusereignis die Dokumentation der zugrundeliegenden Arrhythmie.

Kipptischuntersuchung

Diese Untersuchung ist bei Verdacht auf neurokardiogene Synkope indiziert (s. Abschn. 18.5.4).

Elektrophysiologische Untersuchung

Die Indikation zur elektrophysiologischen Untersuchung (EPU; s. Teil A, Kap. 6, Abschn. 6.6) muß streng gestellt werden. Das invasive Verfahren soll nur durchgeführt werden, wenn therapeutische Konsequenzen denkbar sind (z. B. eine Radiofrequenzablation). Hauptanwendungsgebiet sind tachykarde, seltener bradykarde Herzrhythmusstörungen.

- Bei *Erregungsbildungsstörungen:*
  - Sinusknotenerholungszeit (SKEZ).
- Bei *Erregungsleitungsstörungen:*
  - intrakardiale EKG-Ableitung,
  - programmierte Stimulation.

18.4.1.5
Echokardiographie

Die Echokardiographie ermöglicht häufig die Identifizierung zugrundeliegender Erkrankungen (s. Tabelle 18-20 und die einschlägigen Kapitel). Sie erlaubt zudem, das Ausmaß der myokardialen Dysfunktion abzuschätzen und liefert dadurch eine wesentliche Grundlage für Therapieentscheidungen.

Da die Methode kostengünstig und für den Patienten nicht belastend ist, sollte die Echokardiographie auch im Rahmen der Rhythmusdiagnostik großzügig eingesetzt werden.

18.4.1.6
Radiologische Diagnostik

Röntgenuntersuchung

Die Röntgenthoraxuntersuchung kann Hinweise auf das Vorliegen einer Herzerkrankung geben, dient aber nicht primär der Rhythmusdiagnostik.

Herzkatheteruntersuchung

Dieses invasive Verfahren dient ebenfalls nicht primär der Rhythmusdiagnostik, ist jedoch zur genaueren Charakterisierung zugrundeliegender Erkrankungen oft unerläßlich (z. B. bei der koronaren Herzkrankheit, bei Kardiomyopathien und bei Herzvitien, vgl. die einschlägigen Spezialkapitel).

18.4.1.7
Magnetresonanztomographie

Die Magnetresonanztomographie hat nur im Rahmen der ätiologischen Abklärung einzelner seltener Arrhythmie-Ursachen einen Stellenwert, z. B. bei der rechtsventrikulären Dysplasie.

18.4.1.8
Nuklearmedizin

Myokardszintigraphie und Radionuklidventrikulographie dienen wiederum nicht primär der Rhythmusdiagnostik, sondern der genaueren Charakterisierung zugrundeliegender Erkrankungen, bzw. der Beurteilung der kardialen Funktion.

18.4.2
Bradykarde Herzrhythmusstörungen

Definition

Unter einer Bradykardie versteht man eine Herzfrequenz < 60 Schläge/min.

Einteilung

Die bradykarden Rhythmusstörungen können eingeteilt werden in *rhythmische* und *arrhythmische Rhythmusstörungen* sowie nach ihrem *Entstehungsort* in

a) *Erregungsbildungsstörungen:*
   - Sinusbradykardie,
   - Sinusarrest.
b) *Erregungsleitungsstörungen:*
   - sinuatrialer Block (SA-Block I.–III. Grades),
   - atrioventrikulärer Block (AV-Block I.–III. Gra-
     des),
   - intraventrikulärer Block mit Bradykardie (diese
     aber nicht obligat).
c) *Kombinierte Erregungsbildungs- und Erregungsleitungsstörungen*
   - Bradyarrhythmia absoluta.
d) *Sick-sinus-Syndrom* als Mischbild aus:
   - Sinusbradykardie,
   - Sinusarrest/SA-Block,
   - Brady-Tachykardie-Syndrom.

Da der Sinusknoten (wie auch der AV-Knoten) dem
Einfluß des autonomen Nervensystems unterliegt,
kann bei Sinusbradykardie außerdem unterschieden
werden zwischen einer *organischen Schädigung/Dege-
neration* (= intrinsische Störung mit chronotroper Inkompetenz) und einem *erhöhten Vagotonus* (chrono-
trop kompetent).
Diese Unterscheidung gelingt durch eine Erhöhung des
Sympathikotonus (z. B. eine Belastungsuntersuchung)
oder durch Vagolyse (z. B. Gabe von Atropin i.v.,
vgl. Abschn. 18.4.1.4).

18.4.2.1
Sinusbradykardie

Ätiologie
- *Physiologisch:*
  Erhöhter Vagotonus (z. B. bei Leistungssportlern),
  im Schlaf (bis ca. 35/min).
- *Pathologisch:*
  Bei koronarer Herzkrankheit (Sinusknotenast ent-
  springt in 55 % aus der rechten Herzkranzarterie,
  in 45 % aus der A. circumflexa), akutem Myokard-
  infarkt, erhöhtem Hirndruck, Meningitis, zervika-
  len/mediastinalen Tumoren, Augenoperationen,
  Hypoxie, Hypothermie, Myxödem, gramnegativer
  Sepsis, Typhus/Brucellose/Gelbfieber (hier relative
  Bradykardie bei Fieber!), vasovagalen Reizen (z. B.
  Erbrechen, Schmerzreiz, Karotissinusdruck), para-
  sympathikomimetischen Medikamenten.

Symptome
Sinusbradykardien sind meist klinisch asymptomatisch. Bei fehlendem belastungsinduziertem Frequenzanstieg (= chronotrope Inkompetenz) können körperliche Leistungsminderung, Schwindel und Dyspnoe
beobachtet werden.

Diagnostik
- *EKG:*
  Frequenz < 60/min, regelmäßig, jedem P folgt ein
  QRS, PQ-Zeit relativ verlängert.
- *Belastungs-EKG/Atropin i.v.:*
  Chronotrope Kompetenz? Ischämiezeichen?
- *Langzeit-EKG:*
  Zum Ausschluß anderer zusätzlicher Herzrhyth-
  musstörungen.
- *Echokardiographie:*
  Bei Verdacht auf organische Herzerkrankung.

Differentialdiagnose
SA-Block I. Grades und Grad IIB, AV-Block Grad IIB,
AV-Block III. Grades, AV-Knotenersatzrhythmus. Am
Verhältnis P:QRS meist leicht zu unterscheiden.

18.4.2.2
Sinusarrest

Ätiologie
Chronische koronare Herzkrankheit, akuter Myokardinfarkt, degenerative Veränderungen des Sinusknotens, Medikamente (z. B. Digitalis, Typ-I-Antiarrhythmika), Elektrolytstörungen (Hyperkaliämie), erhöhter
Vagotonus.

Symptome
Wenn intermittierend/kurze Pausen: oft asymptomatisch.
Wenn permanent/längere Pausen: Leistungsminde-
rung, Schwindel, Synkope.

Diagnostik
- *Labor:*
  Elektrolyte, Medikamentenspiegel.
- *EKG/Langzeit-EKG:*
  Fehlende P-Welle mit ventrikulärer Asystolie bzw.
  Einsetzen eines sekundären Ersatzrhythmus (AV-
  Knoten/ventrikulär). P-P-Abstand während Pause
  ≠ Vielfachem der normalen P-P-Abstände.
- *Belastungs-EKG/Atropin i.v.:*
  Chronotrope Kompetenz? Ischämiezeichen?
- *Event-Recorder:*
  Bei fehlendem Nachweis mit Standarddiagnostik
  bei Patienten mit Symptomen.
- *Sinusknotenerholungszeit:*
  Pathologisch; indiziert bei typischen Symptomen
  und fehlendem Nachweis im Oberflächen-EKG.

Differentialdiagnose
SA-Block III. Grades (SKEZ ohne Befund), Sinusarrhythmie, blockierte SVES mit P-Welle in vorausgehen-
der T-Welle.

18.4.2.3
Bradyarrhythmia absoluta bei Vorhofflimmern

Ätiologie
Vorhofflimmern tritt gehäuft auf bei arterieller Hypertonie, koronarer Herzerkrankung, rheumatischen Vitien, Hyperthyreose, pulmonalen Erkrankungen, Sicksinus-Syndrom, Kardiomyopathien, Holiday-heart-Syndrom. Läßt sich keine Ursache identifizieren, spricht man von idiopathischem Vorhofflimmern.

Eine Bradykardie kann dabei ausgelöst werden durch AV-blockierende Medikamente (Digitalisglykoside, β-Blocker, Verapamil) oder Erkrankung des AV-Knotens.

Symptome
- Leistungsminderung,
- Dyspnoe,
- Herzinsuffizienz,
- Schwindel, Synkope.

Diagnostik
- *Labor:* Elektrolyte, Schilddrüsenwerte, Medikamentenspiegel.
- *EKG/Langzeit-EKG:* Vorhofflimmern mit unregelmäßiger Ventrikelfrequenz < 60/min.
- *Belastungs-EKG:* Chronotrope Kompetenz? Ischämiezeichen?
- *Echokardiographie:* Bei Verdacht auf organische Herzerkrankung.

Differentialdiagnose
Bei Pseudoregularisierung AV-Knotenersatzrhythmus; AV-Block III. Grades; durch genaues Ausmessen der R-R-Intervalle zu unterscheiden.

18.4.2.4
Sinuaurikulärer Block

Definition
Gestörte bis fehlende Überleitung eines Sinusknotenimpulses auf das Vorhofmyokard.

Einteilung/EKG (s. auch Abb. 18-7):

Grad I:
Leitungsverzögerung ohne Ausfall einer P-Welle, im EKG nicht erkennbar.

Grad II, Typ I (Wenckebach):
P-P- Abstände werden bei gleichbleibender PQ-Zeit immer kürzer, bis 1 P-Welle ausfällt, P-P während Pause < 2 × P-P vor Pause, erster P-P nach der Pause > letzter P-P vor der Pause.

Grad II, Typ II (Mobitz):
Ausfall einer P-Welle in festem Verhältnis x: 1 (2:1, 3:1

etc.), P-P während Pause = Vielfaches von P-P vor der Pause.

Grad III:
Fehlende Überleitung mit Asystolie oder sekundärem Ersatzrhythmus.

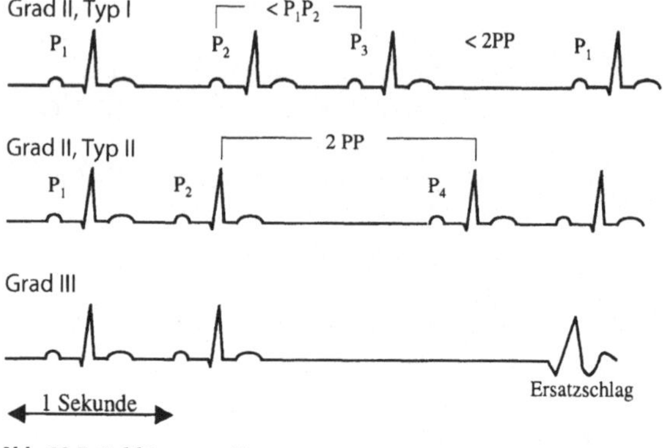

Abb. 18-7. Erklärung s. Text

Ätiologie
Siehe Abschn. 18.4.2.2.

Symptome

Grad I	Keine
Grad II	Eventuell Palpitationen, Schwindel, Leistungsminderung
Grad III	Siehe Abschn. 18.4.2.2

Diagnostik
- *Labor:* Elektrolyte, Medikamentenspiegel.
- *EKG/Langzeit-EKG:* Diagnose und Dokumentation der Häufigkeit.
- *Belastungs-EKG:* Auftreten/Zunahme bei Belastung, chronotrope Kompetenz, Ischämiezeichen?
- *Sinusknotenerholungszeit:* Normal; nur indiziert, wenn typische Symptome bei normalem Oberflächen-EKG.
- *Echokardiographie:* Bei Verdacht auf organische Herzerkrankung.

Differentialdiagnose
- Grad II: Sinusarrhythmie (P-P- Abstände auf Rhythmusstreifen ausmessen), Vorhofflimmern mit Pseudoregularisierung, bei 2:1-Block: Sinusbradykardie.
- Grad III: Von Sinusarrest im Oberfläche EKG nicht zu unterscheiden, invasive Diagnostik jedoch wegen fehlender therapeutischer Konsequenz nicht indiziert.

18.4.2.5
Atrioventrikulärer (AV-)Block

Definition
Gestörte bis fehlende Erregungsleitung zwischen Vorhof und Ventrikel.

Ziel der Diagnostik bei AV-Blockierungen ist die Klärung der Schrittmacherindikation. Dazu werden Symptomatik, Grad (I–III) und anatomische Lage des Blocks (nodal/infranodal) bewertet. Da jeder symptomatische AV-Block eine klare Schrittmacherindikation darstellt, ist hier der Nachweis AV-blockassoziierter Symptome ausreichend.

Da aber auch bei asymptomatischem AV-Block II./III. Grades (in Sonderfällen auch I. Grades) eine Schrittmacherindikationgegeben ist, wenn er *infranodal* gelegen ist, sollte hier mittels His-Bündel-EKG bzw. Manövern zur Beeinflussung des autonomen Nervensystems (Belastungs-EKG/Atropin i.v./Karotisdruckversuch) eine genaue Lokalisation angestrebt werden:

Prinzip: AV-Knoten reich autonom innerviert (besonders vagal), infranodales Leitungssystem dagegen kaum autonom innerviert.

- Bei *nodalem* Block: Besserung durch Belastung/Atropin, Verschlechterung durch Karotisdruck.
- Bei *infranodalem* Block: evtl. Verschlechterung durch Belastung/Atropin, keine Änderung durch Karotisdruck.

Eine weitere klare Indikation für invasive Abklärung ist gegeben bei Verdacht auf AV-Block als Ursache von Symptomen, wenn ein Nachweis mit nichtinvasiven Methoden nicht gelingt.

AV-Block I. Grades

Ätiologie
Erhöhter Vagotonus, inferiorer Infarkt (Versorgung des AV-Knotens in ca. 90 % über die rechte Herzkranzarterie), Myokarditis, degenerative Erkrankungen, Medikamente.

Symptome
Keine spezifischen Symptome, evtl. Symptome der Grunderkrankung.

Diagnostik
- *Labor:* Digitalisspiegel!
- *EKG* (Abb. 18-8): Verlängerung der PQ-Zeit > 0,20 s, jedem P folgt ein QRS.

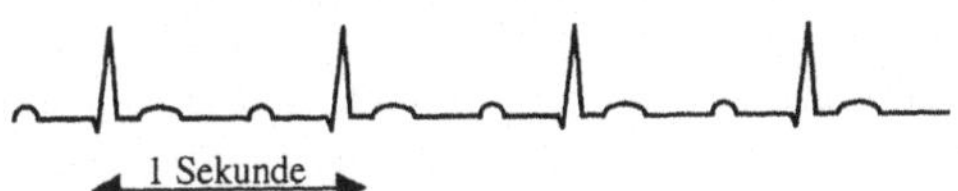

Abb. 18-8. Erklärung s. Text

- *Langzeit-EKG:* Zum Auschluß höhergradiger AV-Blockierungen.
- *His-Bündel-EKG:* Nur bei Patienten mit Bradykardie und damit assoziierter Symptomatik.
  - Block im AV-Knoten: AH verlängert,
  - Block im His-Bündel: H-Spike > 25 ms oder gesplittet.
- *Belastungs-EKG:* Ischämiezeichen?
- *Echokardiographie:* Bei Verdacht auf organische Herzerkrankung.

AV-Block II. Grades, Typ Wenckebach

Ätiologie
Siehe AV-Block I. Grades.

Symptome
Meist keine; evtl. unspezifische (Schwindel, Palpitationen).

Diagnostik
- *Labor:* Elektrolyte, Digitalisspiegel!.
- *EKG* (Abb. 18-9): Zunehmende Verlängerung der PQ-Zeit bis zum Ausfall einer Überleitung, erste wieder übergeleitete Aktion mit normaler PQ-Zeit.

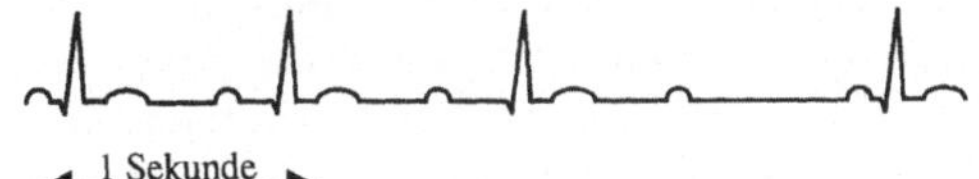

Abb. 18-9. Erklärung s. Text

- *Langzeit-EKG:* Wenn Patient asymptomatisch:
- *Belastungs-EKG/Atropin i.v./Karotisdruckversuch:* Zur Ischämie-, aber auch zur Lokalisationsdiagnostik. Wenn Lokalisation hiermit nicht möglich:
- *His-Bündel-EKG:* Nodaler Block: AH wird zunehmend länger, bis H-Spike ausfällt, infranodaler Block: HV wird zunehmend länger, bis V-Spike ausfällt.
- *Echokardiographie:* Bei Verdacht auf organische Herzerkrankung.

Differentialdiagnose
Blockierte SVES (P-Welle früher, mit atypischer Konfiguration), bei 2:1-Block: AV-Block II. Grades, Typ Mobitz (s. unten).

AV-Block II. Grades, Typ Mobitz

Ätiologie
Primär degenerative Erkrankung des Leitungssystems, organische Herzerkrankung, Medikamente.

Symptome
Siehe AV-Block II. Grades, Typ Wenckebach.

Diagnostik

- *Labor:* Digitalisspiegel!.
- *EKG* (Abb. 18-10): Regelmäßiger bradykarder Rhythmus mit fehlender Überleitung der P-Wellen in festem Verhältnis x:1, PQ-Zeit gleichbleibend.

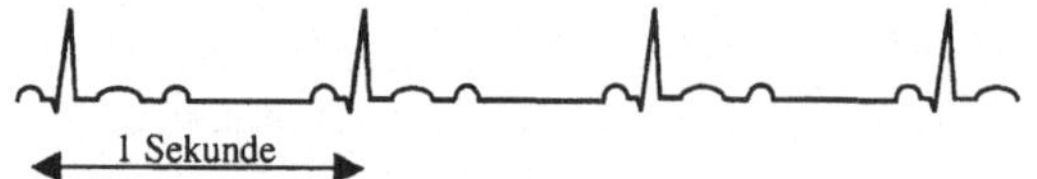

Abb. 18-10. Erklärung s. Text

- *Langzeit-EKG:* Diagnose und Dokumentation der Häufigkeit.

Wenn durchgehend 2:1-Block:
- *Belastungs-EKG* (auch: Ischämiezeichen)/*Atropin i.v./Karotisdruckversuch.*

> **Merke:**
> Ein AV-Block II. Grades, Typ Mobitz ist praktisch immer ein infranodaler Block! Bei durchgehend 2:1-Block ist im EKG Unterscheidung zu Typ Wenckebach nicht möglich, da mindestens 2 aufeinanderfolgende P-Wellen übergeleitet werden müßten, um eine zunehmende Verlängerung von PQ erkennen zu können → Unterscheidung nodaler/infranodaler Block hier wie bei Typ Wenckebach!

Bei 2:1-Überleitung, wenn Lokalisation nichtinvasiv nicht möglich:

- *His-Bündel-EKG:* Bei normalem AH-Intervall folgt regelmäßig kein V-Spike nach dem H-Spike.

Wenn bei entsprechender Symptomatik Verdacht auf höhergradigen AV-Block bei normalem Oberflächen-EKG: Programmierte Stimulation zur Provokation eines AV-Blocks.
- *Echokardiographie:* Bei Verdacht auf organische Herzerkrankung.

Differentialdiagnose

AV-Block II. Grades, Typ Wenckebach, AV-Block III. Grades mit Knotenersatzrhythmus, blockierte SVES (P-Welle früher, mit atypischer Konfiguration).

„Advanced" Grad-II-AV-Block

Mehrere aufeinanderfolgende P-Wellen nicht übergeleitet, jedoch kein durchgehender kompletter AV-Block.

AV-Block III. Grades = kompletter AV-Block

Ätiologie

- *Angeboren:* Meist relativ schneller Ersatzrhythmus mit schmalem QRS und Akzeleration bei Belastung.
- *Erworben:* vgl. Typ II Mobitz, iatrogen nach herzchirurgischen Eingriffen.

Symptome

Belastungsdyspnoe, Schwindel, Synkope.

Diagnostik

- *Labor:* Digitalisspiegel!
- *EKG* (s. Abb. 18-11): AV-Dissoziation (Vorhöfe und Kammern werden von separaten Schrittmachern erregt, dabei Vorhoffrequenz > Kammerfrequenz).

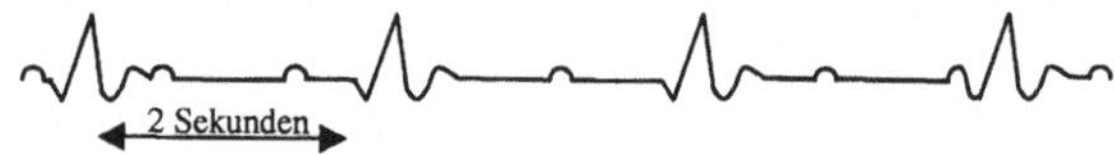

Abb. 18-11. Erklärung s. Text

> **Merke:**
> AV-Dissoziation auch ohne AV-Block III. Grades möglich (z. B. bei normalem Sinusrhythmus und junktionalem Schrittmacher, der Kammern mit Frequenz > Vorhofrequenz erregt), aber kein AV-Block III. Grades ohne AV-Dissoziation.
>
> Ersatzrhythmus: schmale QRS, Frequenz bis 60/min → Block nodal, Ersatzzentrum suprabifurkal; breite QRS, Frequenz < 40/min → Block meist infranodal, Ersatzzentrum infrabifurkal.
> Bei Vorhofflimmern/-flattern ist ein AV-Block anhand eines langsamen, *regelmäßigen* ventrikulären Ersatzrhythmus zu diagnostizieren!

- *Langzeit-EKG:* Wenn Patient ohne Symptome.
- *Belastungs-EKG/Atropin i.v./Karotisdruckversuch:* Frequenzverhalten unter Belastung, unter Vagolyse und bei vagaler Stimulation, Lokalisation.

Wenn Lokalisation hiermit nicht möglich:
- *His-Bündel-EKG:*
  - nodaler Block: auf A-Spike folgt kein H-Spike; H-Spike erst vor dem Ersatzschlag, da Ersatzzentrum meist proximal des His- Bündels;
  - infranodaler Block: auf normales AH folgt kein V-Spike, kein H-Spike vor dem Ersatzschlag, da Ersatzzentrum meist infra- His gelegen.
    Wenn bei entsprechender Symptomatik Verdacht auf höhergradigen AV-Block bei normalem Oberflächen-EKG: programmierte Stimulation zur Provokation eines AV-Blocks.

- *Belastungs-EKG:* Bei Verdacht auf KHK auch: Ischämiezeichen?
- *Echokardiographie:* Zur Abklärung einer organischen Herzerkrankung.

18.4.2.6
Karotissinussyndrom

Definition
AV-Block, Sinusbraykardie/-arrest mit/ohne Hypotonie nach vagaler Stimulation.

Ätiologie
Gesteigerte Antwort der Barorezeptoren im Karotissinus.

2 Komponenten:

a) kardioinhibitorisch (Bradykardie, SA-/AV-Block),
b) vasodepressorisch (Hypotonie bei peripherer Vasodilatation).

Symptome
Schwindel/Synkope durch inadäquaten Auslöser (Rasieren, enger Hemdkragen, Drehen des Halses).

Diagnostik
- *EKG mit Karotisdruckversuch:*
  Simulieren der auslösenden Situation.
- *Langzeit-EKG.*
- *Kipptischuntersuchung* (s. Abschn. 18.5.4).

> Merke:
> Überwiegen der kardioinhibitorischen Komponente: Schrittmacherindikation.
>
> Überwiegen der vasodepressorischen Komponente: Schrittmacher ohne Wirkung!

18.4.2.7
Sick-sinus-Syndrom

Definition
Sinuatriale Erregungsbildungs- und -leitungsstörung mit Mischbild aus bradykarden und tachykarden Rhythmusstörungen.

Ätiologie
Meist organische Herzerkrankung (z. B. häufig KHK), degenerative Veränderungen des Sinusknotens.

Symptome
Je nach Ausprägung unterschiedlich; s. Abschn. 18.4.2.1: „Sinusbradykardie" und tachykardes Vorhofflimmern in Abschn. 18.4.3.

Diagnostik
- *Labor:* Schilddrüse, Digitalisspiegel.
- *EKG/Langzeit-EKG:* Meist Mischbild aus bradykarden (Sinusbradykardie, SA-Block, Vorhoftachykardie mit langsamer Überleitung) und tachykarden (Vorhoftachykardie mit schneller Überleitung) Rhythmusstörungen. Oft lange präautomatische Pause zwischen dem Ende einer Tachykardie und Einsetzen eines (langsamen) Ersatzrhythmus („*Brady-Tachy-Syndrom*").
- *Belastungs-EKG/Atropin i.v.:* Chronotrope Kompetenz? Ischämiezeichen?
- *Karotisdruckversuch:* Vorliegen einer kardioinhibitorischen Komponente?
- *SKEZ/His-Bündel-EKG:* Bei symptomatischen Patienten mit klinischem Verdacht auf Sick-sinus-Syndrom, wenn die Sicherung eines kausalen Zusammenhangs mit nichtinvasiven Mitteln nicht möglich ist.

18.4.2.8
Intraventrikulärer Block

Definition
Störung bzw. Ausfall der Erregungsleitung distal des His-Bündels.

Man unterscheidet nach:

- Ausprägung:
  - komplett/inkomplett;,
  - intermittierend/permanent;
- Lokalisation:
  - Linksschenkel-/Rechtsschenkelblock,
  - linksanteriorer/linksposteriorer (Hemi)block,
  - uni-/bi-/trifaszikulärer Block.

> Merke:
> Diese Störungen verursachen per se keine Herzrhythmusstörungen (Ausnahme: Bradykardie bei trifaszikulärem = komplettem Block), können aber mit Herzrhythmusstörungen einhergehen!

Ätiologie
Organische Herzerkrankung mit Links- oder Rechtsherzbelastung (KHK, Myokarditis, Kardiomyopathien, hypertensive Herzerkrankung, Lungenerkrankungen, Herzvitien), idiopathisch.

Symptome
Keine spezifischen, evtl. Symptome der Grunderkrankung; bei komplettem Block: Synkope.

Diagnostik
- *EKG:*
  - Kompletter Block: QRS >0,12 s; inkompletter Block: QRS 0,11–0,12 s.

- *Linksschenkelblock (LSB):*
  - Oberer Umschlagpunkt in V_6 verspätet (> 0,055 s nach Beginn des QRS-Komplexes),
  - R in I, II, aVL, V_5, V_6 breit und gesplittet („abgebrochener Zuckerhut"),
  - S in III, aVR, aVF, V_1–V_3 breit und tief,
  - ST-T terminal negativ in linkspräkordialen Ableitungen,
  - R/S- Umschlag abrupt im Bereich V_4/V_5,
  - meist Linkstyp.
- *Linksanteriorer Hemiblock (LAHB):*
  - Überdrehter Linkstyp, S- Zacke bis V_6, QRS normal breit.
- *Linksposteriorer Hemiblock (LPHB):*
  - Rechts- bis überdrehter Rechtstyp ohne Zeichen der Rechtsherzbelastung, QRS normal breit (Abb. 18-12).
- *Rechtsschenkelblock (RSB):*
  - Oberer Umschlagpunkt in V_1 verspätet (> 0,03 s nach Beginn der QRS),
  - R in V_1 M-förmig gesplittet (Wilson-Block; RSR) oder breit/hoch (Bailey-Block),
  - S in I, aVL, aVF, V5/V6 breit und tief,
  - ST-T terminal negativ in rechtspräkordialen Ableitungen (Abb. 18-13).
- *Bifaszikulärer Block:*
  - Linksschenkelblock mit Blockierung vor der Aufzweigung (s. oben),
  - LSB mit LAHB: Leitungsstörung im linksanterioren sowie linksposterioren Tawaraschenkel mit Überwiegen der Leitungsstörung im linksanterioren Schenkel
    → EKG: kompletter LSB + überdrehter Linkstyp,
  - LSB mit LPHB: analog!
    → EKG: kompletter LSB + Rechtstyp,

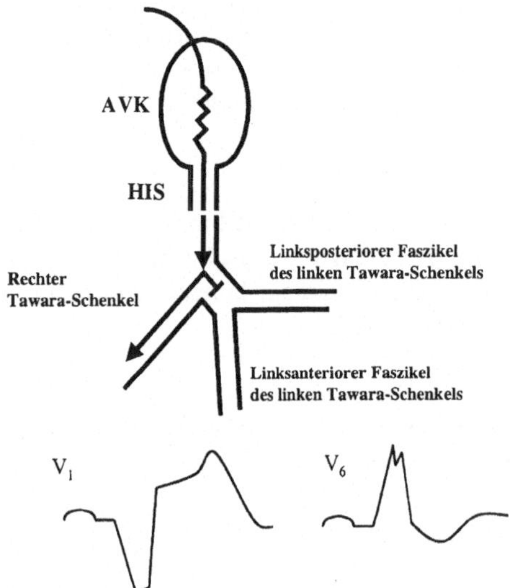

Abb. 18-12. Kompletter Linksschenkelblock

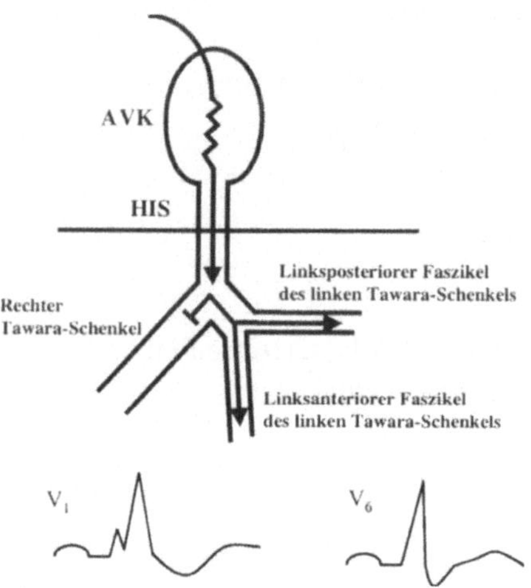

Abb. 18-13. Kompletter Rechtsschenkelblock

  - RSB + LAHB (häufigste Form, da gemeinsame Versorgung aus dem Ramus interventricularis anterior der linken Herzkranzarterie!
    → EKG: kompletter RSB + überdrehter Linkstyp
  - RSB + LPHB:
    → EKG: kompletter RSB + Rechtstyp.
- *Trifaszikulärer Block:* Im EKG wie AV-Block III. Grades.
- *Langzeit-EKG:* Zum Nachweis eines intermittierend auftretenden Schenkelblocks.
- *Belastungs-EKG:* Zum Nachweis eines Schenkelblocks durch Belastung bzw. Frequenzanstieg, Ischämiezeichen?

> Merke:
> Erregungsrückbildungsstörungen sind bei LSB nicht zu verwerten!

- *Elektrophysiologische Untersuchung:*
  Bei Symptomatik mit bifaszikulärem Block, wenn die Ursache für Symptome nicht klar ist:
  His-Bündel-EKG (langes HV-Intervall → erhöhtes Risiko für trifaszikulären Block);
  schnelle atriale Stimulation (Entwicklung eines Infra-His-Blocks?) SKEZ (zusätzliche SK-Dysfunktion?).
- *Echokardiographie:* Zur Abklärung organischer Herzerkrankungen.

Differentialdiagnose
QRS-Verbreiterung aufgrund von Hyperkaliämie, Medikamenten (Typ-I-Antiarrhythmika, trizyklische Antidepressiva, Phenothiazine), Präexzitationsyndromen, ventrikulären Extraschlägen.

18.4.3
Tachykarde Herzrhythmusstörungen

Definition
Unter einer Tachykardie versteht man eine Herzfrequenz >100 Schläge/min.

Einteilung
Die tachykarden Rhythmusstörungen können nach ihrem Entstehungsort in supraventrikuläre und ventrikuläre Tachykardien eingeteilt werden.

18.4.3.1
Supraventrikuläre Rhythmusstörungen

Sinustachykardie

Definition
Tachykardie deren Erregungsursprung im Sinusknoten liegt.

Ätiologie
Physiologisch bei körperlicher und/oder psychischer Belastung.

Weitere Ursachen: Pharmaka (Symphatikomimetika, Atropin, Alkohol, Nikotin, Schildrüsenhomone), reflektorisch (Orthostase, Hypotonie, Schock, Anämie, Herzinsuffizienz, Blutverlust, Hypovolämie anderer Ursache, Aorteninsuffizienz, Myokarditis und Perikarditis).

Diagnostik
- *Labor:*
  Schilddrüsenparameter.
- *EKG* (Abb. 18-14):
  Blutbild, Elektrolyte, P-Wellenmorphologie wie bei Ruhefrequenz, PQ-Zeit verkürzt, Herzfrequenz zwischen 100 und 180/min.
- *Karotisdruck:*
  Meist kein Einfluß, gelegentlich kurze Frequenzverlangsamung.

Differentialdiagnose
Atriale Tachykardie, hier jedoch meist negative P-Wellen in Ableitung II, III und aVF.

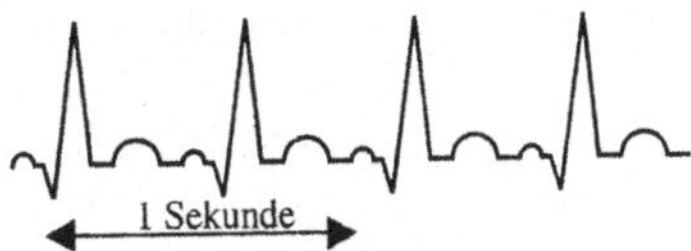

Abb. 18-14. Erklärung s. Text

Tachyarrhythmia absoluta bei Vorhofflimmern

Definition
Wahrscheinlich multiple kreisende Erregungen (Reentry) in den Vorhöfen, welche zu keiner mechanische Kontraktion des Vorhofs führen. Die Kammerfrequenz wird durch die Überleitungseigenschaften des AV-Knotens bestimmt.

Ätiologie
Siehe Bradyarrhythmia absoluta (Abschn. 18.4.2.3).

Symptome
Palpitationen, ggf. Herzinsuffizienzsyptomatik, Angina pectoris, Schwindel.

Diagnostik
- *Labor:* Elektrolyte, Schilddrüsenwerte, Medikamentenspiegel.
- *EKG* (Abb. 18-15): Unterschiedliche P-Wellenmorphologie, P-Frequenz zwischen 350 und 600/min, absolute Arrhythmie der QRS-Komplexe, Kammerfrequenz >100/min.
- *Langzeit-EKG:* Besonders indiziert bei Verdacht auf paroxysmale Tachyarrhythmia absoluta zur Befundungsdokumentation.
- *Belastungs-EKG:* Ischämie?
- *Echokardiographie:* Bei Verdacht auf organischer Herzerkrankung.

Differentialdiagnose
Vorhofflattern mit wechselnder Überleitung, hier jedoch meist typisches Sägezahnmuster der Flatterwellen.

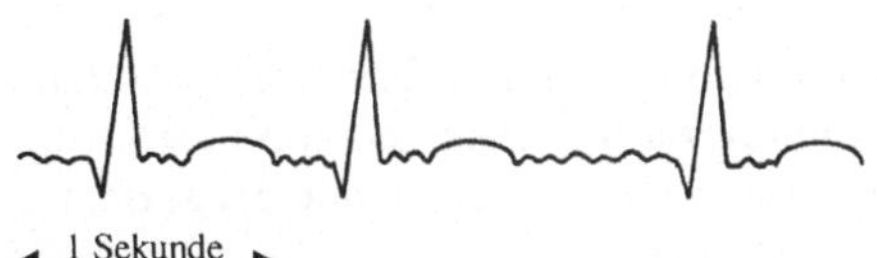

Abb. 18-15. Erklärung s. Text

Vorhofflattern

Definition
Eine kreisende Erregung im Vorhof, welche zu einer mechanischen Kontraktion des Vorhofs führt. Kammerüberleitung meist in einem festen Verhältnis (z.B. 2:1, 3:1, 4:1 usw.).

Ätiologie
Wie bei Vorhofflimmern.

Symptome
Gegebenenfalls Herzinsuffizienzsymptomatik, Herzrasen, Angina pectoris, Schwindel.

Diagnostik

- *Labor:* Elektrolyte, Schilddrüsenparameter, Medikamentenspiegel.
- *EKG* (Abb. 18-16): Regelmäßige P-Wellen mit gleicher Konfiguration (P-Frequenz = 220–250/min). Bei negativen P-Wellen in Ableitungen II, III und aVF liegt eine typische Form, bei positiven P-Wellen in diesen Ableitungen eine untypische Form vor. Die Kammerfrequenz ist abhängig vom Blockierungsverhältnis.
- *Karotisdruckversuch:* Demaskierung der Flatterwellen.
- *Belastungs-EKG:* Ischämie?
- *Echokardiographie:* Bei Verdacht auf organische Herzerkrankung.

Differentialdiagnose

Grobes Vorhofflimmern (hier jedoch unterschiedliche P-Wellenmorphologie und sehr schnelle Vorhoffrequenz), atriale Tachykardie (hier jedoch kein typisches Sägezahnmuster).

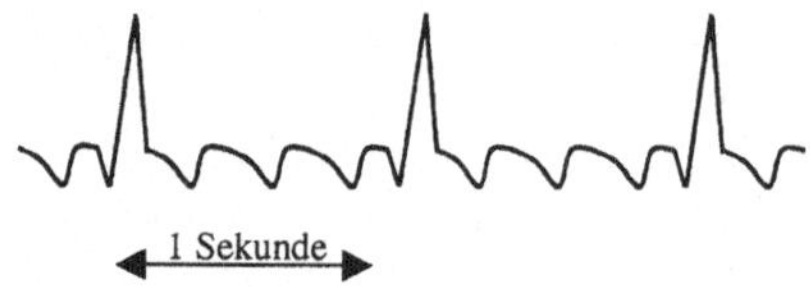

Abb. 18-16. Erklärung s. Text

Atriale Tachykardie

Definition

Ektopes Erregungszentrum im Vorhof.

Ätiologie

Organische Herzerkrankung (z. B. akuter Myokardinfarkt), Digitalisüberdosierung, pulmonale Erkrankungen, Alkoholintoxikation, Amphetaminintoxikation, metabolische Störungen (Hypokaliämie, Hypoxie, Katecholaminfreisetzung).

Symptome

Gegebenenfalls Herzinsuffizienzsyptomatik, Herzrasen, Angina pectoris, Schwindel.

Diagnostik

- *Labor:*
  Elektrolyte, Medikamentenspiegel.
- *EKG* (Abb. 18-17):
  P-Welle oft schlecht erkennbar, Vorhoffrequenz zwischen 100–250/min, meist 2:1-Überleitung auf die Ventrikel, jedoch auch höhergradige Blockierungen. Bei multifokaler atrialer Tachykardie unterschiedliche P-Wellenmorphologien.
- *Echokardiographie:*
  Bei Verdacht auf organischer Herzerkrankung.

- *Lungenfunktionsprüfung:*
  Bei Anhalt für pulmonale Erkrankung.

Differentialdiagnose

Vorhofflattern und Sinustachykardie (s. oben).

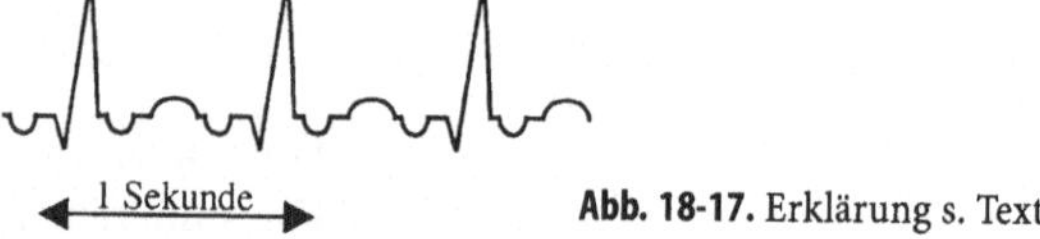

Abb. 18-17. Erklärung s. Text

AV-Knotenreentrytachykardie (AVNRT)

Definition

Kreisende Erregung zwischen zwei Leitungsbahnen im AV-Knoten.

Ätiologie

Zwei Leitungsbahnen im AV-Knoten, welche unterschiedliche Leitungs- und Refraktärzeiten haben. Hierdurch kann sich zwischen den beiden Leitungsbahnen eine kreisende Erregung ausbreiten (s. Abb. 18-18).

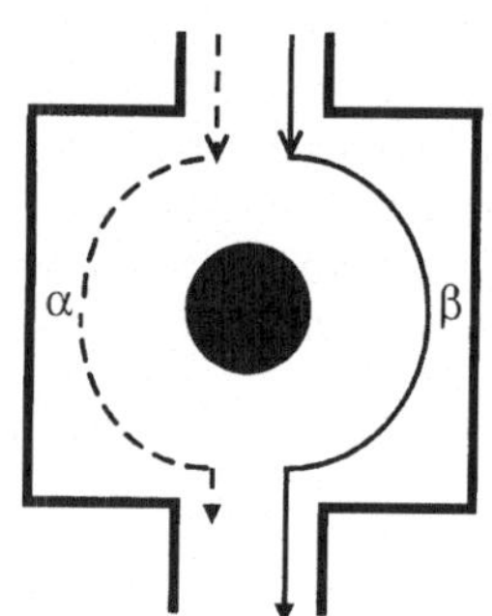

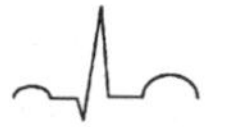

Abb. 18-18. Normofrequenter Sinusrhythmus

Symptomatik

Anfallsartiges Herzrasen, Harndrang, Schwindel, Klopfen im Hals (Pfropfungswelle in den Jugularvenen bedingt durch gleichzeitige Kontraktion der Vorhöfe und Herzkammern bei der typischen AVNRT).

Diagnose

- *EKG:* Regelmäßige Tachykardie mit schlanken Kammerkomplexen und einer Herzfrequenz zwischen 150 und 250/min. Die retrograd geleiteten P-Wellen befinden sich bei der typischen Form vor, im oder nach dem QRS-Komplex. Bei der untypischen Form befindet sich die P-Welle in der ST-Strecke oder T-Welle.
- *Langzeit-EKG:* Besonders indiziert bei Verdacht auf paroxysmale Tachykardien zur Befunddokumentation.

- *Event-Recorder:* Aufzeichnung von Tachykardien durch Patientenselbstaktivierung des Recorders (s. Abschn. 18.4.1.4).
- *Elektrophysiologische Untersuchung (EPU):*
  - Nachweis einer normalen (konzentrischen) antegraden und retrograden Aktivationssequenz während Sinusrhythmus/atrialer Stimulation bzw. ventrikulärer Stimulation,
  - dekrementale Leitung bei programmierter atrialer und ventrikulärer Stimulation mit Nachweis zweier Leitungsbahnen im AV-Knoten,
  - Induktion einer AV-Knotenreentrytachykardie durch programmierte Stimulation,
  - während Tachykardie kein „Vorziehen" der Vorhoferregung durch Abgabe von ventrikulären Extrastimuli zum Zeitpunkt der His-Erregung,
  - während Tachykardie bei typischer AV-Knotenreentrytachykardie kurzes VA-Intervall (<70 ms).

Die Abbildungen 18-18 bis 18-22 zeigen eine schematische Darstellung des menschlichen AV-Knotens. Bei Patienten mit AV-Knotenreentrytachykardie sind zwei Leitungsbahnen vorhanden. Die α-Leitungsbahn kann nur langam die Erregung weiterleiten, die Refraktärzeit ist jedoch kurz. Die β-Leitungsbahn dient der schnellen Überleitung, besitzt jedoch eine lange Refraktärzeit. Bei langsamen Sinusrhythmus erfolgt die Überleitung der Erregung ausschließlich über die β-Leitungsbahn (Abb. 18-18).

Bei Auftreten einer supraventrikulären Extrasystole kommt es zu einem Block in der β-Leitungsbahn aufgrund der langen Refraktärzeit, die Erregung läuft nun über die langsam leitende α-Leitungsbahn. Im Oberflächen-EKG fällt dies durch eine Zunahme der PQ-Zeit auf (Abb. 18-19). Hat sich inzwischen die β-Leitungsbahn erholt, kann nun die Erregung über sie retrograd laufen und die Vorhöfe werden retrograd erregt. Hierbei kann sich eine kreisende Erregung durch erneute Erregung der α-Leitungsbahn ausbilden (Abb. 18-20).

Bei der untypischen Form liegen ebenfalls zwei Leitungsbahnen vor. Die α-Leitungsbahn kann wie oben nur langsam überleiten, hat jedoch im Gegensatz zur typischen Form eine etwas längere Refraktärzeit als die β-Leitungsbahn. Im Fall einer supraventrikulären Extrasystole wird nun die α-Leitungsbahn blockiert, und die Erregung läuft weiterhin über die schnell leitende β-Leitungsbahn (Abb. 18-21).

Wenn sich die α-Leitungsbahn erholt hat, kann diese die Vorhöfe retrograd erregen. Die P-Welle befindet sich nun jedoch, bedingt durch die langsame retrograde Leitung, in der ST-Strecke bzw. T-Welle (Abb. 18-22).

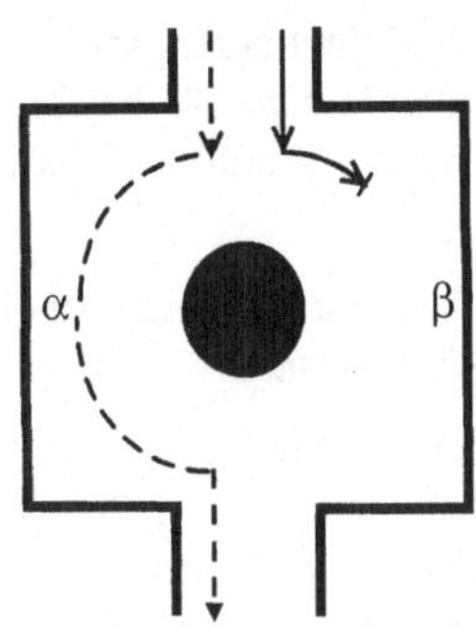

Abb. 18-19. Supraventrikuläre Extrasystole

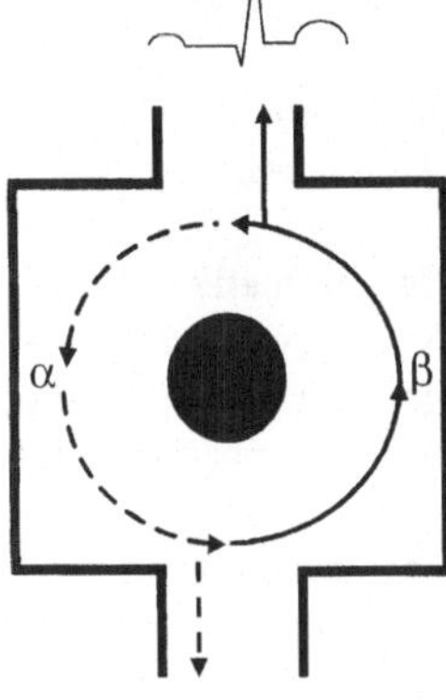

Abb. 18-20. Supraventrikuläre Tachykardie

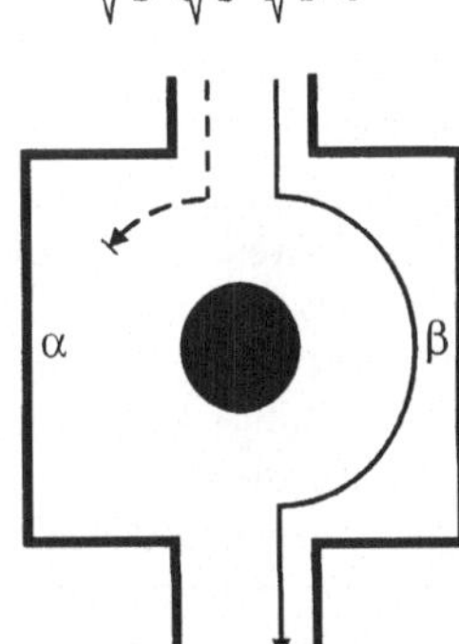

Abb. 18-21. Supraventrikuläre Extrasystole

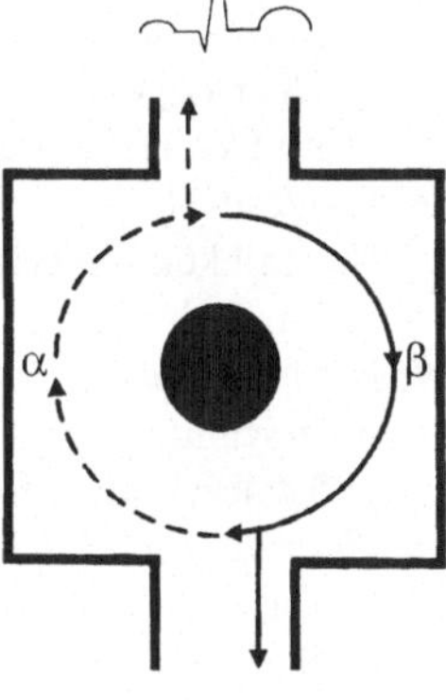

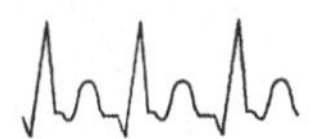

Abb. 18-22. Supraventrikuläre Tachykardie

Differentialdiagnose

Orthodrome AV-Reentrytachykardie bei akzessorischer Leitungsbahn, hier P-Welle in der ST-Strecke oder T-Welle.

Akzessorische Leitungsbahnen
WPW-Syndrom

Definition

Akzessorische Leitungsbahn zwischen Vorhof- und Kammermyokard, welche zu einer vorzeitigen ektopen Erregung des Ventrikels führt. Die Erregungsleitung der akzessorischen Bahn ist sowohl ante- wie auch retrograd möglich.

Ätiologie

Angeboren.

Symptomatik

Kann asymptomatisch bleiben, jedoch auch anfallsartiges Herzrasen, Harndrang, Palpitationen, Schwindel und Synkopen möglich.

Tachykardieformen

- Orthodrome und antidrome AV-Reentrytachykardien (s. unten: Abb. 18-25 und 18-26),
- Vorhofflimmern mit Gefahr der tachykarden Überleitung auf die Herzkammer.

Diagnostik

- *EKG:*
  - PQ-Intervall <0,12 s,
  - δ-Welle zu Beginn des QRS-Komplexes,
  - QRS >0,12 s,
  - ST- und T-Veränderungen,
  - häufige Assoziation mit paroxysmalen Tachykardien.
    Grobe Kriterien zur Lokalisation der akzessorischen Leitungsbahn aus dem Oberflächen-EKG:
  - Linksseitige Bahn (Typ A):
    Überwiegend positiver Kammerkomplex in V_1 und V_2, rechtspräkardial meist positive (δ-Welle).
  - Rechtsseitige Bahn (Typ B):
    Überwiegend negativer Kammerkomplex in V_1 und V_2, rechtspräkardial meist negative δ-Welle.
- *Langzeit-EKG:*
  Hiermit können gelegentlich Phasen von paroxysmalen Tachykardien dokumentiert werden.
- *Event-Recorder:*
  Aufzeichnung von Tachykardien durch Patientenselbstaktivierung des Rekorders.
- *Elektrophysiologische Untersuchung:*
  - Verkürztes HV-Intervall (<35 ms),
  - Nachweis einer atypischen (exzentrischen) antegraden und retrograden Aktivationssequenz während Sinusrhythmus/atrialer Stimulation bzw. ventrikulärer Stimulation,

- fehlende dekrementale Leitung während programmierter atrialer und ventrikulärer Stimulation durch Umgehung des AV-Knotens,
- Induktion einer AV-Reentrytachykardie durch programmierte Stimulation,
- während Tachykardie „Vorziehen" der Vorhoferregung durch Abgabe von ventrikulären Extrastimuli zum Zeitpunkt der His-Erregung, damit Nachweis einer akzessorischen Leitungsbahn (sog. „preceeding").

Abbildung 18-23 zeigt die schematische Darstellung der Erregungsleitung bei einem Patienten mit WPW-Syndrom. Während Sinusrhythmus wird die Erregung antegrad sowohl über den AV-Knoten (AVK) als auch über die akzessorische Leitungsbahn (AL) auf die Kammern übergeleitet. Die Erregung der Kammer über das zusätzliche Bündel führt zu einer vorzeitigen Erregung, der sog. Präexzitation. Hierbei kommt es zu einer Verbreiterung des QRS-Komplex mit (δ-Welle und einer Verkürzung der PQ-Zeit.

Tritt nun z. B. eine ventrikuläre Extrasystole auf, wird der AV-Knoten retrograd blockiert, die Erregung läuft nun ausschließlich über die akzessorische Leitungbahn zu den Vorhöfen (Abb. 18-24).

Hat sich der AV-Knoten erholt, können die Kammern über das normale Reizleitungssystem antegrad erregt werden. Hier kann sich eine kreisende Erregung zwischen dem normalen Reizleitungssystem als antegradem und der akzessorischen Bahn als retrogradem Schenkel ausbilden (Abb. 18-25). Die daraus resultierende Tachykardie wird als orthodrome AV-Reentrytachykardie bezeichnet.

Da der Ventrikel antegrad ausschließlich über das normale Reizleitungssystem (AV-Knoten-His-Bündel) erregt wird, sind die Kammerkomplexe schmal. Dieser Tachykardiemechanismus liegt auch beim verborgenen WPW-Syndrom vor. Bei der sog. antidromen AV-Reentrytachykardie benutzt die Erregung die akzessori-

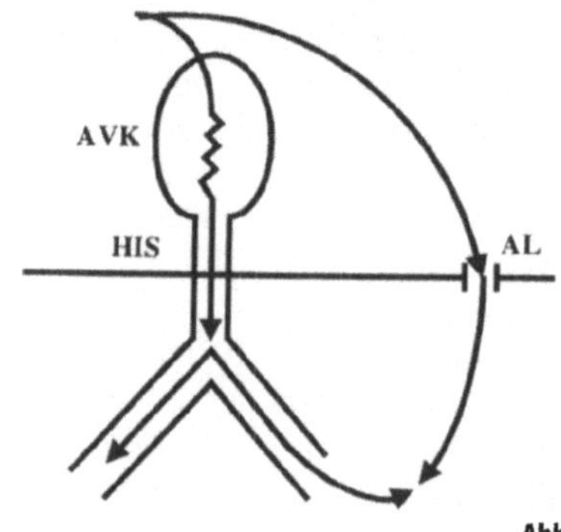

Abb. 18-23. Sinusrhythmus (*HIS* His-Bündel, *AVK* AV-Knoten, *AL* akzessorische Leitungsbahn)

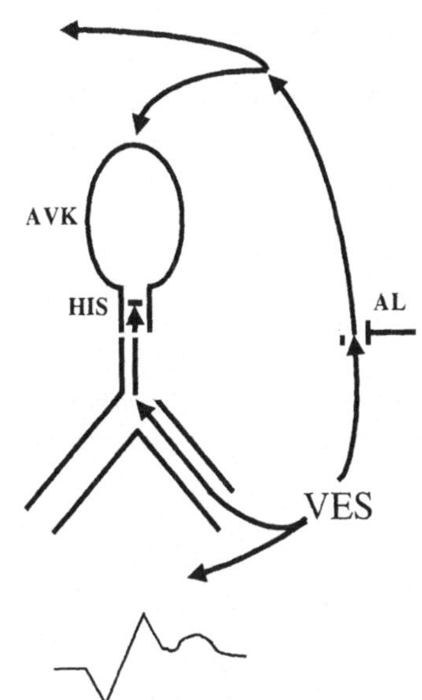

Abb. 18-24. Ventrikuläre Extrasystole

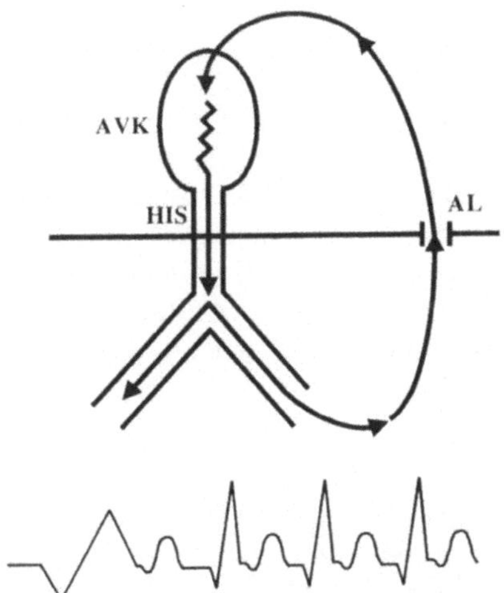

Abb. 18-25. Orthodrome AV-Reentrytachykardie

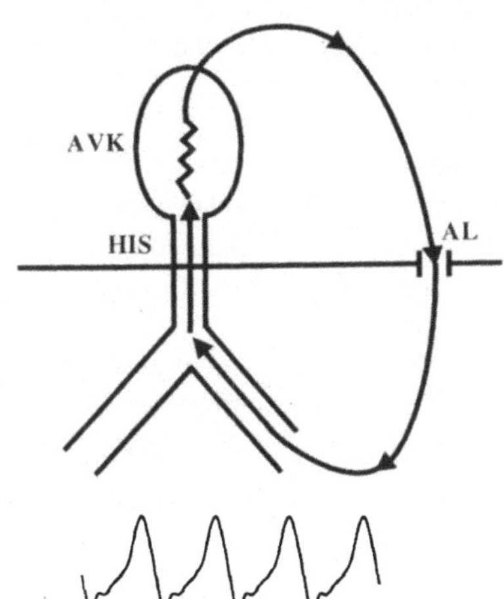

Abb. 18-26. Antidome AV-Reentrytachykardie

sche Bahn als antegraden und das normale Reizleitungssystem als retrograden Schenkel. Die Kammerkomplexe zeigen hierbei eine volle Präexzitation und sind daher breit. Dieser Tachykardiemechanismus ist jedoch selten (Abb. 18-26).

Differentialdiagnose
Sinusrhythmus mit Blockbild (hier jedoch keine verkürzte PQ-Zeit).

Verborgenes WPW-Syndrom

Definition
Azessorische Leitungsbahn, welche nur eine Erregung von der Kammer zum Vorhof überleiten kann (retrograd).

Ätiologie
Angeboren.

Tachykardieform
Orthodrome AV-Reentrytachykardie (s. oben).

Diagnostik
- *EKG:* Unauffällig.
- *Langzeit-EKG:* Besonders indiziert bei Verdacht auf paroxysmale Tachykardien, die so dokumentiert werden können.
- *Event-Recorder:* Aufzeichnung von Tachykardien durch Patientenselbstaktivierung des Recorders.
- *Elektrophysiologische Untersuchung:*
  - Nachweis einer atypischen (exzentrischen) retrograden Aktivationssequenz während ventrikulärer Stimulation,
  - Induktion einer AV-Reentrytachykardie durch programmierte Stimulation,
  - fehlende dekrementale Leitung während programmierter ventrikulärer Stimulation durch Umgehung des AV-Knotens,
  - während Tachykardie „Vorziehen" der Vorhoferregung durch Abgabe von ventrikulären Extrastimuli zum Zeitpunkt der His-Erregung, damit Nachweis einer akzessorischen Leitungsbahn (sog. „preceeding").

Differentialdiagnose
Untypische AV-Knotenreentrytachykardie (s. oben).

Mahaim-Syndrom

Definition
Selten vorkommende akzessorische Leitungsbahn, welche von der freien Wand des rechten Vorhofes entspringt und im rechtsventrikulären Endokard oder rechten Tawara-Schenkel inseriert. Die Überleitung erfolgt nur in antegrade Richtung und hat dekrementale Leitungseigenschaften.

Ätiologie
Angeboren.

Tachykardieform
Antidrome AV-Reentrytachykardie

18.4.3.2
Ventrikuläre Herzrhythmusstörungen

Ventrikuläre Extrasystolie

Definition
Erregung mit Ursprung aus einem ektopen Fokus der Ventrikel.

Ätiologie
Siehe Tabelle 18-20.

Die meisten dort aufgeführten organischen Herzerkrankungen oder sonstigen Störungen gehen (unter anderem) mit ventrikulären Extrasystolen einher. Darüber hinaus werden diese auch beim gesunden Herzen (d. h. bei einem Herzen, bei dem sich keine organische Herzerkrankung nachweisen läßt) beobachtet.

Symptomatik
Oft asymptomatisch, manchmal Palpitationen.

Diagnostik
- *Labor:* Elektrolyte.
- *EKG* (Abb. 18-27)

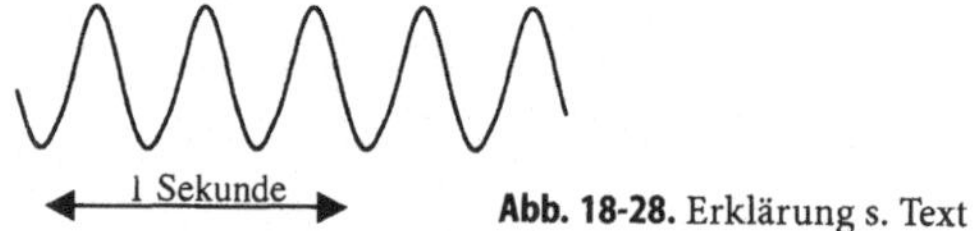

Abb. 18-27. Erklärung s. Text

Breite Kammerkomplexe ohne vorherige Vorhofaktion, kompensatorische Pause:
- monomorphe Extrasystolie: Erregung aus einem Fokus,
- polymorphe Extrasystolie: Erregung aus mehreren Foci.
- *Langzeit-EKG:*
  - Insbesondere Dokumentation von anhaltenden und nichtanhaltenden ventrikulären Tachykardien.
- *Belastungs-EKG:* Ischämie?
- *Echokardiographie:* Bei Verdacht auf organischer Herzerkrankung.

Differentialdiagnose
Supraventrikuläre Extrasystole mit Aberration, hier jedoch vorangehende Vorhofaktion.

Kammertachykardie

Definition
Rhythmus ektopen ventrikulären Ursprungs, am häufigsten durch kreisende Erregungen bedingt.

Ätiologie
Siehe Tabelle 18-20: Kammertachykardien kommen auch bei Herzen ohne faßbare Erkrankung vor.

Symptome
Nicht selten asymptomatisch, Schwindel, Synkope, plötzlicher Herztod (v.a. bei kürzeren Tachykardieperioden).

Mechnismen
- Reentry: häufigste Form (z. B. KHK),
- abnorme Automatie (z. B. rechtsventrikulärer Ausflußtrakt-Tachykardie),
- getriggerte Aktivität (z. B. Long-QT-Syndrom).

Diagnostik monomorphe Kammertachykardie
Siehe auch ventrikuläre Extrasystolie (Abschn. 18.4.3.2).
- *EKG:* Tachykardie mit breiten (atypische Blockbild) monomorphen Kammmerkomplexen, oft AV-Dissotiation (Kammer- und Vorhofaktionen unabhängig voneinander). Von einer ventrikulären Tachykardie spricht man bei einer Frequenz zwischen 150 und 250/min, von Kammerflattern bei einer Frequenz zwischen 250 und 300/min. Unterschieden wird außerdem zwischen nichtanhaltend (<30 s Dauer) und anhaltend (>30 s Dauer; Abb. 18-28).

Abb. 18-28. Erklärung s. Text

Diagnostik polymorphe Kammertachykardie
- *EKG:* Wie bei monomorpher Form, jedoch polymorphe Kammerkomplexe.

Differentialdiagnose
- *Zur monomorphen Kammertachykardie:* Supraventrikuläre Tachykardie mit Blockbild, hier jedoch typisches Blockbild, QRS-Komplexe meist schmäler <0,14 s.
- *Zur polymorphen Kammertachykardie:* WPW-Syndrom bei Vorhofflimmern, hier jedoch intermittierend schmale Kammerkomplexe.

Sonderform: Torsade-de-pointes-Tachykardie

Ätiologie
Langes QT-Syndrom, nach Antiarrhythmikagabe (z. B. Chinidin).

Symptome
Schwindel, Synkope, plötzlicher Herztod.

Diagnostik
- *Anamnese:* Familiäre Disposition, QT-verlängernde Medikamente?
- *EKG:* Typische Morphologie der Tachykardie, bei der es scheint, als würden sich die einzelnen Komplexe um eine horizontale Achse drehen (Abb. 18-29).

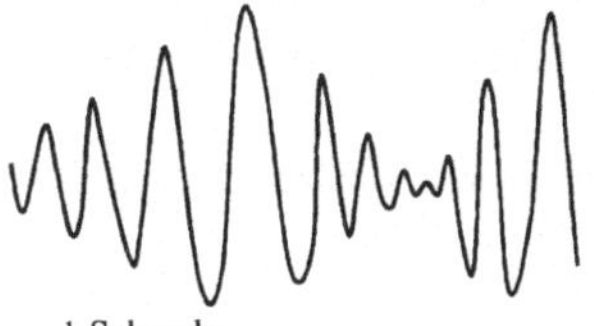

Abb. 18-29. Erklärung s. Text

Kammerflimmern

Definition
Chaotische Aktivierung der Ventrikel durch multiple kreisende Erregungen, hierbei keine mechanische Kontraktion.

Ätiologie
Siehe oben („Kammertachykardie").

Symptome
Plötzlicher Herztod.

Diagnostik
Siehe oben („Kammerflimmern").
- *EKG:* Tachykardie mit einer Frequenz > 300/min, niederamplitudige polymorphe Kammeraktionen.

Differentialdiagnose
Polymorphe Kammertaychykardie, hier jedoch niedrigere Kammerfrequenz, Amplitude der Kammeraktionen höher (Abb. 18-30).

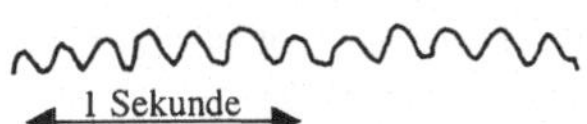

Abb. 18-30. Erklärung s. Text

18.4.4
Herzschrittmacher und implantierbare Kardioverter-Defibrillatoren (ICD)

18.4.4.1
Nachsorge von Herzschrittmacher- und ICD-Patienten

Ärzte, die mit der Nachsorge von Herzschrittmacher- und ICD-Patienten betraut sind, bedürfen besonderer Kenntnisse. Primär müssen sie eine umfangreiche elektrophysiologische Ausbildung erfahren haben.

Weiter sollten sie mit der Vielzahl von Programmiergeräten umgehen und die teilweise (herstellerspezifisch) unterschiedlichen Therapiemöglichkeiten anwenden können. Schließlich wird vom Arzt eine beratende Funktion und Fähigkeit zu psychologischer Betreuung erwartet, da die Implantation eines Herzschrittmachers oder ICD von den Patienten oft als einschneidendes Ereignis mit beträchtlichen, auch praktischen Konsequenzen erlebt und gewertet wird.

Anamnese und körperliche Untersuchung
Hier sind v. a. Ereignisse (Schwindel, Synkope, Herzjagen) zu erfragen, welche auf Herzrhythmusstörungen (und damit ggf. auch eine Gerätedysfunktion) oder Therapieabgabe des Gerätes hinweisen (z. B. plötzlicher Schmerz in der Brust bei Defibrillation). Darüber hinaus sind die individuellen Lebensgewohnheiten und körperliche Belastbarkeit von Interesse, um die untere Grenzfrequenz und den frequenzadaptiven Modus entsprechend einstellen zu können.

Die körperliche Untersuchung bezieht sich hauptsächlich auf die Gerätetasche (Narbenverhältnisse, Hinweise auf lokale Entzündungen im Taschenbereich).

Laboruntersuchungen
Bei der Defibrillatortherapie sollten insbesondere bei anamnestischen Hinweisen auf gravierende bzw. sehr häufige Rhythmusstörungen Serumelektrolyte (Na^+, K^+, Ca^{2+}, Mg^{2+}) und ggf. Medikamentenspiegel kontrolliert werden (z. B. Digitalis).

Elektrokardiographische Diagnostik
Wenn über das Programmiergerät während der Gerätekontrollen keine EKG-Darstellung möglich ist, muß unbedingt zur Überprüfung der Stimulations- und Detektionsfunktion ein externes EKG-Gerät angeschlossen werden. Langzeit-EKG-Kontrollen können den Frequenzverlauf, schrittmacherinduzierte Tachykardien und intermittierende atriale Tachykardien aufzeigen.

Echokardiographie
Diese Untersuchungstechnik dient sowohl der kardialen Diagnostik vor Implantation als auch der Nachsorge. Indikationen sind ein Verdacht auf Endokarditis oder Thromben, die Verlaufskontrolle der kardialen Größe und der Pumpfunktion sowie die semiquantitative Beurteilung und Verlaufskontrolle von Herzklappenvitien bzw. relativen AV-Klappeninsuffizienzen. Sondendislokationen können echokardiographisch festgestellt werden.

Röntgendiagnostik
Um eine Dislokation des Aggregates und der Sonden festzustellen, kann eine Thoraxröntgenaufnahme entscheidende Informationen liefern. Sie ermöglicht auch die Diagnose des sog. Twiddlersyndroms, bei dem das Aggregat sich in der Tasche dreht und damit zu einem

Zug auf die Sonde führt. Wenn sich dabei die Sonde vom Endokard gelöst hat, kann eine zusätzliche Thorax-Durchleuchtung hilfreich sein.

Austattung einer Herzschrittmacher- und ICD-Ambulanz

Folgende technisch-apparative Voraussetzungen müssen in einer Herzschrittmacher- und ICD-Ambulanz gegeben sein:

- 12-Kanal-EKG-Schreiber,
- Programmiergeräte aller Hersteller, deren Herzschrittmacher/ICD in der Einheit implantiert bzw. nachgesorgt werden,
- Reanimationsausrüstung (externer Defibrillator, Intubationsmöglichkeiten, Notfallmedikamente),
- Anschluß an eine kardiologische Funktionseinheit (Echokardiographie, Belastungs-EKG), Labor und Radiologische Abteilung,
- Intensivstation im Hause.

Dokumentation

In der Patientenakte ist die Dokumentation folgender Informationen obligat:

- Vorgeschichte des Patienten, insbesondere der Implantationsindikation,
- Operationsbericht der Implatation mit Reiz-, Detektions- und Defibrillationsschwellentests,
- perioperativer Verlauf des Patienten, insbesondere Dokumentation von Komplikationen,
- Nachsorgedaten (hier besonders Therapieabgaben von ICD),
- Änderungen der programmierten Therapie mit Datumsangabe,
- Ärztliche Berichte über alle Nachkontrollen.

18.4.4.2
Spezielle ICD-Nachsorge

Intervalle

ICD-Patienten sollten alle 3 Monate die ICD-Ambulanz aufsuchen, um das Gerät überprüfen zu lassen, im Fall einer Therapieabgabe des ICD (z. B. Defibrillation) sollte der Patient auch außerhalb dieser Termine kontrolliert werden. Nach Implementation wird die ICD-Funktion unmittelbar postoperativ und ggf. nochmals vor Entlassung übeprüft.

Ablauf

Jede Kontrolle umfaßt folgende diagnostischen Schritte:

- Zwischenanamnese bezüglich des klinischen Verlaufs und Rhythmusereignissen,
- Lokalbefund der ICD-Tasche,

- Komplettabfrage, insbesondere der Therapiespeicher (ggf. Therapieoptimierung),
- Analyse vor Tachykardien anhand der gespeicherten Elektrokardiogramme bzw. bei älteren Modellen der Zykluslängenspeichers,
- Testung der Antibradykardiefunktion analog der Herzschrittmachertestung (Reizschwellen- und Sensingtests),
- Echtzeitdokumentation der Sondensignale und Markerkanäle,
- Feststellung der letzten Schockimpedanz,
- Dokumentation des Kondensatorzustandes und des Batteriestatus,
- Abspeicherung der Daten auf Diskette und schriftliche Abschlußdokumentation.

18.4.4.3
Spezielle Herzschrittmachernachsorge

Folgender *Zeitplan für Verlaufskontrollen* hat sich bewährt:

- unmittelbar postoperativ (mit Röntgenbild),
- vor Entlassung (ggf. Einstellung der Frequenzadaption),
- nach 3 Monaten (endgültige Einstellung, da jetzt Sonden eingewachsen),
- Routinekontrollen im weiteren Verlauf bei 1-Kammer-Systemen: einmal jährlich, bei 2-Kammer-Systemen: alle 6–9 Monate.

Kontrollen sollten ferner durchgeführt werden:

- frühpostoperativ häufiger bei Hinweisen auf Komplikationen,
- nach jeder Änderung der kardialen Medikation, insbesondere der antiarrhythmischen Therapie,
- nach Kontakt mit potentiellen Störquellen,
- bei Beschwerden des Patienten, die auf eine Fehlfunktion des Schrittmachers hindeuten.

Jede Kontrolle umfaßt folgende diagnostischen Schritte:

- Zwischenanamnese seit letzter Kontrolle,
- Lokalbefund der Schrittmachertasche,
- orientierende körperliche Untersuchung,
- Ruhe-EKG,
- Abfragen der Telemetriedaten (programmierte Parameter, Batteriezustand/Erreichen des Austauschkriteriums, Statistik- und Speicherfunktion),
- Elektrodenwiderstand prüfen,
- intrakardiales EKG ableiten,
- Prüfen des Energieverbrauchs,
- Testen von Reiz- und Sensingschwelle in den stimulierten Kammern,
- ggf. Umprogrammierung,
- nochmalige Abfrage und Abschluß-EKG.

18.5
Synkope

A. Maier, C. E. Angermann

Definition
Als Synkope wird ein plötzlich eintretender Verlust des Bewußtseins und des Muskeltonus aufgrund einer zerebralen Minderperfusion bezeichnet. Synkopen sind in der Regel von kurzer Dauer und spontan reversibel.

Ätiologie
Tabelle 18-21 gibt eine Einteilung häufigerer Ursachen von Synkopen entsprechend den zugrundeliegenden pathophysiologischen Mechanismen wieder. Die bei weitem häufigste und zugleich harmloseste Ursache ist die vasovagale Synkope („Ohnmacht"). Besonders rezidivierende Synkopen bedürfen der sorgfältigen internistischen Abklärung und Suche nach organischen Ursachen. Synkopen aufgrund primär neurologischer Erkrankungen sind selten.

18.5.1
Anamnese und Befund

Anamnese
Eine sorgfältige Anamnese liefert häufig bereits entscheidende Hinweise auf die Ursache einer Synkope. Neben Fragen nach der Häufigkeit des Auftretens und nach vorbestehenden kardiovaskulären Erkrankungen, einer genauen Fremdanamnese bezüglich des Ablaufs und der Zeitdauer der Synkopen sowie einer umfassenden Medikamenten- und Suchtmittelanamnese (Antihypertensiva, Diuretika, Tranquilizer, trizyklische Antidepressiva, Phenothiazinderivate, dopaminerge Substanzen, Vincristin, Insulin, aber auch: Alkohol, Drogen) sind folgende Fragen richtungsweisend:

- *Positionsabhängigkeit?*
  Nach längerem Stehen und mit Prodromalerscheinungen einhergehende Synkopen sind häufig vasovagal bedingt, positionsunabhängige und plötzlich eintretende häufig rhythmogen.
- *Induzierbarkeit durch körperliche Belastung?*
  Belastungsinduzierte Synkopen sind typisch bei einer Flußobstruktion (Aortenstenose, hypertrophe obstruktive Kardiomyopathie, Pulmonalstenose, pulmonale Hypertonie), können aber auch bei koronarer Herzkrankheit (belastungsinduzierte Ischämie oder Rhythmusstörung) auftreten.
- *Situationsabhängigkeit?*
  Triggerbarkeit durch spezifische Auslöser (z. B. Schmerz, Angst, bestimmte Gerüche oder Anblicke, aber auch: Nahrungsaufnahme, Miktion, Defäkation, Schlucken, Husten, Pressen etc.) spricht für Emotions- bzw. viszerale Reflexsynkopen. Schwindel bzw. Synkope nach Druck auf den Hals bei stär-

Tabelle 18-21. Einteilung häufigerer Synkopenursachen entsprechend den zugrundeliegenden pathophysiologischen Mechanismen

---

Kardiogene Synkopen

Mechanische Obstruktion
- Aortenstenose
- Pulmonalstenose
- Aortendissektion
- Mitralstenose
- Kunstklappenobstruktion
- Hypertrophe obstruktive Kardiomyopathie
- Lungenembolie
- Pulmonale Hypertonie
- Vorhofmyxom
- Perikardtamponade
- Eisenmenger-Syndrom/-Reaktion
- Fallot-Tetralogie

Rhythmogen
- Sinusknotensyndrom, SA-Block II/III
- AV-Block II/III
- Supraventrikuläre Tachykardie, Präexzitationssyndrom
- Atriale Tachykardie
- Kammertachykardie
- Torsades de pointes
- Long-QT-Syndrom, Brugada-Syndrom
- Schrittmacherassoziierte Synkope

Autonom-nerval vermittelte Synkopen

Neurokardiogen (vasovagal)
Karotissinus-Synkope
Viszerale Reflexsynkope
- Miktion/Defäkation
- Schlucken/Postprandial
- Husten/Niesen
- Schmerz
- Valsalva-Manöver (Gewichheben, Trompete blasen, etc.)

Zentralinduzierte Synkope
- Emotionssynkope (Schreck, Angst etc.)
- Zentralinduzierte vasovagale Synkope

Reflexsynkope bei Aortenstenose
Posthämorrhagiesynkope

Orthostatische Hypotonie mit Synkope
Asympathikotone orthostatische Hypotonie
Sympathikotone orthostatische Hypotonie
Medikamentösinduzierte orthostatische Hypotonie

Zerebrovaskuläre Synkope
- Vertebrobasiläre TIA (mechanisch, embolisch)
- Basilarismigräne
- Subclavian-steal-Syndrom
- Takayasu-Arteriitis

Medikamentös induzierte Synkope
- Hypotensiv wirkende Substanzen (z. B. arterielle/venöse Vasodilatanzien, trizyklische Antidepressiva, Phenothiazine, Alkohol)
- Bradykardisierende Substanzen (z. B. β-Rezeptorenblocker, Verapamil)
- Proarrhythmisch wirkende Substanzen (z. B. Antiarrhythmika)

---

kerer Kopfdrehung oder bei engem Kragen spricht für hypersensitiven Karotissinusreflex und dadurch bedingte Synkope.
- *Begleitsymptome?*
  Klinische Zeichen einer zugrundeliegenden organischen Herzerkrankung (vgl. Tabelle 18-21) können z. B. Dyspnoe oder andere auf Herzinsuffizienz hinweisende Symptome, Embolien, Zyanose, Brustschmerzen oder Palpitationen sein.

Besonders bei folgenden Zuständen sollte bereits mit der Anamnese eine differentialdiagnostische Abgegrenzung versucht werden:

- *Zerebrovaskuläre Ischämie:*
  Transiente Zustände, die mit Bewußtseins- und Sprachstörungen, meist aber auch neurologischen Ausfallerscheinungen (Sehstörungen, Hemiparese, Hemianästhesie) einhergehen. Bei der vertebrobasilären Insuffizienz besteht eine eindeutige Abhängigkeit der Symptomatik von Bewegungen des Halses.
- *Epilepsie:*
  Oft gekennzeichnet durch Aura, Zungen- oder Lippenbiß, Harninkontinenz, postiktischen Dämmerzustand, anhaltendes tonisch-klonisches Krampfen mit asynchronem Ausklang, offene, nach oben blickende Augen und fehlende Hautblässe während des Anfalls, keine Besserung der Symptomatik in horizontaler Körperposition (wichtigstes Kriterium zur Abgrenzung von der vasovagalen Synkope!)
- *Psychogene Bewußtseinsstörungen:*
  Typische Begleitsymptome wie Benommenheit, Taubheitsgefühl und Kribbeln perioral und an Händen und Füßen, evtl. „Pfötchenstellung", sowie gute Reproduzierbarkeit der Symptome durch induzierte Hyperventilation sprechen für ein Hyperventilationssyndrom (häufig!). Weiter abgegrenzt werden müssen, ggf. mit psychiatrischer Hilfe, Panikattacken und hysterische Bewußtseinsstörungen.
- *Metabolische Bewußtseinsstörungen:*
  Oft bei induzierter Hypoglykämie durch inadäquate Insulintherapie bei Diabetes mellitus, selten Pankreastumoren.

Körperliche Untersuchung

Eine vollständige körperliche Untersuchung muß bei jedem Patienten mit Synkope durchgeführt werden. Besonderes Augenmerk ist dabei auf Erhebung des neurologischen und kardiologischen Status zu legen. Obligat sind:

- Wiederholte Messung des arteriellen Blutdrucks und der Herzfrequenz in verschiedenen Körperpositionen inklusive eines Schellong-Tests (s. unten); Messung des Blutdrucks an beiden Armen (Ausschluß eines Subclavian-steal-Syndroms) und Beinen.
- Genaue Dokumentation der Atmung (Dyspnoe, Hyperventilation).
- Auskultation des Herzens mit Valsalva-Manöver (Hinweise auf Vitien mit mechanischer Obstruktion des rechts- oder linksventrikulären Ausflußtrakts; Veränderung der Lautstärke und des Geräuschcharakters z. B. Bei hypertropher obstruktiver Kardiomyopathie während des Valsalva-Manövers).
- Suche nach Zeichen einer kongenitalen Herzerkrankung (Zyanose, Clubbing).

- Sorgfältige Auskultation der hirnversorgenden Arterien, Aa. subclaviae sowie der supraorbitalen und temporalen Gefäße.
- Karotisdruckversuch (nur bei begründetem Verdacht auf hypersensitiven Karotissinus)
- Erfassung des Volumenstatus (Hypovolämie).
- Neurologischer Status (Hinweise auf neurologisches Defizit).

18.5.2
Laboruntersuchungen

Laboruntersuchungen sind in der Synkopendiagnostik nicht primär weiterführend. Bei Bewußtseinsstörungen und zusätzlichem klinischen Vedacht auf bestimmte auslösende Erkrankungen können indiziert sein:

- kleines Blutbild, Retikulozyten (Verdacht auf Blutung),
- Serumglukose, evtl. oraler Glukosetoleranztest, Hungerversuch, (Verdacht auf Hypoglykämie),
- Serumelektrolyte (Ausschluß Hyponatriämie, Hypo- oder Hyperkaliämie, Anomalien des Kalziumstoffwechsels),
- Plasmakatecholamine in horizontaler und vertikaler Körperposition (normaler Anstieg in aufrechter Körperhaltung bei idiopathischer orthostatischer Hypotension und diabetischer Neuropathie fehlend oder vermindert),
- Äthanolspiegel,
- ACTH-Test, Plasmaaldosteron (Verdacht auf Nebennierenrindeninsuffizienz, Hypoaldosteronismus).

18.5.3
Elektrokardiographische und elektrophysiologische Diagnostik

Ruhe-EKG

Im Ruhe-EKG können eine Synkope verursachende Arrhythmien manchmal direkt dokumentiert werden (z. B. ein AV-Block Grad III) oder es können synkopenassoziierte Anomalien erkennbar werden (z. B. ein Long-QT- oder Brugada-Syndrom oder Hinweise auf akzessorische Bahnen). Zusätzlich kann das Ruhe-EKG pathologisch verändert sein als Ausdruck organischer Herzerkrankungen, die in ursächlichem Zusammenhang mit der Synkope stehen (z. B. linksventrikuläre Hypertrophie, myokardiale Ischämie, Narben, Schenkelblockbilder). Ein vollständig normales EKG macht eine organische Herzerkrankung als Synkopenursache unwahrscheinlich und ist prognostisch günstig zu bewerten.

Langzeit-EKG

Die Durchführung eines Langzeit-EKG gehört zur Synkopenabklärung, die diagnostische Aussage ist jedoch im Einzelfall durch die mangelnde Spezifität der aufgezeichneten Befunde limitiert. Insbesondere bevor therapeutische Konsequenzen gezogen werden (z. B. ein Schrittmacher implantiert wird) muß angestrebt werden, den Zusammenhang zwischen subjektiv wahrgenommenen präsynkopalen Symptomen, bzw. einer Synkope und einer im Langzeit-EKG aufgezeichneten Rhythmusstörung so sicher wie möglich zu belegen (z. B. durch zeitbezogene Patientenaufzeichnungen während der Langzeit-EKG-Registrierung).

Belastungs-EKG

Eine Ergometrie ist indiziert bei klinischem Verdacht auf koronare Herzkrankheit. Ziel ist der Nachweis belastungsinduzierter Ischämien als mögliches Substrat einer belastungsabhängigen Herzrhythmusstörung (z. B. einer ventrikulären Tachykardie). Bei Patienten mit Zustand nach Synkope im Rahmen körperlicher Belastung sollte vor einer Durchführung mit geeigneten diagnostischen Maßnahmen eine signifikante Aortenstenose bzw. eine hypertrophe obstruktive Kardiomyopathie ausgeschlossen werden. Bei diesen Erkrankungen ist eine Ergometrie kontraindiziert. Eine fehlende Verkürzung der QT- Zeit unter körperlicher Belastung kann ein Hinweis auf Long-QT-Syndrom sein.

Signalgemitteltes EKG

Spätpotentiale gelten als Prädiktoren anhaltender ventrikulärer Tachykardien. Bei Patienten mit koronarer Herzkrankheit zeigen Spätpotentiale diese Rhythmusstörung mit hoher Sensitivität und Spezifität an; umgekehrt macht ein Fehlen von Spätpotentialen in dieser Patientengruppe ventrikuläre Tachkardien als Synkopenursache unwahrscheinlich. In der Routinediagnostik der Synkope ist diese Untersuchung bisher nicht etabliert.

Event-Recorder und Memory-loop-EKG

Bei Verdacht auf arhythmiebedingte Synkope, aber aufgrund seltenen Auftretens fehlender Dokumentationsmöglichkeit im Langzeit-EKG ist eine dauerhafte Rhythmusüberwachung mittels Event-Recorder oder Memory-loop-EKG indiziert. Zum Prinzip und zu Vor- und Nachteilen jeder der beiden Methoden vgl. Abschn. 18.4.1.4.

Karotisdruck-EKG

In der Synkopendiagnostik hat der Karotisdruckversuch nur einen begrenzten Stellenwert, da nur etwa 10–20 % aller Menschen mit hypersensitivem Karotissinusreflex (Asystolie >3 s und/oder Blutdruckabfall >50 mmHg systolisch) tatsächlich an Karotissinussynkopen leiden. Vor jeder Durchführung muß eine signifikante Karotisstenose ausgeschlossen werden (Auskultation der Karotisbifurkation). Ein doppelseitiger Karotisdruck ist zu vermeiden.

Elektrophysiologische Testung

Eine Indikation zur elektrophysiologischen Untersuchung (EPU) besteht bei Patienten mit begründetem Verdacht auf symptomatische ventrikuläre oder supraventrikuläre Herzrhythmusstörungen als Ursache einer Synkope, wenn diese mit nicht-invasiven Mitteln nicht dokumentiert werden konnten. Die EPU dient der Prüfung des Reizbildungs- und Reizleitungssystems und der Klärung der Frage der Induzierbarkeit von Herzrhythmusstörungen.

Wichtig ist auch bei der EPU der Versuch, einen Zusammenhang zwischen pathologischen Befunden und der klinischen Symptomatik, in diesem Zusammenhang also der Synkope, möglichst sicher zu etablieren; dies ist z. B. dann erreicht, wenn durch Auslösen einer supraventrikulärn oder ventrikulären Tachykardie während einer EPU eine Synkope induziert wird. Sensitivität und Spezifität der EPU sind abhängig von der Zusammensetzung des untersuchten Kollektivs. Bei bradykarden Herzrhythmusstörungen ist die Sensitivität der EPU generell geringer anzusetzen als bei tachykarden.

Zur EPU im Rahmen der Synkopenabklärung gehören die Bestimmung der Sinusknotenerholungszeit, der sinuatrialen Leitungszeit, der AV-Knotenüberleitungszeit und der His-Purkinje-Leitung sowie die programmierte Stimulation.

18.5.4
Neurophysiologische Diagnostik

Schellong-Stehtest

Der Schellong-Stehtest ist die wichtigste diagnostische Maßnahme bei Verdacht auf orthostatische Hypotonie als Synkopenursache (vgl. auch Abschn. 18.7). Der Schellong-Stehtest wird, da viel weniger aufwendig, in der Regel vor der Kipptischuntersuchung durchgeführt, hat aber bei neurokardiogenen und vasovagalen Synkopen nicht dieselbe diagnostische Aussagekraft.

Nach 5–10 min Liegen mit insgesamt 3maliger Blutdruck- und Herzfrequenzmessung steht der Patient frei für 7–10 min, wobei Blutdruck und Herzfrequenz minütlich gemessen werden. Danach erneutes Liegen mit minütlicher Blutdruck- und Herzfrequenzmessung in den ersten 3 min. Physiologisch ist ein Absinken des systolischen Blutdrucks um weniger als 10 mmHg bei gleichbleibendem oder leicht ansteigendem diastolischem Blutdruck. Eindeutig pathologisch ist ein Blutdruckabfall von mehr als 20–30 mmHg systolisch und 10–15 mmHg diastolisch.

Kipptischuntersuchung

Die Kipptischuntersuchung, ggf. mit zusätzlicher Isoprenalinapplikation, gilt heute als diagnostische Methode der Wahl bei Verdacht auf autonom-nerval vermittelte Synkopen. Eine positive Kipptischuntersuchung, bei der Prodromalsymptome und/oder die Synkope induziert werden, kann als sicherer Nachweis gewertet werden.

Die Sensitivität der Kipptischuntersuchung ist abhängig von der Prävalenz neurokardiogener Synkopen im untersuchten Kollektiv. Insbesondere bei Patienten mit ungeklärter Synkope trotz abgeschlossener neurologischer und kardiologischer Abklärung werden positive Testergebnisse bei 3 von 4 Patienten berichtet.

Die Spezifität ist, ebenso wie die Reproduzierbarkeit der Untersuchungsergebnisse, sehr hoch. Wichtig ist, vor der Testung alle potentiell hypotonieinduzierenden Pharmaka rechtzeitig abzusetzen.

Es werden verschiedene teils vasodepressorisch, teils kardioinhibitorisch dominierte oder auch gemischte vagovasale Reaktionsmuster beschrieben. Folgende Befundkonstellationen lassen sich abgrenzen:

- *Plötzliche Hypotension und Bradykardie:*
  Daraus ergibt sich der Verdacht auf hypersensitives autonomes Nervensystem. Synkopen können durch unterschiedliche vagale Stimuli (z. B. viszerale Reflexe) ausgelöst werden. Längere Asystolien sind möglich, häufig ist ein Auftreten in Kombination mit anderen vegetativen Symptomen wie starkem Schwitzen, Harn- und Stuhldrang oder Störungen der Thermoregulation.
- *Dysautonome Regulationsstörung:*
  Hier wird eine parallele stetige Abnahme von systolischem und diastolischem Druck beobachtet, während die Herzfrequenz stabil bleibt oder gering ansteigt.
- *„Postural orthostatic tachycardia syndrome"* *(POTS):*
  Anstieg der Herzfrequenz um ≥ 30/min bzw. auf 120/min innerhalb 10 min bei stabilem Blutdruck. Dieser Befund spricht für eine leichte Form autonomer Dysregulation.
- *Zerebrale Synkope:*
  Sie tritt bei stabilem Blutdruck aufgrund einer zerebralen Vasokonstriktion auf, die mittels transkranieller Dopplersonographie gesichert werden kann.

Davon abzugrenzen sind psychogene Synkopen, die ohne meßbare Veränderungen von Herzfrequenz, Blutdruck, EEG oder transkraniellem Fluß im Doppler eintreten.

Elektroenzephalogramm (EEG)

Das EEG zeigt bei Epilepsie häufig auch zwischen den Anfällen Anomalien. Die Durchführung ist indiziert im Rahmen der Differentialdiagnose, wenn die Symptomatik mit einer Epilepsie als Ursache der Bewußtseinsstörung vereinbar scheint, sie gehört aber nicht zur Routinediagnostik.

18.5.5
Doppler-/Duplexsonographie der hirnversorgenden Gefäße

Die Doppler-/Duplexsonographie er hirnversorgenden Gefäße gehört zumindest bei älteren Patienten mit unklaren Bewußtseinsstörungen zur Routinediagnostik. Sie ist obligatorisch bei allen Patienten mit neurologischen Symptomen. Die transkranielle Doppler-Untersuchung wird auch kombiniert mit der Kipptischuntersuchung eingesetzt (s. oben).

18.5.6
Echokardiographie

Eine transthorakale Echokardiographie sollte nach Synkope immer durchgeführt werden. Sie dient dem Aufschluß bzw. Nachweis organischer Herzerkrankungen. Bei Patienten mit neurologischen Symptomen kann zusätzlich eine transösophageale Echokardiographie zur Suche nach kardialen oder aortalen Emboliequellen indiziert sein.

18.5.7
Computertomographie und Magnetresonanztomographie

Diese bildgebenden Verfahren können alternativ verwendet werden und sind indiziert bei Verdacht auf zerebtale Ischämie, Blutung oder Raumforderung.

18.5.8
Stufendiagnostik bei Synkope

Das diagnostische Vorgehen richtet sich nach Häufigkeit (erstmalig, wiederholt mit kürzeren oder längerem anfallsfreiem Intervall) und den Begleitumständen einer Synkope. Die Schemata der Abb. 18-31 zeigen Vorschläge zur Stufendiagnostik bei Synkope.

Erstmalige Synkope

Eigen- und Fremdanamnese, körperliche Untersuchung

↓

Hinweis auf Orthostase, evtl. Hypovolämie: Flüssigkeitssubstitution Hinweis auf organische Herzerkrankung: EKG, Echokardiographie Fokale neurologische Symptome: Doppler-/ Duplexsonographie, evtl. cranielle CT Hinweis auf vasovagale Reaktion: Schellong-Test, evtl. Kipptisch-Untersuchung In jedem Fall: Routinelabor (Blutzucker, Elektrolyte, Blutbild)

↓

Pathologische Befunde oder Verletzung durch Synkope und/oder Alter < 40 Jahre

↓

Stationäre Aufnahme (Sonst, wenn indiziert, weitere Untersuchungen ambulant)

↓

1. Ursache gesichert → Therapie einleiten

oder

2. Ursache noch nicht gesichert → Bei anamnestischem oder klinischem Hinweis auf neurologische Ursache ↓ Cranielles CT (wenn nicht initial durchgeführt) **oder** Bei anamnestischem oder klinischem Hinweis auf kardiogene Ursache ↓ Langzeit-EKG/ Event-Recorder, Echokardiographie, Kipptisch (wenn nicht initial durchgeführt), EPU

Abb. 18-31. Schemata zur Stufendiagnostik bei Zustand nach Synkope (Abkürzungen s. Text)

(Fortführung der Abb. s. S. 418)

Rezidiv-Synkope innerhalb von 6 Monaten

Ursache durch inititale Untersuchungen nach Erstereignis nicht gesichert

↓

1. Bekannte kardiale Vorerkrankung oder pathologisches EKG oder Verletzung im Rahmen der Synkope

↓

Stationäre Aufnahme und EPU

↓

Pathologisch: entsprechende Therapie (z.B. Schrittmacher, ICD)

Normal: Kipptisch- Untersuchung →

Pathologisch: Therapie und Wiederholung

oder

Normal (oder pathologisch unter Therapie) ↓

Event- Recorder

oder

2. Keine kardialen Vorerkrankungen, EKG normal, keine Verletzungen: weitere Untersuchungen ambulant

↓

Kipptisch- Untersuchung →

Pathologisch: Therapie und Wiederholung

oder

Normal (oder pathologisch unter Therapie)

↓

Event- Recorder, evtl. EPU

Rezidiv- Synkope nach mehr als 6 Monaten

Ursache durch inititale Untersuchungen nach Erstereignis nicht gesichert

↓

Kipptisch- Untersuchung

↓

Pathologisch: Therapie. Wenn darunter Rezidiv

↓

Event- Recorder

oder

Normal und

bekannte kardiale Vorerkrankung oder pathologisches EKG oder Verletzung im Rahmen der Synkope

↓

EPU:

Wenn pathologisch: Therapie

Wenn normal: Event- Recorder

Abb. 18-31

18.6
Arterielle Hypertonie

C. von Schacky und C.E. Angermann

Definition

Die Definitionskriterien für arterielle Hypertonie unterliegen einem stetigen Wandel. Nach den 1999 publizierten neuesten Kriterien der Weltgesundheitsorganisation und dem sechsten Bericht des Joint National Committee on Prevention, Detection, Evaluation, and Treatment of High Blood Pressure wird vorgeschlagen, den arteriellen Blutdruck in die Bereiche optimal, normal, hochnormal und Hochdruck einzuteilen. Innerhalb des Hochdrucks werden 3 Stadien unterschieden (Tabelle 18-22).

Risikostratifizierung bei arterieller Hypertonie

Therapieempfehlungen sollen die Blutdruckhöhe und das Vorliegen relevanter Risikofaktoren, Endorganschäden und kardiovaskuläre Erkrankungen einbeziehen (Tabelle 18-23). Zu den Empfehlungen für Kon-

Tabelle 18-22. Einteilung des Blutdrucks beim Erwachsenen (>18 Jahre)[a]. (WHO 1999)

Kategorie	Systolisch [mm HG]		Diastolisch
Optimal	<120	und	<80
Normal	<130	und	<85
Hoch-normal	130–139	oder	85–89
Hochdruck			
Stadium I	140–159	oder	90–99
Stadium II	160–179	oder	100–109
Stadium III	=180	oder	=110

[a]Keine Antihypertensivaeinnahme, nicht akut krank. Sollten systolischer und diastolischer Blutdruck in unterschiedliche Kategorien fallen, wird die höhere zur Klassifikation verwendet. Isolierte systolische Hypertonie ist als >140 mmHg bei diastolischem Wert <90 mm Hg definiert und wird analog klassifiziert

Tabelle 18-23. Komponenten kardiovaskulärer Risikostratifizierung bei Patienten mit arterieller Hypertonie

Relevante Risikofaktoren	
Nikotinabusus	
Fettstoffwechselstörung	
Diabetes mellitus	
Alter >60 Jahre	
Geschlecht (Männer und postmenopausale Frauen)	
Familienanamnese kardiovaskulärer Erkrankungen	
Hypertonieassoziierte Endorganschäden	
Herz	• Koronare Herzkrankheit
	• Angina pectoris/Myokardinfarkt
	• Koronare Revaskularisierung (Bypassoperation, PTCA)
	• Herzinsuffizienz
	• Linksventrikuläre Hypertrophie
Hirn	• Hirninfarkte
	• Hypertensive Enzephalopathie
Niere	• Mikroalbuminurie; Proteinurie
	• Niereninsuffizienz
Große Gefäße	• Karotisstenose
	• Zeichen der peripheren arteriellen Verschlußkrankheit (Claudicatio)
Auge	• Retinopathie

Tabelle 18-24. Empfehlungen für Kontroll- bzw. diagnostische Untersuchungszeitpunkte nach initialer Blutdruckmessung

Initialer Blutdruck [mm Hg]		
Systolisch	Diastolisch	Wiedervorstellung
<130	<85	2 Jahre
130–139	85–89	1 Jahr[a]
140–159	90–99	Innerhalb von 2 Monaten bestätigen[a]
160–179	100–109	Abklären oder dazu überweisen innerhalb 1 Monat
≥180	≥110	Unmittelbarer Handlungsbedarf entsprechend klinischer Situation

Es zählt der jeweils höhere Blutdruck. Besteht eine Hochdruckanamnese, so gelten entsprechend kürzere Intervalle.
[a]Zur Lebensstiländerung raten.

troll-, bzw. diagnostische Untersuchungen, die sich nach der Höhe des initial gemessenen Blutdrucks richen, vgl. Tabelle 18-24.

Ätiologie/Epidemiologie

Unterschieden wird die primäre arterielle Hypertonie, deren Ursache derzeit nicht eruierbar ist, von sekundären Hypertonieformen (Tabelle 18-25). Bei der primären Hypertonie scheinen genetische Faktoren, Lebensgewohnheiten und Umweltfaktoren eine Rolle zu spielen (s. unten). Prävalenz und Inzidenz des Hochdrucks variieren in Abhängigkeit von Alter, Geschlecht, geo-

Tabelle 18-25. Ätiologische Einteilung der arteriellen Hypertonien

Primäre Hypertonie (ca 93% der Hochdruckpatienten)	
Sekundäre Hypertonie (ca. 6% der Hochdruckpatienten)	
Renale Hypertonie (ca. 4%)	
• Renoparenchymatös	Chronische Pyelonephritis
	Akute und chronische Glomerulonephritis
	Polyzystische Nierendegeneration
• Renovaskulär	Nierenarterienstenose, Niereninfarkt
	Arterioläre Nephrosklerose
	Diabetische Nephropathie
Endokrine Hypertonie (ca 2.5%)	
• Kontrazeptiva	
• Hyperaldosteronismus	
• Phäochromozytom	
• Cushing (Morbus und Syndrom)	
• Seltene andere: adrenogenitales Syndrom, Akromegalie, Myxödem	
Verschiedene Ursachen chronischer Hypertonie	
• Gestose	
• Aortenisthmusstenose	
• Chronischer Alkoholabusus (>ca. 80 g/Tag)	
• Panarteritis nodosa	
• Hyperkalzämie	
• Medikamente: z. B. Steroide, Cyclosporin	
• Polycythaemia vera	
Verschiedene Ursachen akuter Hypertonie	
• Schmerzen	
• Intravasale Volumenüberladung (Übertransfusion, Überinfusion)	
• Erhöhter Hirndruck	
• Rückenmarkläsion	
• Psychogen	
• Akute Porphyrie	

Tabelle 18-26. Ursachen v. a. systolischer Hypertonie

Verminderte Elastizität der Aorta (Arteriosklerose)

Erhöhtes Schlagvolumen
- Aorteninsuffizienz
- Hyperthyreose
- Fieber
- Arteriovenöse Fistel
- Ductus Botalli

graphischer Region und Rasse. Angaben über die Häufigkeit sprechen von 8 % (Männer) und 4 % (Frauen) bei 25- bis 34jährigen und bereits 26 % (Männer) bzw. 22 % (Frauen) bei 45- bis 54jährigen Personen.

Tabelle 18-26 listet Hochdruckformen, die vorwiegend mit einer systolischen Blutdruckerhöhung einhergehen. Dazu zählt die arterielle Hypertonie aufgrund einer verminderten Elastizität der Aorta; die altersassoziierte Zunahme der Steifigkeit der aortalen Wand ist ein wesentlicher auslösender Faktor für das Ansteigen des Blutdrucks mit zunehmendem Lebensalter. Im Gegensatz zu den meisten anderen Hochdruckursachen, die mit einer peripheren Widerstandserhöhung einhergehen, führen Erkrankungen, die mit einer Erhöhung des Schlagvolumens einhergehen, ebenfalls zu vorwiegend systolischer Hypertonie.

„Metabolisches Syndrom"
Das gemeinsame Vorkommen einer primären arteriellen Hypertonie mit einer Adipositas, einer Dyslipidämie (Hypercholesterinämie, Hypertrigyzeridämie, erniedrigtes High-density-Lipoprotein) und/oder einer verminderten Glukosetoleranz mit Hyperinsulinämie und Insulinresistenz bzw. einem manifesten Diabetes mellitus wird als metabolisches Syndrom bezeichnet.

18.6.1
Anamnese und Befund

Anamnese
Bei der Anamnese werden neben Dauer und Ausmaß der Blutdruckerhöhung hochdruckassoziierte Beschwerden erfragt sowie potentiell auslösende Faktoren, z. B. eine vorangegangene Gestose. Daneben zielt die Anamnese auf die Erfassung weiterer kardiovaskulärer Risikofaktoren und des individuellen Lebensstils sowie die Identifizierung möglicher Endorganschäden. Schließlich wird nach anamnestischen Hinweisen auf sekundäre Hypertonieformen gefahndet.

Die subjektiv wahrgenommenen *Auswirkungen des Bluthochdrucks* reichen von völliger Beschwerdefreiheit über Symptome wie Kopfschmerz, Sehstörungen, Schwindel, Nervosität, präkordiale Schmerzen, Palpitationen oder Dyspnoe bis zu den Symptomen einer hypertensiven Enzephalopathie bei hypertensiver Krise, die im Extremfall zu einer intrazerebralen Massenblutung führen kann.

Fragen nach *Risikofaktoren* beinhalten, ob ein Diabetes mellitus, eine Dyslipämie, eine Hyperurikämie oder eine Familienanamnese dieser Störungen oder der arteriellen Hypertonie selbst gegeben sind. Die Entwicklung eines Hochdrucks begünstigende Faktoren wie ein zu hohes Körpergewicht, Mangel an körperlicher Aktivität, Rauchgewohnheiten, Ernährungsgewohnheiten (Alkohol, Salz, Koffein, gesättigte Fettsäuren) und Streß werden ermittelt. Medikamenten- und Drogenanamnese, psychosoziale und Umweltfaktoren sollten ebenfalls erfaßt werden.

Fragen nach *Endorganschäden* betreffen Symptome, die auf eine chronische koronare Herzkrankheit (vgl. Abschn. 18.2.1), einen durchgemachten Myokardinfarkt, interventionelle Prozeduren, eine Bypassoperation, eine Claudicatio intermittens, eine Herzinsuffizienz (vgl. Abschn. 18.1.1) sowie auf durchgemachte Hirninfarkte, vorübergehende Durchblutungsstörungen des Gehirns oder eine Nierenfunktionstörung hinweisen.

Besonderer Wert wird gelegt auf die *Erfassung von anamnestischen Hinweisen für eine sekundäre Hypertonieform*: So können z. B. rezidivierende Harnwegsinfekte/Pyelonephritiden, Phenacetinabusus, schaumiger Urin oder positive Familienanamnese für Zystennieren auf eine renoparenchymatöse Hypertonie hinweisen.

Bei therapierefraktärer arterieller Hypertonie oder Entgleisung eines bislang gut behandelbaren Hochdrucks besteht Verdacht auf eine hämodynamisch wirksame Nierenarterienstenose. Auch ein langjähriger Diabetes mellitus kann über eine Glomerulosklerose zum Hochdruck führen. Ein labiler Hochdruck oder Hochdruckentgleisungen verbunden mit Kopfschmerz, Palpitationen, Blässe und Schweißneigung können bei Phäochromozytom auftreten. Eine Flushsymptomatik findet sich beim Karzinoid. Klagt ein Hochdruckpatient über allgemeine Schwäche, Muskelkrämpfe und Polyurie, kann ein primärer Hyperaldosteronismus vorliegen.

Erfolg und Verträglichkeit *vorangegangener antihypertensiver Therapien* werden ebenfalls abgefragt.

Körperliche Untersuchung
Bei der ersten körperlichen Untersuchung müssen mehrfache Bludruckmessungen vorgenommen und der Blutdruck an allen 4 Extremitäten bestimmt werden (Erfassung von atherosklerotischen Gefäßverschlüssen, aber auch einer Aortenisthmusstenose oder des Thoracic-outlet-Syndroms). Das Körpergewicht und die Körpergröße im Quadrat werden gemessen bzw. errechnet und der Body-Mass-Index (BMI) bestimmt:

$$BMI = \text{Gewicht [kg]} : \text{Größe}^2 \, [\text{m}^2].$$

Auch die körperliche Untersuchung dient der Erfassung von Endorganschäden und von klinischen Zeichen einer sekundären Hypertonie. Fundoskopisch gewinnt man Hinweise auf eine hypertensive Retinopathie:

Stadium I: geringe Sklerose und Verengung der Netzhautarterien;
Stadium II: verbreiterte Arterienreflexe, Engstellung der Arterien, Kreuzungsphänomen;
Stadium III: Ödem, Hämorrhagien, Exsudate;
Stadium IV: zusätzliches Papillenödem.

Palpatorisch und auskultatorisch werden der Hals im Hinblick auf Anomalien der Schilddrüse, arterielle Strömungsgeräusche bzw. eine venöse Stauung und das Herz hinsichtlich Auffälligkeiten von Frequenz und Rhythmus, Größe, Herzspitzenstoß (lateralisiert?, hebend?), Klicks, Zusatztönen und Geräuschen untersucht.

Beim kompletten Pulsstatus und bei der neurologischen Untersuchung lassen sich weitere Endorganschäden finden. Bei der Auskultation der Lungen wird nach Rasselgeräuschen (Stauung) und Hinweisen auf Bronchiospastik (ggf. β-Blockerkontraindikation) gefahndet.

Abdominelle Strömungsgeräusche mit Lateralisation in Richtung auf die Nieren lassen eine renovaskuläre Erkrankung vermuten. Tastbare Raumforderungen können durch polyzystische Nieren bedingt sein. Stammbetonte Fettsucht, Mondgesicht und Striae finden sich beim Cushing (Morbus oder Syndrom). Bauchglatze, auffälliger Leberbefund und Palmarerythem können für Alkoholabusus sprechen.

Blutdruckmessung durch den Arzt oder medizinisches Hilfspersonal

Die korrekte nichtinvasive Blutdruckmessung mittels eines Quecksilbermanometers oder eines geeichten elektronischen Geräts ist im Rahmen der Hochdruckabklärung von zentraler Wichtigkeit:

Die Patienten sollten auf einem Stuhl angelehnt sitzen, mit entblößtem Arm, der auf Herzhöhe auf einer Unterlage liegt. 30 min vor der Messung sollten Kaffee oder Nikotin gemieden werden. Die Messung erfolgt nach 3–5 min Ruhe. Der aufblasbare Teil der Manschette sollte 80 % des Arms umfassen, was bedeutet, daß viele übergewichtige Erwachsene eine größere Manschette benötigen. Die Manschette wird ca. 40 mm Hg über den angenommenen Blutdruck aufgepumpt. Bei sinkendem Manschettendruck (2–3 mm Hg/s) läßt sich über der A. brachialis ein Ton auskultieren, der den systolischen Blutdruck definiert. Das Verschwinden dieses Tones definiert den diastolischen Blutdruck.

Der Durchschnitt von zwei oder mehr Messungen im Abstand von 2 min gilt. Differieren die ersten beiden Messungen um mehr als 5 mm Hg, sind weitere Messungen erforderlich.

24-h-Blutdruckmessung bei Erstdiagnostik

Die diagnostische Langzeitblutdruckmessung mit zertifizierten und geeichten Geräten ermöglicht es, ein Profil des Blutdruckverhaltens über 24 h zu gewinnen. Der „Weißkitteleffekt" entfällt. Messungen erfolgen alle 15–30 min, nachts ggf. in längeren Zeitintervallen.

Die Langzeitblutdruckmessung wird v. a. bei inkonsistenten Ergebnissen oder grenzwertiger Blutdruckerhöhung in den punktuellen Messungen eingesetzt. Der Gesamtmittelwert der Messungen über 24 h sollte unter 130/80 mm Hg liegen. Der Mittelwert der nächtlichen Messungen sollte 8–10 % unter dem Mittelwert der Messungen tagsüber liegen.

Bei ausgeprägten kardialen Arrhythmien (z. B. Vorhofflimmern) können die Meßergebnisse fehlerhaft sein.

Blutdruckselbstmessung

Die Blutdruckselbstmessung hat den Vorteil, daß der „Weißkitteleffekt" ebenfalls entfällt und potentiell während der Therapieeinstellung und im Langzeitverlauf Kosten reduziert werden können. Nachteile sind, daß trotz genauer Instruktion der Patienten die Messungen unkorrekt vorgenommen worden sein können und daß keine allgemein anerkannten Hochdruckdefinitionen für die Selbstmessung existieren. Werte >135/85 mmHg werden allgemein als erhöht betrachtet.

Die automatischen oder halbautomatischen Messungen über der A. brachialis sind wahrscheinlich den Messungen am Handgelenk an Genauigkeit überlegen.

18.6.2
Laboruntersuchungen

Bei jedem Patienten mit Hochdruck gehören folgende Laborwerte zum Basisprogramm:

- Urinstatus
  Proteinurie, Hämaturie, Glukosurie?
- Blutbild mit Differentialblutbild,
- Natrium,
- Kalium,
- Kreatinin,
- Blutzucker (nüchtern),
- Gesamtcholesterin, LDL, HDL.

Katecholaminabbauprodukte, Metanephrine und 5-Hydroxiindolessigsäure im 24-h-Urin sollten nur bestimmt werden, wenn ein Phäochromozytom oder Karzinoid klinisch möglich erscheint.

In Abhängigkeit von Anamnese, körperlicher Untersuchung und ersten Laborbefunden können zusätzlich erforderlich sein im Urin:

- Kreatininclearance (2mal 2 h oder 24 h),
- Eiweißausscheidung in 24 h (renoparenchymatöse Hypertonie),
- Mikroalbumin.

Im Blut:

- Kalzium,
- Harnsäure,
- Nüchterntriglyceride,
- HbA1c,
- TSH
  Störungen der Homöostase von Kalzium, Blutfetten, Zucker, Schilddrüsenhormonen.

Selten kann die Plasmareninaktivität/Urinnatriumbestimmung erforderlich sein. Je nach Ergebnis der soweit durchgeführten Laboruntersuchungen kann zur Abklärung unklarer Befunde (z. B. Hypokaliämie ohne Ursache, Hyperkalzämie) die Bestimmung weiterer, auf die Identifizierung bestimmter sekundärer Hypertonieformen gerichteter Laborwerte (z. B. von Aldosteron oder Parathormon) notwendig werden.

18.6.3
Humangenetik

Nur wenige Hochdruckformen entsprechen einem klassischen Vererbungsmuster, wie z. B. die bei einer einzigen Mutation im 11-β-Hydroxylase/Aldosteron-Synthase-Gen.

Zwar tritt Hochdruck familär gehäuft auf, und eineiige Zwillinge haben eine bessere Übereinstimmung ihrer Blutdruckwerte als z. B. Ehepartner. Trotzdem spielen die oben diskutierten sonstigen auslösenden Faktoren für Entstehung und Schweregrad einer arteriellen Hypertonie meist die entscheidende Rolle. Eine humangenetische Diagnostik gehört, auch mangels therapeutischer Konsequenzen, derzeit nicht zur Routinediagnostik bei der Abklärung einer arteriellen Hypertonie.

18.6.4
Elektrokardiographie

Das 12-Kanal-EKG kann Zeichen der linksventrikulären Druckhypertrophie (positiver Sokolow- und Lewis-Index) evtl. mit Schädigung (präterminale T-Wellen besonders in linkspräkordialen Ableitungen) zeigen. Allerdings sind die EKG-Veränderungen weder sensitiv noch spezifisch für arterielle Hypertonie. Als Methode, Schädigungen des Herzens als Endorgan der Hypertonie zu erkennen (z. B. abgelaufene Myokardinfarkte) ist das EKG allerdings gut geeignet. Ein 24-h-Langzeit-EKG ist bei anamnestischen Hinweisen auf Herzrhythmusstörungen angezeigt, da bei hypertensiver Herzkrankheit auch komplexe ventrikuläre Arrhythmien gehäuft vorkommen können.

18.6.5
24-h-Blutdruckmessung

Neben der Durchführung im Rahmen der Erstdiagnostik wird die ambulante 24-h-Blutdruckmessung zur Therapiekontrolle, bei scheinbarer Therapieresistenz, bei Symptomen von Hypotonie unter Therapie und bei Verdacht auf autonome Dysfunktion eingesetzt. Es ist sinnvoll, eine neu begonnene antihypertensive Therapie erst dann mittels ambulanter 24-h-Blutdruckmessung zu überprüfen, wenn wiederholte Einzelmessungen einen ausreichenden therapeutischen Erfolg signalisieren.

18.6.6
Oberbauchsonographie

Über Größe, Form und Struktur der Nieren können mittels Oberbauchsonographie detaillierte Aussagen gemacht werden. Zum Beispiel weisen ein- oder beidseitige Schrumpfnieren, polyzystische Nieren, Verschmälerung des Parenchymsaums oder Buckelungen der Nierenoberfläche auf eine mögliche nephrogene Hypertonie hin.

Sehr oft kann die Nebennierenloge eingesehen werden; eine Vergrößerung einer oder beider Nebennieren kann erkannt werden. Die Darstellung der Nierenarterien im Farbduplex und mittels gepulstem Doppler ermöglicht bei guter Schallbarkeit eine Aussage zur Frage, ob eine Nierenarterienstenose vorliegt, und erlaubt am Ausmaß der Flußbeschleunigung auch eine Abschätzung des Schweregrades, setzt aber große Untersuchererfahrung voraus.

Hypertoniebedingte Schäden am Gefäßsystem (z. B. Aneurysmata oder Atherosklerose der Aorta abdominalis) lassen sich bei den meisten Patienten mittels der Oberbauchsonographie feststellen.

18.6.7
Echokardiographie

Bezüglich der Diagnose einer Ventrikelhypertrophie ist die Sensitivität der Echokardiographie weitaus höher als die des EKG. Nach kurzer Dauer der Hypertonie finden sich noch normale Wanddicken und eine Hyperkontraktilität des linken Ventrikels. In Abhängigkeit von Dauer und Höhe des Bluthochdrucks nehmen die diastolischen Dicken von Septum und Hinterwand (oft etwas weniger ausgeprägt) zu.

In fortgeschrittenen Stadien der arteriellen Hypertonie sowie vorübergehend nach hypertensiven Krisen kann eine linksventrikuläre globale Funktionsstörung auftreten. Regionale Kontraktionsstörungen sind Indikatoren einer begleitenden koronaren Herzkrankheit.

Da mittels M-Mode-Echokardiographie eine relativ

genaue und einfach durchzuführende Quantifizierung des Ausmaßes der Hypertrophie möglich ist, eignet sich das Verfahren auch zur Verlaufskontrolle der Hypertrophieregression unter suffizienter antihypertensiver Therapie.

Frühestes Zeichen beginnender hypertensiver Veränderungen des Herzens ist eine im PW-Doppler nachweisbare diastolische Funktionsstörung des linken Ventrikels (A > E, vgl. Abschn. 18.1.1.8). Bei der Interpretation dieses Befundes muß allerdings die Altersabhängigkeit des diastolischen Füllungsmusters berücksichtigt werden.

Mittels transösophagealer Echokardiographie kann eine Aortenisthmusstenose als seltenen sekundäre Hypertonieursache diagnostiziert werden (vgl. Abschn. 18.11).

18.6.8
Konventionelle Strahlendiagnostik

Die Thoraxröntgenaufnahme ist in Frühstadien der Erkrankung diagnostisch unergiebig. Eine Elongation, vermehrte Schwingung und Sklerose der Aorta sowie eine Linksbetonung der Herzsilhouette sind möglich. Erst bei kardialer Dekompensation treten eine Kardiomegalie und röntgenologische Zeichen der Herzinsuffizienz auf.

Zu den röntgenologischen Zeichen der Aortenisthmusstenose vgl. Abschn. 18.11.

Die Abdomenübersichtsaufnahme spielt heute in der Hochdruckdiagnostik keine Rolle mehr, da ihr Informationsgehalt der abdominellen Sonographie weit unterlegen ist.

18.6.9
Interventionelle Strahlendiagnostik

Die transfemorale selektive Nierenangiographie in digitaler Subtraktionstechnik stellt heute das Referenzverfahren zur Darstellung einer Nierenarterienstenose dar. Sie ist indiziert, wenn eine arterielle Hypertonie plötzlich auftritt, wenn ein bislang gut eingestellter Hypertonus exazerbiert oder wenn sich die Nierenfunktion ohne andere erkennbare Ursache verschlechtert. Bei geeigneter Morphologie kann eine Nierenarterienstenose durch perkutane transluminale Dilatation, ggf. mit Plazierung eines Stents, therapiert werden.

Im Rahmen einer Herzkatheteruntersuchung, die bei hypertensiven Patienten mit pektanginösen Beschwerden zum Ausschluß einer koronaren Herzkrankheit erforderlich sein kann, sollten bei Patienten mit arterieller Hypertonie die Nierenarterien mit dargestellt werden. Im Rahmen der Angiographie kann ggf. auch Blut für eine seitengetrennter Reninbestimmung gewonnen werden, wenn es darum geht, die

funktionelle Wertigkeit der erhobenen Befunde zu überprüfen.

18.6.10
Computertomographie/Magnetresonanztomographie

Die Verfahren werden im Rahmen der präoperativen Vorbereitung bei endokrinen Hochdruckformen bzw Aortenisthmusstenose alternativ eingesetzt.

18.7
Systemische Hypotonie, Kollaps

C. von Schacky und C.E. Angermann

Definition

Hypotonie wird definiert als ein systolischer Blutdruckwert < 100 mm Hg. Die primäre („essentielle") Form ist konstitutionell bedingt und meist asymptomatisch. Sekundäre Hypotonieformen (als Folge von meist internistischen Krankheiten bzw. einer autonomen Dysfunktion) sind häufig mit Beschwerden verbunden; das Spektrum der Symptome reicht von ungerichtetem Schwindel und Leistungsminderung bis zu massiven Störungen der Kreislaufregulation.

Ätiologie

Das Symptom „Hypotension" kann Ausdruck einer harmlosen, die Lebenserwartung nicht betreffenden funktionellen Störung, sekundäre Begleiterscheinung einer internistischen Erkrankung, Folge einer Erkrankung des zentralen oder peripheren Nervensystems, einer chronischen Hypovolämie oder der Einnahme bestimmter Medikamente oder aber auch Ausdruck eines akuten, lebensbedrohlichen Zustands (Schock, Koma) sein. Tabelle 18-27 listet neben der primären Hypotonie zahlreiche mögliche Ursachen sekundärer Hypotonieformen auf. Die primäre Hypotonie ist ätiologisch ungeklärt, bzw. stellt wahrscheinlich eine Normvariante der Blutdruckregulation dar; Ätiologie und Diagnostik der die sekundären Hypotonieformen verursachenden Erkrankungen wird in den jeweiligen Spezialkapiteln abgehandelt.

Die häufigste Form einer Hypotonie bzw. Ursache eines Kollapses ist die vasovagale Reaktion bei verstärktem Vagotonus, die mit oder ohne Bewußtseinsverlust einhergehen kann. Sie ist für mehr als die Hälfte aller Synkopen verantwortlich (klassische „Ohnmacht", vgl. auch Abschn. 18.5).

Tabelle 18-27. Ätiologische Einteilung der Hypotonien

Nichtautonom-neurogene Hypotonie
- **Sympathikotone orthostatische Hypotonie**
  - primäre Hypotonie („konstitutionell")
  - orthostatische Dysregulation
  - Karotissinussyndrom
- **Vermindertes effektives Blutvolumen**
  - Varikose, Schwangerschaft, lange Immobilisation
  - Hypovolämie bei Diarrhö, Erbrechen, Exsikkose anderer Ursache, vermindertem Durstgefühl, Hämodialyse, Diabetes mellitus, Anorexie, Dumpingsyndrom
  - Nebennierenrindeninsuffizienz, Hypophysenvorderlappeninsuffizienz, Diabetes insipidus, Hypothyreose, Bartter-Syndrom
  - Vasodilatation bei Karzinoid, Mastozytose, Hyperbradykininismus
- **Kardiopulmonale Hypotonie**
  - Brady-, Tachyarrhythmie
  - Vorhofmyxom
  - Perikarderkrankungen
  - Herzklappenvitium Herzinsuffizienz
  - Spannungspneumothorax
  - Lungenembolie

Autonom-neurogene Hypotonie
- **Peripheres und zentrales autonomes Nervenssystem**
  - „progressive autonomic failure" (Bradbury-Egglestone)
  - Dopamin-b-Hydroxylase-Defizienz
  - Barorezeptorendysfunktion (z. B. Karotissinussyndrom)
- **Zentrales autonomes Nervensystem**
  - multiple Systematrophie (Shy Drager)
  - autonome Dysfunktion als Symptom anderer Erkrankungen (z. B. Parkinson, zerebrovaskuläre Erkrankungen)
- **Peripheres autonomes Nervenssystem ohne sensomotorische Polyneuropathie**
  - akute und subakute autonome Neuropathie (Pandysautomatie)
- **Peripheres autonomes Nervenssystem mit sensomotorischer Polyneuropathie**
  - autonome Dysfunktion (z. B. bei Diabetes mellitus, Urämie, Amyloidose und andere Neuropathieursachen)

Medikamentös induzierte Hypotonie
- **Arterielle Vasodilatoren (z. B. ACE-Hemmer, β-Blocker, Ca2+-Antagonisten)**
- **Venöse Vasodilatoren (z. B. Nitrate, Molsidomin, ACE-Hemmer)**
- **Diuretika**
- **Trizyklische Antidepressiva**
- **Phenothiazinderivate**
- **Insulin**
- **Tranquilizer**
- **Dopaminerge Substanzen**
- **Vincristin**
- **Alkohol**

18.7.1
Anamnese und Befund

Anamnese

Die Anamnese zielt einerseits darauf ab, Art und Ausmaß der hypotonie-assoziierten Beschwerden zu erfassen, andererseits auf die Klärung der zugrundeliegenden Ursache.

Bei den *Beschwerden* sind Schwindel, Sehstörungen und Bewußtseinsstörungen bis hin zum Bewußtseinsverlust charakteristischer Ausdruck zerebraler Minderperfusion bei hypotoner Kreislaufsituation. Bestehen gleichzeitig eine Tachykardie, blasse Haut und Kaltschweißigkeit, spricht dies für sympathische Aktivierung. Entscheidend ist, daß bei der Erstuntersuchung eines Patienten mit dieser Symptomatik rasch und ggf. anhand sofortiger diagnostischer Maßnahmen geklärt werden muß, ob der Zustand reaktiv als Folge einer Kreislaufdysregulation besteht oder aber Ausdruck einer vital bedrohlichen Erkrankung ist (z. B. hypovolämischer Schock bei akuter Blutung, vgl. Abschn. 18.1.3). Das klinische Bild alleine erlaubt diese Unterscheidung nicht in jedem Fall sofort. Fehlen die Zeichen einer Sympathikusaktivierung, kann dies auf eine neurogene Hypotonieform hinweisen. Je nach sonstiger Hypotonieursache können eine breite Vielfalt zusätzlicher Symptome erfragbar sein, die Ausdruck der jeweiligen Grunderkrankung sind.

Zu *Ursachen und Symptomen* der vasovagalen Reaktion und des Karotissinussyndroms (Überempfindlichkeit der Dehnungsrezeptoren im Bereich des Karotissinus, kardioinhibitorische und kardiodepressorische Form) vgl. Abschn. 18.5.1.

Bei der orthostatischen Hypotonie tritt nach Aufstehen oder Aufsetzen ein übermäßiger Blutdruckabfall und im Extremfall ein Kollaps auf, verbunden mit den Symptomen der zerebralen Minderperfusion und reaktiver Sympathikusaktivierung. Im Liegen sind die Symptome rasch und vollständig reversibel.

Die chronische Hypotonie ohne oder mit nur geringer orthostatischer Komponente kann Ausdruck chronischen Volumenmangels sein (z. B. bei Diarrhö, Erbrechen oder Exsikkose sonstiger Genese, vermindertem Durstgefühl und endokrinen Erkrankungen wie Diabetes mellitus und Diabetes insipidus oder bei diuretischer Therapie).

Zu Symptomen und Diagnostik anderer endokriner, kardiopulmonaler oder sonstiger Erkrankungen oder Regulationsstörungen, die Ursache einer Hypotonie sein können (s. Tabelle 18-27), vgl. die jeweiligen Spezialkapitel.

Bei der autonom neurogenen Hypotonie tritt zwar ebenfalls eine orthostatische Hypotonie auf, die reaktive Sympathikusaktivierung fehlt jedoch oder ist vermindert. Häufigste Ursache dafür ist eine periphere autonome Neuropathie, wie sie als Begleiterscheinung internistischer Erkrankungen (z. B. Diabetes mellitus, Speicherkrankheiten, Amyloidose, Urämie, Porphyrien, Neoplasien), bei Vitaminmangel oder Malabsorption, als Folge einer Pharmakotherapie (z. B. bei manchen Immunsuppressiva), nach Exposition zu toxischen Substanzen, aber auch bei Alkoholabusus auftreten kann.

Die Ausprägung der klinischen Symptomatik variiert mit dem Schweregrad der Neuropathie. Bereits anamnestisch können davon sehr seltene Formen einer primären Erkrankung des autonomen Nervensystems anhand krankheitsspezifischer weiterer Beschwerden abgegrenzt werden, bei denen Hypotonie und Kollapsneigung meistens sehr ausgeprägt und progredient sind. Dabei handelt es sich um das Bradbury-Egglestone-Syndrom (Degeneration des sympathischen und parasympathischen peripheren Nervensystems, rezidivierende orthostatische Kollapszustände und Krampfanfälle ohne sympathische Aktivierung, Hypertonie im Liegen), das Shy-Drager-Syndrom (Degeneration autonomer und nicht-autonomer Strukturen des zentralen Nervensystems, Hypotonie und Kollapsneigung mit zusätzlich multiplen neurologischen Ausfallerscheinungen) und das Riley-Day-Syndrom (autosomal-rezessiv vererbt bei Juden, Blutdruckinstabilität, Störungen der Temperaturregulation und weitere neurologische Veränderungen).

Medikamente, die potentiell eine Hypotonie verursachen können, müssen abgefragt werden (s. Tabelle 18-27).

Befund

Charakteristisch für Hypotonie ist ein flacher Puls, der bei kardiodepressorischen Reaktionen bradykard, bei Sympathikusaktivierung tachykard ist. Entsprechend einem hohen Sympathikotonus sind hypotone Patienten häufig blaß und kaltschweißig. Bei autonom neurogener Hypotonie, wo die sympathische Gegenregulation fehlt, ist die Haut unauffällig oder eher trocken.

Nach Befunden, die auf das Vorliegen eines lebensbedrohlichen Zustands hinweisen könnten, ist rasch zu fahnden, z. B.:

- Herzgeräusch als Ausdruck eines kardialen Vitiums?
- Hinweise auf Blutungsquelle?
- Erhöhte Atemfrequenz als möglicher Hinweis auf Lungenembolie, Pneumothorax?
- Klinische Zeichen einer schweren akuten oder akut dekompensierten chronischen Herzinsuffizienz oder für Myokardinfarkt?
- Pulsus paradoxus als möglicher Hinweis auf Perikardtamponade?
- Anhalt für lebensbedrohliche Herzrhythmusstörung?

Typische klinische Zeichen finden sich z. B. auch bei endokrinologischen Erkrankungen wie dem Myxödem, der Hyperthyreose oder dem M. Addison.

Im Rahmen der Erstdiagnostik sollte der Blutdruck wiederholt gemessen werden, um Ausmaß und Verlauf der Hypotonie zu dokumentieren. Zu einem späteren Zeitpunkt sollten Blutdruckmessungen an allen 4 Extremitäten angeschlossen und das Blutdruckverhalten im Stehen und im Liegen Geprüft werden (s. unten). Im Rahmen der Differentialdiagnose müssen ggf. auch nicht-internistische Erkrankungen (z. B. otogener Schwindel, psychiatrische Erkrankungen des hysterischen Formenkreises, vgl. Abschn. 18.5) in die Überlegungen mit einbezogen werden.

Wenn bei anhaltender symptomatischer Hypotonie keine unmittelbare Klärung der Ursache gelingt, bzw.

bei ungeklärter Synkope, bei Verletzung im Rahmen einer Synkope oder bei wiederholten Synkopen ist eine stationäre Einweisung erforderlich. Zur Stufendiagnostik bei Synkope vgl. Abb. 18-31.

18.7.2
Laboruntersuchungen

In der akuten Situation trägt die Labordiagnostik zum Ausschluß vital bedrohlicher Erkrankungen bei. Zur Basisdiagnostik gehören Blutbild, Elektrolyte, Blutzucker, Transaminasen, Kreatinkinase (evtl. mit MB-Fraktion), Laktatdehydrogenase und evtl. Laktatspiegel (Hinweis auf Schocksyndrom) sowie, abhängig vom klinischen Befund, ggf. eine Blutgasanalyse.

Weitere labordiagnostische Maßnahmen richten sich ebenfalls nach dem klinischem Befund (z. B. d-Dimer, Elektrolyte und Katecholamine im 24-h-Urin, Plasma-Katecholamine in Ruhe und unter Orthostasebedingungen, Plasma Hormonspiegel). Beim Bradbury-Egglestone-Syndrom steigt der Vasopressinspiegel im Stehen, während er beim Shy-Drager-Syndrom unverändert bleibt.

18.7.3
Lagerungsdiagnostik (Schellong-Test, Kipptisch)

Nach Ausschluß vital bedrohlicher Zustände und anderer Erkrankungen, die lediglich mit dem Symptom Hypotonie einhergehen, wird üblicherweise bei den chronischen Formen der Hypotonie die weitere Abklärung mittels Lagerungdiagnostik nach Schellong durchgeführt: Nach 5- bis 10minütigem Liegen mit 3maliger Blutdruck- und Pulsmessung steht der Patient 7–10 min und legt sich anschließend 3 min wieder hin. Blutdruck und Puls werden minütlich gemessen. Steht ein Gesunder vom Liegen auf, so sinkt der systolische Blutdruck um ≤ 10 mm Hg, der diastolische Blutdruck steigt um 5 mm Hg, die Herzfrequenz steigt um 5–20 Schläge/min.

Bei Patienten mit orthostatischer Hypotonie sinkt der systolische Blutdruck um ≥ 20–30 mm Hg, der diastolische um ≥ 10 mm Hg. Bei den sympathikotonen Formen steigt die Herzfrequenz deutlich, bei den asympathikotonen bzw. vasodepressorischen Formen bleibt sie unverändert oder sinkt ab. Zur Kipptischdiagnostik vgl. Abschn. 18.5.4.

18.7.4
Elektrophysiologische Diagnostik

12-Kanal-EKG

Ein 12-Kanal-EKG gehört bei Patienten mit unklarer Hypotonie zur Akutdiagnostik und dient dem Ausschluß eines akuten Myokardinfarktes oder lebensbedrohlicher Herzrhythmusstörungen.

24-h-Langzeit-EKG

Ein 24-h-Langzeit-EKG dient der Suche nach Herzrhythmusstörungen, die hypotensive Zustände bzw. einen Kollaps mit oder ohne Bewußtseinsverlust erklären könnten. Spezielle Auswertungsprogramme ermöglichen zudem die Prüfung der Lang- und Kurzzeitvariabilität der Herzfrequenz, die als Maß für autonome Dysfunktion verwendet werden können.

Elektrophysiologische Untersuchung

Zur Indikation der elektrophysiologischen Untersuchung im Rahmen der Synkopenabklärung vgl. Abschn. 18.5.3.

Valsalva-Manöver zur Prüfung der autonomen Funktion

Der Valsalva-Quotient wird bestimmt bei einem Valsalva-Manöver mit 40 mm Hg (gemessen über Mundstück mit angeschlossenem Manometer) für die Dauer von 10–15 s bei laufendem Elektrokardiogramm.

Als normal gilt der Valsalva-Quotient, wenn das Verhältnis von längstem zu kürzestem RR-Intervall im EKG größer als 1,4 ist. Dies spricht für die Abwesenheit einer autonomen Neuropathie. Ist der Valsalva-Quotient kleiner, können asympathikotone Formen der Hypotonie mit Hilfe von Messungen der Nervenleitgeschwindigkeit weiter differenziert werden.

18.7.5
Vasomotionstests

Hand-grip-Test, Cold-pressure-Test, Mental-arithmetic-Test und Valsalva-Manöver mit invasiver Blutdruckmessung testen jeweils unterschiedliche nervale Afferenzen sowie deren Auswirkung zentral oder efferent auf verschiedene Formen der Sympathikusaktivierung. Diese Tests können bei neurogener Hypotonie zur Differentialdiagnose herangezogen werden. In die Bewertung der Ergebnisse sind Faktoren wie Lebensalter, Raumtemperatur, postprandialer Status, Tageszeit etc. mit einzubeziehen.

18.7.6
Echokardiographie

Die Echokardiographie gehört ebenfalls zur Akutdiagnostik bei anhaltender Hypotonie. Kardiopulmonale Ursachen einer akuten Hypotonie (z. B. tamponierender Perikarderguß, akute Endokarditis mit Destruktion von Herzklappen und dadurch bedingter akuter Herzinsuffizienz, akuter Myokardinfarkt, kritische Einschränkung der systolischen Pumpfunktion unterschiedlicher Genese) können sicher ausgeschlossen, bzw. nachgewiesen werden.

Ein vergrößerter rechter Ventrikel und und der Nachweis von Thromben im Pulmonalishauptstamm oder der rechten/linken Pulmonalarterie im transösophagealen EKG können eine Lungenembolie als Ursache der Hypotonie nachweisen.

18.7.7
Radiologische Verfahren

In der Thoraxröntgenaufnahme, die ebenfalls zur Akutdiagnostik bei anhaltender Hypotonie gehört, wird ein Spannungspneumothorax als akute Ursache einer Hypotonie erkennbar. Weitere Befunde können entsprechend den jeweiligen die Hypotonie verursachenden Grunderkrankungen erhoben werden.

Das Spiral-CT ist derzeit das diagnostische Verfahren der Wahl zur Sicherung der Diagnose einer Lungenembolie, soferne der klinische Zustand des Patienten die Durchführung ermöglicht.

Eine kranielle Computertomographie kann zur Ursachenfindung asympathikotoner Hypotonieformen beitragen, ist aber auch bei hypotonem Koma nach Ausschluß einer akuten Blutung oder kardiopulmonalen Ursache oft diagnostisch weiterführend.

18.8
Erkrankungen der Aorta und der großen thorakalen Gefäße; Traumata des Herzens und der Gefäße

C. von Schacky

Die wesentlichsten Erkrankungen der thorakalen Aorta sind ihre Atherosklerose, das chronische thorakale Aortenaneurysma, die akute Aortendissektion, sowie die entzündlichen Erkrankungen der Aorta. Grundsätzlich können alle diese Erkrankungen auch die großen thorakalen Gefäße befallen.

18.8.1
Arteriosklerose der Aorta und der großen intrathorakalen Arterien

Wie andere Gefäße auch, unterliegt die Aorta der Atherosklerose. Als Graduierung wurde vorgeschlagen:

Grad I: Minimale Intimaverdickung (> 4 mm),
Grad II: ausgedehnte Intimaverdickung,
Grad III: umschriebenes Atherom ohne Vorwölbung in das Lumen,
Grad IV: Atherom mit Vorwölbung in das Lumen,
Grad V: Atherom mit Aufbrüchen und z. T. flottierenden Anteilen der Intima oder aufgelagerter Thromben.

18.8.1.1
Anamnese und Befund

Anamnese

Die Anamnese bezieht sich auf die Erfassung von Risikofaktoren und eventueller Beschwerden; diese entsprechen denen der Atherosklerose im allgemeinen (vgl. Abschn. 18.2). Atherome und wandständige Thromben in der Aorta können Quellen für Thromboembolien bzw. für Cholesterinembolien sein, als deren Korrelat die Patienten über passagere oder anhaltende motorische, sensible oder sensorische Störungen klagen.

Thromboembolien können spontan, aber z. B. auch durch intravasale Manöver präzipitiert werden; sie sind insgesamt selten. In der Regel ist die Atherosklerose der Aorta per se asymptomatisch.

Bei der häufigeren atherosklerotisch bedingten Stenosierung einer großen intrathorakalen Arterie kommt es im Bereich der Aa. subclaviae bei hämodynamischer Wirksamkeit zu Beschwerden im Sinne einer belastungsabhängigen Ischämiesymptomatik. So werden z. B. Schwäche und Schmerzen im linken Arm nach sportlicher Betätigung geschildert. Anamnestisch läßt sich dies aufgrund der zusätzlichen Haltungsabhängigkeit der Beschwerden bei Thoracic-outlet-Syndrom von dieser funktionellen Störung abgrenzen.

Körperliche Untersuchung

Bei der körperlichen Untersuchung finden sich bei der Atherosklerose der Aorta meist keine typischen wegweisenden Befunde. Strömungsgeräusche über anderen Gefäßprovinzen können auf generalisierte Atherosklerose hinweisen.

Eine Blutdruckdifferenz zwischen beiden Armen von > 10 mmHg sollte zur weiteren zunächst Doppler- bzw. Duplex-sonographischen, dann ggf. angiographischen Diagnostik Anlaß geben.

18.8.1.2
Laboruntersuchungen

Bei Atherosklerose der Aorta können erhöhte Werte von Blutzucker und LDL Ansätze zur sekundären Prävention aufzeigen. Familiäre Hyperlipidämien, die mit Atherosklerose assoziiert sind, können an typischen Veränderungen des Lipidstatus erkannt und differenziert werden. Die Bestimmung weiterer Laborwerte trägt nicht zur ätiologischen Klärung bei.

18.8.1.3
Doppler- und Duplexsonographie der intrathorakalen Arterien

Die Aa subclaviae sind dem akustischen Doppler-Verfahren zugänglich. Dieses kann durch die Feststellung einer Flußbeschleunigung einen ersten Hinweis auf ein hämodynamisch wirksames Strombahnhindernis geben. Im zweidimensionalen Bild und im Farb-Duplex kann dieses Strombahnhindernis dann hinsichtlich Lokalisation und Echogenität näher charakterisiert werden.

18.8.1.4
Echokardiographie

Die transthorakale Echokardiographie eignet sich, bei der Atherosklerose der Aorta den Durchmesser der Aorta ascendens zu vermessen und dort lokalisierte atherosklerotische Plaques zu identifizieren. Transöphageal können zusätzlich die Durchmesser der Aorta descendens auf verschiedenen Höhen, Intimaverdikkungen und eine eventuelle Einblutung in die Wand, Plaquebildung und -größe, sowie Thromben beurteilt werden. Bei auf den Plaques nachweisbaren Thromben können sessile oder flottierende Formen unterschieden werden.

18.8.1.5
Konventionelle Strahlendiagnostik

Bei der Atherosklerose der Aorta zeigt die Thoraxröntgenaufnahme oft eine Aortenelongation und -dilatation, sowie eine ringförmige Verkalkung des Aortenknopfes. Die Röntgendichte der Aorta kann die der Wirbelsäule erreichen.

18.8.1.6
Interventionelle Strahlendiagnostik

Bei Atherosklerose der Aorta Grad V sind wegen der Gefahr der Thrombenablösung interventionelle Verfahren kontraindiziert. Die direkte Angiographie in Subtraktionstechnik stellt derzeit den „golden standard" zur Charakterisierung von Stenosen intrathorakaler Gefäße dar.

18.8.1.7
Computertomographie (CT)/Magnetresonanztomographie (MRT)

Computertomographisch können bei der Atherosklerose der Aorta Verkalkungen erkannt werden, größere können vermessen werden. Diameter der Aorta können in allen Ebenen bestimmt werden. Die Darstellungsmöglichkeiten der MRT entsprechen im wesentlichen denen der CT, mit dem Vorteil der besseren Darstellung von Weichteilbeziehungen und dem Nachteil der schlechteren Darstellung von Verkalkungen.

Im computertomographischen Angiographieverfahren („Angio-CT") können Aussagen über den Verlauf der intrathorakalen Gefäße und orientierende Aussagen über eventuelle atherosklerotisch bedingte Stenosierungen gemacht werden.

18.8.2
Chronisches thorakales Aortenaneurysma

Sind alle Schichten der Aortenwand spindel- oder sackförmig umschrieben erweitert, so spricht man von einem wahren Aortenaneurysma. Selten sind chronische Aneurysmen falsche Aneurysmen. Aneurysmen der Aorta ascendens, oft mit Beteiligung der Aortenklappe, treten v. a. beim Marfan- und Ehlers-Danlos-Syndrom auf. Aneurysmen von Aortenbogen und Aorta descendens sind bedingt v. a. durch Atherosklerose, cystische Medianekrose, Lues und andere Infektionen. Rupturgefahr und Wachstumsdynamik sind weniger von der Lokalisation, als von der Größe abhängig. Eine Operationsindikation besteht ab einer Größe von 5,0–6,0 cm.

Chronische Aneurysmen der intrathorakalen Arterien bleiben häufig asymptomatisch.

18.8.2.1
Anamnese und Befund

Anamnese
Bei der Anamnese ist etwa die Hälfte der Patienten mit chronischem Aortenaneurysma beschwerdefrei. Wenn Schmerzen bestehen, so sind sie dumpf und strahlen in Rücken oder Hals aus. Häufiger wird ein Aortenaneurysma durch seine raumfordernde Wirkung auf die Umgebung symptomatisch, z. B. durch Kompression von Trachea, Bronchus, Ösophagus, Recurrens oder anderen Gefäßen. Die Ruptur des Aneurysmas verursacht starke Schmerzen und massiven Blutverlust und ist in der Regel mit einer Schocksymptomatik verbunden.

Körperliche Untersuchung
Bei der körperlichen Untersuchung läßt sich selten ein pulsierender Tumor tasten.

18.8.2.1
Laboruntersuchungen

Beim chronischen Aortenaneurysma tragen konventionelle Laboruntersuchungen nicht zur Klärung bei. Lediglich eine positive Luesserologie weist bei Aneurysmen in der Aorta ascendens auf eine luetische Aortitis als wahrscheinlichste Ursache des Befundes hin.

18.8.2.2
Echokardiographie

Beim chronischen thorakalen Aortenaneurysma zeigt die transthorakale Echokardiographie den Durchmesser der Aorta ascendens, der erweitert sein kann. Transösophageal können zusätzlich Durchmesser der Aorta descendens, Anteile des Aortenbogens, Intimaverdickung, eine eventuelle Einblutung in die Wand, Plaquebildung und -größe, sowie eventuelle Thromben dargestellt werden.

18.8.2.3
Konventionelle Strahlendiagnostik

Kleine chronische Aortenaneurysmata sind auf der Thoraxröntgenaufnahme selten sichtbar. Große Aortenaneurysmata finden sich gelegentlich auf aus anderen Gründen angefertigten Thoraxübersichtsaufnahmen als Zufallsbefund.

18.8.2.4
Interventionelle Strahlendiagnostik

Beim chronischen Aortenaneurysma stellt die Angiographie zwar die Veränderung des Lumens dar, über wandständige Thromben oder Beziehungen zur Umgebung kann jedoch keine Aussage getroffen werden.

18.8.2.5
Computertomographie (CT)

Im Bereich von Aorta ascendens und descendens lassen sich computertomographisch das Gefäß selbst und benachbarte Strukturen gut darstellen, was im Bereich des Aortenbogens nicht immer mit der gleichen Qualität gelingt.

18.8.2.6
Magnetresonanztomtographie (MRT)

Das chronische Aortenaneurysma läßt sich besonders gut in der MRT darstellen. Randständige Thromben können dokumentiert werden; rekonstruktive Techniken erlauben differenzierte Aussagen zu Größe und Konfiguration. Umgebungsbeziehungen werden ebenfalls mit großer Detailgenauigkeit wiedergegeben. Zonen langsameren Blutflusses bereiten manchmal diagnostische Probleme.

18.8.3
Akute Aortendissektion

Ein spezifischer Risikofaktor für eine akute Aortendissektion ist neben Atherosklerose und arterieller Hypertonie eine quantitativ überdurchschnittliche Media-

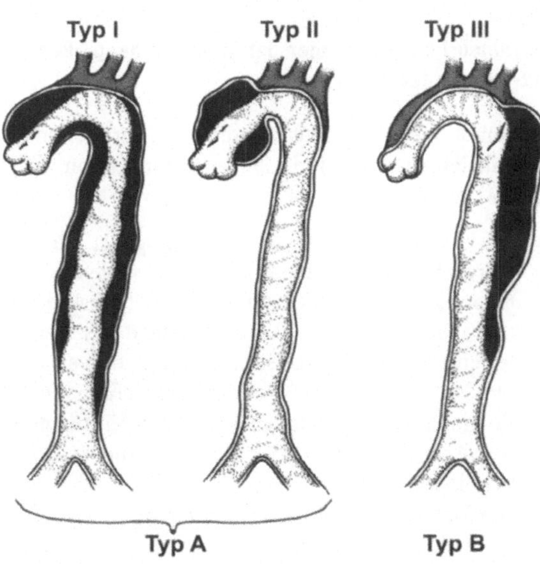

Abb. 18-32. Akute Aortendissektion. Nach De Bakey werden *Typ I* (Aorta ascendens bis mindestens Aortenbogen, oft darüber hinaus), *Typ II* (beschränkt auf A. ascendens) und *Typ III* (beginnt an der Aorta descendens und reicht nach distal in die Aorta oder, seltener, retrograd in den Aortenbogen oder die Aorta ascendens) unterschieden. Die Stanford-Klassifikation unterscheidet *Typ A* (alle Dissektionen, die die Aorta ascendens betreffen) und *Typ B* (alle Dissektionen, die die Aorta descendens betreffen)

degeneration. Bindegewebserkrankungen (z. B. das Marfan- oder Ehlers-Danlos-Syndrom) und die verschiedenen Formen der Aortitis prädisponieren zu einer Aortendissektion. Es handelt sich um ein plötzliches Ereignis, bei dem Blut durch einen Intimariß in die Media eintritt. Das Blut bahnt sich dann einen Weg durch die innere und äußere Schicht der Lamina media und schafft so zusätzlich zum wahren ein falsches Lumen (Abb. 18-32).

Die akute Aortendissektion tritt zumeist jenseits des 55. Lebensjahres auf, wobei auch während der Schwangerschaft eine Häufung beobachtet wird. Abbildung 18-32 zeigt die Klassifikationen nach De Bakey und Stanford. Typ A erfordert eine sofortige Operation, bei Typ B wird medikamentös therapiert, bzw. evtl. ein Stent plaziert.

Akute Dissektionen der großen intrathorakalen Arterien kommen sehr selten vor. Wenn sie auftreten, dann am ehesten per continuitatem nach akuter Aortendissektion.

18.8.3.1
Anamnese und Befund

Bei der Ursachensuche zielt die Anamnese auf die Prüfung eventueller prädisponierender Faktoren (s. oben).

Die akute Aortendissektion verursacht typischerweise einen plötzlichen starken Schmerz vom Decres-

cendotyp, der als reißend oder stechend beschrieben wird. Der Schmerz sitzt anfänglich zwischen den Schulterblättern und wandert häufig von der Stelle des initialen Einrisses mit der fortschreitenden Dissektion nach distal. Symptomatik und Befund variieren zwischen der selteneren geringen Symptomatik und der häufigeren Hypotension bis zum Schock, dessen Ursache im Blutverlust in das falsche Lumen, einer akuten Aorteninsuffizienz oder einer akuten Perikardtamponade liegen kann. Charakteristisch für die Dissektion großer thorakaler Arterien sind regionale Hypoperfusionen, die sich als neurologische Defizite oder Pulsdefizite manifestieren können.

18.8.3.2
Laboruntersuchungen

Bei der akuten Aortendissektion fallen die blutungsbedingte Anämie und – in Abgrenzung zum Myokardinfarkt – die normale myokardspezifische Fraktion der Kreatinkinase auf.

18.8.3.3
Humangenetik

Das Marfan-Syndrom ist autosomal-dominant vererblich. Das Ehlers-Danlos-Syndrom ist eine Gruppe von mindestens 9 verschiedenen Erkrankungstypen, von denen 7 autosomal-dominant vererblich sind. Einschlägige genetische Untersuchungen gehören jedoch, mangels therapeutischer Konsequenz, nicht zur Routinediagnostik.

18.8.3.4
Echokardiographpie

Bei der akuten Aortendissektion können transthorakal Aortenwurzel und Ascendensbereich in verschiedenen Anlotebenen dargestellt werden. Bei der Stanford-Klassifikation Typ A ist oft bereits transthorakal eine Dissektionsmembran zu erkennen, die sich diskordant zur aortalen Wand bewegt. Eine neu aufgetretene Aorteninsuffizienz kann mittels Doppler-Echokardiographie diagnostiziert und der Schweregrad semiquantitativ abgeschätzt werden (vgl. Abschn. 18.10.2.4). Echokardiographisch kann auch ein begleitender Perikarderguß festgestellt werden.

Transösophageal sind zusätzliche Abschnitte des Gefäßverlaufs darstellbar, wobei sich selbst mit der multiplanen Technik die umfassende Visualisierung des Aortenbogens und der Abgänge der großen Gefäße schwierig gestalten kann. Unproblematisch ist die Darstellung der Aorta descendens. Die Erkennung der flottierenden Dissektionsmembran und einer Teilthrombosierung des falschen Lumens ist in der Regel im B-Bild möglich. Die Farbdopplertechnik erlaubt die Unterscheidung zwischen wahrem und falschem Lumen, die Lokalisation der Einrißstelle(n) an der Intima, und ermöglicht oft, den individuellen Pathomechanismus einer begleitenden akuten Aorteninsuffizienz besser zu verstehen.

18.8.3.5
Konventionelle Strahlendiagnostik

Bei der akuten Aortendissektion gibt die Röntgenaufnehme des Thorax häufig wichtige Hinweise. Sie zeigt das Aneurysma als raumfordernde Struktur im Bereich der Aorta ascendens und/oder des Aortenbogens und macht andere Erkrankungen mit potentiell ähnlicher Symptomatik, wie Lungenembolie oder Pneumothorax, unwahrscheinlich. Sie erlaubt jedoch keine sichere Unterscheidung zwischen dissezierendem und nicht dissezierenden Aneurysmen.

18.8.3.6
Interventionelle Strahlendiagnostik

Die Aortographie weist in der Diagnostik der akuten Aortendissektion eine geringere Sensitivität als die Echokardiographie, CT und MRT auf. Früher als „golden standard" der Diagnostik der akuten Aortendissektion betrachtet, weiß man heute um die Limitationen und Risiken des Verfahrens.

18.8.3.7
Computertomographie (CT)

Diese Technik (insbesondere das Spiral CT) ist zur Diagnose einer akuten Aortendissektion gut geeignet. Sensitivität und Spezifität betragen um 90 %. Zusätzlich kann die Thrombosierung des falschen Lumens nach Kontrastmittelgabe erfasst werden. Aussagen über Einrißstelle(n) und die Einbeziehung abgehender Äste sind jedoch nicht immer eindeutig möglich.

18.8.3.8
Magnetresonanztomographie (MRT)

Besonders gut läßt sich die akute Aortendissektion mit der MRT untersuchen. Darstellung von wahrem und falschem Lumen und Dissektionsmembran erfordern kein Kontrastmittel, und Bildgebung in mehreren Ebenen und Rekonstruktionstechniken lassen detaillierte Aussagen auch über die eventuelle Beteiligung abgehender Gefäße zu. Sensitivität und Spezifität liegen zwar höher als bei der CT, dagegen müssen (unabhängig von höheren Kosten) der größere Zeitaufwand und die während der Untersuchung schlechteren Überwachungsmöglichkeiten für den Patienten abgewogen werden, was bei hämodynamischer Instabilität ins Gewicht fällt.

18.8.4
Entzündliche Erkrankungen der Aorta und der großen intrathorakalen Arterien

Entzündungen der Aortenwand und der großen intrathorakalen Arterien sind seltene Erkrankungen variabler Ätiologie.

- Die *Takayasu-Arteritis* ist eine pathogenetisch unklare Arteriitis mit den Prädilektionsstellen Aortenbogen und brachiozephale Gefäße (Typ I) oder thorakoabdominal mit Einbeziehung der Nierenarterien (Typ II). Typ III ist die Kombination aus Typ I und II. Von einer Sonderform werden die Pulmonalarterien befallen. Initial eine granulomatöse Arteriitis, schreitet sie unterschiedlich schnell zur Sklerose fort.
- Die *Riesenzellarteriitis*, auch Arteriitis temporalis, kann die Aorta und die großen intrathorakalen Gefäße mit befallen.
- Die *luetische Aortitis*, die auf einer Spirochäteninfektion der aortalen Media mit konsekutiver Schwächung der Wand v. a. im Bereich der A. ascendens beruht, ist heute eine Rarität.
- Sehr selten sind *bakterielle Infektionen der Aorta* oder primär aortale Tumoren.

18.8.4.1
Anamnese und Befund

Bei der Takayasu-Arteriitis berichten v. a. Frauen in jüngerem Lebensalter (< 40 Jahre) über uncharakteristische Beschwerden, wie sie auch bei anderen chronisch entzündlichen Erkrankungen auftreten. Wegweisend sind fehlende oder abgeschwächte Pulse oder Stenosegeräusche und Blutdruckdifferenzen, sowie eine Claudicatiosymptomatik in den abhängigen Gebieten, bei Befall der Nierenarterien Hypertonie. Eine begleitende Aorteninsuffizienz ist möglich.

Bei der luetischen Aortitis treten häufig besonders große Aneurysmen der Aorta ascendens auf, die im Wege einer Koronarostienstenose zu einer Angina-pectoris-Symptomatik führen können.

18.8.4.2
Laboruntersuchungen

Weder für die Takayasu-Arteriitis noch für die Riesenzellarteriitis gibt es gegenwärtig einen spezifischen diagnostischen Laborparameter. Es finden sich die üblichen laborchemischen Entzündungsparameter in variabler Ausprägung.

18.8.4.3
Immunologische Diagnostik

In der entzündlichen Phase der Takayasu-Arteriitis können IgG und IgM erhöht sein.

Für die anderen in diesem Abschnitt erläuterten Erkrankungen gibt es keine weiterführende immunologische Diagnostik.

18.8.4.4
Doppler- und Duplexsonographie

A. subclavia, A. carotis und A. axillaris sind der Doppler- und Duplexuntersuchung gut zugänglich. Stenosierende Prozesse fallen durch Flußbeschleunigung im Doppler auf. Aussagen zu Wanddicken und Wandbeschaffenheit sind möglich. So sind z. B. häufig echoarme Gefäßwandverdickungen bei florider Vaskulitis feststellbar, während echodichte verdickte Wände häufig nach der floriden Phase gesehen werden.

18.8.4.5
Konventionelle Strahlendiagnostik

Bei der Takayasu-Arteriitis werden gelegentlich Verkalkungen in der Aortenwand gesehen, bei der Riesenzellarteriitis im allgemeinen keine chararakterischen Auffälligkeiten.

18.8.4.6
Interventionelle Strahlendiagnostik

Die Takayasu-Arteriitis zeigen angiographisch ein unregelmäßig begrenztes Lumen und Stenosen mit poststenotischer Dilatation.

Die selektive Angiographie der großen intrathorakalen Gefäße gilt noch als „golden standard", obwohl sie nur Aussagen über das Lumen zuläßt.

18.8.4.7
Computertomographie (CT)/Magnetresonanztomographie (MRT)

CT und besonders MRT sind mit ihren Möglichkeiten auch der dreidimensionalen Bildrekonstruktion heute als detailgenaueste Verfahren zur Diagnostik entzündlicher Erkrankungen der großen intrathorakalen Arterien anzusehen.

18.8.5
Erkrankungen der großen intrathorakalen Venen

Intrathorakale Venen, v. a. die Vv. anonymae und die V. cava superior, können im Gefolge von zentralen Venenkathetern teils oder völlig thrombosieren. Bei allen intrathorakalen Venen können nach Wandirritation/

Obstruktion durch Tumoren oder durch Propagation von weiter distal gelegenen Thrombosen teilweise oder komplette Gefäßverschlüsse auftreten.

18.8.5.1
Anamnese und Befund

Bei (Teil)thrombosierung der V. cava superior kommt es zum klinischen Bild der oberen Einflußstauung mit prominenten Hals- und Armvenen ohne Zeichen der venösen Druckerhöhung infraatrial. Ist die (Teil)-thrombose auf die V. anonyma beschränkt, finden sich die Zeichen der Einflußstauung armbetont auf der betroffenen Seite. Seltener kommt es zur unteren Einflußstauung nach (Teil)thrombosierung infraatrial.

18.8.5.2
Laboruntersuchungen

Bei Thrombosierung kommt es im allgemeinen zu einer Erhöhung des D-Dimers.

In seltenen Fällen finden sich Anomalien der Gerinnungsfaktoren oder laborchemische Hinweise auf prädisponierende Erkrankungen (z. B. Antiphospholipidsyndrom beim systemischen Lupus erythematodes).

18.8.5.3
Ultraschalluntersuchungen

Bei intrathorakaler venöser Thrombosierung sind distal des venösen Strombahnhindernisses die Amplituden der respiratorischen und kardialen Flußänderungen gedämpft oder aufgehoben, was sich bei der V. subclavia in der Doppler-Untersuchung gut feststellen läßt. Die (Kompressions)duplexsonographie oder die transösophageale Echokardiographie können den Thrombus häufig nicht direkt visualisieren. Mit der zweidimensionalen Echokardiographie von subkostal oder im Oberbauchsonogramm gelingt eine Darstellung der V. cava inferior, deren Flußcharakteristik dopplerechokardiographisch weiter geklärt werden kann.

18.8.5.4
Konventionelle Strahlendiagnostik

Bei Thrombosierung der großen intrathorakalen Venen kann eine Phlebographie über einen noch liegenden zentralen Verweilkatheter oder vom Arm aus die lumenseitigen Verhältnisse klären.

18.8.5.5
Computertomographie (CT)/Magnetresonanztomographie (MRT)

Sowohl die CT (ggf mit Kontrastmittel) als auch die MRT können in den allermeisten Fällen Lokalisation,

Ausmaß und Ausdehnung von Thrombosierungen intrathorakaler Venen präzise darstellen.

18.8.6
Traumata des Herzens und der großen intrathorakalen Gefäße

Traumata des Herzens und der großen intrathorakalen Gefäße können entstehen durch Penetration, stumpfes Trauma, Kompression und elektrischen Strom. Da die Schädigungen von Herz und Gefäßen gemeinsam auftreten können und dies bei der Diagnostik immer zu berücksichtigen ist, werden sie hier zusammen abgehandelt.

- *Penetrierende Verletzungen* können nicht nur durch Geschosse, Messer, Pfähle oder Rippen, sondern auch durch Katheterspitzen, Schrittmachersonden oder Endomyokardbiopsiezangen entstehen. Bei penetrierenden Verletzungen entscheiden v. a. Lokalisation und Geometrie neben dem Penetrationsvermögen des Agens über Art und Umfang der kardialen/vaskulären Verletzungen.
- Die möglichen Ursachen der häufigeren *stumpfen Traumata* sind vielfältig (vom Sicherheitsgurt über die Reanimation bis zum Pferdehuf). Das stumpfe kardiale Trauma ist eine oft unterschätzte und manchmal nicht diagnostizierte Begleitverletzung. Die Wucht und die Lokalisation entscheiden über das Verletzungsmuster, von dem alle kardialen Strukturen betroffen sein können. Neben der direkten Wirkung („coup") können kardiale Schäden indirekt durch „contrecoup" und/oder „hydraulic ram effect" nach Kompression anderer Organe entstehen. Wie beim Gehirn unterscheidet man die Commotio cordis (ohne strukturellen Schaden) und die Contusio cordis, wobei sich der strukturelle Schaden in einer Erhöhung der Enzyme CK, CKMB, GOT, GPT und LDH mit infarktähnlichem zeitlichem Verlauf manifestiert.
- *Schädigungen des Herzens durch elektrischen Strom:* Die thermischen Schäden sind in ihrem Ausmaß abhängig von Stromspannung und -art (Gleich- oder Wechselstrom), -fluß (Impedanz, Stärke, Dauer) und -weg (uni- oder bipolar, Lokalisation der Kontaktstellen). Darüber hinaus können Herzrhythmusstörungen wie Vorhofflimmern, ventrikuläre Extrasystolen, ventrikuläre Tachykardie und Kammerflimmern auftreten.
- *Traumatisch bedingte Schäden der Aorta* können sich nach aortaler Gegenpulsation, seltener nach stumpfem Trauma oder nach intraarterieller Kathetermanipulation als akute Aortendissektion manifestieren. Die Ruptur der Aorta am oder über den Isthmus ist das häufigste vaskuläre Dezelerationstrauma, das klinisch wie eine akute Aortendissektion imponiert (vgl. Abschn. 18.8.3).

18.8.6.1
Anamnese und Befund

- Größere *penetrierende Traumata* sind oft tödlich. Bei Überlebenden können sie in der Akutphase nicht immer durch Anamnese/Fremdanamnese, aber häufig durch eine sorgfältige Untersuchung festgestellt werden. Hergang des Traumas, Lokalisation und Umfang des Schadens können so grob erfaßt werden. Der Umfang des Blutverlustes entscheidet über das Vorgehen.
  Die Ursache eines kardiogenen Schocks ist leichter festzustellen, wenn das Blut nach außen, als wenn es in geschlossene Räume wie Perikard oder Pleura nach innen verloren wurde. Eine Perikardtamponade kann die Ursache eines inspiratorischen Jugularvenendruckanstiegs sein (Kussmaulzeichen). Bei Vorliegen einer gravierenden Beeinträchtigung der Hämodynamik (Zentralisierung, Hypotonie, Tachykardie) oder eines manifesten kardiogenen Schocks (vgl. Abschn. 18.1.3) ist eine rasche Operation mit Thorakotomie anzustreben.
  Nach kleinen und kleinsten Penetrationen, die sich anamnestisch fassen lassen, wie nach Perforation der Ventrikelwand mit einer Katheterspitze, kann die Hämodynamik zunächst unbeeinträchtigt sein (und im Verlauf oft auch bleiben); nach Minuten bis Stunden kann sie sich (mit Entwicklung eines Hämoperikards) jedoch auch verzögert verschlechtern. Mittelgroße kardiale penetrierende Verletzungen, wie kleinere Messerstiche, können das gesamte Spektrum der Beeinträchtigung der Hämodynamik, ggf. auch wieder mit zeitlicher Verzögerung, verursachen.
- Häufig kann der Patient über den Hergang des *stumpfen Traumas* berichten, und es findet sich eine Prellmarke im Thorax- oder Abdomenbereich als Korrelat dieser Verletzung. Trügerisch kann insbesondere die Myokardkontusion sein, die in den meisten Fällen a- oder oligosymptomatisch verläuft. Die Symptomatik kann umfassen: Myokardinfarktähnliche Brustschmerzen, Rhythmusstörungen und die Zeichen der eingeschränkten Ventrikelfunktion mit Einflußstauung und 3. Herzton.
  Bei einer Ruptur einer der 4 Herzkammern stehen primär eine Einflußstauung und klinische Zeichen der progredienten Verschlechterung der Hämodynamik im Vordergrund. In seltenen Fällen kann von einem stumpfen Trauma das Perikard lazeriert werden, was sich zunächst als Perikardreiben und bei Entwicklung eines Ergusses als obere Einflußstauung manifestieren kann. Noch seltener sind Herzklappen lazeriert, wobei je nach Schweregrad ausgeprägte Zeichen der akuten Herzinsuffizienz verbunden mit dem jeweiligen klappentypischen Auskulationsbefund (vgl. Abschn. 18.10) auftreten

können. Seltener kommt es zu Schädigungen an den Koronararterien, die sich einerseits als Blutung in das Perikard, andererseits als Myokardinfarkt manifestieren können.

- Strommarken nach *Stromverletzung* sind grau-weißlich mit oft aufgeworfenem Rand. Sie fehlen bei 1/3 der tödlich Verunglückten. Nach elektrischer Schädigung kommt es zu unspezifischen Symptomen wie Schwindel und Blutdruckerhöhung und/oder auch bedrohlichen Herzrhythmusstörungen wie Kammertachykardien, Kammerflimmern oder Asystolie

18.8.6.2
Laboruntersuchungen

Blutungen können so rasch verlaufen, daß extravasales Volumen nicht nach intravasal transportiert wird, und Hämoglobinwert und Hämatokrit beim Verbluteten noch normal sein können. Im allgemeinen finden sich jedoch erniedrigte Hämoglobin- und Hämatokritwerte. Im Rahmen von Muskeltraumatisierung finden sich starke bis massive Erhöhungen der CK, ggf. mit rrelativer Erhöhung der CK-MB Fraktion. Auch nach Stromunfall können in vielen Fällen kardiale Schäden am typischen Verlauf von CK, CK-MB, OT, LDH bzw. Troponin I und T erkannt werden. Ein zerebrales Trauma kann über eine erhöhte CK-MB ein myokardiales Trauma vortäuschen.

18.8.6.3
Elektrokardiographie

- Ein *12-Kanal-EKG* ist unabdingbar bei Patienten mit Trauma im Thorax- oder Abdomenbereich. Eine periphere Niedervoltage wird bei Perikarderguß bzw -tamponade beobachtet. Bei Perikarditis treten häufig typische ST-Streckenhebungen in allen Ableitungen auf. Bei Myokardkontusion sind manchmal EKG-Veränderungen wie bei akutem Myokardinfarkt zu beobachten. Arrhythmien werden als unspezifisches Zeichen einer kardialen Schädigung gewertet. Nach Trauma durch Strom können kardiale Schädigungen und ihre Lokalisation im 12-Kanal-EKG festgestellt werden. Da Veränderungen auch im Intervall auftreten können, sind serielle Ableitung je nach Schweregrad des Traumas bis 72 Stunden nach dem Ereignis sinnvoll.
- Nach Arbeitsunfällen mit Strom ist immer, sonst nach klinischer Situation, eine *24-h-Monitorüberwachung des Herzrhythmus* auf einer geeigneten Station durchzuführen.
- Nach allen signifikanten Traumata im Thoraxbereich, die mit faßbaren Schäden einhergehen, sollte routinemäßig zum Ausschluß intermittierender Herzrhythmusstörungen ein *24-h-Langzeit-EKG* angefertigt werden.

18.8.6.4
Echokardiographie

Ein transthorakales Echokardiogramm liefert häufig die entscheidenden diagnostischen Hinweise bei einem Patienten mit kardialem Trauma, insbesondere nach stumpfem Trauma. Perikarderguß und Perikardtamponade können rasch erkannt werden. Kontraktionsstörungen nach Myokardkontusion oder Stromschaden, Klappenschäden und Shuntverbindungen zwischen den Herzkammern sind sicher nachweisbar. Bei uneindeutigen Ergebnissen der transthorakalen Echokardiographie kann die transösophageale Echokardiographie detailliertere Informationen zu Fragen nach Klappenschäden und Shuntverbindungen liefern.

Bei traumatischen Schäden der Aorta kann die transösophageale Echokardiographie die Rupturstelle und ihre funktionellen Konsequenzen häufig sichtbar machen.

18.8.6.5
Konventionelle Strahlendiagnostik

Die Thoraxröntgenaufnahme im Stehen ist nach Trauma häufig nicht möglich, die Aussagekraft der Aufnahme im Liegen ist deutlich geringer. Man gewinnt selten einen entscheidenden diagnostischen Hinweis. Häufig bestehende Frakturen können nachgewiesen und anhand der typischen Konfiguration der Herzsilhouette ein Perikarderguß vermutet werden. Im Stehen besser als im Liegen erkennt man Pleuraergüsse, die nach Trauma am ehesten blutungsbedingt sind. Eine Mediastinalverbreiterung aufgrund von Einblutung nach Gefäßverletzung oder röntgenologische Zeichen eines akuten traumatischen Aneurysmas können nachweisbar sein. Nach Stromunfall gibt die Thoraxröntgenaufnahme keine spezifischen diagnostischen Hinweise, ggf können aber Zeichen der akuten Herzinsuffizienz als funktioneller Folge erkennbar sein

18.8.6.6
Interventionelle Strahlendiagnostik

Die detaillierteste Analyse der kardialen Schädigung inklusive Druckmessungen ist zwar in der Rechts- und Linksherzkatheteruntersuchung möglich. Die Herzkatheteruntersuchung ist aber nur in den seltenen Fällen eines Verdachtes auf Koronarläsion oder auf das Vorliegen einer mit den sonstigen bildgebenden Verfahren nicht eindeutig faßbaren Ventrikelruptur, wo sich unmittelbare therapeutischen Konsequenzen ergeben, indiziert.

18.8.6.7
Computertomographie/Kernspintomographie

Diese Schnittbildverfahren dienen der weitergehenden Klärung von Befunden, die durch die kardiologische Diagnostik nicht miterfaßt oder klärbar waren. Insbesondere bei Traumata der großen intrathorakalen Gefäße können beide Techniken, wiederum mit Hilfe rekonstruktiver Techniken, wertvolle Informationen beitragen.

18.8.7
Abdominelles Aortenaneurysma

Siehe auch Abschn. 20.1.4.

Ein abdominelles Aortenaneurysma findet sich in etwa 3 % der Bevölkerung über dem 50. Lebensjahr. Dieses chronische subdiaphragmale wahre Aneurysma wird gehäuft bei arterieller Hypertonie und/oder Atherosklerose der Aorta nachgewiesen. Genetische Faktoren spielen ebenfalls eine Rolle. Eine Mediadegeneration führt zur Schwächung der Aortenwand. Kalkeinlagerungen in der Aortenwand finden sich häufig, ebenso bilden sich nicht selten wandständige appositionelle Thromben.

Eine Ruptur mit hoher Letalität wird mit zunehmender Größe wahrscheinlicher, weshalb eine Größe von >5,0 cm im Querdurchmesser als Indikation zur präventiven Operation gilt (normaler Durchmesser 2,2–2,8 cm). Bei kleineren abdominellen Aortenaneurysmata geht die Wachtumsgeschwindigkeit in die Operationsentscheidung ein.

18.8.7.1
Anamnese und Befund

Im allgemeinen sind abdominelle Aortenaneurymata asymptomatisch. Gelegentlich werden bewegungsunabhängige Schmerzen im Bereich der Lendenwirbelsäule oder im Abdomen oder pulsierende Sensationen bemerkt. Appositionelle Thromben können als Emboliequelle symptomatisch werden. Ein pulsierender Tumor ist nicht bei allen Patienten tastbar.

Häufig hingegen sind Strömungsgeräusche auskultierbar. Die Ruptur des abdominellen Bauchaortenaneurysmas macht sich zunächst mit starken Schmerzen in Abdomen oder Lendenwirbelsäule, dann mit Hypotonie bis hin zum Schock bemerkbar, wobei die zunächst uncharakteristische Symptomatik initial zu Fehldiagnosen führen kann.

18.8.7.2
Laboruntersuchungen

Laboruntersuchungen sind, bis auf den möglichen Nachweis einer normozytären Anämie, bzw. eines erniegrigten Hämatokrits nach einer Ruptur, diagnostisch nicht weiterführend. Nachweisbar können allerdings die laborchemisch faßbaren Risikofaktoren für Atherosklerose sein.

18.8.7.3
Abdominelle Sonographie

Häufig werden abdominelle Aortenaneurysmata bei einer anderweitig indizierten Sonographie des Oberbauches zufällig entdeckt. Sonographisch ist eine Größenbestimmung möglich (Länge, Querdurchmesser 1, Querdurchmesser 2), die Methode ist daher auch zur nichtinvasiven Verlaufsbeobachtung geeignet. Aussagen zu Morphologie und Wandbeschaffenheit sind fast immer möglich. Nicht selten lassen sich wandständige Thromben nachweisen.

18.8.7.4
Konventionelle Strahlendiagnostik

Abdominelle Aortenaneurysmata können auch hier als Zufallsbefunde auf anderweitig indizierten Aufnahmen, die den subdiaphragmalen Verlauf der Aorta erfassen, anhand des aneurysmaartigen Verlaufs der oft kalkdichten Aortenwände festgestellt werden.

18.8.7.5
Invasive Strahlendiagnostik

Die Angiographie ergänzt die sonographischen Befunde um die Beurteilung des Lumens der Iliakal-, Mesenterial-, und Nierengefäße. Nicht alle Chirurgen verlangen in jedem Fall die risikobehaftete Angiographie, insbesondere da CT bzw. MRT inzwischen ähnlich detaillierte Aussagen ermöglichen.

18.8.7.6
Computertomographie (CT)/Magnetresonanztomographie (MRT)

Beide Verfahren erlauben eine exakte Bestimmung von Größe, Form, Ausdehnung und evtl. thrombotischem Inhalt des abdominellen Aortenaneurysmas. Zusätzlich können Aussagen über die Wandbeschaffenheit (evtl. gedeckte Ruptur, Ausschluß Dissektion) und zu evtl. involvierten großen Gefäßen gemacht werden.

18.9
Entzündliche Herzerkrankungen und Kardio-myopathien

C. Werner und H-U. Stempfle

18.9.1
Entzündliche Herzerkrankungen

18.9.1.1
Myokarditis

Definition

Die Myokarditis stellt eine Entzündung des Herzmuskels dar. Sowohl eine infektiöse als auch eine nicht infektiöse Genese der Erkrankung sind möglich. Myokarditiden können sekundär zur Entwicklung einer dilatativen Kardiomyopathie führen.

Eine Unterscheidung bzw. Abgrenzung der Krankheitsentitäten Myokarditis und Kardiomyopathie erscheint nicht sinnvoll (s. Abschn. 18.9.2). Ein akuter, subakuter oder chronischer Verlauf der Erkrankung kommen vor. Die klinischen Symptome der Myokarditis variieren von asymptomatischer Erkrankung bis hin zur schweren Herzinsuffizienz und zum Tod. Die Myokarditis ist häufig mit einer Perikarditis und/oder Endokarditis assoziiert.

Ätiologie

a) Infektiös bedingte Myokarditis

- Zahlreiche Mikroorganismen können eine Myokarditis verursachen und unterliegen in ihrer prozentualen Häufigkeit einem zeitlichen Wandel. Am häufigsten (ca. 50 % der Fälle) wird die Infektion durch *Viren* verursacht. Dabei führen in bezug auf Häufigkeit und Schweregrad der Erkrankung Coxsackie-B-Viren. Bei bis zu 10 % der Patienten mit einer Coxsackie-B-Virus Infektion kommt es zu einer myokardialen Beteiligung. Myokarditiden kommen daneben vor bei Infektionen mit Influenza-, Adeno-, ECHO-, Coxsackie-A-, Herpes-simplex-, Zytomegalie-, Poliomyelitis-, Röteln-, Varizella-zoster-, Gelbfieber-, Hepatitis- oder HIV-Viren sowie Chlamydien. Manche dieser Viren verursachen auch eine Perikarditis ggf. auch eine Endokarditis.
- *Bakterien* können im Rahmen von septischen Erkrankungen Ursache einer Myokarditis sein. Beispiele sind die bakterielle Endokarditis durch Staphylokokken oder Enterokokken oder, bei schwer verlaufender Pneumonie, durch Streptokokkus pneumoniae, Meningokokken oder Hämophilus influencae. β-hämolysierende Steptokokken der Gruppe A nach Lancefield können eine Myokarditis bei Erkrankungen wie z. B. der Angina tonsillaris, dem Scharlach oder dem Erysipel verursachen. Myokarditiden manifestieren sich außerdem begleitend bei der Lyme-Borreliose oder der Diphterie.

Weniger häufig sind Myokarditiden durch Salmonellen, Mykobakterien, Treponemen, Leptospiren, Tropheryma whippelii, Actinomyceten und Rickettsien.

- *Pilze* sind als Ursache einer Myokarditis besonders bei immunsupprimierten Patienten von Bedeutung und treten z. B. im Rahmen einer Kryptokokkose, einer Aspergillose oder einer Candidose auf.
- Unter den *Protozoen* spielen Toxoplasmen eine wesentliche Rolle für die Entstehung einer Myokarditis. Die Erkrankung manifestiert sich in der Regel bei immunsupprimierten Patienten oder bei konnataler Infektion. In den tropischen Ländern sind insbesondere Trypanosomen aber auch Plasmodien und Amöben Ursache der Erkrankung.
- Auch *Parasiten* wie z. B Trichinen oder Echinokokken können eine Myokarditis verursachen.

b) Nichtinfektiöse Myokarditis
Systemerkrankungen des rheumatischen Formenkreises wie die rheumatoide Arthritis oder auch streptokokkenallergische Erkrankungen wie das rheumatische Fieber können mit extraartikulären Organmanifestationen wie einer Myokarditis einhergehen. Kollagenosen können ebenfalls mit einer Begleitmyokarditis einhergehen.
Davon abzugrenzen sind Myokarditiden, die durch chemische oder physikalische Noxen verursacht werden.
Die idiopathische Fiedler-Myokarditis stellt eine Sonderform der Erkrankung und eine Ausschlußdiagnose dar.

Pathogenese

Aufgrund der unterschiedlichen Ätiologie der Erkrankung werden verschiedene Pathomechanismen beobachtet. Autoimmunphänomene scheinen eine wesentliche Rolle zu spielen. Die Aktivierung autoreaktiver T-Helferzellen, die im weiteren autoreaktive B-Zellen und zytotoxische T-Zellen aktivieren, kann Ursache einer Myokarditis sein. Bei den Autoimmunerkrankungen scheinen z. B. spezielle T-Zellen vorzuliegen, die die T-Supressorzellen umgehen, und eine Aktivierung autoreaktiver T-Helferzellen bewirken.

Ebenso kann die Expression eines Autoantigens zusammen mit einem HLA-Antigen auf Monozyten zur T-Helferzellenaktivierung führen. Die Änderung eines tolerierten Autoantigens durch Konjugation mit einem bakteriellen Antigen oder einer chemischen Substanz im Sinne eines molekularen Mimikrys ist eine weitere mögliche Ursache der Aktivierung der T-Helferzelle. So zeigt z. B. das typenspezifische M-Protein der β-hämolysierenden Streptokokken der Gruppe A eine Kreuzreaktivität mit den sarkolemmalen Antigenen und führt zum Auftreten von Antikörpern gegen Tropomyosin und Myosin.

Auch Viren sind in der Lage, B-Zellen und zytotoxische T-Zellen unter Umgehung der T-Helferzellen zu aktivieren. Bei Patienten mit akuter Virusmyokarditis finden sich in bis zu 80 % der Fälle infolge von Kreuzantigenität antimyolemmale und antisarkolemmale Antikörper vom Typ IgM im Serum, die nach Besserung der klinischen Symptomatik meist nicht mehr nachweisbar sind.

Anamnese und Befund

Anamnese

Die Myokardits kann akut, subakut und chronisch verlaufen. Dem entsprechend variieren die vom Patienten angegebenen Beschwerden erheblich. Die Bandbreite der klinischen Symptome reicht vom asymptomatischen Verlauf bis zur schweren kardialen Funktionseinschränkung und Todesfolge. Gelegentlich geht der Erkrankung eine Infektion der oberen Atemwege voraus, von der sich die Patienten nur langsam erholen. Mögliche Symptome im Rahmen einer Myokarditis sind Müdigkeit, Schwächegefühl, Abfall der Leistungsfähigkeit, Fieber, Arthralgien, Brustschmerzen, Dyspnoe, Synkopen, Palpitationen und Herzrhythmusstörungen. Bei chronischen Verläufen mit Entwicklung einer dilatativen Kardiomyopathie treten die typischen Leitsymptome einer links- oder biventrikulären Herzinsuffizienz auf. Die Patienten beschreiben häufig eine rasche Gewichtszunahme innerhalb eines kurzen Zeitintervalls trotz mangelnden Appetits. Bedingt durch das Vor- und Rückwärtsversagens des Herzens kann es zum Auftreten von Ödemen, Aszites, Nykturie, Ruhe- und Belastungsdyspnoe, Orthopnoe, gastrointestinalen Symptomen, Schwindel, verminderter Organperfusion mit Oligo-/Anurie sowie bis zur Entwicklung eines kardiogenen Schocks kommen (s. Abschn. 18.1).

Körperliche Untersuchung
* Kardiale Untersuchung
  Je nach dem Schweregrad der Erkrankung zeigen sich unterschiedliche Befunde. Häufig findet sich eine Ruhetachykardie unabhängig vom Grad des Fiebers. Der Herzspitzenstoß kann nach links verlagert sein. In der Regel sind die Patienten normotensiv. Die Auskultation des Herzens kann unauffällig sein, gelegentlich wird ein Ausgleich der Lautstärke des 1. und des 2. Herztons (HT), ein Galopprhythmus mit 3. und 4. Herzton sowie ein paradox gespaltener 2. Herzton wahrgenommen. Systolische Geräusche durch eine sekundäre Trikuspidal- bzw. Mitralinsuffizienz finden sich bei Ventrikel- bzw. Atrioventrikularklappenringerweiterung.
  Zu den weiteren Untersuchungsbefunden bei manifester Herzinsuffizienz s. Abschn. 18.1, zu den Klappenbefunden s. Abschn. 18.10.

Laboruntersuchungen

Als Zeichen myozytärer Schädigung findet sich manchmal ein Anstieg der Kreatinkinase mit positiver MB-Fraktion und von Troponin I und T. Weitere Laborbefunde beinhalten einen Anstieg unspezifischer Entzündungsmarker wie der Blutsenkungsgeschwindigkeit und des C-reaktives Proteins, eine normozytäre Anämie, leukozytäre Veränderung, eine Thrombozytose und eine Hypalbuminämie mit relativer Zunahme von α_2-Makroglobulin.

Bei schwererer kardialer Dekompensation finden sich entsprechende Laborveränderungen (s. Abschn. 18.1).

Bakteriologie, Mykologie, Parasitlogie und Virologie

Die Diagnostik ist selten erfolgreich. Dennoch sollte bei Verdacht auf eine infektiöse Genese der Myokarditis ein Versuch der Erregerisolierung durchgeführt werden (Blutkulturen, Erregerisolation im Sputum bzw. der endotrachealen Absaugung, Serologie, ggf. auch ein Versuch des Erregernachweises in der Endomyokardbiopsie).

Durch Verlaufsuntersuchungen wird die diagnostische Aussagekraft erheblich verbessert.

Immunologische Diagnostik

Die Entscheidung, in welchem Umfang immunologische Untersuchungen durchgeführt werden, muß individuell getroffen werden. Grundsätzlich kann die Diagnostik sowohl im Serum als auch an Endomyokardbiopsien erfolgen. Immunhistochemische Analysen zeigen häufig IgM-Antikörper und Komplementfaktoren (C3), die am Myokard gebunden sind. Zusätzlich kann eine immunkomplexbedingte Kapillarschädigung zur Ablagerung von Immunkomplexen im Myokard führen. Als diagnostischer Marker fungieren auch autoreaktive Antikörper gegen Sarkolemm/Myolemm und andere kardiale Strukturen vom Typ IgM im Serum. Antinukleäre Antikörper, extrahierbare Kernantigene und DNS-Antikörper sind bei Kollagenosen von Bedeutung.

Elektrokardiographie

12-Kanal-Elektrokardiogramm

EKG-Anomalien sind meist vorübergehender Natur. Häufig besteht eine Sinustachykardie. Bei Einbeziehung des Erregungsleitungssytems in den entzündlichen Prozess sind alle Formen von Reizleitungsstörungen, insbesondere aber atrioventrikuläre Blockierungen und ein Linksschenkelblock möglich. Ein begleitender Perikarderguß kann mit peripherer Niedervoltage einhergehen.

Unspezifische Veränderungen der ST-Strecke, T-Abflachungen oder T-Negativierungen finden sich insbesondere in den inferioren Ableitungen. Differentialdiagnostisch kann bei entsprechender Risikokonstellation und passender Klinik im Einzelfall erforderlich sein, eine koronare Herzkrankheit auszuschließen; ein Belastungs-EKG sollte aber im akuten Stadium einer Myokarditis nicht durchgeführt werden.

24-h-Langzeit-EKG

Insbesondere bei intermittierenden Reizleitungs- und Bildungsstörungen ist der Nachweis mittels eines 24-h-Langzeit-EKG indiziert.

Echokardiographie

Die zweidimensionale Echokardiographie und M-Mode-Echokardiographie erlauben die Darstellung der Größe und Geometrie der Herzhöhlen, Wanddicken, globaler und/oder regionaler Kontraktionsstörungen, eines Perikardergusses oder einer Perikardverdickung bei Begleitperikarditis sowie von Veränderungen der Herzklappen oder von muralen Thromben.

Die Dopplerechokardiographie liefert ggf. den Nachweis sekundärer Insuffizienzen der Atrioventrikularklappen und erlaubt die Abschätzung des systolischen pulmonalarteriellen Drucks (s. Abschn. 18.10).

Konventionelle Strahlendiagnostik

Die Befunde der Thoraxröntgenaufnahme sind uncharakteristisch; das Spektrum reicht, je nach Schweregrad der Myokarditis, Dauer der Erkrankung und Ausmaß der myokardialen Dysfunktion vom Normalbefund bis hin zur ausgeprägten bilateralen Vergrößerung der Herzsilhouette, Zeichen pulmonaler Stauung und Pleuraergüssen.

Interventionelle Strahlendiagnostik

Herzkatheteruntersuchung

Die Indikation zur Herzkatheteruntersuchung sollte streng gestellt werden. Insbesondere bei über längere Zeit persistierender kardialer Funktionsstörung und echokardiographischem Nachweis regionaler Kontraktionsstörungen (wie sie auch bei der Myokarditis vorkommen können) dient sie der Ausschlußdiagnostik einer koronaren Herzerkrankung.

In der selektiven Koronarangiographie stellen sich die Herzkranzgefäße bei Myokarditis in der Regel unauffällig dar sofern nicht eine koronare Herzkrankheit als Zweiterkrankung vorliegt. Zu den Katheterbefunden bei myokardialer Dysfunktion bzw. manifester Herzinsuffizienz s. Abschn. 18.1.

Myokardbiopsie

Rechtsventrikuläre Myokardbiopsien zur weiteren Diagnostik der Grunderkrankung können während der Untersuchung entnommen werden. Manchmal gelingt histomorphologisch oder durch PCR ein direkter Erregernachweis; die therapeutischen Konsequenzen sind aber insbesondere bei Virusmyokarditiden gering, da

Tabelle 18-28. Dallas-Klassifikation der Myokardhistologie bei Myokarditis

Mögliche Befunde im akuten Stadium	
Aktive Myokarditis	Nachweis eines lymphozytären Infiltrates mit benachbarter Myozytolyse mit oder ohne Fibrose und interstitiellem Ödem
Borderline-Myokarditis	Zu spärliche Ausprägung des lymphozytären Infiltrates, so daß eine Kontrollbiopsie notwendig ist
Mögliche Befunde im Verlauf	
Persistierende Myokarditis	Myokardfibrose und Faserhypertrophie – Verschlechterung der Prognose
Abheilende Myokarditis	Rückgang des lymphozytären Infiltrates und Nachweis reparativer Veränderungen
Abgeheilte Myokarditis	Normalbefund

keine entsprechenden Therapiestudien vorliegen. Die Dallas-Klassifikation teilt die histologischen Ergebnisse bei Myokarditis in 5 Befundkonstellationen ein, die auch prognostische Relevanz haben (Tabelle 18-28).

Nuklearmedizin

Antimyosinszinitgraphie

Die Antimyosinszintigraphie mit markierten Antimyosinantikörpern ist eine sensitive Methode, die jedoch nicht spezifisch ist. Eine Nuklidanreicherung erfolgt bei allen Formen der Myokarditis (u. a. auch bei akuter Abstoßung nach Herztranplantation, s. Abschn. 18.1.4), aber auch bei Myokardinfarkt und manchmal bei dilatativer Kardiomyopathie.

18.9.1.2
Perikarditis

Definition

Die Perikardits stellt eine Entzündung des Herzbeutels dar. Entsprechend der Ursache werden primär infektiöse von nicht infektiösen Formen unterschieden.

Jede akute Perikarditis kann in eine chronische Perikarditis übergehen. Definitionsgemäß liegt eine chronische Perikarditis bei einer Erkrankungsdauer von mehr als 3 Monaten vor. Häufig kommt es bei einer chronischen Perikarditis zu einer narbigen Konstriktion des Perikards und gelegentlich auch zu Kalkeinlagerungen. Die Mitbeteiligung des Perikards ist bei jeder Myokarditis möglich.

18.9.1.2.1
Akute Perikarditis

Ätiologie und Pathogenese

a) Infektiöse Genese: Häufigste Ursache einer Perikarditis ist die Infektion durch Viren (bis 42 % der Fälle). Das Erregerspektrum ist ähnlich wie für die infektiöse Myokarditis (s. Abschn. 18.9.1.1), zusätzlich kommen Perikardergüsse bei Mumps oder Epstein-Barr-Virusinfektionen vor. Bei bakterieller Infektion sind insbesondere Mykobakterium tuberculosis und im Rahmen von septischen Erkrankungen Staphylokokken, Enterokokken und Streptokokken häufige Erreger. Pilze, Protozoen und Parasiten sind selten Ursache einer Perikarditis.

b) Nichtinfektiöse Genese: Stoffwechselerkrankungen sind eine häufige Ursache der Perikarditis. Bis zu 25% der Patienten mit Urämie bei terminaler Niereninsuffizienz haben eine Perikarditis. Gelegentlich wird eine Perikarditis bei endokrinen Erkrankungen wie dem Myxödem, der diabetischen Ketoazidose oder dem M. Addison nicht selten auch bei Autoimmunerkrankungen (Kollagenosen, z. B. systemischer Lupus erythematodes) und Erkrankungen des rheumatischen Formenkreises (z. B. rheumatoide Arthritis, Sklerodermie) beobachtet.

Das akute rheumatische Fieber kann eine Perikarditis verursachen; vermutlich ist auch das Postperikardiotomie- und Postmyokardinfarktsyndrom (Dressler-Syndrom) ca. 1–6 Wochen nach dem Ereignis autoimmuner Genese.

Selten wird eine Perikarditis bei granulomatösen Erkrankungen wie der Sarkoidose oder dem M. Wegener gefunden.

Nichtimmunologischer Genese ist die Perikarditis als Folge eines Thoraxtraumas, eines primären Perikardtumors (selten!) oder der Erkrankung benachbarter Organe z. B. bei Myokardinfarkt (Pericarditis epistenocardiaca), bei Ösophagitis, Infarktpneumonie nach Lungenembolie oder bei Aortenaneurysma.

Auch Tumoren angrenzender Organe (Lunge, Ösophagus, Mamma, Pleura) oder maligne Systemerkrankungen können zu einer Perikarditis führen ebenso die Strahlentherapie.

Anamnese und Befund

Anamnese

Prinzipiell wird zwischen einer fibrinösen (trockenen) Perikarditis am Beginn oder am Ende der Erkrankung und der exsudativen (feuchten) Perikarditis unterschieden. Entsprechend dem Stadium der Erkrankung variiert die Symptomatik. Initial kommt es oft wie bei der Myokarditis zu allgemeinem Krankheitsgefühl und Leistungsminderung. Fieber ist möglich. Leitsymptom sind lageabhängige stechende Schmerzen retrosternal oder linksparasternal, die bei tiefer Inspiration und Husten an Intensität zunehmen.

Bei Übergang in die exsudative Perikarditis ist die Schmerzsymptomatik häufig rückläufig. Je nach Zeitdauer der Entwicklung und Größe des Perikardergusses reicht das klinische Spektrum der exsudativen Phase von der Beschwerdefreiheit bis hin zum kardiogenen Schock infolge einer Perikardtamponade.

Körperliche Untersuchung

Bei gering ausgeprägter Perikarditis kann der Untersuchungsbefund unauffällig sein. Fehlt ein Perikarderguß, kann ein systolisches oder systolisch-diastolisches ohrnahes Reibegeräusch auskultierbar sein, das am deutlichsten in Nähe des Sternums endexspiratorisch wahrgenommen wird und seinen Charakter in Abhängigkeit von der Körperhaltung wechseln kann.

Beim Übergang von der trockenen zur feuchten Perikarditis werden die Herztöne oft leiser, und das Reibegeräusch ist nicht mehr nachweisbar.

Entwickelt sich ein hämodynamisch wirksamer Perikarderguß, kommt es zu einer Füllungsbehinderung des rechten Herzens. Charakteristisch ist ein inspiratorischer Druckanstieg in den Jugularvenen (Kußmaul-Zeichen). Ein Pulsus paradoxus (inspiratorische Abnahme der Blutdruckamplitude >10 mmHg) und eine persistierende Tachykardie sind Zeichen einer beginnenden Perikardtamponade.

Zu den weiteren Symptomen, die sich bei der dadurch bedingten Herzinsuffizienz bis hin zum kardiogenen Schock finden, s. Abschn. 18.1.

Laboruntersuchungen

Die Untersuchungen entsprechen denen bei Myokarditis (s. Abschn. 18.9.1.1). Bei progredientem Verlauf sollte zur Diagnosesicherung auch ein nicht tamponierender Perikarderguß diagnostisch punktiert werden. Neben einer zytologischen Untersuchung durch den Pathologen ist die Bestimmung des Differentialblutbildes (Zellgehalt), Laktatdehydrogenase (erhöht bei Tumoren), des Eiweißgehaltes (Differenzierung von Transsudat und Exsudat) und von Glukose (erniedrigt bei Tuberkulose) sinnvoll.

Tritt die Perikarditis als Begleitreaktion sekundär zu einer Systemerkrankung auf, richtet sich die weitere Labordiagnostik nach der Art dieser Erkrankung.

Bakteriologie, Mykologie, Parasitlogie und Virologie
Siehe Abschn. 18.9.1.1. Untersucht werden soll auch das Perikardpunktat.

Immunologische Diagnostik
Siehe Abschn. 18.9.1.1. Untersucht werden soll auch das Perikardpunktat.

Elektrokardiographie
Veränderungen des EKG entstehen durch Mitbeteiligung des Myokards im Rahmen einer Myokarditis. Initial finden sich ST-Strecken-Hebungen in I, II, aVL, aVF und V_2–V_6, die jedoch im Gegensatz zum akuten Myokardinfarkt entweder gradlinig schräg nach oben verlaufen oder eine konkave Konfiguration aufweisen.

Die T-Welle ist zunächst positiv. Bei länger bestehendem Erguß zeigt sich nach Rückbildung der ST-Hebung häufig eine symmetrische Inversion der T-Welle ohne R-Verlust. Ein elektrischer Alternans entsteht bei ausgeprägtem Perikarderguß durch eine von Schlag zu Schlag wechselnde Position des Herzens („schwingendes" Herz). Gelegentlich findet sich eine Niedervoltage im EKG.

Echokardiographie

Die zweidimensionale Echokardiographie stellt aufgrund ihrer Sensitivität und Spezifität die Methode der Wahl zur Diagnostik eines Perikardergusses dar. Die Nachweisgrenze liegt bei einem Volumen von ca. 50 ml. Bei kleinen Ergüssen zeigt sich zunächst meist ein echofreier Raum zwischen Peri- und Epikard der inferioren Wand des linken Ventrikels. Mit zunehmender Ergußgröße ist auch im Bereich der freien Wand des rechten und der Vorder- und Seitenwand des linken Ventrikels sowie in den Recessus nachweisbar.

Die M-Mode-Echokardiographie ermöglicht die Vermessung des Ergußmantels und eignet sich daher zur Verlaufsbeurteilung der Ergußgröße. Sie ermöglicht ferner eine herzphasenbezogene Beurteilung der Ventrikelfüllung. Entwickelt sich ein Perikarderguß rasch, kann er bereits ab einer Exsudatmenge von etwa 300–400 ml hämodynamisch wirksam werden.

Konventionelle Strahlendiagnostik

Ab einer Ergußmenge von etwa 250 ml zeigt sich in der Thoraxröntgenaufnahme eine Verbreiterung der Herzsilhouette ohne Zeichen einer pulmonalen Stauung. Bei ausgeprägtem oder rasch entstandenem Perikarderguß besteht eine charakteristische Dreieckform des Herzens, die auch als „Bocksbeutelform" bezeichnet wird.

Herzkatheteruntersuchung

Für die Diagnostik der akuten Perikarditis und die Beurteilung der Größe und hämodynamischen Wirksamkeit von Perikardergüssen spielt die Herzkatheteruntersuchung primär keine Rolle.

Bei der Rechtsherzkatheteruntersuchung zeigen sich erhöhte enddiastolische Drücke im rechten Vorhof. Mit der Entwicklung einer Herzbeuteltamponade gleichen sich die Drücke zwischen rechtem Ventrikel und rechtem Vorhof an.

Computertomographie/Magnetresonanztomographie

Beide Methoden sind hochsensitiv und -spezifisch zum Nachweis von Perikardergüssen. Da die Diagnostik durch die zweidimensionale Echokardiographie jedoch schneller und kostengünstiger ist, werden Computertomographie und Magnetresonanztomographie nicht primär eingesetzt.

18.9.1.2.2
Chronische Perikarditis

Ätiologie und Pathogenese

Es bestehen keine prinzipiellen ätiologischen Unterschiede zwischen akuter und chronischer Perikarditis. Eine Perikarditis constrictiva, die im Verlauf der Erkrankung auftreten kann, ist charakterisiert durch eine fibrinöse und/oder kalzifizierende Verdickung des Peri-Epikards, die mit einem Dehnbarkeitsverlust einhergeht. Dadurch kommt es zu einer Füllungsbehinderung des gesamten Herzens oder einzelner Abschnitte. Ob beide Ventrikel, überwiegend der rechte oder der linke Ventrikel oder vorwiegend die Klappenringebene unter weitgehender Aussparung der Ventrikel betroffen sind und ob zusätzlich ein Perikarderguß vorliegt, bestimmt die individuellen funktionellen Konsequenzen der Erkrankung. Als Folge der Perikardkonstriktion kann sich eine Herzmuskelatrophie entwickeln, die die Progredienz der Herzinsuffizienz begünstigt.

Anamnese und Befund

Die Symptome und klinischen Befunde sind von Art und Schweregrad der kardialen Füllungsbehinderung durch einen Perikarderguß und/oder durch die Perikardverdickung und Verkalkung abhängig (s. oben) und ähneln den Befunden bei der akuten Perikarditis.

Laboruntersuchungen

Siehe Abschn. 18.9.1.2.

Bakteriologie, Mykologie, Parasitlogie und Virologie

Siehe Abschn. 18.9.1.2. Untersucht werden sollte neben oder bei fehlendem Perikarderguß anstelle des Perikardpunktats ggf. auch eine Myokard- oder Perikardbiopsie.

Immunologische Diagnostik

Siehe Abschn. 18.9.1.2. Untersucht werden sollte neben oder bei fehlendem Perikarderguß anstelle des Perikardpunktats ggf. auch eine Myokard- oder Perikardbiopsie.

Elektrokardiographie

Spezifische EKG-Veränderungen gibt es nicht. Gelegentlich finden sich eine Niedervoltage, Hinweise auf eine Außenschichtschädigung und Q-Wellen, die vermutlich durch die Entwicklung einer myokardialen Narbe im Rahmen der Perimyokarditis bedingt sind.

Echokardiographie

Der echokardiographische Befund variiert nach Art und Schweregrad der kardialen Füllungsbehinderung durch einen Perikarderguß und danach, ob eine Perikardverdickung und Verkalkung im Sinne einer Perikarditis constrictiva vorhanden ist. In der M-Mode-Echokardiographie lassen sich bei hämodynamisch relevanter Pericarditis constrictiva eine verminderte bis fehlende mitt- bis spätdiastolische Durchmesserzunahme des linken Ventrikels, eine abnorme Septumbewegung mit präsystolischem „Dip" und, bei rechtsventrikulärer Konstriktion, eine vorzeitig öffnende Pulmonalklappe nachweisen.

Die meisten Veränderungen sind jedoch nicht spezifisch und können auch bei restriktiver Funktionsstörung in ähnlicher Weise gefunden werden.

Weitere Befunde beinhalten den, z. T. schwierigen Nachweis einer Perikardverdickung und ggf. Kalzifizierungen z. B. im Rahmen einer Perikarditis durch Mycobacterium tuberculosis.

Konventionelle Strahlendiagnostik

Meist ist keine Vergößerung der Herzsilhouette in der p.-a.-Thoraxröntgenaufnahme nachweisbar. Die Verbreiterung der oberen und unteren Hohlvene ist diagnostisch richtungsweisend. Besonders in der Seitenaufnahme und unter Durchleuchtung sind bei Pericarditis constrictiva oft spangenförmige Verkalkungen zu erkennen.

Herzkatheteruntersuchung

Spezifische hämodynamische Zeichen einer konstriktiven Perikarditis sind eine niedrige Auswurfleistung des Herzens in Ruhe sowie ein erhöhter pulmonaler Kapillardruck. Außerdem sind ein Ausgleich des rechts- und linksventrikulären enddiastolischen Drucks sowie des Vorhofdrucks (< +5 mm Hg Differenz), prominent verlaufende X- und Y-Wellen in den Druckkurven des rechten Vorhofs bzw. bei der pulmonalkapillären Wedgedruckmessung sowie ein frühdiastolisches Absinken des ventrikulären Drucks („Dip"), das gefolgt ist von einem hohen diastolischen Plateau der Ventrikeldruckkurve („square root sign") typisch. Der diastolische Druck beträgt dann manchmal mehr als 1/3 des systolischen Drucks im rechten Ventrikel und die Druckamplitude ist insgesamt vermindert.

Zusätzlich kann sich eine paradoxe inspiratorische Druckzunahme im rechten Vorhof bei normalem bzw. nur leicht erhöhtem (< 50 mm Hg) systolischem Pulmonalarteriendruck zeigen. Einige Veränderungen können in geringerem Ausmaß auch linksventrikulär gefunden werden.

Computertomographie/Magnetresonanztomographie

Beide Methoden ermöglichen mit hoher Sensitivität und Spezifität die Diagnose einer Perikarditis constrictiva, die Messung der Dicke des Perikards, die Lokalisation und Bestimmung der Ausdehnung von Perikardverdickungen und ggf. die Beurteilung der Beziehung der entzündlichen Veränderungen zu parakardialen Strukturen.

18.9.1.3
Endokarditis

Definition

Die Endokarditis stellt eine Entzündung des Endokards dar. Primär unterschieden werden infektiöse Endokarditiden von nichtinfektiösen Formen.

Ätiologie

a) Infektiös bedingte Endokarditis

Zahlreiche Erreger wurden als Auslöser der Endokarditis nachgewiesen.

Tabelle 18-29 listet die am häufigsten ursächlich beteiligten auf.

Wichtigste Erreger der Klappenendokarditis vom Lentatyp sind vergrünende und nicht hämolysierende Streptokokken. Bei der akut verlaufenden Form ist Staphylokokkus aureus der häufigste Erreger. Koagulasenegative Staphylokokken der Epidermidisgruppe spielen bei parenteral ernährten, immungeschwächten Patienten und bei i.v.-Drogenabusus zunehmend eine Rolle für die Entwicklung einer Endokarditis im Bereich des rechten Herzens.

Das Erregerspektrum bei der Prothesenendokarditis ist deutlich zugunsten der Staphylokokkken verschoben.

Bei primär kulturnegativen Endokarditiden müssen auch Pilze und andere „atypische" Mikroorganismen in Erwägung gezogen werden. In der Mehrzahl der Fälle gelingt es jedoch, in Blutkulturen einen pathogenen Keim nachzuweisen.

Tabelle 18-29. Häufige Erreger einer infektiösen Endokarditis

Bakterien	Streptokokken:	Streptococcus viridans, Streptococcus pneumoniae, Streptococcus pyogenes
	Staphylokokken:	Staphylococcus aureus, Staphylococcus epidermidis
	Enterokokken:	Enterococcus faecialis
	Gramnegative Bakterien:	Bacteroides, Escherichia coli, Enterobacter, Klebsiellen, Proteus mirabilis, Proteus vulgaris, Pseudomonas aeruginosa, Serratia, Hämophilus influenca, Neisseria gonorrhoeae
	Andere Bakterien:	Corynebacterium diphtericum, Listerien, Nocardien
Viren	Unklar	
Pilze	Candida albicans	
Andere Mikroorganismen	Rickettsien, Chlamydien	

b) Nichtinfektiös bedingte Endokarditis

Am häufigsten tritt die Endokarditis im Rahmen einer streptokokkenallergischen Systemerkrankung auf. Die Erkrankung wird nicht direkt durch eine Infektion mit betahämolysierenden Streptokokken der Gruppe A (nach Lancefield) verursacht, sondern entsteht als Folge einer infektinduzierten Autoimmunreaktion. Zusätzlich scheint eine genetische Disposition zu bestehen.

Eine Endokarditis kann auch bei Kollagenosen (z. B. beim systemischen Lupus erythematodes) auftreten. Chronische Erkrankungen wie metastasierende Karzinome und entzündliche Reaktionen des Endokards nach Strahlen-und/oder Chemotherapie können ebenfalls zu endokarditischen Veränderungen führen. Die Endocarditis fibroplastica Löffler ist eine Erkrankung unklarer Ätiologie, die sich bevorzugt bei Männern ab dem 4. Lebensjahrzehnt zeigt und im Rahmen eines hypereosinophilen Syndroms auftritt. Gelegentlich ist die Erkrankung mit malignen Systemerkrankungen wie Leukämien, Lymphomen oder paraneoplastischen Syndromen sowie Granulomatosen, Hypersensitivitätssyndromen assoziiert oder tritt nach einer Infektion durch Parasiten auf.

Pathogenese

a) Infektiöse Endokarditis

Für die Manifestation einer infektiösen Endokarditis ist ein Defekt der normalen anatomischen Struktur des Herzens und hier besonders der Klappen ein prädisponierender Faktor. Zusätzlich entscheiden die Virulenz der Erreger und der Immunstatus des Patienten über den Ausbruch der Erkrankung.

Bei Infektionserkrankungen, nach chirurgischen Eingriffen im Nasen-Rachen-Raum oder während der Reinigung der Zähne werden transitorische Bakteriämien ausgelöst. Normalerweise werden die freigesetzten Bakterien durch zelluläre und humorale Abwehrmechanismen innerhalb von kurzer Zeit eliminiert. Bei morphogischen Veränderungen im Bereich des Herzens können sich Bakterien hier absiedeln und persistieren.

b) Nichtinfektiös bedingte Endokarditis

Autoimmunreaktionen scheinen für das Auftreten der Erkrankung bei rheumatischem Fieber oder dem Lupus erythematodes (Libmann-Sacks-Endokarditis) wesentlich zu sein. Bei der streptokokkenallergischen Endokarditis wird durch Konjugation eines bakteriellen Antigens mit einem tolerierten Autoantigen im Sinne eines molekularen Mimikrys eine Aktivierung von autoreaktiven B-Zellen verursacht, die zur Produktion von Antikörpern gegen myokardiale Strukturen führt (s. Abschn. 18.9.1.1). Die Löffler-Endokarditis entsteht im Rahmen der generalisierten inflammatorischen Reaktion.

Anamnese und Befund

Anamnese

Allgemein treten bei Endokarditiden Fieber, Schüttelfrost, Tachykardien, Abgeschlagenheit, Schwäche, Schweißausbrüche, Arthralgien, Veränderungen im Bereich der Haut, der Schleimhaut sowie der Hautanhangsgebilde (z. B. Petechien, „splinter hemorrhages", Janeway-Lesions, Osler-Knötchen) und Gewichtsverlust auf.

Bakterielle Mikroembolien oder Embolien im Rahmen eines hypereosinophilen Syndroms führen zur Multiorganbeteiligung (z. B. Hirn, Niere) und sind Ursache des komplizierten Krankheitsverlaufs.

Eine Endokarditis kann akut oder subakut (Endokarditis lenta) verlaufen. Die Symptome variieren entsprechend in ihrer Ausprägung und Progredienz. Schwierig kann die Diagnose bei chronisch immunsupprimierten Patienten sein, da häufig kein Fieber oder nur subfebrile Temperaturen auftreten und der Verlauf oft oligosymptomatisch und schleichend ist.

Bei der streptokokkenallergischen Endokarditis im Rahmen des akuten rheumatischen Fiebers kommt es typischerweise im Anschluß an einen Infekt durch betahämolysierende Streptokokken der Gruppe A nach einem Zeitintervall von 10–20 Tagen zur Manifestation der Erkrankung. Bedingt durch die systemische inflammatorische Reaktion klagen die Patienten neben den Allgemeinsymptomen (s. oben) und kardialen Beschwerden über wandernde Schmerzen in den großen Gelenken im Sinne einer Polyarthritis.

Zur weiteren Anamnese- und Befunderhebung vgl. auch Abschn. 18.10.1. Zu den Jones-Kriterien zur Diagnose eines rheumatisches Fieber vgl. Tabelle 18-33.

Körperliche Untersuchung

- Kardiale Untersuchung
  Veränderungen des kardialen Auskultationsbefundes sind typisch für die Manifestation der Endokarditis. Häufig bestehen Herzklappeninsuffizienzen, die sowohl Folge der Zerstörung der Herzklappe durch Vegetationen als auch sekundär Folge der kardialen Volumenbelastung und Dekompensation sein können. Zu den klinischen Zeichen der konsekutiven akuten Links- und/oder Rechtsherzinsuffizienz, die sich bei dieser Erkrankung entwickeln können, s. Abschn. 18.1.
  Zum Untersuchungsbefund bei Klappeninsuffizienzen s. Abschn. 18.10.
- Sonstige Untersuchung
  Neben den o. g. endokarditisassoziierten Hautveränderungen kann eine Splenomegalie vorhanden sein. Bedingt durch die allergische Reaktion im Bereich verschiedener Organsysteme finden sich bei der streptokokkenallergischen Endokarditis auch spezifische Befunde. Häufig zeigt sich eine Über-

wärmung und Rötung insbesondere der großen Gelenke. Als Hauterscheinungen sind anuläre Flecken im Sinne eines Erythema anulare rheumaticum am Körperstamm bzw. ein Erythema nodosum bekannt. Bei Mitbeteiligung der serösen Häute in den inflammatorischen Prozess kann Pleura- und/oder Perikardreiben auftreten.

Laboruntersuchungen

Besonders bei der infektiösen Endokarditis zeigt sich eine ausgeprägte Entzündungsreaktion. Bei der Löffler-Endokarditis ist im Blutbild eine persistierende Eosinophilie (>1500 Eosinophile/mm^3) typisch. Führt eine Endokarditis zu einer Sepsis, finden sich entsprechende Veränderungen der Gerinnungsparameter. Bedingt durch das Multiorganversagen im Verlauf einer fulminanten Sepsis kommt es zu weiteren laborchemischen Veränderungen. Ein Urinstatus sollte bzgl. einer Hämaturie und/oder Proteinurie bei möglicher renaler Beteiligung erhoben werden.

Bakteriologie, Mykologie, Parasitlogie und Virologie

Wegen der Schwere der Erkrankung und der großen Relevanz der Erregerisolierung für die Therapie ist die mikrobiologische und ggf. serologische Diagnostik von außerordentlicher Bedeutung. Zur Gewinnung und diagnostischen Bewertung serieller arterieller und venöser aerober und anaerober Blutkulturen s. Abschn. 18.10.1.3 und Tabelle 18-32.

Immunologische Diagnostik

Sowohl bei der infektiösen als auch bei der nicht infektiösen Endokarditis treten antisarkolemmale Antikörper im Serum auf. Bei rheumatischem Fieber werden zusätzlich gegen Streptokokken-spezifische Antigene z. B. Anti-Streptolysin O oder Anti-Streptolysin L nachweisbar; wegen des hohen Durchseuchungstiters bei gesunden Personen sind aber erst Titerbewegungen oder ein Titer von über 300 IE diagnostisch verwertbar.

Bei ZNS-Manifestation können kreuzreagierende Antikörper gegen Antigene des Nucleus caudatus und subthalamicus auftreten. Gelegentlich finden sich Antikörper gegen die Desoxyribonukleotidase B der Streptokokken. Sollte (z. B. intraoperativ entnommenes) Myokard zur Untersuchung zur Verfügung stehen, finden sich myo- oder endokardial gebundene Antikörper und ggf. Immunkomplexe.

Die Untersuchung des Myokards gehört aber keinesfalls zur Standarddiagnostik der Endokarditis!

Elektrokardiographie

Im EKG finden sich unspezifische Veränderungen der Erregungsleitung und -rückbildung. Zum EKG bei begleitender Perikarditis s. Abschn. 18.9.1.1. Bei Mitbeteiligung des Myokards (septische Herde, Abszesse in der Nähe des Reizleitungssystems) können auch höhergradige atrioventrikuläre Blockierungen sowie andere Herzrhythmusstörungen und Schenkelblockbilder auftreten.

Abdominelle Sonographie

Siehe Abschn. 18.10.1.

Echokardiographie

Die transthorakale und besonders die transösophageale Echokardiographie (TEE) stellen heute das wesentlichste diagnostische Standardverfahren bei Endokarditisverdacht dar und sollen immer durchgeführt werden. Die diagnostische Aussagekraft der Erstuntersuchung kann besonders bei vorveränderten Klappen bei der Erstuntersuchung limitiert sein; sehr kleine Vegetationen ohne Klappendestruktion sind nicht immer identifizierbar. Ein negativer echokardiographischer Befund schließt eine Endokarditis nicht aus. Bei fortbestehendem klinischem Verdacht ist eine Wiederholungsuntersuchung auch der TEE nach einigen Tagen angebracht.

Frische und abgeheilte endokarditische Läsionen können nicht immer sicher unterschieden werden; ob die Diagnose einer Endokarditis gestellt wird, hängt zusätzlich ganz wesentlich von der Klinik und den mikrobiologischen Befunden ab!

Zu Details möglicher echokardiographischer Befunde bei endokarditischen Klappenerkrankungen s. Abschn. 18.10.1.

Konventionelle Strahlendiagnostik

Die Thoraxröntgenaufnahme liefert keinen Beitrag zur primären Diagnostik der Endokarditis, ist aber für die Diagnostik und Verlaufskontrolle von Komplikationen der Erkrankung (z. B. der akuten Herzinsuffizienz, s. Abschn. 18.1.2) unverzichtbar.

Herzkatheteruntersuchung

Für die Diagnose der Endokarditis spielt die Herzkatheteruntersuchung keine Rolle. In der Regel soll sie bei infektiösen subakuten Endokarditiden erst nach erfolgreicher antibiotischer Therapie und nur dann erfolgen, wenn wegen eines hochgradigen Vitiums ein Klappenersatz oder eine Klappenrekonstruktion erwogen werden muß (Ausschluß einer höhergradigen koronaren Herzkrankheit).

Bei akuter Endokarditis und nicht beherrschbarer Infektion, sehr großen, mobilen Vegetationen, die bereits embolisiert haben, muralen Abszedierungen und rasch progredienter Herzinsuffizienz kann eine vorzeitige Operation nötig sein und daher auch ein vorgezogener Herzkatheter im noch floriden Stadium erforderlich werden. In der Regel wird nur bei jungen Patienten (<45 Jahre) und fehlender Risikokonstellation auf eine präoperative Herzkatheterdiagnostik verzichtet.

Computertomographie, Magnetresonanztomographie
Diese bildgebenden Verfahren werden bei der Endokarditis selten und nur mit spezieller Indikation durchgeführt. So gelingt die Darstellung von Abszesshöhlen abhängig von der anatomischen Lokalisation manchmal besser mit der Magnetresonanztomographie als mit der TEE. Die Methoden bieten manchmal ergänzende Informationen bei nicht infektiösen Endokarditsformen, wie z. B. der Libman-Sacks-Endokarditis oder der Löffler-Endokarditis.

18.9.2
Kardiomyopathien

Kardiomyopathien sind primäre Erkrankungen des Herzmuskels unbekannter Ätiologie, die mit einer Funktionsstörung variabler Ausprägung und meist mit Veränderungen der kardialen Geometrie bzw. Anatomie einhergehen. Unterschieden werden dilatative, hypertrophische, restriktive und nicht genau klassifizierbare Formen, daneben stellt die rechtsventrikuläre Dysplasie eine eigene Krankheitsentität dar.

Davon abzugrenzen sind sekundäre Kardiomyopathien, also Herzmuskelerkrankungen, die als zuordenbare Folge einer kardialen oder systemischen Erkrankung aufteten. In diese Kategorie fallen z. B. hypertensive, valvulär bedingte, ischämische, aber auch entzündliche (akute und chronische Myokarditis), metabolisch-toxische, endokrinologische und peripartale Kardiomyopathien sowie die Myokardbeteiligung bei Erkrankungen der Skelettmuskulatur und immunologischen Systemerkrankungen (s. unten).

18.9.2.1
Dilatative Kardiomyopathie

Definition
Die dilatative Kardiomyopathie stellt die häufigste primäre Kardiomyopathieform dar. Hauptkennzeichen ist eine Störung der systolischen Funktion, eine begleitende diastolische Funktionsstörung kann hinzukommen. Die Symptome sind unspezifisch und hängen vom Grad der myokardialen Dysfunktion ab.

In ihrer klinischen Manifestation und bezüglich der morphologischen Veränderungen ähnelt die Erkrankungen zahlreichen sekundären Kardiomyopathieformen, so daß die Diagnose immer eine Auschlußdiagnose darstellt. Untersuchungen zur Differentialdiagnostik kommt daher große Bedeutung zu.

Ätiologie
Eine familäre Disposition bzw. eine nach definiertem Muster vererbte familiäre Form läßt sich in ca. 20 % der Fälle aufzeigen. Männer sind im Vergleich zu Frauen doppelt so häufig betroffen. Die Ätiologie der primären dilatativen Kardiomyopathie ist, abgesehen von wenigen Familien, bei denen bereits Gendefekte (s. unten) identifiziert werden konnten, unklar.

Pathogenese
Basierend auf dem Nachweis von Virus-DNA im Myokard mancher Patienten mit dilatativer Kardiomyopathie (wobei entsprechende Untersuchungen keine hohe Sensitivität zu haben scheinen) wird für einen Teil der Fälle eine autoimmune Genese nach stattgehabtem Virusinfekt vermutet. In manchen Fällen werden Antikörper gegen β_1-adrenerge Rezeptoren der Herzmuskelzellen gefunden, was ebenfalls für Autoimmun-Mechanismen spricht. Bei familiären dilatativen Kardiomyopathien können verschiedene Bereiche eines Genoms (Chromosom 1, 3, 6, 9, 10 und X-Chromosom) betroffen sein; die Art der Gendefekte ist nicht einheitlich. Neben Veränderungen der nukleären DNA werden auch Anomalien der mitochondrialen DNA beobachtet, so daß auch eine Störung des oxidativen Stoffwechsels der Myozyten pathogenetisch eine Rolle spielen könnte.

Die hämodynamischen Veränderungen der dilatativen Kardiomyopathie haben variable Ursachen: Belegt sind Strukturveränderungen des Myokards (z. B. Fibrose, myozytäre Hypertrophie) mit der Folge einer gestörten Kontraktion und Relaxation, metabolische Sörungen der Zellorganellen (s. oben), sekundäre Veränderungen der Ventrikelgeometrie, die ihrerseits zu Klappeninsuffizienzen und zum Fortschreiten dieser geometrischen Veränderungen führen, sowie Koronaranomalien (u. U. verminderte Koronarreserve, Koronarspasmen).

Anamnese und Befund

Anamnese
Die Erkrankung kann lange asymptomatisch verlaufen. Bei klinischer Manifestation der dilatativen Kardiomyopathie stehen die Symptome der chronischen linksventrikulären oder biventrikulären Herzinsuffizienz im Vordergrund (s. Abschn. 18.1.1.1), wobei das Ausmaß der geklagten Beschwerden nicht immer streng mit dem Grad der objektivierbaren hämodynamischen Beeinträchtigung korreliert.

Die Anamnese sollte im Hinblick auf die Gefahr des plötzliches Herztodes bei schwerer funktioneller Beeinträchtigung des Herzens immer auch die Frage nach subjektiv wahrgenommenen Herzrhythmusstörungen beinhalten. Über embolische Ereignisse wird manchmal bei kardialen Thromben berichtet.

Körperliche Untersuchung
Der Befund ist abhängig vom Schweregrad der Erkrankung (s. Abschn. 18.1.2.1).

Laboruntersuchungen

Die Indikation zu Laboruntersuchungen bei der dilatativen Kardiomyopathie ergibt sich einerseits bei Herzinsuffizienz (s. Abschn. 18.1.1 und 18.1.2), andererseits im Rahmen der Abgrenzung sekundärer Kardiomyopathieformen (z. B. der akuten Myokarditis, Schilddrüsen- und anderen endokrinologischen Erkrankungen, neuromuskuläre Erkrankungen).

Bakteriologie, Mykologie, Parasitlogie und Virologie

In der Regel werden serologische Untersuchungen zum Nachweis einer stattgehabten Infektion mit kardiotropen Viren durchgeführt, die allerdings nur selten ein positives Resultat ergeben.

Immunologische Diagnostik

Sie spielt ggf. im Rahmen der differentialdiagnostischen Abgrenzung von einer Myokarditis eine Rolle (s. Abschn. 18.9.1.1).

Elektrokardiographie und elektrophysiologische Untersuchung

Elektrokardiographie

Im 12-Kanal-EKG finden sich keine spezifischen Veränderungen. Ein kompletter Linksschenkelblocks kann als Folge myokardialer Schädigung gedeutet werden. Manchmal werden Rhythmusstörungen erfaßt, die für eine eventuelle akute Verschlechterung des klinischen Bildes verantwortlich sein können (z. B. Tachyarrhythmia absoluta).

Ein Belastungs-EKG kann zur Erfassung belastungsinduzierter Herzrhythmusstörungen sinnvoll sein.

Langzeit-EKG

Das Langzeit-EKG dient zur Erfassung potentiell prognostisch relevanter komplexer Herzrhythmusstörungen (Kammertachykardien).

Elektrophsiologische Untersuchung

Siehe Abschn. 18.1.1.

Atemphysiologische Diagnostik

Siehe Abschn. 18.1.1.

Echokardiographie

Zur zentralen Bedeutung der Echokardiographie für die Beurteilung systolischer und diastolischer kardialer Funktionsstörungen s. Abschn. 18.1.

Konventionelle Röngendiagnostik

Die Thoraxröntgenaufnahme kann in frühen Stadien der Erkrankung unauffällig sein. Zu den Veränderungen bei Herzinsuffizienz s. Abschn. 18.1.

Invasive Diagnostik

Herzkatheteruntersuchung

Zu Bedeutung und Befunden der Herzkatheterdiagnostik bei der Herzinsuffizienz s. Abschn. 18.1.

Zum sicheren Ausschluß einer therapierbaren koronaren Herzkrankheit sollte bei jedem Patienten mit signifikanter myokardialer Funktionseinschränkung einmal eine Herzkatheteruntersuchung durchgeführt werden!

Endomyokardbiopsie

Eine Myokardbiopsie wird üblicherweise besonders bei kurzer Krankheitsdauer im Rahmen der Erstdiagnostik durchgeführt. Die therapeutischen Konsequenzen sind allerdings selbst bei positivem Virusnachweis gering, da entsprechende Therapiestudien fehlen. Der Biospie kommt aber eine gewisse differentialdiagnostische und prognostische Bedeutung zu.

Nuklearmedizin

Bei sehr schlechter echokardiographischer Darstellbarkeit dient die Radionuklidventrikulographie zur nicht invasiven Bestimmung und Verlaufskontrolle der Ejektionsfraktion. Siehe auch Abschn. 18.1.1.

18.9.2.2
Hypertrophische Kardiomyopathie

Definition

Die hypertrophische Kardiomyopathie ist durch eine linksventrikulären Hypertrophie gekennzeichnet, die sich insbesondere am interventrikulären Septum aber auch in anderen Ventrikelanteilen manifestiert und gelegentlich den rechten Ventrikel einbeziehen kann. Die Erkrankung kann mit und ohne Obstruktion des linksventrikulären Ausflußtraktes einhergehen. Hämodynamisch dominiert eine Dehnbarkeitsstörung des linken Ventrikels

Ätiologie

Die Ätiologie der Erkrankung ist unklar. Eine familiäre Form besteht in 50 % der Fälle; die genetischen Veränderungen sind variabel. Ein autosomal-dominanter Erbgang mit inkonstanter Penetranz wird postuliert.

Pathogenese

Die progrediente Massenzunahme des linken Ventrikels führt zu einer Veränderung der Ventrikelgeometrie sowie zu einem Dehnbarkeitsverlust. Das linksventrikuläre Cavum ist klein, der enddiastolische Druck in der Regel erhöht. Durch eine Vorwärtsbewegung des vorderen Mitralsegels während der Systole (Venturi-Effekt) kann kann bei durch die Septumhypertrophie bereits eingeengtem linksventrikulärem Ausflußtrakt hier ein Druckgradient entstehen, so daß der systolische Ventrikeldruck über dem Aortendruck liegt.

Anamnese und Befund

Anamnese
Die Patienten sind häufig asymptomatisch. Es können aber auch pectanginöse Beschwerden, Palpitationen, Schwindel, Synkopen und Dyspnoe angegeben werden. Körperliche Belastung induziert manchmal erst oder verstärkt die Beschwerden. Gelegentlich berichten Patienten über eine Häufung plötzlicher kardialer Todesfälle in der Familie (prognostisch ungünstig!).

Körperliche Untersuchung
Der körperliche Untersuchungsbefund kann bei asymptomatischen Patienten ohne Obstruktion normal sein. Der Herzspitzenstoß wird bei der Palpation häufig als lateralisiert, hebend, verlängert und als zweigipflig wahrgenommen. 1. und 2. HT sind unauffällig, gelegentlich können ein 3. öfters ein 4. HT auskultierbar sein.

Bei der Auskultation findet sich ein systolisches spindelförmiges Intervallgeräusch mit Punctum maximum zwischen Apex und linkem Sternalrand. Das Geräusch wird zur Herzbasis hin leiser und nicht in die Carotiden fortgeleitet. Bei körperlicher Belastung, peripherer Vasodilatation oder Valsalva Manöver nimmt es an Lautstärke zu, bei Volumenbelastung ab. Manchmal kann eine begleitende Mitralinsuffizienz auskultiert werden. Die Diastole ist frei. Bei der Palpation des Carotispulses kann bei systolischer Obstruktion ein doppelgipfliger Druckverlauf tastbar sein.

Humangenetik
Trotz der hohen Inzidenz familiärer Gendefekte spielen, auch mangels therapeutischer Konsequenz, für die Routinediagnostik humangenetische Untersuchungen keine Rolle.

Elektrokardiographie und elektrophysiologische Untersuchung

12-Kanal-EKG
Fast immer finden sich in variabler Ausprägung Linksherzhypertrophiezeichen. Pseudoinfarktbilder mit tiefen Q-Zacken finden sich in den inferioren (II, III und aVL) und/oder den lateralen (V4-V6) Ableitungen, außerdem P-Wellenanomalien, Links-, seltener Rechtsschenkelblockbilder, linksanteriorer Hemiblock, QT-Verlängerung und ventrikuläre Arrhythmien. Vorhofflimmern kommt gelegentlich vor.

Belastungs-EKG
Im Belastungs-EKG sind die in Ruhe nachweisbaren Erregunsrückbildungsstörungen oft rückläufig. Klinisch kann es bei belastungsinduzierter Obstruktion zu einer Schwindelsymptomatik kommen.

24-h-Langzeit-EKG
Das Langzeit-EKG dient zur Diagnostik höhergradiger ventrikulärer Rhythmusstörungen und zur Abschätzung des Risikos eines plötzlichen Herztodes.

Karotispulskurve
Die Karotispulskurve kann einen doppelgipfligen Verlauf (Spike-and-dome-Konfiguration) zeigen. Zu Beginn der Systole steigt die Pulswelle steil an; entwickelt sich im Verlauf der Systole eine Obstruktion des linksventrikulären Ausflußtraktes, kommt es zu einem Druckabfall infolge des dadurch abnehmenden Flußvolumens (Inzisur in der Pulskurve) und spätsystolisch nochmals zu einem mäßigen Druckanstieg. Die Inzisur fällt mit dem Geräuschmaximum bei Auskultation zusammen.

Elektrophysiologische Untersuchung
Im Hinblick auf die Gefahr eines plötzlichen Herztodes bei hypertropher Kardiomyopathie sollte die Indikation zur elektrophysiologischen Untersuchung eher großzügig gestellt werden, um die Indikation zur antiarrhythmischen Therapie bzw. zur Implantation eines ICD zu prüfen. Häufig ist eine sinoatriale Dysfunktion nachweisbar.

Anhaltende ventrikuläre Tachykardien werden bei fast der Hälfte der untersuchten Patienten induziert. Eine His-Purkinje-Dysfunktion wird in 1/3 der Fälle objektiviert. Selten werden akzessorische Leitungsbahnen gefunden. Das Signalmittelungs-EKG bei Patienten mit hypertropher Kardiomyopathie zeigt atypische Befunde, die mit dem Auftreten nicht anhaltender ventrikulärer Tachykardien korrelieren.

Echokardiographie
Die zweidimensionale Echokardiographie ist die optimale Methode zur Dokumentation der Verteilung und des Ausmaßes der Ventrikelhypertrophie. Es zeigt sich ein kleines, oft abnorm konfiguriertes Ventrikelkavum. Eine abnorme Position der hypertrophierten Papillarmuskeln (bei 3 und 9 Uhr im linksparasternalen Kurzachsenschnitt) ist für die Differentialdiagnose anderer Hypertrophieformen, bei denen dieser Befund fehlt, von Bedeutung. Erkennbar ist auch die systolische Vorwärtsbewegung des vorderen Mitralsegels (SAM).

In der M-Mode-Echokardiographie können Ausmaß und zeitlicher Verlauf des SAM dokumentiert und eine mittsystolischer Schließbewegung der Aortenklappen festgestellt werden, die allerdings nicht als spezifisch für eine Obstruktion gewertet werden kann.

Mittels der Dopplerechokardiographie ist der maximale subvalvuläre Druckgradient zu quantifizieren (typisches säbelscheidenförmiges Flußprofil im CW-Doppler), mittels PW-Doppler kann der Ort des maximalen Druckgradienten lokalisiert werden (der nicht notwendig subvalvulär im Ausflußtrakt liegen muß, sondern z. B. auch apikal lokalisiert sein kann).

Eine begleitende Mitralinsuffizienz kann opperechokardiographisch festgestellt und ihr Schweregrad abgeschätzt werden. Läßt sich bei symptomatischen Patienten kein erhöhter Druckgradient feststellen, sind als Provokationstests ein Valsalva-Manöver, die Inhalation von Amylnitrit zur Nachlastsenkung oder ein dynamischer oder pharmakologischer (Dobutamin) Belastungstest indiziert.

Das diastolische Flußprofil der Mitralklappe demonstriert die deutliche diastolische Funktionsstörung; es kann ggf. zusammen mit dem Druckgradienten zur Therapiekontrolle herangezogen werden.

Konventionelle Strahlendiagnostik

Die Thoraxröntgenaufnahme ist bei der hypertrophen Kardiomyopathie nicht diagnostisch weiterführend. Linker Ventrikel und linker Vorhof können vergrößert sein. Im Gegensatz zur valvulären Aortenstenose fehlt die poststenotische Dilatation der Aorta ascendens.

Invasive Diagnostik

Herzkatheteruntersuchung

In der Regel finden sich normale rechtsventrikuläre und rechtsatriale Druckverhältnisse. Sehr selten wird ein systolischer Druckgradient im rechten Ventrikel beschrieben. Gelegentlich ist ein erhöhter rechtsventrikulärer diastolischer Füllungsdruck nachweisbar. Der linksventrikuläre enddiastolische Druck kann bei Patienten mit einer hypertrophischen Kardiomyopathie normal sein, ist aber in der Regel als Folge der herabgesetzten linksventrikulären diastolischen Dehnbarkeit erhöht. Als wesentliche Ursache dafür sind die Steifigkeit der verdickten linksventrikulären Wände und die herabgesetzte Rate und der Umfang der myokardialen Relaxation anzusehen. Der pulmonale kapilläre Verschlußdruck ist v. a. bei Mitralinsuffizienz erhöht. Der Nachweis eines interventrikulären Druckgradienten ist ein charakteristisches Zeichen einer hypertrophische Kardiomyopathie.

Oft ist in Ruhe kein Druckgradient nachweisbar. Dieser kann jedoch häufig nach Provokation (z. B. Valsalva-Manöver) bestimmt werden.

Für die Erkrankung ist auch das als „Brockenbrough-Braunwald sign" bezeichnete Phänomen nach Ablauf einer Extrasystole charakteristisch. Dabei kommt es als Folge der Extrasystole mit im Vergleich zum Sinusrhythmus postextrasystolisch längerer Pause zwischen den Herzaktionen zu einem gesteigerten linksventrikulärem Druck bei vermehrter Füllung des linken Ventrikels. In den peripheren Gefäßen zeigt sich jedoch kein erhöhter Druck bedingt durch die zunehmende Obstruktion während der Systole bei hypertropher Kardiomyopathie. Die Koronarangiographie zeigt in der Regel einen Normalbefund; in der Lävokardiographie zeigt sich ein abnorm konfigurierter kleiner Ventrikel mit teilweise längerstreckigen Einschnürungen („Sanduhrform") bei meist normaler Auswurffraktion.

Endomyokardbiopsie

Eine Myokardbiopsie kann während der Herzkatheteruntersuchung entnommen werden. Histologisch zeigen sich Texturstörungen des Myokards und eine Hypertrophie der Myozyten, die durch große und bizarre Kerne gekennzeichnet sind, sowie eine interstitielle Fibrose, eine Vermehrung von Mitochondrien und Verbreiterung der Z-Streifen sowie eine Intimaverdickung bei intramuralen Koronararterien. Therapeutische Konsequenzen fehlen; bei nicht obstruktiven Formen kann die Myokardbiospie manchmal zum differentialdiagnostischen Ausschluß einer sekundären Herzmuskelerkrankung (Amyoloidose, Speicherkrankheit) indiziert sein.

Nuklearmedizin

Nuklearmedizinische Methoden ermöglichen eine Abschätzung der linksventrikulären Muskelmasse, eine Analyse der Hypertrophieverteilung und eine Bestimmung der kardialen Funktion. Dennoch sind sie zugunsten anderer bildgebender Verfahren heute weitgehend verlassen.

Computertomographie, Magnetresonanztomographie

Bei schlechter echokardiographischer Darstellung ermöglichen beide Verfahren die Dokumentation von Ausmaß und Verteilung der Hypertrophie.

18.9.2.3
Arrhythmogene rechtsventrikuläre Kardiomyopathie (ARVCM)

Definition

Die seltene Erkrankung ist gekennzeichnet durch eine fibrolipomatöse Degeneration des rechtsventrikulären Myokards, die zu einer Dilatation des rechten Ventrikels führen kann. Eiine linksventrikuläre Mitbeteilung ist möglich.

Ätiologie und Pathogenese

- Die *Ätiologie* der Erkrankung ist unklar. Bei einem Teil der Fälle besteht eine genetische Disposition. Derzeit sind 5 Genloci bekannt. Differentialdiagnostisch anzugrenzen ist die rechtsventrikuläre Dysplasie (M. Uhl), bei dem ein kongenitaler Defekt besteht, der autosomal-dominant vererbt wird.
- Basierend auf der histologischen Auswertung von Myokardbiopsien werden eine Vielzahl von *Pathomechansismen* vermutet, die für die Entwicklung der ARVCM wesentlich sind. In Myokardbiopsien erkrankter Patienten findet sich eine ausgeprägte Muskelzellatrophie mit Nekrose der Myozyten.

Häufige zeigen sich entzündliche Infiltrate im rechtsventrikulären Myokard. Vereinzelt gelingt der Nachweis von Enteroviren im Myokard. Durch Fehlen spezifischer Proto-Onkogene (z. B. bcl-2-Proto-Onkogen) im Rahmen der ARVCM scheint die Inhibition des programmierte Zelltods aufgehoben zu werden. Während das Phänomen der Apoptose in der Regel erst bei terminaler Herzinsuffizienz sekundär auftritt, ist diese bei der ARVCM bereits bei asymptomatischen Patienten nachweisbar.

Anamnese und Befund

Anamnese
Die klinische Symotomatik ist variabel. Das Spektrum reicht vom asymptomatischen Verlauf bis zu häufigen lebensbedrohlichen Herzrhythmusstörungen (linksschenkelblockartige Kammertachykardien), progredienter Rechtsherzinsuffizienz und plötzlichem Herztod.

Körperliche Untersuchung
Die körperliche Untersuchung ergibt keine krankheitsspezifischen Befunde. Bei hochgradigen dysplastischen Veränderungen können Zeichen der Rechts- oder Linksherzinsuffizienz vorliegen (s. Abschn. 18.1). Gelegentlich findet sich ein gespaltener 2. Herzton.

Elektrokardiographie und elektrophysiologische Diagnostik
Charakteristisch sind rechtspräkordiale Erregungsrückbildungsstörungen (u. a. Epsilonpotentiale) in den rechtspräkordialen Ableitungen und linksschenkelblockartig deformierte ventrikuläre Extrasystolen, die eventuell erst nach Belastung oder im Langzeit-EKG nachweisbar sind. Im signalgemittelten EKG finden sich nicht selten ventrikuläre Spätpotentiale, deren prognostische Relevanz nicht gesichert ist.

Echokardiographie
Je nach Lokalisation und individueller Darstellbarkeit, die beim rechten Herzen eingeschränkt sein kann, sind durch die zweidimensionale Echokardiographie Strukturanomalien der rechtventrikulären Wand (Areale sehr unterschiedlicher Echogenität und Myokardstruktur) nachweisbar. Die Wandkontur kann unregelmäßig sein, regionale Kontraktionsstörungen sind manchmal erkennbar.

Gelegentlich sind rechter Ventrikel und rechter Vorhof vergrößert. Eine linksventrikuläre Vergrößerung und Funktionseinschränkung spricht für die Beteiligung dieser Herzkammer am Krankheitsprozess. Die TTE und die TEE tragen in unklaren Fällen auch zur differentialdiagnostischen Abgrenzung von anderen Erkrankungen (z. B. M. Ebstein) bei.

Invasive Diagnostik

Herzkatheteruntersuchung
Die selektive Koronarangiographie dient zum differentialdiagnostischen Ausschluß einer koronaren Herzkrankheit. Durch die selektive rechtsventrikuläre Angiographie lassen sich morphologische Veränderungen des rechten Ventrikels darstellen (Dilatation, regionale Wandanomalien und Kontraktionsstörungen, eingeschränkte rechtventrikuläre Globalfunktion). Die Lävokardiographie ergibt ggf. Hinweise auf eine linksventrikuläre Beteiligung.

Myokardbiopsie
Die Myokardbiopsie gehört nicht zur Routinediagnostik bei ARVCM. Werden Biopsien wie üblich aus dem rechtsventrikulären septalen Myokard entnommen, zeigt sich häufig ein Normalbefund; die Biopsie der freien rechtsventrikulären Wand ist risikobehaftet.

Magnetresonanztomographie
Mittels dieser Technik können die rechtsventrikulären Veränderungen bei ARVCM meist besser als mit der zweidimensionalen Echokardiographie sichtbar gemacht werden und insbesondere lipomatöse Wandbezirke eindeutig identifiziert werden.

Radionuklidventrikulographie
Methodisch bestehen ähnliche Probleme für die Beurteilung des rechten Herzens wie bei der Echokardiographie. Durch die Methode können die rechtsventrikuläre Funktion und regionale Kontraktionsstörun-

Tabelle 18-30. Diagnostik der ARVCM. (Nach McKenna 1994)

1. Globale und/oder regionale Dysfunktion

Hauptkriterien:	Schwere Ausprägung
Nebenkriterien:	Milde Ausprägung

2. Morphologische Veränderung

Hauptkriterium:	Fibrolipomatose in der Myokardbiopsie

3. Repolarisationsstörungen

Nebenkriterium:	T-Negativierungen in den rechts-präkordialen Ableitungen (V1–V3)

4. Depolarisationsstörungen

Hauptkriterium:	ε-Potential oder Verbreiterung des QRS-Komplexes ((110 ms) in den rechts-präkordialen Ableitungen
Nebenkriterium:	Ventrikuläre Spätpotentiale im Signalermittlungs-EKG

5. Arrhythmien

Nebenkriterien:	Ventrikuläre Tachykardie mit linksschenkelblockartiger Konfiguration (Nachweis im Ruhe-, Langzeit- oder Belastungs-EKG) oder gehäufte ventrikuläre Extrasystolien (>1000/24 h)

6. Familienanamnese

Hauptkriterium:	Familiär bekannte ARVD, die autoptisch gesichert ist
Nebenkriterium:	Klinische Diagnose einer ARVD in der Familie

gen, jedoch keine anatomischen Anomalien beurteilt werden.

Tabelle 18-30 gibt einen Vorschlag zur Diagnose einer ARVCM anhand von Haupt- und Nebenkriterien wieder (McKenna 1994). Bei Vorliegen von 2 Hauptkriterien oder 1 Hauptkriterium und 2 Nebenkriterien bzw. von 4 Nebenkriterien ist die Diagnose hoch wahrscheinlich.

18.9.2.4
Restriktive Kardiomyopathie

Definition

Bei den Kardiomyopathien, die eine restriktive myokardiale Funktionsstörung hervorrufen, dominieren sekundäre Formen, obwohl die Erkrankung selten auch familiär gehäuft auftreten. Weiterhin besteht eine Überlappung zur hypertrophen Kardiomyopathie. Leitsymptom ist eine abnorme diastolische Funktion bei starren, in ihrer Dehnbakeit gestörten Herzwänden. Die systolische Funktion ist, zumindest in frühen Stadien der Erkrankung, normal. Funktionell weist die restriktive Kardiomyopathie Ähnlichkeiten mit der Perikardkonstriktion auf; eine Unterscheidung ist jedoch im Hinblick auf die hier gegebenen Therapiemöglichkeiten wichtig und bei der Diagnostik zu berücksichtigen.

Pathogenese

Vielfach handelt es sich um eine sekundäre kardiale Manifestation einer definierten Erkrankung (vgl. Tabelle 18-30), in manchen Fällen läßt sich jedoch die Ursache nicht klären.

Die myokardiale Funktionsstörung ist auf Bindegewebsvermehrung, endomyokardiale Narbenbildung, Endokardverdickung und ggf. spezifische Ablagerungen im Myokard (bei Speicherkrankheiten) zurückzuführen; es kann gleichzeitig eine myozytäre Hypertrophie bestehen. Eine in Mitteleuropa sehr seltene Form der restriktiven Kardiomyopathie ist die Endokarditis fibroplastica Löffler, häufiger ist sie in Afrika als Endomyokardfibrose. Von manchen Autoren wird diskutiert, daß beide Erkrankungen verschiedene Stadien desselben Krankheitsgeschehens darstellen könnten.

Es wird postuliert, daß von eosinophilen Zellen freigesetzte Faktoren die Endokardfibrose verursachen. Bei der Endokarditis fibroplastica Löffler werden 3 verschiedene histologische Stadien unterschieden: Eosinophile Endokarditis, parietale Thrombenbildung, Fibrose.

Anamnese und Befund

Das Beschwerdebild ähnelt dem bei chronischer konstriktiver Perikarditis (s. Abschn. 18.9.1.2) mit Belastungsintoleranz und belastungsinduzierter Tachykardie. Ein 3. und manchmal auch ein 4. HT können auskultierbar sein. Halsvenenstauung und inspiratorischer Anstieg des venösen Drucks weisen auf rechtsventrikuläre Füllungsbehinderung hin (positives Kuß-

maul-Zeichen). Im Gegensatz zur Pericarditis constrictiva findet sich kein Pulsus paradoxus.

Laboruntersuchungen

Bei der Löffler-Endokarditis findet sich ein hypereosinophiles Syndrom, das mindestens 6 Monate nachweisbar ist ($>$1500 Eosinophile/mm^3). Für restriktive Kardiomyopathien gibt es keine spezifischen Laborveränderungen, pathologische Laborwerte sind in der Regel auf die jeweilige Grunderkrankung zu beziehen (vgl. Tabelle 18-30).

Elektrokardiographie

Im 12-Kanal-EKG finden sich unspezifische ST-Strekken- und T-Wellenanomalien, Schenkelblockbilder, ventrikuläre Herzrhythmusstörungen und gelegentlich Vorhofflimmern.

Echokardiographie

Die zweidimensionale Echokardiographie zeigt meist eine signifikante biatriale Vergrößerung bei normal großen Ventrikeln. Je nach zugrundeliegender Erkrankung kann das Myokard verdickt sein. Die Echointensität kann vermehrt sein (z. B. bei kardialer Amyloidose oder Speicherkrankheiten). Die systolische Funktion ist normal. Eine Endomyokardfibrose ist echokardiographisch eindeutig zu erkennen (Verdickung des Endokards, Obliteration des Apex).

In der M-Mode-Echokardiographie zeigt sich zumindest in Frühstadien der Erkrankung eine normale systolische Durchmesserverkürzung und eine mitt- bis spätsystolisch verminderte bis fehlende Durchmesserzunahme des linken Ventrikels.

In der Dopplerechokardiographie läßt sich die ausgeprägte diastolische Funktionsstörung dokumentieren. Im Gegensatz zur Pericarditis constrictiva, die respirationsabhängige Veränderungen der linksventrikulären isovolumetrischen Relaxationszeit und der maximalen mitralen Flußgeschwindigkeit aufweist, fehlt dieser Befund bei der Restriktion (wie auch beim gesunden Herzen).

Konventionelle Strahlendiagnostik

Die Thoraxröntgenaufnahme ist nicht diagnostisch weiterführend. Eine bilaterale Vorhofvergrößerung kann erkennbar sein.

Invasive Diagnostik

Hämodynamisch findet sich bei der restriktiven Kardiomyopathie inkonstant wie bei der Perikarditis constrictiva ein frühdiastolisches „Dip" und „Spätplateauphänomen" (s. Abschn. 18.9.1.2).

Links- und rechtsventrikuläre Füllungsdrücke sind erhöht, im Gegensatz zur Pericarditis constrictiva findet jedoch keine Druckangleichung statt, der linksventrikuläre Füllungsdruck liegt über dem rechtsventrikulären Füllungsdruck; der diastolische Plateaudruck beträgt rechtsventrikulär <1/3 des maximalen systolischen Drucks. Der systolische pulmonalarterielle Druck ist häufig auf Werte >50 mmHg erhöht (bei Pericarditis constrictive meist <50 mmHg). Bei etwa 25 % der Patienten ist jedoch die Differentialdiagnose anhand hämodynamischer Kriterien nicht möglich. Die Koronarangiographie zeigt üblicherweise einen Normalbefund, die Lävokardiographie ergibt Normalwerte für linksventrikuläres Volumen und Ejektionsfraktion.

Computertomographie/Magnetresonanztomographie
Beide Verfahren sind hilfreich zur Unterscheidung zwischen Perikardkonstriktion und Restriktion.

18.9.2.5
Andere Kardiomyopathien

Bei den sekundären Kardiomyopathien richtet sich die Diagnostik nach der jeweiligen Grunderkrankung. Zur Diagnostik bei hypertensiver, valvulärer und ischämischer Kardiomyopathie wird auf die jeweiligen Spezialkapitel verwiesen. Tabelle 18-31 stellt eine Übersicht über weitere sekundäre Kardiomyopathieformen dar.

Tabelle 18-31. Andere Kardiomyopathien

Kardiomyopathien	Grunderkrankungen/Ursachen
Myokardiale Speicherkrankheiten	Amyloidose, Hämochromatose/Hämosiderose, Porphyrie, Gicht, Glykogenosen, Fabry-Syndrom, M. Gaucher, Mucopolysaccharidosen (M. Hurler), u. a.
Endomyokardfibrose	Hypereosinophiles Syndrom
Endokrin bedingte Kardiomyopathien	Akromegalie, Thyreotoxikose, Myxödem, Hypoparathyreodismus, Phäochromozytom, M. Cushing, peripartale/postpartale Manifestation
Neuromuskulär bedingte Kardiomyopathien	Progressive Muskeldystrophie Typ Duchenne, Friedreich-Ataxie, Myotonische Muskeldystrophien, Nemalinmyopathie, Noonan-Syndrom, Myasthenia gravis u. a.
Kardiomyopathien bei Mangelerkrankungen	Vitamin-B_1-Mangel (Beriberi), Selenmangel, Proteinmangel (Kwashiorkor), Anorexia nervosa u. a.
Mitochondriale Herzmuskelerkrankungen	Kearns-Sayre-Syndrom, Reye-Syndrom
Kardiomyopathien bei Systemerkrankungen/infiltrative Kardiomyopathien	Progressive systemische Sklerodermie, Sarkoidose, Sichelzellanämie, Thalassämie, Leukämien, Karzinoid, Metastasen u. a.
Physikalisch bedingte Kardiomyopathien	Strahlentherapie, Elektroschock, Hitzschlag
Toxische Kardiomyopathien	Alkoholabusus, Chemotherapie, Therapie mit trizyklischen Antidepressiva, Phenothiazin u. a.
Sive latente Kardiomyopathie (Syndrom X)	

18.10
Erworbene Herzklappenfehler

C.H. Spes und C.E. Angermann

Definition
Unter erworbenen Herzklappenfehlern werden Stenose-, Insuffizienz- oder kombinierte Vitien verstanden, die an primär hämodynamisch und meist auch strukturell normalen Herzklappen als Folge valvulärer, myokardialer, vaskulärer oder aber systemischer Erkrankungen entstehen.

Ätiologie
Die meisten erworbenen Herzklappenfehler beruhen auf entzündlichen oder degenerativen Erkrankungen des Klappengewebes sowie der Sehnenfäden und Papillarmuskeln der Atrioventrikularklappen. Betroffen sind ganz überwiegend die Aorten- und die Mitralklappe.

Das ätiologische Spektrum hat sich in Ländern mit hohem medizinischem Standard in den letzten Jahrzehnten gewandelt. Rheumatische Herzklappenfehler sind infolge verbesserter Diagnostik und effektiver Antibiotikaprophylaxe und -therapie rückläufig, während wegen der gestiegenen Lebenserwartung degenerative Herzklappenerkrankungen an Häufigkeit zunehmen (am häufigsten: senil sklerosierende Aortenstenose). Relativ häufig sind auch akute infektiöse Herzklappeninsuffizienzen oder eine Mitralinsuffizienz bei ischämisch bedingter Papillarmuskeldysfunktion, ferner die akute Aorteninsuffizienz bei Aortendissektion.

Seltene Ursachen von erworbenen Herzklappenfehlern sind z. B. Thoraxtraumata, Speicherkrankheiten (z. B. Amyloidose), Tumoren (z. B. Karzinoidsyndrom), Kollagenkrankheiten (z. B. systemischer Lupus erythematodes oder Sklerodermie) oder Erkrankungen des rheumatischen Formenkreises (z. B. rheumatoide Arthritis, Aorteninsuffizienz bei der ankylosierenden Spondylitis).

Im Gegensatz zu erworbenen Herzklappenstenosen, die immer durch eine Erkrankung der Klappensegel selbst hervorgerufen werden, können Insuffizienzvitien auch sekundäre Folge einer Dilatation des Klappenrings (z. B. des Mitralrings bei dilatativer Kardiomyopathie oder fortgeschrittener koronarer Herzkrankheit bzw. des Trikuspidalrings bei rechtsventrikulärer Dilatation infolge pulmonaler Hypertonie) sein. Eine Ektasie der großen Gefäße (Aorta ascendens, Truncus pulmonalis) mit sekundärer Insuffizienz der Semilunarklappen kommt bei arterieller bzw. pulmonaler Hypertonie vor.

18.10.1
Allgemeine diagnostische Prinzipien

Anamnese und körperliche Untersuchung zielen einerseits auf die Diagnosestellung, andererseits auf die Schweregradbeurteilung der erworbenen Herzklappenerkrankung ab. Wichtig ist die gezielte Suche nach möglichen *Ursachen* und die Beurteilung der *hämodynamischen Konsequenzen* der jeweiligen Klappenerkrankung. Berücksichtigt werden muß auch, daß hämodynamischer Schweregrad und *Ausmaß der subjektiven Leistungseinschränkung* eines individuellen Patienten nicht immer korrelieren.

18.10.1.1
Anamnese und Befund

Anamnese
Folgende Fragen müssen bei der *Ursachensuche* geklärt werden:

- Bestehen Hinweise auf eine degenerative Genese des Herzklappenvitiums?
  - Alter des Patienten?
  - Arterielle oder pulmonale Hypertonie?
  - Bekannte vorbestehende Klappenanomalien, z. B. Mitralklappenprolaps oder bikuspide Aortenklappe?
- Bestehen Hinweise auf eine infektiöse Endokarditis?
  - Bei Fieber und systemischer Entzündung, Schüttelfrost und wiederholten Schweißausbrüchen ist eine Endokarditis immer als mögliche Grunderkrankung in Betracht zu ziehen! Gibt es eine Eintrittspforte (Zahnstatus, Erysipel, Wunden, Divertikulitis etc.)?
  - Bemerkte der Patient Zeichen einer Mikroembolie (Fingernägel – „splinter hemorrhages", „Janeway lesions", Osler-Knötchen, Hämaturie), neurologische Auffälligkeiten (Kopfschmerzen bei septischer Streuung mit Menigitis/meningealer Reizung; Herdneurologie, Sehstörungen), Gelenkbeschwerden?
  - Bestehen anamnestisch Risikokonstellationen bzw. eine Prädisposition für Endokarditis (bekannte kongenitale kardiale Anomalie, bekannte Herzklappenanomalie, myxomatöse Herzklappen mit oder ohne eindeutigen Klappenprolaps, Zustand nach rheumatischem Fieber oder infektöser Endokarditis, Kunstklappe; intravenöser Drogenabusus, zentralvenöse Verweilkatheter)?

  Diagnostische Kriterien für die Endokarditis unter Einbeziehung klinischer und technischer Befunde sind in Tabelle 18-32 zusammengefaßt.

Tabelle 18-32. Diagnostische Kriterien der infektiösen Endokarditis (*BK* Blutkulturen, *HACEK* Hämophilus parainfluenzae/aphrophilus, Actinobacillus actinomycetemcomitans, Cardiobacterium hominis, Eikenella corrodens, Kingella kingii). (Nach Duke, mod. nach Durack; ACC/AHA 1998)

Hauptkriterien

1. Persistierend positive Blutkulturen

• Mit typischen Endokarditiserregern:	Streptokokken (Viridans-Streptokokken, Streptococcus bovis), Staphylococcus aureus, Enterokokken, Bakterien der HACEK-Gruppe, in Abwesenheit eines primären Fokus
• Persistierende Bakteriämie:	≥2 positive BK im Abstand (12 h, oder ≥3 positive BK im Abstand von > 1 h, oder 70 % aller BK positiv bei Abnahme von ≥4 BK

2. Nachweis einer Klappenbeteiligung
a) Echokardiographisch:
- flottierende Vegetationen an Klappe/Halteapparat oder im Regurgitationsjet oder an implantierten Materialien ohne anderweitige anatomische Erklärung oder
- Abszess oder
- Klappenperforation oder
- neu aufgetretene Klappendehiszenz bei Klappenprothesen

b) Neu aufgetretenes oder im Verlauf verändertes Klappeninsuffizienzgeräusch:

Nebenkriterien
1. Prädisposition (valvulär, z. B. Zustand nach Endokarditis, Kunstklappe, rheumatisches Fieber; bikuspide Aortenklappe, MKP; nichtvalvulär, z. B. i.v.-Drogenabusus)
2. Fieber (38,0 °C)
3. Gefäßphänomene: arterielle Embolie, septische Lungeninfarkte, mykotische Aneurysmata, Hämorrhagie intrakraniell/konjunktival, „Janeway lesions"
4. Immunphänomene: Glomerulonephritis, Osler-Knötchen, „Roth spots", Rheumafaktor+
5. Mikrobiologie: positive Blutkultur mit anderen Erregern, serologischer Nachweis einer aktiven Infektion
6. Echokardiographie: anderweitige Hinweise auf Endokarditis

Für die Diagnosestellung erforderlich:
- 2 Hauptkriterien oder
- 1 Haupt- und 3 Nebenkriterien oder
- 5 Nebenkriterien.

- Bestehen anamnestische Hinweise auf rheumatisches Fieber?
  - Wurde früher eine Streptokokkenerkrankung (Scharlach, Tonsillitis, auch als Kind) oder ein rheumatisches Fieber durchgemacht?
  - Bestehen oder bestanden Gelenkprobleme?
  - Bestehen Hautveränderungen (subkutane Knoten, Erythema annulare, Erythema marginatum) oder neurologische Auffälligkeiten wie unkontrollierte Bewegungen der Hände oder allgemeine Ungeschicklichkeit, die als Chorea minor interpretiert werden könnten?

  Diagnostische Kriterien für das rheumatische Fieber sind in Tabelle 18-33 zusammengefaßt.
- Bestehen anamnestische Hinweise auf andere entzündliche Systemerkrankungen (s. oben)?
  Hier müssen die Fragen auf die Erhärtung der jeweiligen Verdachtsdiagnose zielen (vgl. die jeweiligen Spezialkapitel).

Tabelle 18-33. Jones-Kriterien zur Diagnose des rheumatischen Fiebers

Hauptkriterien	Nebenkriterien
1. Karditis	1. Fieber
2. Polyarthritis	2. Arthralgien
3. Chorea minor	3. BSG/CRP-Erhöhung
4. Subkutane Knötchen	4. Verlängerte PQ-Zeit
5. Erythema anulare	5. Rheumatisches Fieber oder Karditis in der Vorgeschichte
6. Erythema marginatum	

Die Diagnose „rheumatisches Fieber" ist wahrscheinlich bei zurückliegendem Streptokokkeninfekt plus:
- 2 Hauptkriterien oder
- 1 Hauptkriterium plus 2 Nebenkriterien

- Bestehen anamnestische Hinweise auf akutes oder auch früheres Thoraxtrauma bzw. ein akutes, mit einer Dissektion potentiell vereinbares thorakales Schmerzereignis?
- Bestehen Hinweise auf eine mögliche ischämische Genese (Mitralinsuffizienz bei Papillarmuskeldysfunktion)?
  - Liegen typische Symptome und eine Risikokonstellation für koronare Herzkrankheit vor?
- Ist eine Herzvergrößerung vorbekannt, die Ursache einer „relativen" Klappeninsuffizienz sein könnte? Zu diesem Punkt muß eine sorgfältige kardiale Anamnese erhoben werden.

Die Anamnese zur *hämodynamischen Konsequenz* der jeweiligen Klappenläsionen ist von großer Bedeutung auch für die weitere Therapieplanung. Anamnestische Fragen haben zudem die Erfassung von Hinweisen auf Rechts- und Linksherzvorwärts- und -rückwärtsversagen (vgl. Abschn. 18.1) und von Angina-pectoris-Beschwerden (bei Aortenstenose oder bei begleitender koronarer Herzerkrankheit, vgl. auch Abschn. 18.2) zum Ziel.

Körperliche Untersuchung

- *Kardiale Auskultation:*
  Die kardiale Auskultation ist ein unerläßlicher Bestandteil der Evaluierung von Klappenerkrankungen. Wegweisend ist die Beurteilung von Herzgeräuschen und die Analyse der Herztöne (Lautstärke/Zusatztöne).
- *Herzgeräusche*: Geräusche entstehen
1. bei hohen Flußgeschwindigkeiten und -volumina durch normale und/oder pathologische Orifizien,
2. Vorwärtsfluß durch verengte oder irreguläre Öffnungen in eine dilatierte Kammer oder ein dilatiertes Gefäß,
3. Rückwärtsfluß/Insuffizienzfluß durch undichte Klappen und Septumdefekte.
  Systolische Geräusche werden als holo-, mitt-, früh- oder spätsystolisch charakterisiert. Systolische Geräusche sind per se kein Beweis einer kardialen Erkrankung, sie können auch Ausdruck ei-

Tabelle 18-34. Herzgeräusche (*LV, RV* linker, rechter Ventrikel; *LA, RA* linker, rechter Vorhof; *MI, TI* Mitral-, Trikuspidalinsuffizienz; *VSD* Ventrikelsepumdefekt; *AV-Klappen* Atrioventrikularklappen). (Nach AHA/ACC 1998)

I. Systolische Geräusche

1. **Holosystolisch**
   - Fluß zwischen Hoch- und Niederdruckkompartimenten (LV, LA, RV und RA)
2. **Mittsystolisch**
   - Austreibungsgeräusch bei Fluß über die Semilunarklappen bei Stenose oder erhöhtem Fluß (s. oben)
   - Papillarmuskeldysfunktion mit MI, TI
3. **Frühsystolisch**
   - Selten; bei TI, akuter MI, VSD mit pulmonaler Hypertonie
4. **Spätsystolisch**
   - MI bei Papillarmuskeldysfunktion, Mitralklappenprolaps

II. Diastolische Geräusche

1. **Frühdiastolisch (Beginn mit 2. Herzton)**
   - Regurgitation an der Aorten-/Pulmonalklappe
2. **Mittdiastolisch**
   - Entsteht an den AV-Klappen während Ventrikelfüllung bei Stenose oder erhöhter Flußrate, z. B. bei Regurgitation
3. **Enddiastolisch/Präsystolisch**
   - Mitral-/Trikuspidalstenose, Vorhofmyxom

III. Kontinuierliche Geräusche

   - Kontinuierlicher Fluß bei Shunt von Hoch- zu Niederdrucksystem oder bei extrakardialer Ursache

nes gesteigerten Flusses beispielsweise bei Anämie, Fieber oder Hyperthyreose sein. Diastolische Geräusche sind dagegen immer pathologisch (Tabelle 18-34). Die Lautsärke wird anhand einer Skala von 1–6 eingeteilt:

Grad
1 Leise, nur mit Konzentration zu hören,
2 Leises, aber sofort hörbares Geräusch,
3 Deutliches, mäßig lautes Geräusch ohne Schwirren,
4 Lautes Geräusch mit zartem Schwirren,
5 Sehr lautes Geräusch, deutliches Schwirren,
6 Geräusch auch mit nicht direkt aufgelegtem Stethoskop hörbar.

Diastolische Geräusche sind immer als pathologisch zu werten und bedürfen einer weiteren Abklärung, die zunächst mittels Echokardiographie erfolgen sollte (vgl. Abb. 18-33).
Die dynamische Auskultation (Lagerungs- und atemphaseabhängige Auskultation von Herzgeräuschen, Valsalva-Manöver) ist bei systolischen wie auch diastolischen Herzgeräuschen nützlich.

- *Herztöne:*
  Unerläßlich ist bei Herzklappenvitien die Beurteilung der Herztöne (HT). Im folgenden sind einige wichtige abnorme Befunde aufgeführt:

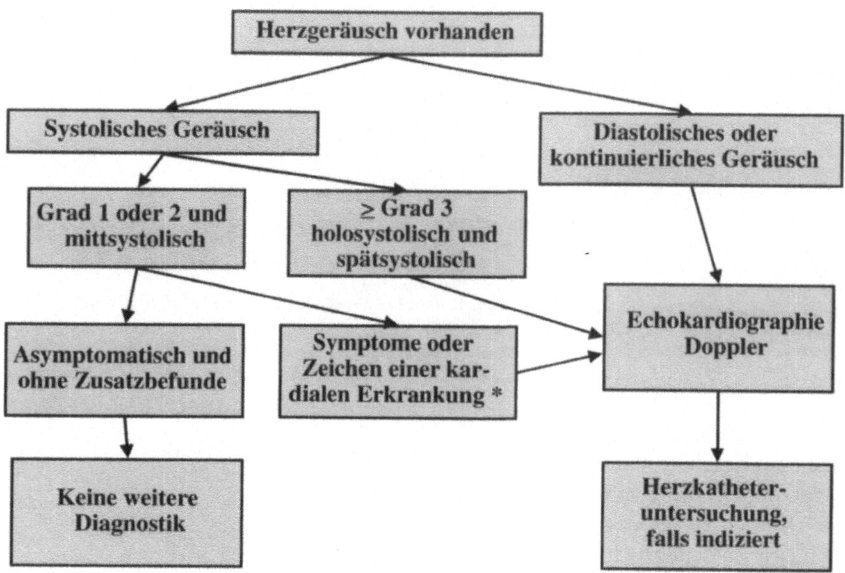

Abb. 18-33. Abklärung von Herzgeräuschen
*z. B. auch: Auffälliges EKG oder Thoraxröntgenaufnahme (Nach ACC/AHA 1998)

HT 1	Laut bei Mitralstenose
HT 2	Leise bei schwerer Aortenstenose, fixiert gespalten bei pulmonaler Hypertonie
HT 3	Ein 3. HT findet sich z. B. bei Mitralinsuffizienz mit hohem Regurgitationsvolumen und manchmal bei relativer Mitralinsuffizienz bei Herzinsuffizienz
HT 4	Ein 4. HT kann z. B. bei Ventrikelhypertrophie auskultiert werden. An Zusatztönen können z. B. ein Mitralöffnungston bei Mitralstenose oder ein „ejection click" bei Mitralklappenprolaps vorkommen

● *Sonstige körperliche Untersuchung:*
Bei der Suche nach klinischen Hinweisen auf die *Genese* von Herzklappenvitien ist nach folgenden Befunden zu fahnden:

– *Degenerative Genese:*
Arterielle Hypertonie, Zeichen einer Bindegewebsschwäche (z. B. Marfan-Syndrom mit Arachnodaktylie etc.)?

– *Infektiöse Endokarditis:*
Gibt es eine Eintrittspforte (Zahnstatus, Erysipel, Wunden, Divertikulitis etc.)? Gezielte Suche nach Zeichen einer Mikroembolie (Fingernägel – „splinter hemorrhages", „Janeway lesions", Osler-Knötchen, Augenhintergrund, Hämaturie, septische Streuung meningealer Reizung) oder Makroembolie (peripher-arteriell, zerebral/Retina) mit entsprechenden klinischen Zeichen? Besteht eine Splenomegalie? Liegt eine Gelenkschwellung/Rötung vor?

– *Rheumatisches Fieber:*
Klinische Anzeichen einer Streptokokkenerkrankung, wie Tonsillitis? Gelenkbefund – Polyarthritis? Subkutane Knoten, Erythema annulare, Erythema marginatum? Chorea minor?

– *Andere entzündliche Systemerkrankungen:*
Bekannter Lupus erythematodes (Hautveränderungen, u. U. Zeichen der chronischen Niereninsuffizienz).

– *Traumatische/destruktive Genese:*
Akute Aorteninsuffizienz bei Aortendissektion: Perfusionsprobleme anderer Gefäßprovinzen (Neurologie/Strömungsgeräusch an den Karotiden, seitendifferenter Blutdruck an beiden Armen, Arm-Bein-Differenz?). Traumatischer Papillarmuskelabriß: Symptome wie bei der akuten ischämischen Mitralinsuffizienz.

● *Relative Klappeninsuffizienz:*
Hinweise für eine Dilatation des linken (rechten) Ventrikels (Herzspitzenstoßverlagerung, HT 3, Zeichen des jeweiligen Vorwärts- oder Rückwärtsversagens (vgl. Kap. 18.1).

– *Ischämisch bedingte Mitralinsuffizienz* bei Papillarmuskeldysfunktion:
Pulmonale Stauung, Asthma cardiale?

Bei der Beurteilung der *hämodynamischen Konsequenzen* ist zunächst nach Zeichen der Rechts- und Linksherzvorwärts- und -rückwärtsinsuffizienz zu fahnden (vgl. Abschn. 18.1).

Weitere wichtige Hinweise ergeben sich aus Blutdruck- und Pulsverhalten: Hohe Blutdruckamplitude bei Aorteninsuffizienz, langsamer Pulswellenanstieg mit geringer Amplitude bei Aortenstenose, schneller Pulsanstieg mit geringer Amplitude bei Mitralinsuffizienz.

18.10.1.2
Laboruntersuchungen

Das Routinelabor kann keine spezifischen Hinweise auf das Vorliegen einer Klappenerkrankung geben, aber zugrundeliegende Ursachen oder Folgen aufzeigen.

Die initiale Analyse sollte beinhalten: Blutbild (Leukozytose/Linksverschiebung bei Endokarditis, Anämie bei Infekt, gesteigerte Hämolyse bei Klappenprothesendysfunktion, Polyglobulie bei pulmonaler Hypertonie), ggf. Ferritin, Retikulozyten und LDH bei Anämie, Elektrolyte (Na^+, K^+, Ca^{2+}, Mg^{2+}, insbesondere bei Vorhofflimmern), Nierenfunktionsparameter (Kreatinin und Harnstoff-N, renale Mitbeteiligung z. B. bei Endokarditis, Lupus erythematodes), herzspezifische Enzyme und Traponin oder bei Verdacht auf akutes Koronarsyndrom, basales TSH, falls Vorhofflimmern vorliegt oder, wenn eine Kontrastmittelexposition (z. B. Herzkatheteruntersuchung) vorgesehen ist.

Bei Verdacht auf rheumatisches Fieber kann der Antistreptolysintiter die Diagnose erhärten, ebenso eine BSG- oder CRP-Erhöhung. Bei Verdacht auf Libman-Sacks-Endokarditis sind antinukleäre Antikörper und Antiphospholipid-Antikörper diagnostisch hilfreich.

Bei Verdacht auf infektiöse Endokarditis ist neben BSG- und CRP-Bestimmung ein Urinstatus sinnvoll (Mikrohämaturie).

18.10.1.3
Bakteriologie, Mykologie, Parasitologie und Virologie

Bei Verdacht auf eine infektiöse Endokarditis ist die Abnahme mehrerer Blutkulturen (BK, > 5 zeitversetzte BK, auch arteriell) vor der Therapieeinleitung unbedingt erforderlich, da eine gezielte und erregergerechte Therapie die Prognose verbessert. Bei infektiöser Endokarditis kann der Rheumafaktor positiv sein. Bei kulturnegativen Endokarditiden muß auch an Pilze oder seltene Erreger (z. B. Q-Fieber) gedacht werden, die serologisch nachgewiesen werden können. Bei Aorteninsuffizienz auf dem Boden einer ektatischen Aorta sollten serologische Hinweise einer Lues gesucht werden. Virologische Untersuchungen spielen in der Vitiendiagnostik keine relevante Rolle.

18.10.1.4
Elektrokardiographie

12-Kanal-Elektrokardiogramm
Das 12-Kanal-EKG liefert nur indirekte Hinweise auf eine mögliche valvuläre Erkrankung (Vorhofbelastungszeichen, links- oder rechtsventrikuläre Hypertrophie,

Lagetypabweichungen). Neu oder belastungsinduziert aufgetretene Ischämiezeichen (ST-Streckensenkungen im Lateralwandbereich) können auf eine ischämische Papillarmuskeldysfunktion hinweisen. Wichtig ist die Rhythmusdokumentation, da bei akuter kardialer Dekompensation häufig neu aufgetretenes Vorhofflimmern ursächlich beteiligt ist. Neu aufgetretene oder wechselnde AV-Blockierungen können auf eine murale Abszeßbildung bei Aortenklappenendokarditis hinweisen.

Phonokardiographie
Das Phonokardiogramm ist heute unüblich geworden. Es erlaubt eine Dokumentation und zeitliche Zuordnung der Herztöne und insbesondere von Zusatztönen und Herzgeräuschen zum EKG. Bei der Diagnostik der Herzgeräusche ist die phonokardiographische Untersuchung von der Dopplerechokardiographie abgelöst worden.

18.10.1.5
Abdominelle Sonographie

Die abdominelle Sonographie liefert Hinweise auf eine Rechtsherzrückwärtsinsuffizienz (Lebervenenstauung, eingeschränktes V.-cava-Spiel, Hepatomegalie). Die Diagnose einer infektösen Endokarditis kann durch den Nachweis einer Splenomegalie gestützt werden. Zusätzlich sollte bei septischen Embolien bzw. Endokarditisverdacht mit Hilfe der sonographischen Untersuchung nach (ggf. auch zusätzlichen) extrakardialen septischen Streuherden gefahndet werden.

18.10.1.6
Echokardiographie

Transthorakale Echokardiographie und Dopplerechokardiographie
Die *zweidimensionale und M-Mode-Echokardiographie* (vgl. Teil A, Kap. 10, Abschn. 10.2.2) ist das unverzichtbare nichtinvasive Standardverfahren zur Bewertung von Herzklappenerkrankungen geworden (vgl. Diagnostikschema der Abb. 18-33 und Teil A, Kap. 10).

Die Methode erlaubt die Beurteilung der Klappenstruktur und -beweglichkeit sowie der resultierenden hämodynamischen Konsequenzen (Größenverhältnisse, Wanddicken und Funktion der jeweils druck- oder volumenbelasteten Kammern). Auf die genaue Vermessung der Cavumgrößen und Wanddicken durch geübte Untersucher muß größter Wert gelegt werden, da diese Parameter im Verlauf mit über den Operationszeitpunkt entscheiden.

Die Echokardiographie kann auch wichtige Hinweise auf die Ätiologie von Herzklappenerkrankungen geben. So lassen sich z. B. darstellen: Klappenringverkalkungen, flottierende Strukturen niederdruckseitig bei

Endokarditis, prädisponierende Anomalien (bikuspide Aortenklappe, Mitralklappenprolaps), regionale Kontraktionsstörungen bei ischämischer Mitralinsuffizienz, Papillarmuskelausriß, links- oder rechtsventrikuläre Dilatation und globale myokardiale Dysfunktion bei relativer Mitral- oder Trikuspidalinsuffizienz, eine Aortendilatation oder -dissektion bei sekundärer Aorteninsuffizienz.

Mit der *Dopplerechokardiographie* (vgl. Abschn. 10.2.3) können Herzklappenstenosen quantifiziert werden. Der nichtinvasiv gemessene transvalvuläre Druckgradient zeigt eine gute Übereinstimmung mit invasiven Meßergebnissen. Wichtig ist bei Vorhofflimmern eine ausreichende Anzahl (7–10!) Messungen, aus denen ein Mittelwert gebildet wird. Klappeninsuffizienzen können mit der farbkodierten Dopplerechokardiographie und der CW- und PW-Technik sicher nachgewiesen werden; die Schweregradbeurteilung bei geringer und schwerster Insuffizienz ist gut verläßlich, im mittleren Schweregradbereich (mittelgradig bis beträchtlich) zeigen sich jedoch im Einzelfall deutliche Divergenzen im Vergleich zu den invasiven Messungen. Aus dem Aortenregurgitationssignal kann bei gleichzeitiger Blutdruckmessung näherungsweise der enddiastolische linksventrikuläre Druck berechnet werden, aus dem Trikuspidalinsuffizienzjet und dem Flußmuster in der A. pulmonalis können Rückschlüsse auf systolischen bzw. mittleren Pulmonalarteriendruck gezogen werden. Bei suboptimaler Abgrenzbarkeit der Dopplersignale kann die Applikation von Echokontrastmitteln die Signale häufig deutlich verbessern (vgl. Abschn. 10.2.6).

Transösophageale Echokardiographie

Die transösophageale Echokardiographie (TEE, vgl. Teil A, Kap. 10, Abschn. 10.2.4) ist der transthorakalen Untersuchung bei der morphologischen Klappenbeurteilung und dem Nachweis von endokarditisverdächtigen Auflagerungen deutlich überlegen. Auch Abszeßhöhlen können mit dieser Methode besser dargestellt werden. Sollte bei klinischem Verdacht auf Endokarditis kein morphologischer Befund zu erheben sein, ist eine Wiederholungsuntersuchung nach einigen Tagen sinnvoll.

Wichtig ist, daß insbesondere bei vorveränderten/ verdickten Klappen eine negative echokardiographische Untersuchung (d. h. der fehlende Nachweis flottierender Auflagerungen) eine Endokarditis keineswegs ausschließt! Es ist immer sinnvoll, den echokardiographischen Befund in Zusammenschau mit der Klinik des Patienten zu beurteilen; die Diagnose der Endokarditis bleibt im Zweifelsfall eine klinische Entscheidung!

Die Echokardiographie, und hier insbesondere die TEE, liefert auch wertvolle therapierelevante Informationen (z. B. beeinflußt bei Endokarditis das Embolierisiko, das durch Vegetationsgröße, -lokalisation und

-mobilität wesentlich mitbestimmt wird, den Operationszeitpunkt; die Entscheidung, ob ein Klappenersatz, eine Rekonstruktion oder – bei Mitralstenosen – eine Valvuloplastie vorgenommen wird, fällt je nach dem echokardiographisch dargestellten morphologischem Befund).

18.10.1.7.
Konventionelle Strahlendiagnostik

Bei jedem Patienten mit Symptomen, die möglicherweise auf eine Herzklappenerkrankung zu beziehen sind, muß eine Röntgen-Aufnahme des Thorax angefertigt werden. Sie erlaubt Aussagen über Größe und Konfiguration der Herzsilhouette, Verkalkungen in Projektion auf die verschiedenen Klappenebenen und die Aorta sowie evtl. vorliegende radiologische Zeichen einer akuten oder chronischen Rechts- oder Linksherzinsuffizienz (vgl. Abschn. 18.1.1.9).

18.10.1.8
Herzkatheteruntersuchung

Für die Diagnosestellung ist bei den meisten erworbenen Herzklappenfehlern keine Herzkatheteruntersuchung erforderlich. Sie wird in der Regel zur Abklärung des Koronarstatus – insbesondere vor einer operativen Therapie – oder auch bei unklarer Befundlage durchgeführt. Zur Planung des Untersuchungsablaufs muß vor der Untersuchung eine präzise Fragestellung formuliert werden; eine vorgeschaltete Echokardiographie inklusive Dopplerdiagnostik ist unerläßlich.

Die *Linksherzkatheteruntersuchung* beinhaltet:
1. selektive *Koronarangiographie* zur Beurteilung des *Koronarstatus* (präoperativ, zum Ausschluß einer Koronarerkrankung als Zusatzproblematik),
2. Evaluierung der *Drücke*:
   a) Rückzugsgradient linker Ventrikel/Aorta bei *Aortenstenose* (falls keine retrograde Passage der Aortenklappe möglich ist, kann bei eindeutigem Dopplerbefund mit hohem Gradienten, deutlicher linksventrikulärer Hypertrophie und entsprechender klinischer Symptomatik auf eine Sondierung verzichtet werden; ansonsten Vorgehen über den rechten Vorhof mit transseptaler Punktion in den linken Vorhof und Ventrikel).
   b) Simultane Druckmessung im linken Ventrikel und der Pulmonalkapillar- (PC-)Position des Rechtsherzkatheters (s. unten) bei *Mitralstenose* (alternativ – und genauer, aber mit Shuntgefahr: direkte links-atriale Druckmessung nach transseptalem Vorgehen; s. oben).
   c) Bestimmung des *linksventrikulären enddiastolischen Druckes;*

3. *Lävokardiographie:*
   a) zur Analyse der *linksventrikulären systolischen Pumpfunktion* global und regional,
   b) zur semiquantitativen *Graduierung der Mitralinsuffizienz* (Tabelle 18-35);
4. *Aortenwurzelangiographie* (Bulbographie) zur *Graduierung der Aorteninsuffizienz* (Tabelle 18-36) erfolgt wegen der zusätzlich erforderlichen Kontrastmittelgabe üblicherweise nicht bei jedem Patienten routinemäßig, sie sollte daher bei Verdacht auf Aorteninsuffizienz gezielt angefordert werden!

Sowohl bei der Mitral- wie auch der Aorteninsuffizienz ist neben der klinisch meist ausreichenden semiquantitativen Beurteilung eine Kalkulation des Regurgitationsvolumens möglich. Hierzu muß aus dem Lävokardiogramm das tatsächliche Schlagvolumen errechnet werden, aus der Thermodilution (oder mit der Fick'schen Methode) das effektive Schlagvolumen. Die Regurgitationsfraktion errechnet sich aus dem Verhältnis:

$$\frac{\text{tatsächliches} - \text{effektives Schlagvolumen}}{\text{effektives Schlagvolumen}}$$

Die *Rechtsherzkatheteruntersuchung* informiert über die Druckverhältnisse im kleinen Kreislauf und – über den Pumonalkapillarverschlußdruck – näherungsweise auch im linken Vorhof. Die simultane Messung von pulmonalkapillärem Verschlußdruck und linksventrikulärem Druck wird zur invasiven Ermittlung des Gradienten bei Mitralstenose benötigt. Die Kurvenform – z. B.: hohe V-Welle bei systolischem Druckanstieg durch den Reflux – dokumentiert das Vorliegen einer Mitralinsuffizienz.

Tabelle 18-35. Mitralinsuffizienz: angiographische Schweregradeinteilung nach Sellers

Grad	Kriterien
1	LA nicht vollständig kontrastiert, entleert sich mit jedem Schlag
2	Schwache Kontrastierung des gesamten LA nach mehreren Herzzyklen
3	Kontrastierung des LA mit gleicher Intensität wie LV
4	Sofortige LA-Kontrastierung nach einem Schlag, Reflux bis in die Pulmonalvenen

Tabelle 18-36. Aorteninsuffizienz: Angiographischer Schweregradeinteilung nach Grossman

Grad	Kriterien
1	Schwache diastolische LV-Kontrastierung, wird bei jeder Systole ausgewaschen, füllt den LV nicht komplett
2	Diastolische Kontrastierung des gesamten LV, Intensität geringer als in Aorta
3	Kontrastierung des LV persistiert über mehrere Systolen
4	Wie 3, aber Kontrastierung des LV kurzzeitig (1–2 Schläge) mit größererer Intensität als in der Aorta

18.10.1.9
Belastungstests zur Evaluierung von Herzklappenvitien

Untersuchungen mit körperlicher Belastung (Ergometrie, Streßechokardiographie/Streßdoppler) sind zur Beurteilung der Leistungsfähigkeit gerade bei Klappenpatienten sinnvoll. Zum einen wird das Verhalten der Herzfrequenz unter Belastung getestet; ein überschießender Frequenzanstieg mit entsprechend ungünstiger Beeinflussung der Hämodynamik wird so erkennbar. Zum anderen kann bei gleichzeitiger Dopplerregistrierung der transvalvulären Flußgeschwindigkeiten das Verhalten der Druckgradienten an den Herzklappen unter Belastung objektiviert und quantifiziert werden.

Belastungstests können auch zur Diagnostik einer begleitenden koronaren Herzkrankheit eingesetzt werden; es ergeben sich allerdings Limitationen dadurch, daß häufig mit der Herzklappenerkrankung zusammenhängende Gründe (z. B. Belastungsdyspnoe) zu einem Abbruch vor der Ausbelastungsgrenze zwingen.

Die Dobutamin-Streßechokardiographie erscheint bei Patienten mit eingeschränkter Ventrikelfunktion und niedrigem Gradienten an der Aortenklappe hilfreich zur Beurteilung der Frage, ob ein primär myokardiales Problem oder doch eine höhergradige Stenose für die eingeschränkte Funktion verantwortlich ist.

Die Messung der Druckwerte mittels Einschwemmkatheter unter Belastung zeigt die Reaktion des pulmonalarteriellen Druckes unter Streß. Bei raschem Anstieg unter Belastung auf deutlich erhöhte Werte ist das Risiko einer rechtsventrikulären Dekompensation auch unter Alltagsbedingungen erhöht.

18.10.1.10
Nuklearmedizin

Radionuklidventrikulographie
Dieses Verfahren ist insbesondere bei schlecht schallbaren Patienten eine verläßliche Methode zur Analyse der linksventrikulären Funktion und – unter Belastung – der Funktionsreserve. Die Bestimmung der Funktionsreserve ist besonders bei der chronischen Mitral- und Aorteninsuffizienz wichtig, um den Kompensationsgrad des linken Ventrikels zu erfassen.

Myokardszintigraphie
Zur Bedeutung der Myokardperfusionsszintigraphie (Markersubstanzen: Technetium, Thallium) für die Beurteilung einer begleitenden koronaren Herzkrankheit vgl. Abschn. 18.2.13. Die oft fehlende Möglichkeit, Patienten mit Herzklappenvitien adäquat auszubelasten, wurde in Abschn. 18.10.1.9 diskutiert.

18.10.2
Spezielle Diagnostik bei einzelnen erworbenen Herzklappenfehlern
18.10.2.1
Mitralstenose

Einer Mitralstenose liegt meist eine lange zurückliegende rheumatische Valvulitis zugrunde. Es kommt zur Verminderung der Klappenöffnungsfläche durch Verwachsungen, Verklebungen und Schrumpfung der Segel. Der Blutfluß in den linken Ventrikel ist behindert. Oft besteht eine begleitende Mitralinsuffizienz. Tabelle 18-37 zeigt Vorschläge zur Schweregradeinteilung der Mitralstenose.

Tabelle 18-37. Graduierung der Mitralstenose

Schweregrad [cm²]	Klappenöffnungsfläche [mm Hg]	Mittlerer Druckgradient
1	> 2,5	< 5
2	1,5–2,5	5–10
3	1,0–1,5	> 10
4	< 1,0	> 10

Nach einer 3stufigen Graduierung (ACC/AHA 1998) wird eingeteilt in:
Gering	> 1,5	< 5
Mäßig bis beträchtlich	1,5–1,0	
Schwer	< 1,0	

Anamnese und Befund

Anamnese

Die Anamnese orientiert sich an der typischen klinischen Symptomatik, die im fortgeschritteneren Stadium durch Linksherz-Stauungssymptome gekennzeichnet ist, aber auch durch eine Neigung zur Hypotonie bei ungenügender linksventrikulärer Füllung (Linksherzvorwärtsversagen). Leitsymptom ist die Dyspnoe bei Anstrengungen, aber auch bei Fieber, emotionalem Streß oder einer Schwangerschaft. Einer Beschwerdezunahme oder Dekompensation geht ursächlich häufig der Wechsel von Sinusrhythmus in Vorhofflimmern voraus; der Verlust der geordneten Vorhofkontraktion und eine inadäquat tachykarde Herzfrequenz verschlechtern die Füllung des linken Ventrikels und verstärken die Stauungssymptomatik.

Nicht selten wird über Hämoptysen berichtet; sie entstehen bei Ruptur einer dünnwandigen dilatierten Bronchialvene bei plötzlicher linksatrialer Drucksteigerung. Vorhofflimmern bei Mitralstenose geht zudem mit einem hohen Embolie-Risiko einher; arterielle Embolien können im Einzelfall erst zur Diagnose des zugrundeliegenden Herzklappenerkrankung führen.

Eine langdauernde Mitralstenose führt zu einer chronischen pulmonalvaskulären Druckerhöhung, die schließlich irreversibel wird und zu einer Rechtsherzdekompensation führt. Reaktiv zeigen sich Zeichen einer erhöhten peripheren O_2-Ausschöpfung.

Kardiale Untersuchung

Ein typisches Zeichen höhergradiger Mitralvitien ist die sog. Facies mitralis, eine symmetrische Rötung im Wangenbereich.

Auskultation: Der typische Auskultationsbefund ist am besten in Linksseitenlage über der Herzspitze zu erheben. Charakteristisch ist der paukende 1. HT (abrupter Schluß der enddiastolisch bei lang andauernder Füllungsphase noch weit offenen Klappensegel). Der Mitralöffnungston (MÖT, 0,08–0,11 s nach dem 2. HT) ist ebenfalls charakteristisch, aber nicht regelhaft auskultierbar. Er entsteht bei der bei hohem linksatrial-linksventrikulärem Druckgradienten stattfindenden Klappenöffnung. Der MÖT ist um so früher nach dem 2. HT auskultierbar, je höher der Gradient und je schwerer somit die Mitralstenose ist. Im Anschluß an den MÖT tritt ein diastolisches, niederfrequentes Decrescendogeräusch auf (Dauer korreliert mit Schweregrad), sowie (nur bei Sinusrhythmus) durch die Vorhofkontraktion mit entsprechender Flußbeschleunigung ein Präsystolikum. Die Systole ist bei Mitralstenose geräuschfrei, wenn keine begleitende Insuffizienz der Atrioventrikularklappen vorliegt.

Bei Mitralstenose mit pulmonaler Hypertonie können ein weit (evtl. fixiert) gespaltener 2. HT und eine relative Pulmonalinsuffizienz mit einem diastolischen Decrescendo-Sofortgeräusch (Graham-Steel-Geräusch) bestehen, ebenso eine (auskultatorisch aber nicht immer faßbare) relative Trikuspidalinsuffizienz.

Elektrokardiographie

Im EKG ist nach Zeichen der linksatrialen Belastung (doppelgipfelige P-Welle > 0,11 s in II, prominente negative Deflektion in V_1) und der sekundären Rechtsherzbelastung (erster Anteil der P-Welle > 0,25 mV, altersabweichend nach rechts verschobener Lagetyp, Rechtsschenkelblock, Rechtshypertrophiezeichen) zu fahnden. Wichtig ist die Dokumentation des Herzrhythmus (Sinusrhythmus oder Vorhofflimmern).

Echokardiographie

Das *zweidimensionale Echokardiogramm* veranschaulicht Klappenstruktur und -beweglichkeit; die Planimetrie der Klappenöffnungsfläche ist heute weitgehend zugunsten der Dopplertechnik aufgegeben worden. Ein linksatriales Myxom als wichtige Differentialdiagnose kann sicher erkannt werden; die Erkennung von Thromben im linken Vorhof gelingt in seltenen Fällen mit der transthorakalen Anlotung, in der Regel ist hierzu die TEE erforderlich.

Die *M-Mode-Echokardiographie* dient zur Quantifizierung der linksventrikulären und links-atrialen Größe, sowie der Bestimmung der enddiastolischen Wanddicken. Das typische M-förmige Öffnungsmuster ist aufgehoben; es findet keine oder nur eine stark verminderte frühdiastolische Klappenschlußbewegung statt. Das hintere Mitralsegel bewegt sich meist konkordant mit dem vorderen. Wenn im Bewegungsmuster der Mitralsegel noch eine gegenläufige Öffnungsbewegung des hinteren Segels erkennbar ist, liegt keine höhergradige Stenose vor.

Die *Dopplerechokardiographie* erlaubt eine exakte Bestimmung des transvalvulären Druckgradienten, der aus der Flußgeschwindigkeit über die modifizierte Bernoulli-Gleichung kalkuliert wird. Neben dem maximalen kann auch der mittlere Druckgradient bestimmt werden. Aus dem transmitralen Flußgeschwindigkeitsprofil kann weiter die Druckhalbwertszeit bestimmt werden; hieraus kann näherungsweise die Klappenöffnungsweise (KÖF) errechnet werden (vgl. Teil A, Kap. 10, Abschn. 10.2.3).

Nicht nur zur Thrombensuche insbesondere im Vorhofohr ist die *TEE* der TTE deutlich überlegen; sie kann auch zur präzisen Analyse der Anatomie von Klappensegeln und Halteapparat vor geplanter Valvuloplastie oder Klappenrekonstruktion und zur Dopplergraduierung bei unzureichenden transthorakalen Schallbedingungen eingesetzt werden. Bei Sinusrhythmus erlaubt die Analyse des Pulmonalvenenflußmusters näherungsweise eine Abschätzung des linksatrialen Drucks; die Pulmonalvenenanalyse ist trotz der Darstellungsverbesserung durch moderne Gerätetechnik in der TEE immer noch wesentlich besser möglich als in der TTE.

Konventionelle Strahlendiagnostik

In der Thoraxröntgenaufnahme kann der linke Vorhof vergrößert erkennbar sein. Als Zeichen der linksatrialen Vergrößerung ist die Trachealbifurkation erweitert, das Mitralsegment betont. Weiter ist auf chronische Stauungszeichen (Umverteilung, Kerley Linien) zu achten sowie auf ein betontes Pulmonalsegment bei bereits bestehender pulmonaler Hypertonie.

Herzkatheteruntersuchung

Die simultane Registrierung von linksventrikulärem und linksatrialem Druck (bei transseptaler Punktion) oder des pulmonalkapillären Drucks (Einschwemmkatheter) erlaubt die Planimetrie des mittleren Gradienten. Bei bekanntem Herzminutenvolumen kann über die Gorlin-Formel die Klappenöffnungsfläche ermittelt werden.

Die Rechtsherzkatheteruntersuchung erlaubt die Beurteilung der resultierenden pulmonalen Hypertonie; aus dem Druckgradienten über dem pulmonalen Gefäßbett und dem Herzminutenvolumen (HMV) kann der pulmonale präkapilläre Gefäßwiderstand bestimmt und damit eine präkapilläre pulmonale Hypertonie identifiziert werden (pulmonalarterieller Druck-

pulmonalkapillärer Druck : HMV). Die Lävokardiographie erlaubt den Nachweis und die Graduierung einer begleitenden Mitralinsuffizienz.

18.10.2.2
Mitralinsuffizienz und Mitralklappenprolaps (MKP)

Bei der Mitralinsuffizienz handelt es sich um eine ätiologisch sehr heterogene Schlußunfähigkeit der Mitralklappe; während der Systole stömt Blut zurück in den linken Vorhof. Während die chronische Form lange klinisch asymptomatisch bleiben kann, stellt die akute Mitralinsuffizienz durch Sehnenfaden- oder Papillarmuskelabriß, Klappenteilausriß oder Nahtdehiszenz nach Klappenersatz ein dramatisches Krankheitsbild dar, das mit akuter Linksherzinsuffizienz und im Extremfall mit kardiogenem Schock einhergeht.

Beim Mitralklappenprolaps ist das Bewegunsmuster der Mitralsegel oder einzelner Segelanteile verändert. Es kommt zu einer systolischen Vorwölbung dieser Klappenanteile in den linken Vorhof. Zugrunde liegen Strukturanomalien des Klappenstromas, die zu einer Verdickung und vermehrten Dehnbarkeit der Segel und des Halteapparates führen und normalerweise auf die Mitralklappe beschränkt sind. Davon abzugrenzen ist der Mitralklappenprolaps bei generalisierten Bindegewebserkrankungen (z. B. Marfan- und Ehlers-Danlos-Syndrom). Eine typische Komplikation des Mitralklappenprolaps ist die akute Mitralinsuffizienz bei Ab- oder Teilausriß von Klappenanteilen.

Anamnese und Befund

Anamnese
Die Anamnese ist insbesondere zur Evaluierung der Ursache wichtig (s. oben). Als Hinweise auf pulmonale Stauung lassen sich bei der chronischen Mitralinsuffizienz oft Belastungsdyspnoe und vermehrte Erschöpfbarkeit sowie manchmal Symptome eines Asthma cardiale erfragen. Bei akuter Mitralinsuffizienz ist ein plötzlich auftretendes Lungenödem mit akuter Herzinsuffizienz charakteristisch. Beim Mitralklappenprolapsyndrom werden – wenn überhaupt über eine klinische Symptomatik berichtet wird – Palpitationen, Herzstolpern, nicht-Angina-pectoris-typische Brustschmerzen, Dyspnoe, Angst- und Beklemmungsgefühl sowie thorakales Stechen angegeben.

Kardiale Untersuchung
Der Anstieg der Pulswelle ist bei Mitralinsuffizienz steil; die Amplitude ist klein. Bei zunehmender Volumenbelastung ist der Herzspitzenstoß hebend und nach links verlagert.

Auskultation: Bei der Mitralinsuffizienz besteht ein holosystolisches bandförmiges Geräusch unmittelbar nach dem 1. HT, der mit zunehmendem Schweregrad leiser und schwerer abgrenzbar wird. Das Geräusch wird bei Nachlastsenkung leiser. Das Geräusch wird in die Axilla fortgeleitet; das Punctum maximum liegt über dem Erb'schen Punkt und der Herzspitze. Die Lautstärke korreliert nicht mit dem Schweregrad. Der 2. HT ist bei pulmonaler Hypertonie, aber auch bei frühem Aortenklappenschluß, weit gespalten. Ein 3. HT (>0,12 s nach dem 2. HT) ist typisch und Ausdruck einer Volumenbelastung des linken Ventrikels. Bei Klappenteilausriß kann zusätzlich ein Schwirren tastbar sein.

Liegt ein Mitralklappenprolaps vor, ist ein mitt- bis spätsystolischer Klick zu auskultieren, gefolgt von einem Insuffizienzgeräusch. Das zeitliche Auftreten des Klicks während der Systole ist stark vom Volumenstatus abhängig. Je früher in der Systole Klick und Geräusch liegen, desto lauter ist in der Regel das nachfolgende Insuffizienzgeräusch und desto schwerer die Regurgitation.

Elektrokardiographie

Bei der Mitralinsuffizienz können Zeichen der linksatrialen Belastung und ggf. der sekundären Rechtsherzbelastung (vgl. Abschn. 18.10.2.1) sowie, bei zunehmender linksventrikulärer Volumenbelastung, auch Zeichen der Linksherzhypertrophie bestehen.

Beim MKP können unspezifische Erregungsrückbildungsstörungen in den inferioren und lateralen Ableitungen auftreten (II, III, aVF, V_4–V_6).

Echokardiographie

Die *zweidimensionale Echokardiographie* spielt eine wesentliche Rolle bei der ätiologischen Zuordnung einer Mitralinsuffizienz (Klappendestruktion/-vegetation, Papillarmuskelfunktion, Klappenringkalk, hypertrophe Kardiomyopathie, MKP, relative Mitralinsuffizienz bei vergrößertem linkem Ventrikel).

Die *M-Mode-Echokardiographie* dient zur Größenbestimmung des linken Vorhofs und gibt damit indirekte Hinweise auf Dauer und hämodynamische Folgen der Mitralinsuffizienz. Insbesondere auch für die Verlaufsbeurteilung wichtig ist die Messung der Cavumdiameter und der linksventrikulären systolischen Funktion. Die Durchmesserverkürzung liegt bei fehlender Pumpfunktionsbeeinträchtigung im hochnormalen Bereich, da das Pendelvolumen ja in den Niederdruckbereich ausgeworfen wird; jede niedrig-normale Pumpfunktion (FS <30 %) ist daher schon als Zeichen einer linksventrikulären myokardialen Dysfunktion verdächtig.

Die *Dopplerechokardiographie* erlaubt den Nachweis auch kleinster klappennaher Insuffizienzjets. Solche „physiologischen" Insuffizienzjets, die bei 30 – 50 % aller normalen echokardiographischen Untersuchungen an der Mitralklappe beobachtet werden, haben keiner-

lei pathologische Wertigkeit! Auf die methodischen Schwierigkeiten bei der exakten Schweregradeinteilung wurde oben eingegangen.

Soll eine operative Therapie erfolgen, gibt die Echokardiographie wichtige Hinweise, ob eine (prinzipiell anzustrebende) klappenerhaltende Rekonstruktion möglich oder ein Klappenersatz nötig ist.

Belastungsuntersuchungen bei Mitralinsuffizienz und MKP

Beim MKP besteht häufig ein falsch positives Belastungs-EKG. Zum Ischämienachweis bei bekanntem MKP sollten daher die Streßechokardiographie oder nuklearmedizinische Verfahren benutzt werden.

Funktionsanalysen des linken Ventrikels unter Belastung (Streßechokardiographie, Radionuklidventrikulographie) dienen der Bestimmung der kardialen Funktionsreserve, eine signifikante Einschränkung bzw. Abnahme im Verlauf weist auf eine drohende Dekompensation und die Notwendigkeit der baldigen operativen Therapie hin.

Konventionelle Strahlendiagnostik

In der Thoraxröntgenaufnahme findet sich ein ähnlicher Befund wie bei Mitralstenose (Abschn. 18.10.2.1), zusätzlich Vergrößerung des linken Ventrikels bei zunehmender Volumenbelastung z. B. bei sekundärer Dilatation des Mitralrings.

Herzkatheteruntersuchung

Die semiquantitative Beurteilung der linksatrialen Kontrastierung während der Lävokardiographie (vgl. Tabelle 18-36) gilt derzeit als Referenzmethode zur Graduierung der Mitralinsuffizienz. Die Lävokardiographie erlaubt gleichzeitig die Analyse der systolischen linksventrikulären Pumpfunktion. Darüber hinaus gibt die Höhe der V-Welle bei der Messung der pulmonalkapillären Druckkurve einen Hinweis auf den Schweregrad einer Mitralinsuffizienz (relevante Mitralinsuffizienz, wenn V-Welle der pulmonalkapillären Druckkurve >1,5 × pulmonalkapillärer Mitteldruck).

18.10.2.3
Aortenstenose

Bei der Aortenstenose kommt es durch Einengung der linksventrikulären Ausflußbahn zu einer Druckbelastung des linken Ventrikels mit kompensatorischer Hypertrophie. Wenn nach einer langen asymptomatischen Phase Symptome auftreten (s. unten), haben nicht operierte Patienten eine sehr schlechte Prognose (Fünfjahresüberlebensrate ca. 20 %). Tabelle 18-38 zeigt Vorschläge zur Schweregradeinteilung der Aortenstenose.

Tabelle 18-38. Graduierung der Aortenstenose

Schweregrad	Klappenöffnungsfläche [cm²]	Mittlerer Druckgradient [mm Hg]
1	> 1,5	< 40
2	0,8–1,5	40–80
3	0,4–0,8	80–120
4	< 0,4	> 120
Nach einer dreistufigen Graduierung (ACC/AHA 1998) wird eingeteilt in:		
Gering	> 1,5	
Mäßig bis beträchtlich	1,5–1,0	
Schwer	< 1,0	> 50

[a]Die linksventrikuläre Funktion ist für die Beurteilung des Gradienten entscheidend. Der Druckgradient korreliert nur bei normaler Ventrikelfunktion und normalem Herzzeitvolumen mit dem Schweregrad der Stenose! Zum Wert der Dobutamin-Streßechokardiographie s. Text.

Anamnese und Befund

Anamnese

Typische Symptome und klinische Zeichen, die, wenn erfragbar, auf eine Aortenstenose hinweisen können, sind: Angina pectoris, belastungsinduzierter Schwindel und Synkopen, Dyspnoe und sonstige mit Linksherzinsuffizienz vereinbare Symptome (vgl. Abschn. 18.1.1.1).

Kardiale Untersuchung

Die arterielle Pulswelle ist bei relevanter Aortenstenose durch eine geringe Amplitude und einen langsamen Anstieg gekennzeichnet. Der Herzspitzenstoß ist bei hypertrophiertem Ventrikel verbreitert und nach links verlagert. Gelegentlich ist ein Schwirren über der linksventrikulären Ausflußbahn zu tasten.

Auskultation: Typischerweise findet sich ein rauhes, spindelförmiges Systolikum im Bereich der aortalen Ausflußbahn mit Fortleitung in beide Karotiden, aber auch (retrograd) in Richtung der Herzspitze. Das Maximum verlagert sich mit zunehmendem Schweregrad in die späte Systole. Gelegentlich kann ein Klick vor dem Geräusch zu hören sein. Der 2. HT ist bei valvulärer Stenose mit zunehmendem Schwergrad schwerer abgrenzbar und schließlich gar nicht mehr hörbar.

Elektrokardiographie

Im EKG sind Zeichen der linksventrikulären Hypertrophie zu finden (positiver Sokolov- und Lewis-Index, Achsenverlagerung nach links), bei zunehmender Hypertrophie auch Erregungsrückbildungsstörungen. AV-Blockierungen können bei Ringverkalkungen oder Abszeßbildung im Klappenringbereich auftreten, ebenso Schenkelblockbilder. Ein unauffälliges EKG schließt eine signifikante Aortenstenose nicht aus.

Echokardiographie

Die *zweidimensionale Echokardiographie* zeigt ggf. Klappenanomalien (bikusbide Klappe, bei schwerer Aortenstenose oft nicht mehr abgrenzbar) und gibt sonstige Hinweise auf die Ätiologie (s. oben). Die Planimetrie der Aortenklappenöffnungsfläche in der zweidimensionalen TTE oder TEE wird heute selten angewendet; sie ist durch die doppler-echokardiographische Schweregradbeurteilung weitgehend ersetzt. Mit dem Ziel einer Plausibilitätskontrolle der Dopplerergebnisse sollte Wert auf die präzise Vermessung der Wanddicken und Ventrikeldiameter gelegt werden. Ohne signifikante linksventrikuläre Hypertrophie ist eine relevante Aortenstenose kaum denkbar!

Mit der *Dopplerechokardiographie* lassen sich über die Kontinuitätsgleichung die maximalen und mittleren Druckgradienten an der Aortenklappe errechnen. Diese Gradienten sind jedoch vom Funktionszustand des LV abhängig. Sie können auch stark unterschätzt werden, wenn der Stenosejet nicht ausreichend parallel zur Flußrichtung angelotet werden kann.

Bei diskrepanten Befunden zur Klinik, bzw. auch dem zweidimensionalen Echokardiogramm ist besonders dann eine invasive Diagnostik angezeigt, wenn möglicherweise ein Klappenersatz indiziert sein könnte. Liegt ein kombiniertes Vitium mit signifikanter Aorteninsuffizienz vor, muß die prävalvuläre Flußgeschwindigkeit in die Berechnung des transvalvulären Gradienten mit eingehen.

Konventionelle Strahlendiagnostik

Bei kompensierter Aortenstenose ist in der Thoraxröntgenaufnahme die Herzsilhouette nicht verbreitert. Erst bei beginnender Dekompensation kommt es zu einer Dilatation des bereits hypertrophierten linken Ventrikels und damit zu einer Verbreiterung der Herzsilhouette nach links. Zusätzlich kann eine poststenotische Erweiterung der Aorta ascendens vorliegen. Daneben weisen, in der Durchleuchtung besser als in der Thoraxaufnahme zu erkennen, nicht selten röntgendichte Kalkablagerungen in Projektion auf die Klappen auf die Aortenstenose hin.

Herzkatheteruntersuchung

Die (meist retrograde, s. oben) Sondierung des linken Ventrikels erlaubt die Messung des transstenotischen Gradienten. Diese Messung sagt jedoch nur bedingt etwas über den Schweregrad der Stenose aus, da bei eingeschränkter Ventrikelfunktion der Gradient abnimmt. Bei bekanntem Herzminutenvolumen ist über die Gorlin-Formel eine Kalkulation der Klappenöffnungsfläche möglich, in die auch der Funktionszustand des linken Ventrikels eingeht. Bei höhergradiger begleitender Aorteninsuffizienz ist allerdings die Gorlin-Formel nicht mehr verläßlich.

Die Meßwerte allein entscheiden nicht über den Operationszeitpunkt; auch klinische und anamnestische Befunde, sowie das subjektive Befinden des individuellen Patienten sollten in die Entscheidung einbezogen werden. Eine selektive Koronarangiographie muß zum Ausschluß einer zusätzlichen koronaren Herzkrankheit bei Aortenstenose vor geplantem Klappenersatz immer durchgeführt werden.

18.10.2.4
Aorteninsuffizienz

Die Aorteninsuffizienz ist ätiologisch heterogen (s. unten). Anamnese, klinisches Bild und Befunde technischer Untersuchungen unterscheiden sich bei der akuten und der chronischen Form.

- Bei der *chronischen Aortensinsuffizienz* kommt es zu einer progredienten Volumenbelastung des linken Ventrikels. Es entwickelt sich allmählich eine exzentrische linksventrikuläre Hypertrophie. Wie die Aortenstenose bleibt auch die chronische Aorteninsuffizienz lange kompensiert; die Patienten zeigen daher oft über viele Jahre keine klinischen Symptome.
- Bei der *akuten Aorteninsuffizienz* kommt es zu einer akuten Schlußunfähigkeit der Taschenklappen, die primär nicht zu einer wesentlichen Vergrößerung, jedoch zu einem erheblichen Druckanstieg im linken Ventrikel führt und mit Zeichen der akuten Linksherzinsuffizienz (pulmonale Stauung bis hin zum Lungenödem) einhergeht.

Anamnese und Befund

Anamnese
Einer chronische Aorteninsuffizienz entwickelt sich häufig postrheumatisch oder nach einer ausgeheilten Endokarditis. Weitere Ursachen sind Erkrankungen mit begleitender Aortenwurzeldilatation (selten führt auch eine Aortenwurzeldilatation bei arterieller Hypertonie zur Aortensinsuffizienz), Bindegewebserkrankungen (Marfan-Syndrom, Pseudoxanthoma elasticum, Ehlers-Danlos-Syndrom, Osteogenesis imperfecta) und mit Arthritiden einhergehende Erkrankungen (Lues, M. Bechterew, M. Reiter, Lupus erythematodes, rheumatoide Arthritis). Nach diesen Erkrankungen sollte gefragt und nach den spezifischen körperlichen Merkmalen gesucht werden. Wenn Patienten mit chronischer Aorteninsuffizienz vitienbezogene Symptome entwickeln, stehen auch hier die Angina pectoris und bei zunehmender linksventrikulärer Funktionseinschränkung die Dyspnoe im Vordergrund.

Bei der akuten Aorteninsuffizienz, die z. B. bei Aneurysma dissecans oder bei endokarditischer Klappendestruktion beobachtet wird, lassen sich Dyspnoe bei geringsten Belastungen, Orthopnoe oder im Extremfall Zeichen eines beginnenden kardiogenen Schocks erfragen.

Kardiale Untersuchung
Bei der chronischen Aorteninsuffizienz findet sich oft ein nach links verlagerter hebender Herzspitzenstoß. Bei höhergradiger Aorteninsuffizienz ist der diastolische Blutdruck erniedrigt bei erhöhter Amplitude (Pulsus celer et altus). Auch im Bereich des Halses und des Abdomens finden sich lebhafte arterielle Pulsationen; an den Fingernägeln können Kapillarpulsationen beobachtet werden. Der diastolische Reflux kann auch noch an den Femoralarterien auskultatorisch wahrgenommen werden.

Bei der akuten Aorteninsuffizienz können die Blutdruckamplitude normal sein und die klinischen Zeichen eines großen Pendelvolumens fehlen.

Auskultation: Der 2. HT ist oft abgeschwächt, im Anschluß an seine aortale Komponente ist ein gießendes diastolisches Decrescendo-Sofortgeräusch zu hören bzw. muß nicht selten gezielt gesucht werden (im Sitzen, vornübergebeugt, in Exspiration, am lautesten über dem 3. und 4. Interkostalraum links zu hören). Die Dauer des Refluxgeräusches kann eher als die Lautstärke als Maßstab für den Schweregrad angesehen werden. Bei großem Pendelvolumen kann über der Aortenwurzel ein mesosytolisches Geräusch vorhanden sein, das als Ausdruck einer relativen (also nicht notwendig einer begleitenden organischen) valvulären Stenose zu deuten ist.

Bei schweren Aorteninsuffizienzen findet man zusätzlich ein spätdiastolisches niederfrequentes Geräusch mit Punctum maximum über der Herzspitze; dieses als Austin-Flint-Geräusch bezeichnete akustische Phänomen entsteht beim Auftreffen des Regurgitationsjets auf dem Endokard der freien Wand des linken Ventrikels. Bei dilatierter Aorta kann ein systolischer „ejection click" hörbar sein, bei eingeschränkter Pumpfunktion auch ein 3. HT.

Bei der akuten Aorteninsuffizienz ist das Diastolikum oft niederfrequenter und kürzer mit deutlichem Decrescendocharakter, da durch den raschen Anstieg des linksventrikulären Drucks der aortoventrikuläre Gradient und damit das instantane Regurgitationsvolumen rasch abnehmen.

Elektrokardiographie
Das 12-Kanal-EKG kann bei leichter bis mittelgradiger Aorteninsuffizienz normal sein. Bei zunehmender Linksherzhypertrophie treten die entsprechenden EKG-Veränderungen mit postivem Skolow- und Lewis-Index, deszendierender ST-Strecke und präterminal negativen T-Wellen auf. Es findet sich ein Linkslagetyp; entwickelt sich ein Linksschenkelblock, spricht dies für myokardiale Schädigung und ist prognostisch ungünstig zu beurteilen.

Echokardiographie

Die *zweidimensionale Echokardiographie* erlaubt die Beurteilung der Ätiologie einer Aorteninsuffizienz, sowie der Ventrikelfunktion und –größe. Insbesondere bei der Aortenklappenendokarditis, Verdacht auf murale Abszedierungen und bei der Aortendissektion gibt die TEE oft entscheidende, durch die TTE nicht zu erhaltende Zusatzinformationen und sollte daher immer ergänzend durchgeführt werden.

Die *M-Mode-Echokardiographie* ist zur Quantifizierung und Verlaufsbeobachtung der linksventrikulären Größe, Funktion und Wanddicken geeignet. Diese Parameter bzw. ihre Veränderungen im Verlauf können bei der oft schwierigen Bestimmung des Operationszeitpunktes hilfreich sein. Bei kompensierter chronischer Aorteninsuffizienz erscheint die Ventrikelkontraktion oft hyperdynam. Eine beginnende Einschränkung der linksventrikulären Pumpfunktion in Ruhe, Verschlechterung der Pumpfunktion unter Belastungsbedingungen (Streßechokardiographie) und Größenzunahme des linksventrikulären endsystolischen Druchmessers auf >50–55 mm sprechen für baldigen Klappenersatz.

Feine Flatterwellen des septalen Endokards sowie des anterioren Mitralsegels sind Folge der Regurgitation. Der Nachweis eines vorzeitigen Mitralklappenschlusses zeigt in der Regel eine akute, immer hochgradige Aorteninsuffizienz mit schnellem aorto-ventrikulärem Druckausgleich an; die Indikation zum Klappenersatz muß hier rasch geprüft werden.

Die *Dopplerechokardiographie* erlaubt den direkten Nachweis der Regurgitation. Ursprung und Größe des Regurgitationsjets können mittels Farbdopplers dargestellt und der Schweregrad semiquantitativ bestimmt werden. Dabei gelten im Prinzip die gleichen Limitationen wie bei der Mitralinsuffizienz; bewährt hat sich besonders die Berechnung des Quotienten aus der Querschnittsfläche des Regurgitationsjets im Bereich des linksventrikulären Ausflußtrakts und der Querschnittsfläche des Ausflußtrakts; daneben wird auch die Jetfläche im apikalen 5-Kammerblick gemessen.

Aus dem CW-Dopplersignal und dem aktuell gemessenen diastolischen Blutdruck kann näherungsweise der linksventrikuläre enddiastolische Druck ermittelt werden. Basierend auf diesen Informationen ist, in Zusammenschau mit Klinik, Ventrikelfunktion und -größe meist eine zuverlässige Gesamtbeurteilung des Schweregrades möglich.

Konventionells Strahlendiagnostik

Mit zunehmender chronischer Aorteninsuffizienz zeigt die Thoraxröntgenaufnahme eine deutliche Linksverbreiterung. Eine Dilatation der Aorta ascendens kann erkennbar sein. Streifenförmige Verkalkungen in diesem Bereich kommen bei Mesaortitis luica vor, sind jedoch nicht spezifisch für diese Erkrankung. Eine Vergrößerung des linken Vorhofs spricht für Dekompensation. In diesem Fall können auch Zeichen der chronischen pulmonalen Stauung vorhanden sein.

Bei der akuten Aorteninsuffizienz kann die Herzsilhouette normal groß sein; es dominieren radiologische Zeichen der akuten pulmonalen Stauung.

Herzkatheteruntersuchung

Die Herzkatheteruntersuchung wird in der Regel dann durchgeführt, wenn anhand klinischer Symptome und echokardiographischer Kriterien die Indikation zum Klappenersatz gegeben scheint. Eine Koronarangiographie zum Ausschluß einer begleitenden Koronarerkrankung muß immer durchgeführt werden. Mit Hilfe einer Kontrastmittelinjektion in die Aorta ascendens (Bulbographie) läßt sich der Schweregrad angiographisch abschätzen (Tabelle 18-36). Die Regurgitationsfraktion läßt sich aus tatsächlichem und effektivem Schlagvolumen bestimmen, wie in Abschn. 18.10.1.8 beschrieben. Eine Regurgitationsfraktion >50% wird als schwere Aorteninsuffizienz eingestuft.

Computertomographie (CT), Magnetresonanztomographie (MRT)

Beide Verfahren können alternativ zur TEE zur ätiologischen Abklärung von Aorteninsuffizienzen bei dilatierenden Aortenwurzelerkrankungen verwendet werden. Sensitivität und Spezifität bei der Diagnostik dissezierender Aneurysmata der Aorta ascendens entsprechen etwa derjenigen der TEE.

Nuklearmedizin

Alternativ zur Echokardiographie wird die Radionuklidventrikulographie teilweise noch zur Beurteilung der linksventrikulären Ejektionsfraktion in Ruhe und unter Belastung verwendet.

18.10.2.5
Trikuspidalklappenstenose

Isolierte Trikuspidalklappenstenosen sind sehr selten, die Erkrankung tritt meist im Rahmen einer multivalvulären Beteiligung bei rheumatischer Herzerkrankung oder postendokarditisch auf. Weitere sehr seltene Ursachen sind z. B. ein Karzinoidsyndrom, immunologische Systemerkankungen (systemischer Lupus erythematodes, M. Basedow, Löffler-Endokarditis und eine Endomyokardfibrose. Eine funktionelle Trikuspidalstenose kann bei rechtsatrialem Vorhofmyxom gegeben sein.

Anamnese und Befund

Anamnese

Bei der isolierten Trikuspidalstenose sind die Patienten aufgrund der normalen Druckverhältnisse im kleinen

Kreislauf lange klinisch asymptomatisch und relativ gut belastbar. Eine obere und untere Einfluß-Stauung weist auf ein Rechtsherzrückwärtsversagen hin. Die Patienten klagen über Ödemneigung, sowie dyspeptische Beschwerden, Völlegefühl und Meteorismus als Zeichen enteraler Stauung. Bei gleichzeitiger Mitralstenose kann die Trikuspidalstenose deren Symptomatik maskieren, da sie eine Druck- oder Volumenbelastung des Lungenkreislaufs verhindert.

Körperliche Untersuchung

Typisch sind ein positiver hepatojugulärer Reflux, Jugularvenenstauung, Hepatomegalie, Aszites, und periphere Ödeme. Im fortgeschrittenen Stadium sind auch Anasarka, Pleuraergüsse und Ikterus möglich. Der Jugularvenenpuls zeigt bei erhaltenem Sinusrhythmus eine betonte a-Welle als Ausdruck der kräftigen Vorhofkontraktion.

Auskultation: Prinzipiell entsprechen die Phänomene denen bei Mitralvitien; allerdings sind die Geräusche in Inspiration verstärkt und besser hörbar.

Elektrokardiographie

Bei isolierter Trikuspidalstenose bleibt relativ lange Sinusrhythmus erhalten. Charakteristisch ist ein P dextro-atriale [überhöhte (> 0,25 mV), nicht verbreiterte P-Welle] bei gleichzeitig fehlenden Zeichen der Rechtsherzhypertrophie.

Echokardiographie

In der *zweidimensionalen Echokardiographie* zeigt sich eine meist verdickte, bewegungseingeschränkte Trikuspidalklappe, sowie eine Vergrößerung des rechten Vorhofs bei normal großem linkem Ventrikel. Die Planimetrie der Klappenöffnungsfläche gelingt normalerweise nicht, da der dazu erforderliche rechtsventrikuläre Kurzachsenschnitt nicht adäquat dargestellt werden kann. Differentialdiagnostisch können Thromben und Tumoren des rechten Vorhofs abgegrenzt sowie spezifische Ursachen einer Trikuspidalstenose identifiziert werden.

Das mit der *M-Mode-Echokardiographie* darstellbare Bewegungsmuster mit Aufhebung der M-förmigen Bewegung bei weitgehend fehlendem frühdiastolischem Klappenschluß entspricht dem der Mitralstenose.

Mit der *Dopplerechokardiographie* ist über die modifizierte Bernoulli-Gleichung eine Quantifizierung des transvalvulären Gradienten möglich. Auf die Berechnung der Klappenöffnungsfläche analog der Berechnung bei Mitralstenose sollte verzichtet werden, weil es keine sicheren Daten zu dem in die Gleichung einzusetzenden Gradienten gibt.

Konventionelle Strahlendiagnostik

Die Thoraxröntgenaufnahme zeigt einen vergrößerten rechten Vorhof bei fehlender Dilatation des Pulmonalsegmentes. Das Mediastinum kann durch die Erweiterung der Vv. cava superior und azygos nach rechts verbreitet sein. Selten sind Verkalkungen in Projektion auf die Trikuspidalklappenebene zu erkennen.

Abdominelle Sonographie

Das Ausmaß der Lebervenenstauung sowie die Weite der V. cava inferior und deren atamabhängiges Durchmesserverhalten sind indirekte Zeichen einer Rechtsherzbelastung.

Herzkatheteruntersuchung

Wie bei der Mitralstenose kann der transvalvuläre Druckgradient bestimmt werden, der in der Regel viel niedriger liegt (5–8 mm Hg). Nach Kontrastmittelinjektion läßt sich die Größe des rechten Vorhofes mit verzögerter Entleerung und jet-förmigen Kontrastmittelfluß über die bewegungseingeschränkte Klappe darstellen.

18.10.2.6
Trikuspidalklappeninsuffizienz

Die Schlußunfähigkeit der Trikuspidalklappe ist vergleichsweise selten durch eine primäre Erkrankung der Klappensegel bedingt (z. B. rheumatische Herzerkrankung, Trikuspidalklappenendokarditis oder Prolaps (z. B. bei Marfan-Syndrom), immunologische Systemerkrankungen); öfters ist sie Folge einer Erweiterung des Trikuspidalrings durch Änderung der Größe und Geometrie des rechten Ventrikels sowie Anomalien der Papillarmuskeln oder der rechtsventrikulären Funktion. Zugrunde können hier eine pulmonalarterielle Druckerhöhung bei Linksherzinsuffizienz variabler Ursache, eine primär pulmonale Erkrankung, die zu Ausbildung eines Cor pulmonale führt, ein rechtsventrikulärer Infarkt oder ein Pulmonalklappenvitium liegen.

Anamnese und Befund

Anamnese

Oft stehen Symptome der Grunderkrankung im Vordergrund. Bei fehlender pulmonaler Hypertonie bleibt auch die Trikuspidalinsuffizienz lange klinisch asymptomatisch. Die Symptome des Rechtsherzrückwärtsversagens und entsprechend die geklagten Beschwerden ähneln bei höhergradiger Trikuspidalinsuffizienz denen bei Trikuspidalstenose.

Körperliche Untersuchung

Es finden sich auch hier in Abhängigkeit vom Schweregrad des Vitiums Zeichen des Rechtsherzrückwärsversagens mit positivem hepatojugulärem Reflux oder manifester Jugularvenenstauung, Hepatomegalie, Aszites, peripheren Ödemen, Anasarka, Pleuraergüssen und Ikterus. Der Jugularvenenpuls zeigt eine hohe v-Welle als Ausdruck der Regurgitation, die inspiratorisch bei kompensiertem rechtem Ventrikel noch zunimmt, während sie sich bei manifester Rechtsherzinsuffizienz inspiratorisch vermindert, da der Ventrikel das vermehrt zustömende Volumen nicht mehr fassen kann (Kußmaul-Phänomen).

Auskultation: Der holosystolische bandförmige Geräuschbefund mit Punctum maximum im 4. Interkostalraum rechtsparasternal und Fortleitung bis zur Herzspitze entspricht im Charakter dem bei Mitralinsuffizienz, ist aber leiser. Auch das Trikuspidalinsuffizienzgeräusch ist bei Inspiration lauter und besser zu auskultieren, manchmal wird es nur in dieser Atemphase hörbar.

Elektrokardiographie

Das EKG zeigt häufig Vorhofflimmern, es bestehen Zeichen der Rechtsherzbelastung (Lagetyp) und Rechtsherzhypertrophie. Ein P dextro-atriale und ein inkompletter oder kompletter Rechtsschenkelblock sind möglich. Häufig bestehen daneben elektrokardiographische Zeichen der Grunderkrankung.

Echokardiographie

Die *zweidimensionale Echokardiographie* eignet sich zur ätiologischen Abklärung der Trikuspidalinsuffizienz. Entsprechend den vielfältigen möglichen Ursachen werden variable Ultraschallbefunde erhoben. Bei manchen Erkrankungen (z. B. Trikuspidalklappenendokarditis, ischämische Papillarmuskeldysfunktion oder Papillarmuskelabriß) ist die TEE der TTE diagnostisch überlegen. Differentialdiagnostisch muß ein M. Ebstein mit seinen charakteristischen echokardiographischen Veränderungen (vgl. Abschn. 18-11) abgegrenzt werden. Bei sekundärer Trikuspidalinsuffizienz sind die für die jeweilige Grunderkrankung typischen Befunde zu erheben.

Die zur Verlaufskontrolle von Dimensionen und Funktion wünschenswerte quantitative Vermessung des rechten Ventrikels mittels *M-Mode-Echokardiographie* ist schwierig, da eine exakte Reproduktion der Untersuchungsebenen kaum möglich ist.

Die *Dopplerechokardiographie* erlaubt mit hoher Sensitivität den direkten Nachweis der Trikuspidalinsuffizienz. (**Cave:** auch hier 60–80 % geringfügige, „physiologische" Insuffizienzen ohne Krankheitswert!). Die semiquantitatve Beurteilung des Schweregrades mittels Farbdopplerechokardiographie erfolgt analog zu der bei Mitralinsuffizienz und unterliegt denselben Limitationen.

Zusätzlich kann auch anhand der mittels der PW-Technik faßbaren Flußumkehr in der V. cava inferior

bzw. den Lebervenen der Schweregrad der Trikuspidalinsuffizienz beurteilt werden. Die Messung der maximalen Flußgeschwindigkeit im Insuffizienzjet mittels CW-Doppler erlaubt basierend auf der modifizierten Bernoulli-Gleichung die ungefähre Bestimmung des systolischen rechtsventrikulären und, wenn keine Pulmonalstenose vorliegt, damit auch des systolischen pulmonalarteriellen Drucks.

Konventionelle Strahlendiagnostik

Die Konfiguration der Herzsilhouette in der Thoraxröntgenaufnahme entspricht der jeweiligen Grunderkrankung. Der rechte Vorhof ist in der Regel auch röntgenologisch als vergrößert erkennbar.

Herzkatheteruntersuchung

Die Herzkatheteruntersuchung ermöglicht neben der Beurteilung der intrakardialen und pumonal-arteriellen Druckverhältnisse durch Kontratmittelinjektion in den rechten Ventrikel die Abschätzung des Schweregrades der Trikuspidalinsuffizienz. Allerdings kann der Befund durch den liegenden Katheter verfälscht werden; zu beachten ist ferner, daß die Thermodilutionsmethode zur Bestimmung des Herzminutenvolumens bei relevanter Trikuspidalinsuffizienz unverläßliche Werte liefert.

18.10.2.7
Pulmonalklappenfehler

Erworbene Pulmonalklappenfehler sind selten. Eine rheumatisch bedingte Pulmonalstenose kommt kaum vor. Manchmal ergibt sich nach Herztransplantation eine durch die Anastomose von Spender- und Empfänderanteil des Truncus pumonalis bedingte leichte bis mittelgradige Pulmonalstenose. Eine externe Kompression des Truncus pulmonalis durch Tumoren oder ein Sinus-valsalvae-Aneurysma ist denkbar.

Pulmonalinsuffizienzen entstehen in der Regel sekundär als Folge einer pulmonalen Hypertonie mit konsekutiver Dilatation des Truncus pulmonalis bzw. des Pulmonalklappenrings. Selten kommt (z. B. bei i.v.-Drogenabusus) eine Insuffizienz durch Pulmonalklappenendokarditis vor.

Anamnese und Befund

Anamnese

Ohne gleichzeitige Trikuspidalinsuffizienz und pulmonale Hypertonie sind Pulmonalklappenfehler oft klinisch asymptomatisch. Bei schwerer Pulmonalstenose werden Belastungsdyspnoe und leichte Erschöpfbarkeit angegeben. Bei der sekundären Pulmonalinsuffizienz steht das für die jeweils zugrundeliegende Erkrankung typische Beschwerdebild im Vordergrund.

Körperliche Untersuchung

Es werden die für die jeweilige Grunderkrankung typischen Befunde erhoben. Die Pulmonalklappenfehler weisen keine spezifischen klinischen Auffälligkeiten auf.

Auskultation: Bei Pulmonalstenosen findet man analog zur Aortenstenose ein spindelförmiges Systolikum, mit etwas erweiterter Spaltung des 2. HT. Ein „ejection click" kann bei leichteren Pulmonalstenosen auftreten, fehlt jedoch bei hohem Schweregrad. Die Lautstärke des Geräusches ist abhängig von der rechtsventrikulären Funktion. Bei zunehmender rechtsventrikulärer Hypertrophie kann ein 4. HT vorhanden sein.

Das diastolische Geräusch der organischen Pulmonalinsuffizienz ist leise und niederfrequent (Punctum maximum, Pulmonalareal-/Erb-Punkt); es nimmt bei Inspiration zu. Es beginnt abgesetzt vom 2. HT. Das Diastolikum bei relativer Pulmonalinsuffizienz auf dem Boden einer pulmonalen Hypertonie ist höherfrequent und beginnt unmittelbar nach Klappenschluß.

Elektrokardiographie

Es bestehen Zeichen der Rechtsbelastung (Achsenabweichung nach rechts, inkompletter oder kompletter Rechtsschenkelblock) bzw. Rechtsherzhypertrophie.

Echokardiographie

Bei Pulmonalstenosen zeigt die *zweidimensionale Echokardiographie* die genaue Stenoselokalisation. Neben morphologischen Klappenanomalien bzw. sonstigen Veränderungen, die auf die Ätiologie des Vitiums hinweisen, ist eine rechtsventrikuläre Hypertrophie und Kavumvergrößerung vorhanden. Bei der Pulmonalinsuffizienz sind Zeichen der rechtsventrikulären Volumenbelastung führend.

Die *M-Mode-Echokardiographie* erlaubt bei Pulmonalstenose die Dokumentation des typischen Bewegunsmusters der Klappen, die eine verminderte Öffnungsamplitude aufweisen. Analog dem Mitralbewegungsmuster bei Aortninsuffizienz lassen sich bei der Pulmonalinsuffizienz manschmal hochfrequente Flatterbewegungen des vorderen Trikuspidalsegels wahrnehmen.

Mit der *Dopplerechokardiographie* kann der transvalvuläre Druckgradient quantifiziert werden. Die Pulmonalinsuffizienz läßt sich mit der Farbdopplertechnik mit hoher Sensitivität nachweisen; der Schweregrad läßt sich semiquantitativ beurteilen.

Konventionelle Röntendiagnostik

Bei Pulmonalstenose und -insuffizienz sind rechter Ventrikel und Truncus pulmonalis vergrößert. Das Pulmonalsegment ist in der Herztaille prominent. In der Durchleutung erkennt man eine vermehrte Pulsation des dilatierten Pulmonalishauptstamms, daneben eine „Blutleere" der Lungen; Lappen- und Segmentarterien sind nicht erweitert.

Herzkatheteruntersuchung

Die Pulmonalstenose kann, alternativ zur Dopplerechokardiographie, auch durch invasive Messung des transvalvulären Gradienten diagnostiziert werden. Ein transpulmonaler Gradient < 30 mm Hg wird als gering eingestuft. Weiterhin üblich ist eine Graduierung analog zur angeborenen Pulmonalstenose:

Grad	Gradient [mm Hg]
1	< 25
2	< 50
3	< 80
4	> 80

Die Pulmonalklappeninsuffizienz kann analog zur Aortenklappeninsuffizienz durch Kontrastmittelinjektion in die Pulmonalarterie dargestellt und der Schweregrad beurteilt werden.

18.10.2.8
Herzklappenprothesen

Hauptprobleme bei Herzklappenprothesen sind das Auftreten von Endokarditiden sowie degenerative Veränderungen, Klappendehiszenzen und Klappenthrombosen. Es resultieren Klappenstenosen oder -insuffizienzen, die Symptome entsprechen denen der Nativklappen.

Daneben kann es – je nach Klappentyp – zur mechanisch bedingten Hämolyse bis hin zur hämolytischen Anämie kommen; die entsprechenden Laborparameter (LDH als Marker) sollten bei jedem Kunstklappenpatienten in regelmäßigen Abständen kontrolliert werden.

Die Auskultation ergibt bei mechanischen Prothesen zusätzlich metallische Klappenschlußklicks, deren Fehlen Zeichen einer Thrombose sein kann. Je nach Klappengröße und hämodynamischen Eigenschaften des Prothesentyps kann klappenphysiologisch auch ein (relatives) Stenosegeräusch zu auskultieren sein.

Die wichtigste technische Untersuchung ist die bei Verdacht auf krankhafte Veränderungen an Herzklappenprothesen ist die Echokardiographie. Mit dieser Methode können einerseits diagnostisch aussagekräftige morphologischen Befunde erhoben werden, andererseits auch (mittels Dopplerechokardiographie) Insuffizienzen erkannt und lokalisiert sowie Druckgradienten über den Klappen ermittelt werden. Zur Entscheidung, ob eine pannus- oder thrombusbedingte Stenose vorliegt oder nicht, ist allerdings die genaue Kenntnis von Klappentyp, -größe und den für den jeweiligen Klappentyp charakteristischen Normalwerte erfoderlich.

Bei der Herzkatheteruntersuchung ist zu beachten, daß mechanische Klappen nicht retrograd passiert werden dürfen. Die Durchleuchtung ist bei Verdacht auf Ringdehiszenz für die Diagnose richtungweisend und unverzichtbar.

18.11
Angeborene Mißbildungen des Herzens und der großen Gefäße im Erwachsenenalter

C. von Schacky und C.E. Angermann

Etwa 0,8 % aller lebendgeborenen Kinder sind von einer kongenitalen Mißbildung des Herzens betroffen. Durch frühzeitige Diagnostik im Neugeborenen- und Säuglingsalter, notfallmäßige medikamentöse und rechtzeitige herzchirurgische Maßnahmen hat die Frühsterblichkeit bei diesen Kindern stark abgenommen; Lebensqualität und Lebenserwartung konnten bei den meisten angeborenen Herzfehlern deutlich verbessert werden oder sogar normalisiert werden; nur relativ wenige Patienten mit hämodynamisch relevanten kongenitalen kardialen Anomalien erreichen unbehandelt das Erwachsenenalter.

18.11.1
Links- und rechtsseitige Obstruktionen
18.11.1.1
Kongenitale bikuspide Aortenklappe

1–2 % beträgt die Prävalenz der bikuspiden Aortenklappe in der Bevölkerung. Sie ist die häufigste kongenitale Fehlbildung. An der Klappe besteht initial in den meisten Fällen weder ein signifikanter Druckgradient noch eine hämodynamisch bedeutende Insuffizienz; beide Vitien können sich aber im Laufe des Lebens aufgrund von Verkalkung, Schrumpfung oder Destruktion der Taschenklappen isoliert oder häufiger kombiniert entwickeln. Während des gesamten Lebens besteht ein Endokarditisrisiko. Assoziiert sein kann selten eine Aortenisthmusstenose.

Anamnese und Befund

Die initial in der Regel klinisch asymptomatische bikuspide Aortenklappe wird symptomatisch entweder über eine Endokarditis oder aufgrund des sich langsam entwickelnden Vitiums, wobei meist die Stenose führt. Auskultatorisch kann, auch wenn kein transvalvulärer Gradient besteht, ein ein leises, spindelförmiges Strömungsgeräusch über dem Aortenareal ohne Fortleitung in die Karotiden faßbar sein. Nach Auftreten eines Vitiums imponieren die jeweils charakteristischen Befunde (vgl. Abschn. 18.10.2.3 und 18.10.2.4).

Elektrokardiographie

Das 12-Kanal-EKG zeigt keine typischen Veränderungen. Im asymptomatischen Stadium ist es normal, im Stadium des Vitiums kann es die Zeichen der Linkshypertrophie evtl. mit Schädigung zeigen (vgl. Abschn. 18.10.2.3 und 18.10.2.4).

Echokardiographie

Transthorakal kann die bikuspide Klappe im parasternalen Kurzachsenschnitt auf Aortenwurzelebene meist in der zweidimensionalen Echokardiographie erkannt werden, transösophageal läßt sich der Befund bei schlechter transthorakaler Darstellbarkeit immer sichern. Zu den Befunden nach Entwicklung eines Vitiums vgl. Abschn. 18.10.2.3 und 18.10.2.4.

Strahlendiagnostik

Weder die konventionelle Thoraxröntgenaufnahme noch die Herzkatheteruntersuchung lassen im asymptomatischen Stadium Auffälligkeiten erkennen. Zu Befunden im Stadium eines Vitiums vgl. Abschn. 18.10.2.3. und 18.10.2.4.

18.11.1.2
Kongenitale Aortenstenosen
Klassifikation

Valvuläre Aortenstenose

Bei den verschiedenen möglichen Spielarten liegen entweder eine partielle Verschmelzung der Kommissuren einer trikuspiden Klappe oder einer fehlgebildeten (bikuspiden oder unikuspiden) Klappe, eine Verdickung des Klappengewebes oder ein zu kleiner Klappenring vor, die zu teils sehr hochgradigen Stenosen führen können; der Übergang zur Atresie ist fließend.

Subvalvuläre Aortenstenose

Entweder durch subvalvuläre membranöse oder durch eine tunnelförmige muskuläre Stenosierung des linksventrikulären Ausflußtraktes ist die kongenitale subvalvuläre Stenose bedingt. Die Einengung kann ring- oder halbkreisförmig sein. Eine poststenotische Dilatation der Aorta fehlt.

Supravalvuläre Aortenstenose

Die äußerst seltene supravalvuläre Aortenklappenstenose ist oft mit Koronararterienanomalien verbunden.

Anamnese und Befund

Die kongenitalen Aortenstenosen fallen durch die typische Anamnese und Klinik einer Aortenstenose in dafür untypisch jungem Lebensalter auf. Der Auskultationsbefund entspricht dem des erworbenen Vitiums (vgl. Abschn. 18.10.2.3).

Elektrokardiographie
Siehe Abschn. 18.10.2.3.

Echokardiographie
Siehe Abschn. 18.10.2.3.

Im Gegensatz zu erworbenen Aortenklappenstenosen zeigt sich bei der kongenitalen valvulären Form oft keine wesentliche Klappenverdickung. Die Klappenebene kann sich systolisch deutlich in Richtung auf die Aorta ascendens wölben („doming").

Im M-Mode-Echokardiogramm allein könnte unter diesen Umständen die behinderte Klappenöffnung übersehen werden, da der Schallstrahl meist durch proximal der Engstelle gelegene, sich scheinbar normal öffnende Klappenanteile verläuft.

Das *zweidimensionale Echokardiogramm* läßt die Klappenanomalie besser erkennen. Mit der transthorakalen, besser jedoch der transösophagealen Anlotung lassen sich subvalvuläre Endokardleisten oder Membranen gut darstellen. Der transstenotische Gradient und eine begleitende Aorteninsuffizienz können mit Dopplerechokardiographie gemessen bzw. hinsichtlich des Schweregrades abgeschätzt werden. Oft kann die echokardiographisch quantifizierbare kompensatorische linksventrikuläre Hypertrophie beträchtliche Ausmaße annehmen und ihrerseits für einen subvalvulären Gradienten ursächlich sein.

Konventionelle Strahlendiagnostik
Erkennbar sind eine eventuelle poststenotische Dilatation der Aorta ascendens, Verkalkungen in Projektion auf die Klappenebene fehlen in der Regel. Ansonsten vgl. Abschn. 18.10.2.3.

Invasive Strahlendiagnostik
Bei Alter des Patienten < 30–40 Jahre, fehlender Risikokonstellation und eindeutigen echokardiographischen Befunden kann ggf eine präoperative Herzkatheterdiagnostik entfallen. Ansonsten vgl. Abschn. 18.10.2.2.

18.11.1.3
Aortenisthmusstenose

Bei Erwachsenen liegt fast immer die postduktale Form der Aortenisthmusstenose (unmittelbar distal des Abgangs der A. subclavia sinistra gelegen) vor. Häufig wird assoziiert eine bikuspide Aortenklappe gefunden.

Anamnese und Befund
Die Ausprägung der Stenose bestimmt das Alter bei Symptombeginn. Typisch ist eine arterielle Hypertonie im Bereich der oberen Körperhälfte bei Normo- bis Hypotonie der unteren Körperhälfte. Damit einher gehen Symptome wie Kopfschmerzen, Druckgefühl und/oder Epistaxis nach körperlicher Anstrengung, kalte Füße, rasche Ermüdbarkeit und schwache Pulse der unteren Körperhälfte. Da bei Erstdiagnose einer Hypertonie der Blutdruck immer auch an den Beinen gemessen wird (vgl. Abschn. 18.6.1) wird die Aortenisthmusstenose inzwischen fast immer im asymptomatischen Stadium erkannt.

Auskultation
Typisch ist ein spätsystolisches spindelförmiges Geräusch, das paravertebral am Rücken besonders gut auskultierbar ist und dort über den 2. HT hinausreichen kann. Ein frühsystolischer Klick (Aortendehnungston) ist möglich; bei lange bestehendem Vitium (also im Erwachsenenalter) können Strömungsgeräusche auskultierbar sein, die von Kollateralen herrühren.

Elektrokardiographie
Siehe Abschn. 18.10.2.3. Die Hypertrophiezeichen können ausgeprägt und schon in jugendlichem Alter vorhanden sein.

Echokardiographie
Transthorakal ist beim Erwachsenen eine Darstellung der Aortenisthmusstenose im zweidimensionalen Echokardiogramm von suprasternal in seltenen Fällen möglich, während mittels der CW-Dopplertechnik der transstenotische Gradient meist gemessen werden kann. Eine signifikante linksventrikuläre Hypertrophie bei normaler Aortenklappe kann auf das Strombahnhindernis hinweisen. Transösophageal ist der Isthmusbereich meist darstellbar und vermessbar, häufig ist in der transösophagealen Farbdopplerechokardiographie der teils ausgeprägte Kollateralkreislauf erkennbar.

Konventionelle Strahlendiagnostik
Im Kindes- und Jugendalter ist die Thoraxröntgenaufnahme häufig unauffällig. In späteren Stadien findet sich eine Linksverbreiterung des Herzens und Verlagerung der Herzspitze nach links und unten; typisch sind das Fehlen des Aortenknopfes und, als Hinweis auf die Kollateralisierung, Rippenusuren.

Invasive Strahlendiagnostik
Bei Alter des Patienten < 30–40 Jahre, fehlender Risikokonstellation und eindeutigen Befunden in der Echokardiographie, ggf. ergänzt durch die Magnetresonanztomographie, kann eventuell die diagnostische Herzkatheteruntersuchung, die sonst auch zum Ausschluß einer signifikanten koronaren Herzkrankheit durchgeführt wird, entfallen.

Magnetresonanztomographie
Diameter und Längsausdehnung der Aortenisthmusstenose sind mit dieser Technik oft besser darstellbar als in der Echokardiographie. Auch postoperativ eignet sich das Verfahren zur Verlaufskontrolle.

18.11.1.4
Pulmonalstenose

Die Pulmonalstenose hat ihre Ursache entweder in Verwachsungen der Pulmonalklappe, oder in supravalvulärer oder subvalvulärer (infundibulärer) Stenosierung. Supra- und subvalvuläre Stenosierungen können durch einen fibrösen Ring bedingt sein, die subvalvuläre kann auch auf einer muskulären Hypertrophie des rechten Ausflußtraktes beruhen. Pulmonalstenosen sind in den meisten Fällen angeboren, nur sehr selten erworben.

Anamnese und Befund

Leichte und mittelschwere Pulmonalstenosen bereiten meist keine Beschwerden. Belastungsdyspnoe und periphere Zyanose treten bei mäßigen bis schweren Pulmonalstenosen auf. Tabelle 18-39 gibt einen Vorschlag zur Schweregradeinteilung der Pulmonalstenose wieder.

Tabelle 18-39. Einteilung der Pulmonalstenosen

Schweregrad		Druckgradient [Dp in mm HG]	Klappenöffnungsfläche [cm²/m² Körperoberfläche]
I:	*Unbedeutend*	< 25	1,0–2,0
II:	*Leicht*	25–49	< 1,0
III:	*Mäßig*	50–79	< 0,5
IV:	*Schwer*	> 80 < 1,0	< 0,25

Auskultation

Auskultatorisch findet sich, lauter bei mäßiger, leiser und höherfrequenter bei schwerer valvulärer Pulmonalstenose, ein rauhes Systolikum mit Punctum maximum über dem 2. Interkostalraum links parasternal. Der 1. HT ist normal; er ist bei valvulären Stenosen oft von einem frühsystolischen „ejection click" (Pulmonalisdehnungston) gefolgt; der Pulmonalsanteil des 2. HT ist abgeschwächt und verspätet. Bei infundibulären Stenosen fehlen diese Befunde.

Elektrokardiogramm

Die Ausprägung der Zeichen der Rechtsherzhypertrophie korreliert mit dem Stenosegrad. Diese Zeichen sind: Eine Rechtsabweichung der elektrischen Herzachse und ein positiver rechtsventrikulärer Sokolow-Index, z. B. mit präterminal negativen T-Wellen V_{1-4}. Ein P dextroatriale kann vorliegen.

Echokardiographie

Tranthorakal läßt sich mit der Echokardiographie eine Druckhypertrophie des rechten Ventrikels erkennen und der Pulmonalishauptstamm und die Bifurkation in mehreren Schnittebenen anloten. Morphologie und Beweglichkeit der Pulmonalklappe (evtl. „doming") so-

wie die subvalvuläre Hypertrophie und Wulstbildung bei infundibulärer Stenose können gut sichtbar gemacht werden, während sich peripherer in den Pulmonalarterien gelegene Stenosen oft der Darstellung entziehen.

Mit der PW-Technik gelingt es, den Ort des maximalen Druckgradienten zu lokalisieren (valvulär, subvalvulär oder selten supravalvulär). Im CW-Doppler kann der transstenotische Gradient bestimmt werden. Der rechtsventrikuläre systlische Druck läßt sich mittels der modifizierten Bernoulli-Gleichung aus der maximalen Flußgeschwindigkeit in der fast regelhaft begleitenden Trikuspidalinsuffizienz abschätzen.

Konventionelle Strahlendiagnostik

Bei schwerer Pulmonalstenose fällt in der Thoraxröntgenaufnahme eine Rarefizierung der Lungengefäße auf, sonst ist die Lungengefäßzeichnung normal. Der Pulmonalishauptstamm und die linke Pulmonalarterie können eine poststenotische Dilatation aufweisen, die röntgenologisch als abnorme Prominenz imponiert. Als Zeichen der Hypertrophie wird der rechte Ventrikel randbildend und wird im Verlauf als vergrößert erkennbar.

Interventionelle Strahlendiagnostik

Im Rechtsherzkatheter kann ein Teil der nichtinvasiv erhobenen Daten verifiziert werden. Die Differentialdiagnose zwischen valvulärer und sub- bzw supravulärer Stenose kann anhand einer rechtsventrikulären Rückzugs-Druckkurve erhärtet werden. Periphere Stenosierungen der Pulmonalarterien können durch Angiographie erkannt werden. Im Hinblick auf unerwünschte Kontrastmittelwirkungen werden dazu heute überlicherweise aber Schnittbildverfahren herangezogen. Wenn anatomisch möglich, kann in gleicher Sitzung eine Valvuloplastie der Pulmonalklappe durchgeführt werden.

Ist eine operative Korrektur geplant, dient der zusätzliche Linksherzkatheter der Komplettierung der Operationsvorbereitung, insbesondere erforderlichenfalls dem Ausschluß einer signifikanten koronaren Herzkrankheit.

18.11.2
Shuntvitien

18.11.2.1
Vorhofseptumdefekt

Beim Vorhofseptumdefekt liegt eine angeborene offene Verbindung zwischen linkem und rechtem Atrium vor, wobei es anatomisch unterschiedliche Ausprägungen gibt (s. unten). Je nach Größe des Shuntvolumens kommt es zu einer mehr oder weniger deutlichen Volumenbelastung des rechten Herzens.

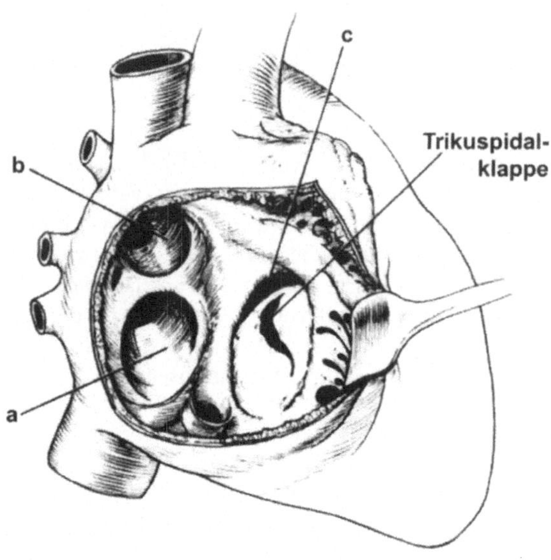

Abb. 18-34. Vorhofseptumdefekte: *a* Ostium-secundum-Defekt, *b* Sinus-venosus-Defekt, *c* Ostium-primum-Defekt

- Der *Ostium-secundum-Defekt* (ASD II) ist er häufigste Vorhofseptumdefekt. Er liegt im mittleren Bereich des Vorhofseptums und beruht auf einer Entwicklungshemmung des Septum secundum (Abb. 18-34a).
- Der *Sinus-venosus-Defekt* liegt posterior im Bereich zwischen Fossa ovalis und der Einmündung der V. cava superior. Er ist häufig mit Fehleinmündungen einer oder mehrerer Lungenvenen verbunden (Abb. 18-34b).
- Der *Ostium-primum-Defekt* (ASD I, unvollständiger Endokardkissendefekt), betrifft den mittleren und unteren Anteil des atrialen Septums und ist häufig mit einer Spaltbildung des septalen Mitral- und/oder Trikuspidalsegels assoziiert, wodurch es zu einer zusätzlichen signifikanten Insuffizienz dieser Klappen kommt. Männliche Kinder sind häufiger betroffen als weibliche (Abb. 18-34c).
- Das *persistierende Foramen ovale (PFO)*, bei 25–30 % der erwachsenen Bevölkerung nachweisbar, hat per se keine hämodynamische Auswirkung und darf nicht mit einem Vorhofseptumdefekt gleichgesetzt werden! Nur wenn in sehr seltenen Fällen die Valvula des Foramen nicht angelegt ist, entsteht ein echter Defekt. Zu einem signifikanten Shunt über ein offenes Foramen ovale kann es allerdings dann kommen, wenn durch ein zusätzliches angeborenes oder erworbenes Vitium eine Druckerhöhung im rechten oder linken Vorhof hervorgerufen wird. Paradoxe Embolien setzen voraus, daß der Druck im rechten Vorhof den des linken Vorhofs übersteigt, was im Normalfall nicht der Fall ist.

Anamnese und Befund

Da die meisten Patienten mit Vorhofseptumdefekt erst nach dem 20.–30. Lebensjahr Symptome aufweisen, ist die körperliche Entwicklung normal; die Diagnose wird oft eher zufällig, z. B. bei einer Schuluntersuchung, anhand des Herzgeräusches gestellt. Pulmonale Infekte können auch bei beschwerdefreien und nicht wesentlich leistungseingeschränkten Kindern und Jugendlichen gehäuft auftreten. Bei sehr großem Links-rechts-Shunt entwickelt sich eine periphere Zyanose aufgrund der kritischen Verminderung des Herzzeitvolumens, solche Patienten sind schwer leistungseingeschränkt.

Auskultation

Der 1. HT ist normal. Durch die shuntbedingte Vergrößerung des rechtsventrikulären Schlavolumens verlängert sich die Auswurfphase, der Pulmonalisanteil des 2. HT fällt verspätet sein, der 2. HT imponiert als weit fixiert gespalten. Über dem Pulmonalareal ist entsprechend eine relative Pulmonalstenose als leises systolisches Strömungsgeräusch zu auskultieren. Sekundär kann als Folge der rechtsventrikulären Volumenbelastung und dadurch Trikuspidalringerweiterung das niederfrequente mittsystolische Geräusch einer Trikuspidalinsuffizienz auskultierbar werden (Punctum maximum 4. ICR rechts parasternal, Fortleitung bis Herzspitze).

Bei Entwicklung einer pulmonalen Hypertonie verschwindet die relative Pulmonalstenose, und es kann zu einer Pulmonalinsuffizienz kommen (diastolisches Decrescendo-Sofortgeräusch mit Punctum maximum im 3–4. ICR links parasternal). Die Spaltung des 2. HT kann dann abnehmen oder gar nicht mehr nachweisbar sein.

Elektrokardiogramm

Hinweise auf Rechtsherzbelastung mit inkomplettem Rechtsschenkelblock, zusätzlich Zeichen der Hypertrophie mit Schädigung in den rechts präkordialen Ableitungen.

Echokardiographie

Transthorakal sind bei signifikantem Shuntvolumen der volumenbelastete rechte Vorhof und der rechte Ventrikel als vergrößert erkennbar. Besonders in der M-Mode-Echokardiographie ist eine paradoxe Septumbewegung gut zu sehen. Begleitende Insuffizienzen der Atrioventrikular-Klappen werden dopplerechokardiographisch diagnostizierbar. Nach intravenöser Injektion eines nicht lungengängigen Echokontrastmittels wird auch beim überwiegenden Links-rechts-Shunt durch Übertritt von Kontrastmittel in den linken Vorhof (bedingt durch Verwirbelungen im Defektbereich) der Defekt nachweisbar, wobei sich die Darstellung eines Sinus-venosus-Defekts von transthorakal schwierig gestalten kann.

Bei größeren Shunts ist oft ein Auswaschphänomen im kontrastgefüllten rechten Atrium erkennbar, das durch den Übertritt des kontrastmittelfreien Blutes aus dem linken Atrium bedingt ist. In der Farbdopplerechokardiographie läßt sich in den meisten Fällen der Shunt ebenfalls nachweisen.

Transösophageal ist in der Regel eine bessere Darstellung der anatomischen Verhältnisse möglich. Die Differenzierung der verschiedenen ASD-Typen gelingt mit großer Genauigkeit. Therapeutisch von Bedeutung ist, daß assoziierte Vorhofseptumaneurysmata mit großer Sicherheit erkannt werden. Oft sind mutiple Defekte anhand mehrerer Shunts in der Farbdopplerechokardiographie zu sehen. Eine Abschätzung des Shuntvolumens mittels Dopplerechokardiographie ist möglich.

Konventionelle Strahlendiagnostik

Bei großen Rechts-links-Shunts wird der vergrößerte rechte Ventrikel zunächst rechts, dann links randbildend. Das Pulmonalissegment ist betont, die Hilusgefäße sind erweitert. Als Zeichen der Volumenbelastung im kleinen Kreislauf lassen sich in der Durchleuchtung „tanzende Hili" nachweisen.

Interventionelle Strahlendiagnostik

Bei jungen Patienten ist die Herzkatheteruntersuchung vor geplantem Shuntverschluß zur Bestätigung der echokardiographischen Befunde nicht obligatorisch. Die Rechts- und Linksherzkatheteruntersuchung erlauben die Bestimmung von Shuntgröße, Lungengefäßwiderstand und Drucken im kleinen und großen Kreislauf sowie den Ausschluß einer signifikanten koronaren Herzkrankheit. Eine Zusatzindikation zur invasiven Diagnostik ergibt sich dann, wenn der Verdacht auf weitere kardiale Mißbildungen, z. B. fehleinmündende Lungenvenen, besteht.

Eine neue interventionelle Therapieform – vorwiegend bei ASD II – besteht im Einbringen eines entfaltbaren Verschlußsystems in den Defekt (Doppelschirmchen) während der Herzkatheteruntersuchung. Die bisherigen Erfahrungen sind ermutigend, eine Operation wird so vermieden. Die Plazierung ist bei Vorhofseptumaneurysmata nicht stabil möglich, daher muß mittels transösophagealer Echokardiographie vor der Intervention diese Anomalie ausgeschlossen werden.

Magnetresonanztomographie

Die Magnetresonanztomographie dient ebenfalls dem Nachweis des Vorhofseptumdefektes, assoziierte kardiale Mißbildungen können gut sichtbar gemacht werden.

18.11.2.2
Ventrikelseptumdefekt

Als Ventrikelseptumdefekt bezeichnet man eine offene Verbindung zwischen linkem und rechtem Ventrikel. Etwa 70 % der im Erwachsenenalter persistierenden Ventrikelseptumdefekte liegen herzbasisnah im Bereich der Pars membranacea unterhalb der Aortenklappenebene (Abb. 18-35a).

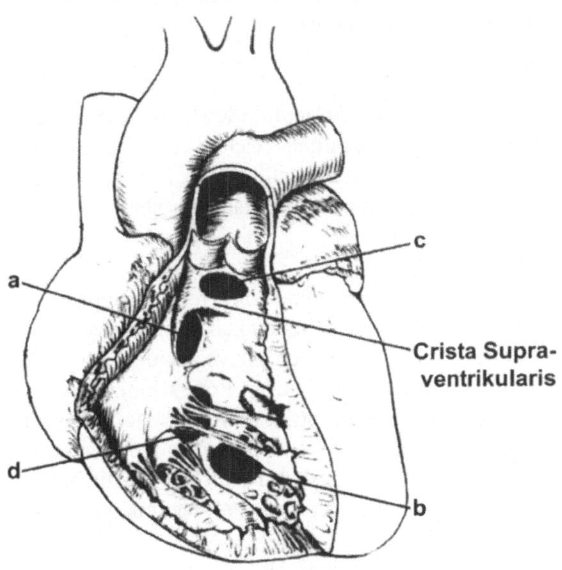

Abb. 18-35. Ventrikelseptumdefekte: *a* membranöser Defekt, *b* muskulärer Defekt, *c* suprakristaler Defekt, *d* paratrikuspider Defekt

Seltener sind muskuläre Ventrikelseptumdefekte, die anterior und posterior apikal liegen (Abb. 18-35b, 12 %), oder supra- oder intrakristal (Abb. 18-35c, 8 %) bzw posterior und paratrikuspid (Abb. 18-35d). Ventrikelseptumdefekte können auch multipel auftreten. Sie haben vielfach die Tendenz, im Kindes- und jugendlichen Alter kleiner zu werden oder sich ganz zu verschließen.

Anamnese und Befund

Das Beschwerdebild der Patienten wird von der Größe des Shuntvolumens bestimmt. Bei kleinen Shuntvolumina (< 30 % des pulmonalen Herzzeitvolumens) besteht häufig Beschwerdefreiheit. Bei der Untersuchung sind die Herztöne normal, es fällt lediglich ein rauhes systolisches Stömungsgeräusch mit Punctum maximum im 3–4 ICR links parasternal auf, die Diastole ist frei, Schwirren ist selten. Bei mittleren Links-rechts-Shuntvolumina (30–50 % des pulmonalen Herzzeitvolumens) kommt es im Laufe der Jahre zu einer zunehmenden Volumenbelastung des rechten Ventrikels und zur pulmonalen Druckerhöhung. Die Patienten zeigen die Symptome einer progredienten Herzinsuffizienz (vgl. Abschn. 18.1.1.1).

Bei langer Krankheitsdauer bzw. großen Defekten kommt es zum Druckausgleich zwischen den Kreislaufsystemen. Ein ausgeprägter Anstieg des Lungengefäßwiderstandes führt zunächst zu einer Abnahme des Links-rechts-Shunts (verbunden mit vorübergehender Besserung der geklagten Herzinsuffizienzsymptome) und schließlich zur Shuntumkehr, die als Eisenmenger Reaktion bezeichnet wird, und mit ausgeprägter Zyanose, Leistungsminderung und schwerer Rechtsherzinsuffizienz verbunden ist.

Elektrokardiographie

Bei kleineren Ventrikelseptumdefekten normal. Bei größeren Defekten können Zeichen der Linksherzhypertrophie vorliegen. Bei pulmonaler Hypertonie treten zusätzlich Zeichen der Rechtsherzhypertrophie auf.

Echokardiographie

Transthorakal werden auch kleine Ventrikelseptumdefekte in der zweidimensionalen Echokardiographie gut erkannt; um Fehldiagnosen zu vermeiden, wird die Darstellung in möglichst vielen Projektionen und die Dokumentation des Shuntflusses mittels Dopplerechokardiographie gefordert. Der Druckgradient zwischen den Ventrikeln kann basierend auf der modifizierten Bernoulli-Gleichung mit der CW-Technik gemessen werden.

Der pulmonalarterielle Druck kann dopplerechokardiographisch anhand der maximalen systolischen Flußgeschwindigkeit einer begleitenden Trikuspidalinsuffizienz abgeschätzt werden (vgl. Abschn. 18.10.2.6). Nur bei schlechter transthorakaler Schallbarkeit ist eventuell zusätzlich eine transösophageale Darstellung indiziert.

Konventionelle Strahlendiagnostik

Die Thoraxröntgenaufnahme ist bei kleinen Ventrikelseptumdefekten unauffällig, bei hämodynamischer Wirksamkeit sind linker Vorhof und Ventrikel vergrößert. Nach Shuntumkehr sieht man ein wenig vergrößertes Herz und deutliche Zeichen der pulmonalen Hypertonie bei erweiterten hilären Gefäßen.

Interventionelle Strahlendiagnostik

In der Rechts- und Linksherzkatheteruntersuchung werden das Shuntvolumen quantifiziert, der Defekt ventrikulographisch dargestellt und die Drücke im kleinen und großen Kreislauf gemessen. Eventuell zusätzlich bestehende Anomalien können erkannt werden. Ein interventioneller Verschluß des Defektes ist selten möglich, meist dient die Herzkatheteruntersuchung der präoperativen Vorbereitung.

18.11.2.3
Ductus arteriosus Botalli

Persistiert die im fetalen Kreislauf notwendige Shuntverbindung zwischen Truncus pulmonalis und Aorta descendens, kommt es zu einem Links-rechts-Shunt auf Gefäßebene. Bei großem Ductus führt dies zur Volumenbelastung bzw. Dilatation des linken Vorhofs und Ventrikels, der Aorta ascendens und des Aortenbogens und zur pulmonalarteriellen Druckerhöhung.

Anamnese und Befund

Bei kleinem Ductus arteriosus Botalli treten keine Beschwerden auf. Bei mittelgroßem Shunt (ca. 30 % des Herzzeitvolumen) wird schon im Jugendalter eine Abnahme der körperlichen Leistungsfähigkeit beobachtet. Früher und ausgeprägter werden größere Shuntvolumina symptomatisch mit Belastungsdyspnoe, evtl. auch atypischer Angina pectoris, Palpitationen, Husten und Hämoptysen.

Das typische kontinuierliche systolisch-diastolische Maschinengeräusch mit Punctum maximum im 2. ICR links parasternal ist auch bei kleinem Ductus arteriosus Botalli zu hören. Bei pulmonaler Hypertonie verschwindet die diastolische Komponente des Geräusches.

Elektrokardiographie

Bei kleinen Shuntvolumina normal. Bei größeren Shuntvolumina Zeichen der Linksherzhypertrophie. Zeichen der Rechtsherzhypertrophie bei pulmonaler Hypertonie.

Echokardiographie

Beim Erwachsenen kann die transthorakale Darstellung, insbesondere bei kleinem Shuntvolumen, schwierig bis unmöglich sein. Transösophageal lassen sich die Anantomie in der zweidimensionalen Echokardiographie und der Shunt im Farbdoppler in vielen Fällen darstellen.

Konventionelle Strahlendiagnostik

Je nach Shuntvolumen ausgeprägte Zeichen der Linksherzvergrößerung, Aortendilatation und der vermehrten Lungendurchblutung („tanzende Hili") bzw. der pulmonalen Hypertonie.

Interventionelle Strahlendiagnostik

Meist ist es möglich, die klinische Diagnose mittels Echokardiographie zu bestätigen. In der Rechts- und Linksherzkatheteruntersuchung können ggf. zusätzlich vorhandene Mißbildungen erkannt werden. Ein katheterinterventioneller Verschluß des Ductus arteriosus Botalli kann in gleicher Sitzung erfolgen.

18.11.3
Komplexe Vitien

Nur ein sehr geringer Prozentsatz der erwachsenen Patienten mit angeborenem Herzfehler hat ein komplexes Vitium wie eine Fallot-Tetralogie, eine Ebstein-Anomalie der Trikuspidalklappe oder eine komplette oder inkomplette Transposition der großen Gefäße. Deshalb wird auf diese Vitien hier nur kurz eingegangen.

18.11.3.1
Fallot-Tetralogie

Mit Fallot-Tetralogie bezeichnet man die Kombination von großem Ventrikelseptumdefekt, reitender Aorta und rechtsventrikulärer Hypertrophie wegen Pulmonalstenose. Die Pulmonalstenose ist bei ca 25 % der Patienten subvalvulär (infundibulär), bei 15 % rein valvulär und bei 60 % gemischt. Zumeist wird im Kindesalter eine operative Korrektur vorgenommen; sehr selten überleben von einer Fallot-Tetralogie Betroffene ohne Operation bis ins Erwachsenenalter.

Anamnese und Befund
Das klinisch führende Symptom ist die zentrale Zyanose, die weitere Symptome wie Polyglobulie, Trommelschlegelfinger und Uhrglasnägel nach sich zieht. Das Ausmaß der Zyanose ist abhängig vom Ausmaß des Rechts-links-Shunts, dessen Ausmaß wiederum wesentlich vom Schweregrad der Obstruktion der rechtsventrikulären Ausflußbahn bestimmt wird. Man tastet eine vermehrte Pulsation des rechten Ventrikels und epigastrisch sowie ein Schwirren über der Herzbasis. Mit Punctum maximum über dem 2.–3. ICR links parasternal ist die Pulmonalstenose zu auskultieren (vgl. Abschn. 18.10.2.7).

Elektrokardiographie
Zeichen der Rechtsherzbelastung, fast immer kompletter Rechtsschenkelblock, P dextroatriale bei Sinusrhythmus, es besteht jedoch häufig Vorhofflimmern.

Echokardiographie
Transthorakal sind in der zweidimensionalen Echokardiographie meist alle typischen Veränderungen, nämlich der Ventrikelseptumdefekt, die reitende Aorta, die infundibuläre und/oder valvuläre Pulmonalstenose sowie eine ausgeprägte rechtsventrikuläre Hypertrophie und ggf. auch ein begleitender Vorhofseptumdefekt darstellbar. Der transstenotische Druckgradient kann gemessen und der Druckgradient zwischen den Ventrikeln bestimmt werden. Größe und Funktion der Ventrikel, Wanddicken und atriale Größen können vermessen werden.

Konventionelle Strahlendiagnostik
Im Erwachsenenalter zeigt sich das Herz in der Thoraxröntgenaufnahme meist nicht vergrößert, auf der seitlichen Aufnahme engt der hypertrophierte rechte Ventrikel den Retrosternalraum ein. Die Lungengefäßzeichnung ist zumeist normal.

Interventionelle Strahlendiagnostik
Die echokardiographisch zu erhebenden Befunde sind auch der Darstellung im Herzkatheter zugänglich. Zusätzlich werden in der Koronarangiographie ggf. assoziierte Koronaranomalien aufgedeckt. Detailliert werden die hämodynamischen Veränderungen in der rechtsventrikulären Ausflußbahn erfasst und das Shuntvolumen errechnet.

Magnetresonanztomographie (MRT)
Die MRT ist heute das bildgebende Verfahren der Wahl für eine detailgenaue Darstellung der anatomischen Veränderungen bei der Fallot-Tetralogie, wobei auch assoziierte Gefäßmißbildungen (z. B. eine Aortenisthmusstenose) gut dargestellt werden

18.11.3.2
Ebstein-Anomalie der Trikuspidalklappe

Bei der Ebstein-Anomalie handelt es sich um eine Fehlbildung der Trikuspidalklappe, deren Segel vergrößert und teilweise mit dem rechtsventrikulären Endokard in der Weise verwachsen sind, daß die Klappenebene nach apikal verlagert und der basisnahe Teil des rechten Ventrikels atrialisiert ist.

Folge der Segeldysplasie ist meist eine Trikuspidalinsuffizienz, häufig besteht ein Vorhofseptumdefekt. Der rechte Ventrikel ist klein und zeigt eine verminderte Auswurfleistung, so daß es bei Anstieg des rechtsatrialen über den linksatrialen Druck relativ frühzeitig zu einem Rechts-links-Shunt kommt und eine Zyanose auftritt.

Anamnese und Befund
Je nach Ausprägung des Vitiums können Patienten schon im Säuglingsalter zyanotisch werden oder lange symptomlos bleiben, bis schließlich Zeichen einer progredienten Rechtsherzinsuffizienz und teils lebensbedrohliche Herzrhythmusstörungen auftreten.

Ein Herzgeräusch kann fehlen oder eine Trikuspidalinsuffizienz auskultierbar sein (vgl. Abschn. 18.10.2.6). Charakterisitisch ist ein Galopprhythmus.

Elektrokardiographie
Splitterung des QRS-Komplexes, häufig besteht ein WPW-Syndrom.

Echokardiographie

Transthorakal und besser transösophageal läßt sich die Morphologie der dysplastischen Trikuspidalsegel, deren vorderes riesige Ausmaße haben kann, darstellen. Weiter zeigt sich der sehr kleine rechte Ventrikel bei stark vergrößertem rechten Atrium, in dem sich der atrialisierte Anteil des rechten Ventrikels strukturell von der echten atrialen Wand meist abgenzen läßt. Die Trikuspidalinsuffizienz und ggf. eine pumonale Hypertonie lassen sich dopplerechokardiographisch nachweisen, ebenso der häufig begleitende Vorhoseptumdefekt.

Konventionelle Strahlendiagnostik

Die Herzsilhouette zeigt bei ausgeprägtem Befund eine Bocksbeutelform bei deutlicher Kardiomegalie. Das Gefäßband ist schlank.

Interventionelle Strahlendiagnostik

Die rechtsventrikuläre Rückzugsdruckkurve erlaubt die Identifizierung des atrialisierten Anteils des rechten Ventrikels. Assoziierte Mißbildungen können diagnostiziert werden.

Computertomographie (CT)/Magnetresonanztomographie (MRT)

Beide Verfahren erlauben eine hervorragende detailgenaue Darstellung der Anatomie, wobei besonders die MRT auch die atrialisierten Wandabschnitte des rechten Ventrikels identifizieren kann.

18.11.3.3
Transposition der großen Gefäße

Die angeborene Transposition der großen Gefäße (Aorta entspringt vorn aus dem anatomisch rechten Ventrikel, Pulmonalarterie dorsal aus dem linken) wird nur bei Bestehen einer Shuntverbindung (am häufigsten Ventrikelseptumdefekt) überlebt, und dann meist auch nur bis ins Kindes- oder allenfalls Jugendalter.

18.11.3.4
Korrigierte Transposition der großen Gefäße

Bei der sehr seltenen angeborenen korrigierten Transposition der großen Gefäße besteht eine atrioventrikuläre Diskordanz, wobei der rechte Vorhof mit dem linken Ventrikel und der linke Vorhof mit dem rechten Ventrikel verbunden sind. Zusätzlich besteht eine ventrikuloarterielle Diskordanz, wobei die Pulmonalarterie aus dem anatomisch linken und die Aorta aus dem anatomisch rechten Ventrikel entspringt.

Anamnese und Befund

Ein symptomarmes Überleben ist bei diesen Patienten primär möglich, da das arterielle Blut in den großen,

das venöse Blut in den kleinen Kreislauf gelangt. Assoziiert sind häufig weitere Mißbildungen, die die Symptomatik modulieren. Limitierend ist im Langzeitverlauf die beschränkte Kompensationsfähigkeit des rechten Ventrikels.

Charakteristisch ist bei der Auskultation unabhängig von den Begleitmißbildungen ein betonter 2. HT (Schluß der Aortenklappe). Der Pulmonalklappenton ist leise und ggf. durch den Aortenton überlagert. Der Geräuschbefund variiert sonst je nach individueller Ausprägung des Vitiums.

Elektrokardiographie

Partielle oder komplette atrioventrikuläre Blockierungen sind häufig.

Echokardiographie

Im apikalen Vierkammerblick ist die Ventrikelinversion an der Position der Atrioventrikular-Ebenen gut zu erkennen. Die im morphologisch linken (rechts gelegenen) Ventrikel befindliche Mitralklappe ist apexferner als die im morphologisch rechten (links gelegenen) Ventrikel befindliche Trikuspidalklappe. Zusätzliche Mißbildungen (z. B. Ventrikelseptumdefekt, Pulmonalstenose) können erfaßt werden.

Konventionelle Strahlendiagnostik

Der Pulmonalishauptstamm erscheint mittelständig. Am linken Herzrand ist meist die links aszendierende Aorta konturbildend. Zusätzliche Veränderungen ergeben sich durch assoziierte Mißbildungen.

Interventionelle Diagnostik

Da der Kreislauf funktionell korrigiert ist, wird die Hämodynamik durch assoziierte Mißbildungen (z. B. Ventrikelseptumdefekt, Pulmonalstenose) bestimmt. Angiographisch läßt sich der echokardiographische Befund der korrigierten Transposition verifizieren.

Magnetresonanztomographie

Auch dieses Schnittbildverfahren erlaubt die Darstellung der typischen Anatomie sowie zusätzlicher Mißbildungen.

18.12
Herztumoren

C.E. Angermann

Definition

Herztumoren sind intrakavitär (wand- oder klappenständig), intramyokardial oder perikardial gelegene Neoplasien. Man unterscheidet primäre und sekundäre (in der Regel metastatische) Herztumoren.

Tabelle 18-40. Einteilung der Herztumoren nach Ätiologie/Pathologie

---

Primäre Herztumoren

Benigne (75%)
- Myxom (55%)
- Rhabdomyom (vorwiegend bei Kindern)
- Andere Tumoren: (Fibrom, Lipom, Angiom, Papillom, papilläres Fibroelastom, Mesotheliom des AV-Knotens, Teratom, Leiomyom, Xanthom, andere)

Maligne (25%)
- Sarkom (20%) (Rhabdomyosarkom, Fibroasarkom, Angiosarkom)
- andere seltene Tumoren: Hämangioblastom, Perikardmesotheliom

Die Angaben in % beziehen sich auf den Anteil an allen primären Herztumoren (diese = 100%).

Sekundäre Herztumoren (maligne)

- Malignes Melanom (55%)
- Karzinome mit Nahmetastasen (20–30%):
  Bronchialkarzinome
  Mammakarzinome
- Karzinome mit Fernmetastasen (selten)
- Sarkome
- Disseminierte Neoplasmen (20–40%):
  - Hodgkin-Lymphom
  - Non-Hodgkin-Lymphome
  - Leukosen

Die Angaben in % bezeichnen die Häufigkeit kardialer Metastasen des jeweiligen Primärtumors.

Ätiologie/Pathologie

Primäre Herztumoren sind sehr selten (0,002–0,28% des Sektionsgutes) und in ihrer Genese ungeklärt. Metastatische kardiale Tumoren sind viel häufiger (bis zu 20% im Sektionsgut maligner Tumoren). Tabelle 18-40 listet Typen und Häufigkeiten benigner und maligner primärer und sekundärer Herztumoren auf.

Die Beurteilung der Dignität anhand des klinischen Befundes und der Ergebnisse technischer Untersuchungen (s. unten) ist oft nicht eindeutig möglich. Für Malignität sprechen Fernmetastasen, lokales invasives Wachstum, rasche Größenzunahme, hämorrhagischer Perikarderguß, Brustschmerzen, Lokalisation des Tumors an der freien atrialen Wand bzw. im rechten Ventrikel, kombiniert intrakavitäres und intramurales Tumorwachstum, Ausdehnung in die Pulmonalvenen. Benigne Tumoren (Myxome) sind häufig an der linken Seite des atrialen Septums lokalisiert und wachsen sehr langsam.

18.12.1
Anamnese und Befund

Anamnese

Bei allen Herztumoren, besonders häufig aber bei Myxomen, können unspezifische Allgemeinsymptome wie Fieber, Abgeschlagenheit, Gewichtsverlust, Arthralgien, ein Raynaud-Phänomen, Clubbing oder auch vaskulitisähnliche Hautveränderungen auftreten. Insbesondere bei Myxomen können anamnestische Hinweise auf systemische oder pulmonale Embolien

gegeben sein. Ob sich spezifische kardiale Symptome erfragen lassen, hängt weniger von der Art und Dignität als von der Lokalisation eines Tumors ab.

Gestielte mobile Tumoren können durch die Obstruktion von Herzostien (meist der Atrioventrikularklappen) die Symptomatik von Vitien imitieren. Als Folge einer durch den Tumor gestörten Hämodynamik berichten manche Patienten über lageabhängige Dyspnoe und andere auf Herzinsuffizienz hinweisende Symptome, plötzliche Blutdruckabfälle und selten über zerebrale Krampfanfälle oder Synkopen (passagere zerebrale Anoxie).

Brustschmerzen können auf Begleitperikarditis bei Perikardtumoren hinweisen. Häufig werden bei Herztumoren Rhythmusstörungen angegeben.

Körperliche Untersuchung

Auch die klinischen Befunde variieren nach je Lage und anatomischer Beschaffenheit des Tumors. Bei Behinderung der Herzklappenfunktion lassen sich vitientypische Herzgeräusche auskultieren. Differentialdiagnostisch wichtig ist, daß der Auskultationsbefund lageabhängig wechseln kann. Charakteristisch bei mobilen Tumoren ist der früh diastolische „tumor plop", der bei einem diastolisch durch eine Atrioventrikulärklappe in den Ventrikel prolabierenden Tumor auskultiert werden kann.

Bei Behinderung der Füllung oder Entleerung der Herzhöhlen bzw. bei Ausfall eines signifikanten Anteils kontraktilen Myokards durch Tumorinfiltration finden sich in unterschiedlicher Ausprägung Zeichen der Links- bzw. Rechtsherzinsuffizienz (s. Abschn. 18.1.1.1). Auch diese Befunde können in Abhängigkeit von der Körperhaltung an Intensität wechseln.

Störungen der Erregungsbildung und/oder Erregungsleitung durch mechanische Irritation oder Infiltration des Reizleitungssystems äußern sich in oft rasch wechselnden Herzrhythmusstörungen. Eine obere Einflußstauung weist auf Ergußbildung bei tumoröser Perikardinfiltration hin. Als Folgeerscheinungen zerebraler Embolien bei linksseitigen kardialen Tumoren finden sich passagere oder persistierende neurologische Defizite.

Bei multiplen systemischen Embolisationen können Hautveränderungen wie bei Endokarditis bzw. Vaskulitis vorhanden sein und zu differentialdiagnostischen Schwierigkeiten führen (s. dort). Embolien in die Lungenstrombahn äußern sich akut in klinischen Zeichen einer akuten Pleuritis, einer akuten Lungenembolie oder – bei chronisch-rezidivierendem Verlauf – eines Cor pulmonale.

18.12.2
Laboruntersuchungen

Besonders Myxome sind mit vielfältigen unspezifischen Laboranomalien vergesellschaftet, die sich nach operativer Therapie des Tumors rückbilden und die in einem möglichen Zusammenhang mit der Produktion proinflammatorischer Zytokine durch den Tumor gesehen werden (Hypergammaglobulinämie, erhöhte Blutsenkungsgeschwindigkeit, Thrombozytose oder Thrombozytopenie, Leukozytose, Polyzytämie oder Anämie). Zur Diagnosestellung tragen Laboruntersuchungen aber wenig bei.

18.12.3
Elektrokardiographie und elektrophysiologische Diagnostik

Das EKG dokumentiert eventuelle durch einen Tumor ausgelöste Arrythmien oder Veränderungen der Erregungsbildung. Ebenso wie ST-Strecken- oder Lagetypanomalien und Hypertrophiezeichen sind sie unspezifisch. Elektrokardiographische Zeichen einer Perikarditis sind ebenfalls unspezifisch, können aber auf perikardiale Tumorinfiltration hinweisen.

18.12.4
Echokardiographie

Die zweidimensionale Echokardiographie ist die Methode der Wahl zur Diagnostik und präoperativen Evaluierung kardialer Tumoren. Sie liefert meist so präzise Informationen über die Tumorgröße, -lokalisation, -insertion und -mobilität, daß eine operative Therapie ohne zusätzlichen Herzkatheter möglich ist, wenn keine Zusatzindikation für diese Untersuchung besteht.

Basierend auf der unterschiedlichen Lokalisation, Echogenität und Struktur erlaubt die Echokardiographie meist die differentialdiagnostische Abgrenzung von Thromben bzw. endokarditischen Vegetationen, oft jedoch keine definitive Artdiagnose des Tumors. Insbesondere bei eingeschränkter Schallbarkeit und bei kleineren Tumoren ist die transösophageale Echokardiographie der transthorakalen hinsichtlich diagnostischer Sensitivität, der Darstellung anatomischer Details und der Strukturdifferenzierung überlegen.

18.12.5
Konventionelle Strahlendiagnostik

Die Thoraxröntgenaufnahme weist außer bei größeren perikardialen, die Herzsilhouette verändernden Herztumoren keine spezifischen Veränderungen auf und spielt bei der Diagnostik eine untergeordnete Rolle.

18.12.6
Interventionelle Strahlendiagnostik
18.12.6.1
Herzkatheteruntersuchung

Diese Untersuchung liefert hinsichtlich der Tumormorphologie keine Zusatzinformationen und ist an Detailgenauigkeit der zweidimensionalen Echokardiographie unterlegen. Für die Operationsplanung kann die angiographische Darstellung der Gefäßversorgung des Tumors von Vorteil sein, eine eindeutige Beurteilbarkeit der Dignität eines Tumors anhand der Gefäßversorgung besteht dabei nicht.

18.12.6.2
Tumorhistologie

Die Indikation zur Biopsie ist wegen der Gefahr von Komplikationen (Embolisation, Blutung) sehr zurückhaltend zu stellen. Eine benigne Tumorhistologie schließt Malignität in anderen Tumoranteilen nicht sicher aus. Manchmal erlaubt die Untersuchung peripheren Emboliematerials eine histologische Zuordnung des Tumors.

18.12.7
Computertomographie (CT)/Magnetresonanztomographie (MRT)

CT und MRT erlauben beide eine topographisch präzise Tumordiagnostik, jedoch, wie die Echokardiographie, keine sichere Artdiagnose der Neoplasie. Beide Methoden bieten gegenüber der Echokardiographie Vorteile, wenn es darum geht, extrakardial gelegene Tumoranteile bzw. die Infiltration parakardialer Strukturen durch den Tumor zu beurteilen.

Bei intramural gelegenen gefäßreichen Tumoren ist kernspintomographisch eine bessere Abgrenzung von normalem Myokard durch Mehranreicherung von Gadolinium-DTPA möglich. Je nach Verfügbarkeit sollte eine der beiden Untersuchungsmethoden ergänzend durchgeführt werden, wenn die Echokardiographie keine eindeutige diagnostische Aussage erlaubt.

18.12.8
Nuklearmedizin

Obwohl Radionuklidventrikulographie und Myokardszintigraphie atriale, intraventrikuläre und myokardiale Tumoren zur Darstellung bringen können, ist die diagnostische Aussage der anderer bildgebender Verfahren so weit unterlegen, daß diese Verfahren in der Tumordiagnostik nicht angewendet werden sollten.

KAPITEL 19

Pneumologie

19

A. Pforte

19.1
Erkrankungen der Atemwege

Die wichtigsten Erkrankungen der Atemwege sind:
- akute Bronchitis,
- chronische Bronchitis,
- Bronchiektasen,
- Asthma bronchiale,
- Lungenemphysem.

19.1.1
Anamnese und Befund

Die Leitsymptome der genannten Erkrankungen sind
Dyspnoe sowie Husten mit oder ohne Auswurf. Anamnese und klinischer Befund ermöglichen bereits eine
erste differentialdiagnostische Zuordnung.

19.1.1.1
Akute Bronchitis

Die akute Bronchitis ist eine intermittierende Entzündung von Trachea, Bronchien und Bronchiolen, häufig
viraler Genese.

Beschwerden

Charakteristisch ist ein akuter Beginn der Beschwerden mit Husten, gelegentlich mit Auswurf. Häufig ist
eine Mitbeteiligung der oberen Atemwege, gelegentlich
wird ein brennender retrosternaler Schmerz angegeben. Dyspnoe ist selten, häufig hingegen Allgemeinsymptome wie Fieber und Gliederschmerzen.

Anamnese

Meist kurze Krankheitsdauer, gehäuftes Vorkommen
in der kühlen Jahreszeit.

Befunde

Auskultatorisch findet sich gelegentlich ein obstruktives Atemgeräusch.

19.1.1.2
Chronische Bronchitis

Die chronische Bronchitis ist gekennzeichnet durch
Husten mit Auswurf für mindestens drei Monate pro
Jahr in zwei aufeinanderfolgenden Jahren (WHO). Etwa 20 % der erwachsenen Bevölkerung leiden an einer
chronischen Bronchitis.

Beschwerden

Husten, häufig mit Auswurf, meist morgens. Dyspnoe
zunächst bei Belastung, später Ruhedyspnoe möglich.

Anamnese

Inhalative Noxen, Zigarettenrauch, Umwelt bzw. berufsbedingte Schadstoffe, Infektion der Atemwege (Sinusitis).

Eine familiäre Häufung derartiger Beschwerden
kann auf das Vorliegen von hereditären Immundefekten, eines α_1-Antitrypsinmangels oder einer ziliären
Funktionsstörung hinweisen.

Wichtige *Risikofaktoren* für die Manifestation einer
chronischen Bronchitis:

- Zigarettenrauchen,
- berufliche Exposition gegenüber Stäuben,
- Atemwegsinfekte in der Kindheit,
- α_1-Antitrypsinmangel,
- Immundefekte,
- bronchiale Hyperreagibilität,
- ziliäre Funktionsstörung.

Befunde

Auskultatorisch trockene, gelegentlich feuchte RG. Inspektion: Zyanose, Tachypnoe, dabei Aktivierung der
Atemhilfsmuskulatur. Auswurf häufig purulent.

19.1.1.3
Bronchiektasen

Bronchiektasen sind gekennzeichnet durch irreversible sackförmige oder zylindrisch Erweiterungen der Bronchien mit Obstruktion der Atemwege.

Beschwerden
Husten mit *purulentem* Auswurf, teilweise in großen Mengen (mehrschichtig), selten Hämoptysen, Belastungsdyspnoe. Bei Infektexazerbation Fieber und Inappetenz.

Anamnese
Hinweise auf Atemwegsinfekte in der Kindheit, Bronchusstenosen, Aspiration, Störung des Immunsystems.

Befunde
Trockene, häufig auch feuchte RG, Zeichen der chronischen respiratorischen Insuffizienz: Uhrglasnägel, Trommelschlegelfinger, Kachexie und Zyanose.

19.1.1.4
Asthma bronchiale

Asthma ist eine entzündliche Erkrankung der Atemwege, die mit einer gesteigerten Empfindlichkeit gegenüber zahlreichen Noxen einhergeht. Wichtigstes Unterscheidungsmerkmal gegenüber anderen Atemwegserkrankungen ist die *Reversibilität* der Symptomatik. Die Prävalenz des Asthma bronchiale beträgt 5 %.

Beschwerden
Anfallsartiger Charakter der Atemnot, häufig begleitet von *exspiratorischem Stridor*. Frühsymptom Reizhusten als Ausdruck der bronchialen Hyperreagibilität.

Anamnese
Saisonales oder perenneales Auftreten der Beschwerden.
Weitere allergische Manifestationen: z. B. Rhinitis allergica, familiäre Häufung.
Berufliche Exposition: z. B. Latex, Mehlstaub.
Häufige Atemwegsinfektionen.
Auftreten der Beschwerden bei körperlicher Belastung.
Medikamenteneinnahme (Acetylsalicylsäure).
Während bei Kindern und jungen Erwachsenen das allergische Asthma am häufigsten ist, sind im höheren Lebensalter Mischformen mit ausgeprägter infektbedingter Komponente klinisch von großer Bedeutung.

Befunde
Auskultatorisch: Tachypnoe, Tachykardie.
Trockene RG, Giemen und Brummen. Bei schwerem Anfall *kein Atemgeräusch* auskultierbar („silent lung").

Perkutorisch-hypersonorer Klopfschall, Zwerchfelltiefstand.
Als *Status asthmaticus* wird ein schwer verlaufender therapierefraktärer Asthmaanfall bezeichnet.

19.1.1.5
Lungenemphysem

Irreversible Erweiterung der distal der Bronchiali terminales befindlichen Lufträume.

Beschwerden
Dyspnoe zunächst bei Belastung, später auch unter Ruhebedingungen.

Anamnese
Hinweise auf chronisch-obstruktive Atemwegserkrankung, insbesondere chronische Bronchitis, α_1-Antitrypsinmangel.

Befunde
Trockene Rasselgeräusche, leises Atemgeräusch, hypersonorer Klopfschall, Hyperventilation (>16 Atemzüge/min), Einsatz der Atemhilfsmuskulatur (nahezu ausschließlich thorakale Atmung, da Zwerchfelltiefstand zu einer Funktionsminderung dieses wichtigen Inspirationsmuskels führt). Zentrale Zyanose, *Zunahme des sagittalen Thoraxdurchmessers* infolge der Überblähung.

Anmerkung: Aufgrund des klinischen Erscheinungsbildes werden Patienten mit chronisch obstruktiver Bronchitis und Emphysem zwei Typen zugeordnet:

Typ A „pink puffer" → Gasaustausch in der Regel weniger beeinträchtigt, *schwere Belastungsdyspnoe*, Gewichtsabnahme;

Typ B „blue bloater" → *Hypoxie, Hyperkapnie*, Rechtsherzinsuffizienz, häufig ausgeprägte Sputumproduktion.

19.1.2
Laboruntersuchungen

Im Regelfall liegen bei Atemwegserkrankungen die Entzündungsparameter BKS, C-reaktives Protein, Leukozytenzahl, Elektrophorese im Normbereich. Bei infektbedingten Exazerbationen können eine Leukozytose und ein erhöhtes C-reaktives Protein wegweisend sein.

Wichtig: Durchführung eines Differentialblutbildes, da häufig beim allergischen Asthma bronchiale eine *Eosinophilie* besteht.

Im *Asthmaanfall* ist die Erfassung der *Serumelektrolyte* von Bedeutung, um einer Abweichung von der Norm im Rahmen einer respiratorischen Azidose oder Alkalose entgegenwirken zu können.

Wichtige *Laborparameter für die Diagnostik* von Atemwegserkrankungen

- Blutbild, Differentialblutbild,
- BSG,
- C-reaktives Protein,
- Elektrophorese,
- α_1-Antitrypsin,
- IgG-Subklassen,
- IgA,
- Gesamt-IgE und spezifisches IgE (RAST).

Immunologie

In Zusammenhang mit einem bestehenden *Emphysem* weist die charakteristische α_1-Zacke in der Elektrophorese auf einen *α1-Proteaseninhibitormangel* hin. In einem solchen Fall ist es wichtig, den Phänotyp zu charakterisieren. Von klinischer Bedeutung sind die Typen SZ und ZZ, die 35 bzw. 15 % der normalen Proteaseninhibitorkonzentration aufweisen. Erhöhte Transaminasen können auf eine Leberbeteiligung hinweisen.

Für die *chronische Bronchitis* ist häufig ein selektiver IgA-Mangel relevant, der mit einem Subklassendefekt von IgG2 und IgG4 einhergehen kann (s. oben).

Wichtig bei *Asthma bronchiale* die IgE-in-vitro-Diagnostik: ein erhöhtes *Gesamt-IgE* weist auf eine allergische Diathese hin. Im *RAST-Test* weisen erhöhte Werte auf das Vorhandensein spezifischer IgE-Antikörper hin, so daß relevante Allergene identifiziert werden können (Tabelle 19-1).

Anmerkung: Diese Untersuchung ist, anders als ein Allergiehauttest, auch möglich und aussagekräftig unter der Einnahme von Kortikosteroiden.

Mikrobiologie

Bei Infektazerbationen gelingt in der Regel der Erregernachweis aus dem Sputum.

Wichtige Keime:
- Streptococcus pneumoniae,
- Haemophilus influenzae,
- Pseudomonas aeruginosa;
- bei Bronchiektasen: Staphylococcus aureus.

Tabelle 19-1. Allergologische Diagnostik beim Asthma bronchiale

Anamnese	Verdacht auf allergenbedingte Auslösung der Beschwerden Positive Familienanamnese
Labor	Gesamt-IgE, spezifisches IgE (RAST) im Serum Differentialblutbild: Eosinophilie
Hauttest (Pricktest, Intrakutantest, Reibetest)	Sofortreaktion
Spezifische bronchiale Provokation	Nachweis der Relevanz eines vermuteten Allergens für die Atemwegssymptomatik

19.1.3
Elektrophysiologie

EKG-Veränderungen treten auf, wenn sich auf dem Boden der Atemwegserkrankung eine Rechtsherzbelastung manifestiert. Wichtige Veränderungen sind: *Niedervoltage*, *P-dextrokardiale*, Steiltyp bis Rechtslagetyp, evtl. ein Rechtsschenkelblock. Im akuten Asthmaanfall besteht immer eine (Sinus)tachykardie.

19.1.4
Atemphysiologische Diagnostik

Die Lungenfunktionsprüfung ist unverzichtbarer Bestandteil der Diagnostik von Atemwegserkrankungen. Mit Spirometrie, Ganzkörperplethysmographie lassen sich die wichtigsten funktionellen Störungen in Kombination mit der Blutgasanalyse differentialdiagnostisch einordnen. Ergänzende Befunde bietet die Bestimmung der Diffusionskapazität (DLCO) (Tabelle 19-2).

Charakteristisch für eine *Obstruktion* ist die Abnahme der Einsekundenkapazität auf Werte (FEV1) < 80 % des Sollwerts und eine Zunahme des Atemwegswiderstandes (R) > 0,35 kPa×s/I. Wegen der weiten Verbreitung der Spirometrie wird hier die Schweregradeinteilung der Obstruktion unter Berücksichtigung des FEV1-Wertes angegeben (Tabelle 19-3).

Wichtiges Unterscheidungsmerkmal zwischen Asthma bronchiale und der chronischen Bronchitis ist dabei die *Reversibilität* der Symptomatik beim Asthma bronchiale. Diese wird geprüft mit dem *Bronchospas-*

Tabelle 19-2. Funktionsanalytische Differentialdiagnose obstruktiver Atemwegserkrankungen

Merkmal	Asthma	Chronisch obstruktive Bronchitis	Emphysem
Obstruktion/Überblähung			
– Variabilität	++	+	(+)
– Reversibilität	++	(+)	–
Bronchiale Hyperreaktivität	+	(+)	–
Fluß-Volumen-Kurve			
– Deformierung	(+)	+	++
Resistanceschleife			
– Kippung	++	+	(+)
– Keulenform	–	(+)	++
CO-Diffusionskapazität			
– Einschränkung	(+)	+	++

Tabelle 19-3. Schweregradeinteilung obstruktiver Atemwegserkrankungen unter Berücksichtigung der FEV1

Schweregrad	FEV_1 [%]
Leicht	>70
Mäßig	50–69
Schwer	<50

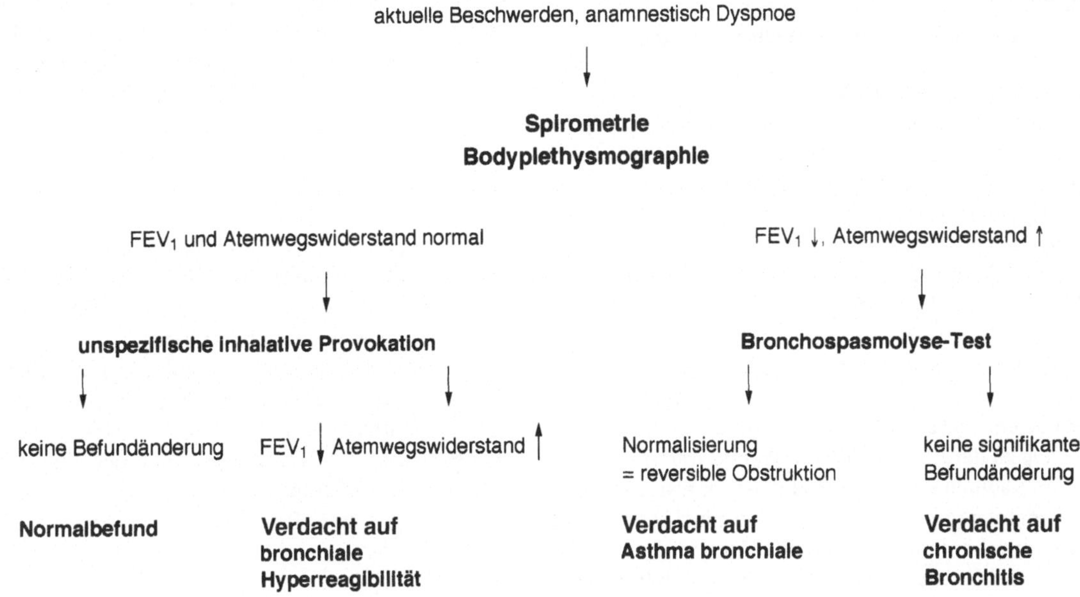

Abb. 19-1. Flußdiagramm der Lungenfunktionsdiagnostik bei Verdacht auf Erkrankungen der Atemwege

molysetest (Abb. 19-1). Hierbei ist darauf zu achten, daß vorher keine bronchial erweiternden Medikamente verordnet werden (s. Teil A, Kap. 8 „Atemphysiologische Diagnostik").

Besteht klinisch der Verdacht auf das Vorliegen einer obstruktiven Atemwegserkrankung, ist dabei jedoch die Lungenfunktionsprüfung unauffällig, sollte die bronchiale Reaktivität mit einem *inhalativen Provokationstest* unter Verwendung pharmakologischer Substanzen, z. B. Metacholin, Acetylcholin, Histamin, geprüft werden (Abb. 19-1).

Besteht der begründete Verdacht auf das Vorliegen eines allergischen Asthma bronchiale, ohne daß die unspezifische bronchiale Provokation eine Beurteilung der klinischen Situation erlaubt, ist die Durchführung eines inhalativen Provokationstests mit den vermuteten relevanten Allergenen indiziert (s. Teil A). Bei Verdacht auf belastungsabhängiges Asthma muß ein Lungenfunktionstest vor und nach körperlicher Belastung erfolgen.

Für die Beurteilung der Verlaufs- und Therapiekontrolle eignen sich nicht nur die Wiederholungen der oben genannten Verfahren in Intervallen, sondern auch die Peak-Flow-Messung, die den großen Vorteil besitzt, daß der Patient sie selbständig unter häuslichen Bedingungen durchführen kann.

Die Ausbildung eines Lungenemphysems läßt sich funktionsanalytisch erkennen an einer Zunahme funktioneller Residualkapazität (FRC), des Residualvolumens (RV) und des intrathorakalen Volumens (IGV). In der Fluß-Volumen-Kurve fällt der typische *Emphysemknick* auf (s. Teil A).

Bei Vorliegen eines akuten Beschwerdebildes, z. B. im Rahmen eines *Asthmaanfalls*, stellt die *Blutgasanalyse* die wichtigste Untersuchungsmethode dar.

Charakteristischer Befund der *respiratorischen Partialinsuffizienz* ist die *Hypoxie*, die begleitet wird von einer Hyperventilation, Hypokapnie ($pCO_2 < 35$ mm Hg).

Bei Vorliegen einer Hypoxie mit begleitender Hypoventilation ($pCO_2 > 45$ mmHg) ist von einer *respiratorischen Globalinsuffizienz* auszugehen.

19.1.5
Echokardiographie

Mittels Dopplerechokardiographie können Druckgradienten und Flußprofile an der Pulmonalis- und Trikuspidalklappe sowie an der rechtsventrikulären Ausflußbahn unblutig gemessen werden.

Ausgeprägte emphysematische Lungenveränderungen können allerdings erheblich die Durchführung dieser Untersuchung beeinträchtigen.

19.1.6
Endoskopie

Die *Bronchoskopie* hat nur unter gezielten Fragestellungen einen Wert für die Diagnostik von Atemwegserkrankungen. So kann in Einzelfällen die *gezielte Sekretentnahme für* die mikrobiologische Untersuchung erforderlich sein, z. B. bei Bronchiektasen. Typischerweise findet sich hier eine eitrige Sekretion, die Obturation einzelner Bronchien durch zähen Schleim ist ebenfalls möglich.

19.1.7
Konventionelle und interventionelle Strahlendiagnostik

Konventionelle Diagnostik

Beim Asthma bronchiale und der chronischen Bronchitis kann in der Frühphase der Erkrankung radiologisch ein Normalbefund des Thorax erhoben werden. Bei längerem Krankheitsverlauf mit Ausbildung eines Lungenemphysems sind charakteristische Merkmale die Ausbildung eines Emphysemthorax mit tiefstehendem Zwerchfell und erheblich verbreiterten Interkostalräumen.

Eine bestehende Rechtsherzbelastung ist erkennbar an einer Dilatation von *Pulmonalishauptstamm* und zentralen Lungenarterien mit deutlichem *Kalibersprung* zu den Gefäßen der Lungenperipherie.

Im Rahmen eines Asthmaanfalls kann sich ein *Volumen pulmonum auctum* mit stark vermehrtem Luftgehalt intrathorakal manifestieren. Hierbei ist die periphere Gefäßstruktur maximal rarifiziert, es finden sich umschriebene Überblähungen.

Großblasige Emphysemformen sind erkennbar an hypertransparenten Bezirken neben Verdichtungen des Lungenparenchyms. Brochiektasen manifestieren sich im Nativbild oft durch umschriebene rundliche Verdichtungen.

Durch Einbringen eines Kontrastmittels in das Bronchialsystem im Rahmen einer *Bronchographie*, die in der Regel im Rahmen einer bronchoskopischen Untersuchung erfolgt, lassen sich Stenosen, aber v. a. auch Erweiterungen der Bronchien bei Verdacht auf Bronchiektasen erkennen. Zur Klärung dieser Fragestellung ist jedoch die Computertomographie häufig vorzuziehen, da die Bronchographie zu einer nicht unerheblichen Beeinträchtigung der Lungenfunktion führen kann.

> **Cave:** Bronchographie immer nur einseitig durchführen.

19.1.8
Computertomographie

Als bildgebendes Verfahren weist die Computertomographie die höchste Sensitivität im Nachweis obstruktiver Atemwegserkrankungen auf. Während das Asthma eine homogene Erweiterung der alveolären Strukturen erkennen läßt, weist das Emphysem ausgeprägte Inhomogenitäten hinsichtlich Größe und Dichte der überblähten Areale auf. Eine Abgrenzung gegenüber anderen zystischen Lungenveränderungen ist durch den Nachweis nicht vorhandener Wandbegrenzungen der Bullae möglich. Bronchiektasen lassen sich mittels Computertomographie ebenfalls gut darstellen. Im

Falle von beidseitigen Veränderungen sollte keine Bronchographie durchgeführt werden (keine therapeutischen Konsequenzen – Operation nicht sinnvoll).

19.2
Pneumonie

Die Pneumonie ist gekennzeichnet durch eine umschriebene Entzündung des Alveolarraums und/oder des Interstitiums der Lunge. Wichtigste Erreger sind Bakterien, seltener Viren und Pilze.

In den westlichen Industrieländern ist die Pneumonie die häufigste zum Tode führende Infektion und steht an fünfter bzw. sechster Stelle in der Todesursachenstatistik. Die Gesamtmortalität der Pneumonie beträgt 10 %, wobei insbesondere gravierende Begleiterkrankungen und Lebensalter eine wichtige Rolle spielen.

19.2.1
Anamnese und Befund

Aus klinischer Sicht ist die Unterscheidung zwischen einer „typischen" bzw. Lobärpneumonie – hervorgerufen in der Regel durch *Streptococcus pneumoniae* – und einer „atypischen" Pneumonie, wie sie durch zahlreiche andere Erreger ausgelöst werden kann, von großer Bedeutung (Tabelle 19-4).

Das klinische Bild der *Lobärpneumonie* ist gekennzeichnet durch einen akuten Krankheitsbeginn, Schüttelfrost, hohes Fieber sowie Husten mit z. T. blutig tingiertem Auswurf und thorakalen Schmerzen.

Die *"atypische„* Pneumonie zeichnet sich durch einen eher schleichenden Krankheitsbeginn mit subfebrilen Temperaturen und Reizhusten aus.

Tabelle 19-4 Klinische Symptomatik der typischen und atypischen Pneumonie

Parameter	Typische (Lobär)pneumonie	Atypische Pneumonie
Anamnese	Älterer Patient, häufig Begleiterkrankungen	Junger Patient
Klinisches Bild	Akuter Krankheitsbeginn, Husten und Auswurf	Schleichender Beginn, Leistungsminderung
Befund	Rasselgeräusche, Klopfschalldämpfung	Normalbefund oder diskrete Rasselgeräusche
Röntgen	Lobäre Verschattung	Diffuse, z. T. beidseits Infiltration, interstitielle Zeichnungsvermehrung
Labor	Ausgeprägte Leukozytose, beschleunigte BSG, erhöhtes C-reaktives Protein, Blutkultur	Leukozytenzahl und C-reaktives Protein normal bis gering erhöht, spezifische Serologie

Wichtige Erreger sind:

- Haemophilus influenzae,
- Legionellen,
- Mykoplasmen und
- Chlamydien.

Für die Erfassung des *Schweregrades* der Erkrankung und die Einengung des Erregerspektrums ist darüber hinaus die Berücksichtigung anderer anamnestischer Faktoren von Bedeutung:

Liegt eine ambulant erworbene oder eine nosokomiale Pneumonie vor?

Handelt es sich um eine primäre Pneumonie (ohne kardiopulmonale Vorerkrankung) bzw. um eine sekundäre Pneumonie (mit kardiopulmonaler Vorerkrankung)?

Liegt eine Beatmungssituation vor?

Weitere Risikofaktoren:
- Störungen der Immunabwehr,
- bestehende Atemwegserkrankungen (häufig COPD)
- Möglichkeit der Aspiration (neurologische Erkrankung, Alkoholabusus),
- Leben in Gemeinschaftsunterkünften (Pflegeheim),
- Kontakt mit Ziervögeln, Nutztieren.

Befunde

Bei der Inspektion fallen häufig eine Tachypnoe und Zyanose auf. Bei der Auskultation finden sich Rasselgeräusche und Bronchophonie über dem betroffenen Areal, bei begleitendem Pleuraerguß sind der Klopfschall gedämpft und der Stimmfremitus aufgehoben. *Besonderheit:* Bei der atypischen Pneumonie kann die Auskultation einen Normalbefund bieten.

19.2.2
Laboruntersuchungen

Im Vordergrund der Labordiagnostik der Pneumonie steht der Erregernachweis. Dieser kann erfolgen durch die Untersuchung von

- Sputum (Direktverfahren und Kultur),
- Blut (Kultur und indirekte immunologische Nachweisverfahren),
- bronchoskopisch gewonnenes Material (Bronchiallavage bzw. bronchoalveoläre Lavage, s. Endoskopie).

Zu Einzelheiten der mikrobiologischen Nachweisverfahren für die einzelnen Pneumonieerreger wird auf die ausführliche Beschreibung in Kap. 3 verwiesen.

Blutuntersuchungen, humorale und zelluläre Entzündungsparameter:

Insbesondere bei der typischen Pneumonie finden sich häufig eine ausgeprägte Leukozytose und eine Erhöhung des C-reaktiven Proteins. Bei Verdacht auf einen zugrundeliegenden Immundefekt sind spezielle Untersuchungen erforderlich, z. B. HIV-Serologie, CD4/CD8-Rate, Elektrophorese, Immunglobuline (IgA). Eine Leukopenie findet sich gelegentlich bei der Viruspneumonie, kann aber auch auf eine beginnende Sepsis hinweisen.

19.2.3
Elektrophysiologie

Bei Vorliegen eines gravierenden Krankheitsgeschehens mit respiratorischer Insuffizienz findet sich im EKG eine Tachykardie bzw. Tachyarrhythmie.

19.2.4
Atemphysiologische Diagnostik

Die Pneumonie ist lungenfunktionsanalytisch gekennzeichnet durch eine restriktive Ventilationsstörung mit Minderung der Vitalkapazität. Insbesondere bei atypischen Pneumonien kann eine Gasaustauschstörung mit Minderung der Diffusionskapazität bestehen. Wichtig für die Verlaufsbeurteilung in der akuten Krankheitsphase ist die Blutgasanalyse. Schwer verlaufende Pneumonien sind durch eine Hypoxie (pO_2 < 60 mm Hg) gekennzeichnet.

19.2.5
Echokardiographie

Die Darstellung eines begleitenden Perikardergusses im Rahmen einer Pneumonie ist mittels Echokardiographie möglich.

19.2.6
Endoskopie

Bei therapieresistenten Pneumonien ist die Bronchoskopie einerseits zur gezielten Absaugung von Bronchialsekret indiziert, zum anderen zum differentialdiagnostischen Ausschluß eines Bronchialkarzinoms (z. B. zentrales Bronchialkarzinom mit retrostenotischer Pneumonie).

19.2.7
Konventionelle Strahlendiagnostik

Das neu aufgetretene pulmonale Infiltrat ist neben der klinischen Symptomatik der wichtigste Befund in der Diagnostik der Pneumonie. Das röntgenmorphologische Korrelat läßt in Zusammenhang mit dem klinischen Bild entscheidende Aussagen über die vermuteten Erreger zu, so daß die „kalkulierte" Therapie der Pneumonie (Beginn der Behandlung im akuten Krankheitsstadium vor Erregernachweis) aufgrund dieser Befundkonstellation erfolgt.

19.2.8
Computertomographie

Die Computertomographie hat einen Stellenwert in der Diagnostik der seltenen röntgeninvisiblen Pneumonien, hervorgerufen z. B. durch Viren oder Pneumocystis carinii. Hier ist die Durchführung eines Dünnschicht-CT erforderlich. Eine weitere Indikation stellt die Erfassung abszedierender Prozesse dar, die sich der konventionellen Röntgendiagnostik entziehen können.

19.2.9
Punktionszytologie

Bei begleitendem Pleuraerguß erfolgt neben der mikrobiologischen Analyse die zytologische Beurteilung des Punktates (s. Abschn. 19.9.1.6).

19.3
Interstitielle Lungenerkrankungen

Interstitielle Lungenerkrankungen oder generalisierte Lungenparenchymerkrankungen stellen eine hinsichtlich ihrer Ätiologie heterogene Krankheitsgruppe dar. Das gemeinsame Kennzeichen ist eine entzündliche In-

filtration des Lungeninterstitiums, die in eine Lungenfibrose münden kann. Das Krankheitsspektrum umfaßt neben der idiopathischen Lungenfibrose und der Lungenbeteiligung bei Kollagenosen granulomatöse Erkrankungen, Vaskulitiden, alveoläre Füllungssyndrome, eosinophile Lungenerkrankungen und maligne Infiltrationen.

Das häufigste Krankheitsbild in dieser Gruppe stellt die Sarkoidose mit einem Anteil von 50 % dar gefolgt von der exogen-allergischen Alveolitis (10 %), Pneumokoniosen (10 %), der idiopathischen Lungenfibrose (10 %) und der Lymphangiosis carcinomatosa (10 %). Die zahlreichen übrigen Krankheiten machen zusammen maximal 10 % aus.

Für die Klassifikation der interstitiellen Lungenerkrankungen hat sich die Einteilung in Erkrankungen *mit* bekannter Ätiologie und *ohne* bekannte Ätiologie bewährt (Übersicht 19-1).

Ziel des Untersuchungsgangs ist zum einen die differentialdiagnostische Klärung, zum anderen die Beurteilung der Krankheitsaktivität und Therapieindikation, die von entscheidender Bedeutung für die Abschätzung der Prognose sind (Abb. 19-2).

Übersicht 19-1. Klassifikation der interstitiellen Lungenerkrankungen (in Anlehnung an [3])

a) Bekannte Ätiologie
- Inhalative Noxen
  - Anorganische Stäube (Silikose, Asbestose etc.)
  - Organische Stäube (exogen-allergische Alveolitis)
  - Gase, Dämpfe (Nitrosegase, Berylliose etc.)
  - Chronische Aspirationspneumonie (Alkoholkrankheit, neurologische Störungen)
  - Infektiöse Erreger
    - Bakterien (Tuberkulose, Klebsiellen, etc.)
    - Mykoplasmen
    - Chlamydien (Psittakose)
    - Pilze (Aspergillus, Candida, Cryptococcus, etc.)
    - Viren (Masern, Varizellen, Mononukleose)
    - Protozoen (Pneumocystis carinii, Toxoplasma gondii)
    - Parasiten (Askariden, Strongyloides, Filarien etc.)
- Nichtinhalative Noxen
  - Medikamente
  - Paraquat
  - Strahlenpneumonitis, -fibrose
  - Kreislaufbedingt (chronische Lungenstauung, Schocklunge, Mikroembolie)

b) Unbekannte Ätiologie
- Idiopathische Lungenfibrose
- Sarkoidose
- Histiocytosis X
- Assoziiert mit Kollagenosen (progressive Systemklerose, rheumatoide Arthritis, Lupus erythematodes, Polymyositis, M. Bechterew)
- Lungenvaskulitiden (Wegener-Granulomatose, Churg-Strauss-Syndrom, Overlap-Syndrom, Takaysu-Arteriitis, Hypersensitivitätsvaskulitis, Behçet-Syndrom, nekrotisierende Sarkoidgranulomatose)
- Lungenhämorrhagien (idiopathische Lungenhämosiderose, Goodpasture-Syndrom)
- Eosinophile Pneumonien
- Speicherkrankheiten (M. Gaucher, Amyloidose)
- Angeborene Krankheiten (Neurofibromatose, tuberöse Sklerose)
- Alveolarproteinose
- Lymphangioleiomyomatose
- Lymphangiosis carcinomatosa (pulmonale und extrapulmonale maligne Lymphome/Leukämien)

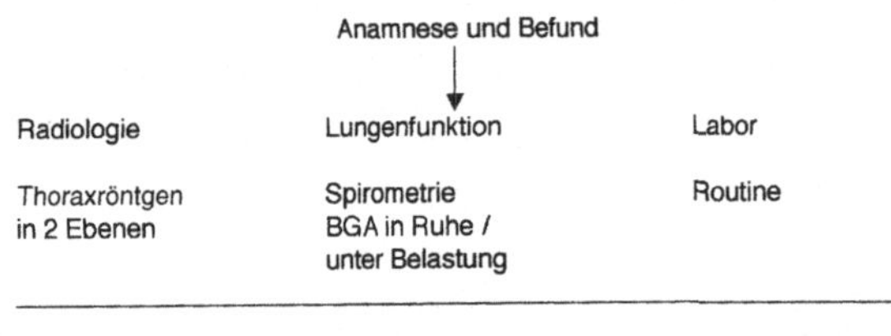

Abb. 19-2. Flußdiagramm zur Diagnostik interstitieller Lungenerkrankungen

19.3.1
Anamnese und Befund

Hauptsymptome sind Atemnot und Husten, die sich je nach Krankheitsbild relativ rasch oder über einen längeren Zeitraum entwickeln können. Gelegentlich bestehen Fieber sowie Allgemeinsymptome wie Leistungsminderung, Inappetenz, Gewichtsverlust.

Die gezielte Anamnese muß die Frage einer häuslichen oder beruflichen Exposition gegenüber organischen oder anorganischen Substanzen beinhalten. Eine sorgfältige Medikamentenanamnese ist ebenfalls notwendig, da eine Reihe von Substanzen als Auslöser einer interstitiellen Lungenerkrankung (Alveolitis) in Betracht kommt (Übersicht 19-2).

Weitere Fragen betreffen die Möglichkeit eines Immundefektes, eine vorangegangene Infektion oder Tumorerkrankung, das Vorliegen einer Kollagenose oder einer anderen Systemerkrankung.

Bei der körperlichen Untersuchung ist auf das Vorhandensein von Trommelschlegelfingern und Uhrglasnägeln als Zeichen der chronischen respiratorischen Insuffizienz zu achten, ebenso auf Haut- und Gelenkveränderungen, die auf eine Systemerkrankung hinweisen könnten. Der führende Befund bei der Auskultation der Lunge ist in der Regel ein leises ohrnahes Knisterrasseln, gelegentlich ein Pleuraknarren.

Übersicht 19-2. Wichtige Medikamente, die eine Lungenparenchymschädigung hervorrufen können (in Anlehnung an [3])

a) Zytotoxische Medikamente
- Antibiotika
  - Bleomycin
  - Mitomycin
- Alkylanzien
  - Busulfan
  - Cyclophosphamid
  - Chlorambucil
  - Melphalan
- Nitroharnstoffe
  - BCNU
  - Methyl-CCNU
  - CCNU
  - Chlorozotocin
- Antimetaboliten
  - Methotrexat
  - Azathioprin, Mercaptopurin, Zytosinarabinosid
- Sonstige
  - Procarbazin, Vindesin, Vinblastin, VM-26

b) Nichtzytotoxische Medikamente
- Antibiotika
  - Nitrofurantoin
  - Amphotericin B
  - Sulfasalazin
- Analgetika
  - Acetylsalicylsäure
- Opioide/Opiate
  - Heroin
  - Propoxyphen
  - Methadon
- Sedativa
  - Chlordiazepoxide
- Antikonvulsiva
  - Hydantoin
  - Carbamazepin
- Diuretika
  - Hydrochlorothiazid
- Tranquilizer
  - Haloperidol
  - Fluphenazin
- Antiarrhythmika
  - Amiodaron
  - Lidocain
  - Tocainide
- Antirheumatika
  - Goldsalze
  - Penicillamin
  - Colchicin
  - Azulfidine
  - Methotrexat auch in nichtzytotoxischen Dosen

19.3.2
Laboruntersuchungen

Die erforderliche Labordiagnostik umfaßt einerseits Routineparameter wie BSG, Differentialblutbild, Serumelektrophorese, harnpflichtige Substanzen, Leberenzyme. Eine Reihe von Zusatzuntersuchungen ist hilfreich in der Diagnostik der teilweise seltenen Erkrankungen. Die wichtigsten Parameter sind in Tabelle 19-5 zusammengestellt.

Tabelle 19-5. Spezielle Laboruntersuchungen bei interstitiellen Lungenerkrankungen. (Mod. nach [3])

Untersuchung	Bei Verdacht auf
ACE	Sarkoidose
Präzipitierende AK	Exogen-allergische Alveolitis
Rheumaserologie	Rheumatoide Arthritis
Scl-70-AK	Progressive Systemsklerose
ANA, dsDNA-AK, SmAK	Systemischer Lupus erythematodes
nRNP-AK	Sharp-Syndrom
Ro/SSA, La/SSB	Sjögren-Syndrom
Jo-1-AK, CPK, Aldolase	Dermato-/Polymyositis
C3, C4, CH 50	Vaskulitis
ANCA	M. Wegener
Antibasalmembram-AK	Goodpasture-Syndrom
Eisen im Serum	M. Ceelen
Gesamt-IgE	Eosinophiles Syndrom
Tumormarker	Malignom
HIV-Antikörper	Immundefekt
Virusserologie, -isolation	Infektiöse Ätiologie
Bakteriologie, Mykologie	Infektiöse Ätiologie
Parasitologie	Infektiöse Ätiologie

19.3.3
Elektrophysiologische Diagnostik

EKG und Belastungs-EKG sowie die Spiroergometrie spielen eine Rolle für die Abschätzung der kardiopulmonalen Leistungsbreite bei Vorliegen einer interstitiellen Erkrankung.

19.3.4
Atemphysiologische Diagnostik

Die Lungenfunktionsprüfung ist geeignet, den Schweregrad der Erkrankungen zu klassifizieren, ohne daß durch diese Untersuchung eine nähere ätiologische Zuordnung möglich wäre. Die Basisuntersuchung stellt die Spirometrie dar, mittels derer in der Regel eine restriktive Ventilationsstörung nachgewiesen wird. Eine weitere wichtige Untersuchung stellt die Bestimmung der Diffusionskapazität dar, mit der bei interstitiellen Lungenerkrankungen eine häufig vorliegende Gasaustauschstörung erfaßt werden kann.

Die Blutgasanalyse in Ruhe und unter Belastung erlaubt ebenfalls Aussagen über den Gasaustausch. Bei einzelnen Krankheitsbildern, z. B. exogen-allergischer Alveolitis, Silikose, wird parallel eine obstruktive Ventilationsstörung beobachtet, so daß die FEV_1 und das Ergebnis der Bodyplethysmographie dokumentiert werden sollten. Unverzichtbar ist die Lungenfunktionsprüfung für die *Verlaufsbeurteilung* interstitieller Lungenerkrankungen.

19.3.5
Echokardiographie

Die Echokardiographie ist bei ausgeprägten Erkrankungsformen erforderlich für die Beurteilung der Frage, ob und in welchem Ausmaß eine Rechtsherzinsuffizienz vorliegt.

19.3.6
Endoskopie

Zur Erstdiagnostik der interstitiellen Lungenerkrankung gehört obligatorisch die Bronchoskopie mit Durchführung einer bronchoalveolären Lavage (BAL) (s. Teil A, Kap. 11 „Endoskopie").

Ist keine ausreichende Klärung des Prozesses mittels BAL möglich, ergibt sich die Indikation zur transbronchialen Lungenbiopsie. Hier sind Kontraindikationen zu beachten, die die respiratorische Situation betreffen (s. Teil A, Kap. 11 „Endoskopie"). Eine weitere Möglichkeit ist die thorakoskopische Lungenbiopsie, in seltenen Fällen ist eine offene (chirurgische) Biopsie zur diagnostischen Klärung erforderlich. Bei Vorliegen vergrößerter mediastinaler Lymphknoten, z. B. im Rahmen der Sarkoidose, ist eine Mediastinoskopie oder die endosonographisch gesteuerte Feinnadelpunktion mediastinaler Lymphknoten sinnvoll.

19.3.7
Konventionelle und interventionelle Strahlendiagnostik

Die Röntgenübericht des Thorax ist von großer Bedeutung für die Diagnosestellung. Aus der Lokalisation und dem Muster der interstitiellen Zeichnungsvermehrung sowie aus den zusätzlichen extrapulmonalen Veränderungen ergeben sich bereits häufig wichtige Hinweise auf die Ätiologie. Die Beschreibung der fleckförmigen oder streifigen Zeichnungsvermehrung erfolgt insbesondere für die Pneumokoniosen anhand der ILO-Klassifikation. Wichtig ist die Beurteilung des Thoraxübersichtsbildes auch für die Verlaufsbeurteilung. Zu Einzelheiten der Beurteilung sei auf Teil A, Kap. 12 „Konventionelle Strahlendiagnostik", verwiesen.

19.3.8
Computertomographie

Die hochauflösende Computertomographie (HR-CT) ist besonders geeignet für die Differenzierung unterschiedlicher Krankheitsprozesse, da sie die Darstellung morphologisch unterschiedlicher interstitieller Umbauvorgänge erfaßt und eine erste Unterscheidung zwischen entzündlichen und bereits fibrosierten Arealen („Honigwaben") zuläßt. Die Indikation ist gegeben in der Früherkennung, in der Planung lungenbioptischer Eingriffe sowie in der Therapie und Verlaufskontrolle.

Ein typisches Zeichen einer aktiven Alveolitis ist die panlobuläre Verdichtung, die zu einer milchglasartigen Trübung führt. Die idiopathische Lungenfibrose ist gekennzeichnet durch retikuläre Verdichtungen, auch im Bereich der Pleura, sowie Wandverdickungen der Bronchioli. Die Sarkoidose weist perilobuläre Noduli von 1–2 mm Größe auf und eine bevorzugte Lokalisation im Bereich der Ober- und Mittelfelder sowie zentral. Die Asbestose weist überwiegend subpleurale lineare Verdichtungen auf. Kennzeichnend sind ebenfalls verkalkte und nicht verkalkte Pleuraplaques.

19.3.9
Nuklearmedizin

Eine Szintigraphie mit ^{67}Ga stellt einen unspezifischen Test dar, der nicht zuletzt wegen seiner hohen Strahlenbelastung klinisch keine Rolle mehr spielt. Über die Anwendung der Positronenemissionstomographie (PET) in der Diagnostik interstitieller Lungenerkrankungen kann aufgrund der bisher vorliegenden Ergebnisse noch keine abschließende Empfehlung ausgesprochen werden.

19.3.10
Punktionszytologie

Mikroskopische Befunde der bronchoalveolären Lavage (BAL) sind in der Diagnostik interstitieller Lungenerkrankungen hilfreich, im Einzelfall ist die Diagnosestellung möglich (Tabelle 19-6). Durch die endoskopisch oder chirurgisch entnommene Lungenbiopsie läßt sich in der Regel histologisch, ggf. mit immunologischen Zusatzuntersuchungen, eine Zuordnung des Entzündungsmusters oder der fibrotische Umbau sichern.

Die differentialzytologische Beurteilung der BAL erlaubt in den meisten Fällen eine Eingrenzung des Krankheitsbildes. Durch ergänzende Beurteilung immunzytologischer Parameter wie CD4/CD8-Ratio ist bei zwei Krankheitsbildern, der Sarkoidose und der exogen-allergischen Alveolitis, bei Übereinstimmung mit klinischen Befunden eine Diagnosestellung durch die BAL möglich.

Tabelle 19-6. Diagnostisch hilfreiche sowie diagnoseweisende Befunde der BAL

Befunde	Diagnose
a) Diagnostisch hilfreiche Befunde der BAL	
Lymphozytose, CD4/CD8-Rate erhöht	Sarkoidose (um so wahrscheinlicher, je höher CD4/CD8)
Lymphozyten >50% aller Zellen, CD4/CD8-Rate <1,3	Exogen-allergische Alveolitis
Eosinophile >25% aller Zellen	Eosinophile Lungenerkrankung
b) Diagnoseweisende Befunde der BAL	
Staubpartikel in Makrophagen, Astbestkörperchen	Berufliche Staubexposition oder Pneumokoniose
Erythrozyteneinschlüsse in Makrophagen, hämosiderinbeladene Makrophagen	Alveoläres Hämorrhagiesyndrom
Milchig-trübe Flüssigkeit, PAS-positive Partikel	Alveolarproteinose
Atypische Zellen	Lymphangiosis carcinomatosa, Alveolarzellkarzinom, malignes Lymphom, Leukämie
Pneumocystis-carinii-Zysten, CMV-Einschlüsse, Pilze	Opportunistische Infektion
CD1-Expression >3% aller Zellen	Histiocytosis X

19.4
Mukoviszidose

Die Mukoviszidose ist die häufigste angeborene Stoffwechselerkrankung der weißen Bevölkerung. Ihre Manifestation beträgt 1:2000, der Erbgang ist autosomal-rezessiv. Während in der Kindheit die gastrointestinale Symptomatik im Vordergrund steht, spielen pulmonale Komplikationen im Erwachsenenalter eine wichtige Rolle, die in der überwiegenden Zahl der Fälle zur respiratorischen Insuffizienz führen.

19.4.1
Anamnese und Befund

Beschwerden

Beginn häufig mit gastrointestinaler Symptomatik im Säuglings- und Kindesalter mit Bauchschmerzen und Flatulenz, manchmal „Mekoniumileus".

Auftreten pulmonaler Beschwerden im Sinne einer ausgeprägten Bronchitis mit schwer mobilisierbarem, zähem Sekret, zeitlich variabel. Häufig Infektexazerbationen; dadurch Allgemeinsymptome wie Abgeschlagenheit, Gewichtsabnahme, Fieber. 95% der Patienten sterben an der respiratorischen Insuffizienz.

Anamnese

Bei Patienten im Erwachsenenalter ist die Diagnose in der Regel bereits bekannt. Eine Abklärung im Hinblick auf das Vorliegen einer Mukosviszidose ist erforderlich bei Vorliegen einer chronischen Bronchitis mit Dyskrinie und/oder Bronchiektasen. Hinweisend kann die *Familienanamnese* sein, wenn Todesfälle im Kindes- und Jugendalter aufgrund einer pulmonalen Erkrankung bekannt sind.

Befunde

Häufig bestehen eine ausgeprägte Kachexie, Zeichen der chronischen respiratorischen Insuffizienz (Trommelschlegelfinger, Uhrglasnägel). Emphysemthorax, Tachypnoe. Auskultatorisch: grobblasige RG.

Das Abdomen ist häufig gebläht.

19.4.2
Laboruntersuchungen

Sicherung der Diagnose durch Pilocarpin-Iontophorese-Schweißtest:

- Chloridgehalt >60 mmol/l (normal: 5–55 mmol/l),
- Natriumgehalt >70 mmol/l (normal: 5–55 mmol/l).

Da bei einem Teil der Patienten die Schweißdrüsen nicht in das Krankheitsgeschehen einbezogen sind, kann in zweifelhaften Fällen ergänzend die Bestimmung der *transepithelialen Potentialdifferenz* an der Nasenschleimhaut erfolgen.

Klinische Chemie

Im Rahmen pulmonaler Infektexazerbationen Entzündungszeichen erhöht. *C-reaktives Protein und IgG* sind gut geeignet zur Erfassung der Entzündungsaktivität.

Wichtig: Regelmäßige Kontrolle der Serumspiegel für Eisen, *fettlösliche Vitamine* (A, D, E), da aufgrund der Maldigestion in der Regel hier Defizite vorliegen. *Gerinnungsstatus* zur Erfassung eines Vitamin-K-Mangels bzw. einer schweren Leberfunktionsstörung; in diesem Fall Albumin Transaminasen ↑. Eine erhöhte γ-GT und APH weisen auf *cholestatische* Komplikationen hin, häufig kombiniert mit der Ausbildung einer *Pankreatitis* (Lipase ↑, Amylase ↑). Wenn es zu einem Diabetes mellitus kommt, so ist dieser insulinpflichtig.

Stuhluntersuchungen
Zur Erfassung der exkretorischen Pankreasfunktion dient die Bestimmung von Chymotrypsin, Pankreas-Elastase und des Stuhlfettgehaltes.

Allergologische Diagnostik
Häufiger als bei der Normalbevölkerung bestehen bei Mukoviszidosepatienten allergische Reaktionen vom Typ I. Ein erhöhtes Gesamt-IgE weist auf eine allergische Diathese hin. Ein erhöhtes spezifisches IgE gibt in Kombination mit einem positiven kutanen Allergietest Informationen über relevante Allergene.

Cave: Das an sich seltene Krankheitsbild der *bronchopulmonalen allergischen Aspergillose* findet sich bei 15 % der Mukoviszidosepatienten:

Typische Laborbefunde: Gesamt-IgE > 1000 U/l, geeignet für die Diagnosestellung und Verlaufskontrolle unter Therapie, Eosinophilie in Blut und Sputum.

DNA-Analyse
Die DNA-Analyse erfolgt heute regelmäßig bei klinischem Nachweis einer Mukoviszidose. Sie hat einen Stellenwert für die Abklärung unklarer Bronchitiden bzw. Bronchiektasen sowie bei Risikofamilien für die Bestimmung des Carrierstatus sowie für die pränatale Diagnostik. Aus der Vielzahl der gegenwärtig bekannten Genmutationen wurden etwa 30 häufige für die Routine-Diagnostik ausgewählt. Am weitesten verbreitet ist die Mutation ΔF 508.

Mikrobiologie
Der Nachweis der bakteriellen Besiedelung der Atemwege erfolgt in der Regel aus dem Sputum. Wichtige Keime sind Staphylococcus aureus und Pseudonomas aeruginosa. Die Keimzahlbestimmung sowie die Typisierung einzelner Pseudonomasstämme sind wünschenswert, die Resistenzbestimmung ist unverzichtbarer Bestandteil der Untersuchung. Klinisch besonders wichtig ist die Erfassung therapieresistenter Keime wie z. B. Burkholderia cepacia.

19.4.3
Elektrophysiologie

Bei Ausbildung einer Rechtsherzinsuffizienz Niedervoltage P-pulmonale, evtl. Rechtsschenkelblock, häufig Tachykardie.

19.4.4
Atemphysiologie

Charakteristisch ist das Vorliegen einer *kombinierten Ventilationsstörung* mit erniedrigter Vitalkapazität, eingeschränkter FEV1 und Zunahme der Resistance. Als Ausdruck der Überblähung bei Vorliegen emphysematischer Veränderungen ist das ITGV erhöht. Für die Verlaufsbeurteilung der pulmonalen Funktion ist die *FEV1* neben Blutgasanalyse bzw. O2-Sättigung wichtigster Parameter.

19.4.5
Sonographie

Häufig finden sich entzündlich-fibrosierende Veränderungen im Pankreas sowie chronische Umbauvorgänge der Leber bis hin zur Ausbildung einer biliären Zirrhose, hervorgerufen durch Sekreteindickung in den intra- und extrahepatischen Gallenwegen.

Ein weiterer wichtiger Befund findet sich beim Vorliegen eines distalen *Obstruktionssyndroms (DIOS)* in Form einer Auftreibung im Bereich der Darmschlingen mit Verdickungen der Darmwand. Bevorzugte Lokalisation: Zökumpol.

19.4.6
Echokardiographie

Die Echokardiographie ermöglicht eine Evaluierung der Rechtsherzbelastung bzw. pulmonalen Hypertonie bei fortgeschrittener pulmonaler Schädigung im Rahmen der Grunderkrankung.

19.4.7
Konventionelle Strahlendiagnostik

Thoraxröntgen
Nebeneinander finden sich diffuse Infiltrationen und emphysematöse Veränderungen, z. T. auch Bullae. Umschriebene Verdichtungen können hinweisen auf

- Sekretverhalt,
- Pneumonie,
- intrapulmonale Blutung,
- bronchopulmonale allergische Aspergillose.

Die Beurteilung der diffusen Veränderung erfolgt nach dem sog. *Crispin-Norman-Score,* der folgende Parameter berücksichtigt:

- Thoraxwandveränderungen,
- Zwerchfellstand,
- bronchiale streifige Strukturvermehrung,
- Fleckschatten und Ringstrukturen,
- großflächige Transparenzverminderung.

19.4.8
Computertomographie

Mittels High-resolution-CT ist eine Feindiagnostik der meisten diffusen Veränderungen möglich, die Untersuchung ist allerdings nur unter speziellen Fragestellungen in Einzelfällen, z. B. vor Operation bzw. zur Planung einer Lungentransplantation zu erwägen.

19.4.9
Nuklearmedizin

Szintigraphisch ist der Nachweis einer ausgeprägten Ventilations-Perfusions-Inhomogenität möglich. Sinnvoll als ergänzende Diagnostik, z. B. vor operativen Maßnahmen.

19.5
Tumorerkrankungen der Lunge

19.5.1
Bronchialkarzinom

Das Bronchialkarzinom ist weltweit die häufigste zum Tode führende Tumorerkrankung. Die Inzidenz ist ansteigend, pro Jahr ist mit ca. 50 000 Neuerkrankungen allein in der Bundesrepublik Deutschland zu rechnen.

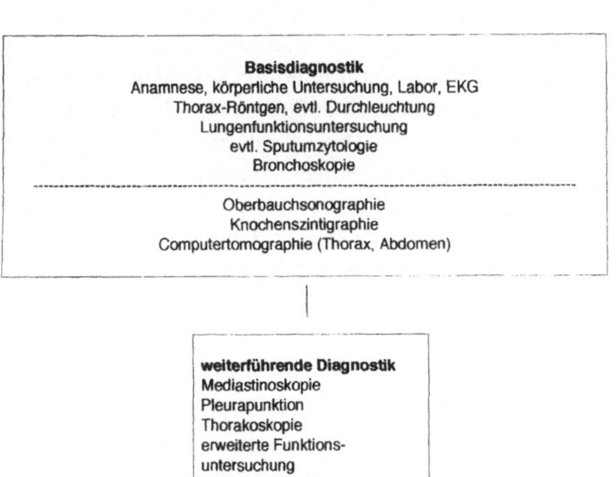

Abb. 19-3. Flußdiagramm zur Diagnostik des Bronchialkarzinoms

Der Altersgipfel zum Zeitpunkt der Diagnosestellung liegt im siebten Lebensjahrzehnt. Das Bronchialkarzinom ist bei Männern für ca. 26 %, bei Frauen für ca. 7 % aller Krebstodesfälle verantwortlich.

Risikofaktoren sind insbesondere *inhalative Schadstoffe*. Im Vordergrund steht hierbei das Zigarettenrauchen, das für über 90 % aller Bronchialkarzinome verantwortlich ist. Eine weitere Rolle spielen berufliche Noxen, in geringerem Umfang auch Luftschadstoffe.

Das diagnostische Vorgehen läuft nach einem Schema ab, das folgende Aspekte umfassen soll (Abb. 19-3):

- Art des Tumors (Histologie),
- Ausbreitung (Vorliegen von Fernmetastasen),
- Funktionsuntersuchungen zur Therapieplanung.

19.5.1.1
Anamnese und Befund

Die gezielte Anamnese betrifft Angaben zum Nikotinkonsum sowie zur Exposition gegenüber schädigenden Noxen im Rahmen der beruflichen Tätigkeit. Als sicher *karzinogen* gelten: Asbest, Arsen, Bichlormethyläther, Chromverbindungen, Nickelverbindungen, polyzyklische aromatische Kohlenwasserstoffe, Radon und Senfgas.

Der Leitsatz: *"Husten, der über 2 Wochen anhält, muß an ein Bronchialkarzinom denken lassen„* ist zu beherzigen. Hämoptysen, Dyspnoe, Fieber, aber auch uncharakteristische Allgemeinsymptome wie Inappetenz und Gewichtsverlust sind häufig. Periphere Bronchialkarzinome, die einen Bezug zur Pleura haben, können mit thorakalen Schmerzen einhergehen.

Bei Tumorinvasion in das Mediastinum kann es zu Heiserkeit durch eine Rekurrensparese sowie zu Dyspnoe und Singultus hervorgerufen durch eine Phrenikusparese kommen. Bei Einbruch in den Ösophagus kann es sowohl zu Dysphagie sowie zu einer rezidivierenden Aspiration (beim Vorliegen einer ösophagotrachealen Fistel) kommen.

Bei *Pancoast-Tumoren* (Tumoren lokalisiert in der Lungenspitze mit Beteiligung der Nachbarorgane) wird häufig ein Horner-Syndrom beobachtet (Miosis, Ptosis, Enophtalmus und Störung der Schweißsekretion). Bei Infiltration des Plexus brachialis treten motorische und sensible Ausfälle im Schulter-Arm-Bereich auf.

Eine kardiale Beteiligung kann sich als Perikarderguß mit konsekutiver Rechtsherzbelastung bzw. in Form von Herzrhythmusstörungen bei Tumorinfiltration des Herzens manifestieren.

Bei der Inspektion ist auf Lymphome in der Supraklavikular- und Axillarregion sowie auf Schwellungen der Brustwand zu achten. Das Vorliegen von Trommelschlegelfingern bzw. einer hypertrophischen Osteoarthropathie mit Schwellungen an der distalen Tibia muß an das Vorliegen eines paraneoplastischen Syndroms denken lassen.

Eine Infiltration der Vena cava ist erkennbar am Bild der oberen Einflußstauung gekennzeichnet durch Schwellungen im Hals- und Gesichtsbereich bei Ausbildung von Kollateralen der Venen in der Thoraxwand (Sahli-Gefäßgirlande).

Bei ausgedehnten Tumoren bzw. dem Vorliegen eines Pleuraergusses oder einer Atelektase kommt es zu einer Abschwächung des Atemgeräusches ggf. Aufhebung der Atembeweglichkeit der betroffenen Thoraxhälfte.

19.5.1.2
Laboruntersuchungen

Tumormarker

Folgende tumorassoziierte Antigene können beim Vorliegen eines Bronchialkarzinoms im Serum erhöht nachweisbar sein:

- karzinoembryonales Antigen (CEA),
- neuronspezifische Enolase (NSE), beim kleinzelligen Bronchialkarzinom,
- Cyfra 21–1 beim nichtkleinzelligen Brochialkarzinom,
- ektope Hormone: ADH, ACTH, parathormonähnliches Peptid etc.

Die Analyse von Tumormarkern kann für die Klassifikation der Erkrankung und für die Verlaufsbeurteilung herangezogen werden, sie eignet sich jedoch wegen mangelnder Sensitivität *nicht* zur Primärdiagnostik.

19.5.1.3
Elektrophysiologische Untersuchungen

EKG

Im Ruhe-EKG können sich als Zeichen einer kardialen Beteiligung des Bronchialkarzinoms Rhythmusstörungen (Myokardinfiltration) bzw. eine Niedervoltage (Perikarderguß) zeigen. Wichtig für die präoperative Funktionsdiagnostik ist der Hinweis auf das Vorliegen einer Koronarinsuffizienz.

Belastungs-EKG

Bei Verdacht auf das Vorliegen einer koronaren Herzerkrankung ist im Rahmen der präoperativen Funktionsdiagnostik des Bronchialkarzinoms die Durchführung eines Belastungs-EKG erforderlich. Weiterhin erlaubt diese Methode eine Aussage über die postoperative Leistungsfähigkeit des Patienten. Als grobe Richtlinie kann angenommen werden, daß eine Lobektomie durchführbar ist bei Leistung von 50 W, eine Pneumonektomie bei Leistung von 80 bis 100 W, jeweils ohne Funktionseinbuße.

19.5.1.4
Atemphysiologische Diagnostik

Der *präoperativen Lungenfunktionsdiagnostik* bei Patienten mit Bronchialkarzinom kommt ein entscheidender Stellenwert zu.

- Bei der Erkennung des funktionellen Operationsrisikos
- Bei der Voraussage der postoperativ verbleibenden Funktion.

Hierzu ist auf jeden Fall die Durchführung der Spirometrie und der Blutgasanalyse erforderlich.

Wichtigster prädiktiver Einzelmeßparameter ist die 1-s-Kapazität *(FEV1)*.

Als Richtwerte gelten folgende Mindestanforderungen:

- $FEV_1 < 2,5$ l:
  Pneumonektomie ohne lungenfunktionelles Risiko möglich,
- $FEV_1 > 1,75$ l:
  Lobektomie ohne lungenfunktionelles Risiko möglich,
- $FEV_1 > 1,5$ l:
  Segmentresektion ohne lungenfunktionelles Risiko möglich.

Bei darunterliegenden Werten läßt sich durch das seitengetrennte quantitative Perfusionsszintigramm (s. Teil A, Kap. 16 „Nuklearmedizin") die postoperative FEV_1 prognostizieren. Die hierfür erforderliche Berechnungsformel ist der Abb. 19-4 zu entnehmen.

Die *Blutgasanalyse* in Ruhe und unter Belastung ermöglicht zusätzliche Aussagen über das Risiko bei Patienten mit begleitender obstruktiver oder restriktiver Ventilationsstörung. Bei Patienten, bei denen darüber hinaus der Verdacht auf eine Herzinsuffizienz besteht, ist die Durchführung einer *Spiroergometrie* für die Evaluierung der Operabilität erforderlich. Eine maximale Sauerstoffaufnahme unter 15 ml/kg Körpergewicht stellt eine Kontraindikation für einen thoraxchirurgischen Eingriff dar, da bei Vorliegen dieser Situation von einer hohen perioperativen Mortalität auszugehen ist.

19.5.1.5
Echokardiographie

Durch die Echokardiographie kann zum einen die kardiale Beteiligung eines Bronchialkarzinoms gesichert werden (Perikarderguß, Myokardinfiltration), andererseits erlaubt diese Methode in vielen Fällen eine ausreichende Beurteilung einer Rechtsherzbelastung im Rahmen der präoperativen Diagnostik.

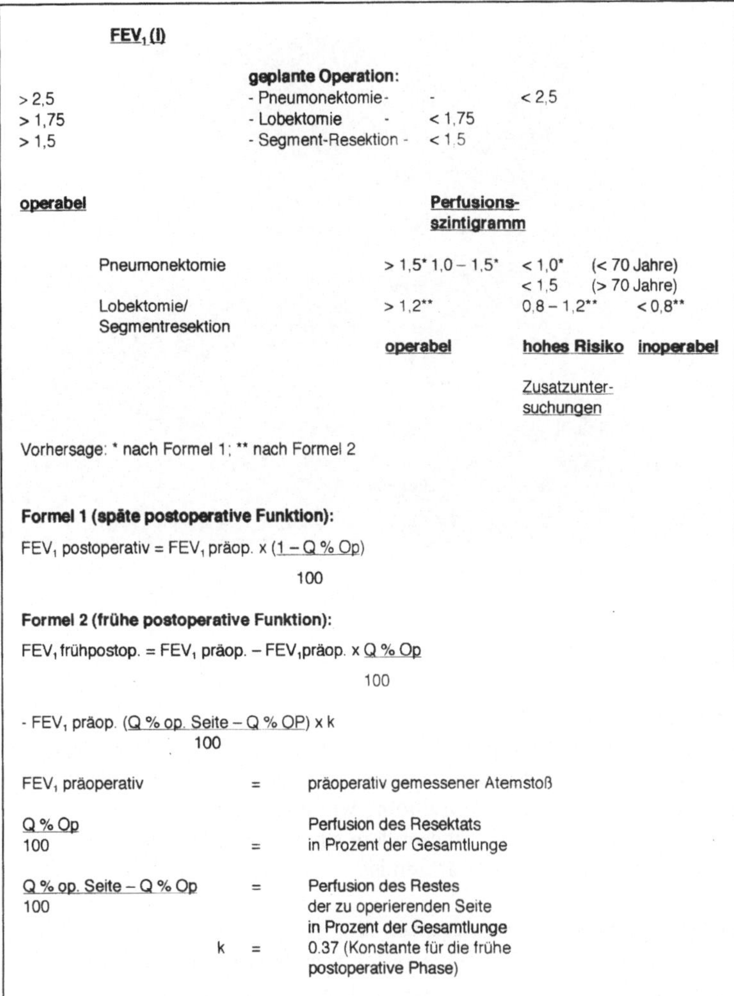

Abb. 19-4. Flußschema zur präoperativen Lungenfunktionsdiagnostik beim Bronchialkarzinom

19.5.1.6 Endoskopie

Die Bronchoskopie in flexibler oder starrer Technik ist die wichtigste Methode für die Materialgewinnung zur histologischen Sicherung des Bronchialkarzinoms. Sie ermöglicht außerdem die Festlegung der endobronchialen Tumorausbreitung sowie die Erkennung lokaler Tumorkomplikationen (Blutung, Bronchusverschluß). Bronchoskopische Biopsien haben für die Sicherung des histologischen Tumortyps bei endoskopisch sichtbaren Tumoren eine Trefferquote von über 90 %, bei nicht sichtbaren peripheren Tumoren von 50 %. Für letztere eignet sich die Durchführung der transbronchialen Biopsie unter Durchleuchtung. (Abb. 19-5) Die Entnahme von Bronchialsekret, peripheren Bürstenbiopsien sowie im zentralen Abschnitt von transtrachealen bzw. transbronchialen Feinnadelpunktionen erlaubt zusätzlich die Materialgewinnung für die zytologische Untersuchung im Rahmen der Tumorsicherung.

Mediastinoskopie

Die zervikale Mediastinoskopie ist die geeignete Methode, um den Tumorbefall im Bereich der rechtsseitigen paratrachealen Lymphknoten sowie subkarinalen Lymphknoten zu evaluieren. Die Durchführung ist indiziert bei Patienten mit Verdacht auf Befall mediastinaler Lymphknoten im Computertomogramm, bei denen eine operative Therapie erwogen wird.

Thorakoskopie

Eine Thorakoskopie kann indiziert sein für die Diagnostik thoraxwandnaher tumorverdächtiger Raumforderungen, die sich auf anderem Wege nicht sichern lassen.

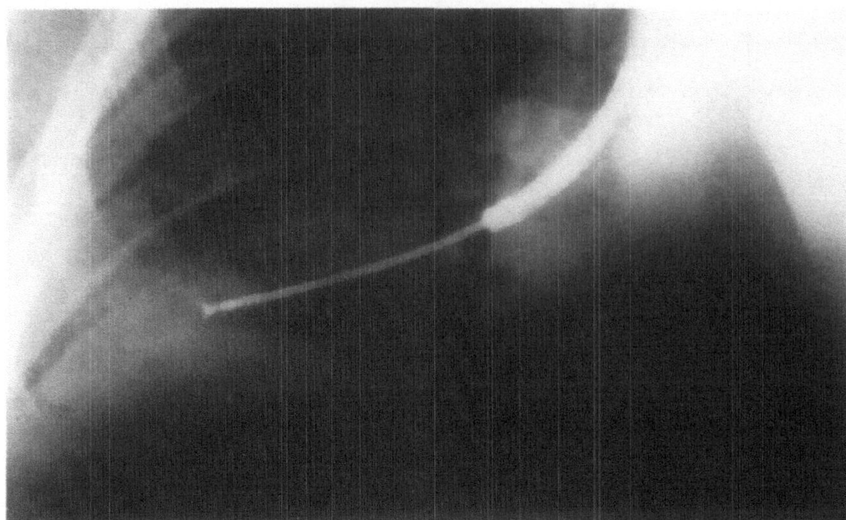

Abb. 19-5. Durchführung einer transbronchialen Lungenbiopsie unter Durchleuchtung zur Abklärung eines peripheren Lungenrundherdes

19.5.1.7
Sonographie

Oberbauchsonographie
Die Oberbauchsonographie hat einen hohen Stellenwert in der Primärdiagnostik von abdominellen Fernmetastasen des Bronchialkarzinoms wie auch in der Tumornachsorge, wobei insbesondere auf Leber- und Nebennierenmetastasen zu achten ist.

Endosonographie des Mediastinums
Mittels eines im Ösophagus plazierten Schallkopfes ist die Beurteilung des Lymphknotenstatus im Bereich des dorsalen Mediastinums und der subkarinalen Region möglich. Ergänzend können endosonographisch gesteuerte Feinnadelbiopsien aus vergrößerten suspekten Lymphknoten für die zytologische Untersuchung gewonnen werden.

19.5.1.8
Konventionelle und interventionelle Strahlendiagnostik

Die Röntgenuntersuchung des Thorax in 2 Ebenen gehört zur Basisdiagnostik des Bronchialkarzinoms.

Wichtige Tumormanifestationen sind:
- Lungenrundherde,
- Dystelektasen und Atelektasen,
- segmentale bzw. lobäre Verdichtungen,
- Zwerchfellhochstand,
- einseitige Hilusvergrößerung,
- Verschattung des Supraklavikularaums,
- flächige, unscharf begrenzte Infiltrate.

Gelegentlich können konventionelle Schichtaufnahmen sowie die Beurteilung unter rotierender Beleuchtung weitere Hinweise zur Differentialdiagnose gegen-

über entzündlichen Veränderungen und über die Beziehung zu anderen anatomischen Strukturen geben.

Die digitale Subtraktionsangiographie kann für den Nachweis einer Tumorinvasion in große thorakale Gefäße diagnostisch herangezogen werden.

Die Druckmessung im Rahmen einer Rechtsherzkatheteruntersuchung spielt für die Abschätzung des perioperativen Risikos, insbesondere bei Vorliegen pulmonaler Begleiterkrankungen (chronisch obstruktive Bronchitis, Emphysem) eine wichtige Rolle.

19.5.1.9
Computertomographie

Die thorakale Computertomographie hat einen hohen Stellenwert in der Erfassung der intrathorakalen Tumorausdehnung und spielt somit eine wichtige Rolle für die Therapieplanung (Operabilität) wie auch für die Verlaufskontrolle im Rahmen der Nachsorge.

Erfaßt werden die Größe sowie der Bezug eines intrathorakalen Tumors zu Thoraxwand, Mediastinum und Zwerchfell. Eine wichtige Rolle spielt die Computertomographie auch für den Nachweis röntgenologisch nicht sichtbarer intrapulmonaler Rundherde sowie vergrößerter mediastinaler Lymphknoten. Neben der morphologischen Strukturanalyse ist die Dichtemessung für Aussagen zur Dignität des Prozesses von Bedeutung.

Für die Beurteilung von Fernmetastasen im Abdomen spielt die Computertomographie ebenfalls eine entscheidende Rolle. Bei Vorliegen eines kleinzelligen Bronchialkarzinoms ist die routinemäßige Durchführung eines kraniellen CCT erforderlich, bei Patienten mit nichtkleinzelligem Bronchialkarzinom nur bei entsprechender klinischer Symptomatik.

19.5.1.10
Magnetresonanztomographie (MRT)

Vorteile bietet die MRT gegenüber der Computertomographie in der Beurteilung von Thoraxwandinfiltrationen und von Prozessen, die die Wirbelsäule betreffen, so daß diese Methode bei entsprechender klinischer Fragestellung als Zusatzuntersuchung erfolgen sollte.

19.5.1.11
Nuklearmedizin

Im Rahmen der Funktionsdiagnostik bei geplanter Thorakotomie mit Lungenteilresektion hat die seitengetrennte Perfusionsszintigraphie der Lungen in Kombination mit der Lungenfunktionsdiagnostik (FEV$_1$) einen prädiktiven Wert für die postoperative Lungenfunktion (s. Abschn. 19.5.1.4). Für die Erfassung ossärer Fernmetastasen gehört die Durchführung einer Knochenszintigraphie zur Routinediagnostik beim Bronchialkarzinom (s. Teil A, Kap. 16 „Nuklearmedizin").

Mittels Positronenemissionstomographie (PET) ist die Erfassung des Tumorbefalls möglich, so daß diese Methode zunehmend an Bedeutung für das Staging des Bronchialkarzinoms gewinnt (s. Teil A, Kap. 16 „Nuklearmedizin").

19.5.1.12
Punktionsdiagnostik

Die histologische bzw. zytologische Untersuchung erfolgt bei Verdacht auf das Vorliegen eines Bronchialkarzinoms in erster Linie anhand endoskopisch gewonnenem Material. Weitere Untersuchungen betreffen einen begleitenden Pleuraerguß, der immer punktiert und zytologisch beurteilt werden sollte. Bei thoraxwandnahen tumorverdächtigen Läsionen ist die transthorakale Feinnadelpunktion möglich. Die Steuerung der Punktion sollte sonographisch oder computertomographisch gesteuert bzw. unter konventioneller Durchleuchtung erfolgen.

Sollte eine Endoskopie z. B. wegen einer massiv eingeschränkten respiratorischen Funktion nicht möglich sein, kommt die zytologische Sputumuntersuchung in Betracht, die insbesondere bei zentral gelegenen Befunden zu positiven Ergebnissen führen kann.

Histologische Klassifikation
Bronchialkarzinome werden aufgrund des unterschiedlichen therapeutischen Vorgehens eingeteilt in die Gruppe der

- *nichtkleinzelligen Bronchialkarzinome*
  (Häufigkeit ca. 70 %)
  - Formen: Plattenepithelkarzinom,
    Adenokarzinom,
    großzelliges Karzinom

und das
- *kleinzellige Bronchialkarzinom*
  (Häufigkeit ca. 30 %).

19.5.1.13
Tumorstaging des Bronchialkarzinoms

Für die Behandlung des Bronchialkarzinoms ist neben der histologischen/ zytologischen Sicherung die Ausdehnung des Primärtumors, der Befall regionaler

Übersicht 19-3. TNM-Klassifikation des Bronchialkarzinoms (nach UICC 1997)

T = Ausdehnung des Primärtumors
Tx Primärtumor kann nicht sicher beurteilt werden, oder Nachweis von malignen Zellen im Sputum oder Bronchialsekret, jedoch Tumor weder radiologisch noch bronchoskopisch sichtbar
T0 Kein Anhalt für Primärtumor
Tis Carcinoma in situ
T1 Tumor ≤ 3 cm oder weniger in größter Ausdehnung, umgeben von Lungengewebe oder viszeraler Pleura, kein bronchoskopischer Nachweis einer Infiltration proximal eines Lappenbronchus (Hauptbronchus frei)
T2 Tumor mit wenigstens einem der folgenden Kennzeichen hinsichtlich Größe und Ausbreitung:
  – 3 cm in größter Ausdehnung
  – Hauptbronchus befallen (> 2 cm distal der Carina)
  – Infiltration der viszeralen Pleura
  – Assoziierte Atelektase oder obstruktive Entzündung bis zu Hilus, jedoch nicht der ganzen Lunge
T3 Tumor jeder Größe mit direkter Infiltration einer der folgenden Strukturen: Brustwand (einschließlich der Sulcussuperior-Tumoren), Zwerchfell, mediastinale Pleura, parietales Perikard
  oder:
  Tumor im Hauptbronchus ≤ 2 cm distal der Carina, jedoch Carina selbst nicht befallen
  oder:
  Tumor mit Atelektase oder obstruktiver Entzündung der ganzen Lunge
T4 Tumor jeder Größe mit Infiltration wenigstens einer der folgenden Strukturen: Mediastinum, Herz, große Gefäße, Trachea, Ösophagus, Wirbelkörper, Carina
  oder:
  vom Primärtumor getrennte Tumorherde im gleichen Lappen
  oder:
  Tumor mit malignem Pleuraerguß

N = Befall der regionären Lymphknoten
Nx Regionäre Lymphknoten können nicht beurteilt werden
N0 Keine regionären Lymphknotenmetastasen
N1 Metastase(n) im ipsilateralen peribronchialen und/oder ipsilateralen Hiluslymphknoten (einschließlich eines Befalls durch direkte Ausbreitung des Primärtumors in intrapulmonale Lymphknoten)
N2 Metastasen in ipsilateralen mediastinalen und/oder subkarinalen Lymphknoten
N3 Metastasen in kontralateralen mediastinalen, kontralateralen Hilus-, ipsi- oder kontralateralen Skalenus- oder supraklavikulären Lymphknoten

M = Fernmetastasen
Mx Fernmetastasen können nicht beurteilt werden
M0 Keine Fernmetastasen
M1 Fernmetastasen, einschließlich vom Primärtumor getrennter Tumorherde in einem anderen Lungenlappen (ipsi- oder kontralateral)

Lymphknoten sowie das Vorhandensein von Fernmetastasen von größter Bedeutung. Die *TNM-Klassifikation* des Bronchialkarzinoms ist in Übersicht 19-3 aufgeführt. Hierbei werden die Befunde der bildgebenden Verfahren herangezogen.

Die Stadieneinteilung des Bronchialkarzinoms erfolgt von Stadium O–IV (Tabelle 19-7).

Tabelle 19-7. Stadieneinteilung des Bronchialkarzinoms. [Nach UICC, 1997]

Stadium	T	N	M
Okkultes Karzinom	TX	N0	M0
0	Tis	N0	M0
Ia	T1	N0	M0
Ib	T2	N0	M0
IIa	T1	N1	M0
IIb	T2	N1	M0
	T3	N0	M0
IIIa	T1	N2	M0
	T2	N2	M0
	T3	N1, N2	M0
IIIb	T4	N3	M0
	Jedes T	N3	M0
	T4	Jedes N	M0
IV	Jedes T	Jedes N	M1

Für das kleinzellige Bronchialkarzinom erfolgt eine vereinfachte Stadieneinteilung, die nur zwischen *„limited disease"* und *„extensive disease"* unterscheidet (Übersicht 19-4).

Übersicht 19-4. Stadieneinteilung des kleinzelligen Bronchialkarzinoms: Vereinfachte Stadieneinteilung des kleinzelligen Bronchialkarzinoms. (Nach Veterans Administration Lung Cancer Study Group)

- **„limited disease":**
  - Auf einen Hemithorax begrenzter Tumor
    - mit oder ohne ipsi- oder kontralaterale mediastinale oder supraklavikuläre Lymphknotenmetastasen
    - mit oder ohne ipsilateralen Pleuraerguß unabhängig vom zytologischen Ergebnis
- **„extensive disease":**
  - Jede Ausbreitung über „limited disease" hinaus

19.5.2
Benigne Tumorerkrankungen der Lunge

Für die relativ seltenen benignen Tumorerkrankungen der Lunge (Hamartome, Leyomyome, Bronchialadenome, Karzinoide etc.) gelten, was die Sicherung des intrathorakalen Befundes betrifft, im wesentlichen die in Abb. 19-3 aufgeführten diagnostischen Prinzipien. In Abhängigkeit von der Grunderkrankung können weitere Untersuchungen erforderlich sein.

19.6
Pleuraerkrankungen

Die wichtigsten Erkrankungen der Pleura umfassen die Pleuritis, die häufig sekundär bei einer Vielzahl von Grunderkrankungen auftritt und in der Regel mit einem Pleuraerguß einhergeht, das Pleuraempyem, den Pneumothorax sowie tumoröse Raumforderungen, hervorgerufen durch benigne Pleuraplaques, Metastasen oder das Pleuramesotheliom.

19.6.1
Anamnese und Befund

Ein wichtiges Symptom ist die Dyspnoe, die sich in der Regel beim Pneumothorax plötzlich, bei den anderen aufgeführten Krankheitsbildern über einen längeren Zeitraum bemerkbar macht. Häufig sind z. T. atemabhängige thorakale Schmerzen.

Bei der *Pleuritis* findet sich ein abgeschwächtes Atemgeräusch sowie apikal Bronchialatmen („Kompressionsatmen") und eine Klopfschalldämpfung über dem Erguß, bei entzündlicher Genese häufig Fieber. Nach Hinweisen auf eine zugrunde liegende Grunderkrankung (Infektion, Autoimmunprozeß, Tumor, Trauma, Herz- oder Niereninsuffizienz) ist in jedem Fall zu fahnden (Übersicht 19-5).

Übersicht 19-5. Differentialdiagnose des Pleuraergusses (mod. nach [1]) .

Transsudat:
- Dekompensierte Herzinsuffizienz
- Portal dekompensierte Leberzirrhose
- Nephrotisches Syndrom
- Obere Einflußstauung

Exsudat:
- Tumoren:
  - Malignes Pleuramesotheliom
  - Bronchialkarzinom
  - Metastasen anderer Tumoren (Mammakarzinom)
- Infektionen:
  - Pneumonie
  - Tuberkulose
- Lungenembolie
- Herzerkrankungen:
  - Dressler-Syndrom/Postkardiotomiesyndrom
  - Perikarditis

Sonstige Ursachen:
- Systemerkrankungen:
  - Kollagenosen/Vaskulitiden
  - Sarkoidose
- Oberbaucherkrankungen:
  - Akute/chronische Pankreatitis
  - Zustand nach Oberbaucheingriffen
  - Maligner Aszites
- Yellow-Nail-Syndrom
- Meigs-Syndrom
- Nach Thoraxtrauma
- Medikamentös induziert
- Asbest-induzierte Pleuritis
- Chylothorax
- Endometriose

19.6.2
Laboruntersuchungen

Das diagnostische Vorgehen bei Verdacht auf Pleuraerguß ist im Flußdiagramm Abb. 19-6 zusammengefaßt.

Schwerpunkt der Labordiagnostik bei der Pleuritis ist die laborchemische und zytologische Analyse des Pleuraergusses. Ein wichtiger Parameter ist der Proteingehalt, der eine Trennung in Transsudat und Exsudat erlaubt (Grenze 3,0 g/dl). Weitere Unterscheidungsmerkmale betreffen den Anteil der LDH sowie die Leukozytenzahl, die im Exsudat deutlich erhöht sind. Erste Hinweise auf die Ätiologie ergibt bereits die Analyse der Farbe, die beim Exsudat häufig bernsteinfarben, beim Transsudat serös ist. Sonderformen sind der chylöse Erguß mit weißer Farbe und Triglyceriden >110 mg/dl sowie das Pleuraempyem mit einer Leukozytenzahl >10.000 (μl^{-1}) und grünlicher Farbe, häufig auch mit fötidem Geruch (Tabelle 19-8).

Beim *Pneumothorax* ist das Atemgeräusch auf der betroffenen Seite abgeschwächt bis aufgehoben. Der Klopfschall ist hypersonor, der Stimmfremitus aufgehoben. Es kann sich ein „Nachschleppen" der betreffenden Seite bei der Atmung finden.

Tabelle 19-8. Laborchemische und zytologische Eigenschaften des Pleuraergusses

Parameter	Exsudat	Transsudat
Farbe	Gelblich, trüb	Serös
Proteingehalt (g/l)	>30	>30
Erguß/Serum-Proteinquotient	>0,5	<0,5
LDH (U/l)	>200	<200
LDH-Quotient Erguß/Serum	>0,6	<0,6
Leukozyten	>1.000	<1.000

19.6.3
Atemphysiologische Diagnostik

Ein Erguß oder eine solide Raumforderung im Bereich der Pleura führen bei entsprechendem Ausmaß zu einer restriktiven Ventilationsstörung, die mittels Spirometrie erfaßt werden kann.

Wichtig beim Pneumothorax ist v. a. die Blutgasanalyse. Bei schwerer Hypoxämie CO_2 <50 mm Hg oder Hyperkapnie besteht Verdacht auf einen Ventilpneumothorax.

19.6.4
Endoskopie

Ist die Ursache eines persistierenden Pleuraprozesses durch Ergußpunktion oder Pleurabiopsie (s. unten) nicht zu klären, sollte die diagnostische Thorakoskopie erfolgen, die eine hohe diagnostische Sensitivität und Spezifität aufweist. Vorteil ist, daß eine Inspektion der Pleura unter Sicht erfolgen kann und somit gezielte Biopsien entnommen werden können. (Flußdiagramm Abb. 19-6)

19.6.5
Sonographie

Die Sonographie des Thorax erlaubt zuverlässig die Quantifizierung auch kleinster Ergußmengen sowie eine Beurteilung des Organisationsgrades (z. B. Fibringerinnsel, Septen). Sie ist geeignet für die Steuerung der Punktion auch kleiner abgekapselter Ergüsse. Auch die Beurteilung von Pleuraschwarten und Tumoren, deren Bezug zu Zwerchfell und Brustwand mit dieser Methode geklärt werden kann, ist möglich. Ein Pneumothorax kann ebenfalls sonographisch diagnostiziert werden.

19.6.6
Konventionelle Strahlendiagnostik

Pleuraerguß

Radiologisches Frühzeichen eines Ergusses ist die Abstumpfung des hinteren kostodiaphragmalen Recessus. Ein sicherer Nachweis ist erst bei einer Ergußmenge >300 ml mit Ausbildung einer Ellis-Demoisseau-Li-

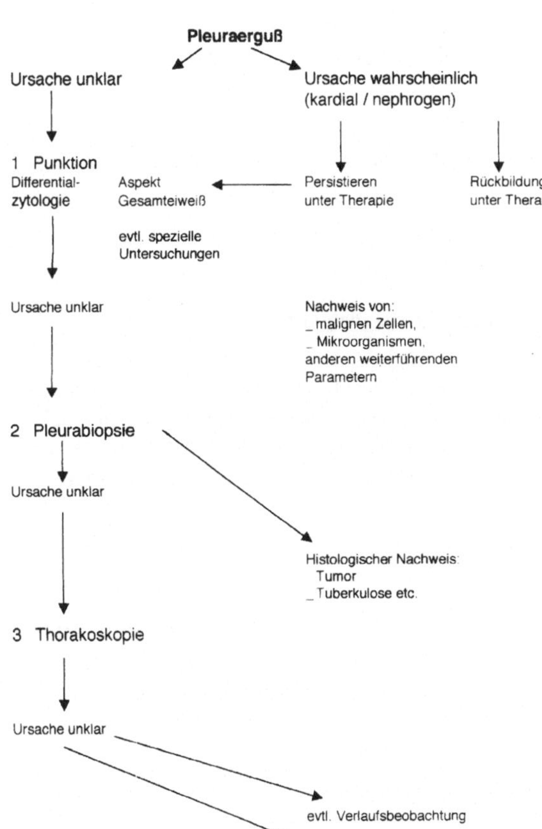

Abb. 19-6. Flußdiagramm für das diagnostische Vorgehen beim Pleuraerguß. (Mod. nach [1])

nie (nach oben konvexe Grenzlinie) möglich. Subpulmonale Ergüsse sind erkennbar an „Pseudohochstand" des Zwerchfells.

Pneumothorax

Bei Verdacht auf einen Pneumothorax sollte die Thoraxröntgenaufnahme in Expirationsstellung erfolgen. Typisch ist die Darstellung einer konvexen Pleuralinie sowie die fehlende Lungenstruktur zwischen dieser Linie und der Thoraxwand.

Mesotheliom bzw. andere Pleuratumoren

Es finden sich irreguläre Pleuraverdickungen. Bei benignen Veränderungen, z. B. Pleuraplaques (Asbest), können Verkalkungen bestehen. Gelegentlich zeigt sich ein Pleuraerguß oder eine Schrumpfung des betroffenen Hemithorax.

19.6.7
Computertomographie

Die Computertomographie ermöglicht die Erfassung pleuraler Verdickungen und deren Beziehungen zu Nachbarstrukturen (Lunge, Rippe, Zwerchfell, Wirbelsäule). Sie spielt eine Rolle in der Differenzierung zwischen entzündlchen und tumorösen Pleuraverdickungen.

Beim rezidivierendem Pneumothorax ist nach Ausdehnung der Lunge die Indikation zur Computertomographie zum Ausschluß einer zugrunde liegenden pulmonalen Erkrankung (z. B. Emphysem, granulomatöse Erkrankung) gegeben.

19.6.8
Punktionsdiagnostik

In der Regel ist der erste Schritt in der Diagnostik eines Pleuraergusses die *Feinnadelpunktion* und deren zytologische und laborchemische Analyse (s. Laboruntersuchungen). Als nächster oder auch gleichzeitig mit der Ergußpunktion durchzuführender Schritt empfiehlt sich die *Pleurastanzbiopsie*. Mit ihr ist eine histologische Klärung bei malignen oder tuberkulösen Prozessen in 50 bis 80 % möglich. Für den Eingriff stehen verschiedene Nadeln zur Verfügung (Ramel, Tru-Cut, Abrams).

Kontraindikationen für eine „blinde" Pleurabiopsie sind Blutungsneigung, Emphysem, bullöses Lungenemphysem, hohes Fieber und eine manifeste Herzinsuffizienz. Die Biopsie erfolgt in Lokalanästhesie. Eine postinterventionelle Thoraxröntgenkontrolle ist empfehlenswert. Sollte keine Klärung der Diagnose auf diesem Wege möglich sein, ist eine Thorakaskopie indiziert (Flußdiagramm Abb. 19-6).

19.7
Mediastinalerkrankungen

Die häufigsten Erkrankungen des Mediastinums sind Malignome, in geringerem Umfang auch gutartige Tumoren. Im vorderen Mediastinum finden sich Thymome, Germinome und Tumoren des mesenchymalen Gewebes, im mittleren Mediastinum Lymphome sowie Lymphknotenmetastasen, insbesondere bei Vorliegen eines Bronchialkarzinoms oder Mammakarzinoms, aber auch Aortenaneurysmen. Differentialdiagnostisch kommen Lymphknotenvergrößerungen bei granulomatösen Erkrankungen (Sarkoidose, Tuberkulose) und Tracheobronchialzysten in Betracht. Im hinteren Mediastinum ist der häufigste Tumor das Neurinom. Von klinischer Bedeutung sind in dieser Region auch vom Ösophagus ausgehende Tumoren. Weitere, eher seltene Krankheitsbilder stellen die Mediastinitis und das Mediastinalemphysem dar.

19.7.1
Mediastinaltumoren
19.7.1.1
Anamnese und Befund

Häufige Beschwerden sind:
* thorakale Schmerzen,
* Heiserkeit,
* Dyspnoe,
* Dysphagie.

Eine obere Einflußstauung, die Ausbildung eines Horner-Syndroms sowie eine stridoröse Atmung können wegweisend sein.

19.7.1.2
Atemphysiologische Diagnostik

Bei Kompression der Trachea ist eine Obstruktion der zentralen Atemwege nachweisbar, bei ausgedehntem Tumor kann dieser zur Kompression der Lunge mit Ausbildung einer restriktiven Ventilationsstörung führen.

19.7.1.3
Elektrophysiologie

Bei Vorliegen einer kardialen Beteiligung (Infiltration, Perikarderguß) sind charakteristische Zeichen wie Niedervoltage bzw. Herzrhythmusstörungen im EKG zu finden.

19.7.1.4
Sonographie

Mittels transösophagealer Endosonographie ist eine Beurteilung des mittleren und dorsalen Mediastinums möglich. Im gleichen Untersuchungsgang ist die Durchführung einer Feinnadelpunktion möglich, so daß die Ätiologie der Erkrankung auf diese Weise geklärt werden kann.

19.7.1.5
Echokardiographie

Bei ausgedehnten Befunden, die zu einer oberen Einflußstauung bzw. Perikardtamponade führen, ist dieser Befund mittels Echokardiographie zu evaluieren.

19.7.1.6
Endoskopie

Den geeigneten Zugangsweg für die endoskopische Beurteilung des vorderen Mediastinums bietet die Mediastinoskopie, die die Entnahme von Biopsien aus tumorösen Läsionen erlaubt.

Achtung: Bei Verdacht auf das Vorliegen eines Tymoms oder eines Keimzelltumors ist die intraoperative Sicherung nach medianer Sternotomie anzustreben.

19.7.1.7
Konventionelle Strahlendiagnostik

Die Thoraxröntgenaufnahme zeigt im p.-a.-Strahlengang eine Erweiterung des Mediastinums, die seitliche Aufnahme ermöglicht die Zuordnung der Raumforderung, insbesondere in die Bereiche des vorderen oder hinteren Mediastinums. Ergänzende Aussagen sind durch funktionelle Untersuchungen möglich wie die Durchleuchtung, die Pulsationen beim Vorliegen eines Aortenaneurysmas erkennen läßt, sowie die Kontrastmitteldarstellung des Ösophagus, die eine Kompression bei Vorliegen einer retrosternalen Struma zeigt.

19.7.1.8
Computertomographie

Die Computertomographie erlaubt eine exakte topographische Zuordnung der Raumforderung zu den einzelnen Kompartimenten des Mediastinums.

Neben der Beziehung zu den Nachbarorganen (Herz, Thoraxwand, Gefäße) ist durch die Dichtemessung häufig eine hinweisende Charakterisierung des Tumorgewebes möglich.

19.7.1.9
Magnetresonanztomographie

Die Magnetresonanztomographie ist für die Beurteilung des Mediastinums geeignet. Sie bietet für die Diagnostik von Raumforderungen, die im hinteren Mediastinum gelegen sind, gewisse Vorteile gegenüber der Computertomographie durch die aufgrund des hohen Signalkontrasts gute Abgrenzbarkeit eines intrathorakalen Prozesses gegenüber Wirbelsäule und Thoraxwand.

Zu Einzelheiten s. Kap. 15 „Grundlagen der Magnetresonanztomographie".

19.7.1.10
Nuklearmedizin

Eine [131]J-Szintigraphie ist indiziert bei Verdacht auf retrosternale Struma sowie ektop lokalisiertes Schilddrüsengewebe, die [131]J-MIBG-Szintigraphie bei Verdacht auf das Vorliegen eines Präochromozytoms. Zu Einzelheiten s. Teil A, Kap. 16 „Nuklearmedizin".

19.7.1.11
Punktionsdiagnostik

Die mittels Computertomographie oder Endosonographie gesteuerte Feinnadelpunktion erlaubt eine zytologische Diagnostik, wobei insbesondere bei Verdacht auf maligne Mediastinaltumoren eine operative Freilegung mit intraoperativer Schnellschnittuntersuchung allgemein vorgezogen wird.

19.7.2
Mediastinitis

Die Mediastinitis ist ein seltenes Krankheitsbild, in der Regel verursacht durch bakterielle Erreger, sekundär als fortgeleitete Infektion, iatrogen nach endoskopischen oder operativen thorakalen Eingriffen sowie bei Perforation eines Ösophaguskarzinoms.

19.7.2.1
Anamnese und Befund

Die Symptomatik tritt akut auf, Symptome sind heftige retrosternale Schmerzen, in der Regel hohes Fieber.

19.7.2.2
Laboruntersuchungen

Es findet sich eine unspezifische Entzündungsreaktion mit ausgeprägter Leukozytose und stark erhöhtem C-reaktiven Protein. Mittels Blutkultur sollte der Erregernachweis angestrebt werden, die Beteiligung von anaeroben Bakterien ist häufig.

19.7.2.3
Endoskopie

Mittels Bronchoskospie oder Ösophagoskopie kann u. U. die mögliche Eintrittspforte der Infektion eruiert werden.

19.7.2.4
Konventionelle und interventionelle Strahlendiagnostik

Die Thoraxröntgenaufnahme zeigt eine mediastinale Verbreiterung, häufig ein Pneumoperikard oder Pneumomediastinum. Mittels Ösophagusbreischluck (mit wasserlöslichem Kontrastmittel) kann die Darstellung einer ösophagealen Läsion röntgenologisch möglich sein.

19.7.2.5
Computertomographie

Eine ödematöse Weichteilschwellung im Bereich des Mediastinums ist erkennbar, bei Kontrastmittelgabe diffuse Anreicherung desselben. Häufig sind mediastinale Luftansammlungen.

19.7.3
Mediastinalemphysem

Der Begriff Mediastinalemphysem beschreibt eine Luftansammmlung im Bereich des Mediastinums. Am häufigsten wird es beobachtet als Komplikation im Rahmen der maschinellen Beatmung. Weitere Ursachen sind (traumatische) Rupturen im Bereich des Tracheobronchialsystems und Perforationen des Ösophagus.

19.7.3.1
Anamnese und Befund

Häufig besteht Dyspnoe. Klinisch findet sich gelegentlich eine obere Einflußstauung, aber auch ein *Weichteilemphysem* der Thoraxwand. Charakteristisch hierfür sind Knistergeräusche bei der Palpation der betroffenen Hautareale.

19.7.3.2
Konventionelle Strahlendiagnostik

Die Diagnose wird in der Regel durch die Thoraxröntgenaufnahme gestellt. Die Luftansammlung im Mediastinum führt zu einer Markierung mediastinaler Gefäße sowie der Trachea und des Perikards.

19.8
Pulmonale Hypertonie

Die pulmonale Hypertonie ist charakterisiert durch eine Erhöhung des mittleren pulmonalarteriellen Drucks über den Normalwert (>18 mmHg in Ruhe). Unterschieden werden eine akute und eine chronische Form. Die *akute pulmonale Hypertonie*, deren Ursache meist eine akute arterielle Lungenembolie ist, geht mit einem plötzlichen Anstieg des pulmonalen Gefäßwiderstands einher, der zur Reduktion der rechtsventrikulären Auswurfleistung führt.

Die *chronische pulmonale Hypertonie* ist lt. WHO-Definition eine Hypertrophie und/oder Dilatation der rechten Herzkammer aufgrund einer primären Beeinträchtigung der Lungenfunktion oder –struktur.

19.8.1
Akute Lungenembolie

In 80 % der Fälle führt eine Verschleppung thrombotischen Materials aus dem Stromgebiet der V. cava superior in die Pulmonalgefäße zur Lungenembolie. Durch das akute Ereignis kommt es zu einer plötzlichen Verlegung von Teilen der pulmonalen Gefäßstrombahn, so daß es zu einem Auftreten von Arealen mit verminderter Perfusion und hoher Ventilation kommt. Die dadurch bedingte Verteilungsstörung ist verantwortlich für die bei größeren Embolien bestehende arterielle Hypoxie. Durch die plötzliche massive Nachlasterhöhung kommt es zum Ansteigen des pulmonalarteriellen Druckes. Als Folge der Dekompensation des rechten Herzens kommt es zu einer deutlichen Erniederung des Herzzeitvolumens mit Abfall des systemischen arteriellen Druckes.

19.8.1.1
Anamnese und Befund

Akut auftretende Dyspnoe, atemabhängige thorakale Schmerzen sowie Hämoptysen stellen die klassische Trias der Symptomatik dar, die allerdings nur bei etwa einem Viertel der Patienten in dieser Kombination nachweisbar ist. Weitere Symptome: Fieber, Synkopen, Tachykardie.

Tabelle 19-9. Schweregradeinteilung der akuten Lungenembolie. (Mod. nach [4])

Schweregrad	I	II	III	IV
Klinik	Kurzfristige Symptomatik	Thorakaler Schmerz, Tachykardie, Angst, Hyperventilation	Thorakaler Schmerz, Tachykardie, Ruhedyspnoe, Zyanose	Schock
p_aO_2 [mm Hg]	Normal	<80	<65	<50
p_aCO_2 [mm Hg]	Normal	<35	<30	<30
P_{PA} [mm Hg]	Normal	Grenzwertig	>30	>30
HMV	Normal	Normal/erhöht	Erniedrigt	Stark erniedrigt

HMV Herzminutenvolumen, p_aO_2/p_aCO_2 arterieller Sauerstoff-/Kohlendioxidpartialdruck, P_{PA} Pulmonalarteriendruck.

Gezielt ist nach Thrombosen und Gerinnungsstörungen zu fahnden. (Risiken: vorangegangene Operationen, Tumorleiden, Rauchen, hormonale Therapie, Langstreckenreisen).

Neben der Tachypnoe und Tachykardie kann eine Zyanose bestehen. Bei der Auskultation finden sich häufig Pleurareiben, bei Ausbildung einer Infarktpneumonie Rasselgeräusche, evtl. besteht eine Klopfschalldämpfung bei begleitendem Pleuraerguß. Zu suchen ist nach klinischen Zeichen einer tiefen Beinvenenthrombose.

Die Schweregradeinteilung der akuten Lungenembolie ist in Tabelle 19-9 aufgeführt.

19.8.1.2
Laboruntersuchungen

Unspezifisch ist die Erhöhung der LDH und GOT, gelegentlich des Bilirubins sowie des C-reaktiven Proteins. Fibrogen und Thrombozytenzahl können ansteigen. Ein erhöhtes D-Dimer weist bei entsprechender Klinik auf das Vorliegen eines akuten thromboembolischen Geschehens hin (s. Teil A, Kap. 2 „Laboruntersuchungen und Funktionstests").

19.8.1.3
Elektrophysiologie

Bei kleinen Lungenembolien findet sich lediglich eine Sinustachykardie verbunden mit unspezifischen Erregungsrückbildungsstörungen. Bei ausgedehnteren Lungenembolien finden sich die typischen Zeichen des akuten Cor pulmonale:

- S I – Q III – bis Rechtslagetyp,
- Rechtsschenkelblock,
- T-Negativierungen in den rechtspräkordialen Ableitungen.

19.8.1.4
Atemphysiologische Diagnostik

Bei akuter Lungenembolie hat die Blutgasanalyse eine hohe Aussagekraft, da der pO_2 eng mit dem Schweregrad der akuten Lungenembolie korreliert ist (Tabelle 19-9).

19.8.1.5
Echokardiographie

Als Zeichen der akuten Rechtsherzbelastung finden sich in der Echokardiographie eine Vergrößerung von rechtem Vorhof und Ventrikel, paradoxe Septumbewegungen und Zeichen der Trikuspidalinsuffizienz (s. Teil A, Kap. 10 „Echokardiographie").

Gelegentlich ist die Darstellung des Embolus mittels transösophagealer Echokardiographie möglich.

19.8.1.6
Konventionelle und interventionelle Strahlendiagnostik

Thoraxröntgen

Die Thoraxröntgenaufnahme weist nur eine geringe Sensitivität in der Diagnostik der Lungenembolie auf. Da sie technisch einfach durchführbar ist, ist sie jedoch geeignet für den *differentialdiagnostischen Ausschluß* anderer Erkrankungen.

Folgende röntgenologisch erkennbare Veränderungen können durch eine Lungenembolie hervorgerufen sein:

- keilförmige oder kugelige Verdichtungen mit Bezug zur Pleura,
- Pleuraerguß,
- einseitiger Zwerchfellhochstand,
- Aufhellungszonen im Sinne einer regionalen Minderdurchblutung,
- Amputation zentraler Pulmonalarterien,
- Dilatation des rechten Herzens, Mediastinalverbreiterung,
- Angiographie der A. pulmonalis.

Diese Untersuchung gilt als invasives Standardverfahren zur Sicherung einer akuten Lungenembolie. Die Indikation ist einerseits bei Verdacht auf eine massive Lungenembolie als Sofortmaßnahme gegeben, andererseits, wenn durch andere nichtinvasive Verfahren keine ausreichende differentialdiagnostische Klärung möglich ist. Eine Lungenembolie ist erkennbar an einem eindeutigen Gefäßabbruch oder Füllungsdefekt.

19.8.1.7
Computertomographie

Für den Nachweis einer Lungenembolie ist die Computertomographie-Untersuchung in *Spiraltechnik* geeignet. Nach Applikation eines Kontrastmittelbolus können alle Gefäßverschlüsse bis in den Bereich der Segmentarterien dargestellt werden (s. Teil A, Kap. 14 „Computertomographie").

19.8.1.8
Magnetresonanztomographie

Auch mittels MRT ist der Nachweis einer Lungenembolie möglich. Die Methode kommt für ein ausgewähltes Patientenkollektov in Betracht, da sie weder die Anwendung von Kontrastmittel noch von radioaktiven Substanzen benötigt.

19.8.1.9
Nuklearmedizin

Die pulmonale Perfusionszintigraphie ^{99m}Technetium ist geeignet für den Nachweis einer submassiven Lungenembolie. Ein negatives Perfusionsszintigramm schließt das Vorhandensein einer größeren Lungenembolie mit hoher Wahrscheinlichkeit aus. Allerdings ist die Spezifität der Methode gering, so daß falsch positive Befunde in über 50 % der Fälle beobachtet werden. Deshalb ist es wichtig, das Thoraxröntgenbild und evtl. eine zusätzliche Ventilationsszintigraphie (die bei Lungenembolie einen Normalbefund bietet) in die Bewertung mit einzubeziehen (s. Teil A, Kap. 16 „Nuklearmedizin").

19.8.2
Chronische pulmonale Hypertonie/Cor pulmonale

Wichtige Ursachen der chronischen pulmonalen Hypertonie sind folgende bronchopulmonale Erkrankungen:

- chronisch obstruktive Atemwegserkrankungen,
- fibrosierende Lungenerkrankungen,
- Thoraxdeformitäten,
- chronische neuromuskuläre Erkrankungen,
- pulmonale Gefäßerkrankungen,
- Lungenembolie,
- venookklusive Lungenerkrankung,
- primäre pulmonale Hypertonie sowie
- andere mit chronischer Hypoxie einhergehende Erkrankungen,
- Zustand nach Lungenresektion etc.

19.8.2.1
Anamnese und Befund

Dyspnoe, Abnahme der Leistungsfähigkeit, Tachykardie. Die Symptome der jeweiligen Grunderkrankung stehen im Vordergrund.

Als klinischer Befund finden sich häufig Zeichen der Rechtsherzinsuffizienz mit oberer und unterer Einflußstauung (prominente Halsvenen, Hepatomegalie, Ödeme)

19.8.2.2
Laboruntersuchungen

Aufgrund der chronischen Hypoxie kann eine Polyglobulie bestehen.

19.8.2.3
Elektrophysiologie

Im EKG häufig tachykarde Herzrhythmusstörungen Rechtslage-Typ, Rechtsschenkelblock, P. pulmonale, verspäteter RS-Umschlag, R-Zacke in $V_1 > 1$ mV.

19.8.2.4
Atemphysiologische Diagnostik

Die Befunde der Grunderkrankung dominieren, eine pulmonale Hypertonie führt zu keiner richtungsweisenden Befundänderung. Blutgasanalyse: Hypoxie, alveoläre Hyper- und Hypoventilation möglich.

19.8.2.5
Echokardiographie

Der Nachweis einer Dilatation/Hypertrophie des rechten Ventrikels sowie einer Trikuspidalinsuffizienz, die eine Abschätzung des Pulmonalisdruckes ermöglicht, evtl. auch erweiterte Pulmonalarterien ist mittels Echokardiographie möglich. Wegen der schlechten Schallbedingungen bei Vorliegen obstruktiver Lungenerkrankungen ist die transösophageale Untersuchung von Vorteil. Eine Verdickung der freien rechtsventrikulären Wand, abnorme systolische Zeitintervalle, abnormes Pulmonalklappenbewegungsmuster sowie verändertes Strömungsprofil im Ausflußtrakt des rechten Ventrikels sind charakteristische Befunde (s. Teil A, Kap. 10 „Echokardiographie").

19.8.2.6
Konventionelle und interventionelle Strahlendiagnostik

Typische Zeichen für das Vorliegen einer chronischen pulmonalen Hypertonie in der Röntgenübersichtsaufnahme sind Verbreiterungen der Pulmonalarterie mit „Kalibersprung" zur gefäßarmen Lungenperipherie.

Rechtsherzkatheteruntersuchung
Die Rechtsherzkatheteruntersuchung ist die zuverlässigste Methode, um eine genaue Bestimmung des Schweregrades der pulmonalen Hypertonie durchzuführen. Mittels Rechtsherzkatheter kann

1. der Schweregrad der pulmonalen Hypertonie bzw. der Rechtsherzinsuffizienz erfaßt,
2. eine ventrikuläre Funktionsstörung nachgewiesen,
3. die Reversibilität der pulmonalen Hypertonie nach Medikamentenapplikation geprüft,
4. eine pulmonale Stauung nachgewiesen bzw. ausgeschlossen
werden.

Durch Verwendung eines Swan-Ganz-Ballonkatheters ist die Messung des sogenannten pulmonalen kapillären Druckes (PCP) möglich, der Rückschlüsse auf die linksventrikuläre Funktion zuläßt.

Die Einteilung der pulmonalen Hypertonie nach dem Schweregrad erfolgt in

- leichte pulmonale Hypertonie:
  Mitteldruck 15–35 mm Hg,

- mittelgradige pulmonale Hypertonie:
  Mitteldruck 35–55 mmHg,
- schwere pulmonale Hypertonie:
  Mitteldruck > 55 mmHg.

19.8.2.7
Computertomographie

Die Computertomographie ist von Bedeutung für die Evaluation einer zugrundeliegenden pulmonalen Grunderkrankung.

19.8.2.8
Nuklearmedizin

Bei Verdacht auf das Vorliegen rezidivierender Lungenembolien als Ursache für eine chronische pulmonale Hypertonie ergibt sich die Indikation für die Lungenperfusionsszintigraphie. Erkennbar sind hier fleckige subsegmentale Perfusionsdefekte (Ausschluß einer Verteilungsstörung aufgrund einer begleitenden Lungenerkrankung mittels Ventilationsszintigraphie erforderlich, siehe Diagnostik akute Lungenembolie).

19.9
Mykobakteriosen

19.9.1
Tuberkulose

Die Tuberkulose ist die wichtigste Infektionskrankheit weltweit. Es ist davon auszugehen, daß ein Drittel der Gesamtbevölkerung tuberkuloseinfiziert ist, was insbesondere auf die Zunahme der Morbidität in Afrika und Asien zurückzuführen ist. Ein wichtiges Problem stellt hierbei die Assoziation von HIV und Tbc dar. In Deutschland stagniert die Tuberkuloseprävalenz seit 1980, betroffen sind v. a. ältere Personen sowie Personen, die aus Endemiegebieten stammen.

19.9.1.1
Anamnese und Befund

Die Beschwerden sind uncharakteristisch. Häufig werden Müdigkeit, subfebrile Temperaturen, Nachtschweiß und Gewichtsverlust angegeben. Lange subakute Verläufe bis zur Diagnosestellung sind nicht ungewöhnlich. Hämoptysen sind in der Regel Ausdruck eines bereits fortgeschrittenen Prozesses. Bei der körperlichen Untersuchung ist nach Lymphknotenvergrößerungen zu suchen, eine häufige Lokalisation betrifft die zervikalen Lymphknoten.

Auskultation: häufig unauffällig, das sog. amphorische Atemgeräusch weist auf eine Kaverne hin. Bei einer Pleuritis tuberculosa bestehen ein abgeschwächtes Atemgeräusch und eine Klopfschalldämpfung über der betroffenen Thoraxhälfte.

Wichtiger Bestandteil der klinischen Diagnostik ist der *Tuberkulintest*, der vorzugsweise intrakutan nach Mendel-Mantoux durchgeführt wird. Zu Einzelheiten der Untersuchung wird auf den methodischen Teil „Immunologie" verwiesen. Wichtige Indikation für die Durchführung des Tuberkulintestes sind die Erfassung der klinischen Situation im Einzelfall, Umgebungsuntersuchungen sowie epidemiologische Untersuchungen zur Erfassung des Durchseuchungsgrades der Bevölkerung.

Auswirkung der BCG-Impfung auf den Tuberkulintest: Nach Durchführung einer BCG-Impfung kann im allgemeinen für die Dauer von fünf bis zehn Jahren mit einer positiven Tuberkulinreaktion gerechnet werden.

19.9.1.2
Laboruntersuchungen

Gelegentlich besteht eine Leukozytose, oft mit mäßiger Monozytose oder Lymphozytose. Häufig sind eine Erhöhung von C-reaktivem Protein, BSG-Beschleunigung und Dysproteinämie. Selten besteht eine Hyperkalzämie.

Wichtigster Bestandteil der Labordiagnostik ist der Nachweis von Mycobacterium tuberculosis. Hierzu wird auf den Abschnitt Mikrobiologie Methodenteil zum Thema „Mykobakterien" verwiesen. Hervorzuheben ist die zunehmende Bedeutung der PCR, die innerhalb kürzester Zeit den Direktnachweis auch bei geringer Keimzahl erlaubt.

19.9.1.3
Endoskopie

Falls die Sicherung der Diagnose nicht durch den Nachweis von Mykobakterien aus Sputum oder anderen Körperflüssigkeiten möglich ist, sollte eine gezielte Absaugung von Bronchialsekret für die mikrobiologische Untersuchung im Rahmen einer Bronchoskopie erfolgen. Bei Hämoptysen ist eine invasive Abklärung der Blutungsquelle erforderlich.

19.9.1.4
Konventionelle und interventionelle Strahlendiagnostik

Die Röntgenthoraxuntersuchung ist das wichtigste technische Verfahren für die Diagnose und Verlaufsbeurteilung einer Lungentuberkulose. Einerseits gibt es typische röntgenmorphologische Konfigurationen, andererseits kann sich die Erkrankung – insbesondere bei immunsupprimierten Patienten – mit „atypischen" Veränderungen manifestieren.

Als typische Röntgenbefunde gelten:

- Kavernen, d. h. geschlossene Ringfiguren mit Hohlraumbildung. (evtl. weitere Abklärung mittels konventioneller Schichtaufnahmen),
- miliare Veränderungen (Miliartuberkulose): kleinste diffus verteilte Fleckschatten,
- inhomogene Infiltrate, insbesondere der Lungenoberfelder, häufig mit Beziehung zur Pleura,
- Rundherde (Tuberkulom) von ca. 1–5 cm Größe,
- grobstreifige Verdichtungen, meist in den Oberfeldern, als Ausdruck einer narbigen Schrumpfung. Dabei kann es zu Kranialraffung des Hilus kommen.

19.9.1.5
Computertomographie

Die Computertomographie spielt eine Rolle für die Differentialdiagnose pulmonaler Veränderungen, die u. a. an die Tuberkulose denken lassen, z. B.

- Lungenrundherd, Differentialdiagnose: Tuberkulom, Malignom,
- Lungengerüstprozeß, Differentialdiagnose: Miliartuberkulose/andere interstitielle Lungenerkrankung,
- hiläre Lymphknotenvergrößerung, Differentialdiagnose: Lymphknotentuberkulose/Sarkoidose, Lymphom.

19.9.1.6
Punktionszytologie

Die Punktion eines Pleuraergusses sowie die Pleurastanzbiopsie sind die Erstmaßnahmen zur Sicherung einer Pleuritis tuberculosa. Typische Befunde im Pleuraerguß: Lymphozytose, erhöhter Eiweißgehalt, LDH erhöht, Glukose stark erniedrigt.

Die Pleurastanzbiopsie erlaubt in ca. 50 % der Fälle die Sicherung der Diagnose durch Nachweis verkäsender epitheloidzelliger Granulome. Sowohl Pleurapunktat als auch Stanzzylinder bieten ein geeignetes Material für den mikrobiologischen Nachweis von Mycobacterium tuberculosis.

19.9.2
Atypische Mykobakteriosen

Die Diagnostik der atypischen Mykobakteriosen entspricht im wesentlichen der Tuberkulose (s. Abschn. 19.9.1). Klinische Risikofaktoren stellen chronische Erkrankungen, insbesondere der Lunge, sowie das Vorliegen einer Immunschwäche dar.

19.9.2.1
Laboruntersuchungen

Achtung: Der Nachweis säurefester Stäbchen reicht nicht zum Nachweis einer Tuberkulose! Unspezifische zelluläre Entzündungsparameter können sich entsprechend der Tuberkulose verhalten.

19.9.2.2
Konventionelle und interventionelle Strahlendiagnostik

Atypische Mykobakterien bieten ein breites Spektrum röntgenologischer Veränderungen. Bei Vorliegen einer vorbestehenden pulmonalen Erkrankung kann eine Abgrenzung schwierig sein.

19.9.2.3
Endoskopie

Da die Diagnose nicht allein aufgrund klinischer und röntgenologischer Befunde gestellt werden kann, ist die Endoskopie die geeignete Methode, um Bronchialflüssigkeit für die mikrobiologische Untersuchung zu gewinnen.

19.10
Schlafbezogene Atemstörungen

Die schlafbezogenen Atemstörungen lassen sich einteilen in solche mit und ohne Obstruktion der oberen Atemwege (pharyngeale Obstruktion). Gemeinsam ist ihnen, daß die Atmung während des Schlafes Regulationsstörungen unterworfen ist, die zu einer Störung der Kreislauffunktion im Schlaf führen können. Es ist davon auszugehen, daß bei 1 % der Bevölkerung ein behandlungsbedürftiges Schlafapnoesyndrom vorliegt, wobei die obstruktive Variante klinisch von besonderer Bedeutung ist. Eine Sonderform ist gegeben durch die sogenannten sekundären Hypoventilationssyndrome, insbesondere bei neuromuskulären Erkrankungen.

19.10.1
Anamnese und körperliche Untersuchung

Leitsymptome der schlafbezogenen Atemregulationsstörungen sind unregelmäßiges lautes Schnarchen mit längeren Atempausen und pathologische Einschlafneigung am Tage. Weitere wichtige Symptome sind: morgendliche Abgeschlagenheit, häufig mit Kopfschmerzen, Konzentrations- und Gedächtnisstörungen, Persönlichkeitsveränderungen, Veränderungen im Affekt, Potenzstörungen, nächtliches Wasserlassen, verlegte Nasenatmung.

Bei der körperlichen Untersuchung imponieren häufig folgende Befunde:

Adipositas, arterielle Hypertonie, Herzrhythmusstörungen, respiratorische Partial-/Globalinsuffizienz, Herzinsuffizienz, pulmonale Hypertonie, Polyglobulie, raumfordernde Prozesse im Nasen-Rachenraum und kraniofaziale Anomalien.

19.10.2
Labordiagnostik

Häufig liegt bei schlafbezogenen Atemstörungen aufgrund der pulmonalen Grunderkrankung eine Polyglobulie vor.

19.10.3
Elektrophysiologie

Im EKG finden sich häufig Zeichen der Rechtsherzbelastung (s. Abschn. 19.8.2). Eine EKG-Dokumentation im Rahmen der Polysomnographie (s. unten) erfolgt zum Ausschluß von Herzrhythmusstörungen.

19.10.4
Neurophysiologische Untersuchung

Die entscheidende Methode zum Nachweis einer schlafbezogenen Atemstörung ist die Polysomnographie. Hierbei erfolgt eine Analyse der Schlafstadien (NREM, REM-Schlafanteile) und der Gesamtschlafzeit.

Die Schlaftiefe wird über folgende Ableitungen bestimmt:

* mindestens ein Kanal Elektroenzephalogramm (EEG),
* zwei Kanäle Elektrookulogramm (EOG),
* ein Kanal Elektromyogramm (EMG).

Zu Einzelheiten der neurologischen Diagnostik wird auf Teil A, Kap. 7 „Neurophysiologische Diagnostik" verwiesen.

19.10.5
Atemphysiologische Diagnostik

Mittels Spirometrie und Bodyplethysmographie ist das Vorliegen einer begleitenden chronischen (obstruktiven) Atemwegserkrankung nachzuweisen bzw. auszuschließen. Wichtig ist hierbei auch die Blutgasanalyse (Hyperkapnie!).

Im Rahmen der Polysomnographie werden folgende Parameter erfaßt:

Der Atemfluß wird über eine Strömungsmessung an Mund und Nase registriert, über eine Maske kann die Atemgasbestimmung (Kapnographie oder Oxymetrie) erfolgen. Außerdem wird mittels Pulsoxymetrie die Sauerstoffsättigung kontinuierlich registriert.

Die Atemanstrengung wird über die Thoraxbewegung mit Hilfe der Induktivitätsplethysmographie registriert. Körperbewegungen können mittels EMG oder Videoaufzeichnung, Atemgeräusche (Schnarchen) über Raum oder Körperschallmikrofone registriert werden.

Für die Bewertung ist es relevant, Atempausen und/oder Sauerstoffentsättigungen sicher zu erkennen. Der Grenzwert für das Vorliegen einer Gefährdung der Patienten liegt bei 10 oder mehr Apnoephasen pro Schlafstunde.

19.10.6
Endoskopie

Mittels Nasen-Rachen-Endoskopie ist nach raumfordernden Prozessen in den oberen Atemwegen zu fahnden, die für eine pharyngeale Obstruktion charakteristisch sein können.

19.10.7
Konventionelle und interventionelle Strahlendiagnostik

Die Thoraxröntgenaufnahme dient zur Abklärung einer bestehenden pulmonalen Erkrankung; zusätzlich sollte bei Verdacht auf das Vorliegen einer schlafbezogenen Atmungstörung mit Obstruktion der oberen Atemwege eine Röntgenuntersuchung der Nasennebenhöhlen erfolgen.

19.11
ARDS („Adult Respiratory Distress Syndrome")

Das ARDS ist eine akute Störung des Gasaustausches der Lunge zwischen kapillarer Strombahn, Interstitium und Alveolarraum. Unterschiedliche Noxen wie Infektionen, Aspirationen, Inhalation toxischer Gase, aber auch indirekte Mechanismen wie Sepsis, Polytrauma, Blutungsschock und Massentransfusion sowie Pankreatitis und Verbrennungen können zu einem ARDS führen. Die akute Gasaustauschstörung geht einher mit einer pulmonalen Flüssigkeitseinlagerung, Veränderungen der pulmonalen Hämodynamik und Abnahme der Elastizität.

19.11.1
Anamnese und körperliche Untersuchung

Wichtiges Kriterium für die klinische Diagnose eines ARDS ist das Vorhandensein eines schwerwiegenden Auslösefaktors. Bei der klinischen Untersuchung findet sich eine rasch zunehmende Atemnot mit Hyperventilation; selten besteht Husten, praktisch immer ohne Sputum. Als Zeichen der zunehmenden Dyspnoe kann es zu Unruhe und Verwirrtheitszuständen kommen.

Über den Lungen sind in der Regel keine pathologischen Atemgeräusche auskultierbar.

19.11.2
Atemphysiologische Diagnostik

Klinisch relevant ist die Blutgasanalyse; sie zeigt in der Regel eine ausgeprägte Hypoxämie, in der Regel auch eine Hypokapnie.

19.11.3
Konventionelle und interventionelle Strahlendiagnostik

Das Röntgenbild bei ARDS ist charakterisiert durch sich rasch entwickelnde beidseitige radiologische Infiltrate, vereinbar mit dem Bild eines Lungenödems. Im klinischen Verlauf kommt es zur Ausbildung von konfluierenden Infiltrationen bis hin zum Bild der „weißen Lunge".

Im Rahmen einer Katheteruntersuchung der A. pulmonalis zeigt sich in der Regel eine mäßige Erhöhung des pulmonal-arteriellen Mitteldruckes bei einem pulmonal-kapillären Verschlußdruck < 18 mm Hg auf.

19.11.4
Computertomographie

Das Computertomogramm weist eine Zunahme der Infiltrationen im Bereich abhängiger Lungenpartien auf. Begleitend finden sich häufig kleine, röntgenologisch oft nicht sichtbare Pleuraergüsse.

19.11.5
Endoskopie

Zur differentialdiagnostischen Abgrenzung gegenüber einer foudroyant verlaufenden Pneumonie kann die Durchführung einer bronchoalveolären Lavage sowie einer gezielten Absaugung im Rahmen einer Fiberbronchoskopie indiziert sein.

Literatur zu Kap. 19

1. Empfehlungen zur Diagnostik und Therapie von Lungenkrankheiten (1994) In: Pneumologie (Sonderheft 1, Mai 1994): 261–374
2. Fabel H (Hrsg) (1995) Pneumologie. Urban & Schwarzenberg, München
3. Krankheiten der Atmungsorgane, Empfehlungen der Deutschen Gesellschaft für Pneumologie in Zusammenarbeit mit dem Bundesverband der Pneumologen (1997) In: Claasen M, Dierkesmann R, Heimpel H, Kalden JR, Koch K-M, Meyer J, Spengel FA, Ziegler R (Hrsg) Rationelle Diagnostik und Therapie in der Inneren Medizin. Urban & Schwarzenberg, München
4. Lorenz J (1998) Checkliste Pneumologie. Thieme, Stuttgart New York

KAPITEL 20

Angiologie und Hämostaseologie

M. Spannagl und W. Schramm

20.1
Erkankung der Arterien

20.1.1
Periphere arterielle Verschlußkrankheit

Epidemiologische Untersuchungen identifizieren eine ganze Reihe von kardiovaskulären Risikofaktoren, die auch für die periphere arterielle Gefäßprovinz relevant sind. Dazu gehören erbliche Belastung, Lebensgewohnheiten, klinische Befunde und Larborparameter. Neue Untersuchungen zeigen eine Korrelation der sonographisch gemessenen Intima-Media-Dicke mit Risikofaktoren für Arteriosklerose und weisen damit auf einen möglichen Stellenwert standardisierter sonographischer Verfahren in der individuellen Risikoabschätzung hin (s. Tabelle 20-1).

Tabelle 20-1. Risikomarker für Arteriosklerose

Klassische Marker	Marker neu bzw. in Diskussion
• Nikotin	• Fibrinogen, Plasminogenaktivator-Inhibitor I
• Hypertonie	• Lipoprotein a, Apolipoprotein A
• Hyperlipidämie (LDL-Cholesterin)	• Geringes Antioxidanzienpotential
• Diabetes mellitus	• Hyperhomozysteinämie
• Übergewicht	
• Streß	

20.1.1.1
Anamnese

Durch gezielte Anamnese und körperliche Untersuchung kann bei vielen Patienten mit AVK ein ausreichend genauer Status der arteriellen Versorgung der Extremitäten erhoben werden. Neben der Erhebung der Anamnese sind die wesentlichen Untersuchungsmaßnahmen die Inspektion sowie Pulstastung mit Blutdruckmessung und Auskultation von Gefäßgeräuschen. Sie ermöglichen sowohl die Festlegung der Schwere der Erkrankung als auch die Lokalisation von Strombahnhindernissen.

20.1.1.2
Befund

Die Beschwerden, die der Patient mit Claudicatio oder nächtlichem Ruheschmerz angibt, sind pathognomisch. Frühe Stadien des arteriosklerotischen Umbaus der Arterien sind nur mit bildgebenden Verfahren zu erfassen. Häufig ist dien AVK mit anderen Organdurchblutungsstörungen assoziiert, die hinsichtlich der Vitalfunktionen einen höheren Stellenwert haben (z. B. koronare Herzerkrankungen).

Die Stadieneinteilung der AVK beruht auf klinischen Kriterien und ist die wesentliche Grundlage für diagnostische und therapeutische Entscheidungen.

Wichtig ist die Abgrenzung einer schlechten Wundheilung nach Bagatelltraumen bei Patienten mit weniger fortgeschrittenen Stadien der AVK (kompliziertes Stadium II), z. B. bei Patienten mit Mikroangiopathie oder bei primär embolischen Ereignissen, von der spontan auftretenden Nekrose im Stadium IV.

Stadien (nach Fontaine)
I: Symptomfreier Patient mit Arteriosklerose.
II: Schmerzen beim Gehen (Claudicoato intermittens).
III:Ruheschmerz im Liegen.
IV:Nekrosen.

Inspektion, Palpation und Auskultation
Bei der Inspektion sollten die Zeichen einer Durchblutungsstörung beachtet werden:
- Blässe, Zyanose und Kälte der Haut,
- Pigmentierungsstörungen,
- Haarverlust (Fußrücken),
- reduziertes oder sistierendes Nagelwachstum,
- Infektionen (v. a. durch Pilze),
- Hautläsionen, Ulzera (Heilungstendenz?).

Lagerungsprobe
Die von Ratschow eingeführte Methode ermöglicht die Beurteilung der Extremitätendurchblutung nach definierter Belastung, erlaubt aber bei Normalbefund keinen sicheren Ausschluß arterieller Durchblutungsstörungen.

Bei der Untersuchung der Beine werden bei nach oben gehaltenen Beinen 2 min lang Fußbewegungen durchgeführt, nach Aufsitzen hängen die Beine locker herab. Normalerweise kommt es nach 5–10 s zur Hautrötung mit reaktiver Hyperämie und nach ca. 15 s zur Venenfüllung am Fußrücken. Vor allem bei proximalen Durchblutungsstörungen zeigen sich diese Befunde deutlich verzögert und die Hyperämiephase verlängert. Eine analoge Untersuchung kann an den oberen Extermitäten durchgeführt werden.

Bei der Palpation und Auskultation sollten die Pulse und Gefäßgeräusche immer in allen Etagen von der A. temporalis bis zu den Fußrückenarterien im Seitenvergleich untersucht werden.

Die Lokalisation des arteriellen Strombahnhindernisses liegt eine Etage über dem schmerzenden Gebiet:

- Unterschenkelarterien: Fußclaudicatio,
- Oberschenkelarterien: Wadenclaudicatio,
- Beckenarterien: Oberschenkelclaudicatio,
- A. iliaca interna: Gesäßclaudicatio, Impotenz.

20.1.1.3
Apparative Methoden

Eine quantitative, reproduzierbare Messung der arteriellen Extremitätendurchblutung ist mit Hilfe einer Blutdruckmanschette möglich. Der Perfusiondruck wird auskultatorisch oder mit Hilfe einer Dopplersonde gemessen. Mit entsprechend angepaßten Manschetten läßt sich für jede Strombahnetage der systolische Druck exakt feststellen. Druckunterschiede zu den Werten der oberen Extremitäten bzw. Seitendifferenzen lassen eine Beurteilung der Lokalisation und des Ausmaßes der Durchblutungsstörung zu. Bei der angiologischen Unterschungen wird dopplersonographisch die Blutdruckmessung an beiden oberen und unteren Extremitäten durchgeführt.

In Kombination mit Angiographie oder Interventionen kann auch ein invasive Blutdruckmessung erfolgen.

Beurteilung des Schweregrades der Durchblutungsstörung mit Hilfe:

- der absoluten Drücke,
- von Druckdifferenzen,
- von Verhältnisangaben (z. B. Dopplerindex = Knöchel-/Armarteriendruck; s. Tabelle 20-2)

Tabelle 20-2. Dopplerindex

Indexwert	Definition
1,0–1,2	Normal
0,8–1,0	Schmerzen bei sehr starker Belastung
0,6–0,8	Schmerzen bei mittlerer Belastung
0,4–0,6	Schmerzen bei geringer Belastung
<0,4	Ruheschmerz, Nekrosen

Problematisch im Hinblick auf klinische Konsequenzen und Prognose sind bei manchen Patienten Schweregradeinteilungen der Durchblutungsstörungen mit Hilfe von Indizes oder Quotienten. Dabei werden intra- oder poststenotische Werte in Bezug gesetzt zu systemischen oder vorgeschalteten Meßwerten. Letztere stellen nicht immer eine sinnvolle Bezugsgröße dar, so daß v. a. bei generalisierter Arteriosklerose falsche Quotienten errechnet werden.

Praktisch ergibt sich daraus die Notwendigkeit, zur Ermittlung des Dopplerindex den systemischen Blutdruck am Arm auf der kontralateralen Seite zu bestätigen und auskultorisch eine Stenose der A. subclavia oder A. axillaris auszuschließen. Hier sei auch auf das

Problem Falschmessung bei Mediasklerose hingewiesen (v. a. bei Patienten mit Diabetes mellitus und/oder chronischer Niereninsuffizienz). In Kombination mit Angiographie oder Intervention kann auch eine invasive Blutdruckmesssung erfolgen.

Laufband

Die Beurteilung der arteriellen Gefäßversorgung der Extremitäten in Ruhe reicht oft nicht aus. Vor allem im Stadium I und II sollten Belastungsuntersuchungen durchgeführt werden. Ohne technische Hilfsmittel kann ein durch den Untersucher kontrolliertes Abschreiten einer Teststrecke erfolgen. Standardisierte Belastungsuntersuchungen werden mit der Laufbandergometrie durchgeführt. Unter definierten Bedingungen (Steigung, Geschwindigkeit) kann eine Unterteilung des Stadiums II in Abhängigkeit von der Gehstrecke getroffen werden.

Leistung [Watt] = Geschwindigkeit [m/s] × Steigungswinkel × Erdbeschleunigung [9,81 m/s] × Körpergewicht [kg]

Beispiel: 1 W/kg entspricht einer Wegstrecke von 150 m bei einer Geschwindigkeit von 1,24 m/s (also einer Dauer von 2 min) bei einer Steigerung von 8 %.

Wegen nur geringer Belastung der Unterschenkel- und Fußmuskulatur hat die Fahrradergometrie bei Diagnostik der AVK keinen Stellenwert.

Doppler-/Duplexsonographie

Die Form der dopplersonographisch abgeleiteten Flußkurven läßt neben der Festlegung der Flußrichtung eine semiquantitative Beurteilung der Durchblutungssituation zu. Wesentliche Kriterien sind ein Verlust des diastolischen Rückflußanteils (Dip), eine Verbreiterung und Erhöhung der systolischen Strömungskurve sowie ein persistierender diastolischer Vorwärtsfluß. Hauptproblem bei der Beurteilung ist der direkte Einfluß von Gesamtblutfluß und peripherem Widerstand auf die Hämotachygramme, was bei vorgeschalteter Stenose falsch-normale Kurvenformen vortäuschen kann. In der Praxis trifft dies v. a. bei proximalen Stenosen der Beckenstrombahn zu. Distal finden sich, obwohl diese Stenosen bereits hämodynamisch wirksam sind, bei Ruhedurchblutung normale Hämotachygramme.

Quantitative Stenosegraduierungen mit differenzierter Auswertung des Hämotachygramms (z. B. Spitzengeschwindigkeit, Pulswellenanstieg, -laufzeit) werden kontrovers diskutiert. Hier spielen die nicht ausreichenden Standardisierungsmöglichkeiten und damit die Erfahrung des Untersuchers eine große Rolle. Das normale Hämotachygramm zeigt eine 3phasige Kurve mit schmaler systolischer Schulter.

Stadieneinteilung Hämotachygramm

- Dip-Verlust,
- Verbreiterung der systolischen Flußanteile,
- diastolischer Fluß.

Ein pathologisches Hämotachygramm zeigt verbreiterte systolische Flußanteile sowie einen diastolischen Vorwärtsfluß.

Die Kombination der Dopplertechnik mit hochauflösenden B-Mode-Schallköpfen erlaubt zusätzlich eine differenzierte Erfassung morphologischer Veränderungen der Wand- und Umgebungsstrukturen einzelner Arteriensegmente, dabei wird die Eindringtiefe von Schallkopffrequenz bestimmt.

Beurteilt werden die Struktur und das Ausmaß von Wandveränderungen und stenosierenden Prozessen. Gleichzeitig wird mit einer integrierten Dopplersonde die Flußcharakteristik des bewegten Blutes bestimmt.

Vorteil der Duplexsonographie ist die Einsicht in nicht durchströmte Gefäßbereiche sowie die Möglichkeit zur Querschnitts- und Umgebungsuntersuchung (auch Kollateralen oder Bypässe können beurteilt werden). Als wesentliches Problem besteht eine Abhängigkeit der Qualität des Untersuchers von der Erfahrung sowie nicht ausreichend standardisierte Dokumentationsmöglichkeiten.

Fehlermöglichkeiten bei der Duplexsonographie

- Keine vorangegangene Ruheperiode.
- Kardiale Erkrankungen mit Auswirkung auf die Hämodynamik (schlechte LV-Funktion, Rhythmusstörungen).
- Schlechte Schallkopplung (blasenfreies Gel!).
- Nicht optimaler Beschallungswinkel, schlechtes Schallfenster.
- Überlagerungen (Bypass, Venen, Verzweigungen).
- Ödem, Hämatom, Adipositas, zu stark aufgesetzte Sonde.
- Falsche Beurteilung der dargestellten Strukturen wegen gleicher Echogenität (z. B. Thrombus/weiche Plaques/Blut).
- Mediasklerose, Vaskulitis.
- Artifizielle Farbumschläge oder zu geringe Intensität beim farbkodierten Duplex.

Angiographie

Die digitale Technik der Angiographie mit Substraktionsverfahren ermöglicht eine genaue Beurteilung der peripheren Arterien bei reduzierter Kontrastmittelapplikation. Dabei hat sich erwiesen, daß die venöse Bolusapplikation keine ausreichende Kontrastierung arterieller Strombahnen erlaubt. Somit muß eine arterielle Punktion mit höherem Komplikationsrisiko (Blutungen, Gefäßläsionen) erfolgen. Weitere mögliche Nebenwirkungen sind allergische Reaktion auf das Kontrastmittel. Außerdem kann es durch die drahtgestützten Kathetertechniken zur Embolie (Cholesterin) kommen. Die Jodexposition muß v. a. in Jodmangelgebieten mit hoher Prävalenz von Strumen berücksichtigt werden.

Indikation zur Angiographie

- Stadium III und IV,
- Stadium II zur Interventionsplanung,
- Verdacht auf Embolie, Verdacht auf Vaskulitis.

CT/NMR

Diese Schnitt bildverfahren bieten die Möglichkeit der genauen Beurteilung der Umgebungsstrukturen und sind in der Routine wichtig bei der Darstellung der Aorta und der großen Arterien der Beckenstrombahn.

20.1.2
Akuter Verschluß der Extremitätenarterien

Beim akuten Extremitätenarterienverschluß handelt es sich um die akut auftretende, komplette Verlegung eines arteriellen Transportgefäßes. Je nach Lokalisation und vorbestehender Kollateralisation reicht das Spektrum des klinischen Korrelates vom völlig stumm verlaufenden Verschluß bis zum akuten Ischämiesyndrom mit unmittelbarer Bedrohung der betroffenen Extremitätenabschnitte.

Die Mehrzahl der akuten Extremitätenarterienverschlüsse ist embolisch bedingt; nicht selten besteht ein Mischbild zwischen Embolie und Thrombose. Emboliequelle ist bei ca. 80–90 % der Patienten das Herz (Vitien, Vorhofflimmern, Herzwandaneurysma, Dilatation von linkem Ventrikel und Vorhof); in ca. 10 % der Fälle kommen andere Ursachen in Betracht (Aneurysma dissecans, Trauma, Vasospasmus, Kompression von außen). Seltenere Emboliequellen sind Aneurysmata, arteriosklerotischen Veränderungen oder Engpaßsyndrome der vorgeschalteten großen Arterien. Zu denken ist ferner an gekreuzte Embolien, Tumor-, Fremdkörper- und Fettembolien.

Im typischen Falle läßt sich die Diagnose recht zuverlässig aus Anamnese und körperlichem Befund stellen (Schmerz, Blässe, Pulslosigkeit). Dennoch ist weiterführende apparative Diagnostik nicht nur zur differentialdiagnostischen Abklärung bei weniger typischen Fällen erforderlich, sondern sie ist im Regelfall zur optimalen Therapieplanung bei jedem Patienten angezeigt.

20.1.2.1
Anamnese

Der Patient berichtet von einem akut einsetzenden, heftigen Ruheschmerz einer Extremität. Bei fehlender Kollateralisierung ist er besonders heftig, bei vorbestehender Kollateralisierung häufig milder, oft nur als Mißemp-

findung oder rasch eintretende Claudicatio intermittens oder sogar klinisch völlig stumm. Im Laufe der folgenden Stunden kommt es nicht selten zur Besserung, im günstigen Falle als Ausdruck rasch eintretender Kollateralisierung, im ungünstigen Falle als Folge einer Hypästhesie bis Anästhesie bei schwerster Ischämie.

Vorbestehende Klaudikationsbeschwerden können auf eine dem akuten Verschluß zugrundeliegende periphere arterielle Verschlußkrankheit hinweisen, Herzerkrankungen auf eine Emboliequelle.

20.1.2.2
Befund

Marmorierung sowie Pulslosigkeit oder Pulsabschwächung distal des Verschlusses treten sofort auf, Kälte im Vergleich zur Gegenseite je nach Außentemperatur und Lagerung der Extremität häufig erst mit Verzögerung. Lokale Entzündungszeichen (z. B. bei Infektion) können diese Symptomatik markieren. Fehlende oder reduzierte Venenfüllung (Prüfung in Horizontallagerung und mit eleviertem Bein!) spiegeln den Schweregrad der Ischämie wider.

Bei hohem Verschluß im Bereich der Aortengabel sind Querschnittssyndrome möglich (Beteiligung der Lumbalarterien). Neurologische Symptomatik (Lähmung und Sensibilitätsverlust) sind Hinweis auf schwerste Ischämie mit unmittelbar drohendem Extremitätenverlust und sofortigem Handlungsbedarf.

20.1.2.3
Apparative Methoden

Angiographie. Doppler-Duplexsonographie kommen zum Einsatz, wenn die klinische Dringlichkeit es zuläßt.

Differentialdiagnostik zur Ursachenabklärung

- *Suche nach Emboliequelle:*
  Echokardiographie, EKG/Langzeit-EKG, Thoraxröntgen, Sonographie Abdomen/Computertomographie/MR-Tomographie.
- *Bei akutem Poplitealarterienverschluß:*
  Sonographie zum Ausschluß eines thrombosierten Aneurysmas.
- *Bei Verdacht auf Aneurysma dissecans:*
  Thoraxröntgen, transösophageale Echokardiographie, Computertomographie, MR-Tomographie.

Beschwerdebild und klinischer Befund lassen in aller Regel die Diagnose zuverlässig stellen und differentialdiagnostisch von anderen Erkrankungen mit dem Leitsymptom Extremitätenschmerz abgrenzen. Auswahl und Ausmaß der apparativen Untersuchungen richten sich daher in erster Linie nach Behandlungsdringlichkeit und Behandlungsart, in zweiter Linie dienen sie der differentialdiagnostischen Abklärung der Ätiologie.

Wird eine Gefäßrekonstruktion angestrebt, so ist in der Regel für die optimale Therapieplanung eine notfallmäßig durchgeführte Angiographie angezeigt. Wird eine systemische Lyse in betracht gezogen, so sollte die Angiographie ausnahmsweise transvenös erfolgen. Kommt eine lokale Lyse in Frage, so sollte der arteriell liegende Angiographiekatheter bis zur endgültigen Therapieentscheidung belassen werden, um die Punktionsstelle während der nachfolgenden Lyse abzudichten. Auch für die Nachbehandlung ist die Differentialdiagnose Embolie vs. Thrombose am wesentlichsten (Sanierung einer Emboliequelle, Langzeitantikoagulation). Nicht immer läßt sich eine eindeutige Klärung herbeiführen.

Für eine Embolie sprechen:
- jungendliches Alter bzw. Fehlen einer arteriellen Verschlußkrankheit,
- Vorhofflimmern, Vitien, Herzwandaneurysma, reduzierte linksventrikuläre Funktion,
- vorgeschaltetes arterielles Aneurysma.

Für einen nichtembolischen Verschluß sprechen:
- Fehlen obiger Kriterien,
- vorbestehende arterielle Verschlußkrankheit,
- vorangegangenes lokales Trauma,
- vorbestehende dilatative Arteriopathie an der Verschlußstelle.

20.1.3
Andere Arteriopathien

20.1.3.1
Vaskulitiden

Siehe Kap. 26 „Nephrologie und Hypertonie" und Kap. 27 „Rheumatologie".

20.1.3.2
Thrombangiitis obliterans (M. Bürger)

Die Thrombangiitis obliterans (TAO) ist eine nicht arteriosklerotische Angiitis der kleinen und mittelgroßen Arterien und Venen, die zu einer sekundären Thrombosierung des Gefäßlumens führt. Die Ätiologie ist nicht geklärt. Die betroffenen Patienten sind fast ausnahmslos Raucher.

Klinik und Diagnostik
Die Diagnose der TAO ist eine klinische Diagnose. Das Manifestationsalter der TAO liegt in den meisten Fällen vor dem 40. Lebensjahr. Typischerweise klagen die Patienten über Kältegefühl, Parästhesien, schmerzhafte periphere Durchblutungsstörungen der Füße und/oder der Hände. Häufig stellen sich die Betroffenen bereits mit akralen Nekrosen vor. Die Amputationsrate ist immer noch hoch.

Diagnostische Kriterien der Thrombangiitis obliterans

- Raucher,
- Alter unter 50 Jahre,
- periphere Verschlußlokalisation (distal Knie und Ellbogen),
- begleitende Thrombophlebitis,
- Beteiligung der oberen Extremität,
- chrakteristische angiographische Befunde.
  Angiographische Untersuchungen können den klinischen Verdacht auf das Vorliegen einer Thrombangiitis obliterans untermauern (u. a. segmentale Verschlüsse peripherer Lokalisation, korkenzieherartige Kollateralen).

20.1.3.3
Vasospastische Erkrankungen (M. Raynaud)

Unterschiedliche akrale Zirkulationsstörungen zeigt Tabelle 20-3.

Tabelle 20-3. Differentialdiagnose akraler Zirkulationsstörungen

Parameter	Raynaud-Symptom	Akrozyanose	Erythromelalgie
Alter und Geschlecht	Mädchen und junge Frauen in 70–80% der Fälle	Mädchen und junge Frauen in 90% der Fälle	Kein Geschlechtsunterschied, meistens Erwachsene
Auslösung und Dauer der Symptome	Abkühlung, psychische Erregung, anfallsweise, Minuten bis Stunden	Abkühlung (Emotion) permanent	Wärme, Arbeit, anfallsweise
Lokalisationen	Symmetrisch, überwiegend 2.-5. Finger, selten Zehen, Kinn, Nase und Ohren	Streng symmetrisch, Hände und Füße, selten Ohren, Nase, Gesäß	Nicht streng symmetrisch, Fußsohlen, selten Handflächen
Farbveränderung	Blässe, Zyanose, Rötung Zyanose wegdrückbar	Rötlichblau bis dunkelzyanotisch, diffus, Irisblendenphänomen	Rötung
Hauttemperatur	Erniedrigt	Erniedrigt	Erhöht
Beschwerden	Parästhesien bis Schmerzattacken	Keine	Brennende Schmerzen, anfallsweise bis Dauerschmerz
Trophische Störungen	Keine bis Fingerkuppennekrosen	Keine, lokales Ödem möglich	Keine

20.1.4
Aortenaneurysma

Wegen ihrer Rupturgefahr sind Aneurysmen der Bauchaorta kontroll-und therapiebedürftig.

Erst seit Einführung des abdominellen Ultraschalls sind Bauchaortenaneurysmen systematisch untersucht.

Definition
Bei einem abdominellen Aortenaneurysma (AAA) handelt es sich um eine lokalisierte Erweiterung der infrarenalen Aorta um über 50 % des altersentsprechenden Durchschnittes (Obergrenze der normalen Weite 2,2–2,8 cm) mit meist thrombosiertem Wandsaum. Es müssen degenerative, kongenitale, traumatische, inflammatorische und infektiöse Aneurysmata unterschieden werden.

20.1.4.1
Anamnese und klinische Symptomatik

Die weitaus größere Anzahl von AAA ist asymptomatisch und wird durch die Ultraschalluntersuchung oder ein CT zufällig entdeckt. Klinische Zeichen können abdominelle Schmerzen mit Ausstrahlung in den Rücken und in das kleine Becken sein. Weitere klinische Zeichen können Folgen von sekundären Komplikationen sein wie Ischämien durch periphere Embolien, Thrombosen, Fistelbildungen, Penetration in angrenzende Strukturen.

Im Falle einer Ruptur treten heftige Schmerzen und Schocksymptomatik auf.

Der beim symptomatischen AAA auftretende abdominelle Schmerz muß von anderen Krankheitsbildern abgegrenzt werden (Erkrankung von Pankreas, Gallenblase, Leber sowie retroperitoneale und kardiale Erkrankungen). Bauchaortenaneurysmen können über lange Zeit asymptomatisch bleiben. Folgende Symptomatik beklagen die Patienten:
- Völlegefühl im Bauch,
- tastbare Pulsationen durch die Bauchdecke,
- Rückenschmerzen,
- postprandiale Bauchschmerzen bzw.
- Embolien in die periphere Beinstrombahn.

20.1.4.2
Diagnostik

Zur Therapieplanung sind sowohl Computertomographie als auch Angiographie notwendig. Eine orientierende Untersuchung und Größenbestimmung erfolgt sonographisch.

Klinische Untersuchung
Die klinische Untersuchung, die bei jedem Patienten mit arterieller Gefäßerkrankung durchgeführt werden muß, ist die Palpation des Abdomens. Man tastet mit der flachen Hand mit geringem Druck auf der Bauchdecke aufliegend eine arterielle Pulsation bei Bestehen eines AAA. Häufig verursachen Turbulenzen im Bereich des Aneurysmas auch auskultierbare Strömungsgeräusche.

20.1.4.3
Apparative Methoden

Die Diagnostik der Wahl ist die *Sonographie des Abdomens.* Hierbei wird bei nüchternem Patienten die abdominelle Aorta in Längs- und Querschnitt dargestellt. Die Größenangabe erfolgt in längs und Querdurchmesser (evtl. an verschiedenen Positionen). Sie ermöglicht eine Aussage zu Morphologie, Wandbeschaffenheit, Thrombusanteil und Flußverhältnissen in der Aorta.

Bei älteren Patienten, Hypertonikern, Patienten mit familiärem Auftreten von Aortenaneurysmen, Patienten mit arterieller Verschlußkrankheit, generalisierter Arteriosklerose, Nikotinabusus etc. ist die Durchführung einer Ultraschalluntersuchung als Screeningmethode sinnvoll.

Die *Computertomographie (CT)* des Abdomens muß bei unklarem Ultraschallbefund meist zur Operationsvorbereitung durchgeführt werden. Sie hat den zusätzlichen Vorteil der exakten Darstellung mit einbezogener anatomischer Strukturen in der Nachbarschaft. Gedeckte Ruptur, Dissektion, Wanddicke und Thrombusanteil können hier ebenfalls besser beurteilt werden. In einigen Fällen gelingt der Nachweis inflammatorischer AAA durch eine verstärkte Kontrastmittelaufnahme der verdickten Aortenwand.

Die Durchführung eines *Spiral-CT* bietet die Möglichkeit der zwei-und dreidimensionalen Rekonstruktion mit deutlich verbesserter Detaildarstellung. Gleichzeitig ist bei geringer Schichtdicke eine Beurteilung der visceralen und renalen Arterien möglich, was meist eine zusätzliche Angiographie erübrigt.

Für eine morphologische Zuordnung (AAA-Klassifikation) zur Verfahrenswahl der invasiven Therapie (konventionelle Therapie vs. Stentgraft) ist das Spiral-CT heute die Methode der Wahl.

Wegen der Strahlenbelastung und der Notwendigkeit der Kontrastmittelgabe ist sowohl die Computertomographie als auch das Spiral-CT keine Methode, die als Screeningverfahren angewandt werden soll.

Die *Magnetresonanztomographie (MRT)* stellt eine zusätzliche aussagekräftige Methode dar, in der ohne jodhaltiges Kontrastmittel eine dreidimensionale Darstellung des Aneurysmas und der Flußverhältnisse möglich ist.

Die *intraarterielle digitale Subtraktionsangiographie* wird meist erst präoperativ durchgeführt. Sie ist keine Screeningmethode des Aneurysmas, da thrombosierte Strukturen nicht zur Darstellung kommen.

20.2
Erkrankungen der Venen

20.2.1
Venenthrombose

Die Venenthrombose betrifft am häufigsten die Bein- und Beckenvenen, wesentlich seltener die Arm- und Schultervenen sowie die organbezogenen Venen (Pfortader-, Mesenterialvenen-, Milzvenen-, Lebervenen-, Nierenvenen- und Sinusvenenthrombose). Von großer klinischer Bedeutung ist die Abgrenzung einer Phlebothrombose der intrafaszialen Leitvenen an Beinen und Armen gegenüber der Thrombo- und Varikophlebitis, die definitionsgemäß in den oberflächlichen (extrafaszialen) Venensystemen des ganzen Körpers lokalisiert ist, am häufigsten aber an den unteren Extremitäten.

20.2.1.1
Anamnese

Auch klinisch bedeutsame Thrombosen verursachen häufig keine, geringe oder wenig typische Beschwerden, insbesondere beim *bettlägerigen* Patienten. Beim *gehfähigen* Patienten stehen Schwellung und Berstungsschmerz bzw. ein Spannungsgefühl an Fuß, Wade oder Oberschenkel im Vordergrund. Lungenembolien können ein erster Hinweis auf eine tiefe Venenthrombose sein.

Ein erhöhtes Thromboserisiko besteht nach Operationen und Traumen, bei längerer Bettlägerigkeit, bei Immobilisierung durch lange Bus- und Flugreisen oder Gipsverband, unter der Einwirkung von oralen Antikonzeptiva, in der Schwangerschaft und im Wochenbett sowie bei Tumoren. Auch beim postthrombotischen Syndrom und bei der sekundären Popliteal- und Femoralveneninsuffizienz infolge einer Stammvarikose ist eine erhöhte Thrombosegefahr anzunehmen. Eine familiäre Häufung sowie die Manifestation der Thrombose vor dem 45. Lebensjahr erwecken den Verdacht auf eine angeborene oder erworbene Störung der Blutgerinnung oder des körpereigenen fibrinolytischen Systems, insbesondere bei sonst fehlenden Risikofaktoren.

20.2.1.2
Befund

Ohne apparative Hilfsmittel läßt sich eine Venenthrombose nicht mit der erforderlichen Sicherheit diagnostizieren. Die klinischen Kardinalsymptome treten beim gehfähigen Patienten in folgender Häufigkeit auf: Ödem (88 %), Schmerzen (56 %) und Zyanose (34 %). Die Druck- und Dehnungsschmerzzeichen nach Lowenberg, Pratt, Payr etc. weisen bei ambulanten Patienten eine Sensitivität zwischen 30 und 95 % bei geringer Spezifität auf; an immobilisierten Patienten sinkt die Treffsicherheit unter 30 %.

20.2.1.3
Labordiagnostik

Stellenwert von Aktivierungsmarkern

Es gibt bisher keinen Laborparameter, der den spezifischen Nachweis einer Venenthrombose ermöglicht. Die Bestimmung der D-Dimere (Fibrinspaltprodukte) weist bei Patienten mit symptomatischer Venenthrombose und einen hohen negativen Vorhersagewert bis zu 99 % auf; ein normaler D-Dimerspiegel kann demnach eine Venenthrombose praktisch ausschließen. Deutlich erhöhte D-Dimerwerte sind ebenfalls ein guter Screeningtest für das Vorliegen einer Lungenembolie. Die unterschiedliche Treffsicherheit von kommerziell erhältlichen Testverfahren und variablen Angaben zum „Cut-off-Wert" sind zu berücksichtigen.

20.2.2
Lungenembolie

Venenthrombose und Lungenembolie komplizieren trotz wirksamer Prophylaxemaßnahmen den Krankheitsverlauf gefährdeter Patienten. Beide Krankheitsbilder sind mit klinischen Methoden nicht ausreichend sicher zu diagnostizieren. Auch bildgebende Verfahren zum Thrombose- und/oder Embolienachweis sind mit eingeschränkter Treffsicherheit behaftet, wobei die Erfahrung des Untersuchers eine wichtige Rolle spielt.

Seit der Verfügbarkeit des Spiral-CT und der Weiterentwicklung der Ultraschallverfahren wird die Unzulänglichkeit der primär klinischen Einschätzung einer Lungenembolie erneut deutlich. Insbesondere fällt bei einer Reihe von Patienten auf, daß der rechte Ventrikel bei ausgedehnter Verteilung der Thromben bereits deutlich belastet wird, obwohl die systemische Hämodynamik noch kompensiert ist.

Zum Einsatz dieser neuen, sensitiven bildgebenden Methoden fehlen noch prospektive Daten. Dennoch ist ihre Anwendung zu empfehlen, insbesondere, um bei klinisch unterschätzten Lungenembolien die Überwachung zu intensivieren und eine rasche Rekanalisation zu veranlassen.

Sonographische Verfahren sollten inzwischen zur Routinediagnostik gehören. Dabei geht es nicht um eine differenzierte Bildgebung und Dopplerdiagnostik im Sinne einer Ultraschall-Kardiographie (UKG) oder einer transoesophagealen Echokardiographie (TEE). Ein grober 4-Kammer-Blick ist bereits ausreichend, um die Belastung des rechten Ventrikels zu beurteilen. Gleichzeitig können mit der Kompressionstechnik die Venen im Leisten-/Oberschenkelbereich einfach beurteilt werden.

20.2.2.1
Anamnese und klinische Symptomatik

Prädisponierende Faktoren sind:

- Trauma/operativer Eingriff Becken, unter Extremität,
- Malignom, chroinisch entzündliche Erkrankungen,
- Immobilisation,
- zentralvenöser Katheter,
- Thromboseanamnese/angeborene Thromboseneigung,
- Schwangerschaft/Kontrazeptiva,
- Adipositas.

In Abhängigkeit vom Ausmaß der Verlegung der pulmonalen Strombahn steigen erst der Pulmonalarteriendruck, dann der zentrale Venendruck. Es kommt zum arteriellen Druckabfall und zum kardiogenen Schock.

20.2.2.2
Diagnostik und Therapie

- Diagnostische Sofortmaßnahmen,
- Monitor-EKG (Rhythmuskontrolle),
- arterieller Blutdruck (ZVD),
- bei instabiler Hämodynamik invasive arterielle Blutdruckmessung (Lysetherapie trotzdem möglich!),
- Atemfrequenz, Pulsoxymetrie, Blutgase.

Typische Blutgasbefunde:

- Hypoxämie, inadäquater Anstie bei O_2-Zufuhr,
- zunächst Hypokapnie, dann Hperkapnie bei erhöhtem Atemminutenvolumen.

Bei intubierten Patienten als Hinweis auf deutlich erhöhte Totraumventilation Ventilations-Perfusions-Mißverhältnis mit erhöhter Shuntfraktion:

- akut verschlechtere Lungenfunktion bei unverändertem inspiratorischem Spitzendruck,
- akuter Abfall des endexspiratorischen CO_2,
- erhöhter alveoloarterieller CO_2-Gradient (>5 mmHg).

20.2.2.3
Sonographie

Ein Perikarderguß führt zu vergleichbaren Symptomen und sollte wenn irgend möglich von der Lysetherapie ausgeschlossen werden. Mittels Kompressionssonographie können gleichzwitig auch orientierend die proximalen tiefen Beinvenen untersucht werden, bei positivem Thrombosenachweis erhöht sich die Emboliewahrscheinlichkeit deutlich.

Bei hochakutem Verlauf nicht erforderlich sind:

- weitere bildgebende Verfahren,
- Rechtsherzkatheter (kann, falls vorhanden, für die Druckmessung und lokale Therapie im kleinen Kreislauf verwendet werden).

Verfahren zur Sicherung der Diagnose/ Differentialdiagnose

Je nach lokalen Gegebenheiten und Erfahrungen müssen unterschiedliche Diangosestrategien verwendet werden. Wegen einfacher Beurteilbarkeit und rascher Untersuchungszeit werden zunehmend Schnittbildverfahren (v. a. Spiral-CTR) eingesetzt. Die in vielen Algorthmen beinhalteten szintigraphischen Verfahren sind nur selten verfügbar und unspezifisch.

20.2.2.4
Laborparameter

Wegen der niedrigen Spezifität haben laborchemische Thrombosemarker wie Fibrinspaltprodukt D-Dimer in der Lungenemboliediagnostik bei Patienten nach Trauma, Operation oder anderen Vorerkrankungen keinen Stellenwert. Grundsätzlich gilt aber, daß D-Dimerwerte im Normbereich eine hohe Sicherheit im Ausschluß thromboembolischer Erkrankungen bieten (Sensitivität praktisch 100%).

20.2.2.5
Echokardiographie

Echokardiographisch kann die Rechtsherzbelastung graduiert werden. Meist nur in transösophagealer Technik läßt sich Thrombenmateriel intrakardial und in den Hauptstämmen der Pulmonalarterien darstellen. Wichtig ist auch die Diagnosesicherung bzw. der Ausschluß bei Verdacht auf offenes Foramen ovale. Hierbei kann es bei Embolien aus großen Venen, begünstigt durch den aktuten Druckanstieg im kleinen Kreislauf, zu gekreuzten arteriellen Embolien kommen.

20.2.2.6
Angiographie

Die Angiographie (ggf. DSA-Technik) gilt noch als „golden standard" in der Diagnosesicherung. Sofern keine aussagefähige andere Bildgebung vorliegt, sollte sie bei der Gefahr kritischer Blutungen und vor operativer Embolektomie durchgeführt werden. Interventionelle Maßnahmen können mit der Angiographie kombiniert werden und finden je nach lokalen Gegebenheiten Anwendung (Fragmentierung, Absaugen, lokale Lyse.)

Das Diagnoseschema Lungenembolie zeigt Übersicht 20-1.

Übersicht 20-1. Diagnoseschema Lungenembolie

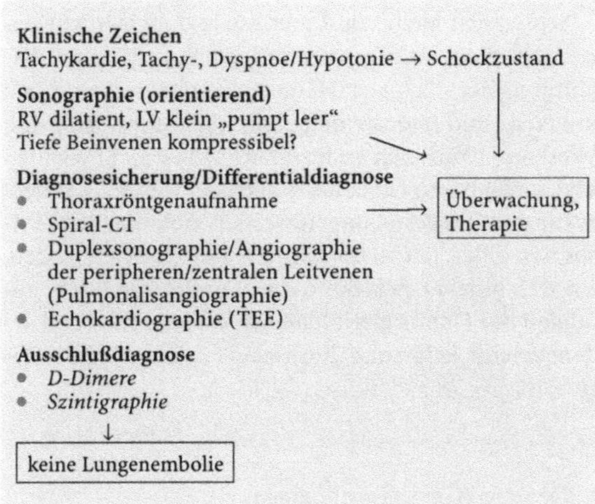

20.2.3
Varikosis/Chronische venöse Insuffizienz

Varizen sind krankhafte, irreversible Erweiterungen epifaszialer Hautvenen und Perforansvenen infolge degenerativer Veränderungen der Venenwand mit Bevorzugung der Tunica media und des kollagenen Fasergerüstes. Als primäre Varikose bezeichnet man Varizen, die konstitutionell bedingt und ohne nachweisbare Ursache entstanden sind. Sie ist die wichtigste Erkrankung der oberflächlichen Venen. Die klinische Bedeutung liegt darin, daß im Zuge der Varikose Insuffizienzen auftreten, die zur chronischen venösen Insuffizienz führen können. Pathogenetisch liegt eine Zunahme lysosomaler Enzymaktivitäten in der Venenwand vor, so daß strukturelle Defizite der Faser- und Skleroproteine die Folge sind.

Abzugrenzen von der primären Varikose sind v. a. die sekundäre Varikose im Rahmen eines postthrombotischen Syndroms oder bei primärer Klappeninsuffizienz tiefer Leitvenen (Klappenagenesie) sowie sogenannte atypische Varizen im Rahmen komplexer Angiodysplasien und bei arterio-venösen Fisteln.

Folgende Formen der Varikose werden unterschieden, wobei Mischform an häufig sind:

- Stammvarikose (V. saphena magna, V. saphena parva),
- Seitenastvarikose,
- Varikose der Perforansvenen,
- retikuläre Varikose,
- Besenreiservarikose.

20.2.3.1
Diagnostik

Klinische Untersuchung
Eine Varikose des oberflächlichen Venensystems ist in stehender Position in aller Regel erkennbar. Auch die Unterscheidung zwischen den oben genannten Formen der Varikose kann allein durch die körperliche Untersuchung getroffen werden. Perforansinsuffizienzen geben sich häufig durch sog. Faszienlücken erkennbar, die mit der Fingerkuppe gut palpiert werden können. Zeichen der chronischen venösen Insuffizienz als Folge des dauerhaft gestörten venösen Rüßckflusses sind am liegenden Patienten besonders gut sichtbar und sind ebenfalls rein klinisch korrekt erfaßbar (Ödem, Atrophie, Hyperpigmentation, Corona phlebectatica, Ulkus).

Klinische Funktionstests
Die früher verwendeten Funktionstests (Trendelenburg, Perthes, Schwartz, Pratt und Linton) spielen angesichts der zuverlässigen nichtinvasiven signal- und bildgebenden apparativen Untersuchungsverfahren nur noch eine untergeordnete Rolle.

20.2.3.2
Doppler-, Duplexsonographie

Mit Hilfe der CW-Dopplersonographie und der Duplexsonographie bzw. der Farb-Duplexsonographie ist es möglich, Klappeninsuffizienzen sowohl des oberflächlichen als auch tiefen Venensystems zu orten. Dabei genügt die einfache Dopplersonographie in der Regel zur orientierenden Diagnostik; vor invasiver Sanierung einer hämodynamisch bedeutsamen Varikose ist zur präziseren Zuordnung der Flußphänomene in der Regel aber eine Duplex- bzw. Farb-Duplexsonographie (oder eine aszendierende Preßphlebographie) erforderlich. Dabei werden insbesondere Insuffizienzpunkte gesucht (z. B. proximaler Insuffizienzpunkt in der Mündungsregion von V. saphena magna und prava, Perforansinsuffizienzen).

20.3
Erkrankungen der Lymphgefäße
20.3.1
Ursachen

- Ursachen für ein primäres Lymphödem:
  - Hypo-/Aplasie der Lymphgefäße: häufiger bei Frauen und im jungen Alter, allmählicher Beginn, aszendierendes Ödem
  - Hypoplasie/Fibrose der Lymphknoten.
- Ursachen sekundär:
  - Trauma, postoperativ,

– Tumoren, Strahlenschäden,
– Entzündungen/Infektionen (in der Regel deszendierende Ausbreitung).

20.3.2
Befund

Stadium I: teigige Schwellung, revesibel,
Stadium II: irreversibles Ödem, kaum eindrückbar.
Stadium III: Elephantiasis.

20.3.3
Bildgebende Verfahren

Darstellung der Lymphgefäße: angiographisch oder szintigraphisch.

20.4
Hämostaseologie

20.4.1
Diagnostik der normalen Hämostase

Obwohl seit Jahren in prospektiven Studien die Wertigkeit der Globaltests des plasmatischen Gerinnungssystems in Frage gestellt wird, verlassen nur wenige Patienten die Klinik, ohne daß Thromboplastinzeit (Quick-Wert) und PTT gemessen sind. Forensische Aspekte mögen hier neben nicht hinterfragten Routineabläufen eine Rolle spielen. Zu Recht werden von Seite der operativen Fächer und der Anästhesie Methoden und stufendiagnostische Maßnahmen mit besserer Prädiktivität gefordert.

In mehreren Studien zeigte sich eine schlechte Identifizierung blutungsgefährdeter Patienten mit den plasmatischen Gerinnungsglobaltests. Andererseits hatten Patienten, die perioperativ Blutungskomplikationen aufwiesen, normwertige Ergebnisse. Relevanter erwiesen sich in diesen Untersuchungen die systematische Erfassung der Komorbidität (hier insbesondere Leber- und Nierenerkrankungen) und Medikamentenanamnese.

Keineswegs gesichert ist derzeit allerdings die Überlegenheit standardisierter klinischer Untersuchungen und Anamnesen, insbesondere wenn keine Studienbedingungen vorliegen. Auch In-vitro-Methoden zur Messung der zellulären Hämostase sind bis jetzt unter Routinebedingungen nicht prospektiv evaluiert. Ebenso haben sich die in vivo-Blutungszeiten wegen der schlechten Sensitivität und Reproduzierbarkeit nur in Speziallabors/und -ambulanzen etablieren lassen. Mit neuen In-vitro-Methoden sind hier Fortschritte absehbar, vorausgesetzt, die präanalytischen Anforderungen werden konsequent eingehalten.

Dabei müssen gezielte Fragen für klinisch und/oder anamnestisch ausgewählte Patienten gestellt werden,

die Sensitivität und Spezifität der verwendeten Testsysteme berücksichtigen.

Schließlich bleibt an dieser Stelle darauf hinzuweisen, daß die komplexen Anforderungen zwischen Bestätigung der normalen Hämostase vor Interventionen einerseits und intensivmedizinischem Monitoring von Akutkomplikationen andererseits sicher nicht von den jetzt verfügbaren Globaltests geleistet werden können. Bestimmte Fragestellungen werden sich nur mit optimierten oder neuen Konzepten beantworten lassen. Ein wesentlicher Befund in der Einschätzung von Störungen der Hämostase bleibt die konsequente und systematische Erfassung klinischer Zeichen und anamnestischer Angaben.

20.4.2
Angeborene Hämostasestörungen

Siehe Tabelle 20-4.

Tabelle 20-4. Häufigkeit von Hämostasestörungen nach Gendefekten

Mehr als	1/100	Faktor-V-Leiden-/Prothrombinmutation
Etwa	1/1000	v.-Willebrand-Jürgens-Faktor[a]
Etwa	1/10000	Hämophilie, Protein S[a], Protein C[a]
Weniger als	1/10000	Antithrombin[a], Fibrinolysefaktoren u. a.[a]

[a] Erniedrigung oder Dysfunktion.

Die familiäre Häufung ist sowohl bei Blutungs- als auch bei Thromboseerkrankungen bekannt Die Fortschritte der Molekularbiologie haben hier zur Identifikation vieler Gendefekte geführt. Auffällig ist die Heterogenität der genetischen Störungen. Bei Bluter- aber auch bei Thrombophiliefamilien mit Inhibitordefekten sind von Familie zu Familie unterschiedliche Gendefekte zu finden. Die Heterogenität des Genotyps spiegelt sich auch in der klinischen Ausprägung wider.

Die in Tabelle 20-4 angegebenen Prävalenzdaten für angeborene Defekte von Gerinnungsfaktoren und -inhibitoren sind nur als grobe Schätzungen zu verstehen, da die zugrunde liegenden Erhebungen meist nicht mit exakten populationsgenetischen Methoden durchgeführt wurden.

Raritäten sind angeborene Thrombozytopathien wie M. Glanzmann, „storage pool disease" o. ä.

Eine besondere Situation stellte sich bei den beiden häufigen angeborenen Thrombophilierisikofaktoren heraus (Übersicht 20-2). Sowohl die Faktor-V-Leiden- als auch die Prothrombinmutation finden sich bei den betroffenen Merkmalträgern als identische Punktmutation. Mehr als 5% der Bevölkerung in Mitteleuropa sind Träger einer dieser Mutationen. Die hohe Prävalenz ist Grundlage für prospektive Untersuchungen mit ausreichenden Fallzahlen, deren Resultate dann in die

Übersicht 20-2. Stufendiagnostik Thrombophilie

Ia. Häufige Defekte/eindeutiger Laborbefund:
- Faktor-V-1691-Mutation (Typ Leiden)
- Prothrombin-20210-Mutation
- Antithrombin
  - Angeborene Defekte sind sehr selten.
  - Häufige Indikation zur Laborbestimmung:
    Kofaktor für Heparintherapie, Monitoring in der Akutphase,
    Kontrolle der Substitution bei Leber-/Nierenerkrankungen und DIC

Ib. Häufige Defekte/heterogene laborchemische und klinische Konstellation/methodische Probleme:
- Lupusantikoagulans
  - Cardiolipinantikörper? Autoimmunerkrankung?
- Homocysteinerhöhung
  - Risikomarker im arteriellen und venösen System, einfache Therapiemöglichkeit,
  - Probleme mit Methodik/Normalbereich, Bestimmung nach Methioninbelastung?

II. Seltene Defekte/Genotyp und Phänotyp heterogen:
- Protein C
- Protein S
  - Labormethodische Probleme der Diagnosesicherung, Plasmaspiegel des freien Proteins S abhängig von der Konzentration des Bindungsproteins (C4 BP), Protein S erniedrigt durch Pille/Schwangerschaft

III. Häufige Defekte/prädiktive Wertigkeit nicht gesichert/Akute-Phase-Protein (durch * gekennzeichnet):
- Fibrinogenerhöhung*
- Faktor-VIII-Erhöhung*
- Faktor-XII-Mangel
- Stimulierbarkeit der Fibrinolyse (tPA, PAI I*)

IV. Raritäten/Genotyp und Phäotyp heterogen/methodische Unsicherheiten:
- Heparinkofaktor II
- Plasminogen-/Antiplasmindefekte
- Dysfibrinogen
  - Polymerisationsstörung, oft ohne klinische Bedeutung,
  - selten Thromboseneigung, Rarität Blutungsneigung

individuelle Beratung eingebracht werden können. Beide Defekte sind auch deshalb bemerkenswert, weil die veränderten Proteine keine verminderte, sondern eine verstärkte Funktion zeigen (verminderter Abbau des veränderten Faktors V durch Protein C/erhöhte Prothrombinspiegel bei Mutationsträgern).

20.4.3
Stufendiagnostik Thrombophilie

Bei der laborchemischen Abklärung einer Thrombophilie muß grundsätzlich unterschieden werden zwischen einer momentanen intravasalen Gerinnungsaktivierung und einer andauernd erhöhten Thrombosebereitschaft bedingt durch angeborene oder erworbene Proteindefekte im Gerinnungs- oder Fibrinolysesystem. Der akute Aktivierungszustand des Hämostasesystems kann durch die Messung von Aktivierungspeptiden, Enzym-Inhibitor-Komplexen und Fibrino-

gen-bzw. Fibrinabbauprodukten im Plasma bestimmt werden. Von praktischer Bedeutung sind die Fibrinspaltprodukte (D-Dimere).

Stabil im Plasma vorliegende Gerinnungs- und Fibrinolysefaktoren sowie ihre spezifischen physiologischen Inhibitoren können mit funktionellen und immunologischen Techniken nachgewiesen werden. Damit läßt sich eine dauernd bestehende Thromboseneigung biochemisch charakterisieren. Darüber hinaus sind mittlerweile genetische Veränderungen bekannt, die zu einer Hyperkoagulabilität führen. Sie können mit der molekularbiologischen Methode schnell und eindeutig nachgewiesen werden. Diese sind als Routinemethoden verfügbar, da es sich bei allen Betroffenen um die identische Punktmutation handelt.

Einflüsse auf die Bestimmungsmethoden, Abnahmebedingungen

Bei der Beurteilung eines Protein-S-Mangels ist zu berücksichtigen, daß sowohl die Konzentration als auch die Aktivität bei Frauen prinzipiell niedriger ist als bei Männern und durch die Einnahme oraler Kontrazeptiva sowie während der Schwangerschaft in den pathologischenBereich sinken. Da es sich beim Protein S wie beim Protein C um Vitamin-K-abhängige Gerinnungsinhibitoren handelt, ist die Beurteilung unter Einnahme oraler Antikoagulanzien nur eingeschränkt möglich.

Insgesamt ist für die proteinchemischen Methoden eine Diagnostik unter optimalen Bedingungen anzustreben, so daß ein Befund ausreicht.

Lupusantikoagulans

Hierbei handelt es sich um eine sehr heterogene Gruppe von Antikörpern, die gegen Phospholipide gerichtet und gerinnungsphysiologisch wirksam sind. Daher stören sie einerseits v. a. PTT-basierende Tests, andererseits erfolgt ihr Nachweis mit funktionellen Gerinnungsmethoden, die in Anwesenheit von Phopholipiden durchgeführt werden.

Daher ist der Nachweis von Lupusantikörpern unter PTT wirksamer Heparinisierung nur eingeschränkt möglich. Mittels Plasmatauschversuch können Lupusantikörper von Faktorenmängeln differenziert werden. Häufig gibt es – wie für immunserologische Parameter bekannt – keine unmittelbare Korrelation zwischen Laborbefund und klinischer Symptomatik. Insgesamt ist die klinische Ausprägung der Lupus- Antikoagulanzien sehr heterogen; meist keine klinische Gerinnungsymptomatik, es kann in einigen Fällen eine erhöhte Thrombosebereitschaft, selten eine erhöhte Blutungsneigung vorliegen.

20.4.4
Stufendiagnostik Blutungsneigung

Spontane Blutungskomplikationen sind selten. Auslösend ist meist eine lokale Schädigung z. B. durch Trauma oder iatrogene Läsionen. Insofern manifestieren sich klinisch relevante Hämostasedefekte häufig bei interventionellen und operativen Eingriffen.

Grundsätzlich muß zu den beiden Globaltests TPZ und PTT (s. Teil A, Kap. 2, Abschn. 2.7.1) angemerkt werden, daß erst deutliche Erniedrigungen von Einzelfaktoren (etwa unter 20 % der Norm) sicher erfaßt werden können. Dies ist aus klinischer Sicht auch der Bereich der erforderlichen Mindestaktivitäten (s. Tabelle 20-5).

Tabelle 20-5. Labordiagnostik der Blutungsneigung

Stufendiagnostik	Fragestellung
I	
Blutbild	Thrombozytenzahl, chronischer/ akuter Blutverlust
Gerinnungsglobaltests (PTT, TPZ)	Suchtest, Organdiagnostik, Therapiemonitoring
Laborparameter der Leber-, Nierenfunktion	Erkrankungen mit Auswirkung auf das Hämostasesystem
II	
Blutungszeit	In-vivo-Testung der primären Hämostase
Platelet Function Analyser (PFA)	Fokussierung auf die Funktionalität der Thrombozyten unter hohen Scherkräften (ASS, v.-Willebrand-Jürgens-Syndrom)
Einzelfaktoren (immunologische und funktionelle proteinchemische Methoden)	Bestätigung eines Defekts eines Enzyms, Kofaktors oder Inhibitors

Eine spezifische Diagnostik von Einzelfaktoren oder eine differenzierte Beurteilung der Thrombozytenfunktion kann in der Regel nur unter elektiven Bedingungen erfolgen (d. h. keine Medikamenteneinflüsse, keine akuten Entzündungszustände). Tests der Stufe II sollten nur bei gezielten Fragestellungen durchgeführt werden. Letztere ergeben sich in der Regel aus der Anamnese und dem akuten klinischen Bild.

20.4.4.1
Spezielle Diagnostik – hämorrhagische Diathesen

Zu den Globaltests der primären Hämostase gehören in vivo Blutungszeit (z. B. nach Marx) sowie die in vitro Blutungszeit mittels Platelet Function Analyzer PFA, der sich derzeit noch in klinischer Evaluation befindet. Störungen der Blutgerinnung können sich in Abhängigkeit vom Ausmaß der Funktionseinschränkung in einer pathologischen Thromboplastinzeit TPZ (Quick-

Wert) oder einer verlängerten partiellen Thromboplastinzeit PTT äußern. Der Faktor XIII kann mittels Globaltests nicht erfaßt werden.

Die Thrombinzeit bzw. Tests mit thrombinähnlichen Proteasen (Schlangenthrombine) dienen der Erfassung der Fibrinbildung bzw. von Fibrinpolymerisationsstörungen. Wegen der Thrombinhemmung durch Heparin/ Hirudin werden differentialdiagnostisch Tests mit thrombinähnlichen Enzymen (Reptilase- und Thrombinkoagulasezeit) durchgeführt.

Hämophilie A bzw. Faktor VIII

Faktor VIII ist ein Akute-Phasen-Protein, das vorwiegend in der Leber gebildet wird. Er ist der Kofaktor der Serinprotease Faktor IXa, die im „intrinsic system" der Gerinnung den Faktor X zu Faktor Xa aktiviert. Faktor VIII wird durch Thrombin aktiviert und durch Protein Ca inaktiviert.

Die Faktor-VIII-Aktivität ist im Plasma von Patienten mit Hämophilie A vermindert, wobei die Blutungsgefährdung mit dem Ausmaß der Aktivitätsminderung korreliert. Daraus leiten sich verschiedene Schweregrade ab:

Schweregrad	Restaktivität *Faktor VIII*
Hämophilie A gravis	$<1\%$
Mittelschwere Hämophilie A	1 bis $<5\%$
Milde Hämophilie A	$>5\%$ bis $<15\%$
Subhämophilie A	$>15–50\%$

Die Patienten mit einer Hämophilie A gravis haben eine Neigung zu spontanen Blutungen vor allem in Knie-, Ellbogen- und Sprunggelenken. Bei der mittelschweren Hämophilie A ist die Blutungsbereitschaft weniger ausgeprägt. Gelenksblutungen treten nur selten auf. Bei der milden Hämophilie A und der Subhämophilie A treten Blutungsneigungen meist nur bei schweren Verletzungen oder operativen Eingriffen auf.

Hämophilie B bzw. Faktor IX

Faktor IX ist das Proenzym der Serinprotease Faktor IXa, die in Gegenwart des Kofaktors VIII den Faktor X aktiviert. Der Faktor IX wird in der Leberzelle gebildet. Er gehört zum Prothrombinkomplex und benötigt somit zu seiner Synthese Vitamin K. Die Faktor-IX-Aktivität ist im Plasma von Patienten mit Hämophilie B vermindert. Die Einteilung der Schweregrade und damit des Blutungsrisikos entspricht derjenigen der Hämophilie A.

Schweregrad	Restaktivität *Faktor IX*
Hämophilie B gravis	$<1\%$
Mittelschwere Hämophilie B	1 bis $<5\%$
Milde Hämophilie B	$>5\%$ bis $<15\%$
Subhämophilie B	$>15–50\%$

Tabelle 20-6. Plasmatische Koagulopathien

Krankheit	Erforderliche Restaktivität	Erbgang	Thrombo-plastinzeit	PTT	Blutungszeit
Hamophilie A	15%	X-chromosomal	Normal	Verlängert	Normal
Hämophilie B	15%	X-chromosomal	Normal	Verlängert	Normal
v.-Willebrand-Jürgens-Syndrom	20%	Autosomal	Normal	Normal, evtl. verlängert	Verlängert
Fibrinogenmangel	50 mg/dl	Autosomal	Verlängert	Verlängert	Verlängert
Prothrombin-mangel	20%	Autosomal	Verlängert	Normal bis verlängert	Normal
F X-Mangel	20%	Autosomal	Verlängert	Normal bis verlängert	Normal
Faktor-VII-Mangel	20%	Autosomal	Verlängert	Normal	Normal
Faktor-V-Mangel	20%	Autosomal	Verlängert	Normal	Normal
F XI-Mangel	20%	Autosomal	Normal	Normal bis verlängert	Normal
Faktor-XIII-Mangel	5%	Autosomal	Normal	Normal	Normal
F XII-Mangel	–	Autosomal	Normal	Stark verlängert	Normal

Konduktorin für Hämophilie A

Konduktorinnen für eine Hämophilie A zeigen eine normale bis grenzwertig verlängerte PTT. Ebenso kann der Faktor VIII normal bis deutlich erniedrigt gemessen werden. Problematisch ist der gerinnungsphysiologische Nachweis einer Konduktorin für Hämophilie A während der Schwangerschaft. Hier ist in der Regel wohl als Folge der hormonellen Umstellung der Faktor-VIII-Spiegel (und damit die PTT) normalisiert. Trotzdem kann es zu einer inadäquaten Blutung peripartal kommen.

Konduktorin für Hämophilie B

Konduktorinnen für eine Hämophilie B zeigen ebenfalls eine normale bis grenzwertig verlängerte PTT. Ebenso kann der Faktor IX normal bis deutlich erniedrigt gemessen werden.

Im Gegensatz zur Konduktorin für Hämophilie A normalisiert sich der Faktor IX bei der Konduktorin für die Hämophilie B während der Schwangerschaft nicht. Daher kann hier eine gerinnungsphysiologische Untersuchung häufiger hilfreich sein.

Konduktorinnen, allgemein

Eine blutungsprophylaktische Therapie ist nur in Ausnahmefällen (Faktor-Restaktivität <5%) bei Konduktorinnen indiziert. Keinesfalls darf sich eine Konduktorinnendiagnostik allein auf die gerinnungsphysiologische Untersuchung stützen, wenn von seiten der Frau eine Interuptio bei medizinischer Indikation in Erwartung eines hämophilen Kindes in Erwägung gezogen wird. Eine Gentypanalyse am Faktor-VIII/IX-Lokus muß hier vorgenommen werden und ist auch während der Schwangerschaft möglich. Voraussetzung hierfür ist allerdings das vorhandensein einer Gentypanalyse von einem betroffenen Familienmitglied.

Andere angeborene Koagulopathien

Eine Übersicht über angeborene Koagulopathien zeigt Tabelle 20-6.

20.4.4.2
Erworbene Koagulopathien

Immunkoagulopathien

Bei den erworbenen Irnmunkoagulopathien unterscheidet man zwischen Inhibitoren gegen in der Regel einzelne Gerinnungsfaktoren sowie Immunphänomenen mit komplexer Beeinflußung der Hämostase. Es handelt sich um pathologische, zirkulierende Antikoagulanzien, meist Antikörper die primär, ohne offensichtlich immunisierendes Ereignis oder sekundär nach Antikörperexposition entstehen können.

Hemmkörperhämophilie

Bei ca. 20% aller Hämophilen kommt es zur Ausbildung von niedrig- oder hochtitrigen Antikörpern gegen Faktor VIII/IX. Diese können entsprechend dem Faktor-VIII-Inhibitor behandelt werden.

Erworbener Faktor-VIII-Inhibitor

Vergleichsweise häufig kommt es zu Ausbildung von Faktor-VIII-Inhibitoren (Antikörper), die zu einer Verminderung der Faktor-VIII-Aktivität führen. Post partum, bei Patienten mit zugrundeliegender Autoimmunopathie oder myeloproliferativen Erkrankungen, aber in 50% ohne faßbare Ursache kann es zum Auftreten von Faktor-VIII-Inhibitoren kommen. In der Regel handelt es sich um IgG-Antikörper die spezifisch gegen den Faktor VIII gerichtet sind. Die Aktivität des v.-Willebrand-Faktors bleibt unbeeinflußt. Wie bei der Hämophilie fällt eine PTT-Verlängerung auf. Klinisch treten Suffusionen, Hämatome und spontane gastrointestinale Blutungen auf.

Hämostasestörungen bei Lebererkrankungen

Da die überwiegende Mehrzahl der plasmatischen Hämostasekomponenten hepatisch synthetisiert werden, kommt es bei Lebererkrankungen zu Affektion dieses Systems. Allerdings sinken mit geringer zeitlicher Differenz alle Faktoren langsam ab, also auch die der gerinnungsinhibierenden Systeme (Antithrombin, Protein C und S).

20.4.5
Störungen der Thrombozyten

20.4.5.1
Thrombozytopenie

Siehe Kapitel 2.1 und 2.5.11

20.4.5.2
Thrombozytopathien

Seltene angeborene Defekte

Ausgesprochene Raritäten sind hereditäre Störungen in der Signaltransduktion oder an den Glykoproteinrezeptoren der Thrombozyten. Molekular charakterisiert sind Defekte des GP Iib/IIIa Rezeptors als Ursache der Thrombasthenie Glanzmann und des GP Ib-V-IX Komplexes beim Bernard Soulier Syndrom. Hier besteht in der Regel eine schwere Störung der primären Hämostase mit deutlicher Blutungsneigung. Hinweisend ist eine verlängerte Blutungszeit. Auch Labormethoden, die unter hohen Scheerbedingungen im Vollblut messen (z. B. PFA 100), weisen eine hohe Sensitivität für primäre Hämostasestörungen auf

Willebrand-Jürgens-Syndrom

Bei diesem Krankheitsbild handelt es sich meist nicht um eine primär thrombozytäre Störung, sondern um Defekte des Willebrand Faktors, eines wichtigen Ligan-

den der Thrombozyten zur Vermittlung der Adhäsionen und Aggregation. Ursächlich sind meist heterogene Defekte im Gen für den hochmolekularen Willebrand Faktor (WF). Diese Mutationen können sich in Konzentrationsmessungen (Antigen) und/oder in Funktionsmessungen (Kollagenbindung, Ristocetin-Kofaktor) auswirken. Da der Willebrand Faktor als Trägerprotein für Faktor VIII c dient, wird bei manchen Patienten auch eine eingeschränkte Faktor VIII Aktivität gemessen.

20.4.6
Primäre vaskuläre Störungen

Hereditäre haemorrhagische Teleangiektasie (M. Osler)

Diese Blutungsneigung manifestiert sich in der zweiten oder dritten Lebensdekade. Ursache ist vermutlich ein Defekt der glatten Muskulatur in der dünnen Gefäßwand, der zu einer Unfähigkeit zur Gefäßkontraktion nach Trauma führt.

Ehlers-Danlos-Syndrom

Es kommt bei dieser vererbten Erkrankung (Feldbildung der kollagenen Fasern) zur Cutis hyperelastica. Es besteht eine Neigung zu Hautblutungen.

Erworbene vaskuläre Störungen

Purpura Senilis

Die Ursache ist wohl in der Atrophie des subkutanen Gewebes begründet. Typisch sind Ecchymosen am dorsalen Handrücken.

Skorbut

Durch Vitamin-C-Mangel kommt es zur erheblichen Störung der Kollagensynthese, die zu einer Blutungssymptomatik mündet.

Allergische Purpura (z. B. bei Schönlein-Henoch-Purpura)

Die Schönlein-Henoch-Purpura ist charakterisiert durch die Kombination von akuten rheumatischen Symptomen, gastrointestinalen Symptomen (generalisierte Panenteritis mit hämorrhagischer Schleimhaut) und kutanen Blutungsstigmata als Folge einer allergischen Vaskulitis.

Purpura steroidalis

Durch Steroide wird ganz erheblich die Kollagensynthese beeinflußt. Dadurch kommt es zur Verhärtung der Gefäße und damit zu einer erhöhten Zerbrechlichkeit unter einer atropischen Haut.

Tabelle 20-7. Klassifizierung des Willebrand-Jürgen-Syndroms

Typ 1	Quantitativer Defekt, Konzentrationsmessung und funktionelle Eigenschaften grenzwertig, bzw. leicht erniedrigt.
Typ 2 (Subtyp 2A)	Qualitative Defekte durch verminderte Synthese der hochmolekularen Anteile des WF oder
(Subtyp 2B/M)	durch gestörte Rezeptorbindungen oder
(Subtyp 2N)	durch gestörte Faktor VIII C-Bindung
Typ 3	WF fehlt (nahezu) vollständig

KAPITEL 21

Hämatologie und Onkologie

S. Danhauser-Riedl und B. Emmerich

21.1
Anämien

Nach dem Mechanismus der Anämieentstehung lassen sich Anämien durch einen Verlust von Erythrozyten, eine inadäquate Bildung von Hämoglobin oder Erythrozyten, oder durch einen gesteigerten Abbau der Erythrozyten unterscheiden. Die wichtigsten Formen der Anämie sind:

- Blutungs- und Eisenmangelanämien
- Megaloblastäre Anämien
- Hämolytische Anämien
- Genetische Hämoglobindefekte
- Sekundäre Anämien bei endzündlichen oder tumorösen Erkrankungen

Veränderungen des roten Blutbildes führen früh zu subjektiven Symptomen. Die Leitsymptome sind Blässe, Einschränkung der Leistungsfähigkeit, Herzklopfen, und Dyspnoe bei Anstrengung.

21.1.1
Anamnese und Befund

Blutungs- und Eisenmangelanämien
Der Eisenmangel ist die bei uns die häufigste Form aller Anämien, und ist beim Erwachsenen fast immer durch akuten oder chronischen Blutverlust aus dem

Magen-Darm- oder seltem dem Urogenitaltrakt bedingt. (Ausnahme Schwangerschaft: erhöhter Bedarf).

Beschwerden

Bei kreislaufwirksamen akuten Blutverlusten stehen klinisch die Zeichen des Volumenmangels mit Tachykardie, Blutdruckabfall und Minderperfusion der Peripherie im Vordergrund. Chronische Blutverluste führen erst mit zunehmendem Eisenmangel zur Entwicklung allgemeiner Anämiezeichen wie Müdigkeit, Leistungsminderung, Konzentrationsstörungen, Belastungsdyspnoe und Tachykardie.

Anamnese

Insbesondere gastrointestinale Erkrankungen, Medikamente (Acetylsalicylsäure), Ernährung und Infekte sowie entzündliche oder tumoröse Erkrankungen.

Befunde

Blässe der Haut und der Schleimhäute. Auskultatorisch findet sich gelegentlich ein systolisches Strömungsgeräusch. Als Zeichen eines länger bestehenden Eisenmangels können trophische Störungen in Form von Mundwinkelrhagaden, Atrophie der Schleimhaut der Zunge, des Oropharynx oder des Ösophagus, brüchige oder gerillte Nägel sowie Haarausfall vorkommen.

Megaloblastäre Anämien

Die Gruppe der megaloblastären Anämien ist gekennzeichnet durch charakteristische, morphologisch atypische Erythroblasten. Sie sind größer als normale Erythroblasten und werden deshalb als *Megaloblasten* bezeichnet. Die Mehrzahl der megaloblastären Anämien beruht auf einem *Mangel an Vitamin B_{12} oder Folsäure*. Bei schweren Mangelzuständen besteht eine Panzytopenie.

Ursachen des Vitamin-B_{12}-Mangels

- Wichtigste Ursache: *perniziöse Anämie* (80 % der Fälle):atrophische Autoimmungastritis mit Antikörpern gegen Parietalzellen und/oder Antikörpern gegen „intrinsic factor".
- Mangelnde Vitamin-B_{12}-Aufnahme (strikte Vegetarier, Alkoholiker).
- Postoperativ (Magenresektion, Resektion des terminalen Ileums, Blind-loop-Syndrom).
- Vitamin B_{12}-Malabsorption (z. B. bei M. Crohn, Sklerodermie, Amyloidose, Sprue).
- Infekte oder Parasiten (bakterielle gastrointestinale Infekte, Fischbandwurm).

Beschwerden

Der Beginn ist gewöhnlich schleichend mit allmählich zunehmender Anämiesymptomatik. Häufig Zufallsbefund.

Anamnese

Ernährungs-, Alkohol- und Medikamentenanamnese, Hinweise auf Leber- oder Darmerkrankungen (Malabsorption), Schwangerschaft, maligne oder entzündliche Begleiterkrankungen.

Befunde

Allgemeine Anämiesymptome, gelegentlich leichter Ikterus, trophische Haut- und Schleimhautveränderungen (Hunter-Glossitis mit glatter, roter, brennender Zunge). Bei schwerem Vitamin-B_{12}-Mangel progressive Neuropathie der peripheren sensiblen Nerven und der Hinter- und Seitenstränge (funikuläre Myelose) mit beinbetonten motorischen Störungen, Gangunsicherheit, Sehstörungen und psychischen Veränderungen.

Hämolytische Anämien

Hämolytische Anämien entstehen aufgrund eines beschleunigten Abbaus oder Destruktion von Erythrozyten, und sind durch eine verkürzte Erythrozyten-Überlebenszeit (<120 Tage) charakterisiert. Grundsätzlich beruht die Destruktion oder der vorzeitige Abbau von Erythrozyten auf einem der beiden folgenden Pathomechanismen:

- *Korpuskuläre hämolytische Anämien*:
  Die neugebildeten Erythrozyten weisen einen Defekt auf, der einen vorzeitigen Abbau zur Folge hat. Es handelt sich dabei fast immer um hereditäre Defekte der Erythrozytenmembran (Sphärozytose, Elliptozytose), Enzymdefekte (Glukose-6-Phosphat-Dehydrogenasemangel, Pyruvatkinase-Mangel) oder Störungen der Hämoglobinsynthese (Sichelzellanämie, Thalassämie). Eine Ausnahme stellt die erworbene paroxysmale nächtliche Hämoglobinurie dar.
- *Extrakorpuskuläre hämolytische Anämien*:
  Die neugebildeten Erythrozyten sind normal, es wirken jedoch von außen Faktoren auf die Zellen ein, die zu einer Schädigung und dadurch zu einem vorzeitigen Abbau der Erythrozyten führen. Diese extrakorpuskulären hämolytischen Anämien sind stets erworben. Die wichtigsten Vertreter sind die Autoimmunhämolysen und die mechanischen Hämolysen.

Beschwerden

Allgemeine Anämiesymptome, evtl. Dunkelfärbung des Urins.

Anamnese

Familienanamnese, Nahrungsmittel- und Medikamentenanamnese, Infektionskrankheiten, Herzklappenersatz.

Befunde

Blässe von Haut und Schleimhäuten, leichter Ikterus (Skleren). Bei chronischer Hämolyse häufig Splenomegalie und Bilirubin-Gallensteine. Bei akuter Hämolyse („hämolytische Krise") Fieber, Schüttelfrost, Kopfschmerzen, Rücken- und abdominelle Schmerzen, Ikterus und Hämoglobinurie.

Genetische Hämoglobindefekte

Es handelt sich um qualitative (HbS bei *Sichelzellanämie*) oder quantitative Anomalien der Hämoglobinsynthese (verminderte Syntheserate der normalen α- und β- Globinketten bei α- *und* β-*Thalassämien*). Vorkommen insbesondere im Mittelmeerraum, Afrika und Asien, in Deutschland selten.

Beschwerden

- *Sichelzellanämie*:
  Heterozygote Anlageträger sind klinisch meist symptomlos. Bei homozygoten Merkmalsträgern kommt es intermittierend zu schweren hämolytischen Krisen und durch Verlegung der Kapillargefäße durch sichelförmige Erythrozyten zu Schmerzkrisen, die den Rücken, die Extremitäten, den Thorax und das Abdomen betreffen können. Dadurch häufig rezidivierende Milzinfarkte. Allgemeine Manifestation mit verzögerter Längenwachstums- und Pubertätsentwicklung und Infektanfälligkeit.

- *Thalassämie*:
  Heterozygote Anlageträger (Thalassämia minor) sind klinisch meist assymptomatisch, allenfalls geringgradige chronische Hämolyse, hypochrome Anämie und Splenomegalie. Die homozygoten Formen (Thalassämia major) weisen ca. 3–6 Monate nach der Geburt schwere, dauerhaft transfusionsbedürftige Anämien auf, mit Ikterus bei chronischer Hämolyse, Infektneigung durch funktionelle Asplenie. Schädigung von Herz, Leber und den endokrinen Organen durch eine sekundäre Hämosiderose.

Anamnese

Familienanamnese.

Befunde

- *Sichelzellanämie*:
  Unterschiedliche Ausprägung hämolytischer Anämie bis hin zu hämolytischen Krisen mit Blässe von Haut und Schleimhäuten, leichter Ikterus, Hepatosplenomegalie mit rezidivierenden Milzinfarkten. Bei Schmerzattacken infolge vasookklusiver Krisen häufig Fieber, Tachykardie und Leukozytose. Wachstumsstörungen und Osteoporose durch rezidivierende Knocheninfarkte, Sehstörungen bei proliferativer Retinopathie.

- *Thalassämie*:
  Anämie, Ikterus, und Hepatosplenomegalie. Deformierung der Knochen aufgrund der starken Knochenmarkhyperplasie führt zu einer typischen Gesichtsform mit Vorwölbung der Stirn- und Wangenknochen, sowie zum Phänomen des „Bürstenschädels". Sekundäre Hämosiderose.

21.1.2
Laboruntersuchungen

Bei der Anämie liegt eine Verminderung der Hämoglobinkonzentration unter den alters- und geschlechtsspezifischen Normbereich vor.

Wichtige Laborparameter für die Anämiediagnostik

- *Blutbild und Differentialblutbild mit Erythrozytenmorphologie* und *Erythrozytenindizes MCV, MCH,*
- *Retikulozytenzahl,*
- *BSG, Elektrolyte, Gesamteiweiß, Elektrophorese, GOT/GPT, AP, Kreatinin, Harnsäure,*
- *Hämolyseparameter:* LDH, Bilirubin, Haptoglobin,
- *Serumeisen, Ferritin, Transferrin,*
- *Vitamin-B12- und Folsäurespiegel* (bei Verdacht auf megaloblastäre Anämie),
- *Coombs-Test direkt:* Nachweis erythrozytenadhärenter Antikörper bzw. *indirekt:* Nachweis von Antikörpern im Serum (bei Verdacht auf hämolytische Anämie),
- *Virusserologie mit Parvovirus B19* (bei aplastischer Anämie als Komplikation hämolytischer Anämien),
- *Blutgruppe* (falls Erythrozytensubstitution erforderlich).

Weitere Laborverfahren zur Untersuchung korpuskulärer hämolytischer Anämien sind die Bestimmung der osmotischen Resistenz, die bei hereditärer Sphärozytose herabgesetzt ist, die Bestimmung der Aktivität von Erythrozytenenzymen (Glucose-6-Phosphat-Dehydrogenase und Pyruvatkinase), sowie die Durchführung eines Zuckerwassertest, Säurehämolysetest, bzw. einer FACS-Analyse zum Nachweis der CD59 Defizienz bei Verdacht auf paroxysmale nächtliche Hämoglubinurie. Die in unseren Breiten seltenen Hämoglobinopathien Thalassämie und Sichelzellanämie können durch die Hämoglobinelektrophorese oder den molekulargenetischen Nachweis der Defekte im Hämoglobingen mittels PCR gesichert werden.

> Jede Anämie erfordert die Abklärung der zugrundeliegenden Störung.

Weisen die klinische Untersuchung oder weitere Labordaten auf eine Grundkrankheit anderer Organsysteme hin (z. B. Leber- oder Nierenerkrankung, maligner Tu-

Hypochrom – mikrozytär MCH (↓) – MCV (↓)	Normochrom – normozytär/mikrozytär MCH (→) – MCV (→/↓)	Hyperchrom – makrozytär MCH (↑) – MCV (↑)
Ferritin (↓): Eisenmangelanämie	*Retikulozyten (↓):* renale Anämie.	*Retikulozyten (→):* megaloblastäre Anämien – Vitamin-B$_{12}$-, Folsäuremangel, – – Alkoholismus/Lebererkrankungen, – nach Zytostatika
Ferritin (→) oder (↑): sekundäre Anämie bei Tumor und Entzündung	*Retikulozyten (→):* sekundäre Anämie bei Tumor und Entzündung.	
Ferritin (↑): Thalassämie	*Retikulozyten (↑):* hämolytische Anämie, Blutungsanämie.	*Retikulozyten (↑):* hämolytische Anämie, Blutungsanämie

Tabelle 21-1. Übersicht über die wichtigsten Anämieformen nach Bestimmung des mittleren Erythrozytenvolumens (MCV), des mittleren Hämoglobingehaltes (MCH), des Serumferritins und der Retikulozytenzahl

(↓): vermindert; (→): normal (↑): erhöht.

mor), so muß diese Spur weiter verfolgt werden. Liegt eine Veränderung der anderen hämatologischen Zellreihen vor (z. B. Leukopenie, Thrombozytopenie, Leukozytose, atypische Zellen im Differentialblutbild), so besteht der Verdacht auf eine primäre Bluterkrankung, die als weitere Diagnostik eine Knochenmarkuntersuchung verlangt.

Bleibt die Anämie einziges Leitsymptom, so richtet sich die Differentialdiagnose nach den Erythrozytenindizes MCV und MCH, der Beurteilung der Erythrozytenmorphologie im peripheren Blutausstrich und nach der Retikulozytenzahl (Tabelle 21-1).

21.1.3
Knochenmarkdiagnostik

Die Knochenmarkdiagnostik ist bei der Mehrzahl der mikrozytären Anämien entbehrlich. Erst nach Ausschluß einer anderweitig leicht zu ermittelnden Anämieursache sollte eine Aspirationszytologie mit Eisenfärbung durchgeführt werden. Die megaloblastäre Anämie hingegen ist eine Knochenmarkdiagnose. Bei Panzytopenien, Verdacht auf infiltrative oder neoplastische Knochenmarkveränderungen und bei punctio sicca muß eine Knochenmarkbiopsie zur histologischen Untersuchung gewonnen werden.

21.1.4
Gastroenterologische Diagnostik

Bei der Eisenmangelanämie erfolgt ein dreimaliger Hämocult-Test, sowie die endoskopische Untersuchung des Magen-Darm-Traktes, um eine mögliche Blutungsquelle zu finden. Bei der megaloblastären Anämie dient die Ösophago-Gastro-Duodenoskopie zum Nachweis bzw. Ausschluß einer chronisch-atrophischen Gastritis, einer gluteninduzierten Enteropathie (Sprue) oder anderen mit Malabsorption einhergehenden Veränderungen des Verdauungstraktes.

Bei perniziöser Anämie jährliche Gastroskopie, da es in 2–10 % der Fälle zur Entwicklung eines Magenkarzinoms kommt.

21.1.5
Sonographie

Sonographische Beurteilung der Milzgröße, Nachweis von Gallensteinen.

21.1.6
Nuklearmedizin

In unklaren Fällen kann die Untersuchung der Erythrozyten-Lebensdauer von (^{51}Cr) Chrom-markierten Erythrozyten zur Bestätigung einer Hämolyse erforderlich sein. Die Messung der Radioaktivität über verschiedenen Organen an der Körperoberfläche trägt dazu bei, den Ort des Abbaus genauer zu lokalisieren. Bei eindeutig vermindertem Vitamin-B$_{12}$-Spiegel unklarer Genese tragen Resorptionsuntersuchungen, bei denen radioaktiv markiertes (^{57}Co) Cyanocobalamin mit und ohne Intrinsicfaktor oral verabreicht wird, zur Unterscheidung einer Perniziosa von einer Malabsorption oder einer Mangelernährung bei (Schilling-Test).

21.1.7
Neurologische Diagnostik

Bei megaloblastärer Anämie sollte das Ausmaß der neurologischen Störungen erfaßt werden.

21.2
Aplastische Anämie

Als aplastische Anämie bezeichnet man eine Panzytopenie (Anämie, Granulozytopenie und/oder Thrombozytopenie) infolge einer Knochenmarkaplasie. Man unterscheidet dabei primäre Formen, wie die angeborene Fanconi-Anämie, und sekundär erworbene Formen. In den meisten Fällen handelt es sich dabei um sog. idiopathische aplastische Anämien (70 %), ohne den Nachweis eines bestimmten auslösenden Agens. Bis zu 25 % der Fälle lassen sich auf knochenmarkschädigende Medikamente zurückführen, ca. 5 % sind postinfektiös bedingt (Virushepatitis u. a.). Knochenmarkinsuffizienzen nach Exposition gegenüber ionisierenden Strahlen (Radiotherapie) oder myelotoxischen Substanzen (Chemotherapie) werden nicht als aplastische Anämie bezeichnet.

Es werden 3 Schweregrade der aplastischen Anämie unterschieden, die prognostische und therapeutische Bedeutung haben (Tabelle 21-2).

Tabelle 21-2. Grenzwerte für die Einteilung der aplastischen Anämie nach Schweregrad (2 von 3 Kriterien müssen erfüllt sein)

	Mäßig schwer	Schwer	Sehr schwer
Granulozyten	< 1000/µl	< 500/µl	< 200/µl
Thrombozyten	< 50000/µl	< 20000/µl	–
Retikulozyten	< 60000/µl	< 20000/µl	–

21.2.1
Anamnese und Befund

Anamnese
Medikamentenanamnese.

Folgende Medikamente und Chemikalien können eine aplastische Anämie verursachen:

- Antibiotika (Sulfonamide, Chloramphenicol),
- Analgetika, Antirheumatika (Phenylbutazon, Gold, Penicillamin),
- Antiepleptika (Hydantoine),
- Thyreostatika (Carbimazol, Methimazol),
- Insektizide (Lindan, DDT, chlorierte Kohlenwasserstoffe),
- Lösungsmittel (Benzol).

Beschwerden
Müdigkeit und Leistungsminderung, Herzklopfen und Ohrensausen als Ausdruck der Anämie, neutropenische Infektionen und thrombozytopenische Blutungen.

Befunde
Die klinischen Zeichen richten sich nach dem Schweregrad von Anämie, Granulozytopenie und Thrombozytopenie. Bei schleichendem Beginn der Panmyelopathie entwickeln sich zunächst Anämiezeichen, später treten Blutungszeichen oder Infektionen hinzu. Neben Blässe, kann es bei älteren Menschen zu Zeichen einer

Herzinsuffizienz kommen. Bei schwerer Granulozytopenie treten Mund- und Rachenulzera, nekrotisierende Gingivitis oder Tonsillitis, seltener Pneumonien oder Phlegmonen auf. Die Blutungen sind vom thrombozytopenischen Blutungstyp und äußern sich in Form von petechialen Blutungen der Mundschleimhaut, des Zahnfleisches oder Hämatomen.

Lymphknotenvergrößerungen und Hepato- oder Splenomegalie sprechen gegen eine aplastische Anämie.

21.2.2
Laboruntersuchungen

- Blutbild und Differentialblutbild, Retikulozytenzahl:
  Im Blutbild findet sich eine Bi- oder Trizytopenie unterschiedlicher Ausprägung mit normochrom, normozytärer, selten makrozytärer Anämie. Verminderte absolute Retikulozytenzahl, unauffällige Erythrozytenmorphologie. Neutro- und Monozytopenie. Keine unreifen granulozytären Vorstufen oder Riesenthrombozyten im Blutausstrich.
- Ferritin, Vitamin B_{12}, Folsäure, Coombs-Test (Differentialdiagnose Anämie).
- Zuckerwassertest, Säurehämolysetest, FACS-Analyse (Ausschluß PNH).
- Gerinnungsparameter: Quick, PTT, Fibrinogen (Differentialdiagnose Blutung).
- Leberwerte: GOT/GPT, Bilirubin, AP, LDH, Gesamteiweiß (Differentialdiagnose Hepatitis).
- Virusserologie: EBV, CMV, Hepatitis B, Hepatitis C, HIV.
- Antinukleäre Faktoren, Immunglobuline (Differentialdiagnose Autoimmunerkrankung).
- Blutgruppe.
- HLA-Typisierung (bei Knochenmarktransplantationskandidaten).
- Zytogenetik (Differentialdiagnose Fanconi-Anämie, Myelodysplasie).

21.2.3
Knochenmarkdiagnostik

Eine Knochenmarkaspiration mit Eisenfärbung und eine Knochenmarkbiopsie zur histologischen Untersuchung sind obligat.

21.2.4
Sonstige Untersuchungsverfahren

Thoraxröntgen und Sonographie des Abdomens zum Ausschluß von Lymphomen.

21.3
Immunthrombozytopenie

Ursprünglich wurde eine ungeklärte Thrombozytopenie mit einer Thrombozytenzahl <150 000/µl und mit normaler oder gesteigerter Megakaryozytenzahl im Knochenmark als idiopathische thrombozytopenische Purpura (ITP, M. Werlhof) bezeichnet (Ausschlußdiagnose!). Nachdem gezeigt wurde, daß fast alle derartigen erworbenen selektiven Thrombozytopenien durch antithrombozytäre Antikörper verursacht werden, wird die ITP heute mit Immunthrombozytopenie gleichgesetzt. Aufgrund der Ätiologie ergibt sich folgende Einteilung:

- „Primäre ITP": keine Grundkrankheit bekannt.
  Akute ITP: häufig in Verbindung mit Virusinfekten. Spontanremissionen 80 % nach 3–6 Monaten, 90 % der ITP-Fälle im Kindesalter.
  Chronische ITP: länger als 6 Monate anhaltende ITP. Spontanremissionen 10–20 % nach einem Jahr, 90 % der ITP-Fälle des Erwachsenen.
- „Sekundäre ITP": Grundkrankheit bekannt.
  Bei malignen Lymphomen, Autoimmunerkrankungen (systemischer Lupus erythematodes), HIV, nach Knochenmarktransplantationen.
- Medikamentös induziert:
  entweder durch Autoantikörper oder durch medikamentenassoziierte Antikörper vom Haptentyp oder Immunkomplextyp.
- Durch Alloantikörper:
  Posttransfusionspurpura.

21.3.1
Anamnese und Befund

Anamnese
Infekte, Medikamente, Symptome einer evtl. Grunderkrankung

Befunde
Der Beginn ist häufig schleichend mit petechialen Blutungen der Haut oder Schleimhäute, leichter Hämatombildung und Menorrhagien bei Frauen. Intrakranielle Blutungen sind selten, können jedoch besonders bei älteren Patienten vorkommen.

> Die Milz ist bei idiopathischer Immunthrombozytopenie *nicht* tastbar.

Splenomegalie oder Lymphknotenvergrößerungen weisen auf ein malignes Lymphom als Grunderkrankung einer ITP hin. Exantheme und Arthralgien sollten an einen Lupus erythematodes denken lassen.

21.3.2
Laboruntersuchungen

- Blutbild und Differentialblutbild, Retikulozytenzahl:
  Im Blutausstrich findet sich eine verminderte Thrombozytenzahl mit Riesenthrombozyten, bei sonst unauffälligem Blutbild.
- BSG, C-reaktives Protein, antinukleäre Faktoren, Rheumafaktor, HIV-Serologie
  (Hinweise auf evtl. zugrundeliegende immunologische oder infektiöse Erkrankung.)
- Gerinnungsparameter: Quick, PTT, Fibrinogen.
- Elektrophorese, GOT/GPT, LDH, AP
  (Hinweis auf Lebererkrankung.)
- Blutgruppe.
- Blutglukose
  (wegen evtl. Behandlung mit Prednison.)

> Der Nachweis von Thrombozytenantikörpern ist methodisch problematisch und in der Regel nicht indiziert.

21.3.3
Knochenmarkdiagnostik

- Knochenmarkaspiration (Verzicht bei typischer passagerer postinfektiöser Form vertretbar),
- Knochenmarkbiopsie (zum Ausschluß Lymphom/ Leukämie).

In der Knochenmarkzytologie findet sich eine normale oder gesteigerte Megakaryopoese, die jugendlichen Megakaryozyten sind vermehrt. Ansonsten normaler Knochenmarkbefund, keine knochenmarkfremden Zellen.

21.3.4
Sonstige Untersuchungsverfahren

- Thoraxröntgen (Ausschluß Tbc wegen evtl. Prednisontherapie, Lymphome?).
- Sonographie Abdomen (Lymphome?).

21.3.5
Wichtigste Differentialdiagnosen der ITP

- Pseudothrombozytopenie: Bildung von Thrombozytenaggregaten in EDTA-Blut,
- heparininduzierte Thrombozytopenie (HIT),
- disseminierte intravasale Gerinnung (DIC),
- thrombotische thrombozytopenische Purpura (TTP),
- Lebererkrankung, Alkohol,

- Hypersplenismus,
- Leptospirose, Malaria,
- Hypo- und amegakaryozytäre Thrombozytopenien verschiedener Genese.

Bei jeder Thrombozytopenie ohne Blutungszeichen sollten die Thrombozyten auch in Citratblut bestimmt, sowie der Blutausstrich mikroskopisch kontrolliert werden, um unnötige hämatologische Diagnostik wegen falsch-niedrig bestimmter Thrombozytenwerte bei EDTA-induzierter Pseudothrombozytopenie zu vermeiden.

21.4
Neutropenie und akute Agranulozytose

- Neutropenie: Verminderung der neutrophilen Granulozyten im peripheren Blut < 1500/µl bei Erwachsenen.
- Agranulozytose: Verminderung der neutrophilen Granulozyten im peripheren Blut < 500/µl.

Neutropenien entstehen durch die verminderte Produktion von Neutrophilen im Knochenmark, Umverteilung aus dem zirkulierenden Pool ins Gewebe, periphere Destruktion oder eine Kombination dieser Ursachen.

Hieraus ergibt sich folgende Einteilung:
- Akute erworbene Formen:
  - akute Agranulozytose,
  - Immunneutropenie (medikamenteninduziert, postinfektiös).
- Chronische erworbene Formen:
  - medikamentös induzierte Neutropenie,
  - Knochenmarkinfiltration durch Lymphom, Karzinom, Leukämie, MDS,
  - Infekte:
    bakteriell: Typhus, Brucellose, Tbc, Leishmaniase,
    viral: Hepatitis, Influenza, HIV,
  - Kollagenosen (z. B. systemischer Lupus erythematodes),
  - Hypersplenismus,
  - autoimmun
- Angeborene Neutropenien:
  - Kostmann-Syndrom,
  - benigne familiäre Neutropenie,
  - Chediak-Higashi-Syndrom.

Die akute Agranulozytose ist eine erworbene, bei Erwachsenen fast immer durch Medikamente ausgelöste Erkrankung.

21.4.1
Anamnese und Befund

Anamnese
Infekt- und Medikamentenanamnese
Folgende Medikamente und Chemikalien können eine akute Agranulozytose auslösen:

- entzündungshemmende Medikamente (Phenylbutazon, Aminopyrin),
- Antibiotika (Chloramphenicol, Cotrimoxazol, Penicillin),
- Antikonvulsiva (Phenytoin),
- Thyreostatika (Carbimazol, Methimazol),
- Psychopharmaka (Clozapin, Carbamezin, Mianserin, Imipramin),
- verschiedene (Gold, Penicillamin, Amodiaquin, u. a.).

Beschwerden
Initial in der Regel asymptomatisch. Das Fehlen der neutrophilen Granulozyten bei Agranulozytose führt jedoch nach kurzer Zeit zu schweren bakteriellen Infekten, ausgehend von den Keimen der normalen Haut- und Schleimhautflora. Erste Symptome sind Fieber, Halsschmerzen, Schluckbeschwerden und Kopfschmerzen. Es entsteht die typische beidseitige nekrotisierende Tonsillitis oder andere ulzeröse Schleimhautläsionen im Bereich des Mundes oder der Perianalregion. Später kommt es zu Pneumonien und lebensbedrohlicher Sepsis.

Bei akuten Agranulozytosen, die durch entzündungshemmende Medikamente oder Antibiotika ausgelöst sind, werden die Symptome der Agranulozytose häufig als prolongierter und besonders schwerer, therapieresistenter Verlauf der fieberhaften Erkrankung fehlgedeutet.

Befunde
Schmerzhafte Ulzera im Mund- und Rachenbereich (Mukositis), auf der Haut oder am Anus. Sonstige Infektzeichen wie Fieber, Pneumonien und Gastroenteritis bis hin zur Sepsis können auftreten.

21.4.2
Laboruntersuchungen

- *Bei Verdacht auf akute Agranulozytose:*
  - *Blutbild und Differentialblutbild, Retikulozytenzahl*
    Zellzählung und Differentialblutbild an mehreren aufeinanderfolgenden Tagen.
    Es findet sich eine Leukopenie mit ausgeprägter Granulozytopenie < 500/µl.
    Dann Zellzählung und Differentialblutbild 3mal pro Woche bis zur Normalisierung.

- *Bakteriologie bei Patienten mit Infektzeichen* (Untersuchung von Blutkulturen, Rachenabstrich, Urin, Stuhl, Abstrich von Ulzera auf pathogene Keime).
- *Bei Verdacht auf chronische Neutropenie:*
  - *Blutbild und Differentialblutbild, Retikulozytenzahl.*
  - *Quantitative Differenzierung der Lymphozytensubpopulationen.*
  - *Coombs-Test, Zuckerwassertest, Säure-Hämolysetest* (bei Verdacht auf PNH).
  - *Antinukleäre Faktoren, Anti-DNS, Rheumafaktoren, Paraproteindiagnostik* (bei Verdacht auf Kollagenose, Autoimmunerkrankung und Plasmozytom).
  - *Vitamin B12, Folsäure* (bei gleichzeitiger Makrozytose und Thrombozytopenie).

21.4.3
Knochenmarkdiagnostik

Die Knochenmarkdiagnostik dient dem Ausschluß einer anderen Blutkrankheit mit ausgeprägter Leukopenie, insbesondere einer akuten Leukämie. Die Knochenmarkveränderungen bei Agranulozytose sind weitgehend vom Zeitpunkt der Markentnahme abhängig. Bei früher Untersuchung und schwerer Neutropenie kann ein Fehlen der granulopoetischen Zellen beobachtet werden. Bei späterer Untersuchung überwiegen Myeloblasten und Promyelozyten (Reifungsstop).

21.4.4
Sonstige Untersuchungsverfahren

Abhängig von der Erkrankungsausprägung, z. B. Thoraxröntgen bei Pneumonie etc.

21.5
Akute Leukämien

Akute Leukämien sind gekennzeichnet durch die Proliferation und Akkumulation maligne entarteter, unreifer Zellen der Hämatopoese (sog. Blasten) im Knochenmark und Blut und seltener auch in anderen Organen, v. a. Lymphknoten, Leber, Milz, im zentralen Nervensystem (Meningiosis leucaemica), seltener in Hoden, Haut oder Knochen. Durch Verdrängung der normalen Hämatopoese kommt es zu Anämie, Thrombozytopenie und Granulozytopenie. Unbehandelt führen akute Leukämien innerhalb kürzester Zeit zum Tod.

21.5.1
Einteilung der akuten Leukämien

Die Einteilung der akuten Leukämien erfolgt nach morphologischen, zytochemischen und immunologischen Untersuchungen in die akute myeloische Leukämie (AML) und in die akute lymphatische Leukämie (ALL). In sehr seltenen Fällen lassen sich die Zellen nicht eindeutig zuordnen, so daß von einer akuten undifferenzierten Leukämie gesprochen wird (AUL). Anhand morphologischer Kriterien, die in der FAB (French-American-British Cooperative Group)-Klassifikation definiert sind, werden die akuten Leukämien in weitere Untergruppen unterteilt.

- AML:
  - M0: undifferenziert,
  - M1: ohne Reifung,
  - M2: mit granulozytärer Reifung,
  - M3: promyelozytär,
  - M4: granulozytäre und monozytäre Reifung,
  - M5: monoblastisch oder monozytär,
  - M6: Erythroleukämie,
  - M7: megakaryoblastisch
- ALL:
  - L1: Blasten klein, uniform, hohes Kern-Zytoplasma-Verhältnis,
  - L2: Blasten größer, heterogen, niedriges Kern-Zytoplasma-Verhältnis,
  - L3: Blasten vakuolisiert, basophiles Zytoplasma (gewöhnlich B-ALL).

Die akuten lymphatischen Leukämien sind mit den konventionellen morphologischen Methoden nicht bezüglich ihrer Linienzugehörigkeit (B-, T- oder NK-Zellreihe) und ihres Reifungsstadiums zu unterscheiden, so daß hier immunologische Untersuchungsverfahren zur genauen Klassifizierung herangezogen werden müssen (s. Abschn. 21.5.3)

21.5.2
Anamnese und Befund

Anamnese
Evtuelle Risikofaktoren wie Knochenmarkschädigung durch ionisierende Strahlen, Zustand nach Chemotherapie oder Exposition mit Umweltkarzinogenen (Benzol); Immunsuppression z. B. nach Organtransplantation oder HIV-Infektion; genetische Faktoren wie erhöhtes Risiko bei Trisomie 21 und Neurofibromatose; signifikante Zwillingskonkordanz.

Frage nach Geschwistern, die als potentielle Knochenmarkspender in Frage kommen.

Beschwerden
Unspezifische Allgemeinsymptome mit kurzer Anamnese wie Leistungsminderung, Müdigkeit oder Nacht-

schweiß. Belastungsdyspnoe, Ödeme und andere Zeichen der kardiopulmonalen Insuffizienz bei Anämie. Bei Granulozytopenie können Zeichen bakterieller Infekte v. a. der oberen Luftwege und der Lunge mit Fieber, Husten und Tonsillitis auftreten. Bei Thrombozytopenie kann es zu petechialen Blutungen der Haut und Schleimhäute, Nasenbluten und Menorrhagie kommen. Folgen einer leukämischen Organinfiltration können Kopfschmerzen, Benommenheit und Sehstörungen als Zeichen einer Beteiligung des zentralen Nervensystems, Gelenk- und Knochenschmerzen (besonders bei Kindern), oder Oberbauchsymptomatik und Ikterus sein.

Befunde

Blässe der Haut und Schleimhäute, Blutungszeichen (erhöhte Blutungsneigung infolge plasmatischer Gerinnungsstörung, charakteristisch für die Promyelozytenleukämie AML M₃), Lymphknotenschwellungen (in etwa 50 % der ALL), mäßiggradige Hepato- und Splenomegalie. Zahnfleischhypertrophie, Gingivitis und Hautbefall insbesondere bei der myelomonozytären (AML M₄) und der monozytären akuten Leukämie (AML M₅). Seltene Manifestationen von Organinfiltrationen sind Hodenschwellung oder Zeichen einer oberen Einflußstauung (bei T-ALL).

21.5.3
Laboruntersuchungen

Blutbild und Differentialblutbild, Retikulozytenzahl:
Die Gesamtzahl der Leukozyten kann vermindert, normal oder bis über $200 \times 10^3/\mu l$ erhöht sein. Es besteht meist eine normochrome, normozytäre Anämie und eine Thrombozytopenie.
Bei der Untersuchung des Blutausstrichs finden sich typischerweise leukämische Blasten.
Anhand der morphologischen und zytochemischen Differenzierung der Blasten (u. a. Vorhandensein bzw. Fehlen von Granula und/oder Auerstäbchen im Zytoplasma) können zwei große Gruppen unterschieden werden: akute myeloische Leukämien (AML) und akute lymphatische Leukämien (ALL).
Von einem „Hiatus leucaemicus" spricht man, wenn im Blutausstrich unreife leukämische Blasten und reife segmentkernige Granulozyten vorkommen, aber keine Zwischenformen der Granulopoese (Promyelozyten, Myelozyten, Metamyelozyten, stabkernige Granulozyten) zu sehen sind.

Eine normale Leukozytenzahl und das Fehlen von leukämischen Blasten im peripheren Blut schließen eine akute Leukämie nicht aus!

Zytochemische Untersuchung (bei > 20% Blasten im peripheren Blut)

Mit Hilfe der zytochemischen Reaktionen läßt sich feststellen, um welche Unterform der AML es sich handelt.

Die wichtigsten zytochemischen Reaktionen sind:
- Peroxidasereaktion (POX): typisch für granulopoetische Zellen,
- Esterasereaktion (EST): typisch für monozytäre Zellen,
- „periodic acid Schiff reaction" (PAS): grobgranuläre Reaktion typisch für ALL.

Eine Subklassifikation der akuten Leukämien nach Morphologie und Zytochemie zeigt Tabelle 21-3.

Tabelle 21-3. Subklassifikation der akuten Leukämien nach Morphologie und Zytochemie

FAB-Klassifikation	Morphologie		Zytochemie		
	Granula	Auerstäbchen	POX	EST	PAS
AML M1, M2	+	+	+	+	–
AML M3	++	++	++	+	–
AML M4	+	(+)	+	++	–
AML M5	–	–	–	++	–
AML M6	(+)	–	(+)	–	–
AML M7	–	–	–	–	–
ALL L1, L2, L3	–	–	–	–	++

Immunphänotypisierung (> 20% Blasten in Blut oder Knochenmark)

Der immunzytologische Nachweis membranständiger und intrazytoplasmatischer Antigene wird genutzt, um die AML von der ALL zu unterscheiden, und ist unerläßlich zur Klassifizierung POX und EST negativer Leukämien (ALL, AUL, AML M7, AML M6).
Die Zuordnung der Leukämiezellen zur B- bzw. T-Zellreihe und Klassifikation des Subtyps wird anhand folgender Antigene vorgenommen:

- B-Zellreihe: CD19, CD20, CD22, ggf. zytoplasmatisch (cy) CD 22, zytoplasmatische und membranständige Immunglobuline (cyIg, mIg)
- T-Zellreihe: CD1a, CD2, cyCD 3, mCD 3, CD4, CD5, CD7, CD8
- Nicht linienassoziiert: CD10, CD34, HLA-DR, TdT.

Tabelle 21-4 zeigt die Subtypen der ALL, die anhand der Expression oben genannter Antigene unterschieden werden können.

Zytogenetische Untersuchungen

Fast alle akuten Leukämien weisen chromosomale Veränderungen auf, die für verschiedene Untergruppen der AML bzw. ALL typisch sind und eine prognostische Bedeutung haben können. Bei Vorliegen spezifischer zytogenetischer Aberrationen mit günstiger oder un-

Tabelle 21-4. Immunologische Subtypisierung der akuten lymphatischen Leukämien

Antigen	Prä-prä-B	Commo	Prä-B	B-ALL	Prä-T	T-ALL
TdT	+	+	+	–	+	+
HLA-DR	+	+	+	+	–/+	–
CD10	–	+	+/–	+/–	–/+	–/+
CD19	+	+	+	+	–	–
cyIg	–	–	+	–	–	–
mIg	–	–	–	+	–	–
cyCD 3	–	–	–	–	+	+
CD7	–	–	–	–	+	+
CD1a,2,3	–	–	–	–	–	+/–

günstiger Prognose werden bereits risikoadaptierte Therapiestrategien angewendet. Das gilt z. B. für die akute Promyelozytenleukämie (AML M3) mit der Translokation t(15;17) und relativ günstiger Prognose, oder für die ALL mit Philadelphia-Translokation t(9;22) mit besonders ungünstiger Prognose.

Molekularbiologische Untersuchungen
Die Polymerasekettenreaktion (PCR) oder FISH-Analyse (Fluoreszenz-in-situ-Hybridisierung) sind empfindliche Methoden zur Entdeckung kleiner monoklonaler Zellpopulationen bei sog. „minimal residual disease", wenn morphologisch keine Blasten mehr nachweisbar sind. Der Nachweis solcher residualer Leukämiezellen wird zunehmend zur Beurteilung der therapeutischen Wirksamkeit, Verlaufskontrolle und zur Qualitätskontrolle von Stammzellpräparaten bei autologer Stammzelltransplantation angewendet.

Weitere Laboruntersuchungen
- *Gerinnungsparameter:* PT, PTT, Thrombinzeit, Fibrinogen, ATIII, FDP.
- *Serumchemie:* Kreatinin, Harnsäure, Na, K, Ca, GOT, AP, LDH, Bilirubin, Gesamteieiß, Serumelektrophorese.
- *Virusserologie:* (CMV, Hepatitis, HIV).
- *Mikrobiologische Untersuchung:* Körperflüssigkeiten, Urin und Abstriche.
- *Blutgruppe.*
- *HLA-Typisierung* des Patienten und der Familienangehörigen bei evtl. Indikation zur Knochenmark- oder Stammzelltransplantation.

21.5.4
Knochenmarkdiagnostik

Der Befund der Knochenmarkaspiration ist für die Diagnosestellung entscheidend. Definitionsgemäß muß der Anteil der Blasten an den kernhaltigen Zellen zur Diagnose der AML >30%, zur Diagnose der ALL >25% sein. Eine Knochenmarkhistologie ist nur notwendig, wenn bei der Aspiration keine Knochenmarkbröckel gewonnen werden konnten (punctio sicca).

21.5.5
Sonstige Untersuchungsverfahren

- Lumbalpunktion: bei ALL obligat; bei AML nur bei AML M5 oder ZNS-Symptomatik.
- Thoraxröntgen (Mediastinaltumor?).
- CT Thorax (nur bei Verdacht auf Mediastinaltumor).
- EKG, UKG (vor Chemotherapie).
- Sonographie des Abdomens (Lymphknoten?).

21.6
Myelodysplastische Syndrome

Myelodysplastische Syndrome (MDS) sind erworbene, klonale Stammzellerkrankungen, die mit einer Störung der Proliferation und Differenzierung hämatopoietischer Zellen einhergehen. Charakteristisch ist eine Bi- oder Trizytopenie (Anämie, Granulozyto- oder Thrombozytopenie) mit Hyperplasie der Hämatopoiese im Knochenmark und typischen morphologischen Veränderungen (Dysplasien) der hämatopoietischen Zellen, sowie ein erhöhtes Risiko für akute myeloische Leukämien.

21.6.1
Einteilung der myelodysplastischen Syndrome

Die MDS werden nach morphologischen Gesichtspunkten gemäß der French-American-British Cooperative Group (FAB)-Klassifikation eingeteilt, wobei das wesentliche Kriterium der Blastenanteil im Knochenmark und Blut ist (Tabelle 21-5).

Tabelle 21-5. FAB-Klassifikation der myelodysplastischen Syndrome

Typ	Peripheres Blut Blasten	Knochenmark Blasten	Ringsideroblasten
Refraktäre Anämie (RA)	<1%	<5%	<15%
Refraktäre Anämie mit Ringsideroblasten (RARS)	<1%	<5%	>15%
Refraktäre Anämie mit Blastenexzeß (RAEB)	<5%	5–20%	–
Refraktäre Anämie mit Blastenexzeß in Transformation (RAEB-T)	>5%	21–30%	–
Chronische myelomonozytäre Leukämie (CMML)	<5%	≤20%	Monozyten im Blut >1000/µl

21.6.2
Anamnese und Befund

Anamnese

Die Anamnese sollte nutritive oder medikamentöse Noxen, frühere Chemo- oder Radiotherapien, und Kontakte mit organischen Lösungsmitteln als potentielle Auslöser myelodysplastischer Syndrome einschließen.

Befunde

MDS sind Erkrankungen des höheren Lebensalters (meist > 60. Lebensjahr).

Initial symptomarm, häufig Zufallsbefund einer Mono-, Bi- oder Panzytopenie. Später Anämiesymptome, Infekt- und Blutungskomplikationen.

21.6.3
Knochenmarkdiagnostik

Die typische Knochenmarkmorphologie mit dysplastischen Veränderungen in mindestens zwei von drei Zellreihen der Hämatopoese, evtl. mit Blastenvermehrung, ist bei Ausschluß anderer zu Panzytopenie führender Erkrankungen beweisend für ein MDS.

Dazu muß eine zytologische Untersuchung eines Knochenmarkausstriches einschließlich der Spezialfärbungen für Eisen und Esterase durchgeführt werden. Eine zytogenetische Chromosomenanalyse kann für die Therapieentscheidung und Prognosebeurteilung hilfreich sein. Ein komplexer Karyotyp, Monosomie 7 und 7q- gelten als ungünstiger Prognosefaktor, ein normaler Karyotyp, 5q-, 20q- und -Y hingegen als günstiger Prognosefaktor bei MDS.

21.6.4
Laboruntersuchungen

Zum Ausschluß anderer zu Panzytopenie führender Erkrankungen sollten folgende Laboruntersuchungen durchgeführt werden:

- *Blutbild, Differentialblutbild, Retikulozyten,*
- *LDH,*
- *Ferritin,*
- *Gerinnungsparameter, Blutgruppe,*
- *evtl. HLA-Typisierung vor allogener Knochenmarktransplantation,*
- *Vitamin-B12- und Folsäurespiegel,*
- *Coombs-Test, ANF, HIV,*
- *Zuckerwassertest, ggf. Ham-Test oder FACS-Analyse zum Nachweis des CD59 Defizienz bei PNH.*

21.7
Chronische myeloproliferative Syndrome

Als chronische myeloproliferative Syndrome wird eine Gruppe klonaler hämatopoetischer Stammzellerkrankungen mit Veränderungen in der myeloischen Zellreihe zusammengefaßt, die durch einen chronischen, protrahierten Verlauf gekennzeichnet sind. Im Gegensatz zu den akuten Leukämien mit vorwiegendem Auftreten unreifer Blasten sind bei den chronischen myeloproliferativen Syndromen v. a. die reifen Zellen vermehrt.

Tabelle 21-6. Charakterisierung der chronischen myeloproliferativen Syndrome

	CML	PV	ET	OMF
Leukozyten	++	+	(+)	–/+
Erythrozyten	– (+)	++	+	–
Thrombozyten	+	+	++	–/+
Splenomegalie	+	(+)	(+)	++
ALP-Index	–	++	(+)	+
Markfibrose	Spät	Spät	Meist spät	Früh
Ph-Chromosom	Ja	Nein	Nein	Nein

++ immer vermehrt, + oft vermehrt, (+) selten vermehrt, – vermindert.

Folgende Erkrankungen werden zu den chronischen myeloproliferativen Syndromen gezählt (Tabelle 21-6):

- chronische myeloische Leukämie (CML),
- Polyzythämia vera (PV),
- Essentielle Thrombozytose (ET),
- Osteomyelofibrose (OMF).

Übergänge zwischen den einzelnen Formen sowie zwischen myeloproliferativen und myelodysplastischen Syndromen sind möglich. Alle myeloproliferativen Syndrome zeigen ein erhöhtes Risiko für die Entwicklung sekundärer akuter Leukämien (sog. Blastenschub).

21.7.1
Chronische myeloische Leukämie

Die CML ist eine klonale Stammzellerkrankung, bei der die Hyperplasie der granulopoetischen Zellen im Vordergrund steht. Typischerweise verläuft die Erkrankung in drei Entwicklungsstadien: chronische Phase, akzelerierte Phase und Blastenschub. Charakteristisch ist die Leukozytose mit Linksverschiebung bis zu Myeloblasten im peripheren Blut, häufig auch Vermehrung der eosinophilen und basophilen Granulozyten, Splenomegalie, Hyperplasie der Granulopoese und oft auch der Megakaryopoese im Knochenmark, ein erniedrigter Index der alkalischen Leukozytenphosphatase und das Auftreten einer spezifischen Chromosomenanomalie, dem sog. Philadelphia-Chromosom (Ph), das durch die Translokation t(9;22)(q34;q11) entsteht und zu einer Fusion des bcr- und des abl-Gens führt.

21.7.1.1
Anamnese und Befund

Häufig Zufallsbefund bei der Untersuchung des Blutbildes, unspezifischer Leistungsminderung oder splenomegaliebedingten Oberbauchbeschwerden. Bei der körperlichen Untersuchung häufig Hepato-/Splenomegalie, selten auch leukämische Infiltrate der Haut oder Schleimhäute (Chlorome).

21.7.1.2
Laboruntersuchungen

- *Zellzählung und Differentialblutbild, Hämatokrit* Leukozytenzahlen 30–700 × 10³/µl mit Linksverschiebung und Auftreten unreifer Vorläuferzellen der Granulopoese bis zu Myeloblasten, ebenso basophile und eosinophile Granulozyten vermehrt.
- *Retikulozytenzahl,*
- *ALP-Index (bei CML Index <10; normal 10–100),*
- *GPT/GOT, alkalische Phosphatase, Bilirubin,*
- *Elektrolyte (Achtung: evtl. falsch-hohe Kaliumwerte!),*
- *Kreatinin, Harnsäure,*
- *LDH,*
- *klassische morphologische Chromosomenanalyse (Southern blot) oder FISH zum Nachweis des Philadelphia-Chromosoms bzw. der bcr/abl-Translokation.*

21.7.1.3
Knochenmarkdiagnostik

Zur Bestätigung der Diagnose Durchführung einer Knochenmarkaspiration, welche gleichzeitig Material für die morphologische Chromosomenanalyse liefert, sowie Entnahme einer Knochenmarkhistologie mit Faserfärbung zur Quantifizierung der Knochenmarkfibrose.

Im Knochenmark ausgeprägte Hyperplasie der Granulopoese, oft auch der Megakaryopoese mit z. T. Mikromegakaryozyten und sog. Pseudo-Gaucher-Zellen (Glykolipid speichernde Makrophagen). In der Knochenmarkhistologie teilweise erhöhter Fasergehalt nachweisbar, im Verlauf zunehmend.

21.7.1.4
Apparative Diagnostik

Sonographie des Abdomens zur Beurteilung der Leber- und Milzgröße und evtl. extramedullärer Manifestationen, Thoraxröntgen, EKG.

21.7.2
Polycythaemia vera

Hämatopoetische Stammzellerkrankung mit Vorherrschen der erythropoetinunabhängigen Proliferation der Erythropoese (Erythrozytenzahl $>6{,}5 \times 10^{12}$/l, Erythropoetin nicht erhöht, normale O_2-Sättigung). Außer im Frühstadium Splenomegalie, Thrombozytose, neutrophile Leukozytose, erhöhter ALP-Index, Vitamin B_{12} >900 pg/ml.

Die PV muß gegen sekundäre Erythrozytosen, die in Form von Streßerythrozytose bei starken Rauchern, als Hypoxiefolge bei chronischen Herz- und Lungenerkrankungen oder bei inadäquater Erythropoetinzunahme (Nierenkrankheiten: z. B. Hydronephrose, Durchblutungsstörungen, Zysten, Karzinome (Hypernephrom); Leberzellkarzinom, massive Fibromyome des Uterus, zerebellares Hämangioblastom) auftreten können, abgegrenzt werden.

21.7.2.1
Anamnese und Befunde

Die klinischen Symptome resultieren aus der erhöhten Blutviskosität und damit verbundenen Mikrozirkulationsstörungen. Es kommt zur Hautrötung, v. a. im Gesicht (Plethora), Splenomegalie, Pruritus, verminderter körperlicher Belastbarkeit, Kopfschmerzen, Schwindel, Sehstörungen und „burning feet syndrome". Häufige sekundäre Begleiterkrankungen sind Gicht und Hypertonie. Erythrozytenzahl $>6{,}5 \times 10^{12}$/l, Hämatokrit $>50\%$, Erythropoetin nicht erhöht, normale arterielle Sauerstoffsättigung, Splenomegalie, Thrombozytose, neutrophile Leukozytose, erhöhter ALP-Index, Vitamin B_{12} im Serum >900 pg/ml.

21.7.2.2
Klinische Untersuchung

Plethora, Splenomegalie.

Die Milzvergrößerung bei Erthrozytose ist ein wichtiges klinisches Zeichen für das Vorliegen einer Polyzythämia vera!

21.7.2.3
Laboruntersuchungen

- Zellzählung und Differentialblutbild, Hämatokrit,
- Blutgasanalyse,
- Retikulozytenzahl,
- ALP-Index,
- Erythropoetin,
- GPT/GOT, alkalische Phosphatase, Bilirubin,

- Elektrolyte (Achtung evtl. falsch-hohe Kaliumwerte!),
- Kreatinin, Harnsäure,
- LDH,
- Ferritin, Vitamin-B$_{12}$-Spiegel,
- Blutungszeit.

Nur in differentialdiagnostisch schwierigen Sonderfällen Bestimmung des Erythrozytenvolumens mit 51Cr-markierten Erythrozyten (Normalwerte: Frauen: 22–32 ml/h; Männer: 25–35 ml/h).

21.7.2.4
Knochenmarkdiagnostik

Knochenmarkzytologie und -histologie mit Eisen- und Faserfärbung.

Wenn eine Leukozytose mit nur gering erhöhter Erythrozytenzahl vorliegt Chromosomenanalyse zum Ausschluß einer Philadelphia-Translokation.

21.7.2.5
Apparative Diagnostik

Sonographie des Abdomens zur Beurteilung der Leber- und Milzgröße, Thoraxröntgen, Blutgase.

21.7.3
Essentielle Thrombozythämie

Klonaler Stammzelldefekt der Hämatopoese mit chronischer Vermehrung der Thrombozyten über 600 G/l. Im Knochenmark bei erhöhter Zelldichte Hyperplasie jugendlicher und atypischer Megakaryozyten.

21.7.3.1
Anamnese und Befunde

Initial meist asymptomatisch. Durch die exzessive Thrombozytenvermehrung stehen später Thrombosen, Lungenembolie, arterielle Durchblutungsstörungen, Symptome peripherer und zentraler Mikrozirkulationsstörungen, ischämische Akrozyanose, Schwindel, Splenomegalie und erhöhte Blutungsneigung bei Störung der Thrombozytenfunktion im Vordergrund.

Die Anamnese sollte neben den klinischen Symptomen Erkrankungen mit reaktiver Thrombozytose (Blutungen, Trauma, Malignome, chronische Infektionen, rheumatische Erkrankungen und Zustand nach Splenektomie) sowie vaskuläre Risikofaktoren mit einschließen.

21.7.3.2
Laboruntersuchungen

- *Blutbild einschließlich Differentialblutbild und Thrombozytenzahl* (im Ausstrich Nachweis von Thrombozytenaggregaten und Riesenthrombozyten),
- *Retikulozyten,*
- *Blutungszeit,*
- *ALP-Index* (Bei ET fast immer normal oder erhöht),
- *GPT/GOT, alkalische Phosphatase, Bilirubin,*
- *Elektrolyte* (Achtung: evtl. falsch-hohe Kaliumwerte durch Freisetzung aus Thrombozyten!),
- *Kreatinin, Harnsäure,*
- *LDH,*
- *Ferritin,*
- *Cholesterin, Triglyceride,*
- *Hämocculttest.*

21.7.3.3
Knochenmarkdiagnostik

Knochenmarkzytologie und -histologie mit Eisen- und Faserfärbung. Häufig Punctio sicca durch Markfibrose, dann Knochenmarkbiopsie zur Diagnosesicherung.

Chromosomenanalyse oder molekulargenetische Untersuchung zum Ausschluß einer Philadelphia-Translokation.

21.7.3.4
Apparative Diagnostik

Sonographie des Abdomens zur Beurteilung der Leber- und Milzgröße, Doppleruntersuchung der Arterien der Extremitäten und der Karotiden, Thoraxröntgen, EKG.

21.7.4
Osteomyelofibrose

Klonale Stammzellerkrankung mit frühzeitiger Myelofibrose und Osteosklerose mit extramedullärer Blutbildung. Im Krankheitsverlauf zunahmende Splenomegalie, Anämie und Panzytopenie.

21.7.4.1
Anamnese und Befund

Splenomegaliebedingte Oberbauchbeschwerden, anämiebedingte Leistungsminderung, Infekt-und Blutungsneigung.

21.7.4.2
Laboruntersuchungen

- *Blutbild einschließlich Differentialblutbild und Thrombozytenzahl* (unreife myeloische und erythropoetische Vorstufen im peripheren Blut, „Tränentropfenform der Erythrozyten"),
- *Retikulozyten,*
- *Quick-Wert, PTT, PTZ, Fibrinogen,*

* *Blutungszeit,*
* *ALP-Index* (normal bis erhöht),
* *GOT/GPT, alkalische Phosphatase, Bilirubin,*
* *Elektrolyte,*
* *Kreatinin, Harnsäure,*
* *LDH,*
* *Ferritin.*

21.7.4.3
Knochenmarkdiagnostik

Knochenmarkzytologie und -histologie mit Eisen- und Faserfärbung. Häufig Punctio sicca durch Markfibrose, dann Knochenmarkbiopsie zur Diagnosesicherung.

Chromosomenanalyse oder molekulargenetische Untersuchung zum Ausschluß einer Philadelphia-Translokation.

21.7.4.4.
Apparative Diagnostik

Sonographie des Abdomens zur Beurteilung der Leber- und Milzgröße, Thoraxröntgen.

21.8
Morbus Hodgkin

Maligne Erkrankung des lymphatischen Systems, die histologisch gekennzeichnet ist durch Hodgkin- und Reed-Sternberg-Zellen (mehrkernige Riesenzellen), deren genauer Ursprung (T- oder B-zellulär?) weiterhin umstritten ist. Es gibt einen Altersgipfel im 3. und einen im 6. bis 7. Lebensjahrzehnt. Die Primärlokalisation ist zervikal > mediastinal > infradiaphragmal. Die Ausbreitung erfolgt lymphogen in lymphatische Organe oder per continuitatem, später hämatogen (Knochenmark, Leber).

Die histologische *Klassifikation* unterscheidet folgende Subtypen:

* lymphozytenreiche Form,
* noduläre Sklerose (häufigster Subtyp > 50 %),
* gemischtzellige Form,
* lymphozytenarme Form (seltenster Subtyp < 5 %),
* nicht klassifizierbar.

21.8.1
Anamnese und Befund

Anamnese
Insbesondere Erfassung evtl. B-Symptomatik.

Beschwerden
Allgemeinsymptome wie Leistungsschwäche, Müdigkeit, Appetitlosigkeit.

Es besteht eine sog. *B-Symptomatik,* wenn eines oder mehrere der folgenden Allgemeinsymptome vorliegen:

* Fieber unklarer Genese > 38 °C (typisch, aber selten ist ein wellenförmiger Fieberverlauf: Pel-Ebstein-Fieber),
* nicht anderweitig erklärbarer Nachtschweiß,
* Gewichtsverlust unklarer Genese > 10 % des Körpergewichts innerhalb von 6 Monaten.
Weitere Beschwerden sind Alkoholschmerz befallener Lymphknoten (selten, aber hochverdächtig) und Juckreiz.

Befunde
Bei Erstdiagnose zeigen 80–90 % der Patienten schmerzlose Lymphknotenschwellungen. Am häufigsten sind die zervikalen Lymphknoten betroffen, als zweithäufigste Manifestation findet sich ein Mediastinaltumor (bei > 5 cm Durchmesser spricht man von „bulky disease").

20 % der Patienten haben eine Hepato- und/oder Splenomegalie.

Die histologische Diagnosesicherung ist unbedingt erforderlich! Wegen hoher Rate falsch-negativer Befunde sollten möglichst keine inguinalen Lymphknoten zur Biopsie verwendet werden.

21.8.2
Laboruntersuchungen

* *Blutbild, Differentialblutbild* (Eosinophilie in 30 % der Fälle, bei Knochenmarkbefall Anämie, Leuko- und Thrombozytopenie möglich),
* *BSG* (prognostische Parameter),
* Routinelabor mit *Leber- und Nierenfunktionsparametern* und *LDH,*
* evtl. *Serologie* (CMV, EBV, HIV, Toxoplasmose u. a.) zum Ausschluß infektöser Lymphadenopathien.

21.8.3
Sonstige Untersuchungsverfahren zur Festlegung der Krankheitsausbreitung (Staging)

* Thoraxröntgen in 2 Ebenen,
* Sonographie des Abdomens,
* Computertomographie von Hals, Thorax und Abdomen,
* Skelettszintigraphie bei Verdacht auf Skelettbefall,
* Knochenmarkhistologie,
* Leberpunktion, wenn der dringende Verdacht auf einen Leberbefall besteht.
* Die diagnostische Laparatomie mit Milzexstirpation ist weitgehend verlassen.

- PET (Positronen-Emissions-Tomographie) gewinnt an Bedeutung im Rahmen des „staging" zur Differenzierung von stoffwechselaktivem vs. -inaktivem Gewebe bei Restlymphomen nach Therapie.

Die Therapie richtet sich nach der Ausbreitung der Erkrankung (Stadium) und zusätzlichen Risikofaktoren!

21.8.4
Stadieneinteilung des M. Hodgkin (Ann Arbor)

Stadium I:
Befall einer einzigen Lymphknotenregion (I/N) oder Vorliegen eines einzigen, extranodal lokalisierten Herdes (I/E).

Stadium II:
Befall von 2 oder mehr Lymphknotenregionen auf einer Seite des Zwerchfells (II/N), oder Vorliegen eines lokalisierten extranodalen Herdes (II/E) und Befall einer oder mehrerer Lymphknotenregionen auf einer Seite des Zwerchfells (II/N/E).

Stadium III:
Befall von 2 oder mehr Lymphknotenregionen auf beiden Seiten des Zwerchfells (III/N) oder Befall von lokalisierten extranodalen Herden und Lymphknotenbefall, so daß ein Befall auf beiden Seiten des Zwerchfells vorliegt (III/E oder III/N/E). Hierbei kann noch untergliedert werden in:

Stadium III 1: subphrenische Lokalisation, beschränkt auf Milz, zöliakale und/oder portale Lymphknoten allein oder gemeinsam, und

Stadium III 2: subphrenische Lokalisation mit Beteiligung paraaortaler, mesenterialer, iliakaler und/oder inguinaler Lymphknoten allein oder gemeinsam.

Stadium IV:
disseminierter Befall einer oder mehrerer extralymphatischer Organe mit oder ohne Befall von Lymphknoten.

Zum lymphatischen Gewebe gehören Lymphknoten, Milz, Thymus, Waldeyer-Rachenring, Appendix.
Die Stadien I–IV erhalten den Zusatz „A" bei Fehlen, „B" bei Vorliegen von Allgemeinsymptomen (s. Abschn. 21.8.1).

Zusätzliche Risikofaktoren
- Großer Mediastinaltumor, größer als 1/3 der unteren Thoraxapertur,
- extranodaler Befall,

- ausgedehnter Milzbefall,
- BSG > 50 mm in der 1. h bei Stadium A, > 30 mm in der 1. h bei Stadium B
- 3 oder mehr befallene Lymphknotenareale.

Lymphknotenareale
- Rechte Halsseite inklusive supra- und infraklavikuläre Lymphknoten,
- linke Halsseite incl. supra- und infraklavikuläre Lymphknoten,
- rechte Axilla,
- linke Axilla,
- hiläre und mediastinale Lymphknoten,
- Lymphknoten an der Leberpforte, Leber und Milzhilus,
- paravasale abdominelle Lymphknoten,
- iliakale Lymphknoten rechts,
- iliakale Lymphknoten links,
- Leiste rechts,
- Leiste links.

21.9
Non-Hodgkin-Lymphome

Bei Non-Hodgkin-Lymphomen handelt es sich um eine heterogene Gruppe von Neoplasien des lymphatischen Gewebes, die sich von korrespondierenden Zellen des normalen B-Zell- oder T-Zellsystems ableiten lassen. Das ist die Grundlage für eine Klassifikation nach morphologischen und biologischen Kriterien („Kiel-Klassifikation"; s. Tabelle 21-7). Die daraus entwickelte Klassifikation „Revised European American Lymphoma" (REAL) und deren aktualisierte Fassung (WHO-Klassifikation) berücksichtigt die mit immunologischen, zytogenetischen und molekularbiologischen Methoden erkennbaren biologischen Unterschiede der einzelnen Entitäten, die sich teilweise auch in unterschiedlichen klinischen Verläufen ausdrücken. Diese differenziertere Diagnostik findet zunehmend Eingang in die klinische Routine und stellt eine Grundlage für neue, an der Pathogenese orientierte Therapiekonzepte dar.

21.9.1
Anamnese und Befund

Anamnese
Besondere Berücksichtigung von B-Symptomen.

Beschwerden und Befunde
Persistierende und/oder progrediente meist indolente Lymphknotenvergrößerungen, Spleno- und weniger häufig Hepatomegalie, Allgemeinsymptome wie Fieber, Nachtschweiß, Gewichtsverlust. In Abhängigkeit von der Beeinträchtigung der Hämtopoese kommt es zu Abgeschlagenheit und Blässe bei Anämie, zu Blu-

Tabelle 21-7. Klassifikation der Non-Hodgkin-Lymphome

Proposed WHO Classification for Neoplastic Diseases of the Lymphoid Tissues (1999)	Kiel-Klassifikation
B-Cell Neoplasms	
Precursor B-cell-neoplasms:	
Precursor B-lymphoblastic leukemia/lymphoma	Lymphoblastisches B-NHL
Peripheral B-cell neoplasms:	
B-cell chronic lymphocytic leukemia/small	Lymphozytisches NHL, CLL
lymphocytic lymphoma	Lymphoplasmozytoides Immunzytytom
B-cell prolymphocytic leukemia	Prolymphozytische Leukämie
Lymphoplsamacytic lymphoma	Lymphoplasmozytisches Immunozytom
Mante cell lymphoma	Zentrozytisches NHL
Follicular lymphoma	Zentroblastisch-zentrozytisches NHL
Marginal zone B-cell lymphoma of mucosa associated lymphoid tissue (MALT) type	Monozytoides NHL einschließlich Marginalzonen B-Zelllymphom
Nodal marginal zone lymphoma +/− monocytoid B-cell	„
Splenic marginal zone lymphoma	
Hairy cell leukemia	Haarzellenleukämie
Diffuse large B-cell lymphoma	Hochmaligne NHL – immunoblastisch, – zentroblastisch, – großzellig anaplastisch (CD 30⁺) B-NHL
Subtype: mediastinal (thymic), intravascular, primary effusion lymphoma	
Burkitt's lymphoma	Burkitt-Lymphom
Plasmacytoma Plasma cell myeloma	
T-Cell Neoplasms	Lymphoblastisches T-NHL
Precursor T-cell neoplasms: Precursor T-lymphoblastic lymphoma/leukemia	
Mature T-cell and NK-cell neoplasms: T-cell prolymphocytic leukemia	Prolymphozytische Leukämie
T-cell large granular lymphocyte leukemia (LGL) NK-cell leukemia	
Extranodal NK/T-cell lymphoma, nasal type (angiocentric lymphoma)	Nicht aufgenommen, aber erwähnt
Mycosis fungoides	Mycosis fungoides
Sezary syndrome	Sezary-Syndrome
Angioimmunoblastic T-cell lymphoma (AILD)	AILD
Peripheral T-cell lymphomas, unspecified	Periphere T-Zellymphome
Adult T-cell lymphoma/leukemia (HTLV-I)	Pleomorph, kleinzelliges T-NHL, HTLV-1+
Systemic anaplastic large cell lymphoma (T- and nullcell types)	Großzellig-anaplastisches (CD 30⁺) T-Zell-NHL (Ki-1⁺)
Primary cuteanous anaplastic large cell lymphoma Subcuteanous panniculitis-like T-cell lymphoma Enteropathy-type intestinal T-cell lymphoma Hepatosplenic γδ T-cell lymphoma	

tungsneigung bei Thrombozytopenie und zu Infektneigung bei Granulozytopenie. Funktionsstörungen des lymphatischen Systems können sich mit Zeichen der Immundefizienz, Autoantikörperbildung und der Bildung monoklonaler Immunglobuline äußern. Es können Hautveränderungen (besonders T-NHL) und Organinfiltrationen (HNO Bereich, Gastrointestinaltrakt, ZNS) auftreten.

Leitsymptom der Non-Hodgkin-Lymphome ist die indolente Lymphknotenschwellung.

21.9.2
Laboruntersuchungen

- *Zellzählung, Differentialblutbild, Retikulozyten:*
  Bei leukämischem Verlauf atypische Lymphozyten
  im peripheren Blut (CLL, Haarzellen, „cleaved
  cells" bei Mantelzelllymphom etc.). Häufig „Gum-
  precht-Kernschatten" (ausstrichbedingte, mechani-
  sche Zerstörung von Lymphozyten).
- *BSG, Elektrolyte, Gesamteiweiß,*
- *GOT, GPT, AP, GGT, Bilirubin, Kreatinin, Harnsäu-
  re, Blutzucker,*
- *LDH, β_2-Mikroglobulin, Serum-Thymidinkinase*
  (bei CLL),
- *Immunglobuline quantitativ, Immunelektrophorese*
  (monoklonale Gammopathie?),
- *Gerinnungsstatus* (Quick-Wert, PTT, Fibrinogen),
- *Urinstatus,*
- *Hämolyseparameter,*
- *Coombs-Test,*
- *Immunzytologische Untersuchung* (bei leukämi-
  schen NHL).
  Charakteristischer Immunphänotyp bei „klassi-
  scher" chronischer lymphatischer Leukämie (CLL)
  (Koexpression von CD5/CD19/CD23) und Haarzel-
  leukämie (CD19/CD11c/CD103); bei B-NHL Monoklonalitätsnachweis über Kappa- oder Lambda-
  Leichtkettenrestriktion möglich.
- *Zytogenetik* zum Nachweis typischer Translokatio-
  nen: z. B. zentroblastisch-zentrozytisches NHL
  t(14;18), zentrozytisches NHL bzw. Mantelzelllymphom (REAL Klassifikation) t(11;14), Burkitt-Lymphom t(8;14), anaplastisches Ki-1 NHL t(2;5).

21.9.3
Sonstige Untersuchungsverfahren

- Knochenmarkzytologie, Knochenmarkhistologie
  (einschließlich Immunhistochemie)*,
- Lymphknotenbiopsie*,
- Thoraxröntgen, ggf. CT Thorax *,
- Sonographie Abdomen , ggf. CT Abdomen*,
- HNO-ärztliche Untersuchung*,
- EKG,
- bei entsprechender klinischer Symptomatik Endo-
  skopie (Gastroskopie, Colonoskopie), Skelettszinti-
  graphie und Röntgenuntersuchung des Skeletts.

Anmerkung: Bei einer klinisch, zytologisch und im-
munphänotypisch „klassischen" CLL kann auf diese
Untersuchungen u. U. verzichtet werden.

Eine exakte histologische Klassifikation ist die Voraussetzung für die Behandlung eines Non-Hodgkin-
Lymphoms (Ausnahme: CLL).

21.10
Multiples Myelom (Plasmozytom)

Lymphatische Neoplasie mit diffuser oder multilokulä-
rer Infiltration des Knochenmarks durch maligne monoklonale Plasmazellen, die die Blutzellbildung hemmen und Knochendestruktionen induzieren können.
Charakteristisch sind die Bildung monoklonaler Immunglobuline („Paraprotein"), Osteolysen, Nierenfunktionsstörungen und Immundefizienz.

Das multiple Myelom wird zu den Non-Hodgkin-
Lymhomen der B-Zellreihe gerechnet.

21.10.1
Anamnese und Befund

In Frühstadien in der Regel asymptomatisch oder Zufallsbefund. Bei fortgeschrittener Erkrankung Symptomatik durch die Folgen von Osteolysen mit Knochenschmerzen (häufig Wirbelsäule) und Spontanfrakturen, Knochenmarkinfiltration mit Blässe und Müdigkeit bei Anämie, Blutungszeichen bei Thrombozytopenie und Infektneigung bei Granulozytopenie, sowie
Folgen einer Paraproteinsynthese, mit Perfusionsstö-
rungen bei Hyperviskositätssyndrom, neurologischer
Symptomatik bei Hyperkalzämiesyndrom und Amyloidose mit Herzinsuffizienz, Niereninsuffizienz oder
Karpaltunnelsyndrom.

Die Diagnose gilt als gesichert, wenn mindestens 2
der 3 folgenden Kriterien vorliegen:

- im Serum und/oder Urin nachweisbares monoklo-
  nales Immunglobulin oder Immunglobulinfrag-
  ment (Bence-Jones-Protein),
- mehr als 15 % pleomorphe Plasmazellen im Kno-
  chenmarkausstrich oder in der Knochenmarkbiopsie,
- radiologischer Nachweis einer Knochenbeteiligung
  (Osteolysen; Osteopenie aufgrund von Mikroosteo-
  lysen, pathologische Frakturen).

21.10.2
Laboruntersuchungen

- *Zellzählung, Differentialblutbild:*
  „Geldrollenphänomen" der Erythrozyten durch
  „coating" mit Immunglobulinen und Adhäsion.
  Leukämische Ausschwemmung maligner Plasma-
  zellen (Plasmazelleukämie) mit < 5 % der Fälle sehr
  selten.
- *Elektrolyte einschließlich Serumkalzium,*
- *Kreatinin, Harnstoff, Kreatininclarance,*
- *Gesamtprotein, Serumelektrophorese* mit quantitati-
  ver Myelomproteinbestimmung (M-Gradient),
- *quantitative Bestimmung der Immunglobuline im
  Serum,*

- *Immunfixationselektrophorese,*
- *qualitative und quantitative Bestimmung der Leichtkettenausscheidung (Bence-Jones-Protein) im Urin mittels Immunfixationselektrophorese und Gesamteiweißbestimmung,*
- *Serum-β2-Mikroglobulin, CRP.*

21.10.3
Sonstige Untersuchungsverfahren

- *Knochenmarkzytologie und -histologie* durch Bekkenkammpunktion (die Sternalpunktion ist bei multiplem Myelom besonders gefährlich) zur Diagnosesicherung, Bestimmung des Infiltrationsgrades, Beurteilung der Resthämatopoese und der Plasmazellmorphologie als prognostische Parameter.

- *Zytogenetik:* FISH auf 13q- (prognostisch ungünstig).
- *Röntgendiagnostik* der langen Röhrenknochen, der Wirbelsäule, des Beckens, der Rippen und des Schädels. Die Knochenszintigraphie ist der konventionellen Röntgendiagnostik beim multiplen Myelom unterlegen!
- *Kernspintomographie oder Computertomographie der Knochen* zur Verifizierung osteolytischer Bezirke, die in der konventionellen Röntgenaufnahme nicht ausreichend beurteilbar sind.
- *Organbiopsien* bei Amyloidoseverdacht.
- *Bestimmung von Plasma- und Vollblutviskosität.*

KAPITEL 22

Infektologie und Tropenmedizin

T. Löscher

22.1
Einleitung

Weltweit gehören infektiös bedingte Erkrankungen trotz erheblicher Fortschritte bei ihrer Behandlung und Prävention nach wie vor zu den führenden Ursachen von Morbidität und Mortalität (Schätzung der WHO: 33 % aller Todesursachen im Jahr 1997). Durch den Rückgang klassischer Infektionskrankheiten in den entwickelten Ländern verbreitete sich während der letzten Jahrzehnte die Ansicht, daß Infektionen weitgehend zurückgedrängt bzw. unter Kontrolle und bald nur noch von historischem Interesse sind. Tatsächlich spielen Infektionen in Deutschland und anderen Industrieländern jedoch eine bedeutsame Rolle als primäre Krankheitsursachen und als Komplikationen bei zahlreichen Grunderkrankungen:

- Vor allem durch die Fortschritte der Medizin bei der Behandlung von Tumorerkrankungen, Hämoblastosen und chronischen Grunderkrankungen kommt es bei einer zunehmenden Zahl von Patienten mit Abwehrstörungen zu schwerwiegenden Infektionen durch fakultativ pathogene oder normalerweise apathogene Erreger (opportunistische Infektionen).
- Die Zunahme von Resistenzen zahlreicher Erreger gegen die zur Verfügung stehenden antimikrobiellen Wirkstoffe ist ein erhebliches Problem, insbesondere bei nosokomialen Infektionen, und muß nicht nur bei der Therapie sondern auch bei der Diagnostik berücksichtigt werden.
- Neue Infektionskrankheiten wie HIV-Infektion und Aids sind aufgetreten („emerging infectious diseases"), bereits unter Kontrolle geglaubte Infektionen haben sich wieder ausgebreitet (z. B. Tuberkulose, Diphtherie), und zahlreiche neue Erreger wurden als Ursache bereits bekannter Erkrankungen identifiziert (z. B. Helicobacter pylori, Lyme-Borreliose) oder stehen in begründetem Verdacht (z. B. Chlamydia pneumoniae).
- Durch veränderte Lebens- und Umweltbedingungen muß mit einem veränderten Spektrum von Infektionen oder mit in Deutschland nicht bzw. nicht mehr vorkommenden Infektionen gerechnet werden. Wichtige Beispiele sind:
  - Freizeitverhalten (z. B. Lyme-Borreliose, FSME, Hantavirusinfektion),
  - i.v.-Drogengebrauch (z. B. HIV-Infektion, Hepatitis C, Endokarditis),
  - internationale Migration und Reisetätigkeit (importierte Infektionen).

22.1.1
Diagnostik von Infektionskrankheiten
22.1.1.1
Klinische Diagnostik und Diagnoseverdacht

Die klinischen Manifestationen von Infektionen bzw. Infektionskrankheiten umfassen nahezu das gesamte Spektrum der Medizin und bei einer Vielzahl von Krankheitsbildern ist eine infektiöse Genese bei der diagnostischen Abklärung zu berücksichtigen. Zwar finden sich bei Infektionen gehäuft bestimmte allgemeine (z. B. Fieber, Schüttelfrost, Schweißausbruch), lokale (z. B. Rötung, Schwellung, Schmerzen) und organspezifische (z. B. Meningismus, Husten und Auswurf, Durchfälle, Dysurie, Exantheme, Lymphadenopathie) Symptome und Befunde. Diese können meist jedoch auch durch eine Vielzahl nichtinfektiöser Erkrankungen hervorgerufen werden.

Bei einigen Infektionskrankheiten ist das klinische Bild so typisch, daß die Diagnose bereits klinisch gestellt (z. B. exanthematische Kinderkrankheiten, Erysipel, Erythema migrans, Herpes simplex labialis oder genitalis) und auf mikrobiologische Untersuchungen verzichtet werden kann oder diese nur in schwer verlaufenden Fällen (z. B. Varizella zoster, Herpes simplex) oder bei epidemiologischer Relevanz (z. B. Masern) angezeigt sind.

Bei akuten und schwerwiegenden Infektionen (z. B. Sepsis, Meningitis, Pneumonie, Harnwegsinfektionen) muß häufig eine empirische Initialtherapie begonnen werden, bevor ein definitiver Erregernachweis vorliegt. Dennoch ist der Nachweis des oder der Erreger (ggf. einschließlich Resistenzbestimmung) sowie ggf. der genauen Lokalisation oder Quelle der Infektion von großer und z. T. entscheidender Bedeutung für die weitere Behandlung. Die hierzu erforderlichen diagnostischen Maßnahmen sollten soweit möglich vor Einleitung einer antimikrobiellen Therapie erfolgen.

Viele Infektionen manifestieren sich jedoch nicht unter dem klinisch offensichtlichen Bild einer speziellen Infektionskrankheit oder eines typischen Infektionssyndroms. Hier ist es besonders wichtig, aufgrund der genauen Analyse von Klinik, Vorgeschichte und Befunden die Möglichkeit einer infektiösen Genese in die Verdachtsdiagnose und die diagnostische Abklärung einzubeziehen. In Zweifelsfällen und bei unklaren Erkrankungen empfiehlt sich die konsiliarische Einbeziehung eines Infektiologen.

22.1.1.2
Mikrobiologische Diagnostik

Siehe auch Teil A, Kap. 3

Bei Verdacht auf Vorliegen einer Infektion bzw. Infektionskrankheit sollte außer bei geringfügigen Erkrankungen und/oder klinisch eindeutiger Diagnose stets versucht werden, die Diagnose durch Nachweis des/der verantwortlichen Erreger zu sichern. Dazu ist es notwendig, vor Einleitung einer Chemotherapie alle erforderlichen Untersuchungsmaterialien zu gewinnen. Bei schwerwiegenden und diagnostisch unklaren Erkrankungen ist es zudem empfehlenswert, Serumproben vom Zeitpunkt der Erstuntersuchung sowie Aliquots von Untersuchungsmaterialien, die nicht beliebig erneut zu gewinnen sind (z. B. Liquor, Punktate, Biopsien), einzufrieren. Dies ermöglicht es, Untersuchungen v. a. immundiagnostischer und molekularbiologischer Art auch zu einem späteren Zeitpunkt nachzuholen bzw. im Verlauf zu verfolgen (z. B. Antikörperspiegelverläufe).

Erregernachweis

Bei zahlreichen Infektionen ist es möglich, die Erreger direkt bzw. kulturell nachzuweisen. Dies ist meist auch Voraussetzung für Resistenzbestimmung und weitere Typisierung (Pathotypisierung, Toxinnachweis, epidemiologische Analyse). Erfolg und Aussagewert der Erregerisolierung hängen wesentlich von Gewinnung, Transport und Verarbeitung des Untersuchungsmaterials ab (Teil A, Kap. 3). Bei Verdacht auf Infektionen mit hochkontagiösen Erregern sind dabei die entsprechenden Vorschriften und Infektionsschutzmaßnahmen zu beachten (Teil A, Kap. 3).

Bei einigen Erregern sind für den Nachweis spezielle Untersuchungsverfahren erforderlich. Neben den routinemäßigen Untersuchungsprogrammen müssen ggf. auch schwierig oder nur mit besonderen Verfahren anzüchtbare Bakterien sowie Viren, Pilze und/oder Parasiten berücksichtigt werden. Entscheidend ist hierbei die gezielte Information des Mikrobiologen durch den Kliniker über Anamnese, Symptomatik, Befunde, Verdachtsdiagnosen und zu untersuchendes Erregerspektrum. Am besten ist eine Rücksprache bereits vor der Materialgewinnung.

Bei Viren ist eine kulturelle Isolierung meist aufwendig, und die Indikation hierzu ist in der Regel auf schwerwiegende Erkrankungen und/oder begründete Verdachtsfälle seuchenhygienisch relevanter Infektionen sowie bestimmte klinische Situationen (schwere Erkrankungen bei Immunsupprimierten und bei Neugeborenen, kongenitale Infektionen) und Verdacht auf Resistenz (z. B. HSV, CMV, HIV) beschränkt.

Immundiagnostik und molekularbiologische Diagnostik

Die Immundiagnostik ist v. a. bedeutsam bei Erregern, deren direkter oder kultureller Nachweis schwierig oder nicht möglich ist. Dies gilt für zahlreichen Viruserkrankungen und einigen Erkrankungen durch schwierig nachzuweisende Bakterien (z. B. Bartonellosen, Borreliosen, Brucellosen, Ehrlichiosen, Leptospirosen, Q-Fieber, Rickettsiosen, Treponematosen, Tularämie, Yersiniosen) oder Parasiten (z. B. Toxoplasmose, Echinokokkose, Zystizerkose, Toxocariasis). Neben dem Nachweis spezifischer Antikörper verschiedener Isotypen (IgG, IgM, IgA, IgE) mit z. T. unterschiedlicher diagnostischer Bedeutung stehen zunehmend auch Methoden zum immunologischen Nachweis von Erregern bzw. Erregerantigenen in Blut, verschiedenen anderen Untersuchungsmaterialien und in Schnittpräparaten (Immunhistologie) zur Verfügung.

Der Nachweis spezifischer Antikörper hat bei einigen Infektionen nur eine eingeschränkte Aussagekraft entweder aufgrund mangelnder Sensitivität und/oder Spezifität oder weil die Bildung von Antikörpern dem akuten Krankheitsgeschehen hinterherhinkt und für eine dringlich erforderliche Diagnosestellung zu spät kommt (z. B. Herpesvirusenzephalitis, akute HIV-Infektion, Legionellosen, Malaria, Typhus abdominalis). Zudem kann die Aussagekraft der serologischen Diagnostik bei Immunkompromittierten erheblich eingeschränkt oder aufgehoben sein.

Molekularbiologische Diagnostikmethoden (PCR, RFLP, Sequenzierung, DNS-Hybridisierung u. a.) sind mittlerweile bei einer großen Zahl von Infektionskrankheiten beschrieben. In der Praxis werden sie derzeit jedoch nur bei einem begrenzten Spektrum von Erregern und Fragestellungen durchgeführt (Teil A, Kap. 3, Tabellen 3-6 und 3-7):

- zur Diagnostik bei Hepatitis C (Anti-HCV positive Patienten); ggf. auch bei Bartonellosen, Borreliosen, Chagas-Krankheit, schwere Zytomegalieerkrankungen, Ehrlichiosen, FSME, Hantavirusinfektionen, HIV-Infektion, HSV-Enzephalitis u. a. Virusenzephalitiden, Mikrosporidiosen, *Tropheryma whippelii*-Infektion, Tollwut, Toxoplasmose, Tuberkulose, schwere VZV-Infektionen, virale hämorrhagische Fieber u. a. Infektionen;
- Genotypisierung bei HCV; ggf. auch bei HIV, *Entamoeba histolytica*/*E. dispar* und Leishmanien sowie aus epidemiologischen Gründen auch bei anderen Erregern (z. B. Beweis von Infektionsketten bei Tuberkulose oder nosokomialen Infektionen);
- quantitative Amplifikationsverfahren zum Therapiemonitoring bei HIV und HCV;
- genotypische Resistenzbestimmung bei HIV; ggf. auch bei CMV, HSV und Mykobakterien.

Aufgrund des erheblichen Aufwandes und der hohen Kosten sind die Indikationen in der Routinediagnostik derzeit noch beschränkt auf bestimmte Erkrankungen mit schwerem Verlauf (z. B. Enzephalitiden, Infektionen bei Immunkompromittierten) oder seuchenhygienischer Relevanz (virale hämorrhagische Fieber, Tollwut) und auf Fälle, bei denen ein begründeter Krankheitsverdacht besteht und ein Erregernachweis nicht anders möglich ist (z. B. HCV) bzw. mit konventionellen Methoden nicht gelungen ist (z. B. Tuberkulose).

22.1.1.3
Laboruntersuchungen und apparative Diagnostik

Zahlreiche Laborbefunde können auf das Vorliegen einer Infektion und auf mögliche Organbeteiligungen hinweisen (Tabelle 22-1). Sie sind zudem oft bedeutsam für Erfassung und Beurteilung von Schweregrad, Komplikationen und Verlauf.

Tabelle 22-1. Laborbefunde und diagnostische Hinweise auf Infektionen

Laborbefund	Erkrankungen
Entzündungsparameter	
BSG, CRP, Procalcitonin ↑	Besonders erhöhte Werte bei systemischen bakteriellen Infektionen
Blutbildveränderungen	
Leukozytose	Pyogene bakterielle Infektionen, Sepsis, initial auch bei einigen Virusinfektionen (z. B. EBV-Infektion)
Linksverschiebung	Pyogene bakterielle Infektionen, Sepsis
Leukopenie	Virusinfektionen, HIV-Infektion, Sepsis, Typhus abdominalis, Malaria, Ehrlichiose
Lymphomonozytose	Virusinfektionen
Eosinophilie	Helminthosen, Kokzidioidomykose, „eosinophile Morgenröte" bei abklingenden Infektionen (z. B. Scharlach)
Aneosinophilie	Typhus abdominalis
Thrombozytose	Bakterielle Infektionen
Thrombopenie	Virusinfektionen, Malaria tropica
Transaminasen ↑	Virushepatitiden, Begleithepatitis bei anderen Infektionen (z. B. infektiöse Mononukleose und ähnliche Syndrome, Leptospirose, Malaria), Sepsis
Alkalische Phosphatase ↑	Cholangitis, Virushepatitis, Leberabszesse, Begleithepatitis bei anderen Infektionen (s. oben), Knochentuberkulose u. a. Ostitiden
Kreatinkinase ↑	Myokarditis, schwere Sepsis, Myositis, Trichinose
Laktatdehydrogenase ↑	Sepsis, Pneumocystis-carinii-Pneumonie, Malaria, virale hämorrhagische Fieber, ausgeprägte Hämolyse bei anderen Infektionen
Bilirubin ↑	Virushepatitis, Cholangitis, Begleithepatitis (s. oben) und ausgeprägte Hämolyse bei anderen Infektionen
Serumkreatinin ↑	Schwere Sepsis, Hantavirusinfektionen, Leptospirose, Malaria, Begleitnephritis bei anderen Infektionen
Hypoglykämie	Sepsis, Malaria tropica, Menigitis, Enzephalitis u. a. schwere Infektionen

Die apparative Diagnostik, insbesondere die bildgebende Diagnostik, ergibt häufig entscheidende Hinweise für Verdachtsdiagnose und Lokalisation von Infektionen sowie für Ausdehnung, Komplikationen, Grunderkrankungen und Abgrenzung anderer nichtinfektiöser Krankheitsursachen.

Bei einigen Infektionen und Lokalisationen gelingt der Erregernachweis nur in mittels invasiver Diagnostik gewonnenem Untersuchungsmaterial (z. B. Knochenmark, BAL, Liquor, Organpunktionen und -biopsien). Die Indikation hierzu richtet sich nach Differentialdiagnostik, Krankheitsverdacht und Untersuchungsbefunden (v. a. der bildgebenden Diagnostik). Es ist darauf zu achten, daß neben dem histopathologischen Untersuchungsmaterial stets ausreichend Material für alle erforderlichen mikrobiologischen Untersuchungen gewonnen und adäquat verarbeitet wird. Bei der histopathologischen Diagnostik können spezielle Färbungen oder ultrastrukturelle Untersuchungen für den Nachweis bestimmter Erreger (z. B. Mykobakterien, Treponemen, Borrelien, Bartonellen, Pilze, Parasiten) erforderlich sein. Bei einer zunehmenden Zahl von Erregern stehen heute auch immunhistologische und molekularpathologische Nachweismethoden zur Verfügung (z. B. Zytomegalie, Herpesviren, Hepatitis B und C). Entscheidend ist hier ebenfalls die gezielte Information des Pathologen durch den Kliniker, am besten mit Rücksprache bereits vor der Materialgewinnung.

22.2
Infektionssyndrome

Häufig präsentieren sich Patienten unter einem klinischen Bild, bei dem klinische Verdachtsdiagnose und diagnostische Abklärung nicht von einer Infektionskrankheit durch einen spezifischen Erreger ausgehen, sondern bei dem sogenannte Infektionssyndrome im Vordergrund stehen. Diese können durch eine Vielzahl unterschiedlicher Erreger verursacht werden und sind entweder durch bestimmte systemische oder organ- bzw. organsystembezogene Krankheitsbilder (Sepsis, Meningitis, Enzephalitis, infektiöse Mononukleose und ähnliche Syndrome, infektiöse Enteritis, HIV-Infektion und Aids) gekennzeichnet oder betreffen spezifische Patientengruppen oder Umstände unter denen die Infektion erworben wurde (Fieber unbekannter Ursache, sexuell übertragbare Erkrankungen, importierte Infektionskrankheiten).

Weitere in anderen Kapiteln des speziellen Teils dargestellte internistische Infektionssyndrome sind Pneumonie (Kap. 19), Harnwegsinfektionen (Kap. 26), Endokarditis (Kap. 18) und Hepatitis (Kap. 23).

22.2.1
Sepsis

Die Sepsis ist eine durch eine Infektion ausgelöste systemische entzündliche Reaktion (SIRS) mit ausgeprägten Krankheitserscheinungen (Definition: Tabelle 22-2).

Tabelle 22-2. Definition und klinische Kriterien der Sepsis und verwandter Störungen

Infektion	Entzündliche Reaktion auf das Vorhandensein von Mikroorganismen oder auf ihre Invasion von normalerweise sterilem Gewebe
Bakteriämie	Anwesenheit vermehrungsfähiger Erreger im Blut
Systemisches Entzündungs-Syndrom (SIRS, „systemic inflammatory response syndrome"): systemische entzündliche Reaktion auf eine Vielzahl schwerer Schädigungen (Trauma, Ischämie, Verbrennung, Infektion, Pankreatitis, hämorrhagischer Schock, immunologisch bedingte Organschädigung, exogene Gabe von Entzündungsmediatoren u. a.)	Mindestens 2 der folgenden Symptome: – Fieber (> 38 °C) oder Hypothermie (< 36 °C) – Tachykardie > 90/min. (unklarer Genese) – Atemfrequenz > 20/min oder arterieller pCO_2 < 32 mmHg – Leukozyten > 12.000/µl oder < 4000/µl oder > 10% Stabkeringe im Differentialblutbild
Sepsis	SIRS + Infektion
Schwere Sepsis	Sepsis + Hypotonie (systolischer RR < 90 mmHg oder Reduktion um > 40 mmHg vom Ausgangswert) und/oder Zeichen einer Organfunktionsstörung (z. B. Oligurie, Laktatanstieg, Bewußtseinsstörung)
Septischer Schock	Schwere Sepsis mit persistierender (trotz ausreichender Volumensubstitution) bzw. katecholaminpflichtiger Hypotonie zusammen mit Perfusionsstörungen, die zu Laktatazidose, Oligurie und/oder akuten Bewußtseinsstörungen führen
Multiorganversagen	Vorliegen so schwerer Organfunktionsstörungen bei einem akut kranken Patienten, daß eine Homöostase ohne Interventionen nicht aufrechterhalten werden kann

Tabelle 22-3. Sepsisform (nach Häufigkeit) und vermutliches Keimspektrum

Sepsisform	Häufigste Erreger
Urosepsis – spontan – nach Eingriff	 – E. coli, Enterobakterien, Pseudomonas – Pseudomonas, Proteus, Enterobacter, Serratia
Sepsis vom weiblichen Genitale ausgehend	– E. coli, Bacteroides spp., anaerobe Streptokokken, haemolysierende Streptokokken, Gonokokken
Postoperative Sepsis – Darm-/gynäkologische Operation – Wundinfektion	 – Enterobakterien, Anaerobier – resistente Staphylococcus aureus (MRSA), Enterobakterien
Kathetersepsis und Fremdkörpersepsis	– Resistente Staphylococcus aureus (MRSA), koagulasenegative Staphylokokken, Enterokokken, Candida
Infusionsassoziierte Sepsis	– Nonfermenter, kryophile Keime
Beatmungssepsis	– Pseudomonas, E. coli, Klebsiellen, Serratia
Sepsis bei ambulant erworbener Pneumonie	– Pneumokokken, Haemophilus influenzae
Sepsis bei Knochenmarkinsuffizienz	– Pseudomonas, E. coli, Enterobakterien, Staphylokokken
Cholangiosepsis	– E. coli, Enterobakterien, Anaerobier (postoperativ)
Akute Endokarditis	– Staphylokokken
Meningitis	– Meningokokken, Penumokokken
Osteomyelitis	– Staphylococcus aureus
Sepsis nach Hautverletzung	– Staphylokokken, Streptokokken
Sepsis bei Verbrennung	– Staphylokokken, Pseudomonas, Enterobakterien
Dentogene/tonsillogene Sepsis	– Streptokokken, Staphylokokken, Anaerobier (schwerer Verlauf, postoperativ)
Sepsis nach Tierbiß	– Pasteurella multocida, Capnocytophaga spp.
Sepsis bei Splenektomierten bzw. funktioneller Asplenie	– Pneumokokken, Haemophilus influenzae, Meningokokken, Salmonellen, Babesien

Während die klassische Definition das Vorhandensein von dauernd oder schubweise im Blut nachweisbaren Erregern forderte, umfaßt der heutige Sepsisbegriff alle als SIRS definierten systemischen Entzündungs-Syndrome im Zusammenhang mit einer nachgewiesenen oder wahrscheinlichen Infektion. Dabei ist es unerheblich ob SIRS die Folge einer hämatogenen Generalisierung ist oder durch Toxine der Erreger bzw. durch eine Infektion ohne hämatogene Ausbreitung verursacht wird.

Bakterielle Erreger werden am häufigsten als Ursache einer Sepsis nachgewiesen (seltener auch Pilze). Häufig besteht eine Blutstrominvasion der Erreger (positive Blukulturen in 50–60 %), die von einem in der Mehrzahl der Fälle nachweisbaren oder klinisch wahrscheinlichen Sepsisherd ausgeht (Tabelle 22-3). Es kann zur hämatogenen Absiedlung septischer Metastasen in verschiedenen Organen einschließlich der Haut kommen (Tabelle 22-4). Teilweise ist die Eintrittspforte der Erreger jedoch nicht oder nicht mehr nachzuweisen (primäre Sepsis) oder von sekundären septischen Metastasen klinisch nicht zu differenzieren. Sepsis und Sepsisrezidive unter Therapie können auch von solchen sekundären Metastasen unterhalten werden. Vor allem bei abwehrgeschwächten Patienten kann die Invasion der Erreger auch von physiologisch besiedelten Schleimhäuten (Gastrointestinaltrakt, Atemwege, Urogenitaltrakt) ausgehen, ohne daß eine lokale Infektion oder Organschädigung vorliegt.

Tabelle 22-4. Septische Metastasierung bei den häufigsten Sepsiserregern

Erreger	Metastasierung
Staphylococcus aureus	Haut, Gehirn, Niere, Endokard, Lunge, Knochen
Streptokokken	Haut, Gelenke
Enterokokken	Endokard
Pneumokokken	Meningen, Haut, Gelenke
Meningokokken	Haut, Meningen, Gelenke
Anaerobier	Beckenvenen, Lunge, Leber, Gehirn
Salmonellen	Knochen, parenchymatöse Organe
Gonokokken	Haut, Gelenke

22.2.1.1
Anamnese, Symptome und Befunde

Die Vorgeschichte gibt häufig entscheidende Hinweise auf die Art bzw. mögliche Ausgangsherde der Sepsis (Tabelle 22-3). Wichtige Grunderkrankungen und Risikofaktoren sind

- pyämische Lokalinfektionen (z. B. Harnwegsinfektion, Gallenblasenempyem, Divertikulitis, Bronchiektasen, Weichteil- und Organabszesse, Pneumonie, Meningitis, Endokarditis),

- intravasale und sonstige Fremdkörper (z. B. Venenkatheter, künstliche Herzklappen, Urinkatheter),
- vorausgegangene Traumen, Operationen und instrumentelle Eingriffe,
- Tumorerkrankungen,
- Abwehrschwäche (z. B. Knochenmarkinsuffizienz, Antikörpermangelsyndrom, Splenektomie, Diabetes mellitus, Leberzirrhose, Alkoholismus, i.v.-Drogenabusus).

Der klinische Verdacht hinsichtlich dem Vorliegen einer Sepsis liegt nahe bei folgenden Symptomen:

- intermittierendes hohes Fieber,
- Schüttelfröste,
- Nausea, Erbrechen,
- Unruhe, Verwirrtheit, Bewußtseinsstörungen,
- Atemnot und Herzjagen

und bei folgenden Befunden:

- Hyper- oder Hypothermie,
- Tachykardie,
- Hypotonie,
- Tachypnoe,
- Splenomegalie.

Vor allem bei sehr jungen oder alten Patienten, bei Abwehrschwäche, schweren Grundleiden und antibiotischer Vorbehandlung können eindeutige Symptome jedoch fehlen und z. B. eine unklare Hypotension mit Verwirrtheit, Somnolenz oder Hyperventilation die einzigen Symptome darstellen.

Bei einem Teil der Patienten liegen Hauterscheinungen vor in Form von Hämorrhagien (Petechien, Ekchymosen; besonders bei Meningokokkensepsis) und/oder vesikulopustulösen septischen Metastasen (Staphylokokken, Streptokokken, Pneumokokken, Gonokokken) z. T. mit Ulzeration (z. B. Ecthyma gangraenosum; besonders bei Pseudomonassepsis).

Insbesondere bei gramnegativer Sepsis (Endotoxine) kann eine klinisch relevante disseminierte intravasale Gerinnungsstörung mit Verbrauchskoagulopathie auftreten.

Der Übergang zum septischen Schock ist fließend (Tabelle 22-2). In der Frühphase besteht meist ein Vasomotorenkollaps mit warmer Peripherie (warme rote Haut) und deutlich verlangsamter Reperfusion (z. B. von Fingerdruckstellen). In der Folge kommt es zu Blutdruckabfall, Oligurie, zunehmender Hyperventilation und Bewußtseinsstörung mit motorischer Unruhe. Der septische Schock entwickelt sich häufig rasch weiter mit Zentralisierung (kalte Marmorierung), Bewußtseinsstörung bis zum Koma, Kreislaufzusammenbruch und Multiorganversagen (akutes Atemnotsyndrom, Nierenversagen, Leberversagen, hypoxische Schädigung intestinaler Organe und von Myokard und ZNS).

22.2.1.2
Diagnostik

Entscheidend ist die möglichst frühzeitige Stellung der Verdachtsdiagnose einer Sepsis aufgrund klinischer Kriterien (Tabelle 22-2). Diese kann durch Laborbefunde (s. unten) unterstützt aber nicht bewiesen werden. Für Auswahl und Modifikation der antimikrobiellen Initialtherapie, die als empirische Interventionstherapie begonnen wird, sollte stets versucht werden, wahrscheinliche Sepsisform und mögliche Sepsisherde aufgrund von Vorgeschichte (Grunderkrankungen, Risikofaktoren), Klinik und Untersuchungsbefunden zu identifizieren (Tabelle 22-3). Voraussetzung für Anpassung bzw. Fortführung der Initialtherapie in Form einer gezielten antimikrobiellen Therapie ist der Nachweis des bzw. der Sepsiserreger. Folgende diagnostische Schritte sind nötig:

- Abnahme von mehreren Blutkulturen (BK) *vor* Beginn der antimikrobiellen Therapie unter Beachtung folgender Kautelen: jeweils gesonderte sterile Punktion einer *peripheren Vene* nach sorgfältiger Hautdesinfektion (alkoholische Desinfektionsmittel, Einwirkzeit 1 min), jeweils aerobe und anaerobe Kultur, vorgewärmte BK-Flaschen, sofortige Bebrütung; Transport und Verarbeitung s. Teil A, Kap. 3.
- In bedrohlichen Fällen Abnahme von 2–3 BK in kurzen Abständen (10–20 min) und sofortiger Beginn der empirischen antimikrobiellen Therapie (Interventionstherapie). Die Beimpfung von mindestens 2 BK-Sets stellt sicher, daß ein ausreichendes Blutvolumen verarbeitet und die Erkennung von Kontaminanten erleichtert wird.
- Bei Verdacht auf katheterassoziierte Sepsis: wenn der Katheter entfernt werden kann (oft gleichzeitig die entscheidende therapeutischeMaßnahme) mikrobiologische Untersuchung von Katheterspitze bzw. Segmenten (Teil A, Kap. 3),
- ansonsten BK jeweils aus peripherer Vene (s. oben) *und* Katheter (quantitative BK z. B. mit Isolatorsystem empfehlenswert; 5- bis 10fach höhere Koloniezahl im über Katheter entnommenen Blut spricht für katheterassoziierte Sepsis).
- Zusätzliche Kulturen von Urin, Sputum, Stuhl, Nasen-Rachen-Abstrich, Liquor (bei allen komatösen Patienten und bei allen unklaren Sepsisfällen) sowie ggf. von Wundabstrichen, Abszeßpunktaten, septischen Hautmetastasen und allen sonstigen infektionsverdächtigen lokalen Prozessen.
- Gegebenenfalls Schnelltests (s. Teil A, Kap. 3) zum Nachweis erregerspezifischer Antigene (B-Streptokokken, A/C-Meningokokken, Escherichia coli, Haemophilus influenzae Typ B, Pneumokokken, Pseudomonas, ggf. Candida, Cryptococcus) in Serum, Urin, Liquor und Sputum (auch nach antibiotischer Anbehandlung sinnvoll).

- Klinischer Status, (Fremd-)Anamnese, Labordiagnostik (s. unten) und apparative Diagnostik (s. unten) mit besonderer Berücksichtigung möglicher (auch anscheinend banaler) Sepsisherde bzw. Eintrittspforten (Tabelle 22-3) und evtl. septischer Metastasen (Tabelle 22-4). Erfassung, Dokumentation und Verlaufskontrolle des Schweregrades (z. B. Apache-II-Score).

Anmerkungen: Genaue Angaben an den Mikrobiologen (Teil A, Kap. 3) zu Vorgeschichte, Grunderkrankungen und klinischem Bild (inklusive möglicher Sepsisherde) sind von großer Bedeutung für Auswahl und Umfang der mikrobiologischen Untersuchungen (z. B. Berücksichtigung opportunistischer Erreger bei Immunkompromittierten).

Bei Patienten, die sich zuvor in einem Malariagebiet aufgehalten haben, ist immer eine Malaria auszuschließen (s. Abschn. 22.6.1), da diese klinisch nicht sicher von einer Sepsis zu unterscheiden ist.

Laboruntersuchungen
Hämatologische und klinisch-chemische Befunde können eine Sepsis weder beweisen noch widerlegen, sie sind jedoch essentiell für die Beurteilung des Schweregrads der Erkrankung, Art und Ausmaß von Organfunktionsstörungen sowie für die Verlaufskontrolle.

Häufig bestehen Leukozytose mit Linksverschiebung (z. T. jedoch auch Leukopenie), Thrombopenie und Laktatämie.

Es sollte bestimmt werden: komplettes Blutbild, Gerinnungsparameter (Quick, PTT, Fibrinogen, Fibrinspaltprodukte, AT III), arterielle Blutgase, Elektrolyte, Glukose, Kreatinin, Transaminasen, alkalische Phosphatase, Bilirubin, Kreatinkinase, Laktat, CRP und Urinstatus. Der Procalcitoninspiegel ist bei Sepsis und anderen systemischen Infektionen durch Bakterien, Pilze und Malaria erhöht und kann zur Differenzierung von viralen Infektionen und SIRS nichtinfektiöser Genese herangezogen werden. Die Bestimmung von weiteren Entzündungsparametern und von Zytokinen gehört derzeit nicht zur Routinediagnostik.

Apparative Untersuchungen
EKG (zusätztlich zur Monitorüberwachung), Thoraxröntgenaufnahme und abdominelle Sonographie gehören zur Basisdiagostik (Nachweis möglicher Sepsisherde, septischer Metastasen und Organkomplikationen) und müssen bei klinischem Verdacht entsprechender Organkomplikationen im Verlauf wiederholt werden.

Die Indikation zur weiteren bildgebenden Diagnostik richtet sich nach klinischem Bild, weiteren Befunden und Grunderkrankungen bzw. Vorgeschichte. Computer- und/oder kernspintomographisch können intraabdominale, intrathorakale oder intrakranielle Organ- oder Weichteilinfektionen nachweisbar sein, die sich ansonsten nicht oder nur unzureichend darstellen lassen. Echokardiographisch ist v. a. nach Vegetationen und Perikardergüssen zu fahnden.

Endoskopische Untersuchungen des Intestinaltrakts sind indiziert bei Blutungskomplikationen, Verdacht auf Sepsisquelle im Intestinaltrakt (z. B. Tumore, Divertikulose) und Sepsis mit Durchfällen (z. B. pseudomembranöse Kolitis meist nach antibiotischer Vorbehandlung).

Gegebenenfalls muß Material zur Kultur durch Punktionen (z. B. Leberabszesse, Pleuraempyeme) oder auch durch chirugische Inzision/Drainage (z. B. postoperative Wundinfektionen, Pyarthros) gewonnen werden.

22.2.2
ZNS-Infektionen
22.2.2.1
Meningitis

Meningitiden werden meist durch Bakterien oder Viren, seltener durch Pilze oder Parasiten verursacht. Ein Patient mit Verdacht auf eine bakterielle Meningitis ist stets ein Notfall (Letalität 10–30 %). Im Gegensatz zu den bakteriellen ist bei den viralen Meningitiden die klinische Symptomatik meist geringer ausgeprägt und der Verlauf fast immer gutartig.

Klinischer Diagnoseverdacht

Der Verdacht auf das Vorliegen einer Meningitis ergibt sich meist ohne Schwierigkeiten bei typischen Symptomen wie

- Fieber,
- Meningismus,
- Kopfschmerzen,
- Lichtscheu,
- Nausea und Erbrechen,
- in schweren Fällen auch Bewußtseinsstörungen bis zum Koma und Krampfanfälle.

Bei der klinischen Untersuchung fallen meist Nackensteife, positive Kernig- und Brudzinski-Zeichen auf. Vor allem bei sehr jungen oder alten Patienten, Alkoholikern und Immunkompromitierten können typische Symptome und Befunde jedoch fehlen und wenig charakteristische Bilder mit Apathie, Wesensveränderung und Bewußtseinsstörungen bis zum Koma im Vordergrund stehen.

Die tuberkulöse Meningitis (2–5 % der bakteriellen Meningitiden in Deutschland) verläuft meist subakut und beginnt mit Kopfschmerzen, Apathie, Wesensveränderungen und subfebrilen Temperaturen. Im weiteren Verlauf kommen Fieber, Meningismus, Nausea und Erbrechen hinzu. Da bevorzugt die Hirnbasis befallen ist, sind Hirnnervenlähmungen (z. B. Abducensparese) häufiger; weitere Manifestationen und Komplikationen

sind SIADH mit Hyponatriämie, spastische Paresen, tonisch-klonische Krämpfe, Querschnittssyndrome, Hydrozephalus und zunehmende Eintrübung bis zum Koma. Am Augenhintergrund sind gelegentlich Tuberkelknötchen zu sehen.

Erstmaßnahmen

Die unverzügliche Einleitung einer antibiotischen Therapie bei akut Erkrankten und die schnelle Klärung der Ätiologie als Grundlage einer gezielten Therapie sind vorrangig.

Bei perakutem Krankheitsbeginn mit Bewußtseinsstörung (< 24 h) ist der sofortige Therapiebeginn zur Vermeidung von Frühtodesfällen entscheidend:

- Legen eines venösen Zugangs,
- Abnahme einer Blutkultur,
- sofortiger Beginn der empirischen antimikrobiellen Initialtherapie (Interventionstherapie)

Dann erst eingehende Untersuchung und Liquorgewinnung (s. unten). Bei voraussichtlich längerdauerndem (> 2 h) Transport zur nächsten Klinik (ggf. Rettungshubschrauber) ist in diesen Fällen der Beginn einer parenteralen Antibiotikatherapie auch gerechtfertigt, wenn keine Blutkultur angelegt werden kann. Ansonsten kein Therapiebeginn vor Klinikeinweisung, Blutkulturabnahme und Liquorgewinnung.

Diagnostik

- Bei wachen Patienten ohne ausgeprägte neurologische Herdsymptome und ohne Stauungspapille (beidseitige Augenhintergrundspiegelung) muß ohne Verzögerung Liquor entnommen werden (bei Erwachsenen durch Lumbalpunktion).
- Bei soporösen oder komatösen Patienten und/oder bei ausgeprägten Herdsymptomen oder Stauungspapille soll zunächst mittels kranialer Computertomographie (CCT) geklärt werden, ob eine Liquorpunktion gefahrlos möglich ist. In diesen Fällen sollte zur Vermeidung von Zeitverlust die antibiotische Behandlung vor der Liquorentnahme begonnen werden. Stellt sich in der CCT ein schweres Hirnödem oder eine Raumforderung mit Mittellinienverlagerung dar, soll auf die Liquorentnahme verzichtet werden.
- Der Liquor muß umgehend mikroskopisch und biochemisch (s. Teil A, Abschn 2.19) sowie mikrobiologisch (Teil A, Kap. 3) untersucht werden; stets Grampräparat (auch bei fehlender Pleozytose!). Die Liquorprobe soll rasch dem mikrobiologischen Labor zur sofortigen Bearbeitung zugeführt werden. Ist dies nicht möglich, Lagerung und Transport bei 37 °C und sofortige Verimpfung (v. a. Meningokokken sind sehr empfindlich) von je 2 ml (bei Kindern ggf. weniger) in aerob und anaerob zu bebrütende Blutkulturen.

- Der Mykobakteriennachweis (Ziehl-Neelsen-Präparat, Kultur) ist nicht sehr sensitiv; eine PCR sollte daher in allen Verdachtsfällen (s. oben) zusätzlich veranlaßt werden.
- Bei Immunkompromittierten zusätzlich Kryptokokkosediagnostik (s. Abschn. 22.2.5).
- Bei purulentem Liquor ohne Bakterien- oder Pilznachweis muß auch an eine primäre Amöbenmeningoenzephalitis (Tabelle 22-26) gedacht werden.
- Stets Blutkultur und Rachenabstrich; HNO-ärztliche Untersuchung (Infektionsherde), Thoraxröntgenaufnahme (Pneumonie, Tuberkulose), klinischer und Laborstatus, (Fremd-)anamnese.
- Lebensalter, Vorgeschichte (Grunderkrankungen) und Untersuchungsbefunde geben wichtige Hinweise auf vermutliche Genese und zu erwartendes Erregerspektrum (Tabelle 22-5).

Die *Liquorbefunde* zeigt Tabelle 22-6. Die bakterielle Meningitis zeigt typischerweise einen trüben (eitrigen) Liquor mit polymorphzelliger Pleozytose (Zellzahl >1000/µl), erhöhtem Eiweiß, LDH und Laktat sowie erniedrigter Glukose (<60 % der Blutglukose). Auch virale Meningitiden können manchmal mit Zellzahlen >1000/µl (meist vorwiegend monolymphozytär, initial auch granulozytär!) einhergehen. Umgekehrt findet man auch bei bakterieller Meningitis gelegentlich niedrige Zellzahlen (initial, perakuter Beginn; tuberkulöse, anbehandelte, Listerienmeningitis) mit serösem Liquor.

In bis zu 80 % der unbehandelten bakteriellen Meningitiden läßt sich im Grampräparat eine vorläufige mikroskopische Diagnose stellen (Pneumokokken, Meningokokken, Haemophilus influenzae, gramnegative Stäbchen) mit entscheidender Bedeutung für die Wahl der Initialtherapie. Vor allem bei negativem Grampräparat und antibiotischer Vorbehandlung können Schnelltests (Teil A, Abschn. 3.6.3) auf keimspezifi-sche Antigene (A/C-Meningokokken, Haemophilus influenza Typ B, Pneumokokken, B-Streptokokken, Kryptokokken) im Liquor, Serum und/oder Urin einen Hinweis auf die Ätiologie geben.

Weitere Diagnostik: Bei bakterieller Meningitis und Verdacht auf fokale Infektionsquelle sind zusätzliche

Tabelle 22-5. Hinweise auf das vermutliche Erregerspektrum bei akuter Meningitis

Hinweis	Mögliche Erreger
Alter: – Neugeborene	– E. coli, B-Streptokokken, Listerien und Enterobakterien
– 6 Wochen bis ca. 6 Jahre	– Haemophilus influenzae[a], Pneumokokken, Meningokokken
– >6 Jahre	– Pneumokokken, Meningokokken
Kontaktfälle in der Umgebung	Meningokokken, Haemophilus influenzae (Kinder <6 Jahre)[a]
Neurochirurgische Patienten	Enterobakterien, Staphylococcus aureus, Pseudomonas
Liquorfistel, Shunts	Pneumokokken, Enterobakterien, Staphylococcus aureus
Sinusitis, Otitis	Pneumokokken, Haemophilus influenzae (Kinder <6 Jahre)[a]
Chronischer Alkoholismus	Listerien, Pneumokokken
Immunsuppression	Enterobakterien, Listerien, Kryptokokken u. a. Pilze, Pneumokokken, Mykobakterien
Eitrige Meningitis ohne Bakteriennachweis im Grampräparat	Listerien, Mykobakterien, Kryptokokken u. a. Pilze, primäre Amöbenmeningoenzephalitis (s. Tabelle 22-26)
Seröse (aseptische) Meningitis	Virusmeningitis, Listeriose, tuberkulöse Meningitis, Neuroborreliose, Leptospirose, Kryptokokkose, Brucellose, Rickettsiosen

[a] Geringe Wahrscheinlichkeit bei vollständig geimpften Kindern.

Tabelle 22-6. Typische Liquorbefunde bei der bakteriellen, viralen und tuberkulösen Meningitis

Parameter	Bakterielle Meningitis	Virale Meningitis	Tuberkulöse Meningitis
Liquordruck (cm H_2O)	– Meist erhöht (>20)	– Normal (<20)	– Variabel
Leukozytenzahl/µl[a] (Normalwert: bis 12/3 = 4/µl)	– Meist >1000	– Meist <1000	– Meist <1000
Dominante Zellart	– Neutrophile Granulozyten	– Lymphozyten	– Lymphozyten/Monozyten (Granulozyten)
Eiweißkonzentration [g/l] (Normalwert: bis 0,45 g/l)	>1,0	<1,0	>1,0
Laktatkonzentration (mmol/l; Normalwert: bis 2,2 mmol/l)	>3,5	<3,5	>3,5
Glukosekonzentration (Normalwert: 70–80 % des BZ)	↓	– Normal	↓

[a] Erfolgt die Zellzählung in einer Fuchs-Rosenthal-Kammer, bei der das Füllungsvolumen eines Quadrats 3 µl beträgt, wird die Zellzahl pro Quadrat bestimmt und anschließend in Drittelzellen/µl angegeben.

apparative bzw. bildgebende diagnostische Maßnahmen erforderlich:

- CCT bei Sinusitis, Otitis, Verdacht auf intrazerebrale oder parameningeale Läsionen, mögliche posttraumatische oder postoperative Infektionsherde;
- Echokardiographie bei Verdacht auf Endokarditis (besonders bei Staphylococcus-aureus-Meningitis).

Bei seröser Menigitis richtet sich die Indikation für zusätzliche mikrobiologische Untersuchungen nach Schweregrad, klinischem Verlauf (akut, subakut, chronisch), Vorgeschichte und sonstigen Befunden. Von besonderer Bedeutung ist dabei die Diagnose bzw. der Ausschluß einer Herpes-simplex-Meningoenzephalitis (s. Enzephalitis) wegen des oft schweren Verlaufs und der Möglichkeit einer spezifischen Therapie. Bei zahlreichen weiteren Viren (Tabelle 22-7) ist der Nachweis mittels PCR und Antikörperdiagnostik im Liquor und Serum (s. Enzephalitis) möglich, in der Regel ergibt sich jedoch keine therapeutische Konsequenz. Nach Auslandsaufenthalten ist auch an exotische Viren (z. B. japanische Enzephalitis) zu denken (s. Abschn. 22.4.10).

Tabelle 22-7. Häufige Erreger viraler Meningitiden und Enzephalitiden

Erreger	Meningitis [%]	Enzephalitis [%]
Enteroviren	40	20
Mumpsvirus	25	10
Herpes-simplex-Virus	1	15
Andere Herpesviren	1	5
LCM-Virus[a]	5	5
Masern	–	10
HIV	1	10
Arboviren (FSME u. a.)	10	5
Andere Erreger	20	20

[a] *LCM:* lymphozytäre Choriomeningitis.

22.2.2.2
Enzephalitis und Myelitis

Häufigste Erreger sind Viren (Tabelle 22-7), die je nach Lokalisation zur diffusen oder herdförmigen Enzephalitis, Meningitis, Myelitis oder Radikulomyelitis führen oder nicht selten auch zu kombiniert auftretenden Manifestationen (Enzephalomyelomeningitis). Bakterien, Pilze und Parasiten verursachen meist keinen generalisierten Befall des Hirnparenchyms, sondern manifestieren sich vorwiegend als Hirnabszeß oder Herdenzephalitis (s. unten).

3 ätiologisch unterschiedliche Formen virusinduzierter Erkrankungen des Hirnparenchyms lassen sich unterscheiden:

- akute und subakute Enzephalitiden und Myelitiden (direkt erregerbedingt),
- post- oder parainfektiöse Enzephalomyelitiden (immunpathogenetisch bedingt),
- Slow-virus-Infektionen des ZNS (langsam progredienter Krankheitsprozeß bei persistierendem Erreger).

Virusmyelitiden sind seltener als Meningitiden oder Enzephalitiden und werden vermutlich relativ häufig von Herpesviren verursacht. Querschnittsmyelitiden können sich sowohl durch direkten Virusbefall als auch im Rahmen eines immunpathogenetischen Prozesses (post- oder parainfektiös) entwickeln. Manche Viren weisen eine besondere Affinität zu bestimmten ZNS-Strukturen auf (z. B. Poliovirus: 2. Motoneuron; Tollwut- und Herpes-simplex-Virus: limbisches System). Immunpathogenetisch entstandene Enzephalitiden spielen sich im Marklager bzw. in der weißen Substanz ab. Bei ihnen ist die Viruspenetration in das ZNS nicht erforderlich. Sie entwickeln sich vielmehr im Rahmen eines virusinduzierten, T-Zell- oder Makrophagen-vermittelten Entmarkungsprozesses.

Klinischer Diagnoseverdacht

Die Symptomatik ist vielgestaltig und abhängig von den befallenen Strukturen. Häufige Symptome einer Enzephalitis sind Vigilanzstörungen, Benommenheit bis zur Bewußtlosigkeit, neurologische Herdsymptome wie Paresen, Krampfanfälle, extrapyramidalmotorische Symptome und Hirnnervenstörungen sowie psychotische Symptome. Zudem sind hypothalamisch-hypophysäre Störungen möglich (Hyper/Hypothermie, Diabetes insipidus, SIADH). Der Fieberverlauf ist variabel, z. T. auch a- oder subfebril. Bei meningealer Beteiligung kommt es zusätzlich zu Kopfschmerzen, Nackensteife, Lichtscheu, Übelkeit und meist zu Fieber.

Bei Myelitis und Radikulitis finden sich Paresen (initial meist schlaff), Schmerzen und Sensibilitätsstörungen (nicht bei Poliomyelitis); Komplikationen sind Blasen- und Enddarmlähmung, Querschnittssyndrome und Atemmuskellähmung mit respiratorischer Insuffizienz.

Erstmaßnahmen

Von besonderer Bedeutung sind rasche Diagnose und Behandlung einer Herpes-simplex-Virus(HSV)-Enzephalitis (Letalität unbehandelt >70%). Der Verdacht ergibt sich bei

- typischerweise biphasischer Vorgeschichte mit grippalem Prodromalstadium und anschließenden neurologischen Herdysymptomen (Krampfanfälle, Paresen)
  und/oder
- Bewußtseinsstörung mit gering- bis mäßiggradiger Liquorpleozytose (5–350/µl).

Diese Befundkonstellation ist eine Indikation für eine

umgehende Magnetresonanztomographie (MRT, s. unten) und den Beginn der empirischen antiviralen Therapie gegen HSV. Zur Verifizierung der Diagnose dient der PCR-Nachweis von HSV im Liquor. Die kraniale Computertomographie (CCT) ist in der Frühphase häufig unauffällig. Bleibt die diagnostische Zuordnung zunächst unklar, so soll die begonnene Therapie fortgesetzt werden, bis die Ergebnisse der PCR vorliegen.

Diagnostik

Das Liquorsyndrom der viralen Enzephalitis und Myelitis entspricht meist dem der viralen Meningitis (Tabelle 22-6); die Pleozytose ist oft gering ausgeprägt, selbst normale Liquorleukozytenzahlen kommen vor. Nur in ca. 50 % aller Virusenzephalitiden gelingt die Identifikation des Erregers (Tabelle 22-7). Klinisch am bedeutendsten sind die Enzephalitiden durch Viren der Herpesgruppe, weil sie schwerer verlaufen und spezifisch therapiert werden können.

Die Diagnostik der viralen ZNS-Erkrankungen ist durch die modernen bildgebenden und gentechnologischen Verfahren einfacher geworden:

- Die MRT hat für die Diagnostik viraler Enzephalitiden und Myelitiden eine große Bedeutung erlangt. Durch sie lassen sich entzündliche Herde früher und mit höherer Auflösung als in der CCT darstellen. Besonders sensitiv sind T_2-gewichtete und FLAIR-Sequenz, die Regionen mit erhöhtem Wassergehalt (Entzündung, Ödem) hyperintens erscheinen lassen. Die in der MRT sichtbaren Läsionen geben Hinweise auf den verursachenden Erreger (bei HSV-Enzephalitis vorwiegend temporobasal, periinsulär und zingulär gelegene Läsionen mit Beteiligung der grauen Substanz) oder den Pathomechanismus. So muß bei auf das Marklager beschränkten Läsionen ohne HSV-Nachweis und fehlender Beteiligung des Temporallappens an eine akute demyelinisierende Enzephalitis (ADEM) gedacht werden.
- Das Elektroenzephalogramm eignet sich in den meisten Fällen nur für die Beschreibung der Funktionsstörungen und nicht für die ätiologische Zuordnung. Bei der subakuten sklerosierenden Panenzephalitis sowie bei den spongiformen Enzephalopathien haben typische EEG-Veränderungen aber eine hohe diagnostische Spezifität.
- Der verantwortliche Erreger kann mit Hilfe verschiedener Methoden identifiziert werden: Der Nachweis von Virusgenom mittels PCR (Teil A, Kap. 3, Tabelle 3-10) zeichnet sich unter optimalen Bedingungen durch hohe Spezifität und Sensitivität aus und ist für verschiedene Viren (Herpesviren, JC-Virus, HIV, Enteroviren u. a.) evaluiert. Ein negatives PCR-Ergebnis schließt eine Herpesvirusenzephalitis mit hoher Wahrscheinlichkeit aus. Die PCR wird erst nach einigen Tagen effektiver Therapie negativ.
- Die Antikörperdiagnostik ist nur aussagekräftig beim Nachweis einer signifikanten intrathekalen Produktion des untersuchten erregerspezifischen Antikörpers (Teil A, Kap. 3). Erhöhte Antikörperspiegel werden intrathekal (wie auch peripher) meist erst mit einer Latenz von ein bis zwei Wochen nachweisbar und sind im frühen, akuten Stadium daher oft falsch-negativ.
- Der direkte Virusnachweis aus Liquor oder Biopsiematerial (Elektronenmikroskopie, Zellkultur, Nachweis virusspezifischer Antigene) wird in der Regel nur in ausgewählten Fällen angewandt. Die Hirnbiopsie stellt eine Ultima ratio dar und ist nur noch bei anderweitig nicht identifizierbaren entzündlichen ZNS-Prozessen rascher Progredienz indiziert, um behandelbare Ursachen zu erkennen.

22.2.2.3
Hirnabszeß und septische Herdenzephalitis

Als Erreger kommen zahlreiche Bakterien (häufig polymikrobiell unter Beteiligung von Anaerobiern), aber auch Pilze und Parasiten in Frage (Tabelle 22-8). Ätiologie: in ca. 50 % fortgeleitet von primären Infektionen benachbarter Strukturen (Mittelohr, Nasennebenhöhlen, dentogene Infektionen); gelegentlich auch als Folge von Schädel-Hirn-Trauma, penetrierender Schädel-Hirn-Verletzung oder neurochirurgischen Eingriffen; selten als Komplikation einer bakteriellen Meningitis. In ca. 25 % läßt sich ein hämatogener Streuherd nachweisen (z. B. Bronchiektasen, Pneumonie, Lungenab-

Tabelle 22-8. Wichtigste Erreger bei Hirnabszeß und Herdenzephalitis

Bakterien (Häufigkeit)	Pilze	Parasiten
Streptokokken (40 %) (vorzugsweise *Streptococcus milleri* und andere vergrünende und nichthämolysierende Arten, aber auch obligat anaerobe Erreger des Genus *Peptostreptococcus*)	Candida[a] Aspergillus[a] Mucor[a] Kryptokokken[a]	Toxoplasmen[a] Acanthamoeba[a] Zystizerkose Echinokokkose E. histolytica
Bacteroides-Spezies (10–15 %) Gramnegative Stäbchenbakterien (15 %)[a]		
Staphylococcus aureus (15 %)		
Nocardia und Actinomyces[a]		
Mykobakterien[a]		

[a] Besonders bei Immunkompromittierten.

szeß, Endokarditis). Bei Vitien mit Rechts-links-Shunt oder arteriovenösen Mißbildungen der Lunge besteht ein erhöhtes Risiko.

Klinischer Diagnoseverdacht

Die klinische Symptomatik ist variabel und hängt ab von Zahl, Größe und Lokalisation der Abszesse sowie von der Immunantwort des Wirts und dem Ausmaß des umgebenden Hirnödems. Häufige Symptome sind Kopfschmerzen, Wesensveränderungen und Bewußtseinsstörungen, z. T. auch Übelkeit und Erbrechen. Neurologische Herdsymptome lassen sich in 50–75% der Fälle nachweisen, in ca. 30% treten epileptische Anfälle und/oder Meningismus auf. Fieber besteht in etwa der Hälfte der Fälle. Typisch für Abszesse im Frontalhirn sind Veränderungen von Antrieb und Affektivität.

Diagnostik

- Entscheidend ist die Durchführung einer CCT mit Kontrastmittel oder einer MRT (höhere Sensitivität). Da die CCT im Frühstadium lediglich eine Hypodensität aufweist und erst im weiteren Verlauf die typische ringförmige Kontrastmittelanreicherung zeigt, muß die CCT bei initial unklarem Befund wiederholt werden. CT-Befunde, die einen Hirnabszeß vortäuschen können, sind insbesondere Gliome und Metastasen. Der Nachweis kleiner Gasbläschen beweist in unklaren Fällen die Diagnose Abszeß, sofern zuvor keine Operation und kein Trauma stattgefunden hat.

- Die Lumbalpunktion ist kontraindiziert, da die Gefahr einer Herniation besteht und die diagnostische Aussagekraft gering ist (uncharakteristische Liquorveränderungen mit meist nur mäßiger Pleozytose und Eiweißvermehrung, meist kein Erreger nachweisbar).

- Wenn möglich, soll *vor* Beginn der Therapie eine Abszeßpunktion (bei multiplen Abszessen Punktion des größten bzw. am besten zugänglichen Abszesses) oder eine neurochirurgische Exzision (bei bereits abgekapselten und gut zugänglichen Abszessen) durchgeführt werden. Ausgenommen sind HIV-Infizierte, bei denen meist eine zerebrale Toxoplasmose vorliegt, die zunächst empirisch therapiert wird (s. Abschn. 22.2.5).

Zur mikrobiologischen Diagnostik sind neben den üblichen aeroben und anaeroben Kulturverfahren auch kulturelle und mikroskopische Untersuchungen zum Nachweis von Mykobakterien, Nocardien und Pilzen erforderlich. Darüber hinaus ist eine Fokussuche erforderlich, die insbesondere eine Mastoiditis, Sinusitis, einen dentogenen Prozeß, eine pulmonale Infektion sowie eine Endokarditis erfassen soll.

22.2.3
Infektiöse Mononukleose und ähnliche Syndrome

Mononukleoseartige Syndrome sind gekennzeichnet durch variables Fieber (z. T. auch nur subfebrile Temperaturen), generalisierte oder regionale Lymphadenopathie, Allgemeinsymptome wie Müdigkeit, Abgeschlagenheit und Leistungsminderung sowie eine Lymphomonozytose im Blutbild. Weitere häufige Symptome und Befunde sind Muskel- und Gelenksschmerzen, Kopfschmerzen (z. T. meningeale Reizung), eine Pharyngitis mit Halsschmerzen und Hepatosplenomegalie.

Ursächlich kommen v. a. Epstein-Barr-Virusinfektion (infektiöse Mononukleose), Zytomegalie, Toxoplasmose, akute HIV-Infektion (s. Abschn. 22.2.5) und Katzenkratzkrankheit in Frage. Gelegentlich werden ähnliche Syndrome auch durch andere Virusinfektionen (HSV-2, Varizella-Zoster-Virus, HHV-6, Röteln, Adenoviren, Hepatitis A und B) verursacht oder bei der glandulären Verlaufsform der Listeriose und bei hämatologischen Systemerkrankungen beobachtet.

22.2.3.1
Infektiöse Mononukleose

Die klassische infektiöse Mononukleose (Pfeiffersches Drüsenfieber) ist eine selbstlimitierende, akute Erkrankung durch das Epstein-Barr-Virus (EBV). Die EBV-Infektion hinterläßt meist eine lebenslange latente Infektion (durch CD8+B-Lymphozyten kontrolliert).

Nach kurzer Prodromalphase kommt es zum zeitgleichen Fieberanstieg und Auftreten zervikal betonter Lymphknotenschwellungen. Die Patienten sind abgeschlagen, haben Nacken- und Kopfschmerzen. Es besteht eine exsudative Pharyngitis, die Beläge bleiben auf die Tonsillen beschränkt und bluten beim Abstreifen nicht. Am Hinterrand des harten Gaumens findet sich nicht selten ein hämorrhagisches Enanthem. Es kann eine deutliche Hepatosplenomegalie vorliegen, gelegentlich mit Ikterus.

Komplikationen sind ZNS-Manifestationen (Meningoenzephalitis, Mononeuritis, Guillain-Barré-Syndrom u. a.), Milzruptur, interstitielle Pneumonie und Myokarditis (Herzrhythmusstörungen). Unter Ampicillintherapie (kontraindiziert) tritt fast regelmäßig ein stammbetontes makulopapulöses Exanthem auf, das ohne antibiotische Therapie nur bei ca. 10% der Patienten festzustellen ist.

Im Kindesalter manifestiert sich die EBV-Infektion seltener unter dem Bild einer typischen infektiösen Mononukleose, sondern eher unter dem Bild einer Otitis media, Infektion der oberen Atemwege, Durchfall und abdominellen Schmerzen. Bei Immundefekten und bei der X-gebundenen lymphoproliferativen Erkrankung sind fatale Verläufe möglich.

Eine Assoziation mit EBV besteht für Nasopharynx-karzinom und endemisches Burkitt-Lymphom (besonders in Afrika), HIV-assoziierte maligne Lymphome, M. Hodgkin, polyklonale Lymphoproliferationen nach Organtransplantation und wird auch für das virusassoziierte Hämophagozytosesyndrom sowie, bei immundefizienten Patienten, für Leiomyosarkome diskutiert.

Eine Assoziation mit dem chronischen Müdigkeitssyndrom („chronic fatigue syndrome") wird diskutiert, ist jedoch unbewiesen.

Laborbefunde

Es besteht eine mäßige Leukozytose mit relativer und absoluter Lymphozytose. Mindestens 10 % der Lymphozyten weisen eine erhöhte Kern-Zytoplasma-Relation, eine deutliche Basophilie sowie einen großen gelappten Kern auf und sind charakteristisch vakuolisiert (lymphomonozytäre Reizformen). Weitere Blutbildveränderungen sind mäßige Thrombopenie; es kann auch eine Panzytopenie oder eine Hämolyse (z. B. Kälteagglutinine) auftreten. Bei einem Teil der Patienten sind die Transaminasen mäßiggradig erhöht.

Diagnostik

Diese erfolgt serologisch: IgG-Antikörper gegen das virale Capsidantigen (VCA) zeigen Seropositivität an. VCA-IgM-Antikörper sind typisch für eine akute Infektion, können jedoch auch fehlen, zudem sind persistierende oder reaktivierte VCA-IgM-Antworten möglich. Positive EBNA-1-Antikörper schließen eine akute Infektion aus, ein negativer Befund zusammen mit positiven VCA-IgG oder Early-Antigen-IgG (EA-IgG) weist auf eine frische Infektion hin. Allerdings wird Anti-EBNA-1 bei massiver Immunsuppression u. U. wieder negativ. Um primär negatives Anti-EBNA-1 von sekundär negativem („Anti-EBNA-1-Verlust") zu unterscheiden, ist die Aviditätsmessung der VCA-IgG angezeigt: Niedrigavides VCA-IgG ist beweisend für frische Infektion.

22.2.3.2
Zytomegalie

Die Zytomegalievirus(CMV)-Infektion verläuft bei immunkompetenten Kindern und Erwachsenen meist asymptomatisch oder unter dem Bild der infektiösen Mononukleose und hinterläßt eine lebenslange latente Infektion. Wesentlich bedeutsamer sind die konnatale und die perinatale CMV-Infektion sowie die schwerwiegenden Krankheitsbilder bei Transplantierten (meist als Pneumonie) und anderen schwer Immunsupprimierten sowie bei der HIV-Infektion (s. Abschn. 22.2.5).

Die schwere intrauterin erworbene Infektion verläuft mit Exanthem, Hyperbilirubinämie, Hepatosplenomegalie, Thrombozytopenie, multiplen Organmanifestationen, Taubheit und intrazerebralen Verkalkungen.

Etwa 5 % aller mononukleoseartigen Syndrome gehen auf CMV-Infektionen zurück und sind klinisch nur schwer von der EBV-bedingten Form zu unterscheiden (s. oben). Nach manchen Studien bestehen Pharyngitis, Exanthem und Lymphadenopathie seltener bzw. sind weniger ausgeprägt als bei der EBV-bedingten Mononukleose. Weitere Manifestationen und mögliche Komplikationen sind Hepatitis (u. U. granulomatös), interstitielle Pneumonie, neurologische Veränderungen (z. B. Guillain-Barré-Syndrom), Hämolyse, Panzytopenie und sekundäre Myelodysplasie. Sehr selten treten bei immunkompetenten Patienten Adrenalitis, gastrointestinale Ulzera, Chorioretinitis und Myo-/Perikarditis auf.

Diagnostik

Die CMV-Primärinfektion ist in der Regel durch eine deutliche CMV-IgG- und IgM-Antwort gekennzeichnet (ELISA, KBR), während bei abgelaufener Infektion nur das CMV-IgG nachweisbar bleibt. Allerdings zeigen auch Reaktivierungen IgG-Titeranstiege und u. U. sogar eine IgM-Reaktivierung. Bei akuter und reaktivierter Infektion kann CMV im Urin nachgewiesen werden. Bei immunsupprimierten Patienten (z. B. HIV-Infektion, Organtransplantation) ist die Immundiagnostik weniger aussagekräftig, der Nachweis viraler Strukturproteine (pp65-Antigen) in Granulozyten kann jedoch das Auftreten einer CMV-Erkrankung voraussagen. Der definitive Nachweis bei schweren disseminierten und Organerkrankungen von Immunkompromittierten (s. Abschn. 22.2.5) beruht auf dem kulturellen und molekularbiologischen (möglichst quantitative PCR) Erregernachweis sowie der Immunhistologie oder In-situ-Hybridisierung in Biopsien. Wegen der Häufigkeit latenter Infektionen ist die nichtquantitative PCR außer bei den neurologischen Manifestationen bzw. der Liquordiagnostik nur eingeschränkt aussagekräftig.

22.2.3.3
Toxoplasmose

Die akute Toxoplasmose ist eine Erkrankung durch das Protozoon *Toxoplasma gondii*, die akut verläuft und in eine lebenslange latente Infektion (Zysten in Muskel, Leber, Hirn) übergeht. Die immunologische Kontrolle ist T-Zell-abhängig. Bei HIV-Infizierten (s. Abschn. 22.2.5) und bei anderen Immunkompromittierten sind schwere Erkrankungen möglich, die ganz überwiegend auf Reaktivierung der latenten Infektion beruhen.

Die akute Toxoplasmose bei immunkompetenten Kindern und Erwachsenen verläuft nur in etwa 10 % klinisch apparent und zeigt dann am ehesten ein mononukleoseartiges Bild mit Lymphadenopathie (häufig besonders zervikal), Fieber, Nachtschweiß, Myalgien, Pharyngitis, Exanthem und Hepatosplenomegalie. Die vergrößerten Lymphknoten sind meist weich, gut verschieblich und ohne Tendenz zur Einschmelzung. Die Lymphadenitis kann lange anhalten, so daß die Abgrenzung zu malignen Prozessen dringlich wird.

Seltenere Organkomplikationen sind Hepatitis, Chorioretinitis und Myokarditis. Die Chorioretinitis des älteren Kindes bzw. des Erwachsenen ist meistens die Folge einer konnatalen Toxoplasmose, kommt aber auch bei 1% der Patienten mit erworbener Toxoplasmose vor. Augenschmerzen, Sehstörungen, Photophobie oder Tränenfluß sind häufige Symptome. Rezidive sind trotz erfolgreicher Akuttherapie häufig.

Diagnostik

Die Lymphknoten zeigen histologisch das Bild der Lymphadenitis nach Piringer [nichtverkäsende epitheloidzellreiche Granulome, Lymphknotenstruktur kann zerstört sein, lymphoide Hyperplasie (unreife Sinushistiozytose)]. Im Blutausstrich können atypische Lymphozyten beobachtet werden, die sich morphologisch von der infektiösen Mononukleose durch ihre mehr lymphoplasmozytäre Differenzierung unterscheiden.

Der Nachweis einer primären Infektion mit *Toxoplasma gondii* erfolgt serologisch über den Nachweis von IgM- und IgG-Antikörpern (Teil A, Kap. 3). Die Seropositivität (IgG-Antikörper) ist zweifelsfrei zu bestimmen. Hingegen ist aufgrund der z. T. langanhaltenden IgM-Antwort der genaue Infektionszeitpunkt retrospektiv nicht leicht festzulegen. Umgekehrt kann die IgM-Antwort auch kürzer als die klinisch sichtbare Lymphknotenschwellung anhalten; in diesem Fall sollte ein IgM-Nachweis im ISAGA versucht werden.

Die Diagnose einer Toxoplasmose während der Schwangerschaft stellt nicht selten ein Problem dar. Daher sollte jede Frau, bereits bevor sie schwanger wird, auf das Vorhandensein von toxoplasmaspezifischen Antikörpern untersucht werden. Aus Kostengründen sollte das serologische Screening sequenziell erfolgen (Tabelle 22-9). Ergeben die Basistests niedrige Titer, ist eine latente Infektion wahrscheinlich. Zeigen weitere Kontrollen einen signifikanten Titeranstieg, ist eine akute Infektion wahrscheinlich. Hierfür sprechen auch der Nachweis von IgM- und insbesondere IgA-Antikör-

Tabelle 22-9. Stufendiagnostik der Toxoplasmose

1. Screeningtests (Suche nach IgG-Antikörpern)	– Direkte Agglutination – Sabin-Feldman-Test – Indirekter Immunfloreszenztest – Komplementbindungsreaktion
2. Differenzierende Tests (Suche nach IgM, IgA, IgE)	– ELISA – ISAGA – Immunoblot
3. Direkter Parasitennachweis	– PCR – Inokulationstest (Tierversuch) – Zellkultur
4. Neue Testverfahren	– IgG-Avidity-ELISA – rekombinante Antigene

pern. In Zweifelsfällen einer Schwangerschaftstoxoplasmose sollte der direkte Erregernachweis aus Fruchtwasser oder auch Nabelschnurblut mittels PCR und ggf. Tierversuch durchgeführt werden.

Bei den schweren Erkrankungen von Immunsupprimierten (insbesondere bei T-Zelldefekten) ist die Serodiagnostik mit Ausnahme der Feststellung einer latenten Infektion (und damit einer grundsätzlichen Gefährdung hinsichtlich einer Reaktivierung) meist wenig hilfreich. Eine diagnostisch verwertbare Immunantwort (signifikanter Antikörperanstieg, IgM- oder IgA-Antwort) als Zeichen einer aktuellen Infektion bleibt meist aus. Die Diagnostik ist hier auf klinische und bildgebende Befunde und den meist schwierigen direkten Erregernachweis angewiesen (s. Abschn. 22.2.5).

22.2.3.4
Katzenkratzkrankheit

Bartonella henselae verursacht bei Immunkompetenten typischerweise eine ausgeprägte regionale, granulomatöse, gelegentlich spontan drainierende Lymphadenopathie, z. T. mit mäßiggradigem Fieber, meist 1–3 Wochen nach Kratz- oder Bißwunden durch Katzen (z. T. entzündlicher Primäraffekt an der Inokulationsstelle). Weitere Manifestationen und Komplikationen sind Osteomyelitis, Hepatitis, herdförmige Pneumonie, Enzephalitis, Uveitis/Chorioretinitis und Endokarditis. Bei HIV-Infizierten sind Manifestationen unter dem Bild eines anhaltenden oder periodischen Fiebers unklarer Genese häufiger. Bei Aids-Patienten kann es zur bazillären Angiomatose kommen (s. Abschn. 22.2.5).

Diagnostik

Der Diagnoseverdacht ergibt sich aus dem klinischen Bild und kann durch den Nachweis spezifischer IgM-Antikörper und/oder hoher IgG-Antikörperspiegel erhärtet werden. Ein Nachweis des Erregers in der Kultur (Teil A, Kap. 3) oder mittels PCR aus entsprechenden Läsionen (Gewebsbiopsien) und aus Blut ist möglich. Histologisch können die Erreger durch die Färbung nach Warthin-Starry dargestellt werden (nicht spezifisch).

22.2.4
Infektiöse Enteritis

Infektiöse Enteritiden können durch eine große Zahl verschiedener Erreger verursacht werden (Tabelle 22-10). Während akut auftretende Enteritiden bzw. Durchfallerkrankungen ganz überwiegend durch Infektionen und Intoxikationen bedingt sind, müssen bei chronischen Diarrhöen zahlreiche nichtinfektiöse Ursachen berücksichtigt werden.

Tabelle 22-10. Erreger von Durchfallerkrankungen

Viren	Bakterien	Parasiten
Rotaviren[a]	Enterotoxische *Escherichia coli* (ETEC)	*Giardia lamblia*[a]
Enterale Adenoviren	Enteropathogene *Escherichia coli* (EPEC)[a]	*Entamoeba histolytica*[a]
Norwalk-Viren	Enteroaggregative *Escherichia coli* (EaggEC)[a]	*Blastocystis hominis*[a]
„Norwalk-like virus"	Enteroinvasive *Escherichia coli* (EIEC)	*Dientamoeba fragilis*[a]
Caliciviren	Enterohämorrhagische *Escherichia coli*	*Isospora belli*[a]
Astroviren	(EHEC)	*Balantidium coli*[a]
Coronaviren	*Salmonella* spp.[a]	*Cryptosporidium parvum*[a]
	Shigella spp.[a]	*Cyclospora cayetanensis*[a]
	Campylobacter jejuni[a]	*Enterocytozoon bieneusi*[a, b]
	Yersinia spp.[a]	*Encephalitozoon intestinalis*[a, b]
	Aeromonas hydrophila[a]	*Trichuris trichiura*[a]
	Plesiomonas shigelloides[a]	*Schistosoma* spp[a]
	Clostridium difficile[a]	*Strongyloides stercoralis*[a]
	Vibrio cholerae O1 und O139	*Capillaria philippinensis*[a]
	Nicht-O1/O139 *Vibrio cholerae*	*Trichinella spiralis*[a]
	Vibrio parahaemolyticus	*Ancylostoma duodenale*[a]
	Vibrio vulnificus	*Necator americanus*[a]
	Staphylococcus aureus (Toxin)	
	Bacillus cereus (Toxin)	
	Clostridium perfringens	
	Chlamydia trachomatis (LGV[c])[a]	
	Tropheryma whippelii[a]	

[a] Mögliche Ursache chronischer Diarrhöen (Dauer >3 Wochen).
[b] Fast nur bei Immunkompromittierten.
[c] *LGV*: Lymphogranuloma venereum.

Tabelle 22-11. Klinische Symptomatik und spezifische Enteropathogene

Symptomatik	Fieber	Inkubationszeit	Fäkale Leukozyten und Erythrozyten	Enteropathogene
Nausea, Erbrechen, wässrige Diarrhö	Ø	1–18 h	Negativ	ETEC[a], präformierte Toxine *(Staphylococcus aureus, Bacillus cereus, Clostridium perfringens)*
Profuse wässrige Diarrhö, atonisches Erbrechen	Ø	5 h bis 3 Tage	Negativ	*Vibrio cholerae*, ETEC[a]
Nausea, Erbrechen, Diarrhö, Myalgien, Zephalgien	+	12 h bis 3 Tage	Negativ	Rotavirus, Norwalk-Virus, „Norwalk-like virus"
Diarrhö (z. T. blutig) und abdominelle Krämpfe	+	1–3 Tage	Positiv	*Shigella* spp., EIEC[a], *Campylobacter jejuni*, *Salmonella* spp., *Clostridium difficile*, *Yersinia* spp., *Entamoeba histolytica*
Gastrointestinale Blutung	Ø/+	1–3 Tage	Blut	EHEC[a], Zytomegalievirus[b]
Malabsorptive Diarrhö, Meteorismus, Völlegefühl	Ø	1–2 Wochen	Negativ	*Giardia lamblia, Cryptosporidium parvum*, Mikrosporidien[b], *Cyclospora cayetanensis*

[a] ETEC = enterotoxigene *Escherichia coli*, EIEC = enteroinvasive *E. coli*, EHEC = enterohämorrhagische *E. coli*.
[b] Fast ausschließlich bei Immunkompromittierten.

Klinische Verdachtsdiagnose

Leitsymptom sind meist Durchfälle (mehr als 3 ungeformte Entleerungen pro Tag), die gelegentlich jedoch fehlen oder nur intermittierend auftreten. Zudem sind zahlreiche weitere Symptome gastrointestinaler (z. B. Völlegefühl, Meteorismus, Nausea, Erbrechen, abdominelle Schmerzen, Krämpfe, Tensemen) und allgemeiner Art (z. B. Fieber, Gelenk- und Gliederschmerzen) möglich sowie in schweren Fällen auch die Folgen von ausgeprägtem Wasser- und/oder Elektrolytverlust (Hypotonie, Exsikkose, Krämpfe, Oligurie, Herzrhythmusstörungen, Bewußtseinstörungen, Schock).

Durchfallfrequenz, Stuhlbeschaffenheit sowie zusätzliche Symptome und Befunde geben wichtige Hinweise auf die Ätiologie, erlauben jedoch keine spezifische Diagnose (Tabelle 22-11). Von besonderer Bedeutung ist zudem die Vorgeschichte:

- Akute Enteritiden nach vermutlich definierter Exposition (Restaurantbesuch etc.) oder bei gleichzeitige Erkrankung mehrerer Personen (Gruppenerkrankung, Kleinepidemien) deuten auf Intoxikationen (Toxine von Staphylococcus aureus oder Bacillus cereus) oder Infektionen durch bestimmte bakterielle (z. B. E. coli, Salmonellen, Shigellen, Campylobacter), virale (z. B. Rotavirus, Norwalk-Virus) oder parasitäre (z. B. Lamblien, Kryptosporidien, Cyclospora) Erreger hin, die auf mikrobieller Kontamination von Nahrungsmitteln oder Wasser beruhen.
- Insbesondere bei Durchfällen nach vorausgegangener Antibiotikatherapie (insbesondere mit Clindamycin u. a. Breitspektrumantibiotika), aber auch bei Patienten mit schweren Grunderkrankungen, alten Patienten und Säuglingen muß differentialdiagnosisch stets an eine Kolitis durch toxinbildende *Clostridium difficile* gedacht werden (Kap. 23).
- Bei Patienten mit HIV-Infektion und bei anderen Immunkompromittierten sind zusätzliche opportunistische Erreger zu berücksichtigen (Abschn. 22.2.5 und Tabelle 22-12).

Tabelle 22-12. Mikrobiologische Diagnostik bei Verdacht auf infektiöse Enteritis

Diagnostik	Bemerkungen
Minimalprogramm	
a) mikroskopisch	– Nativpräparat, ggf. Anfärbung (z. B. Lugol-Lösung)
b) bakteriologisch	– mindestens 2 Medien unterschiedlicher Selektivität (für Salmonellen, Shigellen, E. coli u. a. Enterobakterien, Vibrionen, Yersinien) + mindestens 1 Anreicherung mit Ausimpfung auf 2 Medien (s. oben) + 1 Campylobacter-Medium
c) parasitologisch	– gefärbter Ausstrich + Anreicherung (z. B. MIF oder SAF) + Nativstuhl
Sinnvolle Ergänzungen zum Minimalprogramm	– Yersinienmedium (z. B. CIN-Agar, 28 °C) – EHEC-Diagnostik, besonders bei Dysenterie – Vibrionenmedium (z. B. TCBS) – bei choleriformer Diarrhö ohne Vibrio-Nachweis[a]: ETEC-Diagnostik (LT-GM1-ELISA, Zellkultur/Bioassay, Koloniehybridisierung, PCR) – Koproantigen-ELISA für Giardia lamblia und Entamoeba histolytica[a]
Zusatzuntersuchungen bei	
a) Verdacht auf Yersiniose	– Kälteanreicherung + Überimpfung auf Yersinienmedium (s. oben)
b) Verdacht auf antibiotikaassoziierte Kolitis	– Clostridium-difficile-Medium (z. B. CCF-Agar) und Toxinnachweis
c) Verdacht auf Cholera[a]/choleriforme Diarrhö	– Anreicherung in alkalischem Peptonwasser, ETEC-Diagnostik (s. oben)
d) Kleinkindern und Säuglingen	– EPEC/EIEC-Diagnostik: Serotypisierung, ggf. Zellkultur/Bioassay, PCR + EHEC-Diagnostik (besonders bei Dysenterie + Verdacht auf HUS) + Rotavirusdiagnostik (Koproantigen-ELISA odere andere Methode)
e) Verdacht auf Helminthose[a] (z. B. Eosinophilie)	– Strongyloidiasisdiagnostik (s. unten), ggf. Schistosomiasisserologie
Zusatzuntersuchungen bei Immunkompromittierten	– Clostridium-difficile-Diagnostik (s. oben) – EaggEC-Diagnostik (besonders Kinder; Serotypisierung, Zellkulturassays, PCR) – Kryptosporidien/Cyclosporadiagnostik (Kinyoun- oder modifizierte Ziehl-Neelsen-Färbung, Koproantigen-ELISA für Kryptosporidien) – Mikrosporidien: modifizierte Trichromfärbung (sehr dünner Stuhlausstrich) – Koproantigen-ELISA für Giardia lamblia und Entamoeba histolytica[a] – Verdacht auf Strongyloidiasis[a]: Koprokultur (Baermann-Apparat, Agar-Platte) – bioptische Abklärung (Mykobakterien, Chlamydien, CMV, HSV, Mikrosporidien, Pilze u. a.)
Chronische Diarrhö	– Wiederholung (mindestens 3mal) der bakteriologischen + parasitologischen Untersuchungen – EAEC-Diagnostik (s. oben), Yersiniendiagnostik (s. oben), Clostridium-difficile-Diagnostik (s. oben) – Koproantigen-ELISA für Giardia lamblia und Entamoeba histolytica[a] – Kryptosporidien-/Cyclosporadiagnostik (s. oben) – Strongyloidiasisdiagnostik (s. oben)[a] – weitere gastroenterologische und ggf. tropenmedizinische[a] Abklärung

[a] Bei Verdacht auf importierte Durchfallerkrankung.

- Nach Rückkehr von Auslandsaufenthalten (besonders tropische Entwicklungsländer) ist mit einem erweiterten Spektrum von Erregern zu rechnen (z. B. Cholera, Amöben, Wurminfektionen). Aufgrund der relativ kurzen Inkubation manifestieren sich bakteriell und viral bedingte Enteritiden meist innerhalb kurzer Zeit (1–2 Wochen) nach Rückkehr, während parasitäre Erreger variable und lange Inkubationszeiten aufweisen können.
- Durchfälle oder sonstige Symptome einer Enteritis können auch im Rahmen systemischer Infektionen auftreten (Tabelle 22-13). Nach Rückkehr von Tropenaufenthalten ist dabei immer auch an eine Malaria zu denken (Abschn. 22.6.1).

Tabelle 22-13. Durchfälle im Rahmen systemischer Infektionen

Akute Infektionen	Chronische Infektionen
– Legionellose	– Chagas-Krankheit (chronisches Stadium)[a]
– Listeriose	– Darmtuberkulose
– Malaria[a]	– Histoplasmose[a]
– Masern	– HIV-Infektion
– Ornithose	– Lymphogranuloma venereum[a]
– Rickettsiosen[a]	– *Mycobacterium avium-intracelluare*-Infektion[b]
– akute Schistosomiasis[a] (Katayama-Syndrom)	– Schistosomiasis (intestinal)[a]
– Sepsis	– Schlafkrankheit[a]
– Toxinschocksyndrom	– viszerale Leishmaniose[a]
– Trichinose	– Whipple Erkrankung
– Typhus/Paratyphus[a]	– Zytomegalie[b]
– Virushepatitis (besonders A und E)	

[a] Bevorzugt oder ausschließlich als importierte Infektion.
[b] Fast nur bei Immunkompromittierten.

Diagnostisches Vorgehen

Dies richtet sich nach Schweregrad der Erkrankung, Lebensalter des Patienten, Vorgeschichte und vorliegenden Grunderkrankungen:

Bei unkomplizierten akuten Durchfallerkrankungen von Jugendlichen und Erwachsenen ohne Grunderkrankungen ist eine unspezifische symptomatische Therapie ohne gezielte Diagnostik ausreichend. Eine ätiologische Abklärung ist weder nutzen- noch kosteneffektiv.

Warnsymptome, die auf einen komplizierten Verlauf hinweisen, sind

- profuse Diarrhöen und/oder massives Erbrechen,
- Blutbeimengungen im Stuhl oder blutig-schleimige Durchfälle (Dysenterie),
- hohes und/oder anhaltes Fieber,
- ausgeprägte Allgemeinsymptome.

In diesen Fällen ist eine gezielte Diagnostik (s. unten; Abb. 22-2; Tabelle 22-12) und bei Hinweisen für Enteroinvasivität (Dysenterie, Fieber) ggf. auch eine empirische antimikrobielle Initialtherapie angezeigt.

Weitere Indikationen zur gezielten Diagnostik sind

- Durchfallerkrankungen mit epidemiologischer Relevanz (Gruppenerkrankungen, Epidemien),
- chronische bzw. chronisch rezidivierende Durchfälle,
- Durchfälle bei Immunkompromittierten.

Diagnostik

Das Minimalprogramm der mikrobiologischen Diagnostik muß sensitive und spezifische Methoden zum Nachweis der wichtigsten Enteropathogene umfassen und ist entsprechend Anamnese, Krankheitsbild, Lebensalter und eventuellen Grunderkrankungen des Patienten zu ergänzen (Tabelle 22-12):

- Bereits die *direkte mikroskopische Untersuchung* von Nativstuhl und gramgefärbtem Stuhlausstrich ergibt wichtige Informationen: vermehrte fäkale Leukozyten bei enteroinvasiven Infektionen; Erythrozyten bei Hämorrhagien und/oder Schleimhautdisintegrität (auch wenn makroskopisch noch keine Blutbeimengung erkennbar ist). Stark bewegliche und in der Färbung gramnegative, gekrümmte Stäbchenbakterien weisen auf *Campylobacter* oder *Vibrio* spp. hin; bei Verdacht auf Cholera ist eine orientierende Schnelldiagnose mit immobilisierenden Antiseren (Immobilisationstest) oder Koproantigentests möglich. Trophozoiten von *Giardia lamblia, Entamoeba histolytica,* und einigen anderen Intestinalprotozoen können bereits im Nativstuhl identifiziert werden. Wichtig ist hierbei die möglichst sofortige Untersuchung von frischem Stuhl bzw. Rektalabstrich oder endoskopisch gewonnenem Material.
- Bei Verdacht auf eine Kolitis durch toxinbildende *Clostridium difficile* (s. oben) ist eine gezielte Diagnostik notwendig (Tabelle 22-12). Bei Verdacht auf pseudomembranöse Kolitis ist eine umgehende endoskopische Abklärung (ggf. histologische Schnelldiagnose) und ggf. sofortige Einleitung einer empirischen Therapie (nach Abnahme von Material für Kultur und Toxinnachweis) erforderlich.
- Bei hämolytisch-urämischem Syndrom oder thrombotisch-thrombozytopenischer Purpura, bei blutig-wäßrigen Stühlen, bei Kindern unter 6 Jahren mit stationärer Behandlung wegen Durchfallerkrankung sowie bei endoskopisch nachgewiesener hämorrhagischer oder nekrotisierender Enterokolitis sollte zusätzlich eine gezielte Diagnostik hinsichtlich enterohämorrhagischer E. coli (EHEC) veranlaßt werden.
- Eine ausagekräftige Diagnostik enterotoxinogener E. coli (ETEC) ist aufwendig und mangels therapeutischer Konsequenzen nur bei schweren Verläufen (z. B. choleriforme Diarrhö) oder epidemiologischen Untersuchungen sinnvoll.
- Bei protrahiert oder chronisch verlaufenden Diarrhöen (besonders bei Kindern) sollte zusätzlich ei-

ne gezielte Diagnostik hinsichtlich enteroaggregativer E. coli (EaggEC) veranlaßt werden.

- Untersuchungen zum Nachweis viraler Enteropathogene gehören mit Ausnahme der Rotavirusdiagnostik bei Kindern (Tabelle 22-12) und der Abklärung epidemiologisch relevanter Infektionen nicht zu den Routineuntersuchungen.
- Bei Verdacht auf importierte Durchfallerkrankung sollten stets auch parasitologische Stuhluntersuchungen durchgeführt werden. Parasitäre Erreger haben zwar nur einen relativ kleinen Anteil an der Genese der akuten Reisediarrhö, als Ursache chronischer oder chronisch rezidivierender gastrointestinaler Beschwerden nach Tropenreisen spielen sie jedoch eine wichtige Rolle. Zudem zeigen intestinale Parasitosen im Gegensatz zu den meisten bakterieller Enteritiden oft keinen zeitlich limitierten Verlauf und können z. T. noch nach langen Intervallen schwerwiegende Komplikationen verursachen (z. B. extraintestinale Amöbiasis). Schließlich erfordern sie eine spezifische Therapie, die eine definitive Diagnose voraussetzt.
- Durchfälle im Rahmen von Wurminfektionen (Strongyloidiasis, Trichuriasis, Fasciolopsiasis, Schistosomiasis u. a.) sind v. a. bei Kindern zu erwarten, die aus tropischen Entwicklungsländern stammen; z. T. besteht eine Dysenterie, häufig liegt eine Bluteosinophilie vor.
- Bei Durchfällen mit protrahiertem Verlauf und bei Immunkompromittierten sind zusätzlich gezielte Untersuchungen hinsichlich Kryptosporidien, *Cyclospora cayetanensis* und Mikrosporidien indiziert, die spezielle Methoden erfordern (s. Tabelle 22-12 und Teil A, Kap. 3).

Bei chronischen oder chronisch-rezidivierenden Durchfällen (Dauer > 3 Wochen) sind zunächst mehrfach wiederholte Stuhluntersuchungen angezeigt unter besonderer Beachtung von Erregern, die protrahierte oder chronische Diarrhöen verursachen können (Tabelle 22-10). Zudem sind chronische systemische Infektionen mit Darmbeteiligung (Tabelle 22-13) und bei Immunkompromittierten zusätzliche opportunistische Infektionen (Abschn. 22.2.5) zu berücksichtigen. Bei negativen mikrobiologischen Befunden ist eine weitere gastroenterologische Abklärung einschließlich endoskopischer Untersuchungen (Koloskopie, Gastroduodenoskopie) mit intestinalen Biopsien erforderlich (Kap. 23).

22.2.5
HIV-Infektion und Aids

Der klinisch begründete Diagnoseverdacht ist meist offensichtlich beim Vorliegen von Aids-definierenden Erkrankungen der CDC/WHO-Klassifikation (Katego-

rie C in Tabelle 22-14). Auch bei Symptomen und Erkrankungen der Kategorie B sowie bei persistierender Lymphadenopathie sollte heute stets an eine HIV-Infektion gedacht und die entsprechende Diagnostik veranlaßt werden.

Das Krankheitsbild der akuten HIV-Infektion, das in 10–60 % 10 Tage bis mehrere Wochen nach Infektion auftritt, manifestiert sich vorwiegend als mononukleoseartiges Krankheitsbild (s. Abschn. 22.2.3) mit Fieber, Allgemeinsymptomen, Pharyngitis, generalisierter Lymphadenopathie und variablen Exanthemen. Aufgrund der unspezifischen Symptomatik und der meist spontanen Remission erfolgt in der Mehrzahl keine HIV-Diagnostik oder nur bei protrahiertem Verlauf oder wenn neurologische Komplikationen (periphere Neuropathie, Radikulitis, Meningitis, Enzephalitis) hinzutreten.

Bei asymptomatischer HIV-Infektion wird die Diagnose am ehesten bei gezielten Untersuchungen aufgrund des epidemiologischen Hintergrundes (Zugehörigkeit zu Risikogruppen, Patienten mit anderen sexuell übertragbaren Erkrankungen; s. Abschn. 22.2.6), bei Blutspenden oder anderen Screeninguntersuchungen (z. B. Vorsorge- und arbeitsmedizinische Untersuchungen, obligatorischer HIV-Test im internationalen Reiseverkehr) gestellt.

Diagnostik

Die Diagnose der etablierten HIV-Infektion erfolgt vorwiegend serologisch durch den Nachweis spezifischer Antikörper gegen HIV-1/HIV-2 mittels ELISA als Suchtest und Immunoblot als Bestätigungstest (Teil A, Kap. 3, Tabelle 3-12). Diese Verfahren weisen allerdings eine diagnostische Lücke (Fensterperiode) von 2–12 Wochen (im Mittel 5 Wochen), in seltenen Fällen auch länger, auf. Vor der Serokonversion und oft auch während der akuten HIV-Infektion gelingt der direkte Virusnachweis nur mittels HIV-p24-Antigen-ELISA (frühestens nach 2 Wochen) oder besser mittels PCR (frühestens nach 10 Tagen), die derzeit verfügbaren kommerziellen Testsysteme erfassen HIV-2- und die meisten HIV-1-Nicht-B-Typen jedoch nicht oder unzureichend.

Ein wichtiger Laborparameter, der indirekt Aufschlüsse über den Krankheitsverlauf ermöglicht (Surrogatmarker), ist die absolute Zahl der CD4-Lymphozyten sowie der prozentuale Anteil der CD4-Zellen an der Gesamtmenge der Leukozyten sowie das Verhältnis von CD4- zu CD_8-Zellen. Ebenso wichtig ist die Bestimmung der HI-Viruslast mittels quantitativer RT-PCR, die im Verlauf zur Beurteilung des Therapieerfolgs herangezogen wird. Die Nachweisgrenzen variieren je nach verwendetem Test und liegen z. Z. bei < 50 Viruskopien/ml Serum. Bei Verdacht auf Resistenz gegen bestimmte antiretrovirale Medikamente kann eine geno- und phänotypische Resistenzbestimmung durchgeführt werden (Teil A, Kap. 3).

Tabelle 22-14. CDC/WHO-Klassifikation (1993) der HIV-Infektion bei Jugendlichen und Erwachsenen

Klinische Kategorie A	Klinische Kategorie B	Klinische Kategorie C
– Akute HIV-Erkrankung – asymptomatische HIV-Infektion – persistierende generalisierte Lymphadenopathie (LAS)	– Bazilläre Angiomatose – Candidiasis oropharyngeal – Candidiasis vaginal (persistierend oder rezidivierend) – Diarrhö länger als 4 Wochen – Fieber > 38,5 °C länger als 4 Wochen – Haarleukoplakie oral – Herpes zoster in mehr als einem Dermatom – idiopathische thrombozytopenische Purpura – Listeriose – periphere Neuropathie – zervikale Dysplasie (mäßig bis schwer) und/oder zervikales Carcinoma in situ	*Protozoeninfektionen:* – Isosporiasis, länger als 4 Wochen – Kryptosporidose länger als 4 Wochen – Pneumocystis-carinii-Pneumonie – Toxoplasmaenzephalitis *Virusinfektionen:* – CMV-Retinitis – CMV-Infektionen, generalisiert – Herpes simplex, chronische mukokutane Infektionen länger als 4 Wochen – Herpes simplex, generalisiert – HIV-Enzephalopathie – progressive multifokale Leukenzephalopathie (JC-Virus) *Pilzinfektionen:* – Candidiasis von Bronchien, Trachea, Lungen – Candidaösophagitis – Kokzidioidomykose – Histoplasmose, disseminiert oder extrapulmonal – Kryptokokkose, extrapulmonal *Bakterieninfektionen:* – nichttuberkulöse Mykobakteriosen (disseminiert oder extrapulmonal) – rezidivierende Pneumonien – rezidivierende Salmonellensepsis – Tuberkulose *Malignome:* – Kaposi-Sarkom – maligne Lymphome *Sonstiges:* – Wastingsyndrom (Gewichtsabnahme > 10%) – Zervixkarzinom, invasiv
Laborkategorie 1 > 500 CD4+-Lymphozyten/µl	**Laborkategorie 2** 200–500 CD4+-Lymphozyten/µl	**Laborkategorie 3** > 200 CD4+-Lymphozyten/µl

22.2.5.1
Opportunistische Infektionen und Tumorerkrankungen

Opportunistische Infektionen treten bei zunehmender Immundefizienz (meist < 200 CD4+-Zellen/µl) auf und gelten meist als Aids-definierend (Kategorie C in Tabelle 22-14). Die Diagnostik der wichtigsten opportunistischen Infektionen wird im folgenden kurz dargestellt. Zur Diagnostik der bei HIV-Infektion gehäuft auftretenden Tumorerkrankungen (Kaposi-Sarkom, Non-Hodgkin-Lymphom, Zervixkarzinom) s. Kap. 21.

Pneumocystis-carinii-Pneumonie (PcP)
Die PcP ist die Infektion, die am häufigsten zur Definition des Vollbildes Aids führt. Der Immunstatus (CD4+-Zellen meist < 200/µl) und die Einnahme einer Primärprophylaxe sind zu berücksichtigen. Der Diagnoseverdacht ergibt sich bei trockenem Husten, Fieber und Belastungsdyspnoe. Der auskultatorische Befund ist meist uncharakteristisch. Der Krankheitsverlauf kann sowohl schleichend wie auch foudroyant sein. Komplikationen sind beatmungspflichtige respiratorische Insuffizienz, Pneumothorax (2 %) und selten

(am ehesten unter PcP-Prophylaxe mittels Pentamidininhalation) extrapulmonale Manifestationen (meist als abszeßartige Läsionen in Milz und Leber).

Diagnostik
Thoraxröntgen: bilaterale, interstitielle Infiltrate; arterielle Blutgasanalyse: pathologischer alveolär-arterieller Sauerstoffgradient; Labor: LDH und CRP meist erhöht.

Die Sicherung der Diagnose sowie der Nachweis möglicher bakterieller Begleiterreger erfolgt am zuverlässigsten mittels Bronchoskopie und bronchioalveolärer Lavage (spezielle Färbeverfahren s. Teil A, Kap. 3). Durch wiederholte Untersuchung eines provozierten Sputums gelingt der Erregenachweis in bis zu 60 % der Fälle.

Zerebrale Toxoplasmose
Die Toxoplasmoseenzephalitis mit singulären oder multiplen intrazerebralen Abszessen ist die häufigste opportunistische Infektion des ZNS bei Aids-Patienten. Meist handelt es sich um Reaktivierung einer latenten Infektion. Klinische Manifestationen sind Kopfschmerzen, Fieber und je nach Lokalisation des bzw. der Entzündungsherde sehr variable neurologische Störungen

(Wesensänderungen, Vigilanz- und kognitive Störungen, extrapyramidalmotorische Störungen, Ataxie, Krampfanfälle). Generalisierte Erkrankungen, Pneumonie, Myokarditis und Retinitis kommen ebenfalls vor.

Diagnostik

Eine zerebrale Toxoplasmose ist v. a. (aber nicht ausschließlich) zu erwarten bei Patienten

- mit CD4+-Lymphozytenzahl <100/µl,
- mit Nachweis von IgG-Antikörpern gegen *Toxoplasma gondii* (Durchseuchung s. Abschn. 22.2.3)
- und ohne primäre Chemoprophylaxe mit Wirksamkeit gegen Toxoplasmose.

Entscheidend für die Indikation zum Beginn einer empirischen Therapie ist die rasche Durchführung der bildgebenden Diagnostik. In der CCT (nativ und mit Kontrastmittelspätaufnahmen) und MRT gelingt in den meisten Fällen die Darstellung multifokaler, ringförmiger kontrastmittelanreichernder Strukturen mit perifokalem Ödem (Differentialdiagnose: primär zerebrales Non-Hodgkin-Lymphom; Abgrenzung zur Hirntoxoplasmose mittels PET noch zuverlässiger).

Der Liquorbefund ist uncharakteristisch bzw. unauffällig; Direktnachweis oder Isolierung (kulturell, Tierversuch) von Toxoplasmen im Liquor gelingen nur selten. Auch der Erregernachweis mittels PCR (aus Vollblut und Liquor) ist nicht ausreichend sensitiv, die Spezifität möglicherweise durch die in der Regel latente Infektion beeinträchtigt. Die Serologie (s. Abschn. 22.2.3) ist außer für die Feststellung der latenten Infektion (Durchseuchung) ohne diagnostische Bedeutung.

Bei fehlendem oder unzureichendem therapeutischem Ansprechen ist eine Abszeßpunktion angezeigt (Untersuchung des Punktats auf Toxoplasmen mittels Immunhistologie und ggf. PCR), insbesondere zur Diagnose anderer Ursachen.

Zytomegalieviruserkrankungen

Bei Aids-Patienten ist die Retinitis die häufigste Manifestation, gefolgt von Ösophagitis, Gastroenteritis, Kolitis, Cholangitis, Hepatitis, Pankreatitis und Polyradikulomyelitis. Seltener kann es auch bei HIV-Infizierten zu einer CMV-Pneumonitis oder -Enzephalitis kommen. Vor Einführung der antiretroviralen Kombinationstherapie waren bis zu 25 % der Patienten mit Aids von einer CMV-induzierten Erkrankung betroffen (Manifestationsgipfel bei <100 CD4-Zellen).

Der klinische Verdacht ergibt sich je nach Lokalisation aufgrund von

- Sehstörungen und Gesichtsfeldausfällen bei Retinitis,
- Dysphagie und retrosternalen Schmerzen bei Ösophagitis,
- Diarrhöen und abdominellen Schmerzen bei Enterokolitis, Cholangitis und Pankreatitis,
- Dyspnoe, Fieber und unproduktivem Husten bei Pneumonitis,
- Schmerzen und Sensibilitätsstörungen der unteren Extremitäten, schlaffe Paresen, Blasen- und Enddarmstörungen bei Polyradikulomyelitis,
- neurologischen Defiziten und mnestischen Störungen bei Enzephalitis.

Diagnostik

Bei der Retinitis erfolgt die Diagnose und Indikation zur empirischen Therapie in der Regel klinisch: am Augenhintergrund sind meist peripher gelegene, weißliche Exsudationen und Blutungen sichtbar. Unbehandelt werden diese Herde größer und können schließlich auch die Makula erfassen. Die Abgrenzung gegenüber den sehr häufigen, in der Regel asymptomatischen Cotton-wool-Herden bei HIV-Patienten kann schwierig sein. Diese erscheinen klein, weiß, mit undeutlicher Abgrenzung und ohne Exsudate oder Blutungen.

Bei Ösophagitis, Gastroenteritis und Kolitis sind endoskopisch typischerweise multiple Erosionen und Ulzera zu sehen. Die Diagnose erfolgt bioptisch aufgrund des typischen histologischen Bildes (Eulenaugenzellen) und CMV-Nachweis mittels Immunhistologie oder In-situ-Hybridisierung.

Die CMV-Pneumonitis zeigt radiologisch uncharakteristische interstitielle Infiltrate. Die Diagnose erfolgt ebenfalls am besten bioptisch (s. oben); der CMV-Nachweis (kulturell, PCR) in Sputum oder BAL ist wegen der häufig latenten Infektion und asymptomatischen Virusausscheidung nur beschränkt aussagekräftig.

Bei Polyradikulomyelitis, nicht jedoch bei der CMV-Enzephalitis, findet sich häufig eine mäßiggradige Liquorpleozytose mit Eiweißvermehrung. In der MRT zeigen sich bei Polyradikulomyelitis typischerweise diffuse Signalverstärkungen im Bereich der Cauda equina und der Oberfläche des Conus; bei der CMV-Enzephalitis meist periventrikulär. Der CMV-Nachweis im Liquor mittels PCR weist bei beiden Manifestationen eine hohe diagnostische Sensitivität und Spezifität auf.

Nichttuberkulöse Mykobakteriosen

Nichttuberkulöse Mykobakteriosen (s. Abschn. 22.3.17) werden bei HIV-Infizierten vorwiegend durch Keime aus dem „Mycobacterium avium intracellulare complex" (MAC) hervorgerufen und treten v. a. bei CD4-Zellzahlen unter 100/µl als meist disseminierte Infektion auf, bei der nahezu alle Organe beteiligt sein können. Die Symptome sind variabel und oft wenig charakteristisch: Schwäche, Fieber, Nachtschweiß, Husten, Durchfälle und Anämie. Als Zeichen einer Leberbeteiligung besteht häufig eine Erhöhung der alkalischen Phosphatase. Auch chronisches oder rezidivierendes Fieber unklarer Genese und/oder ein sog. Waisting-Syndom (Gewichtsabnahme bis zur Kachexie) können im Vordergrund stehen.

Diagnostik

In den bildgebenden Verfahren (Thoraxröntgen, Sonographie, CT-Untersuchungen) können vergrößerte Lymphknoten (besonders abdominell) nachweisbar sein. Die Erreger lassen sich bei disseminierter Infektion aus Blut mit Hilfe spezieller Kulturverfahren (Teil A, Kap. 3) isolieren. Der histologische und/oder kulturelle Erregernachweis gelingt nicht selten auch aus Knochenmark, Biopsien verschiedener Organe (z. B. Leber, Lunge, Lymphknoten) sowie häufig auch in Dünndarm-Biopsaten, oft ohne daß endoskopisch faßbare Veränderungen vorliegen, z. T. auch ohne gastrointestinale Symptomatik.

Candidiasis

Schon bei mäßiger Erniedrigung der CD4+-Zellzahl kann es zu oralem Soor kommen. Die Soorösophagitis als Aids-definierende Erkrankung tritt meist erst bei einer Helferzellzahl unter 100/µl auf. Symptome sind Geschmackstörungen und Brennen im Mund bei oraler Manifestation sowie Dysphagie, retrosternale Schmerzen und Appetitlosigkeit bei Ösophagitis.

Diagnostik

Siehe auch Abschn. 22.5.1.

- Untersuchung: Inspektion des Mund-Rachen-Bereichs ergibt weiße, abstreichbare Beläge;
- endoskopische Verfahren (Gastroskopie): makroskopisch Soor im Ösophagus (weißliche Beläge, z. T. auch Ulzera);
- Erregernachweis im Abstrich und kulturelle Anzucht auf üblichen Nährmedien.

Progressive multifokale Leukenzephalopathie (PML)

Erreger dieser demyelinisierenden Erkrankung des zentralen Nervensystems ist das JC-Virus aus der Familie der Papova-Viren. Je nach Studien beträgt die Häufigkeit zwischen 5 und 10 % der Aids-Patienten. Mögliche Symptome sind Ataxie, motorische Ausfälle, mnestische und sprachliche Störungen.

Diagnostik

In CCT und MRT zeigen sich typischerweise multifokale, asymmetrische, nicht kontrastmittelanreichernde, nicht raumfordernde Läsionen, die auf das Marklager beschränkt bleiben. Ähnliche Befunde können allerdings auch HIV-Enzephalopathie und CMV-Enzephalitis aufweisen. Der Erregernachweis mittels PCR im Liquor gelingt nur bei einem Teil der Fälle.

Kryptokokkenmeningitis

Die Infektion mit *Cryptococcus neoformans* erfolgt aerogen durch Keime aus Vogelkot. Die pulmonale Manifestation verläuft meist klinisch inapparent, erst durch Dissemination kommt es zur Meningoenzephalitis. Die klinische Verdachtsdiagnose ergibt sich bei Kopfschmerzen, Fieber, Meningismus, Wesensveränderungen und Bewußtseinsstörungen bis zum Koma.

Diagnostik

Eine Liquorpleozytose liegt nur bei knapp der Hälfte der Patienten vor. Der Kryptokokken-Antigen-Nachweis aus Blut und Liquor (Teil A, Kap. 3) zeigt eine hohe Sensitivität. Der Erregernachweis ist entweder direkt mikroskopisch im Liquor (Tuschepräparat) oder kulturell aus Liquor und Blut möglich (Teil A, Kap. 3). Vor allem bei Rezidiven ist eine Resistenztestung angezeigt (gelegentlich Resistenz gegen Imidazole, sehr selten gegen Amphotericin B).

Bazilläre Angiomatose

Bisher fast ausschließlich bei Aids-Patienten beobachtete Erkrankung durch *Bartonella henselae* (s. Abschn. 22.2.3.4 Katzenkratzkrankheit), seltener auch durch *Bartonella quintana* (s. auch Abschn. 22.3.22 Rickettsiosen). Übertragung unklar, wahrscheinlich u. a. auch durch Kratzer und Bisse von Katzen sowie möglicherweise über Ektoparasiten (Flöhe, Zecken, Kleiderläuse).

Der Verdacht ergibt sich bei kutanen und subkutanen Gefäßknoten (Endothelproliferation); an der Haut meist als rote Papeln variabler Größe (Differentialdiagnose: Kaposi-Sarkom) und/oder beim Befall innerer Organe (Leber u. a.) z. T. mit Bildung multipler blutgefüllter Zysten (bazilläre Peliosis hepatis). Bakteriämische und disseminierte Formen manifestieren sich am ehesten als Fieber unklarer Genese.

Diagnostik

Bioptischer Nachweis der meist zahlreich in den Gefäßknoten enthaltenen Bakterien (Versilberung, z. B. nach Warthin-Starry) und/oder mittels PCR. Eine kulturelle Anzucht ist schwierig (Teil A, Kap. 3), die Aussagekraft der serologischen Diagnostik (Abschn. 22.2.3) ist bei Immunkompromittierten eingeschränkt.

Kryptosporidiose

Cryptosporidium parvum (zoonotisch verbreiteter Einzeller, Übertragung durch Wasser, Nahrungsmittel und Schmierinfektion) führt bei Immunkompetenten zu akuten selbstlimitierten Durchfallerkrankungen mit gelegentlich schwererem oder protrahiertem Verlauf. Bei Immundefizienten (insbesondere Aids) kann es zu schwersten chronischen Panenteritiden ohne Selbstheilungstendenz mit breiig-wäßrigen, nichtblutigen Durchfällen, Malabsorption und Kachexie kommen. Weitere Manifestationen sind Cholangitis, Cholezystitis und Pankreatitis sowie selten auch ein Befall des Respirationstraktes (Bronchitis, Sinusitis, Pneumonien).

Diagnostik

Die relativ umweltresistenten Oozysten können im Stuhl mit Spezialfärbungen (Teil A, Kap. 3) und mittels Koproantigen-ELISA nachgewiesen werden oder histologisch in Biopsien (alle Stadien) aus dem Intestinaltrakt oder (selten) anderen Organen.

Mikrosporidiosen

Bislang sind über zehn verschiedene Mikrosporidien-Arten als Erreger von intestinalen, okulären, renalen, hepatischen, pulmonalen und generalisierten Infektionen beim Menschen gefunden worden, die vorwiegend bei Immunkompromittierten mit lebensbedrohlichen Erkrankungen einhergehen können. Am häufigsten ist die intestinale Mikrosporidiose (insbesondere bei Aids mit fortgeschrittener Immundefizienz; CD4-Zellen meist < 50/μl); vorwiegend durch eine chronische Infektion mit *Enterocytozoon bieneusi* (seltener *Encephalitozoon intestinalis*), die zu schweren chronischen Durchfällen mit Malabsorption sowie zu Cholangitiden führen kann (ähnlich der Kryptosporidiose). Seltener sind ein Befall anderer Organe oder generalisierte Infektionen (*Encephalitozoon cuniculi, E. hellem, E. intestinalis)* oder eine Keratokonjunktivitis (*Encephalitozoon hellem, Nosema* und andere Arten).

Diagnostik

Diese beruht auf dem Mikrosporidiennachweis in Biopsien der befallenen Organe; bei intestinalen Infektionen am besten in Dünndarmbiopsien (Duodenum, Ileum). Die Stuhluntersuchung (spezielle Färbungen s. Teil A, Kap. 3) kann als Suchmethode eingesetzt werden; lichtoptisch nur vorläufige Artzuordnung, definitive Identifikation und Artbestimmung elektronenmikroskopisch oder mittels PCR.

22.2.6
Sexuell übertragbare Erkrankungen

Außer den sog. klassischen Geschlechtskrankheiten können zahlreiche weitere Pathogene sexuell übertragen werden (Tabelle 22-15). Der klinische Verdacht hinsichtlich einer sexuell übertragenen Infektion ergibt sich am ehesten bei

- Haut- oder Schleimhautveränderungen im Genitalbereich,
- Beschwerden im Urogenitalbereich wie Schmerzen, Dysurie, Ausfluß aus Harnröhre oder Vagina,
- anamnestisch bekannten, ungeschützten Sexualkontakten, insbesondere zu Partnern mit hoher Promiskuität.

Es ist jedoch zu beachten, daß selbst bei klassischen venerischen Erkrankungen Symptome und Befunde von Seiten der Genitalorgane völlig fehlen können.

22.2.6.1
Gonorrhö

Das klinische Spektrum reicht von asymptomatischen Infektionen (wesentliche Quellen der Verbreitung) über die akute Gonorrhö bis zu chronischen Erkrankungen.

Bei Männern steht im Vordergrund die akute schmerzhafte Urethritis mit purulentem Sekret, die meist schon 2–5 Tage post infectionem auftritt sowie akute und chronische Epididymitis und Prostatitis mit Schmerzen.

Bei Frauen treten akute und chronische Zervizitis, Urethritis und Bartholinitis mit Ausfluß, Schmerzen und lokalen Entzündungserscheinungen auf. Komplikationen sind akute und chronische Endometritis und Salpingitis sowie akute Perihepatitis mit Schmerzen im rechten Oberbauch (z. T. mit Fieber und Allgemeinsymptomen).

Orale bzw. anale Übertragung können zu Pharyngitis oder Proktitis führen.

Gelegentlich kommt es zu einer generalisierten Infektion (Gonokokkensepsis) mit Fieber, Polyarthralgien und haemorrhagischen oder nekrotischen Hautinfiltraten. Seltenere Manifestationen sind Monarthritis, Meningitis und Endokarditis sowie Gonoblenorrhö und Neugeborenenblenorrhö durch perinatale Übertragung.

Diagnostik

Bei der akuten Gonorrhö gelingt der Nachweis von *Neisseria gonorrhoeae* oft bereits in Abstrichen (Gram- und Methylenblaufärbung) von Urethra, Prostataexprimat oder Rektum bzw. Zervix und Sekreten von Krypten und paraurethralen bzw. Bartholini-Drüsengängen. Typisch ist die Anordnung in Diplokokken, die nach Phagozytose innerhalb des Zellplasmas der neutrophilen Granulozyten liegen. Bei Frauen, extragenitalen Manifestationen, Komplikationen und fraglicher Resistenz hat der Erregernachweis stets auch kulturell zu erfolgen (sofort nach Materialabnahme beimpfen, ansonsten Verwendung von Transportnährböden) einschließlich Resistenzbestimmung (Teil A, Kap. 3). Zudem ist ein Nachweis auch mittels molekularbiologischer Methoden (Ligasekettenreaktion u.a) möglich.

Häufig bestehen gleichzeitig andere sexuell übertragbare Infektionen (besonders Chlamydien, Trichomonaden und Lues), die diagnostisch berücksichtigt werden müssen (Tabelle 22-15).

Tabelle 22-15. Sexuell übertragbare Erkrankungen: Erreger und Diagnostik

Erreger	Erkrankung	Diagnostik
Erreger, die genitale Läsionen verursachen können		
Viren		
– Herpes-simplex-Virus	Herpes genitalis	Abschn. 22.4.1
– Humane Papillomaviren	Genitale Warzen, genitoanale Malignome	Klinisch, bioptisch
– Molluscum-contagiosum-Virus	Molluscum contagiosum	Klinisch
Bakterien		
– Neisseria gonorrhoeae	Gonorrhö	Abschn. 22.2.6
– Chlamydia-trachomatis-Serotypen D–K	Nichtgonorrhoische Urethritis	Abschn. 22.2.6
– C.-trachomatis-Serotypen L1–3	Lymphogranuloma venereum	Abschn. 22.2.6
– Ureaplasma urealyticum	Nichtgonorrhoische Urethritis	Abschn. 22.2.6
– Mycoplasma hominis	Nichtgonorrhoische Urethritis	Abschn. 22.2.6
– Haemophilus ducreyi	Ulcus molle	Abschn. 22.2.6
– Treponema pallidum	Lues	Abschn. 22.2.6
– Gardnerella vaginalis	Bakterielle Vaginosis	Klinisch, Abstrich
– Calymmatobacterium granulomatis	Granuloma inguinale (Donovanosis)	Abschn. 22.2.6
Pilze		
– Candida	Genitale Candidiasis	Abschn. 22.5.1
Parasiten		
– Trichomonas vaginalis	Genitale Trichomoniasis	Abschn. 22.2.6
Arthropoden		
– Phthirus pubis	Pediculosis pubis (Phthiriasis)	Inspektion, Auflichtlupe
– Sacrcoptes scabiei	Scabies	Auflichtlupe, Geschabsel
Erreger, die in der Regel keine genitalen Läsionen verursachen		
Viren		
– Hepatitisviren	Hepatitis A–D	Kap. 23
– Zytomegalovirus	Zytomegalie bei Neugeborenen und Immunkompromittierten	Abschn. 22.2.3 und 22.2.5
– HIV	Aids	Abschn. 22.2.5
– HHV-8	Kaposi Sarkom	Bioptisch (Kap. 21)
– HTLV-1	Tropische spastische Paraparese, T-Zell Leukämie, Lymphom	Kap. 21
Bakterien		
– Shigella spp.	Shigellose	Abschn. 22.2.4
– Campylobacter spp.	Campylobacterenteritis	Abschn. 22.2.4
– Salmonella spp.	Salmonellose	Abschn. 22.2.4
– B-Streptokokken	Neonatale Sepsis/Meningitis	Abschn. 22.2.1 und 22.2.2
Parasiten		
– Giardia lamblia	Giardiasis	Abschn. 22.6.6
– Cryptosporidium parvum	Kryptosporidiose	Abschn. 22.2.5
– Entamoeba histolytica	Amöbiasis	Abschn. 22.6.5
– Enterobius vermicularis	Enterobiasis	Abschn. 22.6.13
– Strongyloides stercoralis	Strongyloidiasis	Abschn. 22.6.13
– Trichuris trichiura	Trichuriasis	Abschn. 22.6.13

22.2.6.2
Genitale Chlamydieninfektionen

Infektionen durch *Chlamydia trachomatis* (Abschn. 22.3.24) sind sehr häufig (z. T. asymptomatisch) und können sich manifestieren als nichtgonorrhoische Urethritis, Proktitis, Epididymitis, Prostatitis, mucopurulente Zervizitis und Salpingitis. Typisch ist die postgonorrhoische Urethritis, die sich 2–3 Wochen nach Behandlung der Gonorrhö mit Amoxicillin oder Cephalosporinen entwickelt und mit serösem oder purulentem Ausfluß und Dysurie einhergeht.

Das vorwiegend in den Tropen vorkommende Lymphogranuloma venereum (LGV) wird durch die *C. trachomatis* Serotypen L1–3 verursacht und führt zu chronisch infiltrativen, z. T. ulzerierenden Entzündungen an Haut und Schleimhäuten im genitoanorektalen Bereich mit häufiger Lymphknotenbeteiligung. Komplikationen sind Fistelbildungen und genitale Elephanthiasis.

Diagnostik

Erregernachweis aus Abstrichen, Prostataexprimat, Punktaten oder Biopsien mittels LCR oder PCR, Isolierung mittels Zellkultur (Teil A, Abschn. 3.3.1); Antigennachweis in zellreichen Abstrichen mittels direkter Immunfluoreszenz oder in der Immunhistologie. IgG-Antikörper weisen die Exposition nach, IgM und IgA eine frische Infektion oder Reinfektion.

22.2.6.3
Genitale Mykoplasmeninfektionen

Ureaplasma urealyticum und *Mycoplasma hominis* sind fakultativ pathogen (häufig auch bei Gesunden im Urogenitaltrakt und Nasen-Rachen-Raum). Beide Mykoplasmenarten können jedoch Urethritis (15–20 % der nichtgonorrhoischen Urethritiden), Prostatitis und selten auch Pyelonephritiden verursachen und sind wahrscheinliche Ursache oder Mitursache einer bakteriellen Vaginose und aufsteigender genitaler Infektionen bei Frauen (Endometritis, Salpingitis, Adnexitis, Pelveoperitonitis, postabortales und postpartales Fieber).

Diagnostik
Die Erreger können kulturell (Teil A, Abschn. 3.2.2) aus Abstrichen, Prostataexprimat, Punktaten und Biopsien (sofortige Verimpfung oder Verwendung spezieller Transportmedien) sowie durch Antigennachweis (z. B. direkte Immunfluoreszenz) und mittels PCR nachgewiesen werden. Während der Nachweis aus primär sterilem Material diagnostisch ist, muß der Nachweis aus häufig besiedelten Schleimhäuten kritisch gewertet werden (ggf. Quantifizierung).

22.2.6.4
Lues (Syphilis)

Die Manifestationen der Infektion mit *Treponema pallidum* sind sehr unterschiedlich und reichen von der asymptomatischen Infektion (Latenz) bis zu schweren Organerkrankungen:

- Primärstadium (Lues I) bei sexueller Übertagung mit Primäraffekt (schmerzloses Ulkus) an der Eintrittspforte und regionärer Lymphadenopathie (Bubonen);
- Sekundärstadium (Lues II) mit hämatogener Generalisierung, sehr variabler Haut- und Schleimhautbeteiligung (makulopapulöse Exantheme, Plaques, Condylomata lata etc.) und gelegentlichen Organmanifestationen (Meningitis, Hepatitis, Nephritis u. a.);
- Tertiärstadium (Lues III) mit Syphiliden und Gummabildung;
- latente Syphilis, asymptomatische Neurosyphilis und Spätmanifestationen (Metalues und Neurolues) am Gefäßsystem (Aortitis, Aneurysmabildung) und ZNS (Tabes dorsalis, progressive Paralyse);
- konnatale Lues (Übertragung von der Mutter auf das Kind)

Diagnostik
Der direkte Erregernachweis sollte v. a. aus dem Primäraffekt sowie aus Haut- oder Schleimhautläsionen (und Lymphknotenaspiraten) bei Lues II und bei früher konnataler Lues versucht werden. Dies gelingt mittels Dunkelfeld-Mikroskopie, sensitiver jedoch mittels direkter Immunfluoreszenz und PCR (auch aus Liquor bei Verdacht auf Neurosyphilis). Zudem ist auch ein histologischer Nachweis (Silberfärbung, Immunfluoreszenz) aus Biopsaten von Organmanifestationen verschiedener Stadien möglich.

Ansonsten wird die Diagnose ganz überwiegend serologisch gestellt. Zur Verfügung stehen Tests, die spezifisch gegen Treponemen gerichtete Antikörper bestimmen (spezifische Treponemenantikörpertests, z. B. TPHA, FTA-abs) und nichttreponemenspezifische Reagintests, die Antikörper gegen Lipide beschädigter Wirtszellen und lipoidartige Treponemenantigene erfassen (z. B. Cardiolipin-Test, VDRL). Als Screeningtest wird heute bevorzugt der TPHA eingesetzt und als Bestätigungstest der IgG-IFT-abs (Teil A, Kap. 3, Tabelle 3-9). Dabei ist zu beachten, daß diese bei frischen Infektionen noch negativ sein können (ggf. Wiederholung nach 2–3 Wochen). Hinweise für floride Infektion, Behandlungserfolg und konnatale Lues geben IgM-Antikörpertests (z. B. 19S-IgM-IFT), Reagintests und KBR (Teil A, Kap. 3, Tabelle 3-9).

Bei Verdacht bzw. zum Ausschluß einer Neurolues (die zum Zeitpunkt der Untersuchung asymptomatisch sein kann) ist die gleichzeitige Antikörperbestimmung in Liquor und Serum (Bestimmung des Liquor-Serum-Index s. Teil A, Abschn. 3.6.3) erforderlich. Indikationen für die Untersuchung von Liquor sind:

- alle Spätstadien,
- neurologische, ophthalmologische und/oder das Hörorgan betreffende Symptome und pathologische Befunde,
- andere klinische Hinweise für aktive Infektion (z. B. Aortitis, Gummen, Iritis),
- HIV-Infektion,
- Nichttreponemenspezifische Aktivitätsmarker (Reagintests) mit einem Titer von >1:32 *und* Infektionsdauer >1 Jahr bzw. unbekannte Dauer,
- wenn eine Behandlung mit anderen Medikamenten als Penicillin erforderlich bzw. geplant ist.

Typische Liquorbefunde der Neurosyphilis sind:

- mäßiggradige Pleozytose (10–400/µl),
- erhöhte Eiweißkonzentration (0,46–2 g/l),
- Liquor-Serum-Index >3,0,
- (positive PCR).

Bei Nachweis einer sexuell übertragenen Lues müssen andere sexuell übertragbare Infektionen ausgeschlossen werden (venerische Infektionen, HIV, Hepatitis B).

22.2.6.5
Ulcus molle

Haemophilus ducreyi (weltweit verbreitet, besonders in Entwicklungsländern) wird fast ausschließlich sexuell übertragen und dringt über kleine Schleimhaut- oder Hautverletzungen ein. Nach 2–3 Tagen entstehen eine oder mehrere Papeln, die sich pustulös umwandeln und nach 4–7 Tagen in ein schmerzhaftes, weiches und nicht induriertes Ulkus (weicher Schanker, Chancroid) mit scharf begrenztem Rand und entzündlich infiltrierter Umgebung übergehen. Bei einem Teil der Patienten (< 50 %) entwickelt sich eine regionale Lymphadenitis (Bubo) mit Rötung, Schmerzen und z. T. auch Einschmelzung und Fistelung. Allgemeinsymptome und leichtes Fieber sind möglich.

Diagnostik
Gramfärbung (stäbchenförmige gramnegative Bakterien) und kulturelle Isolierung inklusive Resistenztestung aus Abstrichen, Punktaten oder Biopsien des Ulkusrandes (besonders bakterienreich) und ggf. auch Lymphknotenaspirat auf Selektivnährboden. Auch ein Nachweis mittels PCR ist möglich. Auf evtl. gleichzeitige Lues und LGV (Chlamydien) ist zu achten.

22.2.6.6
Granuloma inguinale

Das Granuloma inguinale (Donovanosis) wird durch das bislang nicht kultivierbare *Calymmatobacterium granulomatis* ausgelöst und führt zu gering kontagiösen, indolenten, progressiv wachsenden Geschwüren und Gewebsindurationen, v. a. in den Lymphknoten der Leistenbeugen (fast nur bei Männern vorkommend, vorwiegend in den Tropen verbreitet).

Etwa 30 Tage nach Sexualkontakt bildet sich eine Papel, die ulzeriert und auf dem Grund rotes Granulationsgewebe enthält. Superinfektionen der Ulzera mit anderen Bakterien sind häufig. Pseudobubonen bilden sich in der Leistenregion durch Induration des Gewebes über den Lymphknoten. Mehrere nahe beieinander liegende Ulzera können konfluieren.

Diagnostik
Im Abstrichmaterial oder in Biopsien können Donovan-Körper als Akkumulation der Bakterien innerhalb und ausserhalb der neutrophilen Granulozyten nachgewiesen werden. Am besten sind die haufenförmig zusammenliegenden Bakterien im Plasma der Makrophagen und Granulozyten von Giemsa- und gramgefärbten Abklatschpräparaten des Ulkus nachzuweisen.

22.2.6.7
Trichomoniasis

Trichomonas vaginalis ist weltweit verbreitet und ein häufiger Keim des unteren Genitaltraktes. Außer einer milden Urethritis sind Männer meist asymptomatisch (gelegentlich Komplikation: Prostatitis). Bei Frauen entwickelt sich jedoch häufig eine Kolpitis mit Ausfluß, Juckreiz und Schmerzen.

Diagnostik
Unter dem Mikroskop sind die Trichomonaden im frisch abgenommenen und sofort untersuchten Nativpräparat von vaginalem oder urethralem Ausfluß als bewegliche Flagellaten leicht zu erkennen (besser als in gefärbten Abstrichen). Sie können noch sensitiver mittels direkter Immunfluoreszenz oder kulturell aus Abstrichen (Urethra, Vaginalabstrich, Prostataexprimat) nachgewiesen werden.

22.2.7
Fieber unbekannter Ursache (FUO)

Dies ist definiert als Fieber von mindestens 3 Wochen Dauer, dessen Ursache nach mindestens einer Woche diagnostischer Bemühungen nicht definiert werden konnte. Neben diesem klassischen FUO („fever of unknown origin") bezeichnet man heute auch andere fieberhafte Zustände als Fieber unklarer Ursache:

- nosokomiales Fieber unklarer Ursache: im Krankenhaus neu aufgetretenes Fieber, das nach 3 Tagen differentialdiagnostischer Untersuchungen persistiert und noch nicht aufgeklärt werden konnte,
- neutropenisches Fieber unklarer Ursache: Fieber bei Neutropenie ohne klinischen Fokus und ohne Erregernachweis, das nach 3 Tagen trotz Behandlung persistiert.

Die Aufklärungsrate (20–25 %) des klassischen FUO hat sich in den letzten 3 Jahrzehnten scheinbar nicht verbessert, sondern verringert, da viele febrile Erkrankungen inzwischen vor Ablauf von 3 Wochen einerseits diagnostiziert, andererseits durch relativ ungezielte antimikrobielle Therapie erfolgreich behandelt werden.

Infektionen können heute nur noch zu etwa 25 %, maligne Erkrankungen nur noch etwa zu 10–15 % als Ursache des klassischen FUO diagnostiziert werden. Bei etwa 40 % der Patienten liegen subakute bis chronische entzündliche Erkrankungen mit vermuteter Autoimmunpathogenese bzw. ohne Erregernachweis vor (z. B. Sarkoidose, Thyreoiditis, M. Crohn, Arteriitis temporalis, M. Still, allergische Alveolitis). Zudem muß an die Möglichkeit von vorgetäuschtem bzw. artifiziellem Fieber gedacht werden.

Diagnostisches Vorgehen

- Definitionsgemäß ist eine *Basisdiagnostik* bereits durchgeführt worden, d. h. sorgfältige Anamnese und klinische Untersuchung, Routinelabor (s. unten), EKG, abdominelle Sonographie und Thoraxröntgenuntersuchung. Zunächst ist zu überprüfen, ob die Basisdiagnostik ergänzt und wiederholt werden muß.
- Ausschluß von *vorgetäuschtem oder artifiziellem Fieber*: Messung mit elektrischem Thermometer, Messung in Anwesenheit medizinischen Personals sowie simultane Temperaturmessung von Urin und oraler/rektaler Temperaturen. Polymikrobielle Bakteriämien mit wechselnden Erregern sind verdächtig auf artifizielle Bakteriämie (Selbstinjektionen).
- Ausschluß von *Medikamentenfieber:* Soweit möglich Absetzen aller Medikamente, Temperaturen sollten innerhalb von 48 h nachlassen.

Weiterführende Diagnostik

Im Rahmen der erweiterten/ergänzten Basisdiagnostik sollte es möglich sein, häufige Infektionen (pulmonale, Harnwegs-, gastrointestinale, Wundinfektionen und Phlebitiden) oder andere häufige Ursachen von Fieber (Hyperthyreose) auszuschließen. Sind die Untersuchungen nicht richtungweisend und persistiert das Fieber 3 Wochen, ist formal die Diagnose Fieber unklarer Genese zu stellen. Die dann weiterführende Labor- und apparative Diagnostik muß soweit möglich individuell den anamnestischen Hinweisen oder körperlichen Befunden angepaßt werden und die Sensitivität/Spezifität der diagnostischen Methoden berücksichtigen. Zudem ist eine vollständige ophthalmologische Untersuchung notwendig sowie ggf. weitere Fachuntersuchungen (z. B. HNO, Urologie, Gynäkologie).

Der *Tuberkulintest* ist als gestufte Intrakutantestung nach Mendel-Mantoux (initial 1 TE bei Verdacht, ansonsten 10 TE) durchzuführen, Multi-Test Merieux zum Ausschluß einer Anergie.

Labordiagnostik

- *Basisdiagnostik:*
  Blutbild einschließlich Differentialblutbild, BSG, CRP, Transaminasen, Lipase, Urinstatus, Retentionswerte, Elektrolyte, Serumeiweißelektrophorese, Akute-Phase-Proteine, Schilddrüsenhormone (inklusive TSH), Blutkulturen, Kulturen aus Mittelstrahlurin, Sputum, Stuhl und auffälligen Sekretionen; CMV-, EBV-, Lues-, Toxoplasmose-, HIV-Serologie, antinukleäre Antikörper und Rheumafaktor.
- *Erweiterte Labordiagnostik:*
  Mikroskopisches Differentialblutbild, ggf. weitere immunologische Untersuchungen: ds-DNS- und ENA-Antikörper, C-ANCA und P-ANCA, quantitative Immunglobuline (inklusive IgE und IgD bei Verdacht auf Hyper-IgD-Syndrom), Antikörper gegen Peroxidase und Thyreoglobulin, Komplement C3 und C4, Lymphozytenphänotypisierung (nur indiziert bei gesicherten opportunistischen Infektionen, nachgewiesener HIV-Infektion oder auffälligen Veränderungen von Lymphozytenzahl oder -morphologie), Ferritin (bei Verdacht auf M. Still). Der Wert der IgG-Subklassen-Konzentrationsbestimmung ist gering, ebenso die Bedeutung der ACE-Messung zur Diagnosesicherung einer Sarkoidose. Bei jüngeren Erwachsenen mit anamnestischer Angina tonsillaris bzw. Pharyngitis: Antistreptolysintiter plus Rachenhinterwand-/Tonsillenabstrich auf A-Streptokokken.
  BSG-Erhöhung auf > 50 mm in der 1. Stunde bei älteren Patienten (> 55 Jahre) mit Fieber unklarer Genese sollte den Verdacht auf eine Arteriitis temporalis lenken und ggf. auch auch sonstige klinische Zeichen zur beidseitigen Biopsie führen.
  Blutkulturen: 3 Blutkultursets (je mindestens 10 ml, Abstand 12–24 h) haben bei kontinuierlicher Bakteriämie in bis zu 95 % ein positives Ergebnis. Warten auf Fieberanstieg zur Abnahme ist nicht notwendig. Negative Blutkulturen machen eine bakterielle Endokarditis unwahrscheinlich, schließen sie jedoch nicht aus, insbesondere bei Kunstklappenträgern, bei antibiotischer Vorbehandlung oder bei langsam bzw. nur unter bestimmten Bedingungen wachsenden Bakterien (z. B. *Brucella, Haemophilus spp., Bartonella).* Durch Mitteilung an das mikrobiologische Labor sollte veranlaßt werden, daß Blutkulturen länger und auch unter erhöhter CO_2-Spannung inkubiert werden (Teil A, Abschn. 3.2.2). Bei dringendem Verdacht auf Endokarditis und negativen Kulturen sind serologische Untersuchungen hinsichtlich Q-Fieber und Bartonellosen angezeigt.
- *Infektionsserologie:*
  Initiale Antikörperdiagnostik (außer Lues) wiederholen falls zunächst negativ (EBV, CMV, Toxoplasmose, HIV). Zusätzlich Antikörperdiagnostik für Brucellose, Q-Fieber, Borreliose, Bartonellose, Chlamydieninfektionen, Yersiniosen und Hepatitis C. Die Spezifität von Borrelien-Antikörpern sollte ggf. mittels Immunoblot geklärt werden. Bei fehlendem HIV-Antikörpernachweis muß bei begründetem Verdacht auf eine frische Infektion eine HIV-DNS-Provirus-PCR durchgeführt werden; in ähnlicher Weise kann es sinnvoll sein, CMV-Antigen in Blutleukozyten, Rachenspülwasser und Urin bestimmen zu lassen. Wenig hilfreich sind serologische Untersuchungen auf Listerien-, Salmonellen-, Candida-, Aspergillus- und Plasmodienantikörper. Weitere Infektionsserologie nur gezielt nach Rücksprache mit infektiologischem Konsiliarius oder klinischem Mikrobiologen. Serum für einen späteren

Nachweis eines ansteigenden Antikörpertiters (d. h. mindestens vierfacher Anstieg) sollte asserviert werden.

Bildgebende Diagnostik

- *Sonographie:*
Abdominelle Sonographie (Basisdiagnostik) ggf. wiederholen; Schilddrüsensonographie; Temporalarterien-Farbdopplersonographie (relativ hohe Spezifität bei geübten Untersuchern) bei klinischem Verdacht und bei allen > 50jährigen Patienten mit BSG-Beschleunigung. Echokardiographie: Screening-Methode zur Erkennung von Klappenvegetationen (mit einer Sensitivität von ca. 80 %); mit der transösophagealen Echokardiographie erhöhte Sensitivität zur Erkennung von Vegetationen (95 %).
- *Computertomographie (CT):*
Sensitiver als abdominelle Sonographie und Galliumszintigraphie bei der Identifizierung zerebraler, intraabdomineller und intrathorakaler Abszesse, zur Darstellung retroperitonealer, retrosternaler und mesenterialer Lymphknoten, und zur Darstellung von Läsionen in parenchymatösen Organen. Sie ist bei der Darstellung kalzifizierender Läsionen der MRT-Untersuchung und beim Nachweis einer Sinusitis der konventionellen Röntgendiagnostik überlegen.
- *Magnetresonanztomographie (MRT):*
Höhere Sensitivität als CT für ZNS-Läsionen und zum Nachweis von Abszessen. Sensitive Methode zur Diagnose einer Osteomyelitis.
- *Szintigraphie:*
Szintigraphische Methoden (Indium[111]-markierte Leukozyten oder polyklonale Immunglobuline, Gallium[67]-, Technetium[99m]-markierte antigranulozytäre Antikörper) haben eine hohe Rate falschpositiver und falsch-negativer Ergebnisse und gewährleisten keine ausreichende Lokalisierung bzw. anatomische Zuordnung. CT-Untersuchungen werden daher bevorzugt bzw. zumindest in Kombination eingesetzt. Biopsien sollten nicht auf der alleinigen Grundlage einer Szintigraphie erfolgen.
- *Röntgenkontrastdarstellungen:*
Dünndarmdoppelkontrastdarstellungen sind lediglich bei entsprechendem Verdacht auf entzündliche Darmerkrankung indiziert. Die Koloskopie ist dem Kolonkontrasteinlauf in der Sensitivität überlegen und kann durch Biopsien zur definitiven Diagnose führen.

Biopsien

Sorgfältige Planung ist notwendig: Bei dringendem Infektionsverdacht, aber auch dann, wenn z. B. eine Tuberkulose ausgeschlossen werden soll, sind die Biopsate zu teilen und in jeweils adäquaten Transportmedien für alle erforderlichen histopathologischen *und* mikrobiologischen Untersuchungen einzusenden bzw. zu überbringen. Ein Teil des Gewebeblocks sollte, wenn möglich, aufbewahrt werden für zukünftige Untersuchungen.

- *Lymphknoten:*
Vergrößerte Lymphknoten im Rahmen eines Fiebers unklarer Genese müssen biopsiert oder exstirpiert werden. Eventuell kann eine Feinnadelaspiration mit Zytologie bereits wertvolle Hinweise auf die Genese geben; allerdings sind Ziehl-Neelsen- und Warthin-Starry-Färbung an zytologischen Präparaten nicht ausreichend sensitiv. Die diagnostische Treffsicherheit sowohl für die histologische Begutachtung als auch die zytologische Begutachtung sind abhängig von der Erfahrung des Untersuchers. Bei fehlender Diagnose aus der Biopsie ist eine Lymphknotenexstirpation mit histologischer und, bei geringer Wahrscheinlichkeit für ein Malignom, mikrobiologischer Aufarbeitung anzuschließen. Neben der Histologie sind Mikroskopie und Kultur auf Mykobakterien, Warthin-Starry-Färbung, aerobe und anaerobe Kultur sowie Pilzkulturen angezeigt.
- *Haut:*
Alle auffälligen Hautareale sollten photodokumentiert und (bei negativer Luesserologie und Fehlen einer eitrigen Sekretion) mittels Stanzbiopsie histologisch untersucht werden. Bei Verdacht auf Tuberkulose oder atypische Mykobakteriose Färbung und Kultur auf Mykobakterien; Pilzkulturen besonders bei Verdacht auf Sporotrichose; bei Verdacht auf Hautleishmaniose zusätzlich Tupfpräparat anfertigen (s. Abschn. 22.6.2).
- *Weitere mögliche Organe* (je nach hinweisenden Befunden):
Temporalarterien, Pleura, Lunge, Niere, Muskel, Nerven, Darm, Feinnadelaspirationszytologie der Schilddrüse, Nasenschleimhaut (bei Verdacht auf M. Wegener), Lippen (bei Verdacht auf Sjögren-Syndrom).
- *Knochenmark:*
Die diagnostische Sensitivität liegt bei 15 %, die Spezifität ist jedoch höher als bei Leberbiopsien. Hämatologische, infektiöse oder granulomatöse Erkrankungen werden am häufigsten diagnostiziert. Bei immunkompetenten Patienten besteht nur eine geringe Sensitivität für die Diagnose einer disseminierten Mykobakterieninfektion (< 5 %).
- *Leber:*
Eine Biopsie ist insbesondere dann sinnvoll, wenn eine Hepatomegalie vorliegt, klinische oder laborchemische Befunde auf eine Leberbeteiligung hinweisen oder eine disseminierte Tuberkulose oder Pilzinfektion vorliegen könnte; 15–30 % der Leberbiopsien sind in diesem Fall diagnostisch. Sollte ei-

ne Diagnose auch aus der Leberbiopsie nicht gestellt werden, bleibt die Ursache des Fiebers häufig unklar. Bei lokalisierten Veränderungen in der bildgebenden Diagnostik sollte eine gezielte Biopsie erfolgen. Bisweilen ist dafür eine Laparoskopie notwendig. Routineuntersuchungen: Kultur auf bakterielle Erreger (aerob und anaerob), Mykobakterien und Pilze, Mikroskopie auf Bakterien, Mykobakterien, Pilze und andere Erreger (Dieterle's Silber-Imprägnierung, Warthin-Starry-Färbung); molekular-biologische Diagnostik (z. B. Tuberkulose-PCR, Bartonellen-PCR) in Abhängigkeit von der Verdachtsdiagnose und den Erfahrungen des jeweiligen Labors. Die Sensitivität der histologischen Diagnostik ist abhängig von der Erfahrung des bearbeitenden Pathologen. Gegebenenfalls sollte ein Stanzzylinder in Formalin asserviert und bei unklaren Befunden zu einem Referenzpathologen gesandt werden.

Laparotomie und Laparoskopie

Eine explorative Laparotomie ist selten indiziert. Heute werden früher mittels Laparotomie diagnostizierte Erkrankungen häufig durch bildgebende Verfahren (CT, MRT) erkannt. Eine Laparoskopie ist zu erwägen, wenn sich bei Patienten mit Fieber unklarer Genese und abdominellen Symptomen in der sonstigen Diagnostik (einschließlich transkutaner Leberbiopsie) kein wegweisender Befund ergeben hat. Insbesondere tuberkulöse Peritonitis, nekrotisierende Vaskulitis oder peritoneale Karzinose mögen in manchen Fällen nur so zu diagnostizieren sein.

22.2.8
Importierte Infektionskrankheiten

Die häufigsten Erkrankungen während wie nach Auslandsreisen sind gastrointestinale Infektionen gefolgt von Infektionen der oberen Atemwege und im HNO-Bereich. Bei Reisen unter einfachen Bedingungen oder längerfristigen Aufenthalten in tropischen Entwicklungsländern sind auch intestinale Parasitosen (Giardiasis, Amöbiasis, intestinale Wurminfektionen) nicht selten. Hepatitis A ist die häufigste durch eine Impfung vermeidbare Importerkrankung bei Reisenden. Insgesamt handelt es sich somit vorwiegend um Infektionskrankheiten mit ubiquitärer Verbreitung, die zwar in Tropen und Subtropen meist wesentlich häufiger vorkommen (tropentypische Erkrankungen), jedoch keine eigentlichen Tropenkrankheiten sind.

Die wichtigste tropenspezifische Erkrankung ist die Malaria, insbesondere bei Aufenthalten in Hochendemiegebieten und fehlender oder unzureichender Prophylaxe. Andere tropenspezifische Erkrankungen sind mit Ausnahme von Dengue-Fieber und einigen anderen Arbovirusinfektionen bei Reisenden relativ selten oder mit speziellen Expositionsrisiken verbunden.

Dennoch können sie erhebliche diagnostische Probleme bereiten.

Anamnestische Hinweise

Diese sind oft richtungsweisend sowohl für den initialen Krankheitsverdacht hinsichtlich importierter Infektionskrankheiten wie für Differentialdiagnostik und weiteres Vorgehen. Zusätzlich zu den sonst üblichen anamnestischen Angaben müssen detaillierte Angaben und Daten zu folgenden Fragen erhoben werden:

* Reiseanamnese bzw. Herkunftsland,
* spezielle Expositionen und Risiken (Tabelle 22-16),
* ggf. durchgeführte Vorbeugemaßnahmen (Impfungen, Chemoprophylaxe).

Tabelle 22-16. Expositionsrisiken und importierte Infektionen

Expositionsrisiko	Infektionskrankheiten
Unsichere Nahrungsmittel (roh, ungenügend erhitzt oder nicht frisch verzehrt)	Infektiöse Enteritis (s. Abschn. 22.2.4), Amöbiasis, Askariasis, Echinokokkose Giardiasis, Hepatitis A, Hepatitis E, Poliomyelitis, Trichuriasis, Toxocariasis, Typhus abdominalis, Zystizerkose u. a.
Spezielle Nahrungsmittel:	
– Fleisch	Campylobacter, EHEC[a], Salmonellosen, Taeniasis, Toxoplasmose, Trichinose
– Fisch	Anisakiasis, Capillariasis, Clonorchiasis, Diphyllobothriasis, Gnathostomiasis, Opisthorchiasis
– Krebse und Krabben	Angiostrongyliasis, intestinale Trematodeninfektionen, Paragonimiasis
– Milch, Milchprodukte	Brucellose, Kryptosporidiose, Listeriose, Tuberkulose
– Wasserpflanzen	Fasciolopsiasis (z. B. Wassernüsse), Fasciolose (z. B. Brunnenkresse)
Unsicheres Trinkwasser	Siehe Nahrungsmittel, Ancylostomiasis, Dracunculiasis
Insektenstiche/-bisse:	
– Meist ohne Reaktion an der Stich-/Bißstelle	Arbovirosen, Babesiosen, Ehrlichiose, Filariosen, Fleckfieber-Rickettsiosen, Leishmaniosen, Malaria, Pest, Q-Fieber, Rückfallfieber-Borreliosen, Tularämie
– Häufig mit Reaktion an der Stich/Bißstelle	Lyme-Borreliose, Trypanosomiasen (Chagas-Krankheit, Schlafkrankheit), Tsutsugamushi-Fieber, Zeckenbißfieberrickettsiosen
Sexualkontakte	Sexuell übertragbare Erkrankungen (s. Abschn. 22.2.6)
Barfußlaufen	Hakenwurminfektion, kutane Larva migrans, Strongyloidiasis, Tungiasis
Süßwasserkontakt	Leptospirose, Schistosomiasis
Tierkontakte	Affenpocken, Argentinisches/bolivianisches HF[b], Balantidiasis, Bartonellosen, Brucellosen, Ebolafieber, Erysipeloid, Hantavirusinfektionen, Krim-Kongo-Fieber, Kryptokokkose, Lassafieber, Leptospirose, lymphozytäre Choriomeningitis, Milzbrand, Ornithose, Pasteurellose, Q-Fieber, Rattenbißfieber, Rift-Tal-Fieber, Tollwut, Tularämie

[a] Enterohämorrhagische E. coli.
[b] *HF:* hämorrhagisches Fieber.

Bei vielen Erkrankungen ergeben sich hieraus bereits entscheidende Hinweise. Andererseits können bestimmte Infektionen allein schon geographisch oder aufgrund fehlender Exposition (z. B. Schistosomiasis bei fehlendem Süßwasserkontakt) ausgeschlossen werden.

Diagnostisches Vorgehen

Abstufung und Dringlichkeit des Vorgehens richten sich nach Aktualität und Schweregrad der Erkrankung sowie Lebensalter und eventuellen Grunderkrankungen des Patienten. Bei der Mehrzahl der Patienten lassen sich die Symptome einem oder mehreren Leitsymptomen zuordnen. Die häufigsten sind:

- Durchfälle,
- Fieber und
- Hautveränderungen.

Bei allen wesentlichen nach Auslandsaufenthalt oder bei ausländischen Patienten auftretenden Erkrankungen, die Probleme bei der Diagnostik oder Behandlung bereiten, empfiehlt sich die konsiliarische Beratung mit dem Infektiologen, klinischen Mikrobiologen und Tropenmediziner sowie ggf. die Mit- oder Weiterbehandlung durch eine Einrichtung mit spezieller tropenmedizinischer Ausrichtung.

Leitsymptom Fieber

Fieber ist eine häufige, während und nach Tropenreisen auftretende Krankheitserscheinung und stellt bei Erkrankungen nach Rückkehr das zweithäufigste Leitsymptom dar (in ca. 15–25 % aller Fälle). Die Mehrzahl der importierten fieberhaften Erkrankungen zeigt einen akuten selbstlimitierten Verlauf. Ursächlich liegen meist Infektionen des Magen-Darm-Trakts oder Atemwegsinfektionen sowie andere ubiquitär verbreitete Infektionen zugrunde. Tropenspezifische Ursachen stellen mit Ausnahme von Malaria und Arbovirosen nur einen kleinen Anteil.

Diagnostik

Bei jeder fieberhaften Erkrankung nach Aufenthalt in Malariaendemiegebieten steht die rasche diagnostische Klärung einer Malaria wegen ihrer Häufigkeit, Dringlichkeit und potentiellen Gefährlichkeit im Vordergrund (s. Abschn. 22.6.1).

Daher gilt: Jedes Fieber nach Tropenaufenthalt ist malariaverdächtig (bis zum Beweis des Gegenteils). Die frühzeitige Diagnose ist entscheidend zur Vermeidung von Komplikationen und Todesfällen.

Nach Ausschluß einer Malaria richten sich die differentialdiagnostischen Überlegungen und das weitere Vorgehen nach der Anamnese, der Schwere des Krankheitsbildes, zusätzlichen Symptomen, klinischen Befunden und weiteren Untersuchungsbefunde (Laborbefunde, apparative Diagnostik).

Tabelle 22-17. Basisuntersuchungen bei Leitsymptom Fieber und Verdacht auf importierte Infektionskrankheit

- Detaillierte Anamnese inkl. Expositionsrisiken (Tabelle 22-16)
- Vollständige klinische Untersuchung
- Dicker Tropfen und Blutausstrich
- Vollständiges Blutbild inkl. Differenzierung
- Leberenzyme, LDH, CK, Retentionswerte, Glukose, Elektrolyte
- BSG, CRP
- Blutkultur
- Urinstatus, Urinkultur
- Bakteriologische Stuhluntersuchung
- Parasitologische Stuhluntersuchung
- EKG
- Röntgenaufnahme des Thorax
- Abdominelle Sonographie

Neben der Malariadiagnostik sind weitere Basisuntersuchungen (Tabelle 22-17) erforderlich, die oft bereits wesentliche Hinweise auf das Vorliegen weiterer häufiger und dringlich therapiebedürftiger Infektionen oder bestimmter Infektionssyndrome und Organinfektionen ergeben:

- Auch bei unklaren fieberhaften Erkrankungen finden sich nicht selten eindeutig pathologische Urinbefunde oder radiologisch feststellbare Infiltrate der Lunge, auch ohne daß die typischen klinischen Symptome einer Harnwegsinfektion, Pneumonie oder Lungentuberkulose vorliegen.
- Mittels Blutkultur können Typhus abdominalis, Paratyphus, septische Infektionen und weitere bakterielle Infektionen (Brucellose, bakterielle Endokarditis, Miliartuberkulose, Listeriose, Melioidose) erfaßt werden. Dabei ist zu beachten, daß eine antibiotische Vorbehandlung die diagnostische Ausbeute erheblich beeinträchtigen kann. Eine Kultur aus Knochenmark kann in diesem Fall sensitiver sein.
- Zusätzlich sollten stets bakteriologische Urin- und Stuhluntersuchungen durchgeführt werden. Enteritiserreger wie *Campylobacter jejuni* und Salmonellen können (insbesondere bei Immunkompromittierten) auch fieberhafte Erkrankungen ohne Enteritis-Symptomatik verursachen.
- Sonographisch lassen sich neben Hepato- oder Splenomegalie v. a. Amöbenleberabszesse und pyogene Abszesse parenchymatöser Bauchorgane erfassen. Im Frühstadium von Amöbenleberabszessen kann die Darstellbarkeit eingeschränkt sein, so daß kurzfristige Wiederholungen angezeigt sind.

Wenn sich aus den Basisuntersuchungen weder eine Diagnose bzw. ein konkreter Diagnoseverdacht noch richtungsweisende Befunde ergeben, ist eine weitere Stufendiagnostik (Abb. 22-1) erforderlich, die auch seltenere Fieberursachen einschließt (Tabelle 22-18). Hierbei empfiehlt sich unter Berücksichtigung von Anamnese und weiteren Befunden eine schrittweise

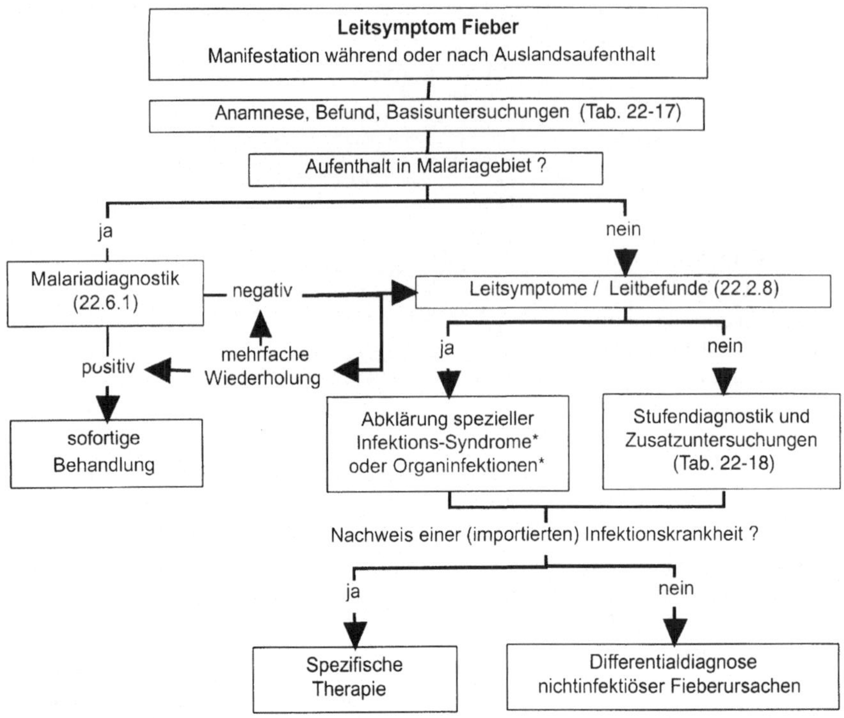

Abb. 22-1. Vorgehen bei Fieber und Verdacht auf importierte Infektionskrankheit

Tabelle 22-18. Erweiterte Stufendiagnostik bei Leitsymptom Fieber und Verdacht auf importierte Infektionskrankheit (zusätzlich zur Basisuntersuchung s. Tabelle 22-17)

Labor	• Mehrfache Wiederholung von dickem Tropfen und Blutausstrich • Mehrfache Blutkulturen (inkl. Brucellosen, Melioidose, Yersiniosen) • Wiederholte Urin-, Stuhl- und Sputumkulturen (inkl. Tbc) • Ergänzende Laboruntersuchungen (Pankreasenzyme, Gerinnungsparameter, Elektrophorese u. a.) • ASL, Rheumafaktor, ANA, ANCA
Serologie	• Arbovirosen[a], CMV, EBV, Hepatitisviren, HIV[a] • Bartonellosen[a], Brucellosen[a], Chlamydieninfektionen, Ehrlichiose[a], Leptospirose[a], Lues[a], Lyme-Borreliose[a], Rickettsiosen[a], Q-Fieber[a], Tularämie[a], Yersiniosen • Amöbiasis, Chagas-Krankheit[a], Schlafkrankheit[a], viszerale Leishmaniose[a], Toxoplasmose • Filariosen[a], Schistosomiasis[a]
Bildgebende Diagnostik	• Wiederholung der abdominellen Sonographie • Echokardiographie • CT (Abdomen, Thorax, ggf. Schädel, Wirbelsäule)
Punktionen	• Knochenmark (Zytologie, Histologie, Kulturen)
Endoskopie	• Rekto-/Sigmoidoskopie
Zusatzuntersuchungen (nur bei gezielter Indikation)	• Weitere Laboruntersuchungen (s. Abschn. 22.2.7) • Weitere radiologische Untersuchungen (s. Abschn. 22.2.7) • MRT (s. Abschn. 22.2.7) • Szintigraphische Untersuchungen (s. Abschn. 22.2.7) • Weitere endoskopische Untersuchungen (z. B. Gastroduodenoskopie, Koloskopie, ERCP, Bronchoskopie; s. Abschn. 22.2.7) • Invasive Untersuchungen (z. B. Leberbiopsie, weitere Organbiopsien, Laparaskopie, explorative Laparatomie, s. Abschn. 22.2.7)

[a] Nur bei möglichem geographischem und/oder expositionellem Risiko.

Abklärung der in Frage kommenden importierten Infektionskrankheiten nach ihrer Wahrscheinlichkeit und Dringlichkeit. Zusätzlich müssen allerdings zahlreiche ubiquitäre Infektionen (s. Abschn. 22.2.7) und nichtinfektiöse Fieberursachen mitberücksichtigt werden.

Die serologische und ggf. auch kulturelle und molekularbiologische Diagnostik hinsichtlich der in bestimmten Regionen umfangreichen Palette von Arbovirosen (s. Abschn. 22.4.11) sollte in Absprache mit dem Virologen bzw. Tropenmediziner erfolgen. Sie ist indiziert bei Erkrankungen mit schwerem Verlauf oder Komplikationen (Enzephalitis, Hämorrhagien), bei begründetem Verdacht auf das Vorliegen seuchenhygienisch relevanter Infektionen (Gelbfieber, virale hämorrhagische Fieber) und bei epidemiologischen Fragestellungen. Bei unkompliziert und selbstlimitiert verlaufenden fieberhaften Importerkrankungen ist diese relativ aufwendige Diagnostik mangels therapeutischer oder seuchenhygienischer Konsequenzen nicht routinemäßig erforderlich.

Leitsymptom Durchfälle

Durchfälle und andere gastrointestinale Beschwerden sind die häufigsten Gesundheitsstörungen während Tropenaufenthalten. Diarrhö ist auch das häufigste Leitsymptom importierter Infektionskrankheiten bei Tropenrückkehrern (< 50% der Fälle). Meist handelt es sich um sogenannte Reisediarrhöen mit unkompliziertem und selbstlimitiertem Verlauf. Ursächlich liegt am häufigsten eine Infektion mit enterotoxinbildenden *Escherichia coli* (ETEC) zugrunde. Daneben kommt jedoch eine Vielzahl anderer Erreger in Frage (s. oben: Tabelle 22-10). Schwerere Verläufe mit behandlungsbedürftigen Flüssigkeits- und Elektrolytverlusten und/ oder Dysenterie wurden in verschiedenen Studien in 3–15% der Fälle beobachtet.

Diagnostik

Diese entspricht weitgehend der bei Verdacht auf infektiöse Enteritis (s. Abschn. 22.2.4). Neben den ubiquitär vorkommenden Durchfallerregern müssen je nach Aufenthaltsort v. a. verschiedene parasitäre Erreger (Amöben, Wurminfektionen) und bei profusen wäßrigen Durchfällen auch die Cholera mitberücksichtigt werden (Abb. 22.2). Zudem muß stets daran gedacht werden, daß Durchfälle und andere gastrointestinale Beschwerden auch im Rahmen systemischer Infektionen auftreten können (s. oben: Tabelle 22-13). So be-

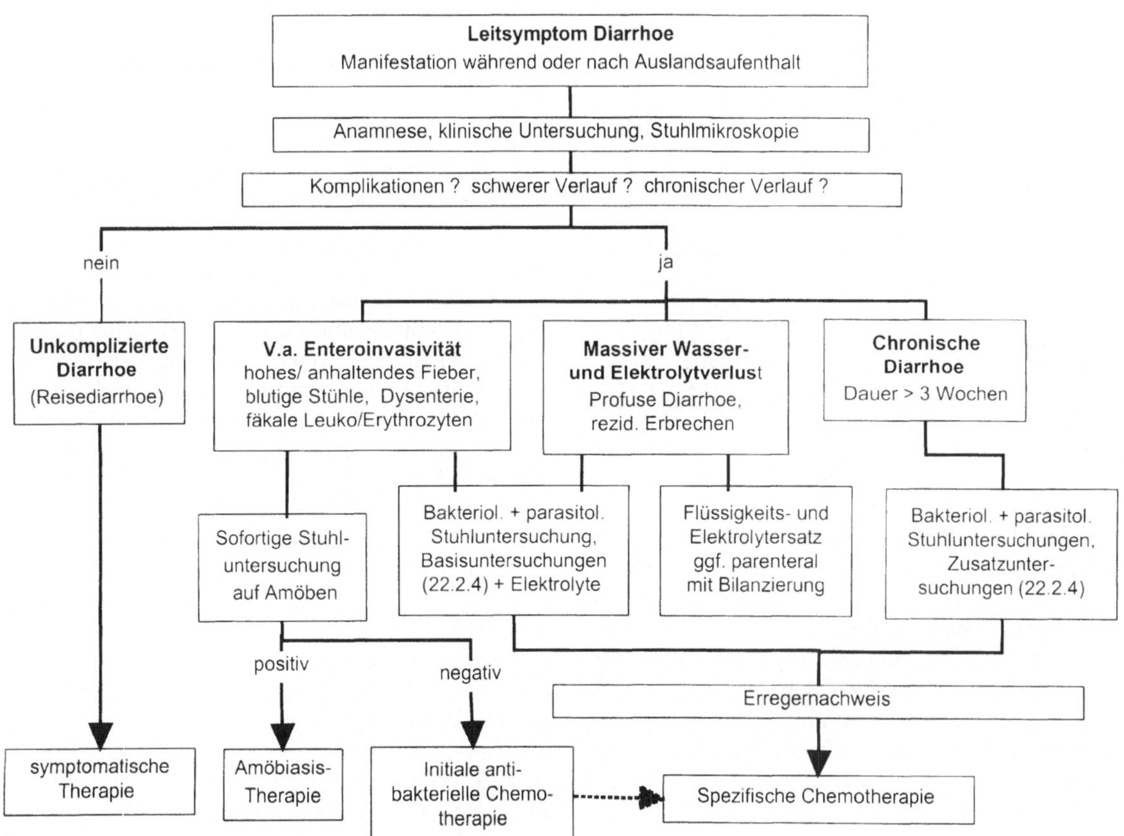

Abb. 22-2. Vorgehen bei Diarrhö und Verdacht auf importierte Infektionskrankheit

richten bis zu 20 % der Patienten mit Malaria tropica über Durchfälle und andere gastrointestinale Symptome wie Erbrechen und abdominelle Schmerzen. Bei Fieber und Durchfällen nach Aufenthalt in Malariagebieten ist daher immer eine Malaria auszuschließen (s. Abschn. 22.6.1).

Leitsymptom Hautveränderungen

Erkrankungen und Veränderungen der Haut sind ein häufiger Befund während und nach Fernreisen. Bei Tropenreisenden, die sich wegen einer Erkrankung nach Rückkehr in Behandlung begaben, stellten Hautveränderungen mit ca. 10 % das dritthäufigste Leitsymptom dar.

Diagnostisches Vorgehen

Grundsätzlich sind bei Reisenden wie bei ausländischen Patienten zahlreiche infektiöse und nichtinfektiöse Dermatosen zu berücksichtigen. Auch an Hautmanifestationen im Rahmen generalisierter Infektionskrankheiten (Tabelle 22-19) und anderer Erkrankungen ist zu denken. Wichtig ist zudem stets eine genaue Arzneimittelanamnese, da Medikamente nicht selten Auslöser von Hautveränderungen sind (z. B. Malariachemoprophylaxe).

Tabelle 22-20. Infektiöse Hautveränderungen bei Tropenrückkehrern

Tropentypische Dermatosen	Diagnostik
Häufiger:	
Pyodermien (Ekthyma, Impetigo u. a.)	Klinisch, Kultur
Insektenstich-Dermatitis	Klinisch-anamnestisch, ggf. Biopsie
Hautmykosen	Kalilaugepräparat, Kultur, ggf. Biopsie
Kutane Larva migrans	Klinisch
Ektoparasitosen (Scabies, Tungiasis, Pediculosis, Phthiriasis, Puliculosis u. a.)	Klinisch, Lupeninspektion, Hautgeschabsel
Hautleishmaniosen	Abstriche, Hautbiopsie (s. Abschn. 22.6.2)
Myiasis	Klinisch, Exstirpation, ggf. operative Entfernung
Sexuell übertragene Krankheiten	s. Abschn. 22.2.4
Fieber mit Exanthem	s. Tabelle 22-19
Kutane Herpes-simplex-Infektion	s. Abschn. 22.4.1
Septikämie mit Hauterscheinungen	s. Abschn. 22.2.1
Seltener:	
Filariosen	Serologie, Parasitologie (s. Abschn. 22.6.4)
Buruli-Ulkus (Mycobacterium ulcerans)	Klinisch, Abstrich, Biopsie, ggf. PCR
Hauttuberkulose	Klinisch, Abstrich, Biopsie, ggf. PCR
Lepra	Klinisch, Abstrich, Biopsie, ggf. PCR
Dracunculiasis	Klinisch, parasitologisch

Tabelle 22-19. Fieber und Hautveränderungen bei Tropenrückkehrern

Häufig	Gelegentlich	Selten
• Pyodermien, Erysipel	• Akute Schistosomiasis	• Erythema nodosum bei Tbc, Lepra u. a. Infektionen
• Dengue u. a. Arbovirosen	• Typhus abdominalis	• Trichinose
• Infektiöse Mononukleose	• Zytomegalie	• Leptospirose
• Varizellen	• Akute HIV-Infektion	• Schlafkrankheit
• Lyme-Borreliose	• Filariosen	• Chagas-Krankheit
• Zeckenbißfieber-Rickettsiose		• Brucellose
• Arzneimittelreaktionen		• Fleckfieber
• Röteln		• Rückfallfieber
• Masern		• Milzbrand
• Scharlach		• Systemmykosen
		• Virale hämorrhagische Fieber

Bei Reisenden steht jedoch meist eine begrenzte Palette typischer Dermatosen im Vordergrund (Tabelle 22-20), die in erster Linie von Aufenthaltsort, Reisestil und besonderen Expositionen bestimmt wird. Bei ausländischen Patienten und Immigranten muß zusätzlich mit Hauterkrankungen gerechnet werden, die bei Reisenden nur selten auftreten, aber in vielen tropischen Entwicklungsländern immer noch häufig sind wie Lepra, Buruli-Ulkus, Hauttuberkulose, venerische Infektionen, Filariosen und Dracunculiasis.

Das diagnostische Vorgehen (Abb. 22.3) richtet sich nach

• der Anamnese,
• der Morphologie der Hautveränderungen und
• dem Vorliegen weiterer Symptome und Befunde.

Bei ausländischen Patienten ist zu berücksichtigen, daß sich Hautveränderungen auf farbiger Haut anders darstellen und diagnostische Schwierigkeiten bereiten können. Erytheme und makulöse Exantheme sind auf stark pigmentierter Haut kaum sichtbar, während Schuppungen und Pigmentstörungen deutlicher zu sehen sind. Die dunkle Haut neigt zu ausgeprägten follikulären und mesenchymalen Reaktionen, so daß papulöse Hautveränderungen und Narbenbildung (Keloide) oft stark ausgeprägt sind. Zudem kann das Erscheinungsbild durch traditionelle Heilmethoden und Eigenbehandlungen beeinflußt sein.

Diagnostik

Bei einigen importierten Dermatosen kann die Diagnose bereits klinisch gestellt werden aufgrund der typischen Morphologie, z. B. bei unkomplizierten Pyodermien und kutaner Larva migrans (s. unten: Tabelle 22-28), oder aufgrund der Anamnese (z. B. Insektenstichreaktionen, Gifttierverletzungen) oder bei der therapeutischen Versorgung, z. B. Inzision bzw. Exzision bei Tungiasis oder subkutaner Myiasis. Ansonsten

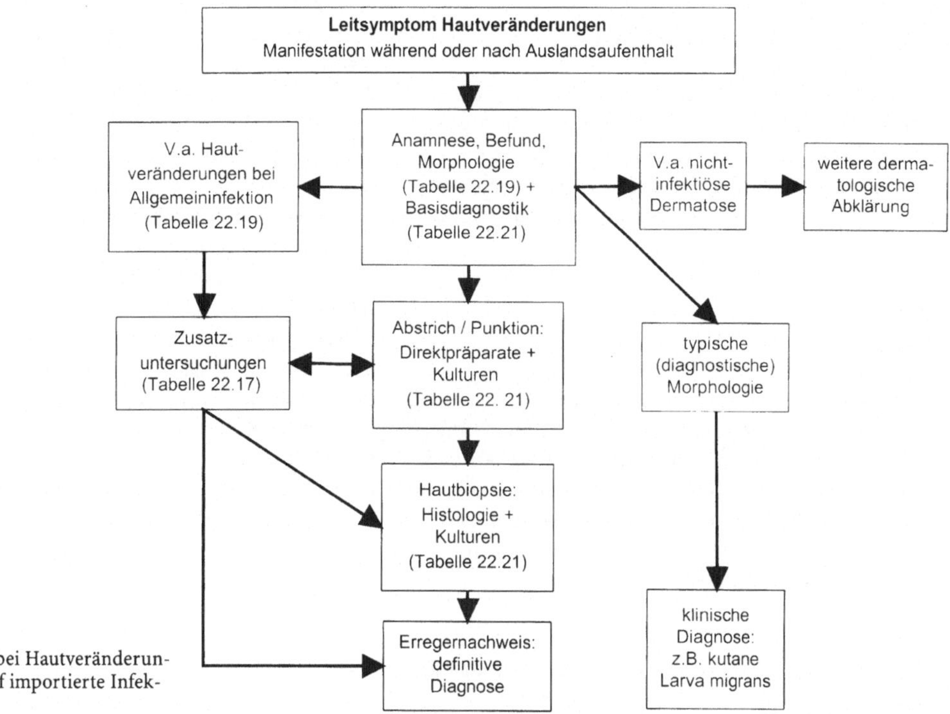

Abb. 22-3. Vorgehen bei Hautveränderungen und Verdacht auf importierte Infektionskrankheit

erfordert die definitive Diagnose gezielte mikrobiologische Untersuchungen zum Erregernachweis (Tabelle 22-21). Bei Pyodermien und anderen Hautinfektionen mit disseminiertem Befall und/oder Zeichen der Streuung (Lymphangiitis/adenitis, Fieber u. a. Allgemeinsymptome) sollten zudem die humoralen Entzündungsparameter und ggf. Blutkulturen untersucht werden. Bei Verdacht auf Hautmanifestationen im Rahmen generalisierter Infektionskrankheiten sind gezielte Zusatzuntersuchungen indiziert (s. oben: Tabelle 22-19).

Sollten Basisdiagnostik und Zusatzuntersuchungen nicht zu einer Diagnose führen, ist in der Regel eine Hautbiopsie mit histologischer und mikrobiologischer Aufarbeitung erforderlich sowie eine weitere dermatologische und tropenmedizinische Abklärung entsprechend den differentialdiagnostisch in Frage kommenden Krankheitsbildern (Tabelle 22-21). Bei HIV-Infizierten müssen zusätzlich opportunistische Hautinfektionen und Hauttumoren berücksichtigt werden (s. Abschn. 22.2.5), wobei bazilläre Angiomatose, eosinophile Follikulitis und Kaposi-Sarkom gehäuft bei HIV-Patienten aus tropischen Entwicklungsländern auftreten.

Tabelle 22-21. Diagnostik bei Verdacht auf importierte Hautinfektion

Diagnostik	Bemerkungen
Basisdiagnostik	Gram- und Giemsapräparat (Abstrich, Punktat), Pilzpräparat (KOH), bakteriologische Kulturen (Eitererreger), ggf. Pilzkulturen
Zusatzuntersuchungen bei a) Verdacht auf Scabies	– Auflichtdermatoskopie, Hautgeschabsel (Mikroskopie)
b) Verdacht auf Leishmaniose	– Abstrich (Giemsa), Biopsie (Histologie, Kultur, ggf. PCR)
c) Verdacht auf Lepra	– Skarifikation + Nasenabstrich (ZN*), Hautbiopsie + ggf. Nervenbiopsie (Histologie, ggf. PCR)
d) Verdacht auf Hauttuberkulose	– Abstrich (ZN*) + Biopsie (Histologie, Kultur, ggf. PCR)
e) Verdacht auf Buruli-Ulkus	– Abstrich (ZN*) + Biopsie (Histologie, Kultur, ggf. PCR)
f) Verdacht auf nichtvenerische Treponematosen	– Exsudat/Punktat (Dunkelfeldmikroskopie), Luesserologie
g) Verdacht auf subkutane Mykose	– Biopsie (Kultur, Histologie)
h) Verdacht auf Systemmykose	– Biopsie (Kultur, Histologie), ggf. Serologie (Tabelle 22-25)
Zusatzuntersuchungen bei Verdacht auf Allgemeininfektion	– Basisuntersuchung (Tabelle 22-17) – ggf. erweiterte Stufendiagnostik (Tabelle 22-18)
Biopsie	– Histologie (inklusive Spezialfärbungen für Mykobakterien und Pilze; ggf. Immunhistologie/DNS-Hybridisierung für HSV und andere Viren) – Kulturen (bakteriolog. + mykologisch; ggf. Leishmanien)

*ZN = Ziehl-Neelsen-Färbung

22.3
Bakterielle Infektionskrankheiten

Im folgenden ist die Diagnostik bei den wichtigsten bakteriellen Infektionskrankheiten aufgeführt soweit sie nicht bereits bei den verschiedenen Infektionssyndromen erwähnt wurde. Die Diagnostik bei selteneren bakteriellen Infektionskrankheiten ist in Tabelle 22-22 wiedergegeben.

22.3.1
Scharlach

Ausgehend von einer Pharyngotonsillitis (gelegentlich auch von Pyodermien oder Wundinfektionen) durch toxinogene Streptokokken der Gruppe A (selten andere Gruppen und hämolysierende Staphylokokken) kommt es bei Nichtimmunen (ohne toxinneutralisierende Antikörper) zur Scharlacherkrankung, die eine gewisse Immunität hinterläßt.

Die klinische Diagnose ist meist evident bei akuter hochfieberhafter Erkrankung, typischem kleinstfleckigem, z. T. follikulärem (sandpapierartig), zu einem diffusen Erythem konfluierendem, makulopapulösem Exanthem (auf Druck abblassend), das im Gesicht (mit perioraler Aussparung) und an den Leisten beginnt, sich v. a. an Hals, Nacken, Thorax und Innenseite der Arme ausbreitet und mit charakteristischer groblamellärer Schuppung (besonders an Handtellern und Fußsohlen) abheilt. Weitere Symptome sind Halsschmerzen, Erdbeerzunge (weißlich belegt mit vergrößerten geröteten Papillen) und nachfolgende Himbeerzunge (gerötet mit vergrößerten Papillen) sowie Kopf-, Glieder- und Bauchschmerzen, Übelkeit und Erbrechen. Komplikationen sind Lymphadenitis colli, Peritonsillarabszeß, Otitis media, Sinusitis, selten auch Pneumonie und Meningitis sowie rheumatische Nacherkrankungen (rheumatisches Fieber, Glomerulonephritis).

Tabelle 22-22. Diagnostik bei selteneren bakteriellen Infektionskrankheiten

Krankheit (Erreger)	Übertragung	Klinik	Diagnostik
Carrión-Krankheit (Bartonella bacilliformis)	Durch Stechmücken (Phlebotomen); verbreitet in Andentälern von Peru, Ecuador und Kolumbien	– *Oroya-Fieber* mit hämolytischer Anämie; Komplikationen: Meningitis, Salmonellensepsis – *Verruga peruana*: Gefäßknoten der Haut (nach Monaten bis Jahren)	Erregernachweis (Giemsa-Färbung) in Blutausstrich und Biopsien (Verruga); kulturell, PCR; Serologie (bei Verruga meist negativ)
Erysipeloid (Erysipelothrix rhusiopathiae)	Hautinokulation durch rohes Fleisch + Fisch (Zoonose)	Erysipelartige Dermatitis und Zellulitis, meist ohne Fieber; Komplikationen: Arthritis, Endokarditis	Klinisch; kultureller Erregernachweis in Abstrichen, Punktaten + Blutkultur
Melioidose (Burkholderia pseudomallei)	Meist durch Hautinokulation (schlammige Böden, besonders in Südostasien)	Pneumonie, zudem septische und abszedierende Verlaufsformen (Haut, innere Organe)	Erregernachweis (Grampräparat und Kultur) aus Sputum, Abszeßpunktat, Blut; Serologie (IgM-Antikörper), PCR
Malleus (Rotz) (Pseudomonas mallei)	Haut-/Schleimhautinokulation bei Tierkontakt (besonders Pferde/Esel; Entwicklungsländer)	Akuter oder chronischer Haut-/Nasenrotz mit ulzerierenden Entzündungen; Komplikationen: Sepsis, Pneumonie	Erregernachweis mittels Kultur/Tierversuch, Serologie
Pest (Yersinia pestis)	– Durch Flöhe (besonders Rattenfloh) – Tröpfcheninfektion (bei Lungenpest)	– Beulenpest: regionäre Lymphadenitis der Stichstelle, Sepsis, sekundäre Lungenpest; – primäre Lungenpest	Direktnachweis (Gram/Giemsa-Färbung) + Kultur aus Bubonenaspirat, Sputum und Blut; Schnelldiagnose: direkte Immunfluoreszenz; (Serologie)
Rattenbißfieber (Spirillum minus, Streptobacillus moniliformis)	Durch Rattenbiß (bei *S. moniliformis* auch über kontaminierte Nahrungsmittel)	Fieberhafte Erkrankungen (Sodoku, Haverhill fever) mit häufigem Exanthem. Komplikation: Endokarditis	Nachweis von *S. minus* im Blutausstrich (Dunkelfeld, Giemsa-Färbung) + Tierversuch; bei *S. moniliformis* Kultur + Tierversuch
Rückfallfieber (Borrelia recurrentis und andere Arten)	– Durch Kleiderläuse (*B. recurrentis*), – durch Zecken (*Borrelia duttoni* u. a.)	Hochfieberhafte Erkrankung Komplikationen: Meningoenzephalitis, Myokarditis, Hämorrhagien (besonders bei Läuserückfallfieber)	Nachweis im Blutausstrich und dicken Tropfen (Giemsafärbung), Isolierung (Tierversuch) möglich
Tularämie (Francisella tularensis)	Zeckenbiß, Hautinokulation (infiziertes Fleisch), Tierbiß; gelegentlich Inhalation + Ingestion	Ulzerierende Primärläsion + regionäre Lymphadenitis; okuloglanduläres Syndrom; gelegentlich Pneumonie, Enteritis, Sepsis	Serologisch (signifikanter Titeranstieg), Erregerisolierung (Kultur, Tierversuch) meist schwierig

Diagnostik

Klinisch, Erregernachweis und Antigenschnelltests im Rachen- und Tonsillenabstrich.

22.3.2
Toxinschocksyndrom (TSS)

Verursacht durch Resorption verschiedener durch bestimmte Staphylococcus-aureus-Stämme gebildete Exotoxine, meist Toxic-shock-syndrome-Toxin 1 (TSST-1), seltener Enterotoxin B und C. In über 90 % als menstruelles TSS bei pathologischer Besiedlung der menstruellen Vagina (gehäuft bei Tamponbenützung), seltener als nichtmenstruelles TSS ausgehend von oberflächlichen oder invasiven (Wundinfektionen, Abszesse, Osteomyelitis, Pneumonie) S.-aureus-Infektionen sowie postpartal; nur ausnahmsweise bei systemischen Infektionen (Sepsis, Endokarditis).

Abhängig vom Ausmaß der Toxinämie kommt es akut zu Fieber, Erbrechen, Durchfällen, Hypotonie bis zum protrahierten Schock und kapillären Lecksyndrom mit multiplen Organschädigungen (ARDS, Nieren-/Leberinsuffizienz, kardialer und ZNS-Beteiligung), Gerinnungsstörungen bis zur Verbrauchskoagulopathie sowie zu einem diffusen, kleinfleckigen Exanthem (bis zur Erythrodermie) mit charakteristischer groblamellärer Desquamation während der Rekonvaleszenz.

Diagnostik

Klinisches Bild, Nachweis von *S. aureus* mit TSST-1-und/oder Enterotoxin-B/C-Bildung, TSST-1-Antikörper (signifikanter Titeranstieg), immunologischer TSST-1-Nachweis (oft negativ).

22.3.3
Diphtherie

Die Diphtherie ist eine akute Lokalinfektion durch toxinbildende Stämme von *Corynebacterium diphtheriae* meist als membranöse Pharyngitis (z. T. mit Laryngitis) selten als Haut- oder Wunddiphtherie. Gefahr der akuten Atemwegsobstruktion (Krupp-Syndrom), toxische Myokarditis und Neuritis z. T. mit Lähmungen durch Resorption von Diphtherietoxin (Exotoxin lysogener Stämme).

Der Krankheitsverdacht ergibt sich v. a. aufgrund der typischen grauweißen, membranartigen Beläge von Rachen und Tonsillen, die anhaften und beim Abheben meist bluten. Zudem besteht variables Fieber sowie eine Lymphadenopathie und z. T. eine diffuse Schwellung im Halsbereich. Haut- und Wunddiphtherie zeigen meist schmutzig-grau belegte Ulzera.

Diagnostik

Klinische Verdachtsdiagnose und kulturelle Isolierung (Teil A, Abschn. 3.2.2) aus Abstrichen von den Pseudo-

membranen (besonders unter der Membran) sowie Rachen und Nase. Ein orientierender Schnellnachweis ist möglich mittels Neisser-Färbung, direkter Immunfluoreszenz und PCR.

22.3.4
Milzbrand (Anthrax)

Erreger *Bacillus anthracis*, Zoonose, z. T. Berufsinfektion, in einigen Entwicklungsländern noch häufig (Import über Tierprodukte möglich); vorwiegend als Hautmilzbrand mit Gefahr septischer Ausbreitung, primärer Lungen- oder Darmmilzbrand selten. Schlechte Prognose der disseminierten Formen.

Der klinische Verdacht ergibt sich meist aufgrund einer in der Regel singulär (bevorugt im Gesicht, Hals, Nacken oder Armen) auftretenden schmerzlosen Papel (Inokulationsstelle), die sich nach wenigen Tagen in ein oder mehrere, an der Basis blutende Vesikel (hämorrhagische Pustel) umwandelt und schließlich ulzeriert (4–6 cm großer Eschar). Fieber und Allgemeinsymptome bestehen nur bei einem Teil der Patienten; regionale Lymphadenopathie und periläsionales Ödem können sehr ausgeprägt und schmerzhaft sein.

Die disseminierte Infektion verläuft unter dem Bild einer Sepsis (s. Abschn. 22.2.1), häufig besteht eine hämorrhagische Diathese.

Diagnostik

Klinisches Bild; orientierender Direktnachweis (Grampräparat) der großen, bekapselten grampositiven Bakterien im Abstrich von Bläschenflüssigkeit und Ulkusgrund; die definitive Diagnose beruht auf der kulturellen Isolierung (Abstrich, Blutkultur).

22.3.5
Tetanus

Clostridium tetani ist ubiquitär verbreitet. Es erfolgt meist eine nichtinvasive Lokalinfektion mit Toxinproduktion (Tetanospasmin) unter anaeroben Bedingungen besonders in verschmutzten bzw. nekrotischen Wunden, Verbrennungen und Hautinfektionen; z. T. nur Bagatellverletzungen. Gehäuft in Entwicklungsländern, bei schlechter Hygiene (Tetanus neonatorum) und i.v.-Drogenabusus.

Die irreversible synaptische Toxinbindung mit Fortfall der Hemmung der Motoneuronen (Tetanospasmin hemmt die Freisetzung der inhibitorischen Neurotransmitter GABA und Glyzin) führt zu schmerzhaften tonischen Krampfanfällen (häufig durch externe Stimuli getriggert), Muskelschwäche und -rigidität, typischerweise im Bereich der Massetermuskeln beginnend (Trismus, Risus sardonicus); Gefahr von Aspiration und respiratorischer Insuffizienz sind die Folgen.

Diagnostik

Typisches klinisches Bild (Tetanie), Identifikation des möglichen Infektionsherdes. Laborwerte tragen wenig zur Diagnose bei; häufig besteht eine mäßige Leukozytose; der Liquordruck ist z. T. erhöht, die Liquorbefunde jedoch normal. Gelegentlich können die grampositiven Tetanusbakterien in Wundaspiraten nachgewiesen werden. Eine kulturelle Anzucht gelingt oft nicht und ist andererseits auch von Wunden möglich wenn kein Tetanus vorliegt. Differentialdiagnostisch ist an eine Strichnin-Vergiftung zu denken (ggf. Strichninbestimmung im Blut).

22.3.6
Botulismus

Intoxikation durch Aufnahme präformierter Toxine (Typ A, B, E, selten F und G) über Nahrungsmittel nach Kontamination mit *Clostridium botulinum* und dessen Wachstum unter anaeroben Bedingungen (meist hausgemachte Wurstwaren und Konserven). Gelegentlich auch als Säuglingsbotulismus bei Fehlbesiedlung des unreifen Intestinaltrakts mit Überwuchern von toxinbildenden *C. botulinum*, selten als Wundbotulismus. Toxinbedingte Inaktivierung oder Freisetzungshemmung von Azetylcholin an neuromuskulären Synapsen mit Ausbildung rasch progressiver, bilateraler (aber nicht symmetrischer), meist deszendierenden Muskellähmungen. Beginn typischerweise an der von Hirnnerven innervierten Muskulatur mit Gesichtsmuskelschwäche, Augenmuskellähmungen (Doppelbilder, Ptosis), Dysphagie, Dysarthrie, Mundtrockenheit und Müdigkeit. Es besteht die Gefahr der Bulbärparalyse und Atemlähmung.

Diagnostik

Die Verdachtsdiagnose muß anhand des klinischen Bildes gestellt werden. Die Routinelaboruntersuchungen geben keine diagnostischen Hinweise. Im Elektromyogramm fällt meist ein stufenförmiger Anstieg der Muskelaktionspotentiale bei hochfrequenter elektrischer Stimulation auf; die Nervenleitgeschwindigkeit ist normal.

Entscheidend ist der Toxinnachweis (Mäuseschutzversuch, ELISA) in Patientenblut, Stuhl, Magenspülflüssigkeit und Resten des inkriminierten Nahrungsmittels. Bei Säuglings- und Wundbotulismus ist auch die anaerobe kulturelle Isolierung (und Toxinnachweis) aus Stuhl bzw. Wundabstrich möglich (s. Teil A, Abschn. 3.2.2).

22.3.7
Gasbrand

Bei Kontamination von Wunden mit verschiedenen im Boden und z. T. im Darm verbreiteten Clostridien (*Clostridium perfringens, C. novyi, C. septicum, C. histolyti-*

cum u. a.) und anaeroben Verhältnissen (hyp-/anoxisches und devitalisiertes Gewebe, geschlossene Wunden, Fremdkörper) entstehende gangränöse, gasbildende Infektion mit rascher Ausbreitung auf gesundes Gewebe (besonders Muskulatur), z. T. auch postoperativ (z. B. nach Amputation ischämischer Gliedmaßen). Gelegentlich kommt es zur relativ benignen Clostridienzellulitis der Haut oder Subkutis ohne Beteiligung tieferer Strukturen.

Diagnostik

Klinisches Bild, Krepitation (auch bei anderen Infektionen möglich), Nachweis von Gaseinschlüssen bei der bildgebenden Diagnostik (Röntgenaufnahmen, Sonographie, CT, MRT); Abstrich (große grampositive Stäbchen) und anaerobe Kultur.

22.3.8
Listeriose

Infektionen mit *Listeria monocytogenes* (zoonotisch verbreitet, Übertragung durch kontaminierte Nahrungsmittel) verlaufen meist a- oder oligosymptomatisch (grippal), können jedoch auch schwerwiegende Erkrankungen verursachen. Vermehrt gefährdet sind Personen mit reduzierter Abwehr wie Tumorpatienten, Diabetiker, Alkoholiker und Patienten mit angeborenen oder erworbenen Immundefekten. Die wichtigsten Erkrankungen sind:

- Meningitis (s. Abschn. 22.2.2).
- Sepsis, bevorzugt bei Abwehrschwäche (s. Abschn. 22.2.1).
- Infektionen in der Schwangerschaft (bei der Mutter meist als grippale Infektion oder asymptomatisch) können zu einer diaplazentaren Infektion des Feten führen mit Abort, Totgeburt oder konnataler Listeriose (Frühform der Neugeborenenlisteriose) mit häufiger Frühgeburt, mekoniumhaltigem Fruchtwasser, schweren septischen Verläufen z. T. mit Pneumonie, Atemnotsyndrom, Hauterscheinungen und/oder disseminierten Mikroabszessen (Granulomatosis infantisepticum).
- Perinatal erworbene Neugeborenenlisteriose (Spätinfektion) bei vaginaler/rektaler Besiedlung der Mutter oder nosokomialer Infektion meist als Meningitis verlaufend.
- Seltene Organlisteriosen: Konjunktivitis, okuloglanduläres Syndrom, Endophthalmitis, Pharyngitis, Tonsillitis, zervikale Lymphadenitis z. T. mit mononukleoseartigem Syndrom (s. Abschn. 22.2.3) und gelegentlich Einschmelzung und Perforation nach außen, papulöse oder pustulöse Dermatitis (gehäuft bei Schlachthofarbeitern), Endokarditis (besonders bei vorgeschädigten oder künstlichen Herzklappen), Hepatitis und Arthritis.

Diagnostik

Die definitive Diagnose beruht auf der kulturellen Isolierung aus Blut (möglichst mehrfache Blutkulturen), Liquor (Grampräparat meist negativ) oder Abstrichen bzw. Punktaten oder Biopsien sonstiger Organlokalisationen. Bei Schwangeren zusätzlich Abstriche von Zervix oder Vaginalsekret; bei konnataler Listeriose zudem aus Mekonium und Plazentaabstrichen. Die Serodiagnostik ist wenig aussagekräftig.

22.3.9
Typhus und Paratyphus abdominalis

Der Krankheitsverdacht ergibt sich bei Fieberkontinua (meist 39–41 °C) mit anfangs treppenförmigem Anstieg, Kopfschmerzen, Inappetenz, Benommenheit, Übelkeit z. T. mit Erbrechen und trockenem Husten. In den ersten 1–2 Krankheitswochen bestehen oft Obstipation und abdominelle Schmerzen, gelegentlich aber auch schon frühzeitig Durchfälle. Über 80 % der Erkrankungen in Deutschland werden aus dem Ausland (besonders Entwicklungsländer) importiert; Inkubationszeit 1–3 Wochen.

Komplikationen (meist erst in der 3. Krankheitswoche) sind Darmperforation, intestinale Blutung, toxisch bedingte Kreislaufdepression sowie metastatische Absiedelung in andere Organe mit Auftreten von Osteomyelitis, Spondylitis, Pneumonie und Meningitis. Etwa 3 % der Patienten werden Dauerausscheider.

Der körperliche Untersuchungsbefund zeigt eine Hepatosplenomegalie, eine relative Bradykardie, ein gespanntes Abdomen und gelegentlich einen pathologischen Auskultationsbefund der Lunge. Bei 1/3 der Patienten findet sich ein typischer, diskreter Hautausschlag am Rumpf, sog. Roseolen. Laborchemisch ist eine Leukopenie und insbesondere das Fehlen von Eosinophilen im Differentialblutbild charakteristisch.

Diagnostik

Isolierung von *Salmonella typhi* und Paratyphus-Salmonellen (*S. paratyphi A, S. schottmuelleri, S. hirschfeldii*) aus der Blutkultur; ggf. auch aus Knochenmark (höhere Ausbeute in antibiotisch anbehandelten Fällen). Stuhlkulturen sind meist erst ab der 2. Woche positiv. Die diagnostische Wertigkeit der Serologie (Widal-Reaktion u. a.) ist begrenzt, da sie erst in der 2.–3. Krankheitswoche positiv wird und ein Titeranstieg bei frühzeitiger Antibiotikatherapie ausbleiben kann. Mehrfache Kontrolle der Stuhlkulturen nach Behandlung (Dauerausscheider).

22.3.10
Pertussis

Bordetella pertussis wird durch Tröpfcheninfektion verbreitet und ist besonders für Neugeborene hochkontagiös. Das Krankheitsbild ist variabel und reicht von abortiven Formen bis zu schwersten Hustenparoxysmen (Keuchhusten) mit bedrohlichem Verlauf (vorwiegend bei Neugeborenen und Säuglingen). Komplikationen: Apnoeanfälle, Aspiration, Bronchopneumonie und Otitis (meist Sekundärinfektionen durch *Haemophilus influenzae*, Pneumokokken u. a.), Krampfanfälle, Enzephalopathie (z. T. neurologische Dauerschäden).

Bei Jugendlichen und Erwachsenen (mit fehlender oder partieller Immunität) kann Pertussis unter dem Bild einer akuten oder portrahierten Bronchitis verlaufen (Infektionsgefahr für Neugeborene und junge Säuglinge, die durch die Impfung noch nicht zuverlässig geschützt sind).

Diagnostik

Klinisch, Erregerisolierung (sofortige Verimpfung, Hustenplatte) aus Nasopharyngealabstrich (Teil A, Abschn. 3.2.2); Schnelltests (direkte Immunfluoreszenz, PCR), Serologie nur retrospektiv.

22.3.11
Yersiniosen

Yersinia enterocolitica und *Y. pseudotuberculosis* (Anthropozoonosen) werden übertragen durch kontaminiertes Wasser und Nahrungsmittel, direkt von Mensch zu Mensch (Schmierinfektion) und durch Tierkontakt sowie gelegentlich durch Blutkonserven (Vermehrung bei niedrigen Temperaturen) von bakteriämischen Spendern oder nach Kontamination.

Fakultativ pathogen, gelegentlich auch in der Darmflora Gesunder. Mögliche Ursache von akuten und chronischen Enteritiden (s. Abschn. 22.2.4), mesenterialer Lymphadenitis (Pseudoappendizitis), reaktiver Arthritis (meist bei HLA-B27), Erythema nodosum und gelegentlich septischen Krankheitsbildern (bevorzugt bei schweren Grunderkrankungen und Abwehrschwäche sowie bei Thalassämie, Hämochromatose u. a. Erkrankungen mit Eisenüberladung) z. T. mit septischen Absiedlungen (Leber-/Milzabszesse).

Diagnostik

Kulturelle Isolierung (Teil A, Abschn. 3.2.2) aus Stuhl, Blut u. a. Materialien. Serologie (Teil A, Kap. 3, Tabelle 3-9).

22.3.12
Brucellosen

Systemische Infektion durch *Brucella abortus, B. melitensis* oder *B. suis* (zoonotisch verbreitet), die eine Vielzahl von Organen befallen kann. Entsprechend vielgestaltig ist das klinische Bild. Nach einer Inkubationszeit von 2–8 Wochen treten unspezifische Prodromalerscheinungen auf wie Abgeschlagenheit, Kopf- und Gliederschmerzen, Nachtschweiß, Appetitlosigkeit und Fieber. Typische Manifestationsorte sind

- *Gastrointestinaltrakt:* Hepatosplenomegalie, granulomatöse Hepatitis,
- *Skelettsystem:* Arthritis, Spondylitis, Osteomyelitis,
- *Zentralnervensystem:* Meningitis, Enzephalitis, intrazerebraler Abszeß,
- *kardiovaskuläres System:* Endokarditis, Myokarditis,
- *Respirationstrakt:* Bronchitis, Pneumonie, Lungenabszesse.

Unbehandelt können sich chronische Verlaufsformen entwickeln. Anamnestische Angaben zu beruflicher Exposition, Ernährungsweise (z. B. unpasteurisierte Milchprodukte) und Auslandsaufenthalten geben oft wichtige Hinweise. Dagegen sind der klinische Untersuchungsbefund und laborchemische Untersuchungen eher uncharakteristisch. Lediglich Anämie, Leukopenie und Thrombozytopenie sind häufiger zu finden.

Diagnostik

Im akuten Stadium ist der kulturelle Erregernachweis entscheidend. Brucellen lassen sich insbesondere aus Blutkulturen und aus Knochenmark nachweisen. Hierzu müssen vor Beginn einer antibiotischen Therapie wiederholt Blutkulturen entnommen werden, die unter besonderen Bedingungen (Teil A, Abschn. 3.2.2) bebrütet werden sollten. Daher ist der Verdacht auf Brucellose dem mikrobiologischen Labor mitzuteilen. Sehr sensitiv und spezifisch ist der serologische Nachweis von Antikörpern mittels Gruber-Widal-Reaktion, KBR und andere Verfahren (Teil A, Kap. 3, Tabelle 3-297). Zu Beginn der Erkrankung können diese jedoch noch fehlen (ggf. Wiederholung nach 1–2 Wochen).

22.3.13
Legionellosen

Legionella pneumophila und andere Arten mit ubiquitärer Verbreitung im Wasser und Boden (aerogene Infektion, z. T. über Aerosole, z. B. bei Klimaanlagen, Duschen und Bodenstaub z. B. bei Baggerarbeiten) können sporadische und gelegentlich (klein-)epidemische Erkrankungen mit schweren Pneumonien (Legionärskrankheit) und hoher Letalität (bis 20 %) verursachen. Gehäuft bei Abwehrschwäche (schwere Grunderkrankungen, Immunkompromittierte, Alkoholiker), in höherem Alter und bei Rauchern; z. T. auch leichtere grippale Erkrankungen (Pontiac-Fieber).

Der Krankheitsverdacht ergibt sich sowohl bei ambulant wie nosokomial erworbener Pneumonie mit akutem fieberhaftem Beginn, trockenem Husten und Dyspnoe. Häufig bestehen ausgeprägte Myalgien, Kopfschmerzen und Benommenheit. Der Auskultationsbefund ist variabel, radiologisch zeigen sich flekkige oder interstitielle Infiltrate in einem oder mehre-

ren Lungenlappen mit Ausbreitungstendenz. In schwereren Fällen bestehen meist Zeichen einer Leber- (Transaminasenerhöhung) und Nierenbeteiligung (Proteinurie, Hämaturie) sowie eine Hyponatriämie.

Diagnostik

Im meist nichtpurulenten Sputum sind in der Gramfärbung Granulozyten aber keine Bakterien nachweisbar. Die Erregerisolierung (Spezialnährböden) ist möglich aus Sputum, BAL, Lungenbiopsien, Pleurapunktat und Blut. Serologisch (IFT u. a. Verfahren) zeigt sich eine Serokonversion oder ein signifikanter Titeranstieg oft erst im Verlauf. Bedeutsam sind daher Methoden für die Schnelldiagnostik:

1. mikroskopisch (direkte Immunfluoreszenz), PCR und DNS-in-situ-Hybridisierung aus Rachenabstrich, Sputum, BAL oder Lungenbiopsie,
2. Nachweis zirkulierender Antigene (ELISA) im Urin und auch im Serum.

22.3.14
Leptospirosen

Weltweit verbreitete Infektion mit *Leptospira interrogans* (verschiedene Serovare), in Mitteleuropa selten gewordene Anthropozoonosen, von grippalen Bildern (Serovare: *Leptospira canicola, L. pomona, L. grippotyphosa* u. a.) bis zum prognostisch nach wie vor ernsten M. Weil (meist *L. icterohaemorrhagiae*) reichend.

Typischerweise biphasischer Verlauf mit initialem Fieber, Konjunktivitis, z. T. ausgeprägten Myalgien (besonders Wadenmuskulatur), Zephalgien und uncharakteristischen Exanthemen; Organmanifestationen meist nach vorübergehender Entfieberung als Nephritis, Hepatitis, seröse Meningitis u. a. Bei M. Weil ausgeprägtes hepatorenales Syndrom mit hämorrhagischer Diathese möglich.

Diagnostik

Direktnachweis (Dunkelfeld, Phasenkontrast), Erregerisolierung (Spezialmedizin, Tierversuch) und PCR aus Blut, Liquor (während 1. Phase) und Urin (später). Serologie (ab 8.–10. Tag, Titeranstieg).

22.3.15
Lyme-Borreliose

Der zoonotisch verbreitete Erreger *Borrelia burgdorferi* sensu lato (*B. burgdorferi* sensu strictu, *B. afzelii, B. garinii*) wird durch Zecken der Gattung Ixodes übertragen. Die klinischen Manifestationen sind sehr variabel. In etwa der Hälfte der Fälle kommt es 3–30 Tage nach der Übertragung (Zeckenbisse werden oft nicht bemerkt) an der Bißstelle zu dem sich ringförmig ausdehnenden Erythema migrans (Rötung von mindestens 5 cm Durchmesser) meist mit typischer zentraler Abblassung. Zum Teil entwickelt sich gleichzeitig oder anschließend ein akutes fieberhaftes Krankheitsbild mit Kopfschmerzen, Myalgien, Arthralgien und gelegentlich multiplen Erythemen; Komplikationen sind akute Meningitis (Abschn. 22.2.2), Myokarditis (s. Kap. 18), Ophthalmitis, Hepatitis und Myositis.

Nach Wochen bis Monaten, gelegentlich sogar erst nach Jahren, können, auch ohne anamnestisch eruierbare Akuterkrankung, Spätmanifestationen an den Gelenken (rezidivierende Arthritiden besonders der großen Gelenke), der Haut (Lymphadenosis benigna cutis, Acrodermatitis chronica atrophicans) und am Nervensystem als Meningopolyneuritis (z. B. Bannwarth-Syndrom), Enzephalomyelitis (Parästhesien, spastische Paraparese, neurogene Blasenfunktionsstörungen u. a.) oder periphere Neuropathien auftreten.

Diagnostik

Klinisch (besonders bei Erythema migrans da Serologie häufig negativ); Antikörpernachweis (IgG- und IgM-Antikörper im ELISA und/oder IFT, Bestätigungstest: Immunoblot) in Serum und ggf. Liquor (Liquor-Serum-Index). Der direkte Erregernachweis ist kulturell (Spezialmedien, s. Teil A, Abschn. 3.2.2) und mittels PCR möglich aus Hautbiopsien, Blut, Liquor und Gelenkpunktaten.

22.3.16
Tuberkulose – Siehe Kap. 19.

22.3.17
Nichttuberkulöse Mykobakteriosen

Lokale (Haut, Abszesse), pulmonale (z. T. tuberkuloseartig) und disseminierte Erkrankungen (Tabelle 22-23) durch nichttuberkulöse Mykobakterien (fakultativ pathogene Saprophyten), auch als atypische Mykobakterien oder als MOTT („mycobacteria other than M. tuberculosis") bezeichnet, gehäuft bei Immunkompromittierten (z. B. Aids), besonders *Mycobacterium-avium-Komplex* (s. Abschn. 22.2.5); wahrscheinlich häufig latente Infektion.

Diagnostik

orientierender Nachweis von Mykobakterien (Ziehl-Neelsen-/Auraminfärbung) in Abstrichen (Sputum, Bronchiallavage, Abszeßpunktat) und Biopsien (Haut, Lunge, Knochenmark, Lymphknoten, Leber, Darm u. a. Organe); nach Möglichkeit sollte stets eine kulturelle Isolierung (Teil A, Abschn. 3.2.2.) versucht werden, da diese Voraussetung für genaue Typisierung und Sensibilitätstestung (sehr variable Empfindlichkeit, häufig Primärresistenzen) ist. Nachweis und Typisierung sind auch mittels PCR möglich. Wegen der ubiquitären Verbreitung und der Möglichkeit einer asym-

Tabelle 22-23. Nichttuberkulöse Mykobakteriosen: Erreger und Lokalisation

Mycobacterium spp.	Lokalisation
M.-avium-Komplex (s. Abschn. 22.2.5)	Lunge, Lymphknoten, disseminierte Infektion
M. kansasii	Lunge, disseminierte Infektion
M. fortuitum/ M. chelonae	Haut, Lunge, disseminierte Infektion
M. abscessus	Haut, Wundinfektion
M. marinum	Schwimmbadgranulome, disseminierte Infektion
M. ulcerans	Buruli-Ulkus
M. gordonae	Haut, Lunge, disseminierte Infektion
M. scrofulaceum	Lymphknoten, Lunge, disseminierte Infektion
M. heamophilum	Haut, Gewebe, Lymphknoten
M. szulgai/M. xenopi	Lunge
M. malmoense/ M. simiae	Lunge, Lymphknoten, disseminierte Infektion

ptomatischen Besiedlung von Schleimhäuten ist jedoch eine kritische Bewertung angezeigt (Korrelation zu klinischem Befund, Erregernachweis im Gewebe und in der Kultur), insbesondere bei der Untersuchung von nicht primär sterilen Materialien.

22.3.18
Lepra

Mycobacterium leprae verursacht in Abhängigkeit von der Abwehrlage des Patienten verschiedene Erkrankungsformen:

- *Tuberkuloide Lepra:* erregerarme meist hypopigmentierte, anästhetische Hautmanifestationen und chronische periphere Neuritiden mit Sensibilitätsstörungen, Paresen, Muskelatrophien und Kontrakturen.
- *Lepromatöse Lepra:* granulomatöse erregerreiche Infiltrationen der Haut und tiefere Strukturen (v. a. Gesicht und Extremitäten) mit Entstehung schwerer Mutilationen;
- *Mischformen* (dimorphe/Borderline-Lepra) und indeterminierte Frühformen.
- *Leprareaktionen:*
  - Reaktionen vom Typ 1 („reversal reaction") bei Borderline-Lepra mit akut entzündlichen Veränderungen im Bereich von Hautläsionen und Nerven (Erythem, Schwellung, Schmerzen, z. T. Fieber) und Gefahr irreversibler Nervenschädigungen.
  - Reaktionen vom Typ 2 (Erythema nodosum leprosum) bei multibazillärer Lepra mit Fieber, Aufschießen multipler schmerzhafter nodulärer Hautläsionen, Synovitis und Iridozyklitis (Gefahr bleibender Augenschäden).

Diagnostik

Erregernachweis (modifizierte Ziehl-Neelsen-Färbung) in Haut-/Nasenabstrichen und Biopsien; oft typische Histologie besonders in Nervenbiopsien (z. B. N. ulnaris) und auch beim Fehlen von Erregern (tuberkuloide Lepra). Nachweis mittels PCR (gelingt auch bei erregerarmer, z. B. tuberkuloider Lepra). Positiver Lepromin-Hauttest bei tuberkuloider Lepra.

22.3.19
Aktinomykose

Actinomyces israeli und selten andere Arten (Kommensalen im Oropharynx und Gastrointestinaltrakt) verursachen meist eine zervikofasziale Aktinomykose mit chronisch-infiltrativen Entzündungen im Halsbereich und Fistelneigung; seltener thorakale, abdominale und disseminierte Formen mit chronisch-granulomatösen Entzündungsherden.

Diagnostik

Erregernachweis im befallenen Gewebe (typische Drusen), kulturelle Isolierung (Teil A, Abschn. 3.2.2) und Typisierung.

22.3.20
Nokardiose

Nocardia asteroides (schwach säurefest) und andere Nocardia-Arten sind ubiquitäre Saprophyten (*N. brasiliensis* in Blumenerde tropischer Zimmerpflanzen) und verursachen v. a. bei Immunkompromittierten akute und chronische (z. T. kavernöse) Pneumonien mit häufiger hämatogener Streuung (z. B. Hirnabszesse).

Diagnostik

Erregernachweis (Grampräparat, keine Drusenbildung) in Sputum, Bronchiallavage, Lungenbiopsien und Abszeßpunktaten; kulturelle Isolierung (Teil A, Abschn. 3.2.2), langsames Wachstum, Differenzierung schwierig.

22.3.21
Whipple-Krankheit

Tropheryma whippelii, ein bislang nicht kultivierbares grampositives Stäbchenbakterium (genetisch zu den Aktinomyzeten gehörend) ist der Erreger der seltenen Whipple-Krankheit, bevorzugtes Auftreten bei weißen Männern in Europa und USA (möglicherweise genetische Prädisposition mit spezifischem Immundefekt).

Beginn meist mit rezidivierenden Arthralgien, Lymphadenopathie und Polyserositis (Arthritis, Pleuritis, Perikarditis); im weiteren Verlauf Diarrhöen, abdominelle Schmerzen, Steatorrhö, Malabsorption und Gewichtsverlust, später häufige ZNS-Beteiligung und Endokarditis. Unbehandelt ernste Prognose, insbesondere bei ZNS-Beteiligung.

Diagnostik

Nachweis der Bakterien in Biopsaten von Dünndarm und anderen befallenen Organen mittels PCR und (weniger sensitiv) Histologie (PAS-positive Stäbchen in Epithelzellen und Makrophagen); zur Diagnose einer ZNS-Beteiligung eignen sich Magnetresonanztomographie (auch PET) und Liquoruntersuchung mittels PCR.

22.3.22
Rickettsiosen

Die Rickettsiosen werden nach klinischen, epidemiologischen und mikrobiologischen Gesichtspunkten in 4 Gruppen eingeteilt:

- Fleckfiebergruppe („typhus group") mit klassischem Fleckfieber (Erreger: *Rickettsia prowazekii*; Übertragung durch Kleiderläuse) und murinem Fleckfieber (*R. typhi*; Übertragung durch Flöhe).
- Zeckenbißfiebergruppe („spotted fever group") mit Felsengebirgsfieber (*R. rickettsii*, Übertragung durch Zecken), den Zeckenbißfiebern in Südeuropa, Afrika, Indien, Sibirien und Australien (*R. conorii* u. a.; Übertragung durch Zecken) und Rickettsienpocken (*R. akari*; Übertragung durch Milben).
- Tsutsugamushifieber (*R. tsutsugamushi*; Übertragung durch Milben).
- Q-Fieber, dessen Erreger (*Coxiella burneti*) taxonomisch nicht zu den Rickettsien im engeren Sinn gehört.

Der Erreger des Wolhynischen Fiebers *Bartonella quintana* wird heute nicht mehr zu den Rickettsien gerechnet (s. bazilläre Angiomatose, Abschn. 22.2.5)

Das Q-Fieber ist die einzige in Deutschland vorkommende Rickettsiose. Importierte Fälle von Zeckenbißfieber (meist R.-conorii-Zeckenbißfieber; Synonym: Boutonneuse-Fieber), insbesondere aus Süd- und Ostafrika (v. a. bei Safaritouristen), aber auch aus dem Mittelmeergebiet, sind nicht selten. Gelegentlich werden auch Fälle von Tsutsugamushi-Fieber, Felsengebirgsfieber, murinem Fleckfieber und Q-Fieber importiert, während das klassische Fleckfieber auf die arme Hochlandbevölkerung fokaler Endemiegebiete Afrikas (v. a. Äthiopien) und Lateinamerikas beschränkt ist. Epidemien kommen nur beim klassischen Fleckfieber und regional begrenzt auch beim Q-Fieber vor.

Klinischer Krankheitsverdacht

Alle Rickettsiosen sind akute Erkrankungen mit meist kontinuierlichem, etwa 2 Wochen andauerndem Fieber, das – außer beim Q-Fieber – häufig mit einem Exanthem einhergeht (besonders ausgeprägt und z. T. hämorrhagisch beim klassischen Fleckfieber und Felsengebirgsfieber). Bei der Fleckfieber- und Zeckenbißfiebergruppe steht eine generalisierte Vaskulitis mit variabler Organbeteiligung (ZNS, Myokarditis) im Vordergrund. Bei den Zeckenbißfiebern, Rickettsienpocken und Tsutsugamushi-Fieber ist häufig eine Primärläsion (Eschar) an der Infektionsstelle vorhanden, typischerweise in Form einer schwärzlich überkrusteten Nekrose („tâche noire"). Spätrezidive des klassischen Fleckfiebers können sich noch nach langer Zeit manifestieren (Brill-Zinsser-Erkrankung).

Das Q-Fieber verläuft meist unter dem Bild einer (sog. atypischen) interstitiellen Pneumonie (trockener Husten, geringer Auskultationsbefund trotz z. T. ausgedehnter fleckförmiger Infiltrate), gelegentlich treten chronische Verläufe in Form einer Endokarditis oder granulomatösen Hepatitis auf.

Diagnostik

Die Diagnose wird in der Regel serologisch gesichert (IFT, ELISA, KBR; IgM-Antikörper, signifikanter Titeranstieg), möglichst unter Verwendung art- oder gruppenspezifischer Rickettsienantigene (Teil A, Kap. 3 Tabelle 3-z9z); die Proteus OX-2-, OX-19- und OX-K-Heteroagglutinationstests (Weil-Felix) sind unzuverlässig. Bei akuten *C.-burneti*-Infektionen sind hohe bzw. ansteigende Antikörperspiegel gegen Phase-II-Antigen nachweisbar, bei chronischen Q-Fiebererkrankungen Antikörper gegen Phase-I-Antigen.

Die Erregerisolierung (Zellkultur, Hühnerembryo, Tierversuch) ist schwierig; Rickettsien können mittels direkter Immunfluoreszenz auch im Eschar nachgewiesen werden. Ein Nachweis mittels PCR aus Blut und anderen Materialien ist bei den meisten Rickettsien und *C. burneti* ebenfalls möglich.

22.3.23
Ehrlichiosen

Erkrankungen durch kleine gramnegative, molekulargenetisch den Rickettsien nahestehende Bakterien mit intrazellulärer Vermehrung. Am häufigsten als humane monozytäre Ehrlichiose (HME) durch *Ehrlichia chaffeensis* (Übertragung durch Zecken, Reservoir verschiedene Hirscharten). Selten als humane granulozytäre Ehrlichiose (HGE) durch eine mit *E. phagocytophila* und *E. equi* nahe verwandte Ehrlichia-Art; Übertragung wahrscheinlich ebenfalls durch Zecken, bislang nur im Nordosten der USA beobachtet. Die Sennetsu-Ehrlichiose (Erreger: *E. sennetsu*) scheint auf Japan begrenzt (Übertragungsmodus und Reservoir unklar).

Alle Ehrlichiosen verlaufen mit Fieber, z. T. mit Schüttelfrösten, Kopfschmerzen, Myalgien und gelegentlichem Exanthem. Bei HME und HGE besteht

meist eine Leukopenie und Thrombopenie; Komplikationen sind Meningoenzephalitis, respiratorische Insuffizienz, Nierenversagen sowie gastrointestinale und pulmonale Blutungen. Bei Sennetsu-Ehrlichiose liegt meist eine generalisierte Lymphadenopathie (besonders zervikal und retroaurikulär) und eine Lymphozytose mit vermehrten atypischen Lymphozyten vor sowie z. T. eine Hepatosplenomegalie (mononukleoseartiges Krankheitsbild, s. Abschn. 22.2.3).

Diagnostik

Serologie (signifikanter Titeranstieg), Erregernachweis aus Blut mittels PCR; der Nachweis der Erreger im gefärbten Blutausstrich als intrazytoplasmatische Einschlüsse (Morulae) in Leukozyten gelingt häufig nicht, Isolierung mittels Zellkultur (schwierig) oder Tierversuch (bei *E. sennetsu*).

22.3.24
Chlamydieninfektionen
22.3.24.1
Infektionen durch Chlamydia trachomatis

Unterschiedliche Serovare von *C. trachomatis* (A–L) sind die Ursache verschiedener Erkrankungen, die sich 5 verschiedenen Kategorien zuordnen lassen:

1) klassisches Trachom,
2) Konjuntivitiden bei Kindern und Erwachsenen,
3) urogenitale Erkrankungen bei Erwachsenen (s. Abschn. 22.2.6) einschließlich
4) Lymphogranuloma venereum (s. Abschn. 22.2.6)
5) perinatal erworbene Neugeboreneninfektionen (Neugeborenenpneumonitis und Neugeborenenkonjunktivitis).

Komplikationen (bei Serotypen D–K): Reiter-Syndrom (s. Kap. 27), Perihepatitis (bei Salpingitis/Zervizitis).

Diagnostik

Nachweis mittels Isolierung (Zellkultur) und/oder immunzytologisch (direkte Immunfluoreszenz, Immunperoxidase) aus Abstrichen bzw. Punktaten; PCR, Ligasekettenreaktion. Serodiagnostik: bei Neugeborenen (IgM-Antikörper) und bei Lymphogranuloma venereum (s. Abschn. 22.2.6) meist hohe Antikörpertiter, ansonsten geringe Aussagekraft (hohe Durchseuchung).

22.3.24.2
Psittakose (Ornithose)

Der Erreger *Chlamydia psittaci* (verschiedene Serotypen) wird durch Staub- und Tröpfcheninfektion von Vögeln (Papageien, Wellensittiche, aber auch einheimische Vogelarten) übertragen, selten von Mensch zu Mensch; z. T. Berufskrankheit (Geflügelzucht, Vogelhändler).

Variables Krankheitsbild von grippeartigen Erscheinungen mit häufig pulmonaler Beteiligung (meist als sog. atypische Pneumonie) bis zu bedrohlichen Verläufen mit schwerer, z. T. hämorrhagischer Pneumonie, ZNS-Beteiligung, akuter Peri-, Myo- und Endokarditis.

Diagnostik
Meist serologisch (KBR, IFT u. a. Testverfahren; signifikanter Titeranstieg bzw. hohe Titer); Isolierung (Zellkultur) schwierig, PCR.

22.3.24.3
Infektionen durch Chlamydia pneumoniae

Weltweit verbreiteter Erreger von sporadisch und z. T. epidemisch auftretenden, akuten Erkrankungen des oberen (Pharyngitis) und unteren (Bronchitis, Pneumonitis) Respirationstrakts sowie bei Otitis; wohl häufig asymptomatische Infektion (hohe Durchseuchung); bei älteren Patienten mit chronischen Grunderkrankungen und bei Kleinkindern in Entwicklungsländern gelegentlich auch schwer verlaufende Pneumonien; z. T. protrahierter Verlauf (chronischer Husten über 1–2 Monate). Es gibt Hinweise für eine Assoziation zwischen *C. pneumoniae* und der Entstehung von Arteriosklerose bzw. koronarer Herzerkrankung (seroepidemiologische Untersuchungen, Nachweis von *C. pneumoniae* in Atheromen, Reduktion der Reinfarktrate nach antibiotischer Behandlung). Ob tatsächlich ein Kausalzusammenhang und damit ein möglicher Interventionsbedarf besteht, ist derzeit jedoch unklar.

Diagnostik
Serologisch (IFT u. a. Tests, IgM-Antikörper, signifikanter IgG/IgA-Antikörperanstieg), Isolierung mittels Zellkultur, PCR.

22.3.25
Mykoplasmeninfektionen

Mycoplama hominis und *Ureaplasma urealyticum* sind Erreger von vorwiegend sexuell übertragenen Infektionen des Urogenitaltrakts (s. Abschn. 22.2.6).

Mycoplasma pneumoniae kann akute, meist gutartig verlaufende Erkrankungen des oberen (Bronchiolitis, Laryngitis, Pharyngitis, Otitis) und unteren Respirationstraktes (sog. atypische Pneumonie bevorzugt bei Kindern und jungen Erwachsenen) hervorrufen. Die Mykoplasmenpneumonie beginnt relativ plötzlich mit hohen Temperaturen ohne Schüttelfrost (Kontinua um 39 °C). Es stellt sich schnell ein quälender, unproduktiver Reizhusten ein, der pertussisähnlich bis zum Erbrechen führen kann. Dieser Reizhusten kann die eigentliche pneumonische Infiltration lange überdauern. Häufig wird über Kopf- und Ohrenschmerzen geklagt. Perkutorisch läßt sich meist eine sehr diskrete Dämp-

fung feststellen, während die Auskultation meist unauffällig ist.

Röntgenologisch überrascht dann nicht selten die Massivität der Infiltration, die segmentär, lobär oder diffus fleckig und bilateral auftreten kann.

Neben der Pneumonie können Mykoplasmen auch eine Otitis und eine Meningoenzephalitis verursachen (s. Abschn. 22.2.2).

Komplikationen sind immunologisch bedingte Hämolysen, die selten (<1%) bedrohliche (transfusionspflichtige) Ausmaße annehmen. Unklare Hämolysen sollten differentialdiagnostisch immer an eine Mykoplasmeninfektion denken lassen. Pleura- und Perikardergüsse kommen ebenso wie diffuse Myokarditiden vor.

Diagnostik
Die Laborbefunde sind wenig ergiebig. Mit der um den 6. Krankheitstag einsetzenden Kälteagglutininbildung steigt die BSG stark an Die Leukozyten können auf extreme Werte, z. T. bis zu 60 000/µl ansteigen und im Differentialblutbild einen leukämoiden Charakter annehmen. Die Transaminasen können, wie bei allen Pneumonien, erhöht sein, sind aber diagnostisch wenig hilfreich. In der Mehrzahl der Fälle sind Kälteagglutinine nachweisbar.

Der Erregernachweis aus Bronchialsekret ist kulturell (Teil A, Abschn. 3.2.2) und mittels PCR möglich. Die Antikörperantwort (signifikanter Anstieg) ist oft erst spät (z. T. jenseits der 3. Krankheitswoche) aussagekräftig.

22.4
Virusinfektionen

22.4.1
Herpes simplex

Herpes-simplex-Viren (HSV) führen zu latenten Infektionen mit hoher Durchseuchung. Primärinfektion mit Herpes-simplex-Virus Typ 1 (HSV-1 oder humanes Herpesvirus Typ 1 = HHV-1) und Typ 2 (HSV-2 oder HHV-2) verläuft asymptomatisch oder als Gingivostomatitis (Stomatitis aphthosa), Pharyngitis, Keratokonjunktivitis, kutane Infektion (z. B. Herpesparonychie), Vulvovaginitis, Balanitis, Urethritis und/oder Anoproktitis. Nach der Primärinfektion meist Ursache rezidivierender mukokutaner Herpesläsionen labial-oral (meist HSV-1) und genitoanal (meist HSV-2).

Seltenere, aber z. T. gravierende Manifestationen sind rekurrierende oder progrediente Keratokonjunktivitis, disseminierte mukokutane Infektion bei atopischem Ekzem (Ekzema herpeticatum), perinatale Infektion (Herpes neonatorum, HSV-2) mit lokalisiertem (mukokutan, Stomatitis, Keratitis) oder generalisiertem (Hepatitis, Enzephalitis, Pneumonitis) Verlauf sowie eine sporadische, akute hämorrhagisch nekrotisierende Enzephalitis (HSV-1) mit hoher Letalität (s. Abschn. 22.2.2) und eine meist benigne lymphozytäre Meningitis (HSV-2), z. T. mit rezidivierendem Verlauf (Mollaret-Meningitis).

Bei Immunkompromittierten (z. B. angeborene Immundefizienz, Hämoblastosen, Transplantationspatienten, HIV-Infektion, iatrogene Immunsuppression) treten gehäuft disseminierte kutane und mukokutane Infektionen auf sowie schwerwiegende Organinfektionen (Ösophagitis, Pneumonie und generalisierte Infektionen mit Beteiligung von Leber u. a. Organen).

Diagnostik

Isolierung (Zellkultur) sowie Nachweis mittels Immunhistologie/zytologie, DNS-in-situ-Hybridisierung und/oder PCR aus Abstrichen, Biopsien, Liquor und Blut (besonders bei Immunkompromittierten). Durch den Nachweis von HSV-DNS im Liquor mittels PCR ist eine rasche und sensitive Diagnose der HSV-Enzephalitis möglich (s. Abschn. 22.2.2). Herpesläsionen zeigen histo/zytopathologisch typische vielkernige Riesenzellen und eosinophile Kerneinschlußkörperchen. Der Nachweis von Antikörpern (IgM-Antikörper, Titerverlauf) im Serum bzw. Liquor ist wegen hoher Durchseuchung nur von begrenzter Aussagekraft (sinnvoll am ehesten bei Primärinfektionen).

22.4.2
Varizellen und Zoster

Primärinfektion mit dem Varizella-Zoster-Virus (VZV) als meist benigne Varizellen (Windpocken), lokale Komplikationen: Sekundärinfektion (meist *Staphylococcus aureus*), korneale Läsionen. Systemische Komplikationen (Pneumonitis, Meningoenzephalitis, Hepatitis, hämorrhagische Varizellen) gehäuft bei Immunkompromittierten, Neugeborenen (perinatale Infektion der Mutter) und Erwachsenen. Selten Embryopathien bei mütterlichen Varizellen im 1. Trimenon. Nach Primärinfektion Viruslatenz in sensorischen Ganglien, durch Reaktivierung Herpes zoster (Gürtelrose) bei Patienten mit Malignomen (besonders M. Hodgkin), Immunsuppression sowie spontan besonders in höherem Alter. Lokale Komplikationen bei Zoster ophthalmicus und Zoster oticus. Bei Immunkompromittierten sind kutane Disseminierung (z. T. mit nekrotisierenden Läsionen) und viszerale Generalisierung (Hepatitis, Pneumonitis, Enzephalitis) möglich.

Diagnostik

Klinisches Bild; Virusisolierung (Zellkultur), Immunhistolgie/zytologie und PCR aus Bläscheninhalt, Biopsien sowie Blut und Urin (bei Immunkompromittierten), histo-/zytopathologisches Bild ähnlich wie bei Herpes-simplex-Virusinfektion (vielkernige Riesenzellen); Serologie (IgM-Antikörper).

22.4.3
Masern

Der Diagnoseverdacht ergibt sich bei typischem klinischem Bild mit hohem Fieber, katarrhalischen Symptomen (Schnupfen, trockener Husten), Konjunktivitis, Enanthem an der Wangenschleimhaut (Koplik-Flekken: weißliche Stippchen mit rötlichem Hof), und nachfolgendem typischem Masernexanthem (makulopapulös, feinfleckig und konfluierend) beginnend am Kopf (hinter den Ohren) und nach kaudal fortschreitend. Komplikationen: Otitis, Pseudokrupp, Bronchopneumonie, akute postinfektiöse Enzephalitis (Mortalität 12–15 %, Defektheilungsrate bis 50 %); sehr selten subakute sklerosierende Panenzephalitis (SSPE) mit progredientem Verlauf.

Diagnostik

Klinisches Bild; mäßiggradige Leukopenie, gelegentlich Thrombozytopenie. Die Serodiagnostik ist aussagekräftig (IgM-Antikörper), bei SSPE hohe IgG-Antikörperspiegel im Serum und Liquor. Das Masernvirus kann auch aus Rachenspülwasser, Blut und Liquor mittels Zellkultur isoliert (oft schwierig) oder mittels PCR nachgewiesen werden (Teil A, Abschn. 3.5.3).

22.4.4
Röteln

Postnatal erworbene Infektionen verlaufen mild oder asymptomatisch. Typische Krankheitszeichen sind das feinfleckig makulöse, meist nicht konfluierende Rötelnexanthem mit Beginn am Kopf und Ausbreitung auf Brust und Peripherie sowie die mäßig schmerzhafte, bevorzugt nuchale Lymphadenopathie. Arthralgien und Thrombozytopenie können auftreten, eine Enzephalitis ist sehr selten. Bedeutung haben die Röteln vorwiegend durch die zu Abort und schweren Entwicklungsstörungen des Kindes (Taubheit, Katarakt, mentale Retardierung u. a.) führende Rötelnembryopathie bei Erstinfektion der Mutter (auch asymptomatisch) während der Schwangerschaft (insbesondere im 1. Trimenon).

Diagnostik

Klinik; die Diagnose kann serologisch bestätigt werden (IgM-Antikörper); bei konnataler Infektion ist die Diagnose serologisch (IgM-Antikörper) und durch den Virusnachweis mittels PCR oder auch kulturell in Fruchtwasser oder kindlichem Blut möglich.

22.4.5
Parvovirusinfektion

Das humane Parvovirus B19 ist der Erreger des Erythema infectiosum (Ringelröteln), einer meist leicht und z. T. afebril verlaufenden Erkrankung (bevorzugt bei Kindern) mit typischem Exanthem, das als rötlich-livides, schmetterlingsförmiges Erythem auf den Wangen (periorale Aussparung) beginnt, sich feinfleckig am Stamm ausbreitet und dann zu typischen girlandenförmigen Erythemen besonders an den Extremitätenstreckseiten konfluiert. Weitere, oft unabhängig von einem Erythema infectiosum auftretende Manifestationen sind Arthritiden (besonders bei jüngeren Frauen) bevorzugt an den Finger- und Handgelenken mit z. T. protrahiertem Verlauf sowie eine Störung der Erythropoese, die bei vorbestehender Anämie bzw. bei Patienten mit hämolytischer Anämie schwere aplastische Krisen auslösen kann (gelegentlich auch Ursache persistierender aplastischer Anämie bei Immunkompromittierten). Während der Schwangerschaft können Infektionen der Mutter (auch asymptomatische) zur featlen Infektion mit Hydrops fetalis und intrauterinem Fruchttod führen.

Diagnostik
Klinisches Bild und Serologie (IgM-Antwort, ggf. IgG-Titeranstieg); bei Immunkompromittierten und fetaler Infektion bevorzugt durch Virusnachweis mittels PCR, In-situ-Hybridisierung und direkter Immunfluoreszenz aus Blut (auch Fetalblut), Knochenmark und/oder Fruchtwasser.

22.4.6
Mumps

Die klinische Verdachtsdiagnose ist meist naheliegend bei typischem Krankheitsbild mit schmerzhafter Parotisschwellung, die meist einseitig beginnt und nach 1–2 Tagen auch die andere Speicheldrüse betrifft; zudem variables Fieber. Schwieriger ist der Diagnoseverdacht bei Orchitis, Oophoritis, Pankreatitis, Meningitis oder Meningoenzephalitis (s. Abschn. 22.2.2), insbesondere wenn diese nicht als Komplikation während oder im Anschluß an eine Mumpsparotitis auftreten.

Diagnostik
Klinisch; häufig besteht eine Erhöhung der Serumamylasewerte (meist normale Lipase, außer bei Pankreatitis). Serodiagnostik (IgM-Antikörper). Ein Virusnachweis ist möglich (Kultur, PCR), gehört jedoch nicht zur Routinendiagnostik.

22.4.7
Poliomyelitis

Ein Diagnoseverdacht ergibt sich bei jeder schlaffen Lähmung ohne sensorische Defizite (besonders an den unteren Extremitäten, meist beidseits aber nicht symmetrisch), v. a. wenn sie sich während oder nach einer fieberhaften Erkrankung manifestiert. Heute handelt es sich fast ausschließlich um importierte Erkrankungen oder um eine vakzineassoziierte paralytische Poliomyelitis (VAPP) nach Schluckimpfung mit Lebendvakzine (OPV) beim Erkrankten oder bei Kontaktpersonen. Komplikationen sind Atemlähmung und Beteiligung der Hirnnerven.

Diagnostik
Bei begründetem Verdacht sollte stets ein Virusnachweis (Kultur und PCR) aus Stuhl, Rachensekret/-spülwasser und/oder Liquor versucht werden, dies gilt auch für VAPP-Verdachtsfälle. Virusnachweis und Typisierung sind epidemiologisch und ggf. auch entschädigungsrechtlich (Impfschaden) bedeutsam. Die Serologie (Serokonversion, signifikanter Antikörperanstieg) ist nur von untergeordneter Bedeutung.

22.4.8
Influenza

Die Erkrankung beginnt mit plötzlich einsetzenden Kopf-, Gelenk- und Gliederschmerzen (lumbosakral, dorsal, Schultergürtel) und innerhalb weniger Stunden steil ansteigendem Fieber (Kontinua). Das Allgemeinbefinden ist stark beeinträchtig mit Schwäche, Inappetenz, Übelkeit, Schwindel und Kollapsneigung. Im Verlauf besteht oft ein quälender trockener Husten und Halsschmerzen. Bei der körperlichen Untersuchung fallen gedunsenes Gesicht, livide Haut- und Lippenverfärbung, Konjunktivalinjektion, Lidrandkrusten, verschwollene Periorbitalbereiche, bläulichrote Schwellung des Rachenrings, und rautenförmiges geflecktes, manchmal auch hämorrhagisches Enanthem des weichen Gaumens auf, das mit flammender Rötung auf Gaumenbögen und Uvula übergreifen kann. Das Integument ist vermehrt gerötet, gelegentlich besteht ein flüchtiges kleinfleckiges Exanthem, z. T. auch meningeale Reizerscheinungen ohne Pleozytose und häufig Herpesrezidive im Gesichtsbereich.

Komplikationen sind Laryngotracheobronchitis (Pseudokrupp besonders bei Kleinkindern), Bronchiolitis, interstitielle Pneumonie, foudroyant verlaufende hämorrhagische Pneumonie und Myokarditis.

Diagnostik
Bei begründetem Verdacht sollte der Virusnachweis stets versucht werden, wenn epidemiologische Relevanz besteht (Erkrankungen außerhalb bekannter Epidemien) oder bei Komplikationen: Virusanzucht und PCR aus Gurgelwasser, Nasensekret oder Bronchialsekret (bzw. BAL

bei schwerer Pneumonie) innerhalb der ersten 3 Krankheitstage. Nachweis eines deutlichen Titeranstiegs spezifischer Antikörper (z. B. Hämagglutinationshemmtest-HHT) in gepaarten Seren von mindestens 7–10 Tagen Abstand.

22.4.9
Tollwut

Der Diagnoseverdacht ergibt sich am ehesten bei einer Enzephalitis, die mit Erregungszuständen und/oder dem relativ typischen Symptom einer Hydrophobie einhergeht. Allerdings sind diese Symptome keineswegs bei allen Patienten vorhanden, sondern es finden sich häufig lediglich die sonstigen Symptome einer Enzephalitis (s. Abschn. 2.2.2) mit Vigilanzstörungen, Benommenheit bis zur Bewußtlosigkeit und neurologischen Herdsymptomen. Oft ist eine entsprechende Exposition (Tierbiß etc.) in der Vorgeschichte zu eruieren. Die Prognose ist außer bei den extrem seltenen Erkrankungen von Geimpften immer infaust.

Diagnostik

Der Virusnachweis ist intra vitam möglich mittels Antigennachweis (direkte Immunfluoreszenz u. a. Verfahren), PCR und Virusanzucht aus Korenalabstrichen, Speichel und Liquor sowie postmortal aus Gehirngewebe (Histologie: Negri-Körperchen).

22.4.10
Hantavirusinfektionen

Die Übertragung von Hantaviren erfolgt durch Einatmung infektiöser Aerosole von Nagerexkrementen oder durch Bißverletzung. Je nach Virustyp sind verschiedene Erkrankungen möglich:

- Nephropathia epidemica (Serotyp Puumala u. a.) mit fieberhafter Allgemeinerkrankung und Nephritis 4–10 Tage nach Krankheitsbeginn (Oligurie, Proteinurie, Anstieg der Retentionswerte) und meist folgenloser Ausheilung.

- Hämorrhagisches Fieber mit renalem Syndrom (Serotyp Dobrava, Hantaan oder Seoul) mit zusätzlichen Blutungskomplikationen wie bei viralen hämorrhagischen Fiebern (s. Abschn. 22.4.11) und Letalität bis 5 %.
- „Hantavirus pulmonary syndrome" (Serotyp „four corners" u. a.) mit schweren Verlauf (Letalität bis 50 %). Nach initialem Fieber, Myalgien und Abgeschlagenheit kommt es zur raschen Ausbildung einer pulmonalen Insuffizienz (ARDS).

Diagnostik

Die Diagnose wird vorwiegend durch den Nachweis spezifischer IgG- und IgM-Antikörper bestätigt (s. Teil A, Kap. 3 Tabelle 3-12). Antikörper sind in der Regel bereits beim Auftreten der klinischen Symptome nachweisbar. IgM-Antikörper persistieren nur kurz, IgG-Antikörper hingegen über viele Jahre. Der kulturelle Virusnachweis ist schwierig; eine Nachweis mittels PCR aus Blut und Lungenbiopsien ist möglich (Teil A, Kap. 3, Tabelle 3-7).

22.4.11
Dengue-Fieber und andere Arbovirosen

Dengue-Fieber ist die häufigste tropenspezifische Viruserkrankung, die nach Deutschland importiert wird (Schätzung: ca. 3000 Fälle pro Jahr) und verläuft als fieberhafte Allgemeinerkrankung mit ausgeprägten Myalgien und Arthralgien. Vor allem bei Kindern in Südostasien kann es zu hämorrhagischem Dengue-Fieber (DHF) oder Dengue-Schocksyndrom (DSS) mit massiven Spontanblutungen bzw. Kreislaufzusammenbruch und hoher Letalität kommen.

Daneben gibt es zahlreiche weitere durch Arthropoden übertragene Viruserkrankungen (Arbovirosen) in Tropen und Subtropen, die als Dengue-artige Erkrankungen (z. T. mit schweren langanhaltenden Arthralgien), als Enzephalitis oder als virale hämorrhagische Fieber verlaufen können (Tabelle 22-24).

Tabelle 22.24 Die wichtigsten tropischen Virusinfektionen

Fieberhafte Allgemeinerkrankungen	mit besonders ausgeprägten Arthralgien	Virus-Enzephalitiden	virale hämorrhagische Fieber (VHF)
– Dengue-Fieber	– Ross-River-Virusinfektion	– Japanische Enzephalitis	– Dengue-hämorrhagisches Fieber
– West-Nil-Fieber	– Chikungunya	– Pferdeenzephalitiden (östl., westl., venzolan. EE)	– Gelbfieber
– Pappataci-Fieber	– Sindbis-Fieber	– Europäische Zweckenenzephalitis (FSME, TBE)	– Rifttalfieber
– Rift-Tal-Fieber	– O'nyong-nyong	– Colorado-Zeckenbißfieber	– Hantavirusinfektion (HFRS)
		– West-Nil-Fieber	– Lassafieber
		– Murray-Tal-Enzephalitis	– Ebolafieber
			– Marburg-Virusinfektion
			– Kongo-Krim-HF*
			– Argentinisches HF*
			– Bolivianisches HF*
			– Kyasanur-Wald-Krankheit

* HF = hämorrhagisches Fieber

Der Krankheitsverdacht ergibt sich bei
- akuter hochfieberhafter Erkrankung mit Myalgien, Kopfschmerzen und variablem Exanthem; z. T. ausgeprägte Muskel-, Knochen- und Gelenkschmerzen sowie gelegentlich Petechien, Schleimhautblutungen, ZNS-Beteiligung und Myokarditis (DHF und DSS sind bei Reisenden sehr selten),
- Beginn der Erkrankung innerhalb von 2 Wochen nach Verlassen des Verbreitungsgebietes.

Diagnostik

Die Verdachtsdiagnose ergibt sich aus Anamnese (Aufenthalt im Endemiegebiet), klinischem Bild und hinweisenden Laborparametern (Thrombopenie, Neutropenie bei relativer Lymphozytose, wiederholt negative Diagnostik hinsichtlich Malaria s. Abschn. 22.6.1). Bei unkomplizierten Erkrankungen kann mangels Konsequenzen auf eine spezifische Diagnostik verzichtet werden. Bei schweren Erkrankungen, insbesondere bei Verlauf als Enzephalitis oder hämorrhagisches Fieber, sind gezielte serologische (Teil A, Kap. 3, Tabelle 3-10) und virologische (Virusisolierung mittels Zellkultur, PCR) Untersuchungen unter Berücksichtigung aller differentialdiagnostisch und epidemiologisch in Frage kommender Erkrankungen erforderlich (Rücksprache mit tropenmedizinischer Einrichtung bzw. tropenmedizinisch erfahrenem Virologen).

22.4.12
Virale hämorrhagische Fieber (VHF)

Akute fieberhafte Erkrankungen mit z. T. schweren Hämorrhagien und hoher Letalität. Ursachen können neben Gelbfieber und hämorrhagischem Dengue-Fieber verschiedene in Afrika sporadisch oder endemisch vorkommende Viruserkrankungen (Lassa-, Ebola-, Marburg- und Rift-Tal-Fieber) sein sowie das Krim-Kongo-Fieber, die südamerikanischen hämorrhagischen Fieber, die klassische Hantaan-Erkrankung (s. 22.4.10) und weitere seltenere Virusinfektionen (Tabelle 22-24). Der Diagnoseverdacht ergibt sich bei

- akuten fieberhaften Erkrankungen mit schweren Hämorrhagien an Haut, Schleimhäuten und inneren Organen,
- Erkrankung innerhalb von 3 Wochen nach Einreise aus Verbreitungsgebieten,
- Ausschluß anderer akuter fieberhafter Erkrankungen, die mit Hämorrhagien einhergehen können (z. B. Malaria, Typhus abdominalis, Rickettsiosen, Sepsis, Meningitis, hämolytisch-urämisches Syndrom, Toxinschocksyndrom, Leptospirosen, Pest).

Diagnostik
Virusisolierung (Zellkultur, PCR) aus Blut, Urin, Rachenspülwasser und Organbiopsien bzw. Autopsiematerial; Schnelltests: Antigennachweis mittels direkter Immunfluoreszenz (Teil A, Abschn. 3.6.3) und Elekronenmikroskopie (bei Marburg- und Ebolavirus); Serologie (IgM-Antikörper, signifikanter Titeranstieg, s. Teil A, Abschn. 3.6.2). Für Auswahl und Art der Untersuchungen sowie für vorschriftsmäßige Sicherheitsverpackung und Überbringung des Untersuchungsmaterials ist eine Rücksprache (vor Materialabnahme) mit dem Untersuchungslabor unerläßlich. Bereits bei begründetem Verdacht sind die entsprechenden Infektionsschutzmaßnahmen konsequent durchzuführen wie Isolierung des Patienten, Behandlung unter Barrieremaßnahmen, Desinfektion aller Ausscheidungen und am Patienten verwendeten Materialien, Vorsichtsmaßnahmen bei der Bearbeitung aller Patientenproben (möglichst Inaktivierung, z. B. mit Triton X-100) und Beachtung der Meldepflicht bereits bei Verdacht.

22.5
Mykosen innerer Organe

22.5.1
Candidiasis

Neben Infektionen von Haut und Schleimhäuten können Hefen der Gattung Candida (*Candida albicans* u. a.) schwerwiegende disseminierte Infektionen oder Erkrankungen innerer Organe verursachen. Betroffen sind fast ausschließlich Patienten

- mit schweren Abwehrstörungen (z. B. Hämoblastosen, Aids, Malignome, Chemotherapie),
- nach spontanen (Ulkus), operativen oder traumatischen Perforationen des Intestinaltrakts (besonders Ösophagus) und thoraxchirurgischen Eingriffen,
- mit intravasalen oder intraluminalen Fremdkörpern (Katheter, Herzklappen),
- Peritonealdialyse,
- i.v.-Drogenabusus,
- nach schweren Verbrennungen.

Eine Therapie mit Kortikosteroiden oder mit Breitbandantibiotika wirkt begünstigend.

Bei *disseminierter Candidiasis* (Candidasepsis) besteht meist hohes Fieber. Bei schwerer Neutropenie kommt es häufig zu rascher Progredienz mit septischer Metastasierung in multiple Organe (z. B. Lunge, Niere, Gehirn). Bei subakutem Verlauf (z. B. Dauerernährung über Venenkatheter) kann eine Endophthalmitis (wattebauschartige Läsionen in Retina und Glaskörper) entstehen sowie papulöse oder pustulöse Hautabsiedlungen.

Die Symptome der *Candidaendokarditis* entsprechen denen der bakteriellen Endokarditis. Splenomegalie, Petechien und Mikroembolisationen sind häufig. Die *Candidaperitonitis* nach Abdominaleingriffen oder bei kontinuierlicher Peritonealdialyse manifestiert sich mit Fieber und abdominellen Schmerzen. Das Dialysat ist meist trüb und enthält Hefezellen und

Pseudohyphen. Bei Aids-Patienten tritt neben oberflächlichen Candidainfektionen sehr häufig eine *Candidaösophagitis* auf (s. Abschn. 22.2.5).

Diagnostik

Der Nachweis einer systemischen Infektion erfolgt kulturell aus Blut, Liquor, Punktaten, Biopsien (auch histologisch) und Kathetern. In Schleimhautabstrichen und im Dialysat ist ein orientierender Direktnachweis im Grampräparat sinnvoll. Bei disseminierten Infektionen lassen sich meist zirkulierende Antigene (Teil A, Abschn. 3.6.3) nachweisen (Schnelltest), auch ein Nachweis mittels PCR im Blut und normalerweise sterilen Geweben ist möglich. Der Antikörpernachweis ist nur begrenzt aussagekräftig (signifikanter Anstieg).

22.5.2
Aspergillose

Die Inhalation der ubiquitär verbreiteten Schimmelpilze der Gattung Aspergillus (meist *A. fumigatus*) führt meist nur bei vorbestehender Schädigung zur Kolonisation von Alveolen, Bronchien oder Nasennebenhöhlen. Dies kann eine allergische Bronchialaspergillose (s. Kap. 19) oder allergische Sinusitis (Kap. 30) auslösen. In Hohlräumen (Lungenzysten, Kavernen, Nasennebenhöhlen) können sich große Pilzballen (Aspergillome) ohne Gewebeinvasion bilden. Bei fibrosierenden Lungenerkrankungen (Sarkoidose, Silikose, Tuberkulose, Histoplasmose) kann eine chronisch nekrotisierende Lungenaspergillose mit Husten, Auswurf und Hämoptysen entstehen. Zur invasiven Aspergillose mit akuter Bronchopneumonie und/oder hämatogener Disseminierung (besonders in Hirn, Niere und Kno-

chen) kommt es nur bei Immunkompromittierten (besonders bei schwerer Neutropenie).

Diagnostik

Aspergillome der Lunge zeigen radiologisch meist das typische Bild einer beweglichen intrakavitären Masse; Pilzbälle in den Nasennebenhöhlen sind in der CT oder MRT nachweisbar. Der Nachweis von Aspergillen in Sputum oder BAL beweist nur die Kolonisation. Bei neutropenischen Patienten ist er jedoch prädiktiv für eine invasive pulmonale Aspergillose. Entscheidend ist der Nachweis von Aspergillushyphen im Biopsat (Bronchoskopie, ggf. auch andere Organe). Bei disseminierter Aspergillose sind Blutkulturen nicht immer positiv, zudem sind falsch-positive Kulturen und auch falsch-positive PCR-Ergebnisse durch Kontamination nicht selten. Antikörper sind bei den meisten Aspergillosepatienten nachweisbar, allerdings auch bei Gesunden, und sie können bei Immunkompromittierten fehlen. Der Nachweis zirkulierender Antigene ist spezifisch jedoch nicht sehr sensitiv.

22.5.3
Sonstige Systemmykosen

Neben den wichtigsten einheimischen Mykosen innerer Organe (Candidiasis, Kryptokokkose – s. Abschn. 22.2.5 – und Aspergillose) kommen zahlreiche weitere Pilze als Erreger opportunistischer Infektionen in Frage (Mucormykosen, Penicillinose, Infektionen durch Sporothrix, Fusarium, Trichosporon, Geotrichum, Rhodotorula u. a.). Für Diagnoseverdacht und Lokalisation ist neben den klinischen Befunden meist die bildgebende Diagnostik wegweisend. Disseminierte Infektionen (besonders bei schwerer Neutropenie)

Tabelle 22-25. Die wichtigsten exotischen Systemmykosen

Krankheit (Erreger)	Verbreitung	Krankheitsbild	Untersuchungsmaterial	Diagnostik
Histoplasmose (Histoplasma capsulatum)	Nord/Südamerika sporadisch weltweit	Akute und chronische Pneumonie, disseminierte Form	Sputum, BAL, Knochenmark, Blut, Biopsate (Lunge, andere Organe)	Histologisch, kulturell, serologisch
Afrikanische Histoplasmose (H. duboisii)	West- und Zentralafrika	Wie Histoplasmose, zudem granulomatöse Dermatitis, Osteomyelitis	Wie Histoplasmose, zudem Hautbiopsate, Biopsate und Operationsmaterial vom Knochen	Histologisch, kulturell
Kokzidioidomykose (Coccidioides immitis)	Süd- und Nordamerika	Akute Pneumonie; disseminierte Form (Sepsis) mit metastatischen Organläsionen (Haut, Knochen u. a.)	Sputum, BAL; Blut, Liquor, Biopsate (Lunge, Haut, Knochen u. a. Organe)	Zytologisch, histologisch, kulturell, serologisch
Blastomykose (Blastomyces dermatitidis)	Nord- und Mittelamerika	Chronische Pneumonie, granulomatöse Dermatitis, Osteomyelitis	Sputum, BAL, Hautabstriche, Biopsate (Haut, Lunge, Knochen)	Histologisch, kulturell, (serologisch)
Parakokzidioidomykose (Paracoccidioides brasiliensis)	Süd- und Nordamerika	Ulzerierende Haut- und Schleimhautgranulome, Lymphadenitis, disseminierte Form (noduläre Läsionen in Lunge u. a. Organen)	Haut- und Schleimhautabstriche, Biopsate (Haut, Schleimhäut, Lymphknoten, Lunge u. a. Organe)	Zytologisch, histologisch, kulturell, serologisch

manifestieren sich vorwiegend unter dem Bild einer Sepsis (s. Abschn. 22.2.1) oder Fieber unbekannter Ursache (s. Abschn. 22.2.7).

Ein orientierender Nachweis gelingt oft bereits zytologisch (z. B. Calcofluor-Färbung) bzw. histologisch (zusätzliche Silberfärbung empfehlenswert) in Abstrichen, Eiter, Sputum, BAL und Biopsien oder Operationsmaterial befallener Organe (z. B. Lunge, Haut, subkutane Läsionen, Schleimhäute, Nasennebenhöhlen, Orbita, Knochen, Hirnabszesse, Meningen).

Für die Diagnosesicherung inklusive genauer Artbestimmung und ggf. Resistenztestung sollte jedoch stets eine kulturelle Isolierung (Teil A, Abschn. 3.2.3) versucht werden. Bei disseminierten Infektionen ist der Nachweis mittels Blutkultur (inkl. Lysiszentrifugationstechnik und Kultur auf festen Medien) und soweit etabliert auch mittels PCR empfehlenswert.

Die wichtigsten exotischen Mykosen sind Histoplasmose, Kokzidioidomykose, Parakokzidioidomykose und Blastomykose (Diagnostik s. Tabelle 22-25). Daneben sind chronische subkutane Mykosen (Eumyzetom, Chromomykose, Rhinosporidiose u. a.) in den Tropen verbreitet (gleichzeitige zytologische, histologische und kulturelle Diagnostik von Abstrichen und Biopsien).

22.6
Parasitosen

Im folgenden ist die Diagnostik der wichtigsten Parasitosen aufgeführt, soweit sie nicht bereits bei den verschiedenen Infektionssyndromen erwähnt wurde. Die Diagnostik bei selteneren Protozoeninfektionen ist in Tabelle 22-26, die der wichtigsten intestinalen Wurminfektionen in Tabelle 22-27 und die bei seltenerer Wurminfektionen in Tabelle 22-28 zusammengefaßt.

22.6.1
Malaria

Der Krankheitsverdacht ergibt sich

- bei jedem Patienten mit unklarem Fieber nach Aufenthalt in Malariagebieten; eine Malaria tropica manifestiert sich in der Regel innerhalb von 3 Monaten nach Rückkehr (Mindestinkubationszeit 5 Tage);
- bei rezidivierendem Fieber alle 48 (gelegentlich auch 24) h bzw. 72 h nach Aufenthalt in Malariagebieten bis Jahre vor Erkrankungsbeginn (Verdacht auf Malaria tertiana bzw. Malaria quartana).

Ausnahmen: Sehr selten wird eine Malaria auch ohne Aufenthalt in einem Endemiegebiet erworben, z. B. durch eingeschleppte infektiöse Moskitos (meist in der Nähe internationaler Flughäfen), kontaminierte Kanülen, Transfusion, Transplantation, Laborexposition oder konnatal. Bei Patienten, die aus Malariaendemiegebieten stammen, kann auch eine Malaria tropica noch Jahre nach Verlassen des Endemiegebietes auftreten, andererseits sind bei diesen teilimmunen Patienten auch asymptomatische Parasitämien oder oligosymptomatische Erkrankungen möglich.

Die *klinische Verdachtsdiagnose* ist unabhängig davon, ob monosymptomatisches Fieber vorliegt oder Fieber mit Begleitsymptomen. Auch der Fiebertyp spielt keine Rolle, da insbesondere bei der Malaria tropica das Fieber völlig unregelmäßig oder auch kontinu-

Tabelle 22-26. Diagnostik bei selteneren Protozoeninfektionen

Krankheit (Erreger)	Übertragung	Krankheitsbild	Diagnostik
Acanthamoebakeratitis (Acanthamoeba spp.)	Kontaktlinsen, Augenverletzungen	Akute und chronische ulzerierende Keratitis (auch bei Immunkompetenten)	Zytologisch und kulturell aus Hornhautabstrichen und Biopsien
Babesiose (Babesia microti u. a.)	Durch Zeckenbiß	Hochfieberhafte Erkrankung ähnlich Malaria tropica	Erregernachweis im Blutausstrich + in dicken Tropfen
Balantidiasis (Balantidium coli)	Schmierinfektion, Reservoir: Schweine	Dysenterische Kolitis ähnlich Amöbenruhr, Leberabszesse	Erregernachweis im Stuhl (parasitologische Untersuchung)
Cyclosporiasis (Cyclospora cayetanensis)	Schmierinfektion über Wasser oder Nahrungsmittel	Akute und protrahierte Durchfälle, bei Immunkompromittierten wie Kryptosporidiose	Erregernachweis im Stuhl (Spezialfärbung: z. B. mod. nach Ziehl-Neelsen, Calcofluor)
Granulomatöse Amöbenenzephalitis (Acanthamoeba castellani u. a. Arten)	Kommensalen im Nasopharynx, Saprophyten im Boden (freilebende Amöben)	Bei Immunkompromittierten: fokale granulomatöse oder abszedierende Läsionen im Gehirn mit variabler Herdneurologie, Hautläsionen	Bildgebende Diagnostik (CCT, MRT), Erregernachweis histologisch und kulturell aus Biopsien (Hirn, Haut)
Isosporiasis (Isospora belli)	Schmierinfektion über Wasser oder Nahrungsmittel	Akute + protrahierte Durchfälle, bei Immunkompromittierten wie Kryptosporidiose	Erregernachweis im Stuhl (parasitologische Untersuchung)
Primäre Amöbenmeningoenzephalitis (Naegleria fowleri u. a. Arten)	Baden in warmen Süßgewässern (freilebende Amöben)	Fulminante diffuse Meningoenzephalitis (meist eitriger Liquor), häufig rasch fataler Verlauf	Mikroskopischer Direktnachweis beweglicher Amöben im Liquor, Spezialfärbungen, Kultur (kommt meist zu spät)

Tabelle 22-27. Intestinale Wurminfektionen

Krankheit (Erreger)	Übertragung	Krankheitsbild	Diagnostik
Enterobiasis (Enterobius vermicularis, Madenwurm)	Verschlucken von Eiern (Schmier-/Kontaktinfektion, Autoinfektion)	Analpruritus, perianales Ekzem, Proktitis; Komplikationen: ektope Lokalisation (Vaginitis u. a.)	Einachweis im Analabstrich, Adultwürmer im Stuhl
Trichuriasis (Trichuris trichiura, Peitschenwurm)	Ingestion embryonierter[a] Eier (über Vegetabilien oder Wasser)	Kolitis, Durchfälle, Tenesmen, Komplikationen: Rektalprolaps, Dysenterie, Anämie, Eiweißverlust	Einachweis im Stuhl[b]
Askariasis (Ascaris lumbricoides, Spulwurm)	Ingestion embryonierter[a] Eier (über Vegetabilien oder Wasser)	Löffler-Syndrom, Bauchschmerzen, Komplikationen: Ileus, Volvulus, ektope Lokalisalion (Gallenwege)	Einachweis im Stuhl[b]
Hakenwurminfektion (Ancylostoma duodenale, Necator americanus)	Perkutane Invasion der Larven (Barfußlaufen)	Löffler-Syndrom, Anämie, Eiweißverlust, abdominale Beschwerden	Einachweis im Stuhl[b]
Strongyloidiasis (Strongyloides stercoralis, Zwergfadenwurm)	Perkutane Invasion der Larven (Barfußlaufen) Autoinfektion	Löffler-Syndrom, Duodenitis, Durchfälle, Komplikationen: Hyperinfektionssyndrom	Larvennachweis im Stuhl[b], Koprokultur
Taeniasis (Taenia saginata, Rinderbandwurm; Taenia solium, Schweinebandwurm)	Genuß von rohem oder ungenügend erhitztem Rind-bzw. Schweinefleisch	Uncharakteristische abdominale Beschwerden, bei Taenia solium Infektionsgefahr (Zystizerkose, s. Abschn. 22.6.12)	Bandwurmglieder im Stuhl, Einachweis im Stuhl oder im Analabstrich
Diphyllobothriasis (Diphyllobothrium latum, Fischbandwurm)	Genuß von rohem oder ungenügend erhitztem Fisch	Megaloblastäre Anämie (Vitamin-B_{12}-Entzug aus der Nahrung)	Einachweis im Stuhl[b]
Hymenolepiasis (Hymenolepis nana, Zwergbandwurm)	Verschlucken von Eiern (Schmierinfektion, Autoinfektion)	Tenesmen, Durchfälle, Anorexie	Einachweis im Stuhl[b]
Fasciolopsiasis (Fasciolopsis buski, großer Darmegel)	Verzehr roher Wasserpflanzen (z. B. Wassernuß)	Bauchschmerzen, Durchfälle	Einachweis im Stuhl[b]
Kleine Darmegel (zahlreiche Arten)	Genuß roher oder ungenügend erhitzter Fische oder Schnecken	Bauchschmerzen, Durchfälle	Einachweis im Stuhl[b]

[a] Eireifung im Freien erforderlich (mindestens 3 Wochen).
[b] Stuhlanreicherung (z. B. MIF-Anreicherung).

Tabelle 22-28. Diagnostik bei selteneren Wurminfektionen

Krankheit (Erreger)	Verbreitung	Übertragung	Krankheitsbild und Symptomatik	Diagnostik
Nematodeninfektionen **Anisakiasis** (Anisakis simplex, Pseudoterranova decipiens, Heringswurm)	Küstenländer (besonders Japan und Holland)	Genuß roher oder ungenügend erhitzter larvenhaltiger Fische	Larvengranulome in Magen- oder Darmwand mit abdominellen Schmerzen, Passagestörungen, Durchfälle, Komplikation: Perforation	Endoskopischer Nachweis der Larven in der Mukosa, (Serologie)
Capillariasis (Capillaria philippinensis)	Südostasien, sporadisch weltweit	Genuß roher oder ungenügend erhitzter Fische	Profuse Durchfälle, exsudative Enteropathie, Malabsorption, ausgeprägte Bluteosinophilie	Nachweis von Larven, Eiern und Adulten im Stuhl
Kutane Larva migrans (Ancylostoma braziliense u. a.)	Weltweit, besonders in Tropen und Subtropen	Perkutane Larveninvasion (meist an den Füssen)	Irreguläre kutane Migration der Larven mit serpiginöser Dermatitis, allergische Reaktionen, bakterielle Sekundärinfektion	Klinisch
Toxocariasis (Toxocara canis u. a.)	Weltweit	Ingestion	Endophthalmitis (okuläre Larva migrans); granulomatöse Hepatitis, pulmonale und ZNS-Granulome (viszerale Larva migrans)	Klinisch, ophthalmologisch, bildgebende Diagnostik; Serologie
Trematodeninfektionen **Fascioliasis** (Fasciola hepatica, großer Leberegel)	Weltweit	Genuß eßbarer Wasserpflanzen (z. B. Wasserkresse)	Akute Invasionsphase: Fieber, Hepatitis; chronisches Stadium: Cholangitiden, Leberabszesse	Einachweis im Stuhl und im Gallensaft, Serologie
Clonorchiasis/Opisthorchiasis (kleine Leberegel)	Südostasien, Ost-/Nordasien, Osteuropa	Genuß roher oder ungenügend erhitzter Fische	Cholangitiden, Leberabszesse, Präkanzerose (Cholangiokarzinome)	Einachweis im Stuhl und im Gallensaft, (Serologie)
Paragonimiasis (Paragonimus westermani u. a. Lungenegel)	Südostasien, sporadisch Afrika und Lateinamerika	Genuß roher oder ungenügend erhitzter Krebse und Krabben	Chronische kavernöse Pneumonie, ektope Lokalisation (Leber, Peritoneum, ZNS)	Einachweis im Sputum und im Stuhl, Serologie

ierlich verlaufen kann. Häufige Symptome sind Kopf-, Glieder- und Rückenschmerzen, Schüttelfröste und Schweißausbrüche. Vor allem bei Malaria tropica können andere Symptome oder Komplikationen ganz im Vordergrund stehen (z. B. trockener Husten, Durchfälle, Ikterus, Bewußtseinsstörungen, Oligurie, Herzkreislaufversagen). Der klinische Untersuchungsbefund ist anfangs meist unauffällig; im Verlauf kann eine Hepatosplenomegalie, bei komplizierter Malaria tropica auch Ikterus, Schock und neurologische Ausfälle auftreten. Die Laborbefunde sind uncharakteristisch, lediglich eine Thrombopenie ist häufig.

Diagnostik

Entscheidend ist der mikroskopische Parasitennachweis im nach Giemsa gefärbten dicken Tropfen und/oder im (nach Giemsa oder panoptisch) gefärbten Blutausstrich. Bei negativen Befunden und anhaltendem Verdacht muß die Diagnostik kurzfristig (1- bis 2mal pro Tag) über 3–4 Tage wiederholt werden. Andere Nachweismethoden wie PCR, QBC (quantitative Buffycoat-Analyse) oder Malariaschnelltests (immunologischer Nachweis parasitärer Antigene) dürfen die mikroskopische Diagnose weder ersetzen noch verzögern. Der Antikörpernachweis ist für die Diagnostik einer aktuellen Malaria ungeeignet.

Zusatzdiagnostik: Eine nachgewiesene Malaria muß klassifiziert werden (mikroskopische Plasmodienspezifizierung im Blutausstrich); bei Malaria tropica zusätzlich vollständiges Blutbild mit Thrombozyten, Kreatinin, Blutzucker, Transaminasen, Elektrolyte und LDH sowie EKG und Thoraxröntgenaufnahme. Zudem ist eine Quantifizierung der Parasiten erforderlich (Angabe als Parasiten/µl oder als Promille der infizierten Erythrozyten), die zur Beurteilung von Verlauf und Effektivität der Therapie mindestens einmal täglich kontrolliert werden muß. In-vitro-Resistenzbestimmung bei Rekrudeszenz, plasmodienspezifische PCR in parasitologisch unklaren Fällen.

22.6.2
Leishmaniosen
22.6.2.1
Kutane Leishmaniosen

- Einzelne oder multiple chronische Hautulzera mit derb infiltriertem Randwall (z. T. auch papulöse oder flächig-infiltrative Hauteffloreszenzen ohne Ulzeration) vorwiegend an unbedeckter Haut (Stichstellen der Überträgermücke).
- Aufenthalt in Verbreitungsgebiet (Orient, Afrika, Mittelmeerländer und Lateinamerika).

Diagnostik

Mikroskopischer Direktnachweis, Isolierung (Kultur) und PCR aus Tupfpräparaten und Hautbiopsien (am be-

sten aus Ulkusrandwall). Serologie meist negativ. Artdifferenzierung (mittels Zymodembestimmung, monoklonaler Antikörper oder PCR) v. a. bei in Lateinamerika erworbenen Erkrankungen empfehlenswert.

22.6.2.2
Mukokutane Leishmaniose

Der klinische Verdacht ergibt sich bei

- granulomatös-entzündlichen Veränderungen (z. T. destruierend) an Haut und Schleimhäuten im Bereich des Nasen-Rachen-Raumes (Nase, Mundhöhle, Pharynx) und
- Herkunft bzw. Aufenthalt in den mittel- und südamerikanischen Verbreitungsgebieten (Inkubation: Monate bis Jahre).

Diagnostik

Mikroskopischer Direktnachweis (z. T. schwierig), Isolierung (Kultur) und PCR aus Biopsien und Abstrichen der Läsionen, Serologie (s. unten) meist positiv. Artdifferenzierung mittels Zymodembestimmung, monoklonaler Antikörper oder PCR.

22.6.2.3
Viszerale Leishmaniose (Kala-Azar)

Ein Krankheitsverdacht ergibt sich bei

- Fieber (variabler Verlauf, z. T. undulierend), Hepatosplenomegalie und Panzytopenie; z. T. auch Lymphadenopathie; gehäuftes Auftreten bei Aids-Patienten.
- Herkunft oder Aufenthalt in Verbreitungsgebieten (weltweit in Tropen und Subtropen inklusive Mittelmeerländer); sehr variable Inkubationszeit (bis zu mehreren Jahren).

Diagnostik

Mikroskopischer Direktnachweis (z. T. schwierig), Isolierung (Kultur, evtl. Tierversuch) und PCR aus Biopsaten bzw. Punktaten von Knochenmark, Leber, Lymphknoten und Milz (gelegentlich auch direkt aus Blut). Die Serologie (IFT, ELISA, Immunoblot) ist fast immer positiv; Ausnahme: Immunkompromittierte, z. B. Aids-Patienten.

22.6.3
Schlafkrankheit

Ein Krankheitsverdacht ergibt sich bei:

- Herkunft oder Aufenthalt in den afrikanischen Verbreitungsgebieten (Tsetsegebiete).
- Im akuten Stadium: Fieber, Lymphadenopathie und Splenomegalie (Komplikation: Myokarditis);

bei einem Teil der Patienten initialer Trypanosomenschanker (schmerzhafte Hautschwellung) an der Stichstelle der Tsetsefliege.

- Im chronischen Stadium (oft erst nach Monaten oder Jahren): chronisch progrediente Enzephalitis mit fokalneurologischen und psychotischen Störungen, Persönlichkeitsveränderungen, Demenz, Schlafstörungen, Lethargie und Bewußtseinsstörungen.

Diagnostik

- Der parasitologische Erregernachweis im Blut (Ausstrich, dicker Tropfen, Anreicherungsmethoden), Lymphknotenpunktat und Liquor ist entscheidend.
- Serologisch (spezifische IgM-Antikörper und Gesamt-IgM meist stark erhöht), PCR.

22.6.4
Chagas-Krankheit

Krankheitsverdacht besteht bei

- Herkunft oder Aufenthalt in den Verbreitungsbegieten in Lateinamerika.
- Klinische Manifestationen des akuten Krankheitsstadiums (am ehesten bei Kleinkindern): schmerzhafte Hautschwellung (Chagom) oder Konjunktivitis an der Eintrittspforte, Fieber, Lymphadenopathie, Hepatosplenomegalie, Myokarditis, gelegentlich Meningoenzephalitis.
- Im chronischen Krankheitsstadium (meist jahre- bis jahrzehntelange Latenz): dilatative Kardiomyopathie, Megaösophagus, Megakolon.

Diagnostik

Der Parasitennachweis (Blutausstrich, dicker Tropfen, verschiedene Anreicherungsmethoden, Hämokultur) gelingt meist nur im akuten Stadium; im chronischem Stadium stets positive Serologie (IFT, ELISA, Immunoblot), Xenodiagnose, PCR.

22.6.5
Amöbiasis

Krankheitsverdacht besteht hinsichlich

- *intestinaler Amöbiasis* (Amöbenruhr) bei blutig-schleimigen Durchfällen mit oder ohne Fieber (akute wie protrahierte Verläufe möglich) insbesondere nach Aufenthalt in Tropen und Subtropen (selten autochthone Infektionen in Deutschland, z. B. bei Kanalarbeitern); Komplikationen sind massive intestinale Blutungen, Perforation, Amöbom (lokalisierter entzündlicher Tumor der gesamten Kolonwand), Strikturen und extraintestina-

le Absiedlungen (meist als Amöbenleberabszeß, selten andere Organe).

- *Amöbenleberabszeß* bei hohem Fieber (z. T. mit Schüttelfrost), Schmerzen im rechten Oberbauch und Druck- bzw. Klopfschmerzhaftigkeit der Leber (kann fehlen, Projektion in Thorax möglich); oft ohne Zusammenhang mit intestinaler Amöbiasis (sehr variable Inkubationszeit von wenigen Tagen bis zu über einem Jahr).

Diagnostik

- *Bei intestinaler Amöbiasis:*
  Erregernachweis im frischen oder fixierten (z. B. in MIF-Lösung) Stuhl bzw. endoskopisch gewonnenen Material oder mittels Koproantigen-ELISA; ggf. Differenzierung der morphologisch identischen apathogene Art (*E. dispar*) von der pathogenen (*E. histolytica* sensu strictu) mittels PCR, monoklonaler Antikörper oder Zymodembestimmung.
- *Bei Amöbenleberabszessen und anderen extraintestinalen Absiedlungen:*
  Lokalisation mittels bildgebender Verfahren (Sonographie, CT, NMR) und Nachweis hoher Antikörperspiegel (bei perakutem Verlauf initial gelegentlich noch negativ; ggf. kurzfristige Wiederholung). Ein Amöbennachweis im Abszeßeiter gelingt häufig nicht (diagnostische Punktion nur bei Verdacht auf bakterielle Infektion erforderlich).

22.6.6
Giardiasis (Lambliasis)

Krankheitsverdacht besteht bei akuten, chronischen oder chronisch rezidivierenden Durchfällen ohne Fieber oder Blutbeimengungen. Gelegentlich entwickelt sich ein Malabsorptionssyndrom (besonders bei Kindern, IgA-Mangel, Hypogammaglobulinämie und Immunkompromittierten) sowie eine Duodenitis mit Papillitis und Begünstigung von Gallenwegsentzündungen.

Diagnostik

Nachweis der Trophozoiten und/oder Zysten im frischen oder fixierten (z. B. MIF-Lösung) Stuhl oder Duodenalsaft. Der Nachweis löslicher Antigene im Stuhl (Koproantigen-ELISA) ist sehr sensitiv (auch in nicht frischen und unkonservierten Proben). Der Erregernachweis ist zudem histologisch in Duodenal- bzw. Dünndarmbiopsien möglich (für die Diagnostik jedoch nicht erforderlich). Die Serologie ist ohne diagnostische Aussagekraft.

22.6.7
Schistosomiasis (Bilharziose)

Der Verdacht einer Infektion ergibt sich aus der Anamnese einer Exposition zu potentiell verseuchten Süßgewässern in Endemiegebieten (Schwimmen, Durchwaten, gelegentlich auch durch Trinken) sowie ggf. aus der klinischen Symptomatik, die allerdings je nach Erregerart und Infektionsstadium sehr unterschiedlich sein kann:

- *Zerkariendermatitis:*
  juckendes papulöses Exanthem an der Eintrittsstelle der Infektionslarven (Stunden bis Tage nach Infektion).
- *Akute Schistosomiasis (Katayama-Syndrom):*
  Fieber, Schüttelfrost, Myalgien, Urtikaria, trockener Husten, Oberbauchschmerzen und Durchfälle (2–8 Wochen nach Infektion).
- *Blasenbilharziose:*
  Hämaturie, Dysurie, Pollakisurie und Schmerzen im Urogenitalbereich; aszendierende Infektionen, Hydronephrose, gehäuft Blasenkarzinome (Präkanzerose).
- *Darmbilharziose:*
  Durchfälle (z. T. blutig), abdominelle Schmerzen (Kolitis, Hepatosplenomegalie), Symptome der portalen Hypertonie (Aszites, Anämie, Ösophagusvarizenblutung).
- *Komplikationen und Spätschäden:*
  Lungenfibrose (Dyspnoe, Cor pulmonale), ZNS-Beteiligung: Krampfanfälle und andere fokalneurologische Symptome (besonders bei *S. japonicum),* transverse Myelitis (besonders bei *S. mansoni).*

Diagnostik

Definitive Diagnose einschließlich Artdifferenzierung beruhen auf dem Nachweis der Eier im Stuhl oder Urin (Anreicherungsmethoden) oder Gewebe. Am sensitivsten ist der Einachweis aus Darmbiopsien (z. B. Rektumbiopsie mit submukösen Anteilen) bzw. Blasenbiopsien (histologische Serienschnitte oder mikroskopische Quetschpräparate unfixierter Biopsate). Spezifische Antikörper (ELISA, IFT, Immunoblot) lassen sich in über 95 % nachweisen. Die Immundiagnostik kann bei akuter Schistosomiasis, schwachen Infektionen und während der Präpatenzzeit (zwischen Infektion und Beginn der Eiablage) den einzigen Hinweis geben. Eine Bluteosinophilie ist bei akuter Schistosomiasis meist ausgeprägt, während sie in den chronischen Stadien oft fehlt.

Bei der urogenitalen Schistosomiasis können sonographisch Verdickungen der Blasenwand und Stauungen der ableitenden Harnwege darstellbar sein. Periportale Fibrose und die Zeichen der portalen Hypertonie lassen sich ebenfalls sonographisch gut erfassen. Eigranulome im Gehirn oder Rückenmark können kernspintomographisch nachweisbar sein.

22.6.8
Filariosen

Die Diagnostik bei Filariosen ist in Tabelle 22-29 wiedergegeben.

22.6.9
Trichinose

Krankheitsverdacht: hohes Fieber, z. T. initial Durchfälle, Muskelschmerzen, allergische Erscheinungen (häufig Gesichtsödeme), Komplikationen: Myokarditis (Rhythmusstörungen) und ZNS-Beteiligung (fokalneurologische Symptomatik, Bewußtseinsstörungen); Labor: meist ausgeprägte eosinophile Leukozytose, massive CK-Erhöhung; häufig Gruppeninfektion (Kleinepidemien).

Diagnostik

- Im akuten Stadium Nachweis von Larven im Blut (Membranfiltration) und von Darmtrichinen im Stuhl (nur initial),
- Serologie (ELISA als Suchtest, Immunoblot als Bestätigungstest), initial kann die Serologie noch negativ sein, ist aber innerhalb von 1–2 Wochen in allen Fällen positiv.
- Nachweis enzystierter Larven in der Muskelbiospie (z. B. M. gastrocnemius).
- Nachweis von Trichinenlarven in der Infektionsquelle (rohe oder geräucherte Fleisch- oder Wurstwaren, meist vom Schwein, Wildschwein oder Bär).

22.6.10
Echinokokkose
22.6.10.1
Zystische Echinokokkose

Bei der zystischen Echinokokkose (Infektion mit dem Larvenstadium des Hundebandwurms *Echinococcus granulosus)* ist die Symptomatik meist wenig charakteristisch. Durch Heranwachsen der flüssigkeitsgefüllten Zysten (Hydatiden) meist in Leber und/oder Lunge, seltener in Niere, Gehirn und anderen Organen, kommt es zu sehr variablen Krankheitserscheinungen aufgrund von Raumforderungs- und Kompressionserscheinungen, Sekundärinfektion oder spontaner oder iatrogener Zystenruptur (Anaphylaxie möglich).

Diagnostik

Zum Teil typische radiologische, sonographische oder computer- bzw. kernspintomographische Befunde; die Serologie (ELISA u. a. Verfahren als Suchtest, spezifischer Bestätigungstest: Immunoblot) ist in 80–90 % der Fälle positiv. Keine diagnostische Zystenpunktion (Gefahr der Ruptur mit Anaphylaxie und Aussaat).

22.6.10.2
Alveoläre Echinokokkose

Bei der alveolären Echinokokkose (Infektion mit dem Larvenstadium des Fuchsbandwurms *Echinococcus multilocularis)* wird primär die Leber befallen mit dif-

Tabelle 22-29. Diagnostik der Filariosen

Infektion	Erreger	Verbreitung	Vektor (Überträger)	Klinik	Diagnostik (MF: Mikrofilarien)
Lymphatische Filariosen (tropische Elefantiasis)	*Wuchereria bancrofti, Brugia malayi, Brugia timori*	Feuchtwarme Tropen in Asien, Ozeanien, Afrika und Lateinamerika (ca. 120 Mio. Infizierte)	Stechmücken (Aedes, Anopheles, Culex, Mansonia)	Chronische Lymphangiitis/-adenitis, chronisches Lymphödem (Elefantiasis), Hydrozele, Chylurie, tropische pulmonale Eosinophilie; Komplikationen: Sekundärinfektionen, Nephritis	MF-Nachweis (besonders nachts) im Blut (dicker Tropfen, Mikrohämatokritmethode, Membranfiltration), Antigennachweis, Serologie
Onchozerkose (Flußblindheit)	*Onchocerca volvulus*	Tropisches Afrika, Jemen, Lateinamerika (18 Mio. Infizierte)	Kriebelmücken (Simulien)	Onchozerkome, Onchodermatitis (generalisiert, lokal = Sowda), sklerosierende Keratitis, Uveitis, Retinitis, Optikusneuritis	MF-Nachweis in der Haut („skin snip") und mit der Spaltlampe, Onchozerkomentfernung, Serologie
Loiasis	*Loa loa* (Wanderfilarie)	Regenwaldregion in Zentral-/Westafrika	Bremsen (Chrysops)	Calabarschwellungen, Augenpassage (Adultwurm), Enzephalopathie	MF-Nachweis (besonders mittags) im Blut (s. oben), Serologie
Dracunculiasis	*Dracunculus medinensis* (Medinawurm)	Tropisches Afrika, Indien	Süsswasserkrebse (Cyclops)	Ulkus (meist untere Extremität im Knöchel- und Fußbereich), Komplikation: Sekundärinfektionen	Klinisches Bild, (Larvennachweis)
„Apathogene" Filariosen	– *Mansonella perstans,* – *M. ozzardi,* – *M. streptocerca*	– Afrika, Lateinamerika, – Lateinamerika – West-/Zentralafrika	Stechmücken (Culicoides u. a.)	Pruritus, Fieber, Eosinophilie, Dermatitis (*M. streptocerca*)	MF-Nachweis im Blut (s. oben), Serologie MF-Nachweis in der Haut (*M. streptocerca*)
Zoonotische Filariosen	– *Dirofilaria repens,* – *D. immitis* u. a.	Weltweit	Stechmücken	– Subkutane Knoten – Lungenrundherde	Exstirpation

Bei den meisten Filariosen besteht eine oft ausgeprägte Bluteosinophilie; zudem können Allgemeinsymptome wie Fieber, generalisierter oder lokalisierter Pruritus, regionale oder generalisierte Lymphadenopathie und Arthritiden auftreten.

fuser tumorartiger Infiltration des schwammartigen Parasitengewebes. Symptome sind Gewichtsabnahme, Ikterus und Oberbauchbeschwerden. Komplikationen: Metastasierung in andere Organe (z. B. Peritoneum, andere Bauchorgane, Lunge, Gehirn).

Diagnostik

Die bildgebende Diagnostik zeigt ein Bild ähnlich einem primären Leberkarzinom, z. T. fallen jedoch kleinzystische Areale und Verkalkungen auf. Die Serodiagnostik (Em2-ELISA) ist sehr sensitiv und spezifisch; eine serologische Differenzierung gegenüber zystischer Echinokokkose ist in der Mehrzahl der Fälle möglich.

22.6.11
Zystizerkose

Infektion durch das Larvenstadium des Schweinebandwurms (*Taenia solium, siehe Tabelle 22–27*). Der klinische Verdacht einer Neurozystizerkose ergibt sich bei variabler, häufig fokaler neurologischer Symptomatik

(Epilepsien, fokale und meningeale Syndrome, Hirndruckzeichen u. a.) oder Visusminderung bei Augenbeteiligung und Herkunft aus bzw. Aufenthalt in den Verbreitungsgebieten. Bei meningealer Beteiligung besteht oft eine eosinophile Pleozytose (meist keine Bluteosinophilie).

Diagnostik

- Computer- bzw. kernspintomographischer Nachweis intrazerebraler Zysten (meist multipel, z. T. mit Verkalkungen); gelegentlich auch intraokulär, intramuskulär oder subkutan (z. T. tastbar), selten in anderen Organen.
- Antikörpernachweis im Serum, Liquor oder Augenkammerwasser. Methoden: ELISA (Suchtest, Kreuzreaktionen möglich), Bestätigungstest: Immunoblot (hohe Spezifität). Positive Serologie jedoch nur in 50–70 % der Fälle (etwas höhere Sensitivität im Liquor).
- Definitive histologische Diagnose an operativ (neurochirurgisch, ophthalmochirurgisch) entfernten Zysten.

23 Gastroenterologie

W. Heldwein, K. Loeschke, A.G. Klauser, P. Lehnert, R.L. Riepl und A. Eigler

23.1
Erkrankungen des Ösophagus

W. Heldwein

23.1.1
Anamnese und Befund

23.1.1.1
Divertikel

Es handelt sich um Ausstülpungen der gesamten Ösophaguswand oder von Wandanteilen. 70 % der Divertikel sind im zervikalen Bereich *(Zenker-Divertikel)*, ca. 30 % im mittleren *(Traktionsdivertikel)* und unteren *(epiphrenische Divertikel)* Ösophagus lokalisiert.

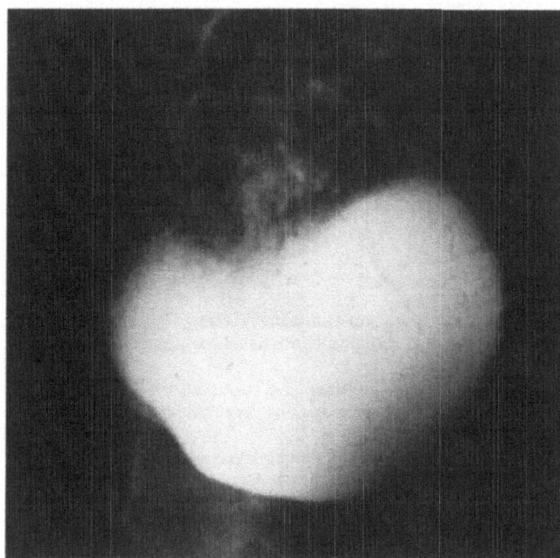

Abb. 23-1. Kontrastmittelgefülltes Zenker-Divertikel

Das *Zenker-Divertikel* (Abb. 23-1) befindet sich typischerweise linksseitig an der Rachenhinterwand im Bereich des Killian-Dreieckes. Als Ursache wird eine mangelnde Koordination zwischen Pharynxkontraktion und Schluß des oberen Ösophagussphinkters (vorzeitig) angenommen. *Ösophageale Divertikel* des mittleren und distalen Ösophagus entstehen nach heutiger Ansicht meistens als Folge von Motilitätsstörungen (s. Abschn. 23.4.2). Das in Industrieländern sehr seltene Traktionsdivertikel bildet sich infolge von benachbarten, mediastinalen Entzündungsprozessen (z. B. Tbc) aus.

Beschwerden
Beim Zenker-Divertikel kommt zur Regurgitation von Flüssigkeit und Speisen (unverdaute Speisen auf dem Kopfkissen) Mundgeruch, nächtliche Aspiration mit Husten und Heiserkeit. Mit zunehmender Divertikelgröße können Dysphagie und gurgelnde Laute auftre-

ten. Ösophageale Divertikel sind meistens asymptomatisch. Bei entsprechender Divertikelgröße können ebenfalls die o. g. Symptome auftreten. Große Zenker-Divertikel sind in gefülltem Zustand manchmal am Hals tastbar.

23.1.1.2
Gastroösophageale Refluxkrankheit

Die *gastroösophageale Refluxkrankheit (GÖR)* ist als eine durch gastroösophagealen Reflux (meistens sauer, seltener alkalisch) bedingte klinische Symptomatik zu verstehen. Eine durch peptische Schleimhautläsionen charakterisierte, endoskopisch sichtbare *Refluxösophagitis* (Ta-

Tabelle 23-1. Klassifikation der Refluxösophagitis nach Savary und Miller

Graduierung	Makroskopischer Befund
Grad I	Umschriebene Erosionen (nicht konfluierend)
Grad II	Längsgestellte, konfluierende Erosionen, die nicht die gesamte Zirkumferenz des distalen Ösophagus umfassen
Grad III	Konfluierende Erosionen, die die gesamte Zirkumferenz des distalen Ösophagus umfassen
Grad IV	Ulkus, peptische Stenose, Endobrachyösophagus (Barrett-Ösophagus)

Tabelle 23-2. Ursachen der Refluxkrankheit

I: primär (häufig)	– Inkompetenz des unteren Ösophagussphinkters
II: sekundär	– Magenentleerungsstörung (Stenose, Gastroparese)
	– Sklerodermie mit Ösophagusbeteiligung
	– postoperativ (Myotomie, Operationen mit Resektion des unteren Ösophagussphinkters)
	– Schwangerschaft
	– Medikamente (Nitrate, Kalziumantagonisten, Methylxantine)

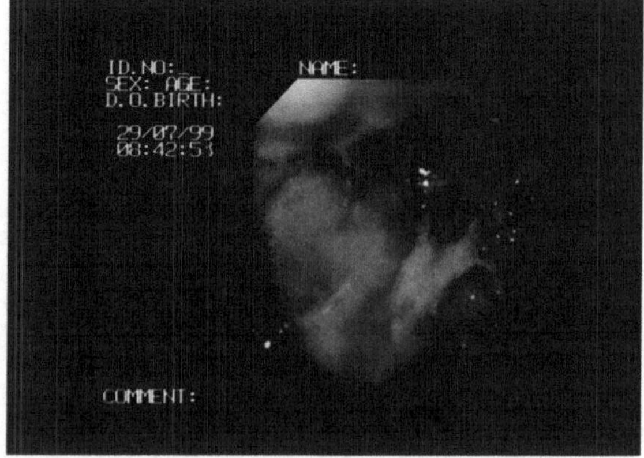

Abb. 23-2. Refluxösophagitis IV: zirkulär konfluierende fibrinbelegte Schleimhautdefekte im distalen Ösophagus mit peptischer Stenose der Kardia

belle 23-1) ist nur bei ca. 40 % der Patienten ausgebildet (Abb. 23-2). Die Refluxkrankheit ist meistens mit einer *Hiatushernie* vergesellschaftet, dagegen ist die sehr verbreitete Hiatushernie nur selten mit Symptomen verbunden. Es werden die häufige primäre und die sekundäre Refluxkrankheit unterschieden (Tabelle 23-2).

Die GÖR zählt zu den häufigsten gastrointestinalen Erkrankungen. Legt man tägliches Sodbrennen als Hinweis auf eine GÖR zugrunde, so beträgt die Prävalenz 5 %.

Beschwerden

Charakteristisch und spezifisch sind Sodbrennen (retrosternales Brennen mit Ausstrahlung in den Hals bzw. Brennen im Rachen) und Regurgitation von Säure. In etwa 1/3 der Fälle äußert sich die Refluxkrankheit (insbesondere bei Fehlen einer Refluxösophagitis) in unspezifischen, dyspeptischen Symptomen. Retrosternale Schmerzen können führendes Symptom sein. Dysphagie weist auf eine peptische Stenose oder auf eine sekundär bedingte Motilitätsstörung hin, morgendlich belegte Stimme, Husten, Räuspern und Globusgefühl auf eine *Refluxlaryngitis*. Auch pulmonale Symptome (Husten, Auswurf und Obstruktion) sind nicht selten refluxbedingt (s. Abschn. 23.4.2.1.1).

Komplikationen

Ausgeprägte Refluxösophagitiden (Grad IV) sind durch *peptische Stenosen* (8–20 %) und *Ulzera* (5 %) in seltenen Fällen durch *Blutung* und Barrett-Ösophagus (s. Abschn. 23.1.1.2) kompliziert.

> **Cave:**
> Es besteht keine klare Beziehung zwischen Stärke der Beschwerden und Ausmaß des Säurerefluxes bzw. Auftreten einer Refluxösophagitis. Bei bekannter Refluxösophagitis ist Dysphagie ein Hinweis auf eine peptische Stenose, erfordert jedoch in jedem Fall den Ausschluß eines Tumors.

23.1.1.3
Barrett-Ösophagus

Der Barrett-Ösophagus ist definiert als Ersatz des Plattenepithels im distalen Ösophagus durch Zylinderepithel infolge von anhaltend vermehrtem gastroösophagealem Reflux, insbesondere im Rahmen einer ausgeprägten Refluxösophagitis (Abb. 23-3). Die in der Mehrzahl der Fälle bestehende *intestinalisierte Metaplasie* (nicht jedoch die Metaplasien vom Fundus- und Kolontyp) ist mit einem bis 50fach erhöhten Risiko für die Entwicklung eines Adenokarzinoms verbunden.

Beschwerden

Die klinische Symptomatik des Barrett-Ösophagus entspricht der einer Refluxkrankheit, ca. 1/3 der Patienten zeigt jedoch keine Symptome.

23.1.1.4
Ösophagitiden infektiöser und sonstiger Genese

Einen Überbrlick über „nicht refluxbedingte Ösophagitiden" gibt Tab. 23-3

23.1.1.4.1
Infektiöse Ösophagitiden

Infektionen an der Ösophagusschleimhaut sind insgesamt selten und in der Regel mit einer Abwehrschwäche verbunden. Durch die steigende Anzahl therapiebedingter Störungen der Abwehrfunktion, durch relative Abwehrschwäche (z. B. Leberzirrhose, Alkoholkrankheit, Diabetes mellitus, konsumierende Erkrankungen) und durch die erworbene Immunschwäche Aids haben diese Veränderungen jedoch zunehmend an Bedeutung gewonnen.

Bei leichten Störungen treten Infektionen mit *Candida albicans* (Soor) auf (Abb. 23-4), bei ausgeprägter Immuninkompetenz wird ein Infektionsspektrum mit *Pilzen, Viren, Bakterien* und selten mit *Parasiten* beob-

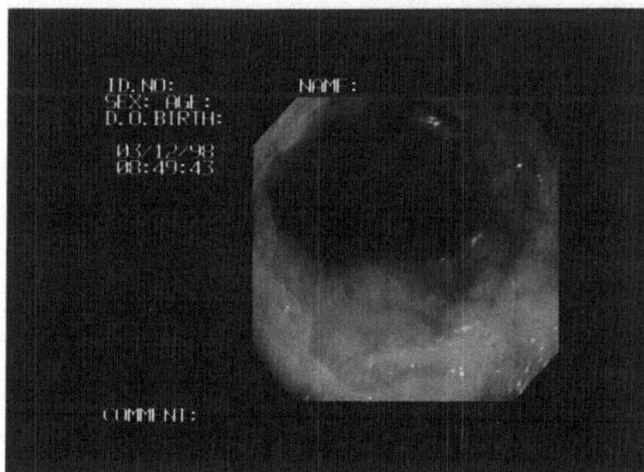

Abb. 23-3. Barrett-Ösophagus: Im distalen Ösophagus zirkulär lachsfarbene Schleimhaut

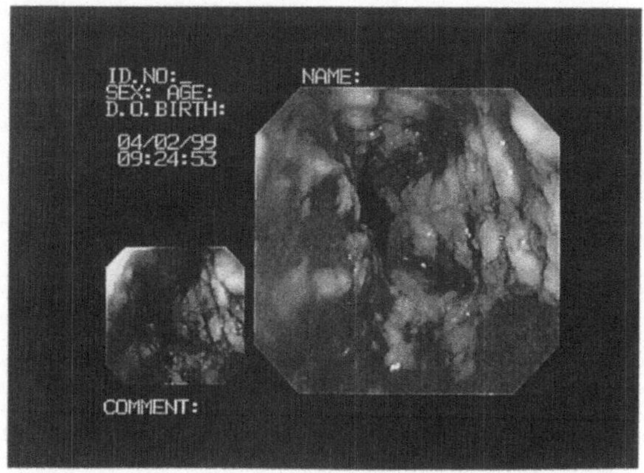

Abb. 23-4. Ausgeprägte Soorösophagitis mit konfluierenden, weißlichen Plaques

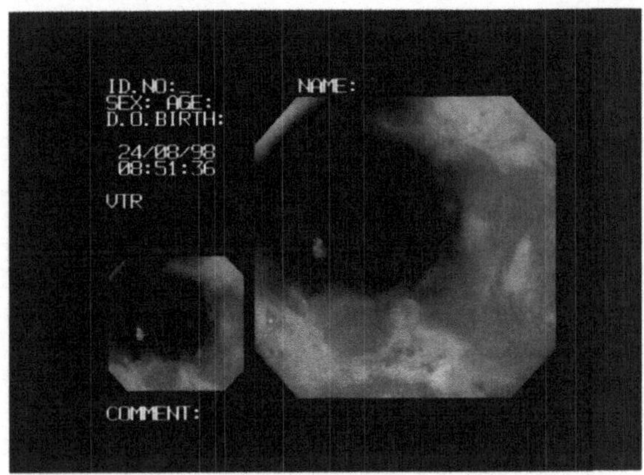

Abb. 23-5. CMV-Ösophagitis mit landkartenförmigen Fibringelägen und rötlichen Schleimhautinseln

achtet. Die Invasion der Erreger verursacht histologisch nachweisbare Veränderungen und in der Regel sichtbare Schleimhautveränderungen. In der Mehrzahl der Fälle sind virale Ösophagitiden durch CMV (Abb. 23-5) und HSV verursacht, selten durch VZV (Varizella-Zoster-Virus), EBV und HIV. Die Diagnose wird durch Endoskopie, Histologie (s. Abschn. 23.1.6) und Mikrobiologie (s. Abschn. 23.1.3) gestellt.

23.1.1.4.2
Ösophagitiden verschiedener Genese

Abhängig von der Strahlendosis ist die *Strahlenösophagitis* eine nicht seltene Komplikation nach entsprechender Therapie von Ösophagus-, Mamma-, Mediastinal- und Lungentumoren. Beim *M. Crohn* ist in seltenen Fällen der Ösophagus (mit)befallen. Oral zuführte *Medikamente* können zu umschriebenen Läsionen der Speiseröhre mit ausgeprägter Symptomatik führen. Ein erhöhtes Risiko besteht bei Motilitätsstörungen und

Tabelle 23-3. Nicht refluxbedingte Ösophagitiden

Infektiöse Ösophagitiden	Ösophagitiden verschiedener Genese
Pilze Candida albicans	– Strahlenösophagitis – M. Crohn

Viren
Herpes simples Virus
Zytomegalievirus
Varizella-Zoster-Virus
Epstein-Barr-Virus
HIV-Virus?
	– Medikameneninduzierte
	  Ösophagitis
	  NSAR
	  Kaliumchlorid
	  Eisenpräparate
	  Antibiotika

Bakterien
Mycobakterium tuberculosis
Mycobakterium avium
Treponema pallidum
	– Verätzungen durch Laugen
	  und Säuren
	– Mitbeteiligung bei Hauterkrankungen
	  Pemphigus vulgaris
	  Bullöses Pemphigoid

Parasiten Kryptosporidien Pneumocystis carinii Entamoeba histolytica Echinokokken	Epidermiolysis bullosa – M. Behcet

Tabelle 23-4. Endoskopische Schweregrade der Ösophagusverätzung

Grad I:	Erythem, Ödem, Hämorrhagie
Grad II:	Ulzerationen, Blasen, Pseudomembranen (→ Strikturen)
Grad III:	Tiefe Ulzerationen, schwarze Nekrosen (→ Perforation)

Passagehindernissen. Die ursächlich am häufigsten verantwortlichen Medikamente sind in Tabelle 23-3 aufgeführt. *Verätzungen* der Speiseröhre sind durch akzidentelle oder suizidale Einnahme von Laugen und selten von Säuren verursacht (Tabelle 23-4).

Beschwerden

Bei allen nicht refluxbedingten Ösophagitiden stehen retrosternale Schmerzen, Odynophagie, Dysphagie, Übelkeit und (Blut)erbrechen im Vordergrund der Beschwerden. Seltener sind Sodbrennen, verstärkte Salivation und Fieber zu beobachten. Auffälliger Geruch sowie Verfärbungen im Mund- und Rachenbereich können Hinweise auf Verätzungen in suizidaler Absicht geben.

Anamnese

Wichtige Hinweise gibt die Anamnese bei Strahlenösophagitis, bekanntem M. Crohn, Medikamenteneinnahme und Verätzungen

23.1.1.5
Fremdkörper

Fremdkörper werden in 75% im Ösophagus gefunden und gehen nach Passage in den Magen meistens spontan ab. In der Mehrzahl sind Kleinkinder betroffen. Unter den Erwachsenen überwiegen Zahnprothesenträger (verminderte Sensibilität des Gaumens), weitere Risikogruppen sind psychiatrische Patienten, Alkohol- und Drogenabhängige sowie Strafgefangene.

Am häufigsten wird beim Erwachsenen ein Speisebolus, meistens schlecht gekautes Fleisch, oberhalb einer Striktur oder Ringbildung beobachtet. Knochen, Gebißteile, Zahnstocher und Scheibenbatterien (bei Kindern) sind weitere Beispiele. Bei Gegenständen mit scharfen und spitzen Randkonturen beseht Perforationsgefahr, v. a. im Ileozäkalbereich. Wenn Fremdkörper bereits im Magen oder im Bulbus duodeni liegen, kann bis zur endoskopischen Maßnahme die Peristaltik mit Glucagon (1 mg i.v.) ruhiggestellt werden.

Beschwerden

Fremdkörper können asymptomatisch bleiben, aber auch zu massiven Beschwerden führen. Leitsymptome sind Dysphagie, Odynophagie und Hypersalivation (bei vollständiger Obstruktion). Massive retrosternale Schmerzen können einen Myokardinfarkt vortäuschen.

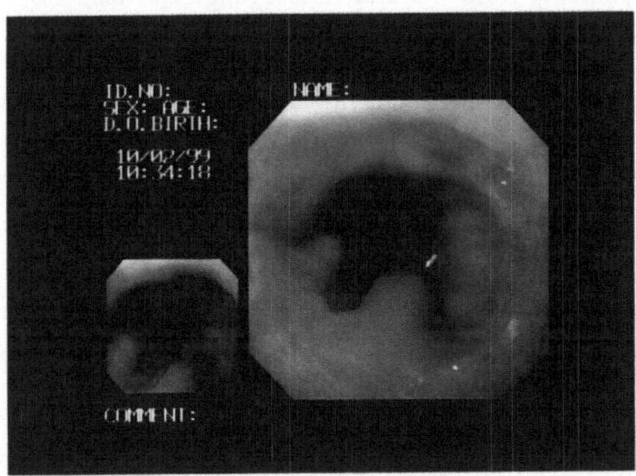
Abb. 23-6. Barrett-Karzinom mit starren Schleimhautfalten innerhalb der Barrett-Schleimhaut

23.1.1.6
Tumoren

23.1.1.6.1 Maligne Tumoren
Es handelt sich um epitheliale, maligne Neubildungen im Bereich des Ösophagus und der Kardia, in der überwiegenden Mehrzahl um Plattenepithel- bzw. Adenokarzinome, selten um kleinzellige oder undifferenzierte Karzinome. Die Häufigkeit des Adenokarzinoms (Abb. 23-6) hat in der westlichen Welt erheblich zugenommen und übersteigt in einzelnen Ländern bereits die des Plattenepithelkarzinoms. Hauptrisikofaktor für die Entstehung des Adenokarzinoms ist die intestinalisierte Epithelmetaplasie des Barrett-Ösophagus (s. Abschn. 1.1.2). Sarkome, Lymphome, kleinzellige Karzinome, Karzinoide und Melanome sind dagegen sehr selten.

Ösophaguskarzinome metastasieren frühzeitig, Tumore oberhalb der Trachealbifurkation lymphogen nach kranial und venös primär in die Lunge, Tumore distal der Trachealbifurkation lymphogen nach distal und venös in die Leber. Metastasten im Skelett und in anderen Organen sind im fortgeschrittenen Tumorstadium zu beobachten.

Beschwerden
Das Leitsymptom „Dysphagie" tritt in der Regel erst auf, wenn 2/3 des Ösophaguslumens verlegt sind bzw. wenn das Lumen auf < 11 mm eingeengt ist, zunächst bei festen, später auch bei flüssigen Speisen. Es ist damit meistens Erst- und Spätsymptom. Auch die weiteren Symptome Haematemesis, Gewichtsverlust, Schmerzen und Heiserkeit sind Ausdruck eines fortgeschrittenen Tumorstadiums.

Komplikationen
Infolge Tumorinfiltration kommt es als Spätkomplikation im benachbarten Tracheobronchialsystem zu Stenosen mit Dyspnoe und Stridor sowie zu Fistelbildungen mit Aushusten von Flüssigkeit und festen Speisen.

23.1.1.6.2
Benigne Tumoren
Benigne Tumore des Ösophagus sind selten. Am häufigsten tritt das intramural wachsende Leiomyom auf. Von den mucös wachsenden benignen Tumoren ist das Papillom am häufigsten. Adenome treten assoziert mit dem Barrett-Ösophagus auf.

Beschwerden
Meistens werden benigne Ösophagustumore als Zufallsbefunde bei asymptomatischen Patienten festgestellt. Abhängig von der Größe können Völlegefühl oder Dysphagie auftreten.

23.1.1.7
Postoperative Syndrome bei Antirefluxchirurgie

Die *Fundoplicatio*, die bei Refluxkrankheit am häufigsten durchgeführte Operation, ist mit verschiedenen Spätkomplikationen belastet. Die Fundusmanschette kann zu eng (*enge Manschette*) oder zu weit angelegt sein bzw. durch Aufreißen der Nähte sich lösen (*weite Manschette*). Das durch Längsspannung des Ösophagus bedingte Herausrutschen des Herniensackes nach proximal wird als *Teleskopphänomen* bezeichnet. Bei vagaler Denervierung kann das *Denervationssyndrom* entstehen.

Beschwerden
Dysphagie (11–14%) tritt bei enger Manschette und u. U. beim Teleskopphänomen auf. Refluxrezidive (2,6–19%) sind typisch bei weiter Manschette und beim Teleskopphänomen. Die Unfähigkeit aufzustoßen („gas bloat", 8–12%) ist führendes Symptom bei Denervationssyndrom, wird jedoch auch bei enger Manschette beobachtet. Sie ist in den ersten postoperativen Wochen häufig zu beobachten, persistiert jedoch nur in 3% der Fälle (Tabelle 23-5).

Tabelle 23-5. Symptome – Spätkomplikationen bei Fundoplicatio

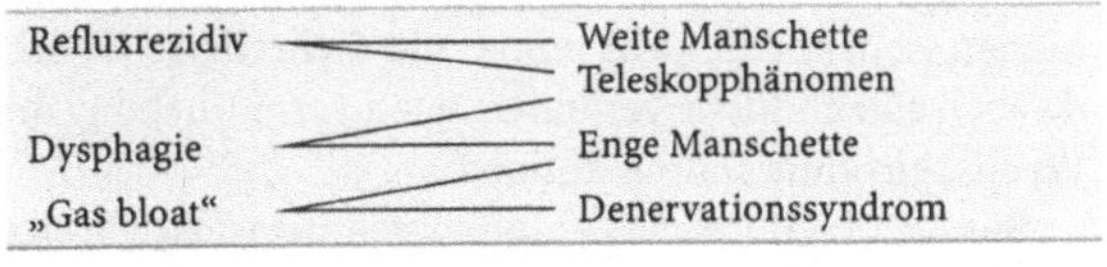

23.1.2
Laboruntersuchungen und Funktionstests

Bestehen aufgrund der klinischen Symptomatik Zweifel an der Diagnose einer gastroösophagealen Refluxkrankheit und ist endoskopisch keine Refluxösophagitis nachweisbar, so kann durch die *24-h-pH-Metrie* der Nachweis geführt werden (s. Abschn. 23.4.2.2.1).

23.1.3
Mikrobiologie

Für den Erregernachweis bei viralen Ösophagitiden sind Kulturen aus der Biopsie der in situ Hybridisierung überlegen (Histologie s. Abschn. 23.1.6). Bei sofortiger Verarbeitung können die Biopsien in Kochsalzlösung (nicht in Formalin!) transportiert werden, ansonsten in speziellen Transportmedien.

Beweisend für eine bakterielle Ösophagitis ist die Bakterieninvasion (subepitheliale Bakterienansammlungen mit entzündlicher Reaktion), nicht die bakterielle Besiedelung.

> **Cave:**
> Biopsien für den Erregernachweis in Kochsalz bzw. spezielle Transportmedien, nicht in Formalin.

23.1.4
Elektrophysiologie (Herz)

Abgrenzung einer KHE s. kardiologische Diagnostik

23.1.5
Sonographie und Endosonographie

Die *Oberbauchsonographie* ist wesentliche Erstuntersuchung beim Staging von Ösophagustumoren. Darüber hinaus dient sie der Ausschlußdiagnostik bei Abklärung der Refluxkrankheit, die häufig mit uncharakteristischer Symptomatik einhergeht.

Endosonographisch lassen sich Leiomyome exakt erfassen und von malignen Veränderungen durch die Beurteilung von Echomuster, Wandschichtung, Randkonturen und Größe (>3 cm) abgrenzen. Für die Beurteilung der Tiefenausdehnung des Ösophaguskarzinoms und der paraösophagealen Lymphknotenmetastasen spielt die Endosonographie eine entscheidende Rolle. Die Treffsicherheit im präoperativen Tumorstaging (T-Stadium) beträgt über 80 % (73–92) und übertrifft die der Computertomographie v. a. bei den Stadien T1 und T2. Eine Abgrenzung maligner Wandveränderungen von benignen ist dennoch nicht immer mit Sicherheit möglich, da auch entzündliche Veränderungen zur Aufhebung der Wandschichtung führen können.

Für die Diagnose von Lymphknotenmetastasen besitzt die Endosonographie eine hohe Sensitivität, jedoch eine vergleichsweise niedrige Spezifität, da nur Größe und Form, nicht Dignität beurteilbar sind (Dancygier 1997).

23.1.6
Endoskopie und Histologie

Bei Verdacht auf eine Gastroösophageale Refluxkrankheit sollten neben der *Hiatushernie*, u. a. zur Therapieplanung, Nachweis und Ausprägung einer *Refluxösophagitis* (Tabelle 23-1, Abb. 23-2) festgestellt werden. Gleichzeitig können sekundäre Ursachen der Refluxkrankheit und Ösophagitiden anderer Genese erfaßt werden. Insbesondere bei Dysphagie dient die Endoskopie (mit Biopsie) dem Ausschluß eines Malignoms. Darüber hinaus können peptische Stenosen auf endoskopischem Wege bougiert bzw. durch thermische Inzision (z. B. Laser) eröffnet werden.

Der *Barrett-Ösophagus* ist endoskopisch durch eine lachsfarbene, kontinuierlich vom Magen über ≥3 cm Länge manschetten- oder zungenförmig in den Ösophagus ausgebreitete Schleimhaut charakterisiert (Abb. 23-3). Unterschieden wird der *Short-segment-Barrett* mit 1–3 cm Ausdehnung.

Histologisch werden verschiedene Formen von Zylinderepithelmetaplasie – Fundustyp, Colontyp, spezialisiertes Zylinderepithel (mit intestinalisierten Becherzellen und Glypoprotein sezerinierenden Zylinderzellen) – unterschieden. Bei Vorliegen von spezialisiertem Zylinderepithel (= intestinalisierte Metaplasie) ist das Karzinomrisiko bis 50fach erhöht. Als Vorstufen des Karzinoms werden Dysplasien beobachtet. Zunehmende Bedeutung gewinnt die *Chromoskopie* (Färbung der Schleimheut auf endoskopischem Wege) als weitere Differenzierungsmethode metaplastischer und dysplastischer Veränderungen. Der Farbstoff Methylenblau wird von spezialisiertem Zylinderepithel im Gegensatz zum Plattenepithel des Ösophagus und zu anderen Zylinderepithelmetaplasien resorbiert. Schwere Dysplasien und Frühkarzinome innerhalb der Barrett-Schleimhaut grenzen sich durch geringere Anfärbung ab.

In Tabelle 23-6 sind die derzeitigen Überwachungsempfehlungen aufgeführt.

Tabelle 23-6. Überwachungsempfehlungen beim Barrett-Ösophagus

Dysplasien	Intervalle für endoskopische Kontrollen
Nicht nachweisbar	2–3 Jahre
Leicht	6 Monate, bei Rückbildung oder konstantem Befund 1 Jahr
Schwer	3 Monate (zweiter Referenzpathologe), bei konstantem Befund: Ösophagusteilresektion, endoskopisch-ablative Therapie bzw. Überwachung – je nach Alter und Zustand des Patienten

Unter den infektiösen Ösophagitiden zeigt nur die *Soorösophagitis* ein endoskopisch charakteristisches Bild mit weißen, schwer abschiebbaren Plaques auf vulnerabler Schleimhaut, die im ganzen Ösophagus auftreten können und bei stärkerer Ausprägung konfluieren oder sogar zu Ulzera führen können (Abb. 23-4). Die Diagnose wird durch zytologische Untersuchung des Bürstenabstriches gesichert.

Bei den *viralen Ösophagitiden* sind Ulzera unterschiedlicher Größe, Form und Tiefe sichtbar, die sich jedoch in der Regel deutlich vom Bild der Refluxösophagitis unterscheiden (Abb. 23-5). Charakteristisch für die HSV-Ösophagitis sind im frühen Stadium Schleimhautbläschen von 1–3mm Durchmesser. Die exakte Diagnosestellung erfolgt durch histologische und mikrobiologische Untersuchung (s. Abschn. 23.1.3) der Biopsie.

Histologie: Bei CMV-Infektion entstehen große Zellen mit halonierten intranukleären und kleinen zytoplasmatischen Einschlußkörpern („Eulenaugenzellen"). HSV-infizierte Zellen sind durch intranukleäre Einschlüsse und vielkernige Riesenzellen charakterisiert. Durch immunhistochemische Färbungen können außerdem erregerspezifische monoklonale Antikörper der verschiedenen Viren nachgewiesen werden.

Cave:
- Bei Verdacht auf CMV Biopsieentnahme aus dem Ulkusgrund (Virus in subepithelialen Fibroblasten nachweisbar).
- Bei Verdacht auf HSV Biopsieentnahme aus Ulkusrand bzw. Epithelinseln (Virus nur in Epithelzellen nachweisbar).

Bei *Verätzungen* ist eine vorsichtige frühzeitige Endoskopie zur Beurteilung des Schweregrades indiziert (Tabelle 23-4).

Die Endoskopie ist die Methode der ersten Wahl zur Entfernung von verschluckten *Fremdkörpern.* Bei scharfen und spitzen Gegenständen sollte die Maßnahme durch einen über das Endoskop gelegten Tubus erfolgen. Zur Entfernung werden verschiedene Zangen, Polypektomieschlingen und Drahtkörbchen benutzt.

Das *Ösophaguskarzinom* stellt sich endoskopisch im Spätstadium als exophytischer, exulzerierter, manchmal infiltrierender, zirkulär oder semizirkulär wachsender, meistens stenosierender Tumor, im Frühstadium als kleine flachpolypöse Vorwölbung dar (Abb. 23-6). Die Sicherung der Diagnose muß histologisch durch multiple Biopsien erfolgen. Wird eine Ausdehnung des Tumors auf das Bronchialsystem vermutet, so ist zusätzlich eine Bronchoskopie indiziert. Die Endoskopie bietet darüber hinaus verschiedene Verfahren (Stent, Laserablation), Stenosen palliativ zu rekanalisieren.

23.1.7
Konventionelle Strahlendiagnostik

Die Kontrastdarstellung des Ösophagus ist aussagefähig bei *Motilitätsstörungen* (s. Abschn. 23.4.2). In der Diagnostik der *Refluxkrankheit* spielt sie nur bei endoskopisch nicht passierbaren Stenosen eine Rolle. Bei stenosierenden Tumoren können Lage, Form und Länge der Stenose exakt dargestellt werden.

Röntgendichte *Fremdkörper* können vor der Endoskopie lokalisiert werden. Um flache Gegenstände (Münzen, Scheibenbatterien) nicht zu überrsehen, sollten Aufnahmen in zwei Ebenen angefertigt werden. Darstellungen mit bariumhaltigem Kontrastmittel erschweren das weitere endoskopische Vorgehen, Gastrografin kann bei Aspiration zu Pneumonie oder Lungenödem führen.

Die Röntgenübersichtsaufnahme der Lunge dient der Abklärung von Metastasen.

23.1.8
Computertomographie (CT)

Für die Staginguntersuchungen und die Bestimmung der Operabilität von malignen Ösophagustumoren ist die CT von Thorax und Abdomen von wesentlicher Bedeutung.

23.1.9
Biopsie, Diagnostik

Siehe Abschn. 23.1.6 „Endoskopie und Histologie".

23.2
Erkrankungen von Magen und Duodenum

W. Heldwein

23.2.1
Anamnese und Befund
23.2.1.1
Gastritis

Mit dem Begriff Gastritis werden eine große Anzahl von Veränderungen der Magenschleimhaut sehr unterschiedlicher Ätiologie bezeichnet, in einem Teil der Fälle ist die Ursache unbekannt. Die Heterogenität der einzelnen Formen und die Schwierigkeit ihrer Einordnung kommt auch in der Sidney-Klassifikation von 1990 (Dixon et al. 1996), dem jüngsten Ergebnis einer Systematik, zum Ausdruck. Diese berücksichtigt zwar Histologie, Ätiologie, Topographie und Endoskopie, kann aber nur teilweise Querverbindungen zwischen den verschiedenen Aspekten herstellen (Tabelle 23-7).

Die Erscheinungsformen der Gastritis werden in die 3 Kategorien, akut, chronisch und spezifisch eingeteilt, wobei die klinische Abgrenzung der akuten Gastritis schwierig bleibt.

Bei der *„akuten Gastritis"* sind endoskopisch Erosionen (auf die Mukosa begrenzte Schleimhautdefekte) mit Fibrin- bzw. Hämatinbelag oder subepitheliale Hämorrhagien endoskopisch sichtbar. Diese Veränderun-

Morphologisch-histologische Parameter
- Chronizität   Ausmaß der lymphoplasmazellulären Schleimhautinfiltration
- Aktivität   Ausmaß der granulozytären Schleimhautinfiltration
- Atrophie   Reduktion Haupt- und Belegzellen in den spezifischen Magendrüsen
- Intestinale Metaplasie   Typ I: komplette intestinale Metaplasie (wie Dünndarmschleimhaut)
                       Typ II: inkomplette intestinale Metaplasie (mit Becherzellen)
                       Typ III: inkomplette Metaplasie vom kolischen oder enterokolischen
                       Typ mit Krypten und Becherzellen
- Besiedelung mit Helicobacter pylori

Topographie
- Pangastritis
- Antrumgastritis
- Korpusgastritis

Ätiologie
- Typ A: Autoimmune Gastritis
- Typ B: Antrumgastritis = Helicobacter-pylori-assoziierte Gastritis (90 %)
- Typ C: Chemisch-toxisch induzierte Gastritis (Alkohol, nichtsteriodale Anti-
                      rheumatika, duodenogastrischer Reflux nach Magenresektion)
- Spezifische Gastritiden: Eosinophile Gastroenteritis, fokal-lymphoide Hyperplasie, „graft vs
                      host disease", Infektionen (Bakterien, Viren, Pilze, Parasiten; v. a. bei
                      Immunkomprimierten, M. Crohn, M. Ménétrier, Sarkoidose)

Endoskopische Parameter
- Ödem
- Erythem
- Kontraktvulnerabiliät
- Exsudat
- Flache/erhabene Erosionen
- Nodularität
- Faltenhyperplasie (Riesenfalten)
- Atrophie der Falten
- Sichtbarkeit submuköser Gefäße
- Fleckförmige intramurale Haemorrhagien

Tabelle 23-8. Ätiologie der akuten Mukosaschädigung

Toxische Substanzen/Medikamente
- Alkohol
- NSAR
- Kortikosteroide
- Kaliumchlorid
- Eisenpräparate
- Verätzungen

Streßsituationen
- Schock
- Polytrauma
- Verbrennungen
- Zustand nach Operationen
- Sepsis
- Hypothermie

gen sind allerdings nicht spezifisch und treten auch bei chronischer Gastritis auf. Mögliche Ursachen sind in Tabelle 23-8 aufgeführt.

Die *chronische Gastritis* ist in 90 % der Fälle durch Helicobacter pylori (Hp) verursacht (*Typ-B-Gastritis)*. Die Übertragung des Keimes erfolgt von Mensch zu Mensch, meistens in der Kindheit. Der Übertragunsmodus ist nicht vollständig geklärt. Diskutiert werden v. a. eine oro-orale und eine gastro-orale Übertragung (durch Erbrochenes). Es kommt zum Bild eines akuten intestinalen Infektes. Wie häufig sich daraus eine chro-nische Gastritis mit lymphoplasmazellulärer Schleimhautinfiltration entwickelt ist unklar. Die Prävalenz in der deutschen Bevölkerung beträgt insgesamt ca. 30 %, im höheren Lebensalter bis zu 70 % (Kohortenphänomen).

Die *Typ-A-Gastritis* (Autoimmungastritis) führt zu einer progredienten Atrophie des Drüsenkörpers in Korpus und Fundus. Es besteht eine hohe Assoziation mit Autoantikörpern gegen Belegzellen (ca. 90 %) und „intrinsic factor" (ca. 70 %). In der Folge entwickelt sich eine Achlorhydrie und in einem Teil der Fälle ein Mangel an Vitamin-B_{12} mit nachfolgender perniziöser Anämie. Über die häufig beobachteten ECL-Hyperplasien entstehen selten Karzinoide (s. Abschn. 23.8.1.1). Die Wahrscheinlichkeit von Karzinomen und Adenomen scheint geringer zu sein als früher angenommen.

Spezifische Gastritiden (Tabelle 23-7) werden sehr selten beobachtet. Bei M. Crohn im oberen GI-Trakt sind Antrum ventriculi und Duodenum am häufigsten befallen (Abb. 23-7). Der M. Ménétrier ist charakterisiert durch Riesenfalten im Bereich der Magenschleimhaut infolge einer foveolären Hyperplasie. Ein wesentlich erhöhtes Karzinomrisiko ist nicht gesichert.

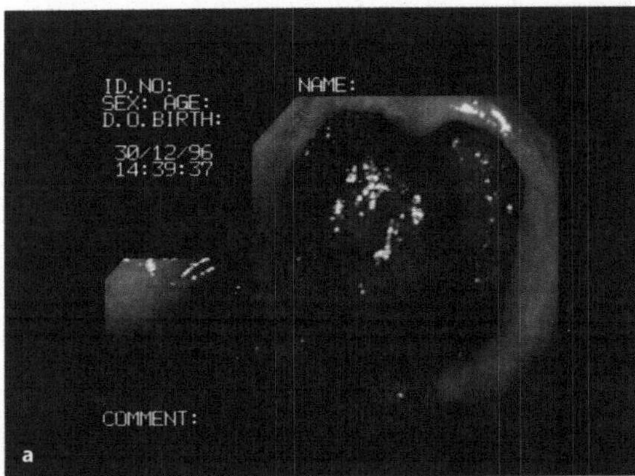

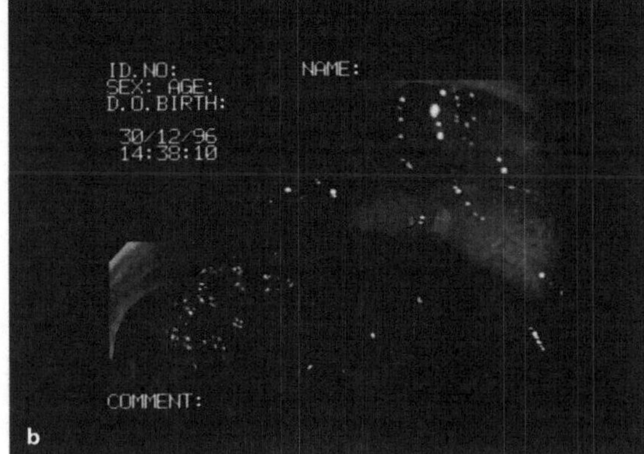

Abb. 23-7a Rotgeränderte, fibrinbelegte Erosionen im präpylorischen Antrum. **b** Ausgestanzte, kleine, fibrinbelegte Erosionen im Duodenum descendens (M. Crohn)

Beschwerden

Die Symptomatik der Gastritis ist insgesamt uncharakteristisch, fakultativ treten Druck- und Völlegefühl im Oberbauch, Übelkeit und Erbrechen auf, in der Mehrzahl der Fälle fehlen klinische Symptome jedoch überhaupt. Für die Diagnose der akuten Gastritis sind anamnestische Angaben (Medikamente, sonstige Noxen, s. Tabelle 23-8) wichtig. Ein Zusammenhang zwischen helicobacterassoziierter B-Gastritis und nichtulzeröser Dyspepsie gilt als wenig wahrscheinlich. Beim M. Ménétrier können neben uncharakteristischen Symptomen periphere Ödeme (Hypoproteinämie bei exsudativer Enteropathie) und Diarrhöen auftreten.

> **Cave:**
> Vor einer Eradikationstherapie von Helicobacter pylori sollte eine Endoskopie zum Ausschluß von Ulkus, Karzinom und Lymphom durchgeführt werden.

Komplikationen

Unabhängig von anderen Symptomen können bei erosiver Gastritis Blutungssymptome auftreten, die jedoch in der Regel nur bei Störung der Gerinnung klinisch relevant werden.

23.2.1.2
Non-ulcer-Dyspepsie

Siehe Abschn. 23.4.1.

23.2.1.3
Ulkuskrankheit

Als Ulkus wird ein umschriebener Schleimhautdefekt bezeichnet, der die Muscularis mucosae durchdringt und meistens tiefere Wandschichten erfaßt (Abb. 23-8). Die Inzidenz der Ulkuskrankheit wird mit 150/100 000 Erkrankungen/Jahr für das Ulcus duodeni und 50/100 000 für das Ulcus ventriculi angegeben. Neue pathogenetische Erkenntnisse und daraus resultierende medikamentöse Therapien dürften insgesamt zu einem Rückgang der Erkrankung führen.

Das peptische Ulkus entsteht bei einer Störung des Gleichgewichts zwischen protektiven und schleimhautschädigenden Faktoren der Schleimhaut. Säure, jedoch nicht unbedingt Hyperazidität, ist eine obligate Voraussetzung für die Ulkusentstehung.

In ca. 90 % (Ulcus duodeni >95%, Ulcus ventriculi ca. 70%) besteht eine Assoziation mit dem Helicobacter pylori. Wichtigste exogene Faktoren sind NSAR und Rauchen. Kortikosteroide verursachen allein meistens keine Ulzera, potenzieren jedoch den ulzerogenen Effekt der NSAR. Kaffee, Alkohol und Ernährung spielen keine wesentliche Rolle. NSAR sind für die Mehrzahl der Hp-negativen Ulcera ventriculi verantwortlich (sog. „virgin ulcers"), sie können andererseits bei peptischen Ulzera zur Exazerbation führen und den Verlauf komplizieren.

Beschwerden

Epigastrische Schmerzen postprandial oder als Nüchternschmerz, Übelkeit, evtl. Gewichtsverlust. Die Sym-

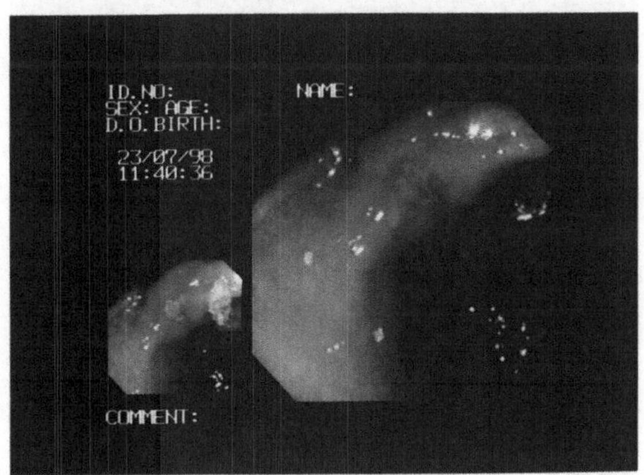

Abb. 23-8. Fibrinbelegtes Ulkus im präpylorischen Antrum

Symptomatik			**Tabelle 23-9.** Spezifität der Ulkus-symptomatik
Epigastrische Schmerzen		Ulcus ventriculi	
– nüchtern	Vergleichbar häufig bei	Ulcus duodeni	
– postprandial	⟶	Non-ulcer-Dyspepsie	
Übelkeit		Refluxkrankheit	
Gewichtsverlust		Malignom	

ptomatik tritt bei Ulcus ventriculi, Ulcus duodeni und Non-ulcer-Dyspepsie in vergleichbarer Häufigkeit auf und kann auch auf eine Refluxkrankheit bzw. auf einen Tumor im Frühstadium hinweisen. Etwa 30 % der Ulkuspatienten sind asymptomatisch, Ulkuskomplikationen (s. unten) können die erste klinische Manifestation sein. Somit ist die Symptomatik der Ulkuserkrankung wenig spezifisch und zumindest für die Erstdiagnose unzureichend (Tabelle 23-9).

Verlauf

Die Ulkuskrankheit ist durch eine hohe Rezidivrate und durch hohe Spontanheilung gekennzeichnet. Die Eradikation des Helicobacter pylori (= Keimfreiheit ≥ 4 Wochen nach Absetzen der Ulkustherapeutika) führt zur beschleunigten Abheilung und verhindert Ulkusrezidive wirksam.

Komplikationen

Die Komplikationsfrequenz der Ulkuskrankheit ist in den letzten 20 Jahren konstant geblieben. Jedoch hat die Frequenz bei älteren Patienten (> 60), entsprechend dem Konsum von NSAR, zugenommen und bei jüngeren Patienten, wahrscheinlich im Zusammenhang mit der verminderten Prävalenz von Helicobacter pylori, abgenommen.

Die häufigste Komplikation ist die *Ulkusblutung* (ca. 15 %, s. Kapitel 23.9.2.), wesentlich seltener treten *Perforation* (5 %, s. Kapitel 23.9.1.) und *Magenausgangs- bzw. Bulbusstenose* (ca. 2 %, Abb. 23-9) auf.

Der *Magenausgangsstenose* geht in der Regel eine

langjährige Anamnese mit Ulcera im Pylorusbereich und Duodenum voraus. Die narbige Abheilung rezidivierender Ulzera führt zur Deformierung und Stenose des Bulbus duodeni (Narbenbulbus) bzw. der Pylorusregion. *Leitsymptome* sind Völlegefühl, Übelkeit, Erbrechen, Bauchschmerzen und Gewichtsverlust.

23.2.1.4
Tumoren

Karzinome

90 % der malignen Magentumoren sind Karzinome (Abb. 23-10). Das *Magenkarzinom* ist im Gegensatz zu den meisten anderen malignen Tumoren in den letzten Jahrzehnten in den industrialisieren Ländern rückläufig, gehört aber noch zu den 4 häufigsten tumorbeding-

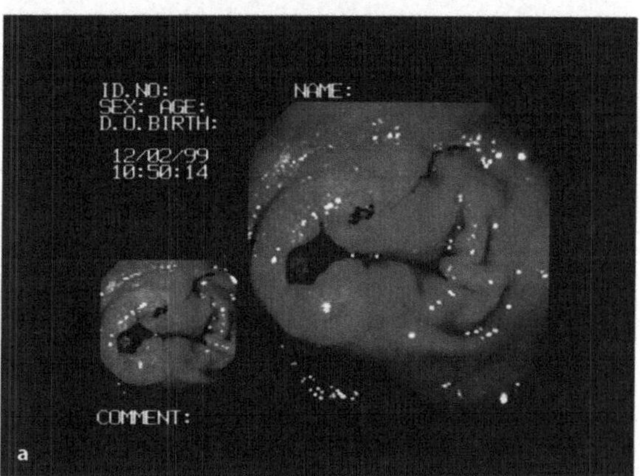

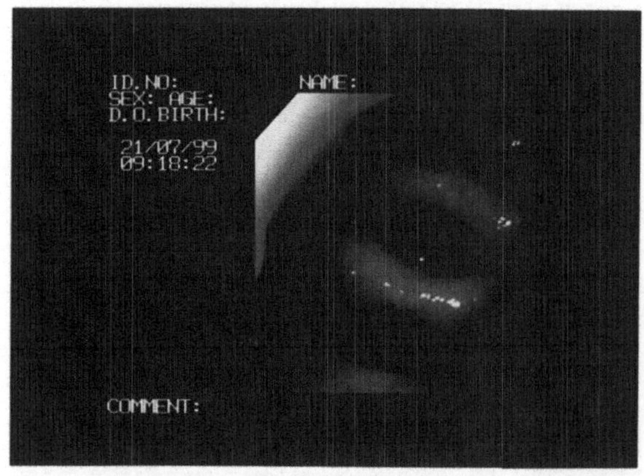

Abb. 23-9. Narbenbulbus mit divertikelförmigen Aussackungen und Teilstenosierung des Lumens (Endoskop steht im Pylorus)

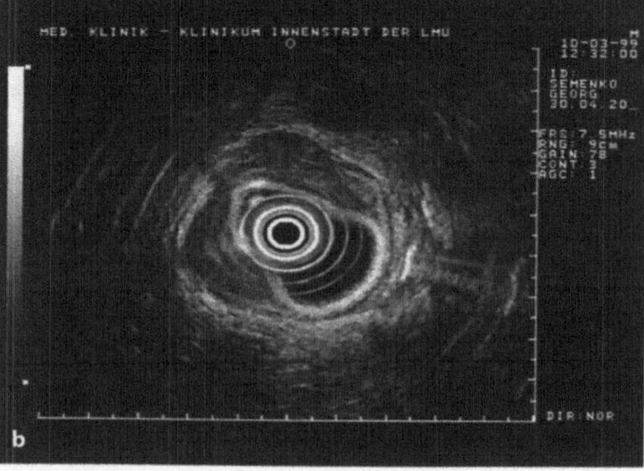

Abb. 23-10a Stenosierendes, ulzeriertes Karzinom im Antrum ventriculi mit aufgeworfenem Randwall (Endoskopie). **b** Wandverdickung mit Aufhebung der Schichten über 2/3 der Zirkumferenz, Serosa nicht eindeutig überschritten (T3; Endosonographie)

Tabelle 23-10. Stadieneinteilung des Magenkarzinoms nach UICC/TNM und Prognose

UICC-Stadium	Primär-tumor[a]	Regionäre LK[b]	Fernme-tastasen[c]	Fünfjahres-überleben
0	Tis	N0	M0	100%
	T1	N0	M0	95%
IB	T1	N1	M0	82%
	T2	N0	M0	
II	T1	N2	M0	55%
	T2	N1	M0	
	T3	N0	M0	
IIIA	T2	N2	M0	30%
	T3	N1	M0	
	T4	N0	M0	
IIIB	T3	N2	M0	15%
IV	T1, T2, T3	N3	M0	2%
	T4	N1, N2, N3	M0	
	Jedes T-Stadium	Jedes N-Stadium	M1	

[a] *Primärtumor*
Tis   Carcinoma in situ: intraepithelial ohne Infiltration der Lamina propria (keine Metastasen)
T1   Lamina propria, Submucosa (Metastasen möglich)
T2   Lamina propria, Subserosa
T3   Serosa, nicht benachbarte Strukturen
T4   zusätzlich benachbarte Strukturen

[b] *Reginäre Lymphknoten*
NX   nicht beurteilbar
N0   keine regionären LK-Metastasen
N1   Metastasen in 1–6 regionären LK
N2   Metastasen in 7–15 regionären LK
N3   Metastasen in >15 regionären LK

[c] *Fernmetastasen*
MX   nicht beurteilbar
M0   keine Fernmetastasen
M1   Fernmetastasen
M_{Lymph} retropankreatische, mesenteriale und paraaortale LK

ten Todesursachen. Die Ätiologie ist multifaktoriell, aber insgesamt noch ungeklärt. Die postulierte Sequenz von Helicobacter-pylori-Infektion über Oberflächengastritis, Atrophie, intestinale Metaplasie, Dysplasie ist wahrscheinlich eine notwendige Voraussetzung, aber als ausreichende Bedingung zur Karzinomentwicklung nicht gesichert. Als überwachungsflichtige Läsionen gelten schwere Dysplasien, Adenome und die familiäre Polypose, evtl. der resezierte Magen nach 15 Jahren sowie die ausgeprägte atrophische Gastritis.

Als *Frühkarzinom des Magens* wird ein auf Mucosa und Submucosa begrenzter Tumor, unabhängig von LK-Metastasen, bezeichnet (Tis, T1, s. Tabelle 23-10).

Obwohl 90% der gesamten Oberfläche des Gastrointestinaltraktes dem Dünndarm zuzurechnen sind, entwickeln sich hier nur 2–3% der malignen Tumore. Etwa die Hälfte der Dünndarmkarzinome entwickelt sich im Duodenum.

Beschwerden

Im Frühstadium des Magenkarzinoms sind bis zu 80% der Patienten asymtomatisch, die übrigen zeigen häu-

Tabelle 23-11. Symptome des Magenkarzinoms

Frühkarzinom (Tis, T1)		Fortgeschrittenes Karzinom	
Asymptomatisch	80	Gewichtsverlust	60
Ulkussymptome	10	Abdominelle Schmerzen	50
Übelkeit, Erbrechen	8	Übelkeit, Erbrechen	30
Gewichtsverlust	8	Dysphagie	25
Andere	12	Blutungszeichen	20
		Frühes Sättigungsgefühl	20
		Ulkussymptome	20
		Asymptomatisch	<5

fig uncharakteristische Symptome (Tabelle 23-11). Obwohl 2/3 der Patienten innerhalb 4 Wochen den Arzt aufsuchen, werden nur die Hälfte davon in den folgenden 6 Monaten einer chirurgischen Therapie zugeführt. Die eigentlichen Tumorsymptome, wie Gewichtsabnahme, Leistungsknick, Anämie, Übelkeit und Erbrechen, abdominelle Schmerzen und Blutungszeichen sind in der Regel Spätsymptome und Ausdruck eines ausgedehnten Tumors.

Wegen der niedrigen Inzidenz von Magenkarzinomen in Europa und USA sind Screeningprogramme, wie in Japan, nicht Standard.

Die Diagnose des Dünndarmkarzinoms wird meistens aufgrund abdomineller Schmerzen, Obstruktionszeichen, Blutungssymptomen und Gewichtsverlust gestellt. Bei proximalem Befall stehen Übelkeit und Erbrechen im Vordergrund, bei distalen Tumoren Distensionszeichen. Wenn der Tumor endoskopisch nicht erreichbar ist, kann die definitive Diagnose in der Regel nur intraoperativ gestellt werden.

Prognose

Die Prognose des Magenkarzinoms hängt wesentlich von der Tumorausbreitung ab (Tabelle 23-10). Da die Lymphspalten in der Magenwand bis in die Submucosa reichen, kommt es frühzeitig zu Lymphknotenmetastasen. Zum Zeitpunkt der Operation sind bei 70% der Patienten bereits LK-Metastasen, bei 15% Lebermetastasen nachweisbar.

Die Prognose von Dünndarmkarzinomen ist aufgrund der späten Diagnosestellung ebenfalls schlecht (Fünfjahresüberlebensrate 15–35%).

Lymphome

Bei Lymphomen im Gastrointestinaltrakt überwiegen die primären Manifestationen deutlich gegenüber den sekundären. Lymphome stellen 5% der malignen Magentumoren dar. Der Magen ist der häufigste primäre Manifestationsort extranodaler Non-Hodgkin-Lymphome (Abb. 23-11 bis 23-13).

In der überwiegenden Mehrzahl handelt es sich um MALT-Lymphome („mucosa associated lymphoma tissue", MALT). Sie entwickeln sich auf dem Boden von erworbenem MALT, welches in der Regel als Folge einer langdauernden chronischen Helicobacter-Gastritis entsteht.

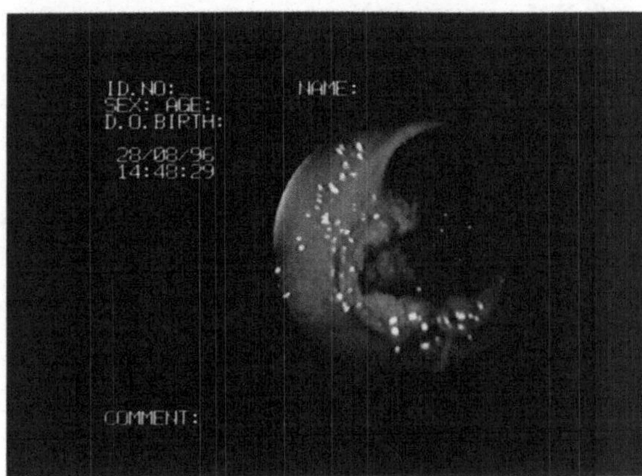

Abb. 23-11. Lymphom des Magens: unregelmäßig begrenztes Ulkus mit unterminiertem, aufgeworfenem Randwall

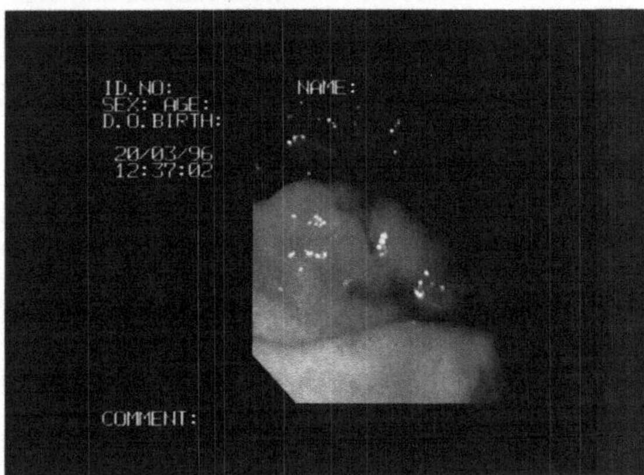

Abb. 23-12. Lymphom des Magens: starre Schleimhautfalte mit kleiner Ulzeration

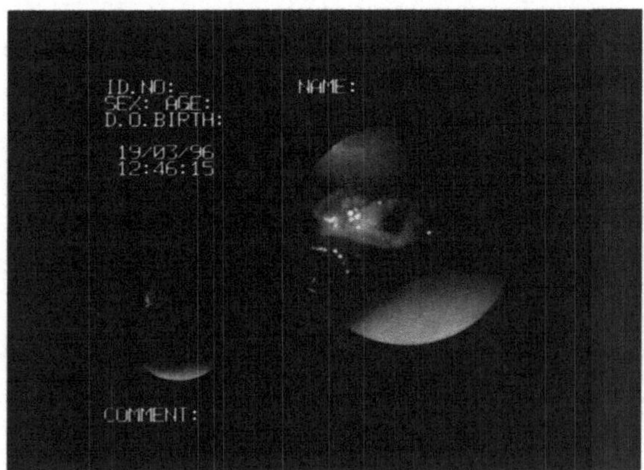

Abb. 23-13. Lymphom des Magens: Ulzeration mit nichtblutendem Gefäßstumpf

Es hat sich als praktikabel durchgesetzt, die MALT-Lymphome nach hohem und niedrigem Malignitätsgrad und (immunhistochemisch) nach T- und B-Zellabstammung zu klassifizieren. Lymphome des Dünndarms sind ex-

trem selten, es überwiegen ebenfalls MALT-Lymphome vom B-Zelltyp. T-Zellymphome werden gehäuft bei langjährig bestehender Sprue beobachtet.

Beschwerden

Die Symptomatik gastrointestinaler Lymphome ist der von Karzinomen sehr ähnlich. Nicht selten wird die Diagnose von Lymphomen des Magens im Rahmen einer gastrointestinalen Blutung gestellt. Bei Lymphomen des Dünndarms werden Invaginationen und erhöhte spontane Perforationsraten beobachtet. Außerdem ist in einem Drittel der Fälle eine Tumormasse tastbar.

Bei HIV-infizierten Patienten sind *Kaposi-Sarkome* die häufigsten malignen Tumoren im Gastrointestinaltrakt. Sie treten einzeln und multipel auf und können durch Blutung, Obstruktion und Perforation kompliziert sein. Häufig bleiben sie jedoch asymptomatisch.

Tumoren des Dickdarms s. Abschn 23.3.5.

Benigne Tumoren und tumorähnliche Läsionen

In der Mehrzahl entsprechen benigne Tumoren des Magens epithelialen Polypen. Im Gegensatz zum Colon handelt es sich in über 90 % um hyperplastische und entzündliche Polypen, die meist klein bleiben, multipel auftreten können und keine Tendenz zur malignen Entartung zeigen. Korpusdrüsenzysten treten als multiple kleine Polypen im Korpus und Fundus ventriculi in Erscheinung. Adenome sind selten (ca. 2 %), ihre Entartungsrate korreliert, wie im Kolon, mit der Größe.

Hamartome werden bei den äußerst seltenen Peutz-Jeghers-Syndrom und Gardner-Syndrom beobachtet. Von den mesenchymalen Tumoren (Leiomyom, Lipom, Fibrom) sind Leiomyome am häufigsten (4 %; Abb. 23-14 und 23-15).

Beschwerden

Symptome sind nur bei entsprechender Polypengröße bzw. Lokalisation und damit verbundener mechanischer Beeinträchtigung zu erwarten.

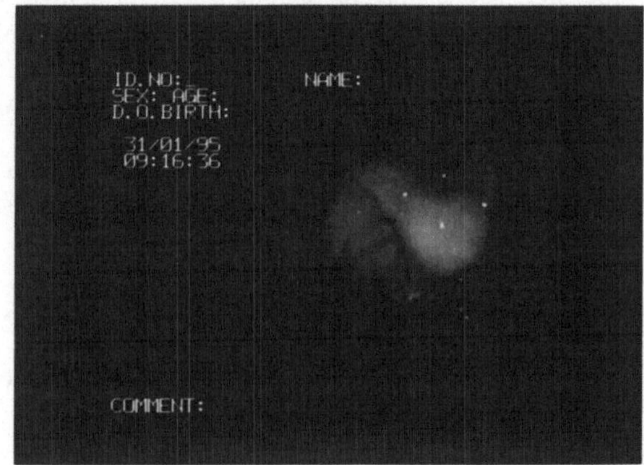

Abb. 23-14. Leiomyom: submuköser Tumor an der Kardia (Endoskopie)

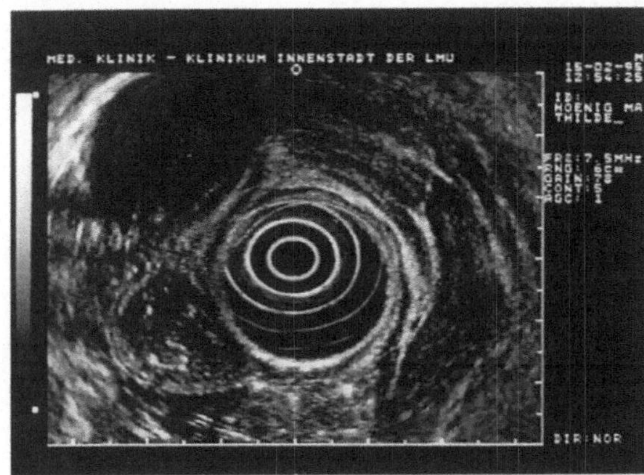

Abb. 23-15. Leiomyom: echoarmer Rundherd mit echodichten Verkalkungen in der Submucosa (Endosonographie)

23.2.1.5
Postoperative Syndrome

Dumpingsyndrom

Dumpingsyndrome sind in der Mehrzahl der Fälle für die Morbidität nach Magenoperationen verantwortlich. Ein großer Teil der Patienten wird jedoch innerhalb von 6–12 Monaten beschwerdefrei. Auslösende Ursache ist eine Sturzentleerung von festen und flüssigen Speisen aus dem Magen als Folge der aufgehobenen Sphinkterfunktion des Pylorus. Dumpingsyndrome treten v. a. nach resezierenden Verfahren, seltener nach proximal selektiver Vagotomie auf. Entsprechend dem zeitlichen Intervall von Symptomen nach Nahrungsaufnahme wird das *Frühdumping* (bis 30 min) vom selteneren *Spätdumping* (2–3 h) unterschieden.

Beschwerden

Die Diagnose des Dumpingsyndroms wird primär klinisch gestellt. Die typischen Symptome sind in Tabelle 23-12 zusammengestellt.

Tabelle 23-12. Symptome beim Dumpingsyndrom

Frühdumping (rascher, vermehrter Flüssigkeits- und Elektrolyteinstrom in den Dünndarm mit Distension, postprandiale Verminderung des Plasmavolumens, Freisetzung intestinaler Hormone)
– Gastrointestinal: Völlegefühl, abdominelle Schmerzen, Erbrechen, Diarrhö
– Kardiovaskulär: Hyptotonie, Tachykardia, Palpitationen, Schweißausbruch, Blässe
Spätdumping (reaktive Hypoglykämie durch Insulinsekretion nach schneller Passage von Kohlenhydraten in das obere Jejunum)
– Keine gastrointestinalen Symptome
– Hypoglykämie, Hypotonie, Palpitationen, Schwäche, Schweißausbruch, Hunger

Syndrom der zuführenden Schlinge

Kann nach Magenresektion Billroth-II, nach Gastroenterostomie oder nach Gastrektomie auftreten. Entweder entleert sich bei zu tief angesetzer zuführender Schlinge Mageninhalt in die zuführende Schlinge oder durch anastomosennaheAbknickung einer zu langen zuführenden Schlinge entsteht eine intermittierende Obstruktion mit Rückstau von Galle und Pankreassekret. Beim *Syndrom der blinden Schlinge* kommt es zusätzlich zur bakteriellen Besiedelung. Besonders prädestiniert sind Patienten mit Resektion ohne Braun-Fußpunktanastomose.

Beschwerden

Charakteristisch postprandiales Völlegefühl und Oberbauchschmerzen. Erbrechen, das meistens gallig ist (oft große Mengen), führt zum deutlichen Beschwerderückgang.

23.2.2
Laboruntersuchungen und Funktionstests

Gastritis A

Zeichen einer megaloblastären Anämie sowie niedrige Vitamin-B12-Serumspiegel können hinweisend sein. Bei Achlorhydrie kommt es kompensatorisch zur manchmal exzessiven Erhöhung des Gastrinspiegel kommen.

Magenkarzinom

Tumormarker: Erstmarker CA 72-4, Zweitmarker CEA, CA 19-9.

Geeignet in der Nachsorge nach Operation, Strahlen- und Chemotherapie, begrenzte Bedeutung zur Überwachung von Risikogruppen und zur Prognosebeurteilung, nicht geeignet als Screeningmethode bei symptomfreien Patienten.

Helicobacter pylori

Mit dem *13C-Atemtest* ist der Nachweis von Helicobacter pylori mit hoher Sensitivität und Spezifität auf nichtinvasive Weise möglich. Es existieren zwei Verfahren – Infrarotspektrometrie und Massenspektrometrie –, die eine 100 %ige Übereinstimmung aufweisen. Die Erstdiagnose von Helicobacter pylori sollte mit einer Gastroskopie verbunden sein, um schwerwiegendere Veränderungen auszuschließen. Somit kommt dem Atemtest v. a. Bedeutung bei Kontrolluntersuchungen nach Eradikation zu.

Prinzip: Der oral verabreichte ^{13}C-Harnstoff wird bei Besiedelung der Magenschleimhaut mit Helicobacter pylori durch das im Keim exprimierte Enzym Urease unter Bildung von ^{13}CO$_2$ und Ammoniak verstoffwechselt. Nach Resorption in den Blutkreislauf wird ^{13}CO$_2$ über die Lunge abgeatmet und gemessen.

Die Untersuchung erfolgt grundsätzlich am nüchternen Patienten. Nach Abgabe einer „Nüchternatem-

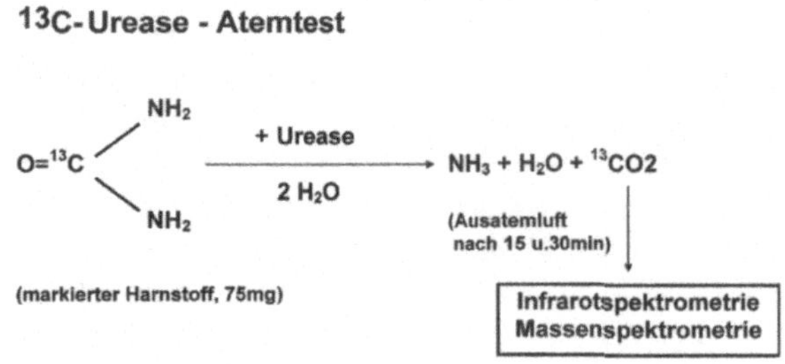

13C-Urease - Atemtest

Abb. 23-16. Prinzip des ^{13}C-Urease-Atemtests

probe" (1,5 l) trinken die Patienten ein Glas Orangensaft, dem 75 mg ^{13}C-markierter Harnstoff zugesetzt ist. Bei H.-pylori-Infektion wird in dem 15 und 30 min nach Trinken des Orangensafts erneut gewonnenen Exhalat ein bestimmter Grenzwert an $^{13}CO_2$ in der Ausatemluft überschritten, der dann mit einem positiven H.-pylori-Nachweis gleichzusetzten ist (Abb. 23-16).

23.2.3
Immunologie

Die *Gastritis A* ist mit Autoantikörpern gegen Parietalzellen (90 % der Fälle) und „intrinsic factor" (50–70 % der Fälle) assoziiert.

Der Nachweis der chronischen Infektion (*Gastritis B*) mit Helicobacter pylori mit IgG-Antikörper ist hochspezipfisch und -sensitiv, als Verlaufsparameter nach Therapie aber ungeeignet, da der Titer nach Eradikation des Keimes nur sehr langsam abfällt.

23.2.4
Mikrobiologie

Der Nachweis von Helicobacter pylori in Kulturen galt früher als „golden sstandard", beschränkt sich heute aber wegen des höheren methodischen Aufwands auf Empfindlichkeitsprüfung und Resistenztestung der Keime gegenüber Antibiotika bei Therapieversagern. Es sollen dafür mindestens 2 Biopsien entnommen werden. Mit einem positiven Kulturergebnis ist nach 3–5 Tagen zu rechnen.

23.2.5
Oberbauchsonographie/Endosonographie

Bei Magentumoren dient die *Oberbauchsonographie* v. a. der Metastasensuche, mit Einschränkung auch der Beurteilung der Tumorausdehnung.

Die *Endosonographie* ist die sensitvste Methode zur Beurteilung der Tiefenausdehnung und der Resektabilität von Magenkarzinomen (Tabelle 23-13). T-Stadium ca. 80 % (69–92 %), lokale Lymphknoten 77 % (55–88 %).

Tabelle 23-13. Bildgebende Verfahren bei Tumoren des Magens

Methode	Indikation – Wertigkeit
Sonographie	Suche nach Metastasen (v. a. Leber, paraaortale LK)
Endosonographie	– Präoperatives Staging, – sensitivste Methode für T- und N-Stadium (paraaortale LK nicht darstellbar), – sehr hohe prädiktive Genauigkeit für Tumorresektabilität, – nicht geeignet für Fernmetastasensuche
CT	– Metastasensuche in Organen und LK (für Peritonealkarzinose geringe Treffsicherheit), – bei fortgeschrittenen Tumoren topographische Darstellung der Tumorausdehnung
Kontrastmitteldarstellung	– Verdacht auf intramurales Tumorwachstum ohne endoskopischen Tumornachweis, Tumorstenosen, – insgesamt gegenüber der Endoskopie von eingeschränkter Bedeutung

Es besteht eine sehr hohe Sensitivität bei T1-Tumoren, jedoch teilweise Überbewertung (→ T2) bei Tumorausdehnung in die Submukosa. Lymphknoten im Bereich des Truncus coeliacus sind schwieriger als paragastrale zu beurteilen. Paraaortale Lymphknoten liegen außerhalb der Reichweite der Endosonographie. Insgesamt besitzt die Endosonographie eine hohe Senitivität, jedoch eine vergleichsweise niedrige Spezifität für den Nachweis lokaler Lymphknoten, da nur Größe und Form, nicht Dignität beurteilbar sind (Dancygier 1997).

Bei Non-Hodgkin-Lymphomen des Magens erreicht die Endosonographie im präoperativen Staging eine korrekte Voraussage des T-Stadiums in 78–96 % und des N-Stadiums in 78–90 % der Fälle.

23.2.6
Endoskopie und Histologie

Gastritis

Die Mehrzahl der in der Sidney-Klassifikation aufgeführten endoskopischen Kriterien für die *Gastritis* sind entweder nicht spezifisch oder/und nicht ausreichend exakt erfaßbar (Tabelle 23-7). Eindeutig charakterisierbar sind flache und erhabene Erosionen, jedoch stehen dabei die definitionsgemäß für die Gastritis charakteristischen entzündlichen Infiltrate im histologischen Bild ganz im Hintergrund. Die Besiedelung der Magenschleimhaut mit Helicobacer pylori ist in einem Teil der Fälle mit einer nodulär veränderten Oberfläche bzw. mit einer Vergröberung des Faltenreliefs der Korpusschleimhaut (Riesenfalten) verbunden.

Das Schleimhauterythem ist nicht überproportional häufig mit Helicobacter pylori assoziiert. Bei ausgeprägter Schleimhautatrophie kann das Gefäßmuster durch eine blasse Schleimhaut hindurch sichtbar sein (geringe Spezifität). Abgesehen von der sog. erosiven Gastritis ist aber die Gastritis in erster Linie eine histologische Diagnose. Die chronische Gastritis B breitet sich vom Antrum zum Fundus aufsteigend, die chronische Gastritis A vom Fundus absteigend aus.

Bei *Gastritis A* sollten Biopsien aus dem Fundus und der Majorseite des Corpus ventriculi entnommen werden, bei Gastritis B aus dem Antrum und Corpus ventriculi.

Der Nachweis des *Helicobacter pylori* im histologischen Präparat erfolgt mit Giemsa-Färbung und gilt heute als „golden standard". Vergleichbare Ergebnisse sind mit dem Ureaseschnelltest zu erzielen, bei dem Biopsien in ein entsprechendes Medium gegeben werden. Durch die Bildung von Urease kommt es bei Vorhandensein des Erregers zum Farbumschlag im vorbereiteten (kommerziell erhältlichen) Medium. Bei Inkubation > 24 h ist die Spezifität des Tests durch Überwuchern mit anderen Keimen, die ebenfalls Urease bilden können, reduziert. Aus der Biopsie ist außerdem ein kultureller Nachweis möglich, der eine hohe Spezifität jedoch eine geringere Sensitivität aufweist.

Ulkus

Für den Nachweis von Ulcera im oberen Gastrointestinaltrakt ist die Endoskopie das Verfahren der Wahl (Abb. 23-8) Beim unkomplizierten *Ulcus duodeni* sind weder Biopsien noch endoskopische Kontrollen erforderlich. Das *Ulcus ventriculi* ist im Einzelfall makroskopisch vom Karzinom und vom Lymphom nicht zu unterscheiden. Bei multiplen Ulzera und bei häufigen Ulkusrezidiven sollte ein Zollinger-Ellison-Syndrom ausgeschlossen werden (s. Abschn. 23.8.1.3).

> **Cave:**
> Die Abheilung eines Ulcus ventriculi schließt ein Karzinom nicht aus. Deshalb sind Kontrollendoskopien mit multiplen Biopsien bis zur vollständigen Abheilung erforderlich.

Karzinom

Die makroskopische Beurteilung ulzeröser und polypöser Magenschleimhautbefunde gibt wesentliche Hinweise auf Malignität, die Histologie sichert jedoch die Diagnose und bestimmt den Malignitätsgrad des Tumors (Abb. 23-10).

Die histologische Typisierung erfolgt grundsätzlich nach der Einteilung der WHO (Tabelle 23-10). Verbreitet ist die histologische Klassifikation nach Laurèn in einen intestinalen (46 %) und einen diffusen (36 %) Typ (Tabelle 23-14). Mischtypen (15–20 %) sind dem diffusen Typ zuzuordnen. Die endoskopische Beurteilung der Flächenausdehnung des Tumors ist beim diffusen Typ nicht zuverlässig, da er sich unter der Schleimhaut weiter ausbreiten kann.

Die makroskopische Einteilung der *Frühkarzinome* erfolgt nach der Klassifikation der japanischen endo-

Tabelle 23-14. Histologische Klassifikation des Magenkarzinoms nach Laurèn

Intestinaler Typ (epidemisch)	– Überwiegend Drüsen
– Auskleidende Zellen ähnlich intestinale Zylinderzellen – Meist gut begrenzt – Kompakt gebaut	
Diffuser Typ (endemisch)	– Überwiegend schlecht kohäsive Zellen
– Ausgedehnte Infiltration der Magenwand – Schleicht begrenzt – Weit verstreute Tumorzellen	

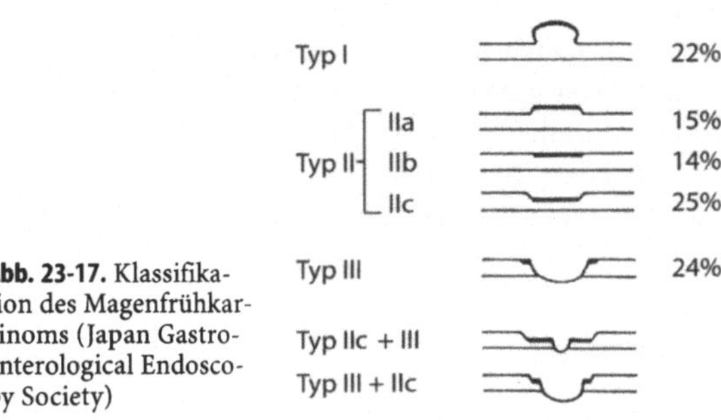

Abb. 23-17. Klassifikation des Magenfrühkarzinoms (Japan Gastroenterological Endoscopy Society)

skopischen Gesellschaft (Abb. 23-17). Eine sichere Beurteilung der Tiefenausdehnung ist nur durch histologische Untersuchung des Operationspräparates möglich, die Endosonographie besitzt eine Treffsicherheit von ca. 85 %.

Lymphom

Der makroskopische Aspekt des Magenlymphoms ist sehr vielgestaltig und im Einzelfall auch von benignen Schleimhautveränderungen schwer zu unterscheiden. Häufige endoskopische Erscheinungsformen sind Ulzera singulär oder multipel, starre, vergröberte Schleimhautfalten, flachpolypöse Schleimhautvorwölbungen mit zentraler Erosion (ähnlich erhabenen Erosionen), aber auch noduläre Schleimhaut (Abb. 23-11 bis 23-13). Bei entsprechendem Verdacht sollten viele Biopsien entnommen werden. Bei dennoch negativem histologischem Befund ist eine Gewebeentnahme mit Schlingenbiopsie angezeigt.

23.2.7
Konventionelle Strahlendiagnostik

Ulkuserkrankung

Präoperativ wird oft eine Kontrastmitteldarstellung der topographischen Verhältnisse gewünscht. Für die Ulkusdiagnostik ist sie heute von untergeordneter Bedeutung. Bei Verdacht auf Perforation ist die Abdomenleeraufnahme in Linksseitenlage die erste diagnostische Maßnahme. Weiterführend ist die Kontrastmitteldarstellung bei der endoskopisch nicht passierbaren Magenausgangsstenose.

Tumoren

Die Kontrastmitteldarstellung wird v. a. bei endoskopisch nicht passierbaren Stenosen eingesetzt. Submucös wachsende, sich diffus ausbreitende Karzinome können dem endoskopischen Nachweis entgehen. In diesem Falle ist die Wandstarre röntgenologisch besser beurteilbar (Tabelle 23-13).

23.2.8
Computertomographie

Zum Nachweis von freier Luft im Peritonealraum ist in Zweifelsfällen die CT präziser als die Abdomenleeraufnahme.

Bei fortgeschrittenem Magenkarzinom bzw. -lymphom ist eine gute topographische Übersicht mit exakter Tumordarstellung möglich. Außerdem erlaubt die CT eine Beurteilung hinsichtlich Fernmetastasierung inklusive der retroperitonealen Lymphknoten (Tabelle 23-13).

23.2.9
Nuklearmedizin

Siehe Abschn. 23.4.2.2.

23.2.10
Biopsie, Diagnostik

Siehe Abschn. 23.2.6.

23.3
Erkrankungen von Dünn- und Dickdarm

K. Loeschke

23.3.1
Malabsorptionssyndrome

Eine Mangelversorgung mit Nahrungsstoffen kann bedingt sein durch

- Malnutrition oder
- Malassimilation $<$ Maldigestion / Malabsorption

Ausgedehnte Erkrankungen der Dünndarmschleimhaut führen zu globaler Malabsorption für Elektrolyte, Wasser, Kalorienträger, Vitamine und Spurenelemente, ein Ausfall umschriebener Abschnitte (speziell Ileum: Gallensalze, Vitamin B_{12}) oder Funktionen (z. B. primärer Laktasemangel; s. Abschn. 23.3.2.1) zu partieller Malabsorption.

Grunderkrankungen bei globaler Malabsorption finden sich in Tabelle 23-15. Das Spektrum ist weit gefächert, so daß zur Diagnose unterschiedliche Verfahren erforderlich sind.

Tabelle 23-15. Grunderkrankungen bei Malabsorptionssyndrom

- Einheimische Sprue (glutensensitive Enteropathie, Zöliakie)
- Kurzdarmsyndrom (Resektionen, Umgehungen)
- M. Whipple
- Chronische infektiöse Enteritis (z. B. Lambliasis)
- Enteropathie bei Aids
- Bakterielle Fehlbesiedlung
- Dünndarmschädigung durch Strahlen, Medikamente (z. B. Zytostatika)
- Eosionophile Enteritis
- Intestinale Lymphangiektasie
- Primäres intestinales Lymphom
- Systemerkrankungen (Amyloidose, Mastozytose, Immunmangelsyndrome)
- Milcheiweiß-, Sojaproteinintoleranz
- Abetalipoproteinämie

23.3.1.1
Anamnese und Befund

Sprue

Klassische und in Europa häufigste Ursache eines Malabsorptionssyndroms. Oligosymptomatische Verläufe sind häufiger als früher vermutet.

Beschwerden

Charakteristisch sind voluminöse, fettige oder faulig/gärend riechende Durchfälle, oft verbunden mit Meteorismus, Flatulenz, Gewichtsverlust, Anämie und weiteren Mangelsymptomen (Tabelle 23-16). Seltener sind leichte Bauchschmerzen und sekretorischer Eiweißverlust (exsudative Enteropathie).

Anamnese

Nur in ca. 30 % der Erwachsenen wird die familiär gehäufte Erkrankung schon in der Kindheit diagnostiziert. Die Symptome entwickeln sich allmählich progredient, so daß die Erkrankung oft spät erkannt wird. Anamnestisch abzugrenzende Spruevarianten sind die tropische (Auslandsaufenthalt) und sog. unklassifizierte (diätresistente) Sprue. Bei langem Verlauf können sekundär gastrointestinale Lymphome oder Karzinome entstehen.

Befunde

Meteoristisches Abdomen, gurgelnde Darmgeräusche, extraintestinale Manifestationen siehe Tabelle 23-16.

Morbus Whipple

Neben Darmsymptomen sind Fieber und Befall extraintestinaler Organe häufig (u. a. Gelenke, Lymphknoten, Herz, Gehirn).

Enteropathie bei Aids

Auch bei intensiver Suche findet sich nicht in allen Fällen ein Erreger, so daß eine Schleimhautschädigung durch das Virus selbst postuliert wird. Hervorstechendes Symptom sind Durchfälle.

Tabelle 23-16. Extraintestinale Komplikationen bei globaler Malabsorption (einheimische Sprue). (Mod. nach Trier)

Organsystem	Manifestation	Wahrscheinliche Ursache(n)
Blutbildende Organe	Anämie	Mangel an Eisen, Folat, Vitamin B_{12} oder Pyridoxin
	Blutungsneigung	Hypoprothrombinämie u. (selten) Thrombozytopenie durch Folatmangel
Skelett	Osteopenie/Osteomalazie	Mangel an Eiweiß, Kalzium und Vitamin D
	Pathologische Frakturen	Osteopenie
	Osteoarthropathie	Unbekannt
Muskel	Atrophie	Malnutrition durch Panmalabsorption
	Tetanie	Mangel an Kalzium, Vitamin D und/oder Magnesium
	Schwäche	Muskelatrophie, Hypokaliämie, Hypophosphatämie
Nervensystem	Periphere Neuropathie	Mangel an Vitaminen wie Thiamin, B_{12}
	Demyelinisierende spinale und ZNS-Läsionen	Unbekannt
Endokrinium	Sekundärer Hyperparathyreoidismus	Mangel an Kalzium und Vitamin D
	Sekundärer Hypopituitarismus	Malnutrition
Haut	Follikuläre Hyperkeratose und Dermatitis	Mangel an Vitamin A, -B-Komplex(?), Zink
	Ödeme	Hypoproteinämie
	Dermatitis herpetiformis	Unbekannt

Bakterielle Fehlbesiedlung

Zugrunde liegen Änderungen der Anatomie (z. B. Stenosen, blinde Schlingen, Dünndarmdivertikulose) oder der Motilität (z. B. Sklerodermie, diabetische Enteropathie). Das Aufsteigen von Kolonbakterien in den Dünndarm führt zu Durchfällen, Meteorismus, Steatorrhö, Mangel an Vitamin B_{12} und anderen nutritiven Defiziten.

Intestinale Lymphangiektasie

Bei der primären (angeborenen) Form beginnen die Symptome in der Kindheit mit Durchfällen, Ödemen, Wachstumsverzögerung und chylösem Aszites. Sekundäre Formen kommen v. a. bei kardialen Erkrankungen vor, insbesondere konstruktiver Perikarditis.

23.3.1.2
Laboruntersuchungen und Funktionstests

Neben Anamnese und klinischem Befund lenken pathologische Blutwerte den Verdacht auf eine Malabsorption (Übersicht 23-1).

Übersicht 23-1. Blutuntersuchungen bei Malabsorption

1. Primärdiagnostik
   - Hb, HbE, MCV, Ferritin
   - Na, K, Ca, Mg, PO_4
   - Gesamteiweiß, Elektrophorese
   - Prothrombinindex
2. Spezialuntersuchungen
   - Folsäure, Vitamin B_{12}
   - Vitamin D, A, E, Parathormon
   - Vitamin B_1, B_2, B_6, C
   - Zink, Kupfer, ggf. andere Spurenelemente

Eine Malassimilation führt zur Erhöhung von Stuhlgewicht und Stuhlfettausscheidung. Tests zum Nachweis einer Malabsorption finden sich in Übersicht 23-2. Unter ihnen eignet sich der Laktose-Atemtest auch als Suchtest, da bei globaler Malabsorption fast stets eine sekundäre Laktoseintoleranz besteht.

Übersicht 23-2. Funktionsprüfungen bei Malabsorption

Methode	Fragestellung
D-Xylose-Test:	Kohlenhydratmalabsorption
Schilling-Test (mit Intrinsic-Faktor):	Vitamin-B_{12}-Malabsorption
H_2-Atemtest mit	
– Laktose:	Milchzuckermalabsorption
– Saccharose:	Rohrzuckermalabsorption
– Glukose:	bakterielle Fehlbesiedlung
– Laktulose:	Passagezeit Mund–Zökum
α_1-Antitrypsin-Clearance:	exsudative Enteropathie

23.3.1.3
Mikrobiologie

Der Erregernachweis (Stuhl, Duodenalsaft, Biopsie) ist entscheidend u. a. bei Lambliasis und opportunistischen Infektionen wie Kryptosporidiose oder atypischer Mykobakteriose. Bei M. Whipple kann das PCR-Produkt von Tropheryma whippeli in der Duodenalbiopsie nachgewiesen werden. Bei bakterieller Fehlbesiedelung findet sich im Duodenalaspirat eine Kolonmischflora.

23.3.1.4
Immunologie

Bei Sprue sind IgA-Antikörper gegen Gliadin und (spezifischer) Endomysium als Suchtests und zur Differentialdiagnose bei Zottenreduktion in der Dünndarmbiopsie wertvoll. Die verschiedenen Immunmangelsyndrome (selektiver IgA-Mangel, Agammaglobulinämie, Hypogammaglobulinämie, Aids) werden durch Spezialuntersuchungen diagnostiziert.

23.3.1.5
Bildgebende Verfahren

Übersicht 23-3 stellt die Indikationen für bildgebende Verfahren allgemein bei Darmerkrankungen zusammen. Die Sonographie durch den Erfahrenen eignet sich als nichtinvasive Eingangsuntersuchung für den Darm, ist aber speziell bei Malabsorption nur beschränkt hilfreich (z. B. intestinales Lymphom, Ursache einer bakteriellen Fehlbesiedlung, Gallen- und Nierensteine bei Gallensalzmalabsorption bzw. enteraler Hyperoxalurie und Hyperurikosurie). Sie gestattet keine Feinbeurteilung der Schleimhaut, die für Jejunum und Ileum am besten durch Enteroklysma gelingt (bei Sprue: Faltenverlust bis zur „Kolonisierung", schlechter Kontrastmittelbeschlag, meist von proximal nach distal abnehmend). Im Gegensatz zur Sonographie sind CT und MRT von Überlagerungen (Gas, Fett) unabhängig.

Übersicht 23-3. Bildgebende Verfahren bei Darmerkrankungen

Methode	Fragestellung
Sonographie:	Suchmethode für Wandverdickungen, Stenosen, Dilatationen, Motilitätsstörung, Fisteln, Abszesse, Divertikel; Abdominelle Lymphknotenvergrößerungen, Peritonealverdickungen, Aszites; Manifestationen/Komplikationen an Gallenwegen, Leber, Nieren, Milz
Enteroklysma:	Schleimhautrelief, Lumen- und Motilitätsabweichungen
CT:	wie Sonographie, Tumorstaging
MRT:	wie Sonographie, Tumorstaging
Abdomen in Linksseitenlage:	Ileus, Perforation
Kolonkontrasteinlauf:	Fisteln; bei endoskopisch nicht passierbarer Stenose
Endosonographie:	rektaler Wandaufbau, Tiefeninfiltration, Lymphknoten, Abszesse, Fisteln

23.3.1.6
Endoskopie, Biopsie

Zur Abklärung der meisten Malabsorptionssyndrome ist die Endoskopie mit Biopsie aus dem unteren Duodenum/oberen Jejunum (und ggf. terminalen Ileum) unerläßlich.

Schon makroskopisch können Hinweise auffallen (z. B. Faltenverlust bei Sprue). Sofern die Biopsien genügend groß, tief und zahlreich sind und sorgfältig ausgewertet werden, erhält man beweisende histologische Befunde bei M. Whipple, Sprue-kollagene (weitere Spruevariante), Lymphangiektasie, Lymphom und Amyloidose, charakteristische Konstellationen z. T. mit Zusatzmerkmalen bei einheimischer und tropischer Sprue, eosinophiler Enteritis und Mastozytose. Sprue-ähnliche Bilder mit meist weniger ausgeprägter, oft fleckförmiger Zottenreduktion, Verlängerung der Krypten und Infiltration der Lamina propria durch Lymphozyten und Plasmazellen werden bei Schleimhautschädigung durch Erreger, Strahlen, Medikamente sowie bei Immunmangelsyndromen, manchen Formen der Nahrungsmittelallergie und Dermatitis herpetiformis Duhring gesehen. Diese Erkrankungen müssen dann anders bewiesen werden.

23.3.2
Nahrungsmittelintoleranzen

Hierunter kann man 3 verschiedene Krankheitsgruppen zusammenfassen.

23.3.2.1
Isolierte Enzymdefekte

Am weitaus häufigsten ist der primäre Laktasemangel (in Deutschland ca. 10 % der Bevölkerung). Er wird meist beim Jugendlichen klinisch manifest. Nach Produkten, die unvergorene Milch oder Laktosezusätze enthalten, kommt es je nach Ausprägung des Enzymmangels zu verschieden heftigen Durchfällen und/oder Gasbildung im Kolon. Im H_2-Atemtest (Übersicht 23-2) wird nach Laktose vermehrt Wasserstoff abgeatmet.

Andere angeborene Bürstensaum- bzw. Transportdefekte sind sehr selten (z. B. Saccharase-Isomaltase-Mangel, Glukose-Galaktose-Malabsorption, verschiedene Aminosäurenresorptionsstörungen, Abetalipoproteinämie).

23.3.2.2
Nahrungsmittelallergien

Nahrungsmittelallergien betreffen ca. 5 % kleiner Kinder und ca. 1 % der Erwachsenen. Sie können IgE-vermittelt oder -unabhängig sein.

Die Symptome (Tabelle 23-17) reichen von Juckreiz und Schwellungen im Oropharynx (orales Allergie- oder Pollensyndrom) über Übelkeit, Erbrechen, Durchfälle und Bauchkrämpfe bis zu gleichzeitigen Erscheinungen an Haut (z. B. Urtikaria) und Respirationstrakt. Bei der allergischen Enteropathie kann es zum Malabsorptionssyndrom (Tabelle 23-15), bei der allergischen Enterokolitis und eosinophilen Proktitis zu rektalen Blutungen kommen.

Tabelle 23-17. Wichtigste Formen der Nahrungsmittelallergie

Erkrankung	Symptome	Manifestationen	Auslöser	Disposition	Ergänzende Diagnostik
Orales Allergiesyndrom	Oropharyngeales Angioödem, Juckreiz	Minuten, rasch reversibel	Frische Obst-, Gemüsesorten, Pollen	Heuschnupfen	Pricktest, Gesamt-IgE im Serum
Gastrointestinale Anaphylaxie	Übelkeit, Erbrechen, Durchfall, Bauchschmerzen; kutan, respiratorisch	Minuten bis 1 h	Verschiedene Allergene	Atopische Dermatitis	Pricktest, RAST
Enteropathie (außer Sprue)	Übelkeit, Durchfall, Malabsorption	Allmählich, langsam reversibel			Kuhmilchantikörper (IgG, IgA)
Enterokolitis	Erbrechen, Durchfall, Azidose, Blutungen	1–6 h	v. a. Kuhmilch, Soja	v. a. Kinder	Endoskopie, Histologie
Benigne eosinophile Proktitis (Proktokolitis)	Rektale Blutungen	Stunden bis Tage			

Die Diagnose erfolgt am zuverlässigsten durch Diätkalender mit Eliminierung bzw. Reexposition der verdächtigen Allergene. „Goldstandard" ist die orale doppelblinde, plazebo-kontrollierte Provokation, zu ergänzenden Untersuchungen s. Tabelle 23-17. Auch lokale Provokationen (Injektion des Allergens in die Magen- oder Kolonschleimhaut) werden durchgeführt.

23.3.2.3
Andere Nahrungsmittelunverträglichkeiten

Nahrungsmittelintoleranzen, die nicht unter Abschn. 23.3.2.1 oder 23.3.2.2 fallen, werden sehr häufig angegeben. Für das Krankenhaus wurde daher die sog. leichte Vollkost entwickelt.

Vor allem Fette und schwer verdauliche Kohlenhydrate (z. B. Fruktose, Sorbit als Zuckeraustauschstoffe oder in Fruchtsäften; Raffinose und Stachyose in Hülsenfrüchten und Kohl, Medikamente wie Laktulose, Laktilol, Acarbose) können auch beim Gesunden zu Völlegefühl, Aufstoßen, Meteorismus, Flatulenz und Durchfall führen. Warum manche Menschen besonders dazu neigen, ist unklar. Eine organische Erkrankung muß ausgeschlossen sein. Nicht immer sind die Beschwerden reproduzierbar. Es bestehen Überlappungen zum sog. Dyspepsie- bzw. Reizdarmsyndrom (vgl. Abschn 23.4).

23.3.3
Chronisch-entzündliche Darmerkrankungen

Hierunter werden die Colitis ulcerosa und der M. Crohn verstanden. Die Diagnose wird erst gestellt, wenn kein Anhalt für eine andere – insbesondere infektiöse – Enterokolitis besteht und die Erkrankung mindestens 3 Monate andauert.

23.3.3.1
Anamnese und Befunde

Beschwerden

Für die Colitis ulcerosa charakteristisch sind blutigschleimige Durchfälle und, infolge der Rektumbeteiligung, imperativer Stuhldrang oft verbunden mit krampfartigen Unterbauchschmerzen besonders vor der Entleerung (Tenesmen) und manchmal Inkontinenzerscheinungen. Die Ausprägung der Symptome hängt von der Floridität und Ausdehnung der Entzündung ab (Proktitis, linksseitige Proktokolitis, totale Proktokolitis, selten mit sog. „Backwash-Ileitis"). Bei schwerem Verlauf ist das Allgemeinbefinden beeinträchtigt durch Fieber, Inappetenz, Gewichtsabnahme und Anämie.

Bei M. Crohn sind die Blutungen häufiger okkult, Durchfälle und Störung des Allgemeinbefindens weniger ausgeprägt. Auch hier werden die Beschwerden von der Floridität und Lokalisation bestimmt (ca. 50 % Ileokolitis, 30 % Ileitis, 20 % nur Kolitis – selten Beteiligung von Duodenum, Jejunum, Magen, Ösophagus, Mund). Typisch ist die Neigung zu (stenosebedingten) kolikartigen Schmerzen v. a. im rechten Unterbauch (terminales Ileum, oft mit Ausstrahlung in das Epigastrium).

Die klinische Aktivität beider Erkrankungen kann durch Aktivitätsindizes in Zahlen gefaßt werden (z. B. „clinical activity index" – CDAI – bei M. Crohn; s. Tabelle 23-18).

Anamnese

Hauptmanifestation im jungen Erwachsenenalter, in ca. 10 % positive Familienanamnese. Anfängliche Fehldiagnosen sind häufig („Hämorrhoiden", „Darmgrippe"). Beide Erkrankungen neigen zu spontanen Remissionen bzw. Exazerbationen.

Befunde

Bei Colitis ulcerosa oft Druckschmerz im linken Unterbauch, manchmal mit palpabler Darmwandverdik-

Tabelle 23-18. Klinischer Aktivitätsindex bei M. Crohn (CDAI, nach Best)

Parameter	Multiplikationsfaktor
Zahl flüssiger/sehr weicher Stühle, Summe letzte Woche (nach Wochenbericht, *WB*)	×2
Bauchschmerzen (Grad 0–3 für jeden Tag), Summe letzte Woche (nach WB)	×5
Allgemeinbefinden (Grad 0–4 für jeden Tag), Summe letzte Woche (nach WB)	×7
Andere Symptome: Arthralgie/Arthritis; Iritis/Uveitis; Erythema nodosum/Pyoderma gangraenosum/ Stomatitis aphthosa; anale Fissur/Fistel/Abszess; andere Fisteln; Temperatur > 37,5 °C letzte Woche	×20 (je Symptom)
Symptomatische Durchfallbehandlung (0 = nein, 1 = ja)	×30
Abdominelle Resistenz (0 = keine, 2 = fraglich, 5 = sicher)	×10
Hämatokrit %: Frau 42 – HKT, Mann 47 – HKT (Vorzeichen beachten!)	×6
$1 - \dfrac{\text{Gewicht}}{\text{Standardgewicht}} \cdot 100$ (Vorzeichen beachten)	± …
CDAI Summe	……

CDAI < 150 = inaktiv, > 150 = aktiv.

kung, seltener über anderen Kolonregionen. Bei M. Crohn ist eine entzündliche Resistenz im rechten Unterbauch besonders typisch.

Intestinale Komplikationen

Wichtigste, heute seltene Komplikationen der Colitis ulcerosa sind die schwere Blutung und das toxische Megakolon. Bei letzterem ist das Kolon massiv überbläht, druckempfindlich, mit verminderter Peristaltik bis zum paralytischen Ileus. Es kann zur gedeckten, selten freien Perforation mit Peritonitis und Sepsis kommen.

Häufige Komplikationen des M. Crohn sind Stenosen mit rezidivierendem Subileus, Konglomerattumoren mit Verdrängung und Beteiligung von Nachbarorganen, Abszesse und Fisteln v. a. im Enddarmbereich (anokutan, rektovaginal), aber auch entero-enteral, enterokutan und enterovesikal. Sog. chologene Diarrhöen entstehen durch mangelnde Resorption von Gallensalzen im Ileum (Entzündung, Resektion) und ihre Einwirkung auf das Kolon.

Ein erhöhtes Karzinomrisiko ist für die totale Colitis ulcerosa gut belegt. Es beginnt mit ca. dem 8. Krankheitsjahr und erreicht nach älteren Daten ca. 10 % nach 25 Jahren (heute wahrscheinlich weniger). Auch die linksseitige Colitis ulcerosa (ab ca. 15. Krankheitsjahr) hat ein – geringeres – Entartungsrisiko, nicht die Proctitis ulcerosa. Bei M. Crohn hängt das Risiko offenbar v. a. vom Ausmaß des Kolonbefalls ab.

Tabelle 23-19. Häufige extraintestinale Manifestationen/Komplikationen bei chronisch-entzündlicher Darmerkrankung

Gelenke	Arthralgien, periphere Arthritis, Sakroileitis
Haut	Erythema nodosum, Pyoderma gangraenosum
Mundschleimhaut	Aphthen
Augen	Episkleritis, Iridozyklitis, Uveitis
Blut	Anämie, Thrombosen
Leber, Gallenwege	Leberzellverfettung, Pericholangitis, Gallensteine, primär-sklerosierende Cholangitis
Niere	Nierensteine
Knochen	Osteopenie

Extraintestinale Manifestationen/Komplikationen
Siehe Tabelle 23-19.

23.3.3.2
Laboruntersuchungen

Entzündungsparameter (weißes Blutbild, BKS, CRP, Dysproteinämie in der Elektrophorese, Thrombozytose) helfen bei der hauptsächlich klinischen Einschätzung der Krankheitsaktivität. Eine Anämie kann durch Entzündung, Mangel an Eisen, Vitamin B_{12} (M. Crohn) oder Folsäure bedingt sein. Eine Hypokaliämie ist häufig, eine exsudative Enteropathie kommt vor. Wegen der Dünndarmbeteiligung betreffen weitere Mangelzustände v. a. den M. Crohn (Vitamin D, Kalzium, andere). Veränderungen von Leber- und Nierenparametern sowie Pankreasenzymen erfassen Beteiligungen dieser Organe und neben dem Blutbild unerwünschte Wirkungen von Medikamenten.

23.3.3.3
Mikrobiologie

Mikrobiologische Untersuchungen des Stuhls und von Schleimhautbiopsien dienen dem Ausschluß einer infektiösen Ursache bei Erstdiagnose und im Krankheitsschub.

23.3.3.4
Immunologie

Bei erhöhten Cholestaseenzymen können positive p-ANCA den Verdacht auf eine primär-sklerosierende Cholangitis bestärken.

23.3.3.5
Bildgebende Verfahren

Indikationen auch für chronisch-entzündliche Darmerkrankungen s. Übersicht 23-3. Anzufügen sind die endoskopische retrograde Cholangiographie (ERC), zunehmend auch MRC, zum Nachweis der primärsklerosierenden Cholangitis sowie Kontrastmittelinjektionen mit Röntgenaufnahmen direkt in Fisteln zur Darstellung ihres Verlaufs.

23.3.3.6
Endoskopie, Biopsie

Die Diagnose Colitis ulcerosa bzw. M. Crohn wird morphologisch gestellt. Endoskopie, Histologie und ggf. bildgebende Verfahren liefern in der Zusammenschau in der Regel charakteristische Befunde, auch wenn keine Methode letztlich beweisend ist, was die zumindest anfängliche Abgrenzung von anderen Enterokolitiden erschwert. In ca. 10 % bleibt bei alleinigem Kolonbefall die Differentialdiagnose initial offen („unklassifizierte Kolitis").

Koloskopisch ist die Mukosa bei Colitis ulcerosa in akutem Stadium kontinuierlich gerötet, ödematös verdickt und mit Fibrinstippchen, kleinen Blutungen und schließlich flachen Ulzera (Abb. 23-18) besetzt, wobei die Veränderungen vom Rektum nach proximal langsam auslaufen. Im chronischen Stadium ist sie atrophisch und weist meist entzündliche (Pseudo)polypen auf. Die Histologie zeigt eine ebenfalls kontinuierliche, proportionierte und in der Regel oberflächliche Entzündung mit Distorsion und Mikroabszessen der Krypten, Becherzellverlust und anderen Merkmalen.

Bei M. Crohn (Abb. 23-19) ist die Entzündung segmental, disproportioniert typischerweise mit Epitheloidzellgranulomen und Riesenzellen und von Anfang an transmural, was die Neigung zu Stenosen und Penetration in Nachbarorgane erklärt. Endoskopisch (Koloskopie, Ileoskopie, Ösophago-Gastro-Duodenoskopie) imponieren die Ulzera fissural in die Tiefe dringend, bei Abheilung hinterlassen sie strichförmige Narben.

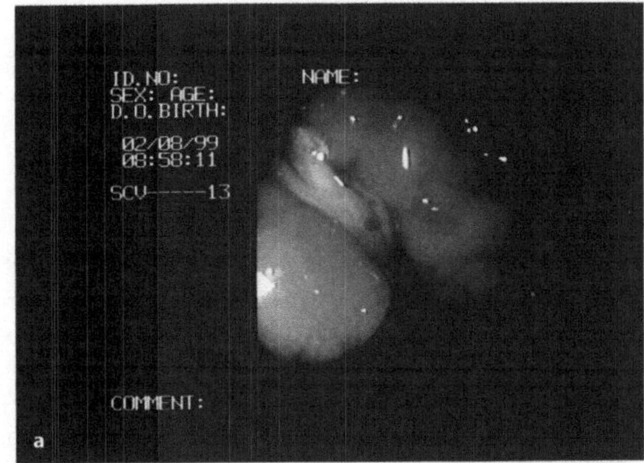

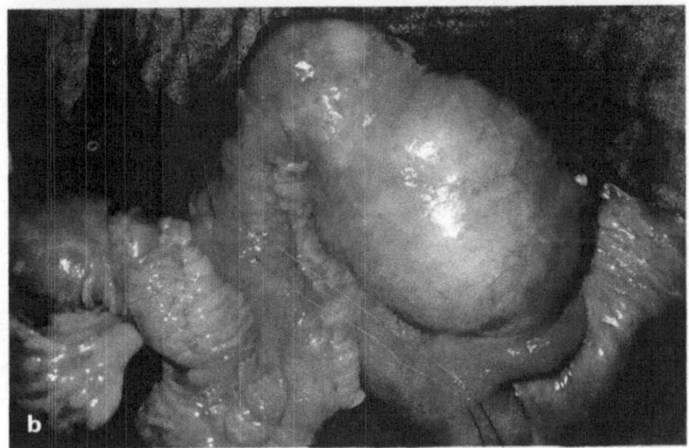

Abb. 23-19a, b. Fissurales Ulkus und Pflastersteinrelief (**a**), Dünndarmteilresektat mit mehreren Stenosen und prästenotischen Dilatationen (**b**) bei M. Crohn

Bei Überwachungskoloskopie (möglichst im inaktiven Stadium, ca. alle 1–2 Jahre ab Beginn des Risikos vgl. Abschn. 23.3.3.1) sollen ca. 3 Stufenbiopsien ca. alle 10 cm entnommen werden zum Nachweis von Dysplasien. Dysplasien in makroskopisch suspekten Bezirken (hier multiple Biopsien) werden als DALM bezeichnet (dysplasieassoziierte Läsion oder Masse).

23.3.4
Andere Enterokolitiden

Die meisten anderen Enterokolitiden sind Infektionskrankheiten und werden dort besprochen. Sofern sie chronisch verlaufen (z. B. intestinale Tuberkulose, Zytomegalie-Kolitis bei Immunschwäche) können sie den chronisch-entzündlichen Darmerkrankungen ähneln und müssen mit entsprechenden Methoden abgegrenzt werden.

23.3.4.1
Ischämische Enterokolitis

Vom akuten Mesenterialinfarkt (vgl. 23.9.1) sind Schädigungen des Dünn- und Dickdarms durch langsam

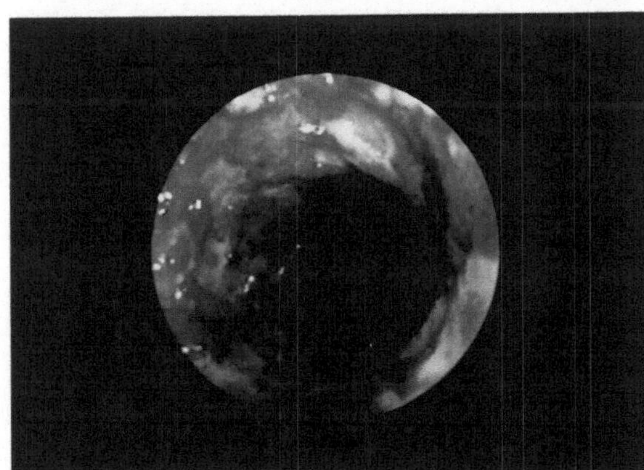
Abb. 23-18. Multiple Ulzera und kontinuierliche Entzündung bei Colitis ulcerosa

progrediente oder kleine periphere Verschlüsse der betroffenen Arterien abzugrenzen. Symptome sind rezidivierende, v. a. postprandiale Bauchschmerzen (Angina abdominalis) im betroffenen Gefäßbereich, Stuhlunregelmäßigkeiten mit u. U. blutigen Durchfällen und Gewichtsverlust. Ein arterielles Strömungsgeräusch kann hörbar sein.

Die Diagnose wird endoskopisch (oft kleinherdige oder segmentale Hämorrhagien und Gefäßveränderungen, Schleimhautatrophie, u. U. Ulzera, Stenosen) und arteriographisch gestellt. Eine Beteiligung des Darms bei Vaskulitis (z. B. systemischer Lupus erythematodes, Panarteritis nososa, M. Behcet) wird durch die Grundkrankheit nachgewiesen.

23.3.4.2
Exogene Schädigungen

Entscheidend ist hierbei die Anamnese.

Die Strahlenschädigung kann akut die Mukosa betreffen oder chronisch nach mehreren Monaten bis vielen Jahren auftreten, bedingt durch fortschreitende Gefäßobliteration mit Teleangiektasien, Fibrosierung und Atrophie. Es können sich Strikturen entwickeln. Unter den medikamentösen/chemisch induzierten Veränderungen sind Schädigungen durch nichtsteroidale Antirheumatika (Abb. 23-20) besonders häufig. Bei unklarem Rektumbefund ist auch an Manipulationen zu denken.

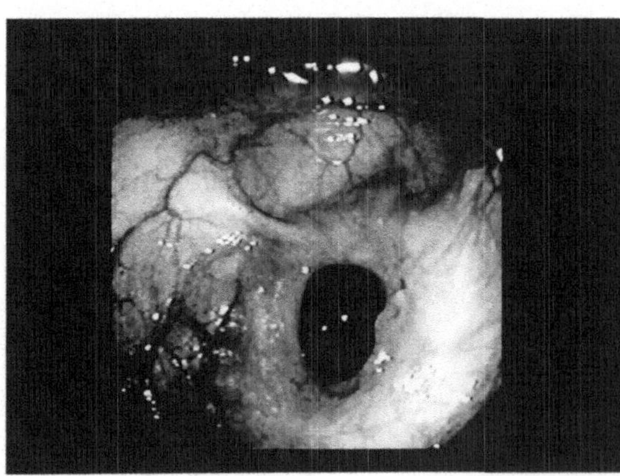

Abb. 23-20. Diaphragmale narbige Stenose nach nichtsteroidalen Antirheumatika bei rheumatoider Arthritis

23.3.4.3
Kollagenkolitis

Sie betrifft ganz überwiegend Frauen und ist durch wässrige Durchfälle, eine makroskopisch intakte Schleimhaut und histologisch durch ein breites subepitheliales Kollagenband charakterisiert.

23.3.4.4
Ulcus simplex recti

Bei vorderem Rektumprolaps kann starkes Pressen zu einer Verminderung der Blutzufuhr und damit zum meist solitären, oft bizarren Ulkus führen. In der Regel sind die Patienten obstipiert, Hauptsymptom sind Blutauflagerungen/-durchmischungen des Stuhls.

23.3.5
Divertikel
23.3.5.1
Dünndarmdivertikel

Im Dünndarm kommen Divertikel v. a. im Duodenum, seltener im Jejunum oder Ileum vor. Sie sind meist asymptomatisch. Das juxtapapilläre Duodenaldivertikel ist mit Gallensteinen assoziiert, große oder multiple Dünndarmdivertikel können zur bakteriellen Fehlbesiedlung führen. Aus dem Meckel-Divertikel mit ektoper Magenschleimhaut kann es zu massiven Blutungen kommen.

23.3.5.2
Dickdarmdivertikel

Einzeln oder (meist) multipel (Divertikulose) nimmt ihre Häufigkeit mit dem Alter auf ca. 50 % der Erwachsenen zu. Sie sind vornehmlich im Sigma/Colon descendens lokalisiert, seltener im rechten Hemikolon.

Anamnese und Befunde

Beschwerden
Nur ca. jeder 5. Divertikelträger wird symptomatisch. Im Vordergrund stehen rezidivierende Schmerzen im linken Unterbauch oft krampfartigen Charakters. Weitere Symptome können Meteorismus, Flatulenz und wechselndes Stuhlverhalten sein.

Anamnese
Manchmal geht eine Reizdarmanamnese voraus.

Befunde
Bei symptomatischen Patienten Druckschmerz meist im linken Unterbauch u. U. mit palpabler Darmwalze. Komplikationen treten in ca. 10 % auf.

Bei (Peri)divertikulitis kommen zu den dann akzentuierten Lokalsymptomen Fieber und Allgemeinsymptome hinzu. Rektal-digital kann der Douglas-Raum schmerzhaft werden („Linksseitenappendizitis"). Im betroffenen Gebiet können sich Stenosen entwickeln. Bei phlegmonöser Ausdehnung können die Beckenorgane sowie der Retroperitonealraum (Rückenschmerzen) und die Bauchhöhle mit Perforationsperitonitis, Abszessen und Fisteln beteiligt werden.

Eine Blutung aus dem Divertikelgrund tritt bei ca. 5 % der Divertikelträger auf, einmalig oder mehrfach.

Die Blutungen können von geringer Intensität oder massiv sein, stehen oft spontan und stammen relativ häufig aus rechtsseitigen Divertikeln.

Laboruntersuchungen
Entzündungsparameter, Blutbild, bei Verdacht auf Blasenbeteiligung Urinstatus.

Bildgebende Verfahren
Auch bei Divertikulitis ist die Sonographie eine geeignete Eingangsuntersuchung. Vielfach läßt sie die echoarm aufgelockerte, verdickte Darmwand mit den gasgefüllten, von echoarmer Wand umgebenen Divertikeln erkennen. Die Beteiligung der Umgebung kann durch ebenfalls echoarme,mantelförmige Strukturen um die Kolonwand darstellbar sein. Wird der Befund sonographisch nicht ausreichend geklärt, werden für die Beurteilung des Lumens Kontrasteinlauf oder CT mit Kontrastmittel, für die extraluminalen Komplikationen CT oder MRT herangezogen (Übersicht 23-3). Bei Bildgebung aus anderer Indikation sind Divertikel oft Zufallsbefunde. Bei laufender starker Blutung (>1 ml/min) kann die Mesenterialarteriographie den Kontrastmittelaustritt aus der Blutungsstelle nachweisen.

Endoskopie
Endoskopisch werden die Divertikel selbst (Abb. 23-21), entzündliche Veränderungen um den Divertikelabgang, Stenosen und ggf. Blut im Lumen gesehen. Bei den oft zahlreich benachbarten Divertikeln ist die Lokalisation der Blutungsquelle schwierig. Wegen erhöhter Perforationsgefahr sollte die Untersuchung mit sparsamer Luftinsufflation erfolgen.

Nuklearmedizin
Bei Blutungen ab ca. 0,5 ml/min kann die Lokalisation durch Anreicherung ^{99}Tc-markierter Erythrozyten gelingen.

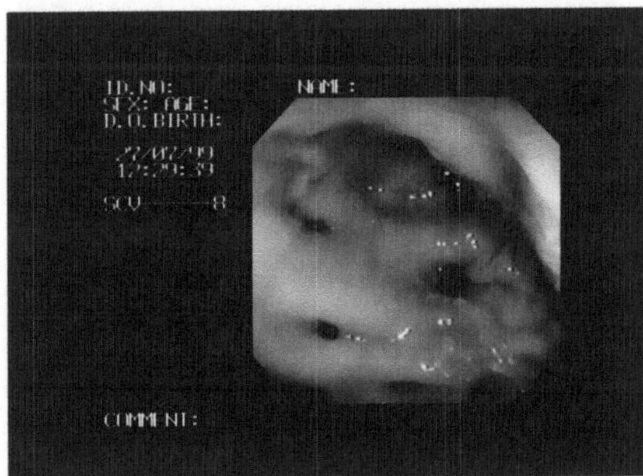

Abb. 23-21. Kolondivertikel

23.3.6
Angiodysplasien

Neben Divertikeln sind Angiodysplasien die häufigste Quelle einer akuten Kolonblutung im Alter. Sie finden sich hauptsächlich im Zökum und Colon ascendens, oft multipel und <10 mm, in ca. 10 % auch im Dünndarm. Die Diagnose erfolgt durch Endoskopie, bei laufender Blutung ggf. angiographisch oder nuklearmedizinisch (s. oben: „Nuklearmedizin").

23.3.7
Tumoren des Dünn- und Dickdarms
23.3.7.1
Anamnese und Befunde

Dünndarmtumoren
Primäre Neubildungen des Dünndarms machen nur <5 % aller gastrointestinalen Tumoren aus. Lymphome und neuroendokrine Tumoren werden an anderer Stelle besprochen (vgl. Hämatologie, Endokrinologie).

Unter den gutartigen Tumoren sind Adenome, Leiomyome, Lipome, Angiome und neurogene Tumoren (auch im Rahmen einer Neurofibromatose Typ 1) zu nennen. Multipel treten Hamartome bei juveniler Polyposis und Peutz-Jeghers-Syndrom auf, auf das periorale und orale Pigmentflecken aufmerksam machen. Primäre maligne, nichtendokrine Tumoren sind das Adenokarzinom und das Leiomyosarkom. Lymphome können sich bei langdauernder Sprue entwickeln, Karzinome bei Sprue und M. Crohn.

Falls überhaupt, fallen diese Tumoren durch Blutungen oder Obstruktionserscheinungen auf, bei Malignität erst spät durch Allgemeinsymptome. Die Diagnose wird durch Enteroklysma, CT, Arteriographie und manchmal erst bei der Operation gestellt.

Gutartige Tumoren des Kolons und Rektums
Mehr als 90 % sind sog. Polypen, die als breitbasige oder gestielte Vorwölbungen der Schleimhaut imponieren. Sofern sie nicht entzündlich bedingt sind (Pseudopolypen vgl. Abschn 23.3.3.5), handelt es sich um sog. hyperplastische Polypen (gutartige Epithelverdickungen, meist klein) oder Adenome, die als Präkanzerosen von großer Bedeutung sind (Adenom-Karzinom-Sequenz). Andere gutartige Neubildungen entsprechen denen des Dünndarms.

Beschwerden
In der Regel werden Polypen bei asymptomatischen Patienten durch die Vorsorgeuntersuchung auf fäkales okkultes Blut (FOB-Test, empfohlen ab 45. Lebensjahr jährlich) und anschließende Endoskopie entdeckt. Bei größeren Polypen können sichtbare Blutbeimengungen, Passagestörungen und bei villösen Rektumpolypen Schleimabgänge auftreten. Da sie endoskopisch

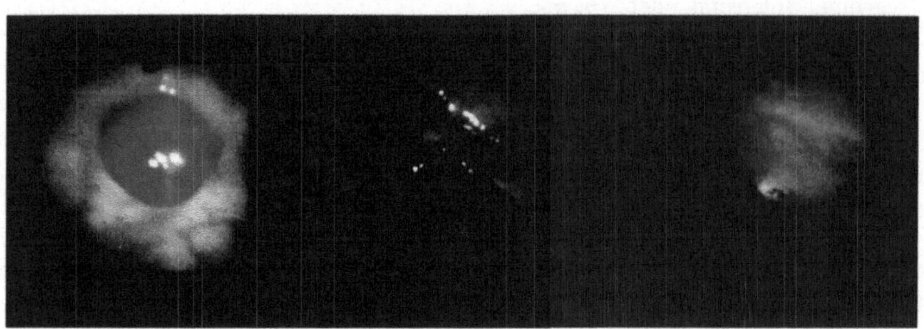

Abb. 23-22. Kolonadenom, Abtragung mit der Diathermieschlinge

abgetragen werden müssen (Abb. 23-22), darf man „Blut im Stuhl" keinesfalls z. B. auf Hämorrhoiden beziehen und die Koloskopie unterlassen.

> Jede Darmblutung muß endoskopisch abgeklärt werden!

Anamnese

Bei erblichen Polyposen ist die Familienanamnese von herausragender Bedeutung. Die familiäre adenomatöse Polypose (FAP, Variante Gardner-Syndrom mit Osteomen) ist durch >100 kolorektale (und duodenale) Adenome gekennzeichnet, wird autosomal dominant vererbt und führt unbehandelt zwischen dem 20. und 40. Lebensjahr praktisch immer, in attenuierter Form (< 100 Polypen) etwas später zum Kolonkarzinom. Auch bei juveniler Polypose (nicht beim singulären juvenilen Polypen) und Peutz-Jeghers-Syndrom ist das Malignitätsrisiko erhöht.

Befunde

Größere Polypen in den letzten 10 cm des Rektums sind zu tasten. Bei FAP in ca. 80 % der Fälle kongenitale Hypertrophie des retinalen Pigmentepithels bei der Augenhintergrundsspiegelung.

Kolorektale Karzinome

Kolorektale Karzinome sind in Deutschland mit ca. 50 000 Neuerkrankungen und ca. 30 000 Todesfällen pro Jahr die zweithäufigsten Tumoren bei Frauen und Männern. Etwa 90 % entstehen sporadisch aus adenomatösen Polypen, weshalb die Polypektomie die Zahl der Karzinome beträchtlich vermindert (in Studien um ca. 80 %). Wenige entstehen aus familiären Polyposen, aus chronisch-entzündlichen Darmerkrankungen und ohne Polypen als Vorläufer. Etwa 7 % sind hereditäre nichtpolypöse Kolonkarzinome (HNPCC, Definition s. Übersicht 23-4), was nur bedeutet, daß keine FAP und nicht, daß kein Adenom zugrunde liegt.

Beschwerden

Bei distalem Tumorsitz stehen frische rektale Blutungen sowie wechselndes Stuhlverhalten im Vordergrund, seltener tenesmenartige Unterbauchschmerzen und Schleimabsonderung, bei großen rechtsseitigen Tumoren eher schwarzer Stuhl, Anämie, Gewichtsabnahme und andere Allgemeinsymptome. Vor allem im linken, engeren Kolon kann es zu Stenoseerscheinungen mit Meteorismus ohne Flatulenz, Kotstau und Koliken bis zum Subileus/Ileus kommen.

Anamnese

Wegen des langsamen Tumorwachstums wird die Diagnose vielfach erst im fortgeschrittenen Stadium gestellt, auch bei Symptomen nicht selten verzögert durch Patient und/oder Arzt („Hämorrhoiden" s. o.). Immer ist die Familienanamnese zu erheben zur Erfassung der erblichen Disposition. Bei HNPCC kann die Tumorentwicklung auf das Kolon beschränkt sein (früher Lynch-Syndrom I) oder zusätzlich andere Organe betreffen, v. a. das weibliche Genitale (Lynch-Syndrom II).

Befunde

Unter Umständen tastbarer Tumor bei rektal-digitaler Untersuchung oder über dem Kolonrahmen. Zeichen der Anämie oder des (Sub)ileus. Bei HNPCC gynäkologische und andere Tumoren (Übersicht 23-4).

Übersicht 23-4. Erweiterte Amsterdam-Kriterien zur Diagnose des HNPCC (1998)

In der Familie müssen mindestens 3 Personen an einem HNPCC-assoziierten Tumor erkrankt sein (Karzinom im Kolorektum, Endometrium, Dünndarm, in den ableitenden Harnwegen einschließlich Nierenbecken). Dazu müssen alle folgenden Kriterien erfüllt sein:
- Einer der 3 Patienten ist ein Verwandter 1. Grades der beiden anderen Erkrankten.
- Mindestens 2 aufeinanderfolgende Generationen sind betroffen.
- Diagnose mindestens eines kolorektalen Karzinoms vor dem 50. Lebensjahr.
- FAP ist als Ursache der kolorektalen Karzinome ausgeschlossen.
- Tumoren sind histopathologisch verifiziert.

23.3.7.2
Laboruntersuchungen

Blutbild, Cholestaseenzyme bei Verdacht auf Lebermetastasen. Das karzinoembryonale Antigen ist für die Verlaufskontrolle von (beschränktem) Wert.

23.3.7.3
Humangenetik

Mutationen des sog. APC-Gens bei FAP bzw. der sog. DNS-Reparaturgene bei HNPCC können für Familienuntersuchungen genutzt werden.

23.3.7.4
Bildgebende Verfahren

Nach endoskopischer Diagnose dienen die bildgebenden Verfahren (Übersicht 23-3) der Erfassung der Tumorausbreitung, die entscheidend für die Therapie und neben anderen Merkmalen für die Prognose ist. In Deutschland ist die UICC/TNM-Klassifikation üblich (Übersicht 23-5), mit dem Präfix „p" (pTNM), wenn pathohistologisch bestätigt. Auch die ältere (modifizierte) Klassifikation nach Dukes wird verwendet:

A Mukosa,
B₁ Muscularis propria,
B₂ Penetration der Darmwand,
C Lymphknotenbefall,
D Fernmetastasen.

Übersicht 23-5. Stadien des kolorektalen Karzinoms nach UICC/TNM

Stadium		Ausbreitung
0	Tis	Mukosa
I	T1	Submukosa
	T2	Muscularis propria
II	T3	Serosa
	T4	Nachbarorgane
III	N1	<3 Lymphknoten (perikolisch/perirektal)
	N2	>3 Lymphknoten (perikolisch/perirektal)
	N3	Lymphknoten am (benannten) Gefäßstamm
Fernmetastasen (M)		v. a. Leber, Lunge

Ein Kolonkontrasteinlauf ist nur noch in Sondersituationen erforderlich, z. B. bei der Suche nach synchronem Tumor proximal einer endoskopisch nicht passierbaren Stenose. Die Endosonographie hat ihren festen Platz in der Stadieneinteilung des Karzinoms im Rektum.

23.3.7.5
Endoskopie, Biopsie

Entscheidender Schritt für die Diagnose von Kolontumoren ist die Koloskopie mit Entnahme meist mehrerer Biopsien oder Abtragung des Polypen möglichst im Gesunden. Das gesamte Kolon sollte eingesehen werden, um synchrone Tumoren zu erfassen. Besonders tubuläre Adenome kommen oft multipel vor. Das HNPCC ist im Gegensatz zum sporadischen Karzinom (häufigster Sitz Rektum bis Colon descendens) v. a. im rechten Kolon lokalisiert und neigt zu synchronen und metachronen Tumoren.

Bei Adenomen hängt die Karzinomhäufigkeit von der Größe (<1 cm ca. 1 %, 1–2 cm ca. 10 %, >2 cm ca. 45 %), vom Dysplasiegrad (gering ca. 5 %, mittelgradig ca. 20 %, hochgradig ca. 35 %) und vom histologischen Typ ab. Tubuläre Adenome enthalten seltener, tubulovillöse Adenome häufiger und villöse Adenome in ca. 45 % bereits Carcinomanteile. Gerade beim großen villösen Adenom ist oft in der Tiefe schon ein Karzinom entwickelt, das sich erst durch Schlingenbiopsie oder bei der Operation als solches herausstellt.

Der zeitliche Abstand von Kontrollkoloskopien richtet sich nach oben genannten Kriterien und v. a. danach, ob das Adenom im Gesunden (histologisch freier Polypenstiel) abgetragen wurde. Sind Adenome vollständig entfernt, genügt eine endoskopische Kontrolle nach 3 Jahren.

23.3.8
Erkrankungen des Analkanals und der Perianalregion

Genauer besprochen werden die Hämorrhoiden, die Analfissur, die Analfisteln und -abszesse sowie das Analkarzinom.

23.3.8.1
Hämorrhoiden

Hämorrhoiden sind eine Hyperplasie des arteriellen Hämorrhoidalplexus (Corpus cavernosum recti) und bei 75 % aller Menschen über 30 Jahren nachweisbar.

Anamnese und Befunde
Nach dem klinischen bzw. proktoskopischen Befund werden Hämorrhoiden in 4 Grade eingeteilt (Übersicht 23-6). Sie liegen meist bei 3, 8 bzw. 11 Uhr in Steinschnittlage.

Übersicht 23-6. Graduierung der Hämorrhoiden

Grad I:	nur proktoskopisch erkennbar
Grad II:	beim Pressen problabierend, spontane Retraktion
Grad III:	beim Pressen prolabierend, manuell reponibel
Grad IV:	konstant prolabiert, nicht reponibel

Grad I ist oft asymptomatisch. Hauptkomplikation ist die Blutung mit hellroten Blutspuren am Toilettenpapier, Blutauflagerung auf dem oft harten Stuhl, Nachtropfen nach der Defäkation oder selten massiver. Ohne Abklärung darf man Blutungen nie auf Hämorrhoiden beziehen (s. o.), obwohl sie die weitaus häufigste Ursache sind. Weitere Komplikationen höhergradiger Hämorrhoiden sind Pruritus, nässende Ekzeme, Inkontinenzerscheinungen, Analprolaps, Thrombosen und Inkarzerationen.

Abzugrenzen sind andere knotige Veränderungen der Analregion wie Marisken (Hautlappen, klinisch bedeutungslos), die akut sehr schmerzhafte (livide, prall elastische, von Haut überzogene) Perianalthrombose, hypertrophe Analpapillen/Fibrome, spitze (humanes Papillomavirus, HPV) oder breite (Lues) Kondylome sowie Tumoren.

23.3.8.2
Analfissur

Anamnese und Befunde
Wegen der Beteiligung des Anoderms distal der Linea dentata ist die akute Analfissur wie die Perianalthrombose sehr schmerzhaft. Sie beginnt zwar mit Einrissen im Analkanal, läuft aber bis an den Analrand als mehr oder weniger tiefes, strichförmiges oder oväläres Ulkus aus, bei chronischer Fissur mit sog. Vorpostenfalte (entzündlich infiltrierter Zapfen).

Insbesondere wenn eine Fissur nicht an typischer Stelle in der Mittellinie liegt (18, selten 12 Uhr Steinschnittlage), ist an eine disponierende Erkrankung zu denken (M. Crohn, Infektionen, Immunschwäche, Trauma).

Die Schmerzen steigern sich bei der Passage des Stuhls, dem ein schmaler Blutstreifen aufgelagert sein kann. Reflektorisch ist der Analsphinkter kontrahiert, was zusammen mit den Schmerzen für die rektal-digitale Palpation und Proktoskopie oft eine Analgesie erforderlich macht. Man erkennt den distalen Fissurausläufer aber meist schon bei vorsichtiger Spreizung des Anus.

23.3.8.3
Analfistel und anorektaler Abszeß

Die meisten Analfisteln entstehen durch Infektion der zu den Proktodealdrüsen führenden Morgagni-Krypten (Kryptitis, kryptoglanduläre Fistel). Andere Grunderkrankungen sind Fissuren, M. Crohn des Rektums, Karzinom, Bestrahlung und Chlamydieninfektion.

Anamnese und Befunde
Die Fisteln können blind enden, sich verzweigen, Ursache von Abszessen werden (perianal, intrasphinktär, ischiorektal, supralevatorisch) und zu Nachbarorganen durchbrechen (v. a. Perianalhaut, selten Vagina, Urethra). Vom Kolon oder Dünndarm ausgehende Fisteln z. B. bei M. Crohn können ähnlich imponieren. Für das chirurgische Vorgehen ist die Beziehung zum Analsphinkter (inter-, trans-, supra-, extrasphinktär) von entscheidender Bedeutung.

Symptom penetrierter Fisteln ist der Abgang von eitrigem Sekret und manchmal Blut, Stuhl oder Darmgas, spontan oder auf Druck. Undrainierte Abszesse sind schmerzhaft insbesondere beim Sitzen, bei oberflächlicher Lage sieht man die rötliche, pralle perianale Schwellung. Rektal-digital kann man den Quellfistelabgang oft knötchenförmig, einen submukösen/intersphinktären Verlauf als Strang tasten. Proktoskopisch ist der Fistelabgang zu erkennen oder wenigstens zu vermuten und dann zu sondieren.

Der Verlauf kann durch Farbstoffinjektion mit Austritt an anderer Stelle verfolgt werden. Fistel- und Abszeßdarstellungen durch Röntgenkontrastmittel, Endosonographie, MRT/CT können bei komplizierten Verhältnissen („Fuchsbau") nötig werden.

23.3.8.4
Analkarzinom

Nur ca. 2 % der Karzinome entstehen in der Analregion. Davon sind ca. 80 % Plattenepithelkarzinome der Analhaut, die übrigen gehen vom Übergangsepithel oder der Mukosa des Analkanals aus. Für die Therapie spielen Stadium und Primärlokalisation eine Rolle, nicht aber der histologische Typ.

Anamnese und Befunde
Es besteht eine Assoziation zur Infektion mit HPV 16 und 18, weshalb der Tumor bei rezeptiven Homosexuellen gehäuft vorkommt. Symptome sind eine fühlbare Verhärtung, Blutungen, Schmerzen oder nur eine Änderung der Stuhlgewohnheiten mit Entleerungsproblemen. Die Leistenlymphknoten können derb vergrößert sein.

Die Diagnose erfolgt durch Biopsie und histologischen Nachweis. Die Stadieneinteilung berücksichtigt die Größe des Primärtumors, eine eventuelle Ausbreitung in Nachbarorgane und drainierende Lymphknoten sowie Fernmetastasen. Zur lokalen Diagnostik eignen sich Palpation, Endosonographie und MRT/CT des Beckens.

Literatur

Siehe Ende Kap. 23.

23.4
Funktionelle gastrointestinale Erkrankungen und Motilitätsstörungen

A.G. Klauser

23.4.1
Funktionelle gastrointestinale Erkrankungen: funktionelle Dyspepsie und Colon irritabile

Definition Funktionelle Beschwerden

Unter funktionellen gastrointestinalen Erkrankungen versteht man Beschwerden, für die nach einer konventionellen diagnostischen Abklärung keine klassische „organische" Ursache gefunden worden ist.

Da die konventionelle Diagnostik vorwiegend nach biochemischen oder strukturellen/makroskopisch-anantomischen Veränderungen sucht, erfolgt so der Ausschluß klassischer organischer Erkrankungen. Das impliziert in aller Regel, daß funktionelle Erkrankungen eine quoad vitam günstige Prognose haben.

Eine gewisse Unschärfe des Begriffs „funktionell" ergibt sich dadurch, daß nicht allgemeingültig festgelegt ist, welche organische Erkrankungen mit welchen diagnostischen Methoden ausgeschlossen werden müssen, um die Ausschlußdiagnose einer funktionellen Erkrankung zu rechtfertigen (Drossman et al. 1994; Müller-Lissner et al. 1999).

Eine an den Symptomen orientierte Definition stellen die sog. Rome-Kritrien dar. Eine sinnvolle Unterscheidung erfolgt zunächst dahingehend, ob der untersuchende Arzt die Beschwerden auf den oberen Gastrointestinaltrakt (funktionelle Dyspepsie) oder den unteren Gastrointestinaltrakt (Colon irritabile) bezieht.

23.4.1.1
Anamnese und Befund

Funktionelle Dyspepsie – Kriterien auf der Basis der Rome-Kriterien

Mehr als 3 Monate Schmerzen oder Mißempfindung mit Hauptschmerzlokalisation im oberen Abdomen ohne klinische, biochemische, endoskopische oder sonographische Hinweise auf eine (bekannte) organische Erkrankung als eine mögliche Erklärung der Beschwerden.

Manchmal unterteilt man in 3 Untergruppen:

1. Dyspepsie vom Ulkustyp:
   - Schmerzen im oberen Abdomen und/oder
   - streng epigastrisch lokalisierter Schmerz,
   - Schmerz postprandial besser bei mehr als 25 %

der Mahlzeiten,
   - Schmerz oft gebessert durch Antazida oder H_2-Blocker,
   - Schmerz unmittelbar vor dem Essen oder wenn hungrig,
   - Schmerz, der den Patienten nachts weckt,
   - schubweiser Verlauf der Schmerzen (mindestens 2 Wochen schmerzfrei, dann wieder Wochen oder Monate Schmerzen).
2. Dyspepsie vom Dysmotilitätstyp:
   - Schmerz ist nicht dominant, sondern chronische Mißempfindung im oberen Abdomen und/oder
   - frühes Sättigungsgefühl,
   - postprandiales Völlegefühl,
   - Übelkeit,
   - rezidivierendes Würgen/Erbrechen,
   - Gefühl des aufgetriebenen Abdomens ohne sichtbares Korrelat,
   - obere abdominelle Mißempfindung, die durch Nahrungsmittel verstärkt wird.
3. Unspezifische Dyspepsie:
   - Dyspepsie weder vom Ulkus- noch Dysmotilitätstyp.

Bei älteren Einteilungen werden die Dyspepsie vom Refluxtyp und die Aerophagie zusätzlich abgegrenzt. Wenn Refluxbeschwerden das klinische Bild beherrschen und damit eine Dyspepsie vom Refluxtyp vorliegt, ist eine gastroösophageale Refluxerkrankung hochwahrscheinlich. Deshalb sollte dieser Symptomenkomplex nicht der Dyspepsie, sondern der Refluxkrankheit zugeordnet werden. Die Aerophagie ist zu selten, für die Einteilung der Dyspepsie von Bedeutung zu sein (Klauser et al. 1990).

Häufig gebrauchte Synonyme zum Begriff der funktionellen Dyspepsie sind Termini wie Non-Ulcer Dyspepsia, chronische Gastritis (als klinischer Begriff, nicht im Sinn eines histologischen oder endoskopischen Befundes), Übersäuerung, Reizmagen, psychogene Oberbauchbeschwerden u. a.

Colon irritabile, „Irritabile Bowel Syndrome" (IBS)

Mehr als 3 Monate andauernde oder intermittierende Symptome:

1. Abdominelle Schmerzen oder Mißempfindungen, die
   a) durch Defäkation gebessert werden und/oder
   b) mit einer Änderung der Stuhlfrequenz oder -konsistenz einhergehen.
3. Mehr als eines der folgenden, mindestens an 4 Gelegenheiten oder 4 Tagen:
   d) abnorme Stuhlfrequenz von weniger als 3 Defäkationen pro Woche oder mehr als 3 Defäkationen pro Tag,
   e) abnorme Stuhlkonsistenz: schafkotartig oder nicht geformt/wäßrig,

f) abnorme Defäkation: Pressen, Dranggefühl, Gefühl der inkompletten Entleerung,

g) Abgang von Schleim,

h) Blähungen oder das Gefühl des aufgetriebenen Abdomens.

Diese Symptomatik ist allerdings wenig diskriminativ in doppeltem Sinn. Erstens kann anhand der Symptomatik die Unterscheidung zwischen klassischen organischen und funktionellen Erkrankungen nicht getroffen werden. Zweitens kann, obwohl das z. B. die Einteilung der funktionellen Dyspepsie in Untergruppierungen in der allgemein akzeptierten Definition suggeriert, anhand der Symptomatik die zugrunde liegende Art der funktionellen Störung nicht vorhergesagt werden.

Bei kritischer Überprüfung entbehrt diese nach Symptomgruppen getroffene Einteilung der pathophysiologischen Grundlage und sagt auch das Ansprechen auf eine entsprechende probatorische Therapie nicht voraus. Zum Beispiel sagt postprandiales Völlegefühl weder eine objektivierbare Dysmotilität im Sinne etwa einer Magenentleerungsstörung noch ein Ansprechen auf eine Probetherapie mit Prokinetika mit akzeptabler Genauigkeit voraus. Bei einem wesentlichen Teil der Patienten bestehen oder entwickeln sich Überlappungen zwischen der funktionellen Dyspepsie und dem Colon irritabile.

Ob dabei tatsächlich eine generalisierte Störung des gesamten Gastrointestinaltrakts vorliegt, ist unklar. In Ermangelung besserer Kriterien muß man sich in der Praxis doch häufig an der Symptomatik orientieren. Die körperliche Untersuchung ist in aller Regel ebenfalls nicht hilfreich.

Zu dem bisher gesagten gibt es zwei wichtige Ausnahmen.

1. Eindeutige *Alarmsymptome* (Tabelle 23-20), weisen auf eine organische Ursache der Beschwerden hin.
2. Wenn die typischen Refluxsymptome Sodbrennen oder saure Regurgitation das Beschwerdebild im Sinne einer dominanten Symptomatik klar beherrschen, kann die Diagnose einer gastroösophagealen Refluxerkrankung mit hoher Wahrscheinlichkeit gestellt werden.

Tabelle 23-20. Alarmsymptome

- Hämatemesis
- Teerstuhl
- Blut ab ano
- Gelbsucht
- Fieber
- Wechsel der Stuhlgewohnheiten
- Ungewollte Gewichtsabnahme
- Rasche Progredienz der Beschwerden
- Fieber
- „Schwerkranker Patient"

23.4.1.2
Strategie der Diagnostik

Das erste Ziel der apparativen Diagnostik bei den funktionellen Erkrankungen ist, organische Erkrankungen als Ursache der Beschwerden auszuschließen und damit die „Diagnose" einer funktionellen gastrointestinalen Erkrankung zu stellen. Dabei sollten v. a. prognostisch schwerwiegende Erkrankungen, insbesondere Karzinome, frühzeitig ausgeschlossen werden.

Als Basisdiagnostik sind sinnvoll ein im Umfang überschaubares klinisch-chemisches Labor, eine abdominelle Sonographie und die Ösophagogastroduodenoskopie bzw. Ileokoloskopie. Andere diagnostische Methoden werden diese Basisdiagnostik im Einzelfall ergänzen müssen. Meistens macht es keinen Sinn, wegen der gleichen Beschwerden schon durchgeführte Diagnostik zu wiederholen. Bei seit Jahren bis Jahrzehnten vorliegenden Beschwerden ist es sehr unwahrscheinlich, daß eine schwere, prognostisch ungünstige Erkrankung die Ursache der Beschwerden darstellt. Andererseits sollte bei einem eindeutigen Wechsel der Symptomatik eine erneute konventionelle Diagnostik erwogen werden.

Das zweite Ziel der apparativen Diagnostik ist, beim Vorliegen funktioneller Erkrankungen definierte Störungen, die möglichst einer spezifischen Therapie zugänglich ist, zu finden. Mit dem rationellen Einsatz von funktionell orientierten Untersuchungsmethoden gelingt es tatsächlich in etwa der Hälfte der Patienten mit funktioneller Dyspepsie bzw. Colon irritabile, eine genauer pathophysiologisch definierte Störung oder Erkrankung zu diagnostizieren. Die dabei zur Anwendung kommenden diagnostischen Methoden sind großenteils im Folgenden abgehandelt (s. auch Abschn. 23.4.2.2).

Einige Punkte sollen aber hier noch kurz Erwähnung finden. Gastrointestinale Beschwerden können Nebenwirkungen von Medikamenten sein. Eine genaue Medikamentenanamnese und ein Auslaßversuch dahingehend, falls möglich, sind sinnvoll. Nahrungsmittelunverträglichkeiten bzw. echte Nahrungmittelallergien sind wohl selten, selbst chronischer Alkoholismus spielt offensichtlich eine untergeordnete Rolle. Nahrungsmittelallergien führen in der Regel zu entsprechenden Allgemeinsymptomen wie Urtikaria, Asthma etc. und sind sehr schwierig zu objektivieren.

Oft werden auch „psychogen" und „funktionell" bei chronischen nichtorganischen Beschwerden synonym gebraucht. Dies ist sicher nicht gerechtfertigt. Es ist unklar, ob psychische Alterationen tatsächlich Ursache und nicht Folge der meist chronisch verlaufenden funktionellen Erkrankungen sind. Wenn geeignete Kontrollgruppen zum Vergleich herangezogen werden, etwa Patienten mit chronischer Colitis ulcerosa, lassen sich keine signifikanten Unterschiede bei Scores für

Ängstlichkeit, Depression, neurotische Verhaltensweisen etc. mehr nachweisen.

Auch die Tatsache, daß mit den heute verfügbaren funktionell orientierten diagnostischen Methoden bei etwa der Hälfte der Patienten eine nicht unmittelbar psychogene Ursache der Beschwerden gefunden werden kann, spricht gegen eine psychogene Ursache bei der Mehrzahl der Patienten.

23.4.2
Motilitätsstörungen

Unterschieden werden hypermotile und hypomotile Störungen. Hypermotile Störungen zeichnen sich durch inadäquat hohe Druckamplituden oder inadäquate Spontanaktivität aus. Hypomotile Störungen sind durch zu niedrige Amplituden bzw. durch ein Fehlen einer adäquaten Aktivität gekennzeichnet. Da die Motilität ein sehr komplexes und komplex reguliertes Phänomen darstellt, sind diese vereinfachenden Vorstellungen sicher nur eine grobe didaktische Hilfskonstruktion. Gelegentlich kann man anhand der Motilitätsmuster z. B. bei der Manometrie primär neurogene von primär myogenen Schädigungen als Ursache der Motilitätsstörung unterscheiden. Primär neurogene Störungen zeichnen sich durch Veränderungen der Motilitätsmuster bei normalen Druckamplituden der noch stattfindenden Kontraktion aus, primär myogene Störungen durch deutlich erniedrigte Druckamplituden bei erhaltenem Motilitätsmustern.

23.4.2.1
Anamnese und Befund

Häufig ist die Symptomatik von Motilitätsstörungen so unspezifisch, daß nicht einmal die organbezogene Zuordnung erfolgen kann (s. auch Abschn. 23.4.1. „Funktionelle gastrointestinale Erkrankungen"). Bei manchen Patienten gelingt es allerdings ganz gut, eine Vorstellung der zugrunde liegenden Motilitätsstörung zu gewinnen, wenn auch die Diagnose nur selten ausschließlich auf dem Boden des individuellen Beschwerdebildes erfolgen kann.

Die exakte Kenntnis der zu erwartenden Symptomatik hilft aber immerhin, die apparative Diagnostik durch eine gezielte Auswahl der Methode überschaubar zu halten. Der körperliche Untersuchungsbefund trägt zur Diagnosestellung in aller Regel nichts bei, wenn klassische organische Erkrankungen ausgeschlossen sind.

Gastroösophageale Refluxerkrankung

Die Besprechung der gastroösophagealen Refluxerkrankung erfolgt im entsprechenden Kapitel. Hier soll nur der Aspekt der endoskopienegativen Refluxerkrankung als „funktionelle Erkrankung" dargestellt werden. Die Refluxerkrankung kann sich manifestieren:

1. Mit den typischen Refluxsymtomen Sodbrennen und saure Regurgitation. Falls diese Refluxsymptome das Beschwerdebild als dominante Symptome klar beherrschen, kann die Diagnose einer Refluxerkrankung mit hohem positivem Vorhersagewert gestellt werden. Allerdings liegt die Sensitivität dieser dominanten Refluxsymptome unter 50 %.
2. Mit unspezifischen Symptomen im Sinne einer funktionellen Dyspepsie. Etwa 50 % aller Refluxpatienten ohne Refluxösophagitis leiden nur unter unspezifischen dyspeptischen Symptomen. Andererseits ist bei knapp der Hälfte der Patienten mit funktioneller Dyspepsie eine Refluxerkrankung die Ursache der Beschwerden.
3. Mit atypischen Symptomen, z. B. chronischem Husten, intrinsischem Asthma bronchiale und anderen pulmonalen Syndromen, chronischer Heiserkeit, pektanginösen Beschwerden (inkl. Belastunsabhängikeit). Bei etwa 50 % der Patienten mit sog. „non cardiac chest pain" erklärt eine Refluxerkrankung die Beschwerden.
4. Oligo-/asymptomatisch. Selbst Patienten mit schwerer Refluxösophagitis können beschwerdefrei sein. Der sog. „water brash", die anfallsweise Hypersalivation, ist ein äußerst seltenes, evtl. refluxassoziiertes Symptom.

Diagnose s. auch unten: „24-h-pH-Metrie des Ösophagus".

Ösophagospasmus und Nußknackerösophagus

Ösophagusmanometrische Befunde zeigt Tabelle 23-21.

Da der Ösophagospasmus und der Nußknackerösophagus die gleiche Symptomatik haben und in longitudinalen Untersuchungen auch von den primär definierenden Motilitätsphänomenen überlappen, werden

Tabelle 23-21. Ösophagusmanometrische Befunde

Pathognomonischer Befund	abnormes Motilitätsverhalten
Ösophagospasmus	– simultane, nicht peristaltisch fortgeleitete Kontraktionen, – > 5/10 2gipflige, > 0/10 3gipflige Kontraktionen, – Edrophoniumtest +
Nußknackerösophagus	– Amplituden im tubulären Ösophagus > 135 mm Hg
Achalasie	– Keine vollständige schluckassoziierte Erschlaffung des LES, „common cavity"
„Vigorous achalasia"	– Achalasie + Ösophagospasmus
Hypomotiler Ösophagus	– Amplituden im tubulären Ösophagus < 35 mm Hg
Sklerodermaösophagus	– Hypomotiler Ösophagus, deutlich erniedrigter Druck im LES
Hypertensiver LES	– Druck im LES > 40 mm Hg

beide Erkrankungen gemeinsam besprochen. Leitsymptom ist der anfallsweise auftretende retrosternale Schmerz. Dieser kann durch den Schluckakt, besonders auf sehr kalte oder sehr heiße Speisen, ausgelöst werden (Odynophagie). Dann ist die ösophageale Genese der Schmerzen evident.

Oftmals treten die Schmerzen aber spontan auf, gelegentlich werden sie durch körperliche Aktivität ausgelöst. Da sowohl der Ösophagospasmus als auch der Nußknackerösophagus auf Nitropräparate oder Kalziumantagonisten ansprechen können, werden die Beschwerden zunächst häufig als typische Angina pectoris verkannt.

Nach definitivem Ausschluß einer kardialen Genese erklärt ein Ösophagospasmus/Nußknackerösophagus in etwa 25 % der Fälle von „non cardiac chest pain" die Beschwerden. Gelegentlich kommt es auch zur Dysphagie, also dem Gefühl des Steckenbleibens eines Nahrungsbolus im Ösophagus. Falls das Korrelat dann tatsächlich eine Bolusimpaktation ist, ist die vom Patienten angegebene subjektive Höhenlokalisation notorisch unzuverlässig.

Diagnose s. auch: „Ösophagusmanometrie".

Achalasie

Ein Leitsymptom der Achalasie ist die *Dysphagie.* Im Gegensatz zur organisch fixierten Stenose betrifft diese Dysphagie sowohl feste, weiche und flüssige Nahrungsbestandteile gleichermaßen. Die Dysphagie erreicht oft relativ rasch ein dann über die Jahre gleichbleibendes Niveau und läßt sich damit klinisch von der progredienten Dysphagie maligner Stenosen unterscheiden. Patienten entwickeln gelegentlich eigenartige Manöver, um die zugeführte Nahrung doch in den Magen weiterzubefördern, so z. B. Valsalva-Manöver, Arme über den Kopf heben etc.

Ein weiteres Leitsymptom ist die *Regurgitation* nicht saurer, unverdauter, z. T. tags zuvor zugeführter Nahrungsbestandteile.

Die Regurgitation wird auch oft willkürlich provoziert, um das unangenehme Gefühl der im Ösophagus retinierten Speisen zu beheben. Die Patienten nehmen über den oft jahrelangen Verlauf deutlich an *Gewicht* ab.

Wird das Symptom Regurgitation bei jungen Frauen mit (willkürlich ausgelöstem) Erbrechen verwechselt, ist die häufigste klinische Fehldiagnose „Anorexia nervosa" gebahnt. Gelegentlich kommt es besonders am Beginn der Beschwerden auch zu Phasen anfallsweiser retrosternaler Schmerzen. Es ist unklar, ob dies einer spastischen Komponente („vigorous achalasia") entspricht.

Manche Patienten klagen auch über dauernde dumpfe *retrosternale Schmerzen* (Ösophagitis durch Stase?). Bei 30–50 % der Patienten kommt es durch Aspirationen zu *pulmonalen Symptomen.* Zum Ausschluß organischer Erkrankungen, insbesondere eines Kardia-Karzinoms, sollte zunächst eine Ösophagogastroduodenoskopie (mindestens 24 h nüchtern!) erfolgen. Die Sicherung der Diagnose erfolgt durch einen Bariumbreischluck und die Ösophagusmanometrie (s. auch unten).

Gastroparese

Die idiopathische Gastroparese ist durch sehr unspezifische Symptome gekennzeichnet. Als hinweisend können noch gelten postprandiales Völlegefühl, frühes Sättigungsgefühl, Gefühl des aufgetriebenen Abdomens (fast immer ohne objektives Korrelat), Übelkeit, Würgreiz, Erbrechen von sauren, teilweise verdauten Nahrungsbestandteilen, Aufstoßen von Luft.

Häufig liegen jedoch auch epigastrische Schmerzen und gelegentlich auch Refluxymptome vor. Das klinische Bild ist damit häufig so bunt, daß es nicht gelingt, die Verdachtsdiagnose schon anhand der Beschwerden zu stellen. Zum Ausschluß organischer Erkrankungen, insbesondere von Stenosen, ist eine Ösophagogastroduodenoskopie obligat. Bei der Endoskopie kann auch eine Speisenretention ohne mechanische Stenose auf eine Gastroparese hinweisen. Ansonsten s. auch: „Szintigraphische Magenentleerungsmessung". Sehr selten kann auch eine gastroduodenale Manometrie sinnvoll sein.

Chronische idiopathische intestinale Pseuodobstruktion (CIIP), idiopathisches Megakolon

Die Symptomatik entspricht einem mechanischen (Sub)ileus ohne Obstruktion. Die Patienten leiden unter intermittierenden oder andauernden epigastrischen Schmerzen, dem Gefühl und auch objektivierbarer Distension des Abdomens, Borborygmus, Übelkeit und Erbrechen, gelegentlich sogar von fäkulentem Material. Das Erbrochene ist oft die tags zuvor zugeführte Nahrung. Bei Ösophagusbeteiligung können Dysphagie, Odynophagie und Refluxsymptome hinzukommen, bei Magenbeteiligung lassen sich manchmal die unspezifischen Symptome der Gastroparese etwas betont herausfragen.

Bei ausgeprägter Dünndarmbeteiligung kann bei einer bakteriellen Überwucherung durch die Stase eine Diarrhö und Malabsorption führendes Symptom sein. Die Patienten verlieren in aller Regel erheblich an Gewicht, der Allgemeinzustand ist mäßig durch die Malnutrition.

Beim *idiopathischen Megakolon,* das traditionellerweise als eigenständige Erkrankung benannt wird, aber höchstwahrscheinlich zum Formenkreis der Pseuodobstruktion dazuzuzählen sein dürfte, liegt eine hartnäckige Obstipation vor, die sich bei bakteriellen Überwucherung oft durch schwallartige Diarrhö entleert. Gewichtsverlust und Malnutrition sind beim Megakolon selten. Die Diagnostik erfordert zunächst den

Nachweis von Ileuszeichen (Spiegel in der Abdomen-übersicht), eine mechanische Obstruktion läßt sich aber bei weiterer Abklärung nicht finden. Bei Dünndarmbeteiligung kann die gastroduodenale Manometrie stützende Befunde erheben (s. auch: „Gastroduodenale Manometrie").

Chronische Obstipation

Die chronische Obstipation ist definiert als die Notwendigkeit heftigen Pressens bei mehr als 25 % aller Defäkationen, um eine Entleerung zu erzielen, und/oder eine Stuhlfrequenz von weniger als 3 Entleerungen/Woche mit Beschwerden. Bei etwa 1/3 der betroffenen Patienten läßt sich ein verlangsamter Kolontransit (s. auch „slow transit constipation") und bei etwa einem weiteren Drittel eine Funktionsstörung der Defäkation (s. auch unten: „Outlet Obstruction") nachweisen.

Beim restlichen Drittel ist auch bei einer diagnostischen Aufarbeitung mit den derzeit zur Verfügung stehenden funktionellen diagnostischen Methoden keine definierte Motilitätsstörung nachweisbar. Im Gegensatz zu den ersten beiden Gruppen („slow transit constipation", „outlet obstruction") spricht die letztere in aller Regel gut auf eine Therapie mit Ballaststoffpräparaten an.

„Slow Transit Constipation"

Die chronische Obstipation wird den funktionellen Erkrankungen zugeordnet. Bei etwa 50–70 % der Patienten läßt sich aber eine genauer definierte Störung der Motilität nachweisen, bei etwa der Hälfte von diesen eine „slow transit constipation", also eine Obstipation mit deutlich verlangsamten Kolontransit. Die Symptomatik entspricht von der Art her der idiopathischen Obstipation, tendiert aber zu sehr schwerer Ausprägung mit erheblicher Beeiträchtigung der Lebensqualität der Patient(inn)en.

Patienten mit „slow transit constipation" leiden unter Defäkationsproblemen wie hartem und seltenem Stuhlgang, der nur mit heftigem Pressen zu gewährleisten ist. Zusätzlich treten bei den Patienten abdominelle Schmerzen, das Gefühl des aufgetriebenen Abdomens, Borborygmus und Blähungen auf, die durch die oft empfohlene Therapie mit Ballaststoffen erheblich verstärkt werden können.

In unserem Krankengut hat kein Patient mit „slow transit constipation" auf Ballaststoffe gut angesprochen.

Patienten mit chronischen Obstipation ohne „slow transit" oder „outlet obstruction" sprechen dagegen in etwa 70 % der Fälle symptomatisch gut auf Ballaststoff an. Die definierende Diagnose wird mit der Transitzeitmessung des Kolons gestellt (s. auch unten: „Markertransit des Kolons").

„Outlet Obstruction"

Bei bis zu 30 % der Patienten läßt sich als Ursache der Beschwerden eine Defäkationsstörung im Sinne einer „outlet obstruction" nachweisen. Bei einem Teil dieser Patienten liegt eine Symptomatik vor, die hinweisend ist. Patienten mit „outlet obstruction" klagen oft über das Gefühl der inkompletten Entleerung nach einem Defäkationsversuch, das Gefühl eines Defäkationhindernisses, die Unmöglichkeit, die Defäkation zu initiieren, die Notwendigkeit zum heftigen Pressen, um zu entleeren, einen plötzlichen Stop bei der Defäkation, nach erfolgter Defäkation baldig erneuter Stuhldrang, hohe Stuhlfrequenz (sic!) mit kleinen Entleerungsvolumina.

Viele Patienten bringen die Entleerung nur mittels manueller Manipulation oder mit mechanischen Hilfsmitteln in Gang. Häufig berichten die Patienten, daß sie den Stuhl praktisch flüssig einstellen müssen, um entleeren zu können. Diagnose s. auch unten: „Defäkographie" und „Anorektale Manometrie".

Biliäre Dyskinesie

Eine Motilitätsstörung des Oddi-Sphinkter kann Ursache von Oberbauchbeschwerden sein. Die Symptomatik bzw. das Befundszenario sind folgende: typische biliäre Schmerzen, Erhöhung der AST oder APH über das doppelte der Norm an zwei Gelegenheiten ohne andere Ursache und über 45 min verzögerter Kontrastmittelabfluß aus einem über 12 mm erweiterten Ductus choledochus bei einer sonst unauffälligen ERCP.

Typ I wird durch alle Kriterien, Typ II durch ein oder zwei der objektiven Kriterien und Typ III aus-

Tabelle 23-22. Milwaukee-Klassifikation der biliären Schmerzen

Kriterien:		
1. Typische biliäre Schmerzen		
2. AST und APH 2fach über der Norm an 2 Gelegenheiten		
3. ERC: Ductus hepatocholedochus > 12 mm und Kontrastmittelabfluß um > 45 min verzögert		
Klassifikation/Bewertung:		
Typ I	1. + 2. + 3.	Oddi-Sphinkter-Dyskinesie sehr wahrscheinlich
Typ II	1. + 2. oder 3.	Oddi-Sphinkter-Dyskinesie möglich
Typ III	nur 1.	Oddi-Sphinkter-Dyskinesie unwahrscheinlich
Konsequenz:		
Typ I		Papillotomie
Typ II		Oddi-Sphinkter-Manometrie, falls positiv, Papillotomie
Typ III		Papillotomie nicht indiziert, andere Usache

schließlich biliäre Schmerzen ohne objektive Kriterien definiert (*Milwaukee-Klassifikation*, Tabelle 23-22). Bei Typ I ist eine biliäre Dyskinesie hochwahrscheinlich, bei Typ II möglich, bei Typ III unwahrscheinlich. Vor einer Papillotomie ist bei Typ II und III eine Oddi-Sphinkter-Manometrie erforderlich (s. unten: „Oddi-Sphinkter-Manometrie"). Die HIDA-Szintigraphie ist deutlich weniger invasiv, aber auch weniger zuverlässig.

23.4.2.2
Apparative Diagnostik

Da in den übergeordneten Kapiteln zu den diagnostischen Methoden die zur Diagnostik von Motilitätsstörungen nicht dargestellt wurden, erfolgt hier jeweils eine kurze Darstellung der Durchführung. Generell kann festgestellt werden, daß es sich bei den meisten Methoden um wenig invasive und auch kaum komplikationsgeneigte Untersuchungen handelt. Die Kontraindikationen sind so evident, daß auf sie nicht im einzelnen eingegangen wird.

24-h-pH-Metrie des Ösophagus

Methode
Eine miniaturisierte pH-sensitive Elektrode wird 5 cm kranial der meist manometrisch definierten Kardia im distalen tubulären Ösophagus plaziert. Nach Sondenpositionierung wird die pH-Elektrode mit einem tragbaren Rekorder verbunden. Die Messung des Säureprofils im distalen Ösophagus erfolgt über 24 h. Eine Refluxepisode ist definiert als eine Unterschreitung des ösophagealen pH unter 4, der normale pH im Ösophagus liegt bei 6.

Bei der (meist computerisierten) Auswertung wird der Anteil der Meßzeit, in der im distalen Ösophagus ein saurer pH-Wert von unter 4 vorliegt, in Relation zur Gesamtmeßzeit berechnet. Dieser sog. Refluxindex [%] wird für die Zeit der Nachtruhe und die übrige Meßzeit getrennt ausgewertet. Eine pH-Metrie ist pathologisch, wenn der Refluxindex nachts größer als 3 % oder/und in der übrigen Zeit größer als 8 % ist.

Varianten: Bei Geräten mit Eventmarkern kann der sog. Symptomindex berechnet werden. Dies ist der Anteil der in der Meßzeit aufgetretenen und auf dem Rekorder markierten symptomatischen Events, die Refluxepisoden zuzuordnen sind. Bei an sich normaler pH-Metrie kann ein sehr hoher Symptomindex gelegentlich auch eine Refluxgenese der Beschwerden hindeuten („irritable esophagus").

Bei der Frage nach atypischen pulmonalen Symptomen oder bei chronischer Laryngitis kann eine zweite Elektrode weiter kranial im Pharynx den spezifischen hohen Reflux belegen. Beim operierten Magen kann sog. alkalischer Reflux im Ösophagus Beschwerden auslösen. Im pH-Profil sind solche Episoden durch ein simultanen Anstieg des pH-Wertes im Magen und Ösophagus (pH hier dann um 7) zu erkennen.

Indikation
Zur ätiologischen Zuordnung möglicherweise reflux-assoziierter Symptome, falls die Ösophagogastroduodenoskopie negativ ist. Selten zur Überprüfung des Effekts einer hochdosierten PPI-Therapie bei refraktärer Ösophagitis (evtl. als Magen-pH-Metrie). Definitiv nicht indiziert bei endoskopisch bereits diagnostizierter Refluxösophagitis.

Vorbereitung
12 h nüchtern, 24 h vorher keine säuresuppressiven Medikamente, bei PPI 5 Tage vorher Pause.

Bewertung
Die 24-h-pH-Metrie gilt als der „golden standard" der gastroösophagealen Refluxerkrankung. Sensitivität und Spezifität liegen um die 93 %. Die pH-Metrie ergänzt damit die zwar hochspezifische, aber wenige sensitive Ösophagogastroduodenoskopie. Die Methode ist zwar invasiv (Sonde muß geschluckt werden), Komplikationen kommen aber so gut wie nicht vor.

Die Handhabung und Auswertung ist einfach. Da die Refluxerkrankung häufig und auch häufig nur durch die pH-Metrie zu diagnostizieren ist, wäre der Methode eine breitere Anwendung in der Praxis zu wünschen.

Ösophagusmanometrie

Methode
Mit einer Druckmeßsonde (wasserperfundierte Seitlochkatheter oder elektronische Druckelemente) wird an mehreren Höhen im tubulären Ösophagus und an mehreren Höhen bzw. Stellen der Zirkumferenz im Bereich des unteren Ösophagussphinkters (alternativ mit sog. „Sleeve-Kheter") simultan der intraluminale Druck aufgezeichnet. Die Peristaltik im tubulären Ösophagus und die Sphinkterrelaxation des unteren Ösophagussphinkters werden mit 10 Naßschlucken à 10 ml Wasser dargestellt. Der Ruhedruck im unteren Ösophagus wird stationär und in der Durchzugsmanometrie bestimmt.

Beurteilt werden die Fortleitung und die Höhe der Druckamplituden im tubulären Ösophagus, der Ruhedruck und die Relaxation des unteren Ösophagusspinkters. Falls nach einem Ösophagospasmus oder Nußknackerösophagus gesucht wird, wird am Ende der manometrischen Messung ein Edrophonium- (Tensilon-)Test. (10 mg Edrophonium i.b.i.v) angeschlossen. Der Edrophoniumtest gilt nur als positiv, wenn die typischen Beschwerden des Patienten reproduziert werden. Beim Edrophoniumtest auftretende, ansonsten als pathologisch zu wertende Motilitätsphänomene sind unspezifisch.

Zum oberen Ösophagussphinkter können wegen der zu geringen „fidelity" des Meßsystems allenfalls grob qualitative Aussagen gemacht werden. Pathognomonische Befunde sind in Tabelle 23-21 zusammengefaßt.

Variante: Da es sich beim Ösophagospasmus/Nußknackerösophagus um intermittierend auftretende Phämonene handelt, sollte durch die Verlängerung der Meßzeit auf 24 h mit Speicherung der Daten analog der 24-h-pH-Metrie eine bessere Sensitivität erzielt werden. Diese Hoffnung hat sich im wesentlichen nicht erfüllt.

Indikation

Bei Verdacht auf auf Ösophagospasmus/Nußknackerösophagus und Achalasie. Zum Management einer gastroösophagealen Refluxerkrankung trägt die Ösophagusmanometrie nichts bei. Selbst bei der Planung einer Fundoplicatio ist die Manometrie heutzutage entbehrlich, da erstens ein normal hoher Druck des LES vor der Operation keinen fehlenden Effekt einer Fundoplicatio vorhersagt und zweitens die heutzutage übliche Technik der inkompletten, nicht zirkulären Manschettenbildung die Kontraindikation beim hypomotilen Ösophagus relativiert hat.

Kontraindikationen

Bei schwerer KHE kein Edrophoniumtest.

Vorbereitung

12 h nüchtern, 12 h vorher keine motilitätswirksamen Medikamente.

Bewertung

Die Ösophagusmanometrie gilt als „golden standard" für die Diagnose einer Achalasie, unter der Voraussetzung einer negativen Ösophagogastroduodenoskopie. Die Sensitivität der Ösophagusmanometrie für die intermittierend auftretenden Phänomene beim Ösophagusspasmus/Nußknackerösophagus ist sicher nicht optimal, mangels alternativer diagnostischer Methoden aber nicht exakt anzugeben.

Die beste Ausbeute ließ sich bei Messungen erzielen, die unmittelbar nach einem Infarktausschluß erfolgten. Prinzipiell erfordert die Durchführung und Auswertung der Ösophagusmanometrie erhebliche spezifische Erfahrung. Zusammen mit der eher geringen Prävalenz der Erkrankungen, die der Ösophagus-manometrischen Diagnostik zugänglich sind, sollte die Methode auf entsprechende Zentren beschränkt bleiben.

LES, unterer Ösophagussphinkter: Die Existenz des hypertensiven LES als eigenständiges Krankheitsbild ist fraglich. Die progressive systemische Sclerodermie kann zur Hypomotilität in allen Bereichen des Gastrointestinaltraktes führen. Klinisch führend ist fast immer eine schwere gastroösophageale Refluxerkrankung.

Szintigraphische Magenentleerungsmessung

Methode

Bei der szintigraphischen Magenentleerungsmessung wird eine Funktionsszintigraphie mit der ROI durchgeführt. Die feste Phase der Testmahlzeit ist mit Technetium radioaktiv markiert. Die Testmahlzeit sollte mindestens 200 kcal. Energiegehalt haben, um die typische postprandiale Motilität auszulösen. Die Markierung muß über einen weiten pH-Bereich stabil sein.

Bei speziellen Fragestellungen (z. B. operierter Magen, Dumping?) kann die Messung der Flüssigkeitsentleerung sinnvoll sein. In einigen Zentren ist durch eine Zweiisotopenmethode (zusätzlich Indiumisotop) auch die simultane Messung der festen und flüssigen Phase möglich.

Indikation

Verdacht auf Gastroparese, funktionelle Dyspepsie, Dumpingsyndrom beim operierten Magen.

Vorbereitung

12 h nüchtern, 12 h vorher keine motilitätswirksamen Medikamente.

Bewertung

Die Validität der Methode ist mangels „golden standard" schwierig zu beurteilen. Auffällig ist immerhin, daß die Schwere der Symptomatik und das Ausmaß der gemessenen Entleerungsverzögerung schlecht korreliert. Gleiches gilt bei der Beurteilung des Therapieeffekts von Prokinetika: subjektives und objektives Ansprechen korrelieren nur schlecht. Dabei ist es nur schwer vorstellbar, daß die Methode an sich ungenau wäre. Eventuell mißt man doch z.T ein die Beschwerden nicht erklärendes Epiphänomen.

Gastroduodenale Manometrie

Methode

Zur Messung der gastroduodenalen Motilität dient eine Meßvorrichtung analog der Ösophagusmanometrie. Die Ableitungen der Sonde werden dabei ins Antrum und das Duodenum, evtl. das proximale Jejunum positioniert. Eine valide manometrische Darstellung des Pylorus gelingt mit dieser Anordnung nicht, ist aber für die Fragestellung in aller Regel auch nicht relevant.

Nach Sondeneinbringung (unter Durchleuchtung) erfolgt die Messung über mehrere Stunden im Nüchternzustand, dann noch etwa 1 h nach Probemahlzeit (mehr als 200 kcal, da sonst schon bei gesunden Probanden der Zyklus der Nüchternmotilität nicht unterbrochen wird). Bei Myopathien ist das normale Grundmuster der Nüchternkontraktionen (3 Phasen des migrierenden Motorkomplexes) und postrandialen (unkoordinierte phasische) Kontraktionen erhalten, die Amplituden deutlich erniedrigt.

Bei Neuropathien sind die Amplituden der einzelnen Kontraktionen zwar normal, aber die Grundmuster der Motilität gestört. Die typische Nüchternmotilität kann fehlen, statt dessen kann es zu unkoordinierten Kontraktionen und sogar zu retrograd fortgeleiteten Kontraktionsfronten kommen. Andererseits kann die Induktion eines postprandialen Motilitätsmusters durch die Probemahlzeit ausbleiben. Kommt es zu längeren Phasen simultaner Kontraktionen oder zu sog. „clustered contractions", kann dies Hinweis auf eine bisher nicht diagnostizierte mechanische Obstruktion sein.

Indikation

Bei Verdacht auf auf schwerste Motilitätstörung mit Beteiligung des oberen Gastrointestinaltrakts.

Kontraindikationen

Schwangerschaft! (Oft längere DL notwendig.)

Vorbereitung

12 h nüchtern, 12 h vorher keine motilitätswirksamen Medikamente.

Bewertung

Bei der gastroduodenalen Manometrie handelt es sich um eine sehr aufwendige Untersuchung, deren sinnvolle Durchführung und valide Auswertung erhebliche Vorkenntnisse erfordert. Die Indikation zur Untersuchung ist sehr selten gegeben, so daß die Methode an größere Zentren gebunden bleiben sollte. Die gastroduodenale Manometrie kann nur zusätzlich erhärtende Informationen und eine vorläufige Aussage zur Genese erbringen (Myopathie vs. Neuropathie, evtl. doch mechanische Obstruktion).

Markertransit des Kolons

Methode

Es gibt einige Varianten, die gängigste ist im Folgenden kurz dargestellt. Verwendung finden bariumimpregnierte Polythen-Pellets von etwa 1 mm Kantenlänge (Portex, Hythe, Kent). 20 dieser Pellets werden in einer Gelatinekapsel Größe 00 zusammengefaßt. Der Patient nimmt über 6 Tage jeweils eine dieser pelletgefüllten Gelatinekapseln um 9.00 Uhr morgens ein. Am Tag 7 erfolgt um 9.00 Uhr eine Abdomenübersichtsaufnahme im Liegen mit Symphyse.

Die sich im Kolonrahmen darstellenden röntgendichten Pellets werden ausgezählt, die erhaltene Zahl multipliziert mit 1,2 h/Pellets (= Kehrwert der Markerinputrate 20 Pellets/24 h) ergibt die Kolontransitzeit in [h]. Normalwert ist eine Kolontransitzeit < 60 h.

Um die Spezifität der Untersuchung zu erhöhen, sollte die Messung unter Gabe von Ballaststoffpräparaten erfolgen (standardisiert z. B. 3mal 5 g Psyllium/Tag).

Indikation

Klinisch schwere Obstipation, die auf Ballaststoffgabe nicht oder paradox anspricht.

Kontraindikationen

Schwangerschaft.

Vorbereitung

Keine.

Bewertung

Es handelt sich um eine außerordentlich einfach durchzuführende und zu interpretierende Methode. Die Methode ist ausreichend genau, um verlängerte Kolontransitzeiten zu messen; sie eignet sich nicht, verkürzte Transitzeiten (etwa bei Diarrhö) zu quantifizieren. Es ist zumindest fraglich, ob sich segmentale Transitzeiten für Rectosigmoid, linkes und rechtes Hemikolon ausreichend genau messen lassen.

Defäkographie

Methode

Mit Hilfe eines Emulgators (z. B. Kartoffelstärke) wird ein Bariumsulfatbrei hergestellt, der in etwa die Konsistenz von Stuhl haben sollte. 300 ml dieses Breis werden mit einer Sonde ins Rektum des Patienten instilliert. Die Rima ani wird mit Bleikügelchen auf einem Tesastreifen markiert. Dann nimmt der Patient auf einer mit einer Bleiplatte abgeschirmten Campingtoilette Platz, so daß er im seitlichen Strahlengang sitzt. Nach einem Kneifversuch wird der Patient aufgefordert, das Rektum zu entleeren. Vom Defäkationsvorgang werden Röntgenserienbilder angefertigt. Am Ende der Untersuchung erfolgt noch eine Aufnahme a.-p.

Auf diese Wiese können interne Rektumwandprolapse (z. B. Vorderwandprolaps oder innere Intussuszeption), Rektozelen und Mukosaprolapse diagnostiziert werden. Der Verdacht auf eine paradoxe Sphinkterkontraktion beim Pressen („Anismus") kann geäußert werden.

Indikation

Verdacht auf chronische Obstipation mit „outlet obstruction".

Kontraindikationen

Schwangerschaft! Ansonsten evidente.

Vorbereitung

Keine.

Bewertung

Die Defäkographie ist hervorragend geeignet, pathologische Abläufe beim Defäkationsprozeß darzustellen. Die Methode ist einfach durchzuführen. Die Interpretation der Bilder erfordert aber viel einschlägige Erfahrung. Selbst unter international renommierten Fachleuten ist das „interobserver agreement" nicht besonders gut. Dennoch gilt sie als „golden standard" für Defäkationsstörungen.

Die Untersuchung ist mit einer relevanten Strahlendosis belastet.

Anorektale Manometrie

Methode
Bei der anorektalen Manometrie wird durch eine Druckmeßsonde (s. auch oben: „Ösophagusmanometrie") mit einer Ableitung der intrarektale Druck und mit mehreren Ableitungen auf verschiedenen Höhen und zirkulären Ausrichtungen der Druck in der Analsphinkterzone gemessen. Der in der Sphinkterzone gemessene Druck ist dabei die Summe des vom M. sphincter ani externus und internus aufgebauten Drücke.

Dargestellt werden die Sphinkterdrucke in Ruhe, beim Kneifen und beim Pressen (intrarektale Ableitung dient als Kontrolle). Am Ende der Untersuchung wird durch einen an der Sondenspitze befestigten Ballon, der während der Messung intrarektal liegt, eine Stuhlfüllung des Rektums simuliert, in dem der Ballon von außen intermittierend mit Volumina, beginnend mit 20 ml und endend bei etwa 160 ml, gefüllt wird. Die Sphinkterlänge wird im langsamen schrittweisen Durchzug bestimmt.

Die rektoanale Manometrie erlaubt Aussagen zur Sphinkterfunktion, insbesondere erstens zur Externusrelaxation beim Pressen (falls paradoxer Sphinkterdruckanstieg beim Pressen Verdacht auf „Anismus") und zweitens zur Internusrelaxation bei Ballondehnung (bei fehlendem rektoanalen Inhibitionsreflex Verdacht auf M. Hirschsprung). Zusätzlich sind qualitative Aussagen zur Sensibilität des Rektums möglich.

Indikation
Verdacht auf Anismus, Verdacht auf M. Hirschsprung mit ultrakurzem Segment, Inkontinenz nur bei gezielten, therapierelevanten Fragestellungen.

Vorbereitung
Keine.

Bewertung
Die Untersuchung ist an sich nicht schwierig durchzuführen und wenig belastend für den Patienten. Die Wertung der Befunde ist nicht immer ganz einfach und erfordert einschlägige Erfahrung. Insbesondere muß immer die Frage nach situationsbedingten Meßartefakten gestellt werden.

Oddi-Sphinkter-Manometrie
Bei der Oddi-Sphinkter-Manometrie wird mit einem Seitblickendoskop die Papille eingestellt. Die Papille wird mit einer Druckmeßkatheter sondiert. Die Drük-

ke in beiden Ductus (choledochus und pancreaticus) und in der Sphinkterregion werden gemessen. Hauptkriterium für die Diagnose einer biliären Dyskinesie ist ein basaler Sphinkterdruck von mehr als 35 mm Hg.

Indikation
Typ II und Typ III biliäre Schmerzen vor Papillotomie.

Vorbereitung
12 h nüchtern, 12 h keine sphinkterwirksamen Medikamente (Nitrate, Ca-Antagonisten, Glucagon, (Anti)-cholinergika).

Komplikationen
Die der ERCP, vergleichsweise hohe Pankreatitisrate.

Bewertung
Die Sphincter-Oddi-Manometrie ist der „golden standard" zur Diagnose einer biliären Dyskinesie. Die wenig invasive HIDA-Szintigraphie schneidet deutlich schlechter ab. Die Methode wird durch den guten positiven und negativen Vorhersagewert des Therapieeffektes einer Papillotomie validiert.

Experimentelle Techniken
Eine Reihe von motilitätsassoziierten Phänomen sind der Messung zugänglich, die Methoden, wie z. B., das Elektrogastrogramm (EGG), die HIDA-, Ösophagus- und Kolonszintigraphie, die sonographische Bestimmung der Magenentleerung u. v. a., sind teils experimentell, teils redundant zu einfacheren Methoden. Ihre Besprechung würde den gegebenen Rahmen sprengen und für den klinisch Tätigen wenig Nutzen bringen. Der geneigte Leser wird auf geeignete Fachliteratur verwiesen.

Literatur

Siehe Ende Kap. 23.

23.5
Erkrankungen des exokrinen Pankreas

P. Lehnert

Klinisch und für die medizinisch-klinische Diagnostik von Bedeutung sind:

- akute Pankreatitis,
- chronische Pankreatitis,
- Pankreastumoren, v. a. das Pankreaskarzinom.

Das *Pancreas divisum*, das mitunter zu Oberbauchschmerzen und zu einer Erhöhung der Pankreasenzyme im Serum führen und in seltenen Fällen rezidivierende Pankreatitisschübe auslösen kann, wird bei der Diagnostik der akuten und chronischen Pankreatitis erwähnt. Die im Rahmen der *Mukoviszidose* auftretende exokrine Pankreasinsuffizienz wird zusammen mit den pulmonalen Veränderungen – in der Regel im Säuglingsalter – diagnostiziert.

Dies trifft auch für die Obstruktion des Duodenums durch ein *Pancreas annulare* zu. Auf die sehr seltenen *dysontogenetischen Zysten*, die mit zystischen Veränderungen an anderen Organen vergesellschaftet sein können, wird im Hinblick auf ihre Abgrenzung zu zystischen Pankreastumoren bei der bildgebenden Diagnostik verwiesen.

23.5.1
Anamnese und Befund

23.5.1.1
Akute und chronische Pankreatitis

Die *akute Pankreatitis* unterscheidet sich von der chronischen dadurch, daß sie nach Beseitigung der auslösenden Ursache und aufgetretener Komplikationen meistens klinisch, funktionell und morphologisch ausheilt. Morphologische Defekte können zwar zurückbleiben, ein Übergang in eine chronische Pankreatitis ist aber selten. Demgegenüber schreitet die *chronische Pankreatitis* fort und führt schließlich – aufgrund des progressiven Parenchymverlustes – in der Regel zur exokrinen und endokrinen Pankreasinsuffizienz.

Ätiologisch stehen bei der akuten Pankreatitis Gallenwegserkrankungen (Cholelithiasis, „sludge") mit 50–70 %, bei der chronischen Pankreatitis der chronische Alkoholkonsum mit etwa 80 % ganz im Vordergrund.

Als *Sonderform* wird die *obstruktive chronische Pankreatitis* abgegrenzt, die sich nach Beseitigung der Obstruktion zurückbildet.

Die *akute Pankreatitis* kann rezidivieren, wenn ihre Ursache (z. B. Choledocholithiasis) nicht ausgeschaltet wird. Die *chronische Pankreatitis* geht in der Regel mit *akuten Schüben* einher. Diese sind im Anfangsstadium der Erkrankung genauso bedrohlich wie eine akute Pankreatitis, nehmen im weiteren Verlauf aufgrund des Parenchymverlustes ab und sistieren im Endstadium. Die zwischen den akuten Schüben auftretenden *Schmerzattacken* werden in diesem Stadium ebenfalls meist nicht mehr beobachtet. In seltenen Fällen (etwa 5–7 %) verläuft die Erkrankung zunächst stumm und manifestiert sich erst durch die exokrine und endokrine Pankreasinsuffizienz.

Akute Pankreatitis

Anamnestisch ist häufig eine Cholezystolithiasis zu erfragen oder die Einnahme einer fettreichen Mahlzeit. Die wichtigsten *klinischen Befunde* sind in Tabelle 23-23 zusammengestellt, die lokalen und systemischen Komplikationen in Tabelle 23-24 und 23-25.

Tabelle 23-23. Klinische Symptomatik bei akuter Pankreatitis. (Nach Hollender et al.1983)

Symptomatik	[%]
Massive Oberbauchschmerzen	90–100
Übelkeit, Erbrechen	70–90
Meteorismus	70–80
Subileus	60–80
Aszites	50–70
Temperaturerhöhung	40–50
Tachykardie	bis 50
Subikterus	30–50
Elastische Bauchdeckenspannung	30–40
Schwerer Schock	Bis 15
Hautzeichen (z. B. Grey-Turner-, Cullen-)	Bis 10

Tabelle 23-24. Lokale Komplikationen bei akuter Pankreatitis und akuten Schüben einer chronischen Pankreatitis

- Pseudozysten mit Sekundärkomplikationen
- Infizierte Nekrosen
- Abszesse
- Intraabdominelle Blutungen
- Fistelbildungen
- Darmwandnekrosen und -stenosen
- Choledochusstenose
- Pleuraerguß (links) bei Durchwanderung

Tabelle 23-25. Systemische Komplikationen bei akuter Pankreatitis und akuten Schüben einer chronischen Pankreatitis

- Hyperglykämie
- Gerinnungsstörungen
- Leberschädigung
- Pleuraergüsse
- Schock (Hypovolämie, „toxische Faktoren", Sepsis)
- Respiratorische Insuffizienz (ARDS!)
- Akutes Nierenversagen
- Sepsis
- Encephalopathia pancreatica

Um die z. T. lebensbedrohlichen Komplikationen der akuten Pankreatitis – wie auch von akuten Schüben einer chronischen Pankreatitis – frühzeitig zu erfassen und zu behandeln, ist eine *intensivmedizinische Überwachung* der Patienten erforderlich (Tabelle 23-26).

Tabelle 23-26. Intensivmedizinische Überwachung von Patienten mit akuter Pankreatitis und akuten Schüben einer chronischen Pankreatitis

- Lokalbefund
- Pulmonale Komplikationen, Pleuraergüsse
- Zerebrale Situation
- Rektale Temperatur
- Blutdruck, Puls, EKG
- Zentraler Venendruck (ZVD)
- Diurese, Flüssigkeitsbilanz

Chronische Pankreatitis

Anamnestisch ist häufig ein chronischer Alkoholkonsum nachweisbar. Sofern die Erkrankung nicht durch einen *akuten Schub* klinisch manifest wird (s. auch akute Pankreatitis; vgl. Tabelle 23-23), können *rezidivierende Oberbauchschmerzen* auf eine chronische

Tabelle 23-27. Klinische Befunde bei chronischer Pankreatitis (eigene Beobachtungen an 204 Patienten)

Befunde	[%]
Chronischer Alkoholkonsum (>60 ml/Tag)	79
Schmerz	86
Gewichtsabnahme	61
Meteorismus	49
Fettintoleranz	43
Übelkeit	31
Erbrechen	30
Völlegefühl	30
Aufstoßen	29
Diarrhö	24
Obstipation	18
Fettige Stühle	19
Massige Stühle	8
Gestörte Glukosetoleranz	27
Diabetes mellitus	22

Pankreatitis hinweisen. Die Schmerzen können typischerweise zwar gürtelförmig sein, werden häufig aber nur in einem Oberbauchsegment angegeben.

Eine *Gewichtsabnahme* kann schon vor der klinischen Manifestation einer exokrinen Pankreasinsuffizienz bei Malnutrition infolge von postprandialen Schmerzen, Nahrungsintoleranz und Erbrechen auftreten. *Voluminöse und fettige Stühle* sind für eine chronische Pankreatitis zwar charakteristisch, treten aber erst im fortgeschrittenen Stadium auf (exokrine Pankreasinsuffizienz, Malassimilation). Ein *pankreopriver Diabetes* wird in diesem Stadium ebenfalls beobachtet. Die wichtigsten klinischen Befunde sind in Tabelle 23-27 zusammengefaßt.

Als *Komplikationen* können *Pseudozysten* mit Sekundärkomplikationen – wie Einblutung, Abszeßbildung, Ruptur – auftreten, die gestielt, bis in den Thoraxraum reichen und Ursache von persistierenden Pleuraergüssen, selten auch von Perikardergüssen sein können. Durch entzündliche Organveränderungen und Pseudozysten kann es zu einer *Kompression von Nachbarorganen* kommen. So kann eine Obstruktion des Ductus choledochus zur Cholestase und Cholangitis führen, eine Kompression der V. lienalis eine Milzvenenthrombose mit Ausbildung einer segmentalen portalen Hypertension und akuten gastrointestinalen Blutungen aus Magenvarizen auslösen (DD: portale Hypertension bei Leberzirrhose!), eine Passagebehinderung des Duodenums Ursache von rezidivierendem Erbrechen sein.

Bezüglich der *akuten Schübe*, die im Verlauf der Erkrankung an Bedrohlichkeit abnehmen, und deren Komplikationen wird auf die akute Pankreatitis (s. oben) verwiesen.

Bei chronischer Pankreatitis kann außerdem in bis zu 5 % der Fälle ein *Pankreaskarzinom* auftreten. Die kumulative Häufigkeit wird 10 bzw. 20 Jahre nach Diagnosestellung mit 1,8 bzw. 4 % angegeben (Lankisch 1995).

23.5.1.2
Pankreastumoren

Neben den – seltenen – zystischen Neoplasien stellt v. a. das Pankreaskarzinom eine diagnostische Herausforderung dar, dieses zu einem noch operablen Zeitpunkt zu entdecken.

Pankreaskarzinom

Sofern dieser Tumor nicht im *Pankreaskopf* lokalisiert ist und sich durch eine *biliäre Obstruktion* manifestiert, bleibt er klinisch meist lange stumm und fällt erst im fortgeschrittenen Stadium durch *Oberbauch-* oder *Rückenschmerzen, Übelkeit, Appetitlosigkeit, Erbrechen* und *Gewichtsabnahme* auf. Bei Obstruktion des Ductus pancreaticus kann sich das Pankreaskarzinom klinisch als *akute Pankreatitis* erstmanifestieren oder als *chronische Pankreatitis* maskieren. Bei Verschluß der V. lienalis ist eine *Splenomegalie*, bei Peritonealcarcinomatose ein „maligner" *Aszites* nachweisbar. Neben anderen paraneoplastischen Syndromen können rezidivierende oder wandernde *Thrombophlebitiden und Thrombosen* von pankreasfernen, meist peripheren Venen beobachtet werden.

Zystische Neoplasien

Zu diesen seltenen Tumoren zählen v. a. seröse oder muzinöse Zystadenome, seröse oder muzinöse Zystadenokarzinome und intraduktale papillär-muzinöse Tumoren. Die Tumoren werden häufig aufgrund von *unspezifischen Oberbauchschmerzen* entdeckt. Wie das Pankreaskarzinom können diese Tumoren in selteneren Fällen aber auch durch *Gewichtsabnahme, rezidivierende Übelkeit* und *Erbrechen* oder *Ikterus* und, v. a. bei intraduktalen papillär-muzinösen Tumoren durch *rezidivierende Pankreatitiden* klinisch symptomatisch werden (Schmidt-Rohlfing et al. 1998).

23.5.2
Laboruntersuchungen und Funktionstests
23.5.2.1
Bestimmung der Pankreasenzyme in Serum, Urin und Exsudaten

Die Bestimmung der *Pankreasenzyme im Serum* gehört zu den Standarduntersuchungen bei Verdacht auf das Vorliegen einer Pankreaserkrankung. Wir bevorzugen die *Lipase*, da sie pankreasspezifischer ist als die *Amylase*. Die Bestimmung der *Pankreasamylase* liefert – wie die der Gesamtamylase – bei Vorliegen einer Makroamylasämie (s. unten) falsch hohe Werte.

Pankreasspezifisch, aber methodisch und zeitlich aufwendig und teuer (Enzymimmuno-Assays) ist die Messung der *humanen Pankreaselastase 1* und der *humanen Pankreaslipase*, weshalb sie speziellen Fragestellungen vorbehalten bleiben sollte.

Die Pankreasenzymkonzentrationen im Serum sind *bei akuter Pankreatitis* und *akuten Schüben einer chronischen Pankreatitis* in der Regel *erhöht*. Bei verzögerter Diagnostik können sich die Enzyme bei einem milden Verlauf (interstitielles Ödem) bereits normalisiert haben – wobei die Amylase eher in den Normalbereich abfällt. Ebenso können bei weitgehender Zerstörung des Organs (ausgedehnte hämorrhagische Nekrosen) im weiteren Verlauf *falsch-negative Werte* beobachtet werden. Hier kann ein Nachweis von hohen Enzymkonzentrationen in der Peritonealflüssigkeit diagnostisch wegweisend sein.

Persistierende Erhöhungen der Pankreasenzyme im Serum können im *schubfreien Intervall der chronischen Pankreatitis* durch eine *Obstruktion des Ductus pancreaticus* infolge von entzündlichen Stenosen, Konkrementen oder Pseudozysten verursacht werden.

Tumoren im Bereich oder in Nachbarschaft der Papille oder des Ductus pancreaticus führen über eine Obstruktion ebenfalls zu einem Anstieg der Pankreasenzyme.

Beim *Pancreas divisum* wird das Pankreassekret zum großen Teil über die Papilla duodeni minor drainiert, woraus eine relative Abflußbehinderung resultieren kann. Deshalb können bei dieser angeborenen Fehlbildung mitunter erhöhte Enzymkonzentrationen, evtl. begleitet von intermittierenden Oberbauchschmerzen, in seltenen Fällen sogar von rezidivierenden Pankreatitiden, auftreten.

Falsch-positive Enzymerhöhungen werden bei *Niereninsuffizienz* infolge einer verminderten renalen Elimination beobachtet. Die Verordnung von *Cholinergica* oder *Ceruletid* (Cholezystokinin-Analogon) zur Anregung der Darmmotilität kann infolge einer starken Stimulation der Pankreassekretion ebenfalls zu einem Anstieg der Pankreasenzyme führen, ohne daß eine akute Pankreatitis vorliegt oder daraus resultiert.

Bei der *Makroamylasämie* liegt eine Komplexbildung von Amylasemolekülen mit Glukoproteinen vor, die eine Molekülgröße erreicht, die eine renale Elimination nicht oder nur in einem verminderten Umfang gestattet. Erhöhte Amylase- und Pankreasamylasekonzentrationen im Serum sind die Folge. Normale Serumlipase- und Urinamylasewerte bringen die Klärung. Die Bestimmung der *Urinamylase* hat sonst ihre Bedeutung weitgehend verloren.

Neben der Makroamylasämie, die nach Dürr et al. (1977) für 1,6 % der in einem Universitätsklinikum gemessenen Amylaseerhöhungen verantwortlich ist, und *Erkrankungen der Parotis* (Speichelamylase) läßt sich eine isolierte Amylaseerhöhung in bis zu 38 % bei *Anorexia* und *Bulimia nervosa* und in seltenen Fällen – als *paraneoplastisches Syndrom* – beim Bronchial- oder Ovarialkarzinom nachweisen (Lehnert 1992). Über eine *Makrolipasämie* wurde bisher nur in wenigen Einzelfallbeobachtungen berichtet (Bode et al. 1990).

Hohe Pankreasenzymkonzentrationen in *persistierenden Pleuraergüssen* weisen auf pankreasferne Pseudozysten hin. Ein *pankreatogener Aszites* (rupturierte Pseudozyste, Fistel) kann durch die Bestimmung der Pankreasenzyme ebenfalls nachgewiesen werden.

23.5.2.2
Untersuchungen zur Ätiologie, zur Verlaufsbeurteilung und zur Aufdeckung von Komplikationen bei akuter Pankreatitis und akuten Schüben einer chronischen Pankreatitis

Initial erhöhte Cholestaseparameter können auf eine *biliäre Genese* hinweisen, die sonographisch untermauert und mit Hilfe einer endoskopischen retrograden Cholangiopankreatikographie bestätigt, ggf. mittels einer endoskopischen Papillotomie mit Steinextraktion behandelt werden muß.

Eine *Hyperlipoproteinämie* kann die seltene Ursache, aber auch die Folge einer akuten Pankreatitis sein oder sekundär im Rahmen eines chronischen Alkoholkonsums auftreten. Eine der Pankreatitis zugrundeliegende *Hyperkalzämie* als Folge eines *Hyperparathyreoidismus* kann sich – *ebenso die Parathormonerhöhung* – bei schwerer Pankreatitis durch normale oder sogar erniedrigte Werte der Diagnostik entziehen und erst bei Konsolidierung der Erkrankung manifest werden (s. unten).

Die *Höhe des initialen Anstiegs der Pankreasenzyme im Serum* erlaubt keinen Rückschluß auf den Schweregrad der Erkrankung, sieht man von geringen Konzentrationsanstiegen ab, die zudem unspezifisch sein können. Der *Verlauf der Enzymerhöhung* muß zusammen mit den klinischen und klinisch-chemischen Befunden und den Ergebnissen der bildgebenden Verfahren beurteilt werden. Die Beurteilung der Amylase-Clearance im Verhältnis zur Kreatinin-Clearance bringt keine Information über den klinischen Verlauf.

Da zu Beginn der Erkrankung nicht abzusehen ist, ob eine milde (Mortalität < 1 %) oder eine schwere Verlaufsform (Mortalität 10–20 %) vorliegt, wird versucht, durch allgemeine prognostische Scores (z. B. APACHE II) oder den seit langem bei akuter Pankreatitis eingesetzten *Ranson*-Score, mit dem – neben dem Alter des Patienten – klinische und klinisch-chemische Zeichen für das Vorliegen von Komplikationen gewertet werden, den Krankheitsverlauf abzuschätzen (Baron u. Morgan 1999).

Von den klinisch-chemischen Untersuchungen, die einen *schweren Krankheitsverlauf* annehmen lassen können, ist v. a. die Bestimmung des Akut-Phase-Proteins *CRP* (C-reaktives Protein) anzuführen. *Erniedrigte Ca2+-Konzentrationen* im Serum können ebenfalls auf einen schweren Verlauf hinweisen (Spaltung des Parathormons durch Pankreasproteasen; vgl. Lehnert u. Riepl 1994).

Die Bestimmung der Aktivierungspeptide von *Trypsinogen* oder von *Procarboxypeptidase B* im Urin, deren Erhöhung ebenfalls auf einen schweren Verlauf hinweisen kann, findet bisher noch keinen breiten klinischen Einsatz. Dies trifft auch für eine Reihe weiterer Parameter zu, z. B. für die Akut-Phase-Proteine α_1-Antiprotease und α_2-Makroglobulin, für Granulozytenelastase, Phospholipase A_2 und Interleukin 6.

Die zur Aufdeckung von Komplikationen (vgl. Tabelle 23-24, 23-25) erforderlichen klinisch-chemischen Verlaufsparameter sind in Tabelle 23-28 zusammengestellt.

Tabelle 23-28. Klinisch-chemische Verlaufsparameter bei akuter Pankreatitis und akuten Schüben einer chronischen Pankreatitis

- Elektrolyte
- Kreatinin, HS-N
- Blutbild
- CRP
- Blutzucker
- Lipase
- Leber und Gallenwegsparameter
- Gesamteiweiß, Albumin
- Gerinnungsparameter
- Cholesterin, Triglyzeride
- Blutgase (ARDS!), Säure-Basen-Haushalt

23.5.2.3
Funktionsprüfungen und Tests zum Nachweis einer exokrinen Pankreasinuffizienz

Eine exokrine Pankreasinsuffizienz tritt nicht nur im Verlauf einer *chronischen Pankreatitis* auf, sondern kann bei *Obstruktion des Ductus pancreaticus*, insbesondere in Folge eines *Pankreaskarzinoms*, und anderen, das Pankreas einbeziehende Erkrankungen, z. B. *Mukoviszidose*, *Sjögren-Syndrom*, beobachtet werden.

Der „golden standard" zum Nachweis einer exokrinen Pankreasinsuffizienz ist die *intraduodenale Pankreasfunktionsprüfung mit Secretin und Ceruletid*, einem Cholezystokininanalogon, oder mit Secretin und Cholezystokinin-Pankreozymin („Secretin-Pankreozymin-Test"). Die Untersuchung ist allerdings methodisch aufwendig, weshalb sie nur in gastroenterologischen Zentren durchgeführt wird. Außerdem muß für den Test eine doppelläufige Sonde im Duodenum plaziert werden. Deswegen werden vorwiegend sog. *sondenlose Tests* eingesetzt (Tabelle 23-29), die aber eine deutlich geringere Sensitivität und Spezifität aufweisen.

Die Messung der *humanen Pankreaselastase 1 im Stuhl* ist der *Chymotrypsinbestimmung im Stuhl* überlegen. Letztere eignet sich bei einer Enzym-Substitutionstherapie zur Complianceprüfung, da das in den Enzympräparationen enthaltene Chymotrypsin bei der Bestimmung miterfaßt wird. Wird die Chymotrypsinbestimmung zum Nachweis einer exokrinen Pan-

Tabelle 23-29. Funktionsprüfungen und Tests zum Nachweis einer exokrinen Pankreasinsuffizienz

Intraduodenale Pankreasfunktionsprüfung mit Secretin und Ceruletid oder Secretin und Cholezystokinin-Pankreozymin („Secretin-Pankreozymin-Test")
„Golden standard", aber methodisch aufwendig
„Sondenlose" Tests   Geringere Sensitivität und Spezifität   – Humane Pankreaselastase 1 im Stuhl   – Chymotrypsin im Stuhl   – Fluorescein-Dilaurat-Test (Pancreolauryl-Test; Messung von Fluorescein im Urin oder Serum)
Quantitative Stuhlfettbestimmungen   Zum Nachweis einer Steatorrhö,   nicht pankreasspezifisch, da keine Differenzierung zwischen Maldigestion und Malabsorption

kreasinsuffizienz durchgeführt, müssen die Enzympräparate mindestens 5 Tage zuvor abgesetzt werden.

Niedrige Stuhl-pH-Werte können die Chymotrypsinaktivität vermindern und zu falsch-pathologischen Ergebnissen führen. Falsch-pathologische Werte können auch bei der Bestimmung der humanen Pankreaselastase 1 beobachtet werden (Lankisch u. Schmidt 1999). Beide Tests dürfen nicht unter Nulldiät durchgeführt werden, da wegen der fehlenden Stimulation der Pankreassekretion falsch-pathologische Werte erhalten werden. Bei Diarrhö können die Ergebnisse ebenfalls falsch-niedrig ausfallen.

Der *Pancreolauryl-Test* ist für den Patienten zeitlich aufwendiger, bringt aber gegenüber der Elastasebestimmung keine diagnostischen Vorteile.

Mit den *quantitativen Stuhlfettanalysen* kann eine Steatorrhö nachgewiesen werden, eine Differenzierung zwischen Maldigestion und Malabsorption ist aber nicht möglich.

23.5.2.4
Untersuchungen zum Nachweis von Komplikationen bei chronischer Pankreatitis

Bei Verdacht auf das Vorliegen einer Choledochusstenose ist die Bestimmung von γ-GT, alkalischer Phosphatase, Transaminasen und Bilirubin indiziert. Bei klinisch manifester exokriner Pankreasinsuffizienz müssen Untersuchungen zum Nachweis eines *Malassimilations-Syndroms* durchgeführt werden (s. Abschn. 23.3: „Erkrankungen von Dünn- und Dickdarm").

Da im Verlauf einer chronischen Pankreatitis ein *Diabetes mellitus* auftreten kann, ist nach einer gestörten Glukosetoleranz zu fahnden, bei manifestem Diabetes mellitus eine entsprechende Diagnostik durchzuführen (s. Kapitel „Diabetes mellitus"). Die Untersuchungen zum Nachweis von *akuten Schüben* und deren Komplikationen wurden bereits oben dargestellt.

23.5.2.5
Klinisch-chemische Untersuchungen beim Pankreaskarzinom

Beim Pankreaskarzinom basiert die Diagnostik hauptsächlich auf den klinischen Befunden und den Ergebnissen der bildgebenden Verfahren. Klinisch-chemische Untersuchungen geben lediglich bei biliärer Obstruktion – *Anstieg der Cholestaseparameter* – oder bei Obstruktion des Ductus pancreaticus – *Lipaseerhöhung* – den Anstoß zum Einsatz bildgebender Verfahren.

Die großen Erwartungen, die in die Bestimmung der tumorassoziierten Antigene – *„Tumormarker"* – im Hinblick auf eine Früherkennung des Pankreaskarzinoms gesetzt worden sind, haben sich nicht erfüllt. Die Höhe der Serumspiegel korrelieren mit dem Tumorstadium. Bei resektablen Karzinomen sind die Serumspiegel in der Regel nicht erhöht, weshalb die Bestimmung *für Screeninguntersuchungen zum Nachweis eines Pankreaskarzinoms nicht geeignet* ist.

Der derzeit gebräuchlichste Tumormarker ist das *CA 19-9*. Das *CA 50* führt – auch in Kombination mit CA 19-9 – zu keiner höheren Sensitivität.

Da CA 19-9 aus Syalyl-Lewis-Blutgruppensubstanz besteht, fällt die Bestimmung bei Lewis-negativen Patienten (etwa 5–10 % der Bevölkerung) auch bei ausgedehntem Tumorbefall falsch-negativ aus.

Andererseits werden *erhöhte Tumormarkerkonzentrationen* nicht nur bei *Pankreaskarzinomen* und *extrapankreatischen Tumoren* sondern auch bei *benignen Erkrankungen des Gastrointestinaltrakts*, z. B. bei *akuter und chronischer Pankreatitis*, bei Vorliegen einer *Cholestase* oder bei *Leberzirrhose* beobachtet.

Somit ist die Bestimmung der Tumormarker hauptsächlich für *postoperative Verlaufskontrollen beim Pankreaskarzinom* geeignet (Fischbach 1995).

23.5.3
Abdominelle Sonographie und Endosonographie

Die *abdominelle Sonographie* ist ein jederzeit verfügbares, risikofreies und – eine gute Darstellbarkeit des Organs vorausgesetzt – zuverlässiges Verfahren zum Nachweis von Pankreaserkrankungen, das deshalb am *Anfang der bildgebenden Diagnostik* stehen sollte. Partielle Gasüberlagerungen des Organs schränken die Beurteilbarkeit in Hinblick auf umschriebene Organveränderungen allerdings ein. Außerdem ist das Auflösungsvermögen der Schallsonden begrenzt, da aufgrund der erforderlichen Eindringtiefe in der Regel mit Frequenzen zwischen 3 und 5 MHz gearbeitet werden muß.

Demgegenüber verfügen die hochfrequenten, endoskopisch in unmittelbarer Nachbarschaft zum Pankreas applizierbaren Schallsonden (7,5–12 MHz), die bei der *Endosonographie* eingesetzt werden, über ein hohes Auflösungsvermögen, mit dem sich auch sehr kleine umschriebene Organläsionen aufdecken lassen.

23.5.3.1
Abdominelle Sonographie

Die Echodichte des Pankreas entspricht im Kindes- und jungen Erwachsenenalter in der Regel etwa der der normalen Leber. Sie nimmt mit dem Alter, bei Adipositas und Fettstoffwechselstörungen aufgrund von Fettgewebsinterpositionen im Pankreas zu. Ein homogenechoreiches Organ darf deshalb nicht als Indiz für eine Pankreaserkrankung gewertet werden. Ebensowenig darf – bei fehlender Fettgewebsinterposition – die normale Parenchymdichte irrtümlich als Organauflockerung bei akuter Pankreatitis gedeutet werden.

Akute Pankreatitis

Wenngleich die Beurteilung des Pankreas bei *akuter Pankreatitis* durch Darmgasansammlungen behindert wird, läßt sich das Organ in der Regel doch zumindest soweit darstellen, um eine akute Pankreatitis nachzuweisen (Swobodnik 1995).

Bei der *ödematösen Verlaufsform* ist das Pankreas diffus echoarm aufgelockert und vergrößert. Da die Dichte (s. oben), Konfiguration und Breite des Organs individuell deutlich variiert, kann – sofern die individuelle Breite und Dichte des Organs nicht vorbekannt ist – bei Vorliegen eines sonographischen Normalbefundes eine geringe ödematöse Pankreatitis allerdings nicht ausgeschlossen werden. Sonographische Verlaufskontrollen bringen hier die Klärung.

Peripankreatische Flüssigkeitsansammlungen stellen sich echofrei, *peripankreatische Fettgewebsnekrosen* inhomogen-hypodens dar. Bei ausgeprägten Fettgewebsnekrosen können *„Nekrosestraßen"* in den Pararenalraum, insbesondere links, und entlang der großen Gefäße beobachtet werden. Die Ausdehnung der Nekrosestraßen kann jedoch *computertomographisch* umfassender und exakter dargestellt werden. Bei Verdacht auf das Vorliegen von infizierten Nekrosen oder Abszessen kann die sonographisch oder computertomographisch gesteuerte *Feinnadelpunktion* die Klärung bringen.

Intrapankreatische Nekrosen stellen sich zunächst umschrieben-hypodens, später liquide dar (Abb. 23-23). Die Nekrosen können im weiteren Verlauf resorbiert werden oder sich zu Pseudozysten entwickeln. Einblutungen in das Gewebe imponieren als hyperdense Areale. Bei eingeschränkter Beurteilbarkeit des Organs lassen sich Nekrosen und Einblutungen mit Hilfe der Kontrastmittel-CT zuverlässiger nachweisen.

Nach entzündlichem bzw. hämorrhagischem *Aszites,* der sich echofrei bis inhomogen darstellen kann, ist zu fahnden, ebenso nach *Pleuraergüssen* und *Dystelektasen.*

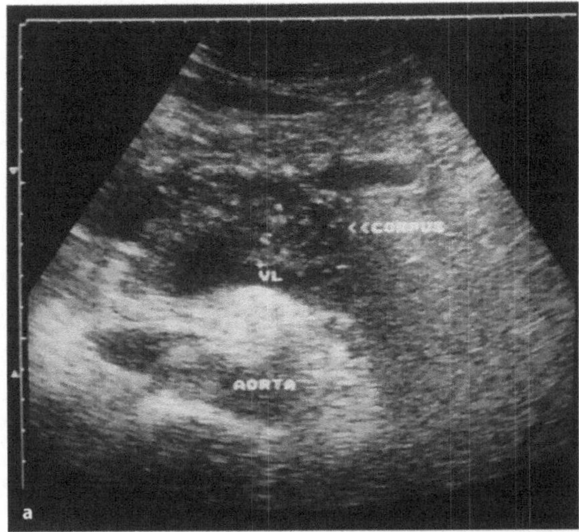

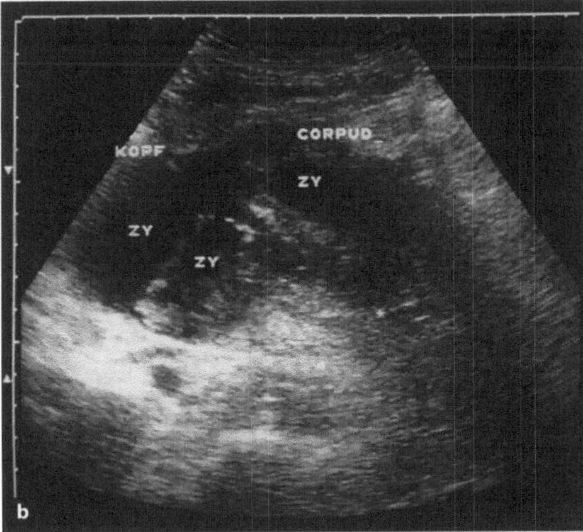

Abb. 23-23a, b. Akute hämorrhagisch-nekrotisierende Pankreatitis (gleicher Patient wie in Abb. 23-34). Sonographische Oberbauchquerschnitte: **a** Aufnahmebefund: Das Korpus auf 3,2 cm verbreitert, inhomogen-hypodens aufgelockert, mit einem umschriebenen hypodensen Bezirk *(Pfeile):* Verdacht auf Nekrosebildung (durch die KM-CT bestätigt; s. Abb. 23-34). Ventral des Pankreas weitgehend echofreie Areale: Peripankreatische Flüssigkeit/Exsudat. **b** Befundverschlechterung: Pankreas von ausgedehnten liquiden Arealen *(ZY)* kaum mehr abgrenzbar (intraoperativ: intrapankreatische Nekrosen und peripankreatische Fettgewebsnekrosen)

Die Klärung der *Ätiologie* der akuten Pankreatitis ist in Hinblick auf das Vorliegen einer *biliären Genese* aus differentialtherapeutischen Gründen von vordringlicher Bedeutung. Bei *biliärer Obstruktion* lassen sich sonographisch eine Verbreiterung des Ductus choledochus und eine Stauung der intrahepatischen Gallenwege, die zusammen mit den Pfortaderästen als „Doppelstraßen" imponieren, darstellen. Eine Choledocholithiasis kann als ein Indiz für das Vorliegen einer biliären Pankreatitis gewertet werden. Da bei partiellen Gasüberlagerungen insbesondere kleine Choledochuskonkremente so-

nographisch übersehen werden können, ist eine Ausschlußdiagnostik mit dieser Methode nicht möglich. Der lediglich Nachweis einer Cholezystolithiasis ist zwar auf eine biliäre Pankreatitis hinweisend, aber nicht beweisend. Die treffsicherste Methode zum Nachweis einer Choledocholithiasis ist die *endoskopische retrograde Cholangiographie*, falls erforderlich, mit *endoskopischer Papillotomie* und *Steinextraktion*.

Chronische Pankreatitis

Die abdominelle Sonographie dient als *Screeningmethode zum Nachweis einer chronischen Pankreatitis*. Ein normaler Pankreasbefund schließt jedoch eine chronische Pankreatitis nicht aus, da die im Anfangsstadium der Erkrankung vorliegenden diskreten Organveränderungen in der Regel sonographisch nicht dargestellt werden können.

Sonographisch faßbar und für eine chronische Pankreatitis charakteristisch sind *Erweiterungen des Ductus pancreaticus mit unregelmäßiger, hyperdens-betonter Wandbegrenzung, Kaliberschwankungen* und *Stenosen*. Im erweiterten Pankreasgang sind mitunter Konkremente darstellbar (Abb. 23-24).

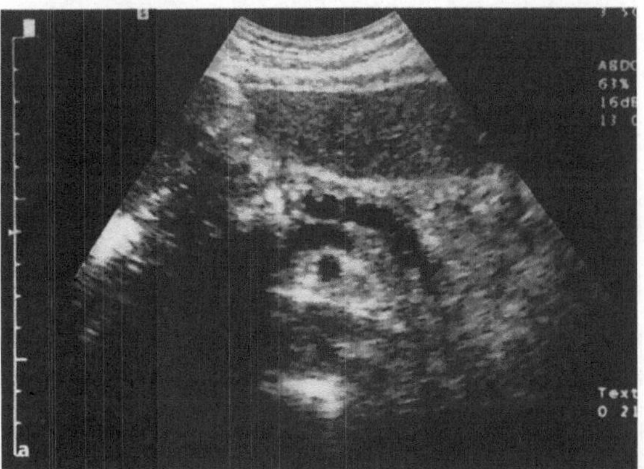

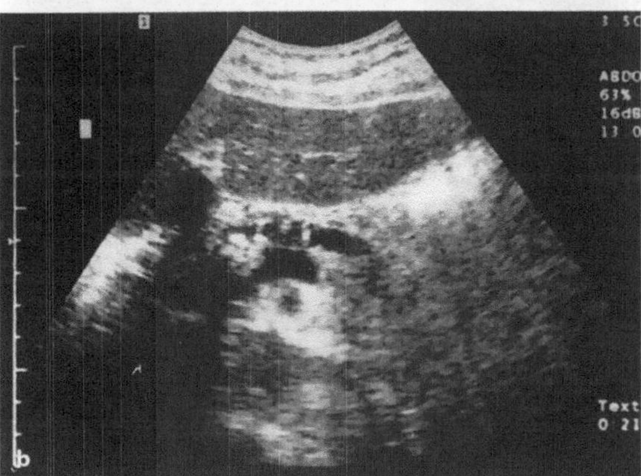

Abb. 23-24a, b. Chronische Pankreatitis mit Gangdilatation und Verkalkungen im Caput. Sonographische Oberbauchquerschnitte: Ductus pancreaticus erheblich verbreitert, mit unregelmäßiger hyperdenser Begrenzung **(a)** und intraduktalen Konkrementen **(b)**

Bei der *obstruktiven chronischen Pankreatitis* läßt sich eine den gesamten Gangverlauf betreffende *uniforme Gangdilatation* mit normaler Wandbegrenzung beobachten. Die *Obstruktionsursache* – entzündliche oder tumorbedingte Stenosen im Bereich der Papille oder des papillennahen Gangabschnittes, z. B. bei Papillensklerose, -adenomen – muß endoskopisch abgeklärt werden (s. dort). Insbesondere ist ein *Pankreaskopfkarzinom* auszuschließen. Eine, wenn auch geringe, Pankreasgangdilatation kann auch im Rahmen eines *Pancreas divisum* nachweisbar sein.

Kalzifizierungen stellen sich sonographisch als stark echogene („kalkdichte") Strukturen mit dorsaler Schallauslöschung dar (Abb. 23-25). „Mikroverkalkungen" sind nicht erfaßbar.

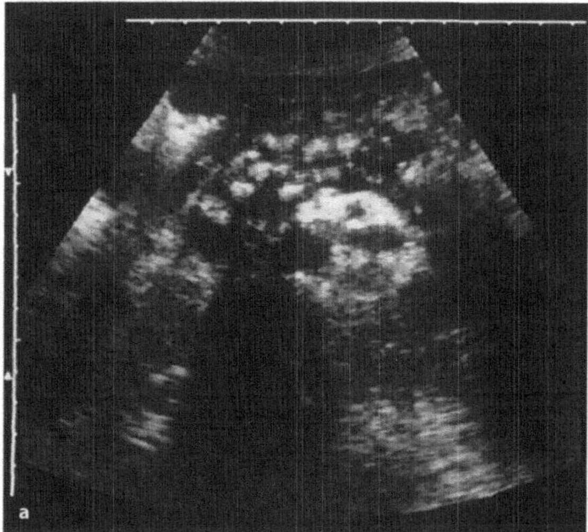

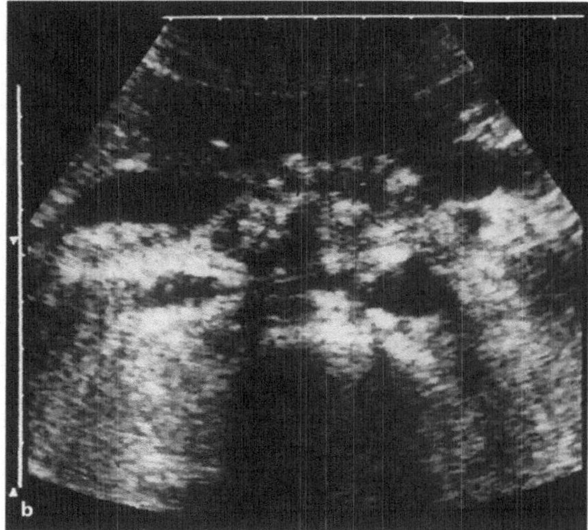

Abb. 23-25a, b. Chronische Pankreatitis mit diffusen Kalzifizierungen und Obstruktion des Ductus hepatocholedochus. **a** Sonographischer Oberbauchquerschnitt: Ductus pancreaticus mit *Kreuzen* markiert, nur gering verbreitert. **b** Darstellung des Ductus hepatocholedochus: verbreitert, nach distal, infolge der Kompression durch den Pankreaskopf, spitz zulaufend

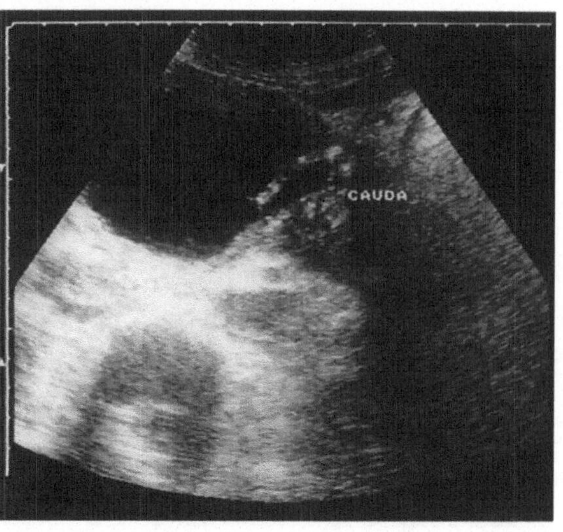

Abb. 23-26. Chronische Pankreatitis mit großer Pseudozyste. Sonographischer Oberbauchquerschnitt: liquide Struktur, von einer breiten Wand umgeben, im Korpusbereich; Cauda mit Kalzifizierungen und einem dilatierten Ductus pancreaticus

Eine *diffuse* oder *segmentäre Organvergrößerung* kann im Rahmen der chronisch-entzündlichen Veränderungen und insbesondere bei akuten Schüben beobachtet werden.

Pseudozysten stellen sich in der Regel echofrei, von einer echodichten Wand umgeben, dar (Abb. 23-26). Gestielte, pankreasferne Pseudozysten können mitunter bis in den Thoraxraum verfolgt werden und dort als „Pleuraergüsse" imponieren. Proximal von Stenosen der Seitenäste des Ductus pancreaticus könne kleine *Retentionszysten* auftreten. Wenn *zystische Pankreasläsionen* den einzigen pathologischen Organbefund darstellen, müssen, insbesondere bei leerer Anamnese, Pseudozysten differentialdiagnostisch gegenüber *zystischen Tumoren* und *dysontogenetischen Zysten* abgegrenzt werden. Ein *nekrotisch zerfallendes Pankreaskarzinom* kann durch den Nachweis von vitalen Tumoranteilen erfaßt werden (Abb. 23-27).

Eine infolge einer entzündlichen Pankreaskopfvergrößerung oder Pseudozyste auftretende *Kompression des Ductus hepatocholedochus mit biliärer Abflußbehinderung* kann sonographisch erfaßt und in der Regel von einer Tumorobstruktion abgegrenzt werden (Abb. 23-25b).

Eine *Splenomegalie* kann auf eine segmentale portale Hypertension bei Milzvenenthrombose hinweisen. Diese kann farbduplexsonographisch bestätigt, ein splenogastrischer Umgehungskreislauf nachgewiesen werden.

Pankreastumoren

Beim Pankreaskarzinom wird die Sensitivität der Sonographie mit 88–95 %, die Spezifität mit 68–82 % an-

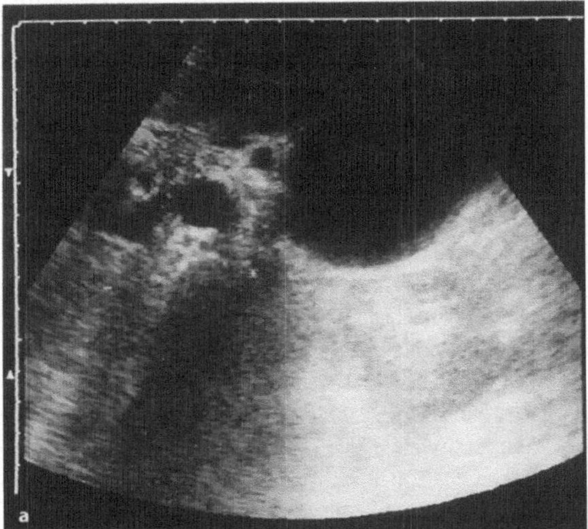

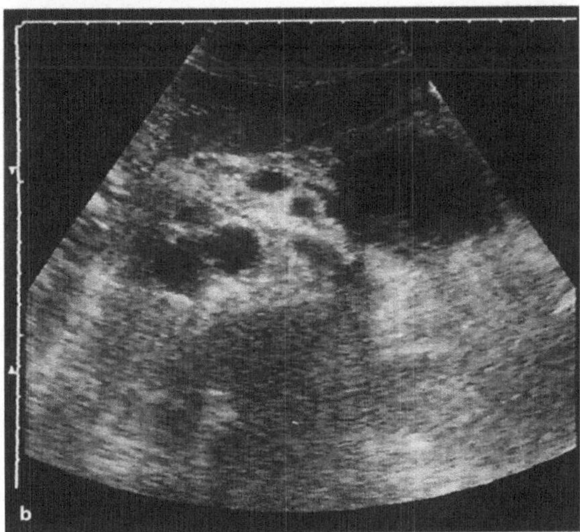

Abb. 23-27a, b. Nekrotisch zerfallendes Pankreaskarzinom in der Cauda. Sonographische Oberbauchquerschnitte: **a** als zystische Raumforderung (Pseudozyste) imponierend; **b** solide Tumorreste, die sich hypodens vom altersentsprechend-echodichten Korpus abheben

gegeben. Diese Werte sind mit den computertomographisch erzielten Ergebnissen vergleichbar (Swobodnik 1995).

Das *Pankreaskarzinom* grenzt sich *hypodens* vom normalen Pankreasgewebe ab (Abb. 23-28). In Anbetracht der mit dem Alter durch Fettgewebsinterposition zunehmenden Echogenität des Pankreas und den meist erst ab dem 50. Lebensjahr auftretenden Karzinomen lassen sich bei guter Darstellbarkeit des Organs auch kleine Karzinome nachweisen.

Bei partieller Gasüberlagerung, insbesondere im Caudabereich, können sich diese allerdings der Diagnostik entziehen. Nekrotisch zerfallende Tumoren können sich zentral liquide wie eine Pseudozyste darstellen (s. oben: „Chronische Pankreatitis"; Abb. 23-27a, b).

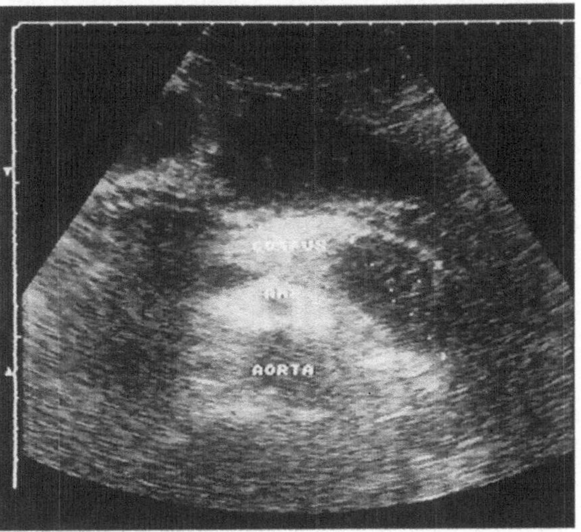

Abb. 23-28. Pankreaskarzinom in der Cauda. Sonographischer Oberbauchquerschnitt: der Tumor grenzt sich hypodens vom altersentsprechend-echodichten Korpus ab

Eine *Dilatation des Ductus pancreaticus* kann auf eine Obstruktion durch ein Pankreaskarzinom hinweisen. Auch bei fehlendem Tumornachweis kann ein Pankreaskarzinom nicht ausgeschlossen werden. Eine Dilatation des Pankreasganges muß deshalb differentialdiagnostisch, wie im vorausgegangenen Abschnitt dargestellt, stets abgeklärt werden.

Eine *biliäre Obstruktion* aufgrund eines Pankreaskopfkarzinoms kann sonographisch nachgewiesen und gegenüber anderen Ursachen abgegrenzt werden (s. Abschn. 23.6.3.1).

Nach *Lymphknotenvergrößerungen* im Ligamentum hepatoduodenale und im Bereich der Mesenterialwurzel muß beim Pankreaskarzinom gefahndet werden. Eine Obstruktion oder Infiltration der Vena lienalis kann zu einer *Milzvenenthrombose* führen (s. oben: „Chronische Pankreatitis").

Bei Vorliegen eines *Aszites* können blumenkohlförmige Peritonealverdickungen auf eine *Peritonealkarzinomatose* hinweisen.

Die – seltenen – *zystischen Pankreastumoren* (s. Abschn. 23.5.1.2) fallen durch ihre echofreie Binnenstruktur auf. Der fehlende Nachweis von parenchymatösen Anteilen schließt das Vorliegen eines zystischen Pankreastumors nicht aus (s. oben: „Pankreastumoren").

23.5.3.2
Endosonographie

Endosonographisch können auch *sehr kleine Läsionen* des Pankreas (<1 cm) nachgewiesen werden. Eine *zuverlässige Differenzierung* zwischen umschriebenen entzündlichen Veränderungen von Pankreaskarzinomen ist aufgrund der vergleichbaren, jeweils hypodensen Echostruktur jedoch *nicht möglich*. Das Vorliegen eines *malignen Tumors* kann erst bei *invasivem Wachstum in die Gefäße* (V. lienalis, V. portae, Truncus coeliacus) *gesichert* werden.

Die Bedeutung der Endosonographie liegt in erster Linie im *lokoregionalen Staging* (TN-Stadium) beim Pankreaskarzinom. Bezüglich des Nachweises einer Gefäßinfiltration ist die Endosonographie der CT und der Angiographie überlegen.

Eine *endosonographisch gesteuerte Feinnadelpunktion* von umschriebenen Pankreasläsionen ist möglich (Faigel et al. 1997).

23.5.4
Endoskopie

23.5.4.1
Endoskopische retrograde Cholangiopankreatographie (ERCP), endoskopische Papillotomie (EPT)

Akute Pankreatitis

Bei Verdacht auf das Vorliegen einer akuten *biliären Pankreatitis* können mit der ERCP Choledochuskonkremente nachgewiesen und ggf. durch EPT und Steinextraktion entfernt werden.

Bei *biliärer Obstruktion* ist die Untersuchung *so früh wie möglich* durchzuführen, um einerseits den Verlauf der Pankreatitis positiv zu beeinflussen, andererseits das Auftreten einer Cholangitis zu verhindern (Scheurer 1994). *Eine Darstellung des Ductus pancreaticus sollte vermieden werden*, da durch das Einbringen von Kontrastmittel in das Pankreasgangsystem bei Vorliegen einer Gangruptur infolge der akuten Pankreatitis *intrapankreatische Nekrosen superinfiziert* werden können (Baron u. Morgan 1999). *Bei fehlenden Cholestasezeichen kann zugewartet werden*. Der *Zeitpunkt* der Untersuchung muß *individuell* festgelegt werden (Kellner u. Zoller 1999).

Die ERCP ist nicht nur bei biliärer Pankreatitis sondern auch bei Patienten mit sog. *idiopathischer Pankreatitis* indiziert, um kleine Konkremente und Sludge ursächlich auszuschließen.

Pankreasgangdilatation unklarer Genese

Bei einer im Rahmen einer Oberbauchdiagnostik sonographisch oder computertomographisch nachgewiesenen, *ätiologisch nicht zuzuordnenden Dilatation des Ductus pancreaticus* ist – ebenso wie bei einer *unklaren Erhöhung der Pankreasenzyme im Serum* – mit Hilfe der ERCP die *zugrundeliegende Ursache* zu eruieren (s. obstruktive chronische Pankreatitis).

Ursächlich kann einer Pankreasgangdilatation und einer Enzymerhöhung, mitunter begleitet von intermittierenden Oberbauchschmerzen, auch ein *Pankreas divisum* zugrundeliegen. Bei dieser häufigsten kongenitalen Pankreasanomalie (etwa 5% der Bevölkerung)

wird das Pankreassekret wegen der ausgebliebenen Verschmelzung von dorsaler und ventraler Ganganlage zum größten Teil über die Papilla duodeni minor drainiert, was zu einer relativen Abflußbehinderung mit Druckerhöhung im dorsalen Ganganteil führen kann.

Bei Sondierung der Papilla duodeni major wird nur die kleine ventrale Ganganlage dargestellt, die sich durch die zarte Endaufzweigung des Gangsystems von einer Pankreasgangobstruktion beim Pankreaskarzinom abgrenzen läßt. Eine Darstellung des dorsalen Ganganteils über die Papilla duodeni minor sichert zudem die Diagnose. Da es inzwischen möglich ist, Gallenwege und Pankreasgänge magnetresonanztomographisch darzustellen (MRCP; s. Abschn. 23.5.7), kann für den Nachweis dieser Pankreasanomalie anstelle der – invasiven – ERCP künftig die MRCP eingesetzt werden.

Chronische Pankreatitis

Die ERCP ist das bildgebende Verfahren mit der größten Sensitivität und Spezifität (jeweils 90–95%), mit dem eine chronische Pankreatitis nachgewiesen und gegenüber einem Pankreaskarzinom abgegrenzt werden kann (Löser u.Fölsch 1996). Ein normaler ERCP-Befund schließt eine chronische Pankreatitis im Frühstadium allerdings nicht sicher aus. Hier kann die intraduodenale Pankreasfunktionsprüfung mit Secretin und Ceruletid durch den Nachweis einer eingeschränkten exokrinen Pankreasfunktion zur Diagnose führen (s. Abschn. 23.5.2.3).

Im Frühstadium der chronischen Pankreatitis werden an den *Seitengängen* infolge von Stenosen kolbenförmige Dilatationen und vereinzelte Gangabbrüche beobachtet. Im weiteren Verlauf treten perlschnurartige Veränderungen des Ductus pancreaticus hinzu. Bei *schweren Organveränderungen* finden sich ausgeprägte Gangerweiterungen mit dazwischenliegenden Stenosen, zystischen Dilatationen und intraductalen Konkrementen, sowie Kalzifizierungen außerhalb des Ductus pancreaticus (Abb. 23-29). Diffuse Organveränderungen können von einer segmentären Pankreatitis abgegrenzt werden.

Durch die gleichzeitige Darstellung der Gallenwege kann ggf. eine *biliäre Obstruktion* infolge von entzündlichen Pankreaskopfveränderungen und Pseudozysten nachgewiesen und als charakteristische „*Röhrenstenose*" von einer tumorbedingten Stenose differenziert werden (Abb. 23-30).

Die *obstruktive chronische Pankreatitis* ist in der ERCP durch eine *konzentrische prästenotische Dilatation* des Ductus pancreaticus und seiner Seitenäste ohne Kaliberschwankung oder Gangabbrüche gekennzeichnet. Zudem kann mit der ERCP in den meisten Fällen die *Obstruktionsursache* nachgewiesen werden (z. B. Papillentumoren, -sklerose, parapapilläre Divertikel, Pankreaskopftumoren in Beziehung zum Ductus

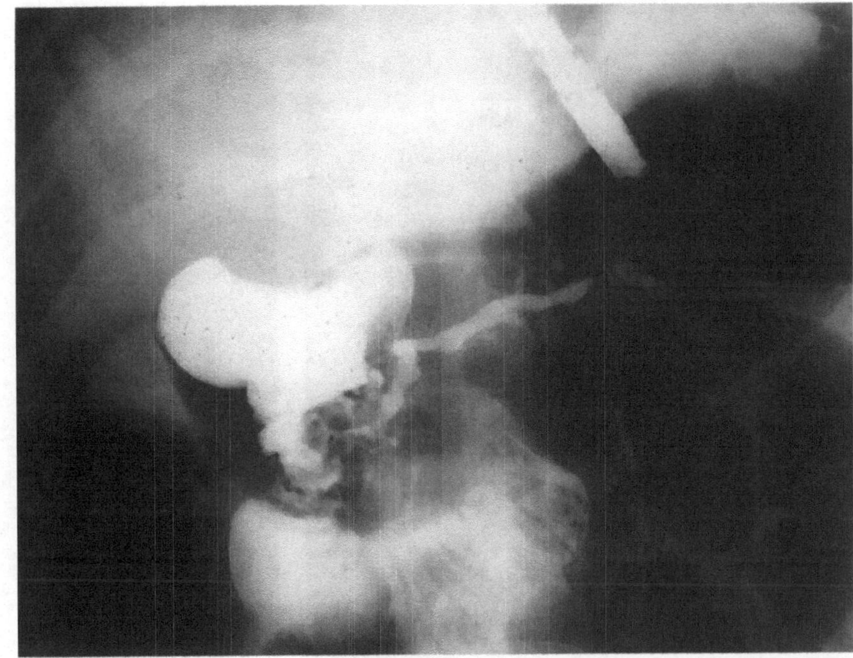

Abb. 23-29. Chronische Pankreatitis mit Calcifizierungen (ERCP).
Ductus pancreaticus verbreitert, mit umschriebenen Stenosen im Caput- und Caudabereich. Ductuli erster Ordnung z. T. kolbig aufgetrieben. (Freundlicherweise zur Verfügung gestellt von Herrn Prof. Dr. W. Heldwein, Medizinische Klinik, Klinikum der Universität München, Standort Innenstadt)

pancreaticus). *Papillentumoren* können endoskopisch beurteilt und mittels *Biopsie* histologisch klassifiziert werden.

Die *Indikationen* für den Einsatz der ERCP bei chronischer Pankreatitis sind in Tabelle 23-30 zusammengefaßt. Durch *Kontrastmitteldarstellung* können *Pseudozysten superinfiziert* werden. Eine *Abszeßbildung* kann die Folge sein. Deshalb sollte bei *bekannten Pseudozysten* eine *ERCP* generell *nur unmittelbar vor einem geplanten operativen Eingriff am Pankreas* durchgeführt werden.

Pankreaskarzinom

Die ERCP ist für den Nachweis eines Pankreaskarzinoms das Verfahren mit der größten Sensitivität (88 %) und Spezifität (96 %). Sehr kleine, peripher gelegene

Tabelle 23-30. Indikationen für eine ERCP bei chronischer Pankreatitis

- Klinisch begründeter Verdacht auf das Vorliegen einer chronischen Pankreatitis, aber fehlende Bestätigung durch andere diagnostische Verfahren
- Differentialdiagnostische Abgrenzung der chronischen Pankreatitis vom Pankreaskarzinom
- Biliäre Obstruktion
- Verdacht auf obstruktive chronische Pankreatitis
- Langanhaltende starke Abdominalschmerzen bei chronischer Pankreatitis (z. B. differentialtherapeutische Anhaltspunkte für den Einsatz von chirurgischen oder interventionellen endoskopischen Verfahren)
- Vor geplanten chirurgischen Eingriffen
- Interventionelle endoskopische Eingriffe (z. B. bei Obstruktion des Ductus pancreaticus durch flottierende Konkremente im Kopfbereich

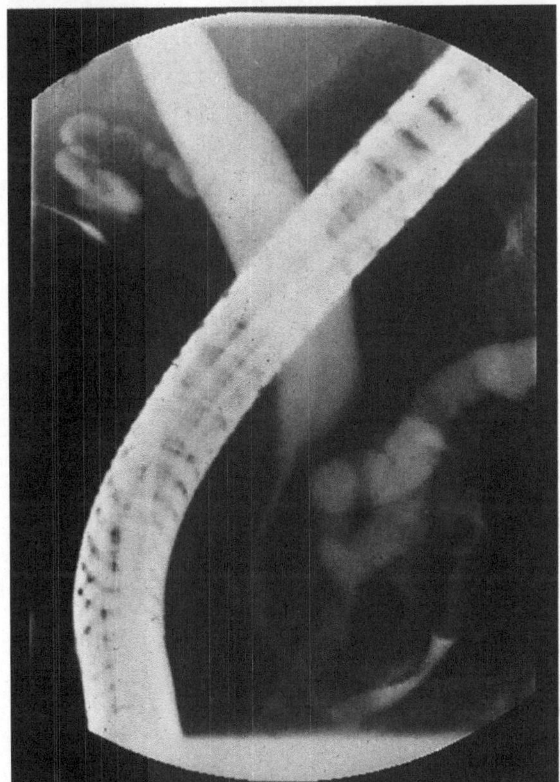

Abb. 23-30. Chronische Pankreatitis mit Röhrenstenose des Ductus choledochus und prästenotischer Dilatation (ERCP). Ductus pancreaticus verbreitert mit intraductalem Konkrement im Caputbereich. (Freundlicherweise zur Verfügung gestellt von Herrn Prof. Dr. W. Heldwein, Medizinische Klinik, Klinikum der Universität München, Standort Innenstadt)

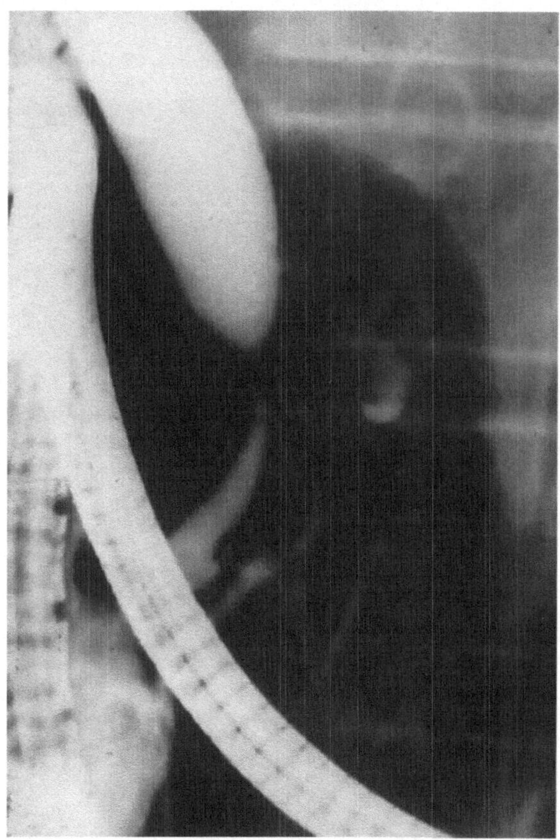

Abb. 23-31. Pankreaskopfkarzinom mit Stenosierung des Ductus pancreaticus und des Ductus choledochus und prästenotischer Dilatation beider Gangsysteme („double duct sign") in der ERCP. (Freundlicherweise zur Verfügung gestellt von Herrn Prof. Dr. W. Heldwein, Medizinische Klinik, Klinikum der Universität München, Standort Innenstadt)

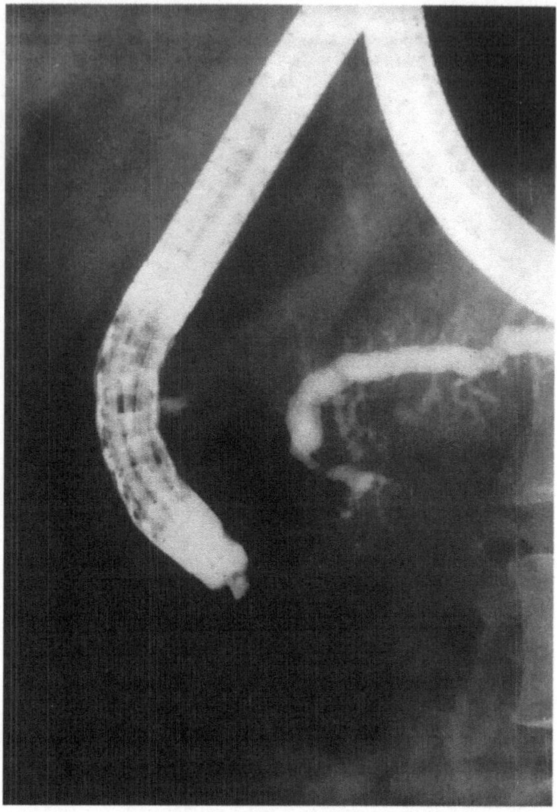

Abb. 23-32. Pankreaskarzinom (ERCP). Partielle Stenosierung des Ductus pancreaticus im Caputbereich mit fehlender Darstellung der Ductuli und prästenotischer Dilatation des Gangsystems. (Freundlicherweise zur Verfügung gestellt von Herrn Prof. Dr. W. Heldwein, Medizinische Klinik, Klinikum der Universität München, Standort Innenstadt)

Pankreastumoren können allerdings der Diagnostik entgehen. Bei Lokalisation des Pankreaskarzinoms im Kopfbereich kann neben einer Stenose des Ductus pancreaticus auch eine *umschriebene Stenosierung des Ductus choledochus mit Obstruktion der Gallenwege* beobachtet werden („*double duct sign*"; s. Abb. 23-31). Die tumorbedingte Obstruktion der Gallenwege kann in gleicher Sitzung mit einer EPT und Stent-Einlage behandelt werden (Rösch u. Classen 1990).

Tabelle 23-31. Charakteristische ERCP-Befunde beim Pankreaskarzinom

- Abbruch des Ductus pancreaticus bei totaler Tumorobstruktion
- Umschriebene Stenose des Ductus pancreaticus mit prästenotischer konzentrischer Dilatation des Gangsystems
- Bogige Pelottierung des Ductus pancreaticus mit dort fehlender Darstellung der Seitenäste
- Beim Pankreaskopfkarzinom zusätzlich: Umschriebene Stenosierung des Ductus choledochus („double duct sign")

Von manchem Arbeitsgruppen wird im Rahmen der ERCP ein *Bürstenabstrich* aus dem Pankreasgang zur *zytologischen Untersuchung* entnommen. Bei positivem zytologischen Befund läßt sich die Diagnose eines Pankreaskarzinoms sichern.

Die mit der ERCP nachweisbaren, für ein *Pankreaskarzinom charakteristischen Pankreasgangveränderungen* sind in Tabelle 23-31 zusammengestellt (Abb. 23-31 bis 23-33).

23.5.4.2
Ösophagogastroduodenoskopie

Mit dieser Methode können Pankreaserkrankungen zwar selbst nicht nachgewiesen, aber deren Komplikationen am oberen Gastrointestinaltrakt aufgedeckt werden (Tabelle 23-32). Darüber hinaus ist die Ösophagogastroduodenoskopie für die differentialdiagnostische Abgrenzung gegenüber gastroduodenalen Erkrankungen (z. B. Ulzera) von Bedeutung.

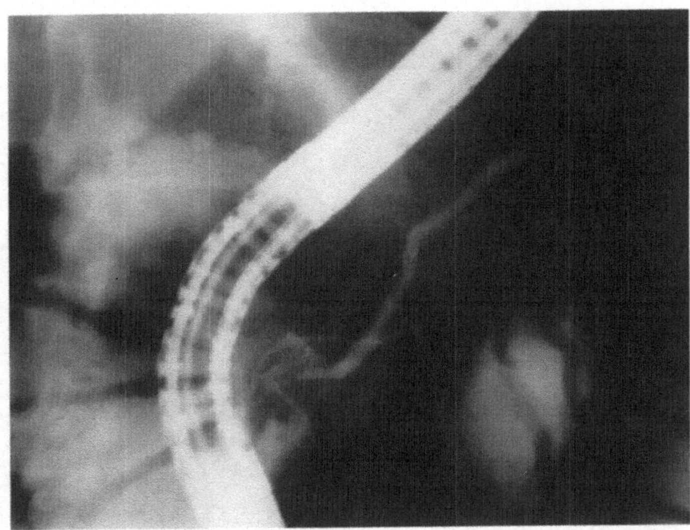

Abb. 23-33. Pankreaskarzinom (ERCP). Gangabbruch im Korpus. (Freundlicherweise zur Verfügung gestellt von Herrn Prof. Dr. W. Heldwein, Medizinische Klinik, Klinikum der Universität München, Standort Innenstadt)

Tabelle 23-32. Mit der Ösophagogastroduodenoskopie nachweisbare Komplikationen von Pankreaserkrankungen

Akute Pankreatitis	Gastroduodenale Streßläsionen (akute gastrointestinale Blutung)
Chronische Pankreatitis	Obstruktive Duodenitis, Magenvarizen bei segmentaler portaler Hypertension infolge einer Milzvenenthrombose (akute gastrointestinale Blutung)
Pankreaskarzinom	Infiltration in den Magen oder das Duodenum (bioptische Sicherung)

23.5.5
Konventionelle und interventionelle Strahlendiagnostik

23.5.5.1
Konventionelle Strahlendiagnostik

Die konventionelle Strahlendiagnostik dient hauptsächlich zum *Nachweis von Komplikationen.* Für die Diagnostik von Pankreaserkrankungen hat sie seit der Einführung neuerer bildgebender Verfahren sonst ihre Bedeutung verloren.

Die *Abdomenübersichtsaufnahme* wird – in Linksseitenlage – in der *Differentialdiagnostik des akuten Abdomens* zum Nachweis von freier Luft eingesetzt (z. B. perforiertes Ulcus duodeni). Für eine akute Pankreatitis charakteristisch, aber nicht spezifisch, gelten vereinzelte gasgefüllte und dilatierte Dünndarmschlingen im linken Ober- und Mittelbauch („*sentinel loop*") und der plötzliche Abbruch der Darmgasanreicherung im Bereich des distalen Colon transversum, der linken Flexur oder des Colon descendens bei Überblähung der proximalen Kolonabschnitte (*„colon-cut-off",* das auf eine Miteinbeziehung des Kolons in die entzündlichen Veränderungen bei der akuten hämorrhagisch-nekrotisierenden Pankreatitis hinweist).

Daneben sind häufig eine Überblähung des Duodenums und Jejunums und ein luftgefüllter, atonischer Magen zu beobachten, mitunter auch diffuse *„Dünndarmspiegel"* als Zeichen eines generalisierten Dünndarmileus.

Mit den *Thoraxübersichtsaufnahmen in 2 Ebenen* können bei *akuter Pankreatitis* Plattendystelektasen und pulmonale Infiltrate nachgewiesen werden. Bei *chronischer Pankreatitis* können therapieresistente Pleuraergüsse auf pankreasferne Pseudozysten hinweisen, die durch den Nachweis hoher Pankreasenzymkonzentrationen im Pleurapunktat bestätigt werden. Das *Pankreaskarzinom* kann sich in Einzelfällen durch pulmonale Metastasen oder einen „malignen" Pleuraerguß erstmanifestieren.

23.5.5.2
Perkutane transhepatische Cholangiographie (PTC), perkutane transhepatische Drainage der Gallenwege (PTCD)

Falls eine *ERCP* aus technischen Gründen nicht *durchführbar* ist (z. B. lange zuführende Schlinge beim B-II-Magen), kann die *PTC bei biliärer Obstruktion* durch Darstellung des Ductus hepatocholedochus die zugrundeliegende Ursache aufdecken (z. B. *Röhrenstenose bei chronischer Pankreatitis, umschriebene Stenosierung beim Pankreaskopfkarzinom*) und durch externe bzw. interne Ableitung des Gallensekrets (*PTCD*) den *Stau der Gallenwege beseitigen.*

23.5.5.3
Angiographie

Die Angiographie hat bei der *akuten Pankreatitis* keine diagnostische Bedeutung. Auch bei der *chronischen Pankreatitis* leistet diese Methode für die Primärdia-

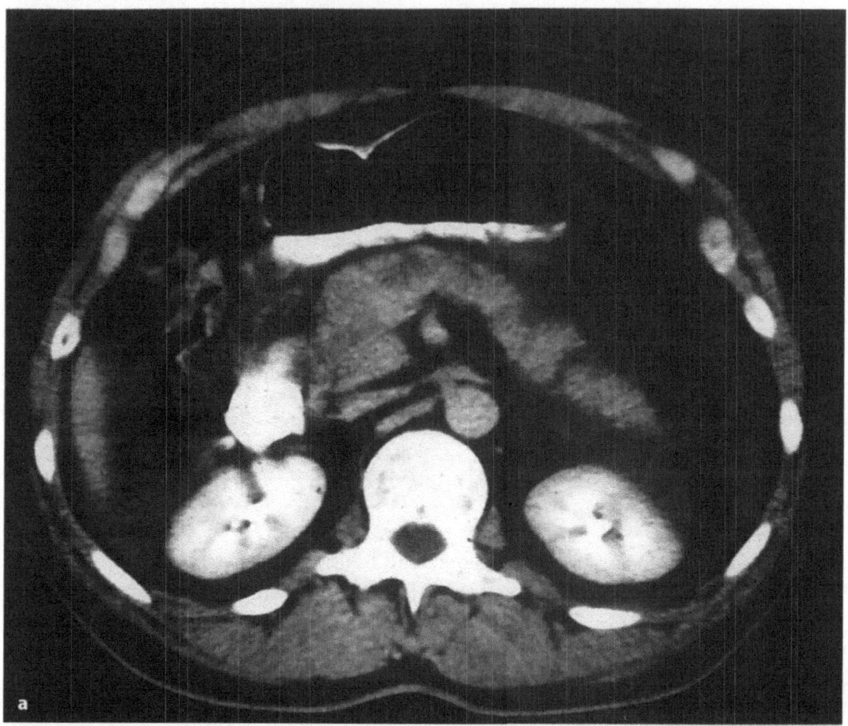

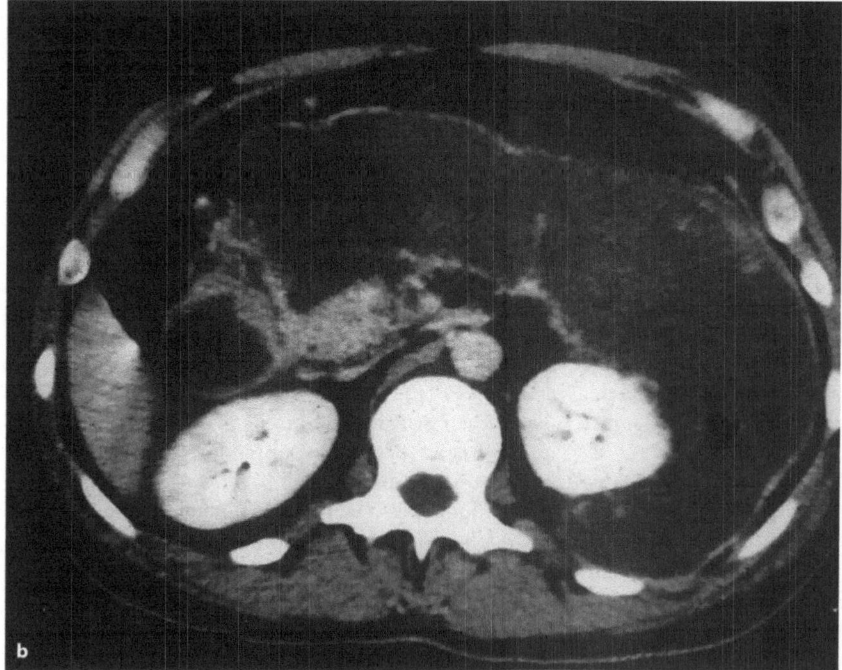

Abb. 23-34a, b. Akute hämor-rhagisch nekrotisierende Pankreatitis (KM-CT; gleicher Patient wie in Abb. 23-23). **a** Aufnahmebefund: Organverbreiterung im Caput und Korpus mit unscharfer Konturierung nach ventral, hier peripankreatische Flüssigkeit/Exsudat; hypodenser Bezirk im Korpus, ventral gelegen: Perfusionsausfall als Hinweis auf eine intrapankreatische Nekrose; **b** Befundverschlechterung: ausgedehnte liquide Nekrosen, bis in den linken Pararenalraum reichend; Pankreas nur im Caputbereich darstellbar, hier KM-aufnehmend. (Freundlicherweise zur Verfügung gestellt von Herrn Prof. Dr. K.J. Pfeifer, Institut für Radiologische Diagnostik der Universität München, Standort Innenstadt)

gnostik keinen Beitrag. Eine Milzvenenthrombose kann farbduplexsonographisch oder computertomographisch nachgewiesen werden. Die Angiographie hat hier – wie auch beim *Pankreaskarzinom – präoperativ*, zur *Planung der Operationstaktik* ihren Platz.

Eine akute gastrointestinale Blutung aus einem *Pseudoaneurysma der peripankreatischen Arterien*, insbesondere der A. lienalis und der A. gastroduodenalis, das als seltene Komplikation bei akuter und chronischer Pankreatitis beobachtet wird, kann *interventio-*

nell, mit Hilfe einer selektiven Katheterembolisation behandelt werden (Dirks et al. 1999).

23.5.6
Computertomographie

23.5.6.1
Akute Pankreatitis und akute Schübe einer chronischen Pankreatitis

Der Vorteil der CT gegenüber der abdominellen Sonographie liegt in der *umfassenden Darstellung des Pankreas und eventueller peripankreatischer Fettgewebsnekrosen („Nekrosestraßen")*. Seit Einführung der Spiral-CT hat sich der Nachweis von kleinen Pankreasläsionen zudem noch verbessert.

Bei *ödematöser Pankreatitis* wird eine Schwellung des Organs beschrieben. Normalbefunde schließen eine milde Verlaufsform nicht aus (s. Abschn. 23.5.3.1: „Abdominelle Sonographie"). Eine unscharfe Begrenzung des Pankreas weist auf ein *peripankratisches Exsudat* hin.

Intrapankreatische Hämorrhagien stellen sich auf den Nativaufnahmen hyperdens dar. Nach Kontrastmittelapplikation weisen Perfusionsausfälle im Parenchym auf *Nekrosen* hin (Klose 1995; Abb. 23-34).

Gaseinschlüsse innerhalb von Fettgewebsnekrosen werden bei *Superinfektionen und Abszeßbildung* gefunden. Die Verdachtsdiagnose kann hier, wie auch generell, durch *CT-gesteuerte Punktion mit mikrobiologischer Untersuchung des Aspirates* bestätigt, die thera-

peutisch essentielle *Indikation zur chirurgischen Intervention* hieraus abgeleitet werden.

Die CT ist indiziert bei Verdacht auf eine akute Pankreatitis generell, sofern das Pankreas sonographisch nicht beurteilt werden kann, bei Verdacht auf das Vorliegen einer schweren Verlaufsform, bei klinischer Verschlechterung der Erkrankung und vor einer operativen Intervention. Sie ist nicht geeignet, bei akuter biliärer Pankreatitis eine Choledocholithiasis auszuschließen. Hierfür ist die ERCP die Methode der Wahl.

23.5.6.2
Chronische Pankreatitis

Im *Frühstadium* der chronischen Pankreatitis lassen sich am Pankreas in der Regel *keine computertomographisch faßbaren Veränderungen* nachweisen. Diese Methode ist deshalb *zum Ausschluß einer chronischen Pankreatitis nicht geeignet*. Hierfür ist der Einsatz der ERCP, falls erforderlich, in Kombination mit der intraduodenalen Pankreasfunktionsprüfung mit Secretin und Ceruletid, notwendig.

Die Sensitivität und Spezifität der CT beim Nachweis einer chronischen Pankreatitis ist mit der der Sonographie vergleichbar (Pfeifer u. Mangel 1996). Bei guter sonographischer Darstellbarkeit des Pankreas kann deshalb auf eine CT verzichtet werden. Der Vorteil der CT liegt in der besseren Darstellbarkeit der Caudaregion und dem Nachweis von kleinen Pankreasverkalkungen, der Vorteil der Sonographie im Nach-

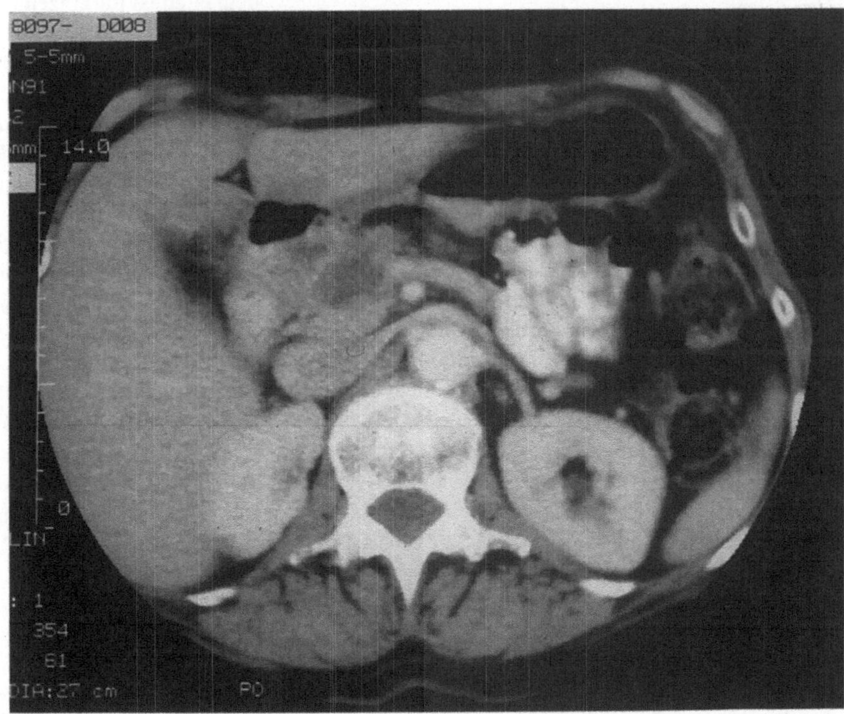

Abb. 23-35. Pankreaskarzinom (KM-CT). Inhomogen – hypodense, irregulär begrenzte, die Organkontur nach ventral überschreitende Raumforderung im – verbreiterten – Caput. (Freundlicherweise zur Verfügung gestellt von Herrn Prof. Dr. K.J. Pfeifer, Institut für Radiologische Diagnostik der Universität München, *Standort Innenstadt*)

weis von umschriebenen Pankreasgangveränderungen. Eine Milzvenenthrombose kann mit beiden Verfahren nachgewiesen werden. Vor geplanten operativen Eingriffen hat die CT aufgrund ihrer umfassenden topographisch-anatomischen Übersicht bei chronischer Pankreatitis ihren Platz.

23.5.6.3
Pankreaskarzinom

Bei der Beurteilung der in verschiedenen Studien angegebenen hohen Sensitivität und Spezifität der CT für den *Nachweis eines Pankreaskarzinoms* muß berücksichtigt werden, daß bei den eingeschlossenen Patienten in der überwiegenden Mehrzahl bereits unresektable Tumoren vorlagen (z. B. bei Freeny et al. [1993] in 88 %). Kleine resektable Tumoren können – trotz der Einführung der Spiral-CT-Technik – der Diagnostik entgehen.

Beim *Tumorstaging* – Tumorausbreitung, Infiltration in Gefäße und Nachbarorgane, regionaler Lymphknotenbefall, Fernmetastasen – kann, insbesondere auch im Hinblick auf die Möglichkeit einer Resektabilität, bislang nicht auf die CT verzichtet werden (Abb. 23-35). Ob sie hierbei künftig von der MRT mit MRCP und MRA abgelöst wird, bleibt abzuwarten (s. Abschn. 23.5.7). Bezüglich der Infiltration von Gefäßen und Nachbarorganen und des regionalen Lymphknotenbefalls wird zunehmend auch die Endosonographie eingesetzt.

23.5.7
Magnetresonanztomographie (MRT), Magnetresonanz-Cholangiopankreatikographie (MRCP)

Die MRT hat in den letzten Jahren aufgrund ihrer technischen Weiterentwicklung und der Einführung der MRCP und der Magnetresonanzangiographie (MRA) auch bei den Pankreaserkrankungen zunehmend an diagnostischer Bedeutung gewonnen (Gaa et al. 1998).

Trotz der Möglichkeit, mit der MRCP das biliopankreatische Gangsystem darzustellen, bleibt die *ERCP* bei Verdacht auf eine *akute biliäre Pankreatitis* die Methode der ersten Wahl. Durch sie wird nicht nur eine Diagnosesicherung sondern gleichzeitig eine kausale Therapie (EPT) ermöglicht, weshalb der Einsatz der *ERCP bei biliärer Steinobstruktion obligat* ist (Merkle et al. 1998). Bei *nicht erweiterten Gallenwegen* und *Mißlingen einer ERCP* kann die *MRCP* auf die biliäre Genese hinweisen.

Für den Nachweis eines *Pankreas divisum* (s. oben: „Pankreasgangdilatation unklarer Genese") kann künftig auf die – invasive – ERCP verzichtet werden, da das Pankreasgangsystem mit der MRCP für diese Fragestellung ausreichend beurteilt werden kann.

Durch die Möglichkeit, den Ductus pancreaticus und die Ductuli erster Ordnung darzustellen, kann die MRCP zum Nachweis einer *chronischen Pankreatitis* in den Fällen beitragen, die mit der abdominellen Sonographie nicht erfaßt werden, und ggf. die Durchführung einer ERCP überflüssig machen. Kalzifizierungen können mit der MRT indes schlechter dargestellt werden als mit der CT oder der Sonographie.

Große Erwartungen werden in die MRT und MRCP bei der Diagnostik des *Pankreaskarzinoms* gesetzt. In einer prospektiven Studie an Patienten mit Pankreastumoren oder periampullären Tumoren erwies sich die MRT in Kombination mit der MRCP und der MRA bezüglich der Ausschlußkriterien für eine Resektabilität (organüberschreitendes Tumorwachstum, Lebermetastasen, Lymphknotenbefall, Gefäßinfiltration) der abdominellen Sonographie und der Spiral-CT überlegen (Trede et al. 1997). In Ergänzung zu dieser Arbeit und anderen positiven Berichten sind jedoch noch großangelegte Studien erforderlich, um den Stellenwert der MRT mit MRCP und MRA für das Staging des Pankreaskarzinoms wie auch für den Nachweis von kleinen, noch resektablen Tumoren zu bestätigen und mit dem der anderen bildgebenden Verfahren, insbesondere mit dem der ERCP und der Endosonographie, zu vergleichen.

23.5.8
Positronenemissionstomographie (PET)

Trotz des breiten Spektrums an diagnostischen Möglichkeiten ist im Einzelfall eine sichere Abgrenzung eines Pankreaskarzinoms von chronisch-entzündlichen Veränderungen, insbesondere bei vorbestehender chronischer Pankreatitis, nicht möglich, so daß eine explorative Laparotomie durchgeführt werden muß. In diesen Fällen könnte die *PET* durch den Nachweis von speziellen pathologischen Stoffwechselvorgängen zur Differenzierung beitragen (Stollfuss et al. 1994).

Da bei einem Pankreaskarzinom – wie auch bei vielen anderen Tumoren – der Glukoseumsatz erhöht ist, kann die Aufnahme von ^{18}F-Fluorodeoxyglukose (FDG) durch das Tumorgewebe für die PET als Marker beim Pankreaskarzinom herangezogen werden. Die Sensitivität und Spezifität der FDG-PET beim Nachweis eines Pankreaskarzinoms wurde von Keogan et al. (1998) mit 88 % bzw. 83 % angegeben. Ob es mit dieser Methode künftig möglich sein wird, das Pankreaskarzinom bereits in einem frühen Stadium zu erfassen, ist derzeit noch spekulativ (Reske et al. 1997).

23.5.9
Pankreaspunktionen

Bei Verdacht auf das Vorliegen von *infizierten peripankreatischen Fettgewebsnekrosen* oder *Abszessen* kann durch die Ultraschall-, CT- oder Endosonographie-gesteuerte Feinnadelpunktion und die mikrobiologische Untersuchung des Punktats die Diagnose ggf. gesichert werden. Der Nachweis einer Infektion ist *für die Indikationsstellung zu einer chirurgischen Intervention bei akuter Pankreatitis und akuten Schüben einer chronischen Pankreatitis von entscheidender Bedeutung.*

Bei Verdacht auf das Vorliegen eines *Pankreaskarzinoms* muß berücksichtigt werden, daß durch die Punktion eine *Tumormetastasierung im Stichkanal* nicht ausgeschlossen werden kann. Deshalb sollte bei einer durch die bildgebenden Verfahren attestierten Resektabilität des Tumors auf eine präoperative histologische oder zytologische Sicherung verzichtet werden. Bei Zeichen der *Irresektabilität* kann die Raumforderung durch die Punktion histologisch oder zytologisch eingeordnet und – bei Vorliegen eines vom endokrinen Pankreas ausgehenden Tumors (s. Abschn. 23.8) – differenziert behandelt werden. Bei fehlendem Tumornachweis muß die Punktion wiederholt werden, da falsch-negative Ergebnisse methodisch nicht ausgeschlossen werden können.

Literatur

Siehe Ende Kap. 23.

23.6
Erkrankungen der Gallenblase und der Gallenwege

P. Lehnert

Die *Cholezystolithiasis* ist mit 10–15% die *häufigste Oberbaucherkrankung der Bevölkerung* in den westlichen Ländern. Frauen sind etwa 2mal häufiger betroffen als Männer. Die Cholezystolithiasis bleibt *in der überwiegenden Mehrzahl* (etwa 80%) *klinisch asymptomatisch.*

Bei Obstruktion des Ductus cysticus oder des Ductus choledochus können Gallensteine jedoch *akute Komplikationen* an der Gallenblase, den Gallenwegen und am Pankreas mit eventuellen Sekundärkomplikationen verursachen:

- Gallenkolik,
- akute Cholezystitis,
- extrahepatischer Gallengangsverschluß,
- akute Cholangitis,
- akute biliäre Pankreatitis (s. Abschn. 23.5).

Als *chronische Komplikationen* der symptomatischen Cholelithiasis sind v. a. anzuführen:

- chronische Cholezystitis,
- Gallenblasenkarzinom (Auftreten kann aber auch durch andere Faktoren begünstigt werden),

- narbige Stenosen der Papille oder des Ductus hepaticus (Mirizzi-Syndrom),
- obstruktive chronische Pankreatitis (s. Abschn. 23.5).

Weitere, nicht durch das Gallensteinleiden bedingte, in diesem Abschnitt dargestellte *Erkrankungen* sind:

- akute „steinlose" Cholezystitis (s. unten: „Akute Cholezystitis"),
- Cholesterose der Gallenblase,
- Gallengangsverschlüsse anderer Genese,
- primär sklerosierende Cholangitis,
- kongenitale zystische Mißbildungen der Gallenwege,
- Gallenwegsdyskinesien,
- Gallengangskarzinom, Papillentumoren, periampulläre Tumoren.

Unter dem Begriff *Postcholezystektomiesyndrom* werden sämtliche Beschwerden zusammengefaßt, die durch die Cholezystektomie nicht beseitigt worden oder postoperativ neu aufgetreten sind. Ursächlich dafür anzuführen sind:

- präoperativ nicht diagnostizierte, koexistente extrabiliäre Erkrankungen bei asymptomatischer Cholezystolithiasis (z. B. Ulcus duodeni, Colon irritabile), Dyskinesien des Oddi-Sphinkters,
- unvollständige therapeutische Maßnahmen (z. B. Residualsteine im Ductus choledochus),
- operationsbedingte Folgeerkrankungen (z. B. Gallengangsstrikturen, Fisteln).

Das Auftreten eines „Postcholezystektomiesyndroms" kann bereits durch eine sorgfältige Anamnese und eine differenzierte präoperative Diagnostik zu einem großen Teil vermieden werden.

23.6.1
Anamnese und Befund

23.6.1.1
Gallenblase

Gallenkolik

Die Gallenkolik zeichnet sich durch einen starken – im Gegensatz zur Dyskinesie – *langanhaltenden Dauerschmerz im rechten Oberbauch* aus, der in den Rücken und das Schulterblatt ausstrahlen kann. Sie wird meistens von Übelkeit und Erbrechen begleitet.

Anamnestisch ist nicht selten eine zuvor eingenommene voluminöse oder fettreiche Mahlzeit zu erfragen. Die Koliken treten aber gehäuft auch nachts auf.

Bei der *klinischen Untersuchung* wird ein Druckschmerz unterhalb des rechten Rippenbogens angegeben (*Murphy-Zeichen*). Der typische Murphy-„Handgriff" ist nur nach Abklingen der Kolik praktikabel. Mitunter kann – insbesondere bei Steinobstruktion des

Ductus choledochus – ein Sklerenikterus beobachtet werden.

Akute Cholezystitis

Bei langanhaltender *Kolik* und fehlendem Ansprechen auf Spasmolytika muß eine akute Cholezystitis erwogen werden. Das Auftreten von Fieber führt zur Diagnose. Die Erkrankung wird in der Regel durch eine *Obstruktion* (Konkremente, Sludge) verursacht. Eine bakterielle Infektion tritt erst sekundär auf.

In etwa 5 % der Fälle liegt eine *„steinlose"akute Cholezystitis* vor. Sie wird durch eine Minderperfusion der Gallenblase in Folge von Traumen, Operationen, Schock, Verbrennungen oder Sepsis ausgelöst. Die Symptomatik der Grunderkrankung steht hier im Vordergrund. Neu auftretende Oberbauchschmerzen und – sofern nicht vorbestehend – Fieber können auf die Erkrankung hinweisen. Bei *immundefizienten Patienten* kann eine steinlose Cholezystitis primär durch eine Infektion verursacht werden (z. B. im Rahmen einer Zytomegalie-Virus-Infektion). Die Schmerzsymptomatik – zunächst im Epigastrium – später im rechten Oberbauch ist hier geringer, der klinische Verlauf milder.

Komplikationen der akuten Cholezystitis sind:
- Gallenblasenempyem,
- Gallenblasengangrän,
- gedeckte oder freie Perforation,
- Gallensteinileus,
- intrahepatische oder subphrenische Abszesse.

Die *Komplikationen* der akuten Cholezystitis können sich durch eine lokale oder diffuse Abwehrspannung manifestieren. Bei einer *gedeckten Gallenblasenperforation mit Durchtritt eines großen Konkrements in den Dünndarm* kann ein *mechanischer Ileus* auftreten. Die Symptomatik setzt charakteristischerweise nach einem Intervall der scheinbaren klinischen Besserung ein.

Chronische Cholezystitis

Die chronische Cholezystitis ist in der Regel die Folge einer mechanischen Irritation der Gallenblase durch Konkremente, wiederholter Gallenkoliken und rezidivierender akuter Cholezystitiden. Sie selbst verläuft klinisch asymptomatisch, sofern sie nicht durch akute Cholezystitis-Schübe unterbrochen wird oder zu Komplikationen führt (z. B. Mirizzi-Syndrom, s. unten).

Die *„Porzellangallenblase„* (Verkalkung der Gallenblasenwand) wird als Endstadium der chronischen Cholezystitis angesehen. Es ist bemerkenswert, daß bei Patienten mit Porzallengallenblase in 12,5–62 % ein *Gallenblasenkarzinom* nachzuweisen ist (Lehnert u. Riepl 1994).

Cholesterose

Bei der Cholesterose liegt eine Störung des Lipidtransports in der Gallenblasenwand vor. Diffuse Lipidablagerungen oder polypöse Vorwölbungen sind die Folge. Letztere werden nicht selten sonographisch als Zufallsbefund bei der Oberbauchsonographie entdeckt (*„Pseudopolypen"*).

Die Cholesterose bleibt *klinisch stumm*. Der Nachweis von Pseudopolypen darf deshalb nicht aus Kausalitätsbedürfnis als Erklärung für unspezifische Oberbauchschmerzen herangezogen werden.

Gallenblasentumoren

Klinische ganz im Vordergrund steht das *Gallenblasenkarzinom*, der häufigste maligne Tumor des biliären Systems. Es ist in 74–93 % der Fälle mit einer Cholezystolithiasis vergesellschaftet. Steinträger haben ein zehnfach höheres Risiko, an einem Gallenblasenkarzinom zu erkranken, als die übliche Bevölkerung. Frauen sind etwa 3mal häufiger betroffen als Männer.

Auf das überaus hohe Karzinomrisiko bei Patienten mit Porzellangallenblase wurde bereits unter „Chronische Cholezystitis" (s. oben) hingewiesen. Das *Gallenblasenadenom* stellt wegen seines Entartungsrisikos eine besondere diagnostische Herausforderung dar (Adenom-Karzinom-Sequenz).

Das *Gallenblasenkarzinom* bleibt *klinisch zunächst häufig stumm* und wird häufig erst im Rahmen einer Oberbauchdiagnostik oder bei einer Cholezystektomie wegen einer symptomatischen Cholezystolithiasis entdeckt. *Gewichtsverlust* und *unspezifische Oberbauchbeschwerden* können die ersten Symptome sein. Anamnestisch wird mitunter eine symptomatische Cholezystolithiasis angegeben. Bei Infiltration des Ductus hepaticus oder des Ductus choledochus ist ein *Ikterus* nachweisbar.

23.6.1.2
Gallenwege

Extra- und intrahepatischer Gallengangsverschluß

Klinisches *Leitsyndrom* ist ein *Sklerenikterus* oder ein *generalisierter Ikterus* mit *Stuhlentfärbung, Braunverfärbung des Urins* und *Pruritus*. Bei *steinbedingter Obstruktion der extrahepatischen Gallenwege* ist der Ikterus von *starken rechtsseitigen Oberbauchschmerzen* begleitet (s. oben: „Gallenkolik").

Anamnestisch kann häufig eine Cholezystolithiasis oder eine Cholezystektomie ermittelt werden. Auch „Sludge" kann eine biliäre Obstruktion verursachen.

Der *schmerzlose Verschluß der extrahepatischen Gallenwege* ist in der Regel durch eine *Tumorobstruktion* bedingt: Pankreastumoren, periampulläre Karzinome, Papillentumoren, Gallengangskarzinome, Gallenblasenkarzinome, Lymphknotenmetastasen oder Lymphome im Ligamentum hepatoduodenale. Ein palpabler Gallenblasenhydrops (*Courvoisier-Zeichen*) kann die Verdachtsdiagnose eines extrahepatischen Gallengangsverschlusses erhärten.

Als weitere *seltenere Ursachen* für einen schmerzlosen Verschluß der extrahepatischen Gallenwege sind v. a. anzuführen: Entzündliche Papillenstenosen und das *Mirizzi-Syndrom* (steinbedingte entzündliche Fibrose im Gallenblasen-Infundibulum mit Einbeziehung des Ductus hepaticus und narbiger Stenosierung). Bei einem ursächlich zugrundeliegenden *Parasitenbefall* der Gallenwege (Askariden, Leberegel, Lamblien) kann die asiatische Herkunft des Patienten bzw. die anamnestische Angabe einer Reise in diese Länder (Clonorchis Sinensis, Opistorchis viverrini) oder der Verzehr von Brunnenkresse (Fasciola hepatica) diagnostisch evtl. hilfreich sein.

Die *chronische Pankreatitis* (s. Abschn. 23.5.1.1) kann aufgrund von entzündlichen Pankreaskopfvergrößerungen oder von Pseudozysten ebenfalls zu einer Obstruktion des Ductus choledochus führen. Ein Ikterus wird dabei in der Regel nicht beobachtet. Dies trifft auch für die Obstruktion des Ductus choledochus durch *parapapilläre Divertikel* zu.

Dem *intrahepatischen Gallengangsverschluß* liegt ursächlich meist eine *Kompression durch Lebermetastasen*, ein *primäres Leberzellkarzinom* oder einen *Echinokokkenbefall der Leber* zugrunde. Ein *hochsitzendes Gallengangskarzinom* kann ebenfalls einen Verschluß der intrahepatischen Gallenwege bedingen. Beim *Caroli-Syndrom* (s. unten: „Kongenitale zystische Mißbildungen der Gallenwege") können Konkremente zu einer Obstruktion der intrahepatischen Gallenwege führen.

Akute Cholangitis

Die *akute Cholangitis* entsteht meistens auf dem Boden einer *biliären Obstruktion* und wird durch aerobe und anaerobe Bakterien ausgelöst.

Die häufigste, der akuten Cholangitis zugrundeliegenden Ursache ist ein Verschluß des Ductus choledochus durch *Gallengangskonkremente*.

Die typischen Symptome sind:

- starke rechtsseitige Oberbauchschmerzen,
- Fieber und Schüttelfrost,
- Ikterus,
- Übelkeit, Brechreiz und Erbrechen.

Oberbauchschmerzen, Schüttelfrost und Ikterus werden unter der Bezeichnung „*Charcot-Trias*" zusammengefaßt. Als *Komplikationen* sind hauptsächlich die *Cholangiosepsis* mit ihren Folgen und *multiple kleine Leberabszesse* zu nennen. Die *akute biliäre Pankreatitis* wird in Abschn. 23.5.2 dargestellt.

Weitere, über eine biliäre Obstruktion das Auftreten einer akuten Cholangitis begünstigende Erkrankungen sind im Abschn. „Extra- und intrahepatischer Gallen-

gangsverschluß" zusammengestellt. Das Auftreten von *Fieber und Schüttelfrost* muß hier als *Alarmzeichen* für das Vorliegen einer Cholangitis angesehen werden.

Rezidivierende bakterielle Cholangitiden werden auch im Rahmen einer *primär sklerosierenden Cholangitis* beobachtet (s. unten). *Bei immundefizienten Patienten* können Cholangitiden *primär durch Infektionen* (Zytomegalievirus, Kryptosporidien) ausgelöst werden, die sekundär zu chronischen, mit einer primär sklerosierenden Cholangitis vergleichbaren Gallengangsveränderungen führen. Die Symptome der Grunderkrankung stehen hier im Vordergrund.

Primär sklerosierende Cholangitis

Diese primär abakterielle, immunologisch vermittelte, progressive Erkrankung ist durch eine umschriebene oder diffuse *chronisch-fibrosierende Entzündung der intra- und extrahepatischen Gallenwege* mit Ausbildung von Stenosen charakterisiert und betrifft häufiger Männer. Aufgrund von Gallengangsstenosen kommt es zu *rezidivierenden bakteriellen Cholangitiden*. Die Erkrankung endet in einer *sekundären biliären Zirrhose*.

Da die primär sklerosierende Cholangitis (PSC) unter anderem *häufig mit chronisch entzündlichen Darmerkrankungen*, insbesondere mit der Colitis ulcerosa *assoziiert* ist (in 60–75 % der Fälle), sollte bei Patienten mit chronisch entzündlichen Darmerkrankungen nach einer PSC gefahndet werden.

Im Frühstadium bleibt die Erkrankung klinisch nicht selten asymptomatisch und wird bei Laboruntersuchungen durch erhöhte Cholestaseparameter auffällig. *Müdigkeit* wird als häufigstes Symptom angegeben. Bei Auftreten einer *akuten Cholangitis* (s. oben) führt die ursächliche Abklärung zur Diagnose.

Ein Pruritus kann – wie bei der primär biliären Zirrhose – auch auf eine PSC hinweisen, tritt aber bei dieser meist erst im späten Krankheitsverlauf auf. Im Endstadium der Erkrankung ist die PSC durch die *sekundäre biliäre Zirrhose* (s. Abschn. 23.7) und deren Komplikationen gekennzeichnet. Durch die PSC wird das Auftreten eines *Gallengangskarzinoms* begünstigt (in 6 % der Fälle). Dies ist bei Verlaufskontrollen zu berücksichtigen.

Kongenitale zystische Mißbildungen der Gallenwege

Diese seltenen Erkrankungen können auf die intrahepatischen („*Caroli-Syndrom*") oder die extrahepatischen Gallenwege (z. B. *kongenitale Choledochuszysten*) beschränkt sein, aber auch gleichzeitig beide Abschnitte betreffen. Die zystischen Mißbildungen begünstigen die Bildung von Gallengangskonkrementen und können eine *biliäre Obstruktion* und *rezidivierende Cholangitiden* (s. Abschn. 23.6.1.2) verursachen. Da beim Caroli-Syndrom in 7 %, bei kongenitalen Choledochuszysten in 3 % das Auftreten eines *Gallengangs-*

karzinoms beschrieben wird, sind die Patienten diesbezüglich zu überwachen, sofern keine Resektion erfolgt.

Gallenwegsdyskinesien

Gallenwegsdyskinesien zeichnen sich durch *Schmerzen im Epigastrium und im rechten Oberbauch* aus und sind oft begleitet von *Übelkeit und Erbrechen*. Im Gegensatz zu – steinbedingten – *Gallenkoliken*, treten sie *häufiger* auf, sind *weniger stark ausgeprägt* und *von kürzerer Dauer* (Minuten bis zu 1 h), werden mitunter durch psychische Erregung ausgelöst und können durch Morphin provoziert werden. Ursächlich liegt diesen Motilitätsstörungen eine *Dysfunktion des Oddi-Sphinkters* zugrunde.

Gallengangskarzinome, Papillentumoren, periampulläre Tumoren

Klinisches *Leitsymptom* für diese Tumoren ist der *Verschlußikterus*. *Periphere* (intrahepatische) *Gallengangskarzinome* können sich auch nur durch *Inappetenz, Gewichtsverlust* oder eine *Cholangitis* manifestieren. *Papillentumoren* und *periampulläre Tumoren* können durch eine *Mitbeteiligung des Pankreas* klinisch symptomatisch werden (s. Abschn. 23.5.1.2). Wegen ihrer *häufigen Assoziation* mit einem Gallengangskarzinom sind anamnestisch von Bedeutung: Das Caroli-Syndrom, kongenitale Choledochuszysten, die PSC und der Befall der Gallenwege mit Parasiten (Lamblien, Leberegel, Askariden).

23.6.2
Laboruntersuchungen
23.6.2.1
Cholestaseparameter

Cholestaseanzeigende Enzyme sind die *alkalische Phosphatase* (AP), die *γ-Glutamyl-Transpeptidase* (γ-GT) und die *Leucin-Aminopeptidase*. Für die Routinediagnostik ist die Bestimmung der AP und der γ-GT ausreichend. Bei einem isolierten Anstieg der AP muß differentialdiagnostisch eine Erhöhung des Iso-Enzyms aus dem Knochen erwogen werden (Wachstumsalter, entzündliche oder tumorbedingte Knochenerkrankungen).

Falls erforderlich, bringt die Bestimmung des Iso-Enzyms die Klärung. Die γ-GT ist ein sensitiver, aber nicht spezifischer Marker, da dieses Enzym auch bei Lebererkrankungen erhöht sein kann (z. B. alkoholinduzierte Fettleber; s. Abschn. 23.7).

Die *Serumbilirubinspiegel* sind bei biliärer Obstruktion ebenfalls erhöht. Ein isolierter Bilirubinanstieg kann aber durch eine Vielzahl anderer intra- oder extrahepatischer Erkrankungen, z. B. hämolytische Anämien, erhöht sein (s. Abschn. 23.7).

Die Bestimmung der *Transaminasen*, die bei biliärer Obstruktion – wenn auch in geringerem Ausmaß –

ebenfalls ansteigen, ist bei schmerzlosem Verschlußikterus, ebenso wie die der Cholinesterase, hauptsächlich zur Abgrenzung gegenüber cholestatischen Lebererkrankungen bzw. zum Nachweis einer eingeschränkten Leberfunktion hilfreich (s. Abschn. 23.7).

Bei der *Gallenkolik* führen die Schmerzsymptomatik, der klinische Untersuchungsbefund und der sonographische Nachweis eines Gallenblasenhydrops mit einem umlagerungskonstanten Konkrement im Infundibulum oder Ductus cysticus zur Diagnose. Ein geringer und flüchtiger, wohl funktionell bedingter Anstieg der Cholestaseparameter kann mitunter beobachtet werden. Eine stärkere Erhöhung weist auf einen Steinverschluß des Choledochus hin.

Dies trifft auch auf die *akute Cholezystitis* zu. Auch hier können die Cholestaseparameter im Normbereich liegen. Ein Anstieg während des Krankheitsverlaufs kann durch eine Miteinbeziehung des Ductus hepaticus oder des Ductus choledochus in den Entzündungsprozeß oder durch einen Steinabgang in den Ductus choledochus mit Verschluß der Papille bedingt sein.

Bei *Obstruktion des Ductus choledochus durch ein Konkrement* werden zunächst erhöhte γ-GT und AP-Konzentrationen im Serum gemessen. Im weiteren Verlauf steigt auch das Serum-Bilirubin an. Das Hinzutreten einer *akuten Cholangitis* führt zu einer zusätzlichen Erhöhung der Cholestaseparameter und von Bilirubin. Ein Anstieg dieser Werte wird auch bei akuten Cholangitiden beobachtet, die durch andere Ursachen ausgelöst werden (s. Abschn. 23.6.1.2).

Bei der *PSC* kann der Nachweis einer Cholestase den ersten Hinweis auf die Erkrankung und damit den Anstoß zur Diagnosestellung geben. Bei *tumorbedingter Obstruktion des Ductus hepatocholedochus oder der Ductus hepatici* steigen die Cholestaseparameter und das Serumbilirubin – je nach Verschlußdauer – auf ein Vielfaches der Norm an. *Weitere, über eine biliäre Obstruktion zu einer Erhöhung der Cholestaseparameter führende Erkrankungen sind in Abschn. 23.6.1.2 aufgeführt.*

Eine *Differenzierung zwischen einer extrahepatischen und intrahepatischen Cholestase* ist an Hand von klinisch-chemischen Parametern *nicht möglich*. Hierfür müssen die bildgebenden Verfahren eingesetzt werden.

Bei Patienten mit *Gallenwegsdyskinesien* werden in der Regel normale Cholestaseparameter beobachtet. Ein reproduzierbarer flüchtiger Anstieg in Verbindung mit einer Schmerzattacke kann auf die Erkrankung hinweisen, sofern eine Cholezystolithiasis und eine Choledocholithiasis ausgeschlossen worden sind. Das Ausbleiben einer Erhöhung schließt das Vorliegen einer Gallenwegsdyskinesie aber keinesfalls aus.

23.6.2.2
Ergänzende klinisch-chemische Diagnostik

Bei *akuter Cholezystitis* und *akuter Cholangitis* sind eine Leukozytose mit Linksverschiebung, eine Erhöhung der BKS und ein Anstieg des CRP (C-reaktives Protein) nachweisbar. Bei steinbedingter Cholangitis kann gleichzeitig eine *akute biliäre Pankreatitis* vorliegen, die sich klinisch-chemisch durch erhöhte Serum-Lipasewerte manifestiert (s. 23.5.2.2). Bei kompliziertem Verlauf der Cholangitis kann eine Sepsis mit Sekundärkomplikationen auftreten, die intensivmedizinisch und anhand von klinisch-chemischen Verlaufsparametern überwacht werden muß (s. Kap. 29: „Intensivmedizin").

Bei der Mehrzahl der Patienten mit *PSC* können Anti-Neutrophilen-Cytoplasma-Antikörper mit perinukleärer Immunfluoreszenz (*p-ANCA*) im Serum nachgewiesen werden, während bei der primär biliären Zirrhose (s. Abschn. 23.7) antimitochondriale Antikörper beobachtet werden. Wenngleich p-ANCA bei einem großen Teil der Patienten mit Colitis ulcerosa – auch ohne Assoziation mit einer PSC – anzutreffen sind, kann der Nachweis dieser Antikörper im Zusammenhang mit erhöhten Cholestaseparametern als Indiz für das Vorliegen einer PSC gewertet werden und zu einer früheren Diagnose führen. Zudem kann dadurch die PSC von der primär biliären Zirrhose abgegrenzt werden.

23.6.2.3
Mikrobiologische Untersuchungen

Bei *unkomplizierter akuter Cholezystitis* und *akuter Cholangitis kann auf einen mikrobiologischen Erregernachweis in der Regel verzichtet werden.* Das Keimspektrum ist mit dem des Darms vergleichbar (in erster Linie E. coli, aber auch Enterokokken, Klebsiellen, Pseudomonas aeroginosa sowie Bakteroides und Clostridien). Mischinfektionen sind häufig. Bei *kompliziertem Verlauf* gestattet der *Erregernachweis in den Blutkulturen* eine Optimierung der Antibiotikatherapie.

Ein *Parasitenbefall der Gallenwege* (z. B. Fasciola hepatica, Lamblien) kann durch direkten Nachweis der Erreger im Duodenalsaft oder deren Vorstufen im Stuhl, ggf. durch Antikörperbestimmung im Serum erfaßt werden. Die *Echinokokkose* wird durch bildgebende Verfahren aufgedeckt und durch Antikörpernachweis bestätigt (s. Kap. 22: „Infektologie und Tropenmedizin").

23.6.3
Abdominelle Sonographie und Endosonographie
23.6.3.1
Abdominelle Sonographie

Die abdominelle Sonographie wird als *Basisverfahren* bei der bildgebenden Diagnostik von Erkrankungen der Gallenblase und der Gallenwege eingesetzt. Wegen ihres risikofreien Einsatzes eignet sie sich in besonderem Maß auch für *Verlaufskontrollen.* Da das Gallenblasenvolumen sonographisch exakt – in 3 Ebenen – bestimmt werden kann, ist mit dieser Methode auch eine Beurteilung der Entleerungsfunktion der Gallenblase möglich (postprandial oder nach intravenöser Applikation von Cholezystokinin-Analoga).

Diese Untersuchung wird deshalb immer häufiger auch bei der Selektion von Patienten, die einer oralen Litholyse- oder ESWL-Therapie von Gallenblasensteinen zugeführt werden sollen, anstelle der oralen Cholezystographie eingesetzt.

Für den Nachweis bzw. Ausschluß einer *Cholezystolithiasis* gilt die abdominelle Sonographie als *Methode der Wahl* (Abb. 23-36).

Auch kleine Konkremente und Sludge können in der Regel erfaßt werden. Nur bei einer geringen Zahl der

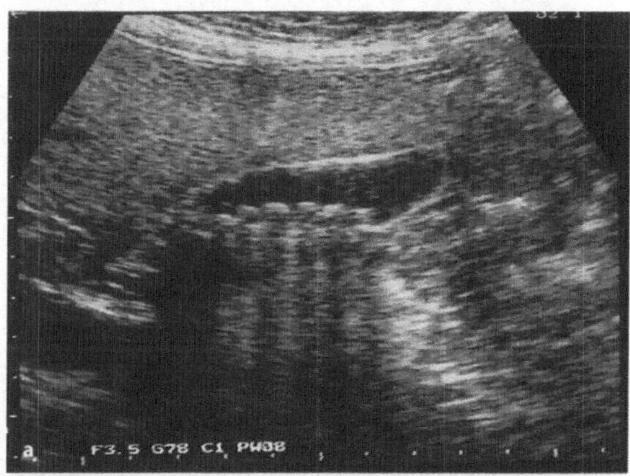
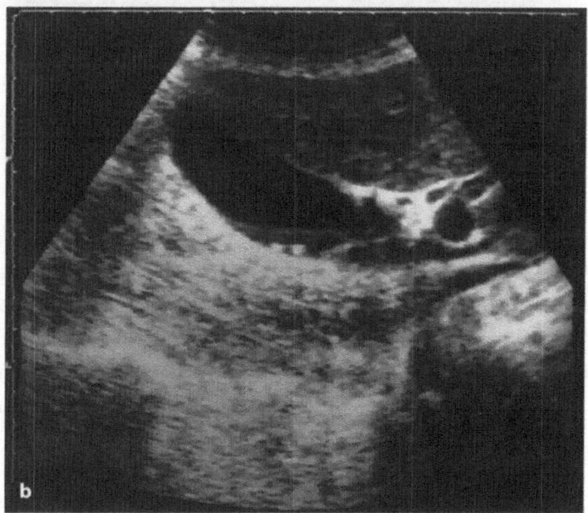

Abb. 23-36a, b. Cholezystolithiasis (abdominelle Sonographie). **a** Multiple Gallenblasenkonkremente: nebeneinanderliegende, scharf begrenzte, stark echogene Strukturen in der Gallenflüssigkeit mit dorsaler Schallauslöschung („Schallschatten"). **b** Sludge mit 2 kleinen Konkrementen: hyperdenser Spiegel in der – sonst echofreien – Gallenflüssigkeit mit 2 kleinen, stark echogenen umschriebenen Strukturen

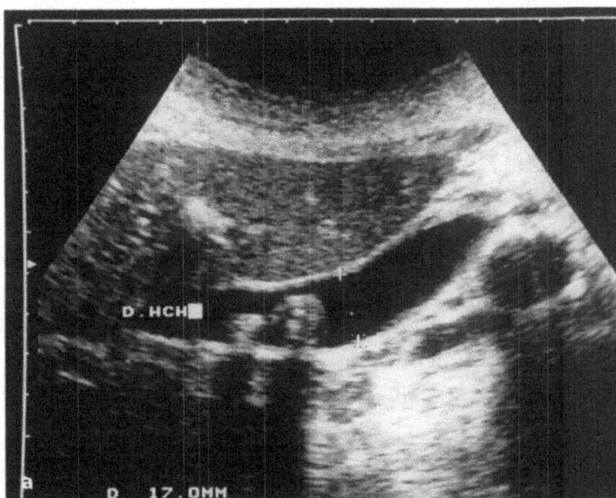

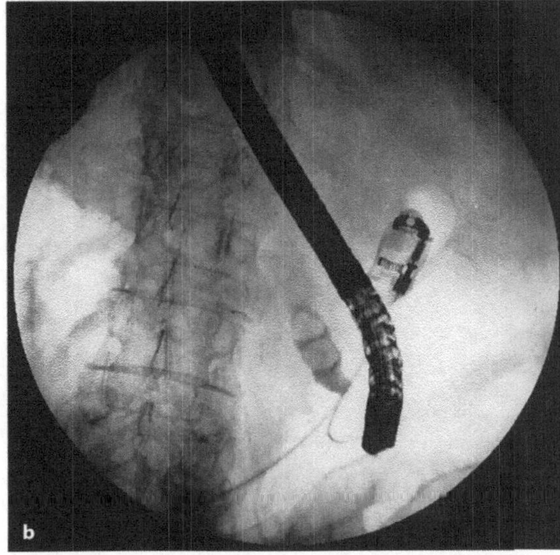

Abb. 23-37a, b. Cholezystolithiasis. **a** Sonographischer Befund: im verbreiterten Ductus hepatocholedochus (17 mm) 2 Konkremente mit dorsaler Schallauslöschung; **b** Bestätigung durch die ERCP. (Freundlicherweise zur Verfügung gestellt von Herrn Prof. Dr. W. Heldwein, Medizinische Klinik, Klinikum der Universität München, Standort Innenstadt)

Fälle kann aufgrund schlechter Schallbedingungen (Darmgasüberlagerungen) keine sichere Diagnose gestellt werden. Eine *Choledocholithiasis* (Abb. 23-37) kann dem sonographischen Nachweis entgehen, insbesondere wenn keine Stauung des Ductus hepatocholedochus vorliegt. Eine *Ausschlußdiagnose* von kleinen Konkrementen oder von Sludge ist sonographisch deshalb *nicht möglich.*

Bei der *Gallenblasenkolik* wird sonographisch ein Gallenblasenhydrops mit umlagerungskonstanten Konkrementen im Infundibulum oder im Ductus cysticus beobachtet. Bei der durch einen *Steinverschluß des Ductus choledochus bedingten Kolik* ist zusätzlich zum Hydrops eine Stauung der Gallenwege darstellbar (s. unten). Das obstruierende Konkrement kann in der

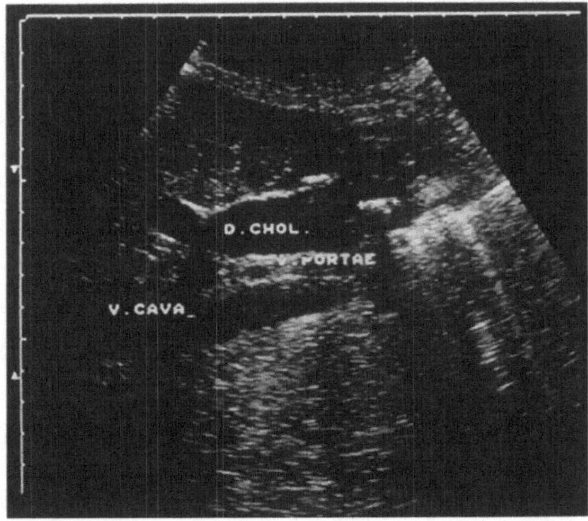

Abb. 23-38. Choledocholithiasis mit Obstruktion des Ductus hepatocholedochus. Sonographische Darstellung von Ductus hepatocholedochus, V. portae und V. cava: Ductus hepatocholedochus erheblich verbreitert, mit Konkrementen, distal den Abfluß obstruierend (durch ERCP bestätigt)

überwiegenden Mehrzahl der Fälle nachgewiesen werden (Abb. 23-38).

Die *akute Cholezystitis* manifestiert sich sonographisch durch eine Verbreiterung und echoarme Auflockerung der Gallenblasenwand, die häufig von einem Flüssigkeitssaum umgeben ist. Bei der *durch Steinobstruktion bedingten akuten Cholezystitis* finden sich außerdem ein Gallenblasenhydrops und die obstruierenden Konkremente (Abb. 23-39). Bei der *steinlosen akuten Cholezystitis* ist das Gallenblasenvolumen normal (Abb. 23-40). *Komplikationen* (s. oben) können sonographisch in der Regel ebenfalls erfaßt werden.

Die *chronische Cholezystitis* ist durch eine echoreich verbreiterte Wand gekennzeichnet. Großflächige Wandverkalkungen mit dorsaler Schallauslöschung weisen auf eine *Porzellangallenblase* hin (s. oben: „Chronische Cholezystitis"), die radiologisch mit der Gallenblasenleeraufnahme bestätigt werden kann.

Bei der *Cholesterose* lassen sich meist mehrere kleine (Durchmesser <1 cm), hyperdense, ins Gallenblasenlumen vorspringende Wandverbreiterungen („*Pseudopolypen*") darstellen (Abb. 23-41). Kleine Konkremente können durch Umlagerungsmanöver von Pseudopolypen abgegrenzt werden.

Adenome treten in der Regel singulär auf und lassen sich durch ihre mit dem Leberparenchym vergleichbare Echodichte von Pseudopolypen differenzieren. Demgegenüber kann die differentialdiagnostische Abgrenzung von umschriebenem, umlagerungskonstantem Sludge (z. B. bei septierter Gallenblase) im Einzelfall nicht möglich sein. Hier wird der Einsatz weiterer bildgebender Verfahren (z. B. CT, MRT/MRC) erforderlich.

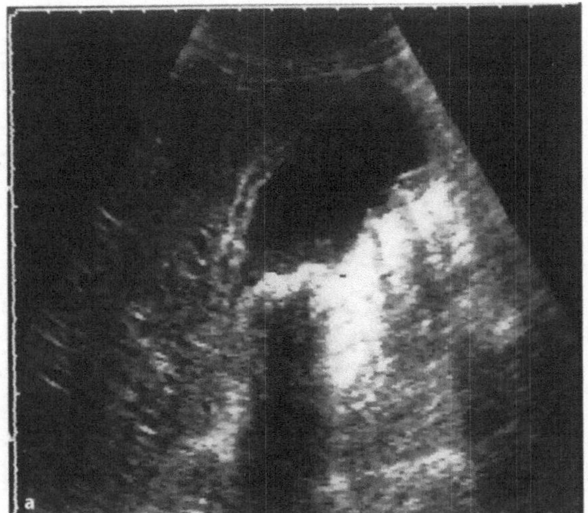

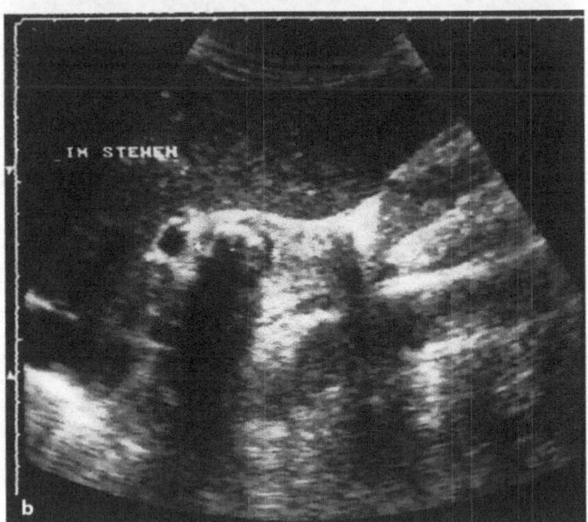

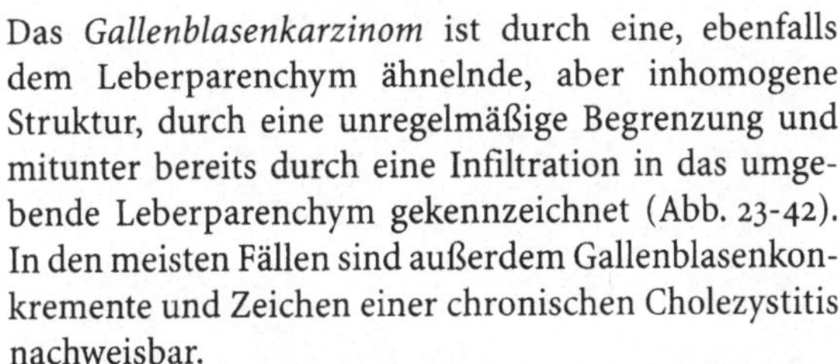

Abb. 23-39a, b. Akute Cholezystitis (abdominelle Sonographie).
a Gallenblasenhydrops mit multiplen Konkrementen und echoarm
aufgelockerter und verbreiterter Gallenblasenwand. **b** Obstruktionsursache: mehrere, nicht umlagerbare Konkremente im Infundibulum, die Gallenblasenwand auch hier echoarm aufgelockert

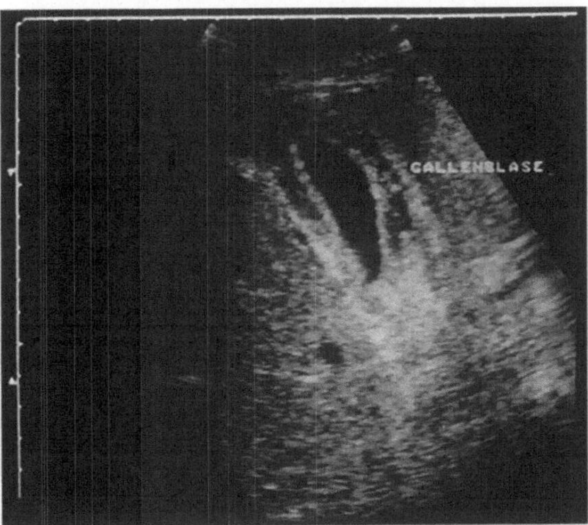

Abb. 23-40. Steinlose akute Cholezystitis (abdominelle Sonographie). Gallenblase ohne Konkremente, Volumen normal, Gallenblasenwand erheblich verbreitert und echoarm aufgelockert

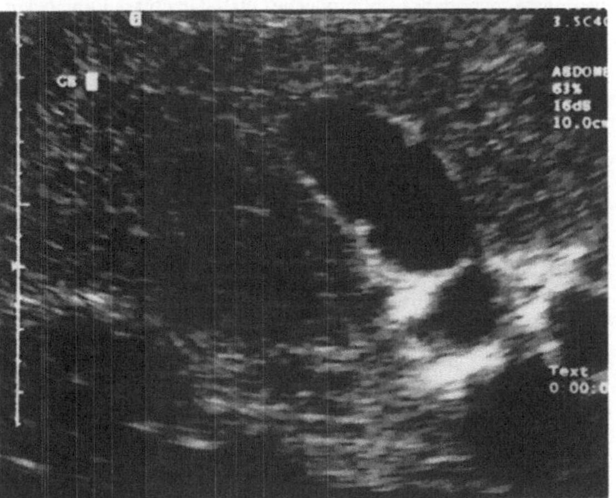

Abb. 23-41. Pseudopolypen der Gallenblase (abdominelle Sonographie). Kleine, hyperdense, ins Lumen vorspringende Wandverdikkungen (im Gegensatz zu kleinen Konkrementen umlagerungskonstant)

Das *Gallenblasenkarzinom* ist durch eine, ebenfalls
dem Leberparenchym ähnelnde, aber inhomogene
Struktur, durch eine unregelmäßige Begrenzung und
mitunter bereits durch eine Infiltration in das umgebende Leberparenchym gekennzeichnet (Abb. 23-42).
In den meisten Fällen sind außerdem Gallenblasenkonkremente und Zeichen einer chronischen Cholezystitis
nachweisbar.

Die *akute Cholangitis* selbst ist im Frühstadium sonographisch in der Regel nicht erfaßbar. Zusammen
mit den klinischen und klinisch-chemischen Befunden weist eine sonographisch nachweisbare *Stauung
der Gallenwege* auf die Diagnose hin (Abb. 23-38). Im
fortgeschrittenen Stadium ist mitunter eine echoarm
aufgelockerte Wandverbreiterung des Ductus hepato

choledochus zu beobachten. Bei immundefizienten
Patienten ist eine Wandverbreiterung des – nicht dilatierten – Ductus hepatocholedochus ein Indiz für eine
– nicht durch eine biliäre Obstruktion ausgelöste – *primär infektiöse akute Cholangitis. Nach Lebertransplantation* wird die Wandverbreiterung des Ductus hepatocholedochus als *Zeichen einer Abstoßung* gewertet.

Die *primär sklerosierende Cholangitis* entgeht im
Anfangsstadium der sonographischen Entdeckung, sofern nur periphere Gallengänge betroffen sind. Mitunter lassen sich „*Doppelstraßen*" (s. oben) darstellen.
Das Endstadium, die *sekundäre biliäre Zirrhose und ihre Komplikationen*, kann sonographisch erfaßt werden
(s. Abschn. 23.7).

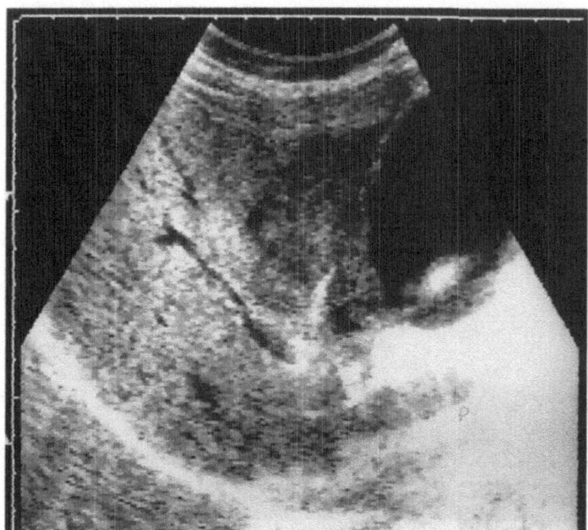

Abb. 23-42. Gallenblasenkarzinom mit Infiltration in den rechten Leberlappen (intraoperativ und histologisch gesichert). Sonographischer Längsschnitt durch den rechten Oberbauch: polyzyklisch begrenzte, hypodense, inhomogene, ins Gallenblasenlumen vorspringende Raumforderung in der zur Leber hin gelegenen Gallenblasenwand, die sich in den rechten Leberlappen fortsetzt; mitangeschnitten: Stark hyperdense intraluminale Struktur (Konkrement)

Gallenwegsdyskinesien lassen sich in der Regel nicht sichern. Bei einer Verbreiterung des Ductus hepatocholedochus kann nicht zwischen einer funktionellen oder organischen Ursache differenziert werden. Provokationstests, mit denen eine pathologische Kaliberzunahme nachgewiesen werden könnten, sind noch nicht ausreichend standardisiert.

Bei *extrahepatischem Gallengangsverschluß* stellen sich der Ductus hepatocholedochus und die Ductus hepatici verbreitert dar. Ein Gallenblasenhydrops kann beobachtet werden. Normalerweise sind die intrahepatischen Gallenwege sonographisch nicht darstellbar. Der *extra- und intrahepatische Gallengangsverschluß* fällt durch die *Verbreiterung der intrahepatischen Gallengänge* auf, die parallel zu den Pfortaderästen verlaufen und zusammen mit diesen als *„Doppelstraßen"* imponieren (Abb. 23-43). Das *Caroli-Syndrom* ist durch eine Verbreiterung der intrahepatischen Gallenwege mit intraduktalen Konkrementen gekennzeichnet.

Bei biliärer Obstruktion kann die abdominelle Sonographie für die differentialdiagnostische Abgrenzung der *Obstruktionsursache* (s. oben: „Extra- und intrahepatischer Gallengangsverschluß") richtungsweisend sein (Abb. 23-43). Die *bei chronischer Pankreatitis* infolge von entzündlichen Pankreaskopfveränderungen oder Pseudozysten auftretende *Kompression des Ductus hepatocholedochus mit prästenotischer Dilatation* kann sonographisch erfaßt und gegenüber einer Tumorobstruktion abgegrenzt werden (Abb. 23-25).

Tiefsitzende Gallengangskarzinome, periampulläre Karzinome und Papillentumoren manifestieren sich so-

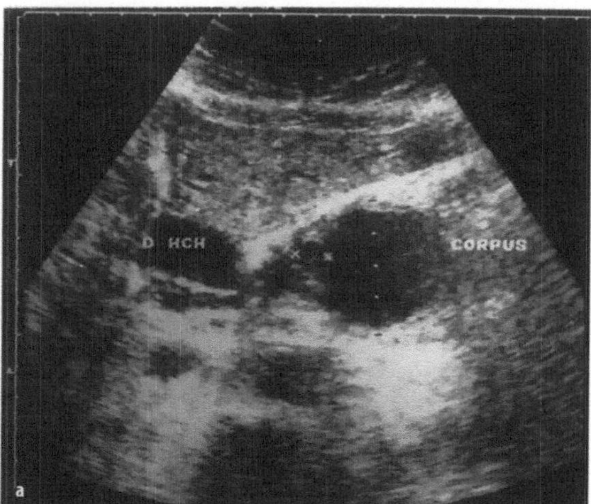

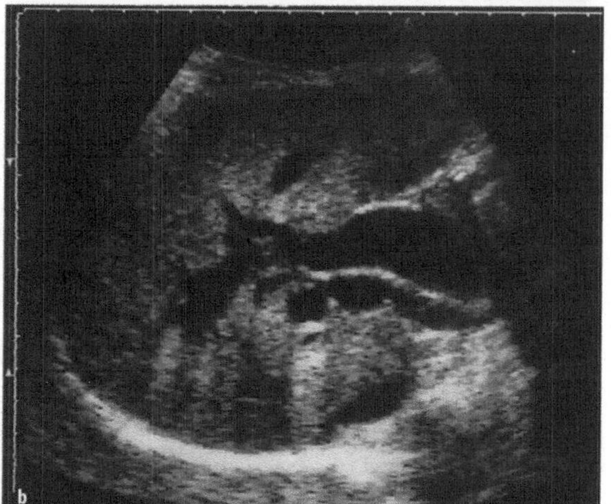

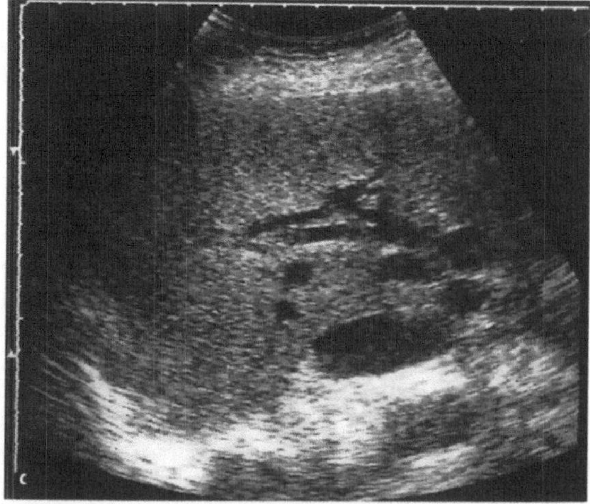

Abb. 23-43a–c. Extrahepatischer Gallengangsverschluß (abdominelle Sonographie). **a** Obstruktion des Ductus hepatocholedochus durch einen teils zystischen, teils soliden Pankreastumor: Ductus hepatocholedochus erheblich verbreitert, dorsal davon die V. portae; die Raumforderung z. T. markiert. **b** Darstellung des Ductus hepatocholedochus: erheblich verbreitert (> 2 cm), ebenfalls der rechte Ductus hepaticus und dessen Äste. **c** Stau der intrahepatischen Gallenwege („Doppelstraßen")

nographisch durch eine *Stauung der Gallenwege* und *des Ductus pancreaticus* und geben dadurch den Anstoß zu einer weiterführenden Diagnostik. Während Papillentumoren meistens der sonographischen Entdeckung entgehen, können *periampulläre Karzinome* durch ihre, im Vergleich zum altersentsprechend verdichteten Pankreasgewebe echoärmere Struktur abgegrenzt werden. *Zentral sitzende Gallengangskarzinome ("Klatskin-Tumoren")* lassen sich wegen ihrer geringen Dichteunterschiede oft nur schlecht vom Leberhilus differenzieren. Der Abbruch der Hepatikusäste ist für ihren Nachweis hilfreich.

23.6.3.2
Endosonographie

In der Routinediagnostik der *Cholelithiasis und deren Komplikationen* spielt die Endosonographie keine Rolle, da die abdominelle Sonographie in Verbindung mit der ERCP und, falls erforderlich, mit der PTC in der Regel ausreicht.

Demgegenüber kann die Endosonographie bei *Gallengangskarzinomen, periampullären Karzinomen* und *Papillentumoren* zur Diagnosesicherung beitragen, sofern eine zufriedenstellende Klärung nicht durch andere bildgebende Verfahren ermöglicht wird. Durch die Erfassung von regionalen Lymphknotenmetastasen und Gefäßinfiltrationen kann die Endosonographie darüber hinaus zum *präoperativen Tumorstaging* beitragen.

Mit der *intraduktalen Sonographie* kann durch spezielle, endoskopisch oder über eine PTC in den Ductus choledochus applizierte Ultraschallsonden die Dignität von Gallengangsverschlüssen geprüft und das T-Stadium von Gallengangskarzinomen festgestellt werden. Die Methode wird indes noch nicht routinemäßig eingesetzt und sollte speziellen Fragestellungen vorbehalten bleiben.

23.6.4
Endoskopie

23.6.4.1
Ösophagogastroduodenoskopie

Die Ösophagogastroduodenoskopie dient bei Patienten mit unspezifischen Oberbauchschmerzen nicht nur zum Nachweis von gastroduodenalen Erkrankungen, sondern trägt – bei bekannter Cholezystolithiasis – auch zur präoperativen Ausschlußdiagnostik von anderen, ursächlich zugrundeliegenden Erkrankungen bei, wodurch das Auftreten eines *"Postcholezystektomiesyndroms" reduziert* werden kann.

23.6.4.2
Endoskopische retrograde Cholangiopankreatikographie (ERCP), endoskopische Papillotomie (EPT)

Mit der ERCP können nicht nur die *Gallenwege* und das *Pankreasgangsystem* durch eine über die Papille applizierte Sonde *mittels Röntgenkontrastmittel dargestellt,*

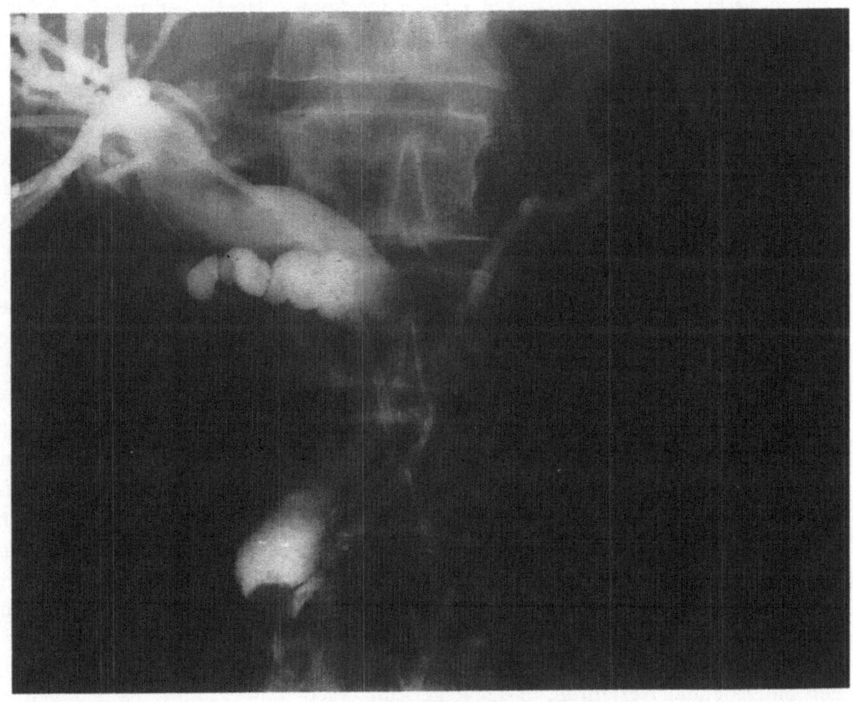

Abb. 23-44. Biliäre Obstruktion durch ein präpapilläres Konkrement (ERCP). Stauung der extra- und intrahepatischen Gallenwege: Das präpapilläre Konkrement ist durch die Kontrastmittelaussparung markiert. Mitdargestellt der – nicht verbreiterte – Ductus pancreaticus. (Freundlicherweise zur Verfügung gestellt von Herrn Prof. Dr. W. Heldwein, Medizinische Klinik, Klinikum der Universität München, Standort Innenstadt)

sondern – durch den Einsatz einer Seitenblickoptik – auch die *Papillenregion inspiziert* werden. Dadurch können Papillentumoren erfaßt und durch Biopsie histologisch klassifiziert, parapapilläre Divertikel aufgedeckt werden.

Durch die Entnahme einer *Bürstenzytologie* aus dem Ductus choledochus oder dem Ductus pancreaticus kann im positiven Fall ein Gallengangs- oder Pankreaskarzinom nachgewiesen werden.

Für den Nachweis bzw. Ausschluß einer *Choledocholithiasis* oder von präpapillärem *Sludge* ist die *ERCP* die *Methode der Wahl* (Abb. 23-37 und 23-44).

Zudem können Gallengangskonkremente und Sludge mittels *EPT* in gleicher Sitzung entfernt werden. Bei *biliärer Obstruktion mit Zeichen einer akuten Cholangitis und/oder einer akuten biliären Pankreatitis* ist die ERCP *so früh wie möglich* durchzuführen.

Bei *biliärer Obstruktion anderer Genese* (s. Abschn. 23.6.1.2) kann mit der ERCP die Obstruktionsursache nachgewiesen, oder in Zusammenschau mit den Ergebnissen der anderen bildgebenden Verfahren und der Laboruntersuchungen in der Regel geklärt werden (Abb. 23-30 und 23-31). Differentialdiagnostisch stellt insbesondere die Abgrenzung des Gallengangskarzinoms gegenüber einem Mirizzi-Syndrom mitunter eine Herausforderung dar.

Da das bei der ERCP über eine Sonde in die Gallenwege applizierte *Kontrastmittel bakteriell kontaminiert* ist (Duodenum, Instrumentierkanal des Endoskopes), muß bei Vorliegen einer *biliären Obstruktion* die *Stauung mittels EPT und Stenteinlage beseitigt werden*, um das Auftreten einer *akuten Cholangitis* und deren Folgen *zu verhindern. Bei Mißlingen* einer endoskopischen Drainage ist die Anlage einer perkutanen transhepatischen Gallenwegsdrainage (*PTCD*; s. Abschn. 23.6.5.2) *obligat*.

23.6.4.3
Cholangioskopie

Hierbei wird nach Durchführung einer EPT ein kleinkalibriges Cholangioskop über ein Duodenoskop mit großlumigem Instrumentierkanal („Mutter-Tochter-Technik") in die Gallengänge eingeführt. Eine Cholangioskopie kann auch über eine perkutane transhepatische Gallenwegsdrainage (PTCD) durchgeführt werden, wenn deren Lumen zuvor in mehreren Sitzungen erweitert worden ist, oder postoperativ, über liegende Gallenwegsdrainagen oder einen T-Drain (Classen et al. 1995).

Mit der Cholangioskopie können *Gallengangsläsionen* nicht nur *direkt inspiziert*, sondern durch Biopsie oder gezielte Bürstenabstriche auch *histologisch* oder *zytologisch zugeordnet* werden. Da bei Gallengangsverschlüssen aber die ERCP, in Kombination mit den übrigen bildgebenden Verfahren, in der Regel zum Nachweis der Obstruktionsursache führt und ausreichende Daten für eine Therapieentscheidung liefert, bleibt diese Methode, die zudem nur in gastroenterologischen Zentren eingesetzt wird, *speziellen Fragestellungen vorbehalten*.

23.6.4.4
Manometrie des Oddi-Sphinkters

Die *Gallenwegsdyskinesien* (Motilitätsstörungen) werden durch eine *Dysfunktion des Oddi-Sphinkters* verursacht. Nach Ausschluß organischer Ursachen kann bei Patienten mit „biliärer" Schmerzsymptomatik die klinische Verdachtsdiagnose einer *Oddi-Spinkterdysfunktion* durch die *endoskopische Manometrie bestätigt* werden. Durch diese Untersuchung *kann* allerdings in etwa 9 % der Fälle eine *akute Pankreatitis ausgelöst werden* (Wehrmann et al. 1997).

Deshalb ist die Indikation zu dieser Untersuchung *streng*, d. h. nach Ausschluß von organischen Erkrankungen, die für die Beschwerden der Patienten verantwortlich sein könnten, und in Hinblick auf die therapeutische Konsequenz, *zu stellen*. Da das Pankreatitisrisiko mit der Untersuchungsdauer zunimmt, sollte die *endoskopische Manometrie nur von erfahrenen Untersuchern an speziellen Zentren* durchgeführt werden.

23.6.5
Konventionelle und interventionelle Strahlendiagnostik
23.6.5.1
Konventionelle Röntgendiagnostik

Die *konventionelle Strahlendiagnostik* spielt für die *Primärdiagnostik von Gallenblasen- und Gallenwegserkrankungen keine Rolle mehr*. Sie dient hauptsächlich zur *differentialdiagnostischen Abklärung von akuten Oberbauchschmerzen* (z. B. freie Luft im Abdomen, Ileuszeichen). Mitunter ist sie beim *Nachweis von Komplikationen einer Cholelithiasis* hilfreich. So kann die sonographische Verdachtsdiagnose einer „Porzellangallenblase" (s. oben: „Chronische Cholezystitis") durch eine *Gallenblasenleeraufnahme* bestätigt, die Indikation zur Cholezystektomie – in Anbetracht des hohen Karzinomrisikos – erhärtet werden. Bei einem *Gallensteinileus* (s. oben: „Akute Cholezystitis") kann die *Abdomenübersichtsaufnahme* auf die Diagnose hinweisen.

Diagnostisch von Bedeutung sind *Gallenblasenleeraufnahme* und *orale Cholezystographie* bei der Selektion von Patienten mit symptomatischer Cholezystolithiasis *vor einer geplanten oralen Litholyse- oder einer ESWL-Therapie*.

Als Voraussetzungen für eine erfolgreiche Therapie gelten der Ausschluß von Verkalkungen der Konkremente (röntgennegative Steine) und der Nachweis einer funktionstüchtigen Gallenblase (gute Kontraktionsfähigkeit und normale Entleerungsfunktion). Zur Prüfung der Gallenblasenfunktion werden zunehmend auch sonographische Verfahren eingesetzt (s. Abschn. 23.6.3.1; Paumgartner 1998). Im Hinblick auf den *Verkalkungsgrad der Konkremente* ist indes durch die CT eine noch genauere Diskriminierung möglich (maximale Dichte <100 HE).

23.6.5.2
Perkutane transhepatische Cholangiographie (PTC), perkutane transhepatische Cholangiographie mit Drainage der Gallenwege (PTCD)

Für die Diagnostik einer *Choledocholithiasis* und *einer Obstruktion der Gallenwege durch ein Konkrement* gilt die *ERCP* als *Methode der ersten Wahl*, da in gleicher Sitzung therapeutische Maßnahmen ergriffen werden können (EPT mit Steinextraktion). Außerdem kann

mit dieser Untersuchung die Papillenregion beurteilt (z. B. Tumoren, parapapilläre Divertikel) und das Pankreasgangsystem dargestellt werden (z. B. Pankreaskopfkarzinom).

Die PTC wird bei biliärer Obstruktion deshalb in erster Linie bei Mißlingen einer ERCP eingesetzt. Mit der PTC kann nicht nur die *Obstruktionsursache dargestellt*, sondern gleichzeitig auch die *Stauung der Gallenwege* durch Anlegen von Drainagen oder Implantation von Stents *beseitigt* werden (*PTCD*).

Bei endoskopisch retrograder Darstellung eines Gallengangsverschlusses und *Mißlingen einer endoskopischen Drainage* muß *umgehend* eine *PTCD* durchgeführt werden, um das Auftreten einer akuten Cholangitis zu verhindern (s. Abschn. 23.6.4.2), *ebenso bei akuter Cholangitis, wenn keine endoskopische Möglichkeit besteht*, die Obstruktion zu beseitigen. Bei *Tumorverschluß beider Hepatikusäste* (bei hochsitzendem Gal-

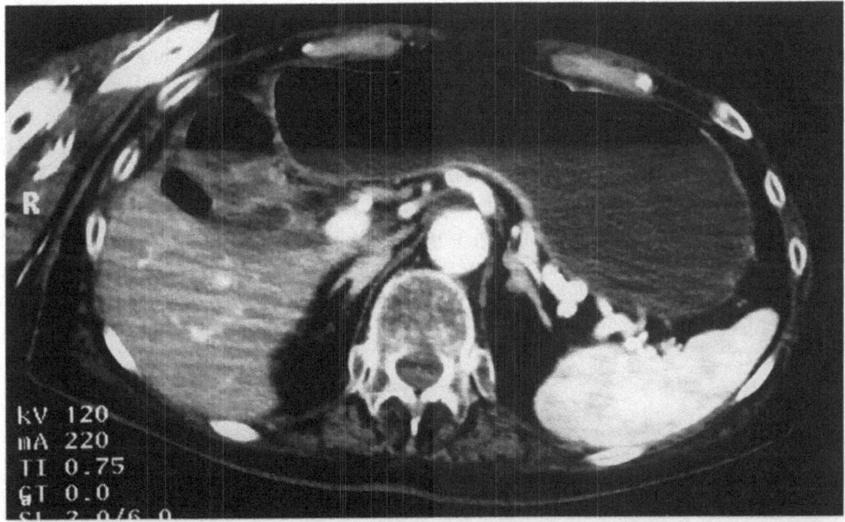
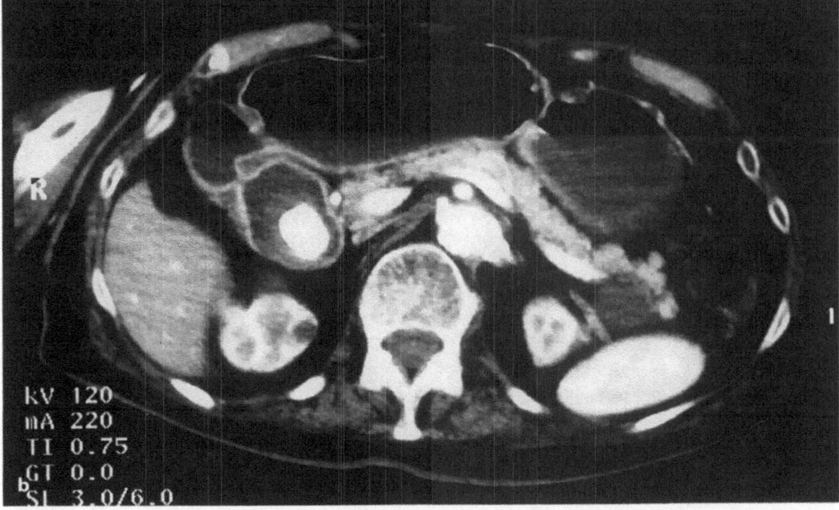

Abb. 23-45. Gallensteinileus (KM-CT). **a** Spiegel im dilatierten Magen und Duodenum; dorsal des Duodenums, ventral des rechten Leberlappens, die kleine, nicht gut abgrenzbare Gallenblase mit Lufteinschluß. **b** Konkrement am unteren Duodenalknie (kalkdicht); Magen und Dünndarm dilatiert, mit Spiegeln. (Freundlicherweise zur Verfügung gestellt von Herrn Prof. Dr. K.J. Pfeifer, Institut für Radiologische Diagnostik der Universität München, Standort Innenstadt)

lengangskarzinom) sollte *primär eine PTC mit Draina-ge beider Hepatikusäste* angestrebt werden.

23.6.6
Computertomographie

Für die *Primärdiagnostik der Cholezystolithiasis* spielt die *CT keine Rolle.* Hier ist die *abdominelle Sonographie* die *Methode der Wahl. Vor einer geplanten oralen Litholyse-oder einer ESWL-Therapie* von Gallenblasensteinen gilt die CT als sensitivste Methode, um den *Verkalkungsgrad der Konkremente zu bestimmen* (s. Abschn. 23.6.5.1).

Die *Diagnose einer akuten Cholezystitis* wird *in der Regel sonographisch* gestellt. Mit dieser Methode kön-nen auch Hinweise auf Komplikationen erhalten wer-den (s. oben). Diese werden indes *durch die CT häufig besser erfaßt* (s. Abb. 23-45).

Bei der differentialdiagnostischen Abklärung von *Raumforderungen in der Gallenblase* (z. B. Adenom, umschriebener, nicht umlagerbarer Sludge) und zum *Nachweis und Staging des Gallenblasenkarzinoms* stellt die *CT* ein *komplementäres Verfahren* zur Sonographie und – bei Einbeziehung der Gallenwege – zur ERCP bzw. zur MRT/MRCP dar (Abb. 23-46).

Für die *Diagnostik der Choledocholithiasis hat die CT keine Bedeutung.* Bei *Tumoren der Gallenwege* oder des *Pankreaskopfes* und *periampullären Tumoren wird die CT ergänzend zur ERCP* und anderen bildgebenden Verfahren, *insbesondere zum Staging,* eingesetzt, eben-so bei *Gallengangsverschlüssen anderer Genese* zu de-ren Differenzierung (s. oben. „Extra- und intrahepati-scher Gallengangsverschluß).

23.6.7
Magnetresonanztomographie (MRT), Magnetresonanz-Cholangiopankreatikographie (MRCP)

Mit der *MRCP* können die *Gallenwege und das Pankre-asgangsystem dargestellt* werden. *Gegenüber der ERCP* bietet diese Methode den *Vorteil, daß sie nicht invasiv* ist und keine Strahlen- oder Kontrastmittelbelastung darstellt. Ihre *Nachteile* sind die schlechte Ortsauflö-sung und die fehlende Möglichkeit, die Papillenregion direkt zu beurteilen oder therapeutische Maßnahmen anzuschließen (EPT, Stenteinlage). Bei allen *biliären Erkrankungen, bei denen eine interventionelle Therapie erforderlich ist* (z. B. biliäre Obstruktion mit Cholangi-tis), muß deshalb eine *ERCP mit EPT und Steinextrak-tion bzw. drainierenden Maßnahmen* durchgeführt, bei *Mißlingen* eine *PTC* mit *PTCD* angeschlossen werden (vgl. Abschn. 23.6.5.2).

Bei *fehlender Obstruktion* der extrahepatischen Gal-lenwege, aber begründetem Verdacht auf das Vorliegen einer *Choledocholithiasis,* kann die *MRCP, falls eine ERCP nicht durchführbar ist* (z. B. Billroth-II-Operatio-nen mit langer zuführender Schlinge), insbesondere vor einer geplanten endoskopischen Cholezystektomie, zur Klärung beitragen. Bei der bildgebenden Diagno-stik der *PSC* könnte die MRCP künftig die – invasive – ERCP teilweise ersetzen.

In Anbetracht der positiven Berichte über den Ein-satz von MRT mit MRCP und MRA (Magnetresonanz-Angiographie) beim Staging von Pankreastumoren und periampullären Tumoren (s. Abschn. 23.5.7) dürfte diesem Verfahren nicht nur für den Nachweis sondern

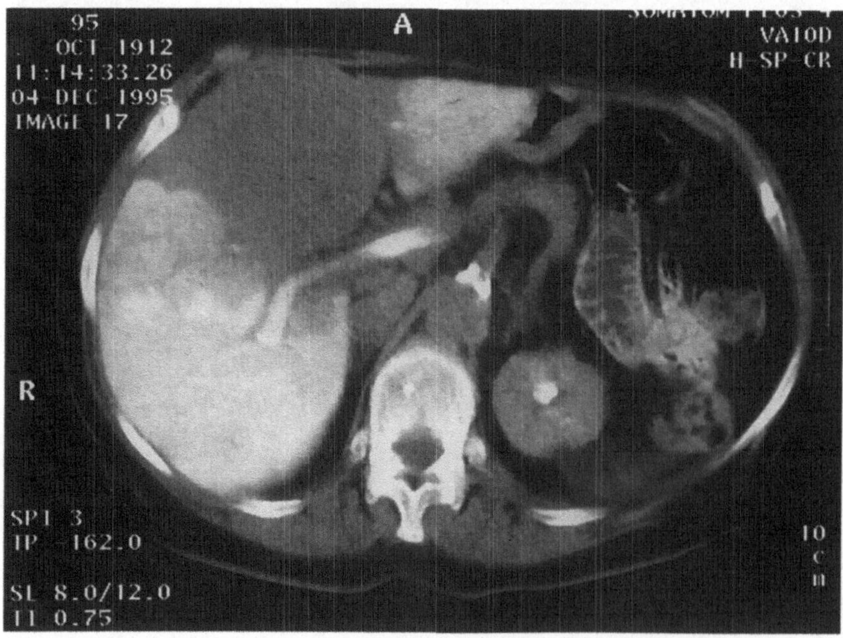

Abb. 23-46. Gallenblasenkarzi-nom mit Infiltration in den rechten Leberlappen (KM-CT). Gallenblasenhydrops; dorsal, vom rechten Leberlappen nicht abgrenzbar und diesen infil-trierend, polyzyklische, hypo-dense Raumforderung; der mitdargestellte rechte Pforta-derast nicht infiltriert. (Freundlicherweise zur Verfü-gung gestellt von Herrn Prof. Dr. K.J. Pfeifer, Institut für Ra-diologische Diagnostik der Universität München, Standort Innenstadt)

auch für das *Staging von Tumoren der Gallenwege* zunehmende Bedeutung zukommen.

23.6.8
Nuklearmedizinische Untersuchungen

23.6.8.1
Hepatobiliäre Funktionsszintigraphie

Prinzip

Mit ^{99m}Tc markierte Derivate der Iminodiessigsäure werden nach intravenöser Verabreichung durch aktiven Transport in die Leberzellen aufgenommen und über die Gallenwege ausgeschieden. Dadurch können die Gallenwege, die Gallenblase und der Eintritt dieser Substanzen in den Dünndarm szintigraphisch dargestellt werden.

Bei Patienten mit manometrisch nachgewiesener Oddi-Sphinkterdysfunktion konnte szintigraphisch sowohl eine verzögerte biliäre Exkretion als auch eine verminderte Gallenblasenkontraktion nach Stimulation mit einem Cholezystokininanalogon beobachtet werden. Deshalb *kann die hepatobiliäre Funktionsszintigraphie nach sorgfältigem Ausschluß von anderen Obstruktionsursachen* (z. B. Choledocholithiasis, entzündliche Papillenstenosen, parapapilläre Divertikel, Tumoren) bei verzögerter biliärer Exkretion *auf eine Dysfunktion des Oddi-Sphinkters hinweisen. Eine sichere Diagnosestellung* ist indes *nur durch* die – allerdings invasive – *endoskopische Manometrie des Oddi-Sphinkters möglich* (s. Abschn. 23.6.4.4).

Literatur

Siehe Ende Kap. 23.

23.7
Erkrankungen der Leber

K. Loeschke

Viele Lebererkrankungen sind morphologisch definiert (z. B. Hepatitis, Zirrhose), wobei sehr verschiedene Ursachen zu gleichartigen Strukturveränderungen

führen können. Klinisch sind die Lebererkrankungen durch relativ uniforme Allgemeinbeschwerden gekennzeichnet und eine oft nur geringe Lokalsymptomatik, so daß nicht selten erst ein Ikterus oder zufällige laborchemische bzw. bildgebende Befunde auf sie aufmerksam machen.

23.7.1
Akute Hepatitis

Die Erkrankung wird durch sog. Hepatitisviren (A, B, C, D, in Deutschland selten E, Tabelle 23-33) hervorgerufen, wobei die Hepatitis D nur bei gleichzeitiger B-Infektion vorkommt. Eine in der Regel mildere Hepatitis kann durch andere Viren (u. a. EBV, CMV), Bakterien und Parasiten („Begleithepatitis") sowie durch exogene Noxen entstehen.

23.7.1.1
Anamnese und Befunde

Beschwerden

Nach unterschiedlicher Inkubationszeit (Tabelle 23-33) treten typischerweise zuerst Abgeschlagenheit, Inappetenz, Übelkeit, grippeartige Symptome (Muskel-, Gelenk-, Kopfschmerzen, ggf. Fieber, Exanthem), leichte Dauerschmerzen im rechten und mittleren Oberbauch und dann ein Ikterus mit oder ohne Juckreiz auf.

Bei Ikterus ist der Stuhl hell, der Urin dunkel, was manchmal als erstes bemerkt wird. Alle Symptome können auch fehlen bzw. sehr gering ausgeprägt sein (asymptomatischer, anikterischer, subklinischer Verlauf), andererseits rasch zunehmen mit Zusatzsymptomen des akuten Leberversagens (fulminanter Verlauf <1%, nur bei Hepatitis E vor allem bei Schwangeren in der Dritten Welt bis 20%).

Am deutlichsten sind die Symptome meist bei Hepatitis A, E oder D, am schwächsten bei Hepatitis C ausgeprägt. Vor allem bei Hepatitis A kann eine intrahepatische Cholestase mit tiefem Ikterus im Vordergrund stehen (cholestatischer Verlauf). Eine akute Hepatitis ist nach 3, spätestens 6 Monaten (protrahierter Verlauf) abgeklungen.

Tabelle 23-33. Charakteristika der Virushepatitis

Parameter	A	B	C	D	E
Virus	RNS	DNS	RNS	RNS	RNS
Übertragung	Fäkal-oral	Parenteral, sexuell, perinatal	Parenteral, sexuell, (perinatal)	Parenteral, sexuell, (perinatal?)	Fäkal-oral
Inkubation	2–6 Wochen	2–6 Monate	2–10 Wochen	2–6 Monate	2–3 Wochen
Auftreten	Endemisch, epidemisch	Risikogruppen, sporadisch	Sporadisch, Risikogruppen	Risikogruppen, sporadisch	Endemisch, sporadisch
Chronizität	Nein	Ja	Ja	Ja	Nein
Träger	Nein	Ja	Ja	Ja	Nein

Anamnese

Es ist nach Quelle und Zeitpunkt der Exposition sowie nach möglicher zwischenzeitlicher Übertragung auf andere zu fragen. Risikogruppen für die Hepatitis B–D sind Sexualpartner von Infizierten, Personen mit häufig wechselnden Partnern, Homosexuelle, Benutzer intravenöser Drogen, Empfänger von Blutprodukten einschließlich Hämophiler (heute sehr selten), medizinisches Personal (Nadelstichinokulation) und Hämodialysepatienten. Die Hepatitis C wird sexuell und perinatal weniger oft übertragen als die Hepatitis B.

Befunde

Ein leichter Ikterus ist am besten an den Skleren erkennbar, starker Juckreiz führt zu Kratzspuren an der Haut. In der Regel ist die Leber etwas vergrößert und druckdolent, Milz und Lymphknoten können ebenfalls gering vergrößert sein. Führendes laborchemisches Zeichen ist die Erhöhung der Transaminasen, die bis auf über das 100fache der Norm ansteigen können. Vom Gesamtbilirubin reagiert der größere Teil direkt. Zur virologischen Diagnostik vgl. 23.7.19.

23.7.2
Chronische Virushepatitis

Nach mehr als 6monatiger Dauer liegt definitionsgemäß eine chronische Hepatitis vor. Besonders häufig entwickelt sie sich nach Infektion mit dem C-Virus (50–80 %), seltener bei Hepatitis B (ca. 10 %) und D. Die fäkal-oral erworbene Hepatitis (A, E) wird nicht chronisch. Als Virusträger bezeichnet man Infizierte ohne (auch histologisch) nachweisbare Hepatitis.

23.7.2.1
Anamnese und Befunde

Beschwerden

Die Betroffenen klagen über Müdigkeit, Einbuße der allgemeinen Leistungsfähigkeit, manchmal über Stuhlunregelmäßigkeiten, Druckgefühl oder Stiche in der Lebergegend oder sind völlig beschwerdefrei. Vereinzelt treten extrahepatische Manifestationen auf (u. a. membranoproliferative Glomerulonephritis, Arthritis, Vaskulitis bei Hepatitis B, gemischte Kryoglobulinämie bei Hepatitis C).

Befunde

Die Leber kann vergrößert, konsistenzvermehrt und druckempfindlich, die Haut ikterisch, die Milz tastbar sein. Im Verlauf können Spider-Nävi und Palmarerythem hinzukommen. Je nach Aktivität der Entzündung – kenntlich v. a. an der Höhe der Aktivitätsenzyme und des Bilirubins – kann sich das Vollbild der Leberzirrhose innerhalb weniger Monate (selten) bis vieler Jahre entwickeln. Bei mildem Verlauf sind die Transamina-

sen nur wenig, gar nicht oder intermittierend erhöht (besonders bei Hepatitis C).

Dennoch kann schließlich ein hepatozelluläres Karzinom entstehen. Die Diagnose der Hepatitis wird virologisch (vgl. Abschn. 23.7.19) und durch Leberblindpunktion (vgl. Abschn. 23.7.24) gestellt, die Sonographie ist nicht sehr aussagekräftig (außer bei oben genannten Spätfolgen).

23.7.3
Autoimmunhepatitis (AIH)
23.7.3.1
Anamnese und Befunde

Diese wichtige Sonderform der chronischen Hepatitis zeichnet sich durch den Nachweis von Autoantikörpern aus. Sie kommt v. a. bei jüngeren Frauen vor und kann mit anderen Autoimmunsyndromen (z. B. Thyreoiditis, Arthritis, Sjögren-Syndrom, Vitiligo) vergesellschaftet sein. Ansonsten entsprechen Symptome und Befunde der einer chronischen Virushepatitis. Man unterscheidet verschiedene Typen (Tabelle 23-34).

Tabelle 23-34. Typen der Autoimmunhepatitis

Typ	ANA[a]	LKM	SMA	SLA	Weitere Merkmale
1	+	–	+/–	–	v. a. Frauen, IgG ↑↑
2a	–	+	–	–	Kinder
2b	–	+	–	–	Anti-HCV +, HCV PCR +
3	–	–	+/–	+	

[a] Antikörper: *ANA* gegen Zellkerne, *LKM* gegen Leber-/Nieren-Mikrosomen, *SMA* gegen glatte Muskelzellen, *SLA* gegen lösliches Leberantigen.

Die Untergruppe 2b ist wahrscheinlich eine Hepatitis C mit LKM-Antikörpern. In ca. 10 % finden sich keine bisher bekannten Antikörper. In dieser Situation wird die Diagnose aus der Zusammenschau von Klinik, Laborbefunden (außer erhöhten Transaminasen meist hohe BKS, hohe Gammaglobuline in der Elektrophorese, hohes IgG) sowie Leberhistologie und dem Ausschluß anderer Ursachen gestellt. Einige Patienten haben Merkmale sowohl der Autoimmunhepatitis als auch der primär biliären Zirrhose (AMA +, „Überlappungssyndrom").

23.7.4
Primär biliäre Zirrhose (PBC)
23.7.4.1
Anamnese und Befunde

Die PBC betrifft zu 90 % Frauen meist mittleren Lebensalters und verläuft oft über Jahre asymptomatisch. In der Frühphase wird man auf die Erkrankung durch eine Erhöhung der Cholestaseparameter, erhöhtes IgM sowie den Nachweis antimitochondrialer Antikörper (AMA) aufmerksam.

Übersicht 23-7. Morphologische Stadien der PBC

Stadium I:	Fokale Gallengangsläsionen, Rundzellinfiltrate und Granulome periportal
Stadium II:	Zusätzlich Gallengangsproliferate
Stadium III:	Chronische Hepatitis, Fibrosierung
Stadium IV:	Zirrhose

Morphologisch (Übersicht 23-7) besteht zunächst das Bild der chronischen nichteitrigen destruierenden Cholangitis, weshalb die Bezeichnung PBC für die Frühform nicht richtig, aber gebräuchlich ist. Führendes Symptom im Verlauf ist der Juckreiz, hinzu kommen nachlassende Leistungsfähigkeit, ggf. Oberbauchschmerzen, später Ikterus, Xanthelasmen, Xanthome und Steatorrhö mit Mangel an fettlöslichen Vitaminen und entsprechenden klinischen Folgen (u. a. Osteomalazie/Osteopenie). Spätstadium ist die Leberzirrhose mit allen Komplikationen. Assoziiert sind nicht selten Immunthyreoiditis, rheumatoide Arthritis, CREST-, Siccasyndrom und andere Immunkrankheiten. Eine kleine Gruppe ist AMA-negativ, zeigt aber sonst die Charakteristika der PBC („chronische Immuncholangitis").

23.7.5
Hereditäre Hämochromatose
23.7.5.1
Anamnese und Befunde

Die primäre, autosomal-rezessive vererbte Hämochromatose führt durch vermehrte Eisenresorption im Dünndarm zur Eisenüberladung von Leber, Pankreas, Gelenken, Herz, endokrinen und anderen Organen wie der Haut. Außer zur Leberzirrhose kann sie zu Arthropathie(oft Frühzeichen!), Diabetes mellitus, bräunlicher Hautverfärbung („Bronzediabetes"), Hypophysen- und Gonadeninsuffizienz mit Libido- und Potenzverlust sowie zur Kardiomyopathie mit Herzinsuffizienz und Rhythmusstörungen führen.

Wie bei vielen Lebererkrankungen sind die Beschwerden zunächst unspezifisch mit hier besonders ausgeprägter Müdigkeit und manchmal Oberbauchschmerzen.

Hauptmanifestationsalter bei Männern ist ca. 45 Jahre, bei Frauen wegen der Menstruationsverluste einige Jahre nach der Menopause. Wichtig ist, bei „unklaren" Leberenzymerhöhungen an diese nicht seltene (manifeste Hämochromatose ca. 1:5000, homozygote Merkmalträger ca. 1:300) Erkrankung zu denken, bevor eine Leberzirrhose und andere fortgeschrittene, therapeutisch vermeidbare Organschäden eingetreten sind. Nach anderen betroffenen Familienmitgliedern ist zu fahnden.

Laborchemische Suchparameter sind Ferritin und Transferrinsättigung. Sind sie erhöht, ist der diagnostische Goldstandard die Messung des Lebereisengehalts im Biopsat, am besten bezogen auf das Alter ([hepatischer Eisenindex = Lebereisengehalt (μmol/g Trockengewicht) : Jahre].

Die Histologie gibt zugleich Auskunft über den Grad der schon eingetretenen Leberschädigung. Falls keine Punktion möglich ist, erkennt das Nativ-CT eine fortgeschrittene Eisenablagerung. Zur Familienuntersuchung, insbesondere zur Früherkennung erkrankter junger Familienmitglieder eignet sich die humangenetische Untersuchung (vgl. Abschn. 23.7.21).

23.7.6
Morbus Wilson
23.7.6.1
Anamnese und Befunde

Die seltenere (Prävalenz ca. 1:30 000) sog. hepatolentikuläre Degeneration wird ebenfalls autosomal-rezessiv vererbt, so daß die Familienanamnese auch hier von großer Bedeutung ist. Durch ungenügende biliäre Kupfersekretion bei gleichzeitig vermindertem Zöruloplasmin und Serumkupfer mit vermehrtem nichtzöruloplasmingebundenem Kupfer kommt es zur Kupferüberladung der Leber und anderer Organe. Die Kupferausscheidung im Urin ist erhöht.

Die Erkrankung wird meist in der Jugend, manchmal erst später klinisch manifest. Etwa 20 % der Patienten fallen primär durch die Lebererkrankung auf, ca. 15 % durch eine hämolytische Anämie und die übrigen Patienten durch neurologische (Muskelrigidität bis zur Spastik v. a. der unteren Extremitäten, Intentionstremor, Parkinson- und Chorea-ähnliche Bewegungsabläufe, epileptiforme Anfälle, Dysphagie, Dysarthrie, Hypersalivation) oder verschiedene psychiatrische Symptome.

Die Lebererkrankung kann sich als fulminante Hepatitis mit Hämolyse, als chronische Hepatitis oder Zirrhose präsentieren, weshalb eine unklare Leberschädigung bei Patienten unter 40 Jahren auch an einen M. Wilson denken lassen muß. Klassischer Hinweis ist der gold-braune Kayser-Fleischer-Ring am Rande der Kornea, der oft nur mit der Spaltlampe erkennbar ist.

Weitere Symptome können eine Nierenschädigung durch Kupferablagerung in den proximalen Tubuli, eine Osteopathie, Kardiomyopathie, Pigmentgallensteine und Störungen der Gonadenfunktion sein. Die Diagnose beruht auf o.g. Befunden und der Leberpunktion mit Histologie und quantitativer Bestimmung des Leberkupfergehalts.

23.7.7
α₁-Antitrypsinmangel

23.7.7.1
Anamnese und Befunde

Beim homozygoten Phänotyp (Prävalenz ca. 1:1600) können schon Säuglinge an ikterischer Hepatitis und den verschiedenen Stadien der chronischen Leberschädigung bis zur Zirrhose erkranken, bei Heterozygoten kann die Leberschädigung erst im fortgeschrittenen Lebensalter bemerkt werden. Bei Erwachsenen geht der Manifestation der Lebererkrankung meist eine chronisch-obstruktive Atemwegserkrankung voraus.

Laborchemischer Hinweis ist eine Verminderung der α₁-Globulinfraktion in der Elektrophorese, zu sichern durch die quantitative Bestimmung des α₁-Antitrypsins im Serum und die Phänotypisierung (vgl. Abschn. 23.7.21). Die vermehrte Ablagerung von α₁-Antitrypsin in den Hepatozyten ist histologisch bzw. immunhistochemisch nachweisbar.

23.7.8
Fettleber

Beginnend mit geringen Fetteinlagerungen in die Hepatozyten führen anhaltende Noxen zur Fettleber, die mikroskopisch durch eine >50%ige, meist groß- oder gemischttropfige Fetteinlagerung in das Parenchym und sonographisch durch eine Vergrößerung des verdichteten Organs mit vermehrter Schallabsorption gekennzeichnet ist.

Als Ursache kommen neben Alkohol (vgl. Abschn. 23.7.9) verschiedene Medikamente und Gifte, die Ernährung (Übergewicht, Malnutrition, Malassimilation, parenterale Ernährung), eine Reihe von Stoffwechselerkrankungen (v. a. Diabetes mellitus, Hyperlipoproteinämie) und chronische Entzündungen in Frage. Manchmal findet sich keine Grunderkrankung („idiopathisch"). Eine Sonderform ist die akute, massive feintropfige Verfettung nach Tetrazyklinen und Salizylaten sowie bei Schwangerschaftsfettleber (vgl. Abschn. 23.7.12.1, 23.7.13.1).

23.7.8.1
Anamnese und Befunde

Oben genannte Ursachen sind zu erwägen.

Die Patienten sind beschwerdefrei oder klagen über Druck- und Völlegefühl im rechten Oberbauch.

Bei akuter mikrovesikulärer Verfettung können Übelkeit bis zum Erbrechen, Ikterus und ein Leberversagen auftreten.

Die Leber ist stumpfrandig vergrößert und kann druckempfindlich sein. Meist ist die γ-GT, geringer die SGPT erhöht. Bei differentialdiagnostischen Zweifeln ist eine Leberblindpunktion erforderlich.

23.7.9
Alkoholische Leberschädigungen

Die Leberschädigung durch Alkohol ist in der Regel Folge eines chronisch vermehrten Alkoholkonsums. Alkohol ist dosisabhängig lebertoxisch, allerdings mit individuellen Unterschieden. Nach epidemiologischen Daten liegt die Schwellendosis im Mittel bei 30 g/Tag für Frauen und 60 g/Tag für Männer (1 l Bier ca. 50 g, 1 l Wein ca. 120 g Alkohol). Alkoholschäden anderer Organe können assoziiert sein (u. a. Pankreas, periphere Nerven, Gehirn, Myokard).

23.7.9.1
Alkoholische Leberzellverfettung/Fettleber

Sie ist die leichteste Form der alkoholischen Leberschädigung und bei Karenz voll reversibel.

Anamnese und Befunde

Auf die Diagnose kommt man durch gezielte (ggf. Fremd-)Anamnese zusammen mit dem Sonographiebefund und/oder einer Erhöhung des Leitenzyms γ-GT, evtl. verbunden mit anderen alkoholbedingten Erkrankungen oder Laborbefunden wie einer (meist geringen) Erhöhung der SGPT/SGOT, Makrozytose und Hyperchromie des roten Blutbilds und/oder Hyperurikämie. Beschwerden und Lebertastbefund entsprechen denen der Fettleber anderer Ursache.

23.7.9.2
Alkoholische Hepatitis

Die Alkoholhepatitis kann akut mit hoher Letalität (ca. 30 %) oder chronisch verlaufen. Es kommt nicht nur zu Leberzellnekrosen, sondern bei fortgesetztem Alkoholkonsum auch zur Fibrose und Zirrhose. Die Diagnose wird histologisch gesichert. Die Tatsache, daß es nur bei einigen, nicht allen schweren Trinkern zur akuten Alkoholhepatitis kommt, hat zu Spekulationen über durch Alkohol ausgelöste zusätzliche immunologische Vorgänge geführt.

Eine Sonderform ist das Zieve-Syndrom mit Ikterus, hämolytischer Anämie und Hyperlipoproteinämie.

Anamnese und Befunde

In der Regel geht eine besonders massive Trinkphase voraus. Akute Beschwerden sind Übelkeit, Inappetenz, Erbrechen, Ikterus, Fieber und Bauchschmerzen, bei Unterbrechung der Alkoholzufuhr oft kompliziert durch Entzugssymptome. Die Leber ist vergrößert und druckempfindlich, es können Aszites, Splenomegalie, Zeichen der Blutungsneigung und eine Enzephalopathie vorliegen. Laborchemisch führend sind eine Leukozytose sowie deutlich erhöhte Transaminasen (OT > PT) und Cholestaseparameter.

Auch im Leberbiopsat finden sich neben anderen alkoholbedingten Veränderungen Leukozyten. Ursache eines letalen Ausgangs können Leberkoma, Blutungen, Nierenversagen, komplizierende Infekte und Alkoholschäden anderer Organe sein.

23.7.9.3
Alkoholische Leberzirrhose

Sie ist die Folge einer lang anhaltenden alkoholischen Leberschädigung und durch den inzwischen eingetretenen Organumbau nicht mehr reversibel. Symptome und Komplikationen entsprechen denen einer Zirrhose anderer Genese (vgl. Abschn. 23.7.11), unterschiedlich sind nur Anamnese, ggf. weitere alkoholische Organschäden sowie die Zusatzmerkmale anderer chronischer Lebererkrankungen (vgl. Abschn. 23.7.2–23.7.7).

23.7.10
Arzneimittelinduzierte Leberschäden, exogene Noxen

Als großes Stoffwechsel- und Eliminationsorgan ist die Leber einer Schädigung durch Fremdstoffe besonders ausgesetzt. Die Schädigung kann obligat toxisch, daher dosisabhängig und vorhersehbar sein (z. B. Knollenblätterpilzvergiftung, Tetrachlorkohlenstoff, Paracetamol), ist aber viel öfter nicht vorhersehbar und dosisunabhängig (immunallergisch, metabolische Idiosynkrasie) wie nach den meisten Medikamenten. In diesem Fall sind Häufigkeit sowie Zeitspanne bis zum Auftreten sehr unterschiedlich. Sie reichen von $>1\%$ (z. B. Isoniazid) bis weit $<0,1\%$ bzw. von wenigen Tagen bis zu vielen Monaten.

23.7.10.1
Anamnese und Befunde

Beschwerden
Meist werden veränderte Leberparameter bei einer Blutuntersuchung asymptomatischer Patienten entdeckt. Eher selten fallen klinische Zeichen der Lebererkrankung, Fieber, Arthralgien, Exanthem oder laborchemisch eine Eosinophilie mit oder ohne Autoantikörper (z. B. ANA) auf.

Anamnese
Die Anamnese ist von zentraler Bedeutung. Sie muß gezielt sein und ggf. wiederholt werden, da Laien sich des breiten Spektrums möglicher Noxen nicht bewußt sind. In Frage kommen am häufigsten Medikamente, u. U. auch als Selbstmedikation oder alternative Heilmittel (z. B. Schmerzmittel, Anabolika, Kontrazeptiva, manche exotischen Tees oder Einläufe).

Unter vielen, v. a. neuangesetzten Medikamenten (u. a. Antiarrhythmika, Antimykotika, Antibiotika vgl. *Rote Liste*) sowie postoperativ (Narkotika) empfehlen

sich daher Kontrollen der Leberenzyme. Gelegentlich liegt die Noxe in Drogen (z. B. Ecstasy) oder am Arbeitsplatz (z. B. Nitrosamine, Chlorkohlenwasserstoff; ggf. arbeitsmedizinische Untersuchung), zu Hause (z. B. Lacke, Insektizide) oder in der Ernährung (selten Mykotoxine, massive Dosen Vitamin A).

> Bei jeder nicht geklärten Lebererkrankung ist an exogene Noxen zu denken, insbesondere an Medikamente!

Befunde
Die Lebererkrankung kann sich als akute Hepatitis bis zum Leberversagen, als chronische Hepatitis – bei andauernder Exposition bis zur Zirrhose -, als intrahepatische Cholestase, als Verfettung, als gemischtes Schädigungsmuster und sogar als Gefäßprozeß oder Tumor (s. Abschn. 3.7.17) äußern. Falls nicht schon Dauerfolgen aufgetreten sind, ist die Schädigung nach Absetzen der Noxe innerhalb von 1–2 Wochen, manchmal erst einigen Monaten (z. B. Amiodaron) reversibel.

Erscheint ein Medikament für den Patienten sehr wichtig, der Zusammenhang fraglich (ggf. Spezialliteratur Klinische Pharmakologie) und die vorangegangene Schädigung gering, kann nach vollständigem Abklingen eine niedrig-dosierte Reexposition zur Diagnosesicherung unter engmaschiger Laborkontrolle vertretbar sein. In seltenen Ausnahmen (z. B. Tuberkulostatika) bilden sich leicht erhöhte Enzyme trotz Weitermedikation spontan zurück.

23.7.11
Leberzirrhose

Sie ist das Endstadium vieler chronischer Lebererkrankungen. Durch fortschreitenden Untergang von Hepatozyten, Ersatz durch Bindegewebe und Ausbildung von Regeneratknoten wird die normale Läppchenarchitektur narbig umgebaut, wodurch die Pfortaderdurchblutung behindert wird mit Entwicklung von Umgehungskreisläufen. Synthese- und Exkretionsvermögen der Leber nehmen ab. Komplikationen sind Blutungen v. a. aus Ösophagusvarizen, Störungen im Elektrolyt- und Wasserhaushalt sowie der Nierenfunktion, gehäufte Infektionen insbesondere des Aszites, zerebrale Funktionseinbußen, pulmonale Kurzschlüsse und das primäre Leberzellkarzinom.

Der klinische Schweregrad (Child-Pugh-Klassifikation; Tabelle 23-35) und weitere Komplikationen sind bestimmend für die Prognose, die von wenigen Stunden (bei Komplikationen) bis viele Jahre nach Erstpräsentation reicht. Im Mittel beträgt die Letalität ca. 50 % nach 3 Jahren. Mit ca. 20 000–30 000 Todesfällen jährlich ist die Leberzirrhose in Deutschland eine der führenden Todesursachen. Abzugrenzen von der Zirrhose

Tabelle 23-35. Child-Pugh-Klassifikation der Leberzirrhose

Parameter	Punkte		
	1	2	3
Aszites	Kein	Wenig	Mäßig bis viel
Enzephalopathie	Keine	Grad 1–2	Grad 3–4
Serumbilirubin [mg/dl]	<2	2–3	>3
– bei PBC	<4	4–10	>10
Serumalbumin [g/dl]	>3,5	2,8–3,5	<2,8
Prothrombinindex [%]	>50	30–50	<30

Klasse A: bis 6, B: 7–9, C: 10–15 Punkte.

ist die postnekrotische Narbenleber nach funktionell folgenlos überstandener partieller Parenchymnekrose.

23.7.11.1
Anamnese und Befunde

Beschwerden
Bei kompensierter Zirrhose sind die Beschwerden ebenfalls wenig spezifisch. Es kann über Müdigkeit, Leistungsminderung und Oberbauchdruck geklagt werden, in ca. 20 % bleiben die Patienten subjektiv unbeeinträchtigt. Bei Komplikationen treten weitere Beschwerden hinzu (vgl. Abschn. 23.7.11.2).

Anamnese
Häufigste Ursache (Übersicht 23-8) ist in Deutschland zu hoher Alkoholkonsum, es folgen die chronischen Virushepatitiden. Die Grunderkrankung zu erkennen ist von großer Bedeutung, weil durch ihre Behandlung eine Progredienz der Zirrhose ggf. verlangsamt oder verhindert werden kann.

Übersicht 23-8. Ursachen der Leberzirrhose

- Toxine und Medikamente (v. a. Alkohol)
- Chronische Infektionen (v. a. Hepatitis B, C, D)
- Autoimmune Hepatitis, primär-biliäre Zirrhose
- Sekundär biliär (z. B. primär-sklerosierende Cholangitis)
- Stoffwechselerkrankungen (v. a. Hämochromatose, M. Wilson)
- Vaskulär (z. B. chronische Rechtsherzinsuffizienz)
- "Kryptogen"

Befunde
Die Leberzirrhose gehört zu denjenigen internistischen Erkrankungen, auf die (selbst im kompensierten Stadium) oft schon die klinische Untersuchung aufmerksam macht. Charakteristisch sind sog. Leber-Haut-Zeichen, v. a. Spider-Nävi (Gefäßspinnen), die sonst nur vereinzelt vorkommen (z. B. in der Schwangerschaft). Sie finden sich in sehr verschiedener Größe oberhalb des Nabels an Stamm, Kopf und Armen bis zu den Fingern und sind wegdrückbar mit Wiederauffüllung vom Zentrum her.

Andere, weniger aussagekräftige Veränderungen sind Palmarerythem (fleckig an Daumen- und Kleinfingerballen), Teleangiektasien, Weißnägel, glatte rote Zunge und Lippen, Dupuytren-Kontrakturen, Muskelatrophie, bei Männern Gynäkomastie und femininer Behaarungstyp.

Im fortgeschrittenen Stadium kommt es zum Ikterus. Am Abdomen kann ein venöser Umgehungskreislauf sichtbar werden (nur sehr selten und bei offener Nabelvene als klassisches Caput medusae). Die Leber kann vergrößert, konsistenzvermehrt bis derb, meist indolent und glatt, die Milz ebenfalls derb und von erheblicher Größe tastbar sein, bei atrophischer Zirrhose verbirgt sich die Leber unter dem Rippenbogen. Oft besteht ein Hypogonadismus mit sekundärer Amenorrhö, Libido- und Potenzverlust, gelegentlich ein Diabetes mellitus oder eine Neigung zur Hypoglykämie sowie eine Osteopenie. Die Laborparameter zeigen eine mehr oder weniger eingeschränkte Syntheseleistung mit oder ohne Erhöhung von Aktivitäts- und/oder Cholestaseenzymen, die bildgebenden Verfahren die unruhige Leberstruktur, höckerige Randkonturen und Zeichen der portalen Hypertension.

Sind alle Befunde einschließlich eventueller Komplikationen typisch und ist die Genese klar, wird bei inzwischen sehr verbesserter Bildgebung auf die letztlich beweisende Makroskopie/Histologie (durch Laparoskopie bzw. Leberblindpunktion) heutzutage meist verzichtet.

23.7.11.2
Komplikationen

Ösophagusvarizenblutung
Verletzlichster Teil des portalen Umgehungskreislaufs sind die Varizen im unteren Ösophagus und im Magenfundus. Bei Ruptur kommt es zu Hämatemesis und Teerstuhl, bei massiver Blutung zum hämorrhagischen Schock u. U. sogar mit Abgang großer Mengen unverfärbten Blutes per anum. Zur prognostischen Stadieneinteilung der Varizen (vgl. Abschn. 23.9.2). Eine chronische Stauung der Magenschleimhaut (portal-hypertensive Gastropathie) kann zur chronischen Sickerblutung führen.

Störungen des Salzwasserhaushalts und der Nierenfunktion
Unter anderem durch erhöhten portalen hydrostatischen und erniedrigten systemischen onkotischen Druck infolge Hypalbuminämie kommt es zum Aszites mit oder ohne Ödeme an den tiefliegenden Körperpartien. Das Abdomen wird aufgetrieben, typischerweise mit Flankendämpfung ("Froschbauch"), bei vorherrschendem Meteorismus und geringem Aszites auch kugelig. Kleinere Azitesmengen werden durch Umlagerung, am besten jedoch sonographisch erkannt. In seltenen Fällen gelangt der Azites durch Zwerchfelllücken in den (meist rechten) Pleuraraum.

Schon früh läßt sich bei Leberzirrhose eine Einschränkung der renalen Natriumausscheidung und der glomerulären Filtration bei vermindertem effektivem Blutvolumen nachweisen. Das Serumkalium ist (durch sekundären Hyperaldosteronismus) typischerweise erniedrigt, im Endstadium auch das Serumnatrium. Kommt es zum Anstieg der renalen Retentionsparameter und schließlich zur Oligorie/Anurie, spricht man vom hepatorenalen Syndrom. Es handelt sich um ein funktionelles Nierenversagen, das prinzipiell voll reversibel ist (z. B. durch Lebertransplantation). Eine andere Nierenerkrankung muß ausgeschlossen sein. Blutgasanalytisch besteht eine respiratorische (durch Zwerchfellhochstand) und metabolische Alkalose, final oft eine metabolische Azidose.

Spontane bakterielle Peritonitis

Eine weitere gefürchtete Komplikation der schweren Leberzirrhose ist die bakterielle Infektion des Aszitestranssudats. In der Regel handelt es sich um einen einzelnen (Darm-) Erreger, z. B. E. coli, eine chirurgisch angehbare Infektionsquelle (z. B. Peridivertikulitis) darf definitionsgemäß nicht vorliegen. Da der Erreger durch die mikrobiologische Untersuchung manchmal nicht erfaßt wird, beruht die Diagnose auf Zählung der Neutrophilen im Aszitespunktat (> 250/µl). Klinisch fallen die Patienten nicht selten nur durch eine Verschlechterung des Allgemein- oder zerebralen Zustands auf, denn Fieber, Bauchschmerzen und Abwehrspannung sind nicht obligat. Deshalb und weil eine verzögerte Therapie mit hoher Letalität verbunden ist, empfiehlt sich eine diagnostische Aszitespunktion schon bei geringstem Verdacht. Im Sonogramm können Peritonealverdickungen, im Aszites Fibrinfäden erkennbar sein.

Hepatische Enzephalopathie

Bei letztlich ungeklärter Pathogenese wird die hepatische Enzephalopathie nach klinischen Schweregraden eingeteilt (Tabelle 23-36). Die Bestimmung der Ammoniakkonzentration im Blut und das EEG können unterstützend herangezogen werden. Der hepatischen Enzephalopathie zugrunde liegt der progrediente Funktionsverlust des Organs mit oder ohne Umgehung durch portale Kollateralkreisläufe (Leberausfall), ein

akuter Hepatozytenuntergang (Leberzerfall) oder häufig eine Kombination von beidem. Auslöser sind Infektionen, Azotämie, Entgleisung des Elektrolyt-Säure-Basen-Wasser-Haushalts, gastrointestinale Blutungen, zu hohe Zufuhr von tierischem Nahrungseiweiß und – nicht selten – Medikamente (v. a. Diuretika, Psychopharmaka).

Hepatopulmonales Syndrom

Diese oft übersehene Komplikation äußert sich zuerst durch eine Belastungs-, später Ruhedyspnoe mit Zyanose und Trommelschlegelfingern. Der arterielle Sauerstoffdruck kann auf < 60 mm Hg vermindert sein. Ursache sind intrapulmonale Shunts, ggf. aggraviert durch aszitesbedingten Zwerchfellhochstand oder hepatischen Pleuraerguß. Es besteht keine strenge Korrelation zwischen dem Grad der Leberschädigung und der pulmonalen Kurzschlüsse.

Zum primären Leberzellkarzinom s. unten: " Hepatozelluläres Karzinom (HCC)".

23.7.12
Akutes Leberversagen

Eine schwere akute Schädigung kann im teilweisen oder kompletten Versagen einer bisher gesunden Leber innerhalb weniger Tage bis Wochen münden (hyperakut, akut, subakut). Die rasche Nekrose großer Parenchymanteile führt nicht nur zum Funktionsverlust der Leber selbst, sondern auch extrahepatischer Organe mit einer Letalität von 50 % und mehr je nach Anhalten der Noxe und Therapiemöglichkeiten einschließlich Lebertransplantation.

23.7.12.1
Anamnese und Befunde

Beschwerden

Beginnend mit allgemeinem Krankheitsgefühl kommt es zu Inappetenz, oft Übelkeit und Erbrechen, Müdigkeit, Bewußtseinsstörungen und Ikterus.

Tabelle 23-36. Stadien der hepatischen Enzephalopathie

Stadium	Intellekt/Emotionen	Neuromuskuläre Funktion
Subklinisch (latent, Stadium 0)	Normal. Geringe Beeinträchtigung beim Fahren und im Beruf möglich	Pathologische psychomotorische Tests (z. B. Linien nachfahren, Zahlen verbinden)
Stadium I	Unaufmerksamkeit, Stimmungsänderungen (reizbar, depressiv, euphorisch oder ängstlich), Schlafstörungen	Gestörte Handschrift, Fingertremor
Stadium II	Somnolenz, beginnende Desorientierung, deutliche Verhaltensstörungen	Asterixis, Ataxie, unartikulierte Sprache, Hyporeflexie
Stadium III	Stupor, grobe Desorientierung, massive Persönlichkeitsänderung	Hyperreflexie, Rigor, positive Pyramidenbahnzeichen
Stadium IV	Koma	Verminderte bis fehlende Reaktion auf Schmerzreize

Anamnese

Häufigste Ursache sind Infektionen mit dem B- (+ D-), A- und (in der Dritten Welt) E-Virus sowie Vergiftungen (z. B. Knollenblätterpilz, Paracetamol in Dosen meist > 10 g, auch in suizidaler Absicht). Seltene Gründe sind andere Hepatitiden, verschiedene Medikamente (z. B. Tetrazykline, bei Kindern Reye-Syndrom nach Salizylaten), Drogen (Ecstasy), Zirkulationsstörungen (Schock, Budd-Chiari-Syndrom, akute Pfortaderthrombose), die akute Schwangerschaftsfettleber, rasch wachsende massive Lebertumoren und gelegentlich Stoffwechselerkrankungen (M. Wilson, hereditäre Fruktoseintoleranz, Galaktosämie). Oft sind junge Menschen betroffen. Erstaunlicherweise bleibt die Genese in ca. 30 % auch heute noch ungeklärt.

Befunde

Im Vordergrund stehen der tiefe Ikterus und die Enzephalopathie, im zunehmenden Koma oft kompliziert durch Hirnödem und zerebrale Ischämie mit Krampfanfällen, Hyperventilation und der Gefahr der Hirneinklemmung. Die systemische Zirkulation ist hyperdynam bei generalisierter Gefäßerweiterung. Oft entwickelt sich ein hepatorenales Syndrom, das bis zur Anurie führen kann.

Die Blutungsneigung ist Folge der Verschlechterung der plasmatischen Gerinnung und Abnahme der Thrombozytenzahlen. Die pulmonale Situation kann durch ein interstitielles Lungenödem weiter beeinträchtigt werden, die Infektanfälligkeit disponiert zu bakteriellen und pilzbedingten Komplikationen. Durch Abräumung der Lebernekrosen mit Kollaps der Sinusoide nimmt die Größe der meist indolenten, weichen Leber ab und der portale Druck zu mit Ausbildung von Aszites. Die Atemluft riecht süßlich (Foetor hepaticus).

Selbstverständlich sind Patienten mit akutem Leberversagen immer intensivpflichtig auch zur raschen Reaktion auf weitere metabolische Probleme. Laborchemisch besteht neben den hohen, final abfallenden Transaminasen („Transaminasensturz") und sinkenden Syntheseparametern stets die Gefahr der Erniedrigung von Blutzucker, Phosphat, Kalium und Natrium, einer metabolischen/respiratorischen Alkalose und einer Laktazidose. Wichtig ist der frühzeitige Kontakt zu einem Transplantationszentrum.

Werden alle Komplikationen überlebt, kann sich die Leber funktionell komplett erholen unter Entwicklung großer Regeneratknoten und oft tiefer postnekrotischer Narben.

23.7.13
Schwangerschaftsbedingte Lebererkrankungen

Neben Lebererkrankungen in der Schwangerschaft (z. B. Hepatitis) gibt es 3 wichtige Entitäten, bei denen zwischen Erkrankung der Leber und Schwangerschaft ein direkter Zusammenhang besteht:

- Schwangerschaftsfettleber,
- HELLP-Syndrom,
- Schwangerschaftscholestase.

Sie bergen Gefahren für Mutter und/oder Kind, weshalb eine enge Kooperation mit Gynäkologen und Neonatologen erforderlich ist u. a. zur Frage der vorzeitigen Entbindung. Daneben kommen leichte Leberenzymerhöhungen bei EPH-Gestose und schwerem Schwangerschaftserbrechen vor, ferner vereinzelt Durchblutungsstörungen der Leber (Einblutungen, Infarkte, venöse Thrombosen).

23.7.13.1
Akute Schwangerschaftsfettleber

Anamnese und Befunde

Sie ist selten, aber hochbedrohlich mit einer Letalität von auch heute noch 25 % von Mutter und Kind. In der Spätschwangerschaft treten Oberbauchschmerzen, Übelkeit, Erbrechen, Ikterus und dann alle Komplikationen des akuten Leberversagens auf. Laborchemisch bestehen mäßige Erhöhungen von Bilirubin, Transaminasen (OT > PT) und alkalischer Phosphatase sowie im Blutbild eine ausgeprägte Leukozytose und eventuell Thrombopenie. Symptome der Präeklampsie können vorliegen oder fehlen. Nach Entbindung erholt sich die Leber in der Regel rasch und vollständig.

23.7.13.2
HELLP-Syndrom

Anamnese und Befunde

Es wird in bis zu 20 % als Variante/Komplikation der schweren EPH-Gestose in der zweiten Schwangerschaftshälfte gesehen („hemolysis, elevated liver enzymes, low platelets", HELLP) und laborchemisch diagnostiziert (Erhöhung von indirektem Bilirubin, LDH, Erniedrigung von Haptoglobin und Thrombozyten, Fragmentozyten im Blutausstrich; wechselnd stark erhöhte Transaminasen).

Auch hier machen Oberbauchschmerzen und Übelkeit/Erbrechen neben den Symptomen der Gestose zuerst auf die Erkrankung aufmerksam. Die Entwicklung eines akuten Leberversagens ist möglich, aber wesentlich seltener als bei Schwangerschaftsfettleber. Die Letalität der Mutter liegt bei 3 %, die des Kindes bei 25 % vornehmlich wegen Unreife.

23.7.13.3
Intrahepatische Schwangerschaftscholestase

Anamnese und Befunde

Sie ist relativ häufig mit erheblichen Unterschieden in verschiedenen Ländern (ca. 0,1–10 %). Im dritten Trimenon fällt primär der intensive, zu Krätzläsionen führende Juckreiz auf. Laborchemisch kennzeichnend ist die hohe alkalische Phosphatase, während die γ-GT – bemerkenswert im Vergleich zu anderen Cholestasen – normal oder kaum erhöht ist. Bilirubin und Transaminasen können leicht oder mäßig ansteigen.

Eine (subklinische) Steatorrhö führt gelegentlich zum Mangel an fettlöslichen Vitaminen, v. a. an Vitamin K. Die Lebersynthese bleibt intakt, das Allgemeinbefinden meist gut. Für das Kind besteht eine erhöhte Gefahr des intrauterinen Fruchttods. Bei nachfolgenden Schwangerschaften sind Rezidive häufig, die Familienanamnese ist nicht selten positiv.

23.7.14
Störungen im Bilirubinstoffwechsel der Leber

Unter ihnen ist der M. Gilbert-Meulengracht weitaus am häufigsten (bis 10 % der Bevölkerung) und daher in der Differentialdiagnose des intrahepatischen Ikterus von praktischer Bedeutung. Ganz überwiegend ist das indirekte Bilirubin bei meist jungen Erwachsenen intermittierend erhöht. Zeichen der Hämolyse und Veränderungen der Leberenzyme fehlen, die Punktion (falls durchgeführt) zeigt normales Lebergewebe. Das Gesamtbilirubin erreicht kaum 5 mg/dl, ein Anstieg wird durch Hungern (Hungerversuch über 2 Tage) ausgelöst.

Der Transportdefekt ist harmlos, die Aufklärung darüber beruhigt die Patienten. Er tritt familiär gehäuft auf ebenso wie einige seltene, meist schon beim Kind bemerkte funktionelle Hyperbilirubinämien (Criggler-Najjar I und II, Dubin-Johnson, Rotor).

23.7.15
Gefäßerkrankungen der Leber
23.7.15.1
Budd-Chiari-Syndrom (BCS) und veno-okklusive Lebererkrankung (VOD)

Beim klassischen BCS handelt es sich um eine Thrombose der Lebervenen, ein gleichartiges Bild entsteht durch Abflußhindernisse in der V. cava inferior vor dem rechten Vorhof. Beim VOD liegen die Verschlüsse mit Endothelproliferation in den Zentralvenen und Sinusoiden. Beide Erkrankungen sind selten.

Anamnese und Befunde

Beschwerden

Die Folge dieser postsinusoidalen Abflußstörungen ist eine schmerzhafte Vergrößerung der gestauten Leber.

Bei akutem kompletten Verschluß (ca. 30 %) kommt es rasch zu Ikterus, portaler Hypertension, Aszites und Leberversagen bis zum Koma. Bei langsamem und inkomplettem Verschluß sind die Symptome weniger ausgeprägt ohne Koma.

Anamnese

Zum BCS können zahlreiche Grunderkrankungen führen: Verschiedene plasmatische Hyperkoagulopathien, Thrombozytosen z. B. bei myeloproliferativen Prozessen, Infektionen wie Abszesse und Echinokokkose, lebereigene oder –nahe Tumoren, Traumen, orale Kontrazeptiva und Schwangerschaft. Die VOD wurde zuerst in Jamaika nach pflanzlichen Pyrrolizidinalkaloiden (z. B. in Buschtee) beobachtet. In unseren Breiten sind eher Medikamente (z. B. Azathioprin, Zytostatika) oder die ersten 2 Wochen nach Knochenmarktransplantation die Ursache.

Befunde

Als bildgebende Verfahren zum Nachweis des BCS dienen die Farbduplexsonographie, CT (venöse Phase) und die direkte Phlebographie der Lebervenen. Die VOD ist sonographisch nur indirekt zu erfassen. Sie wird am sichersten durch Laparoskopie und/oder Punktion diagnostiziert, wobei letztere ein erhöhtes Blutungsrisiko birgt.

23.7.15.2
Pfortaderthrombose

Sie führ zur portalen Drucksteigerung mit Erweiterung der Milzvene und Mesenterialvenen, Splenomegalie und Umgehungskreisläufen insbesondere zum unteren Ösophagus und Magen. Bei längerem Bestehen entwickelt sich ein Umgehungskreislauf mit sog. kavernöser Transformation periportaler Venen, wodurch sich ein anfänglicher – meist geringer – Aszites wieder zurückbildet.

Führendes klinisches Zeichen ist die Ösophagusvarizenblutung. Ursachen sind die prähepatische venöse Stase bei Leberzirrhose, Thrombozytosen bei hämatologischen Erkrankungen, hyperkoagulatorische Zustände einschließlich Schwangerschaft und Kontrazeptiva, Entzündungen im Bauchraum einschließlich chronisch entzündlicher Darmerkrankungen, Traumen, hilusnahe Lebertumoren und, bei Neugeborenen, Nabelveneninfektionen.

Die Diagnose wird mit der farbkodierten Duplexsonographie gestellt, bei schlechter Schallbarkeit mittels CT bzw. CT- oder auch MR-Angiographie oder indirekte Splenoportographie. Die Leber selbst ist unverändert, die laborchemischen Leberparameter sind im Wesentlichen normal.

23.7.15.3
Stauungsleber

Anamnese und Befunde

Bei Rechtsherzinsuffizienz oder Pericarditis constricti-va staut sich das Blut in die (klappenlosen) Lebervenen und das Leberparenchym zurück. Die akute Stauungsleber ist klinisch durch gefüllte Halsvenen, hepatojugulären Reflux und Kapselschmerzen der blutgefüllten, vergrößerten Leber gekennzeichnet, laborchemisch durch einen Anstieg von Transaminasen und LDH bis mehrere Tausend U/l und manchmal der Cholestaseenzyme und des Bilirubins.

Histologisch sind Zentralvenen und Sinusoide durch Blut dilatiert mit umgebenden Parenchymnekrosen. Sonographisch sind V. cava inferior und Lebervenen erweitert mit eingeschränktem bis aufgehobenem Atemspiel. Nach kardialer Rekompensation bilden sich alle Befunde rasch zurück. Bei chronischer Stauung bestehen oft keine Schmerzen, Leberenzyme und Bilirubin sind weniger erhöht. Durch Fibrosierung und schließlich Umbau der Läppchenarchitektur kann es zur „cirrhose cardiaque" kommen.

Bei Pericarditis constrictiva wird auch chylöser Aszites beobachtet durch Lymphabflußstörung des Ductus thoracicus.

Ist die Leberstauung gering und die Laborkonstellation diskrepant, sind zusätzliche Noxen wie Antiarrhythmika zu bedenken.

23.7.15.4
Schockleber

Durch arterielle Hypotension und Hypoxie kann es zu zentralen Leberparenchymnekrosen mit massiver Erhöhung der Transaminasen und insbesondere der LDH kommen, gelegentlich bis hin zum akuten Leberversagen.

23.7.16
Fokale Leberläsionen

Hierzu werden außer Tumoren (vgl. Abschn. 23.7.17) die Leberzysten, pyogenen Abszesse und von den parasitären Erkrankungen der Leberbefall bei Echinokokkose (s. Abschn. 22.6.10) und Amöbiasis (s. Abschn. 22.6.5) gezählt.

23.7.16.1
Leberzysten und Zystenleber

Man unterscheidet einzelne Leberzysten von der polyzystischen Lebererkrankung („Zystenleber"). Die meisten Leberzysten sind angeborene, flüssigkeitsgefüllte, von Gallengangepithel ausgekleidete Strukturen (echte Zysten), selten kommen erworbene, von Bindegewebe umkleidete Pseudozysten z. B. nach Hämatom oder Abszeß vor.

Anamnese und Befunde

Im Zeitalter der Sonographie werden Leberzysten einzeln oder in geringer Zahl bei ca. 5 % der Bevölkerung entdeckt. Sie haben keine klinische Bedeutung außer wenn sie – sehr selten – durch ihre Größe zu Druckgefühl, Verdrängungserscheinungen, Einblutungen oder bei oberflächlicher Lage posttraumatisch zur Ruptur in die Bauchhöhle führen. Dagegen kann die Zystenleber mit enormer Organgröße, Dauerschmerzen, Cholestase und im zunehmenden Alter progredienter Einschränkung der Lebersynthese verbunden sein. Oft bestehen gleichzeitig Zystennieren mit renaler Funktionseinschränkung, auch Zysten in Pankreas und Milz.

23.7.16.2
Pyogener Leberabszeß

Anamnese und Befunde

Bakterieneinschwemmungen aus dem Mesenterialstromgebiet, aufsteigende Infektionen der Gallenwege und Sepsis können zu Absiedelungen in der Leber mit eitriger Gewebseinschmelzung führen.

Die Erreger sind meist Darmbakterien (z. B. E. coli, Enterokokken, Anaerobier, häufig als Mischinfektionen), Staphylococcus aureus oder Klebsiella pneumoniae je nach Erregerquelle. Sie lassen sich in ca. 50 % auch in der Blutkultur nachweisen. Die Abszesse finden sich oft solitär im rechten Leberlappen, bei Sepsis auch disseminiert in kleinsten Herden. Klinische Hauptsymptome sind Fieber, Schüttelfrost, lokale Schmerzen und ein schlechter Allgemeinzustand. Die Leber kann vergrößert, druck- und erschütterungsempfindlich, das rechte Zwerchfell hochgestellt und aufgrund einer schmerzhaften Pleuritis eingeschränkt beweglich sein. Sonographisch finden sich echoarme bis inhomogene, im Gegensatz zu Zysten unschärfer begrenzte, bei Gasbildnern echoreiche Lufteinschlüsse aufweisende Rundherde.

23.7.17
Lebertumoren
23.7.17.1
Benigne Lebertumoren

Die häufigsten gutartigen Lebertumoren sind das Hämangiom, das Adenom und die fokale noduläre Hyperplasie.

Hämangiom

Anamnese und Befunde

Kleine Hämangiome, einzeln oder mehrere, sind noch häufiger als Leberzysten ein Zufallsbefund bei der Sonographie (ca. 7 % der Bevölkerung). Sie stellen sich als scharf begegrenzte, echoreiche Rundherde dar. Ist das Bild typisch und bei Kontrolle nach einigen Monaten unverändert, erübrigt sich eine weitere Diagnostik.

Besonders bei großen kavernösen Hämangiomen kann es zu (Teil)thrombosierungen kommen. Im Echobild finden sich zentral hypodense Strukturen. Bei differentialdiagnostischen Zweifeln führen eine CT, noch spezifischer (ca. 90 %) eine Kernspintomographie weiter. Im CT beginnt die Kontrastmittelanreicherung peripher, schreitet nach zentral fort (sog. Irisblendenphänomen) und hält im Vergleich zum Lebergewebe länger an. Im MRT ist das Hämangiom typischerweise hypointens im T1- und hyperintens im T2-Bild. Es wird auch die Blutpool-Szintigraphie eingesetzt (vgl. Abschn. 23.7.25).

Leberzelladenom

Anamnese und Befunde

Adenome bestehen aus Hepatozyten ohne Läppchenarchitektur, können mehrere Zentimeter groß werden und sind dann von einer Pseudokapsel durch Kompression des umgebenden normalen Lebergewebes umgeben. Sie kommen ganz überwiegend bei Frauen vor der Menopause nach Einnahme von Kontrazeptiva vor, nur ausnahmsweise bei Männern unter anabolen Steroiden. Im Gegensatz zur FNH (s. unten) ist der hormonelle Zusammenhang eindeutig, da das Risiko mit der Dauer der Antikonzeption steigt, ein Wachstum in der Schwangerschaft beschrieben ist und eine Regression nach Beendigung der Antikonzeption beobachtet werden kann.

Entdeckt werden Adenome entweder zufällig bei der Sonographie, aufgrund von Spannungsgefühl in der Lebergegend, durch leichte Leberenzymerhöhungen und selten bei der Palpation oder durch Komplikationen. Es kann zu Einblutungen u. U. mit Ruptur in die Bauchhöhle kommen oder sekundär zum Leberzellkarzinom. Zur Diagnose ist meist eine Kombination mehrerer bildgebender Verfahren erforderlich. Bei der Biopsie kann es zu Blutungen kommen.

Fokal noduläre Hyperplasie (FNH)

Anamnese und Befunde

Auch die FNH kommt v. a. bei jungen Frauen vor. Kontrazeptiva sind aber offenbar nicht die Ursache, wenngleich sie das Wachstum zu fördern scheinen. Morphologisch ist ein zentraler „Narbenstern" mit Arterie kennzeichnend, von dem bindegewebige Septen mit Gefäßen und Gallengängen nach peripher ausstrahlen bei intakten Hepatozyten.

Diese Besonderheit ist oft schon sonographisch, noch besser im CT mit Kontrastmittel erkennbar. Einen typischen Befund zeigt die hepatobiliäre Sequenzszintigraphie (vgl. Abschn. 23.7.25). Bleiben immer

noch Unsicherheiten, ist die gezielte Biopsie zu empfehlen. Sonographische Verlaufskontrollen nach Absetzen von Kontrazeptiva zeigen einen gleichbleibenden oder langsam regredienten Befund. Die γ-GT kann leicht erhöht sein. Beschwerden bestehen meist nicht. Das Risiko einer Blutung ist minimal, die FNH disponiert nicht zum Karzinom.

23.7.17.2
Maligne Lebertumoren
Hepatozelluläres Karzinom (HCC)

Beschwerden

Meist sind es Zirrhose-Patienten, die durch eine Verschlechterung des Allgemeinbefindens mit Appetitlosigkeit und Gewichtsabnahme, gelegentlich durch dezente Lokalsymptome oder neuaufgetretenen Ikterus/ Aszites auffallen.

Anamnese

Die Inzidenz des HCC nimmt in Deutschland zu wohl als Folge vermehrter Infektionen mit dem B- und C-Virus. In der Dritten Welt ist es eine häufige Todesursache. Man rechnet damit, daß ab Infektion im Mittel ca. 20 Jahre bis zur Entwicklung einer Zirrhose und ca. 30 Jahre bis zum HCC vergehen. Es gibt aber auch ein HCC in bisher gesunder Leber, insbesondere das prognostisch günstigere fibrolamelläre HCC, das meist bei jüngeren Menschen auftritt.

Häufige weitere Ursachen eines HCC sind vermehrter Alkoholkonsum und Hämochromatose, andere Grundkrankheiten können der α_1-Antitrypsinmangel, eine langjährige Anabolikaeinnahme sowie Mykotoxine wie Aflatoxin B_1 sein, die in Nahrungsmitteln enthalten sind (v. a. in der Dritten Welt). Dagegen ist ein HCC bei M. Wilson und autoimmunen Lebererkrankungen selten.

Befunde

Der Tumor kann palpabel sein, es können (paraneoplastisch) subfebrile Temperaturen bestehen. In ca. 70 % ist das α-Fetoprotein erhöht, Werte über 500 ng/ml sind praktisch pathognomonisch, geringere Erhöhungen finden sich u. a. bei Hepatitis und Schwangerschaft.

Im Labor kann ein Anstieg der Cholestaseenzyme auffallen. Im Sonogramm ist der Tumor typischerweise inhomogen echoreich, kann aber ein buntes, auch echoarmes Bild bieten, solitär oder multilokulär z. T. mit unterschiedlicher Echodichte zwischen einzelnen Knoten. Zur Unterscheidung von Regeneratknoten oder Lebermetastasen ist oft zusätzlich ein sequenzielles Spiral-CT mit venösem Kontrastmittel erforderlich. Zunehmend wird auch das MRT mit speziellen Eisenpartikeln (vgl. 23.7.22) eingesetzt. In der Regel wird das HCC bioptisch gesichert.

Sonographie und α-Fetoprotein-Bestimmung werden auch zum Screening bei Risikopatienten eingesetzt.

Cholangiozelluläres Karzinom

Dieser wesentlich seltenere Tumor geht vom intra- oder hilusnahen extrahepatischen Gallengangsepithel aus und metastasiert entlang der Gallengänge. Tumoren in der Hepatikusgabel werden nach ihrem Beschreiber Klatskin-Tumoren genannt. Meist liegt keine Leberzirrhose als Grunderkrankung vor. Führendes Symptom ist der plötzliche schmerzlose Ikterus. Die Diagnose wird durch die bildgebenden Verfahren einschließlich ERC und durch die Punktion gesichert. Das α-Fetoprotein ist normal, CA 19-9 oft erhöht.

Hepatoblastom

Als fetaler, meist solitärer Lebertumor tritt das Hepatoblastom in der Regel schon beim Kleinkind, selten beim Jugendlichen auf und bei Jungen häufiger als bei Mädchen. Es ist der häufigste kindliche Lebertumor. Leitsymptome sind eine Zunahme des Bauchumfanges bedingt durch die große, palpable Geschwulst und Appetitlosigkeit mit Gewichtsabnahme. Das α-Fetoprotein ist meist erhöht, die übrigen Laborbefunde sind wenig wegweisend.

Lebersarkome, Lymphome

Das Hämangiosarskom, andere Sarkomvarianten und das primäre Leberlymphom sind ausgesprochen sel-

ten. Letzteres spricht auf Chemotherapie aber wesentlich besser an als alle übrigen malignen Lebertumoren, so daß sich schon bei geringstem Verdacht eine Biopsie empfiehlt.

Lebermetastasen

Die meisten malginen Leberprozesse sind Metastasen, am häufigsten aus dem Gastrointestinaltrakt, der Mamma oder der Lunge. Sonographisch typisch sind multiple unregelmäßig begrenzte Rundherde unterschiedlicher Echostruktur. Bei hyperdensen Herden hilft ein echoarmer Halo bei der Abgrenzung zum Hämangiom. Meist sind die Cholestaseenzyme erhöht.

23.7.18
Laboruntersuchungen und Funktionstests

Für die Lebererkrankungen werden die Laboruntersuchungen und Funktionstests hier gemeinsam besprochen.

23.7.18.1
Blutchemische Befunde

In Tabelle 23-37 sind die wichtigsten blutchemischen Befunde zusammengestellt. Der oberen Tabellenabschnitt enthält die bei fast allen Lebererkrankungen interessierenden Parameter, während die Werte des unteren Tabellenanteils bei speziellen Fragestellungen wichtig werden. Für die meisten „Leberwerte" gilt, daß

Tabelle 23-37. Blutchemische Befunde bei Lebererkrankungen

Laborwerte	Fragestellung	Beispiele	Anmerkungen
SGPT, SGOT, LDH	↑ Bei Leberzelluntergang	Hepatitis, Schockleber	OT > PT bei Alkohol, massiver Nekrose
γ-GT, APH	↑ Bei intra- und extrahepatische Cholestase	PBC, Gallengangsverschluß	↑γ-GT v. a. bei Alkohol; zur DD APH ↑ ggf. Knochenisoenzym
Prothrombinindex, CHE, Albumin	↓ Bei verminderter Lebersynthese	Zirrhose, massive Nekrose	Diskrepanz der 3 Werte häufig
Bilirubin	↑Gesamt/indirekt	Hepatitis, M. Gilbert	↑ Indirekt v. a. bei M. Gilbert, Hämolyse
Blutbild	Thrombo-, Leukopenie, Anämie	Zirrhose	Hyperchromie, Makrozytose oft bei Alkohol, aber auch bei anderen Zirrhosen
Na, K; Kreatinin, HSN; Blutgase	↓Na, K; ↑ Kreatinin, HSN; Alkalose	Hepatorenales Syndrom	
NH_3	(↑) Bei Leberausfall, -zerfall	Hepatische Enzephalopathie	Hilfe zur DD
α-Fetoprotein	DD Lebertumor	HCC	Bei HCC, Hepatoblastom oft ↑; bei anderen Lebertumoren meist normal
Elektrophorese, BKS, Immunglobuline	↑γ-Globuline, IgG, IgM; ↓ α_1-Globuline	AIH, PBC, Zirrhose	↑ IgG bei AIH, IgM bei PBC; ↓ α_1-Globuline; bei α_1-Antitrypsinmangel
Ferritin, Transferrinsättigung	↑ Bei Hämochromatose		↑ Ferritin DD Alkohol, Infekt
Kupfer, Zöruloplasmin α_1-Antitrypsin	↓ Bei M. Wilson ↓ Bei α_1-Antitrypsinmangel		

sie nicht organspezifisch sind, weshalb oft mehrere Parameter für die gleiche Fragestellung verwendet werden. In der rechten äußeren Tabellenspalte finden sich einige wenige differentialdiagnostische Anmerkungen.

Praktisch immer bestimmt werden die sog. Aktivitätsenzyme, v. a. die PT, meist ergänzt durch die OT und manchmal die LDH. Sie gelangen bei Hepatozytenuntergang in die Blutbahn, wobei die PT aus dem Zytoplasma, die OT aus den Mitochondrien stammt und vorwiegend bei ausgeprägter Hepatozytennekrose und schwerer alkoholischer Schädigung freigesetzt wird. Ein erhöhtes OT:PT-Verhältnis (De-Ritis-Quotient >1) ist deshalb z. B. bei akuter Hepatitis ein prognostisch ungünstiges Zeichen. Von den sog. Cholestaseenzymen ist die γ-GT sensitiver als die APH.

Als sog. Lebersyntheseparameter werden am häufigsten der Prothrombinindex, die Pseudocholinesterase und das Serumalbumin eingesetzt, weil sie überall zur Verfügung stehen. Alle 3 Werte können aber aus unterschiedlichen Gründen erniedrigt sein, weshalb eine Diskrepanz nicht selten ist.

23.7.18.2
Aszitesanalyse

Ein Aszitespunktat ist typischerweise klar (und variabel gelblich je nach Ikterus) bei Transsudat, trüb bei Exsudat, blutig bei Tumoren und selten grün bei massivem Galleleck oder chylös bei Gehalt von Lymphe. Die zur Differentialdiagnose zwischen portalem und malignen Aszites am häufigsten eingesetzten Parameter zeigt Tabelle 23-38. Dabei ist die Sensitivität/Spezifität für Cholesterin (ca. 90/95 %) noch etwas höher als für Albumin (ca. 90/90 %) und Gesamteiweiß (ca. 85/ 85 %). Am relativ niedrigsten ist sie für LDH (ca. 65/ 85 %), weshalb der LDH-Quotient Serum:Aszites (Grenzwert 2,2) zur Verbesserung vorgeschlagen wurde (ca. 85/90 %).

Bei Verdacht auf malignen Aszites wird man natürlich zusätzlich eine zytologische Untersuchung veranlassen und kann Tumormarker im Aszites messen (z. B. α-Fetoprotein bei HCC).

Bei Verdacht auf spontane bakterielle Peritonitis (vgl. Abschn. 23.7.11.2) interessieren v. a. die Granulozytenzahl und – wie bei anderem infektiösem Aszites – der Erreger (in Blutkulturflaschen am Krankenbett), bei Verdacht auf pankreatogenen bzw. chylösen Aszites die Lipase bzw. Triglyceride.

Tabelle 23-38. Unterscheidung zwischen portalem und malignem Aszites

Parameter	Portaler Aszites	Maligner Aszites
Gesamteiweiß [g/dl]	<3,0	>3,0
Albumin [g/dl]	<1,5	>1,5
Cholesterin [mg/dl]	<48	>48
LDH [U/l]	<150	>150

23.7.18.3
Leberfunktionsprüfungen

Quantitative Messungen der Leberfunktion nach Verabreichung von Testsubstanzen (z. B. Aminopyrinatemtest, MEGX-Test mit Lidocain, Indocyaninclearance) haben auch wegen des Aufwands bisher wenig praktische Bedeutung erlangt. Sie messen jeweils Partialfunktionen der Leber und korrelieren bei einmaliger Bestimmung nicht gut mit dem Child-Pugh-Index (vgl. Tabelle 23-35), der zur Prognoseabschätzung vorgezogen wird. Bei serieller Bestimmung am gleichen Patienten sind sie jedoch genauer.

23.7.19
Virologische Untersuchungen

Zusammengefaßt empfiehlt sich bei Verdacht auf Hepatitis A–E folgendes Stufenprogramm:
- *Hepatitis A:*
  Suchtest Anti-HAV-IgG (Durchseuchung, Immunität), falls positiv, Anti-HAV-IgM (positiv: frische Infektion). HAV-RNS (PCR) im Stuhl nur ausnahmsweise zur Frage anhaltender Infektiosität.
- *Hepatitis B:*
  Suchtest HBs-Ag, zum endgültigen Ausschluß selten HBV-DNS (PCR). Zur Frage der Durchseuchung Anti-HBc-IgG, der Immunität Anti-HBs. Im akuten Krankheitsverlauf sprechen fehlende Konversion von HBe-Ag zu Anti-HBe und Persistenz von Anti-HBc-IgM für ungünstigere Prognose mit Chronizität und erhöhter Infektiosität. Bei chronischer Infektion mit niedrigen Transaminasen HBV-DNS quantitativ (Hybridisierung) zur Frage der Therapie und Höhe der Virusreplikation (Infektiosität).
- *Hepatitis C:*
  Suchtest Anti-HCV, Bestätigung durch Western Blot und HCV-RNS (PCR). Zur Prognose unter Therapie Genotypisierung und HCV-RNS quantitativ (PCR), letzteres auch zur Frage des Ausmaßes der Infektiosität.
- *Hepatitis D* (nur bei Hepatitis B):
  Anti-HDV-IgG, ggf. Anti-HDV-IgM, HDV-RNS (PCR).
- *Hepatitis E:*
  Analog zu Hepatitis A.

23.7.20
Immunologie

Die für die Klassifizierung der AIH wegweisenden „Leberautoantikörper" wurden in Tabelle 23-34 aufgeführt. Niedrig-titrige Autoantikörper, insbesondere gegen glatte Muskulatur (SMA) werden manchmal auch bei Hepatitis B oder C gefunden. Für die PBC sind positive antimitochondriale Antikörper (AMA) charakteristisch, wobei von 9 beschriebenen Subtypen 4 mit der PBC assoziiert sind (Anti-M_2,-M_4,-M_8 und M_9). Die weitaus größte diagnostische Wertigkeit haben M_2-Antikörper. Bei chronischer Hepatitis C mit klinischem Verdacht auf gemischte Kryoglobulinämie sollten die Kryoglobuline quantitativ gemessen werden.

23.7.21
Humangenetik

Bei hereditärer Hämochromatose wurden zwei Mutationen eines Gens auf Chromosom 6 identifiziert (Cys282Tyr, His 63Asp). Etwa 85 % der Patienten sind für die Cys282Tyr-Mutation homozygot. Neben der Bestimmung des HLA-Typs (insbesondere A_3, ferner B_7, B_{14}) können die Mutationen für Familienuntersuchungen genutzt werden, in seltenen Zweifelsfällen auch zur Differentialdiagnose einer Eisenüberladung. ·

Auch für den M. Wilson ist das abnorme Gen bekannt (auf Chromosom 13). Es gibt aber so viele Mutationen, daß ihre Analyse u. a. aus Kostengründen bisher kaum praktische Bedeutung hat.

Bei α_1-Antitrypsinmangel mit Leberschädigung liegt meist der homozygote Phänotyp PiZZ vor (*Pi* Proteinaseinhibitor, *Z* nach Wanderung in der isoelektrischen Fokussierung), selten ein heterozygoter Phänotyp (v. a. PiSZ), bei dem die α_1-Antitrypsin-Konzentration im Serum weniger vermindert ist. Jedoch erkrankt auch von Homozygoten nur eine Untergruppe. Das für zahlreiche α_1-Antitrypsinvarianten kodierende Gen liegt auf Chromosom 14. Aus DNS isolierter fetaler Zellen ist eine pränatale Diagnostik etabliert.

23.7.22
Bildgebende Verfahren

Von ihnen wird die Sonographie bei praktisch jeder Lebererkrankung zuerst eingesetzt. Trotz möglicher Störeinflüsse (Fett, Gas) können Lebergröße (in MCL und VAL), -form, intrahepatische Gefäße, Schallleitung und Binnenstruktur in aller Regel gut beurteilt werden, ebenso Größe, Konturen und Binnenstruktur der Milz. Bei diffuser Leberparenchymverdichtung ist eine sichere Unterscheidung zwischen Fett und Fibrose allerdings nicht möglich.

Kleinere Aszitesmengen sind sonographisch wesentlich besser nachweisbar als klinisch. Leberrundherde sind ab (0,5 bis) 1 cm Durchmesser meist (nicht immer) faß- und in ihrer Struktur beschreibbar, wobei eine typische Morphologie vielfach schon eine Diagnose bzw. weitgehende Verdachtsdiagnose äußern läßt (z. B. Zysten, Hämangiom, Metastasen, FNH, HCC).

Schwieriger gestaltet sich die definitive Diagnose einer Zirrhose. Sie gelingt insbesondere dann, wenn bei unruhiger Parenchymstruktur mit komprimierten Le-

bervenen unebene Randkonturen bei Aszites gut gesehen werden. V. portae und lienalis sind erweitert, die Milz ist vergrößert, Umgehungskreisläufe können erkennbar sein. In der (Farb-)Duplexsonographie ist der Blutfluß verlangsamt oder sogar hepatofugal. Das Signal kann mit neuen Substanzen (z. B. Levovist, Optison) verstärkt werden. Die Farbduplexsonographie ist auch die Eingangsuntersuchung der Wahl bei BCS und Pfortaderthrombose. Lymphknotenvergrößerungen können ausgemessen und Peritonealverdickungen bemerkbar werden. Ein normales Sonogramm schließt eine diffuse Leberparenchymerkrankung nicht endgültig aus.

Zur differentialdiagnostischen Eingrenzung nahezu sämtlicher unklarer Parenchym- oder Gefäßprozesse ist das Spiral-CT nach intravenösem Kontrastmittelbolus meist der nächste Schritt.

Die heute noch teurere MRT hat sich mittlerweile bei der Diagnostik fokaler Lebererkrankungen als ebenbürtig etabliert. In Verbindung mit leberspezifischen Kontrastmitteln wie Eisenoxydpartikeln, die selektiv in den von Kupffer-Sternzellen gespeichert werden (sog. SPIO), ist sie schon heute die Methode der Wahl zum Nachweis eines HCC speziell in einer Zirrhoseleber. Die CT- und MR-Angiographie haben die invasive transfemorale Angiographie in Form der indirekten Splenoportographie nahezu vollständig ersetzt.

Die retrograde Lebervenenphlebographie kann zu Diagnose und Ausmaß der Thrombose bei BSC nötig werden. Die direkte Arteriographie der leberversorgenden Arterien dient zur exakten Beurteilung einer eventuellen atypischen Versorgung vor Operation, vor Portanlage in die A. gastroduodenalis und vor Chemoembolisation.

23.7.23
Druckmessungen

Druckmessungen werden fast nur im Rahmen von Studien durchgeführt. Möglich sind direkte und indirekte Messungen des Druckes in Ösophagusvarizen und indirekt des Pfortaderdruckes als Lebervenenverschlußdruck.

23.7.24
Laparoskopie, Leberpunktion

Die Laparoskopie hat zwar bei anderen Indikationen (z. B. Peritonealprozessen und v. a. in der Bauchchirurgie) an Bedeutung gewonnen, ihren früheren Stellenwert für die Diagnostik von Lebererkrankungen angesichts ihrer Invasivität bei verbesserter Bildgebung aber weitgehend verloren. So ist sie für die Diagnose einer Zirrhose/postnekrotischen Narbenleber nicht mehr oft erforderlich. Auch für die gezielte Gewebsgewinnung bei Raumforderungen wird heute die transkutane, Sonographie- bzw. CT-gesteuerte Punktion vorgezogen. Die Laparoskopie ist jedoch die sicherste Methode bei oberflächennahen, blutungsgefährdeten Herden, weil sie eine lokale Blutstillung ermöglicht. Nur gelegentlich ist sie bei sonst nicht klärbaren Lebererkrankungen indiziert (z. B. VOD).

Demgegenüber wird die gezielte (bei umschriebenen Prozessen s. oben) oder sog. Blindpunktion (bei diffusen Parenchymerkrankungen) breit eingesetzt. Die histologische Beurteilung des gewonnenen Zylinders gestattet vielfach die Diagnose unter der Bedingung, daß ausreichend repräsentatives Material gewonnen wird. Häufige Indikationen sind die Unterscheidung der verschiedenen Formen der chronischen Hepatitis mit Bestimmung der entzündlichen Aktivität und des Fibrosegrades, die Diagnose einer oligosymptomatischen Zirrhose (hier „sampling error" möglich), die PBC mit Stadieneinteilung, die Hämochromatose und der M. Wilson mit Messung des Eisen- bzw. Kupfergehalts im Biopsat sowie die Graduierung einer Leberzellverfettung und der alkoholischen Hepatitis.

Voraussetzung zur Durchführung ist u. a. der Ausschluß einer atypischen Gallenblasenlage durch Sonographie und einer vermehrten systemischen Blutungsneigung (Prothrombinindex, PTT, Thrombozytenzahl, ggf. Blutungszeit). Liegen auch keine anderen Kontraindikationen vor (Übersicht 23-9), beträgt das Risiko schwerer Komplikationen ca. 0,1 %. Die Blindpunktion kann ambulant durchgeführt werden mit anschließender Überwachung für einige Stunden und der Maßgabe, bei (seltenen) Spätkomplikationen sofort vorstellig zu werden.

Übersicht 23-9. Kontraindikationen der Leberblindpunktion

- Absolut:
  - Blutgerinnungsstörungen
  - rechtsseitiges Pleuraempyem, subphrenischer Abszeß
  - eitrige Cholangitis
  - Zysten, Echinokokkose
  - Hämangiom
- Relativ:
  - fehlende oder mangelhafte Leberdämpfung (z. B. Chilaiditi-Syndrom, schweres Lungenemphysem)
  - Gallenwegsstauung
  - Aszites

23.7.25
Nuklearmedizin

Die wertvollste nuklearmedizinische Methode bei Lebererkrankungen ist die hepatobiliäre Funktionsszintigraphie. Bei FNH stellt sich der gallenganghaltige Tumor als umschriebene, lang dauernde Anreicherung dar und ermöglicht so die Unterscheidung z. B. vom Adenom. Die Blutpoolszintigraphie bringt bei komplizierten Hämangiomen gegenüber dem Kontrastmittel-CT meist keinen entscheidenden Informationsgewinn.

Literatur

Siehe Ende Kap. 23.

23.8
Neuroendokrine Tumoren des Gastrointestinaltrakts

R.L. Riepl

Diese seltenen Tumoren gehen aus dem neuroendokrinen System hervor und kommen in allen Altersklassen bei beiden Geschlechtern gleichmäßig vor. Unter den hier besprochenen Karzinoiden im engeren Sinne versteht man neuroendokrine Tumoren, die von den enterochromaffinen Zellen ausgehen und im Gastrointestinaltrakt, dem Pankreas und dem Bronchialsystem vorkommen. Obwohl sich die Pankreasinselzelltumoren Insulinom, Gastrinom, Glukagonom, VIPom und Somatostatinom nicht von Karzinoiden im engeren Sinne unterscheiden, werden diese wegen ihrer für das jeweilige Peptidhormon typischen Symptomatik getrennt abgehandelt.

Endokrine Tumoren ohne hormonelle Symptomatik werden als nichtfunktionell (hormonell inaktiv) bezeichnet. Makroskopisch handelt es sich typischerweise um solitäre, runde, gut begrenzte Tumoren mit einem Durchmesser von 1–4 cm. Nach einer neuen Klassifikation (Arnold et al. 1994) werden die hormonaktiven, gut differenzierten neuroendokrinen Tumoren in gutartige (Insulinome < 2 cm, andere < 1 cm, keine Gefäßinfiltration), niedriggradig bösartige (Insulinome > 3 cm, andere > 2 cm, Gefäßinfiltration) und eine Zwischenform (gutartig oder niedrig bösartig) eingeteilt. Hormonaktive oder -inaktive niedrig differenzierte Karzinome von intermediärer oder kleinzelliger Struktur werden als hochgradig bösartig klassifiziert.

23.8.1
Anamnese und Befund
23.8.1.1
Karzinoid

Das klassische Karzinoidsyndrom tritt nur bei etwa 6 % aller Patienten mit Karzinoiden im engeren Sinne auf. Es ist gekennzeichnet durch die Kardinalsymptome Flush (Gesicht, Hals, Oberkörper), Diarrhö, Bronchokonstriktion und Endokardfibrose (Trikusbidalinsuffizienz, Pulmonalstenose, Rechtsherzinsuffizienz). Voraussetzung für das Auftreten sind Lebermetastasen oder eine Lokalisation des Tumors außerhalb des Pfortaderstroms, da die im Übermaß freigesetzen vasoaktiven Substanzen wie Serotonin, Histamin, Bradykinin oder Tachykinine in der Leber in einem „Firstpass-Effekt" metabolisch inaktiviert werden.

Meist sind Karzinoide klinisch inapparent oder äußern sich durch unspezifische Beschwerden wie Oberbauchschmerzen, Malabsorptionssyndrom, Gewichtsverlust, Zeichen der intestinalen Obstruktion oder durch gastrointestinale Blutungen. In fortgeschrittenen Stadien stehen Ikterus und Hepatomegalie im Vordergrund.

Symptomauslösende Ursachen können sein: Alkoholzufuhr, Nahrungsaufnahme, körperliche und emotionale Belastung, Tumorpalpation oder Anästhesieeinleitung. Die lebensbedrohliche Karzinoidkrise ist durch Somnolenz bis zum Koma, Tachykardie, Arrhythmie und Hypotonie gekennzeichnet.

Erwähnenswert ist, daß Karzinoide des Hinterdarms (vom linken Colon transversum bis zum Rektum) keine speziellen Sekretionsprodukte und keine funktionellen Manifestationen aufweisen.

Karzinoide des Magens werden aufgrund ihrer unterschiedlichen Pathogenese und Prognose in verschiedene Typen eingeteilt:

1. Hypergastrinämie infolge chronisch atropher Typ-A-Gastritis führt zu multiplen kleinen ECL-Zellkarzinoiden (ECL: „enterochromaffine like") ohne nennenswerte Metastasierungstendenz.
2. Singuläre sporadische Karzinoide bei Normogastrinämie metastasieren in der Regel.
3. Hypergastrinämie bei Zollinger-Ellison-Syndrom ruft ECL-Zellkarzinoide mit seltener Metastasierung hervor.

23.8.1.2
Insulinom

Die Hypoglykämie infolge des Hyperinsulinismus führt zu neurologisch-psychiatrischen sowie zu vegetativen und kardiovaskulärenen Symptomen. Schwitzen, Palpitationen, Tachykardie, Stenokardie und Hypertonie sind Ausdruck einer adrenergen Gegenreaktion. Schwäche, Schwindel, Doppelbilder, Verschwommensehen, Krämpfe, Verwirrtheitszustände, Somnolenz, Bewußtlosigkeit, Heißhunger und Zittrigkeit sind Zeichen der Neuroglukopenie. Die Patienten sind oft übergewichtig, da sie auch nachts mit Hunger aufwachen und essen. Insulinome sind zu >90% gutartig, so daß in der Regel keine sekundären Tumormanifestationen auftreten.

23.8.1.3
Zollinger-Ellison-Syndrom (Gastrinom)

Die Patienten berichten häufig über ein langjährig progredientes Ulkusleiden mit einer hohen Rezidivneigung nach therapeutischen Maßnahmen. Insbesondere wenn keine Helicobacter-pylori-Infektion des Magens vorliegt bzw. der Keim erfolgreich eradiziert wurde und wenn keine nichtsteroidalen Antirheumatika eingenommen wurden, muß an ein Zollinger-Ellison-Syndrom gedacht werden.

Die führenden Symptome sind Abdominalschmerzen (bis zu 100%), Emesis (75%), Diarrhöen (75%), oft als Steatorrhö (50%), intestinale Blutungen (41%) und Gewichtsverlust. Letzterer ist Folge von Inappetenz und der Maldigestion von Fett (Inaktivierung der Pankreaslipase durch Säureüberschuß). Bei etwa 1 von 1000 Patienten mit Ulkusleiden liegt ein Gastrinom mit erhöhter autonomer Gastrinfreisetzung vor.

23.8.1.4
Glukagonom

Charakteristische bullöse, über den ganzen Körper wandernde Hautveränderungen, das sog. migratorische nekrolytische Exanthem kennzeichnen das Glukagonomsyndrom. Die weiteren, nichtdermatologischen Symptome und Befunde sind uncharakteristisch: Anämie, Diabetes mellitus bzw. pathologische Glukosetoleranz, Gewichtsverlust, Glossitis, Thrombosen, psychiatrische Auffälligkeiten. Beim Vorliegen eines Glukagonomsyndroms handelt es sich in der Regel um ein malignes (metastasiertes) Glukagonom.

23.8.1.5
Verner-Morrison-Syndrom (VIPom)

Die klassischen Symptome und Befunde dieser sehr seltenen Erkrankung umfassen die therapierefraktäre wäßrige Diarrhö (2–10 l/Tag) mit Dehydratation und mit schwerer Hypokaliämie (< 2,5 mval) sowie metabolischer Azidose. Letztere ist bedingt durch den Bikarbonatverlust infolge gesteigerter hydrokinetischer Pankreassekretion und gleichzeitig fehlender Neutralisation bei Hypo- bis Achlorhydrie des Magens (WDHA-Syndrom: „watery diarrhoea, hypokalemia, achlorhydria").

Ursache ist die exzessive Freisetzung des vasoaktiven intestinalen Peptids (VIP) aus einem VIPom. Die vasodilatierende Wirkung verstärkt die durch Flüssigkeitsverlust bedingte arterielle Hypotonie und kann zu Flushsymptomatik führen.

23.8.1.6
Somatostatinom und andere neuroendokrine Tumoren

Den Verdacht auf ein Somatostatinom lenken Symptome, die Ausdruck der inhibitorischen Wirkung exzessiver Somatostatinfreisetzung auf sekretorische und motorische Funktionen des Gastrointestinaltrakts sind. So führt die Hemmung der Insulinfreisetzung zum Diabetes mellitus, der exokrinen Pankreasfunktion zur Steatorrhö und der Gallenblasenkontraktion zur Cholezystolithiasis. Neben den pankreatogenen gibt es duodenale Somatostatinome, bei denen in etwa der Hälfte das charakteristische klinische Syndrom fehlt und die durch Symptome des lokal verdrängenden Wachstums auffallen.

Extremst selten werden Tumore mit dominierender Freisetzung der gastroenteropankreatischen Peptide pankreatisches Polypeptid (PP), Peptid YY, Neurotensin und anderer gefunden. Wegen der geringen Fallzahlen ist die Symptomatik nicht eindeutig definiert. Eine gewisse Bedeutung hat PP als ein zusätzlicher Marker für das Vorliegen eines neuroendokrinen Tumors des Pankreas, da es hier im Gegensatz zu extrapankreatisch gelegenen neuroendokrinen Tumoren in bis zu 50 % co-sezerniert wird. Erwähnenswert ist noch die ektope Produktion und Freisetzung von nichtgastroenteropankreatischen Peptiden aus Pankreastumoren. So induziert ACTH beispielsweise ein Cushing-Syndrom und GRF („growth hormone releasing factor") eine Akromegalie.

23.8.2
Laboruntersuchungen und Funktionstests

23.8.2.1
Bestimmung der Hormonspiegel im peripheren Venenblut

Bei den aktiven neuroendokrinen Tumoren trägt die gezielte Bestimmung des biogenen Amins bzw. der jeweiligen hormonellen Substanz im peripheren Venenblut entscheidend zur Diagnosefindung bei (spezifische Tumormarker). Durch eine Nüchternblutabnahme wird Serum oder Plasma für die radioimmunologische oder enzymimmunologische Bestimmung gewonnen. Falls ein erhöhter Wert gefunden wird, sollte dieser zunächst in einer Kontrolluntersuchung bestätigt werden.

Bei klinischem Verdacht auf das Vorliegen eines Karzinoids und nicht eindeutiger 5-HIES(5-Hydroxyindolessigsäure)-Ausscheidung im Urin ist die Bestimmung von Serotonin im Serum hilfreich. Da Vorderdarmkarzinoide häufig Gastrin und Histamin co-sezernieren, ist deren Messung sinnvoll. Selten ist der Nachweis von Bradykinin und Tachykininen im Plasma erforderlich.

Bei der Bestimmung der Serumgastrinkonzentration ist darauf zu achten, daß die stark säureblockierenden Protonenpumpenhemmer mindestens 1 Woche und Histamin-H_2-Antagonisten 24 h pausiert wurden, da ansonsten wegen der Feedbackregulation der Säuresekretion durch Gastrin falsch hohe Werte gemessen werden. Ein Serumgastrinwert größer dem 3fachen der Norm ist hochgradig verdächtig auf ein Gastrinom, erfordert jedoch die differentialdiagnostische Abgrenzung zu anderen Erkrankungen mit Hypergastrinämie wie z. B. der chronisch atrophen Autoimmungastritis Typ A oder der antralen G-Zellhyperplasie. In Ausnahmefällen liegen bei Tumorträgern nur leicht erhöhte bzw. normale Serumgastrinkonzentrationen vor.

Bei Verdacht auf ein Glukagonom, VIPom, oder So-matostatinom erfolgt am Morgen eine Venenblutentnahme beim > 8 h nüchternen Patienten für die sofortige Gewinnung von EDTA-Plasma unter Kühlbedingungen (4 °C) wegen der Instabilität der Peptide. Unmittelbar danach sollte das Plasma bei –70 °C tiefgefroren und gelagert werden. Das pankreatische Polypeptid ist weit weniger anfällig für Degradation und kann, wie auch Gastrin, im Serum bestimmt werden.

Allgemeine Serummarker wie Chromgranine, neuronenspezifische Enolase, α-/β-HCG u. a. weisen insbesondere auf endokrin nicht aktive Tumoren hin.

23.8.2.2
Bestimmung der Hormonkonzentrationen selektiv im mesenterialvenösen Blut

In der Regel werden mit den bildgebenden Verfahren (s. Abschn. 23.8.4–23.8.9) nur neuroendokrine Tumoren erfaßt, die größer als 5 mm sind. Gelingt bei klinischem bzw. laborchemischem Verdacht kein bildmorphologischer Nachweis, so kann nach transkutaner, transhepatischer Punktion eines Pfortaderastes in Seldinger-Technik ein Venenkatheter selektiv in die V. portae, die V. lienalis, die V. mesenterica superior und die V. gastrica sinistra vorgeführt werden.

Schrittweise (alle 1–2 cm) wird selektiv aus diesen Venen Blut für die Hormonanalyse entnommen. Ein Sprung in der Hormonkonzentration nach oben deutet auf den Tumor in dem entsprechenden Abflußgebiet hin (auch Vergleich mit zentral- oder periphervenösen Spiegeln).

Gesteigert werden kann die Sensitivität bei der Suche nach einem Gastrinom, indem zusätzlich in angiographischer Technik selektiv ca. 0,5 CU/kg KG Secretin in eine pankreasnahe Arterie oder die A. mesenterica superior injiziert wird (vgl. Abschn. 23.8.2.6).

23.8.2.3
Nachweis von Hydroxyindolessigsäure im Urin

In der biochemischen Diagnostik des Karzinoids stellt die quantitative Bestimmung des Serotoninmetaboliten 5-Hydroxyindolessigsäure im 24-h-Urin die spezifischste (100 %) Untersuchungsmethode dar, vorausgesetzt beeinflussende Medikamente (Kumarine, Koffein, Paracetamol, Phenobarbital u. a.) und Nahrungsmittel (Bananen, Kiwis, Pflaumen, Tomaten, Walnüsse) wurden > 2 Tage vorher pausiert. Die Sensitivität liegt allerdings nur bei 73 %.

23.8.2.4
Hungerversuch

Der Hungerversuch ist der zuverlässigste Test zum Beweis einer Spontanhypoglykämie. Bei allen Insulinompatienten kommt es oft bereits nach wenigen Stunden ohne Nahrungsaufnahme, spätestens jedoch nach 36–48 h zum Auftreten von hypoglykämiebedingten Symptomen und gleichzeitig zu einem Abfall der Blutzuckerspiegel unter 30 mg/dl bei inadäquat hohem Serum-insulin- und C-Peptidspiegel.

Ein sog. korrigierter Insulin-Glukose-Quotient von >34,4 gilt als hochgradig verdächtig auf ein Insulinom:

Seruminsulin [pmol/l]/Blutglukose [mmol/l] – 1,7 mmol/l.

Sofortige Besserung der hypoglykämischen Symptome durch i.v.-Injektion von Glukose bestätigt die Diagnose.

23.8.2.5
Magensäuresekretionsanalyse

Entscheidende Bedeutung in der Differentialdiagnose der Hypergastrinämie kommt der quantitativen Magensäuresekretionsanalyse zu, auch wenn bei der Endoskopie mittels pH-Papier der Nachweis sauren Magensaftes (pH <2) geführt wurde. Bei nichtmagenresezierten Patienten ist eine Basalsekretion (BAO) von >15 mmol H^+/h, nach einer Billroth-I- oder -II-Operation von >5 mmol H^+/h dringend verdächtig auf ein Gastrinom.

Weitere Hinweis auf ein Gastrinom bieten die „sham-feeding-induzierte" und die maximal mit 5 µg Pentagastrin s.c. stimulierte Säuresekretion. Erstere ist bei Vorliegen eines Gastrinoms aufgehoben, zweitere zeigt ein Verhältnis BAO/PAO („peak acid output") von >0,6. Wie bei der Serumgastrinbestimmung müssen Protonenpumpenhemmer 1 Woche vorher abgesetzt werden. Es kann auf H_2-Blocker umgestellt werden, die bis zum Vortag der Untersuchung eingenommen werden können.

23.8.2.6
Gastrinprovokationstests

Wenn die Serumgastrinspiegel nur gering bis mäßiggradig (bis ca. 200 pg/ml) erhöht sind, müssen zur Abgrenzung eines Gastrinoms von der sehr seltenen antralen G-Zellüberfunktion und von einem am Duodenalstumpf belassenen Antrumrest nach Billroth-II-Operation sog. Gastrinprovokationstests durchgeführt werden.

So kommt es nach rascher i.v.-Bolusinjektion von 2 CU Secretin pro kg Körpergewicht nur beim Vorliegen eines Gastrinoms zu einem initialen Anstieg (2–10 min) der Serumgastrinkonzentration um mehr als 100 % vom Basalwert bzw. um mehr als 200 pg/ml. Die Sensitivität liegt bei ca. 80 %. Ein durch eine 3stündige Infusion von 10 mg Kalzium pro kg Körpergewicht induzierter Anstieg der Serumgastrinspiegel über 100 % gilt ebenfalls als beweisend. Die postprandiale Gastrin-

freisetzung ist beim Gastrinom aufgehoben und gegensätzlich dazu bei der antralen G-Zellüberfunktion überschießend.

23.8.3
Humangenetik

23.8.3.1
Multiple Endokrine Neoplasie Typ 1 (Wermer-Syndrom)

Endokrine Tumoren, die gastroenteropankreatische Peptide sezernieren, werden im Rahmen der autosomal dominant vererbten „multiplen endokrinen Neoplasie Typ 1" (MEN-1, Wermer-Syndrom) beobachtet (s. Abschn. 24.7).

Diese Tumoren sind hauptsächlich im Pankreas, ausgehend von den Langerhans-Inseln, lokalisiert, können aber speziell beim Vorliegen eines Gastrinoms extrapankreatisch und z. T. multipel in der Duodenalwand gefunden werden.

23.8.4
Abdominelle Sonographie/Endosonographie

Als primäres bildgebendes Verfahren bei klinischem und biochemischem Verdacht auf einen neuroendokrinen Tumor wird die Sonographie des Abdomens eingesetzt. Hiermit lassen sich im Pankreas die in der Regel relativ echodichten und glatt abgrenzbaren Tumoren ab einer Größe von etwa 1 cm darstellen.

Im Gegensatz zum echoarmen Pankreaskarzinom liegt gewöhnlich keine Dilatation des Ductus pancreaticus vor. Extrapankreatische Tumoren sind nur schwer zu erfassen, während sich Lebermetastasen gut abgrenzen lassen. Mit Hilfe der Endosonographie lassen sich im Pankreas noch wenige Millimeter große Tumoren darstellen. Darüber hinaus können auch Tumoren in der Magen- und Duodenalwand gefunden werden.

23.8.5
Endoskopie

Die Endoskopie ist in bezug auf die Lokalisationsdiagnostik neuroendokriner Tumoren sehr wenig sensitiv mit Ausnahme der Karzinoide im Magenfundus/-korpus. Gelegentlich kann auch ein größeres Gastrinom in der Duodenalwand gefunden oder der bioptische Nachweis einer G-Zellhyperplasie geführt werden.

Ansonsten sind indirekte Zeichen auf das Vorliegen eines neuroendokrinen Tumors erfaßbar wie z. B. Faltenhypertrophie der Korpusschleimhaut bei einem Gastrinom oder Impression der Magenrückwand durch einen anliegenden Pankreastumor. Die endoskopisch retrograde Pankreatikographie (ERP) weist insbesondere bei den diagnostisch schwierigen kleinen neuroendokrinen Pankreastumoren eine sehr geringe Sensitivität auf, da diese Tumoren das Gangsystem primär nicht alterieren.

23.8.6
Konventionelle und interventionelle Strahlendiagnostik

Die konventionelle Röntgendiagnostik hat wegen der geringen Größe der neuroendokrinen Tumoren keinen Platz in der Lokalisationsdiagnostik. Allenfalls ließen sich bei fortgeschrittenen, das Darmlumen obstruierenden Tumoren Zeichen des Ileus nachweisen. Demgegenüber kann die selektive Angiographie der Äste des Truncus coeliacus und der A. mesenterica superior im positiven Fall kleine Kontrastmittelanreicherungen sowohl im Pankreas als auch extrapankreatisch hervorrufen.

23.8.7
Computertomographie

Neuroendokrine Tumoren des Pankreas und ihre Metastasen in der Leber können ab einer Größe von 1–1,5 cm gut dargestellt werden. Demgegenüber ist die Sensitivität bei extrapankreatisch gelegenen Primärtumoren nur gering.

23.8.8
Magnetresonanztomographie

Die (MRT) bietet gegenüber der CT keine wesentliche zusätzliche Darstellbarkeit von neuroendokrinen Tumoren.

23.8.9
Nuklearmedizin

Neuroendokrine Tumoren exprimieren vielfach Somatostatinrezeptoren. Mit dem neueren ^{111}In-markierten Pentatreotid (Octreoscan 111) gelingt die szintigraphische Darstellung der Tumoren mit einer Sensitivität von 85 %.

Zusätzlich können bei rezeptorpositiven Tumoren die Ausbreitung und Metastasierung sowie das Ansprechen auf die Therapie dokumentiert werden. Die Unterbrechung einer laufenden Sandostatin(Octreotid)-therapie vor der Szintigraphie ist nicht erforderlich. Als ergänzendes Verfahren bei somatostatinrezepotornegativen Tumoren ist die Metajodbenzylguanidin-(MIBG-)Szintigraphie hilfreich.

23.8.10
Punktionsdiagnostik

Insbesondere wenn kein klinisch-endokrinologisch wegweisendes Krankheitsbild vorliegt, werden neuroendokrine Tumoren histologisch gesichert. Neben monomorphen Tumorzellen mit feingranulärem Zytoplasma und Ausbildung solider, trabekulärer Muster stützen immunhistologische Methoden mit spezifischem Nachweis von Synaptophysin, Chromogranin, neuronenspezifischer Enolase, Serotonin, Gastrin, Insulin, Glukagon, VIP, Somatostatin, PP und anderer Peptide die Diagnose.

23.8.11
Laparatomie und intraoperativer Ultraschall

Ist eine Tumorlokalisation mit Bildgebendenden Verfahren nicht möglich, schließt sich die explorative Laparatomie mit bimanueller Palpation als nach wie vor sensitivstem Suchverfahren an. Intraoperativer Ultraschall erhöht die Sensitivität nicht, kann jedoch einen Palpationsbefund bestätigen.

Literatur

Siehe Ende Kap. 23.

23.9
Gastrointestinale Notfälle

A. Eigler

23.9.1
Akutes Abdomen

Das akute Abdomen ist durch akut auftretende abdominelle Schmerzen gekennzeichnet, die oft mit peritonitischen Zeichen und Störungen der Darmfunktion einhergehen. Es stellt für den Patienten ein potentiell tödliches Syndrom dar. Daher bedürfen Patienten mit akutem Abdomen einer sofortigen diagnostischen Abklärung.

Zwei wesentliche Fragen sind zu klären:
1. Liegt ein akutes Abdomen vor?
2. Ist eine Operation indiziert und zu welchem Zeitpunkt?

Die frühzeitige Untersuchung des Patienten durch einen Chirurgen sollte daher unbedingt erfolgen.
Die Differentialdiagnose des *akuten Abdomens* umfaßt u. a. die akute Appendizitis, die Cholezystitis, die akute Pankreatitis, die intestinale Obstruktion, die gastrointestinale Perforation, die intestinale Infarzierung, die akute Divertikulitis, die rupturierte ektopische Schwangerschaft und das rupturierte Aortenaneurysma.

Differentialdiagnostisch ist bei *akuten abdominellen Schmerzen* an intraabdominelle Erkrankungen wie z. B. ein peptisches Ulkus, eine Gastroenteritis, eine Gallenkolik oder eine Fettleberhepatitis und an extraabdominelle Ursachen wie eine Erkrankung des Herzens (Hinterwandinfarkt) der Lunge (Pneumonie, Spontanpneumothorax), des Hämatopoetischen Systems (Sichelzellkrise) und metabolische Erkrankungen (diabetische Ketoazidose, akute Porphyrie) zu denken.

23.9.1.1
Anamnese und Befund

Die Anamnese sollte Informationen zur Lokalisation, zum zeitlichen Verlauf, zur Intensität und zum Charakter des Schmerzens beinhalten. Schmerzauslösende und schmerzerleichternde Faktoren können Hinweise auf die Ursache der Beschwerden ergeben.

Lokalisation der Schmerzen

Der sog. *viszerale Schmerz* ist unbestimmt in der Lokalisation, wird meistens auf die Mittellinie projiziert und wird als dumpf drückend, krampfartig oder wellenförmig beschrieben. Die intraabdominellen Organe verfügen nicht über ein dichtes Netzwerk an somatischen afferenten Nerven, wie sie z. B. in der Haut gefunden werden und dort eine klare Lokalisation zulassen. Ein einzelner afferenter Splanchnikusnerv vermittelt den sensorischen Eingang von verschiedenen Organen und tritt an verschiedenen Ebenen in den Spinalkanal ein.

Der *somatische Schmerz* hat seinen Ursprung im parietalen Peritoneum und ist wesentlich besser lokalisierbar, hat kontinuierlichen Charakter und führt zu einer reflektorischen muskulären Bauchwandspannung und einer Schonhaltung. Der viszerale Schmerz einer beginnenden Appendizitis (dumpfer Schmerz, periumbilikal) kann durch Beteiligung des parietalen Peritoneums in den somatischen Schmerz übergehen, der dann genauer lokalisierbar ist und im Verlauf zu einer Abwehrspannung führt.

Der Nachweis von somatischen Schmerzen (lokale oder diffuse Peritonitis) sichert die Arbeitsdiagnose akutes Abdomen, aber nicht bei jeder Ursache eines akuten Abdomens tritt eine Peritonitis auf.

Als *übertragener Schmerz* wird ein Schmerz bezeichnet, der entfernt von der Schmerzursache auftritt. Kutane und viszerale Afferenzen enden an dem selben sekundären Neuron im Hinterhorn des Rückenmarks. Dies führt zu einer Fehlinterpretation des Gehirns bezüglich des korrekten Ursprungs des Stimulus.

Beginn und Verlauf der Schmerzen

Der plötzliche Beginn von abdominellen Schmerzen kann eine dramatische Ursache haben wie ein perforiertes abdominelles Aneurysma, eine rupturierte ektopische Schwangeschaft oder die Perforation eines peptischen Ulkus. Schmerzen, die innerhalb weniger Stunden deutlich zunehmen, sind typisch für eine Pankreatitis, Cholezystitis, Divertikulitis oder einen Ileus.

Schmerzen, die deutlich langsamer beginnen, sind typisch für eine Dünndarmobstruktion oder eine Appendizitis.

Schmerzcharakter

Extrem starke Schmerzen, die plötzlich beginnen, können auf einen embolischen Verschluß einer Mesenterialarterie oder auf ein perforiertes peptisches Ulkus deuten. Stärkste Schmerzen mit zerreißendem oder einschneidendem Charakter werden bei der Ruptur eines Aortenaneurysmas beschrieben.

Schmerzverstärkende und schmerzerleichternde Faktoren

Schmerzen, die durch Bewegung verstärkt werden, deuten auf eine Peritonitis, wogegen ständige Bewegung des Patienten, in dem Versuch eine schmerzfreie Position zu finden, oft bei einer Darmobstruktion gesehen werden.

Patienten mit einem retroperitonealen Prozeß (wie z. B. einer Pankreatitis), finden häufig Erleichterung, wenn sie sich nach vorn lehnen, und eine Verstärkung der Schmerzsymptomatik, wenn sie auf dem Rücken liegen.

23.9.1.2
Befunde

Die Untersuchung des Abdomens sollte vor der Gabe von Analgetika und anderer Medikamenten, die die Befunde verschleiern könnten, erfolgen. Schmerzen bei leichter *Perkussion* des Abdomens deuten auf eine Peritonitis. Ein gespanntes Abdomen mit tympanischem Klopfschall zeigt sich bei einem Ileus. *Abwehrspannung* tritt als ein Reflex der abdominellen Muskulatur auf peritoneale Entzündung auf. Die Palpation des Abdomens sollte an der entferntesten Stelle vom maximalen Schmerzpunkt beginnen. Nachweis eines Schmerzmaximums hilft, das potentiell betroffene Organ einzuengen. Schmerzen über dem McBurney-Punkt sind ein starker Hinweis auf eine Appendizitis. Das Murphy-Zeichen bezeichnet einen Schmerz, der durch tiefe Inspirationen während Palpationen des rechten Subkostalraumes auftritt und deutet auf eine akute Cholezystitis. Schmerzen durch passive Streckung des Beines können bei einem Psoasabzeß auftreten.

Lokale Schmerzen bei der rektalen Untersuchung weisen auf einen intraabdominellen Abzeß oder eine Appendizitis. Die Leistengegend, die Nabelregion und chirurgische Narben sollten auf inkarzerierte Hernien untersucht werden. Bei Patienten mit einer weitgehend unauffälligen abdominellen Untersuchung aber massiv zunehmenden Schmerzen muß bei entsprechender Vorerkrankung (z. B. Vorhofflimmern oder Arteriosklerose) ein Mesenterialinfarkt ausgeschlossen werden.

Fieber bei Appendizitis, Divertikulitis und Cholezystitis ist eher niedrig, wogegen hohes Fieber eher bei Perforationen mit Peritonitis gefunden wird.

Das *Fehlen von Darmgeräuschen* kann ein Zeichen für eine diffuse Peritonitis oder einen paralytischen Ileus sein. Intermittierend hyperaktive Darmgeräusche, die gleichzeitig mit zunehmendem Schmerz auftreten, deuten auf eine Darmobstruktion.

23.9.1.3
Laboruntersuchungen

Die initiale Laboruntersuchung bei Patienten mit akutem Abdomen sollte ein Blutbild, CRP, Blutzucker, Elektrolyte, Kreatinin, CK (falls positiv MB-Fraktion), LDH, GOT, GPT, γ-GT, APH, Lipase, Quick, PTT, Urinstix (Ketone) und Urinsediment beinhalten.

Ein Schwangerschaftstest sollte bei Frauen im gebärfähigen Alter durchgeführt werden.

Die Bestimmung der Blutgruppe und die Testung und Reservierung von Erythrozytenkonzentraten sollte für alle Patienten durchgeführt werden, die möglicherweise eine chirurgische Intervention benötigen.

Arterielle Blutgase und Laktat sollten bei allen Patienten mit Peritonitis, Pankreatitis, Darmischämie oder Hypotension durchgeführt werden, um eine eventuelle metabolische Azidose oder Hypoxämie nachzuweisen.

23.9.1.4
Elektrophysiologie

Ein Standard-EKG sollte abgeleitet werden, um einen akuten Herzinfarkt oder Herzrhythmusstörungen (Vorhofflimmern als Ursache für eine Embolie in das mesenteriale Stromgebiet) auszuschließen.

23.9.1.5
Sonographie, Doppler

Die Ultraschalluntersuchung ist hilfreich, um eine Cholezystitis, eine Appendizitis, eine akute Pankreatitis, eine abdominellen Raumforderung mit Obstruktion eines Hohlorganes oder einen intraabdominellen Abszeß nachzuweisen.

23.9.1.6
Konventionelle Strahlendiagnostik

Die Röntgenthoraxaufnahme in 2 Ebenen kann subdiaphragmale freie Luft nachweisen, ein pulmonales Infiltrat, einen spontanen Pneumonthorax, oder einen Pleuraerguß (z. B. durch einen subdiaphragmalen Prozeß). Die Abdomenübersichtsaufnahme in Linksseitenlage oder im Stehen sollten bei Verdacht auf Ileus,

Perforation oder mesenterialer Ischämie durchgeführt werden.

Die Angiographie ist bei Patienten mit Verdacht auf mesenteriale Ischämie indiziert.

23.9.1.7
Computertomographie

Die CT des Abdomens wird häufig bei Patienten mit akutem Abdomen durchgeführt und ermöglicht u. a. den Nachweis eines intraabdominellen entzündlichen Prozesses (z. B. Divertikulitis, Pankreatitis oder Abszeß), eines intraabdominellen Malignoms (z. B. stenosierendes Kolonkarzinom) oder intraabdomineller, freier Luft.

23.9.2 Gastrointestinale Blutung

W. Heldwein

Die gastrointestinale Blutung hat eine Inzidenz von ca. 100 Krankenhausaufnahmen/100.000 Einwohner/Jahr. Durch eine Verschiebung der Krankheit in den letzten Jahrzehnten zu älteren polymorbiden Patienten liegt die Letalität trotz großer Fortschritte in der Therapie unverändert bei 10%. Rund 90% der Blutungsquellen sind im oberen Gastrointestinaltrakt lokalisiert (59% Ulkusblutungen, 25% Varizenblutungen), von den restlichen die Mehrzahl im Kolon bzw. in der Analregion (Tabelle 23–39).

23.9.2.1 Anamnese und Befund

Anamnese
Bei 95% der Fälle treten *Blutungszeichen* (Hämatemesis, Kaffeesatzerbrechen, Meläna und Hämatochezie) auf. Nur in einzelnen Fällen ist ausschließlich eine Kreislaufreaktion zu beobachten. *Hämatemesis* (Bluterbrechen) und *Kaffeesatzerbrechen* sind Ausdruck einer Blutung aus dem oberen Gastrointestinaltrakt, in sehr seltenen Fällen auch unterhalb des Treitz-Bandes, lassen aber keine weitere Einengung der Blutungslokalisation zu. *Meläna* weist in der Mehrzahl der Fälle auf eine proximale gastrointestinale Blutungsquelle hin, schließt jedoch eine Blutung im Dünndarm und im rechtsseitigen Kolon nicht aus. *Hämatochezie* tritt bei Blutungen im Kolon, aber auch bei massiven Blutungen im oberen Gastrointestinaltrakt mit rascher Darmpassage auf.

Am Anfang der endoskopischen Diagnostik steht deshalb die wenig aufwendige Ösophagogastroduodenoskopie. Nur bei analem Blutabgang und normalfarbenem Stuhl (Blutauflagerung) kann eine weiter proximal gelegene Blutung primär ausgeschlossen werden.

Die Anamnese von Lebererkrankungen sowie eine Alkoholanamnese sprechen für eine Varizenblutung.

Oberer GI-Trakt	90%	Unterer Gastrointestinaltrakt	10%
Ulcus ventriculi	20	Divertikulose	
Ulcus duodeni	23	Angiodysplasien (Abb. 7.7)	
Ulcus jejuni pepticum	2	Tumoren	
Ulcus Dieulafoy	2	Colitis ulcerosa	
Varizen	17	M. Chron	
Mallory-Weiss-Riß	12	Ischämische Kolitis	
Erosionen	11	Bestrahlungskolitis	
Refluxösophagitis	6	Infektiöse Kolitis	
Tumoren	2	Solitäre Ulzera	
Angiodysplasien	1	Meckel-Divertikel	
Nicht lokalisierbar	1	Polypen	
Andere Blutungsquellen	3	Hämorrhoiden	
		Verletzungen im Rekum-/Analbereich (Fieberthermometer, Einlaufoliven etc., Selbstverletzung)	

Tabelle 23-39. Blutungsquellen im oberen und unteren Gastrointestinaltrakt

Eine Ulkusanamnese und v.a. die Anamnese früherer Ulkuserkrankungen machen eine aktuelle Ulkusblutung wahrscheinlich, andererseits ist die Blutung oft die erste klinische Manifestation einer Ulkuskrankheit. Zurückliegende abdominelle Operationen können wichtige Hinweise geben.

Medikamenten-Anamnese
- NSAR,
- Glukokortikoide,
- Antikoagulanzien,
- herzfrequenzsenkende Substanzen (β-Blocker, Digitalis) erschweren die Kreislaufbeurteilung!

Befund
Die klinische Untersuchung sollte sich primär auf die Beurteilung der Kreislaufsituation konzentrieren, die eine Einschätzung des Blutverlustes unabhängig vom Hb-Wert zuläßt. Bei positivem Schockindex (>1,0)* besteht Schockgefahr. Schockzeichen (Tachykardie, Blutdruckabfall, Schwindel, Kaltschweißigkeit, Blässe, Unruhe) weisen auf einen Blutverlust von ≥2000 ml hin. Die Einstufung der kardiopulmonalen Funktionsbreite ist für eine allgemeine flankierende internistische Behandlung und ggf. im Rahmen der Indikationsstellung zur Operation von Bedeutung. Aszites und Leberhautzeichen sprechen für Varizen als Blutungsquelle. Durch die rektale Untersuchung kann bei unklaren Angaben der Blutungszeichen geklärt werden, ob Blut mit Stuhl vermischt oder dem Stuhl aufgelagert ist. Operationsnarben am Abdomen sind zu beachten!

Risikobeurteilung
Das Risiko einer gastrointestinalen Blutung wird durch allgemeine und blutungsspezifische Faktoren bestimmt (Tabelle 23-40). Allgemeine Risiken können durch eine begleitende internistische Therapie, blutungbedingte Risiken durch gezielte Schocktherapie

* Quotient aus Pulsfrequenz und systolischem Blutdruck.

sowie durch möglichst frühzeitige lokale Blutstillung und damit Verhinderung einer Rezidivblutung beeinflußt werden. Rund 80% der *Ulkusblutungen* kommen spontan und dauerhaft zum Stehen. Die endoskopischen Aktivitätskriterien nach Forrest (Tabelle 23-41) ermöglichen es, die rezidivgefährdeten, therapiebedürftigen Risikoblutungen relativ genau abzugrenzen. Die überwiegende Mehrzahl der Therapieversager unter endoskopischer Blutstillung findet sich bei arteriell spritzenden Blutungen (Forrest Ia, Abb. 23-47) und bei nichtblutenden, sichtbaren Gefäßstümpfen entsprechend einem Z. n. arterieller Blutung (Forrest IIa, Abb. 23-48). Blutungen an den stark vaskularisierten Bezirken Bulbushinterwand und Corpus-miner-Seite zeigen ein darüber hinaus erhöhtes Blutungsrezidivrisiko.

Tabelle 23-40. Letalitätsrelevante Risikofaktoren der gastrointestinalen Blutung

1. Allgemeine Risikofaktoren
- Begleiterkrankungen (insbesondere kardiopulmonal)
- eingeschränkte Leberfunktionen (bei Varizenblutung)
- Alter über 60 Jahre

2. Blutungsbedingte Risikofaktoren
- Schocksymptome
- frühzeitiges Blutungsrezidiv
- arterielle Blutung (meistens Ulkusblutung)
- Varizenblutung (generell)

Tabelle 23-41. Modifizierte Klassifikation der Blutungsaktivität nach Forrest

Aktive Blutung	Forrest Ia	– arteriell spritzend, pulsierend
	Ib	– Sickerblutung
Sistierte Blutung mit Stigmata	Forrest IIa	– nicht blutender sichtbarer Gefäßstumpf
	Forrest IIb	– Koagel auf Läsion
	Forrest IIc	– Hämatin auf Läsion
Sistierte Blutung ohne Stigmata	Forrest III	– Läsion ohne Blutungsstigmata

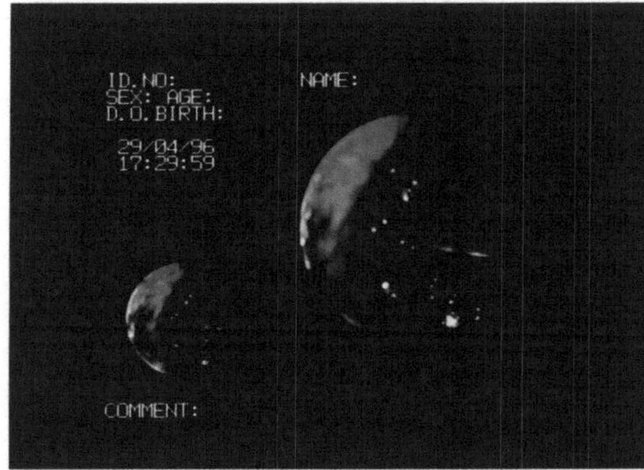

Abb. 23-47. Spritzende Blutung aus Ulkus ventriculi (Forrest Ia)

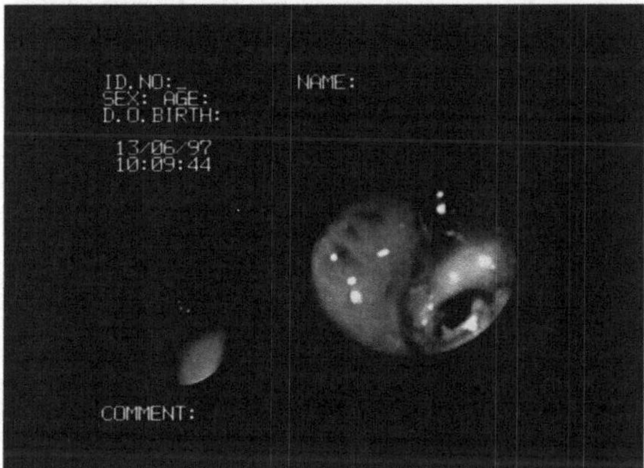

Abb. 23-48. Nichtblutender Gefäßstumpf im Ulkusgrund (Forrest IIa)

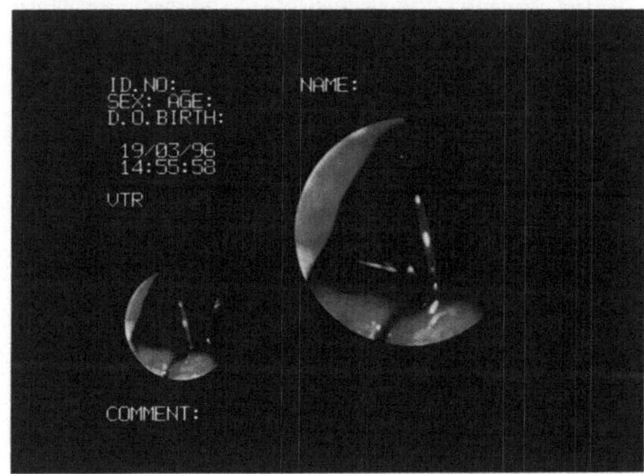

Abb. 23-49. Spritzende Blutung aus subkardialem Varizenstrang

Die Prognose der *Varizenblutung* hängt wesentlich von der Leberfunktion ab. Varizenblutungen sind allerdings wegen des meist hohen Blutverlustes generell mit einem hohen Risiko behaftet und immer behandlungsbedürftig (Abb. 23-49). Zur endoskopischen Einschätzung s. 23.9.2.3 Endoskopie.

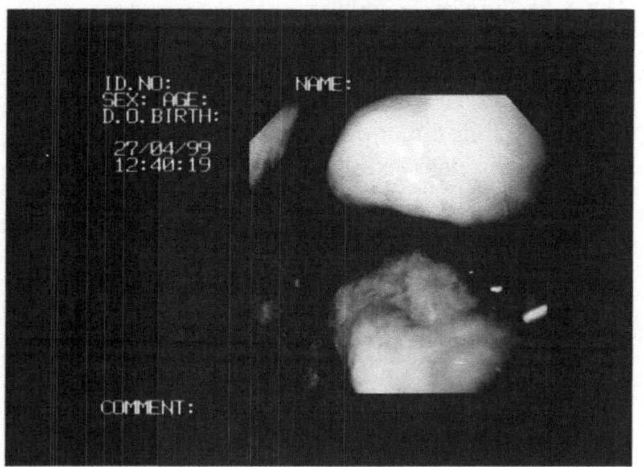

Abb. 23-50. Rote Tüpfelung auf Varizensträngen („red spots")

Cave!

– Letale Verläufe sind in den seltensten Fällen durch eine akute Verblutung bedingt, sondern in erster Linie auf Schockfolgen an den Organen zurückzuführen.
– Bei unklaren anamnestischen Angaben über Blutungszeichen rektale Untersuchung.
– Ein instabiler Kreislauf ist prognostisch ungünstig zu werten, ein momentan stabiler Kreislaufverlauf endoskopischer Sicherung von Blutungsquellen und Blutungsaktivität dagegen nur bedingt aussagefähig.

Wichtige Erstmaßnahmen

– Weitlumiger venöser Zugang (evtl. zentraler Zugang),
– Kreuzblut, Laborwerte,
– Volumenersatz,
– rektale Untersuchung bei unsicherer Anamnese der Blutungszeichen,
– Entscheidung hinsichtlich Überwachung des Patienten (Tabelle 23-42),
– Endoskopie zum frühestmöglichen Zeitpunkt, jedoch bei stabilem Kreislauf.

Tabelle 23-42. Überwachungsindikationen bei gastrointestinalen Blutungen

Vor Diagnosestellung	nach Diagnosestellung

● Verdacht auf großen Blutverlust
  – Kreislauf instabil (bzw. Schockanamnese)
  – Hb-Wert < 9 g%
  – Erbrechen großer Blutmengen
  – Hämatochezie
● Gerinnungsstörung
● Verdacht auf Varizenblutung
● Schwere Begleiterkrankung(en)
● Alter > 60 Jahre
	● Varizenblutung
	● Artielle Risikoblutung aus Ulzera
	● Schwere Begleiterkrankungen

23.9.2.2 Laboruntersuchungen

Ein niedriger *Hb-Wert* ist von hohem Aussagewert, ein wenig veränderter Wert kann, v.a. bei raschem Blutverlust, eine stabile Situation vortäuschen, da erst die Wiederauffüllung des Gefäßkompartiments zu einem Hb-Abfall führt. Dieser Vorgang beginnt zwar kurz nach Einsetzen der Blutung, dauert aber 24-72 h.

Wichtige Laboruntersuchungen

- *Kreuzblut* (Richtwert für Anzahl der Konserven = 14 minus aktueller Hb-Wert),
- Blutbild,
- Elektrolyte (bei Narkose erforderlich),
- Transaminasen,
- Kreatinin (Unterscheidung akutes/chronisches Nierenversagen),
- Gerinnungswerte.

23.9.2.3 Endoskopie

Ösophagogastroduodenoskopie, Koloskopie und Proktoskopie sind bei gastrointestinalen Behandlungen die diagnostischen und therapeutischen Methoden der ersten Wahl.

Vorbereitung:
- Stabilisierung von Kreislauf und Grinnung,
- bei Notfallkoloskopie möglichst weitgehende Darmreinigung mit oraler Lavage.

Begleitende Maßnahmen:
- Patientenüberwachung mit Pulsoxymeter, regelmäßige Blutdruckmessung und evtl. EKG,
- bei Aspirationsgefahr Intubationsnarkose,
- möglichst erfahrene Assistenz.

Ziele sind die Lokalisation und Identifikation der Blutungquelle (in > 90% möglich). Risikobeurteilung, therapeutische Indikationsstellung und ggf. endoskopische Therapie. Die Prognoseeinschätzung blutender peptischer Läsionen, meistens der Ulkusblutung, erfolgt nach den Forrest-Kriterien (Tabelle 23-41). Für die endoskopische Einschätzung des prospektiven Risikos einer ersten Blutung sind der maximale Durchmesser der Varizenstränge (> 5 mm), „red colour signs" (subepitheliale Spalten auf einem Varizenstrang, Abb. 23-50) sowie der gleichzeitige Nachweis von Fundusvarizen von Bedeutung.

23.9.2.4 Konventionelle Strahlendiagnostik

Die Röntgenkontrastdarstellung des Gastrointestinaltraktes hat in der Blutungsdiagnostik nur begrenzte Bedeutung, kann aber wichtige Informationen bei Stenosen und Divertikeln geben.

Die Angiographie wird zur Lokalisation massiver Blutungen im unteren Gastrointestinaltrakt eingesetzt, wenn die Endoskopie nicht möglich (Dünndarm) oder nicht erforderlich ist. Voraussetzung für einen Blutungsnachweis ist ein Blutverlust in das Darmlumen von mindestens 0.5–1 ml/min. In Einzelfällen ist durch Embolisation auch eine Blutstillung möglich. Unabhängig von der Aktivität der Blutung lassen sich angiographisch vaskuläre Malformationen wie Angiodysplasien und gefäßreiche Tumoren nachweisen.

23.9.2.5 Szintigraphie

Zur Diagnostik von Blutungen im unteren Gastrointestinaltrakt wird auch der nichtinvasive szintigraphische Nachweis von reinfudierten, ^{99m}Technecium-markierten Erythrozyten eingesetzt. Die Angaben in der Literatur sind allerdings hinsichtlich Sensivität und Sicherheit der Lokalisationsangabe nicht einheitlich.

Literatur
Zu Kap. 23.1 bis 23.4 und 23.7 bis 23.9

Arnold R, Klöppel G, Rothmund M (eds.) (1994) Carcinoid Tumors. Digestion 55 (Suppl. 3)

Dancygiet H (1997) Endoskopische Sonographie in der Gastroenterologie – Grundlagen, Untersuchungstechnik und Befunde. Thieme, Stuttgart NewYork

Dixon MF, Genta RM, Yardley JH, Correa P, and participants in the International Workshop on the Histopathology of Gastritis, Houston 1994 (1996) Classification and grading of gastritis. Am J Surg Pathol 20/10: 1161–1181

Drossman DA, Richter JE, Talley NJ, Thompson WG, Corazziari E, Whitehead WE (eds) (1994) The functional gastrointestinal disorders. Diagnosis, Pathophysiology and Treatment – a multinational consensus. Little Brown, Boston

Hahn G, Riemann JF (Hrsg) (1996) Klinische Gastroenterologie, Thieme, Stuttgart

Klauser AG, Schindlbeck NE, Müller-Lissner SA (1990) Symptoms in gastro-oesophageal reflux. Lancet 335: 205–208

Mairose UB (Hrsg.) (1994) Das Zollinger-Ellison-Syndrom. 2. Aufl., Perimed-Spitta, Balingen

Müller-Lissner SA , Klauser AG (1999) Funktionelle abdominelle Beschwerden, Internist 40: 543–554

Roder D (Hrsg) (1997) Gastrointestinale Tumoren – Empfehlungen zur Diagnostik, Therapie und Nachsorge. Tumorzentrum München

Sleisenger MH, Fordtran JS (eds) (1998) Gastrointestinal and liver disease: Pathophysiology, diagnosis, management. 5th edn. Saunders, Philadelphia

Weil C (1985) Gastroenteropankreatic endocrine tumors. Klin Woschr 63: 433–459

Yamada T, Alpers DH, Owyang C, Laine L, Powell DW (eds) (1999) Textbook of gastroenterology, 3rd edn, Lippincott/Williams & Wilkins, Philadelphia

Zu Kap. 23.5 und 23.6

Baron TH, Morgan DE (1999) Acute necrotizing pancreatitis. N Engl J Med 340: 1412–1417

Classen M, Rösch T, Neuhaus H (1995) Cholangiography and associated methods: Diagnostic implications. In: Haubrich WS, Schaffner F, Berk JE (eds) Bockus gastroenterology, vol. 3, 5th edn. Saunders, Philadelphia London, pp 2597–2616

Dürr HK, Bindrich D, Bode C (1977) The frequency of macroamylasemia an the diagnostic value of the amylase to creatinin clearance ratio in patients with elevated serum amylase activity. Scand J Gastroenterol 12: 701–705

Dirks K, Schuler A, Lutz H (1999) Eine ungewöhnliche gastrointestinale Blutungsquelle: Pseudoaneurysma der A. gastroduodenalis bei chronischer Pankreatitis. Z Gastroenterol 37: 489–493

Faigel DO, Ginsberg GG, Bentz JS et al. (1997) Endoscopic ultrasound-guided real-time fine-needle aspiration biopsy of the pancreas in cancer patients with pancreatic lesions. J Clin Oncol 15: 1439–1443

Fischbach W (1995) Laborchemische Diagnostik des Pankreaskarzinoms. In: Mössner J, Adler G, Fölsch UR, Singer MV (Hrsg) Erkrankungen des exokrinen Pankreas. Fischer, Jena Stuttgart; S 421–427

Freeny PC, Traverso LW, Ryan JA (1993) Diagnosis and staging of pancreatic adenocarcinoma with dynamic computed tomography. Am J Surg 165: 600–606

Gaa J, Richter A, Trede M, Georgi M (1998) Fortschritte in der kernspintomographischen Diagnostik von Pankreastumoren. Dtsch Med Wochenschr 123: 773–776

Hollender LF, Lehnert P, Wanke M (1983) Akute Pankreatitis. Eine interdisziplinäre Synopsis. Urban & Schwarzenberg, München

Kellner H, Zoller WG (1999) Bringen die frühzeitige ERCP und Papillotomie im Vergleich zur konservativen Therapie Vorteile bei der Behandlung der akuten biliären Pankreatitis? Z Gastroenterol 37: 249–251

Keogan MT, Tyler D, Clark L et al. (1998) Diagnosis of pancreatic carcinoma. Role of FDG PET. Am J Roentgenol 171: 1565–1570

Klose KJ (1995) Computertomographie, Magnetresonanztomographie, Angiographie. In: Mössner J, Adler G, Fölsch UR, Singer MV (Hrsg) Erkrankungen des exokrinen Pankreas. Fischer, Jena Stuttgart, S 196–209

Lankisch PG (1995) Klinik und Prognose der chronischen Pankreatitis. In: Mössner J, Adler G, Fölsch UR, Singer MV (Hrsg) Erkrankungen des exokrinen Pankreas. Fischer, Jena Stuttgart, S 334–339

Lankisch PG, Schmidt I (1999) Pankreasfunktionstests. Ist der beste gerade gut genug? Dtsch Ärztebl 96: A 344–346

Lehnert P (1992) Labordiagnostik bei chronischer Pankreatitis und Pankreaskarzinom. Krankenhausarzt 65: 391–397

Lehnert P, Riepl RL (1994) Gallenwege und exokrines Pankreas. In: Siegenthaler W (Hrsg) Klinische Pathophysiologie. Thieme, Stuttgart New York, S 713–731

Löser C, Fölsch UR (1996) Diagnostik der chronischen Pankreatitis. Dtsch Med Wochenschr 121: 243–247

Merkle EM, Nüssle EK, Glasbrenner B et al. (1998) MRCP–eine aktuelle Bestandsaufnahme. Z Gastroenterol 36: 215–224

Mössner J. Adler G, Fölsch UR, Singer MV (Hrsg) (1995) Erkrankungen des exokrinen Pankreas. Fischer, Jena Stuttgart

Paumgartner G (1998) Nonsurgical management of gallstone disease. In: Feldman M, Scharschmidt BF, Sleisinger MH (eds) Sleisinger and Fordtran's gastrointestinal and liver disease: Pathophysiology/diagnosis/management, vol 1, 6th edn. Saunders, Philadelphia London, pp 984–993

Pfeifer K-J, Mangel E (1996) Der Stellenwert der bildgebenden Verfahren bei der Einschätzung der chronischen Pankreatitis. Chir Gastroenterol 12: 192–197

Reske SN, Grillenberger KG, Glatting G et al. (1997) Overexpression of glucose transporter 1 and increased FDG uptake in pancreatic carcinoma. J Nucl Med 38: 1344–1348

Rösch T, Classen M (1990) Diagnostik des Pankreaskarzinoms. Dtsch Med Wochenschr 115: 304–308

Scheurer U (1994) Acute pancreatitis: ERCP and papillotomy. Dig Surg 11: 226–230

Schmidt-Rohlfing B, Siech M, Mattfeldt T, Schoenberg HM, Beger HG (1998) Zystische Neoplasien des Pankreas: Operative Therapie und Heilungschancen. Z Gastroenterol 36: 939–945

Stollfuss JC, Grillenberger KG, Fries H et al. (1994) Pathophysiological basis an clinical value of ^{18}F-Fluorodeoxyglucose and positron emission tomography in pancreatic adenocarcinoma. Dig Surg 11: 360–365

Swobodnik W (1995) Sonographie. In: Mössner J, Adler G, Fölsch UR, Singer MV (Hrsg) Erkrankungen des exokrinen Pankreas. Fischer, Jena Stuttgart, S 160–169

Trede M, Rumstadt B, Wendl K et al. (1997) Ultrafast magnetic resonance imaging improves the staging of pancreatic tumors. Am Surg 226: 393–407

Wehrmann T, Wendler OG, Jung M, Caspary WF (1997) Risikofaktoren der endoskopischen Manometrie bei Verdacht auf Sphincter-Oddi-Dysfunktion. Dtsch Med Wochenschr 122: 808–814

24 Endokrinologie

P.C. Scriba und C.J. Strasburger

24.1
Schilddrüsenkrankheiten

Grob vereinfacht lassen sich die vielen Formen der Schilddrüsenkrankheiten in wenige Gruppen einteilen:

- Funktionsstörungen der Schilddrüse
  - Hyperthyreose,
  - Hypothyreose,
- Krankheiten der Schilddrüse
  - entzündliche Schilddrüsenerkrankungen,
  - maligne Schilddrüsentumoren,
  - euthyreote Strumen (die definitionsgemäß nicht maligne und nicht entzündlich bedingt sind).

Ferner gibt es die Sondergruppe der Folgeerscheinungen immunbedingter Schilddrüsenkrankheiten, zu denen v. a. die sog. endokrine Orbito- und Dermatopathie zu rechnen sind.

> Die Beschreibung einer Schilddrüsenkrankheit erfordert sowohl
> - die Beschreibung der Funktionslage (eu-, hypo-, hyperthyreot?) als auch
> - die Diagnose der zugrundeliegenden Schilddrüsenkrankheit, also z. B. Hyperthyreose bei dekompensiertem autonomem Adenom der Schilddrüse usw.

24.1.1
Anamnese und Befund

24.1.1.1
Hyperthyreote Zustandsbilder

Das *Vollbild* einer Hyperthyreose ist charakteristisch mit den sowohl häufigen als auch diagnostisch wertvollen

- *Beschwerden:*
  Wärmeempfindlichkeit, Schweißneigung, Durst, Appetitsteigerung, Gewichtsabnahme, häufigerem Stuhlgang und den unspezifischeren Angaben wie Haarausfall, Nervosität, Ermüdbarkeit, Herzklopfen und Atemnot, sowie den
- *Befunden:*
  feinschlägiger Tremor, Bewegungsüberfluß, Adynamie, Ruhetachykardie, Vorhofflimmern, Blutdruckamplituden >60 mmHg, warme (feuchte) Haut.

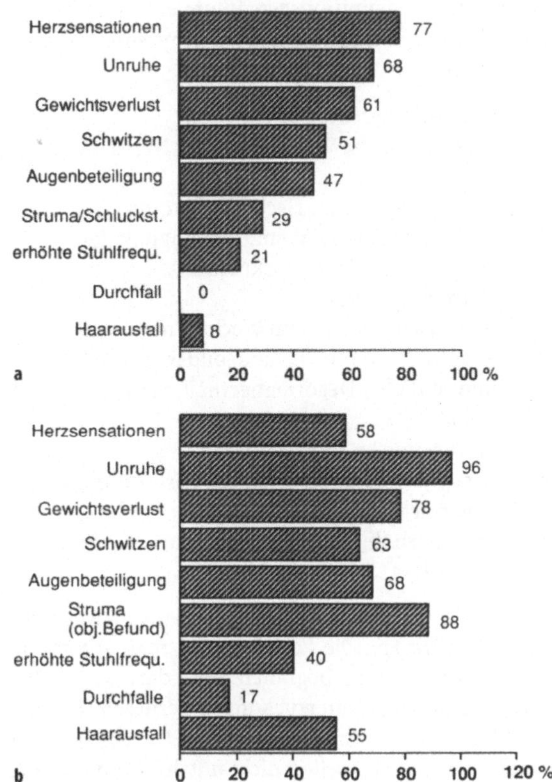

Abb. 24-1 a, b. Subjektive Symptome bei unbehandelten Hyperthyreosen (n = jeweils 101). Erhebungszeitraum: **a** 1987–1988, **b** 1956–1961

Die *Häufigkeit* der einzelnen Beschwerden und Befunde bei Hyperthyreose hat sich im Verlauf der letzten Jahrzehnte etwas verschoben (Abb. 24-1), was vermutlich auf Fortschritte der Diagnostik und dadurch frühere Diagnosestellung zurückzuführen ist.

> **Cave:** Im *Alter* können einzelne Symptome ganz im Vordergrund stehen (oligo- bzw. monosymptomatische Hyperthyreose). Vor allem wenn kardiale Symptome (Tachyarrhythmia absoluta bei Vorhofflimmern) oder auch eine Herzinsuffizienz bei thyreotoxischer Kardiomyopathie dominieren, drohen Fehlinterpretationen. Auch die „apathische" Hyperthyreose mit Gewichtsabnahme, Adynamie und depressiver Verstimmung kann im Alter zu Fehldiagnosen (z. B. Involutionsdepression) führen. Gerade im Alter muß der Arzt mit Aufmerksamkeit nach wichtigen Beschwerden fragen und an die Möglichkeit der Hyperthyreose denken, die sich durch eine einfache Untersuchung (s. Labor) ausschließen läßt! Man muß mit einer Häufigkeit der Altershyperthyreose in der Bevölkerung von ca. 1 % rechnen!

Thyreotoxische Krise

Es handelt sich definitionsgemäß um eine akut lebensbedrohliche Exazerbation der Hyperthyreose und ihrer Symptome.

Symptome der thyreotoxischen Krise:
- lebensbedrohliche Verstärkung der Hyperthyreosezeichen,
- neurologisch-psychiatrische Symptome:
  - muskuläre Adynamie mit Beteiligung der Schluck- und Atemmuskulatur (**Cave** Aspiration),
  - motorische Unruhe im Wechsel mit apathischen Phasen, delirante Zustandsbilder mit örtlicher und zeitlicher Desorientiertheit, Somnolenz und Koma,
- Hyperthermie bis über 40 °C,
- Sinustachykardie, Extrasystolie, Vorhofflimmern, Kammertachykardien,
- Blutdruckerhöhung mit großer Druckamplitude (> 60 mmHg).

Bei diesen Symptomen, zu denen noch die *verwaschene pseudobulbäre Sprache* kommt, muß man sofort mit der Intensivtherapie beginnen und darf keine Zeit durch langwierige Untersuchungen verlieren. Es handelt sich um eine klinische Diagnose. Die Schwere des Krankheitsbildes korreliert nicht mit der Erhöhung der Schilddrüsenhormonwerte.

Medikamentenanamnese

- Antithyreoidale Medikamente („Thyreostatika")?
- Medikamente mit strumigener Nebenwirkung (Übersicht 24-1)?
- Schilddrüsenhormone (Thyreotoxikosis factitia, vgl. Abb. 24-2)?
- Medikamente als Quelle exzessiver Jodzufuhr (Übersicht 24-2)?

Beschwerden und Befunde bei

- gesicherter **endokriner Orbitopathie** und
- endokriner Dermatopathie (sog. prätibiales Myxödem)

haben als *pathognomonisch* zu gelten.

Diese erlauben die Zuordnung einer hormonanalytisch gesicherten Hyperthyreose (s. unten) zum Krankheitsbild der immunogenen Hyperthyreose (M. Basedow). Ein in diesem Sinne ebenso sicheres Zeichen ist die *schwirrende* Struma, die palpatorisch und auskultatorisch (systolisch-diastolisches Geräusch) zu erkennen ist und mit dem häufiger wahrzunehmenden Befund einer AV-Fistel bei Dialysepatienten verglichen werden kann.

Patienten mit einer endokrinen Orbitopathie klagen über Fremdkörpergefühl, Lidschwellung, Tränenträufeln und Lichtempfindlichkeit. Doppelbilder finden sich bei Augenmuskelblockaden, Schmerzen bei Binde-

Übersicht 24-1. Medikamentös bedingte blande Struma: Übersicht über einige fakultativ strumigene Medikamente und deren vorwiegenden Angriffsort im Schilddrüsenhormonmetabolismus

- Verminderter Jodidtransport
  - Perchlorat-Thiocyanat
- verminderte Organifizierung des Jodids (Jodination/Peroxydase z. T. auch Jodtyrosinkopplung)
  - Thiocyanat
  - Propylthiouracil
  - Methylmercaptoimidazol
  - Carbimazol (auch Lycopuspräparate)
  - Paraaminosalicylsäure (PAS)
  - Antidiabetische Sulfonylharnstoffderivate
  - Resorcin
  - Aminoglutethimid
- gehemmte Schilddrüsenhormonsekretion (Thyreoglobulinproteolyse, thyreoidale Dejodierung)
  - Nitrotyrosine
  - Jod in hoher Dosis
  - Lithiumsalze
- gehemmte periphere T_4-Dejodierung zu T_3
  - Propylthiouracil
  - Propranolol
  - jodhaltige Kontrastmittel
  - Antiarrhythmika (Amiodarone)
- erhöhte TBG-Spiegel (vermehrter Schilddrüsenhormonbedarf)
  - Östrogene
  - hormonelle Antikonzeption
- verminderte Schilddrüsenhormonbindung an Plasmaproteine (mit gesteigertem Schilddrüsenhormonabbau)
  - Salicylate
  - Diphenylhydantoin
  - Paraaminosalicylsäure
  - Sulfonylharnstoffderivate
  - Heparin
- gesteigerter Schilddrüsenhormonabbau (z. B. Induktion mischfunktioneller Oxidasen)
  - Diphenylhydantoin
  - Barbiturate
  - Phenothiazine

Übersicht 24-2. Quellen exzessiver Jodzufuhr

- Röntgenkontrastmittel:
  - nierengängige Kontrastmittel mit hydrophilen Eigenschaften (Urographie, Angiographie, Computertomographie)
  - gallengängige Kontrastmittel (i.v. und oral appliziert) mit lipophilen Eigenschaften
  - sonstige lipophile Kontrastmittel (Myelographie, Lymphographie, Amniofetographie u. a.)
- Medikamente (mehr als 160) u .a.:
  - Amiodarone
  - Augentropfen
  - Geriatrika
  - jodhaltige Sekretolytika
- Desinficientia:
  - Jod-PVP (Polyvinylpyrrolidon)

haut- und Hornhautaffektionen. Als Spätkomplikation droht ein Visusverlust.

Symptomatologie der endokrinen Orbitopathie
- Lidveränderungen: Lidödeme, Oberlidretraktion,
- Protrusio bulbi sive bulborum: Konjunktivitis, Chemosis, behinderter Lidschluß, Keratitis, Ulcus corneae,

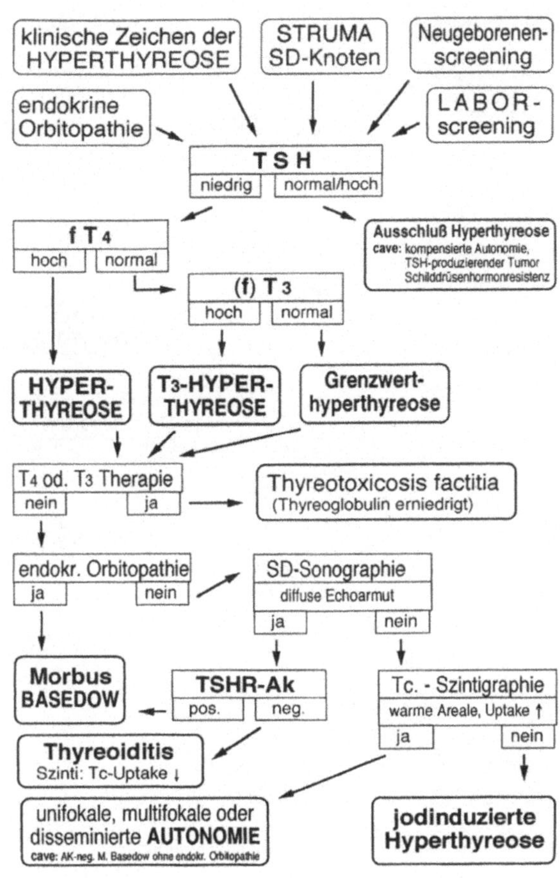

Abb. 24-2. Flußdiagramm bei Verdacht auf Hyperthyreose

- Augenmuskelfunktionsstörungen:
  Doppelbilder, Pseudolidretraktion, Pseudoglaukom,
- Optikuskomplikationen:
  Visusverminderung bis zu Amaurosis.

24.1.1.2
Hypothyreose

Das Vollbild der Hypothyreose (Myxödem) wird oft lange übersehen und ist gekennzeichnet durch folgende

- *Beschwerden:*
  Kälteempfindlichkeit, Müdigkeit, Schlafbedürfnis, Verlangsamung, Antriebsminderung, vermindertes Schwitzen und Obstipation, sowie die
- *Befunde:*
  langsames Sprechen, heisere kloßige Stimme, verlangsamte Reflexe (ASR), trockene rauhe und kalte Haut, Bradykardie.

Cave: Gerade bei der Altershypothyreose, die bis zu 1 % der Bevölkerung betrifft, droht z. B. die psychiatrische Fehldiagnose „dementielles Syndrom".

24.1.1.3
Thyreoiditis

Die *chronische Thyreoiditis* (Tabelle 24-1) imponiert entweder als diffuse Struma ohne Hinweise auf Über- oder Unterfunktion oder kommt als atrophische Thyreoiditis vor, die in die früher idiopathisch, heute immunogen genannte Hypothyreose übergeht.

Sowohl *akute* z. B. bakterielle Thyreoiditiden als auch die *subakute* Thyreoiditis (de Quervain) imponieren v. a. mit z. T. heftiger Schmerzhaftigkeit des Organs (hinter das Ohr ausstrahlend), die sich in wenigen Tagen entwickelt und mit schwerem Krankheitsgefühl und z. T. mit Fieber einhergeht.

24.1.1.4
Struma maligna

Für eine *Frühdiagnose* ist entscheidend, auf neu auftretende oder (rasch) wachsende Solitärknoten besonders

Tabelle 24-1. Diagnosesicherung der verschiedenen Formen der Thyreoiditis

	Labor	Sonographie	Szintigraphie	Feinnadelaspiration
Hashimoto-Thyreoiditis	Schilddrüsenautoantikörper gegen thyreoidale Peroxidase (Anti-TPO-AK) und Thyreoglobulin (Anti-Tg-AK) in 90 % positiv	Diffuses echoarmes Muster	Inhomogene, fleckige bis fehlende Speicherung	Lymphozytäre Infiltration (beweisend)
Akute Thyreoiditis	BSG, CRP und Leukozyten erhöht	Herdförmige Echo-armut, ggf. Abszeß mit komplexer Echomorphologie	Kühler oder kalter Knoten als Ausdruck der Parenchymdestruktion	Mikrobiologische Untersuchung
Subakute Thyreoiditis de Quervain	BSG, CRP und Leukozyten erhöht	Echokomplexes Muster, z. T. herd-förmig	Keine Technetium-Speicherung (auch bei silent thyrotoxic thyroiditis)	Mehrkernige Riesenzellen (beweisend)

bei jüngeren Personen, auch als Strumarezidiv, ebenso zu achten wie auf eine derbe Konsistenz.

Alle anderen Symptome sind *Spätzeichen*: Schluckbeschwerden, in die Ohrregion ausstrahlende Schmerzen, Heiserkeit, derbe, höckerige, unverschiebliche Struma, fixierte Haut, Stridor, Einflußstauung etc.

- Das *papilläre* Schilddrüsenkarzinom kann erstmals als Lymphknotenmetastase gerade auch bei jüngeren Erwachsenen auffallen und hat dennoch eine gute Prognose. Es kann u. a. durch Bestrahlungen der Halsregion induziert werden.
- Beim *follikulären* Schilddrüsenkarzinom dominiert dagegen die hämatogene Metastasierung.

Diese beiden differenzierten Karzinome zeigen häufig eine Radiojodspeicherung (s. unten). Überwiegend im Alter (mehr als 60 Jahre) auftretende, rasch wachsende, undifferenzierte (anaplastische) Schilddrüsenkarzinome imponieren durch lokale Komplikationen im Halsbereich und haben eine schlechte Prognose.

Das *medulläre* Schilddrüsenkarzinom geht von den C-Zellen aus und produziert Calcitonin. Es kommt sporadisch oder familiär vor (multiple endokrine Neoplasie, MEN 2a mit Mutationen im Ret-Proto-Onkogen).

24.1.1.5
Struma

Die (blande) Struma ist definiert als nichtentzündliche, nichtmaligne Schilddrüsenvergrößerung (Ausschlußdiagnose); ursächlich dominiert bei uns der Jodmangel.

Neben kosmetischen *Beschwerden* kommt es frühzeitig zu Globusgefühl und Schluckstörungen. Oft bestehen keine Beschwerden (Zufallsbefund). Atemnot und Heiserkeit (Recurrensparese) werden bei großen Strumen, z. T. auch bei retrotrachealer Ausbreitung beobachtet.

Die Palpation gelingt am besten mit von hinten um den Hals gelegten Fingern. Der *Befund* beschreibt das Organ als diffus oder knotig und enthält Angaben über die Konsistenz auch von Einzelknoten, Lymphknoten, Schwirren, den inspiratorischen Stridor (Auskultation), sowie ggf. eine obere Einflußstauung. Die Größeneinteilung in WHO-Grade ist nur epidemiologisch brauchbar (siehe sonographische Volumetrie).

24.1.2
Laboruntersuchungen und Funktionstests

Die Häufigkeit von Schilddrüsenfunktionsstörungen, Hyperthyreose und Hypothyreose berechtigt ebenso wie die Gefahr von Fehldiagnosen bei monosymptomatischen Verläufen eine großzügige Indikationsstellung für die Ausschlußdiagnostik. Mit der Bestimmung eines basalen TSH-Wertes lassen sich sowohl Hyper-

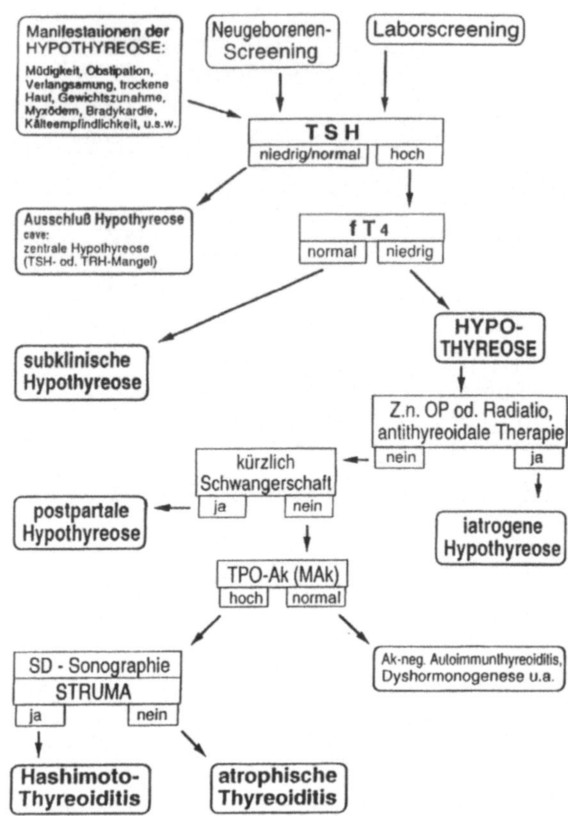

Abb. 24-3. Flußdiagramm bei Verdacht auf Hypothyreose

thyreose als auch Hypothyreose schnell und sicher ausschließen (Abb. 24-2 und 24-3). Hier sollte man nicht sparen. Der TRH-Test ist heute nur noch zur Diagnostik der Hypophysenvorderlappeninsuffizienz indiziert.

Für den bei erniedrigtem basalen TSH erforderlichen *Nachweis* der Hyperthyreose ist ebenso wie für den Nachweis der Hypothyreose die Bestimmung des freien Thyroxins (FT$_4$) der nächste Schritt (Abb. 24-2 und 24-3). Nur bei erniedrigtem TSH und normalem FT$_4$ bringt die Bestimmung des freien Trijodthyronins (FT$_3$) den Nachweis der T$_3$-Hyperthyreose bzw. den der „Grenzwerthyperthyreose".

Die anschließenden Schritte dienen der Diagnose der Ursache der festgestellten Schilddrüsenfunktionsstörung (Abb. 24-2 und 24-3). Vom Labor her benötigt man die TSH-Rezeptorantikörper zur Sicherung der Diagnose M. Basedow, aber nur, sofern keine sichere endokrine Orbitopathie vorliegt. TSH-Rezeptorantikörper sind nur bei 70–80 % der Patienten mit M. Basedow positiv. Bei der Hypothyreose erlaubt der Nachweis von Antikörpern gegen thyreoidale Peroxidase (Anti-TPO, mikrosomale Antikörper) die Diagnose einer Immunthyreoiditis als Ursache der Hypothyreose. Mikrosomale Antikörper und Antithyreoglobulin-AK sind in ca. 90 % aller Fälle von Hashimoto-Thyreoiditis und nicht ganz so häufig beim M. Basedow positiv, aber eben nicht in allen Fällen. Andererseits findet man bei gesunden älteren Menschen (Frauen >Männer) positive antithyreoidale Antikörper (Anti-TPO, Anti-Tg) in etwa 10 % der Fälle.

Die früher übliche Bestimmung des Gesamtthyroxins und des thyroxinbindenden Globulins (TBG) ist weitgehend durch die Bestimmung der freien Schilddrüsenhormone (s. oben) ersetzt worden. Sofern noch Gesamt-T_3und -T_4bestimmt werden, sind die TBG-Bestimmung oder ein Index für freie Hormone für die Interpretation unerläßlich.

Probleme gibt es gelegentlich in der Intensivmedizin, da bei Schwerkranken die Konstellation supprimiertes TSH, niedriges T_3 und niedriges T_4 bei erhöhtem rT_3 (reverses T_3) gefunden wird. Bisher haben diese Analysen keine brauchbaren Prognoseparameter für die Intensivmedizin abgegeben. Ebensowenig waren Versuche, das intensivmedizinische Geschehen durch Schilddrüsenhormonsubstitution oder antithyreoidale Therapie zu beeinflussen, überzeugend. Die Beurteilung der Schilddrüsenfunktion bei Nicht-Thyreoidal-Schwerstkranken bleibt eine Schwierigkeit.

Die Bestimmung des Thyreoglobulins dient der Erkennung von Rezidiven bei der Nachsorge für Patienten mit erfolgreich behandeltem differenziertem Schilddrüsenkarzinom (vgl. Abschn. 24.1.1.4). Im gleichen Sinne wird die Calcitoninbestimmung beim medullären Schilddrüsenkarzinom eingesetzt. Bei der Thyreotoxicosis factitia ist das Thyreoglobulin supprimiert. Weitere Laborbefunde wie die gelegentliche Hypernatriämie und die Hypocholesterinämie bei Hyperthyreose sowie die Hyponatriämie oder Hypercholesterinämie bei Hypothyreose haben keine spezifische diagnostische Bedeutung.

24.1.3
Elektrophysiologie (Herz)

Während bei der Hyperthyreose verschiedene Herzrhythmusstörungen und v. a. eine absolute Arrhythmie auf der Basis von Vorhofflimmern häufig sind, wird umgekehrt das Vorhofflimmern doch nur in ca. 5 % der Fälle durch eine Hyperthyreose erklärt. Bei der Hypothyreose findet man im typischen Fall eine Bradykardie mit abgeflachten P- und T-Zacken im EKG.

24.1.4
Neurophysiologie

Die verkürzte ASR-Zeit bei Hyperthyreose und die auch klinisch feststellbare Verlängerung der ASR-Zeit bei Hypothyreose lassen sich registrieren. Diagnostische Bedeutung haben diese Verfahren ebensowenig wie beschriebene Veränderungen z. B. der Nervenleitgeschwindigkeit. Das EEG zeigt in der thyreotoxischen Präkrise unspezifische Allgemeinveränderungen.

24.1.5
Atemphysiologie

Die Bodyplethysmographie ist geeignet, durch Abflachung der Volumen-Druck-Kurve im inspiratorischen Teil eine Trachealstenose funktionell zu bewerten. Bei der Tracheomalazie kann es insbesondere bei forcierter Atmung nicht nur zur Abflachung der Kurve kommen; u. U. führt die immer stärkere Steigerung des inspiratorischen Druckes zu einem fast kompletten Sistieren des Atemflusses.

24.1.6
Sonographie, Doppler

Wenn das Schilddrüsenvolumen des Mannes mehr als 25 ml oder der Frau mehr als 18 ml übersteigt, handelt es sich um eine Schilddrüsenvergrößerung. Wird eine solche vom Arzt diagnostiziert, so spricht man von Struma. Die entsprechende Grenze des Volumens beträgt für 6- bis 10jährige 8 ml, für 11- bis 14jährige 10 ml und für 15- bis 18jährige 15 ml. Die sonographische Volumetrie (Abb. 24-4) ist außer bei bizarren Strumaformen oder nicht mobilisierbarem kaudalem Pol einer Struma ausreichend zuverlässig.

Neben der *Bestimmung der Schilddrüsengröße* dient die Sonographie (Tabelle 24-2) dem *Nachweis* von

- *Zysten* durch regressive Veränderungen oder nach Blutungen (echofreie Zyste mit dorsaler Schallverstärkung);
- *Knoten*
  - bei autonomen Adenomen (s. unten),
  - bei benignen und malignen Strumen und,
  - bei Metastasierung (die Sonographie ist keine histologische oder funktionelle Untersuchung!);
- veränderter *Echogenität* (die Echodichte wird im Bezug zur Dichte des M. sternocleidomastoideus angegeben), z. B. verminderte Echogenität und erhöhte Inhomogenität bei M. Basedow und Hashi-

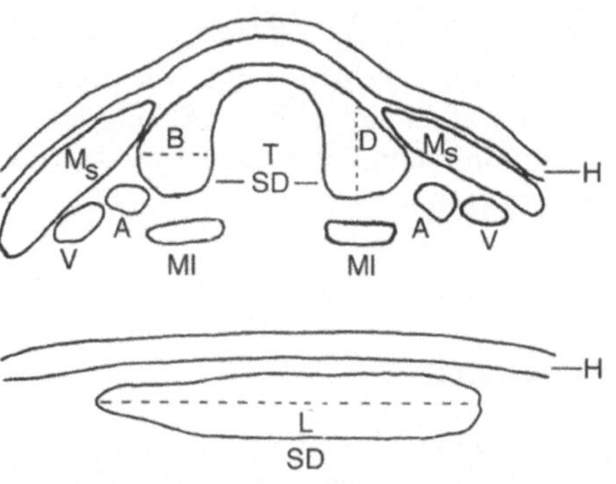

Abb. 24-4. Schilddrüsenvolumetrie. Volumen je Lappen in ml = Breite · Dicke · Länge (mm) · Korrekturfaktor (0,479) nach Brunn et al., DMW 106, 1338 (1981)

Tabelle 24-2. Echomuster, die Hinweise (keine Diagnosen) auf bestimmte Krankheitsbilder geben. (Nach Gutekunst et al. 1988)

Krankheitsbild	Typisches Echomuster
Autonomes/inaktives Adenom	Echoreicher Knoten mit echoarmem Randsaum, echoarmer Knoten (oft zystische Anteile)
Multifokale Autonomie	Multiple echoreiche Knoten (nicht immer scharf abgrenzbar), zystische Veränderungen, echodichte Strukturen (Kalk)
M. Basedow, lymphozytäre Thyreoiditis	Meist diffuse Echoarmut
Subakute Thyreoiditis (de Quervain)	Umschriebene, unscharf begrenzte, echoarme bis echokomplexe Areale, seltener Echoarmut der ganzen Schilddrüse
Malignom	Echoarme, echokomplexe Areale/Knoten

moto-Thyreoiditis, sowie uneinheitliche Echostruktur bei nichtimmunogener Thyreoiditis und bei Malignomen, letztere können unregelmäßig begrenzt sein.

Ein echoreiches Muster findet sich bei regressiven Veränderungen, Kalk wird echodicht mit dorsaler Schallauslöschung abgebildet.

Von besonderer Bedeutung ist die Schilddrüsensonographie im Zusammenhang mit der Feinnadelaspiration, da sie die gezielte Untersuchung verdächtiger Bezirke erlaubt.

Mit der Dopplersonographie lassen sich generelle und lokalisierte Veränderungen der Schilddrüsendurchblutung zeigen, die aber bisher keine zuverlässige diagnostische Bedeutung erlangt haben.

Die Frage, ob eine Struma vorliegt und welche Schilddrüsenkrankheit ihr zugrunde liegt, wird heute in folgender Reihenfolge untersucht:

- Palpation,
- Sonographie,
- Szintigraphie,
- Feinnadelaspiration und Zytologie.

Die Indikation zu Palpation und Sonographie besteht praktisch immer, während Szintigraphie und Feinnadelaspiration/Zytologie bei gegebenem Verdacht zum Einsatz kommen.

24.1.7
Echokardiographie

Die Echokardiographie ist die empfindlichste Methode, um die bei Hypothyreose relativ häufigen kleineren Perikardergüsse aufzuzeigen. Ein großer chronischer Perikarderguß kommt Myxödem gelegentlich vor. Bei der Hyperthyreose findet man überzufällig häufig das Bild des Mitralklappenprolaps.

24.1.8
Konventionelle Strahlendiagnostik

Diese dient v. a. der Erfassung lokal-mechanischer Komplikationen einer Struma. Die Thoraxaufnahme zeigt epi- und retrosternale Strumen. Trachealstenosen, -pelottierungen und -verlagerungen lassen sich bei Spezialaufnahmen besser erkennen. Findet man im Saug- und Preßversuch eine mehr als 50 %ige Schwankung des Trachealvolumens, so spricht man von Tracheomalazie. Auch schon bei mittelgroßen Strumen (WHO Grad II) läßt sich in 25 % eine Einengung der Trachea auf die Hälfte nachweisen!

24.1.9
Computertomographie

Ein gezieltes Computertomogramm der Orbita läßt besonders in koronarer Schnittführung gut die Verdickung der geraden Augenmuskeln erkennen, die bei der endokrinen Orbitopathie des M. Basedow die entzündliche Infiltration verdeutlicht. Der verdickte und verkürzte M. rectus inferior bewirkt die typische Blockade des Blickes nach oben. Diese Untersuchung ist diagnostisch nur erforderlich, wenn die übrigen klinischen Zeichen der Orbitabeteiligung nicht schlüssig sind oder andere Differentialdiagnosen in Frage kommen.

Cave: Jodhaltige Kontrastmittel dürfen erst nach Ausschluß einer Struma maligna und bei Hyperthyreose nur nach medikamentöser Schilddrüsenblockade verabreicht werden.

24.1.10
Nuklearmedizin

Beim Nachweis von Schilddrüsenknoten (Palpation, Sonographie) wird eine Szintigraphie mit ^{99m}Technetium erforderlich. Die Domäne dieser Untersuchung sind

- der Nachweis *kalter Knoten* (in bis zu 10 % des chirurgischen Krankenguts handelt es sich um eine Struma maligna, bei nicht ausgewählten Patienten ist Malignität sehr viel seltener!), und
- der Nachweis der *Schilddrüsenautonomie*.

Findet sich ein unifokal speicherndes Areal, so spricht man von *kompensierter* Autonomie, wenn sich das übrige Schilddrüsengewebe darstellt und mehr als 10 % der im Knoten gespeicherten Aktivität aufweist. Eine *dekompensierte* Autonomie liegt vor, wenn das paranoduläre Gewebe weniger als 10 % speichert (heißer Knoten). Die Schilddrüsenautonomie kann auch multifokal oder disseminiert auftreten. Ein Suppressionstest ist nur erforderlich, wenn bei der kompensierten Autonomie die szintigraphische Abgrenzung gegen das umgebende Gewebe nicht eindeutig beweisend ist. Der Suppressionstest ist sinnlos, wenn das TSH schon supprimiert ist.

Radiojodspeicherungstest und Szintigraphie mit ^{131}Jod sind nur noch im Zusammenhang mit der Diagnostik von Schilddrüsenmalignomen erforderlich und werden ferner vor der Radiojodtherapie zur Dosisfindung benötigt. Onkozytäre Schilddrüsenkarzinome können radiojodnegativ sein, aber im MIBI-Szintigramm (^{99}Tc-Methoxy-Isobutyl-Isonitril) speichern.

Fehlende Speicherung („schlechte Bildqualität") kann auf die Einnahme von Jod in hohen Dosen oder von Schilddrüsenhormonen (Thyreotoxicosis factitia) hinweisen. Sie wird außerdem bei akuter/subakuter Thyreoiditis beobachtet.

24.1.11
Punktionsdiagnostik

Die Feinnadelaspiration ist zur zytologischen Abklärung erforderlich (in der Regel sonographisch gezielte Punktion).

In der Diagnostik der Struma ist ein positiver maligner Befund von großem Wert für die Operationsplanung (dann in der Regel totale Thyreoidektomie). Negative Befunde bei gesicherten Malignomen sind selten (unter 5 %). Unklar bleiben muß die Dignität bei „follikulärer Neoplasie", welche sowohl einem follikulären Adenom als auch einem follikulären Karzinom entsprechen kann. Hier ist meist die prophylaktisch-diagnostische Indikation zur Strumaresektion mit anschließender histologischer Untersuchung gegeben.

Auch bei der Thyreoiditis bewährt sich die Feinnadelaspiration. Die subakute Thyreoiditis de Quervain wird durch mehrkernige Riesenzellen bewiesen. Bei der Hashimoto-Thyreoiditis und der Basedow-Struma finden sich beweisende lymphozytäre Infiltrationen.

24.2
Nebennierenkrankheiten

Man unterscheidet *Funktionsstörungen* der *Nebennierenrinde* im Sinne des *Überschusses:*

- Hyperkortisolismus (Glukokortikosteroidexzeß),
- Hyperaldosteronismus (Mineralokortikosteroidexzeß),
- adrenogenitales Syndrom (AGS, Exzeß von adrenalen Androgenen)

von *Mangelzuständen:*

- Hypoadrenalismus (komplette, primäre Nebennierenrindeninsuffizienz = M. Addison),
- isolierten Mangel an
  - Glukokortikosteroiden,
  - Mineralokortikosteroiden.

Diesen funktionellen Defekten können verschiedene primäre *Nebennierenerkrankungen* zugrunde liegen, die von entsprechenden hypophysär-hypothalamischen Erkrankungen abgegrenzt werden müssen, z. B. adrenales vs. zentrales Cushing-Syndrom usw.

Das Phäochromozytom ist der Tumor der chromafinen Zellen des *Nebennierenmarks* und geht mit exzessiver Katecholaminsekretion einher.

Bildgebende Verfahren müssen einerseits der *Lokalisation* von pathologischen Prozessen dienen. Sie ermöglichen durch ihre heute bessere Verfügbarkeit aber manchmal auch die Differentialdiagnose z. B. zwischen adrenaler oder hypophysärer Ursache, die früher überwiegend durch Hormonanalytik erfolgte (s. unten). Die moderne Bildgebung entdeckt mit zunehmender Häufigkeit endokrin inaktive Tumoren (*Inzidentalome*). Ein kleiner Teil der endokrin aktiven Tumoren der Nebennieren ist maligne (deutlich unter 10 %). Auf genetisch bedingte familiäre Syndrome (z. B. multiple endokrine Adenomatose, s. unten) ist besonders zu achten.

24.2.1
Anamnese und Befund

24.2.1.1
Cushing-Syndrom

Das ausgeprägte klinische Bild wird oft lange verkannt; z. B. dauerte es im Mittel über vier Jahre vom retrospektiv ersten Auftreten eines dazugehörigen Symptoms bis zur Diagnose bei 30 eigenen Patienten aus den 70er Jahren. Die Patienten *klagen* über Müdigkeit, Schwäche, Schmerzen im Rücken und Koliken (Nierensteine, Gallensteine), sowie Durst und Juckreiz.

Die psychischen *Befunde* lassen sich mit Wesensänderung („endokrines" Psychosyndrom), d. h. mit eher gesteigertem Antrieb, eher depressiver Verstimmung (Suizidgefahr!) und Verminderung der intellektuellen Leistung sowie Verflachung der Persönlichkeit beschreiben. Diese in mehr als der Hälfte der Fälle von spontanen Cushing-Syndromen zu beobachtenden Wesensveränderungen sind abzugrenzen von den sehr viel selteneren Psychosen, die durch Halluzinationen, Wahnvorstellungen oder auch Angst geprägt sein können. Solche Psychosen werden auch beim exogenen medikamentösen Cushing-Syndrom beobachtet, während das „endokrine" Psychosyndrom bei der Kortikoidtherapie eher selten ist und sich allenfalls in einer z. T. ja erwünschten euphorisierenden Wirkung manifestiert.

Tabelle 24-3. Symptome des Cushing-Syndroms und ihre Häufigkeit. Die 7 Kardinalsymptome sind kursiv gesetzt. (Nach Müller 1977)

Klinisches Symptom	Häufigkeit [%]
Rotes, gerundetes Gesicht (Vollmond, Plethora)	90
Stammbetonte Fettsucht	85
Diabetische Stoffwechsellage	85
Hypertonie	80
Hypogonadismus (Amenorrhö, Libido- und Potenzverlust)	75
Osteoporose	65
Striae rubrae, hämorrhagische Diathese	60
Muskelschwäche	65
Hirsutismus	70
Knöchelödeme	55
Büffelhöcker	55
Akne	55
Rücken- und andere Knochenschmerzen	50
Psychische Veränderungen	45
Schlechte Wundheilung (Ulcera crurum)	35
Polyurie, Polydipsie	30
Kyphose	25
Nierensteine	20
Leichte Polyzythämie	20

Tabelle 24-4. Klinische Symptome des primären Hyperaldosteronismus. (Aus Conn et al.1964)

Klinisches Symptom	Häufigkeit [%]
Hypertonie	100
Hypokaliämie	100
Proteinurie	85
Hyposthenurie	80
EKG-Veränderungen	80
Muskelschwäche	73
Polyurie	72
Hypernatriämie	65
Kopfschmerzen	51
Retinopathie	50
Polydipsie	46
Kardiomegalie	41
Parästhesien	24
Sehstörungen	21
Intermittierende Paralyse	21
Intermittierende Tetanie	21
Müdigkeit	19
Muskelschmerzen	16
Symptomlosigkeit	6
Paralysen	4
Signifikante Ödeme	3

Die körperlichen Veränderungen lassen sich größtenteils durch Proteinkatabolismus (Glukoneogenese, diabetogene Wirkung) erklären. Ein ausgeprägter Schwund der Muskulatur läßt die Beine dünn erscheinen im Kontrast zu der Stammfettsucht. Plethora, Vollmondgesicht, Büffelhöcker, dünne, vulnerable Haut mit Neigung zu Suffusionen, Akne und Striae rubrae distensae runden das Bild ab.

Die *Häufigkeit* der Beschwerden und Befunde ist in Tabelle 24-3 wiedergegeben. Wichtig ist der Hochdruck (Hypertonie als häufigste Fehldiagnose). Die meist stammbetonte Osteoporose kann über die dazugehörigen Rückenschmerzen das Leitsymptom sein. Knapp 15 % der Patienten haben einen manifesten Diabetes mellitus, der schlecht einstellbar, aber ohne Ketoazidoseneigung verläuft. Der Hypogonadismus führt zu Libido- und Potenzverlust beim Mann und Amenorrhö bei der Frau. Wenn das Cushing-Syndrom schon im Kindesalter auftritt, so kommt es zu einem deutlichen Minderwuchs. Klinisch stehen beim paraneoplastischen Cushing-Syndrom hypokaliämische Alkalose, Ödemneigung und Pigmentationszunahme häufig ganz im Vordergrund, während die klinischen Zeichen des Hypercortisolismus eher diskret sein können.

24.2.1.2
Conn-Syndrom

Der primäre Hyperaldosteronismus (Conn-Syndrom) wird bei 0,3 % aller Hypertoniepatienten gefunden und fällt durch eine Hypertonie auf, die in ca. 1/4 der Fälle als schwerste Hypertonie, z. T. auch maligne verlaufend, zur Beobachtung kommt.

Die gleichzeitige hypokaliämische Alkalose (s. unten) erklärt Muskelschwäche, Polyurie und Durst sowie Parästhesien und selten manifeste Tetanie (Tabelle 24-4).

24.2.1.3
Adrenogenitales Syndrom (AGS)

Man unterscheidet *angeborene* Defekte der Kortisolbiosynthese mit konsekutivem adrenalem Androgenüberschuß von *erworbenen* Formen des AGS (z. B. durch Nebennierenrindentumoren oder androgene/ anabole Medikamente). Die in der Familienanamnese gegebenen Hinweise auf eine genetisch bedingte Erkrankung werden oft lange übersehen.

Je nach Lebensalter, in welchem es zum Androgenexzeß kommt, und nach Ausprägung desselben entstehen deutlich verschiedene klinische Bilder:

- *Virilisierung:* Darunter versteht man die Ausbildung männlicher sekundärer Geschlechtsmerkmale bei der Frau (Stimme, Behaarung) und die Verminderung der weiblichen sekundären Geschlechtsmerkmale (z. B. Mamma), sowie die Klitorishypertrophie.
- *Hirsutismus:* Entwicklung eines männlichen Behaarungstypus bei der Frau (zeltförmige Pubes, Behaarung von Brust und Rücken, Bartwuchs sowie das Auftreten einer Akne).
- *Hypertrichose:* verstärkte Körperbehaarung ohne verstärkte Sexualbehaarung (meist idiopathisch).

Der höchst verschieden schweren Ausprägung des adrenalen Androgenexzesses entspricht eine verschiedenartige Ausprägung der Beschwerden. Diese reichen von der überwiegend kosmetischen Sorge um die behaarten Beine bis zum indolenten, schlecht versorgten, angeborenen adrenogenitalen Syndrom, welches als genetisch weiblicher, phänotypisch „männlicher" Patient kommt und dessen legales männliches Geschlecht man nicht mehr ändern sollte.

Nach der Genetik ist zu erwarten, daß das angeborene AGS beim Knaben genauso häufig ist wie beim Mädchen. Außer bei Fällen mit Salzverlust (Hyperkaliämie, Hyponatriämie, Exsikkose) oder bei Indexfällen wird die Diagnose aber nicht gestellt. Die Knaben fallen später durch ein frühzeitiges Wachstum mit Ausbildung einer schon fast männlichen Muskulatur auf. Es kommt zur Pubertas *praecox*, die aber eine *Pseudopubertas* ist, da die adrenalen Androgene die Hypophysen-/Gonadenachse supprimieren. Es bestehen somit ausgeprägte sekundäre Geschlechtsmerkmale bei kleinen Hoden (außer bei aberrierendem NNR-Gewebe).

Beim *erworbenen* AGS ist die ausgeprägte adrenale Maskulinisierung der Frauen durch Bartwuchs und Glatzenbildung auffällig (z. B. NNR-Karzinom). Besonders zu achten ist auch auf die Stimmveränderungen unter der Behandlung mit Anabolika. Bei empfindlichen Patientinnen kann es schon nach relativ kleinen Anabolikamengen zur irreversiblen Mutation der Stimme kommen (**Cave:** Sängerinnen!).

24.2.1.4
M. Addison (primäre Nebennierenrindeninsuffizienz)

Beschwerden und Befunde der kompletten primären Nebennierenrindeninsuffizienz (M. Addison) sind nach Ausfall von etwa 90 % der Nebennierenrinde zu erwarten. Die in Tabelle 24-5 genannten Beschwerden entwickeln sich bei der *chronischen NNR-Insuffizienz* im allgemeinen über Wochen und Monate und sind den genannten pathophysiologischen Mechanismen zuzuordnen. Schwäche, Gewichtsabnahme, Appetitlosigkeit und v. a. die Zunahme der Pigmentierung finden sich in mehr als 90 %; andere Symptome wie abdominelle Schmerzen, Muskelschmerzen und Salzhunger nur in 20–30 %. Bei der sekundären Nebennierenrindeninsuffizienz (s. unten) ist der Patient blaß.

Der familiären Glukokortikosteroidinsuffizienz bzw. -resistenz liegen ebenso wie dem Pseudohypoaldosteronismus sehr seltene genetische Rezeptordefekte zugrunde.

Das dramatische Bild der akuten Nebennierenrindeninsuffizienz (*Addison-Krise*) wird durch zunehmende Übelkeit, Erbrechen und Durchfälle sowie Oberbauchschmerzen (Pseudoperitonitis), Exsikkose, Durst, Fieber, Hypotonie und Schock, sowie Muskelschmerzen, Areflexie und „tetraplegische" Adynamie charakterisiert; terminal kommt es zu Desorientiertheit und Koma. Bei klinischem Verdacht darf mit der sofortigen Kortisolsubstitution nicht auf die Ergebnisse der Hormonanalytik gewartet werden.

24.2.1.5
Phäochromozytom

Die *Beschwerden* der Patienten sind vom Verhältnis der Noradrenalin- (Erhöhung des peripheren Gefäßwiderstandes) und Adrenalinsekretion (Hyperzirkulation, Steigerung des Stoffwechsels) abhängig:

- bei Erhöhung des Noradrenalinspiegels: anfallsweise pulsierende Kopfschmerzen, Blässe, Akrozyanose, Angina pectoris, abdominelle Schmerzen,
- bei Erhöhung des Adrenalinspiegels: anfallsweise Tachykardie, Schwitzen, Fieber, Tremor, Angst.

Allgemeine Klagen sind Schwindel, Herzklopfen und Übelkeit. Gegebenenfalls kann es zu Komplikationen einer Dauerhypertonie kommen.

Die *Befunde* sind:
- hypertensive Krisen für 15 min bis mehrere Stunden,
- Dauerhypertonie (bei 50 % der Erwachsenen bzw. 90 % der Kinder),
- therapieresistente Hypertonie,
- Hypertonie bei jungen Patienten,
- Hypertonie mit schwerer Retinopathie,
- Tachykardie,
- Kardiomyopathie,
- Gewichtsverlust.

Tabelle 24-5. Befunde der Nebennierenrindeninsuffizienz

Beschwerden/Befunde	Pathophysiologie
Müdigkeit = Ermüdbarkeit ③ ④	① Mineralokortikosteroidmangel
Adynamie ①	Hyponatriämie
Salzhunger ①	Hyperkaliämie, metabolische Azidose
Muskelkrampf ①	Dehydratation
Gewichtsabnahme ①	Glukokortikosteroidmangel
Gastrointestinale Beschwerden, Anazidität ① ⑧	② ↓ Diuresewirkung bei Wasserbelastung
Hypotonie ① ② ③	
Hypovolämie ①	③ ↓ Permissive Wirkung für Katecholamine
Hypoglykämie ④	
Psychische Beschwerden ⑤	④ ↓ Glukoneogenese
Psychosyndrom,	↓ Insulinantagonismus
Enzephalopathie	⑤ direkte psychische Wirkung
Pigmentationszunahme ⑨	⑥ Hyperkalzämie
Vitiligo ⑧	⑦ Androgene (adrenale) ↓
Verkalkungen (Pinnae) ⑥	⑧ Autoantikörper
♀ Pubes-, Axillarbehaarungsverlust ⑦	⑨ ↑ ACTH, ↑ MSH → Melanozyten

24.2.2
Laboruntersuchung
24.2.2.1
Cushing-Syndrom

Manchmal wird die klinische Verdachtsdiagnose durch unspezifische Laborbefunde wie Hyperglykämie, Hypokaliämie und Eosinopenie unterstützt. Entscheidend ist aber die Ausschlußdiagnose durch den Dexamethasonsuppressionstest (s. Teil A, Kap. 2). Ist das Cortisol durch Dexamethason supprimierbar, so kann ein Hyperkortisolismus (Cushing-Syndrom) als ausgeschlos-

sen gelten. Umgekehrt beweist die fehlende Supprimierbarkeit im Dexamethasonsuppressionstest das Cushing-Syndrom jedoch nicht, da dieser Befund z. B. auch bei Depression gefunden wird. Ähnlich wie bei der Schilddrüsenhormonanalytik ist zu bedenken, daß unter Östrogeneinfluß (Pille) das Cortisol bindende Globulin (CBG) erhöht ist, so daß eine nicht ganz vollständige Suppression vorgetäuscht werden kann.

Abb. 24-5 zeigt das weitere Vorgehen bei klinischem Verdacht und fehlender Suppression im Dexamethasontest. Neben der Sicherung der funktionellen Diagnose Hyperkortisolismus steht hier die Unterschei-

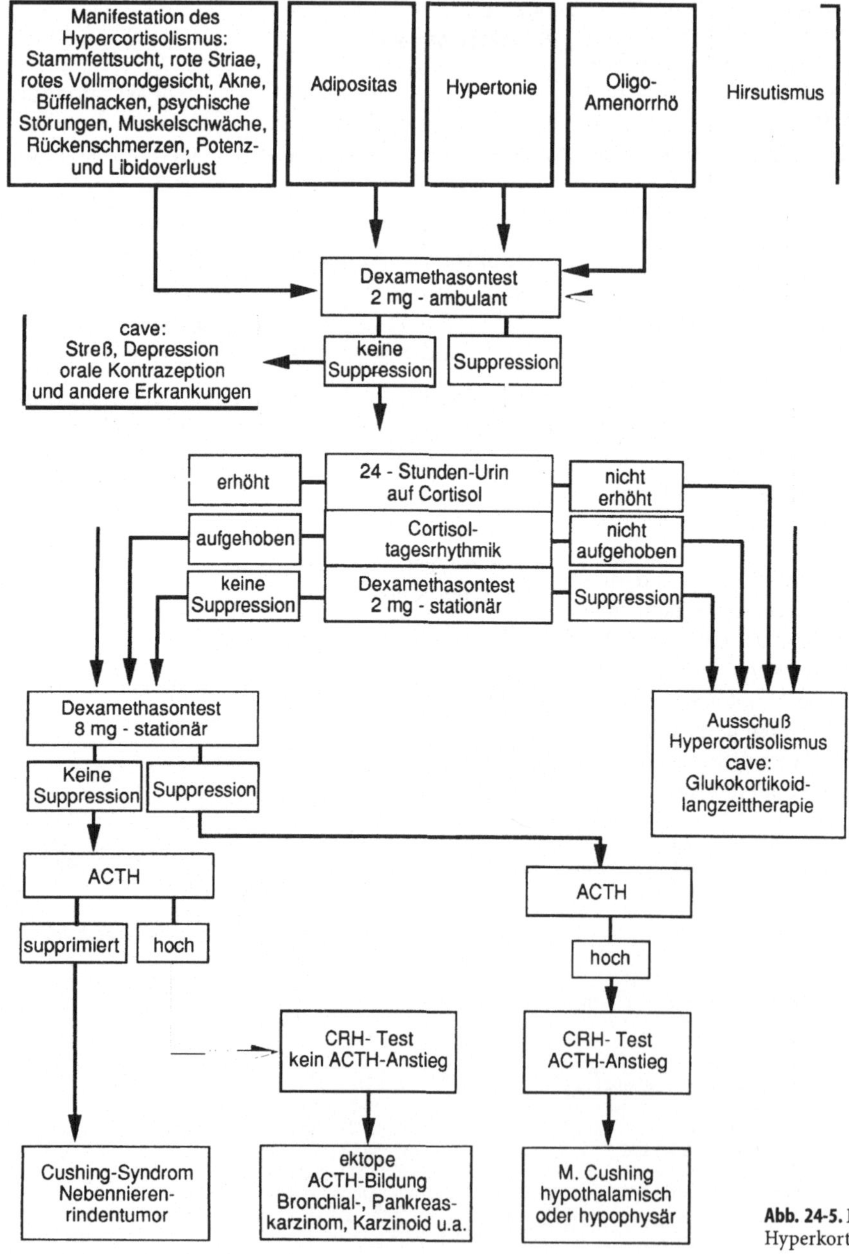

Abb. 24-5. Diagnostik bei Verdacht auf Hyperkortisolismus

dung zwischen adrenalem Cushing-Syndrom, hypothalamisch-hypophysärem M. Cushing (s. unten) und paraneoplastischem Cushing-Syndrom im Vordergrund.

24.2.2.2
Conn-Syndrom

Neben der Hypertonie (s. oben) sind Hypokaliämie und metabolische Alkalose Leitsymptome für das Conn-Syndrom. Da diese Hypokaliämie bei Hypertonikern jedoch häufig durch Diuretika bedingt ist, muß das Serumkalium nach zweiwöchiger Diuretikapause bestimmt werden. Der Nachweis einer Hyperkaliurie bei gleichzeitiger Hypokaliämie schließt einen gastrointestinalen Kaliumverlust aus. Der *Nachweis* eines Hyperaldosteronismus erfolgt durch die Bestimmung von Renin und Aldosteron im Serum mit der typischen Konstellation hyporeninämischer Hyperaldosteronismus = primärer Hyperaldosteronismus (Abb. 24-6). Die Blutentnahme hat nach mindestens zweistündigem Liegen zu erfolgen. Diuretika, Betarezeptorenblocker und ACE-Hemmer sowie Angiotensinrezeptorantagonisten müssen ggf. 2 Wochen vor der Untersuchung abgesetzt werden (Spironolacton 4 Wochen). Das Serumnatrium kann leicht erhöht sein.

Abbildung 24-6 zeigt die Diagnostik bei Hypokaliämie mit Hypertonie. Abbildung 24-7 stellt die Differentialdiagnose der Hypokaliämie ohne Hypertonie dar.

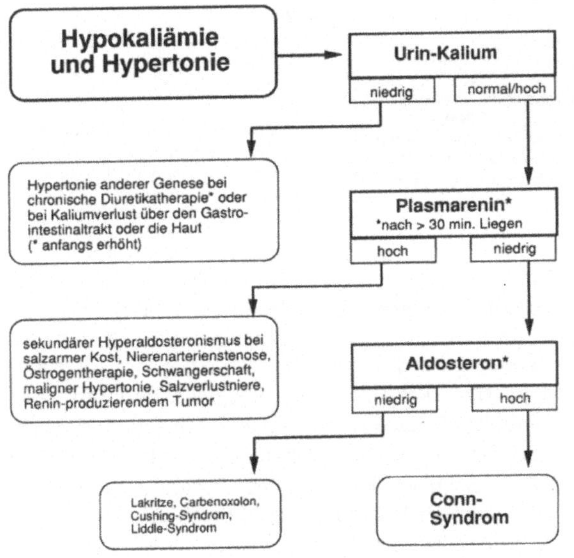

Abb. 24-6. Flußdiagramm der Diagnostik bei Hypokaliämie mit Hypertonie

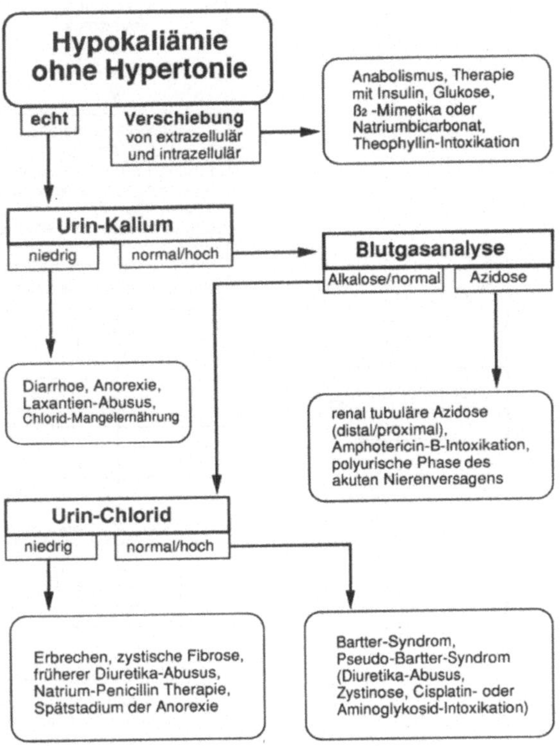

Abb. 24-7. Flußdiagramm der Diagnostik bei Hypokaliämie ohne Hypertonie

24.2.2.3
Adrenogenitales Syndrom (AGS)

Abbildung 24-8 gibt den Einsatz der Labormethoden bei den Symptomen Hypertrichose, Hirsutismus und Virilisierung wieder. Man unterscheidet chronische Verläufe, die zunächst durch die Bestimmung der gonadalen Steroide (Östradiol, Testosteron) und der Gonadotropine untersucht werden und bei Normalwerten die Diagnosen konstitutionelle Hypertrichose oder idiopathischer Hirsutismus erlauben. Bei rascher Progredienz, bei Zyklusstörungen und/oder Virilisierung erfolgt der gezielte Einsatz weiterer Bestimmungsmethoden (17α-OH-Progesteron, Prolaktin, Wachstumshormon). Die Diagnosen

- heterozygotes adrenogenitales Syndrom (AGS),
- Stein-Leventhal-Syndrom (polyzystische Ovarien),
- Cushing-Syndrom,
- Prolaktinom,
- Akromegalie

sind zu beweisen oder wahrscheinlich zu machen (Bildgebung s. unten).

Eine Reihe verschiedener Enzymdefekte können Ursache eines angeborenen AGS sein (21α-Hydroxylase, 11β-Hydroxylase, 17α-Hydroxylase, 3β-Hydroxysteroid-

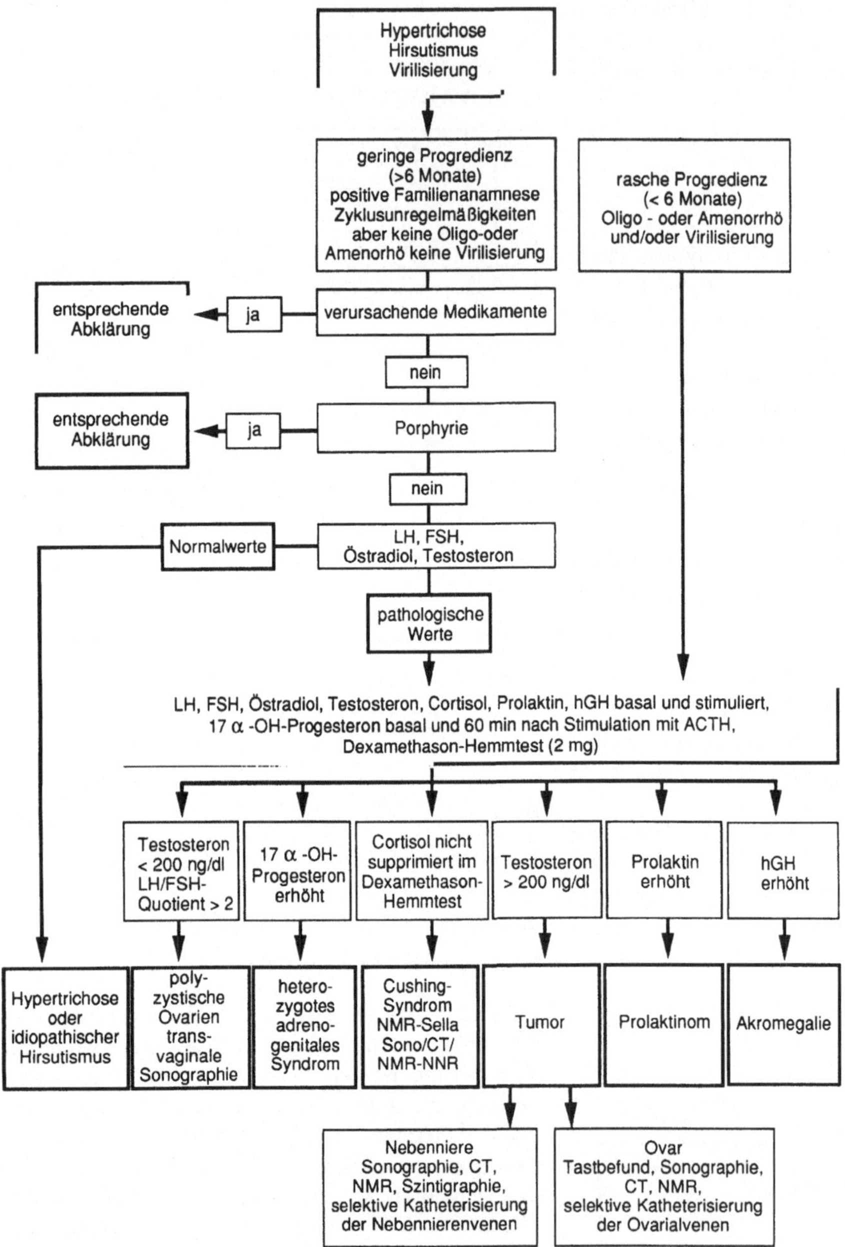

Abb. 24-8. Differentialdiagnose der Hypertrichose, des Hirsutismus und der Virilisierung

dehydrogenase u. a.). Der mit über 90 % häufigste Defekt des 21α-Hydroxylasemangels kann durch Bestimmung des basalen und ACTH-stimulierten 17α-OH-Progesterons nachgewiesen werden. Beim Vorliegen eines heterozygoten 21α-Hydroxylasemangels finden sich in der Regel ein hochnormaler oder mäßig erhöhter Basalwert sowie ein nach Stimulation mit ACTH abnorm hoher 17α-OH-Progesteronspiegel. Die Bestimmung muß bei Frauen in der 1. Zyklushälfte erfolgen.

24.2.2.4
M. Addison (primäre Nebennierenrindeninsuffizienz)

Hyponatriämie, Hyperkaliämie mit metabolischer Azidose, Hyperkalzämie und Hypoglykämie können die klinische Verdachtsdiagnose unterstützen. Der *Nachweis* der chronischen Nebennierenrindeninsuffizienz (M. Addison) erfolgt durch Bestimmung des erniedrigten Serumcortisols (Tagesrhythmus!) und des gleichzeitig deutlich erhöhten ACTH. Beim ACTH-Kurztest steigen die niedrigen Cortisolwerte des Addison-Patienten nicht weiter an. Die Kontrolle der Cortisolsubstitution erfolgt klinisch. Ob eine Mineralokortikosteroidsubstitution erforderlich ist (Astonin H), wird anhand der Serumelektrolyte (K↑, Na↓) und anhand des erhöhten Renins beurteilt.

24.2.2.5
Phäochromozytom

Nur 0,3 % aller Fälle von Hypertonie sind durch ein Phäochromozytom verursacht. Es handelt sich bei mehr als 90 % der Patienten um gutartige und einseitige Tumoren des Nebennierenmarks (85 %), seltener (15 %) der paravertebralen Ganglien. Der *Nachweis* der Diagnose eines Phäochromozytoms (Abb. 24-9) erfordert den Nachweis erhöhter Katecholamine im (angesäuerten) 24-h-Urin oder im Plasma (**Cave:** Diät, Medikamente).

Wenn möglich, sollte die Abnahme/Urinsammlung während einer hypertensiven Krise erfolgen. Bei typischer Klinik oder familiärem Risiko empfiehlt sich ein Clonidintest, sofern die Urincatecholamine nicht schon erhöht sind. Der nicht ungefährliche Glucagonstimulationstest muß – wenn überhaupt erforderlich – unter simultaner α-Rezeptorblockade durchgeführt werden.

Nebenbefundlich kann ein Diabetes mellitus durch Adrenalin provoziert werden.

Das Phäochromozytom tritt z. T. familiär als *multiple endokrine Neoplasie* (MEN Typ II) auf. In diesem Falle müssen medulläres Schilddrüsenkarzinom (Calcitonin) und primärer Hyperparathyreoidismus (Serumkalzium, Parathormon) ausgeschlossen werden.

24.2.3
Immunologie

Der Nachweis zirkulierender Antikörper gegen Nebennierenrindenzellen (indirekte Immunfluoreszenz) bzw. gegen die 21α-Hydroxylase erlaubt die Zuordnung einer gesicherten primären Nebennierenrindeninsuffizienz (M. Addison) zu einer Autoimmunpathogenese. Auf das gleichzeitige Auftreten anderer organspezifischer Autoimmunkrankheiten (z. B. Hashimoto-Thyreoiditis, Diabetes mellitus Typ I) ist zu achten (autoimmunes polyglanduläres Syndrom u. a.).

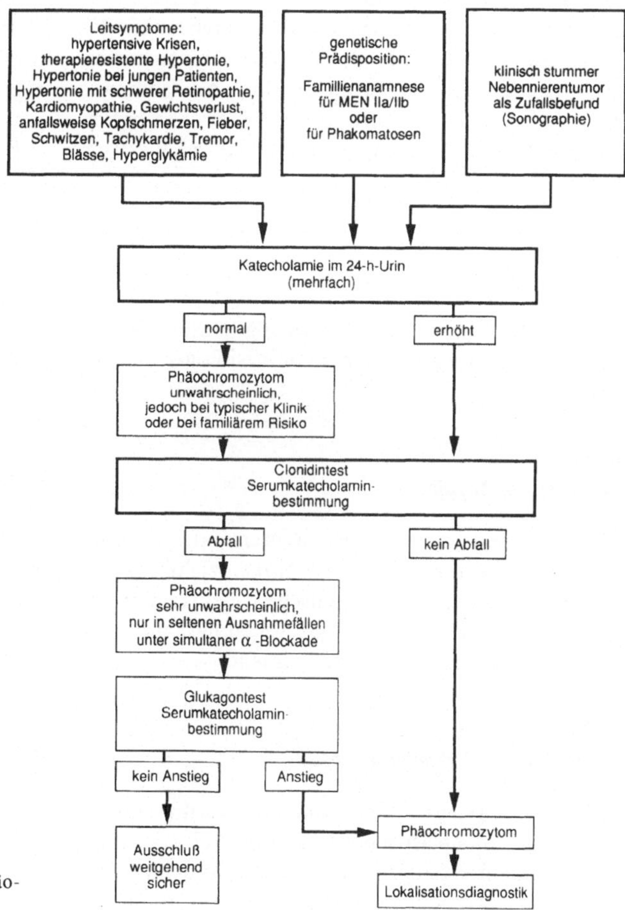

Abb. 24-9. Diagnostisches Vorgehen bei Verdacht auf ein Phäochromozytom.

24.2.4
Humangenetik

Von klinischer Relevanz ist nur die Pränataldiagnostik, die wegen der Existenz von Gen und Pseudogen allerdings problematisch ist. Eine indirekte DNA-Diagnostik (Segregationsanalyse) ist bei erneuter Gravidität einer Mutter eines AGS-Kindes möglich.

24.2.5
Elektrophysiologie

Schwere EKG-Veränderungen mit Senkung der ST-Strecke und unter Umständen TU-Verschmelzungswelle finden sich bei der hypokaliämischen Alkalose des Mineralokortikoidexzeßsyndroms, z. B. beim Lakritzenabusus. Hier gibt es tödliche Herzrhythmusstörungen. Beim M. Addison werden in bis zu einem Viertel der Fälle eine verlängerte QT-Zeit und eine Niedervoltage gefunden. T-Negativierungen sind seltener.

24.2.6
Neurophysiologie

Symptomatische Krampfanfälle und/oder entsprechende EEG-Veränderungen werden in Einzelfällen beim Hyperkortisolismus beobachtet. Einen langfristig unzureichend substituierten M. Addison mit einer daraus resultierenden Encephalopathie Addisonienne (hirnorganisches Defektsyndrom), für das Krampfanfälle durchaus typisch sind, sieht man nur noch extrem selten.

24.2.7
Atemphysiologie

Beim M. Addison gibt es überzufällig häufig Asthmaanfälle mit entsprechendem atemphysiologischen Befunden.

24.2.8
Sonographie, Doppler

Die funktionell aktiven Nebennierenrindenadenome (Cushing-Syndrom, Conn-Syndrom) entziehen sich einer zuverlässigen sonographischen Beurteilung. In Ausnahmefällen wird man große Nebennierentumoren auch sonographisch erkennen können.

24.2.9
Konventionelle Strahlendiagnostik

Übliche Thoraxaufnahmen dienen im Zusammenhang mit dem paraneoplastischen Cushing-Syndrom der Suche nach dem oft zugrundeliegenden Bronchialkarzinom. Beim adrenogenitalen Syndrom mit Pseudopubertas praecox erlaubt die Bestimmung des Skelettalters im Vergleich zum chronologischen Alter eine Prognose für das weitere Wachstum. Beim M. Addison gilt das röntgenologisch kleine Herz als typisch; gelegentlich lassen sich Verkalkungen der Ohrmuscheln nachweisen. Abdomenübersichtsaufnahmen können gelegentlich beidseitige Nebennierenverkalkungen bei abgelaufener Tuberkulose, einer heute selten gewordenen Ursache des M. Addison, zeigen.

24.2.10
Computertomographie, Magnetresonanztomographie

Diese beiden Verfahren sind besonders geeignet, auch kleine funktionell aktive Nebennierentumoren zu erfassen.

Während bisher die Unterscheidung von adrenalem und zentralem *Cushing-Syndrom* vor der bildgebenden Diagnostik zu erfolgen hatte, erlaubt die Bildgebung heute wegen ihrer nahezu ubiquitären Verfügbarkeit sehr schnell den Nachweis eines Nebennierentumors (adrenales Cushing-Syndrom) bzw. einer bilateralen Nebennierenrindenhyperplasie (zentraler M. Cushing). Bei letzterem sind die ACTH produzierenden HVL-Adenome meist Mikroadenome. Selten finden sich große, die Sella ballonierende oder sogar extrasellär wachsende Tumoren. Wird ein ACTH produzierendes HVL-Adenom erst nach bilateraler Adrenalektomie wegen eines M. Cushing gefunden, so spricht man von *Nelson-Syndrom*.

Beim *Conn-Syndrom* findet man in mehr als 2/3 der Fälle ein einseitiges, meist kleines Aldosteron produzierendes Nebennierenrindenadenom. Bei etwa 25 % der Fälle besteht eine bilaterale Nebennierenrindenhyperplasie. Beide Veränderungen lassen sich im CT oder MR meist nachweisen.

Das *Phäochromozytom* sollte zunächst hormonanalytisch gesichert sein, da die Lokalisationsdiagnostik unter α-Rezeptorblockade zu erfolgen hat, um die Auslösung von Phäochromozytomkrisen mit der Gefahr des Tachyphylaxieschocks zu vermeiden. CT und MR können die z. T. großen, gelegentlich mit Einblutungen und Nekrosen einhergehenden Phäochromozytome nachweisen. Phäochromozytome stellen sich im T_2-gewichteten NMR signalintensiv dar. Bei Malignität (weniger als 10 %) können Metastasen in Leber und Lunge erfaßt werden.

Wichtig ist die Kenntnis der Prävalenz von im bildgebenden Verfahren zufällig gefundenen, nicht hormonproduzierenden Adenomen. Diese sog. *Inzidentalome* finden sich in einer Größe von > 1,5 cm bei 1% der Bevölkerung in den Nebennieren; sogar 10 % aller in Dünnschichttechnik vorgenommenen NMR-Untersuchungen der Hypophyse zeigen Inzidentalome von ≥3 mm Durchmesser.

24.2.11
Nuklearmedizin

In Kenntnis der hohen Inzidenz von Nebenniereninzidentalomen ist zur Sicherung der funktionellen Relevanz einer Raumforderung eine MIBG (Metajodobenzylguanidin)szintigraphie beim Phäochromozytom zu empfehlen, gelegentlich bei Paragangliomen die Etagenblutabnahme zur selektiven Katecholamin- und Dopaminbestimmung, manchmal auch die Angiographie.

Zur Differenzierung zwischen bilateraler Hyperplasie und einseitig autonomer Aldosteron Überproduktion dient bei biochemisch gesichertem M. Conn die Norcholesterolszintigraphie.

24.2.12
Punktionsdiagnostik

Eine bioptische Diagnostik ist bei Tumoren der Nebennieren extrem selten angezeigt, sie kann höchstens im Zusammenhang mit der Beurteilung von Metastasen in Frage kommen.

Die histologische Malignitätsbeurteilung von Nebennierenrindenkarzinomen und auch von Phäochromozytomen kann große Schwierigkeiten machen. Beweisend sind v. a. Metastasen. Gelegentlich können diese im Gegensatz zum Primärtumor funktionell inaktiv sein.

24.3
Gonadenerkrankungen

Man unterscheidet den *primären* Hypogonadismus, bei dem der negative Feedback zwischen gonadalen Steroiden und Hypothalamus/Hypophysenvorderlappen zu regulativer Gonadotropinmehrsekretion führt (*hypergonadotroper* Hypogonadismus) und den *sekundären* Hypogonadismus, bei welchem die Gonadotropinsekretion aufgrund hypothalamischer oder hypophysärer Erkrankungen vermindert ist (*hypogonadotroper* Hypogonadismus, s. Abschn. 24.4). Für beide Formen gibt es vielfältige Ursachen und dementsprechend verschiedenartige therapeutische Aufgaben. Von großer Bedeutung für die Ausprägung von Beschwerden und Befunden ist das Lebensalter, in welchem die gonadale Erkrankung wirksam wird.

24.3.1
Anamnese und Befund

24.3.1.1
Männlicher Hypogonadismus, Gynäkomastie und Hodentumor

Die Beschwerden des *angeborenen* oder *früh erworbenen* Hypogonadismus betreffen nicht die Sexualfunktion, vielmehr bringen die Eltern den Patienten häufig

Tabelle 24-6. Symptomatik des Hypogonadismus in Abhängigkeit vom Manifestationsalter. (Nach: Behre u. Nieschlag 1993)

Betroffenes Organ	Vor abgeschlossener Pubertät	Nach abgeschlossener Pubertät
Kehlkopf	Ausbleibende Stimmutation	Keine Änderung der Stimme
Behaarung	Horizontale Pubeshaargrenze, gerade Stirnhaargrenze, mangelnder Bartwuchs	Nachlassende sekundäre Geschlechtsbehaarung
Haut	Fehlende Sebumproduktion, Blässe, Hautfältelung, ausbleibende Akne	Fehlende Sebumproduktion, Atrophie, Blässe, Hautfältelung
Knochen	Eunuchoider Hochwuchs, Osteoporose	Osteoporose
Knochenmark	Leichte Anämie	Leichte Anämie
Muskulatur	Unterentwickelt	Atrophie
Prostata	Unterentwickelt	Atrophie
Penis	Infantil	Keine Größenänderung
Hoden	Eventuell Hodenhochstand, kleines Volumen	Hodenvolumenabnahme
Spermatogenese	Nicht initiiert	Sistiert
Libido und Potenz	Nicht entwickelt	Verlust

erst im Pubertätsalter wegen eines „Entwicklungsrückstandes". Man findet dann im Vergleich zu Gleichaltrigen noch fehlende oder unvollkommene sekundäre Geschlechtsmerkmale (Tabelle 24-6).

Manchmal wird die Diagnose erst im höheren Lebensalter gestellt, obwohl ein charakteristischer Eunuchoidismus mit den Merkmalen Unterlänge > Oberlänge (1/2 Spannweite > Oberlänge) sowie pelzkappenförmiger Haaransatz, fehlender Bartwuchs und ausgebliebener Stimmbruch die Diagnose nahelegen, auch ohne daß der Patient sich auszieht.

Der Verlust der Hodenfunktion *nach* abgeschlossener Pubertät führt zu Libido- und Potenzverlust. Obwohl diese Beschwerden in vielen Fällen mit erheblichem Leidensdruck einhergehen, kann man bei anderen, v. a. älteren Patienten auch völlige Indolenz gegenüber dieser Veränderung erleben. Erstaunlicherweise gibt es immer wieder Fälle, die erst durch Fertilitätsstörung oder aufgrund frühzeitiger osteoporosebedingter Beschwerden zur Diagnose kommen.

Die Klage über *Impotenz bei erhaltener Libido* kommt meistens nicht bei Hypogonadismus vor. Sie ist vielmehr häufig psychogen bedingt, sie kann toxisch verursacht sein (z. B. Alkohol), und sie wird bei den verschiedensten akuten und chronischen Allgemeinerkrankungen beobachtet, die ihrerseits z. T. allerdings zu Hypogonadismus führen (Leberzirrhose, Niereninsuffizienz, Hämochromatose u. a.). Nicht zuletzt beeinflussen viele Medikamente Potenz und Hodenfunktion (Tabelle 24-7).

Die Untersuchung der Patienten achtet auf die in Tabelle 24-6 beschriebenen *Symptome*. Die Hodengröße kann man durch palpatorischen Vergleich mit einem Orchidometer oder sonographisch ermitteln. Das Pubertätsstadium wird nach Tanner (1962; Abb. 24-10) festgelegt. Bei verspätetem Epiphysenschluß bleibt das Skelettalter hinter dem kalendarischen Alter zurück (s. Abschn. 24.3.5).

Zur körperlichen Untersuchung gehört die bimanuelle Palpation der Hoden am stehenden oder/und liegenden Patienten mit Beschreibung von Größe, Form, Oberfläche, Konsistenz, Druckschmerzhaftigkeit und Verschieblichkeit. Bei der Palpation der Nebenhoden wird auf die Lage, Größe, Verhärtung, Erweiterung und Druckschmerz geachtet. Der Plexus pampiniformis wird am stehenden Patienten mit Durchführung des Valsalva-Preßversuchs untersucht; bei Varikozele tastet man einen Reflux. Größe des Phallus, Lage und Rötung der Urethramündung, eine eventuelle Phimose werden beschrieben.

Die rektale Untersuchung der Prostata ist bei jedem mehr als 45jährigem erforderlich.

Bei der Untersuchung ist ferner besonders auf den Mammabefund zu achten.

Unter *Gynäkomastie* wird die gutartige ein- oder beidseitige Vermehrung des Brustdrüsengewebes beim Mann verstanden. Die Patienten klagen über kosmetische Beeinträchtigung, Spannungsgefühl, Berührungsempfindlichkeit, gelegentlich Galaktorrhö. Die drei

Tabelle 24-7. Mechanismus und Häufigkeit von Störungen der Hodenfunktion und der Potenz durch Medikamente. (Nach: Behre u. Nieschlag 1993)

Medikament	Mechanismus	Häufigkeit
α-Methyldopa	Hyperprolaktinämie, α-Rezeptorenstimulation, Sedation	25–50 %
β-Blocker	Unbekannt, evtl. Reduktion des penilen Blutflusses	14 %
Clonidin	Zentrale α-Rezeptorenstimulation	24 %
Hydrochlorothiazid	Unbekannt	16 %
Spironolacton	Androgenrezeptorblockade, Hemmung der Steroidogenese	30–50 %
Phenothiazin	α-Rezeptorblockade, parasympaticolytische Wirkung, Hyperprolaktinämie	Bis 60 %
Trizyklische Antidepressiva	Parasympaticolytische Wirkung, Hyperprolaktinämie	25 %
Aminoglutethimid	Hemmung der Androgensynthese	Selten
Cimetidin	kompetitive Androgenrezeptorblockade	Bis 50 %
Ethionamid	Unbekannt	Häufig
Isoniazid	Unbekannt	Häufig
Ketoconazol	Hemmung der Androgensynthese	Häufig
Salazosulfapyridin	Unbekannt, eventuell toxisch	Häufig
Anabolika und Androgene	Suppression der Gonadotropine	Immer

PH 1	Präpuberal = keine Pubesbehaarung Genitalregion ist nicht stärker als das Abdomen behaart.		
PH 2	Spärliches Wachstum von langen, leicht pigmentierten, flaumigen Haaren, glatt oder gering gekräuselt. Sie erscheinen hauptsächlich an der Peniswurzel bzw. entlang der großen Labien.		
PH 3	Beträchtlich dunklere, kräftigere und stärker gekräuselte Haare. Behaarung geht über die Symphyse etwas hinaus. Auf Foto sichtbar.		
PH 4	Behaarung entspricht dem Erwachsenentyp, die Ausdehnung ist aber noch beträchtlich kleiner. Noch keine Ausdehnung auf die Innenseite der Oberschenkel.		
PH 5	In Dichte und Ausdehnung wie beim Erwachsenen aber nach oben horizontal begrenzt. Dreieckform.		
PH 6	In 80% der Männer und 10% der Frauen kommt es zu weiterer Ausbreitung der Behaarung über PH 5 hinaus nach oben.		

Abb. 24-10. Stadien der Schambehaarung (PH „pubic hair") bei Männern und Frauen. (Nach Tanner 1962)

letzten Symptome helfen auch bei der Abgrenzung der Pseudogynäkomastie bei alimentärer Adipositas, bei der kein Drüsenkörper palpabel ist. Von besonderer Bedeutung ist der Ausschluß eines HCG-produzierenden Hodentumors (s. unten).

Differentialdiagnose der Gynäkomastie

Physiologische Gynäkomastie
- Neugeborenengynäkomastie,
- Pubertätsgynäkomastie,
- Altersgynäkomastie.

Pathologische Gynäkomastie
1. Testosteronmangel oder Mangel an Testosteronwirkung
   b) Klinefelter-Syndrom,
   c) Testosteronsynthesedefekt,
   d) erworbene testikuläre Insuffizienz (zum Beispiel Orchitis, Trauma, Kastration, granulomatöse Erkrankungen, Niereninsuffizienz
   e) sekundärer Hypogonadismus (hypothalamisch-hypophysäre Androgenresistenz (testikuläre Feminisierung, Reifenstein-Syndrom).
2. Erhöhte Östrogenproduktion
   c) HCG-produzierende Tumoren (Hodentumoren, Bronchialkarzinom),
   d) östrogenproduzierende Tumoren (Leydig-Zelltumoren),
   e) erhöhtes Substratangebot für periphere Aromatisierung (Nebennierenerkrankung, Lebererkrankung, Kachexie, Hyperthyreose).
3. Medikamentöse Ursachen
   d) Östrogene,
   e) Gonadotropine,
   f) Spironolacton und Cimetidin (Inhibitoren der Testosteronwirkung),
   g) alkylierende Substanzen (Schädigung der Leydig-Zellen),
   h) trizyklische Antidepressiva, Digitalis, Cannabis, Morphin, α-Methyldopa, Diazepam, Isoniazid, D-Penicillamin (unbekannter Mechanismus).

Ursachen des hypergonadotropen Hypogonadismus
- Anorchie/Kryptorchismus
  - anlagebedingt (Gonadenagenesie, Gonadendysgenesie, Hodenhochstand),
  - erworben (Trauma, Kontusion, Torsion, Tumor, Infektion, Tbc, Operation, Kastration),
- Varikozele,
- Hydrozele, Hämatozele,
- Orchitis,
- Epididymitis,
- Chromosomenaberration
  - Klinefelter-Syndrom,
  - XYY-Syndrom,

- XX-Mann-Syndrom,
- Pseudohermaphroditismus masculinus,
- Germinalzellaplasie (Castillo-Syndrom)
  - anlagebedingt oder erworben (Strahlen, Infektion),
- Leydig-Zellaplasie,
- Androgenrezeptormangel
  - testikuläre Feminisierung,
  - Reifenstein-Syndrom,
  - isolierte Sterilität,
- rezeptorpositive Androgenresistenz
  - 5-Reduktasemangel u. a.,
- Climacterium virile,
- Pseudopubertas praecox,
- Allgemeinerkrankungen
  - Diabetes mellitus,
  - Leberzirrhose,
  - chronische Niereninsuffizienz,
  - Hämochromatose,
  - Anorexia nervosa,
- Medikamente,
- Noxen,
- Drogen.

Besonders problematisch ist die Diagnose Climacterium virile beim sonst gesunden Mann. Diese soll man nur annehmen, wenn eine über das physiologische altersentsprechende Maß, d. h. über die altersgemäße Minderung der sexuellen Aktivität hinaus, ein primärer Hypogonadismus mit erniedrigtem Testosteron und deutlich erhöhten LH- und FSH-Werten (s. Abschn. 24.3.2) zu finden ist. Sekundärer, hypogonadotroper Hypogonadismus s. Abschn. 24.4.

Hodentumoren
Die selten benignen und meist malignen Hodentumoren werden häufig lange übersehen. Manchmal sind

Tabelle 24-8. Hodentumoren

Tumor	Bemerkungen
Seminom	Häufigster Hodentumor, Manifestation meist zwischen dem 30. und 50. Lebensjahr, Metastasierung in die paraaortalen Lymphknoten
Teratokarzinom	Häufigster Hodentumor im Kindesalter
Chorionkarzinom	Sehr bösartige Wucherung extraembryonaler fetaler Zellen, produziert β-HCG, kann zu einer Pubertas praecox oder einer Gynäkomastie führen, häufige und frühzeitige Metastasierung in die Lunge
Leydig-Zelltumor	Seltener, meist benigner Hodentumor, Androgen- oder Östrogenproduktion (Pubertas praecox oder Gynäkomastie)
Sertoli-Zelltumor	Meist maligner Tumor
Granulosazelltumor	Seltener, östrogenproduzierender Tumor mit niedrigem Malignitätsgrad, Maximum im 6 Dezennium

Lungenmetastasen mit Atemnot oder zufällig entdeckte paraaortale Lymphome Anlaß zur Erstdiagnose. Typische Beschwerden sind schmerzlose Hodenvergrößerung und ein Schweregefühl der Hoden. Bei der Untersuchung muß man v. a. auf Gynäkomastie und Lymphome (Metastasen) achten (Tabelle 24-8).

24.3.1.2
Weiblicher Hypogonadismus

Periodenstörungen und *Androgenisierungserscheinungen* (z. B. Hirsutismus, s. Abschn. 24.2) stehen im Mittelpunkt der Beschwerden der betroffenen Patientinnen.

Folgende Definitionen sind zu benützen:
- *Amenorrhö:* Nichteintreten (primäre Amenorrhö) oder Ausbleiben (>90 Tage, sekundäre Amenorrhö) der Regelblutung bei der geschlechtsreifen Frau,
- *Oligomenorrhö:* zu seltene Menstruationsblutung,
- *Polymenorrhö:* Regelblutung mit verkürztem Zyklus (<24 Tage),
- *Dysmenorrhö:* schmerzhafte Regelblutung.

Wichtige Ursachen von Periodenstörungen sind in Tabelle 24-9 zusammengestellt. Diese sind auch in der gynäkologischen Diagnostik der *Sterilität* zu beachten.

Neben den in Abschn. 24.2 (Nebenniere) dargestellten Ursachen von Hypertrichose, Hirsutismus und Virilisierung muß das *Stein-Leventhal-Syndrom* (PCO-Syndrom = polyzystische Ovarien, Oligo-/ Amenorrhö und Sterilität, häufig mit Insulinresistenz, Adipositas und Hirsutismus) bedacht werden (perlschnurartig angeordnete Follikel bei transvaginaler Sonographie).

Der weibliche Hypogonadismus wird primär vom Gynäkologen beurteilt. Besonderer Beachtung bedarf das *Hyperprolaktinämiesyndrom* der Frau (s. Abschn. 24.4). Die Beschwerden sind Oligo- und Amenorrhö, unerfüllter Kinderwunsch, gelegentlich Spannungsgefühl in den Brüsten und Libidoverlust. Zu den fakultativen Beschwerden gehören ferner Galaktorrhö, Adipositas, Hirsutismus und Akne. Ursächlich müssen neben der physiologischen Hyperprolaktinämie (Gravidität, Laktation, Streß, Mammapalpation) das *Prolaktinom* (Mikro- oder Makroadenom der Hypophyse, dabei manchmal auch Kopfschmerzen und Sehstörungen) und die Entzügelungshyperprolaktinämie (s. Abschn. 24.4) sowie eine funktionelle Hyperprolaktinämie unterschieden werden. Letztere wird bei primärer Hypothyreose, Leberzirrhose, Niereninsuffizienz, paraneoplastisch und als Folge von Medikamenten (hochdosierte Östrogene, Phenothiazine, Metoclopramid u. a.) beobachtet.

Tabelle 24-9. Ursachen von Amenorrhö und Oligomenorrhö. (Nach Behre u. Nieschlag 1998)

Störung	Primäre Amenorrhö	Sekundäre Amenorrhö oder Oligomenorrhö
Endokrinopathien	Homozygotes adrenogenitales Syndrom, HVL-Insuffizienz	Heterozygotes adrenogenitales Syndrom, Hyperprolaktinämiesyndrom, Cushing-Syndrom, M. Addison, androgenproduzierender NNR-Tumor, HVL-Insuffizienz (partiell, global), Hypo- und Hyperthyreose, Diabetes mellitus
Gonadale Störung	Gonadendysgenesie (Turner-Syndrom), Intersexualitätsformen (testikuläre Feminisierung)	Stein-Leventhal-Syndrom (polyzystische Ovarien), Ovarialtumoren, hormoninaktiv oder androgenproduzierend, Climacterium praecox, Kastration (operativ = Ovarektomie), Bestrahlung
Genitale Störung	Gynatresie, Vaginalatresie, Hymenalatrasie	Zustand nach Hysterektomie, Zustand nach Kürettage (Ashermann-Syndrom), Endometriumstörung
Psychosomatische Störung	Anorexia nervosa	Psychisches Trauma, Streß, Angst, Milieuwechsel, Haft (meist über Hypothalamus wirkende Störeinflüsse)
Zerebrale Störung	Frühkindlicher Hirnschaden	Tumor, Entzündung, Schädel-Hirn-Trauma
Physiologisch	–	Schwangerschaft, postpartal (Hyperprolaktinämie), Involution (Menopause)
Andere Ursachen	–	Leistungssport, schwere Erkrankung, „Post-pill-Amenorrhö" (nicht pathologisch bis zu 6 Monate)

24.3.2
Laboruntersuchung

Der klinische Verdacht auf einen männlichen oder weiblichen Hypogonadismus wird gesichert

- beim Mann durch Bestimmung des Testosterons (Altersabhängigkeit!) bzw.
- bei der Frau durch Bestimmung des Östradiols (Alters- und Zyklusabhängigkeit).

Durch diese Analysen wird auf der hormonellen Ebene die *Hoden-* bzw. *Ovarialinsuffizienz* dokumentiert.

Wenn die zu diagnostizierende Störung primär in den Gonaden liegt, sind regulativ die Gonadotropinwerte (LH und FSH) erhöht. Bis zu einem gewissen Grade ist hierbei eine Dissoziation möglich derart, daß z. B. beim Klinefelter-Syndrom mit überwiegender Tubulusdegeneration die FSH-Werte deutlicher als die LH-Werte erhöht sein können. Umgekehrt deutet bei Frauen ein LH/FSH-Quotient von > 2 auf ein PCO-Syndrom hin. Der primäre Hypogonadismus ist hypergonadotrop. Handelt es sich um einen sekundären Hypogonadismus (s. Abschn. 24.4), so wird dies an erniedrigten Gonadotropinwerten zu erkennen sein.

Um die *Fertilität* des Mannes zu beurteilen, benötigt man ein Spermiogramm (s. Teil A, Kap. 2). Zur *Sterilitätsuntersuchung* der Frau ist zuerst eine Prolaktinbestimmung zum Ausschluß einer Hyperprolaktinämie (s. oben) erforderlich.

Krankheitsbilder beim Mann

Beim *Klinefelter-Syndrom* erlaubt die Auszählung der „barr-bodies", den klinischen Verdacht auf das Vorliegen dieser häufigsten genetischen Form des männlichen Hypogonadismus zu untermauern (1 Fall auf 600 lebend geborene Jungen). Symptome des Klinefelter-Syndroms sind

- Zeichen des Hypogonadismus,
- phänotypisch männlich,
- normal angelegtes männliches Genitale,
- Hodenhypoplasie,
- Infertilität (Tubulussklerose),
- Nebenhoden und Skrotumhypoplasie,
- Gynäkomastie,
- weiblicher Behaarungstyp,
- eunuchoide Proportionen.

Wichtigste Differentialdiagnosen sind die Formen des sekundären Hypogonadismus (s. Abschn. 24.4).

Die Differenzierung von *Anorchie* und *Kryptorchismus* bzw. Hodenektopie erfolgt durch den Leydig-Zellstimulationstest (HCG-Test), der bei Anorchie keinen Testosteronanstieg zeigt.

Hodentumoren

Der wichtigste Laborbefund beim Hodentumor ist die Bestimmung des β-HCG (Primärdiagnostik und Verlaufsbeobachtung beim Chorionkarzinom, siehe Tabelle 24-8).

Periodenstörungen und Androgenisierungserscheinungen

Diese Störungen werden überwiegend durch den Gynäkologen abgeklärt. Tabelle 24-10 gibt einen Überblick über erforderliche Laboruntersuchungen zum Nachweis gynäkologischer und internistischer Erkrankungen.

Tabelle 24-10. Laboruntersuchungen in Abhängigkeit von der Verdachtsdiagnose bei Oligo-/Amenorrhö. (Nach Behre u. Nieschlag 1998)

Verdachtsdiagnose	Laboruntersuchung
Schwangerschaft	β-HCG im Urin
Hyperprolaktinämiesyndrom	Prolaktin
Hypothyreose, Hyperthyreose	TSH (ggf. fT_3 und fT_4)
Hypothalamisch-hypophysäre Störung	LH, FSH (niedrig)
Ovarielle Störung	LH, FSH (hoch)
Hypophysäre Störung	LH-RH-Test
Primäre und sekundäre Ovarialinsuffizienz	Östradiol
Androgenproduzierender Tumor	Testosteron (Ovar, NNR)
Adrenogenitales Syndrom	17α-Hydroxyprogesteron, DHEAS
Testikuläre Feminisierung	Testosteron
Cushing-Syndrom	Kortisol, Dexamethason-Hemmtest
M. Addison	Kortisol, ACTH
Störung der ovariellen Östrogenproduktion oder Endometriumstörung	Gestagentest
Endometriumstörung	Östrogentest
Gonadendysgenesie (Turner-Syndrom)	Sexchromatinnachweis, Chromosomenanalyse
Intersexualität	nach Verdacht

Abbildung 24-8 zeigt ein Flußschema für die (Labor)diagnostik von Fällen mit Hypertrichose, Hirsutismus und/oder Virilisierung.

24.3.3
Humangenetik

Der klassische Befund beim Klinefelter-Syndrom entsteht durch „non-disjunction" und besteht in einer gonosomalen Aneuploidie (meist 47,XXY, gelegentlich Mosaikformen). Androgenresistenz findet sich beim 5α-Reduktasemangel und bei Störungen des Andro-

genrezeptors. Weitere genetische Störungen s. Spezialliteratur (z. B. Zeitschrift *Internist*, 1993/8).

Gonadendysgenesie: Das Ullrich-Turner-Syndrom
bei weiblichen Patienten hat den Chromosomenstatus
45,XO. Es zeichnet sich durch Kurzhals mit Pterygium
colli, Minderwuchs und primäre Amenorrhö aus; ferner bestehen in unterschiedlicher Ausprägung Schild-
thorax und Anlageanomalien von Nieren sowie Aortenisthmusstenose.

24.3.4
Sonographie und Endoskopie

Die Hodensonographie erlaubt eine exakte Volumen-
bestimmung und deckt darüber hinaus Hodentumoren, Zysten (Hydrozele) und andere Anlagestörungen
auf. Die Hydrozele ist häufig schon bei einer positiven
Diaphanoskopie (Durchlässigkeit für Licht einer Ta-
schenlampe) zu erkennen.

Die transvaginale Sonographie ist Methode erster
Wahl zum Nachweis/Ausschluß polyzystischer Ovarien
(Stein-Leventhal-Syndrom, s. oben). Sie ist darüber
hinaus eine wichtige basale Untersuchungsmethode in
der Gynäkologie. Die Laparoskopie erlaubt als invasives Verfahren die direkte Betrachtung von Adnexen
(Tuben, Ovarien) und Uterus.

24.3.5
Strahlendiagnostik, CT, MR

Beim Hypogonadismus zeigen Skelettaufnahmen den
verzögerten Schluß der Epiphysenfugen und erlauben
die Bestimmung des Skelettalters (Abb. 24-11; Greulich
u. Pyle 1959).

Metastasen von Hodentumoren sind ggf. als multiple
Rundherde in der Röntgenaufnahme des Thorax zu erkennen. Im Anschluß an die abdominelle Sonographie
erlaubt das Computertomogramm den Nachweis nicht
palpabler Hoden beim Kryptorchismus und den Nachweis von z. B. paraaortalen Lymphomen bei Hodentumoren. CT und MR werden darüber hinaus zur Beurteilung der Nebennieren und des Ovars eingesetzt. Mit der
Hysterosalpingographie kann die Durchgängigkeit der
Tuben nachgewiesen werden. Die selektive Katheterisierung der drainierenden Venen von Nebennieren und
Ovarien sind eine selten erforderliche Spezialmethode.

24.3.6
Punktionsdiagnostik

Hodentumoren sollten ebenso wie Ovarialtumoren histologisch und nicht durch Aspirationszytologie untersucht werden.

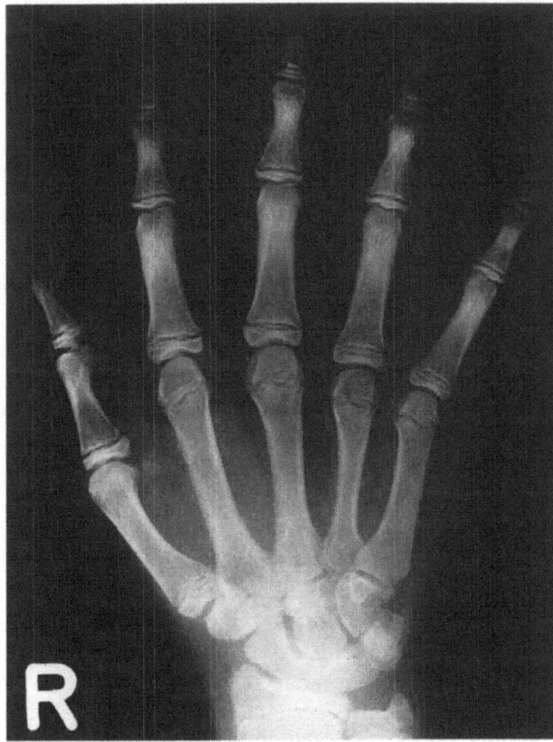

Abb. 24-11. Offene Epiphysenfugen (Skelettalter 14 Jahre) bei einem
23jährigen Patienten mit sekundärem Hypogonadismus (Hypo-
physentumor)

24.4
Hypophysär-hypothalamische Krankheitsbilder

Funktionsstörungen von Hypothalamus sowie Hypo-
physenvorder- und -hinterlappen können einhergehen
mit

- Mehrsekretion und/oder
- Mindersekretion
1. der *hypothalamischen/hypophyseotropen Hormone*
- CRH = „corticotropin releasing hormone",
- TRH = „thyreotropin releasing hormone",
- GnRH = „gonadotropin releasing hormone",
- GHRH = „growth hormone releasing hormone",
- Dopamin: im Sinne der Ausnahme steht das Pro-
  laktin von seiten des Hypothalamus unter überwie-
  gend inhibitorischer Kontrolle
2. der *Hormone des Hypophysenvorderlappens*
- ACTH = adrenokortikotrophes Hormon,
- TSH = thyreoideastimulierendes Hormon,
- LH, FSH = luteinisierendes Hormon, follikelstimu-
  lierendes Hormon,
- GH = Wachstumshormon,
- PRL = Prolaktin und
3. der *Hormone des Hypophysenhinterlappens*

Tabelle 24-11. Angriffspunkte und Wirkungsbereich endokrinologischer Methoden zur Untersuchung hypothalamisch-hypophysärer Erkrankungen (Nach Von Werder u. Scriba 1994)

1. Basale Hormonspiegel Bestimmung der (glandotropen) HVL-Hormone	ACTH	TSH	LH, FSH	GH	Prolactin
Bestimmungen der peripheren Hormone	Cortisol (Tagesrhythmus)	Thyroxin, Trijodthyronin	Testosteron, Östrogene, Progesteron	IGF I (Somatomedin C)	–
2. Stimulationstests Stimulation der Achse Hypothalamus-HVL-periphere Drüse	Insulinhypoglykämie	–	Clomiphen	Insulinhypoglykämie, Arginin	Insulinhypoglykämie, Metoclopramid[c]
Entzug peripherer Hormone = Stimulation von Hypothalamus-HVL	Metopiron	Antithyreoidale Substanzen	–	–	–
Stimulation des HVL durch hypophyseotrope Hormone	CRH[a]	TRH	GnRH	GHRH (TRH und GnRH[b])	TRH
Stimulation der peripheren Drüsen durch glandotrope Hormone	ACTH-Belastung	TSH-Belastung	hCG-Belastung	–	–
3. Suppressionstests Suppression der Achse Hypothalamus-HVL-periphere Drüse	Dexamethason	T_3-(T_4-)Suppression	–	Orale Glukosebelastung	–
Suppression des HVL durch hypophyseotrope Inhibiting Hormone	–	Dopamin	GnRH-Antagonisten	Somatostatin (Dopamin[b])	Dopamin, Dopaminagonisten

[a] Bis vor kurzem wurde anstelle des CRH das Lysin-Vasopressin (CRF-Aktivität) diagnostisch eingesetzt.
[b] Nur bei Akromegalie.
[c] Stimuliert indirekt durch Blockade der PIH-Wirkung.

- ADH = antidiuretisches Hormon = Vasopressin und
- (OT = Oxytozin).

  Diesen *Über-* oder *Unterfunktionszuständen* (Tabelle 24-11) können sehr verschiedenartige Krankheitsbilder zugrunde liegen (Tabelle 24-12).

Wegen der topographischen Beziehungen von Hypothalamus und Hypophyse im Bereich der Schädelbasis und des 3. Ventrikels kommt es bei diesen Krankheitsbildern nicht nur zu endokrinen, sondern auch zu gleichzeitigen *neurologischen* Störungen:

- Kopfschmerzen,
- extrapyramidalen Störungen,
- Foramen-Monroi-Blockade,
- Gesichtsfeldausfällen.

Letztere präsentieren sich keineswegs immer als klassische bitemporale Hemianopsie (Abb. 24-12). Endokrine Ausfälle treten bei Tumoren im Bereich der Sella turcica in der Regel vor den Gesichtsfeldausfällen auf, so daß sie als Frühsymptome wichtig sind, wenn sie auch häufig lange übersehen werden. Die Ausprägung der Krankheitsbilder wird schließlich dadurch geprägt,

- ob die Störung vor oder nach Abschluß der *Pubertät* auftritt und
- ob sie sich *akut* oder *chronisch* entwickelt.

Tabelle 24-12. Ursachen hypothalamisch-hypophysärer Krankheitsbilder. (Nach Behre u. Nieschlag 1998)

Raumforderungen der Hypophyse	*Tumoren:* HVL-Adenom (sekretorisch/nichtsekretorisch), HVL-Karzinom
	Metastasen: Mammakarzinom, Bronchialkarzinom, Plasmozytom, Lymphom
Entwicklungsstörungen	Empty-Sella-Syndrom, Zysten (Epidermoidzyste, Arachnoidalzyste)
HVL-Nekrosen	Sheehan-Syndrom
Entzündungen	Lymphozytäre Hypophysitis
Hypophysennahe Raumforderungen	*Tumoren: Hypothalamus/Hypophysenstiel* primäre (z. B. Gliome, Germinome), Metastasen, Kraniopharyngeom, Optikusgliom, Meningeom, Chordom, Nasopharynxkarzinom
	Infiltrative Prozesse im Sellabereich: Entzündungen, Sarkoidose, Tuberkulose, Histiozytose, Mukozele des Sinus sphenoidalis
	Andere Ursachen: erhöhter Hirndruck, Aneurysma der A. carotis

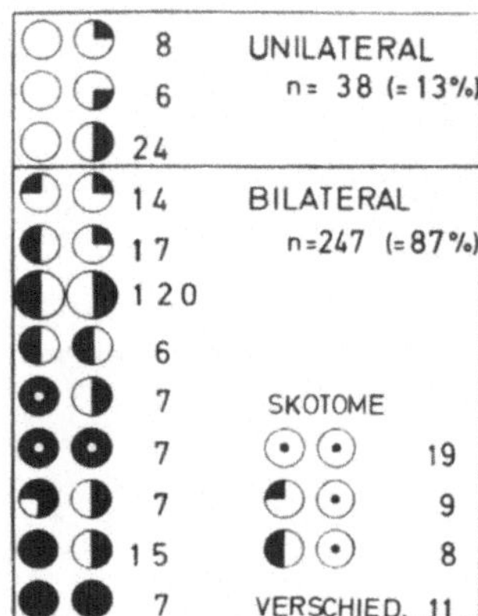

Abb. 24-12. Gesichtsfelddefekte bei 285 Patienten mit Hypophysenadenomen. (Nach Fahlbusch u. Staß 1981)

24.4.1
Anamnese und Befund

24.4.1.1
Hypophysenvorderlappeninsuffizienz

Bei sich langsam entwickelnder *chronischer* Hypophysenvorderlappeninsuffizienz lassen sich anamnestisch in der Regel die Gonadotropinausfälle als erstes Zeichen erfragen, also z. B. das Auftreten einer sekundären Amenorrhö ohne klimakterische Beschwerden oder der von Patienten häufig nicht bemerkte Libido- und Potenzverlust sowie der verminderte Bartwuchs. Dennoch kamen früher etwa 50 % der Patienten mit Hypophysenvorderlappenadenom erst dann zu ihrer Diagnose, wenn sie Sehstörungen von seiten eines Chiasmasyndroms bemerkten (Abb. 24-12).

Ähnlich empfindlich ist die Wachstumshormonachse, so daß bei der chronischen Hypophysenvorderlappeninsuffizienz im Kindesalter ein hypophysärer Minder- oder Zwergwuchs resultiert, der an dem puppenhaften Aussehen auch im Erwachsenenalter noch zu erkennen ist (kleine Akren, zierliche Finger). In jüngerer Zeit hat die Substitution von gentechnologisch hergestelltem Wachstumshormon jedoch auch beim Erwachsenen mit erworbenem Wachstumshormonmangel zeigen können, daß sich Leistungsfähigkeit, Körperzusammensetzung, Arterioskleroserisiko und Lebensqualität bessern lassen.

Erst im weiteren Verlauf treten die Zeichen der sekundären Hypothyreose hinzu (Kälteempfindlichkeit, Ermüdbarkeit, langsame Sprache, trockene Haut, Muskelschwäche, Obstipation). Man muß sich immer wieder darüber wundern, in welch „verwahrlostem" Zustand z. B. Patientinnen mit Sheehan-Syndrom nach jahrelangem Verlauf schließlich diagnostiziert werden.

Die sekundäre Nebennierenrindeninsuffizienz folgt bei der chronischen HVL-Insuffizienz meist erst zuletzt mit Hypotonie, Hypoglykämieneigung, Ermüdbarkeit

etc.. Im Gegensatz dazu dominiert die sekundäre Nebennierenrindeninsuffizienz das klinische Bild bei *akuter* HVL-Insuffizienz, die nach Traumen, Blutungen auftreten, aber auch durch Belastungen ausgelöst werden kann. Die akute sekundäre Nebennierenrindeninsuffizienz beim hypophysären Koma muß sofort behandelt werden.

Befund

Auffällig sind bei kompletter HVL-Insuffizienz die Blässe (MSH-Mangel), der Verlust der Sekundärbehaarung (Pubes, Bart, Axilla), die trockene Haut mit verlorener Schweißsekretion, ein Fehlen der lateralen Augenbrauen sowie Ausdruckslosigkeit und Verlangsamung. Die Patienten sind nicht kachektisch, sondern eher leicht adipös bei muskulärer Atrophie.

Die Ursachen der HVL-Insuffizienz sind in Tabelle 24-12 aufgelistet. Auf die Tatsache, daß sich das Krankheitsbild bei der postpartalen Hypophysenvorderlappennekrose (Sheehan-Syndrom) unter Umständen erst nach Jahren voll entwickelt und trotz sofort einsetzender sekundärer Amenorrhö erst spät diagnostiziert wird, sei noch einmal hingewiesen.

24.4.1.2
Isolierter Mangel an hypothalamisch-hypophysären Hormonen

Den hypophysär-hypothalamischen *Minderwuchs* gibt es aufgrund des angeborenen isolierten Fehlens von GHRH oder Wachstumshormon, aber auch bei genetisch bedingter Wachstumshormonresistenz: GH-Rezeptormutationen = Laron-Zwergwuchs. Immer soll auch nach anderen hypophysären Funktionsausfällen gesucht werden.

Den isolierten Mangel an ACTH bzw. Corticotropin-Releasing-Hormon mit hieraus resultierender *sekundärer Nebennierenrindeninsuffizienz* gibt es sehr selten angeboren. Als persistierende Suppression nach langzeitiger Therapie mit Glukokortikoiden (Asthma bronchiale, rheumatische Erkrankungen, dermatologische Krankheitsbilder etc.) muß man eine iatrogene sekundäre Nebennierenrindeninsuffizienz hingegen immer wieder bedenken und ggf. mit Cortisol substituieren.

Einen isolierten *sekundären hypogonadotropen Hypogonadismus* kann man nach Ausschluß einer kompletten Hypophysenvorderlappeninsuffizienz (s. oben) und eines Hyperprolaktinämiesyndroms (s. unten) bei folgenden Krankheitsbildern vermuten:

- konstitutionelle Pubertas tarda (Ausschluß),
- idiopathischer hypogonadotroper Hypogonadismus,
- Kallmann-Syndrom (mit Anosmie),
- Prader-Labhart-Willi-Syndrom u. a.

Differentialdiagnostisch ist bei Älteren an Medikamente, die zu Störungen der Hodenfunktion oder Potenz führen (Tabelle 24-7), zu denken. Während beim angeborenen und früh erworbenen sekundären Hypogonadismus die Klage über das Aussehen im Vordergrund steht und auch der erwachsene Patient mit erworbenem Hypogonadismus über Libido- und Potenzverlust keineswegs in allen Fällen klagt, stehen diese Klagen über Libido- und Potenzverlust ganz im Vordergrund bei psychogener Impotenz, aber auch bei sehr vielen organischen Erkrankungen, die zur Beeinträchtigung von Hodenfunktion und Potenz führen (Diabetes mellitus, Leberkrankheiten, chronische Niereninsuffizienz, Hyperthyreose etc.).

24.4.1.3
Diabetes insipidus

Das plötzliche Einsetzen von quälendem Durst und einer zwanghaften Polydipsie (auch nachts) mit Nykturie ist typisch. Gleichzeitig besteht häufig eine Minderung der Leistungsfähigkeit. Die massiven Wasserverluste können durch die Polydipsie nicht korrigiert werden und führen zu Gewichtsverlust und Exsikkose. Je nach Ursache (Tabelle 24-12) ist mit neurologischen Symptomen (Kopfschmerzen, Sehstörungen und Gesichtsfeldeinschränkungen) zu rechnen.

24.4.1.4
Akromegalie, Riesenwuchs

Auch das eindrucksvolle Krankheitsbild der Akromegalie wird wegen seines chronischen Verlaufs häufig erst spät diagnostiziert. Die in Tabelle 24-13 mit ihrer Häufigkeit wiedergegebenen Befunde führen zu Kopfschmerzen als häufigstem Symptom. Die Skelettveränderungen erklären Rückenschmerzen, Gelenkbeschwerden (Arthrose!) und Karpaltunnelsyndrom. Auf die Viszeromegalie sind als Beschwerden die charakteristische hohle und plumpe Sprache (dicke Zunge), die Zunahme des Halsumfanges (Struma) und die terminale Herzinsuffizienz (Kardiomegalie) zurückzuführen. Lästig ist auch die Schweißneigung (dicke Haut). Beim Diabetes mellitus sind ca. 12 % der Fälle manifest (Durst). Tritt der Wachstumshormonexzess vor der Pubertät, d. h. vor dem Epiphysenschluß auf, so resultiert ein hypophysärer Riesenwuchs, der z. T. spektakuläre Ausmaße erreicht.

Akromegalie und hyopophysärem Riesenwuchs liegt fast immer ein Wachstumshormon produzierendes Hypophysenvorderlappenadenom zugrunde. Dieses bewirkt im Verlauf der Erkrankung die genannten neurologischen Ausfälle (s. oben) und kann darüber hinaus durch Raumforderung den Ausfall des übrigen Hypophysenvorderlappens zur Folge haben (chronische Hypophysenvorderlappeninsuffizienz mit den beschriebenen Beschwerden und Befunden).

Tabelle 24-13. Häufigkeit der pathologischen Befunde bei Akromegalie. (Mod. nach Von Werder u. Scriba 1994)

Befund	Häufigkeit [%]
Akrenvergrößerung	100
Sellaveränderung	98
Sehstörungen (Chiasma-Syndrom)	25
Photophobie	40
Hyperhidrosis	49
Hypertrichosis	27 (bei Frauen)
Mensanomalien	Fast 100
Amenorrhö	43
Gewichtszunahme	70
Störung von Libido und Potenz	59 (bei Männern)
Galaktorrhö	5
Karpaltunnelsyndrom	31
Gelenkbeschwerden	22
Pathologische Glukosetoleranz	67
Struma	65
Urethraprolaps, Darmprolaps	Vereinzelt
Hypertonie	51
EKG-Veränderungen	38
Kardiomegalie	40
Psychische Veränderungen	25

24.4.1.5
M. Cushing

Das zentrale Cushing-Syndrom beruht auf einem in der Mehrzahl der Fälle heute nachweisbaren ACTH-produzierenden Adenom des Hypophysenvorderlappens (M. Cushing).

Den in Abschn. 24.2.1.1 beschriebenen Beschwerden und Befunden ist noch hinzuzufügen, daß aufgrund der allerdings nur sehr selten exzessiv hohen ACTH-Spiegel Pigmentationszunahme und *hypokaliämische Alkalose* zusätzlich vorkommen können (Abb. 24-13).

24.4.1.6
Hyperprolaktinämie

Das Hyperprolaktinämiesyndrom der *Frau* geht mit Spannungsgefühl in den Brüsten, Libidoverlust, Oligo-/Amenorrhö, unerfülltem Kinderwunsch, seltener Kopfschmerzen und Sehstörungen, Galaktorrhö, Gewichtszunahme, Hirsutismus und Akne einher. Für die Beurteilung ist die Frage nach Medikamenten wichtig, die eine Hyperprolaktinämie hervorrufen können (Östrogene, Phenothiazine, Imipramin, Sulpirid, Amitryptilin, Opiate, Metoclopramid, Cimetidin u. a.). Eine physiologische Hyperprolaktinämie (Gravidität, Laktation, Streß, Mammapalpation) muß bei der Anamnese und Untersuchung ausgeschlossen werden.

Das Hyperprolaktinämiesyndrom des *Mannes* wird oft erst im Spätstadium erkannt, da Makroadenome mit einer langsamen Abnahme von Libido und Potenz sowie Fertilitätsstörungen (selten Gynäkomastie) einhergehen. Verminderter Bartwuchs und Kopfschmer-

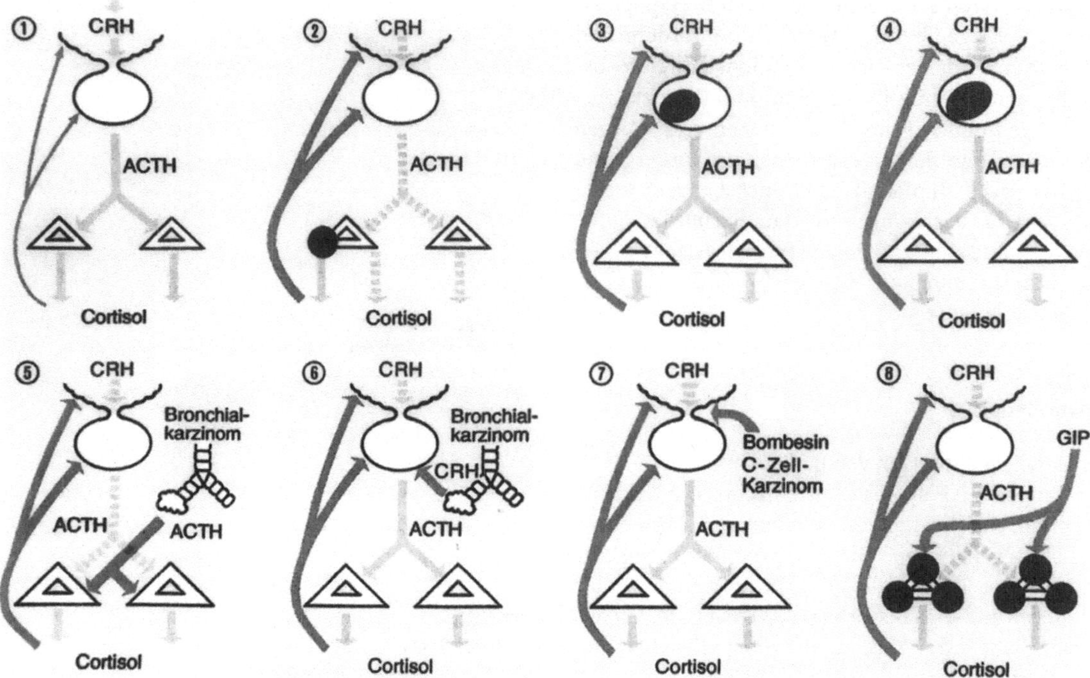

Abb. 24-13. Ursachen des endogenen Cushing-Syndroms (nach Labhard und Müller). (Aus: Von Werder u. Scriba 1994)

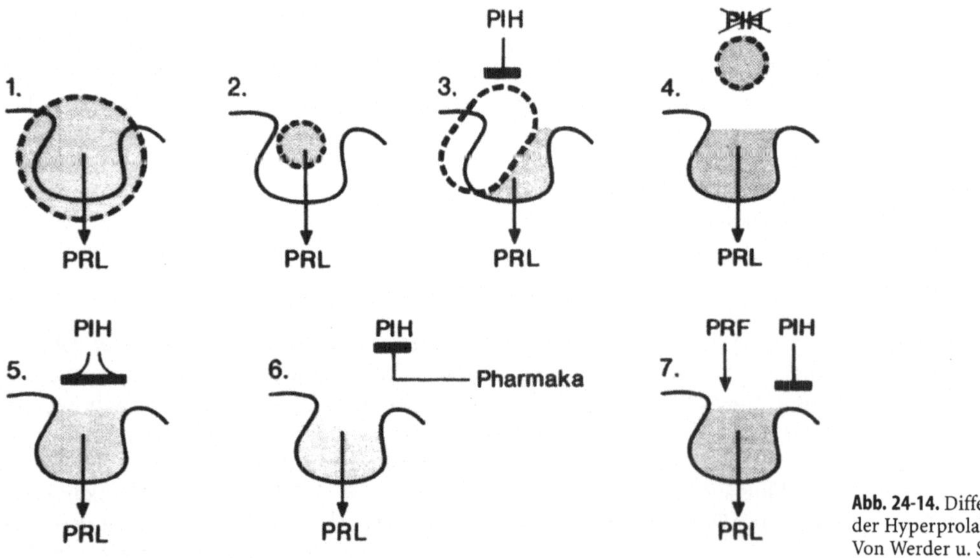

Abb. 24-14. Differentialdiagnose der Hyperprolaktinämie (Aus: Von Werder u. Scriba 1994)

zen kommen hinzu. Prolaktin produzierende Mikroadenome sind beim Mann im Gegensatz zur Frau sehr selten. Der begleitende sekundäre Hypogonadismus kann sich bei Beseitigung der Hyperprolaktinämie zurückbilden (Abb. 24-14).

24.4.1.7
Syndrom der inappropriaten ADH-Sekretion (SIADH)

Beschwerden und Befunde werden von Ödembildung und Hochdruck beherrscht. Meist wird die Diagnose allerdings aufgrund einer ausgeprägten Hyponatriämie gestellt. Diese ist auf eine inadäquat hohe ADH-Sekretion zurückzuführen, entweder paraneoplastisch

z. B. bei manchmal noch okkultem kleinzelligem Bronchialkarzinom oder bei anderen Hyponatriämien (M. Addison, Myxödem, Herzinsuffizienz, Leberzirrhose u. a.).

24.4.2
Laboruntersuchung

Hypophysär-hypothalamische Krankheitsbilder erfordern vielfach bei eher vagen klinischem Verdacht eine *Ausschlußdiagnostik* (Tabelle 24-14). Im Sinne einer Notfalldiagnostik wird dies bei akuter sekundärer Nebennierenrindeninsuffizienz erforderlich, wie sie bei akuter Hypophysenvorderlappeninsuffizienz, aber auch bei unerwarteter Belastungssituation nach langfristiger Kortikoidtherapie vorkommt. Bei als lebensbedrohlich imponierender klinischer Situation spricht das Fehlen von Hyponatriämie und Hyperkaliämie gegen die Annahme einer akuten sekundären Nebennierenrindeninsuffizienz.

In Zweifelsfällen wird man aber nach Abnahme einer Blutprobe für die Cortisolbestimmung (und ggf. ACTH), die bei jeder anderen Erkrankung einen normalen Wert erwarten läßt, mit der Glukokortikoidsubstitution beginnen und diese bis zum Eintreffen des Wertes unter Beobachtung der eventuellen Besserung fortsetzen.

Alle anderen Situationen haben mehr Zeit: Normale Gonadotropine (LH, FSH) lassen bei adäquaten gonadalen Steroidhormonen eine komplette HVL-Insuffizienz ausschließen. In Tabelle 24-14 sind die Methoden zum Ausschluß des isolierten Mangels einzelner Hypophysenvorderlappenhormone beschrieben:

Tabelle 24-14. Hypophysär-hypothalamische Krankheitsbilder: Ausschlußdiagnostik

HVL-Insuffizienz	Komplett	Akut: Na^+, K^+, Kortisol$_{basal}$ Chronisch: Gonadotropine$_{basal}$+ Testo/E_2
	Isolierter Mangel	
	GH	IHT, Argininstimulationstest
	ACTH	Cortisol (IHT)
	Gonadotropine	Testosteron/LH, Östradiol/LH
	TSH	FT_4/TSH$_{basal}$
Diabetes insipidus	–	Durstversuch (Osmolalität im Serum und Urin; Gewicht, Urinvolumen)
Akromegalie/ Riesenwuchs	–	IGF-I und Wachstumshormon mit oGTT
M. Cushing	–	Dexamethason-Suppressionstest, ACTH-Bestimmung
Hyperprolaktinämie	–	Wiederholung (Entnahmekautelen!)
SIADH	–	Osmolalität, Na^+ im Serum und Urin

- Beim Diabetes insipidus muß ein Durstversuch durchgeführt werden.
- Akromegalie und Riesenwuchs sind durch Bestimmung des IGF-I, in Zweifelsfällen ergänzt durch Wachstumshormon unter oraler Glukosebelastung auszuschließen.
- Ein normaler Dexamethasonsuppressionstest schließt auch das hypophysär-hypothalamische Cushing-Syndrom (M. Cushing) aus.
- Während erhöhte Prolaktinwerte z. B. bei Streß, unter Medikamenten und nach Mammapalpation (s. oben) gefunden werden, ist ein falsch-negativer Befund außer bei Einnahme von Ergot-Alkaloiden unwahrscheinlich, so daß die evtl. wiederholte Prolaktinbestimmung unter Beachtung der Entnahmekautelen ausreicht.
- Das Syndrom der inapropriaten ADH-Sekretion ist bei normalem Natrium im Serum (und Urin) auszuschließen.

Demgegenüber erfordert die *Nachweisdiagnostik* die in Tabelle 24-11 zusammengefaßte *Etagendiagnostik*. Letztere sollte Einrichtungen mit ausreichender Erfahrung vorbehalten bleiben. Bei der HVL-Insuffizienz erlaubt die Etagendiagnostik

- die Feststellung des hormonellen Defizits und die quantitativ richtige Festlegung der erforderlichen Substitutionsbehandlung,
- die Beurteilung der Belastbarkeit des Patienten und der hypophysären Reserve in Streßsituationen,
- die Differentialdiagnose von hypothalamisch- und hypophysärbedingter Hypophysenvorderlappeninsuffizienz und
- die Differentialdiagnose von primärer und sekundärer Insuffizienz der peripheren Drüsen.

Innerhalb der Krankheitsbilder mit Exzeß von Hypophysenvorderlappenhormonen kann die Differentialdiagnose verschiedener zugrundeliegender Krankheiten erfolgen. Dabei spielen allerdings die empfindlicher gewordenen Methoden der bildgebenden Verfahren eine zunehmende Rolle:

- Nur bei etwa 1 % der Fälle von Akromegalie/Riesenwuchs wird ein paraneoplastischer GHRH-Exzeß gefunden.
- Die Formen des Cushing-Syndroms (Abb. 24-13) sind durch die in Abb. 24-5 beschriebenen Verfahren zu unterscheiden.
- Die Differentialdiagnose der Hyperprolaktinämie ist in Abb. 24-14 dargestellt.

24.4.3
Humangenetik

Gelegentlich werden Hypophysentumoren im Rahmen einer familiären multiplen Endokrinen Neoplasie

(MEN I) beobachtet. Im allgemeinen wird man mit der Frage nach Hypoglykämiesymptomen und mit dem Ausschluß einer Hyperkalzämie, evtl. ergänzt durch Abdominalsonographie, auskommen; beim Vorliegen von Indexfällen muß man eine Familiendiagnostik veranlassen.

24.4.4
Neurophysiologie (Ophthalmologie)

Die in Abb. 24-12 wiedergegebenen Gesichtsfelddefekte sind mit den heutigen Methoden der Ophthalmologie (Computerperimetrie) präzise und reproduzierbar darzustellen. Aufgrund der engen anatomischen Beziehungen zwischen hypophysär/hypothalamischen Krankheiten und dem Chiasma opticum gehört der ophthalmologische Status zu den zwingend erforderlichen Untersuchungen bei diesen Erkrankungen. Diese Untersuchungen sind durch den Hirnnervenstatus zu ergänzen. Insbesondere ist auf die Anosmie zu achten (Kallmann-Syndrom). Nervus oculomotorius, Nervus trochlearis und Nervus abducens können bei seitlicher Ausdehnung von Hypophysentumoren betroffen sein.

24.4.5
Sonographie/Doppler/Echokardiographie

Diese Methoden werden nicht für den Nachweis der hypophysär/hypothalamischen Krankheitsbilder gebraucht, wohl aber für deren Komplikationen, also z. B. für die Größenbestimmung von Organen bei der akromegalen Viszeromegalie (Leber, Niere, Herz) oder Suche nach gastrointestinalen Tumoren als Quelle des Exzesses „hypothalamischer" Hormone bzw. im Rahmen der MEN-1-Diagnostik.

24.4.6
Konventionelle und interventionelle Strahlendiagnostik

Hypophysär/hypothalamische Krankheitsbilder sind mit der Ausnahme des zu Verkalkungen neigenden Kraniopharyngeoms nur an indirekten Zeichen zu erkennen. Aufgrund der Fortschritte von CT und MR spielen die konventionellen Schädelaufnahmen heute in erster Linie dann eine Rolle, wenn in einer solchen Aufnahme zufällig ein verdächtiger Befund erhoben wird, der bisher klinisch übersehen wurde.

Während die arterielle Gefäßdarstellung bei hypophysär/hypothalamischen Krankheitsbildern kaum erforderlich wird, kann die venöse etagenweise Blutentnahme über die Vena jugularis bis zum Sinus petrosus gelegentlich zur Tumorlokalisation eingesetzt werden.

24.4.7
Computertomographie und Magnetresonanztomographie

Beide Methoden haben ganz erheblich zur Verbesserung der Diagnostik der hypophysär-hypothalamischen Krankheitsbilder beigetragen. Das gilt zum einen für den eigentlichen Tumornachweis, bei dem heute die Darstellung selbst wenige Millimeter großer intrasellärer Adenome möglich ist. Aber auch die paraselläre Ausdehnung, die Ummauerung der A. carotis, eine Verdickung des Hypophysenstiels, zystische Anteile, die Verlagerung oder Ummauerung des Chiasma opticums sowie die Ausdehnung in den Hypothalamus, die Verlagerung des 3. Ventrikels oder eine Foramen-Monroi-Blockade sind mit hervorragender Bildqualität zu erhalten. Was für ein Fortschritt im Vergleich zu den früher einzig möglichen Pneumenzephalogrammen!

Hypophysenvorderlappenadenome, die keine hormonelle Aktivität aufweisen und keine partielle Hypophysenvorderlappeninsuffizienz bewirkt haben, werden auch als *Inzidentalome* bezeichnet, wenn diese zufällig bei aus anderen Gründen durchgeführter CT- oder MR-Untersuchung entdeckt werden. Die Prävalenz dieser oft nur 2–3 mm durchmessende Mikroadenome beträgt 10 % (!) in der gesunden Bevölkerung.

24.4.8
Nuklearmedizin

Szintigraphisch lassen sich somatostatinrezeptorpositive Hypophysentumoren v. a. bei Lokalisation außerhalb der Sella turcica darstellen (Octreotid-Szintigraphie).

24.5
Knochenerkrankungen und Kalziumstoffwechselstörungen

In diesem Abschnitt geht es zum einen um die Ursachen von *Hypokalziämie* und *Hyperkalzämie*. Es geht ferner um die Unter- und Überfunktion der Epithelkörperchen (*Hypoparathyreoidismus* bzw. *Hyperparathyreoidismus*). Schließlich sind der *Mangel an Vitamin D*, bzw. dessen aktiven Metaboliten, und die Vitamin-D-Intoxikation zu berücksichtigen. Beim Knochen hat man die Verminderung der Skelettmenge (*Osteopenie*), die *qualitativen Veränderungen* des Knochens und die seltene Vermehrung derselben (Osteosklerose, Osteopetrose) zu berücksichtigen.

Unter klinischen Gesichtspunkten gliedert sich dieser Abschnitt daher in

1. Tetanie und Hypoparathyreoidismus,
2. Primärer Hyperparathyreoidismus,
3. Osteomalazie,

4. renale Osteodystrophie,
5. Osteoporose,
6. M. Paget und andere Knochenkrankheiten.

24.5.1
Anamnese und Befund

24.5.1.1
Tetanie und Hypoparathyreoidismus

Die Symptome des tetanischen Anfalls sind:

- Karpalspasmus
  - Oberarm adduziert, Unterarm gebeugt,
  - Hand in Pfötchenstellung,
- Pedalspasmus
  - Bein gestreckt,
  - Füße und Zehen plantarflektiert,
- Krampi
  - schmerzhafte Muskelkrämpfe,
- Karpfenmund,
- Laryngospasmus
  - inspiratorisches „Krähen" (Kinder),
  - Atemnot,
  - Zyanose,
- Spasmen der glatten Muskulatur
  - Sphinkter vesicae, Pupillen,
  - tetanisches Bronchialasthma,
  - Pylorus,
  - Kardia,
  - Gallenblase.

Der *tetanische Anfall* wird selten verkannt. Tonische Kontraktionen der quergestreiften und glatten Muskulatur bewirken die einzelnen Symptome, von denen Karpopedalspasmen und Karpfenmund als Zeichen der gesteigerten neuromuskulären Erregbarkeit am geläufigsten sind. Weniger bekannt sind das Auftreten von Bronchialasthma und kolikartigen Schmerzen im Rahmen des tetanischen Symptomenkomplexes. Wenn der Arzt den tetanischen Anfall beobachtet oder eine typische Schilderung durch den Patienten vorliegt, so handelt es sich um eine *manifeste Tetanie*.

Im *Intervall* zwischen tetanischen Anfällen können kontinuierlich oder intermittierend uncharakteristische Allgemeinbeschwerden wie Müdigkeit, Übelkeit, funktionelle Herzbeschwerden und migräneartige Kopfschmerzen bestehen. Diese unspezifischen Allgemeinbeschwerden können zeitweise in typische *Vorbotensymptome* des tetanischen Anfalls übergehen (Angst, Unruhe, depressive Verstimmung). Das initiale Symptom des tetanischen Anfalls ist die Akroparästhesie mit „perioraler" Pelzigkeit. Wenn bei den uncharakterischen Allgemeinbeschwerden oder den Vorbotensymptomen die Bereitschaft zu tetanischen Anfällen durch Provokationsmethoden nachweisbar ist, so spricht man von *latenter Tetanie*.

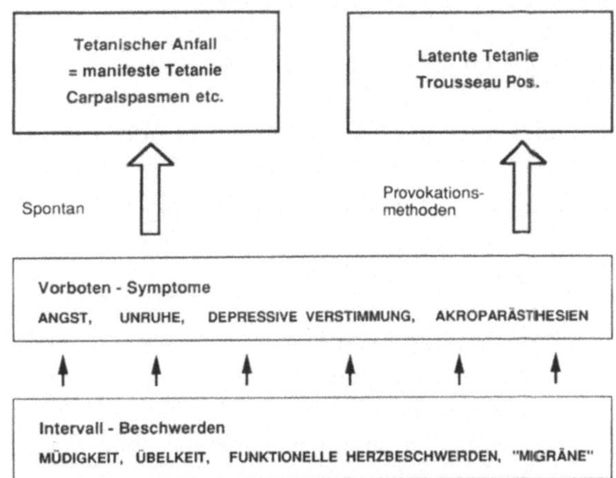

Abb. 24-15. Beziehungen zwischen den Phänomenen des tetanischen Symptomenkomplexes

Die bekanntesten *Provokationsmethoden* sind das Trousseau-Zeichen bei 3minütiger Anämisierung und die Tetanie nach standardisierter Hyperventilation (von Bonsdorff, 1 min!) (Abb. 24-15).

Für das weitere Vorgehen ist die Unterscheidung von normokalziämischer und hypokalziämischer Tetanie entscheidend (s. Labor).

Tetanische Bereitschaft

Die verschiedenen Auslöser des tetanischen Symptomenkomplexes, auch z. B. die unterschiedlich schweren Grade einer Hypokalziämie, verursachen bei verschiedenen Patienten, aber auch beim selben Individiuum in ganz unterschiedlichem Maße tetanische Symptome. So muß zur Hyperventilation, der häufigsten Ursache der normokalziämischen Tetanie, die plötzliche emotionale Belastung hinzukommen, nur dann entsteht eine Tetanie. Dies erklärt auch das gelegentliche endemische Auftreten von Hyperventilationstetanien (Schulklassen!).

Schwierigkeiten kann das *Hyperventilationssyndrom* bereiten. Darunter werden durch Hyperventilation ausgelöste tetanoide Intervallbeschwerden und Prodrome (Abb. 24-15) verstanden, die anfallsweise auftreten, ohne daß ein manifester tetanischer Anfall beobachtet oder anamnestisch angegeben wird. Häufig ist dabei auch im Provokationstest keine latente Tetanie nachweisbar. Das Hyperventilationssyndrom zeigt sich also mit tetaniformen Intervallbeschwerden, wobei Angst, Akroparästhesien, Pseudoangina pectoris, Lufthunger und funktionelle Abdominalbeschwerden meist im Vordergund stehen. Die zugrundeliegende Hyperventilation kann bei diesen Patienten sehr diskret sein. Auf eine richtig durchgeführte und rechtzeitige Plastikbeutelrückatmung sprechen die Beschwerden aber an.

Akuter und chronischer Hypoparathyreoidismus

Der akute Ausfall der Epithelkörperchenfunktion wird als seltene Komplikation der Strumaresektion gesehen. Dabei ist dieser parathyreoprive Hypoparathyreoidismus oft vorübergehend; die tetanischen Anfälle treten in typischer Weise am 2. bis 3. postoperativen Tag auf.

Die Ursachen des Hypoparathyreoidismus sind:
- Parathyreopriver Hypoparathyreoidismus
  - Strumaresektion,
  - Bestrahlung,
  - Parathyreoidektomie,
- spontaner Hypoparathyreoidismus
  - autoimmunbedingt (auch im Rahmen einer polyglandulären autoimmunen Endokrinopathie),
  - Parathyreoiditis (infektiös),
  - degenerative Veränderungen (Blutungen, Zirkulationsstörungen, Fibrose, Zysten, Amyloidose, Hämochromatose, Lipomatose u. a.),
  - Aplasie–Hypoplasie,
- idiopathischer Hypoparathyreoidismus.

Besonders schwere akute Verlaufsformen entstehen nach Entfernung von Epithelkörperchenadenomen, also nach operativer Behandlung des primären Hyperparathyreoidismus, aber auch nach Parathyreoidektomie wegen eines tertiären Hyperparathyreoidismus. Bei dieser z. T. dramatischen Verlaufsform des *akuten Hypoparathyreoidismus* werden zerebrale Krampfanfälle, akute Verwirrtheitszustände und psychotische Bilder beobachtet, die ebenso wie die Dauertetanie der Intensivtherapie bedürfen.

Der *chronische Hypoparathyreoidismus* ist v. a. ein Problem der nicht rechtzeitig gestellten Diagnose. Weil die chronische Hypokalzämie in einem Teil der Fälle merkwürdigerweise ohne tetanische Anfälle einhergeht, kann ein solcher Hypoparathyreoidismus lange unerkannt bleiben. Charakteristisch sind die „trophischen" Störungen: rauhe trockene und rissige Haut mit Neigung zu Hautinfektionen (Moniliasis), Nagelfalzdegenerationen, Zahnschmelzdefekten im Kindesalter, tetanischer Katarakt (z. T. schon 2 Monate nach Parathyreoidektomie). Schließlich kann es zu einem organischen Psychosyndrom mit Wesensänderung und Demenz kommen. Gelegentlich findet man eine Stauungspapille ohne Hirntumor (Pseudotumor cerebri). Besonders eindrucksvoll sind die nahezu pathognomonischen Verkalkungen der Basalganglien und manchmal auch des Kleinhirns (Fahrsche Krankheit, zerebrale Kernkalzinose) mit der weiteren Folge extrapyramidaler Symptome. Cerebrale Krampfanfälle gibt es beim kindlichen Hypoparathyreoidismus, gelegentlich aber auch beim Erwachsenen. Wenn diese nach Beseitigung der Hypokalzämie sistieren, so handelt es sich um Gelegenheitskrämpfe; wenn sie auf irreversiblen strukturellen Schädigungen des Gehirns beruhen, persistieren sie auch nach Beseitigung der Hypokalzämie.

24.5.1.2
Primärer Hyperparathyreoidismus

Dem primären Hyperparathyreoidismus (pHPT) liegt meist ein Adenom, selten ein Karzinom und in knapp 20 % der Fälle eine Hyperplasie der vier Epithelkörperchen zugrunde. Die autonome Parathormonmehrsekretion besteht trotz Hyperkalzämie (s. Labor). Beschwerden und Befunde sind z. T. Folge der Hyperkalzämie, z. T. der gesteigerten Parathormonwirkung.

Polydipsie, Polyurie, Knochenschmerzen (vgl. Röntgenbefunde) und rezidivierende Nierenkoliken sind die wichtigsten Symptome des primären Hyperparathyreoidismus. Sehr häufig findet sich aber auch ein unspezifisches Psychosyndrom mit depressiver Verstimmung und Antriebsminderung. Neurologisch ist die Adynamie auffällig. Letztere kann bei *hyperkalziämischer Krise* wie eine Tetaplegie imponieren.

Der Durst kann erklärt werden durch eine partielle Resistenz der Niere gegen antidiuretisches Hormon bei Hyperkalzämie. Die rezidivierende Nephrolithiasis entsteht durch die parathormonbedingte Phosphaturie bei gleichzeitiger Hyperkalziurie. Von den gastrointestinalen Beschwerden ist die Obstipation am ehesten anzutreffen; Ulcus duodeni oder ventriculi, Pankreatitis, Cholelithiasis sind heute eher selten.

Der primäre Hyperparathyreoidismus ist heute oft oligo- oder asymptomatisch. Die erste Verdachtsdiagnose wird häufig bei Entdeckung einer erhöhten Serumkalziumkonzentration beim Laborscreening gestellt (Tabelle 24-15). Auch eine Hypertonie kann primär hyperkalziämisch bedingt sein.

Die Symptome der hyperkalziämischen Krise sind:
- Übelkeit, Erbrechen,
- Polyurie, Exsikkose, später Oligurie/Anurie,
- Adynamie, „Tetraplegie",
- psychotische Bilder,
- Bewußtseinsstörung, Koma.

Tabelle 24-15. Aufnahmebefund von 478 Patienten mit pHPT. (Nach Funke et al. 1997)

Aufnahmebefund	n	[%]
Asymptomatisch	78	(16,3)
Symptomatisch	400	(83,7)
Nierensteine	226	(47,3)
Knochenschmerz	135	(28,2)
Ulkusleiden	67	(14,0)
Pankreatitis	30	(6,3)
Calciumkonzentration > 2,6 mmol/l	434	(90,8)
Paratkonzentration > 80 pg/ml	386	(80,8)
Phosphatkonzentration < 0,8 mmol/l		
	179	(37,4)

24.5.1.3
Osteomalazie

Wie bei der kindlichen *Rachitis* ist auch bei der Osteomalazie des Erwachsenen die gestörte Mineralisation des normal gebildeten Osteoids (Mineralisationsblock) pathogenetisch entscheidend. Schmerzen im Skelettbereich, die auch als rheumatisch fehlgedeutet werden, stehen im Mittelpunkt der Beschwerden der Patienten. Besonders typisch sind Fuß- und Fersenschmerzen sowie Adduktorenschmerzen, letztere mit der Konsequenz der Fehldiagnose Hüftgelenksarthrose. Diese Schmerzen führen auch zu einem typischen Watschelgang, der nicht mit einer psychogenen Gangstörung verwechselt werden darf. Weitere Skelettbeschwerden resultieren aus den osteomalazischen Deformierungen (Kartenherzbecken, Glockenthorax s. unten).

Ursächlich unterscheidet man bei Osteomalazie den Vitaminmangel, alimentär oder bei Mangel an Sonnenlicht (Übersicht 24-3). Weitere Ursachen sind in der Störung des Vitamin-D-Stoffwechsels bzw. der Vitamin-D-Wirkung und im Phosphatmangel zu sehen. Bei der Behandlung mit dem Vitamin D muß ausreichend Kalzium zugeführt werden, sonst kommt es zur Rekalzifizierungstetanie!

Übersicht 24-3. Ursachen der Osteomalazie

- Vitamin-D-Mangel
  - ungenügende Zufuhr in der Nahrung
  - Mangel an Sonnenlichtexposition
  - reduzierte Absorption: Gastrektomie, hepatobiliäre Erkrankungen, chronische Pankreasinsuffizienz, Dünndarmerkrankungen mit Malabsorption, Medikamente: Laxanzien, Cholestyramin
- abnormer Vitamin-D-Metabolismus
  - hereditär
  - ungenügende 25-Hydroxilierung: schwere hepatobiliäre Erkrankungen
  - beschleunigter Abbau von 25(OH)-Vitamin D, Antikonvulsiva (Phenytoin, Barbiturate)
  - eingeschränkte 1-Hydroxilierung: chronische Niereninsuffizienz, komplette parenterale Ernährung
- Resistenz gegenüber der 1,25(OH)$_2$-Vitamin-D-Wirkung
- Phosphatmangel
  - diätischer Mangel plus Phosphat-bindende Antazida
  - reduzierte renal-tubuläre Phosphatreabsorption: hereditäre und sporadische Formen (z. B. Phosphatdiabetes), tumorassoziiert (onkogene Osteomalazie)
- Azidose
  - distale renal-tubuläre Azidose
  - Ureterosigmoidostomie
- exogene Schädigung der Nierentubuli
  - Schwermetalle
  - medikamentöse Schädigung (z. B. Phenacetin)
- primäre Mineralisationsdefekte des Skelettsystems
  - Hypophosphatasie
  - Überdosierung von Fluoriden oder Bisphosphonaten
  - Aluminiumintoxikation
  - Kollagenerkrankungen

24.5.1.4
Renale Osteodystrophie

Die Niereninsuffizienz bewirkt einen Phosphatstau (Hyperphosphatämie) und eine mangelhafte 1-α-Hydroxylierung des 25-Hydroxycholecalciferols. Hieraus resultieren eine Tendenz zu verminderter Serumkonzentration des ionisierten Kalziums (Hypokalziämie) und ein sekundärer, d. h. regulativer Hyperparathyreoidismus.

Die chronische Niereninsuffizienz ist die häufigste, aber nicht die einzige Ursache des sekundären Hyperparathyreoidismus. Regulativ erhöhte Parathormonwerte findet man bei jeder Hypokalzämie (außer bei Hypoparathyreoidismus, s. oben), insbesondere bei Vitamin-D-Mangel, Pseudohypoparathyreoidismus und Hypomagnesiämie.

Klinische Manifestationen eines gestörten Kalzium- und Phosphatmetabolismus bei der Niereninsuffizienz sind:

- Knochenschmerzen, -frakturen, Skelettdeformitäten,
- Wachstumsretardierung,
- Myopathie,
- Neuropathie,
- Juckreiz,
- Muskelkrämpfe,
- Pseudogicht,
- akute Periarthritis,
- Sehnenrisse,
- Weichteilverkalkungen,
- Wesensveränderungen,
- Impotenz,
- Pancytopenie,

Die Beschwerden der renalen Osteodystrophie sind also überwiegend durch sekundären Hyperparathyreoidismus und Vitamin-D-Mangel bedingt. Andere Faktoren wie Urämietoxine und Therapieeinflüsse (Dialyse, Aluminium) kommen hinzu. Subjektiv am unangenehmsten sind neben Knochenschmerzen, Spontanfrakturen und Watschelgang der Juckreiz mit Polyneuropathie und die Folgen der progredienten Arterienverkalkung. Ferner werden als Folge der dialyseassoziierten Amyloidose das Karpaltunnelsyndrom und eine Arthropathie mit subchondralen Knochenzysten im Bereich der großen Gelenke gefunden.

Diese Beschwerden nehmen zu, wenn durch Autonomisierung der sekundären Parathormonsekretion allmählich eine Hyperkalzämie eintritt, bei welcher dann zusätzlich Weichteilverkalkungen beobachtet werden. Das Skelett kann in diesen Fällen von tertiärem Hyperparathyreoidismus schon bei der äußeren Inspektion grobe Deformitäten erkennen lassen.

24.5.1.5
Osteoporose

Die Osteoporose ist definiert als Zustand mit Verlust an Knochenmasse bei qualitativ unveränderter Substanz, der über das normale Maß der altersbedingten Osteopenie hinausgeht (vgl. Osteodensitometrie, s. unten).

Die Beschwerden des Osteoporosepatienten werden von *Schmerzen* dominiert. Man unterscheidet akute Schmerzen bei Frakturen und chronische Schmerzen, die vorwiegend als Folge der Fehlbelastung der Wirbelsäule zu interpretieren sind. Die *akuten* Schmerzen entstehen bei Frakturen mit den Prädilektionsorten:

- subkapitale Humerusfraktur,
- klassische Ulnar-, Radius-, Oberschenkelhalsfrakturen,
- Rippenfrakturen,
- Wirbelfrakturen.

Bei letzteren ist ein Querschnittsyndrom sehr selten, weil Wirbelbögen und Dornfortsätze erhalten sind; ein Querschnitt spricht eher für einen gleichzeitigen Tumor.

Die den *chronischen* Schmerzen zugrundeliegende Fehlbelastung der Wirbelsäule entsteht dadurch, daß durch die Kyphose der Brustwirbelsäule der Schultergürtel praktisch an der Halswirbelsäule hängt. Gleichzeitig führt die Hyperlordose der LWS zu Schmerzen im Bereich der sich berührenden Dornfortsätze („kissing spines"). Das alles wird von Muskelhartspann und Schonhaltung begleitet. Als Folge der Wirbelkörperfrakturen wird eine Abnahme der Körpergröße um mehrere Zentimeter als ein typischer Befund beobachtet. Als Folge der Größenabnahme finden sich laterale Hautfalten im Flankenbereich. Der diffuse Klopfschmerz, der sich über die gesamte Länge der Wirbelsäule nachweisen läßt, ist typisch und entspricht nicht einer Aggravation.

Die nachfolgenden Übersichten zeigen die Formen der primären Osteoporose und vielfältigen Ursachen der sehr viel selteneren sekundären Osteoporose.

Klassifizierung der *primären Osteoporose* (>90%):
- (Osteogenesis imperfecta)
- Kindlich-juvenil (benigne und maligne Form),
- prämenopausal,
- postmenopausal (Typ-I-Osteoporose),
- senil (Typ-II-Osteoporose).

Klassifizierung der *sekundären Osteoporose* (<10%):

- Endokrinopathien
  - Cushing-Syndrom,
  - Diabetes mellitus,
  - Hypogonadismus,
  - Hyperthyreose,
  - Hyperparathyreoidismus,

- Malabsorption/Maldigestion
  - Magen-Darm-Resektion,
  - M. Crohn,
  - Sprue,
  - Colitis ulcerosa,
  - Pankreatitis,
  - Leberzirrhose,
- Niereninsuffizienz,
- Malignome
  - Plasmozytom,
  - diffuse Knochenmetastasierung, (Bronchial-, Schilddrüsen-, Mamma-, Prostata- und Nierenkarzinom),
- Immobilisation,
- Medikamente
  - Glukokortikoide,
  - Heparin,
  - Phenytoin.

Die lokal begrenzte Form des *Sudeck-Syndroms* darf nicht vergessen werden.

24.5.1.6
M. Paget (Osteodystrophia deformans) und andere Knochenkrankheiten

Im allgemeinen kommt es hierbei in der 2. Lebenshälfte zu herdförmigen Veränderungen des Skeletts (ein oder mehrere Areale). Die Herde sind durch ein Nebeneinander von gesteigerter Osteoklastenaktivität und Osteoblastentätigkeit charakterisiert, mit dem Resultat eines wirr und regellos aufgebauten Knochens. Dieser ist in für *M. Paget* charakteristischer Weise im Volumen vergrößert, neigt zu Frakturen und zu Verbiegungen. Lokal findet sich über den Herden eine erhöhte Hauttemperatur (Hyperzirkulation).

Die Beschwerden des Patienten sind durch lokal bedingte Schmerzen zu charakterisieren. Es kommt ferner zu durch Kompression ausgelösten Nervenausfällen (z. B. Schwerhörigkeit, Karpaltunnelsyndrom u. a.). Besonders typische Befunde sind eine Säbelscheidentibia (verdickt und gebogen) und die Leontiasis cranii (Löwenschädel). Andere Prädilektionsorte sind Beckenschaufel, Wirbelkörper und Humeruskopf. Grundsätzlich kann aber jeder Knochen herdförmig befallen sein.

Differentialdiagnostisch ist v. a. an osteoplastische Skelettmetastasen zu denken (Prostatakarzinom, Mammakarzinom).

Osteosklerose und Hyperostose beschreiben ein zuviel an Knochensubstanz. *Hyperostosen* fallen durch Deformierungen, Engpaßsyndrome oder Schmerzen auf.

Bei einer *Osteosklerose* kann es ferner durch Knochenmarkverdrängung zum aplastischen Syndrom kommen (Marmorknochenkrankheit, Osteopetrosis). Eine generalisierte Osteosklerose wird auch bei der Fluorvergiftung bzw. Fluoridüberdosierung beobachtet.

24.5.2
Laboruntersuchungen

Wegen der bekannten Störanfälligkeit der *Kalziumbestimmung* und wegen möglicher Fehler bei der Blutentnahme (s. Teil A, Kap. 2) sollte das Serumkalzium bei Verdacht auf Hyper- oder Hypokalziämie mit 2- bis 3maliger Wiederholung möglichst durch Venenpunktion ohne Stauung bestimmt werden. Wegen der teilweisen Eiweißbindung muß ein evtl. verminderter Eiweiß-(Albumin)gehalt des Serums ebenso berücksichtigt werden wie Blut-pH- bzw. Serumkreatininwert, da letztere den ionisierten Anteil des Kalziums beeinflussen, der für die Wirkungen des Kalziums, d. h. für die Symtome einer Hyper- oder Hypokalziämie, entscheidend ist.

Die Ursachen der *Hypokalziämie* sind:
- häufig mit Tetanie:
  - Hypoparathyreoidismus,
  - Vitamin-D-Mangel (Rekalzifizierung!),
  - Malabsorptionssyndrom,
  - akute Pankreatitis (Pankreasnekrose),
  - Gravidität – Laktation,
  - Transfusionen,
  - Pseudohypoparathyreoidismus,
- meist ohne Tetanie:
  - Niereninsuffizienz mit Azidose,
  - Hypoproteinämie (Hypalbuminämie).

Von den oben genannten Ursachen der Hypokalzämie ist allein der Hypoparathyreoidismus durch ein erniedrigtes Parathormon gekennzeichnet, alle anderen Ursachen gehen mit normalen oder regulativ erhöhten Parathormonwerten einher.

Bei den mit *Hyperkalzämie* einhergehenden Erkrankungen (s. unten) müssen solche mit erhöhtem Parathormon (primärer Hyperparathyreoidismus und autonom gewordener sekundärer, d. h. tertiärer Hyperparathyreoidismus) und alle anderen Krankheitsbilder unterschieden werden, bei denen das Parathormon nicht erhöht ist.

Erkrankungen mit Hyperkalziämie:
- primärer Hyperparathyreoidismus, auch bei multipler endokriner Neoplasie (MEN 1 und 2),
- tertiärer Hyperparathyreoidismus (sekundär-autonom),
- osteolytische maligne Tumoren (z. B. Plasmozytom) und Knochenmetastasen,
- selten: paraneoplastische Bildung von parathormonähnlichem Peptid (PTHrP) z. B. bei kleinzelligem Bronchialkarzinom,
- Vitamin-D-Überdosierung,
- vermehrte Produktion von aktiven Vitamin-D-Metaboliten (Sarkoidose, maligne Lymphome),
- Osteoporoseschub, z. B. bei Immobilisierung ,

- Hyperthyreose,
- Thiaziddiuretika,
- Nebennierenrindeninsuffizienz.

Die *Phosphatbestimmung* im Serum ist v. a. für die Berechnung des Kalzium-Phosphat-Produktes bei tertiärem Hyperparathyreoidismus wichtig (Weichteilverkalkung!). Für die Diagnose von Hyper- oder Hypoparathyreoidismus spielt die Bestimmung von Phosphat und Kalzium in Serum und Urin heute dagegen kaum noch eine Rolle.

Der Befund einer *Hyperkalziurie* wird aber für die Diagnose der (familiären) idiopathischen Hyperkalziurie (rezidivierende Nephrolithiasis!) benötigt. Ferner gibt es eine familiäre hypokalziurische Hyperkalzämie ohne Hyperparathyreoidismus. Bei Hypoparathyreoidismus und Pseudohypoparathyreoidismus fehlt Parathormon bzw. der phosphaturische Effekt des Parathormons mit dem Resultat einer Hyperphosphatämie.

Die Bestimmung der *alkalischen Phosphatase* im Serum und ihrer Isoenzyme wurde in Teil A, Kap. 2 dargestellt. Bei Heranwachsenden finden sich höhere Werte. Stark erhöhte Werte der alkalischen Phosphatase weisen auf eine Osteomalazie oder einen M. Paget hin. Bei der Behandlung einer Osteomalazie mit Vitamin D steigt der Wert der alkalischen Phosphatase zunächst an. Normale oder mäßig erhöhte Werte der alkalischen Phosphatase werden beim primären Hyperparathyreoidismus und dem Schub einer Osteoporose registriert.

Die Bestimmung des 25 OH-Cholecalciferols (nach Hydroxilierung in der Leber) gibt einen Hinweis auf den *Vitamin-D-Bestand* im Körper. Bei alten Menschen werden in einem hohen Prozentsatz erniedrigte Werte gefunden, ohne daß eine manifeste Osteomalazie nachgewiesen werden kann. Dennoch kann man hieraus die Empfehlung ableiten, mit einer niedrig dosierten Vitamin-D-Therapie die bestehende oder drohende Osteopenie zu bessern oder zu verlangsamen. Der eigentlich *aktive* Metabolit 1, 25 $(OH)_2$-Cholecalciferol, der nach zusätzlicher 1-Hydroxilierung in der Niere gebildet wird, wird in der Routine selten bestimmt. Seinen Mangel kann man schon bei kompensierter Niereninsuffizienz voraussetzen. Die Analyse der seltenen Fälle von Vitamin-D-resistenter Osteomalazie bleiben Spezialisten vorbehalten (Übersicht 24-3). Auch die Abklärung der Hyperkalzämie bei Sarkoidose oder Lymphomen führt in der Regel ohne Bestimmung des 1,25 $(OH)_2$ Vitamin D_3 zu der wesentlichen therapeutischen Konsequenz einer Glukokortikoidbehandlung.

Auf die Bestimmung weiterer einen erhöhten *Knochenstoffwechsel* anzeigender klinisch-chemischen Parameter z. B. bei High-turnover-Osteoporose wurde im Teil A, Kap. 2 eingegangen. Knochenspezifische alkalische Phosphatase, Osteocalcin, Prokollagen-Typ-I-Karboxiterminales Pro-peptid, Crosslink-vernetzte N-Telopeptide im Serum sowie Hydroxyprolin- und Pyridinium-Crosslinks im Urin sind nur bei der Untersuchung schwerer, rasch progredienter Fälle von Osteoporose in jüngerem Alter erforderlich. Bei der Osteoporose sind die klinisch-chemischen Werte in der Regel unauffällig.

Bei Osteomalazie ist das eiweißkorrigierte Serumkalzium ebenso wie das Phosphat etwas erniedrigt, die Kalziumausscheidung im Urin ist deutlich erniedrigt. Es findet sich ein mäßiger sekundärer Hyperparathyreoidismus. Bei dem seltenen Phosphatdiabetes als Ursache einer Osteomalazie (Übersicht 24-3) kann man ferner eine Glukosurie und eine Aminoazidurie (Fanconi-Syndrom) finden. Die distale renale tubuläre Azidose ist durch Hyponatriämie, Hypokaliämie und erhöhte Chloridwerte im Serum bei metabolischer Azidose gekennzeichnet.

Das diagnostische (Labor)programm ist auszuweiten, wenn es z. B. um die Abklärung der Ursachen einer Hyperkalzämie, einer Hypokalzämie, einer sekundären Osteoporose oder einer nicht durch Hyperventilation bedingten normokalziämischen Tetanie geht.

24.5.3
Elektrophysiologie (Herz)

Bei der Hyperkalzämie findet sich eine verkürzte QT-Zeit. Letztere ist bei Hypokalziämie, die ja ihrerseits zur Herzinsuffizienz führen kann, verlängert.

24.5.4
Neurophysiologie

Im Elektromyogramm kann die tetanische Bereitschaft an synchronisierten Entladungen (Diplets, Multiplets) abgelesen werden. Das Elektroenzephalogramm ist bei Hypokalziämie wichtig, wenn es um die Analyse von zerebralen Krampfanfällen geht (Gelegenheitskrämpfe? symptomatische Anfälle?).

Bei schwerer Hyperkalzämie zeigt das Elektroenzephalogramm vermehrt langsame Deltawellen, die auch als Vorbotensymptom für eine drohende hyperkalziämische Krise aufgefaßt werden können.

24.5.5
Atemphysiologie

Mit der Lungenfunktionsdiagnostik läßt sich eine Neigung zur Hyperventilation objektivieren. Man achtet auf die Atemfrequenz, auf Seufzeratmung, auf Blutgase und Blut-pH.

24.5.6
Sonographie, Doppler

Die Sonographie der Halsregion kann meist nur dann Epithelkörperchenadenome bei primärem Hyperpara-

thyreoidismus lokalisieren, wenn diese einen Durchmesser von über 1 cm aufweisen. Bei den kleineren Adenomen oder Hyperplasien aller vier Epithelkörperchen versagt die Methode meistens. Die Sonographie der Nieren ist bei renaler Osteopathie und bei Nephrolithiasis (Harnstau?) angezeigt.

Die Dopplersonographie kann für die Beurteilung der progredienten Atherosklerose bei tertiärem Hypoparathyreoidismus bedeutsam werden.

24.5.7
Echokardiographie

Diese Methode wird für die Beurteilung von sekundären kardialen Folgen der Kalziumstoffwechselstörungen und Knochenerkrankungen benötigt.

24.5.8
Konventionelle Strahlendiagnostik
24.5.8.1
Tetanie und Hypoparathyreoidismus

Der Nachweis der zerebralen Kernkalzinose, d. h. von Basalganglienverkalkungen bei chronischem Hypoparathyreoidismus, gelingt häufig schon mit der konventionellen Schädelaufnahme (a. p. und seitlich). Neben den Basalganglienverkalkungen zeigen die Patienten mit Pseudohypoparathyreoidismus Skelettanomalien wie isolierte Brachymetakarpien und -tarsien.

24.5.8.2
Primärer Hyperparathyreoidismus

Dieses Krankheitsbild ist ursprünglich als Osteodystrophia cystica fibrosa generalisata von Recklinghausen beschrieben worden. Den Röntgenbefund mehrerer glatt begrenzter, z. T. gekammerter Zysten als Ausdruck des histologischen Befundes („brauner Tumor") findet man heute nur noch sehr selten. Die Fälle von primärem Hyperparathyreoidismus werden einfach früher diagnostiziert und behandelt. Wenn die häufig uncharakteristischen „rheumatischen" Knochenbeschwerden des Patienten für Röntgenaufnahmen Veranlassung geben, so sieht man heute neben den Zeichen einer sekundären Osteoporose (s. oben) v. a. subperiostale Usuren an den Fingerknochen und einen Verlust der Lamina dura der Zahnalveolen.

Die diagnostische Bedeutung dieser konventionellen Röntgenbefunde ist stark zurückgegangen. Einzelfälle erlauben allerdings immer noch zu beobachten, wie sich eine typische Knochenzyste nach Entfernung des Epithelkörperchenadenoms vollständig zurückbilden kann. Für den Nachweis von Nierensteinen, im Ausnahmefall auch von Blasensteinen, wird das konventionelle Röntgen immer noch gebraucht.

24.5.8.3
Osteomalazie

Typische Röntgenbefunde an der Wirbelsäule sind Mineralsalzminderung mit Trabekelverlust und kortikaler Ausdünnung, „schummrige" Struktur, Fischwirbel. Grünholzfrakturen und Deformierungen finden sich an Rippen und gelegentlich auch Extremitäten. Besonders typisch ist das „Kartenherzbecken". Ein nahezu pathognomonischer Befund sind Looser-Umbauzonen mit den Prädilektionsorten Schambeinäste, Skapula und Rippen.

24.5.8.4
Renale Osteopathie

Das Vollbild der renalen Osteopathie ist durch Mangel an dem aktiven Metaboliten 1, 25-Dihidroxicholecalciferol und durch den gleichzeitigen sekundären Hyperparathyreoidismus bedingt. Typische Röntgenbefunde sind subperiostale Resorptionszonen an den Phalangen, Auflösung der Spitzen der Fingerendphalangen, „Salz-und-Pfeffer-Struktur" der Schädeldecke, große osteoklastische Zysten („braune Tumoren").

Daneben finden sich die beschriebenen Zeichen der Osteomalazie (s. oben). Besonders typisch ist die gleichzeitige schwerste verkalkende Atherosklerose, die weite Gefäßstrecken in der Leeraufnahme sichtbar macht.

24.5.8.5
Osteoporose

Die konventionelle Röntgendiagnostik dient dem Nachweis der oben beschriebenen Frakturen. Ferner zeigen sich in der Wirbelsäule erhöhte Strahlentransparenz, Keil-, Platt- und Fischwirbel. Charakteristischerweise ist das Stammskelett vor den peripheren Skelettabschnitten betroffen.

24.5.8.6
M. Paget

Nahezu beweisend für den M. Paget sind die typischen Röntgenbefunde mit abnormer Knochenarchitektur, Kortikalisverdickung, vermehrter Dichte und Volumenzunahme des Knochens bei gleichzeitiger Deformierung. Die Leontiasis cranii mit filzig-strähniger Zeichnungsvermehrung und die säbelscheidenförmige Verformung der Tibia mit verdickter, kompakter und strähnig-filziger Struktur sind typische Beispiele.

24.5.9
Computertomographie und Nuklearmedizin

Die mehrfach erwähnte zerebrale Kernkalzinose ist heute am besten mit dem Schädel-CT nachzuweisen

(chronischer Hypoparathyreoidismus). Für den primären Hyperparathyreoidismus spielt neben der Sonographie die computertomographische Untersuchung der Halsregion eine untergeordnete Rolle zum Nachweis und zur Lokalisation des/der Epithelkörperchenadenoms/(e). Leider sind auch die szintigraphischen Verfahren (Subtraktionsszintigraphie) für die Lokalisation der Epithelkörperchenadenome nicht ganz zuverlässig. Am ehesten ist mit MIBI-Sequenzszintigraphie (^{99}Tc-Methoxy-Isobutyl-Isonitril) eine Lokalisation zu erreichen.

Das Skelettszintigramm ist als Suchmethode für Looser-Umbauzonen bei Osteomalazie hilfreich; im typischen Fall kann man so etwas wie einen rachitischen „Rosenkranz" an den Rippen sehen (Pseudofrakturen).

Für die Osteoporose spielen die densitometrischen Methoden (Computertomographie, Nuklearmedizin) eine Rolle. Es geht dabei v. a. um die Erfassung von Risikopatienten mit rascher Progredienz, bei denen es wichtig zu wissen ist, ob die abbauhemmende oder anbaufördernde Behandlung wirkt (Verlaufskontrollen in Abständen von weniger als 1 Jahr).

Die Knochendichtemessung ist keine allgemein zu empfehlende Routinemethode.

Beim M. Paget kann man mit dem Skelettszintigramm nach noch nicht erkennbaren Herden suchen. CT und evtl. auch MR können zum Nachweis von neurologischen Engpaßsyndromen eingesetzt werden.

24.5.10
Punktionsdiagnostik

Bioptische Untersuchungen des Knochens sind auch heute noch hilfreich. Heute wird meist eine Beckenkammpunktion mittels Jamshidi-Nadel durchgeführt. Mit dieser Methode gelingt der endgültige Beweis einer Osteomalazie. Bei der renalen Osteopathie läßt sich eine Einteilung in vier Schweregrade vornehmen (nach Delling). Beim M. Paget gelingt die histologische Sicherung.

24.6
Diabetes mellitus, Hypoglykämien

P. C. Scriba und R. Landgraf

Diabetes mellitus

Absoluter oder relativer Insulinmangel führen zum Diabetes mellitus. Nach einer Phase der gestörten Glukosetoleranz, d. h. einer verzögerten Verwertung zugeführter Glukose, entwickelt sich der manifeste *Diabetes mellitus*, der durch dauerhafte *Hyperglykämie* charakterisiert ist.

Die kürzlich von der WHO erneuerte *Klassifikation* des Diabetes mellitus unterscheidet:

- *Diabetes Typ I*
  - A immunmediiert,
  - B idiopathisch,
- *Diabetes Typ II.*

Weitere *spezielle Typen* des Diabetes mellitus:

- **A:** genetische Defekte der β-Zellfunktion:
  - „maturity onset diabetes in the youth"
    (MODY 1–4) u. a.
- **B:** genetische Defekte der Insulinaktion:
  - Leprechaunismus,
  - lipatrophischer Diabetes u. a.
- **C:** Erkrankungen des exokrinen Pankreas:
  - Pankreatitis,
  - Trauma/Pankreatektomie,
  - zystische Fibrose,
  - Hämochromatose,
  - fibrokalkulöse Pankreatikopatie u. a.
- **D:** Endokrinopathien:
  - Akromegalie,
  - Cushing-Syndrom,
  - Glukagonom,
  - Phäochromozytom,
  - Hyperthyreose,
  - Somatostatinom,
  - Conn-Syndrom u. a.,
- **E:** pharmaka- und chemikalieninduziert:
  - Glukokortikoide,
  - Schilddrüsenhormone,
  - Diazoxid,
  - β-adrenerge Agonisten,
  - Thiazide,
  - α-Interferon u. a.
- **F:** Infektionen:
  - kongenitale Röteln,
  - Zytomegalie u. a.,
- **G:** seltene Formen eines immunmediierten Diabetes:
  - Stiff-man-Syndrom,
  - Anti-Insulinrezeptor-Antikörper u. a.,
- **H:** andere genetische Syndrome, die manchmal mit Diabetes assoziiert sind:
  - Down-Syndrom,
  - Wolfram-Syndrom,
  - myotone Dystrophie,
  - Prader-Willi-Syndrom u. a.

Daneben gibt es den *Gestationsdiabetes*, eine häufig reversible Störung des Glukosestoffwechsels, die erstmals in der Schwangerschaft mit einer Prävalenz von 2–4 % auftritt.

Anmerkung: Patienten mit jeder Form der Erkrankung können insulinabhängig werden, so daß die Insulinabhängigkeit den Patienten nicht klassifiziert.

Verändert wurde von der WHO auch die *Stadieneinteilung:*

- normale Glukoseregulation,
- gestörte Glukosetoleranz oder gestörte Nüchternglukose,
- Diabetes mellitus,
  - Insulin nicht erforderlich,
  - Insulin erforderlich für Kontrolle,
  - Insulin erforderlich zum Überleben.

Die *Schwere* der metabolischen Störung kann bei allen Diabetestypen fortschreiten, sie kann sich aber v. a. beim Diabetes *Typ II* auch *zurückbilden* (z. B. bei Gewichtsreduktion, körperlicher Aktivität). Diese Dynamik muß bei der Behandlung berücksichtigt werden.

In westlichen Industrieländern kann von einer mittleren *Häufigkeit* des Diabetes mellitus von 2,5–6 % ausgegangen werden. Der Anteil des Typ-II-Diabetes an der Gesamtprävalenz beträgt 85–90 %, die des Typ-I-Diabetes 5–8 %.

Beim *Typ-I-Diabetes* führen auslösende Faktoren (z. B. Virusinfekte) bei genetischer Prädisposition (z. B. Heterozytogie von HLA-DR3/DR4) zu zellulär mediierter Autoimmundestruktion der β-Zellen des Pankreas. Diese kann z. B. an Inselzellautoantikörpern erkannt werden. Etwa 60–70 % der Fälle manifestieren sich vor dem 35. Lebensjahr. Andere organspezifische Autoimmunerkrankungen sind bei diesen Patienten häufiger (z. B. immunogene Hyperthyreose, M. Addison, Vitiligo u. a.).

Nach der Konkordanz bei eineiigen Zwillingen spielt die *Erblichkeit* beim Typ-II-Diabetes (60–90 %) eine deutlich größere Rolle als beim Typ-I-Diabetes (30–50 %).

Der *Typ-II-Diabetes* beruht auf
- peripherer Insulinresistenz,
  - Postrezeptordefekt, verminderte Glukoseutilisationsrate,
- gesteigerter hepatischer Glukoseproduktion;
  - ist durch Hyperinsulinämie nicht unterdrückbar;
- Reduktion der postprandialen hepatischen Glukoseextraktion,
- Störung der Insulinsekretion,
  - Insulinsekretionsstarre (Verzögerung, Hemmung bei Hyperglykämie).

Diese *Insulinresistenz* ist z. T. durch das Übergewicht bedingt (>80% der Typ-II-Diabetiker sind übergewichtig). Die Kombination von Adipositas, Hyperglykämie, Insulinresistenz mit oder ohne Hyperinsulinämie, Hypertriglyzeridämie, Gesamt- und LDL-Hypercholesterinämie, Verminderung des HDL-Cholesterins, thrombophiler Diathese, häufig verknüpft mit arterieller Hypertonie, wird „metabolisches Syndrom" (Syndrom X) genannt.

Hypoglykämien

Medikamentös induzierte Hypoglykämien bei Diabetikern sind zahlenmäßig am häufigsten.

Verstärkende Medikamente (Abb. 24-16) und Alkohol spielen eine Rolle. Daneben sind funktionell-reaktive (postprandiale) Hypoglykämien ebenso zu beachten wie die Fastenhypoglykämien. Findet man bei letzteren niedrige Insulinwerte, so handelt es sich um Hypoglykämien z. B. bei Leberfunktionsstörungen, Ne-

bennierenrindeninsuffizienz etc. Bei Leberfunktionsstörungen gibt es häufig hohe Insulinspiegel bei reduzierter hepatischer Insulinextraktion und Insulinresistenz ohne Hypoglykämie. Geht die Hypoglykämie mit einem Hyperinsulinismus einher, so ist zwischen Insulinom und Hypoglycaemia factitia zu unterscheiden.

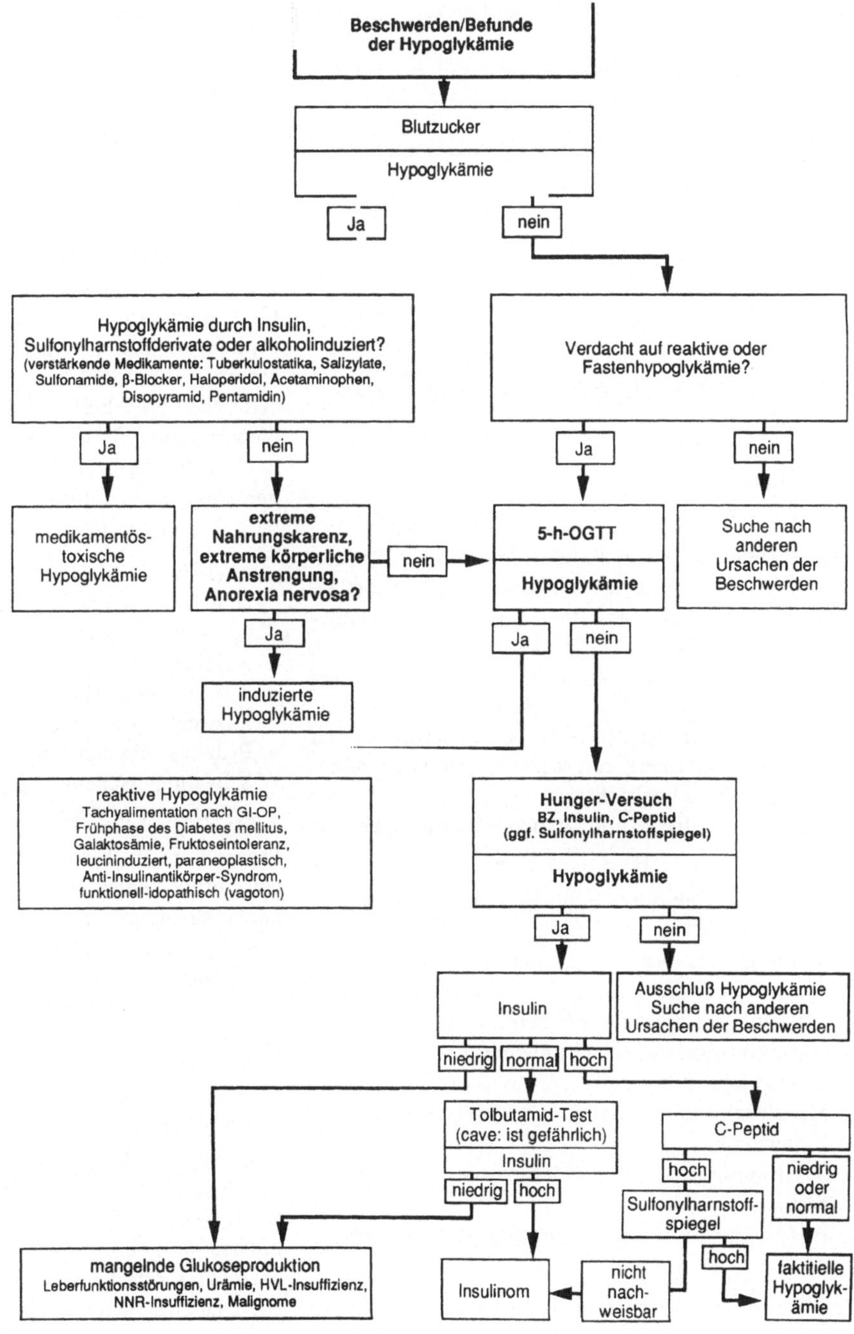

Abb. 24-16. Differentialdiagnose der Hypoglykämie

24.6.1
Anamnese und Befunde
24.6.1.1
Diabetes mellitus

Wenn die WHO *spezielle Typen* des Diabetes mellitus klassifiziert (s. oben), so ist klar, daß Beschwerden und Befunde, die zu so einem Diabetes mellitus gehören, gemeinsam mit den zusätzlichen Zeichen der jeweiligen Grundkrankheiten (z. B. Hämochromatose, Akromegalie etc.) in Erscheinung treten können. Dieser symptomatische Diabetes mellitus ist gelegentlich Leitsymptom der Grundkrankheit, oder er kann Begleitsymptom sein, aber auch fehlen.

Akute metabolisch bedingte, bzw. mit der Hyperglykämie zusammenhängende Probleme:

- Polyurie, Polydipsie, Nykturie, Enuresis nocturna,
- Gewichtsabnahme,
- Müdigkeit, Leistungsschwäche,
- Hunger, Polyphagie,
- allgemeine Infektanfälligkeit (Haut, Schleimhäute, Harnwege),
- Pruritus,
- transitorische Refraktionsanomalien,
- Übelkeit, Erbrechen, andere gastrointestinale Beschwerden,
- Muskelkrämpfe,
- Bewußtseinsstörungen.

Die Schwere der Stoffwechseldekompensation bestimmt dabei das Ausmaß. Betroffen sind v. a. Kinder, Jugendliche und junge Erwachsene (Typ-I-Diabetes). Den Extremfall stellt das ketoazidotische Coma diabeticum (s. unten) dar, anläßlich dessen auch heute noch etwa 1/4 aller Typ-I-Diabetiker erstmals diagnostiziert werden. Die dramatische Polyurie, Gewichtsabnahme, Leistungsschwäche etc. (s. oben) sind allerdings auch bei Typ-II-Diabetikern mit schwerer Stoffwechseldekompensation zu beobachten.

Diabetesspezifische und -assoziierte *chronische* Probleme:

- Visusstörungen durch ophthalmologische Komplikationen,
- neurologische Beschwerden (autonome und sensomotorische Probleme),
- Fuß- und Handprobleme (Cheiroarthropathie, nervale und zirkulatorische Probleme),
- erektile Dysfunktion,
- Menstruations- und Schwangerschaftsprobleme,
- Hypertonie,
- Beschwerden von seiten einer manifesten Nephropathie,
- vorzeitige Atherosklerose (peripher, zerebral, koronar).

Den *chronischen* Diabetes mellitus beherrschen heute

spezifische Komplikationen, die vereinfachend der diabetischen *Mikroangiopathie* zugeordnet werden können, und diabetes*assoziierte Organbeteiligungen,* die nicht diabetesspezifisch, aber gehäuft bei Diabetes sind.

Diabetesspezifische und diabetesassoziierte chronische Komplikationen sind:

- Mikroangiopathie
  - Retinopathie,
  - Nephropathie,
  - (Neuropathie),
- Polyneuropathie
- diabetischer Fuß,
- Störungen des Skelett-, Stütz- und Bindegewebes,
- Makroangiopathie
  - koronare Herzerkrankung,
  - zerebrale Durchblutungsstörungen,
  - periphere arterielle Verschlußkrankheit.

Bei letzteren dominiert die *Makroangiopathie* (Atherosklerose). Beschwerden und Befunde der Patienten mit Diabetes mellitus werden im Verlauf von diesen Komplikationen und Organbeteiligungen geprägt, deren Schilderung hier bezüglich diabetischer Besonderheiten ergänzt wird. Herzinfarkt, Schlaganfall, periphere arterielle Verschlußkrankheit, Nephropathie oder Polyneuropathie finden sich überzufällig häufig beim noch nicht diagnostizierten *Typ-II*-Diabetes und können somit Leitsymptom sein. Insbesondere muß man beim Typ-II-Diabetiker achten auf

- uncharakteristische Zeichen wie Müdigkeit, Konzentrationsschwäche, Abgeschlagenheit und Antriebsarmut sowie
- Nykturie,
- rezidivierende Harnwegs- und Hautinfektionen,
- Pilzinfektionen (z. B. Balanitis, Vaginitis),
- Pruritus sine materiae sowie
- Schwindelerscheinungen, Kopfschmerzen und
- typische oder atypische Fußkomplikationen.

Ferner können Problemschwangerschaften und übergewichtige Neugeborene (mehr als 4 kg) ein Hinweis auf einen Diabetes mellitus sein.

Beschwerden und Befunde der Diabetiker hängen schließlich von der *Therapie* und deren *Nebenwirkungen* ab. In diesem Sinne ist v. a. auf Hypoglykämien zu achten (s. unten).

Weiter ist die *Diabetesdauer* von Bedeutung. Da diese beim *Typ-II*-Diabetes im Gegensatz zum Typ I meist unsicher ist, muß schon aus diesem Grunde bei der Erstdiagnose des *Typ-II*-Diabetes nach den Zeichen des diabetischen Spätsyndroms (Auge, Niere, Nervensystem) sowie der Makroangiopathie gefahndet werden. Ebenso muß bei Apoplex, koronarer Herzerkrankung, peripherer arterieller Verschlußkrankheit etc. immer ein Diabetes mellitus Typ II ausgeschlossen werden.

Die körperliche Untersuchung des Diabetikers entspricht der kompletten internistischen Untersuchung! Hinzu kommt die ophthalmologische, neurologische und angiologische Untersuchung (Füße!). Besondere Aufmerksamkeit verdienen ferner Insulininjektionsstellen, Blutabnahmestellen (Selbstkontrolle!) und die standardisierte Blutdruckmessung. Das Screeningprogramm für Patienten mit Diabetes sieht folgendermaßen aus (Landgraf 1998):

- jedes Quartal:
  - Körpergewicht,
  - Blutdruck,
  - Blutglukose,
  - Anzahl schwerer Hypoglykämien,
  - HbA_{1c},
  - Selbstkontrolle,
  - Mikroalbuminurie,
  - Fußinspektion,
  - Rauchen;
- einmal pro Jahr:
  - Kreatinin im Serum,
  - Cholesterin (HDL/LDL), Triglyceride,
  - Augenuntersuchung (evtl. häufiger),
  - Gefäßuntersuchung der Beine,
  - Nervenuntersuchung (einschließlich Stimmgabeltest),
  - kardiale Untersuchung (einschließlich EKG/Belastungs-EKG).

Die *Dokumentation* dieser anamnestischen Angaben und Befunde zu den Sekundärkomplikationen ist für die Beurteilung und die Steuerung des Verlaufs bei Diabetes mellitus von größter Bedeutung (Gesundheits-Diabetiker-Paß)!

Zur *Psychosozialanamnese* gehört die Beratung in Berufsfragen, bei der Familienplanung sowie bezüglich Sport und Freizeitgestaltung.

Diabetische Komata

Auch heute noch rechnet man mit einer jährlichen Inzidenz von 1–5 Fällen von diabetischer Ketoazidose pro 100 Typ-I-Diabetiker. Die Mortalität beträgt 5–10 %. Präzipitationsfaktoren sind Behandlungsfehler (38 %), Primärmanifestation des Typ-I-Diabetes (25 %), Infektionen (20 %), vaskuläre Komplikationen wie Myokardinfarkt, Apoplexie (6 %), sonstige Ursachen (5 %), keine erkennbare Ursache (6 %).

Anamnestische Hinweise für eine und Befunde einer diabetischen Ketoazidose, die eine sofortige Behandlung unter Intensivbedingungen erforderlich machen:

- Polyurie, Nykturie, Durst
- Gewichtsverlust
- Exsikkose
- Tachykardie und Hypertonie
- extreme Schwäche

- Brechreiz, Erbrechen
- Pseudoperitonitis (besonders bei jüngeren Patienten)
- azidotische (Kussmaul-)Atmung
- Muskelkrämpfe,
- Sehstörungen
- Bewußtseinsstörung: Somnolenz bis Koma (10 %)
- hypovolämischer und Vasomotorenschock
- Nierenversagen
- Herz-Kreislauf-Versagen

Bei alten Menschen wird das hyperosmolare, nicht ketoazidotische Koma mit deutlich höherer Mortalität beobachtet (s. unten). Laktatazidosen (s. unten).

Chronische Komplikationen und Organbeteiligung

Pathogenetisch sind sowohl die diabetesspezifischen Komplikationen als auch die diabetesassoziierten Organbeteiligungen (s. Übersicht oben) komplex; für die Mehrzahl der Mechanismen ist das Ausmaß der Hyperglykämie aber entscheidend. Beim Typ-I-Diabetes werden diese chronischen Komplikationen häufig, aber nicht immer, nach 5–8 Jahren nachweisbar; beim Typ-II-Diabetes ist dies schon eher der Fall, weil die Erkrankung undiagnostiziert schon länger bestehen kann (im Mittel 7 Jahre!).

Retinopathie

Die diabetische Retinopathie ist die führende Ursache von Neuerblindungen in den westlichen Ländern. Nach 20jähriger Diabetesdauer findet sich bei 56 % der Typ-I- und bei 24 % der Typ-II-Diabetiker eine proliferative Retinopathie. Bei älteren Diabetikern wird häufig schon innerhalb des ersten Jahres nach Diagnose ein Makulaödem (Makulopathie) nachgewiesen. Für die ophthalmologische Untersuchung und Dokumentation ist ein strukturiertes Dokumentationsprogramm einzusetzen.

Schwankungen der Sehschärfe als anamnestische Angabe entsprechen eher akuten metabolisch bedingten Linsenveränderungen (s. oben). Langsam progredientes unscharfes Sehen spricht für ein Makulaödem.

Tabelle 24-16. Stadiengerechte Behandlung der diabetischen Retinopathie. (Nach Laqua 1984)

Stadium		Befund	Therapie
Nichtproliferative Retinopathie	I	Mikroaneurysmen, Punktblutungen	1/2- bis jährliche Funduskontrolle, Fotodokumentation
	II	Ausgeprägtes Netzhautödem, Exsudate	Laser-/Lichtkoagulation
Proliferative Retinopathie	III	Proliferationen	Laser-/Lichtkoagulation
	IV	Massive Glaskörperblutung, Netzhautablösung	Glaskörperchirurgie

Nebelsehen und Empfindlichkeit gegen Blendung weisen auf eine diabetische Katarakt hin. Die Frühstadien der diabetischen Retinopathie müssen dagegen durch regelmäßige Fundoskopie erfaßt und einer vorbeugenden Behandlung zugeführt werden. Im Stadium der proliferativen diabetischen Retinopathie kann es zu Glaskörpereinblutungen kommen (Rote-Schlieren-Sehen); final findet man eine traktionsbedingte Netzhautablösung mit resultierendem Sekundärglaukom und kompletter Erblindung (Tabelle 24-16).

Seltenere Augenkomplikationen sind die apoplektiforme Abduzensparese (Schwerpunktspolyneuritis) und das Hyphaema (vgl. Kap. 31).

Nephropathie

Die diabetische Nephropathie mündet bei 30–40 % aller Typ-I-Diabetiker in ein terminales Nierenversagen (Dialyse oder Transplantation). Knapp die Hälfte aller dialysepflichtigen Nierenkranken in Deutschland haben eine Zuckerkrankheit, davon 90 % einen Typ-II-Diabetes. Entscheidend sind die Frühdiagnose (Mikroalbuminurie, s. unten) und die dann einzuleitende nephroprotektive/antihypertensive Therapie sowie die Bekämpfung von Harnwegsinfekten.

Polyurie und Durst wurden als Zeichen der akuten Stoffwechseldekompensation schon erwähnt. Tabelle 24-17 zeigt die Stadien der Nierenbeteiligung bei insulinpflichtigem Diabetes mellitus (Mogensen 1989). Nephrotisches Syndrom, Hypertonie und Urämie gilt es durch rechtzeitige Intervention hinauszuzögern oder zu verhindern; deren Symptome sind nicht diabetesspezifisch. Kolikartige Schmerzen (Nierenkoliken mit Hämaturie) können als Folge der für Langzeitdiabetiker typischen Papillennekrose auftreten. Zur Vermeidung eines akuten Nierenversagens sollen Röntgenkontrastmittel vermieden werden.

Tabelle 24-17. Stadien einer Nierenbeteiligung im Verlauf eines insulinpflichtigen Diabetes mellitus. (Nach Mogensen 1989)

Stadium	Beschreibung
1	Das Hypertrophie-Hyperfunktions-Stadium wird bei der klinischen Diagnose des Diabetes mellitus nachweisbar
2	Entwicklung von strukturellen Läsionen, aber normale oder fast normale Urinalbuminausscheidung (UAE < 20 µg/min). Einige Patienten scheinen niemals eine dauerhafte Erhöhung der Albuminausscheidung im Urin zu entwickeln
3	Sogenannte inzipiente diabetische Nephropathie, charakterisiert durch eine persistierende und zunehmende Mikroalbuminurie und einen Anstieg des Blutdrucks. Die Urinalbuminausscheidung steigt über mehrere Jahre von 20 auf 200 µg/min
4	Die manifeste diabetische Nephropathie ist die klassische Krankheitseinheit, charakterisiert durch eine Makroproteinurie
5	Terminale Niereninsuffizienz, charakterisiert durch eine Urämie

Polyneuropathie

Neuropathien mit entsprechenden neurophysiologischen Defiziten sind in unselektionierten Diabetikerpopulationen bei 20–30 % zu finden. Eine Klassifizierung findet sich unten. Am häufigsten findet man symmetrische, distal betonte sensomotorische Polyneuropathien, ebenfalls häufig die autonome Neuropathie. Die periphere Polyneuropathie beginnt in der Regel an den Füßen mit brennenden, stechenden, auch krampfartigen Schmerzen, Taubheitsgefühl und Hypästhesien (Anaesthesia dolorosa), die nächtlich exazerbieren. Temperatur- und Vibrationsempfinden sind vermindert, die Muskeleigenreflexe fehlen.

Klassifizierung der diabetischen Neuropathien:
- Progrediente, chronische Neuropathien
  - diffuse, symmetrische sensomotorische Polyneuropathie (klassische Form),
  - selektive small-fiber-Neuropathie,
  - autonome Neuropathie;
- akute, reversible Neuropathien
  - diabetische amyotrophe Neuropathie,
  - Hirnnervenausfälle (III, VI);
- Druckneuropathien
  - Karpaltunnelsyndrom (N. medianus),
  - N.-ulnaris-Syndrom,
  - laterales Popliteanervsyndrom.

Übersicht über die *Symptome der diabetischen autonomen Neuropathie* (Landgraf 1998):
- kardiovaskulär
  - Ruhetachykardie,
  - aufgehobene Herzfrequenzvariabilität,
  - stumme Myokardischämie,
  - orthostatische Dysregulation,
  - gesteigerter peripherer Blutfluß (Ödeme),
- gastrointestinal
  - Ösophagusfunktionsstörung,
  - Gastroparese,
  - Obstipation,
  - nächtliche Diarrhö,
  - anorektale Dysfunktion,
- urogenital
  - erektile Dysfunktion,
  - Blasenatonie,
- weitere
  - gestörte Schweißsekretion: Hyperhidrose bis zu Anhidrose,
  - gustatorisches Schwitzen,
  - diabetisches Fußsyndrom,
  - Osteoarthropathie,
  - Störung der zentralen Atmungs- und Temperaturregulation,
  - Störung der Pupillenmotorik (Hell-dunkel-Adaptation),
  - gestörte Hypoglykämiewahrnehmung („hypoglycemia unawareness").

Diagnostisches Vorgehen bei diabetischen Neuropathien:

- Anamnese,
- neurologische Basisuntersuchung
  - Reflexstatus,
  - Oberflächensensibilität (Spitz-Stumpf-Diskriminierung),
  - Lagesinn,
  - Vibrationssinn (Stimmgabel),
  - Muskelatrophien, Muskelkraft,
  - Fußinspektion,
- neurophysiologische Untersuchung
  - Nervenleitgeschwindigkeit,
  - Nervenaktionspotentiale (Elektromyographie),
  - Temperaturschwellenmessung (somatosensible evozierte Potentiale),
- autonome Funktionstests
  - kardiale autonome Dysregulation (Herzfrequenzvariationsanalyse),
  - Magenentleerung,
  - Blasenentleerung,
  - Orthostasetest.

Diabetisches Fußsyndrom

Diese Komplikation ist bei Diabetikern von größter medizinischer und ökonomischer Bedeutung. Diabetiker werden bis zu 50mal häufiger als Nichtdiabetiker amputiert; die Hälfte aller Krankenhaustage bei Zuckerkranken sind durch das diabetische Fußsyndrom bedingt.

Risikofaktoren bei der Entstehung eines diabetischen Fußsyndroms:

- Alter des Patienten,
- Diabetesdauer,
- Güte der Stoffwechseleinstellung,
- diabetische Polyneuropathie,
- periphere arterielle Verschlußkrankheit,
- Nikotin- und Alkoholabusus,
- Fußdeformitäten,
- inadäquates Schuhwerk,
- inadäquate Fußpflege,
- Visusminderung,
- Zustand nach diabetischen Fußläsionen,
- fehlende Schulung.

Neuropathische (sensomotorische und autonome) Störungen sind für etwa die Hälfte aller Fußläsionen beim Diabetiker verantwortlich; 25 % sind rein vaskulär bedingt und etwa 25 % sind gemischt neuropathisch-vaskulär verursacht. Die vaskulär bedingten Fälle sind durch belastungsabhängige Schmerzen gekennzeichnet, bei überwiegend neuropathischer Genese besteht kein oder ein stark abgeschwächter nächtlicher Schmerz (Tabelle 24-18).

Tabelle 24-18. Einteilung des diabetischen Fußsyndroms. (Nach Wagner in Landgraf 1998)

Grad	Beschreibung
0	Keine Läsion, ggf. Fußdeformität oder Zellulitis
I	Oberflächliche Ulzera
II	Tiefes Ulkus bis zu Gelenkkapsel, Sehnen oder Knochen
III	Tiefes Ulkus mit Abszeß, Osteomyelitis, Infektion der Gelenkkapsel
IV	Begrenzte Vorfuß- oder Fersennekrose
V	Nekrose des gesamten Fußes

Makroangiopathie

Etwa 75 % der Diabetiker sterben heute an makroangiopathischen Komplikationen (53 % kardial, 12 % zerebrovaskulär und 9 % renal). Hinzu kommt die Morbidität (und Mortalität) durch die periphere arterielle Verschlußkrankheit.

Die Makroangiopathie ist bei diabetischen Frauen und Männern etwa gleich häufig und das Risiko ist gegenüber nichtdiabetischen Personen um ein mehrfaches erhöht. Weitere Besonderheiten sind

- ein mindestens 10 Jahre früheres Auftreten,
- die Manifestation der pAVK an den peripheren Gefäßen (Unterschenkeltyp),
- eine schlechtere Prognose von Myokardinfarkt, pAVK und Apoplex,
- der „stumme" Myokardinfarkt (ohne Angina pectoris);
- Kältegefühl und Schmerz (Claudicatio) können bei pAVK fehlen und
- verzögerte Reparationsvorgänge durch Infektionsneigung.

Diabetes und Schwangerschaft

Die hohe perinatale Sterblichkeit bei schlechter Stoffwechselkontrolle läßt sich bei optimaler Betreuung (präkonzeptionell und während der Schwangerschaft) auf unter 5 % senken. Vorbestehende diabetische Komplikationen (Makroangiopathie, Nephropathie und Retinopathie) gefährden jedoch Mutter und Kind erheblich. Wegen der Häufigkeit des sog. Gestationsdiabetes (s. oben) sollte bei jeder Schwangeren spätestens in der 24.–28. Woche nach einem Diabetes gefahndet werden.

Falls der Gestationsdiabetes nach der Schwangerschaft verschwindet, besteht für etwa die Hälfte der Frauen das Risiko, in den nächsten 8 Jahren einen Typ-II-Diabetes zu entwickeln.

24.6.1.2
Hypoglykämie

Die Beschwerden und Befunde hypoglykämischer Patienten sind anfallsartig rezidivierend und gehören zu den endokrin bedingten Notfällen.

Symptomatologie der Hypoglykämie (nach Landgraf 1998):

- parasympathikotone Reaktionen:
  - Heißhunger,
  - Übelkeit, Erbrechen,
  - Schwäche;
- adrenerge Symptome:
  - Angst,
  - Blässe,
  - Zittern,
  - Unruhe,
  - Palpitationen, evtl. Herzrhythmusstörungen,
  - Mydriasis;
- Neuroglukopenie:
  - Sehstörungen,
  - periorale Gefühlsstörungen,
  - Sprach- und Riechstörungen,
  - Gähnen,
  - Konzentrationsmangel,
  - Aggressivität,
  - Verwirrtheit,
  - bizarres Verhalten,
  - Stupor,
  - Paresen,
  - fokale oder generalisierte Krampfanfälle,
  - Koma.

Die parasympathikotonen und adrenergen Symptome können bei längerer Diabetesdauer abgeschwächt sein oder ganz fehlen.

Wie die Übersicht zeigt, folgt einer Phase der parasympathikotonen Reaktion die Phase der adrenergen Gegenregulation. Paroxysmale Zeichen der Neuroglukopenie beruhen auf der Glukoseabhängigkeit des Gehirns. Die Abgrenzung gegenüber anderen neurologisch-psychiatrischen Erkrankungen mit Anfallscharakter ist therapeutisch extrem wichtig, manchmal aber schwierig. In Abhängigkeit von der Schwere der Hypoglykämie und v. a. von ihrer Dauer droht der Umschlag von reversiblen Störungen (z. B. Hemiparese, Gelegenheitskrämpfe) zu irreversibler zerebraler Schädigung. Bei letzteren kommen Persönlichkeitsveränderungen, Intelligenzabbau, bleibende Herdsymptome (z. B. Narbenepilepsie) und das posthypoglykämische Koma zur Beobachtung.

Von den in Abb. 24-16 genannten Ursachen der Hypoglykämien fallen einige durch zusätzliche Beschwerden/Befunde auf:

Pharmakainduzierte Hypoglykämie

Diese therapeutische Komplikation des Diabetes mellitus gehört zu den häufigsten Ursachen endokrin-metabolischer Krisen. Die oben genannten Symptome ändern sich im Laufe der Diabeteserkrankung erheblich. Bei schwerer autonomer Dysfunktion besteht die Gefahr, daß die Hypoglykämie nicht rechtzeitig wahrgenommen

wird, weil z. B. die asympathikotonen und adrenergen Symptome fehlen, so daß es in kürzester Zeit zu schweren neuroglukopenischen Syndromen kommen kann. Dies ist ein prognostisch ernstes Zeichen; die Patienten benötigen zur Beseitigung der Hypoglykämie häufig Fremdhilfe (Glukagon und/oder Glukose i.v.!).

Ursachen für die Auslösung einer Hypoglykämie beim Diabetiker:

- ausgelassene oder vergessene Mahlzeiten,
- inadäquate Mahlzeiten (z. B. zu klein, zu wenig Kohlenhydrate etc.),
- körperliche Anstrengung,
- Alkohol,
- Niereninsuffizienz,
- Leberinsuffizienz,
- autonome Neuropathie,
- β-Rezeptorenblockertherapie,
- Fehler in der Sulfonylharnstoffdosis,
- Interaktion von Medikamenten mit Sulfonylharnstoffen,
- Fehler in der Insulindosierung,
- falsches Insulin,
- falsches Insulinregime,
- Injektionsfehler (z. B. i.m. oder i.v.),
- Wechsel der Injektionsstelle.

Neben der Schulung eines jeden Diabetikers, die überprüft werden muß, muß die Erkennbarkeit einer Hypoglykämie durch den Patienten in seiner persönlichen Umgebung erfragt werden (nächtliche Hypoglykämien: Schnarchen, Fantasieren, motorische Unruhe, Krampfanfälle).

Besonders bei alten Patienten, die weisungsgemäß Sulfonylharnstoffderivate einnehmen, kommt es zu Hypoglykämien, wenn sie z. B. bei interkurrenten Erkrankungen die Nahrungszufuhr einschränken, wenn eine Einschränkung der Nierenfunktion zunimmt, oder wenn potenzierende Medikamente (Abb. 24-16) eingenommen werden.

Alkoholinduzierte Hypoglykämie

Alkohol kann nach längerem Fasten (Glykogenverarmung der Leber) und bei Lebererkrankungen die Glukoneogenese stark hemmen und so zu schweren (nicht insulinbedingten) Hypoglykämien führen (DD Alkoholintoxikation!).

Induzierte Hypoglykämie

Bei Nahrungskarenz, Anorexia nervosa und extremer körperlicher Anstrengung („effort syndrome") werden Hypoglykämien beobachtet.

Reaktive Hypoglykämie

Die Tachyalimentation z. B. nach der früher häufigen 2/3-Resektion des Magens und nach anderen gastrointestinalen Operationen war die häufigste Ursache dieser reaktiven Hypoglykämien. Da die Symptome etwa eine Stunde nach der Nahrungsaufnahme auftraten, sprach man auch von „Spätdumping".

Mangelnde Glukoseproduktion

Diese ist die Ursache der Hypoglykämien bei Leberparenchymschäden, Urämie, Nebennierenrindeninsuffizienz etc. Auch sie ist eine Fastenhypoglykämie.

Insulinom

Patienten mit Insulinom leiden unter einer autonomen, d. h. nicht durch niedrige Blutglukose supprimierbaren Insulinüberproduktion. Dieser Hyperinsulinismus kann bei durch die Hypoglykämietendenz provozierter Überernährung zu rascher Gewichtszunahme führen (ca. 30 %). Weitere Symptome finden sich in Tabelle 24-19.

Tabelle 24-19. Häufigkeit der Symptome bei 46 Patienten mit organischem Hyperinsulinismus. (Nach Spelsberg et al. 1978)

Symptom	[%]
Bewußtlosigkeit	76
Verwirrtheitszustände, Stupor	48
Schweißausbrüche	41
Generalisierte oder fokale zerebrale Krampfanfälle	35
Leistungsminderung, Schwäche	35
Extreme Adipositas	33
Muskelzittern	13
Heißhunger	13
Organisches Psychosyndrom	13
Parästhesien	11
Kopfschmerzen	11
Paresen	7
Palpitationen, Stenokardien	7
Oberbauchschmerzen	4
Sehstörungen	4
Depressionen	4
Reflexanomalien	2
Aphasie	2
Irreversibler Hirnschaden	2
Gewichtabnahme	2

Faktitielle Hypoglykämie

Diese besonders bei medizinnahen Berufen und entsprechender psychiatrischer Konstellation gar nicht so seltene Form der Hypoglykämie läßt sich bei entsprechendem Verdacht durch die Bestimmung von C-Peptid bzw. Sulfonylharnstoffspiegeln (s. unten) nachweisen.

Angeborene Stoffwechselerkrankungen

Hier ist an die seltenen Glykogenspeicherkrankheiten, die Galaktosämie und die hereditäre Fructoseintoleranz zu denken (nicht insulinbedingte Hypoglykämie!).

Nicht insulinbedingte Hypoglykämien

Diese werden auch bei großen retroperitonealen *Tumoren* beobachtet (gesteigerte Glukoseutilisation bei IGF-2-Mehrsekretion).

24.6.2
Laboruntersuchung

Kriterien für die Diagnose eines Diabetes mellitus

Die heute gültigen Kriterien nach Landgraf (1998) sind:

1. *Symptome* plus eine *aktuelle Plasmaglukose* von >200 mg/dl (11,1 mmol/l).
   Der aktuelle Plasmaglukosewert ist unabhängig von der Tageszeit und dem Abstand zur letzten Mahlzeit. Die klassischen Symptome umfassen Polyurie, Polydipsie und nicht geklärten Gewichtsverlust.
2. *Nüchternplasmaglukose* >126 mg/dl (7,0 mmol/l). Nüchtern ist definiert als >8 h ohne Kalorienzufuhr.
3. *Plasmaglukose 2 h nach einer oralen Glukosebelastung* (75 g) >200 mg/dl (11,1 mmol/l).

Ein OGTT wird allerdings nicht als Routinemethode zur Diagnose eines Diabetes empfohlen. Wenn eines der genannten Kriterien erfüllt ist, so muß die Diagnose an einem folgenden Tag durch eine der genannten Methoden bestätigt werden. Zusätzlich wurde eine Gruppe definiert, die noch nicht die Kriterien eines *manifesten* Diabetes (s. oben) erfüllt, aber bereits eine gestörte Nüchternglukose aufweist („impaired fasting glucose", IFG).

Kriterien für eine gestörte Nüchternglukose (nach Landgraf 1998) sind:

- Fastenplasmaglukose >110 und <126 mg/dl *(IFG 1)*,
- Fastenplasmaglukose >126 mg/dl *(vorläufige Diabetesdiagnose)*,
- Plasmaglukose 2 h nach OGTT >140 und <200 mg/dl,
- Plasmaglukose 2 h nach OGTT >200 mg/dl *(vorläufige Diabetesdiagnose)*.

Das vorausgehende Stadium der *pathologischen Glukosetoleranz* (s. oben) kann definitionsgemäß nur mit Hilfe von Belastungsproben erkannt werden. Der standardisierte orale Glukosetoleranztest (s. Teil A, Kap. 2) erlaubt die globale Prüfung des gesamten Regulationssystems der Blutglukose einschließlich Magenentleerung, intestinaler Steuerung der Insulinsekretion und Suppression des Wachstumshormons. Vorbereitung, Durchführung und Beurteilung sind in Teil A, Kap. 2 dargestellt.

Stoffwechselkontrolle

Ein heute unverzichtbarer retrospektiver Parameter für die Güte der Stoffwechseleinstellung in den letzten 8–12 Wochen ist mit der Bestimmung des glykierten Hämoglobins gegeben (*HbA1c*, s. Teil A, Kap. 2). Auf Fehlerquellen wie Blutverluste und Niereninsuffizienz ist ebenso zu achten wie auf die methodenabhängigen Referenzbereiche.

Auch Plasmaproteine werden nicht enzymatisch glykiert. Die sog. *Fructosamine* entsprechen im wesentlichen glykiertem Albumin und IgG; sie erlauben gemäß ihrer Halbwertszeit eine Aussage über die Stoffwechseleinstellung in den letzten 20 Tagen.

Die Bedeutung der *Mikroalbuminurie* (s. Teil A, Kap. 2) für die Frühdiagnose der diabetischen Nephropathie wurde bereits erwähnt. Fast alle schlecht kontrollierten Diabetiker entwickeln eine *sekundäre Dyslipidämie* mit Erhöhung der Triglyzeride, einer Senkung des HDL- und Erhöhung des LDL-Cholesterins. Die Fettstoffwechselstörung kann so massiv sein, daß akute Komplikationen wie eruptive Xanthome und Hyperviskositätskomplikationen einschließlich einer akuten Pankreatitis auftreten können.

Diabetische Komata

Der Ketonkörpernachweis erfolgt bei *ketoazidotischem Koma* mittels Teststreifenmethode (+++). Die klinisch an der tiefen Kussmaul'schen Atmung erkennbare metabolische Azidose wird durch Bestimmung des Blut-pH, der Blutgase (negativer Basenexzeß) und der Serumelektrolyte definiert. Bei der Interpretation der Hyponatriämie ist die erhöhte Blutglukose zu berücksichtigen. Die initiale Hyperkaliämie kann unter Insulinbehandlung schnell in eine bedrohliche Hypokaliämie umschlagen (Substitution!). Die Hypophosphatämie muß ggf. substituiert werden. Der Volumenmangel (Exsikkose) beträgt im typischen Fall 6–10 l!

Das *hyperosmolare*, nicht ketoazidotische Koma des älteren Patienten hat ein höheres Mortalitätsrisiko und findet sich besonders auch bei nicht insulinpflichtigen Diabetikern. Blutglukosekonzentrationen von 600 bis über 1000 mg/dl mit einer Plasmaosmolalität von mehr als 350 mosmol/kg ohne Azidose werden beobachtet.

Laktatazidosen sind eine typische, inzwischen seltene Komplikation der Biguanidtherapie. Laktatazidosen werden allerdings z. B. im kardiogenen Schock weiterhin regelmäßig beobachtet.

Hypoglykämien

Erste kognitive Funktionsstörungen werden bei Blutglukosewerten unter 65 mg/dl beobachtet. Zu deutlichen neuroglukopenischen Symptomen kommt es meist erst bei Blutzuckerwerten unter 45 mg/dl. Die Erfassung der Hypoglykämie im „Anfall" ist entscheidend wichtig. Zugleich sollte eine Serumprobe für die Insulinbestimmung aufgehoben werden. Die klassische *Whipple-Trias* (paroxysmale neurologische Symptome, Hypoglykämie, Ansprechen auf Glukose) muß heute um den Nachweis der gleichzeitigen *Hyperinsulinämie* ergänzt werden, wenn man ein Insulinom diagnostizieren will. Das systematische Vorgehen bei der Abklärung einer Hypoglykämie ist in Abb. 24-16 wiedergegeben, die auch die erforderlichen Laboruntersuchungen und Funktionstests beinhaltet.

24.6.3
Mikrobiologie, Virologie, Immunologie

Der Diabetes mellitus Typ I wird zu den *organspezifischen* Autoimmungerkrankungen gerechnet. Bislang spielen die Marker der Autoimmundestruktion von β-Zellen des Pankreas eine nur untergeordnete diagnostische Rolle. Solche Marker sind

- Inselzellautoantikörper (ICA),
- Insulinautoantikörper (IAA),
- Autoantikörper gegen Glutamatdekarboxylase (GAD 65) und
- Autoantikörper gegen Tyrosinphosphatasen IA-2 und IA-2b.

Ein oder mehrere Antikörper sind zum Zeitpunkt der klinischen Manifestation des Typ-I-Diabetes in ca. 80 % der Individuen nachweisbar. Im Laufe der Jahre wird dieser Antikörpernachweis meist wieder negativ und zwar in Abhängigkeit von der Geschwindigkeit der β-Zelldestruktion. Dies ist besonders rasch bei Säuglingen und Kleinkindern und eher langsam bei Erwachsenen (LADA-Diabetes, „late autoimmune diabetes in the adult") der Fall. In den zuletzt genannten Fällen können Autoantikörpernachweise für die Zuordnung diagnostisch hilfreich sein.

Das gehäufte Vorkommen mehrerer organspezifischer Autoimmunerkrankungen in derselben Person wird unter dem Begriff „Autoimmunpolyendokrinopathie" zusammengefaßt.

Organspezifische Autoimmunerkrankungen mit gehäuftem Zusammentreffen:

- *Endokrine* Erkrankungen:
  - Hashimoto-Thyreoiditis,
  - immunogene Hyperthyreose (M. Basedow),
  - Diabetes mellitus Typ 1,
  - M. Addison,
  - Hypoparathyreoidismus,
  - Autoimmunhypophysitis u. a.
- *Nichtendokrine* Erkrankungen:
  - chronisch atrophische Gastritis (Typ A),
  - perniziöse Anämie,
  - Vitiligo,
  - Sjögren-Syndrom,
  - primär biliäre Zirrhose ,
  - Myasthenia gravis ,
  - chronisch aggressive Hepatitis,
  - chronische Polyarthritis,
  - idiopathische thrombozytopenische Purpura u. a.

24.6.4
Humangenetik

Schon aus der neuen Klassifikation des Diabetes mellitus (s. oben) geht hervor, daß es eine ganze Reihe spezieller Typen gibt, die auf mehr oder weniger gut charakterisierten genetischen Defekten beruhen. Auch die unterschiedlich ausgeprägte Erblichkeit von Typ-I- und Typ-II-Diabetes wurde bereits dargestellt. Neue Erkenntnisse sind für dieses Gebiet in naher Zukunft zu erwarten mit einer weiteren Aufsplitterung der z. Z. noch heterogenen großen Krankengruppen.

Auch für die Hypoglykämien wurden zahlreiche, bei uns eher seltene genetisch bedingte Stoffwechseldefekte beschrieben. Für das Insulinom ist wichtig, daß ein kleiner Teil der Fälle in das Syndrom der multiplen endokrinen Neoplasie MEN gehört (MEN 1, s. unten).

24.6.5
Elektrokardiographie

Das EKG leistet beim Diabetiker wie beim Nichtdiabetiker seinen Beitrag zur Diagnose von koronarer Herzkrankheit und deren Folgeerkrankungen (Myokardinfarkt, Herzinsuffizienz, Herzrhythmusstörungen etc.). Zu den Besonderheiten des Diabetikers gehört v. a., daß die koronare Herzkrankheit oft stumm, d. h. ohne Angina pectoris, verläuft und dennoch zu Infarkt oder Herzinsuffizienz führen kann. In Kombination mit dem Stehtest ist das EKG geeignet, eine autonom-nervale Innervationsstörung des Herzens (Störung der Herzfrequenzvariabilität) zu beweisen (vgl. Übersicht S. 712).

24.6.6
Neurophysiologie

Im Rahmen der Abklärung der diabetischen Neuropathie wird heute v. a. die Bestimmung der Nervenleitgeschwindigkeit benötigt (vgl. Übersicht S. 713).

24.6.7
Sonographie/Doppler

Auch beim Diabetiker informiert die abdominelle Sonographie u. a. über Nierengröße, gröbere Verkalkungen der Aorta bzw. Aneurysmen, Blasenentleerungsstörungen einschließlich Blasenatonie (autonome Neuropathie).

Die Dopplersonographie ist als Suchmethode für Manifestationen der Makroangiopathie (s. oben) heute Standard.

Die Lokalisation von Insulinomen gelingt mittels Abdominalsonographie nur ausnahmsweise.

24.6.8
Echokardiographie

Veränderungen der kardialen Morphologie und Funktion, wie sie beim Diabetiker wie auch Nichtdiabetiker, also unspezifisch, bei koronaren und hypertensiven Herzerkrankungen und Kardiomyopathien auftreten, lassen sich echokardiographisch diagnostizieren und quantifizieren.

Darüber hinaus finden sich bei Diabetikern krankheitsspezifischere myokardiale Funktionsstörungen: So wurde unabhängig von Vorhandensein und Ausmaß eines diabetischen Spätsyndroms oder einer arteriellen Hypertonie bei jungen, asymptomatischen Patienten mittels Dopplerechokardiographie eine diastolische Funktionsstörung des linken Ventrikels beschrieben. Weitere Anomalien umfassen eine Verminderung der maximalen diastolischen Füllungsgeschwindigkeit, eine veränderte myokardiale Echogenität, eine linksventrikuläre Asynergie sowie eine abnorme Belastungsreaktion der Auswurffraktion im zweidimensionalen Echokardiogramm als Hinweis auf myokardiale Kontraktilitätsstörung. Die bei Diabetikern häufige Vermehrung der linksventrikulären Masse wird v. a. bei Hypertonie beobachtet. Insbesondere bei schlecht kontrolliertem Diabetes werden aber auch häufig erhöhte Wachstumshormonspiegel gemessen; dem Wachstumshormon wird daher ebenfalls eine potentielle pathophysiologische Rolle bei der Entstehung echokardiographisch faßbarer diabetesassoziierter kardialer Anomalien zugeschrieben.

24.6.9
Endoskopie

Hier muß auf den noch nicht endgültig zu beurteilenden Beitrag der Endosonographie für die Lokalisation von Insulinomen verwiesen werden.

24.6.10
Konventionelle und interventionelle Strahlendiagnostik

Der Diabetes mellitus ist durch eine allgemeine Minderung der Infektionsresistenz gekennzeichnet. Eine gewisse Bedeutung hat auch heute noch, daß vorbestehende tuberkulöse Prozesse reaktiviert werden können (Thoraxröntgen!).

Alle Manifestationen der Makroangiopathie sind heute sowohl diagnostisch (Angiographie) als auch therapeutisch/interventionell zugängig. Dieses Gebiet ist nicht zuletzt durch den Einsatz des intravaskulären Ultraschalls immer noch in der Ausdehnung begriffen.

Für die Insulinome ist die angiographische Lokalisation heute Standard. Intraoperativ versucht man durch Katheterisierung von das Pankreas drainierenden Pfortaderästen mit schneller Insulinbestimmung Insulinome besser zu lokalisieren.

24.6.11
Computertomographie, Magnetresonanztomographie

Beide Verfahren haben für Diabetiker und Nichtdiabetiker gleich große Bedeutung.

Beim Insulinompatienten werden beide für die Lokalisation des Insulin produzierenden Tumors eingesetzt.

24.6.12
Nuklearmedizin

Die nuklearmedizinische Methodik liefert einen Beitrag für die Beurteilung von Magenentleerungsstörungen im Rahmen einer autonomen Neuropathie (vgl. Übersicht S. 712).

Auch beim Insulinom wird nuklearmedizinisch versucht, die Lokalisationsmöglichkeiten zu verbessern (szintigraphischer Nachweis von Somatostatinrezeptoren).

24.7
Multiple endokrine Neoplasie und Autoimmunpolyendokrinopathie, sonstige endokrin aktive Tumoren

P.C. Scriba und C.J. Strasburger

24.7.1
Multiple endokrine Neoplasie

Gleichzeitig oder sequenziell auftretende Neoplasien verschiedener endokriner Drüsen kennzeichnen das Syndrom der multiplen endokrinen Neoplasien (MEN). Dieses ist autosomal dominant vererbbar, die hohe Penetranz macht Familienuntersuchungen notwendig. Man unterscheidet:

- MEN 1 = Wermer-Syndrom
  - primärer Hyperparathyreoidismus (95%),
  - Hypophysentumoren (60%),
  - Inselzelltumoren (ca. 30%),
  - Karzinoide (<10%),
- MEN 2 A = Sipple-Syndrom
  - medulläres Schilddrüsenkarzinom (>80%),
  - Phäochromozytom (40%),
  - primärer Hyperparathyreoidismus (30%),
- MEN 2B =
  - medulläres Schilddrüsenkarzinom (>80%),
  - Phäochromozytom (40%),
  - marfanoider Habitus, Schleimhautneurome, intestinale Ganglioneuromatose.

Abgesehen vom medullären Schilddrüsenkarzinom ist der Prozentsatz bösartiger Tumoren unter den anderen endokrinen Neoplasien offenbar nicht erhöht. Im chirurgischen Krankengut endokriner Tumoren sind weniger als 10% familiär. Dennoch wird heute für jedes medulläre Schilddrüsenkarzinom empfohlen, den Patienten – und im Falle des Nachweises einer Mutation – auch dessen „gesunde" Angehörige bezüglich des RET Protooncogens zu screenen. Wird in diesem auf dem Chromosom 10_q nachweisbaren Gen der MEN 2 A und -B eine Mutation gefunden, so ist die prophylaktische Thyroidektomie angezeigt. Findet sich kein mutiertes Gen, so ist für diese Person keine weitere Überwachung erforderlich.

Das MEN-1-Gen wurde auf dem Chromosom 11 lokalisiert. Nach seiner kürzlichen Klonierung (Menin) ist der Nutzen eines genetischen Screening in betroffenen Familien ähnlich zu beurteilen wie bei Mutationen des RET Protooncogens bei MEN 2. Der Nutzen bei sporadisch auftretenden endokrinen Tumoren wie Gastrinomen oder Karzinoiden ist noch nicht beurteilbar.

24.7.2
Autoimmunpolyendokrinopathie

Bestimmte organspezifische Autoimmunerkrankungen endokriner oder nichtendokriner Art kommen überzufällig häufig bei ein und derselben Person vor. Diese Tatsache hat eine genetische Basis, die z. B. an der entsprechenden Häufigkeit von Transplantationsantigenen abzulesen ist (HLA-DR 3 etc.). Gelegentlich ist dieser Zusammenhang diagnostisch von Nutzen, wenn z. B. bei vorbestehendem Diabetes mellitus Typ I eine Hyperthyreose ohne endokrine Orbitopathie der Immunpathogenese zugeordnet werden soll, so spricht dieser Diabetes eben für diese Zuordnung.

Bei den betroffenen Patienten lassen sich organspezifische Autoantikörper meist schon lange vor der eventuellen Manifestation der dazugehörigen organspezifischen Erkrankung nachweisen. Es ist nur bedingt sinnvoll, diese Antikörperbestimmungen im Sinne eines Screening durchzuführen oder gar zu wiederholen. Denn einerseits vergehen oft jahre- oder jahrzentelange Latenzen bis zum allfälligen Eintreten der dazugehörigen endokrinologischen Störung, und andererseits wäre eine diagnostische Überwachung der jeweiligen Funktion z. B. durch TSH-Bestimmung (anstelle von Anti-TPO) für die rechtzeitige Schilddrüsenhormonsubstitution viel zweckmäßiger. Immerhin sind gezielte Untersuchungen dieser Patienten bezüglich des Eintretens der oben genannten Erkrankungen (s. S. 716) angezeigt.

Das im Kindesalter auftretende, autosomal rezessiv vererbte, polyglanduläre Autoimmunsyndrom Typ I ist gekennzeichnet durch einen idiopathischen Hypoparathyreoidismus, einen M. Addison und eine rezidivierende Candidamykose. Das polyglanduläre Autoimmunsyndrom Typ II entspricht dagegen der Kombination des idiopathischen M. Addison mit immunogener Schilddrüsenerkrankung und/oder Diabetes mellitus Typ I. Weitere Kombinationen der oben genannten organspezifischen Autoimmunerkrankungen werden auch als Typ-3-Autoimmunpolyendokrinopathie klassifiziert.

24.7.3
Sonstige endokrin aktive Tumoren

Angesichts der Häufigkeit von Durchfallerkrankungen überrascht es nicht, daß endokrin aktive Tumoren als Ursache derselben häufig lang übersehen werden. Durchfälle können durch zahlreiche Hormone ausgelöst werden: Gastrin, vasoaktives intestinales Peptid

Tabelle 24-20. Merkmale endokriner Tumoren mit Durchfallsymptomatik. (Nach Hansen 1998)

Führende Symptomatik	Überwiegende Lokalisation	Diagnose
Durchfälle, Steatorrhö, Ulcera duodeni et ventriculi	Pankreas	Gastrinom/Zollinger-Ellison-Syndrom
Wäßrige Durchfälle	Pankreas, Retroperitoneum	VIPom/Verner-Morrison-Syndrom
Diabetes mellitus, nekrolytisches Exanthem	Pankreas	Glukagonom
Diabetes mellitus, Steatorrhö	Pankreas, Darm	Somatostatinom
Je nach beteiligtem Organ, u. a. Kopfschmerzen	Pankreas, Hypophyse, Nebenschilddrüse	MEN 1/Wermer-Syndrom
Wäßrige Durchfälle	Schilddrüse	Medulläres Schilddrüsenkarzinom
Flush, Asthma, Durchfälle	Dünndarm, Zökum/Appendix	Karzinoid
Urticaria pigmentosa, (wäßrige) Durchfälle	Haut	Systemische Mastozytose

(VIP), Somatostatin, Histamin, Substanz P, Kalzitonin, 5-Hydroxiindolessigsäure, Prostaglandine. Hinzutretende Symptome, je nach gebildetem Hormon, nennt die Tabelle 24-20.

Ein Teil dieser Tumoren ist maligne, das Gastrinom sogar meistens. Leider manifestiert sich das klinische Bild häufig erst, wenn schon Metastasen vorliegen.

Ein Teil der Fälle gehört zu der oben beschriebenen Gruppe der multiplen endokrinen Neoplasien. Für den Nachweis solcher Tumoren sind Hormonbestimmungen per Immunoassay und die für das Insulinom (s. oben) beschriebenen Lokalisationsverfahren erforderlich.

24.7.4
Adipositas

Bei Übergewicht ist die sehr häufige primäre Adipositas von den seltenen sekundären Formen abzugrenzen. Der Body-mass-Index (*BMI*), dessen Ermittlung S. 14 beschrieben ist, erlaubt den Schweregrad der Adipositas zu definieren. Man unterscheidet eine *androide* Fettverteilung mit Stammbetonung (vgl. metabolisches Syndrom, Abschn. 24.6) von einer *gynoiden* mit Hüftbetonung.

Für die Diagnose einer primären (alimentären) Adipositas sind auszuschließen:

- psychische Störungen wie z. B. eine Bulimie,
- endokrinologische Erkrankungen, z. B. Cushing-Syndrom, Hypothyreose, Diabetes mellitus Typ II,

Insulinom, Hypophysenvorderlappeninsuffizienz, Pseudohypoparathyreoidismus, Klinefelter-Syndrom u. a.

Ferner müssen die Folgeerkrankungen der Adipositas erfaßt werden:

- Diabetes mellitus Typ II,
- Fettstoffwechselstörungen,
- kardiovaskuläre Erkrankungen,
- Hypertonie,
- Gicht,
- Gallensteinleiden,
- Schlafapnoesyndrom,
- Cor pulmonale,
- degenerative Gelenkerkrankungen,
- Thromboseneigung u. a.

Auf eine Wiederholung der Darstellung der Diagnostik für die der sekundären Adipositas zugrundeliegenden Erkrankungen bzw. für die Komplikationen der Adipositas wird hier verzichtet. Für die primäre Adipositas ist die Familienanamnese wichtig, da eine komplexe genetische Komponente für die Mehrzahl der Fälle eine wichtige Rolle spielen dürfte.

Literatur zu Kap. 24

Behre HM, NieschlagE (1993) Diagnostik des Hypogadismus und der Infertilität des Mannes Internist 34: 719–732

Classen M, Diehl V, Kochsiek K (1998) Innere Medizin, 4. Aufl. Urban & Schwarzenberg, München

Conn JW., Knopf RF, Nesbit RM (1964) Clinical characteristics of primary aldosteronism. Am J Surg 107: 154

Fahlbusch R, Staß P (1981) Pituitary adenomata. Status of diagnosis and therarpy. Münchner Med Wochenschr 123: 549

Funke, M Kim M, Hasse C et al. (1997) Results of a standardized concept in primary hyperparathyroidism. Dtsch Med Wochenschr 122: 1475–1481

Greulich WW, Pyle ST (1959) Radiographie-Atlas. Stanford University Press

Gutekunst R, Becker W, Hehrmann R et al. (1988) Ultrasonic diagnosis of the thyroid gland. Dtsch Med Wochenschr 113: 1109

Hansen WE (1998) Durchfall. In: Classen M et al. (1998) Differentialdiagnose, Urban&Schwarzenberg, München, S. 125–142

Landgraf R, Scriba PC (1998) Diabetes mellitus. In: Classen M, Diehl V, Kochsiek K (1998) Innere Medizin, 4. Aufl. Urban&Schwarzenberg, München, S. 895–924

Laqua H (1984) Klinischer Verlauf und stadiengerechte Behandlung der diabetischen Retinopathie. Focus MHL 2: 85–86

Mogensen CE (1989)Hyperfiltration, Mikroalbuminämie und Hypertonie bei diabetischer Nierenschädigung. Akt End Stoffw 10 Suppl I: 47–54

Müller OA (1977) Cushing-Syndrom. Ausschluß und Differentialdiagnose. Z Allgemeinmed 53: 1457–1462

Nieschlag E, Scriba PC (Hrsg) (1993) Hypogonadismus und Infertilität des mannes. Internist 34: 699–804

Spelsberg F , Landgraf R, Wirsching, Heberer G (1978) Clinical aspects, diagnosis and treatment of organic hyperinsulinism. Experience with 46 operated patients. Münchner Med Wochenschr 120: 547–552

Tanner JM (1962) Growth of adolescence, 2nd edn. Blackwell, Oxfort

Von Werder K, Scriba PC (1994) Hypothalamus und Hypophyse. In: Siegenthaler W (Hrsg) Klinische Pathophysiologie. Thieme, Stuttgart

25 Fett- und Purinstoffwechselstörungen

F.U. Beil, E. Windler und U. Gresser

25.1
Fettstoffwechselstörungen

F.U. Beil und E. Windler

Hyperlipoproteinämien und Dyslipoproteinämien sind wichtige ätiologische und pathogenetische Faktoren der Arteriosklerose, extreme Hypertriglyzeridämien können zu einer akuten Pankreatitis führen. Da sich verschiedene Hyperlipoproteinämien und Dyslipoproteinämien durch Ernährungsumstellung und Medikamente therapieren lassen, ist eine präzise Diagnose der Fettstoffwechselstörung sinnvoll.

25.1.1
Indikation zur Bestimmung der Blutfette – Anamnese und Befund

Die Therapie von Hyperlipoproteinämien hat zu eindrucksvollen klinischen Ergebnissen geführt: klini-

schen Ereignissen wie einem ersten Moykardinfarkt konnte vorgebeugt werden (Primärprävention), und bei symptomatischer Arteriosklerose konnten weitere Moykardinfarkte und andere kardiovaskuläre Ereignisse verhindert werden (Sekundärprävention). Die Bestimmung von Cholesterin und Triglyzeriden wird daher in der Regel im Rahmen einer *Vorsorgeuntersuchung* oder in zeitlichem Zusammenhang mit einem *kardiovaskulären Ereignis* (z. B. Myokardinfarkt) durchgeführt. Aber auch andere Gründe, die sich aus Anamnese oder klinischen Befunden ergeben, lassen die Überprüfung des Fettstoffwechsels sinnvoll erscheinen.

25.1.1.1
Persönliche Anamnese

Die Bestimmung der Blutfette sollte bei koronarer Herzkrankheit, peripherer Verschlußkrankheit, Karotisstenosen, TIA, apoplektischem Insult, Diabetes mellitus, Adipositas, arteriellem Hypertonus oder Zigarettenrauchen vorgenommen werden, um eine Gesamtrisikoabschätzung für Arteriosklerose zu ermöglichen.

25.1.1.2
Familienanamnese

Bei Fettstoffwechselstörungen in der Familie sowie positiver Familienanamnese für eine koronare Herzkrankheit, periphere Verschlußkrankheit, Karotisstenosen, TIA, apoplektischen Insult, oder Diabetes mellitus sollten die Blutfette bestimmt werden, um eine Gesamtrisikoabschätzung für Arteriosklerose zu ermöglichen.

25.1.1.3
Klinischer Befund

Neu aufgetretene oder erstmalig diagnostizierte Xanthome (z. B. tendinöse Xanthome der Achillessehnen bei akuter Achillessehnenruptur) und Xanthelasmen, frühzeitiger Arcus lipoides sowie androide Adipositas können ein Anlaß sein, die Blutfette zu bestimmen.

25.1.1.4
Pankreatitis

Die Bestimmung der Triglyzeride ist bei einer nicht biliär bedingten Pankreatitis indiziert, da extrem hohe Werte zur Pankreatitis führen können. Das gilt insbesondere für Kinder (seltene genetische Formen wie Lipoproteinlipasemangel) und Frauen (Östrogentherapie).

25.1.2
Laboruntersuchungen
25.1.2.1
Vorbedingungen

Die Bestimmung der Blutfette sollte im Stoffwechselgleichgewicht vorgenommen werden. Daher sind Cholesterinbestimmungen bei konsumierenden Erkrankungen, während der Dauer und Rekonvaleszenz von schweren Erkankungen einschließlich Infekten, im Anschluß an größere Operationen und mehr als 24 h nach akutem Myokardinfarkt nur beschränkt zu verwerten.

Die Erstbestimmung der Blutfette sollte im Nüchternzustand nach 12stündiger Nahrungskarenz erfolgen. Bei erhöhten Triglyzeridwerten kann im Einzelfall eine 12stündige Alkoholkarenz unzureichend sein.

Sind bei den Erstuntersuchungen normale Triglyzeridwerte erhoben worden, kann das Plasmacholesterin bei Kontrolluntersuchungen auch postprandial bestimmt werden, da die Nahrungsaufnahme unter diesen Umständen die Cholesterinwerte kurzfristig nicht beeinflußt.

Beim sitzenden Patienten werden etwa 5% höhere Werte bestimmt als beim liegenden Patienten; daher sind für Kontrolluntersuchungen gleiche Abnahmebedingungen zu fordern.

Die Diagnose einer Fettstoffwechselstörung sollte sich aufgrund der beschriebenen Störgrößen auf zumindest 2 Untersuchungen innerhalb von 4 Wochen stützen.

25.1.2.2
Diagnose einer Fettstoffwechselstörung

Routinediagnostik

Zur Beurteilung einer Fettstoffwechselstörung sollten zunächst *Plasmacholesterin*, *HDL-Cholesterin* und *Plasmatriglyzeride* bestimmt werden, wobei dann durch die Friedewald-Formel (anwendbar bei Plasmatriglyzeridwerten < 400 mg/dl) das *LDL-Cholesterin* berechnet werden kann (s. Teil A, Kap. 2 „Laboruntersuchungen und Funktionstests").

Erweiterte Diagnostik

Neue immunologische Methoden, Lipoproteinelektrophorese und die aufwendigere Ultrazentrifugation können zur Bestimmung des LDL-Cholesterins auch bei Plasmatriglyzeridwerten > 400 mg/dl herangezogen werden; sie können zur Bestimmung der Hyperlipoproteinämie Typ III genutzt werden, falls eine Bestimmung des Apoprotein-E-Polymorphismus nicht verfügbar ist.

Die Bestimmung von Lipoprotein(a) ist für die Therapieentscheidung in der Primärprävention als Risikofaktor für kardiovaskuläre Erkrankungen sinnvoll. Bei bestehender koronarer Herzkrankheit ist die Bestimmung nicht erforderlich, da die Zielwerte dann unabhängig von der Höhe des Lipoprotein(a) sind. Quantitative Messungen der Apolipoproteine sind für die Routinediagnostik entbehrlich, da sie keine zusätzliche Information für die Therapieentscheidung liefern.

Genetische Diagnostik

Bei stark erhöhten Cholesterinwerten (Gesamtcholesterin > 400 mg/dl, LDL-Cholesterin > 300 mg/dl, normale Triglyzeridwerte) besteht fast immer eine monogene Fettstoffwechselstörung. Diese kann durch einen *LDL- (Apo-B-E-)Rezeptordefekt* oder einen *Apolipoprotein-B-100-Defekt* (Mutationen im Apolipoprotein-B-Gen, z. B. die Arg3500Trp-Mutation) bedingt sein. Beide Formen der Fettstoffwechselstörung sprechen etwa gleich gut auf eine Lipidsenkertherapie an, so daß aus klinischer Sicht bei stark erhöhtem LDL-Cholesterin auf eine Genotypisierung verzichtet werden kann.

Bei grenzwertigen Cholesterinwerten (z. B. Cholesterinwerten um 300 mg/dl) *und* vor einer primärpräventiven Lipidtherapie bei Kindern und jungen Erwachsenen wird eine genetische Diagnostik angeraten, da bei monogenetischen Formen die Cholesterinerhöhung seit Geburt besteht und durch die lebenslange Cholesterinexposition ein erhöhtes kardiovaskuläres Risiko relativ zu anderen Hypercholesterinämien besteht.

Falls die Bestimmung des *Apoprotein-E-Polymorphismus* im Plasma (Elektrophorese plus Immunoblot) nicht verfügbar ist, kann der Apo-E-Genotyp bestimmt werden, um eine präzise Diagnose der familiären Hyperlipoproteinämie Typ III zu ermöglichen.

Routineklassifikation

Die Bestimmung der *Parameter Cholesterin, LDL-Cholesterin, HDL-Cholesterin* und *Triglyzeride* erlaubt eine praxisnahe Klassifikation der Fettstoffwechselstörungen unabhängig von der zugrunde liegenden genetischen oder ernährungsbedingten Ursache in eine

- *Hypercholesterinämie: LDL-Cholesterin* erhöht;
- *gemischte (kombinierte) Hyperlipidämie: LDL-Cholesterin* erhöht und *Triglyzeride* erhöht;
- *Hypertriglyzeridämie: Triglyzeride* erhöht.

Tabelle 25-1. Charakterisierung der Lipoproteinklassen

Lipoproteinklasse	Lipidelektroporese	Zusammensetzung [%] Cholesterin	Triglyzeride	Apolipoproteine	Einteilung der Hyperlipoproteinämien nach Fredrickson
Chylomikronen d < 0,95 g/ml	Auftragsstelle	3	90	B-48, C, E	Typ I
Very-low-density-Lipoproteine (VLDL) d < 1,006 g/ml	Prä-β-Position	15	65	B-100, C, E	Typ IV
Intermediate-density-Lipoproteine (IDL) d 1,006–1,019 g/ml	β-Position (abnorme Dichte)	34	26	B-100, C, E	Typ III
Low-density-Lipoproteine (LDL) d 1,019–1,063 g/ml	β-Position	45	5	B-100, apo (a)	Typ II
High-density-Lipoproteine (HDL) d 1,063–1,21 g/ml	α-Position	20	5	A-I, A-II, C	

Tabelle 25-2. Primäre Hyper-, Dys- und Hypolipoproteinämien

Fettstoffwechselstörung	Erhöhte Lipoproteinfraktion	Erhöhte Serumlipide	Einteilung nach Fredrickson	Erbgang	Häufigkeit	Arterioskleroserisiko
Polygene Hypercholesterinämie	LDL	Cholesterin	Typ IIa	Polygen	Sehr häufig	Hoch
Kombinierte Hyperlipidämie	LDL oder VLDL oder LDL plus VLDL	Cholesterin oder Triglyzeride oder Cholesterin plus Triglyzeride	Typ IIa oder Typ IV oder Typ IIb	Dominant	1:300	Hoch
Familiäre Hypercholesterinämie	LDL	Cholesterin	Typ IIa	Dominant	Heterozygot 1:500, homozygot 1:1000000	Sehr hoch, extrem hoch
Familiärer Apo-B-100-Defekt	LDL	Cholesterin	Typ IIa	Dominant	Heterozygot 1:600	Hoch
Familiäre Dysbetalipoproteinämie Typ III	Chylomikronen- und VLDL-Remnants	Cholesterin und Triglyzeride	Typ III	Rezessiv	1:5000	Hoch
Familiäre Hypertriglyzeridämie	VLDL oder VLDL und Chylomikronen	Triglyzeride	Typ IV oder Typ V	Dominant	1:500	Sehr gering
Familiärer Lipoproteinlipase- oder Apo-C-II Defizienz	Chylomikronen	Triglyzeride	Typ I	Rezessiv	Sehr selten	Keines

Da noch häufig die Klassifikation der Hyperlipoproteinämien nach Fredrickson verwendet wird, aber oft genetische Informationen vorhanden sind, wird zur Orientierung auf die Tabellen 25-1 und 25-2 verwiesen.

Diese einfachen Lipidparameter erlauben die Festlegung der Therapieziele, wobei das *LDL-Cholesterin* das primäre Zielkriterium ist, während *HDL-Cholesterin* und *Triglyzeride* sekundäre Ziele sind.

25.1.3
Weitere Diagnostik

25.1.3.1
Ernährungsanamnese

Fettstoffwechselstörungen entwickeln sich, von seltenen monogenen Hyperlipoproteinämien abgesehen, in der Regel aus Interaktionen zwischen genetischen Faktoren, Ernährung, anderen Erkrankungen und Pharmaka (Medikamente mit Einfluß auf den Lipidstoffwechsel). Daher sollten zunächst die modifizierbaren Faktoren identifiziert und möglichst korrigiert werden. Dazu zählt zuerst eine detaillierte Ernährungsanamnese, um wesentliche Abweichungen von Ernährungsempfehlungen zu erkennen (Tabelle 25-3).

Tabelle 25-3. Ernährungsempfehlungen

Nahrungsbestandteile	Energie [%][a]
Kohlenhydrate[b]	50–60
Protein	10–20
Fett	30
Gesättigte Fettsäuren (FS)	Bis zu 10
Einfach ungesättigte FS	10–15
Mehrfach ungesättigte FS	
(n-3 und n-6)	Bis zu 10
Ballaststoffe[c]	Rund 35 g/Tag
Cholesterin	< 300 mg/Tag

[a] Anteil an Gesamtenergiezufuhr (ohne Alkohol).
[b] Komplexe Kohlenhydrate bevorzugt.
[c] Hauptquellen Obst und Gemüse.

25.1.3.2
Begleiterkrankungen – Medikamentenanamnese

Die häufigste Ursache für sekundäre Fettstoffwechselstörungen sind übermäßiger Alkoholkonsum und ein schlecht eingestellter Diabetes mellitus. Weitere Ursachen bzw. aggravierende Faktoren für eine sekundäre Hyperlipoproteinämie sind der Tabelle 25-4 zu entnehmen.

25.1.4
Behandlungsziele
25.1.4.1
Gesamtrisikoprofil

Die Fettstoffwechselstörung sollte in ein Gesamtrisikoprofil des Patienten für kardiovaskuläre Erkrankungen einbezogen werden, das eine Vielzahl anderer Risikofaktoren einschließt. Dazu zählen *modifizierbare Risi-* kofaktoren wie arterieller Hypertonus, Diabetes mellitus, Zigarettenrauchen, Adipositas und *nicht modifizierbare Faktoren* wie kardiovaskuläre Erkrankungen, positive Familienanamnese für kardiovaskuläre Erkrankungen (Männer vor dem 55. Lebensjahr, Frauen vor dem 65. Lebensjahr), männliches Geschlecht, Alter, Frauen in der Menopause, Thrombophilie.

25.1.4.2
Erwarteter Nutzen

Der von einer lipidsenkenden Therapie zu erwartende Nutzen bezüglich kardiovaskulärer Erkrankungen ist u. a. von der Höhe des Cholesterinspiegels, der absoluten Senkung des Cholesterinspiegels, dem erreichten Cholesterinspiegel und der Häufigkeit des zu verhindernden klinischen Ereignisses abhängig.

Es ist bemerkenswert, daß unter Beachtung dieser Prinzipien die Empfehlungen europäischer und amerikanischer Fachgesellschaften weitgehend übereinstimmen. Dies gilt im besonderen für die anzustrebenden Therapieziele bei Hochrisikopatienten mit bereits manifester koronarer Herzkrankheit. In Anlehnung an diese Empfehlungen und aus didaktischen und praktischen Gründen wurden die empfohlenen Richtwerte auf- bzw. abgerundet (Tabelle 25-5).

25.1.4.3
Prävention einer akuten Pankreatitis bei Hypertriglyzeridämie

Bei familiärer Lipoproteinlipasedefizienz kann es bereits im Kindesalter zu schweren Pankreatitiden

Tabelle 25-4. Sekundäre Hyper- und Hypolipoproteinämien

Ursachen	Chylomikronen	VLDL	Chylomikronen/VLDL-Remnants	LDL	HDL
Alkoholabusus	⇑	⇑	⇑	⇓	⇑⇓
Diabetes mellitus	⇑	⇑	⇑	⇑	⇓
Östrogene	⇑	⇑	⇑	⇓	⇑
Glukokortikoide (Cushing-Syndrom)	⇑	⇑	⇑	⇑	⇓⇑
Thiazide	⇑	⇑	⇑	⇑	⇓
β-Rezeptorenblocker	⇑	⇑	⇑		⇓
Hypothyreose	⇑	⇑	⇑	⇑	⇓
Hyperthyreose		⇓	⇓	⇓	⇓
Niereninsuffizienz	⇑	⇑	⇑		⇓
Nephrotisches Syndrom				⇑	
Nikotin					⇓
Cholestase				Lp(x)	
Gammopathien	⇑	⇑	⇑	⇑	⇓
Lymphom				⇓	⇓
Akute intermittierende Porphyrie				⇑	
Anorexia nervosa				⇑	

Tabelle 25-5. Therapieziele bei Hyperlipoproteinämien zur Prävention kardiovaskulärer Erkrankungen (*m.* männlich, *w.* weiblich)

Substanz	Primärprävention – ohne Risikofaktoren	– mit weiteren Risikofaktoren[a]	Sekundärprävention
Gesamtcholesterin			
[mg/dl]	<240	<200	<180
[mmol/l]	<6	<5	<4,5
LDL-Cholesterin			
[mg/dl]	<160	<130	<100
[mmol/l]	<4,5	<3,5	<2,5
HDL-Cholesterin			
[mg/dl]	>35 (m.), >45 (w.)	>35 (m.), >45 (w.)	>35 (m.), >45 (w.)
[mmol/l]	>0,9 (m.), >1,1 (w.)	>0,9 (m.), >1,1 (w.)	>0,9 (m.), >1,1 (w.)
Triglyzeride			
[mg/dl]	<150	<150	<150
[mmol/l]	<2	<2	<2

[a] Hypertonus, Diabetes mellitus, Zigarettenrauchen, Adipositas, Thrombophilie, hohes Lp(a), positive Familienanamnese für frühzeitige kardiovaskuläre Erkrankungen, familiäre Hypercholesterinämie u. a.

kommen. Diese entwickeln sich in der Regel erst bei Triglyzeridwerten >2000 mg/dl. Zur Prävention einer akuten Pankreatitis sollten die Nüchterntriglyzeridwerte daher unter 500 mg/dl liegen, damit die postprandialen Triglyzeridwerte 1000 mg/dl nicht überschreiten. Dies gilt auch für schwere Hypertriglyzeridämien bei schlecht eingestelltem Diabetes mellitus und übermäßigem Alkoholkonsum.

25.2
Purinstoffwechselstörungen

U. Gresser

Die wichtigste Störung des Purinstoffwechsels ist die *Gicht*. Der akute Gichtanfall beschreibt die hochakute Entzündung eines Gelenks, der Begriff chronische Gicht wird bei Patienten mit schwerer tophöser Gicht mit Gelenkdestruktionen verwendet.

Ursächlich unterscheidet man zwischen primärer und sekundärer Hyperurikämie bzw. Gicht. Von *primär* spricht man, wenn die Hyperurikämie durch eine renale tubuläre Ausscheidungsschwäche für Harnsäure (familiär gehäuft, unterschiedliche Erbgänge, ca. 99% der primären Fälle) oder einen angeborenen Enzymdefekt (z. B. HPRTase-Mangel, x-chromosomal-rezessiv, ca. 1% der primären Fälle) bedingt ist, von *sekundär*, wenn die Hyperurikämie Folge einer Erkrankung außerhalb des Purinstoffwechsels (z. B. Niereninsuffizienz, CML, Polycythämia vera, Malignom) oder einer Therapie (z. B. Saluretika, Zytostatika) ist. Auch bei Hungerkuren kann es durch vermehrten Zellabbau zu ausgeprägten Hyperurikämien und Gichtanfällen kommen.

Die genaue *Kenntnis der Ursache* der Hyperurikämie bzw. Gicht ist für die Wahl der Therapie unabdingbare Voraussetzung.

Die *Diagnose* der Gicht ergibt sich aus der Zusammenschau von Anamnese einschließlich Familienanamnese, klinischem Bild, Analyse des Harnsäurestoffwechsels, Röntgendiagnostik der betroffenen Gelenke, Sonographie des Abdomens (Nieren, Leber, Pankreas) und – in unklaren Fällen – der diagnostischen Gelenkpunktion.

25.2.1
Anamnese und körperliche Untersuchung

Der *akute Gichtanfall* (Arthritis urica) tritt fast immer als plötzliche, hochakute, extrem schmerzhafte Monarthritis mit allen klassischen Entzündungszeichen auf (Calor, Dolor, Tumor, Rubor). Bevorzugte Lokalisation ist das Großzehengrundgelenk („Podagra"), es kann aber auch jedes andere Gelenk betroffen sein (Tabelle 25-6).

Typischerweise tritt der akute Gichtanfall am Morgen nach einer üppigen purinreichen Mahlzeit mit reichlich Alkoholkonsum (schneller Anstieg des Harnsäurespiegels) oder zu Beginn einer harnsäuresenkenden Therapie (schneller Abfall des Harnsäurespiegels) auf. Fast schon pathognomonisch für den akuten Gichtanfall ist seine *extreme Schmerzhaftigkeit*. Die Verdachtsdiagnose Gicht liegt bereits nahe, wenn ein Patient mit geschwollenem Vorfuß ohne Socken, Schuh oder Verband auf einem Bein in die Praxis gehumpelt kommt.

Tabelle 25-6. Häufigkeit des Befalls verschiedener Gelenke durch den ersten Gichtanfall

Gelenk	Häufigkeit [%]
Großzehengrundgelenk	50–90
Sprunggelenk und Fußwurzel	5–30
Kniegelenk	bis 10
Fingergelenk	3–7
Handgelenk	2–6
Gelenke der kleinen Zehen	Bis 5
Ellbogengelenk	Bis 3

Tabelle 25-7. Diagnoseschritte und typische Ergebnisse bei Verdachtsdiagnose „primäre Gicht"

Maßnahme	Typische Befunde bei Gicht infolge einer renal tubulären Ausscheidungsschwäche	Typische Befunde bei Gicht infolge eines HPRTase-Mangels
Akutanamnese	Am Vortag hohe Zufuhr an Nahrungspurinen und Alkoholkonsum, morgens Monarthritis, oft am Großzehengrundgelenk	Oft keine auslösende Situation
Voranamnese	Frühere Gichtanfälle bekannt	Oft vorangegangene Nephrolithiasis
Familienanamnese	Gicht in der Familie bekannt	Männliche Verwandte haben Gicht und/oder Nierensteine, weibliche Verwandte sind gesund
Klinische Untersuchung	Hochakut entzündetes Gelenk, Monarthritis, extreme Schmerzen, evtl. Tophi	Hochakut entzündetes Gelenk, Mon(o)- oder Oligoarthritis, extreme Schmerzen, evtl. Tophi
Labor	Hohe Serumharnsäure (8–14 mg/dl) reduzierte Harnsäureclearance	Sehr hohe Serumharnsäurewert (12–22 mg/dl), normale Harnsäureclearance, häufig Hämaturie
Sonographie	Evtl. Fettleber als Zeiches eines Alkoholabusus, evtl. Nierensteine	Bei ca. 80 % Nephrolithiasis (röntgennegativ!), evtl. Schrumpfnieren nach langem Verlauf
Röntgen	Bei wiederholten Anfällen typisches Röntgenbild am betroffenen Gelenk, evtl. gichttypische Veränderungen auch an anderen Gelenken, z. B. der Gegenseite	
NMR	Sinnvoll bei Tophi in schwer zugänglichen Regionen	
Gelenkpunktion	Bei unklaren Fällen, z. B. einer erstmaligen Monarthritis am Kniegelenk bei vorangegangener Gelenkpunktion zum Ausschluß einer septischen Arthritis	
Operation Tophi	Ausschließlich bei akut bedrohlichen Situationen, z. B. verdrängendem Tophus im Bereich des Rückenmarks	
Operation Nierensteine	Ausschließlich bei therapieresistentem Harnstau infolge Steineinklemmung	
Therapie	Allopurinol (100 bis 300 mg/Tag) oder Benzbromaron (50–100 mg/Tag)	Allopurinol (300 mg oder mehr/Tag), Alkalisierung des Urins mit Uralyt-U[a], kein Urikosurikum!

[a] Kalium-Natrium-Hydrogencitrat.

Tophi (Ablagerungen von Natriumuratkristallen) entstehen bei dauerhaft hohen Harnsäurewerten an Gelenken, Knorpeln und Sehnen. Sie sind oft schmerzfrei.

Gichtpatienten leiden häufig unter *Bursitiden*, bevorzugt am Ellbogen.

Nierensteine aus Natriumurat (röntgennegativ!) findet man gehäuft bei Gichtpatienten mit hoher Purinzufuhr und fast immer bei Patienten mit einem HPRTase-Mangel. Bei über 80 % der Patienten mit HPRTase-Mangel sind Natriumuratnierensteine erstes Symptom der Erkrankung, und sie treten oft schon im Säuglingsalter auf. Harnsäuresteine sind gelblich und hart und damit schon makroskopisch von anderen Steinen zu unterscheiden.

Bei Patienten mit langjähriger Gicht findet sich häufig eine *Einschränkung der Nierenfunktion*. Es kann im Einzelfall schwierig sein zu entscheiden, ob dies die Folge der Gicht („Gichtniere") oder deren spät erkannte Ursache ist.

Bei sachgerechter Behandlung ab dem ersten Gichtanfall wird die Gicht asymptomatisch. Erfolgt keine konsequente Dauerbehandlung, so kann sich eine *chronische Gicht* entwickeln. Sie ist gekennzeichnet durch tophöse Gelenkdestruktionen bis hin zur kompletten Zerstörung betroffener Gelenke.

Wegen grundsätzlicher Unterschiede in der Therapie ist die Unterscheidung zwischen Gicht aufgrund einer *renalen Ausscheidungsstörung für Harnsäure* (Gicht im klassischen Sinne) und Gicht aufgrund einer *endogenen Überproduktion infolge eines Enzymdefektes* (partieller HPRTase-Mangel) unerläßlich (Tabelle 25-7).

Bei der überwiegenden Mehrzahl der Gichtpatienten ist die *Familienanamnese* positiv.

25.2.2
Laboruntersuchungen

Bei Verdacht auf Gicht empfehlen sich folgende *Laboruntersuchungen*:

- Harnsäure im Serum und im 24-h-Urin (für die Bestimmung von renaler Harnsäureausscheidung und Harnsäureclearance), wegen erheblicher Schwankungsbreite möglichst 3mal durchführen,
- Kreatinin im Serum und im 24-h-Urin (für die Bestimmung der Kreatininclearance), wegen erheblicher Schwankungsbreite möglichst 3mal durchführen,
- Leberwerte GOT, GPT, GGT, AP (als Hinweis auf einen evtl. erhöhten Alkoholkonsum),
- Blutzuckertagesprofil und orale Glukosebelastung (als Hinweis auf einen Diabetes mellitus).

Die verschiedenen Ursachen der Gicht lassen sich durch die Analyse von Harnsäurestoffwechsel und Nierenfunktion zuverlässig unterscheiden (Tabelle 25-8).

Tabelle 25-8. Harnsäurestoffwechsel bei Hyperurikämie unterschiedlicher Ursache

Ursache	Normalwertbereich	Primäre Hyperurikämie		Sekundäre Hyperurikämie	
		Renal tubuläre Ausscheidungsstörung für Harnsäure	Endogene Harnsäureüberproduktion infolge Enzymdefektes	Ausscheidungsstörung für Harnsäure infolge Niereninsuffizienz	Endogene Harnsäureüberproduktion infolge vermehrten Zellabbaus
Serumharnsäure	Bis 6,4 mg/dl	Hoch ↑ zwischen 8–14 mg/dl	Sehr Hoch ↑↑↑ zwischen 12 und 22 mg/dl	Erhöht ↑ bis ↑↑↑ alle Ausprägungen Möglich	Erhöht ↑ bis ↑↑↑ alle Ausprägungen Möglich
Renale Harnsäureausscheidung	800–1200 mg/Tag	Niedrig ↓	Sehr hoch ↑↑↑	Niedrig ↓	Hoch bis sehr hoch ↑ bis ↑↑↑
Harnsäureclearance	5–12 ml/min	Reduziert ↓ bis ↓↓↓ in unterschiedlichem Ausmaß	Normal	Reduziert ↓ bis ↓↓↓ analog zur Reduktion der Kreatininclearance	Normal
Kreatininclearance	80–120 ml/min	Normal	Normal	Reduziert ↓ bis ↓↓↓	Normal

Ergibt sich aus der Analyse des Harnsäurestoffwechsels der Verdacht auf einen Enzymdefekt, so folgt die Analyse der Enzymaktivität in gewaschenen Erythrozyten.

25.2.3
Bildgebende Verfahren

25.2.3.1
Sonographie

Mit Hilfe der *Arthrosonographie* kann man Informationen über einen Gelenkerguß oder Bandrupturen erhalten. Die *Weichteilsonographie* ermöglicht die Erfassung der Ausdehnung eines Tophus und seine Abgrenzung gegenüber zystischen Prozessen oder Rheumaknoten. Natriumurattophi stellen sich als solide, gemischt echoarme bis echoreiche Knoten – teils mit dorsalem Schallschatten – dar, Rheumaknoten sind echoarm ohne Schallschatten.

Die *abdominelle Sonographie* ist eine sichere Methode zum Nachweis von Nierensteinen oder Nierenparchenchymschäden. Sonographische Hinweise auf einen Leberparenchymschaden oder eine chronische Pankreatitis sind als evtl. Zeichen eines erhöhten Alkoholkonsums diagnostisch hilfreich. Bei Verdacht auf ein malignes Geschehen als Ursache der Hyperurikämie dient die sonographische Untersuchung des Abdomens der Tumorsuche.

25.2.3.2
Röntgen

Während der Chirurg sich bei Verdacht auf eine Fraktur auf die Röntgendarstellung des betroffenen Bereiches beschränken kann, muß der Rheumatologe bei seiner Suche nach kleinsten Veränderungen stets *beidseits röntgen*. Das Röntgenbild dient hier nicht nur der aktuellen Diagnose, sondern ist Bestandteil der Verlaufsbeobachtung. Die Zeichen der Gicht entwickeln sich langsam und oft schmerzlos. So kann das Röntgenbild beim ersten Gichtanfall unauffällig sein oder bereits deutliche gichttypische Veränderungen am betroffenen Gelenk und an der Gegenseite oder anderen Gelenken zeigen. Bei der Erstuntersuchung eines Gichtpatienten empfiehlt sich die röntgenologische Darstellung von Füßen, Händen und Kniegelenken.

Da *Natriumurat röntgennegativ* ist, sieht man im Röntgenbild nur indirekte Hinweise auf einen Tophus, wie Defekte (Usuren, Zysten), Verkalkungen oder osteoplastische Periostreaktionen. Bei schwerer chronischer Gicht sind die Gelenke im Röntgenbild nicht mehr als solche zu erkennen.

Da Natriumuratsteine – wie auch alle anderen reinen Purinsteine – röntgennegativ sind, kann man sie im konventionellen Röntgenbild nicht sehen. Bei der Kontrastmitteluntersuchung sind sie indirekt – z. B. als Aussparung oder durch einen eventuellen Harnstau – zu erkennen.

25.2.3.3
NMR und CT

Bei unklaren Gelenkveränderungen oder unklaren Schmerzzuständen bei Gichtpatienten kann die Durchführung eines NMR sinnvoll sein. So gibt es z. B. Tophi im Bereich des Rückenmarks. Auch wurde schon mancher Tophus klinisch als bösartiger Tumor fehlinterpretiert und einschl. des umgebenden Gewebes operativ entfernt, obwohl bei richtiger präoperativer Diagnose eine gewebserhaltende konservative Therapie möglich und angezeigt gewesen wäre. Bei diesen seltenen Fällen hilft das NMR differentialdiagnostisch weiter. Das NMR ist dem CT vorzuziehen.

25.2.4
Punktionen

Meist sind bereits Anamnese, Klinik und die Analyse des Harnsäurestoffwechsels (s. Tabelle 25-8) so typisch, daß eine *Gelenkpunktion* nicht erforderlich ist. Bei unklaren Fällen, v. a. bei erstem Gichtanfall an einem größeren Gelenk zum Ausschluß einer septischen Arthritis, besteht die Indikation zur Gelenkpunktion. Als beweisend für einen akuten Gichtanfall gelten in Leukozyten phagozytierte Harnsäurekristalle (negative Doppelbrechung im Polarisationsmikroskop). Freie, nicht phagozytierte Kristalle finden sich auch bei anderen Gelenkentzündungen und sind diagnostisch ohne Bedeutung.

25.2.5
Differentialdiagnostische Bewertung

Die wichtigste Differentialdiagnose zum akuten Gichtanfall an einem großen Gelenk ist die *septische Arthritis*. Ihr sicherer Ausschluß ist nur durch die diagnostische Gelenkpunktion möglich.

Die heftige Schmerzhaftigkeit der Monarthritis wird auch bei der *Arthritis psoriatica* beobachtet, die im französischen Sprachraum die Bezeichnung „pseudogout" trägt.

Beim *HPRTase-Mangel* (Erbgang x-chromosomal) als Ursache einer Gicht kommen alle Formen vom kompletten Mangel mit schweren neurologischen Störungen (keine Restaktivität des Enzyms meßbar) bis zum partiellen Mangel (ohne neurologische Störungen, Restaktivität im Bereich von 5–15 %) vor. Die Übergänge sind fließend. Diagnostisch beweisend ist die Analyse der Enzymaktivität in gewaschenen Erythrozyten.

Multiple röntgennegative Nierensteine bei Patienten mit normalen Harnsäurewerten und ohne Gichtanfällen kommen bei Patienten mit komplettem *APRTase-Mangel* (Erbgang autosomal-rezessiv) vor. Diagnostisch beweisend ist die Analyse der Enzymaktivität in gewaschenen Erythrozyten. Die 2,8-DHA-Nierensteine reagieren bei üblichen Labormethoden wie Harnsäure und werden deshalb oft fehlgedeutet. Deshalb: spezifische Steinanalyse!

Röntgennegative Nierensteine bei ungewöhnlich niedrigen Harnsäurewerten können Hinweis auf eine *familiäre Hypourikämie* sein. Bei dieser erblichen Erkrankung ist die Harnsäureclearance erhöht, so daß es bereits bei normalen oder niedrigen Serumharnsäure-werten zu einer absolut erhöhten renalen Harnsäureausscheidung mit der Folge gehäufter Steinbildung kommt. Diagnostisch wegweisend ist die Analyse des Harnsäurestoffwechsels.

Einzelne röntgennegative Nierensteine bei Patienten mit normalen Harnsäurewerten können bei *Xanthinoxidasemangel* (Erbgang autosomal-rezessiv) als Xanthinsteine auftreten. Auch hier hilft die Steinanalyse weiter.

Alle anderen Störungen des Purinstoffwechsels sind so selten, daß für Diagnose und Therapie die Überweisung an spezialisierte Zentren zu empfehlen ist.

Literatur zu Kap. 25.1

International Task Force for Prevention of Coronary Heart Disease (1998) Coronary heart disease: reducing the risk. Nutrit Metab Cardiovasc Dis 8: 205–271

National Cholesterol Education Program (1994) Second report of the expert panel on detection, evaluation, and treatment of high blood cholesterol in adults (Adult Treatment Panel II). Circulation 89: 1333–1445

Pyrörälä K, de Backer G, Graham I, Poole-Wilson P, Wood D (1994) Prevention of coronary heart disease in clinical practise: recommendations of the Task Force of the European Society of Cardiology, European Atherosclerosis Society and European Society of Hypertension. Atherosclerosis 110: 121–161

Weiterführende Literatur zu Kap. 25.2

Gresser U (Hrsg) (1993) Molecular genetics, biochemistry and clinical aspects of inherited disorders of purine and pyrimidine metabolism. Springer, Berlin Heidelberg New York Tokio

Gresser U (2000) Gicht. In: Zeidler, Zacher, Hiepe (Hrsg) Interdisziplinäre klinische Rheumatologie. Springer, Berlin Heidelberg New York Tokio (in Vorbereitung)

Gresser U, Zöllner N (Hrsg) (1991) Urate deposition in man and its clinical consequences. Springer, Berlin Heidelberg New York Tokio

Gresser U, Gathof BS, Gross M (1995) Gicht und andere Störungen des Purin-/Pyrimidinstoffwechsels. In: Bünte H, Domschke W, Meinertz T, Reinhardt D, Tölle R, Wilmanns W (Hrsg) Therapie-Handbuch, 4. Aufl. Urban & Schwarzenberg, München

Miehle W, Fehr K, Schattenkirchner M, Tillmann K (2000) Rheumatologie in Praxis und Klinik. 2. Aufl. Thieme, Stuttgart

Zöllner N (Hrsg) (1990) Hyperurikämie, Gicht und andere Störungen des Purinhaushalts, 2. Aufl. Springer, Berlin Heidelberg New York Tokio

Zöllner N, Gröbner W, Gresser U (1996) Gicht und andere Störungen des Purin- und Pyrimidinstoffwechsels. In: Gross R, Schölmerich P, Gerok W (Hrsg) Die Innere Medizin, 9. Aufl. Schattauer, Stuttgart

Zöllner N, Gröbner W, Gresser U (1996) Purinstoffwechsel; Urikosurika, Urikostatika. Pharmakotherapie der Gicht. In: Forth W, Hentschler D, Rummel W, Starke K (Hrsg) Allgemeine und spezielle Pharmakologie und Toxikologie, 7. Aufl. BI Wissenschaftsverlag, Mannheim

26 Nephrologie und Hypertonie

H. Schiffl

26.1
Nierenparenchymerkrankungen und renale Syndrome

Stark vereinfacht läßt sich den wenigen, nicht pathognomonischen Leitsymptomen das prinzipiell mögliche Spektrum wichtiger, erworbener, nephrologischer Krankheitsbilder gegenüberstellen:

- Glomerulonephritiden (GN),
- tubulointerstitielle Nierenkrankheiten (TIN),
- akute Niereninsuffizienz,
- chronische Niereninsuffizienz.

26.1.1
Glomerulonephritiden (GN)

Glomerulonephritiden sind entzündliche, meist immunpathogenetisch vermittelte, nichteitrige Erkrankungen beider Nieren, die primär glomeruläre Strukturen in unterschiedlicher Form (diffus, segmental oder fokal) betreffen.

Zu unterscheiden sind primäre von sekundären Glomerulonephritiden: Erstere sind isolierte Nierenerkrankungen, letztere eine Teilmanifestation übergeordneter Systemerkrankungen. Zwischen beiden verläuft die Trennung nicht scharf, da sie von der diagnostischen Intensität abhängt.

Die Einteilung der mit unterschiedlichen klinischen Erscheinungen einhergehenden Erkrankungen erfolgt nach histologischen, immunhistologischen und elektronenmikroskopischen Kriterien.

Beschwerden
Das klinische Bild glomerulärer Hauptsymptome zeigt alle Abstufungen zwischen asymptomatischen und lebensbedrohlichen Verläufen, wobei aufgrund Überlappung der Kardinalsymptome pathogenetisch und morphologisch unterschiedliche Glomerulonephritiden nur teilweise zugeordnet werden können. Legt man für eine systematische Einteilung der Glomerulopathien klinische und morphologische Erscheinungsbilder und den Krankheitsverlauf zugrunde, so lassen sich vereinfachend 5 verschiedene Verlaufsformen abgrenzen.

26.1.1.1
Akute Glomerulonephritis

Die klinischen Manifestationen der akuten glomerulären Entzündung (akutes nephritisches Syndrom) treten nach einem symptomfreien Intervall (1–6 Wochen) im Anschluß an Infektionen auf. Das Vollbild umfaßt die Volhard'sche Trias: Rotbraunverfärbung des Urins (Makrohämaturie), Ödeme (insbesondere Gesichtsödeme) und arterielle Hypertonie. Urtyp der akuten endokapillären Glomerulonephritis ist die Poststreptokokkenglomerulonephritis (90 % der Fälle), deren klassisches Krankheitsbild durch die ausgeprägten Allgemeinsymptome wie Abgeschlagenheit, Appetitlosigkeit, Übelkeit und Erbrechen charakterisiert ist.

Der rasche Anstieg der Blutdruckwerte durch die Glomerulonephritis kann einerseits zur akuten Linksherzbelastung und linksventrikulären Insuffizienz mit Lungenödem führen, andererseits zu Fundusveränderungen und hochdruckbedingten Hirnfunktionsstörung führen. Die hypertensive Enzephalopathie manifestiert sich mit Kopfschmerz, Bewußtseinstrübung bis Koma, zentralnervösen Reizsymptomen (z. B. generalisierte Krampfanfälle). Bei 60 % der Fälle beobachtet man einen Rückgang der Urinausscheidung. Die klinische Symptomatologie dieser Patienten kann durch die Komplikationen der Azotämie bzw. Urämie zusätzlich geprägt werden.

26.1.1.2
Rasch progrediente Glomerulonephritiden

Diese glomeruläre Erkrankung ist klinisch definiert und stellt keine nosologische Einheit dar. Charakteristisch für die rasch progrediente Glomerulonephritis ist der schnelle Verlust der Nierenfunktion mit rascher Progredienz zum terminalen Nierenversagen innerhalb von Tagen oder wenigen Wochen. Die Vielfalt der Immunpathogenese und der variable Verlauf führen dazu, daß zum Zeitpunkte der Diagnosestellung sehr unterschiedliche objektive Beschwerden und Kardinalsymptome bestehen. Die Patienten weisen zu 50 % unspezifische Prodromalzeichen auf. Hierzu zählen Myalgien, Arthralgien, Rückenschmerzen, Fieber und Schwächegefühl. Es besteht ein ausgeprägtes Krankheitsgefühl, oft verbunden mit Übelkeit und Erbrechen. Weitere Symptomatik wird durch Komplikationen der akuten Niereninsuffizienz (Urämie, Hypervolämie) sowie durch die zugrunde liegende Erkrankung bestimmt. Hämoptysen, Lungeninfiltrate, Purpura, Hepatosplenomegalie und Gewichtsverlust deuten auf das Vorliegen einer sekundären rasch progredienten Glomerulonephritis bei Systemerkrankung hin.

26.1.1.3
Nephrotisches Syndrom

Glomerulonephritiden stellen bei über 70–80 % aller Fälle die Ursache des nephrotischen Syndroms (primäres idiopathisches nephrotisches Syndrom) dar, bei 20 % der Patienten wird das nephrotische Syndrom

durch sekundäre glomeruläre Schädigungen (Diabetes mellitus, primäre Amyloidose, multiples Myelom usw.) verursacht. Zu den Kardinalsymptomen des nephrotischen Syndroms zählen eine große Proteinurie (> 3,5 g/ Tag/1,73 m² KOF), eine Hypo- und Dysproteinämie, Ödeme und eine Hyperlipoproteinämie. Das klinische Bild der Patienten mit nephrotischem Syndrom wird einerseits durch hypoalbuminämische Ödeme, andererseits durch die zugrunde liegende glomeruläre Läsion (Mikrohämaturie ca. 20 %, Hypertonie ca. 30 %, Niereninsuffizienz bei chronisch progredienten Glomerulonephritiden) oder durch zusätzliche Symptome und Komplikationen der primär nicht renalen Grunderkrankungen bestimmt.

Im Vordergrund des klinischen Bildes des nephrotischen Syndroms stehen hypalbuminämische Ödeme. Anamnestischer Hinweis auf eine große Proteinurie ist ein schäumender Urin (erhöhte Urinproteinkonzentration, verminderte Oberflächenspannung) . Typisch für das nephrotische Syndrom sind teigig weiche eindrückbare Ödeme. Die Ödeme treten vorzugsweise im leicht verschieblichen Bindegewebe des Augenlides, des Skrotums und der Knöchelgegend auf. In ausgeprägten Fällen des nephrotischen Syndroms werden Höhlenergüsse (Aszites, Pleuraerguß), Hydrops und Anasarka (diffuse generalisierte Ödemneigung in allen Körperbezirken) beobachtet.

Die Infektabwehrschwäche dieser Patienten äußert sich in einer gehäuften Inzidenz von Hautinfekten oder Pneumonien. Thromboembolische Komplikationen (Lungenembolie, Nierenvenenthrombose, arterielle Thrombosen) sind bei Patienten mit nephrotischem Syndrom häufig. Hyperkoagulabilität wird durch renalen Verlust des Thrombininhibitors Antithrombin III hervorgerufen.

26.1.1.4
Oligosymptomatische Verlaufsform

Gering ausgeprägte proliferative Glomerulonephritiden gehen meist mit einer zufällig entdeckten persistierenden Mikrohämaturie und/oder mit einer geringen Proteinurie einher. Nachweis von Erythrozytenzylindern und dysmorphen Erythrozyten im Sediment sprechen für eine Glomeruloläsion und können dem Patienten überflüssige urologische Untersuchungen und Röntgenaufnahmen ersparen.

26.1.1.5
Chronische Glomerulonephritis

Alle primären und sekundären Glomerulonephritiden mit Ausnahme der Minimal-change-Glomerulopathie können in einen chronischen Verlauf mit progredientem Funktionsverlust der Nieren übergehen und in eine terminale Niereninsuffizienz einmünden. Nahezu bei 30 % der chronischen Dialysepatienten wird heute keine Primärdiagnose gestellt, da bei zahlreichen Patienten die Anamnese stumm ist. Diese Patienten kommen erst dann in nephrologische Betreuung, wenn Einzelsymptome wie Erythrozyturie (Schweregrad und Differenzierung der Zellen, dysmorphe Formen), Zylindrurie (insbesondere Erythrozytenzylinder), Proteinurie (Schweregrad, Differenzierung der Proteine), Hypertonie, Ödeme oder Niereninsuffizienz nachgewiesen werden.

Anamnese

Die Anamnese gibt Hinweise auf vorhergehende bzw. übergeordnete Erkrankungen, erstes Auftreten und Ausmaß von Leitsymptomen, Veränderungen der Urinfarbe (Makrohämaturie, schäumender Urin), der Urinmenge und des Tag-Nacht-Rhythmus der Miktion.

Checkliste der Anamnese glomerulärer Erkrankungen:

- Vorhergehende Infektionen (Staphylokokken, Streptokokken, Parasiten, Viren), Endokarditis, Hinweise auf Systemerkrankungen, Gelenkbeschwerden, HNO-Befall, Hautveränderungen, Lungenerkrankung mit oder ohne Hämoptysen, Ausmaß und Verteilung der Ödeme, Pharmaka (Gold, D-Penicillamin), Drogen.
- Maligne Tumoren, maligne Lymphome.
- Makrohämaturie, schwere Hypertonie.
- Chronisch bakterielle Entzündungen, monoklonale Gammopathien.
- Diabetes mellitus.
- Familienanamnese (Alport-Syndrom, familiäres Mittelmeerfieber).

Beschwerden

- Ödeme:
  meist gering ausgeprägt bei akuter Glomerulonephritis, rapid progressiver Glomerulonephritis und chronischer Glomerulonephritis, jedoch deutlich ausgeprägt bei nephrotischem Syndrom (minimal change GN, membranöse GN, fokale Glomerulosklerose, membranoproliferative GN).
- Hypertonie:
  fast immer bei akuter und chronischer Glomerulonephritis, in ca. 50 % bei RPGN, seltener bei nephrotischem Syndrom.
- Makrohämaturie:
  bei IgA-Nephritis, akuter postinfektiöser GN.
- Nierenfunktionseinschränkung, bis hin zum akuten Nierenversagen.
- Komplikationen bei schweren Krankheitsbildern: Enzephalopathie, Volumenexpansion.
- Zeichen einer extrarenalen übergeordneten Erkrankung.

26.1.2
Tubulointerstitielle Nierenkrankheiten (TIN)

TIN sind akute oder chronische klinisch-pathologische Syndrome unterschiedlicher Ätiologie, die durch primäre Läsionen im Bereich des Interstitiums, an den Tubuli und an den Sammelrohren gekennzeichnet sind. Die Einteilung der tubulointerstitiellen Nephrititiden orientiert sich am zeitlichen Verlauf der Erkrankung.

- Akute tubulointerstitielle Nephritis:
  - akute bakterielle Pyelonephritis (s. Harnwegsinfekte),
  - akute infektiöse interstitielle Nephritis nach systemischen viralen, bakteriellen und parasitären Infektionen,
  - akute medikamentös bedingte interstitielle Nephritis,
  - dosisabhängige toxische Läsionen des Niereninterstitiums,
  - dosisunabhängige Hypersensitivitätsreaktionen mit interstitieller Nephritis,
  - akute tubulointerstitielle Nephritis mit Uveitis, oder bei Systemerkrankungen (Sjögren-Syndrom, Sarkoidose, Kryoglobulinämie und SLE).
- Chronische interstitielle Nephritis:
  - Analgetikanephropathie,
  - Balkannephropathie.
- Sonderformen:
  - chronische interstitielle Nephritiden bei Sjögren-Syndrom oder Sarkoidose,
  - interstitielle Nephritis bei allen primären Glomerulonephritiden und bei der Lupus-Nephritis,
  - hyperkalzämische Nephropathie, hypokaliämische Nephropathie, Gichtnephropathie,
  - obstruktive Nephropathie,
  - chronische Schwermetall- und Lithiumintoxikationen.

26.1.2.1
Akute tubulointerstitielle Nephritis

Beschwerden

Mit Ausnahme weniger Fälle von medikamenteninduzierter akuter interstitieller Nephritis, bei denen extrarenale Symptome auf ein allergisches Syndrom hindeuten, ist das klinische Bild der akuten interstitiellen Nephritis heterogen und unspezifisch. Am häufigsten ist das erste Zeichen eine plötzlich auftretende Nierenfunktionseinschränkung, die asymptomatisch mit einer nur leichten Erhöhung des Serumkreatinins einhergehen oder bis zum klassischen Nierenversagen mit Oligurie führen kann. Das klinische Bild kann hierbei dem einer akuten Glomerulonephritis und eines akuten Nierenversagens infolge einer ischämischen Tubulusnekrose ähneln. Auf der anderen Seite finden sich auch schleichende Krankheitsverläufe mit ausgesprochener Beschwerdearmut, die unbemerkt zur chronischen Niereninsuffizienz fortschreiten können und letztlich einer definitiven Diagnose nicht mehr zugänglich sind.

Viele Patienten entwickeln v. a. im Rahmen einer medikamenteninduzierten akuten interstitiellen Nephritis Symptome wie Fieber, Abgeschlagenheit, Arthralgien mit Exanthemen und gelegentlich Eosinophilie. Andererseits kann auch nach Medikamenteneinnahme die allgemeine Symptomatik sehr uncharakteristisch sein, so daß bei jedem unklaren akuten Nierenversagen auch an die Möglichkeit einer akuten interstitiellen Nephritis gedacht werden sollte.

Anamnese
Vorausgegangene oder synchron ablaufende Infektionen oder Exposition gegenüber Medikamenten oder Toxinen.

Klinische Befunde
Als Folge des interstitiellen Ödems zeigt sich oft ein Nierenklopfschmerz in Folge der Kapselspannung, zudem finden sich Bluthochdruck und Ödeme sowie eventuelle Zeichen der akuten Niereninsuffizienz.

26.1.2.2
Chronische tubulointerstitielle Nephritis

Die Analgetikanephropathie ist eine chronische, langsam progrediente tubulointerstitielle Nierenerkrankung, die durch das Auftreten von Papillennekrosen und Urothelkarzinomen kompliziert und durch die exzessive langdauernde Einnahme analgetisch wirkender Mischpräparate hervorgerufen wird. Die Balkannephropathie ist eine chronische interstitielle Nephritis mit langsam progredientem Verlauf und bilateraler, gleichmäßiger Nierenschrumpfung (i. allg. ohne Papillennekrosen), mit ähnlichen extrarenalen und renalen Symptomen wie die Analgetikanephropathie. Die Erkrankung ist streng an eine mindestens 10- bis 15jährige Lebensphase in einem der Endemiegebiete gebunden, die in Bulgarien, Rumänien und Exjugoslawien lokalisiert sind. Die Erkrankung manifestiert sich i. allg. zwischen dem 30.–50. Lebensjahr.

Beschwerden
Der Verlauf der chronisch tubulointerstitiellen Nephritis ist häufig symptomarm und schleichend. Ein eingeschränktes Harnkonzentrationsvermögen kann sich in Poly- und Nykturie äußern. In Fällen von Harnwegsinfekten kann es zu rezidivierenden Dysurien u. U. mit Fieber kommen. Relativ selten führt eine abgehende nekrotische Papille zu Koliken und Harnwegsobstruktionen. Bei Patienten mit Analgetikaabusus fällt gelegentlich ein gelblich schmutziges Hautkolorit auf, das

zumindest teilweise auf die Ablagerung von Sulfhämoglobin in der Haut zurückzuführen ist. Ein Hypertonus kann als unspezifisches, aber einziges Symptom auf das Vorliegen einer chronisch-interstitiellen Nephritis hindeuten. Möglicherweise wird die Erkrankung auch erst im Stadium der Urämie an deren Symptomen oder am Auftreten von Komplikationen wie z. B. Tumoren der ableitenden Harnwege (Makrohämaturie, Nierenkolik) entdeckt.

Anamnese
Eine ausführliche Anamnese kann wichtige Hinweise auf die Art der zugrunde liegenden chronischen tubulointerstitiellen Nephritis geben. Wesentliche Fragen hierzu richten sich nach gehäuften Harnwegsinfekten, gehäuften Kopfschmerzen/Gliederschmerzen (mit Einnahme von Medikamenten) sowie der Einnahme weiterer Medikamente. Weiterhin sollte nach gehäuften Nierenerkrankungen in der Familie, einer beruflichen Exposition gegenüber Schwermetallen sowie Systemerkrankungen, die mit einem eingeschränkten Allgemeinbefinden einhergehen, gefragt werden.

Klinische Befunde
Arterielle Hypertonie, Klopfschmerz der Nieren, Makrohämaturie, Hautkolorit.

26.1.3
Akute Niereninsuffizienz

Die akute Niereninsuffizienz ist ein klinisches Syndrom, das durch einen raschen Abfall der glomerulären Filtrationsrate charakterisiert ist. Im Gegensatz zur chronischen Niereninsuffizienz ist dieser Rückgang der GFR potentiell rückbildungsfähig.

Die Klassifikationen der akuten Niereninsuffizienz wird nach unterschiedlichen Kriterien vorgenommen:

a) Nach der Lokalisation:
   - funktionelle Azotämie (prärenale, nicht morphologisch fixierte Funktionseinschränkung),
   - akutes Nierenversagen im engeren Sinne (postischämisch, toxisch, akute bzw. rasch progrediente Nierenparenchymerkrankungen),
   - obstruktive Uropathie (postrenales Nierenversagen).
b) In Abhängigkeit von der Harnausscheidung:
   - anurische akute Niereninsuffizienz (Urinproduktion < 100 ml/ 24 h),
   - oligurische akute Niereninsuffizienz (Urinproduktion < 500 ml/24 h),
   - polyurische akute Niereninsuffizienz (Urinproduktion > 2000 ml/24 h).

Beschwerden

Die klinische Symptomatologie der akuten Niereninsuffizienz wird einerseits durch die verursachende Grunderkrankung, andererseits durch die Komplikationen der Krankheitsstadien der akuten Niereninsuffizienz bestimmt. Während das Gros der Patienten das akute Nierenversagen im Krankenhaus im Rahmen eines Multiorganversagens („hospital-acquired") erleidet, können akute Verschlechterungen der Nierenfunktion in der Gesamtbevölkerung („community-acquired") symptomlos und damit unerkannt ablaufen. Klinisches Leitsymptom der akuten Niereninsuffizienz ist die Verminderung des glomerulären Filtrates und die daraus resultierende Erhöhung der Serumkreatinin- und Serumharnstoffwerte. Meist besteht eine Oligurie, seltener eine Polyurie.

Symptome im Stadium der Oligurie

Die Unfähigkeit der Niere, adäquate Harnmengen auszuscheiden, führt zur Ödembildung, d. h. zum Auftreten peripherer Ödeme oder eines Vorstadium eines alveolären Lungenödems, der „fluid lung". Dieses interstitielle Lungenödem kann röntgenlogisch vor Auftreten physikalischer Zeichen (feuchte RG) erkannt werden. Folge der verminderten Volumenausscheidung kann auch eine de novo arterielle Hypertonie bzw. die Aggravation einer vorbestehenden Hypertonie sein.

Das Unvermögen der Niere, Elektrolyte zu eliminieren, führt insbesondere zur Hyperkaliämie. Sie ist wegen der Gefahr lebensbedrohlicher Rhythmusstörungen frühzeitig einer Therapie zuzuführen.

Folge der Akkumulation von Urämietoxinen sind Perikarditis (obere Einflußstauung, präkordialer Schmerz, Herzbeuteltamponade), Übelkeit, Erbrechen bei metabolischer Azidose durch erosive Gastritis und z. T. Ulzerationen, Hirnödem und Krämpfe, Somnolenz bis zum Koma, gastrointestinale Blutungen.

Symptome im Stadium der Polyurie

Das primär polyurische Nierenversagen bzw. das polyurische Stadium primär oligoanurischer Niereninsuffizienz gehen mit einem überschießenden Volumenverlust und damit dem Risiko von Exsikkose und Symptomen des Elektrolytverlustes einher.

Anamnese

Erfassung präexistenter Nierenerkrankungen (Zystennieren, hypertensive Nephropathie, diabetische Nephropathie), nephrotoxischer Medikamente (nichtsteroidale Antirheumatika, Zytostatika, Kontrastmittel und Antibiotika), Infekte und Systemerkrankungen (Fieber, Arthralgien, Exantheme), Erkrankungen mit Flüssigkeits- und Elektrolytverlusten, schwere Traumen, Operationen (Anästhesieprotokolle, Gewicht- und Blutdruckverhalten, dokumentierte Therapiemaßnahmen wie z. B. Bluttransfusionen, applizierte

Medikamente), Miktionsbeschwerden bei bakterieller tubulointerstitieller Nephritis sowie urologische Erkrankungen.

Klinische Befunde

1. Beurteilung des effektiven Blutvolumens:
   - Exsikkose: Körpergewicht, Hautturgor, Hypotension, Tachykardie, erniedrigter ZVD,
   - Überwässerung: gestaute Jugularvenen, Herzvergrößerung, Galopprhythmus, pulmonale Rasselgeräusche, periphere Ödeme, Pleuraerguß, Aszites, erhöhter ZVD, Hypertonie.
2. Urämische Intoxikationen:
   Foetor uraemicus, Erbrechen, Diarrhö, Juckreiz, Perikardreiben, Tremor, zerebrale Krampfanfälle
3. Palpationsbefunde:
   gefüllte Blase, Zystennieren, Prostatagröße, tumoröse Veränderungen im kleinen Becken
4. Organmanifestationen von Systemerkrankungen:
   Haut, Auge, HNO-Bereich, Atemwege.

26.1.4
Chronische Niereninsuffizienz

Die chronische Niereninsuffizienz ist die irreversible, meist progrediente Einschränkung der glomerulären, tubulären und endokrinen Funktionen beider Nieren durch glomeruläre, tubulointerstitielle, vaskuläre und hereditäre Nephropathien.

Stadieneinteilung

- Stadium der vollen Kompensation:
  glomeruläre Filtrationsrate (endogene Kreatininclearance) eingeschränkt, Serumkreatinin jedoch normal.
- Stadium der kompensierten Retention:
  (Serumkreatinin > 1,5, jedoch < 6 mg/dl), evtl. geringe klinische Symptome der Niereninsuffizienz.
- Stadium der dekompensierten Retention
  (Serumkreatinin > 6, präterminale Niereninsuffizienz) klinische Zeichen der Niereninsuffizienz, durch konservative Maßnahmen beherrschbar.
- Stadium der terminalen Niereninsuffizienz:
  klinische Symptome der Urämie, konservative Maßnahmen erfolglos, Einleitung der Nierenersatztherapie

Beschwerden

Unabhängig von dem die Niereninsuffizienz auslösenden Grundleiden ist die klinische Symptomatik der chronischen Niereninsuffizienz gleichförmig und monoton. Geringgradige Einschränkungen der glomerulären Filtrationsrate gehen häufig mit fehlenden Symptomen einher oder die Patienten klagen über uncharakteristische Beschwerden, wie Leistungsschwäche, Müdigkeit, ferner über Durst, Polyurie und Nykturie.

Häufig wird die Niereninsuffizienz durch zufälliges Feststellen eines pathologischen Urinbefundes oder im Rahmen einer Hypertonie- oder Anämieabklärung erstmals diagnostiziert.

Nahezu alle Patienten mit chronischer Niereninsuffizienz und Anstieg des Serumkreatinins auf 3–4 mg% entwickeln eine normochrome, normozytäre Anämie. Von dieser Regel ausgenommen sind einige Patienten mit Zystennieren, bei denen die Anämieentwicklung später eintreten kann. Patienten mit Analgetikanephropathie entwickeln bereits bei niedrigeren Kreatininwerten durch analgetikainduzierte Hämolysen und gastrointestinalen Blutverlust eine Anämie.

Klinische Symptome der Anämie sind Müdigkeit, Schwindel und Dyspnoe, häufig verstärkt sich eine bestehende Angina pectoris bei koronarer Herzkrankheit. Fortgeschrittene Stadien der Niereninsuffizienz charakterisieren sich durch zunehmende Beschwerden wie Appetitlosigkeit, Juckreiz, gastrointestinale und neuromuskuläre Symptome, die Patienten beklagen Knochenschmerzen. Das Stadium der Intoxikation, d. h. der Urämie, kündigt sich durch Kopfschmerzen, Wesensveränderung, Apathie, Verwirrtheit, Übelkeit, Appetitlosigkeit, Erbrechen, Singultus, Foetor uraemicus, fibrilläre Muskelzuckungen, Perikardreiben bei fibrinöser Perikarditis an. Das klinische Bild kann modifiziert werden durch das Vorliegen einer Hypertonie und Lungenödem; besonders bei zusätzlicher Überwässerung kann eine hypertensive Enzephalopathie auftreten.

Anamnese

Chronische Glomerulonephritiden, Diabetes mellitus oder Hochdruck, chronisch tubulointerstitelle Nephropathien, hereditäre Erkrankungen, Amyloidose.

Klinische Befunde

Das Spektrum der klinischen Befunde entwickelt sich kaleidoskopartig über asymptomatische bis oligosymptomatische Frühstadien bis zur Urämie bei terminaler Niereninsuffizienz (Tabelle 26-1).

26.1.5
Untersuchungen
26.1.5.1
Labor

Urin

- Urinteststreifen:
  pH, Glukose, Eiweiß, Erythrozyten, Leukozyten, Nitrit, spezifisches Gewicht,

Tabelle 26-1. Symptome der chronischen Niereninsuffizienz

↓ Schweregrad		Kreatinin (mg %)			
	Normale Nierenfunktion	1–1,5	Isothenurie Polyurie Nykturie abnormes Urinsediment		
	weitgehend symptomfreie Niereninsuffizienz	2–6		Anämie Hypertonie verminderte Phosphatexkretion → Abnahme des ionisierten Calciums → Entwicklung des sekundären Hyperparathyreoldismus	
	symptomatische Niereninsuffizienz	6–12			Na$^+$- und H$_2$O-Retention → Ödeme, „fluid lung", Herzinsuffizienz Hypertonie gastrointestinale Symptome Pruritus Hyperphosphatämie, Hypokalzämie, renale Osteopathie, urämische Neuropathie, gestörete Gonadenfunktion, Impotenz
	ausgeprägte Urämie	>12			wie oben + motorische Neuropathie Enzephalopathie Perikarditis, Pleuritis Lungenödem Blutungsneigung Koma, Tod

Zeit →

- Urinsediment:
  Erythrozytenzylinder (Glomerulonephritis!), Erythrozytenmorphologie (Akanthozyten mehr als 5 %, Glomerulonephritis!), granulierte Zylinder, Leukozytenzylinder (akute interstitielle Nephritis), Wachszylinder, Leukozyturie und Bakteriurie, Eosinophilie im Urin (akute medikamentös induzierte interstitielle Nephritis),
- Urinproteinanalyse
  quantitative Proteinbestimmung (24 h), SDS PAGE Elektrophorese zur Differenzierung der Proteinurie (selektiv, unselektiv oder tubuläre Proteinurie)
- endogene Kreatininclearance,
- Tests tubulärer Partialfunktionen im Sammelurin: Glukosurie, Aminoazidurie (Fanconi-Syndrom), Natriumverlust, Azidose,
- Mittelstrahlurin: Urinkultur.

Blut
- BSG, C-reaktives Protein,
- Blutbild: Hämoglobin, Erythrozyten, Leukozyten (Eosinophilie), Thrombozyten, Retikulozyten, Blutausstrich: Fragmentozyten,
- Kreatinin, Harnstoff, Harnsäure,
- Elektrolyte, Leberenzyme, LDH, Bilirubin,
- Blutgerinnung, Quick, PTT, AT III,
- Gesamteiweiß mit Eiweißelektrophorese,
- Lipidstatus, Blutzucker,
- Blutgasanalyse mit Säure-Basen-Status,
- Blutkulturen.

26.1.5.2
Immunologie

Je nach Klinik und Verdachtsdiagnose:
- Immunglobuline, Immunelektrophorese,
- Complementfaktoren C3 und C4 (bei Abfall Hinweis auf akute Poststreptokokken-GN, membranoproliferative GN, systemischen Lupus erythematodes, Kryoglobulinämie, subakute bakterielle Endokarditis),
- Antistreptolysin-o-Titer (bei Pharyngitis), anti-DNAse B als Hinweis auf akute GN (Impetigo und Pharyngitis),
- Autoantikörper ANA, Anti-(ds)DNS-Antikörper, Antikardiolipin-Antikörper, Kryoglobuline, c-ANCA, p-ANCA, Antibasalmembran-Antikörper,
- Coombs-Test.

26.1.5.3
Virusserologie

Hepatitisserologie (B, C)evtl. EBV, CMV, HIV, Hanta-Virus.

26.1.5.4
Bildgebende Verfahren

- Sonographie/CT ohne Kontrast: Nierengröße, Parenchymdichte und -breite, Markkegel, Hydronephrose, Nierenbecken und -kelche, Schrumpfnieren (chronische Niereninsuffizienz), verkalkte Papillennekrosen, Nierensteine, Polyzystische Nierendegeneration, Beurteilung der Harnblase, Prostata, Oberbauchorganen (Leberzirrhose, Leber-/Pankreaszysten, Aortenaneurysma etc.).
- Farbdoppler: bei Verdacht auf fehlende Nierendurchblutung.
- Thoraxröntgen: z. B. „fluid lung" und Folgeveränderungen, Veränderungen bei pulmorenalem Syndrom (Infiltrate, Einblutungen).
- UKG: Hypertensive Herzerkrankung, Endokarditis, Perikarderguß

26.1.5.5
EKG

Im EKG: Zeichen der Hyperkaliämie, Zeichen der linksventrikulären Hypertrophie.

26.1.5.6
Nierenbiopsie

Die perkutane Nierenbiopsie mit Untersuchung von Histologie, Immunhistologie und Elektronenmikroskopie ist die entscheidende diagnostische Maßnahme zur Präzisierung der glomerulären Läsion (Art und Ausmaß des Organbefalls – diffus oder fokal – bzw. des Befalls im Schlingenkonvolut – segmental oder global); Gewichtung der interstitiellen Veränderungen und zur Abschätzung der Prognose und zur Diskussion über differenzierte Therapien.

Indikation zur Nierenbiopsie: Persistierende mikroskopische Hämaturie oder Proteinurie länger als 6–12 Monate mit oder ohne Hypertonie bzw. eingeschränkter Nierenfunktion, nephrotisches Syndrom, akutes Nierenversagen unklarer Ursache, rasch progrediente Glomerulonephritis, Lupusnephritis, renale Beteiligung bei Systemerkrankungen.

26.1.5.7
Diagnostische Ziele

Die Diagnostik der Nierenparenchymerkrankungen verfolgt gleichzeitig 3 Ziele:

- Präzisierung der renalen Läsion,
- Versuch die Pathogenese zu klären (primär/sekundär),
- histologische Subklassifizierung der Glomerulonephritiden/tubulointerstitiellen Nephritiden.

Ziel der durchgeführten diagnostischen Maßnahmen bei renalen Syndromen muß es sein, potentiell reversible Ursachen (prärenale Azotämie, Obstruktion der ableitenden Harnwege, rapid progressive Glomerulonephritis) rasch mit geringem Risiko für den Patienten zu erkennen (Sonographie, fraktionelle Natriumausscheidung) und einer spezifischen Therapie zuzuführen; eine chronische Niereninsuffizienz, die bis dahin nicht erkannt worden war, vom akuten Nierenversagen differentialdiagnostisch abzutrennen (kleine Nieren, schwere Anämie, niedriger Harnstoff-Kreatinin-Quotient, ausgeprägte Urochromablagerungen in der Haut, schwere Bluthochdruckveränderungen, hohes iPTH, schwere Hypokalzämie oder Hyperphosphatämie. Mikroradiologie der Hände mit der Meema-Technik (Osteopathie), evtl. Nierenbiopsie.

26.2
Infektionen der Nieren und der Harnwege

26.2.1
Akute Harnwegsinfekte

Unter Harnwegsinfekten versteht man das Auftreten und die Vermehrung von Bakterien, Pilzen, und Protozoen in den Nieren, im Nierenhohlraumsystem und in den ableitenden Harnwegen. Die klinische Symptomatik ist abhängig von der betroffenen anatomischen Struktur (symptomatische Harnwegsinfektionen). Erreger können jedoch auch ohne Symptome nachweisbar werden (asymptomatische Harnwegsinfektionen).

Harnwegsinfektionen sind nach Infekten der oberen Luftwege die häufigsten Infektionen und stellen unabhängig von ihrer Lokalisation, ihrer Ursache und von prädisponierenden Faktoren eine Entität dar (Prävalenz im Erwachsenenalter 4–5 %, im Alter über 30 %).

26.2.1.1
Einteilung der Harnwegsinfekte

Einteilungen nach der Lokalisation in obere (akute Pyelonephritis) und untere (Zystitis, Urethritis) Harnwegsinfektionen, in primäre (unkomplizierte) und sekundäre (komplizierte), sowie Einteilungen nach Erregerbefall haben Konsequenzen für Art und Dauer der Therapie und möglicherweise für die Prognose.

Komplizierte/unkomplizierte Infektion
- Unkomplizierte Infektion:
  Infektion ohne erkennbare anatomische oder funktionelle Veränderung im Bereich des Harntraktes ohne begünstigende Grunderkrankung.
- Komplizierte Infektion:
  Störung des Harnflusses infolge funktioneller oder morphologischer Ursachen, präexistente Nierenparenchymkrankheit, Schwangerschaft, hohes Le-

bensalter, gestörte Immunabwehr, Fremdkörper. Bei den komplizierten Infektionen bestehen ein hohes Reinfektionsrisiko und eine erhöhte Bereitschaft zur Persistenz der Infektion.

Einteilung nach Keimzahl und Klinik
- Symptomatische Bakteriurie:
  Mehr als 100 000 Keime/ml im Mittelstrahlurin, bei invasiver Uringewinnung auch niedrigere Keimzahlen für Harnwegsinfektion beweisend.
  Häufige Erreger: Escherichia coli, Klebsiellen, Proteus, Pseudomonas, Serratia, Enterokokken, Staphylokokken.
- Asymptomatische Bakteriurie:
  Zufällig festgestellte signifikante Bakteriurie (Screeningbefund) ohne klinische Symptomatik und ohne auf eine Infektion hinweisende Befunde (Leukozyturie). Behandlungsbedürftigkeit kann z. B. bei Schwangerschaft gegeben sein.
- Mischkulturen/Mischinfektionen:
  Mischkulturen sind selten Beweis eines Harnwegsinfektes, sie sind häufiger durch Probenkontaminationen verursacht. Klinische Mischinfektionen treten häufig bei Fremdkörpern im Harntrakt auf.

Beschwerden
Nachdem die Infektionen jede Region der Niere und der ableitenden Harnwege betreffen sowohl die Prostata beim Mann und das paraurethrale Gewebe bei der Frau einbeziehen und auch Keime in den Blutstrom gelangen können, sind mehrere klinische Bilder möglich.

Das nur von Frauen beklagte urethrale Syndrom umfaßt die Symptome des unteren Harntraktes, d. h. Pollakisurie, Dysurie, Algurie, Urge-Inkontinenz (Harnverlust bei gesteigertem Harndrang und nicht mehr hemmbarer Blasenmotorik bei intaktem Harnröhrenverschlußmechanismus), perineale Druckgefühle und manchmal Dyspareunie. Bei einem Drittel der Patienten findet sich eine Pyurie, die konventionelle aerobe Harnkultur ist entweder negativ oder es finden sich wenige gramnegative Keime.

Bei der Zystitis breitet sich eine Entzündung in der Blasenwand aus und der Urin enthält viele polymorphkernige Leukozyten. Die Zystitis umfaßt ebenfalls die Symptome einer unteren Harnwegsinfektion, kann zudem zu Makrohämaturie führen und mit suprapubischen Schmerzen einhergehen.

Bei der akuten Pyelonephritis finden sich Bakterien im Nierenbecken und in der Medulla der Niere, der Patient hat Fieber, Schüttelfrost, Flankenschmerzen, Erbrechen, Unwohlsein, schweres Krankheitsgefühl.

Anamnese
Sexuelle Aktivität, Antikonzeptionsmethode, Anomalien oder Obstruktion im Bereich der ableitenden

Harnwege (vesikoureteraler Reflux, Restharn, Nierensteine, neurogene Blasenentleerungsstörung, Diabetes mellitus, Schwangerschaft, Analgetikaabusus), immunsuppressive Therapie, iatrogene Faktoren (Katheterisierung und Instrumentierung).

Klinische Befunde

Bei unkomplizierten Harnwegsinfekten wird bei der klinischen Untersuchung in der Regel kein pathologischer Befund erhoben. Bei febrilen Patienten deutet ein Klopfschmerz des Nierenlagers auf eine akute Pyelonephritis hin. Bei schwer kranken Patienten liegen u. U. klinische Zeichen der Urosepsis vor.

26.2.2
Chronische Pyelonephritis

Dieser historische Begriff steht für eine chronische, rezidivierende, wahrscheinlich bakteriell ausgelöste Entzündung des Niereninterstitiums mit Beteiligung des Pyelons. Es handelt sich um eine Symptomdiagnose und zwingt nach prädisponierenden Faktoren zu suchen (vesikoureteraler Reflux, Obstruktive Uropathie, Analgetikanephropathie).

Beschwerden

Die Patienten können symptomfrei sein oder intermittierend Beschwerden von seiten des Harntraktes aufweisen.

Anamnese

Rezidivierende Harnwegsinfektionen, Flankenschmerzen, Kopfschmerzen, subfebrile Temperaturen, Abgeschlagenheit, Leistungsminderung.

Klinische Befunde

Klopfschmerz im Nierenlager, Druckschmerz bei tiefer Palpation, arterielle Hypertonie (40–50 % der Fälle), sonstige Symptome der chronischen Niereninsuffizienz.

26.2.3
Nierentuberkulose

● Urogenitaltuberkulose:
  Infektion der Nieren und/oder der ableitenden Harnwege durch Mycobacterium tuberculosis.

Beschwerden

Keine spezifischen Symptome. Bei aktiver Tuberkulose Allgemeinsymptome.

Anamnese

Therapieresistenz einer Harnwegsinfektion.

Klinische Befunde

Keine klinischen Befunde.

26.2.4
Untersuchungen
26.2.4.1
Labor

Blut

BSG, CRP, Blutbild, Differentialblutbild, Blutkulturen, Retentionswerte, Mendel-Mantoux-Test (bei TBC).

Urinstatus

● Nachweis einer Leukozyturie (mehr als 15 Leukozyten bei 400facher Vergrößerung), evtl. einer Bakteriurie. Bei chronischer Pyelonephritis Leukozyturie, evtl. intermittierende Bakteriurie, häufig tubuläre Proteinurie (weniger als 2 g/24 h). Bei TBC sterile Leukozyturie!
● Urinkultur bei TBC: morgendlicher Urin an 3 aufeinanderfolgenden Tagen.
● Zytologie des Urethralsekrets und der 1. Urinportion mit spezifischem Nachweis von Gonokokken, Chlamydien oder Trichomonas vaginalis.
● Urinkultur mit Nachweis einer signifikanten Bakteriurie (mehr als 100 000 Keime/ml im Mittelstrahlurin) und Nachweis signifikanter Zahl von Pilzkolonien.
● Harnröhrenabstrich: Kulturelle Untersuchung auf Gonokokken, Mycoplasmen, Trichomonaden.

26.2.4.2
Bildgebende Verfahren

● Sonographie der Nieren und Blase, sonographische Restharnbestimmung nach Miktion (Länge · Breite · Höhe · 0,5 = ml).
  – *Bei chronischer Pyelonephritis:* subkapsuläre, trichterförmige, narbige Einziehungen. Umgebende Parenchymabschnitte stark echogen. Erweiterte Kelche unter narbigen Einziehungen. Im Verlauf Schrumpfnieren.
  – *Bei TBC:* kavernöse Veränderungen, Schrumpfnieren, Verkalkungen, evtl. Harnstau und Hydronephrose.
● Ausscheidungsurographie:
  Nachweis einer infravesikalen Obstruktion, Blasenstein, Blasentumor, Blasendivertikel.
  – *Bei chronischer Pyelonephritis:* Indikation lediglich bei einem Kreatinin unter 2 mg/dl, Deformierung des Nierenbeckenkelchsystems mit Verplumpung der Kelche, Stenosen oder mäßiger Dilatation der Kelchhälse, Verschmälerung des Nierenparenchyms, Hinweise auf Ursache für Refluxnephropathie oder Analgetikanephropathie bzw. andere prädisponierende Faktoren.
  – *Bei TBC:* Verkalkungen in Projektion auf die Nieren oder z. B. die Prostata. Radiologische Befunde differenzieren:

Stadium I: Papillenspitzen und Kelchkonturen verändert.

Stadium II: ulzeröse Papillendefekte, Kavernen, Kelchhalsstenosen.

Stadium III: schwerste Destruktion.

26.2.4.3
Weiterführende Diagnostik

- Zystoskopie, falls Therapieresistenz oder kurzfristige Rezidive trotz gezielter und ausreichend langer Antibiotikatherapie.
- Miktionszysturethrogramm: Nachweis eines vesikouretheralen Refluxes.
- Suche nach einer Genitaltuberkulose sowie nach einer primären pulmonalen Tuberkulose.

26.3
Nephrolithiasis

Bei Nephrolithiasis (*Synonym:* Urolithiasis): Konkrementbildung im Hohlsystem der Nieren oder ableitenden Harnwege. Intrarenale Kalzifikationen (Nephrokalzinose) oder Verkalkungen in der Prostata (Prostatasteine) fallen nicht unter diesen Begriff. Am häufigsten findet sich eine Kalziumnephrolithiasis (70–80 %), gefolgt von Harnsäurenephrolithiasis (5–15 %), Struvit (10–20 %) und Zystinurie (1–2 %).

Unter *metabolisch aktivem Steinleiden* versteht man die Bildung eines zusätzlichen Steins, Wachstum eines vorhandenen Steins oder dokumentierter Nierengries – jeweils innerhalb der letzten 12 Monate.

Beschwerden

Nierensteine sind meist symptomlos. Viele Nierensteine werden heute im Rahmen routinemäßiger Ultraschalluntersuchungen per Zufall entdeckt. Typisches Symptom des akuten Harnsteinereignisses ist die Kolik mit wellenförmigen Schmerzen, die auf der betroffenen Seite von der Flanke bis in den Blasenbereich ausstrahlen können. Diese Symptomatik tritt bei Harnleitersteinen praktisch immer, bei Nierensteinen jedoch nur in einem Drittel der Fälle auf. Weitere Symptome des Steinleidens können Dysurie, Harnwegsinfektionen, Harnwegsobstruktion, Mikro- und Makrohämaturie sein.

Anamnese

Familiäre Vorbelastung, Steine im Kindes- und Jugendalter, anatomische Anomalien der Nieren und ableitenden Harnwege, Lebens- und Ernährungsgewohnheiten (Immobilität, ungenügende Flüssigkeitszufuhr, Überkonsum), Medikamente (Analgetika, Vitamine C und D), prädisponierende metabolische Erkrankungen/Begleiterkrankungen (Gicht, Hyperparathyreoidismus,

Hyperoxalurie nach Dünndarmresektionen, Knochentumore, Diabetes mellitus, Nierenerkrankungen).

Klinische Befunde

Bei der körperlichen Untersuchung findet sich meist ein druckschmerzhaftes Nierenlager, im Gegensatz zur intraperitonealen Erkrankung ist das Abdomen nicht abgespannt, kann aber je nach Lage des Steines im Ureterverlauf ebenfalls deutlich druckschmerzhaft sein.

26.3.1
Untersuchungen
26.3.1.1
Labor

Mittelstrahlurin/Morgennüchternurin: Primärabklärung bei erstmaligem Steinnachweis/abgang

Blut
Kalzium (Hyperkalzämie!), Kreatinin, Harnsäure (Hyperurikämie), Phosphat (Hypophosphatämie).

Urin
Urin-pH, Nitrit, Hämaturie, Nachweis verschiedener Kristallarten, pathognomonische Zystinkristalle, mikrobiologische Urinuntersuchung.

Erweitertes Programm bei metabolisch aktivem Steinleiden

Blut
Kalium, Kalzium, Magnesium, Phosphat, Kreatinin, Harnsäure, Gesamteiweiß, intaktes Parathormon, Blutgasanalyse.

Urin
Urin-pH, quantitativer Zystinnachweis im Urin, 24-h-Urin auf Volumen, pH, Natrium, Kalzium, Magnesium, Kreatinin, Oxalsäure, Harnsäure, Zitrat.

26.3.1.2
Bildgebende Verfahren

- Sonographie (zur Verlaufskontrolle oft ausreichend).
- Röntgenleeraufnahme bei kontrastgebenden Steinen (Kalziumoxalat, Kalziumphosphat, Struvit, Zystin).
- i.v.-Urographie zur Aufdeckung anatomischer Anomalien und von FüllungsdefektenCT bei fraglichen Befunden, Uretersteinen.

26.3.1.3
Weiterführende Diagnostik

- Steinanalyse
  - Polarisationsmikroskopie,

- Infrarotspektroskopie,
- Röntgendiffraktometrie,
- Urologische Konsiliaruntersuchung
  z. B. bei Indikation zur Intervention.

26.4
Arterielle Hypertonie

26.4.1
Einteilungen

Die Weltgesundheitsorganisation definiert als Hypertonie willkürlich einen systolischen Blutdruck von 160 mm Hg oder darüber und/oder einen diastolischen Blutdruck von 95 mm Hg oder darüber. Die mittlere Prävalenz der chronischen arteriellen Hypertonie beträgt 15–20 %, von der älteren Bevölkerung sind 30–40 % betroffen.

26.4.1.1
Ätiologische Einteilung

3–5 % der hypertensiven Patienten haben eine erkennbare Ursache (sekundäre Hypertonie). 95–97 % der Patienten leiden an einer primären Hypertonie, bei der ursächlich keine Organerkrankung nachgewiesen werden kann und die wahrscheinlich mehrere ätiopathogenetisch unterschiedliche Formen einschließt.

Sekundäre Hypertonie	
Renale Hypertonie	*Parenchymale Prozesse:* chronische Glomerulonephritis, chronisch interstitielle Nephritis, doppelseitige Zystennieren, diabetische Nephropathie, Nephroangiosklerose, Röntgenbestrahlung der Nieren, einseitige Nierenerkrankung etc. *Vaskuläre Prozesse:* fibromuskuläre oder arteriosklerotische Nierenarterienstenose, Aneurysma, Niereninfarkt *Neoplastische Prozesse:* Reninom und andere
Endokrine Hypertonie	*Adrenomedullärer Prozeß:* Phäochromozytom *Adrenokortikaler Prozeß:* primärer Hyperaldosteronismus, Mineralokortikoidsyndrome, Cushing-Syndrom Hyperparathyreoidismus, Hyperthyreose, Akromegalie, Diabetes mellitus
Aortenisthmusstenose	
Pharmakologisch induzierte Ursachen	Ovulationshemmer, Steroide, Carbenoxolon, nichtsteroidale Antirheumatika, Ciclosporin A etc.

Zu den sekundären Hypertonien werden meist auch die Schwangerschaftshypertonie, die neurogene Hypertonie und die Hypertonie durch Noxen (chronische Alkoholkrankheit) gerechnet. Eine besondere Stellung nimmt die Praxishypertonie („Weißkitteleffekt") ein, bei der erhöhte Blutdruckwerte nur vom Arzt in der Sprechstunde, nicht aber bei der Selbstmessung oder der ambulanten Blutdrucklangzeitmessung gefunden werden.

Von der chronischen arteriellen Hypertonie abzugrenzen sind die transitorischen (temporären) Blutdrucksteigerungen, die nur vorübergehend auftreten und sich rasch wieder zurückbilden.

26.4.1.2
Einteilung nach Blutdruckwerten

Klassifikation	Systolischer Blutdruck [mm Hg]		Diastolischer Blutdruck [mm Hg]
Normal	< 140	und	< 90
Milde Hypertonie	140–180	und/oder	90–105
Mittelschwere Hypertonie	> 180–210	und/oder	> 105–115
Schwere Hypertonie	> 210	und/oder	> 115
Isolierte systolische Hypertonie	> 140	und	< 90

Patienten mit milder Hypertonie sind durch kardiovakuläre Erkrankungen und Komplikationen bedroht, deren Ausmaß wird jedoch durch Begleiterkrankungen und Risikofaktoren stärker geprägt als durch die Erhöhung des Blutdrucks allein.

26.4.1.3
Klassifikation nach Endorganschäden

Die Endorganschäden werden nach WHO-Kriterien eingeteilt. Bei unbehandelten Hypertonikern richtet sich die Klassifizierung des Schweregrades der Hypertonie nach dem diastolischen Blutdruck, der Ursache und dem Grad der Endorganschäden, bei behandelten nur nach der Ursache und dem Grad der Endorganschäden.
- *Stadium I:* keine Veränderungen.
- *Stadium II:* Linksherzhypertrophie, Retinopathie I oder II und/oder Proteinurie.
- *Stadium III:*
  - *kardial:* hypertensive Herzkrankheit, Herzinsuffizienz und koronare Herzkrankheit,
  - *zerebral:* hypertensive Enzephalopathie. zerebrale Blutung und Hirninfarkt,
  - *vaskulär:* Aortenaneurysma und periphere arterielle Verschlusskrankheit,
  - *renal:* Niereninsuffizienz,
  - *ophthalmologisch:* Retinopathie III und IV. Die Veränderungen des Augenhintergrundes werden nach Keith-Wagener eingeteilt.

Beschwerden

Bei vielen Patienten wird der Hochdruck zufällig entdeckt, wenn im Rahmen einer ärztlichen Untersuchung der Blutdruck gemessen wird. Daraus läßt sich ablesen, daß keine aus den Alltagsbeschwerden herausragenden Symptome bestehen. Bestimmte Symptome wie Kopfschmerz, Schwindel, Nervosität, Präkordialschmerzen, Palpitation oder Belastungsdyspnoe können auch bei gleichaltrigen normotensiven Menschen angegeben werden. Paroxysmale Blutdrucksteigerungen aufgrund eines Phäochromozytoms beginnen meist mit Mißempfindungen in den Extremitäten und starker Blässe des Gesichtes, unter zunehmender Nausea und Brechreiz stellen sich Angst, starke retrosternale und epigastrische Schmerzen sowie pulsierende Kopfschmerzen ein.

Die Mehrzahl der Patienten mit maligner Hypertonie bzw. hypertensiver Krise klagt über Sehstörungen. Grund dafür sind meist die schweren Augenhintergrundveränderungen mit Blutungen, Cotton-wool-Exsudaten und Papillenödem. Als Folge der ausgeprägten Augenhintergrundsläsion kann es zu vorübergehender oder bleibender Erblindung kommen. Schmerzen sind zwar ein häufiges und unspezifisches Symptom, ein plötzliches Auftreten unerträglicher Kopfschmerzen kann jedoch bei einem Hypertoniepatienten den Beginn der malignen Phase der Hypertonie anzeigen.

Über 80 % aller Patienten mit maligner Hypertonie klagen über Kopfschmerzen, besonders in Form von morgendlichen Hinterkopfschmerzen. Die hypertensive Enzephalopathie kann durch zunehmende Somnolenz und Krampfanfälle gekennzeichnet sein. Daneben werden transiente ischämische Attacken und Hirnblutungen beobachtet. Ferner können Ausfälle von Hirnnerven und peripheren Nerven auftreten, besonders häufig ist dabei der Nervus facialis betroffen. Als Folge des extremen Druckanstiegs findet sich gelegentlich auch bei normaler Nierenfunktion eine Herzinsuffizienz mit Dyspnoe, Herzvergrößerung und Lungenstauung. Läsionen der Koronararterien können Stenokardien auslösen.

Anamnese

Frage nach familiärer Belastung, Dauer der bestehenden Hypertonie, Hochdruckkrisen, Symptomatik (Palpitationen, Gesichtsblässe, Kopfschmerzen, Sehstörungen, Atemnot, Ödeme, Angina pectoris, Claudicatio), Begleiterkrankungen, Medikamente, die eine Hypertonie auslösen oder einen Kaliummangel erzeugen, Genußmittel (Alkohol, Nikotin).

Klinische Befunde

Körperliche Untersuchung wird häufig den Aspekt des sog. „roten" Hochdrucks, gekennzeichnet durch pyknischen Habitus und plethorisches Aussehen, vermissen lassen. Viele Hypertoniker haben eine unauffällige oder sogar blasse Gesichtsfarbe. Charakteristische Veränderungen des Habitus können auf sekundäre Hypertonieformen (Akromegalie, Hyperthyreose, M. Cushing) hinweisen. Als klinisches Leitsymptom der Nierenarterienstenose wird ein abdominelles Strömungs-

geräusch angegeben, das in ca. 40–50 % der Fälle in der Gegend des Nabels und bei 10 % der Patienten über den Flanken gehört werden kann. Da sich jedoch bei etwa 9 % der Patienten mit essentieller (primärer) Hypertonie ein abdominelles Strömungsgeräusch findet, ist die diagnostische Wertigkeit dieses Auskultationsbefundes wegen des ungleich häufigeren Vorkommens der essentiellen Hypertonie, insbesondere bei älteren Patienten, stark eingeschränkt.

Die Aortenisthmusstenose (Erwachsenenform) geht mit einer Hypertonie der oberen Körperhälfte bei Hypotonie der unteren Körperhälfte einher. In einem kleinen Teil der Fälle geht die linke Arteria subclavia jenseits der Stenose ab; hierbei kann der Blutdruck am linken Arm normal, sogar hyperton sein. Pulse der Arteria femoralis bzw. der Arteria dorsalis pedis und Arteria tibialis posterior lassen sich nur schwach nachweisen oder können fehlen. Ein Schwirren der Arterien im Halsbereich, tastbare Kollateralgefäße und ein frühsystolischer Klick, gefolgt von einem kurzen Mesosystolikum links parasternal mit Fortleitung in den Rücken charakterisieren den kardiovaskulären Befund dieser sekundären Hypertonieform.

Die klinische Untersuchung kann zudem Spätkomplikationen der arteriellen Hypertonie, d. h. linksventrikuläre Hypertrophie, Herzinsuffizienz, Stenosegeräusche über bestimmten Gefässprovinzen, wie z. B. den Carotiden, Beckenstrombahn, Fehlen von Fusspulsen aufzeigen. Die Beurteilung des Augenhintergrundes ist zwingend.

Ziele des diagnostischen Basisprogramms zur Abklärung einer Hypertonie:

- Erkennung sekundärer Hochdruckformen, v. a. solcher, die einer spezifischen Therapie zugänglich sind,
- Nachweis des Schweregrades und Erkennung von Folgeerkrankungen des Hochdrucks sowie Erkennung weiterer kardiovaskulärer Risikofaktoren,
- Festlegung des Ausgangspunktes vor Therapie zur Erkennung späterer therapiebedingter Nebenwirkungen:

Die Basisdiagnostik umfaßt (neben der Anamnese, körperlichen Untersuchung) die folgenden Untersuchungen.

26.4.2
Untersuchungen
26.4.2.1
Labor

Blut/Urin

Natrium, Kalium, Kalzium, kleines Blutbild, Harnstoff, Kreatinin, Harnsäure, Lipide, Glukose, Urinstatus, -sediment.

26.4.2.2
Bildgebende Verfahren

Ultraschall des Abdomens (Nieren, Nebennieren, Aorta), Röntgen Thorax.

26.4.2.3
EKG

Aufdeckung von Hypertrophie und Schädigungszeichen.

26.4.2.4
Basisdiagnostik

siehe unten.

26.4.2.5
Weiterführende Diagnostik

Bei Vorliegen von anamnestischen, klinischen, laborchemischen und sonographischen Hinweisen, jugendlichem Alter des Patienten, extrem hohen Blutdruckwerten, Therapierefraktärheit, Aggravation der Blutdruckwerte trotz adäquater Therapie muß eine weitergehende Diagnostik durchgeführt werden.

Die renoparenchymatöse Hypertonie ist die häufigste sekundäre Hypertonie (2–3% aller Hypertoniker) und durch primäre oder sekundäre (meist beidseitige) Nierenparenchymerkrankungen bedingt. Im Rahmen der Basisdiagnostik fallen pathologische Urinbefunde sowie evtl. ein Anstieg der Retentionsparameter auf. Die arterielle digitale Subtraktionsangiographie ist das Referenzverfahren mit der höchsten Sensitivität (95%) zum Nachweis von Nierenarterienstenosen, die Magnetresonanzangiographie oder das Spiral-CT stellen Alternativverfahren dar.

Im positiven Sinne ist für den Nachweis einer Nierenarterienstenose auch die Farbduplexsonographie ausreichend. Die Captopril-Sequenzszintigraphie der Nieren und der Captopril-Test gelten allenfalls als Screeningmethoden. Das Frühurogramm zum Nachweis einer Nierenarterienstenose ist obsolet.

Die Diagnostik der endokrinen Hypertonieformen beruht auf Hormonanalysen und auf einer radiologisch/nuklearmedizinischen Lokalisationsdiagnostik.

Zusätzliche Untersuchungen

- Ergometrie:
  Zur Beurteilung des Blutdruckanstiegs unter Belastung und zur Aufdeckung von Ischämiezeichen.

		Hinweis auf:
Anamnese	Familie oder selbst: Hochdruck? Nierenkrankheiten? Schlaganfall? Herzinfarkt?	→ Genetische Disposition
	Schwangerschaftskomplikationen?	
	Alkohol? Ovulationshemmer?	
	Hochdruckdauer? Blutdruckkrisen?	→ Phäochromozytom
	Bisher verordnete Antihypertensiva? Therapieerfolg? Nebenwirkungen?	
	* Rauchgewohnheiten[a]?	
Körperliche Untersuchung	Blutdruckmessung	
	Übergewicht? Spezieller Phänotyp?	→ Cushing-Syndrom
	Auskultation des Herzens und der Karotiden	→ Vitium cordis, Karotisstenose
	Blutdruckdifferenz Arm (rechts/links)/Bein	→ Aortenisthmusstenose, arterielle Verschlußkrankheit
	Strömungsgeräusch im Abdomen?	→ Nierenarterienstenose
Labor Urin	Protein	
	Sediment oder Streifentest	→ Nierenkrankheit
	Glukose[a]	
	Kreatinin	
Blut	Kalium	→ Hyperaldosteronismus Saluretika, Laxanzien, Lakritze
	Glukose[a], Harnsäure[a], Triglyzeride[a], Cholesterin[a] (HDL- und LDL-Cholesterin)	
Apparative Untersuchungen	Elektrokardiogramm	
	Sonographie: Aorta, Niere, Nebenniere	→ Aortenaneurysma, Nierenkrankheit, Nebennierentumor

[a] Zur Hochdruckdiagnostik nicht notwendig, zur Erfassung weiterer kardiovaskulärer Risikofaktoren aber erforderlich.

- Echokardiographie:
  Quantifizierung der prognostisch bedeutsamen Herzhypertrophie und zur Beurteilung der linksventrikulären systolischen und diastolischen Funktion.
- 24-h-Blutdruckmessung:
  - Charakterisierung des Tag- und Nachtrhythmus,
  - Ausschluß einer Praxishypertonie,
  - Charakterisierung des Blutdruckprofils, welches besser mit den Folgeschäden und der Prognose des Patienten als die Gelegenheitsmessung korreliert.

27 Rheumatologie

H. Kellner

27.1
Entzündlich-rheumatische Erkrankungen der Gelenke und der Wirbelsäule

27.1.1
Rheumatoide Arthritis

27.1.1.1
Anamnese und Befund

Die rheumatoide Arthritis beginnt typischerweise akut mit einer schmerzhaften Schwellung in einem oder mehreren Gelenken, insbesondere den Fingergelenken. Zu den *Frühsymptomen* der chronischen Polyarthritis zählen die Morgensteifigkeit, der Gelenkschmerz, verbunden mit einer Abnahme der Muskelkraft, und unspezifische Allgemeinsymptome.

Initial kann sich die Entzündung bei der rheumatoiden Arthritis aber auch außerhalb des Gelenks, z. B. als Sehnenscheidenentzündung, Karpaltunnelsyndrom etc., manifestieren.

Klassischerweise kommt es zunächst zu einem Befall der kleinen Fingergelenke, d. h. der Fingergrund- und Mittelgelenke. Das *Befallsmuster* der Fingergelenke ist durch die bilaterale Symmetrie charakterisiert (Abb. 27-1).

Neben dem typischen polyartikulären, symmetrischen Befallsmuster kann bei der rheumatoiden Arthritis jedes periphere Gelenk betroffen sein. Mon- und oligoartikuläre Verlaufsformen führen insbesondere im Initialstadium der Erkrankung zu differentialdiagnostischen Problemen. Bei fortschreitender Gelenkdestruktion kommt es zur Funktionseinschränkung der betroffenen Gelenke, die abei der klinischen Untersuchung quantitativ erfaßt werden sollte. In fortgeschrittenen Krankheitsstadien treten Gelenksubluxationen und -luxationen auf, die an den Händen zur krankheitstypischen Ulnardeviation führen. In einzelnen Fällen werden Gelenkversteifungen beobachtet.

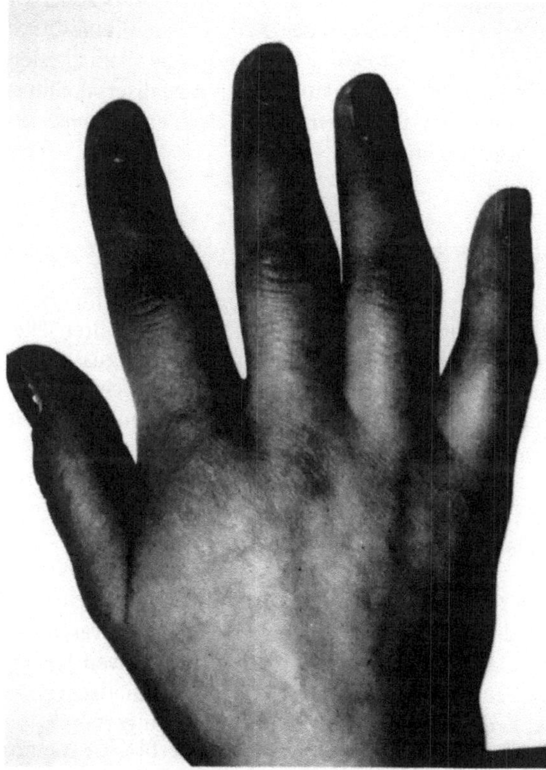

Abb. 27-1. Klinisches Bild einer akuten chronischen Polyarthritis mit spindelförmigen Schwellungen der Fingermittelgelenke und verstrichenen Gelenkkonturen der Fingergrundgelenke D2–4

An extraartikulären *Manifestationen* können bei der rheumatoiden Arthritis festgestellt werden:

- Tenosynovitis (v. a. der Fingerflexoren und – extensoren im Handgelenkbereich),
- Rheumaknoten (über mechanisch stark druckbelasteten Knochen, z. B. Olekranon, Finger),
- kutane Vaskulitis,
- Serositis (Pleuritis, Perikarditis),
- Augenmanifestation (Episkleritis, Skleromalazie).

Charakteristischerweise verläuft die klassische cP in Schüben. Das Geschlechtsverhältnis bei der rheumatoiden Arthritis beträgt Frauen zu Männer 3 : 1, das bevorzugte Krankheitsalter liegt zwischen 25 und 50 Jahren.

Zur *Diagnosestellung* werden die Klassifikationskriterien des American College of Rheumatology (ACR-Kriterien) herangezogen.

Diagnostische Kriterien für die chronische Polyarthritis des American College of Rheumatology
1. Morgensteifigkeit der betroffenen Gelenke von mindestens 1 h Dauer seit 6 Wochen.
2. Weichteilschwellung/Arthritis in mindestens 3 Gelenkregionen seit mindestens 6 Wochen.
3. Weichteilschwellung/Arthritis im Bereich der Hand, MCP- PIP-Gelenke.
4. Symmetrie der entzündeten Gelenke seit mehr als 6 Wochen.
5. Rheumaknoten.
6. Positiver Rheumafaktor.
7. Typischer Röntgenbefund mit gelenknaher Osteoporose und/oder Erosionen am Handskelett.

Die Diagnose der rheumatoiden Arthritis kann gestellt werden, wenn 4 oder mehr Kriterien erfüllt sind (Sensivität 91–94 %, Spezifität 89 %).

Zu den *Sonderformen* der rheumatoiden Arthritis werden das Felty-Syndrom (seropositive rheumatoide Arthritis einhergehend mit Splenomegalie und Leukopenie) sowie das adulte Still-Syndrom (seropositive rheumatoide Arthritis, Fieber, Splenomegalie, makulopapulöses Exanthem und Leukozytose) gezählt.

27.1.1.2
Laboruntersuchungen

Abhängig von der Krankheitsaktivität sind bei der rheumatoiden Arthritis die BSG, CRP und andere Akute-Phase-Proteine im Serum erhöht. Fakultativ findet sich eine normo- bis leicht hypochrome, normozytäre Anämie. Ferner findet sich häufig ein erniedrigtes Serumeisen. Gelegentlich läßt sich eine Leukozytose sowie eine Thrombozytose nachweisen.

Der Bestimmung des *Rheumafaktors* kommt differentialdiagnostische Bedeutung bei. Bei bis zu 80 % der

Patienten mit rheumatoider Arthritis läßt sich der IgM-Rheumafaktor nachweisen.

Beachte: Im Frühstadium ist der Rheumafaktor häufig nicht nachweisbar. Bei bis zu 20 % aller Patienten mit rheumatoider Arthritis ist auch nach jahrelangem Krankheitsverlauf kein Rheumafaktor vorhanden. Der Rheumafaktor findet sich ferner bei ca. 3–5 % der Normalpopulation sowie bei verschiedenen Infektionserkrankungen (u. a. Tuberkulose, bakterielle Endokariditis etc.).

Klinische Bedeutung:
Der Rheumafaktor ist ein Krankheitsmarker, jedoch nicht die Ursache der rheumatoiden Arthritis. Patienten mit hochtitrigen Rheumafaktoren weisen eher einen progredient- destruierenden Krankheitsverlauf sowie extraartikuläre Krankheitsmanifestationen auf.

Wichtige *Laborparameter* für die Diagnostik der rheumatoiden Arthritis:

- Blutbild,
- BSG
  und/oder
- C-reaktives Protein,
- Rheumafaktor (IgM-Klasse).

27.1.1.3
Immunologie

Bei bis zu 30 % aller Patienten mit rheumatoider Arthritis lassen sich *antinukleäre Antikörper* nachweisen. Im Gegensatz zum systemischen Lupus erythematodes finden sich jedoch fast ausnahmslos keine Doppelstrang-DNS-Antikörper, die Serumkomplementwerte (C_3 und C_4) sind nicht erniedrigt. Bei längerem Verlauf der chronischen Polyarthritis kann eine Vermehrung der polyklonalen Immunglobuline auftreten.

27.1.1.4
Humangenetik

Die rheumatoide Arthritis weist eine Assoziation zum Histokompatibilitätsantigen *HLA-DR4*, weniger auch *DR1*, auf. Bei Vorliegen dieser genetischen Eigenschaften erhöht sich das relative Risiko für eine Krankheitsmanifestation um den *Faktor 5*. Der Nachweis von HLA-DR4-Allelen bei der rheumatoiden Arthritis ist häufig mit einem ungünstigeren, d. h. destruierenderen Krankheitsverlauf verknüpft.

27.1.1.5
Elektrophysiologie (Herz)

Bei der rheumatoiden Arthritis können alle Herzanteile entzündliche Veränderungen aufweisen. Perikard *(Perikardergüsse)* und Myokard *(Myokarditiden)* sind am häufigsten betroffen. Im EKG lassen sich Rhythmusstörungen, Überleitungsstörungen sowie Kammerendteilveränderungen und Schenkelblockbilder bei hochaktivem Krankheitsverlauf nachweisen.

27.1.1.6
Neurophysiologie

Neurologische Manifestationen der rheumatoiden Arthritis sind Folge von *peripheren Nervenkompressionen* sowie *vaskulär-trophischen Störungen der Nerven und des ZNS.* Am häufigsten läßt sich als Folge einer Kompression des N. medianus durch synovitisches Gewebe im Handgelenkbereich ein *Karpaltunnelsyndrom* nachweisen. Die Diagnose kann durch die Bestimmung der Nervenleitgeschwindigkeit (ENG) gestellt werden. Ferner lassen sich neurologische Komplikationen im Bereich des ZNS sowie des Rückenmarks durch eine *atlantoaxiale Dislokation* bei entzündlicher Mitbeteiligung des Atlas und des Dens bei der rheumatoiden Arthritis in einer nicht unerheblichen Anzahl von Patienten nachweisen. Folge einer Vaskulitis der Vasa nervorum bei der rheumatoiden Arthritis kann eine *distal betonte Polyneuropathie* mit Dys- und Parästhesien sein. Darüber hinaus kann es bei Ausfallserscheinungen einzelner peripherer Nerven zu einer *Mononeuritis multiplex* kommen.

27.1.1.7
Atemphysiologie

Unspezifische Pleuritiden können zu einer schmerzbedingten Einschränkung der Atemfunktion führen. Diese Pleuritiden gehen vereinzelt mit Pleuraergüssen einher, die die Vitalkapazität des Patienten beeinträchtigen. Darüber hinaus können bis zu tennisballgroße *Rheumaknoten* intrapulmonal auftreten.

27.1.1.8
Sonographie/Doppler

Die *Gelenk- und Weichteilsonographie* mit hochauflösenden Schallköpfen (5–7,5 MHz) ist in den vergangenen Jahren zu einer etablierten nichtinvasiven Methode bei der Diagnostik entzündlich-rheumatischer Gelenkerkrankungen geworden. Als verlängerter *"klinischer Finger„* kann sie als ubiquitär verfügbare Methode jederzeit und beliebig wiederholbar eingesetzt werden. In idealer Weise ergänzt sie die Befunde der konventionellen Röntgendiagnostik, deren Domäne die

Darstellung der knöchernen Gelenkanteile ist. Sonographisch gelingt in der Regel eine nahezu vollständige Darstellung der *nichtossären Gelenkanteile* aller peripheren Gelenke.

Indikationen zur Gelenk- und Weichteilsonographie bei der rheumatoiden Arthritis
- Ausschluß/Nachweis von Baker-Zysten,
- Ergußnachweis/Ergußquantifizierung,
- Nachweis/Ausschluß Tenosynovitis,
- Nachweis/Ausschluß Bursitis,
- Differenzierung und Quantifizierung der exsudativen bzw. der proliferativen Synovitis,
- Nachweis entzündlicher Sehnenrupturen,
- Nachweis/Differenzierung von Rheumaknoten.

Zu der häufigsten Indikation gehört der Nachweis bzw. Ausschluß von *Baker-Zysten* im Bereich der Kniekehlen. Darüber hinaus stellt die Arthrosonographie eine approbate Methode zum Ausschluß bzw. Nachweis eines *Gelenkergusses*, einer *Bursitis*, einer *Tenosynovitis* sowie einer *Synovitis* dar. Die Gelenk- und Weichteilsonographie sollte unmittelbar im Anschluß an die klinische Untersuchung neben der konventionellen Röntgendiagnostik als bildgebendes Verfahren bei der rheumatoiden Arthritis eingesetzt werden. Neben der Primärdiagnostik ist sie als *beliebig oft wiederholbare Methode* auch zu quantitativen Verlaufskontrollen (Ergußmenge, Dicke der Synovialmembran) verwendbar.

Die *abdominelle Sonographie* wird bei der rheumatoiden Arthritis zum Nachweis bzw. Ausschluß einer Hepato- bzw. Splenomegalie eingesetzt. Darüber hinaus kann *nichtinvasiv* ein Pleuraerguß nachgewiesen werden.

27.1.1.9
Echokardiographie

Die Echokardiographie wird am häufigsten bei der rheumatoiden Arthritis zum Nachweis bzw. Ausschluß eines *Perikardergusses* eingesetzt. Darüber hinaus können echokardiographisch Valvulitiden und Funktionsstörungen einzelner Myokardabschnitte diagnostiziert werden.

27.1.1.10
Endoskopie

Endoskopische Untersuchungsverfahren spielen in der Diagnostik der rheumatoiden Arthritis keine Rolle. Häufig treten jedoch infolge der rheumatischen Therapie, insbesondere bei Einsatz nichtsteroidaler Antirheumatika, gastrointestinale Nebenwirkungen auf. Neben *Ulzera in Magen und Duodenum* lassen sich bei längerem Einsatz nichtsteroidaler Antirheumatika

auch im unteren Gastrointestinaltrakt therapiebedingte Schleimhautveränderungen (*narbige Strikturen, Ulzera*) nachweisen.

27.1.1.11
Konventionelle und interventionelle Strahlendiagnostik

In der Diagnosestellung und zur Beurteilung des Krankheitsverlaufes stellt die konventionelle Röntgendiagnostik das bislang *wichtigste bildgebende Verfahren* dar.

In der Regel lassen sich erst nach einigen Monaten für die rheumatoide Arthritis typische Gelenkveränderungen, v. a. im Bereich der kleinen Finger- und Zehengelenke, nachweisen. *Unspezifisches Frühzeichen* sind eine *periartikuläre Weichteilschwellung* sowie eine *gelenknahe Osteoporose*. Zu den radiologischen Direktzeichen der rheumatoiden Arthritis gehören eindeutige Läsionen am Knochen und Knorpel:

- *Frühstadium:*
  - Schwund der subchondralen Grenzlamelle,
  - allmähliche Zerstörung der zwischen Knorpel und Knochen gelegenen Grenzlamelle,
  - Enstehung marginaler Usuren, Erosionen.
- *Spätstadium:*
  - zystoide Defekte, sog. Signalzysten oder Pseudozysten ohne sklerotischen Rand,
  - konzentrische Gelenkspaltverschmälerungen,
  - Subluxation und totale Luxationen.
- *Endstadium:*
  - fibröse Ankylose mit z. T. knöcherner Durchbauung einzelner Gelenke.

Die typischen Erosionen beginnen am Gelenkrand, wo der Knorpel endet und die Gelenkkapsel ansetzt.

Die radiologische Stadieneinteilung der rheumatoiden Arthritis richtet sich nach dem röntgenologischen Lokalbefund (Abb. 27-2). Zur Stadieneinteilung werden verschiedene Einteilungen verwendet, z. B. die *Steinbrocker-Klassifikation* (Tabelle 27-1).

Tabelle 27-1. Röntgenstadien der rheumatoiden Arthritis (nach Steinbrocker et al.)

Stadium	Klinik
I	Allenfalls gelenknahe Osteopenie
II	Gelenknahe Osteopenie Beginnende Knorpel- und Knochendestruktion
III	Knochendestruktion Osteoporose Subluxationen
IV	Fortgeschrittene Gelenkzerstörungen und -deformierungen Gelenkluxation und -instabilitäten Ankylose (bindegewebig oder knöchern)

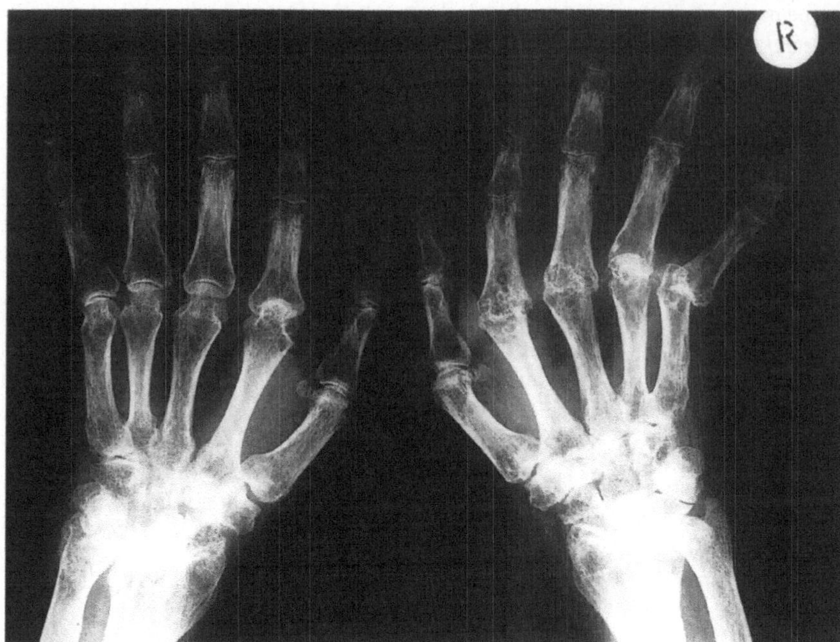

Abb. 27-2. Röntgenaufnahme des Handskeletts bei einem Patienten mit langjährigem Verlauf einer chronischen Polyarthritis. Beidseits zeigt sich ein verschmälerter Radiokarpalspalt. Linksseitig sind die einzelnen Handwurzelknochen nicht mehr abgrenzbar (Os carpale). Ferner entzündlich-erosive bzw. destruierende Veränderungen, besonders ausgeprägt an den Fingergrundgelenken D2–4 rechts und D2–4 links. Subluxationsstellung am Fingergrundgelenk D5 rechts

> **Beachte:** Die radiologische Gelenkdarstellung der betroffenen Gelenke sollte, mit Ausnahme des Hand- und Fußskelettes, in zwei Ebenen sowie seitenvergleichend erfolgen.

27.1.1.12
Computertomographie

Die Computertomographie wird nur vereinzelt als bildgebendes Verfahren bei der rheumatoiden Arthritis eingesetzt. Indikationen hierfür sind die *Beurteilung des atlantoaxialen Übergangs* bei Verdacht auf entzündliche Mitbeteiligung des atlantoaxialen Gelenks. Ferner kommt die Computertomographie bei Verdacht auf eine bei der rheumatoiden Arthritis durch die chronische Steroidmedikation immer wieder zu beobachtende *Hüftkopfnekrose* zum Einsatz. Für beide Indikationen wurden jedoch in letzter Zeit aussagekräftigere Befunde durch die Kernspintomographie ermöglicht. Computertomographische Untersuchungen peripherer Gelenke sind in der Regel nicht indiziert und speziellen Fragestellungen im Einzelfall vorbehalten.

27.1.1.13
Magnetresonanztomographie

Die Kernspintomographie hat weitgehend die Computertomographie bei der Beurteilung der *Zervikalarthritis* abgelöst. Hier ist neben einer exakten Erfassung der entzündlichen Veränderungen am atlantoaxialen Übergang auch eine unmittelbare Beurteilung einer gleichzeitig vorhandenen *zervikalen Myelopathie* möglich. Funktionsuntersuchungen können hier dabei sowohl in Reklination als auch Inklination durchgeführt werden. Die Kernspintomographie wird ferner (s. oben) zum Nachweis bzw. Ausschluß einer (steroidinduzierten) *Hüftkopfnekrose* eingesetzt.

Neuere Studien konnten zeigen, daß die Kernspintomographie im initialen Stadium einer chronischen Polyarthritis sehr sensitiv *Frühveränderungen* v. a. im Bereich kleiner Gelenke im Bereich des Handskelettes nachweisen kann. Ein routinemäßiger Einsatz der Methode zur Frühdiagnostik ist jedoch derzeit noch nicht empfehlenswert.

Die MRT wird jedoch zunehmend bei Arthritiden von Hüft-, Knie- und Schultergelenken eingesetzt. Es lassen sich hier sowohl Knorpel- als auch Knochenveränderungen frühzeitig diagnostizieren. Die MRT eignet sich zur Darstellung nicht nur der Gelenkdestruktionen, sondern auch des Ausmaßes der synovialen Proliferation betroffener Gelenke.

27.1.1.14
Nuklearmedizin

Die Skelettszintigraphie mit ^{99m}Tc-Phosphatverbindungen spielt insbesondere in der *Frühdiagnostik* der rheumatoiden Arthritis eine wichtige Rolle. Mit Hilfe der Szintigraphie können *Arthritiden objektiviert und sicher von Arthralgien unterschieden werden.* Durch die Anreicherung des Radioisotops in Zonen vermehrter

Osteoblastentätigkeit kann auf einfache Weise und mit geringer Strahlenbelastung ein *Gelenkbefallsmuster* erhoben werden. Darüber hinaus gelingt mit Hilfe der *3-Phasen-Technik* eine *Differenzierung zwischen entzündlichen Gelenkprozessen* (frühstatische Mehranreicherungen) *und degenerativ bedingten Gelenksymptomen* (spätstatische Mehranreicherungen).

Die Szintigraphie kann mit *hoher Sensitivität* entzündliche Gelenkmanifestationen bei der rheumatoiden Arthritis nachweisen, sie besitzt jedoch eine *sehr geringe Spezifität*.

> **Beachte:** Die Ganzkörperskelettszintigraphie eignet sich im Frühstadium der rheumatoiden Arthritis zum sicheren Nachweis entzündlicher Gelenkmanifestationen. Abgesehen vom charakteristischen Gelenkbefallsmuster sind ihre Befunde jedoch unspezifisch und differentialdiagnostisch wenig hilfreich.

27.1.1.15
Punktionsdiagnostik

Einen wichtigen differentialdiagnostischen Beitrag, insbesondere bei primär mon(o)- bzw. oligoartikulärem Befallsmuster kann die *Synoviaanalyse* leisten. Synovia kann dabei aus betroffenen großen (Schulter-, Hüft-, Kniegelenken) sowie mittelgroßen Gelenken (Ellbogen-, Sprung-, Handgelenken) gewonnen werden. Bei der rheumatoiden Arthritis findet sich, abhängig von der Krankheitsaktivität, *eine Erhöhung der Zellzahl (5000–50000 überwiegend neutrophile Granulozyten pro µl)*. In einigen Fällen läßt sich auch ein positiver Rheumafaktor im Gelenkpunktat nachweisen. Die Viskosität der Gelenkflüssigkeit ist entzündungsbedingt erniedrigt, vereinzelt finden sich entzündliche Fibrinflocken im Punktat.

27.1.2
Seronegative Spondylarthropathien

Unter dem Oberbegriff *seronegative Spondylarthropathien* wird eine Gruppe von Erkrankungen mit folgenden Gemeinsamkeiten zusammengefaßt:

- Arthritis des Achsenskelettes (Sakroiliitis, Spondylarthritis),
- Spondylitis,
- Arthritis peripherer Gelenke (bevorzugt große Gelenke, v. a. der unteren Extremitäten mit asymmetrischem Verteilungsmuster),
- Enthesiopathien,
- hohe Assoziation zu HLA-B27,
- typische Haut- und andere extraartikuläre Organmanifestationen.

Zu der Gruppe der seronegativen Spondylarthropathien zählen als Prototyp die *Spondylitis ankylosans*,

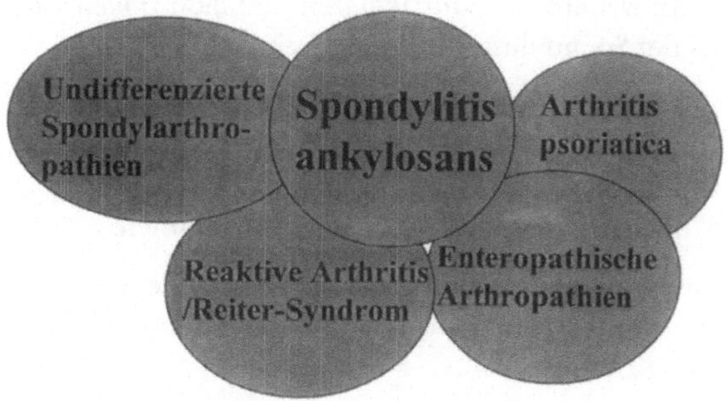

Abb. 27-3. Überlappungen der Krankheitsbilder innerhalb der Gruppe der seronegativen Spondylarthropathien (Prototyp: Spondylitis ankylosans)

die *reaktive Arthritis/Reiter-Syndrom*, die *Arthritis psoriatica* sowie Arthropathien im Rahmen entzündlicher Darmerkrankungen *(enteropathische Arthropathien)*. Darüber hinaus werden die v. a. in frühen Krankheitsstadien nicht differenzierbaren Spondylarthropathien unter dem Überbegriff *undifferenzierte Spondylarthropathien* geführt (Abb. 27-3).

27.1.2.1
Anamnese und Befund

Spondylitis ankylosans (M. Bechterew)
Die *Spondylitis ankylosans* (AS) ist eine chronisch-entzündliche rheumatische Systemerkrankung v. a. mit *Befall des Stammskelettes* (Sakroiliitis, Spondylitis). Im Krankheitsverlauf kann es in Einzelfällen zum Befall auch peripherer Gelenke, meist in Form einer *Mon(o)- bzw. Oligoarthritis* im Bereich der unteren Extremität sowie *extraartikulären Manifestationen* (u. a. Iritis) kommen.

Die Spondylitis ankylosans tritt ab dem ca. 15. Lebensjahr auf und betrifft ca. 5mal häufiger Männer als Frauen. Die *Häufigkeit der Erkrankung* liegt bei *ca. 0,1 %* der Bevölkerung, die Ätiopathogenese ist weitgehend unklar. Es findet sich eine hohe Assoziation zum Histokompatibilitätsantigen *HLA-B27 (über 95 %)*.

Charakteristisch für die Spondylitis ankylosans ist der *entzündliche Ruheschmerz* im Bereich der Lendenwirbelsäule, der sich typischerweise als *frühmorgendlicher Nachtschmerz* bemerkbar macht und durch Bewegung gebessert werden kann. Bei Vorliegen einer Sakroiliitis treten häufig *ischialgiforme Beschwerden* mit Ausstrahlung in die Oberschenkel auf. Bei Befall kleiner Wirbelgelenke kann es auch zu atemabhängigen Schmerzen thorakal kommen.

Der klinische Untersuchungsbefund zeigt häufig eine Einschränkung der lumbalen Wirbelsäulenfunktion (Schober-Test reduziert). Ferner kann es zu einer Einschränkung der Atemexkursion, einem vermehrten Finger-Boden-Abstand sowie einem Druckschmerz über den Iliosakralfugen kommen.

An weiteren *extraartikulären Manifestationen* sind bei der Spondylitis ankylosans bekannt:

- Aortenklappeninsuffizienz,
- Kardiomegalie,
- pulmonale Fibrose (Lungenoberlappen),
- bei langjährigem Verlauf eine Amyloidniere.

Für die Diagnosestellung wurden verschiedene Kriterien aufgestellt. Häufig verwendet werden die sog. *New-York-Kriterien.*

New-York-Kriterien

1. Frühere oder aktuelle Schmerzen im Bereich des dorsolumbalen Übergangs oder der Lendenwirbelsäule.
2. Eingeschränkte Beweglichkeit der LWS in allen Ebenen.
3. Einschränkung der Brustkorbbeweglichkeit (>2,5 cm) in Höhe des 4. Interkostalraumes.

Sichere AS:
Beidseitige Sakroiliitis III oder IV plus ein klinisches Kriterium oder beidseitige Sakroiliitis II oder eine einseitige Sakroiliitis III oder IV plus klinisches Kriterium II oder klinisches Kriterium I und III.

Reaktive Arthritiden/Reiter-Syndrom

Bei der *reaktiven Arthritis* handelt es sich um eine *sterile Arthritis* mit bevorzugtem Gelenkbefall der unteren Extremitäten in mehr oder weniger direktem Zusammenhang mit vorausgegangenen *bakteriellen Infektionserkrankungen,* besonders *intestinalen* sowie *urogenitalen Infekten.* Im Rahmen einer reaktiven Arthritis kann es zu einer Mitbeteiligung des Stammskelettes in Form einer *Sakroiliitis* (häufig einseitig), einer *Spondylitis* sowie der Ausbildung von *Enthesiopathien* kommen. Charakteristisch sind auch wurstförmige Schwellungen im Bereich von Finger und Zehen *(Daktylitis).*

Die Gelenkentzündung tritt meist 1–3 Wochen nach dem auslösenden Infekt auf. Neben akuten, einmaligen Krankheitsverläufen werden in bis zu 20 % aller Fälle chronisch-rezidivierende und in seltenen Fällen destruierend verlaufende Fälle beobachtet. Bei verschiedenen intestinalen urogenitalen Erregern ist eine Assoziation für die reaktive Arthritis/Reiter-Syndrom beschrieben.

Reaktive Arthritis: arthritogene Erreger

- Assoziation gesichert:
  - Yersinia enterocolitica und Yersinia pseudotuberculosis,
  - Salmonellen (Spezies der Gruppen B, C und D),
  - Shigellen (Shigella flexneri),
  - Salmonella dysenteriae,
  - Campylobacter jejuni,
  - Chlamydia trachomatis (Serotyp D–K).

- Assoziation wahrscheinlich:
  - Streptokokken,
  - Gonokokken,
  - Pilze, u. a. Candida.

Häufig finden sich bei der reaktiven Arthritis/Reiter-Syndrom *extraartikuläre Manifestationen:*

- Konjunktivitis, Iritis,
- Schleimhautbefall: Glossitis, Mundschleimhautulzera, Balanitis, Keratoderma blennorrhagicum.

Das heutzutage unter dem Oberbegriff reaktive Arthritis subsumierte *Reiter-Syndrom* stellt den *Prototyp einer reaktiven Arthritis* dar.

Die *Diagnosekriterien* des Reiter-Syndroms sind: Seronegative, asymmetrische Arthropathien (bevorzugt der unteren Extremität) und eines oder mehrere der folgenden Kriterien:

- Urethritis/Zervizitis,
- Dysenterie,
- Entzündung des Auges (Konjunktivitis/Iritis),
- Haut-/Schleimhauterkrankungen: Balanitis, orale Ulzeration oder Keratoderma blennorrhagicum.

Die Diagnose einer *reaktiven Arthritis* kann gestellt werden, wenn folgende Diagnosekriterien erfüllt sind:

1. Typischer Gelenkbefall (peripher, asymmetrisch, oligoartikulär, untere Extremität, insbesondere Knie-/Sprunggelenke).
2. Typische Anamnese (Diarrhö, Urethritis) und/oder klinische Manifestation der Infektion an der Eintrittspforte.
3. Erregerdirektnachweis an der Eintrittspforte (z. B. Urethralabstrich auf Chlamydien).
4. Nachweis spezifischer agglutinierender Antikörper mit signifikantem Titeranstieg (z. B. gegenüber enteropathischen Erregern).
5. Vorliegen von HLA-B27.
6. Nachweis von Erregermaterial mittels Polymerasekettenreaktion oder spezifischen monoklonalen Antikörpern.

Eine sichere reaktive Arthritis liegt vor bei den Kriterien 1 plus 3 oder 4 oder 6.

Eine wahrscheinliche reaktive Arthritis besteht bei den Kriterien 1 plus 2 und/oder plus 5.

Eine mögliche reaktive Arthritis wird bei Vorliegen des Kriteriums 1 angenommen.

Beachte: Bei der *überwiegenden Mehrzahl der Patienten* mit Verdacht auf reaktive Arthritis findet sich *weder anamnestisch noch klinisch eine Infektion mit arthritogenen Erregern* in der jüngeren Vergangenheit.

Arthritis psoriatica

Die Arthritis psoriatica ist eine chronisch-entzündliche Systemerkrankung mit *seronegativer Oligo- oder Polyarthritis*. Häufig tritt ein Stammskelettbefall (*Spondylitis psoriatica*) auf. Das Manifestationsalter der Erkrankung liegt in der Regel im 3.–5. Lebensjahrzehnt.

Eine entzündliche Gelenk- bzw. Wirbelsäulenerkrankung findet sich bei bis zu *10 % aller Patienten mit Psoriasis vulgaris*, daraus errechnet sich eine Häufigkeit von ca. 0,2 % in der Bevölkerung.

Die Ätiopathogenese der Erkrankung ist unklar, es finden sich jedoch Assoziationen zu verschiedenen HLA-Antigenen (u. a. HLA-Cw6). Bei Patienten mit Stammskelettbefall und/oder Oligoarthritis der unteren Extremität läßt sich eine, wenngleich niedrigere Assoziation zu HLA-B27 nachweisen.

Die Arthritis psoriatica kann *verschiedene klinische Ausprägungsformen* aufweisen:

1. Bei ca. 70 % der Patienten findet sich eine *asymmetrische Oligoarthritis* mit Beteiligung kleiner Gelenke. Charakteristisch ist der strahlförmige Gelenkbefall von Finger oder Zehen (*Daktylitis*) (Abb. 27-4).
2. Etwa 15 % zeigen eine *symmetrische Polyarthritis*, die klinisch schwer von einer chronischen Polyarthritis zu unterscheiden ist.
3. Bei ca. 5 % läßt sich eine klassische Psoriasisarthritis mit Beteiligung der *distalen Interphalangealgelenke* (DIP-Gelenke) nachweisen. Häufig finden sich hier ausgeprägte Nagelveränderungen.

4. Bei bis zu 5 % aller Psoriasisarthritispatienten kommt es zur schwersten Ausprägungsform, der sog. *Arthritis mutilans*. Hier finden sich ausgeprägte Osteolysen der Metatarsi, Metacarpi und Phalangen.
5. Bei 5 % aller Patienten mit Arthritis psoriatica läßt sich primär nur ein *Stammskelettbefall* im Sinne einer Spondylitis psoriatica nachweisen. Bei jedoch 20–40 % aller Patienten mit Psoriasisarthritis finden sich Hinweise auf eine Sakroiliitis bzw. Spondylitis.

Als diagnostische Kriterien gelten:

- Arthritis von 3 oder mehreren Gelenken,
- Rheumafaktor negativ,
- Rheumaknoten negativ,
- Befund oder Anamnese von psoriatischen Veränderungen der Haut oder Nägel.

Beachte: Die Gelenkmanifestation kann bei der Arthritis psoriatica der Hautmanifestation einer Psoriasis vulgaris vorangehen. Aufgrund einer positiven Familienanamnese oder typischer radiologischer Befunde kann hier die Diagnose *Arthritis psoriatica sine psoriasis* gestellt werden.

Bei Verdacht auf eine Arthritis psoriatica ist oft eine *subtile Suche nach Hautmanifestationen* einer Psoriasis vulgaris für die Diagnosestellung unerläßlich. Dabei sollten neben den bekannten Prädispositionsstellen auch gezielt der *Gehörgang*, der *Nabel*, die *Rima ani*, das *Skrotum* und die *Vulva* nach psoriasiformen Haut-

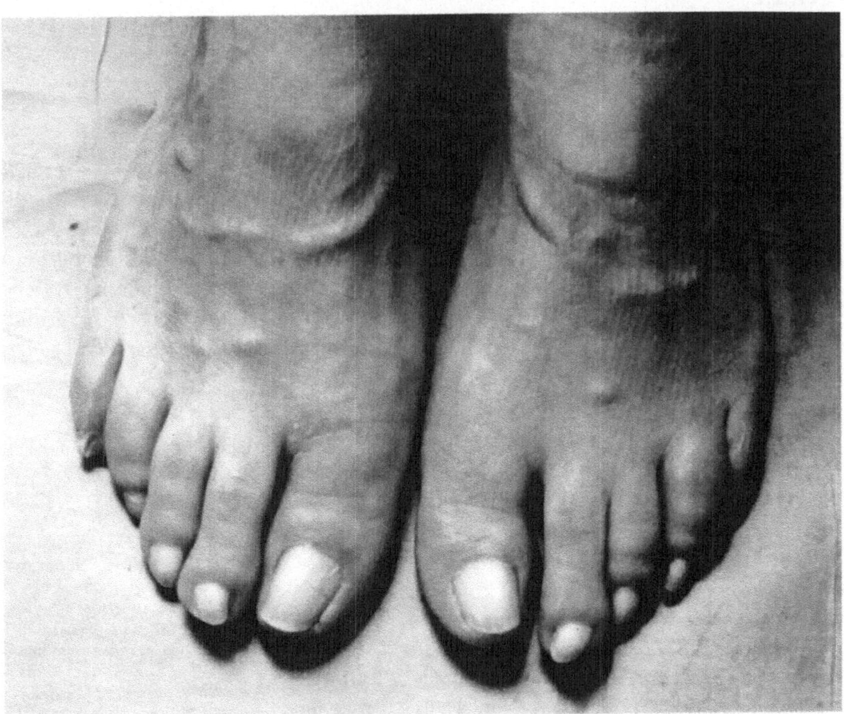

Abb. 27-4. Daktylitis bei einem Patienten mit Arthritis psoriatica: Es findet sich eine wurstförmige Schwellung an der 4. Zehe linksseitig

veränderungen abgesucht werden. Akute Verlaufsformen mit ausgeprägter Schmerzhaftigkeit der Gelenke werden beobachtet.

Enteropathische Arthropathien

Bei ca. 10–20 % aller Patienten mit entzündlichen Darmerkrankungen (*M. Crohn* und *Colitis ulcerosa*) kommt es im Krankheitsverlauf zu extraintestinalen, rheumatischen Manifestationen.

Die *Gelenkmanifestation* ist häufig eine mehr oder weniger *akute Mon(o)- oder Oligoarthritis* mit vorwiegendem Befall der unteren Extremität. Eine weitere Manifestation kann im Frühstadium eine *Sakroiliitis* sein. Im Spätstadium können die entzündlichen Veränderungen an der Wirbelsäule einer Spondylitis ankylosans ähneln. Kommt es bei einem Patienten mit einem M. Crohn oder einer Colitis ulcerosa zum Auftreten eines *Erythema nodosum*, so kann dies mit einer *Begleitarthritis/Periarthritis* einhergehen.

Der Beginn der Arthritis ist meist akut. Der Verlauf ist in der Regel selbstlimitierend. Das Ausmaß der Arthritis korreliert häufig mit der klinischen Intensität der entzündlichen Darmerkrankung. *Sehr selten* treten im Rahmen enteropathischer Arthropathien *Gelenkveränderungen*, insbesondere *Gelenkdestruktionen*, auf.

Bei Vorliegen einer Stammskelettmanifestation im Sinne einer Spondylitis bzw. Sakroiliitis läßt sich überdurchschnittlich häufig auch bei den enteropathischen Arthropathien ein positives HLA-B27 nachweisen.

27.1.2.2
Laboruntersuchungen

Spezifische Laborparameter sind für die seronegativen Spondylarthropathien nicht vorhanden. Im akuten Krankheitsstadium finden sich z. T. deutlich erhöhte Entzündungsparameter (BKS, CRP). Bei chronischem Krankheitsverlauf sind die humoralen Entzündungsparameter nur noch geringgradig bzw. mäßig erhöht. Der Rheumafaktor und die antinukleären Faktoren lassen sich bei dieser Erkrankungsgruppe nicht nachweisen. Von differentialdiagnostischer Bedeutung ist hingegen der Nachweis des *HLA-B27* (s. unten), das mit unterschiedlicher Frequenz bei allen seronegativen Spondylarthropathien, und besonders bei der *Spondylitis ankylosans*, nachweisbar ist.

Bei der *Arthritis psoriatica* läßt sich in einzelnen Fällen eine *erhöhte Serumharnsäure* nachweisen, was differentialdiagnostisch gelegentlich Schwierigkeiten in der Abgrenzung zu einer Arthritis urica verursacht.

Bei den *reaktiven Arthritiden* können im Urethralabstrich gelegentlich Chlamydien bzw. Gonokokken nachgewiesen werden. Stuhluntersuchungen auf arthritogene Erreger (Yersinien, Salmonellen, Campylobacter etc.) sind bei der reaktiven Arthritis meistens

unergiebig, da die gastrointestinale Infektion bei Auftreten von Gelenksymptomen meist bereits abgeklungen ist.

Indizien, meist jedoch kein Beweis für eine reaktive Arthritis stellen positive serologische Befunde arthritogener Erreger dar. Auch hier lassen sich in der Regel nur IgG-, weniger häufig IgA-Titer-Erhöhungen nachweisen. IgM-Antikörper arthritogener Erreger sind bei der reaktiven Arthritis, von wenigen Ausnahmen abgesehen, nicht nachweisbar. Die diagnostische Wertigkeit serologischer Befunde richtet sich meist nach der Titerhöhe bzw. dem Titerverlauf.

> **Beachte:** Bei einem Patienten mit Verdacht auf *reaktive Arthritis* ist ein *positiver serologischer Befund* für arthritogene Erreger nur als *Indiz* und *selten für eine Diagnose als beweisend anzusehen.* Das *häufige Fehlen* eines positiven serologischen Befundes bei ansonsten typischem klinischem Erscheinungsbild auf der einen Seite und die *hohe Frequenz von Durchseuchungstitern* erschweren die Interpretation des serologischen Befundes im klinischen Alltag.

Eine für die Zukunft möglicherweise wegweisende Diagnostik bei der reaktiven Arthritis ist der Einsatz der Polymerasekettenreaktion. Bereits heutzutage lassen sich mit Hilfe der *PCR Chlamydien-DNA aus Synovialmembran bzw. Synovia nachweisen.* Für enteropathogene Erreger ist dies derzeit noch nicht möglich. Die Schwierigkeiten liegen noch in der Methodik selbst und der klinischen Interpretation der erhobenen Befunde.

27.1.2.3
Humangenetik

Bei Patienten mit seronegativen Spondylarthropathien ist in einem unterschiedlichen Prozentsatz ein *positives HLA-B27* nachweisbar (Tabelle 27-2). Die stärkste Assoziation besteht bei der *Spondylitis ankylosans*, bei der *über 90 %* aller betroffenen Patienten über diese genetische Eigenschaft verfügen. *HLA-B27* stellt somit einen *prädisponierenden genetischen Faktor* für die Entwick-

Tabelle 27-2. Häufigkeit von HLA-B27 bei seronegativen Spondylarthropathien

Erkrankung	HLA-B27
Spondylitis ankylosans	>95 %
Reaktive Arthritis/Reiter-Syndrom	40–80 %
Arthritis psoriatica (nur bei Vorliegen einer Spondylitis psoriatica)	40–60 %
Enteropathische Arthropathien (bei M. Crohn und Colitis ulcerosa; nur bei Stammskelettbefall)	20–40 %
Undifferenzierte Spondylarthropathien	60–80 %

lung einer seronegativen Spondylarthropathie dar. Der Nachweis eines positiven HLA-B27 für sich erlaubt jedoch nicht die Diagnose einer HLA-B27-assoziierten Gelenk- oder Wirbelsäulenerkrankung. Die *Genfrequenz* in der mitteleuropäischen Bevölkerung beträgt 5–8 %. Nur ca. 1–2 % der genetischen Merkmalsträger erkranken an einer Spondylitis ankylosans. Das Risiko erhöht sich jedoch um den Faktor 10 bei positiver Familienanamnese.

Beachte: Die noch häufig in der Routinediagnostik verwendeten *serologischen Typisierungsmethoden* für HLA-B27 (Lymphozytotoxizitätsassays) weisen eine *Fehlerrate* (falsch-positiv/falsch-negativ) von bis *zu 4 %* auf. Ursächlich hierfür sind u. a. Kreuzreaktionen (z. B. HLA-B7). Zunehmend häufiger erfolgt die HLA-B27-Typisierung molekulargenetisch (PCR).

27.1.2.4
Elektrophysiologie

In der Akutphase eines *M. Reiter* können bei kardialer Manifestation *Reizleitungsstörungen* im Sinne von AV-Blockierungen nachgewiesen werden. Bei langjährigem chronischem Verlauf einer *Spondylitis ankylosans* wird bei einigen Patienten eine *Aorteninsuffizienz* beobachtet. Elektrokardiographisch finden sich dann v. a. Zeichen der Linksherzbelastung.

27.1.2.5
Atemphysiologie

Durch die Mitbeteiligung kleiner Wirbelgelenke, v. a. kostotransversal, kann es sowohl im akuten als auch chronischen Stadium einer Spondylitis bei seronegativen Spondylarthropathien zu einer *Einschränkung der Atemfunktion* kommen. In der Akutphase ist dies meist schmerzbedingt, bei chronischen Verläufen, v. a. der Spondylitis ankylosans, kommt es durch die zunehmende Ankylosierung der Wirbelsäule auch zu einer Einschränkung der Beweglichkeit in den kostovertebralen Gelenkverbindungen. Ferner kann es bei langjährigem Verlauf einer Spondylitis ankylosans zu einer *pulmonalen Fibrose* (charakteristischerweise in den Lungenoberlappen) kommen. Auch dies führt zu einer überwiegend restriktiven Einschränkung der Lungenfunktion.

Aus diesem Grunde sollte bei Patienten mit langjährigem Verlauf einer Spondylitis ankylosans und v. a. Ausprägung einer thorakalen Ankylosierung der Wirbelsäule auf eine regelmäßige Überprüfung der Lungenfunktion geachtet werden.

27.1.2.6
Sonographie/Doppler

Auch bei den *seronegativen Spondylarthropathien* wird die Sonographie bei peripherer Arthritis zunächst in erster Linie zum *Ergußnachweis* eingesetzt. Differentialdiagnostische Hilfestellung kann sie jedoch auch beim Nachweis/Ausschluß einer *Enthesiopathie* leisten. Typische sonomorphologische Befunde finden sich auch bei der *Daktylitis* sowie *Plantarfasziitis*.

27.1.2.7
Echokardiographie

Bei AS-Patienten mit langjährigem Krankheitsverlauf und fortgeschrittenem Krankheitsbild lassen sich echokardiographisch häufig mehr oder weniger ausgeprägte Befunde einer *Aorteninsuffizienz* nachweisen. Bei den meisten dieser Patienten kommt es jedoch nicht zur Ausprägung einer klinisch manifesten, therapiebedürftigen Klappeninsuffizienz. Echokardiographisch faßbare Folgen der Aorteninsuffizienz können Septumverbreiterungen, linksventrikuläre Myokardhypertrophien sowie Linksvorhofvergrößerungen sein.

27.1.2.8
Endoskopie

Intestinale Schleimhautveränderungen bei seronegativen Spondylarthropathien, insbesondere den enteropathischen Arthropathien, lassen sich endoskopisch meistens am *unteren Gastrointestinaltrakt* nachweisen. Bei Verdacht auf eine Colitis ulcerosa bzw. einen M. Crohn sollte in jedem Falle eine *Koloskopie mit Intubation des terminalen Ileums* erfolgen. Bei der endoskopischen Untersuchung können dabei neben der makroskopischen Betrachtung und Beurteilung der entzündlichen Schleimhautveränderungen auch für die Diagnose meistens wegweisende Biopsien zur *histologischen Untersuchung* gewonnen werden. Bei einer reaktiven Arthritis nach gastrointestinalem Infekt finden sich endoskopisch Zeichen der infektiösen Kolitis. Auch bei der Spondylitis ankylosans lassen sich in einer nicht unerheblichen Anzahl von Patienten krankheits- oder therapiebedingt (NSAR) entzündliche Kolonveränderungen nachweisen.

Beachte: Die Darmschleimhaut spielt möglicherweise in der Ätiopathogenese seronegativer Spondylarthropathien eine wesentliche Rolle (Eintrittspforte für krankheitsinduzierende Proteine/Peptide?). Bei einer nicht unerheblichen Anzahl von Patienten mit zunächst undifferenzierter Spondylarthropathie und entzündlichen Kolonschleimhautveränderungen entwickelt sich im Krankheitsverlauf eine definierte entzündliche Darmerkrankung. Entzündliche Darmschleimhautveränderungen bei seronegativen Spondylarthropathien auf der einen Seite und extraintestinale Manifestationen im Sinne einer Sakroiliitis/Spondylitis bei M. Crohn bzw. Colitis ulcerosa stellen häufig keine eigenen Krankheitsentitäten sondern ein *Kontinuum eines sich überlappenden Krankheitskomplexes* mit *intestinalen* sowie *artikulären Manifestationen* dar.

27.1.2.9
Konventionelle und interventionelle Strahlendiagnostik

Entscheidend für die Diagnose einer seronegativen Spondylarthropathie ist meist der radiologische Nachweis einer *Sakroiliitis*. Als Ausgangsuntersuchung bietet sich hier eine *Zielaufnahme der Iliosakralgelenke* an. Daneben sollte bei den meisten Patienten mit Verdacht auf eine Spondylitis eine Darstellung der *Lendenwirbelsäule in 2 Ebenen* erfolgen. Abhängig vom klinischen Beschwerdebild können darüber hinaus auch konventionelle Röntgenaufnahmen der HWS und BWS in 2 Ebenen erfolgen. Die charakteristischen Befunde lassen sich jedoch häufig im Lendenwirbelsäulenbereich, weniger häufiger zervikal sowie im thorakolumbalen Übergang, nachweisen.

Eine *Sakroiliitis* kann abhängig von der Krankheitsdauer und -stadium ein unterschiedliches röntgenmorphologisches Korrelat bieten (Abb. 27-5):

0 normal,
1 verwaschener Gelenkspalt, Pseudoerweiterung, mäßige, Sklerosierung,
2 unregelmäßige Gelenkspalterweiterung, ausgeprägte Sklerosierung, Erosionen, „Perlschnurbild",
3 Gelenkspaltverengung, Erosionen, Sklerosierung, partielle Ankylosierung,
4 totale Ankylosierung.

Bei einer Spondylitis ankylosans lassen sich bei Vorliegen einer Spondylitis folgende typische radiologische Veränderungen finden:

- Syndesmophyten (paravertebrale Ossifikationen zwischen 2 Wirbelkörpern): im Endstadium das typische Bild einer „Bambuswirbelsäule".
- Spondylitis anterior (Verdichtungen bis Erosionen an den vorderen Wirbelkörperkanten des diskovertebralen Übergangs).
- Kastenwirbelbildung durch Aufhebung der konvexen Kontur der Wirbelkörper.

Bei der *Arthritis psoriatica* können sowohl typische entzündliche Veränderungen an der *Wirbelsäule* als auch an den *peripheren Gelenken* für die Diagnosestellung wegweisend sein. Es lassen sich folgende typische röntgenologische Veränderungen nachweisen:

- Erosionen der terminalen Phalangen.
- Osteolyse an den Phalangen sowie den Metakarpal- und Tarsalgelenken (Abb. 27-6).
- Destruktion einzelner kleiner Gelenke im Strahl (z. B. Metakarpophalangeal-, PIP- und DIP-Gelenke).

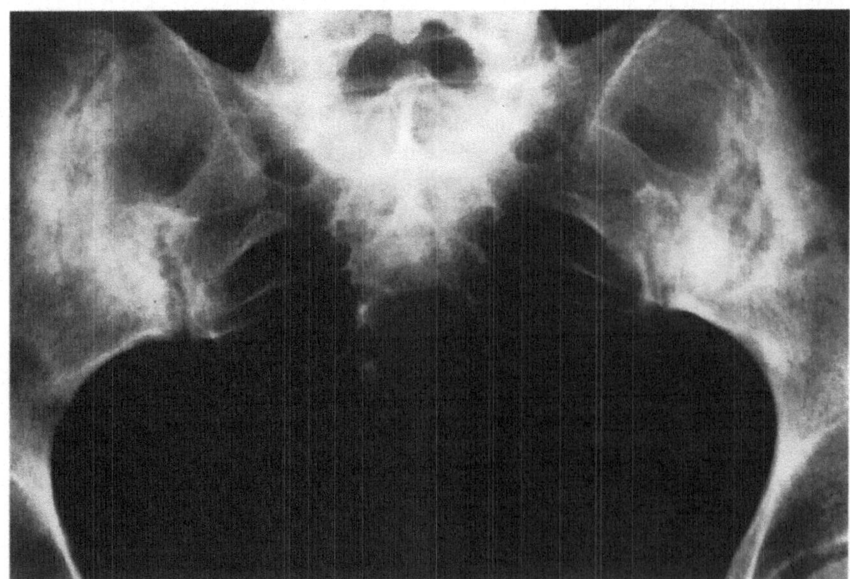

Abb. 27-5. Zielaufnahme der ISG-Gelenke: Befund einer bilateralen Sakroiliitis

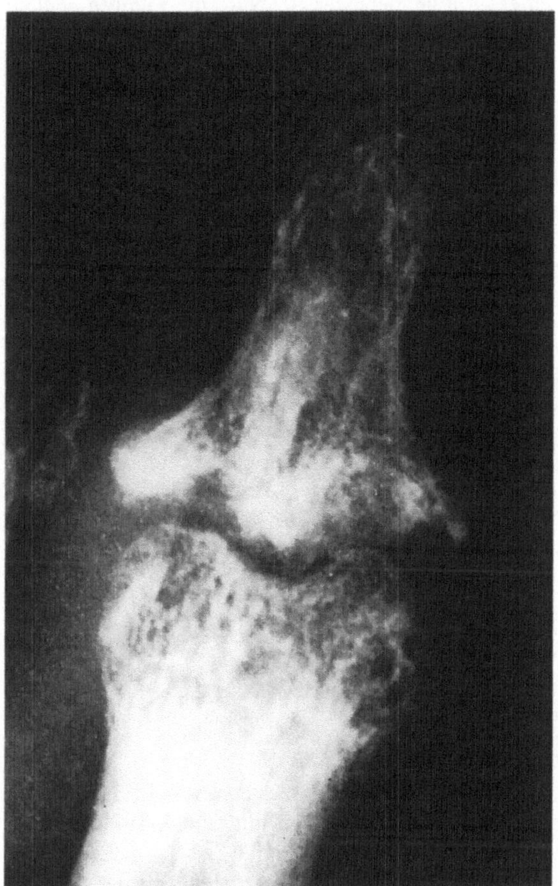

Abb. 27-6. Detailaufnahme einer Röntgenaufnahme des distalen Interphalangealgelenks 5 bei einer Arthritis psoriatica: Neben einer Gelenkspaltverschmälerung finden sich an der Endphalanx proliferative Gelenkanbauten. Verwaschene Gelenkkontur mit Zeichen der Osteodestruktion

- Knochenproliferation an den Rändern der Phalangealköpfchen.
- Sakroiliitis und Spondylitis (häufig in Form von sog. Parasyndesmophyten, häufig asymmetrische Ausprägung).

Beachte: Bei der *Arthritis psoriatica* treten an einem Gelenk häufig nebeneinander *osteodestruktive* und *osteoproliferative* Gelenkveränderungen auf. Krankheitstypisch ist das sog. Pencil-in-up-Phänomen.

Bei der *reaktiven Arthritis* finden sich im akuten Krankheitsstadium keine röntgenmanifesten Gelenkveränderungen. Bei den wenigen *chronischen Verlaufsformen* kann es zu *erosiven Veränderungen* sowie *periostalen Knochenumbildungen* kommen. Die *Sakroiliitis* ist häufiger *einseitig* ausgeprägt. Es können isoliert „stierhornförmige" *Syn- oder Parasyndesmophyten* angetroffen werden.

27.1.2.10
Computertomographie

Die Computertomographie wurde vor Einführung der Kernspintomographie in einzelnen Fällen zur Bestätigung einer Sakroiliitis eingesetzt. Sie hat in den vergangenen Jahren jedoch an diagnostischem Stellenwert gegenüber der Kernspintomographie verloren und wird heute nur noch in ausgewählten Fällen sowie bei gezielter Punktion und Injektion der Iliosakralgelenke bei seronegativen Spondylarthropathien eingesetzt. Ein weiterer Indikationsbereich stellt die Knochendichtemessung zum Nachweis einer häufig vorhandenen Osteoporose bei Patienten mit langjährigem Verlauf einer Spondylitis ankylosans dar.

27.1.2.11
Magnetresonanztomographie

Die Kernspintomographie stellt heute bei klinischem Verdacht auf eine *Sakroiliitis* und negativem bzw. zweifelhaftem Befund der ISG-Zielaufnahme die *bildgebende Methode der Wahl* dar. Mit Hilfe der Kernspintomographie kann eine Sakroiliitis im Frühstadium noch vor dem Vorhandensein röntgenmanifester Veränderungen anhand entzündlicher subchondraler Knochenveränderungen diagnostiziert werden.

27.1.2.12
Nuklearmedizin

Die Ganzkörperskelettszintigraphie kann bei seronegativen Spondylarthropathien aus folgenden differentialdiagnostischen Überlegungen eingesetzt werden:

- Nachweis einer Arthritis kleiner Wirbelgelenke,
- Nachweis/Bestätigung eines für die Erkrankungsgruppe typischen Gelenkbefallsmusters,
- Nachweis/Ausschluß von Enthesiopathien.

Beachte: Die *Szintigraphie* sollte *nicht mehr* bei *Verdacht* auf eine *Sakroiliitis* als diagnostische Methode Anwendung finden. Die Szintigraphie liefert hier *unspezifische* und *schwer quantifizierbare* Befunde. Die szintigraphischen Untersuchungsbefunde sind im Bereich der ISG-Gelenke den kernspintomographischen Befunden in ihrer Aussagekraft unterlegen.

27.1.2.13
Punktionsdiagnostik

Die Gewinnung von Synovia stellt auch bei den seronegativen Spondylarthropathien eine wertvolle Ergänzung bei der Diagnosefindung dar. Bei der Spondylitis ankylosans finden sich nicht häufig periphere Arthritiden. Bei akuter Arthritis läßt sich jedoch eine deutlich erhöhte Zellzahl im Punktat (10 000–30 000 Zellen pro µl) nachweisen. Bei der reaktiven Arthritis findet sich im akuten Krankheitsstadium eine vergleichbare Anzahl von Zellen. Die Zellzahl kann mitunter auch bis 50 000/µl betragen. In Zukunft können möglicherweise durch molekulargenetische Methoden aus der Synovia noch weitere differentialdiagnostische wichtige Befunde (*Nachweis von z. B. Chlamydien-DNA*) gewonnen werden. Der Synoviabefund einer akuten Arthritis psoriatica unterscheidet sich nicht von denen anderer seronegativer Spondylarthropathien. Auch hier läßt sich eine erhöhte Zellzahl im akuten Krankheitsstadium im Punktat nachweisen.

27.1.3
Lyme-Arthritis

Bei der *Lyme-Borreliose* handelt es sich um eine durch *Borrelia burgdorferi* übertragene *Multisystemerkrankung* mit möglichem Befall von *Haut, Gelenken, Herz* sowie *ZNS*. Die Übertragung dieser *Spirochätenerkrankung* erfolgt überwiegend durch Zecken (*Ixodes ricinus*).

27.1.3.1
Anamnese und Befund

Die Lyme-Borreliose ist eine in Stadien verlaufende Systemerkrankung. Im *Stadium I* (lokalisiert) kommt es wenige Tage nach dem Zeckenbiß zu einem *Erythema migrans*. Es handelt sich dabei um eine meist handteller- bis fußballgroße charakteristische *Hautrötung* mit zentraler Abblassung. Die Hautveränderungen klingen in der Regel mit oder ohne antibiotische Therapie innerhalb von 3–4 Wochen ab, können jedoch rezidivieren. Seltener kommt es zu einer *Lympadenosis cutis benigna*.

Im *Stadium II* (disseminierte Infektion) kommt es zu einer Ausbreitung der Erreger. Wenige Wochen nach Infektionsbeginn können multiple Erytheme an unterschiedlichen Lokalisationen auftreten. Bei ca. 10–15 % der Patienten kommt es zu zentralen oder peripheren neurologischen Störungen.

Besonders typisch ist die *periphere Fazialisparese* sowie eine oft äußerst schmerzhaft empfundene Meningoradikulitis. In diesem Stadium klagen die Patienten häufig über unspezifische Schmerzen der Gelenke, Sehnen, Bursen und Muskeln.

Im *Stadium III* (persistierende Infektion) kommt es nach mehreren Monaten bzw. Jahren zu einer Arthritis (*Lyme-Arthritis*). Sie ist charakterisiert durch eine *chronisch* verlaufende *Mon(o)- oder Oligoarthritis* v. a. der *Kniegelenke*. Charakteristisch ist eine *ausgeprägte Ergußbildung*, die zu Rezidiven neigt. Die Lyme-Ar-

thritis verläuft häufig chronisch (vermutlich aufgrund einer Antigenpersistenz). Nur in *wenigen Fällen* kommt es zu einem *erosiven Krankheitsverlauf*. Vereinzelt werden auch polyartikuläre Verlaufsformen beobachtet.

In diesem Stadium kann es beim Patienten zu Veränderungen der Haut v. a. in Gelenknähe oder streckseitig an den Extremitäten kommen. Die Spätmanifestation an der Haut zeichnet sich zunächst durch eine ödematöse Verdickung mit rötlich-bläulichen Arealen aus und geht im Laufe der Jahre in eine allgemeine Hautatrophie (*Acrodermatitis chronica atrophicans*) über.

> **Beachte:** Nur bei ca. 50 % der von einer infizierten Zecke gebissenen Patienten kommt es zu einer Antikörperbildung, höchstens 5 % der Infizierten erkranken an einer Lyme-Borreliose. Dabei muß ein Patient *nicht regelhaft alle Krankheitsstadien durchlaufen*. Nur bei *ca. 30 %* aller Patienten findet sich ein *Erythema (chronicum) migrans in der Anamnese*.

27.1.3.2
Laboruntersuchungen

Allgemeine Entzündungszeichen wie BKS-Erhöhung und Leukozytose variieren mit dem Krankheitsstadium und der Krankheitsaktivität.

Für die Diagnose ausschlaggebend ist der *serologische Nachweis spezifischer Antikörper* gegen Borrelia burgdorferi mittels ELISA bzw. indirekter Immunfluoreszenz. Serumantikörper entwickeln sich innerhalb von 4–8 Wochen nach Borrelieninfektion. Nachweisbare IgM-Antikörper sind nur im Stadium I nachweisbar. Bei chronischen Verläufen findet sich ausschließlich eine IgG-Erhöhung. Eine weitere Differenzierung der Antikörper kann mittels Western-Blot erfolgen. Bei neurologischer Komplikation kann durch Liquoruntersuchung eine autochthone Antikörperproduktion intrazerebral nachgewiesen werden.

Verstärkt wird in letzter Zeit mit Hilfe der PCR nach Borrelien-DNA in Gelenkpunktaten, Liquor bzw. Urin gesucht. Der diagnostische Stellenwert der PCR-Diagnostik für die Diagnose einer Lyme-Arthritis bleibt jedoch noch zu evaluieren.

> **Beachte:** Die Diagnose einer Lyme-Borreliose, insbesondere einer Lyme-Arthritis, sollte nicht nur auf dem Boden eines positiven serologischen Befundes gestellt werden. Die hohe Rate an *Durchseuchungstitern* erlaubt die Diagnose einer Lyme-Arthritis nur bei *klinisch kompatiblem Beschwerdebild*.

27.1.3.3
Elektrophysiologie

Im Stadium II der Lyme-Borreliose kann es zu einer kardialen Manifestation kommen. Neben der eher seltenen Myokarditis können sich im EKG Rhythmusstörungen in Form von Tachykardie und Extrasystolen nachweisen lassen. Charakteristischerweise können auch AV-Blockierungen nachweisbar sein.

27.1.3.4
Neurophysiologie

Kommt es im Rahmen einer Lyme-Erkrankung zu einer Neuroborreliose, können sowohl zentrale auch als periphere Störungen auftreten. Bei der neurophysiologischen Untersuchung kann unter anderem der typische Befund einer peripheren Fazialisparese dokumentiert werden. Abhängig vom klinischen Erscheinungsbild lassen sich darüber hinaus peripher motorische bzw. sensible Ausfälle dokumentieren. Kommt es zu einer Muskelbeteiligung im Sinne einer Myositis, finden sich auch unspezifische Veränderungen im EMG.

27.1.3.5
Konventionelle und interventionelle Strahlendiagnostik

Im akuten Stadium einer Lyme-Arthritis finden sich meist keine röntgenmanifesten Gelenkveränderungen. Bei chronischem Verlauf lassen sich häufig unspezifische Gelenkveränderungen, wie eine gelenknahe Osteoporose, nachweisen. Nur in *seltenen Fällen* kommt es zu *erosiven Gelenkveränderungen.*

> **Beachte:** Bei der Lyme-Arthritis lassen sich so gut wie nie radiologisch wegweisende Befunde erheben.

27.1.3.6
Punktionsdiagnostik

Bei der Lyme-Arthritis finden sich, insbesondere bei Befall des Kniegelenks, häufig *voluminöse Ergußmengen.* Da es sich am Krankheitsbeginn oft um eine Monarthritis handelt, ist eine Synoviaanalyse für die Abgrenzung gegenüber einer septischen Arthritis in jedem Falle ratsam. Im akuten Krankheitsstadium läßt sich bei der Synoviaanalyse eine hohe Zellzahl nachweisen (30 000–50 000 Zellen/µl). Bei chronischen Verlaufsformen findet sich eine weniger erhöhte Zellzahl.

27.1.4
Infektiöse Arthritiden
27.1.4.1
Bakterielle Arthritiden

Durch Invasion von Bakterien in die Synovia kann es zu einer infektiösen Arthritis kommen. Man unterscheidet prinzipiell die *Gonokokkenarthritis* sowie die *infektiöse Arthritis* durch andere Erreger. Selten ist die *tuberkulöse Arthritis.*

Anamnese und Befund

Gonokokkenarthritis
Die *Gonokokkenarthritis* ist mit über 50 % der Fälle die *häufigste bakterielle Arthritis.* Sie tritt in erster Linie bei jungen, sexuell aktiven Erwachsenen auf. Etwa 1–3 % der Patienten mit Gonokokkeninfektion im Urogenitaltrakt entwickeln eine *disseminierte Gonokokkeninfektion* (= Gonokokkensepsis mit Arthritis). Typischerweise kommt es zu einer *migratorischen Polyarthralgie/Polyarthritis,* die sich schließlich in einem oder wenigen Gelenken lokalisiert. Am häufigsten betroffen sind *Knie-, Hand-, Sprunggelenke* sowie kleine Gelenke des Handskelettes. Charakteristisch ist auch eine Tenosynovitis, die sich v. a. im Bereich des Hand- und Fußrückens nachweisen läßt. Gezielt sollte nach *Hautläsionen,* in Form *kleiner, multipler vesikopustulärer Effloreszenzen* an Extremitäten und Stamm gesucht werden. Im akuten Krankheitsstadium kann es zu hohem Fieber mit Schüttelfrost kommen.

Bakterielle Nichtgonokokkenarthritis
Die überwiegende Mehrzahl der bakteriellen *Nichtgonokokkenarthritiden* entsteht *hämatogen.* Nur gelegentlich kommt es zu einer direkten Infektion, z. B. bei intraartikulären Punktionen/Injektionen.

Prädisponierende Faktoren für eine infektiöse Arthritis sind:

- immunsuppressive Therapie,
- Therapie mit Steroiden, besonders intraartikuläre Steroidgaben,
- Diabetes mellitus,
- Immundefekte,
- Kachexie,
- Urämie,
- Alkohol-/Drogenabusus,
- künstlicher Gelenkersatz.

Die wichtigsten Erreger der bakteriellen Nichtgonokokkenarthritis beim Erwachsenen sind in Tabelle 27-3 zusammengefaßt.

Die bakterielle Nichtgonokokkenarthritis verläuft in der Regel *monartikulär* mit *typischer schmerzhafter Schwellung, Überwärmung und Rötung des betroffenen Gelenks.* Prozentual am häufigsten involviert ist das *Kniegelenk,* gefolgt von Schulter-, Hand- sowie Hüftge-

Tabelle 27-3. Häufigkeit der wichtigsten Erreger der bakteriellen Nichtgonokokkenarthritis beim Erwachsenen

Erreger	Häufigkeit
Staphylokokken (überwiegend Staphylococcus aureus)	ca. 60–70 %
Streptokokken	ca. 10–20 %
Pneumokokken	ca. 5 %
Gramnegative Erreger (besonders E. coli, Pseudomonas aeruginosa, Salmonellen, Haemophilus influenzae etc.)	ca. 10–15 %

lenk. Bei ca. 80 % der Patienten kommt es zu Fieber; Temperaturen über 39 °C oder Schüttelfrost sind selten.

Tuberkulöse Arthritis

Infektiöse Arthritiden, insbesondere monartikuläre Affektionen sowie Osteomyelitiden und Spondylitiden, können durch Mykobakterien verschiedener Spezies hervorgerufen werden. Die Infektion erfolgt meist *hämatogen*, seltener lymphogen. Oft kommt es zu einem *schleichenden, chronischen Verlauf* ohne wesentliche Allgemeinsymptome.

Laboruntersuchungen

Bei allen Formen bakterieller Arthritiden sind die unspezifischen Entzündungsparameter erhöht. In den meisten Fällen kommt es im Blut zu einer Leukozytose mit Linksverschiebung.

Entscheidend für die Diagnosesicherung ist der *mikrobiologische Nachweis des auslösenden Erregers*. Bei der Gonokokkenarthritis lassen sich die typischen gramnegativen Diplokokken sowohl im Gelenkpunktat als auch häufig in der Blutkultur in Harnröhrenabstrichen sowie in Hauteffloreszenzen nachweisen.

Beachte: Gonokokken sind sehr empfindlich, benötigen spezielle Kulturen und sollten unmittelbar der mikrobiologischen Untersuchung zugeführt werden. Bei Verdacht auf eine Gonokokkenarthritis sollten Kulturen aus *Zervix* und *Urethra, Blut, Synovialflüssigkeit, Rektum* und *Pharynx* angelegt werden.

Bei den bakteriellen Nichtgonokokkenarthritiden sollten ebenfalls bakterielle Kulturen aus Synovia und gegebenenfalls Blut durchgeführt werden.

Serologische Untersuchungen spielen sowohl bei der bakteriellen Gonokokken- als auch Nichtgonokokkenarthritis keine Rolle. Eine *Biopsie der Synovialmembran* mit mikrobiologischer/histologischer Aufarbeitung ist nur bei der *tuberkulösen Arthritis* sinnvoll.

Konventionelle und interventionelle Strahlendiagnostik

Im Frühstadium einer infektiösen Arthritis liefert der konventionelle Röntgenbefund meistens keinen differentialdiagnostisch verwertbaren Hinweis. Im weiteren Krankheitsverlauf kann es jedoch, abhängig von der Virulenz des Erregers, sehr *schnell zu einer Gelenkspaltverschmälerung* und nachfolgender subchondraler Knochenzerstörung kommen. Ohne antibiotische Therapie kommt es in den meisten Fällen zu einer *Gelenkzerstörung mit Defektheilung*. Ossäre Destruktionen lassen sich v. a. bei gleichzeitiger oder Begleitosteomyelitis radiologisch darstellen. Charakteristische röntgenmorphologische Befunde ergeben sich auch im Falle einer infektiösen Spondylitis.

Computertomographie

Die Computertomographie wird besonders in Fällen einer *infektiösen Spondylitis* eingesetzt. Hier gelingt die gleichzeitige Beurteilung von Wirbel und Bandscheibenraum. Eine weitere Indikation liegt bei Verdacht auf eine infektiöse Sakroiliitis vor. An peripheren Gelenken dient sie v. a. zum Nachweis des Ausmaßes der verursachten ossären Destruktionen.

Magnetresonanztomographie

Die Kernspintomographie wird komplementär zur konventionellen Röntgendiagnostik und der Computertomographie bei Verdacht auf eine infektiöse Arthritis bzw. Spondylitis eingesetzt. Während die Computertomographie besonders gut geeignet ist, die ossären Gelenkveränderungen im Rahmen eines infektiösen Geschehens darzustellen, gelingt mit Hilfe der *Kernspintomographie* eine umfassende Beurteilung aller *ossären* und *nichtossären Gelenkanteile*.

Nuklearmedizin

Mit Hilfe der Szintigraphie können bei einer infektiösen Arthritis weitere septische Gelenk- bzw. Knochenherde verifiziert werden. Besonderen differentialdiagnostischen Stellenwert erhält dabei die sogenannte *Granulozytenszintigraphie*, bei der körpereigene Leukozyten des Patienten mit Technetium markiert werden und sich dann am infektiösen Herd anreichern.

Punktionsdiagnostik

Die Synoviaanalyse stellt das diagnostische Kernstück bei Verdacht auf infektiöse Arthritis/Spondylitis dar. Die Zellzahl ist unabhängig vom auslösenden Erreger der infektiösen Arthritis deutlich erhöht (meist zwischen 50 000 und 100 000 Zellen pro µl Gelenkpunktat). Überwiegend handelt es sich dabei um Granulozyten.

Beachte: Bei jeder *ungeklärten Monarthritis* und bei jedem *Verdacht auf eine infektiöse Arthritis* ist eine *Gelenkpunktion* und anschließende *Aufarbeitung der Synovia zwingend erforderlich*.

27.1.4.2
Virale Arthritiden

Anamnese und Befund

Para- und *postinfektiöse Arthralgien/Arthritiden* können im Rahmen verschiedener Virusinfektionen auftreten. Ein direkter Zusammenhang zwischen einer Virusinfektion und Gelenksymptomen ist bekannt für

- Röteln (Rubella) einschließlich Rubellaimpfung,
- Ringelröteln (Parvoviren),
- infektiöse Hepatitiden (Hepatitis B und C).

Begleitarthralgien können im Rahmen einer Vielzahl weiterer Virusinfektionen auftreten. Der ätiopathogenetische Zusammenhang ist dabei weniger geklärt als bei den aufgeführten Virusinfektionen.

Para- bzw. postinfektiöse virale Arthritiden treten häufig akut auf. Das *Gelenkbefallsmuster* ist *meist symmetrisch* und *polyartikulär* (bevorzugt kleine Fingergelenke). Die Polyarthralgien/Arthritiden können von erheblicher klinischer Aktivität sein, verlaufen jedoch überwiegend *selbstlimitierend* und sind meist von *kurzer (Wochen bis Monate) Krankheitsdauer.* Häufig findet sich durch die Virusinfektion bedingt ein Exanthem, eine mäßige Temperaturerhöhung und allgemeine klinische Zeichen eines Virusinfektes.

Laboruntersuchungen

Bei para- bzw. postviralen Arthritiden kommt es meist nur zu mäßiger Erhöhung der Entzündungsparameter sowie einer geringen Leukozytose. Diagnostisch wegweisend sind *virusspezifische serologische Untersuchungen.* Bei Nachweis spezifischer IgM-Antikörper ist die Diagnose einer para- bzw. postviralen Arthritis sehr wahrscheinlich. Bei Nachweis spezifischer IGG-Antikörper hängt dies von Titerhöhe und -verlauf ab (**Cave: Durchseuchungstiter**).

Konventionelle und interkonventionelle Strahlendiagnostik

Bei viralen Arthritiden ist aufgrund der Kürze der Erkrankung kein röntgenmanifester Befund zu erwarten. In Einzelfällen wurde von gelenknahen Osteoporosen berichtet.

> **Beachte:** Auch bei der HIV-Infektion kann es zu rheumatischen Manifestationen kommen. In der Regel handelt es sich um die bekannten entzündlich-rheumatischen Systemerkrankungen, die im Falle v. a. des *Reiter-Syndroms* wie der *Arthritis psoriatica* einen *besonders schweren Verlauf* nehmen können.

27.1.5
Rheumatisches Fieber

27.1.5.1
Anamnese und Befund

Das *rheumatische Fieber* tritt als Zweiterkrankung nach einem vorausgegangenen Infekt mit β-*hämolysierenden Streptokokken der Gruppe A* auf. Es kann zu Entzündungen der *Gelenke*, des *Herzens*, des *ZNS*, der *Haut* und des *subkutanen Gewebes* kommen. Die Häufigkeit der Erkrankung ist in den westlichen Industrieländern stark rückläufig.

Etwa 2–3 Wochen nach einer eitrigen Tonsillitis mit ß-hämolysierenden Streptokokken kommt es in typischen Fällen erneut zu hohem Fieber und allgemeinen schweren Krankheitszeichen. Als *häufigstes* und *erstes Leitsymptom* tritt dabei eine *Polyarthritis* auf, die besonders *größere Gelenke* befällt. Häufig springt die Arthritis von Gelenk zu Gelenk. Die Arthritiden heilen in der Regel folgenlos aus. Bei ca. 50 % aller Fälle mit rheumatischem Fieber kommt es zu einer *kardialen Beteiligung.* Dies ist die schwerwiegendste Manifestation, die bleibende Schäden an den betroffenen Herzklappen hinterlassen kann. Im Rahmen der Karditis können alle Herzschichten befallen werden.

Daneben können noch ein *Erythema marginatum* (rosafarbener, ringförmiger Hautausschlag) und *subkutane Knoten* vorkommen. Eine neurologische Störung stellt die *Chorea minor* dar. Die Diagnosestellung erfolgt aufgrund der *Jones-Kriterien.*

Diagnosekriterien für das rheumatische Fieber (Jones-Kriterien)
- Hauptkriterien:
  - Karditis,
  - Polyarthritis,
  - Chorea minor,
  - Erythema marginatum,
  - subkutane Knoten.
- Nebenkriterien
  - Klinik: Arthralgie, Fieber,
  - Labor: erhöhte Akute-Phase-Proteine, BSG, C-reaktives Protein,
  - EKG: verlängerte PQ-Zeit.

Die Diagnose eines rheumatischen Fiebers liegt vor, wenn 2 Hauptkriterien oder 1 Hauptkriterium sowie 2 Nebenkriterien plus der Nachweis von hämolysierenden Streptokokken der Gruppe A im Rachenabstrich oder der Nachweis eines signifikanten Streptokokken-Antikörpertiter-Anstiegs im Blut vorliegt.

27.1.5.2
Laboruntersuchungen

Im Labor finden sich deutlich erhöhte unspezifische Entzündungsparameter (BKS, CRP). Darüber hinaus läßt sich eine *Leukozytose mit meist Linksverschiebung* und eine sich entwickelnde Anämie nachweisen. Serologisch läßt sich eine Erhöhung des *Antistreptolysin-O-Titers* auf Werte über meist 1:800 nachweisen. Dieser Befund ist nicht beweisend für ein rheumatisches Fieber (Durchseuchungstiter!). Charakteristisch ist im Krankheitsverlauf ein allmählicher Titerabfall um wenigstens 2 Stufen. Im Einzelfall können weitere streptokokkenspezifische serologische Bestimmungen von Antikörpern, z. B. die Gegenstreptokinase, Hyaluronidase etc., erfolgen. Im *Rachenabstrich* sollten β-hämolysierende Streptokokken der Gruppe A nachweisbar sein.

27.1.5.3
Elektrophysiologie

Abhängig, welche Herzschichten von der Karditis betroffen sind, finden sich typische elektrokardiographische Veränderungen für eine *Perikarditis, Myokarditis* oder *Endokarditis.* Im Krankheitsverlauf können verschiedene Reizleitungs- sowie Rhythmusstörungen auftreten. Bei bleibenden Herzklappenveränderungen finden sich dann im weiteren Krankheitsverlauf z. T. vitientypische (z. B. P mitrale) EKG-Zeichen.

27.1.5.4
Echokardiographie

In der akuten Krankheitsphase lassen sich echokardiographisch entzündliche Auflagerungen an den betroffenen Herzklappen darstellen. Mit Hilfe der Echokardiographie gelingt der sichere Nachweis eines *Perikardergusses.* Kommt es im Krankheitsverlauf zu einer Mitbeteiligung einzelner Herzklappen, so kann dies echokardiographisch diagnostiziert und dokumentiert werden. Echokardiographisch läßt sich auch der Grad der Klappenzerstörung quantifizieren (z. B. Ausmaß der Klappeninsuffizienz).

27.1.6
Kristallinduzierte Arthropathien
27.1.6.1
Anamnese und Befund

Arthritis urica (Gicht)
Bei der *Arthritis urica* handelt es sich um eine Störung des *Purinstoffwechsels,* bei der es durch Ausfällung von Uratkristallen zu *rezidivierenden Arthritiden* und bei chronischem Verlauf zur Bildung von charakteristischen *Gichttophi* kommt. In über 90 % der Fälle sind Männer von dieser entzündlich-rheumatischen Erkrankung betroffen, der Häufigkeitsgipfel der Erstmanifestation liegt zwischen dem 30. und 40. Lebensjahr. Frauen sind fast immer erst nach der Menopause betroffen.

In mehr als 90 % der Fälle ist der *erste Gichtanfall monartikulär,* in 50 % dieser Fälle ist charakteristischerweise das Großzehengrundgelenk betroffen (*Podagra*). Der typische Gichtanfall beginnt hochakut oft während der Nacht und ist äußerst schmerzhaft. In Einzelfällen kann beim akuten Gichtanfall sogar Fieber auftreten. Auslösende Faktoren können Alkohol, purinreiche Mahlzeiten sowie andere Streßfaktoren (Infektion, Operation etc.) sein. Die ersten, in Intervallen auftretenden Gichtanfälle haben meist einen selbstlimitierenden Charakter. Unbehandelt kommt es bei einem Teil der Patienten zu Rezidiven in immer kürzeren Abständen. Hierbei kann es zu *polyartikulären Befallsmustern* als auch ineinander übergehenden Anfällen kommen, die klinisch im Einzelfall schwer von anderen entzündlichen rheumatischen Gelenkerkrankungen zu unterscheiden sind. In abnehmender Häufigkeit sind neben dem Großzehengrundgelenk bei der Arthritis urica die Sprunggelenke, Knie-, Hand-, Finger- und Ellbogengelenke betroffen. Zur Ausprägung typischer *Gichttophi* kommt es erst nach einem langjährigen Krankheitsverlauf mit Erhöhung des Serumharnsäurespiegels über mehr als 10 Jahre hinweg. Typische Lokalisationen für Tophi sind die Helix und Antihelix des Ohres, Finger, Unterarme, Ellbogen sowie die Achillessehne.

Bei chronischem Krankheitsverlauf treten Gelenkdestruktionen sowie Fehlstellungen auf. Im Endstadium ist die Gelenkfunktion an den betroffenen Gelenken durch Gelenkdestruktionen sowie Ausbildung von Tophi deutlich eingeschränkt.

In den meisten Fällen liegt eine *idiopathische Gicht* (positive Familienanamnese) vor. Assoziierte Faktoren sind hierbei

- Adipositas,
- arterielle Hypertonie,
- Alkoholabusus,
- Diabetes mellitus,
- Hypertriglyceride.

In seltensten Fällen ist ein Defekt der Hypoxanthin-Guanin-Phosphoribosyl-Transferase (HGPRT) die Ursache für eine Gicht.

Sekundäre Formen der Arthritis urica werden beobachtet bei

- Flüssigkeitsverlust,
- Erkrankungen mit erhöhtem Zellumsatz (u. a. maligne Lymphome, multiples Myelom, myeloproliferative Syndrome, essentielle Polyglobulie u. a.),
- Diuretika (Thiazide, Furosemid),
- Tuberkulostatika (Pyrazinamid, Ethambutol),
- Blei,
- Niereninsuffizienz.

Neben der Arthritis kommt es im Rahmen einer chronischen Hyperurikämie auch zu Ablagerungen von

Uratkristallen in den Nieren. Dies kann einhergehen mit einer *Uratnephrolithiasis* sowie einer *Uratnephropathie.*

Kalziumpyrophosphatarthropathie

Bei der Kalziumpyrophosphaterkrankung kommt es zu Ablagerungen von Kalziumpyrophosphatkristallen im hyalinen und Faserknorpel (= *Chondrokalzinose*). Kristallablagerungen können sich jedoch auch extraartikulär in Sehnen, Gelenkkapseln und Bandscheiben nachweisen lassen.

Die Kalziumpyrophosphatarthropathie ist eine Erkrankung des höheren Lebensalters. Bei den über 65jährigen ist in über 5 % der Bevölkerung eine Chondrokalzinose nachweisbar, bei den 90jährigen in über 50 %.

Die Kalziumpyrophosphatarthropathie verläuft häufig asymptomatisch und wird als Zufall bei Röntgenuntersuchungen als *Chondrokalzinose* diagnostiziert. Bei ca. 50 % der Patienten sind *unspezifische Arthralgien* zu beobachten, die häufig als Arthroseschmerz gedeutet werden.

Als akute Verlaufsform ist die sogenannte *Pseudogicht* bekannt. Dabei kommt es zu *akuten Mon(o)- oder Oligoarthritiden*, v. a. im Bereich der am häufigsten betroffenen Gelenke, dem Kniegelenk, den Handgelenken sowie den Hüftgelenken. Das klinische Erscheinungsbild erinnert an einen *akuten Gichtanfall.*

Ferner kann bei Patienten mit einer Kalziumpyrophosphatarthropathie eine rezidivierende *subakute Polyarthritis* auftreten, die klinisch einer rheumatoiden Arthritis ähnlich ist. In wenigen Fällen kommt es zu einer *destruierenden Arthropathie* mit einer relativ schnellen Gelenkzerstörung. Prädisponierend für eine Chondrokalzinose können vorhergegangene Gelenktraumen, Operationen oder andere systemische Erkrankungen sein.

Am häufigsten ist die *idiopathische Form* der Kalziumpyrophosphatarthropathie. Als sekundäre Ursachen sind bekannt:

- Hyperparathyreoidismus,
- Hämochromatose,
- Hypomagnesiämie,
- Hypophosphatasie.

Für die Hämochromatose-Arthropathie ist neben der Chondrokalzinose der Befall der Fingergrundgelenke 2 und 3 typisch. Darüber hinaus sind hereditäre Formen (positive Familienanamnese) bekannt. Hier kommt es zu einem frühzeitigen Auftreten der Kalziumpyrophosphatarthropathie (20.–40. Lebensjahr). Eine Assoziation ist ferner beschrieben zu Schilddrüsenerkrankungen (Hyperthyreose) und der Arthritis urica.

27.1.6.2
Laboruntersuchungen

Sowohl bei der Arthritis urica als auch bei der akuten Pseudogicht können im akuten Anfall die Entzündungsparameter (BKS, CRP) deutlich erhöht sein. Meistens findet sich eine Leukozytose.

Der Serumharnsäurespiegel ist bei der Arthritis urica in der Regel erhöht. Anfallswahrscheinlichkeit und Häufigkeit nehmen mit steigenden Konzentrationen zu.

> **Beachte:** Im akuten Gichtanfall ist die Serumharnsäure in der Regel erhöht, kann jedoch auch im Normbereich liegen.
> Bei chronischer Gichtarthropathie sollten die Retentionswerte (Kreatinin, Harnstoff-N) gemessen werden, um eine Niereninsuffizienz frühzeitig zu diagnostizieren.
> Bei Erstdiagnose einer Arthritis urica kann die Harnsäureausscheidung im Urin gemessen werden.

Bei der *Ursachensuche* für eine Kalziumpyrophosphatarthropathie werden Serumeisen, Transferrinsättigung, Ferritin (Hämochromatose), Parathormonspiegel (Hyperparathyreoidismus), TSH (Hypo-/Hyperthyreose) und der Harnsäurespiegel gemessen.

Bei chronisch-rezidivierenden Verlaufsformen der Arthritis urica bzw. Kalziumpyrophosphatarthropathie finden sich häufig nur gering erhöhte Entzündungsparameter.

27.1.6.3
Sonographie/Doppler

Bei *chronischer Gicht* sollte sonographisch nach einer *Uratnephrolithiasis* gesucht werden. Mit Hilfe der Gelenk- und Weichteilsonographie gelingt eine Differenzierung zwischen *Gichttophi* und *Rheumaknoten*. Hochauflösende Schallköpfe bieten die Möglichkeit des Ergußnachweises z. B. im Großzehengrundgelenk. Dadurch wird eine gezielte Punktion auch kleiner Gelenke möglich. Besonders ausgeprägte Befunde einer Chondrokalzinose lassen sich auch sonographisch darstellen. Häufig finden sich hier neben Verkalkungen des hyalinen und Faserknorpels auch solche in Gelenkkapseln sowie Sehnenansätzen. Eine sichere diagnostische Aussage ist auch zur Frage einer Bursitis (u. a. Bursitis olecrani bei der Arthritis urica) möglich. Hier kann sonographisch zwischen frischer Bursitis und bereits chronischen Verlaufsformen mit organisiertem Bursainhalt differenziert werden.

27.1.6.4
Konventionelle und interventionelle Strahlendiagnostik

Im akuten Gichtanfall lassen sich radiologisch keine Gelenkveränderungen nachweisen. Bei chronisch-rezidivierenden Arthritiden desselben Gelenks kommt es zunächst zu einer *gelenknahen Demineralisation*, später zu dem für die Arthritis urica typischen Destruktionen mit *irregulären Osteolyse*n und z. T. *stanzförmigen Knochendefekten*. Daneben lassen sich radiologisch auch die Gichttophi als schattengebende Weichteilstrukturen darstellen.

Bei der Kalziumpyrophosphaterkrankung findet man Ablagerungen in Form einer Chondrokalzinose im hyalinen und Faserknorpel. Typisch sind dabei dünne, getüpfelte Linien entlang der Oberfläche des hyalinen Knorpels parallel zur subchondralen Knochenplatte (Abb. 27-7). Neben dem am häufigsten betroffenen Kniegelenk lassen sich typische Ablagerungen auch im Bereich des Handgelenks (Discus triangularis), im Bereich der Symphyse (Diskus) und der Bandscheiben nachweisen. Darüber hinaus kann bei fortgeschrittenem Krankheitsbild im hyalinen Knorpel nahezu jeden Gelenks eine entsprechende Ablagerung nachgewiesen werden.

27.1.6.5
Punktionsdiagnostik

Die Diagnosesicherung sowohl der Arthritis urica als auch der Kalziumpyrophosphatarthropathie geschieht durch den *Kristallnachweis* in der Synovia. Beweisend für eine Arthritis urica sind ca. 5–10 µl lange, nadelförmige, doppelbrechende, intrazellulär gelegene Uratkristalle.

Bei der Kalziumpyrophosphatarthropathie lassen sich polarisationsmikroskopisch meistens plumpere, häufig rhomboidförmige, positiv-doppelbrechende Kristalle intra- und extrazellulär nachweisen.

Bei beiden Kristallarthropathien ist im akuten Anfall die *Zellzahl deutlich erhöht* (bis über 50 000 Zellen pro µl). Aufgrund der hohen Zellzahl ist differentialdiagnostisch hier immer eine *infektiöse Genese* auszuschließen.

> **Beachte:** Um einen aussagekräftigen Befund zu erhalten, sollte die Synoviaanalyse *unmittelbar nach Punktion* des Gelenks durchgeführt werden. Längere Versand- oder Lagerzeiten führen u. U. zur Auflösung bzw. Zerstörung der Kristalle. Besonders kristallreich sind Punktate aus Gichttophi.

27.2
Entzündliche Systemerkrankungen des Binde- und Stützgewebes (Kollagenosen)

27.2.1
Anamnese und Befund

Systemischer Lupus erythematodes

Beim systemischen Lupus erythematodes (SLE) handelt es sich um eine Autoimmunerkrankung mit entzündlichem Befall verschiedener Organe sowie der Bildung von *Autoantikörpern*, die insbesondere gegen Bestandteile des *Zellkerns* gerichtet sind.

Der SLE beginnt meistens schleichend. Die Erstsymptome sind häufig unspezifischer Natur (Müdigkeit, Abgeschlagenheit, reduzierte Leistungsfähigkeit). Bei Beginn der Erkankung oder auch passager kann die Klinik des jeweils betroffenen Organs im Vordergrund stehen. Die wichtigsten Krankheitssymptome beim SLE sind:

- Fieber, Gewichtsverlust, Schwäche bis 90%,
- Gelenk-/Weichteilsymptome (Arthralgien/Myalgien) ca. 90%,

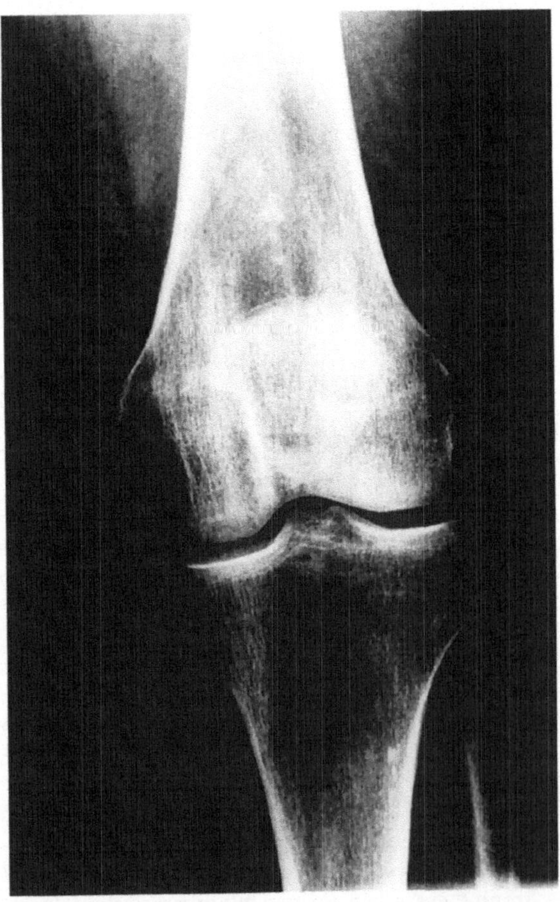

Abb. 27-7. Patientin mit einer akut aufgetretenen Gonarthritis linksseitig. Radiologischer Befund einer Chondrokalzinose mit Knorpelverdichtungen am medialen Meniskus sowie v. a. lateralseitig im hyalinen Knorpel des Femurs. Diagnose: akute Pseudogicht

- Hautmanifestationen ca. 85%,
- Serositis (Pleuritis) 60%,
- Perikarditis 25%,
- Peritonitis 5%,
- Nephritis ca. 50%,
- neuropsychiatrische Symptome ca. 50%,
- Raynaud-Syndrom ca. 20%,
- Lymphknotenvergrößerungen ca. 40%.

Klinischer Verlauf

Spontan verläuft der SLE im allgemeinen in Schüben mit mehr oder weniger langen Phasen der Voll- oder Teilremission. Sehr viel häufiger als bisher angenommen, kommt es zu *mon(o)- und oligosymptomatischen Krankheitsverläufen* mit meist milden rezidiverenden *Polyarthralgien/Polyarthritiden* mit nur schwacher oder fehlender Beteiligung innerer Organe.

Bei Befall v. a. des zentralen Nervensystems bzw. der Nieren kann es zu vitalbedrohlichen Situationen kommen, die intensivmedizinische Maßnahmen erforderlich machen.

Der SLE tritt 10mal häufiger bei Frauen als Männern auf, das Lebensalter bei der Erstmanifestation ist 20–35 Jahre.

Zur Diagnosestellung sollten die ACR-Kriterien von 1982 herangezogen werden.

ACR-Kriterien für die Diagnose des systemischen Lupus erythematodes

1. Schmetterlingserythem des Gesichtes,
2. diskoide Hautläsionen,
3. Photosensibilität der Haut,
4. orale oder nasopharyngeale Ulzerationen,
5. nichterosive Arthritis,
6. Serositis (Pleuritis, Perikarditis),
7. Nierenbeteiligung (Proteinurie >0,5 g/Tag und/ oder Erythrozyten- bzw. Hämoglobinzylinder im Sediment,
8. ZNS-Beteiligung (Krampfanfälle und/oder Psychose),
9. Blutbildveränderungen (Leukopenie <4000/µl, Lymphopenie <1500/µl, Thrombozytopenie <100000/µl, hämolytische Anämie mit Retikulozytose),
10. immunologische Veränderungen,
    k) positiver LE-Zellnachweis,
    l) erhöhter Titer von Antikörpern gegen native DNA,
    m) Anti-Sm-Antikörpernachweis,
    n) falsch-positive Luesserologie,
11. erhöhter Titer für antinukleäre Antikörper in der Immunfluoreszenz.

Die Diagnose SLE kann gestellt werden, wenn 4 der 11 Kriterien erfüllt sind.

Hautmanifestationen

Im Laufe der Erkrankung treten bei ca. 3/4 aller Patienten *Hautveränderungen* auf. Typisch und differentialdiagnostisch wegweisend sind Erytheme, besonders ein im Gesichtsbereich schmetterlingsförmig ausgeprägtes *Gesichtserythem* auf Wangen und Nasenrücken (durch Sonnenexposition provozierbar; Abb. 27-8). Es heilt in der Regel ohne Narbenbildung ab. Beim *subakuten kutanen Lupus erythematodes* finden sich papulosquamöse und anuläre Hautveränderungen besonders an sonnenexponierten Stellen (Hals, Dekollete, Oberarme).

Auch hier kommt es zur narbenlosen Abheilung. Depigmentierungen und leichte Hautatrophien können im Verlauf beobachtet werden. Beim *diskoiden Lupus erythematodes* treten die diskoiden Läsionen häufig zunächst ebenfalls im Gesicht, Ohren oder Stirnbereich auf. Sie sind bei ca. 15–20% der Patienten mit SLE nachweisbar. In der überwiegenden Mehrzahl der Fälle findet sich der *diskoide Lupus* jedoch *ohne systemische Beteiligung,* und nur ca. 5% der Patienten mit diskoiden Läsionen zeigen im Krankheitsverlauf Zeichen eines systemischen Lupus erythematodes. Die diskoiden Läsionen beginnen zunächst mit leicht erhabenen, scharf abgegrenzt erythematösen Papeln, die sich langsam peripher vergrößern. Die Plaques werden durch peripheres scheibenförmiges Wachstum größer, das Zentrum wird atrophisch, und es bleiben zuletzt weiße Plaques mit Verlust der Pigmentation als Narben zurück. Seltener kommt es beim SLE zu einer *Vaskulitis der Haut* mit dem Befund einer leukozytoklastischen Vaskulitis.

Häufig findet man bei Patienten mit SLE eine *generelle Lichtüberempfindlichkeit* und eine fleckförmige

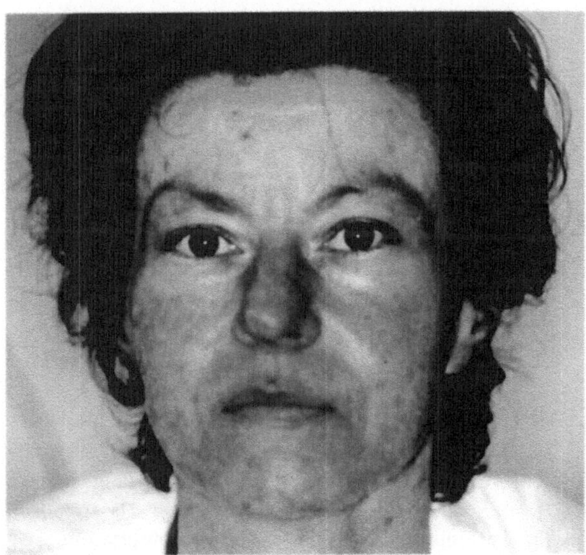

Abb. 27-8. Schmetterlingserythem bei akutem systemischem Lupus erythematodes

oder diffuse *Alopezie* (v. a. im akuten Krankheitsstadium). Seltener sind Schleimhautläsionen sowie ein *Raynaud-Phänomen*.

Gelenkmanifestationen

Bei bis zu 90 % aller Patienten mit SLE treten Gelenksymptome auf. Häufig handelt es sich dabei um *Arthralgien* bzw. *Arthritiden*, v. a. der kleinen Fingergelenke (Fingergrund- und Mittelgelenke). Der klinische Befund kann an eine chronische Polyarthritis erinnern (symmetrische Ausprägung). Nur selten kommt es zu erosiven Gelenkveränderungen. Bei längerem Krankheitsverlauf können Subluxations- und Luxationsstellungen der Gelenke auftreten (*Jaccoud-Arthropathie*).

Muskelmanifestationen

Vor allem im akuten Stadium eines SLE klagen Patienten über diffuse Myalgien. Bei ausgeprägter Manifestation findet sich der Befund einer Myositis.

Nierenmanifestation

Leitsymptom der *Lupusnephritis* ist eine *Proteinurie*, die bis zum nephrotischen Syndrom reichen kann. Für das Vorliegen einer *Glomerulonephritis* sprechen darüber hinaus *Erythrozytenzylinder im Urin*. Bei längerem Krankheitsverlauf kommt es zu einer zunehmenden Einschränkung der Nierenfunktion, zuletzt mit dem Vollbild einer Niereninsuffizienz. Das Ausmaß der Nierenbeteiligung bestimmt bei SLE-Patienten sehr häufig die Auswahl der Therapie, da eine nicht ausreichend behandelte *Lupusnephritis* quoad vitam limitierend sein kann. Die Lupusnephritis läßt sich nach WHO-Klassifikation in 6 Klassen einteilen:

I.   Normalbefund,
II. mesangiale Glomerulonephritis,
III. fokal-proliferative Glomerulonephritis,
IV. diffus-proliferative Glomerulonephritis,
V.   membranöse Glomerulonephritis,
VI. chronisch-sklerosierende Glomerulonephritis.

Herzbeteiligung

Bei ca. 25 % aller Patienten kommt es im Krankheitsverlauf zu einer Perikarditis. Seltener ist eine Beteiligung des Myokards. Sehr selten wird eine *verruköse Libman-Sacks-Endokarditis* diagnostiziert.

Gefäßbeteiligung

Vaskulitiden sind häufig eine viszerale Erscheinung des klinisch hochaktiven SLE. *Arteritiden* können erhebliche, teils fatale Organveränderungen zur Folge haben. *Thrombophlebitiden* treten bei weniger als 10 % der SLE-Patienten auf. Als gefürchtete Komplikation sind hier Lungenembolien zu nennen. Die Neigung zur Thrombophlebitis und Thrombenbildung steht häufig im Zusammenhang mit einem gleichzeitig vorliegenden *Anti-Phospholipid-Antikörper-Syndrom*.

Lungenmanifestationen

Beim SLE kann es im Rahmen einer (Poly)*serositis* zu z. T. ausgeprägten Pleuritiden mit Ergußbildung kommen. Eine weitere Manifestation stellt eine *Pneumonitis* dar, die mit einer erheblichen Einschränkung der Lungenfunktion einhergehen kann.

Typische klinische Symptome sind dabei eine *Tachypnoe, trockener Husten, Fieber* und eine *ausgeprägte Atemnot*. Eine infektiöse Genese muß v. a. bei SLE-Patienten mit immunsuppressiver Therapie ausgeschlossen werden.

Wenngleich beim SLE Verlaufsformen mit chronischer interstitieller Lungenerkrankung bekannt sind, kommt es im Vergleich zur Sklerodermie in nur wenigen Fällen zum Vollbild einer Lungenfibrose.

Leber-, Milz- und Lymphknotenmanifestationen

Im Krankheitsverlauf kann es sowohl zu unspezifischen Vergrößerungen von Leber und Milz als auch thorakaler, abdomineller oder peripherer Lymphknoten kommen.

Neurologische Manifestationen

Bei bis zu 50 % der SLE-Patienten treten im Rahmen akuter Schübe unterschiedlich stark ausgeprägte neurologische bzw. psychiatrische Symptome auf. Bei ausgeprägter ZNS-Manifestation ist mit einer erheblichen Letalität (bis zu 20 %) zu rechnen. Klinische Manifestationen einer zentralnervösen Beteiligung können sein:

- Mononeuritis multiplex,
- sensorische und motorische Polyneuropathien,
- Guillain-Barré-Syndrom,
- Krampfanfälle,
- Absencen,
- organische Psychosen,
- Gedächtnis- und Orientierungsstörungen,
- Hirnnervenausfälle.

Zentralnervöse Thrombosen und Blutungen im Rahmen eines SLE können ebenfalls zu neuropsychiatrischen Symptomen führen.

Medikamenteninduzierter systemischer Lupus erythematodes

Durch die Einnahme verschiedener Medikamente kann es zu einem sogenannten medikamenteninduzierten systemischen Lupus erythematodes kommen. Dieser tritt gleich häufig bei Männern und Frauen auf und weist in der Regel einen benigneren klinischen Verlauf auf. Häufigste klinische Symptome sind *Arthralgien/Arthritiden, Serositiden* und *pulmonale Beteiligungen*. Am häufigsten induzieren folgende Medikamente einen medikamentösen Lupus erythematodes:

- Hydralazin,
- Procainamid,
- Antiepileptika,
- Isoniazid,
- Chlorpromazin,
- D-Penicillinamin,
- Sulfasalazin.

Nach Absetzen der induzierenden Medikamente kommt es in der Regel zu einer umgehenden Rückbildung der klinischen Symptome.

Beachte: Bei klinischem Verdacht auf einen SLE bedarf es einer subtilen Medikamentenanamnese, da eine Vielzahl von Medikamenten einen medikamenteninduzierten Lupus auslösen kann.

Schwangerschaft und systemischer Lupus erythematodes

Der Einfluß der Schwangerschaft auf die Lupusaktivität ist individuell unterschiedlich. Häufig kommt es jedoch während der Schwangerschaft zu einer *Exazerbation*, v. a. in den *letzten Schwangerschaftswochen* oder *postpartal*. Bei Patientinnen mit systemischem Lupus erythematodes wird eine häufigere Spontanabortrate, häufigere Frühgeburten sowie Totgeburten beobachtet, dies v. a. bei Vorliegen eines Anti-Phospholipid-Antikörper-Syndroms.

Progressive systemische Sklerose (Sklerodermie)

Bei der Sklerodermie handelt es sich ebenfalls um eine Multisystemerkrankung mit *Fibrosebildung* und *zunehmender fibröser Verdickung der Haut* und *parenchymatöser Organe*.

Systemische und lokalisierte Formen dieser Autoimmunerkrankung sind bekannt und überlappen sich in Einzelfällen. Die diffuse Form einer Sklerodermie (*progressiv-systemische Sklerose, PSS*) geht mit einem generalisierten Hautbefall sowie frühzeitiger viszeraler Manifestation und überwiegend schlechter Langzeitprognose einher, bei der limitierten Form, dem sogenannten *CREST-Syndrom* (*Kalzinose, Raynaud-Phänomen, Esophagus, Sklerodaktylie, Teleangiektasie*) mit einer geringen oder späten viszeralen Manifestation und einer eher guten Langzeitprognose.

Die Ätiologie der Sklerodermie ist bislang unbekannt. Es ist auch hier von einer Autoimmunerkrankung auszugehen.

Die Erkrankung befällt 3mal häufiger Frauen als Männer und manifestiert sich in der Regel zwischen dem 30. und 50. Lebensjahr.

Zur Diagnosestellung können die vorläufigen ARA-Kriterien herangezogen werden.

Diagnosekriterien der progressiv-systemischen Sklerose

- Majorkriterium:
  1. sklerodermieartige Hautveränderungen proximal der Fingergrundgelenke.
- Minorkriterien:
  2. Sklerodaktylie,
  3. grübchenförmige Narben oder Substanzverlust der distalen Finger- und/oder Zehenweichteile,
  - bilaterale basale Fibrose.

Die Diagnose einer Sklerodermie gilt als gesichert, wenn entweder das Majorkriterium oder mindestens 2 der Minorkriterien erfüllt sind.

Cave: Diese Diagnosekriterien sind wenig sensitiv für die frühe systemische Sklerose.

Klinisch findet sich bei Patienten mit Sklerodermie in der Frühphase der Erkrankung meist zunächst eine Hautmanifestation mit einer tastbaren *Verdickung* und *derben Konsistenz* der Haut. Zu Beginn der Erkrankung sind häufig nur *Hände* und *Füße* betroffen. Die Haut erscheint zunächst ödematös, später indurativ und zuletzt atrophisch. Durch Adhäsionen mit Gelenken und Sehnen kommt es zur Einschränkung der Gelenkbeweglichkeit und zu einer quasi „Versteifung in Flexionsstellung". Die befallene Haut zeigt darüber hinaus *De- und Hyperpigmentierungen* sowie *Teleangiektasien*. Beim CREST-Syndrom kommt es zu *subkutanen* Kalkablagerungen.

Als weitere Hautveränderung läßt sich frühzeitig bei den Patienten ein *Raynaud-Phänomen* herausarbeiten. Im Laufe der Erkrankung kann es durch fortschreitende *Gefäßveränderungen* zu einer ausgeprägten Vaskulopathie mit Ausprägung von *Rattenbißnekrosen* und akralen Nekrosen an den Fingerspitzen kommen (Abb. 27-9).

Nach mehreren Jahren Krankheitsverlauf kommt es bei der progressiv-systemischen Verlaufsform zu *viszeralen Manifestationen*. Häufig betroffen ist dabei der Ösophagus. Hier lassen sich klinisch Ösophagusmotilitätsstörungen objektivieren (s. Kap. 16 „Nuklearmedizin").

In 50 % der Patienten tritt eine *Lungenbeteiligung* auf. Klinisch äußert sich diese durch eine zunehmende *Belastungsdyspnoe*. Klinisch handelt es sich dabei in erster Linie um eine *restriktive Ventilationsstörung*. Nur ca. 10 % der Patienten mit CREST-Syndrom weisen eine pulmonale Manifestation auf.

Die kardiale Beteiligung bei der progressiven Form der systemischen Sklerose kann einhergehen mit Perikarderguß und Zeichen der Herzinsuffizienz (v. a. Rechtsherzinsuffizienz bei Ausbildung einer pulmonalen Fibrose). Ferner kann es durch Beteiligung des

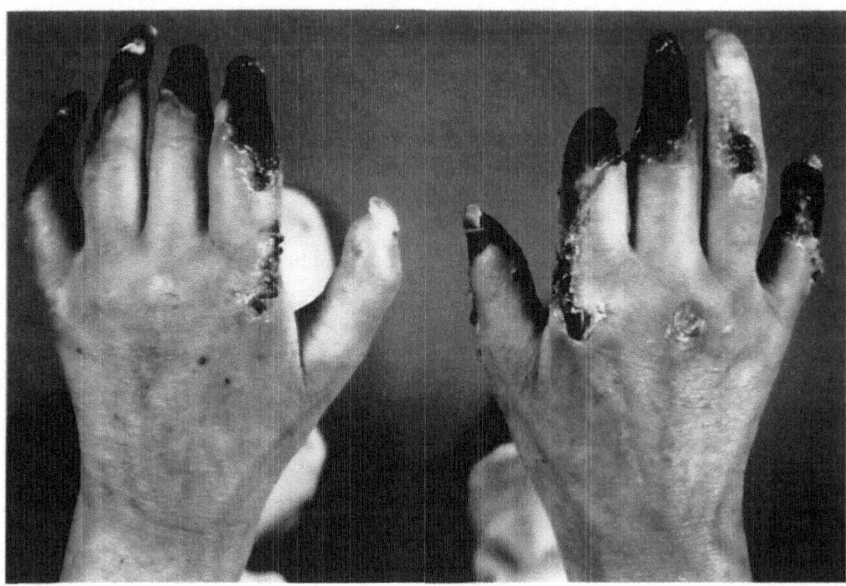

Abb. 27-9. Akrale Nekrosen bei einer Patientin mit langjährigem Verlauf einer progressiv-systemischen Sklerodermie

Reizleitungssystems zu *Herzrhythmusstörungen* kommen.

Bei *einem Drittel* der Patienten liegt eine *renale Beteiligung* im Krankheitsverlauf vor. Klinisch findet sich hierbei eine zunehmende Erhöhung der Retentionsparameter und die Ausbildung einer *arteriellen Hypertonie*. Bei *ca. 10 %* der Patienten kommt es im Verlauf zur *terminalen Niereninsuffizienz*.

Gelenkmanifestationen einer Sklerodermie sind eine nicht *deformierende Arthritis* oder nur der klinische Befund von *Arthralgien*. Dabei können Osteolysen der Akren beobachtet werden. Bei ca. 20 % kommt es darüber hinaus zu einer Mitbeteiligung der Muskulatur (*Myopathie, Myositis*). Bei langjährigem Krankheitsverlauf kann es ferner zu einer Mitbeteiligung des gesamten Gastrointestinaltraktes kommen.

Sonderformen der Sklerodermie

Eine lokalisierte Sklerodermie (*Morphea*) hat ein charakteristisches klinisches Erscheinungsbild. Es kommt praktisch nie zu einer viszeralen Beteiligung oder Generalisierung der Erkrankung.

Eine *eosinophile Fasziitis* kann das Frühstadium einer Sklerodermie (ödematöse Phase) imitieren. Es kommt hierbei zu einer Entzündung und Fibrose der Subkutis, der Faszien und der Muskulatur. Der Erkrankung geht mit einer *Eosinophilie* einher.

Polymyositis/Dermatomyositis

Diese Autoimmunerkrankung kann sowohl im Kindes- als auch Erwachsenenalter auftreten. Man unterscheidet hier zwischen *idiopathischen Formen* und *sekundären Formen* im Rahmen maligner Grunderkrankungen (paraneoplastisches Syndrom) oder Autoimmuner-krankungen. Es kommt hier zu einer Entzündung der quergestreiften Muskulatur, liegen darüber hinaus charakteristische Hautveränderungen mit *fliederfarbenen Erythemen*, v. a. über den Dorsalseiten der Fingergrund- und Mittelgelenke sowie periorbital vor, so spricht man von einer *Dermatomyositis*.

Die Erkrankung betrifft häufiger Frauen als Männer. Die Ursachen der primär idiopathischen Polymyositis sowie Dermatomyositis sind unbekannt. Bei Verdacht auf eine sekundäre Form ist in jedem Falle eine umfangreiche *Tumorsuche* erforderlich.

Auch für die Polymyositis/Dermatomyositis sind einschlägige Diagnosekriterien bekannt.

Diagnosekriterien der Polymyositis/Dermatomyositis

1. Hautveränderungen
   a) Fliederfarbiger Hautausschlag und Schwellungen der Oberlider.
   b) Fliederfarbiger Hautausschlag (Gottron-Zeichen) über den Streckseiten der Fingergelenke.
   c) Erythem an den Streckseiten der Extremitätengelenke (u. a. Ellbogen- und Kniegelenk).
2. Proximale Muskelschwäche (obere und untere Extremität und Stamm).
3. Erhöhte Serum-CK oder -Aldolase.
4. Muskelschmerz auf Druck oder spontan.
5. Pathologische Veränderungen im IMG.
6. Nachweis von Anti-Jo-1-Antikörpern.
7. Nichtdestruierende Arthritis oder Arthralgien.
8. Systemische Entzündungszeichen (Fieber > 37 °C, CRP oder BKS erhöht).
9. Befund einer Myositis in der Muskelbiopsie.

Das Vorliegen von mindestens einer Hautveränderung und mindestens 4 der Kriterien 2–9 machen eine Dermatomyositis sehr wahrscheinlich (Sensitivität 94 %). Bei Vorliegen von mindestens 4 der Kriterien 2–9 ist eine Polymyositis sehr wahrscheinlich (Sensitivität 99 %).

Klinisch steht bei der Polymyositis der plötzliche Beginn einer *Muskelschwäche* und weniger Muskelschmerzen im Vordergrund. Diese Muskelschmerzen treten in einzelnen Fällen erst nach körperlicher Anstrengung auf. In fortgeschrittenen Fällen kann es zu einer Beteiligung der Pharynx- und Zwerchfellmuskulatur mit Schluck- und Atemstörungen kommen. Bei der chronischen Myositis treten irreversible Muskelfibrosen und -kontrakturen auf.

Neben dem typischen Hautbefall papulomatöser, atropher oder lilafarbener Veränderungen sind klinisch in Einzelfällen *ausgeprägte Kalzinosen* sowie *Raynaud-Phänomene* und *Teleangiektasien im Nagelfalz* anzutreffen.

Werden Gelenke mitbetroffen, so berichten die Patienten über *polyartikuläre Arthralgien* und *Arthritiden*. Gelenkveränderungen, insbesondere Destruktion oder Erosion, sind selten.

Bei einer Subgruppe von Patienten mit Dermatomyositis/Polymyositis ist eine sichtbare *interstitielle Lungenfibrose* nachweisbar. Die Atemfunktion ist hier reduziert. Kardial kann es zu Rhythmusstörungen, Perikarditis sowie Myokarditiden kommen.

> **Beachte:** Das relative Risiko, ein *Malignom* zu entwickeln, ist bei Patienten mit Dermato-/Polymyositis um das *1,5- bis 4fache* erhöht. Es können dabei sämtliche bekannte Malignome als Ursache in Frage kommen.

Klinisch kann die Dermato-/Polymyositis von einer Polymyalgia rheumatica anamnestisch differenziert werden. Bei der *Myositis* steht die *Muskelschwäche* und weniger der Muskelschmerz im Vordergrund. Der Patient mit einer *Polymyalgia rheumatica* berichtet hingegen von einem ausgeprägten *Muskelschmerz*.

Mischkollagenose (Sharp-Syndrom)

Bei einer Mischkollagenose liegen gleichzeitig 2 oder mehr der folgenden Erkrankungen vor:

- systemischer Lupus erythematodes,
- Sklerodermie,
- Polymyositis,
- chronische Polyarthritis.

Die Erkrankung ist selten, betrifft überwiegend Männer und manifestiert sich meistens im 4. Lebensjahrzehnt.

Klinisch steht bei den meisten Patienten ein *Raynaud-Syndrom* im Vordergrund. Die Patienten leiden ferner an einer *Polyarthritis mit diffusen wurstförmi-*

gen Schwellungen der Finger und Hände und meist an einer Myositis. Folgende klinische Symptome sind bei einer Mischkollagenose häufig anzutreffen:

- Raynaud-Syndrom 90 %,
- Polyarthritis 85 %,
- Schwellungen der Hände ca. 85 %,
- pulmonale Beteiligung ca. 80 %,
- Ösophagusmotilitätsstörungen ca. 80 %,
- Myositis ca. 80 %.

Diagnosekriterien für eine Mischkollagenose (Sharp-Syndrom)

1. Anti-ENA-Antikörper der Spezifität U1-rRNP.
2. Charakteristische klinische Manifestationen von mindestens 2 Systemerkrankungen (SLE, Sklerodermie, Myositis, cP).
3. Mindestens 3 der folgenden Hauptsymptome:
   - Raynaud-Phänomen,
   - Sklerodermie,
   - geschwollene Finger („puffy fingers"),
   - proximale Muskelschwäche,
   - Synovitis.

Zur Diagnosestellung müssen alle 3 Kriterien erfüllt sein.

Bei lokalisierten, limitierten Erscheinungsbildern ist die Prognose hinsichtlich der Lebenserwartung als günstig einzustufen, bei viszeralem Befall entwickelt sich meistens eine klassische Kollagenose, am häufigsten ein SLE.

Als viszerale Manifestationen kommen bei der Mischkollagenose am häufigsten eine *pulmonale Mitbeteiligung* mit pulmonaler Hypertonie mit oder ohne pulmonale interstitielle Fibrose vor. Selten ist eine Pleuritis oder Perikarditis. Eine *renale Beteiligung*, die meist günstiger als eine Lupusnephritis verläuft, ist häufiger als bisher angenommen.

Sjögren-Syndrom

Das Vorliegen von trockenen Augen (*Xerophthalmie*) und trockenem Mund (*Xerostomie*) bei gleichzeitigem Vorhandensein einer Kollagenose oder einer verwandten Erkrankung wird als *sekundäres Sjögren-Syndrom* bezeichnet. Bei Vorliegen einer Sicca-Symptomatik mit systemischer Beteiligung, aber ohne weiterer Erkrankung aus dem Formenkreis der Kollagenosen wird von einem *primären Sjögren-Syndrom* gesprochen.

Die Erkrankung bevorzugt Frauen mittleren Alters (30.–65. Lebensjahr).

Durch charakteristische *lymphoplasmazelluläre Infiltrate* mit nachfolgender Destruktion von exokrinen Drüsen, besonders der Speichel- und Tränendrüsen, kommt es zu den klinisch führenden Symptomen der Augen- und Mundtrockenheit.

Die Patienten berichten über ein *Brennen* sowie *Fremdkörpergefühl* der Augen. Es kommt zu Erosionen der Hornhaut und bakteriellen Superinfektionen. Bei ca. 30 % der Patienten treten uni- bzw. bilaterale Schwellungen der Parotis und/oder der submandibularen Speicheldrüsen auf. Durch Befall weiterer exokriner Drüsen kann es zu *Nasentrockenheit, chronischer Bronchitis* und *Schluckstörung* kommen, eine Hyposekretion des Pankreas geht in milden Verlaufsformen mit einer Erhöhung der Pankreasenzyme, in schweren Verlaufsformen mit einer *Pankreatitis* einher. In seltenen Fällen kommt es zur atrophischen Gastritis und zu einer Trokkenheit von Vulva und Vagina. An extraglandulären Manifestationen treten häufig *Arthralgien und Arthritiden*, besonders in polyartikulärer Ausprägung, auf.

Beobachtet werden können auch Myalgien, ein Raynaud-Syndrom sowie eine Beteiligung viszeraler Organe. Pulmonal stehen hierbei Infiltrationen, eine interstitielle Fibrose und eine Pleuritis mit oder ohne Pleuraerguß im Vordergrund. Bei einer Beteiligung der Nieren kommt es meist zu einer Tubulopathie mit Ausprägung einer distalen tubulären Azidose, ausnahmsweise auch einer Glomerulonephritis. Seltener sind Beteiligungen des zentralen Nervensystems mit sensibler und motorischer Mono- oder Polyneuropathie.

Vor allem beim primären Sjögren-Syndrom stehen daneben oft *unspezifische Allgemeinsymptome* wie Schwäche, Leistungsunfähigkeit und reduzierte Belastbarkeit klinisch im Vordergrund. Die Diagnosestellung erfolgt anhand überwiegend klinischer Befunde.

Klassifikationskriterien für das Sjögren-Syndrom

1. *Augensymptome:*
   Trockene Augen über 3 Monate oder wiederholtes Fremdkörpergefühl oder Gebrauch künstlicher Tränenflüssigkeit mehr als 3mal täglich.
2. *Orale Symptome:*
   Trockener Mund (täglich über 3 Monate oder rezidivierende bzw. persistierende Schwellung der Parotis im Erwachsenenalter oder Notwendigkeit des häufigen Trinkens beim Essen trockener Speisen).
3. *Augenbefund:*
   Pathologischer Schirmer-Test (<5 mm in 5 min).
4. *Histopathologie (Lippenbiopsie):*
   Lymphozytäre Infiltrate in der Mundspeicheldrüse.
5. *Speicheldrüsenbeteiligung:*
   Pathologisches Speicheldrüsenszintigramm oder pathologische Parotissialographie oder unstimulierter Speichelfluß (>1,5 mm in 15 min).
6. *Autoantikörper:*
   Antikörper gegen SS-A oder SS-B oder Rheumafaktor- oder antinukleäre-Antikörper-positiv.

Die Diagnose eines sicheren primären Sjögren-Syndroms kann gestellt werden, falls 4 dieser 6 Kriterien positiv sind; die Diagnose eines möglichen Sjögren-Syndroms kann gestellt werden, wenn 3 der 6 Kriterien positiv sind.

Beachte: Das primäre Sjögren-Syndrom geht mit einem erhöhten Risiko für die Entwicklung eines *malignen Lymphoms* einher (relatives Risiko 40fach erhöht im Vergleich zur Normalbevölkerung). Beim sekundären Sjögren-Syndrom ist die Prognose von der Begleitkrankheit abhängig.

Aus diesem Grunde sind v. a. beim primären Sjögren-Syndrom regelmäßige Verlaufskontrollen zum frühzeitigen Nachweis eines malignen Lymphoms erforderlich.

Vaskulitiden

Vaskulitiden sind eine heterogene Krankheitsgruppe mit dem gemeinsamen Merkmal einer *fortschreitenden entzündlichen Zerstörung der Blutgefäßwand mit Obliteration des Gefäßvolumens und konsekutivem multiplem Organbefall.*

Die Ätiologie der meisten Vaskulitiden ist unbekannt. Als pathogenetisch relevant werden Immunkomplexe angesehen. Als auslösende Faktoren werden virale oder bakterielle Infektionen diskutiert (u. a. Hepatitis B, C etc.).

Die Heterogenität des Gefäßbefalles und der daraus resultierenden klinischen Krankheitsbilder erschwert eine Klassifikation der Vaskulitiden. Eine Einteilung kann vorgenommen werden aufgrund

- der *Größe* der befallenen Gefäße,
- der *Histologie* und *Immunhistologie,*
- dem typischen *Befallsmuster* unterschiedlicher Organe oder Organsysteme,
- Vorliegen von *Autoantikörpern:* c-ANCA und p-ANCA,
- nach der Unterscheidung in *primäre* und *sekundäre Vaskulitiden.*

In jüngster Vergangenheit hat sich die Klassifikation nach der befallenen Gefäßgröße international am meisten durchgesetzt (Tabelle 27-4).

Abhängig von der Art, Lokalisation und Größe der betroffenen Gefäße treten die unterschiedlichsten klinischen Krankheitsbilder auf. Am häufigsten kommt es zu einem Hautbefall mit dem histologischen Befund einer *leukozytoklastischen Vaskulitis.*

Bei der Vaskulitis der kleinen und mittleren muskulären Arterien kann die *Panarteriitis nodosa* als klinisches Beispiel dienen. Neben Allgemeinsymptomen kommt es hier v. a. zu einem Befall der *Nieren-* sowie *intestinalen Arterien* mit spezifischen Organsymptomen (Hypertonie, Hämaturie, ischämisch bedingte Schmerzen und Darmwandnekrosen) und Ausbildung krankheitstypischer Gefäßwandaneurysmen. Darüber hinaus kann es zu einer Mitbeteiligung von Muskulatur sowie *Gelenken* und dem *Herz* (Myokarditis, Myokardinfarkt) kommen. Bei der Vaskulitis der kleinen Gefäße als auch der Arterien kann die *Wegener-Granulomatose*

Tabelle 27-4. Klassifikation der Vaskulitiden nach befallener Gefäßgröße

Typ	Gefäßkaliber	Beispiele
Nekrotisch und systemisch	Mittelgroße und kleine Arterien	– Panarteriitis nodosa
Nekrotisch und systemisch mit Granulomen	Mittelgroße und kleine Arterien	– Wegner-Granulomatose, – eosinophile Vaskulitis (Churg-Strauss-Syndrom)
Vaskulitiden kleiner Gefäße	Kapillaren, Arteriolen, Venolen	– Medikamentös induzierte Vaskulitis, – Vaskulitis bei chronischer Polyarthritis, – Schoenlein-Henoch-Purpura, – Kryoglobulinämie
Riesenzellarteriitis	Großkalibrige Arterien, Aorta	– Riesenzellarteriitis, – Takayasu-Arteriitis

als typische klinische Entität angesehen werden. Hier zeigt sich das charakteristische Bild einer *granulomatösen Vaskulitis* mit Befall des oberen Respirationstraktes (Rhinorrhö, ausgeprägter Sinusitis mit Borkenbildung, Nasenschleimhautulzerationen), einer granulomatösen Vaskulitis des unteren Respirationstraktes (mit Dyspnoe, Husten und Hämoptoe sowie radiologischem Nachweis pulmonaler Infiltrate) und einer *Glomerulonephritis*.

Bei der Vaskulitis kleinerer Gefäße kann es sich um eine Vaskulitis im Rahmen einer *Schoenlein-Henoch-Purpura* sowie einer *Kryoglobulinämie* (Kälteagglutininerkrankung) handeln. Hier sind jedoch auch *Medikamente* häufig krankheitsauslösend.

Eine eigene Krankheitsentität stellt die *mikroskopische Panarteriitis* (Polyangiitis) dar. Hier kommt es zum ausgedehnten Befall der kleinen Gefäße und multiplem Organbefall, der häufig mit Lungen- sowie Hautbefall einhergeht.

Neben organspezifischen Symptomen finden sich häufig bei Vaskulitiden allgemeine Symptome der Schwäche, des reduzierten Leistungsvermögens, Arthralgien, Gewichtsverlust und Fieber.

Sekundäre Vaskulitiden sind am häufigsten im Rahmen von Kollagenosen zu beobachten. Grunderkrankung können hierbei eine chronische Polyarthritis oder ein systemischer Lupus erythematodes sein. Auch bei einer Dermatomyositis, einer Sklerodermie sowie einem primären Sjögren-Syndrom können sekundäre Vaskulitiden beobachtet werden.

Arteriitis temporalis und Polymyalgia rheumatica

Die *Arteriitis temporalis* und die *Polymyalgia rheumatica* sind systemisch-entzündliche Erkrankungen, die eigenständig, aber auch gehäuft in Assoziation auftreten und sich überlappen können. Bei ca. 40% der Patienten mit Polymyalgia rheumatica (PMR) läßt sich histologisch auch ohne klinische Zeichen einer Arteriitis

temporalis eine Riesenzellarteriitis nachweisen. Beide Erkrankungen weisen einen Häufigkeitsgipfel jenseits des 60. Lebensjahres auf.

Die Arteriitis temporalis ist eine Vaskulitis v. a. der *hirnversorgenden Arterien*. Häufig berichten Patienten über einen akuten Beginn mit *temporalem Kopfschmerz, Schmerzhaftigkeit der Kopfhaut und palpabler Arterien*. Häufigste und gefürchtetste Organmanifestation ist eine *Mitbeteiligung der Augen*. Hier kann es zu einer Amaurosis fugax und in der Folge zu einem kompletten Visusverlust kommen. Ferner berichten Patienten über eine Claudicatio der Kiefermuskulatur. Einhergehend finden sich häufig Allgemeinsymptome (Fieber unklarer Genese, Schwäche, Abgeschlagenheit, Gewichtsverlust, Anorexie).

Diagnosekriterien für die Arteriitis temporalis (ACR)
1. Alter bei Krankheitsbeginn mindestens 50 Jahre.
2. Neu aufgetretene Kopfschmerzen.
3. Verdickung oder Pulsation der Temporalarterien oder lokaler Druckschmerz.
4. Erhöhte BKS (>50 mm in der 1. Stunde).
5. Pathologisch veränderte Arterienbiopsie: Prädominanz einer Infiltration mit mononukleären Zellen, Riesenzellen und eine Zerstörung der Membrana elastica interna.

Das Vorliegen von 3 oder 5 Kriterien spricht für eine Arteriitis temporalis; Sensitivität 94%, Spezifität 91%.

> **Beachte:** Die rechtzeitige Diagnosestellung einer Arteriitis temporalis ist mit Hinblick auf eine möglicherweise auftretende ophthalmologische Manifestation (permanenter Visusverlust) von eminenter Bedeutung.

Bei der Polymyalgia rheumatica kommt es charakteristischerweise zu Schmerzen und Steifigkeitsgefühl im Becken und Schultergürtelbereich (*"painful arc„*). Auch hier werden Patienten überwiegend *höheren Lebensalters* betroffen. Der Beginn der Erkrankung ist ebenfalls häufig akut. In über 50% der Fälle klagen Patienten über Allgemeinsymptome (s. oben).

Auch für die Polymyalgia rheumatica wurden diagnostische Kriterien festgelegt.

Diagnosekriterien für die Polymyalgia rheumatica

1. Beidseitige Schulterschmerzen und/oder beidseitige Steifigkeit im Nacken, Oberarme, Gesäß oder Oberschenkel.
2. Akuter Krankheitsbeginn (innerhalb von 2 Wochen).
3. Initiale BKS-Beschleunigung von über 40 mm in der 1. Stunde.

4. Morgendliche *Steifigkeit* von mehr als 1 h.
5. Alter über 65 Jahre.
6. Depression und/oder Gewichtsverlust.
7. Beidseitiger Oberarmdruckschmerz.

Beachte: Im Einzelfall ist eine differentialdiagnostische Trennung einer *Polymyalgia rheumatica* mit auch hier möglicher peripherer Polyarthritis von einer sog. *Alters-cP* nicht möglich. Dies insbesondere, da die Alters-cP sehr häufig zu einer *Schultergelenkmitbeteiligung* neigt. Hier kann die endgültige Diagnose häufig erst aus dem klinischen Verlauf gestellt werden.

Wenngleich die Polymyalgia rheumatica als auch die Arteriitis temporalis in erster Linie eine Diagnose aufgrund von Anamnese und Klinik ist, sollte dennoch in der Mehrzahl der Verdachtsfälle eine *Temporalisbiopsie* zur Diagnosesicherung angestrebt werden.

27.2.2
Laboruntersuchungen

Die *Entzündungsparameter BKS und CRP* sind im akuten Krankheitsstadium aller Erkrankungen aus dem Formenkreis der Kollagenosen, als auch der Vaskulitiden meist deutlich erhöht. Besondere differentialdiagnostische Bedeutung kommt ihnen bei der Diagnosestellung einer Polymyalgia rheumatica bzw. einer Arteriitis temporalis zu. Da die Entzündungsparameter in der Regel mit der klinischen Aktivität der Grunderkrankung korrelieren, kann an ihrem Verlauf u. a. der Therapieerfolg gemessen werden.

Insbesondere bei chronischen Verläufen der entzündlichen rheumatischen Systemerkrankungen kann es zu meist normochromen, normozytären *Anämien* kommen. Beim systemischen Lupus erythematodes ist krankheitsbedingt auch der Befund einer *hämolytischen Anämie* zu erheben. Ferner können krankheitsbedingt *Eisenmangelanämien* auftreten.

Krankheitsbedingt kann es zu *Leukozytosen* und *Thrombozytosen* kommen. Bei klinisch aktivem systemischem Lupus erythematodes mit hämatologischer Manifestation sind hingegen auch *Erniedrigungen der Leukozyten und Thrombozyten* möglich.

Bei einer Nierenbeteiligung sollte mit Hilfe des Urinsediments überprüft werden, ob vorhanden sind:

- Mikro-/Makrohämaturie,
- Proteinurie,
- Zylinderurie.

Im 24-h-Urin kann ferner die *Kreatininclearance* und eine *Quantifizierung der Proteinurie* vorgenommen werden. Laborchemisch sollten bei Verdacht auf Nierenbefall die *Retentionswerte* (Kreatinin, Serumharnstoff) bestimmt werden.

Im Rahmen eines Sjögren-Syndroms kann es bei Beteiligung des Pankreas zu mehr oder weniger stark ausgeprägten Erhöhungen der *Amylase in Urin und Serum und der Lipase im Serum* kommen.

Bei einer *Myositis* ist zur Diagnosestellung die Bestimmung der *Kreatinkinase* und/oder der *Aldolase* erforderlich. Erhöht sein können hier auch die *GOT* und *GPT*.

Eine geringfügige Erhöhung der *alkalischen Phosphatase* und seltener der *Transaminasen* können bei einer Polymyalgia rheumatica im akuten Stadium nachweisbar sein.

27.2.3
Immunologie

Sowohl bei den Kollagenosen im engeren Sinne als auch den Vaskulitiden ist der Nachweis von *Autoantikörpern* meistens differentialdiagnostisch wegweisend bzw. beweisend.

Bei klinischem Verdacht auf eine Kollagenose insbesondere einem systemischen Lupus erythematodes genügt zunächst in der Regel ein sensitiver Suchtest auf antinukleäre Antikörper.

Nur bei positivem Befund bzw. begründetem klinischem Verdacht auf eine Erkrankung aus dem Formenkreis der Kollagenosen sollte eine Subdifferenzierung (*ENA*) durchgeführt werden (Tabelle 27-5). Nur bei Verdacht auf eine Vaskulitis, insbesondere auf einen *M. Wegener*, empfiehlt sich die Bestimmung der *antineu-*

Tabelle 27-5. Antinukleäre Antikörper beim systemischen Lupus erythematodes

Antikörper	Prävalenz	Aussagekraft/ klinische Bedeutung
Antinukleäre Antikörper	bis 99 %	Sehr geringe Spezifizität, hohe Sensitivität, verschiedene Fluoreszenzmuster (homogen, flekkig, peripher)
Anti-ds-DNA	ca. 80 %	In höheren Titern sehr spezifisch
Anti-Sm-Antikörper	ca. 25 %	Sehr spezifisch
Anti-nRNP	ca. 30 %	In der Regel mit Anti-Sm, evtl. geringere Nierenbeteiligung, unspezifisch
Anti-SS-A/Ro-Antikörper	–	Bei subakutem kutanem Lupus, neonatalem Lupus, Überlappung mit Sjögren-Syndrom
Anti-SS-B/La	ca. 5–10 %	Nur zusammen mit Anti-SS-A vorkommend, Überlappung mit Sjögren-Syndrom, bei neonatalem Lupus
Anti-Histon	ca. 70 %	100 % bei medikamenteninduziertem LE
Anti-Cardiolipin	ca. 25 %	Unspezifisch, ca. 50 % der Patienten haben keinen Lupus

trophilen zytoplasmatischen Antikörper (ANCA). Spezifisch für den M. Wegener ist ein *c-ANCA-Befund,* ein *positiver p-ANCA-Nachweis* ist bei einer Reihe verschiedener Vaskulitiden möglich.

Bei der *Sklerodermie* läßt sich im Falle einer progressiv-systemischen Form in ca. 60 % ein *Scl-70-Antikörper* nachweisen. Bei limitiertem Verlauf (*CREST-Syndrom*) ist in ca. 80 % der Fälle ein *Zentromerantikörper* als Autoantikörper nachweisbar. Bei einer Polymyositis mit Raynaud-Syndrom, interstitieller Lungenbeteiligung und Arthritis (Anti-Synthetase-Jo-1-Syndrom) können spezifische *Jo-1-Antikörper* gefunden werden.

27.2.4.
Humangenetik

Eine ätiopathogenetisch bzw. differentialdiagnostisch sicher verwertbare Assoziation zwischen einzelnen Kollagenoseformen und dem HLA-System ist bislang trotz umfangreicher Untersuchungen nicht nachweisbar gewesen. Dennoch finden sich bestimmte *HLA-Muster* gehäuft bei einzelnen Krankheitsentitäten. Beim systemischen Lupus erythematodes lassen sich gehäuft die HLA-Typen DR2 und DR3 nachweisen. Beim Sjögren-Syndrom sind dies HLA-B8, HLA-DR3 und HLA-DRw52.

27.2.5
Elektrophysiologie

Bei den meisten Kollagenosen und Vaskulitiden ist eine *kardiale Manifestation* möglich. Aus diesem Grunde sollte routinemäßig ein Elektrokardiogramm durchgeführt werden. Abhängig von den betroffenen Herzanteilen (Perikard, Myokard, Endokard, Herzklappen, Reizleitungssystem) können spezifische elektrokardiographische Veränderungen nachgewiesen werden. Am häufigsten finden sich, v. a. beim systemischen Lupus erythematodes, Hinweise auf eine Perikarditis, bei der progressiv-systemischen Sklerodermie hingegen finden sich häufig Zeichen der Rechtsherzbelastung und Reizleitungsstörungen.

Kommt es im Rahmen einer Vaskulitis zum Befall der Koronararterien, kann auch der elektrographische Befund eines Myokardinfarktes nachweisbar sein.

27.2.6
Neurophysiologie

Im Rahmen zentralnervöser Manifestationen kann es bei Kollagenosen, insbesondere beim systemischen Lupus erythematodes, zu Veränderungen im EEG kommen. Durch Bestimmung der Nervenleitgeschwindigkeit können periphere Kompressionssyndrome bei gleichzeitigem Vorliegen von z. B. Tenosynovitiden diagnostiziert werden (z. B. Karpaltunnelsyndrom). Ferner sollte neurophysiologisch nach sensiblen, peripheren *Polyneuropathien* gesucht werden.

27.2.7
Atemphysiologie

Vor allem bei der Sklerodermie kann es zu ausgeprägten *restriktiven Ventilationsstörungen* mit erheblich eingeschränkter *Diffusionskapazität* kommen. Bei Verdacht auf eine pulmonale Beteiligung im Rahmen einer Kollagenose sollte bereits bei Erkrankungsbeginn die Lungenfunktion überprüft werden. Auch Verlaufsuntersuchungen unter Therapie unter Einschluß von *Blutgasanalysen* sollten regelmäßig durchgeführt werden.

27.2.8
Sonographie/Doppler

Bei Befall viszeraler Organe kann die Abdomensonographie wertvolle differentialdiagnostische Hinweise liefern. Häufige Befunde, insbesondere beim systemischen Lupus erythematodes, sind eine *Hepato- und/ oder Splenomegalie.* Darüber hinaus lassen sich im Einzelfalle intraabdominelle Lymphknoten nachweisen. Bei Patienten mit v. a. *chronischer Glomerulonephritis* kann sonographisch auf nichtinvasive Weise die Nierengröße und -form bestimmt werden. Bei *akuten Glomerulonephritiden* kann sich der sonomorphologische Befund einer überwiegend *echoreichen Niere* bieten. Bei Vaskulitiden kann abhängig von der befallenen Gefäßgröße und Lokalisation duplexsonographisch ein sonomorphologisches Korrelat für die Gefäßwandentzündung und im fortgeschrittenen Falle ein Gefäßverschluß dokumentiert werden. Es konnte gezeigt werden, daß bei der *Arteriitis temporalis* typische sonomorphologische Befunde an befallenen Temporalarterien (*echoarmes Halo um das Gefäß*) mit Veränderungen des Flußmusters bzw. des aufgehobenen Flußmusters vorhanden sein können.

Auch beim Sjögren-Syndrom kann mit Hilfe höherauflösender Schallköpfe (7,5 MHz) ein Korrelat für die lymphoplasmazellulären Infiltrate der Speicheldrüsen gefunden werden.

27.2.9
Echokardiographie

Die häufigste Indikation zur Echokardiographie bei Kollagenosen stellt die Frage nach einem *Perikarderguß* dar. Daneben können Aussagen zur Klappenfunktion gemacht werden.

27.2.10
Endoskopie

Vor allem bei der progressiv-systemischen Sklerodermie kann es frühzeitig zu einem Befall des Gastrointestinaltraktes kommen. Endoskopisch finden sich im Frühstadium keine spezifischen Schleimhautveränderungen. Bei langjährigem Krankheitsverlauf kann es jedoch zu *Schleimhautatrophien*, ausgeprägten *Motilitätsstörungen* und im Einzelfall *Strikturen* kommen. Eine endoskopische Untersuchung sollte insbesondere bei Auftreten von *Malassimilation* bzw. *Maldigestion* veranlaßt werden.

27.2.11
Konventionelle und interventionelle Strahlendiagnostik

Die konventionelle Röntgendiagnostik wird in erster Linie zum Ausschluß bzw. Nachweis einer pulmonalen Manifestation einer Kollagenose sowie zur Beurteilung der Gelenksituation eingesetzt.

An typischen pulmonalen Befunden können radiologisch nachgewiesen werden:

- pulmonale Infiltrate (singulär oder konfluierend),
- Pleuraerguß (ein- oder beidseitig),
- Perikarderguß,
- Atelektasen, Dystelektasen.

Polyarthralgien bzw. -arthritiden gehen auch bei chronischem Verlauf bei den Kollagenosen selten mit erosiven Veränderungen einher. Noch am häufigsten finden sich eine *bandförmige, gelenknahe Demineralisation* und Sub- bzw. Luxationsstellungen v. a. der Fingergelenke (*Jaccoud-Arthropathie*). Bei der Sklerodermie sowie einer Dermato-/Polymyositis können radiologisch z. T. ausgeprägte *Weichteilverkalkungen* nachweisbar sein.

27.2.12
Computertomographie

Die Computertomographie kann unterteilt nach Indikationsbereichen zum einen bei Verdacht auf zentralnervöse Veränderungen (z. B. bei Verdacht auf *zerebrale Vaskulitis*), *pulmonalen Manifestationen* (u. a. hochauflösende Computertomographie zur Beurteilung des Lungengerüstes bei Sklerodermie) und viszeralen Manifestationen eingesetzt werden und differentialdiagnostisch hilfreich sein. Insbesondere die *hochauflösende Computertomographie* des Lungenparenchyms kann frühzeitig Lungengerüstveränderungen erfassen.

27.2.13
Magnetresonanztomographie

Die Kernspintomographie ergänzt bzw. ersetzt bei einer Reihe von Fragestellungen die Computertomographie. Insbesondere zur Beurteilung des ZNS kann die Kernspintomographie einen wichtigen Beitrag leisten. Bei Verdacht auf eine *zerebrale Manifestation* einer Kollagenose ist sie die nichtinvasive Methode der Wahl.

Spezifische Befunde können auch bei Muskelbeteiligungen, insbesondere *Myositiden* erhoben werden.

Hier ist eine differentialdiagnostische Abgrenzung gegenüber nichtkollagenosenbedingten Myositiden im Einzelfall möglich.

Der Einsatz der *MR-Angiographie* ermöglicht derzeit bereits eine Beurteilung v. a. zerebraler Gefäßveränderungen. Hier sind für die Zukunft noch aussagekräftigere Untersuchungsergebnisse zu erwarten. Der typische kernspintomographische Befund bei einer Beteiligung der Kopfspeicheldrüsen im Rahmen eines Sjögren-Syndroms stellt das sog. „Pepper-and-salt-Muster" mit hypointensen sowie hyperintensen Arealen dar.

27.2.14
Nuklearmedizin

Die Szintigraphie kann in Form einer Ganzkörperskelettszintigraphie zur Differenzierung von Arthralgien/Arthritiden im Rahmen von Gelenkmanifestationen der Kollagenosen eingesetzt werden. Es finden sich hier häufig frühstatische, jedoch im Vergleich zu der chronischen Polyarthritis eher flaue Nuklidanreicherungen v. a. im Bereich des Handskeletts. Ferner kann die Szintigraphie mit großem Erfolg zur Frühdiagnostik der *Ösophagusmotilitätsstörung* bei der Sklerodermie in Form des *Ösophagusfunktionsszintigramms* eingesetzt werden. Ein weiterer Anwendungsbereich ist die *Sialoszintigraphie* bei Verdacht auf Vorliegen eines *Sjögren-Syndroms*. Weitere Indikationsbereiche sind die *Lungenperfusions- bzw. -ventilationsszintigraphie* bei Verdacht auf eine Lungenembolie im Rahmen eines thromboembolischen Geschehens z. B. beim systemischen Lupus erythematodes und/oder Anti-Phospholipid-Antikörpersyndrom.

27.2.15
Punktionsdiagnostik

Die Punktionsdiagnostik richtet sich nach den Organmanifestationen der Kollagenosen. Sie kann sinnvoll eingesetzt werden bei der diagnostischen und therapeutischen Ableitung von *Perikard-, Pleuraergüssen sowie Aszites*. Ferner können gezielt die Leber und v. a. die Niere zur Parenchymgewinnung und histologischen Aufarbeitung punktiert werden. Bei Gelenkmanifestationen, die mit einem Erguß einhergehen, kann eine *Synoviagewinnung* durch Punktion erfolgen.

Biopsien von Haut bzw. Muskulatur können letztendlich im Einzelfalle differentialdiagnostisch von ausschlaggebender Bedeutung sein. Biopsien werden ferner beim *Sjögren-Syndrom* aus der *Lippenschleimhaut*, aus der Lunge sowie der *A. temporalis* (bei Verdacht auf Arteriitis temporalis) entnommen.

27.3
Weichteilrheumatische Erkrankungen

27.3.1
Anamnese und Befund
27.3.1.1
Periarthropathien

Bei *Periarthropathien* handelt es sich um eine Form von „Periarthritis". Es kann dabei zu akuten Entzündungsreaktionen ohne entzündlich-rheumatische Systemerkrankung in der Nachbarschaft von Gelenken kommen. Häufig handelt es sich um *einen akut einsetzenden* und *dann* in *Dauerschmerz* übergehenden *periartikulären Schmerz,* der eine absolute Ruhigstellung des Gelenks erfordert. Ursache solcher Periarthropathien sind auf der einen Seite *chronische Überlastungssyndrome* mit einseitiger mechanischer Belastung, auf der anderen Seite *beginnende Degenerationen* in v. a. periartikulärer Muskulatur und in Sehnen.

Die häufigste Periarthropathie stellt die *Periarthropathia humeroscapularis* dar. Sie kann im Vollbild mit einer völligen Einsteifung des Schultergelenks einhergehen (*„frozen shoulder"*). Weniger häufig ist eine *Periarthropathia coxae.* Diese kann im Verlauf einer initialen Koxarthrose als Begleiterkrankung auftreten. Der Patient klagt dabei über diffuse Schmerzen an der Außenseite des Oberschenkels, v. a. im Bereich des *M. trochanter major,* die als akute bis zum Knie ausstrahlende Beschwerden imponieren. Häufig werden diese Beschwerden mit *ischialgieformen Schmerzen* verwechselt. Klinisch steht eine Einschränkung v. a. der Adduktion im Hüftgelenk im Vordergrund. Die Schmerzsymptomatik ist nicht nur bei Belastung, sondern auch im Liegen ausgeprägt.

Sehr viel seltener sind Periarthropathien mittelgroßer Gelenke (Knie- und Ellbogengelenke). Ferner können Periarthropathien im Bereich des Tarsus auftreten.

27.3.1.2
Erkrankungen der Sehnen, Sehnenscheiden und Sehneninsertionsstellen

Eine Erkrankung der Sehne wird als *Tendopathie, Tendinose, Tendinitis oder Tendoperiostose* bezeichnet. Dabei kommt es meist durch Überlastung zu lokalisierten bzw. generalisierten Schmerzen im Bereich von Sehnen, Sehnenscheiden oder Sehnenansatzstellen. Leitsymptom der Tendopathien ist der Schmerz, der bei einer Bewegung, v. a. gegen Widerstand und unter Anspannung der Muskulatur, auftritt. Besonders häufig betroffen sind dabei die *Sehnenansatzstellen* im Bereich der *Epikondylen des Humerus,* die *Bizepssehnen,* der Ansatz des M. supraspinatus am *Tuberculum majus* und an Radius und Ulna. Bei chronischen Verlaufsformen kann es dabei auch zu Sehnenrupturen kommen.

Bei einer Erkrankung der *Sehnenscheiden* liegt eine *Tenovaginitis* bzw. *Synovitis* vor. Bei der Tenovaginitis kommt es häufig durch Überbelastung einzelner Beuge- oder Strecksehnen zu Schmerzsymptomen. Klinisch fällt eine *Crepitatio* bei der Bewegung der Sehne auf. Sonderformen sind die *Tenovaginitis stenosans* (de Quervain) und die *Tendopathia nodosa* (schnellender Finger).

Die *Tenovaginitis* ist im Rahmen systemisch-entzündlich-rheumatischer Erkrankungen wie z. B. der chronischen Polyarthritis oder auch bei Kollagenosen anzutreffen.

Entzündliche, schmerzhafte Veränderungen an den Sehnenansätzen können ebenfalls Folge einer *Überbeanspruchung,* mehrerer *Mikrotraumen* sowie *lokalanatomischer Veränderungen* sein. Häufig ist eine solche *Enthesiopathie* (Insertionstendopathie) am dorsalen bzw. plantaren Kalkaneus, den Ansätzen des M. gracilis im Bereich des Tuber ischiadicum, am Trochanter major des Femurs, an der Patella, den Fingerbeugen oder am distalen Teil der Klavikula anzutreffen. Vor allem Bewegungen gegen Widerstand provozieren Schmerzen an den Sehnenansätzen.

Im Rahmen von entzündlich-rheumatischen Systemerkrankungen, insbesondere den Spondylarthropathien, kann es zu umschriebenen entzündlichen Veränderungen an Sehnenansätzen kommen *(Enthesitis),* insbesondere am Ansatz der Achillessehne am Kalkaneus.

Der Verlauf solcher Erkrankungen der Sehnen hängt im wesentlichen von deren Genese ab. Bei lokaler Überlastungssymptomatik können vorübergehende Ruhigstellung bzw. Veränderungen am Arbeitsplatz eine Remission induzieren und ggf. auch unterhalten. Ist eine entzündlich-rheumatische Systemerkrankung die Ursache einer Sehnenerkrankung, so kann durch z. B. medikamentöse Einflußnahme auch auf die Aktivität dieser Erkrankung die Sehnenproblematik gebessert werden, ggf. kommen hier lokaltherapeutische Maßnahmen in Frage.

27.3.1.3
Fibromyalgiesyndrom

Beim Fibromyalgiesyndrom handelt es sich um eine *generalisierte Tendomyalgie mit diffuser Schmerzproblematik, vegetativen Begleitsymptomen* sowie *schmerzhaften Druckpunkten* an Muskel und Muskelansätzen *(Triggerpunkte).* Es handelt sich hierbei um eine relativ häufige Erkrankung mit einem hohen Anteil an Frauen. Die Ätiopathogenese der Erkrankung ist ungeklärt. Die Diagnosestellung erfolgt aufgrund von klinischen Kriterien und dem Ausschluß differentialdiagnostisch zu erwägender entzündlich-rheumatischer Systemerkrankungen.

ACR-Kriterien für die Diagnose des Fibromyalgie-syndroms
1. Anamnese generalisierter Schmerzen.
2. Schmerzangabe bei 11 von 18 Druckpunkten nach digitaler Palpation (s. Abb. 27-10).

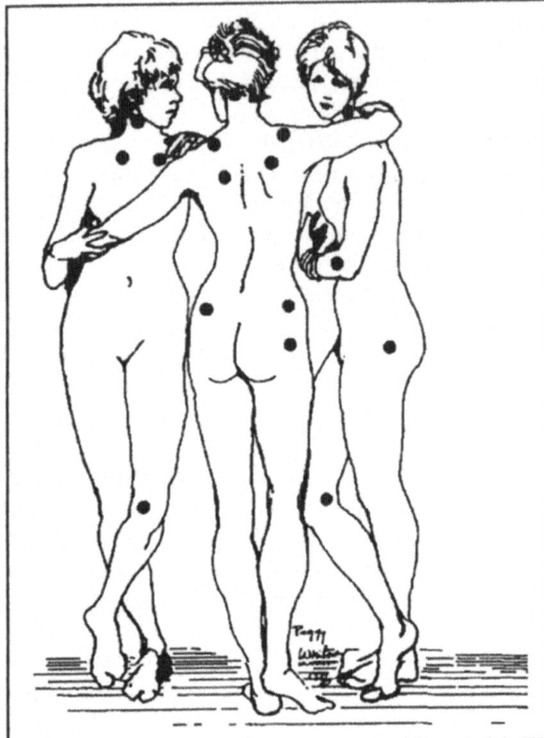

Abb. 27-10. Druckpunkte der digitalen Palpation

Beachte: Neben der generalisierten Insertionstendopathie (Fibromyalgiesyndrom) mit erheblicher vegetativer Begleitsymptomatik kommen auch umschriebene weichteilrheumatische Symptomenkomplexe vor. Dabei handelt es sich meist um zervikothorakale bzw. lumbosakrale Überlastungssyndrome mit erheblicher myofaszialer Schmerzkomponente.

27.3.2
Laboruntersuchungen

Laboruntersuchungen können in der Regel zur Diagnosestellung bei weichteilrheumatischen Erkrankungen wenig beitragen. Sie werden hier in erster Linie zum Ausschluß differentialdiagnostisch zu erwägender rheumatischer Systemerkrankungen eingesetzt. Liegt einer Tendosynovitis eine entzündlich-rheumatische Systemerkrankung zugrunde, so können hier spezifische rheuma- oder immunserologische Untersuchun-

gen differentialdiagnostisch hilfreich sein. Spezifische Laborparameter fehlen insbesondere für das Fibromyalgiesyndrom sowie für die Periarthropathien.

27.3.3
Sonographie/Doppler

Bei weichteilrheumatischen Erkrankungen, die mit periartikulären Verkalkungen einhergehen (z. B. Periarthropathia humeroscapularis/coxae), können sonographisch die entsprechenden *Verkalkungsstrukturen* dargestellt werden. Ansonsten ist bei diesen Patienten, insbesondere beim Fibromyalgiesyndrom, kein sonomorphologisches Korrelat für die Schmerzproblematik nachweisbar.

27.3.4
Konventionelle und interventionelle Strahlendiagnostik

Weichteilrheumatische Erkrankungen weisen meist *keine röntgenmorphologischen Veränderungen* auf. Bei den Periarthropathien lassen sich *periartikuläre Weichteilverkalkungen* darstellen. Bei einer Lokalenthesitis kann es bei chronischem Verlauf z. B. zur *Fersenspornbildung* am Kalkaneus kommen. Bei längerfristigem Verlauf einer Periarthropathie bzw. einer Tendinitis können ferner *kalkdichte Einlagerungen* in der Muskulatur mit dargestellt werden.

27.3.5
Nuklearmedizin

Nuklearmedizinische Untersuchungen bieten sich zum einen zur *Lokalisationsdiagnostik* bei einer diffusen Problematik an (Periarthropathia coxae). Hier können gezielt entzündliche Gelenkanteile durch die Nuklidanreicherung identifiziert und später lokaltherapeutisch behandelt werden. Eine wichtige Funktion hat die Nuklearmedizin auch zur Differenzierung zwischen den von Patienten geschilderten „Ganzkörperschmerzen". Die Nuklearmedizin ist das *sensitivste Verfahren*, um hier eine *Gelenkentzündung nachzuweisen* bzw. auszuschließen.

27.4
Degenerative Gelenk- und Wirbelsäulenerkrankungen

27.4.1
Anamnese und Befund

Bei den Arthrosen handelt es sich um *eine chronisch verlaufende Gelenkerkrankung mit primär fokalem oder diffusem Schaden des hyalinen Knorpels*. Die häufigsten Lokalisationen sind die *Wirbelsäule* (HWS und BWS) sowie die peripheren, v. a. die *gewichttragenden*

Gelenke (Knie- und Hüftgelenk). Häufig treten Arthrosen auch im Bereich des Handskeletts (Heberden-, Bouchard-, Rhiz-STT-Arthrosen) auf; sie manifestieren sich meistens ab dem 5. Lebensjahrzehnt.

Man unterscheidet zwischen der häufigen sog. *primären Arthrose*, deren Ursache unbekannt ist, und der *sekundären Arthrose* bei Zustand nach Gelenktraumen (z. B. Kreuzbandläsionen, Meniskusschaden), bei einseitiger, repetitiver Überlastung, bei Gelenkformveränderungen (u. a. angeborene Hüftdysplasie) und als Folge metabolischer Erkrankungen (z. B. Hämochromatose).

Der *Schmerzbeginn* ist meistens *schleichend*. Zunächst kommt es bei den betroffenen Gelenken zu frühzeitigen *Ermüdungserscheinungen und Belastungsschmerzen*. Bei fortschreitender Arthrose kommt es dann zu Ruheschmerzen. Charakteristisch für die Arthrose ist der sog. *Einlaufschmerz*.

Bei der klinischen Untersuchung fallen eine eingeschränkte Gelenkfunktion mit einer z. T. verdickt tastbaren Gelenkkapsel auf. Es kommt insbesondere zu endgradig *schmerzbedingter Bewegungseinschränkung*. Häufig geht bei langjährigem Krankheitsverlauf eine *Atrophie der benachbarten Muskulatur* einher. Bei der klinischen Untersuchung fällt eine Crepitatio auf (Hinweis auf eine Inkongruenz der Gleitflächen). Bei Überlastung eines arthrotisch veränderten Gelenks kann es zum klinischen Befund einer *aktivierten Arthrose* kommen, Hierbei finden sich Zeichen der Gelenkentzündung mit Ergußbildung sowie Überwärmung des Gelenks. In einzelnen Fällen kann die Arthrose auch mit einer Periarthropathie einhergehen. *Spätsymptome* einer Arthrose sind der *Nacht- und Dauerschmerz* mit dem Gefühl der *Gelenksteife*.

> **Beachte:** Anamnestisch und klinisch sollte versucht werden herauszuarbeiten, ob es sich bei dem vom Patienten angegebenen Schmerz um *einen artikulären*, d. h. Arthrose, oder einen *periartikulären Begleitschmerz* handelt.

Während bei der Kox- und Gonarthrose häufig mechanische Überlastungen und Gelenkfehlstellungen einen wesentlichen Beitrag zur Arthroseentstehung leisten, liegt bei der Fingerpolyarthrose meist eine erhebliche *erbliche Prädisposition* vor.

Arthrosen lassen sich darüber hinaus auch im Bereich der Vorfüße *(Hallux-valgus-Arthrose)* sowie sämtlicher weiterer peripherer Gelenke in abnehmender Häufigkeit diagnostizieren. Bei den *degenerativen Wirbelsäulenveränderungen* stehen neben Spondylosen und *Spondylarthrosen* v. a. Veränderungen im Bereich der kleinen Wirbelgelenke häufig im Vordergrund. Im Krankheitsverlauf kann es zur *Verschmälerung von Bandscheibenräumen sowie Bandscheibenprotrusionen* mit *neurologischen Folgeerscheinungen* kommen.

27.4.2
Laboruntersuchungen

Für die Arthrose gibt es *keine spezifischen Laborparameter* zur Diagnosestellung. Bei Verdacht auf sekundäre Arthroseformen lassen sich jedoch gezielte Laborparameter anwenden (z. B. Ferritinbestimmung bei Verdacht auf Hämochromatosearthropathie).

Auf rheuma- und immunserologische Befunde kann in der Regel verzichtet werden. Sie dienen im Einzelfall zum Ausschluß einer entzündlich-rheumatischen Grunderkrankung.

27.4.3
Konventionelle und interventionelle Strahlendiagnostik

Die Diagnose einer Arthrose ist die Domäne der konventionellen Radiologie. Radiologische Hauptmerkmale der Arthrose sind:

- Verschmälerung des Knorpels; häufig asymmetrisch,
- Abnahme bzw. Verlust der Gelenkspaltweite,
- Osteophytenbildung,
- subchondrale Sklerose,
- Zystenbilung (meist subchondrale Geröllzysten).

Zuletzt – in fortgeschrittenen Fällen – kann radiologisch kein Gelenkspalt mehr dargestellt werden. In einzelnen ausgeprägten Fällen kann es zur Gelenkankylose kommen.

> **Beachte:** Die Röntgendiagnostik sollte mit Ausnahme von Hand- und Fußskelett sowohl im Bereich der Wirbelsäule als auch der peripheren Gelenke gelenkvergleichend und in 2 Ebenen erfolgen.

27.4.4
Nuklearmedizin

Die Ganzkörperskelettszintigraphie dient *zur Differenzierung zwischen Arthritis und Arthrose*. Bei Vorliegen einer *Arthrose* finden sich nur *spätstatische Nuklidanreicherungen* im betroffenen Gelenk. Die Szintigraphie ist hier jedoch eine sehr sensitive Methode, um betroffene Gelenke – und bei größeren Gelenken auch Gelenkanteile – sicher topographisch zu erfassen.

27.4.5
Punktionsdiagnostik

Bei Arthrose großer und mittelgroßer Gelenke ist eine Synoviaanalyse möglich und sinnvoll. Hierzu erfolgt die Synoviagewinnung durch Gelenkpunktion. Bei einer blanden Arthrose peripherer Gelenke findet sich eine *niedrig bis leicht erhöhte Zellzahl* im Punktat (bis ca. 2000 Zellen/µl). Im *aktivierten* Stadium kann die

Zellzahl bis in den Bereich einer *Arthritis* (bis 20 000 Zellen/μl) ansteigen.

Literatur

Kalden JR (1988) Klinische Rheumatologie. Springer, Berlin Heidelberg New York Tokio

Kelley WN, Harris ED, Ruddy S, Sledge CB (1993) Textbook of rheumatology. Saunders, Philadelphia

Klippel JH, Dieppe PA (1994) Rheumatology. Mosby, St. Louis

Maddison PJ, Isenberg DA, Woo P, Glass DN (1993) Osford textbook of rheumatology, vol 1 and 2. Oxford Univ Press, Oxford

McCarthy DJ, Koopmann WJ (1993) Arthritis and allied conditions, vol 1 and 2. Lea & Felbiger, Philadelphia

Miehle W, Fehr K, Schattenkirchner M, Tillmann K (2000) Rheumatologie in Praxis und Klinik. Thieme, Stuttgart, 2. Aufl.

Nasehl D. Atlas of clinical rheumatology (CD-ROM-Bildatlas, Bestell-Nr. 1-57276-991-2)

Peter HH (1996) Klinische Immunologie. Urban & Schwarzenberg, München

Wiesl SW, Borenstein DG (1989) Low back pain! Medical diagnosis and comprehensive management. Saunders, Philadelphia

KAPITEL 28

Neurologie

28

W. Müller-Felber und D.E. Pongratz

28.1
Erkrankungen des Zentralnervensystems

28.1.1
Enzephalitis

28.1.1.1
Anamnese und Befund

Typisch für virale Meningoenzephalitiden ist ein zwei-
gipfliger Verlauf mit einem unspezifischen febrilen
Vorstadium, gefolgt von einem freien Intervall. Im Anschluß daran kommt es dann häufig mit erneutem Fieberanstieg zum Auftreten von Kopfschmerzen sowie
begleitenden neurologischen Symptomen. Fehlendes
Fieber schließt allerdings eine virale Enzephalomyelitis
nicht aus. Typisch sind Bewußtseinsstörungen, psychische Symptome (z. B. Verwirrtheitszustände, psychoti-

sche Symptome), Herdsymptome (z. B. Aphasie, Paresen) sowie zerebrale Anfälle.

Hinzu treten in unterschiedlicher Ausprägung die
Symptome der viralen Meningitis mit Meningismus,
pathologischen Dehnungszeichen (Kernig, Brudzinski,
Lasègue). Je nach Erreger können die Symptome der
meningealen Reizung oder die Ausfallserscheinungen
des Gehirns im Vordergrund stehen.

Anamnestisch muß nach vorangegangenen Infekten
gefragt werden (Fremdanamnese), Infekten in der Umgebung sowie Immundefektzuständen (HIV-Infektion,
Chemotherapie, Immunsuppressiva).

28.1.1.2
Laboruntersuchung und Funktionsdiagnostik

Liquordiagnostik

Vor Durchführung einer Liquorpunktion sollte ein CT
oder NMR durchgeführt werden, um eine höhergradige Hirnschwellung auszuschließen. Innerhalb der ersten Stunden kann eine granulozytäre Pleozytose bis
500 Zellen/mm³ gefunden werden. Diese geht dann in
ein lymphozytäres Zellbild über. Höhere Zellzahlen
können sich bei Mumps und lymphozytärer Choriomeningitis (LCM) finden.

Das Liquoreiweiß ist meist leicht erhöht (bis
100 mg/dl). Eine intrathekale IgG-Synthese läßt sich
meist, allerdings erst mit einer Latenz von 1–2 Wochen,
bei Herpes-simplex- und HIV-Enzephalitiden nachweisen. Gleiches gilt für den Nachweis oligoklonaler
Banden.

Laktat und Glukose sind in der Regel im Unterschied
zu bakteriellen Infekten normal. Lediglich bei Mumps,
CMV oder Herpes kann der Glukosegehalt reduziert
sein.

Ein normaler Liquorbefund schließt eine virale Enzephalitis nicht aus.

28.1.1.3
Virologie

In Tabelle 28-1 sind die Möglichkeiten einer serologischen Diagnostik sowie eines direkten Virusnachweises
durch PCR zusammengefaßt. Der Virusnachweis wird
häufig nicht nur im Liquor, sondern auch in anderen
Körperflüssigkeiten (Urin, Stuhl, Speichel) versucht.
Hauptproblem der serologischen Diagnostik ist die lange Anlaufzeit, so daß ein positives serologisches Ergebnis zwar zur Diagnosesicherung beiträgt, ein differenti-
altherapeutischer Beitrag allerdings nicht möglich ist.
Da häufig der Titerverlauf serologischer Parameter eine
Rolle spielt, ist es sinnvoll, eine erste Untersuchung bei
Aufnahme des Patienten durchzuführen und diese nach
2–3 Wochen zu wiederholen. Die Serokonversion oder
ein 4facher Anstieg eines vorbestehenden IgG-Titers
sprechen dann für eine frische Infektion.

Tabelle 28-1. Nachweisverfahren bei Verdacht auf virale Meningoenzephalitiden

Virus	Serologie	Liquor-virologie	Sonstiges Material
HSV	✓	✓ (PCR)	(Hirnbiopsie)
Adenoviren	✓		Urin, Rachenabstrich, Konjunktivalabstrich
Arboviren	✓		
CMV	✓	✓ (PCR)	Urin, Speichel, Leukozyten
EBV	✓		
Enteroviren		✓ (PCR)	Rachenabstrich, Rektumabstrich
HIV	✓	✓ (PCR)	Leukozyten
PML		✓ (PCR)	Hirnbiopsie (Elektronenmikroskopie)
Tollwut	✓	✓	Speichel
Röteln	✓	✓	Speichel, Urin
Varicella zoster	✓	✓ (PCR)	Bläschen

28.1.1.4
Neurophysiologie

Patienten mit viraler Meningitis haben in der Regel ein normales EEG. Die meisten viralen Enzephalitiden führen zu einer diffusen Verlangsamung der Hirntätigkeit.

Richtungsweisende Befunde hingegen sind:
- repetitive Komplexe im 1- bis-5-s-Abstand über der Temporalregion bei Herpes-simplex-Enzephalitis,
- bilaterale Komplexe in 4- bis 8-s-Abstand bei subakuter sklerosierender Panenzephalitis (SSPE),
- periodische bilaterale bi- oder triphasische Wellen bei Jakob-Creutzfeldt-Erkrankung.

28.1.1.5
Computertomographie

Die Sensitivität der CT bei viralen Enzephalitiden ist deutlich geringer als die des NMR. Bei fehlender Verfügbarkeit eines NMR kann der Einsatz des CT trotzdem zur differentialdiagnostischen Einordnung sowie zur Frage einer Liquorabflußstörung sinnvoll sein.

28.1.1.6
NMR

Die Kernspintomographie dient zum einen der differentialdiagnostischen Abklärung. Besondere diagnostische Bedeutung hat sie bei der Herpes-simplex-Enzephalitis, die bereits früh Nekrosen im Bereich des Temporallappens zeigt. Andere Virusenzephalitiden können sowohl Normalbefunde als auch fokale oder

diffuse Ödeme zeigen. Ein fleckförmiges Muster sollte, insbesonder bei Jugendlichen, eher an eine parainfektiöse Enzephalomyelitis denken lassen.

Virale Meningiten zeigen einen normalen NMR-Befund. Lediglich selten läßt sich ein Hydrozephalus als seltene Spätkomplikation finden.

28.1.2
Bakterielle Meningitis

28.1.2.1
Anamnese und Befund

Leitsymptom der bakteriellen Meningitis sind:

- massive Kopfschmerzen,
- Meningismus mit Dehnungszeichen (Lasègue, Kernig, Brudzinski),
- deutliche Beeinträchtigung des Allgemeinbefindens mit Fieber, Übelkeit, Erbrechen,
- Photophobie.

Zu diesen Zeichen können je nach Befall des Hirnparenchyms fokale Ausfälle oder Bewußtseinsstörungen hinzutreten. Systemische Manifestationen sind Myalgien, Arthralgien und Arthritiden (v. a. bei Meningokokken). Bei ungefähr der Hälfte der Patienten mit Meningokokkeninfektionen finden sich zudem Petechien oder Purpura.

(Fremd-)anamnestisch müssen besondere Risikofaktoren erfragt werden wie

- Immunsuppression, Transplantation (Listerien!),
- Alkoholismus,
- Erkrankungen in der Umgebung (Meningokokken!).

28.1.2.2
Liquordiagnostik

Bei Verdacht auf eine Meningitis sollte nach Ausschluß einer zerebralen Raumforderung (durch CT/NMR) umgehend eine Liquorpunktion durchgeführt werden. Bei bakteriellen Menigitiden zeigen sich:

- Pleozytose (meist > 1000/3 Zellen) mit inital vorwiegend Granulozyten,
- Eiweißvermehrung (meist 100–500 mg/dl),
- verminderte Glukose (Liquor-Serum-Verhältnis < 0,5),
- Laktaterhöhung.

Bei Kindern, immunsupprimierten Patienten, Alkoholikern sowie sehr früh im Krankheitsverlauf oder nach begonnener Antibiose kann die deutliche Liquorpleozytose fehlen.

28.1.2.3
Mikrobiologie

Aus dem Liquor sollte sofort eine Gramfärbung angefertigt werden. Diese läßt bereits eine orientierende Einordnung der häufigsten Erreger zu: Haemophilus influenzae und Meningokokken sind gramnegative Keime, Pneumokokken grampositive. Bei vorbehandelten Patienten kann mit der Gegenstromelektrophorese ein Bakteriennachweis versucht werden. Die Latexagglutinationsmethode steht für Haemophilus influenzae, Meningokokken, Pneumokokken und Gruppe-B-Streptokokken zur Verfügung. Der Vorteil der beiden Methoden ist der geringe Zeitaufwand und damit die schnelle Verfügbarkeit von Ergebnissen. Die Bakterienkultur dient der späteren Modifikation der blind begonnenen Antibiotikatherapie. Ein positiver Bakteriennachweis läßt sich mit den genannten Methoden in ungefähr 90 % der Fälle erbringen.

28.1.2.4
Neurophysiologie

Dem EEG kommt in der initialen Diagnostik keine entscheidende Bedeutung zu. Es zeigen sich zwar in aller Regel schwere Allgemeinveränderungen, diagnostisch stehen zu diesem Zeitpunkt jedoch Liquorpunktion, bildgebende Verfahren und kardiovaskuläres Monitoring ganz im Vordergrund. Im Verlauf kann es bei Patienten mit zerebralen Anfällen im Rahmen der Meningitis sinnvoll sein.

28.1.2.5
Konventionelle Strahlendiagnostik

Die konventionelle Strahlendiagnostik dient dem Nachweis von Eintrittspforten für die Erreger (z. B. Schädelfrakturen, HNO-Bereich) sowie von Streuherden (z. B. Pneumonie).

28.1.2.6
Computertomographie/NMR

Wie bereits oben erwähnt sollte beim Meningismus insbesondere in unklaren Situationen noch vor der Liquorpunktion ein CT/NMR durchgeführt werden, um Raumforderungen insbesondere in der hinteren Schädelgrube zu erfassen. Bei klarem Verdacht einer bakteriellen Meningitis sollte allerdings hierduch die Liquorpunktion und der Beginn der Behandlung nicht wesentlich verzögert werden. Im weiteren Verlauf dienen bildgebende Verfahren dazu, Komplikationen zu erfassen wie Abszedierungen, Hydrozephalus oder Infarkte.

28.1.3
Multiple Sklerose
28.1.3.1
Anamnese und Befund

Grundsätzlich kann die multiple Sklerose (MS) zu fast jedem neurologischen Symptom führen. Besonders verdächtig sind

- wechselnde Sensibilitätsstörungen,
- akute einseitige Sehstörungen (bei jüngeren Patienten),
- Paresen.

Typisch ist das Kommen und Gehen von Symptomen zumindest in frühen Stadien der Erkrankung. Differentialdiagnostisch problematisch hingegen ist der primär chronisch progrediente Verlauf, der die Abgrenzung gegenüber Raumforderungen, degenerativen Erkrankungen und vielem mehr erfordert.

Ein eindeutiges auf technische Untersuchungen gestütztes Kriterium für die Annahme einer MS gibt es nicht. Es gelten deshalb nach wie vor die diagnostischen Kriterien nach Poser für eine klinisch sichere MS:

- 2 Schübe mit 2 voneinander getrennten Herden oder
- 2 Schübe mit einem Herd und bildgebendem Nachweis mindestens eines weiteren Herdes.

28.1.3.2
Laboruntersuchung und Funktionsdiagnostik

Liquordiagnostik
Ein spezifischer Liquorbefund existiert nicht. Typisch für die MS ist

- Zellvermehrung unter 30 Zellen/µl,
- normales oder leicht erhöhtes Liquorgesamteiweiß,
- intrathekale IgG-Synthese (80 % der Patienten),
- Nachweis oligoklonaler IgG-Banden (95 % der Patienten).

Zum Nachweis der intrathekalen IgG-Synthese wird der Delpech-Lichtblau-Index aus dem Verhältnis Liquor-IgG/Serum-IgG geteilt durch Liquoralbumin/Serumalbumin errechnet:

Ein Quotient >0,7 gilt als Hinweis auf eine autochthone IgG-Synthese.

28.1.3.3
Neurophysiologie

Die neurophysiologische Diagnostik mit evozierten Potentialen dient als paraklinischer Marker, um klinisch stumme Demyelinisierungsherde nachzuweisen. Typischer Befund ist eine Latenzverzögerung. In akuten sowie in fortgeschrittenen Stadien kann es allerdings zum Ausfall einer Reizantwort kommen.

Die Sensitivität beträgt im Mittel bei visuell evozierten Potentialen (VEP) 70 %, bei somatosensorisch evozierten Potentialen (SEP) 50–60 %, bei frühen akustisch evozierten Potentialen (FAEP) 50 % und bei transkortikaler Magnetstimulation (MEP, TMS) 60 %.

Das EEG ist nur bei den wenigen Patienten (< 5 %) mit zerebralen Anfällen im Rahmen der MS indiziert.

28.1.3.4
NMR

Typischerweise finden sich bei der MS periventrikulär lokalisierte, z. T. konfluierende Herde im Marklager. Die Herde sind am besten in der T2-Wichtung zu sehen. Bei älteren Patienten kann die Abgrenzung gegenüber ischämischen Herden unmöglich sein. Die Anreicherung von Gadolinium zeigt frische Entzündungsaktivität an.

Primär chronisch progrediente Formen der MS weisen in der Regel weniger Herde auf als schubförmige.

28.1.4
Tumoren/Meningeosis
28.1.4.1
Anamnese und Befund

Spezifische Symptome bei Hirntumoren fehlen. Tumoren manifestieren sich durch

- progrediente neurologische Ausfälle,
- psychiatrische Symptome (neu aufgetretene Wesensänderungen, Psychosen oder dementielle Prozesse erfordern auf jeden Fall eine neurologische Diagnostik einschließlich Ausschluß von Raumforderungen),
- zerebrale Anfälle, wobei besonders fokal beginnende Anfälle an die Möglichkeit einer Raumforderung denken lassen sollen. Primär generalisierte Anfälle schließen allerdings die Möglichkeit eines Hirntumors keinesfalls aus.
- Kopfschmerzen. Insbesondere morgendliche Kopfschmerzen bzw. lageabhängige Kopfschmerzen finden sich gehäuft bei Patienten mit Hirntumoren. Grundsätzlich muß allerdings jeder neu aufgetretene Kopfschmerz an die Möglichkeit eines Hirntumors denken lassen.
- Lageabhängiges Erbrechen z. T. ohne Übelkeit. Typisch für Hirntumoren ist morgendliche Übelkeit.
- Passagere Sehstörungen können Ausdruck der Stauungspapille sein.
- Akut auftretende Symptome bei Einblutung in den Tumor können einen Apoplex imitieren.

Bei Tumoren im Bereich des Spinalkanals entwickeln sich die Symptome eines inkompletten, später kompletten Querschnittsyndroms. Initial können segmentale Schmerzen und Reizerscheinungen im Vordergrund stehen. Bisweilen klagen die Patienten über ein „Gürtelgefühl".

28.1.4.2
Laboruntersuchung und Funktionsdiagnostik

Liquordiagnostik

Grundsätzlich sollte bei Verdacht auf einen Tumor vor der Liquorpunktion eine bildgebende Diagnostik erfolgen. Bei den meisten Tumoren ist die Liquorpunktion entbehrlich. Einen festen Stellenwert hat sie allerdings bei den Tumoren sowie hämatologischen Systemerkrankungen, die zu einer meningealen Aussaat neigen:

- Mammakarzinom, Bronchialkarzinom, Melanom,
- hämatologische Systemerkrankungen,
- selten hirneigene Tumoren: Ependymome, Medulloblastome, Glioblastome u. a.

In der Regel findet sich bei diesen Erkrankungen allerdings die meningeale Aussaat in einem fortgeschrittenen Stadium der Erkrankung.

Infolge der Stoffwechselaktivität der Tumorzellen kann es zu einem Anstieg des Laktats sowie einem Abfall der Glukose kommen. Beweisender Befund für eine meningeale Aussaat ist der zytologische Nachweis von Tumorzellen. Bisweilen finden sich allerdings bei einer Meningeosis nur unspezifische Zeichen eines entzündlichen Liquorsyndroms ohne Auftreten von Tumorzellen.

28.1.4.3
Neurophysiologie

Dem EEG kommt in der Diagnostik von Hirntumoren heute nur noch eine geringe Rolle zu. Hauptdomäne ist das Therapiemonitoring bei zerebralen Anfällen im Rahmen des Tumorleidens. In der Verlaufskontrolle nach Entfernung eines Hirntumors kann das EEG mitverwendet werden. Es ersetzt hierbei allerdings keinesfalls regelmäßige neurologische Untersuchungen sowie NMR/CT-Kontrollen.

Evozierte Potentiale können in der Primärdiagnostik den klinischen Verdacht einer Raumforderung unterstützen. Normale evozierte Potentiale schließen allerdings eine Raumforderung keinesfalls aus. Sie dienen in erster Linie der Differentialdiagnose z. B. gegenüber der multiplen Sklerose.

28.1.4.4
Konventionelle und interventionelle Strahlendiagnostik

Konventionelle Schädelaufnahmen haben in der Diagnostik von Hirntumoren keinen Platz mehr, sie dienen lediglich in Einzelfällen der Operationsplanung sowie postoperativ der Dokumentation des knöchernen Defekts.

Bei spinalen Tumoren und v. a. Metastasen mit akuter Querschnittsymptomatik stellen sie den ersten Schritt dar, der noch vor Durchführung eines CT/NMR eine orientierende Höhenlokalisation erlaubt. Sie dienen dem Nachweis von Knochenarrosionen und Destruktionen.

Die Myelographie ist in Notfallsituationen dann zwingend indiziert, wenn der Verdacht auf eine spinale Raumforderung besteht und ein NMR nicht verfügbar oder durchführbar ist (z. B. Schrittmacherpatient). Allerdings kann die mit der Myelographie verbundene Liquorentnahme bei spinalen Raumforderungen zu einer akuten Verschlechterung führen. Die Durchführung sollte deshalb auf jeden Fall an Zentren erfolgen, in denen eine umgehende (neuro-)chirurgische Behandlung möglich ist.

Die angiographische Diagnostik dient dem Nachweis der Gefäßversorgung eines Tumors vor geplanter Operation. Sie wird zunehmend durch die MR-Angiographie ersetzt.

In spezialisierten Zentren wird die selektive Angiographie zur Embolisation von Tumoren (z. B. Menigeomen) durchgeführt.

28.1.4.5
Computertomographie/NMR

Computertomographie und Kernspintomographie stellen bei Hirntumoren die Verfahren der ersten Wahl dar. Die Auswahl des jeweiligen Verfahrens hängt von Verfügbarkeit, Patientencharakteristika (z. B. Schrittmacherpatienten, Metallimplantate, Klaustrophobie, Notfallsituation), ökonomischen Bedingungen (NMR ungefähr 3mal teurer als CT) ab.

Die Untersuchung sollte, insbesondere beim CT, auf jeden Fall mit Kontrastmittel durchgeführt werden, da manche Tumoren (z. B. Meningeome, Neurinome) isointense Dichtewerte wie Hirngewebe aufweisen und sonst leicht dem Nachweis entgehen können.

Bezüglich der Aussagekraft besteht eine klare diagnostische Überlegenheit des NMR bei

- niedriggradigen Astrozytomen,
- Tumoren im Hirnstammbereich sowie der hinteren Schädelgrube.

Im CT gelingt hingegen besser der Nachweis von Kalkeinlagerungen in den Tumor.

Finden sich multiple Tumoren, handelt es sich meist um zerebrale Metastasen, während hirneigene Tumoren bis auf wenige Ausnahmen (z. B. Glioblastoma multiforme, Medulloblastome) nicht zur Metastasierung innerhalb des ZNS neigen.

Bei spinalen Tumoren ist die Kernspintomographie die Methode der Wahl, da sie die Untersuchung länge-

rer Wirbelsäulenabschnitte erlaubt und auch intramedulläre Tumoren gut zur Darstellung kommen. Ein CT kann dann sinnvoll sein, wenn die Lokalisation aufgrund des neurologischen Befundes oder konventioneller Röntgenaufnahmen bereits auf einen kleinen Abschnitt eingeengt werden kann. Bei primär vom Knochen ausgehenden Kompressionen des Myelons (z. B. Metastasen) erlaubt das CT eine bessere Darstellung der Knochenverhältnisse. Zusammen mit der Myelographie kann hier eine präzise Darstellung der lokalen Verhältnisse (Myelo-CT) ermöglicht werden.

28.1.4.6
Nuklearmedizin

PET- Untersuchungen können den gesteigerten Stoffwechsel maligner Tumoren nachweisen (z. B. bei Verwendung von ^{18}F-Deoxyglukose). Gleiches gilt für SPECT-Untersuchungen (z. B. mit ^{201}Thallium). Gegenüber NMR und CT ermöglichen sie eine bessere Unterscheidung maligner von benignen Prozessen. Dies kann insbesondere bei Verlaufskontrollen mit Verdacht auf ein Rezidiv eines operierten Tumors von Bedeutung sein.

Aufgrund der geringen Verfügbarkeit der Methoden haben diese allerdings noch keinen Eingang in die Routinediagnostik gefunden.

28.1.4.7
Punktionsdiagnostik/histologische Diagnostik

Jeder radiologisch gesicherte Tumor sollte zur Therapieplanung histologisch gesichert werden. Die Biopsie kann stereotaktisch unter Kontrolle durch CT/NMR durchgeführt werden.

28.1.5
Parkinson-Syndrom
28.1.5.1
Anamnese und Befund

Die Diagnose eines Parkinson-Syndroms stellt in erster Linie eine klinische Diagnose dar, die auf den Kriterien Hypo-/Akinese mit Hypomimie, kleinschrittigem Gang, Schwierigkeiten bei Änderung von Bewegungsprogrammen (Probleme beim Umdrehen, Stehenbleiben, Losgehen), Tonusstörung mit Rigor, gebeugtem Gangbild, Ruhetremor basiert.

Anamnestisch sollen v. a. Störungen, die ein symptomatisches Parkinson-Syndrom bedingen können, erfaßt werden:

- Medikamente (v. a. Neuroleptika, aber auch Lithium, Kalziumantagonisten u. a.),
- Gefäßerkrankungen sowie kardiovaskuläre Risikofaktoren („Multiinfarktsyndrom").

Daneben muß insbesondere bei jüngeren Patienten nach ähnlichen Erkrankungsfällen in der Familie gefragt werden, da hier bei einem Teil der Patienten eine molekulargenetische Diagnose (momentan allerdings ohne spezifische Konsequenzen) möglich ist.

Zur Therapieplanung müssen v. a. erfragt werden:
- aktueller Grad der Behinderung im Alltag (Anziehen, Essen, Umdrehen im Bett, Körperpflege),
- autonome Symptome (Orthostase, Blasenstörung, Potenzstörung),
- psychiatrische Auffälligkeiten (nächtliche Verwirrtheitszustände).

28.1.5.2
Laboruntersuchung und Funktionsdiagnostik

Bei allen Patienten sollte – neben den Routinelaboruntersuchungen – auf jeden Fall eine Hypothyreose ausgeschlossen werden (TSH-Bestimmung). Insbesondere bei jungen Parkinson-Patienten (<50 Jahre) muß zusätzlich ein M. Wilson wegen der therapeutischen Konsequenzen ausgeschlossen werden (Coeruloplasmin, Kupfer, augenärztliche Untersuchung).

28.1.5.3
Neurophysiologie

Die elektromyographische Tremoranalyse leistet keinen differentialdiagnostischen Beitrag. Sie dient v. a. der Quantifizierung von Tremor im Rahmen klinischer Studien. Für den Routinegebrauch ist sie hingegen entbehrlich.

28.1.5.4
Computertomographie/NMR

Ein für ein Parkinson-Syndrom beweisender Befund existiert bei beiden Verfahren nicht. Sie dienen vielmehr dem Ausschluß v. a. des Normaldruckhydrozephalus (NPH) und Multiinfarktsyndroms.

Obwohl bei klinisch eindeutigem Parkinson-Syndrom eine bildgebende Diagnostik nicht zwingend erforderlich ist, sollte diese insbesondere bei atypischen Fällen zumindest einmal im Krankheitsverlauf durchgeführt werden.

28.1.5.5
Nuklearmedizin

Die Diagnostik des Parkinson-Syndroms erfolgt nach wie vor v. a. klinisch. Allerdings muß in bis zu 25 % der Fälle mit einer Fehldiagnose gerechnet werden (z. B. Depression, Radikulopathie). Eine Sicherung der Diagnose ist durch zwei nuklearmedizinische Verfahren möglich:

- PET (Positronen-Emissions-Tomographie): Bei Parkinson-Patienten läßt sich eine Verminderung von Neuronen in der Substantia nigra durch verminderte Aufnahme von 6FD nachweisen. Nachteil des Verfahrens sind die hohen Kosten und die geringe Verfügbarkeit.
- SPECT (Single-Photon-Emissions-Computed-Tomographie): Hierbei wird das Bindungsverhalten von Dopaminrezeptoren untersucht. Verwendet werden IBZM, IPT und andere Liganden.

28.1.6
Normaldruckhydrozephalus
28.1.6.1
Anamnese und Befund

Wesentliche Symptome des „normal pressure hydrocephalus" (NPH) sind

- Gangstörung: hierbei handelt es sich um eine Kombination aus Gangunsicherheit und kleinschrittigem Gang mit Anlaufschwierigkeiten,
- Inkontinenz,
- Demenz.

Wegen der therapeutischen Konsequenzen sollte diese Störung insbesondere bei älteren Patienten mit Ataxie oder „Parkinson-ähnlicher" Symptomatik sowie bei dementiellen Prozessen immer mitbedacht werden.

28.1.6.2
Laboruntersuchung und Funktionsdiagnostik

Beim NPH läßt sich durch Punktion von 50 ml Liquor oft eine dramatische Besserung erreichen. Bei klinisch hochgradigem Verdacht kann diese Maßnahme nach 2 Tagen wiederholt werden. Der Liquorbefund selbst weist keine spezifischen Charakteristika auf.

28.1.6.3
Computertomographie

Typischer Befund im CT ist eine Erweiterung aller Ventrikel bei relativ unauffälligen äußeren Liquorräumen. Die Ventrikelgrenzen sind unscharf, periventrikulär findet sich durch den Flüssigkeitsaustritt eine Signalminderung.

28.1.6.4
NMR

Es zeigt sich periventrikulär in der T2-Wichtung eine deutliche Hyperintensität. Im Bereich des Aquädukts kommt es durch den verstärkten pulsatilen Fluß zu einer Signalhypointensität („flow void"). Dieser Befund ist allerdings nicht zwingend. Im Zweifelsfall ist eine Liquorpunktion auf jeden Fall sinnvoll.

28.1.7
Zirkulationsstörungen des Gehirns
28.1.7.1
Anamnese und Befund

Zirkulationsstörungen des Gehirns lassen sich sowohl nach dem zeitlichen Verlauf als auch nach dem betroffenen Hirnareal einteilen. Die Einteilung des Verlaufs unterscheidet

- *akute Ischämien*, welche wiederum retrospektiv unterteilt werden in
  a) „minor stroke" mit geringen, oft sich rasch rückbildenden Symptomen (entsprechend den früheren Begriffen TIA= transitorisch ischämische Attacke, RIND = reversibles ischämisches neurologisches Defizit, PRIND = partiell reversibles neurologisches Defizit). Bei 30% dieser Patienten folgt ein schwerer Hirninfarkt;
  b) „major stroke (ausgeprägteres bleibendes neurologisches Defizit);
- *chronische zerebrovaskuläre Insuffizienz.*

Die Anamnese soll zum einen frühere flüchtige neurologische Störungen (Amaurosis fugax, kurzdauernde Hemiparesen, passagere Sprachstörungen) erfassen. Zum anderen müssen Risikofaktoren erfragt werden. Gesicherte Risikofaktoren für zerebrovaskuläre Ereignisse sind:

- arterielle Hypertonie,
- Diabetes mellitus,
- Vorhofflimmern (v. a. in Kombination mit Kardiomyopathie sowie mit anderen Risikofaktoren),
- Nikotinabusus,
- Alkoholabusus.

Daneben führen Hypercholesterinämie, orale Kontrazeptiva und Hyperfibrinogenämie zu einem geringfügig erhöhten Risiko. Kardiale Erkrankungen, die mit einem erhöhten Embolierisiko einhergehen (Vitien, Kardiomyopathie, Herzinfarkt), müssen erfaßt werden.

Der klinische Befund richtet sich nach dem betroffenen Gefäßterritorium. In der Karotisstrombahn finden sich je nach Lokalisation

- akute Sehstörung eines Auges (Amaurosis fugax),
- Hemiparese/Hemihypästhesie,
- neuropsychologische Ausfälle (Aphasie, Apraxie),
- zerebrale Anfälle.

Bei Ischämien im Bereich des vertebrobasilären Strombahngebiets kommt es hingegen zu

- Hirnnervenausfällen,
- gekreuzten Syndromen,
- Hemianopsie.

Kopfschmerzen finden sich sowohl bei großen ischämischen Insulten als auch bei Blutungen. Perakut einsetzender heftiger Kopfschmerz muß immer an eine Subarachnoidalblutung denken lassen.

Chronische zerebrovaskuläre Störungen führen zu einem Bild, das durch rezidivierende lakunäre Infarkte geprägt ist. Im Vordergrund stehen

- Parkinson-Symptomatik mit
  - kleinschrittigem Gang,
  - Schwierigkeiten bei Wendebewegungen,
  - Blasenstörungen,
- Demenz, häufig mit nächtlichen Verwirrtheitszuständen, Affektlabilität.

Bisweilen kommt es zusätzlich zum Bild der Pseudobulbärparalyse mit Sprech- und Schluckstörung.

28.1.7.2
Laboruntersuchung und Funktionsdiagnostik

Routinemäßig sollten bei allen Patienten mit akuten zerebralen Durchblutungstörungen folgende Parameter untersucht werden:

- BKS: entzündliche Gefäßerkrankung?
- Blutbild: Entzündung? Anämie? Polyglobulie? Dehydrierung? Thrombozytose?
- Quick, PTT, AT III, Fibrinogen: Gerinnungsstörung?
- GOT, GPT, γ-GT, MCV: Lebererkrankung? Alkoholismus?
- CK, CK-MB: Myokardinfarkt?
- Blutzucker, HbA1: Hypoglykämie? Diabetes mellitus?
- Triglyzeride, Cholesterin: Hyperlipidämie? Hypercholesterinämie?
- Retentionswerte?

Im Akutstadium müssen selbstverständlich zusätzlich Blutgase sowie Elektrolyte untersucht und ggf. korrigiert werden.

Die Suche nach seltenen Ursachen eines akuten Schlaganfalls sollte nur bei begründetem Verdacht erfolgen. Insbesondere bei jugendlichen Patienten (jünger als 45 Jahre) können folgende Laboruntersuchungen indiziert sein:

- ANA, ds-ANA, Lupus anticoagulans, Anticardiolipin-AK: systemischer Lupus erythematodes?
- Anti-Phospholipid-Syndrom?
- Protein-C, Protein-S: Koagulopathie?
- Liquor: Vaskulitis des Nervensystems?, Meningitis?
- Hämoglobin-Elpho: Sichelzellanämie?
- Urintoxikologie: Drogenmißbrauch (z. B. Kokain, Amphetamine)?

28.1.7.3
Elektrodiagnostik

Bei jedem Patienten soll ein EKG und evtl. auch ein Langzeit-EKG durchgeführt werden. Zum einen muß nach einem frischeren oder älteren Herzinfarkt gesucht werden, welcher durch lokale Wandbewegungsstörungen zu lokalen Thrombosen und somit zu Embolien führen kann. Zum anderen sollte eine absolute Arrhythmie ausgeschlossen werden.

28.1.7.4
Sonographie/Doppler

Mittels der CW-Dopplersonographie lassen sich extrakranielle Stenosen ab einem Stenosegrad von ungefähr 60 % gut beurteilen. Arteriosklerotische Plaques lassen sich hingegen nicht erfassen. Die Unterscheidung einer Hypoplasie der A. vertebralis von einer Stenose ist allerdings nur schwer möglich. Vorteile der Methode sind die geringen Kosten sowie die kurze Untersuchungsdauer (ca. 10 min).

Wird ein gepulstes Dopplersignal mit einer Frequenz von 2 MHz verwendet, kann durch sog. Schallfenster im Bereich der Schläfe, transorbital oder des Foramen magnum der intrakranielle Abschnitt der hirnversorgenden Gefäße erfaßt werden. Hauptnachteil der Methode ist, daß in höherem Lebensalter bei bis zu 30 % der Patienten wegen der Verdickung der Schädelkalotte keine Beschallung der intrakraniellen Gefäße mehr möglich ist. Die wesentliche klinische Anwendung der transkraniellen Dopplersonographie liegt in der Diagnostik des Vasospasmus bei Patienten mit stattgehabter Subarachnoidalblutung. Bei Patienten mit ischämischem Insult kann die transkranielle Dopplersonographie zum Therapiemonitoring verwendet werden.

Die Duplexsonographie, also die Kombination aus B-Bild mit gepulstem Doppler, läßt eine zusätzliche Beurteilung der Wandverhältnisse zu. Plaques können aufgrund ihres Echomusters weiter klassifiziert werden (kalkhaltige mit Schallschatten, echoarme, echoreiche Plaques). Eine noch bessere topographische Zuordnung von Flußphänomenen gelingt durch die farbkodierte Duplexsonographie, welche Strömungsrichtungen und -geschwindigkeiten bestimmte Farbwerte zuordnet.

28.1.7.5
Echokardiographie

Eine Echokardiographie sollte bei allen Patienten durchgeführt werden, bei denen keine klare Pathologie im Bereich der hirnversorgenden Gefäße zu finden ist. Gesucht wird nach

- Klappenveränderung,
- Vorhofthromben,
- Hypokinesien der Herzwand, Aneurysmen,
- offenem Foramen ovale.

Die Aussagekraft des invasiven transösophagealen Echokardiogramms ist, insbesondere wenn es um die Frage von Vorhofthromben geht, besser. Auf der anderen Seite muß allerdings noch kritischer überprüft werden, ob ein Befund tatsächlich in Zusammenhang mit dem zerebralen Ereignis zu bringen ist.

28.1.7.6
Konventionelle und interventionelle Strahlendiagnostik

Die arterielle digitale Subtraktionsangiographie bzw. die konventionelle Angiographie ist zwingend indiziert, wenn mit anderen Verfahren keine klare diagnostische Einordnung gelingt. Bevorzugte Indikationen für den Einsatz der Angiographie sind folgende Fragestellungen:

- Aneurysmen,
- Gefäßmalformationen (Angiome, AV-Malformation),
- Vaskulitis,
- Sinusvenenthrombose,
- Beurteilung der Kollateralisierung vor geplantem gefäßchirurgischem Eingriff.

Es muß allerdings bei konventionellen Angiographien mit einem Komplikationsrisiko im Bereich zwischen 1 und 2 % bei Gefäßpatienten gerechnet werden.

Die interventionelle Strahlendiagnostik mit Lyseverfahren befindet sich z. Z. noch im Stadium der klinischen Erprobung. In spezialisierten Zentren wird z. T. die Therapie von Gefäßmalformationen mittels angiographischer Gefäßembolisation durchgeführt.

28.1.7.7
Computertomographie

Wegen der raschen Durchführbarkeit und der relativ geringen Kosten ist das CT nach wie vor das bildgebende Verfahren der ersten Wahl. Im Frühstadium (erste 12 h nach Symptombeginn) dient es in erster Linie dazu, Blutungen (Subarachnoidalblutung, intrazerebrale Blutungen) auszuschließen sowie frühere Ischämien nachzuweisen. Ein sicherer Nachweis eines frischen Infarkts ist nach 24 h möglich, zwischen dem 7. und 21. Tag stellt sich das Areal wiederum isointens zum Hirngewebe dar („fogging"), anschließend wird es hypointens. Die Gabe von Kontrastmittel ist nur bei Tumorverdacht notwendig (alternativ Durchführung eines NMR). Gegenüber der Kernspintomographie gelingt in frühen Stadien ein besserer Nachweis von Blutungen. Problematisch ist wegen der Überlagerung durch Knochenartefakte der CT-Einsatz hingegen bei Hirnstammischämien.

28.1.7.8
NMR

In der Kernspintomographie können Infarkte 6 h nach Infarktbeginn, also früher als mit CT, erfaßt werden.

Ein noch früherer Nachweis innerhalb weniger Minuten gelingt besonders mit neuen Verfahren wie Diffusions-MR, welche allerdings noch keinen breiten Einsatz gefunden haben. Der Nachweis von Blutungen ist hingegen in frühen Stadien unsicherer als im CT. In der hinteren Schädelgrube ist eine gute Darstellung von ischämischen Arealen möglich. Nachteile sind die längere Untersuchungszeit, die schlechtere Überwachbarkeit des Patienten und die höheren Kosten.

28.1.8
Blutungen
28.1.8.1
Anamnese und Befund

Intrazerebrale Blutungen führen in der Regel zu einer akuten Symptomatik mit neurologischen Ausfällen, Bewußtseinsstörungen und evtl. Kopfschmerzen. Sie finden sich bei ungefähr 15 % der Patienten, die unter dem Bild eines akuten zerebralen Insults ins Krankenhaus aufgenommen werden. Eine Ausnahme ist das chronisch subdurale Hämatom, welches häufig zu einer schleichenden Entwicklung einer Symptomatik führt.

Eindeutige klinische Befunde, die eine Unterscheidung zwischen Ischämie und Blutung erlauben, existieren nicht. Allerdings finden sich bei Blutungen neben den neurologischen Defiziten häufig zusätzlich Allgemeinsymptome wie

- Kopfschmerzen,
- Übelkeit/Erbrechen,
- Bewußtseinsstörungen bis hin zum Koma.

Akut einschießende Kopfschmerzen sollten immer an die Möglichkeit einer Subarachnoidalblutung denken lassen.

Die Anamnese sollte Risikofaktoren für eine intrazerebrale Blutung erfassen. Die häufigste Ursache ist hierbei die arterielle Hypertonie, Nikotinabusus und Alkohol. Daneben müssen jedoch auch seltene Ursachen wie Gerinnungsstörungen (v. a. auch Antikoagulanzientherapie), Vaskulitiden, Einnahme von Sympathomimetika (einschließlich Kokain, Amphetamine) erfaßt werden. Beim chronisch subduralen Hämatom muß speziell auf vorausgegangene Stürze und Kopfverletzungen sowie auf einen chronischen Alkoholmißbrauch geachtet werden.

Die klinische Untersuchung muß

- das neurologische Defizit,
- Bewußtseinslage (Glasgow Coma Scale) wiederholt erfassen.

28.1.8.2
Laboruntersuchungen

Die Labordiagnostik soll in erster Linie Gerinnungsstörungen erfassen. Beim chronisch subduralen Hämatom muß zusätzlich nach Hinweisen auf einen chronischen Alkoholismus gesucht werden.

28.1.8.3
Computertomographie

Die Computertomographie stellt das Standardverfahren zum Nachweis einer intrakraniellen Blutung dar. Hauptvorteil ist die kurze Untersuchungszeit, die somit auch bei psychomotorisch unruhigen Patienten eine Diagnostik erlaubt. Sie sollte möglichst früh durchgeführt werden, da die Sensitivität, insbesondere bei der Subarachnoidalblutung, innerhalb weniger Tage deutlich sinkt. Lassen sich am ersten Tag noch 95 % aller Subarachnoidalblutungen nachweisen, sinkt diese Rate auf 50 % am 7. Tag.

Im weiteren Verlauf nach einer Blutung dient die CT dem Nachweis von Komplikationen wie Hydrozephalus und sekundärer Infarzierung bei Vasospasmus.

28.1.8.4
NMR

Gegenüber der Computertomographie, die den Vorteil sehr kurzer Untersuchungszeiten und einer sehr breiten Verfügbarkeit hat, weist die Kernspintomographie keine Überlegenheit in der Darstellung von Blutungen auf. Lediglich bei mehrzeitigen Blutungen erlaubt die Kernspintomographie den Nachweis älterer Blutungen durch Nachweis von Hämosiderin. Besteht der Verdacht auf eine sekundäre Einblutung bei Sinusvenenthrombose, erlaubt die Kernspintomographie (insbesondere in Kombination mit der NMR-Angiographie) den Nachweis der Thrombose.

28.1.8.5
Interventionelle Strahlendiagnostik

Grundsätzlich stellt jede ätiologisch ungeklärte intrazerebrale Blutung eine Indikation für eine konventionelle Angiographie der hirnversorgenden Gefäße dar. Ausnahmen von dieser Regel sind Stauungsblutungen bei nachgewiesener Sinusvenenthrombose.

Liegt eine Subarachnoidalblutung vor, die durch die Angiographie nicht geklärt werden kann, muß die Angiographie nach einigen Wochen nochmals wiederholt werden, da bis zu 6 % der Aneurysmen erst bei der Kontrollangiographie entdeckt werden können. Bisher können CT-Angiographie und NMR-Angiographie, die eine Sensitivität von 90 % aufweisen, bei dieser Indikation die konventionelle Angiographie nicht ersetzen.

28.1.9
Kopfschmerzen

28.1.9.1
Anamnese und Befund

Die Anamnese, kombiniert mit der internistischen und neurologischen Untersuchung, stellt bei Kopfschmerzen das wichtigste diagnostische Werkzeug dar. Bei der Mehrzahl der Patienten läßt sich aus Informationen über Lokalisation, Schmerzcharakter, zeitliche Verteilung, Häufigkeit, Begleitsymptome und Auslösefaktoren bereits eine klare Verdachtsdiagnose ableiten und die Untergruppe von Patienten abgrenzen, die weitere technische Untersuchungen benötigen.

Bei *Migräne* ist der Kopfschmerz typischerweise halbseitig mit wechselnder Seitenlokalisation. Dem Kopfschmerz kann eine Aura (Sehstörungen, Sensibilitätsstörungen, Ataxie und andere neurologische Reiz- oder Ausfallserscheinungen) vorausgehen. Die Dauer der Kopfschmerzattacken liegt zwischen 4 und 72 h, während der Kopfschmerzen vermeidet der Patient Licht und Lärm. Als Begleitsymptome treten häufig Übelkeit und Erbrechen hinzu. Eine Vielzahl von Auslösefaktoren (wie etwa Streß und Entlastung von Streß, Menstruation) kommen in Frage.

Beim *Spannungskopfschmerz* hingegen handelt es sich um einen diffusen, dumpfen Schmerz, der häufig bifrontal, okzipital oder holokraniell lokalisiert ist. Im Gegensatz zur Migräne stehen hier vegetative Zeichen wie Übelkeit und Erbrechen im Hintergrund. Bei dieser Kopfschmerzform müssen v. a. internistische Erkrankung (Hypertonie, Hyperthyreose, Anämie, Polyzythämie, medikamenteninduzierter Kopfschmerz) ausgeschlossen werden. Der Zusammenhang mit Medikamenteneinnahme (Nitratkopfschmerz, Analgetikakopfschmerz) oder Nahrungsmittelkonsum (Glutamatkopfschmerz, Alkoholkopfschmerz) müssen gefragt werden. Bei diesen Erkrankungen besteht ein klarer zeitlicher Zusammenhang zwischen Einnahme der Substanz und den nach Minuten (Nitrat) bis zu einigen Stunden (Alkohol) später auftretenden Kopfschmerzen.

Ist der Kopfschmerz bifrontal lokalisiert, muß zusätzlich ein Glaukom bedacht werden.

Beim *Clusterkopfschmerz* treten periodisch gehäuft („cluster") meist in den Morgenstunden halbseitige heftige Kopfschmerzen auf. Im Gegensatz zur Migräne, bei welcher die Patienten sich eher zurückziehen und die Ruhe suchen, reagieren Patienten mit Clusterkopfschmerz mit psychomotorischer Unruhe.

Gesichtsschmerzen lassen sich aufgrund der Schmerzcharakteristik in einschießende, neuralgiforme Schmerzen und den Dauerschmerz beim atypischen Gesichtsschmerz einteilen.

28.1.9.2
Laboruntersuchungen

Routinemäßig sollte bei Patienten mit ätiologisch ungeklärten Kopfschmerzen auf jeden Fall ein Blutbild (Anämie?, Polyzythämie?) erstellt und BKS (Arteriitis temporalis?), Kreatinin (Kopfschmerz bei Urämie?), Blutzucker (Hypoglykämie?), Elektrolyte und Transaminasen untersucht werden. Eine Liquorpunktion kommt im wesentlichen nur bei Verdacht auf eine Meningitis oder eine Meningeosis carcinomatosa in Betracht.

28.1.9.3
Computertomographie/Kernspintomographie

Bildgebende Verfahren sollten dann eingesetzt werden, wenn der Verdacht auf einen symptomatischen Kopfschmerz besteht. Klinische Hinweise darauf sind:

- heftigster, in der Intensität bisher nicht gekannter Kopfschmerz (z. B. Subarachnoidalblutung),
- Änderung des Schmerzcharakters bei bekannten Kopfschmerzen,
- zusätzliche neurologische Ausfälle oder Persönlichkeitsveränderungen,
- zusätzliche epileptische Anfälle,
- Erstmanifestation nach dem 40. Lebensjahr,
- Fieber und Meningismus,
- kürzlich vorausgegangenes Schädeltrauma.

Bei Patienten mit Migräne sollte zudem dann eine bildgebende Diagnostik durchgeführt werden, wenn sich Migräneauren häufen und neurologische Defizite länger persistieren.

Bei den übrigen Patienten führen bildgebende Verfahren meist zu keinem verwertbaren Befund.

28.1.10
Epilepsie

28.1.10.1
Anamnese und Befund

Die Anamnese muß Eigen- und meist auch Fremdanamnese umfassen. Die Eigenanamnese zielt ab auf

- frühere ZNS-Erkrankungen (Schädel-Hirn-Trauma, Meningoenzephalitis),
- Anfälle in der Kindheit und Jugend, frühere Anfälle,
- Medikamente und Suchtmittel (Alkohol!),
- Auren.

Eine Aura, also das Auftreten von Vorbotensymptomen, wie gustatorischen Halluzinationen, Entfremdungserlebnissen u. ä., spricht immer für eine fokal beginnende Epilepsie.

Die Fremdanamnese soll helfen, den Anfallsablauf zu charakterisieren.

Der neurologische Befund soll die aktuelle Bewußtseinslage erfassen sowie herdneurologische Ausfälle aufdecken.

28.1.10.2
Laboruntersuchung und Funktionsdiagnostik

Beim akuten Anfallsgeschehen müssen unmittelbar behandelbare metabolische Störungen erfaßt werden (Hypo-/Hyperglykämie, Azidose, Elektrolytstörung, Urämie, Leberfunktionsstörung, Alkohol). Eventuell zusätzlich Asservierung von Urin bzw. Serumkontrollen zur Frage einer Intoxikation.

Eine Liquorpunktion ist dann indiziert, wenn der Verdacht auf eine Meningitis oder Enzephalitis besteht.

Im Verlauf dienen Laborkontrollen dem Monitoring der Medikamentendosierung sowie der Vermeidung von Nebenwirkungen.

Plasmaspiegelkontrollen der Antiepileptika sind indiziert zur Beurteilung von

- Complianceproblemen,
- Medikamenteninteraktionen, Dosisanpassung bei Schwangerschaft,
- Dosisspielräumen sowie
- Verdacht auf Überdosierung.

Die Art der Routinelaborkontrollen richtet sich nach den verwendeten Substanzen. Eine Erhöhung der γ-GT auf Werte bis 150 U/l wird bei allen Antiepileptika, die Leberenzyme induzieren, beobachtet und stellt keinen Grund zum Absetzen dar. Ein Anstieg der Transaminasen zwingt hingegen u. U. zur Dosisreduktion bzw. zum Absetzen.

Auf Agranulozytosen muß v. a. bei Carbamazepin und Phenytoin geachtet werden. Eine Gerinnungsstörung mit Faktor-VIII-Mangel kann bei Valproinsäure auftreten (deshalb vor Operationen evtl. Bestimmung der Blutungszeit).

Wegen der Induktion einer Osteopathie (v. a. bei Phenytoin, Carbamazepin, Primidon und Phenobarbital) sollte einmal jährlich eine Bestimmung der alkalischen Phosphatase erfolgen.

28.1.10.3
EEG

Das EEG dient zum einen der diagnostischen Einordnung, zum anderen auch der Therapieüberwachung. Veränderungen im EEG für sich beweisen allerdings ebenso wenig eine Epilepsie, wie das Fehlen eine solche ausschließt. Bei ungefähr 1/3 der Patienten mit Epilepsien findet sich ein normales EEG.

Eine invasive EEG-Ableitung mit neurochirurgisch eingebrachten Tiefenelektroden ist dann sinnvoll, wenn bei therapieresistenten Epilepsien an eine chirurgische Maßnahme gedacht wird.

28.1.10.4
Konventionelle und interventionelle Strahlendiagnostik

Die konventionelle Strahlendiagnostik dient nach einem Anfall im begründeten Einzelfall dazu, Frakturen auszuschließen. In der ätiologischen Abklärung hingegen haben konventionelle Röntgenaufnahmen, obwohl bisweilen Befunde wie verkalkte Gefäßmißbildungen gesehen werden können, keinen Platz mehr.

28.1.10.5
Computertomographie

Hauptindikation der Computertomographie sind Untersuchungen bei Patienten mit Kontraindikationen für eine MR-Untersuchung sowie der Nachweis von Verkalkungen bei einigen seltenen Phakomatosen (tuberöse Sklerose, Sturge-Weber-Krabbe-Erkrankung).

28.1.10.6
NMR

Bei jedem Patienten mit Erstmanifestation einer Epilepsie soll in der Primärdiagnostik wenn möglich eine Kernspintomographie durchgeführt werden, um strukturelle Läsionen als Ursache eines Anfalls zu erfassen. Die Zahl positiver Befunde ist ungefähr 30 % höher als in der Computertomographie. Insbesondere bei fokalen Anfällen ist eine Lokaldiagnostik zwingend notwendig.

Noch im experimentellen Stadium sind die Phosphor-MR-Spektroskopie und die funktionelle Kernspintomographie. Beide dienen in erster Linie der präoperativen Diagnostik bei geplanter Epilepsiechirurgie.

28.1.10.7
Nuklearmedizin

PET-(^{18}FDG-) und SPECT-(^{99m}Tc-HMPAO-)Untersuchungen dienen in spezialisierten Zentren der präoperativen Diagnostik vor epilepsiechirurgischen Eingriffen. In der Routinediagnostik haben sie bisher noch keinen festen Stellenwert.

28.2
Erkrankungen des Rückenmarks
28.2.1
Entzündliche Erkrankungen
28.2.1.1
Anamnese und Befund

Leitsymptom von Myelitiden ist wie bei allen Erkrankungen des Rückenmarks das isolierte oder kombinierte Auftreten spastischer Paresen, Blasenstörungen, Sensibilitätsstörungen und hierdurch bedingter sensibler Ataxie. Eventuell kann es im Bereich der von der Entzündung unmittelbar betroffenen Höhe zusätzlich durch Ausfall der Vorderhornzellen zu einer schlaffen Parese kommen.

Die mit Abstand häufigste entzündliche Erkrankung des Myelons ist die oben beschriebene multiple Sklerose. Demgegenüber stellen erregerbedingte oder sonstige immunogene Myelitiden Seltenheiten dar.

Akute Myelitiden stellen in aller Regel keine eigenständige Erkrankung dar. Deshalb muß gezielt nach auslösenden Ursachen gefragt werden:

- Impfung (Pocken, Typhus, Tetanus u. a.),
- vorausgegangener Virusinfekt (z. B. Masern, Grippe, Herpes zoster),
- Immundefekt (vermehrt Zytomegalie-, Herpessimplex- und Varizellen-zoster-Infektionen bei HIV- oder anderen Patienten mit gestörter Immunabwehr),
- Auslandsaufenthalt (insbesondere bei Verdacht auf Poliomyelitis).

Bei direkt viral oder bakteriell bedingten Erkrankungen findet sich ein enger zeitlicher Zusammenhang zwischen Infektion und Auftreten der neurologischen Symptomatik, bei parainfektiösen Myelitiden hingegen meistens eine Latenz von 1–4 Wochen.

Stehen lokale Schmerzen mit Fieber im Vordergrund, muß an einen Abszeß gedacht werden.

Chronische Myelitiden mit im Vordergrund stehender Ataxie kommen vor bei

- HIV-Infektion,
- Lues.

Eine Spastik steht im Vordergrund bei den bei uns seltenen

- HTLV-Infektionen (tropische spastische Paraparese),
- chronischer Borreliose,
- M. Whipple.

28.2.1.2
Laboruntersuchung und Funktionsdiagnostik

Die Labordiagnostik dient zum einen dem Nachweis eines entzündlichen Liquorsyndroms, zum anderen sollten v. a. die medikamentös behandelbaren Erreger untersucht werden.

Virale Myelitiden zeigen meist eine lymphozytäre Pleozytose unter 500/mm³, eine geringe Erhöhung des Liquoreiweißes und eine normale Liquorglukose. Gleiches gilt für die parainfektiösen Myelitiden. Ist der Liquorzucker erniedrigt, muß eine tuberkulöse Meningitis, Meningitis carcinomatosa, Sarkoidose oder Pilzmeningitis ausgeschlossen werden.

Bei der CMV-Polyradikulopathie, häufig eine Manifestation der Aids-Erkrankung, kommt es zu einer polymorphkernigen Pleozytose, erhöhtem Liquoreiweiß und einer Verminderung des Liquorzuckers.

Der Liquorbefund bei Lues hängt vom Stadium ab. In früheren Stadien findet sich eine lymphomonozytäre Pleozytose mit einer Eiweißerhöhung, die in späten Stadien deutlich geringer wird.

28.2.1.3
Neurophysiologie

Visuell evozierte Potentiale dienen der Abgrenzung von isolierter Myelitis von der Encephalomyelitis disseminata. Somatosensorisch evozierte Potentiale und motorisch evozierte Potentiale untermauern den klinisch-neurologischen Befund, ohne wesentliche zusätzliche Aspekte beizutragen. Die Elektromyographie dient dem Nachweis einer zusätzlichen Schädigung im Vorderhornbereich.

28.2.1.4
NMR

Die Kernspintomographie dient zum einen dem Nachweis eines entzündlichen Ödems, zum anderen dem Ausschluß von Abszessen und anderen Raumforderungen. Wichtig ist, daß eine exakte Festlegung der betroffenen Höhe klinisch-neurologisch nicht möglich ist. Der untersuchte Abschnitt muß deshalb ausreichend groß gewählt werden, um keine lokale Schädigung zu übersehen.

28.2.2
Tumoren
28.2.2.1
Anamnese und Befund

In Frühstadien können spinale Tumoren zu einem unspezifischen lokalen Schmerzsyndrom im Bereich der Wirbelsäule führen. Insbesondere brennende Mißempfindungen sollten an diese Möglichkeit denken lassen. Im folgenden stellen sich dann neurologische Ausfälle ein, die einem mehr oder minder kompletten Querschnittsyndrom entsprechen.

28.2.2.2
Neurophysiologie

In aller Regel sind SEP und motorisch evozierte Potentiale zwar in der Lage, Hinweise auf das Vorliegen eines Tumors zu geben. Trotzdem muß davor gewarnt werden, daß auch unauffällige neurophysiologische Befunde im Einzelfall das Vorliegen eines Tumors nicht ausschließen. Einem Tumorverdacht muß stets radiologisch nachgegangen werden.

28.2.2.3
Liquordiagnostik

Die zytologische Untersuchung des Liquors kann bisweilen zur Artdiagnose eines Tumors beitragen. Ansonsten ergibt die Liquordiagnostik nur unspezifische Befunde wie Erhöhung des Liquoreiweißes und eine Schrankenstörung.

28.2.2.4
Konventionelle Röntgendiagnostik

Bei jedem Patienten sollte eine Röntgenaufnahme der Wirbelsäule zum Nachweis einer Mitbeteiligung des Knochens bzw. von Skelettmetastasen durchgeführt werden.

Die Myelographie ist dann sinnvoll, wenn ohnehin Liquor gewonnen werden muß und wenn besondere Umstände (fehlende NMR, Kontraindikationen für NMR) vorliegen. Allerdings kann es nach der Myelographie zur Dekompensation des Tumors mit akutem Auftreten einer Querschnittslähmung kommen. Deshalb muß insbesondere bei schwereren neurologischen Ausfällen bereits vor der Myelographie sichergestellt sein, daß im Notfall umgehend ein neurochirurgischer Eingriff durchführbar ist.

28.2.2.5
Computertomographie

In aller Regel lassen sich nur extramedulläre Tumoren mittels CT darstellen. Wegen der räumlichen Begrenzung der Untersuchung auf wenige Wirbel stellt die CT heute nur noch ein ergänzendes Verfahren, v. a. in Verbindung mit der Myelographie, dar (Myelo-CT). Ein CT kann dann sinnvoll sein, wenn die Lokalisation aufgrund des neurologischen Befundes oder konventioneller Röntgenaufnahmen bereits auf einen kleinen Abschnitt eingeengt werden kann. Bei primär vom Knochen ausgehenden Kompressionen des Myelons (z. B. Metastasen) erlaubt das CT eine bessere Darstellung der Knochenverhältnisse.

28.2.2.6
NMR

Die Kernspintomographie mit Gabe von Gadolinium ist die Methode der Wahl in der Diagnostik spinaler Tumoren. Wichtig ist, daß der Sitz des Tumors deutlich höher als das klinische Niveau der Ausfälle liegen kann.

28.2.3
Zervikale Myelopathie
28.2.3.1
Anamnese und Befund

In der Regel kommt es zu einer Schädigung langer Bahnen mit Paraspastik, Sensibilitätsstörung und Ataxie.

Zu diesen Symptomen kann eine lokale Schädigung von Nervenwurzeln im Bereich der Halswirbelsäule hinzutreten. Häufig finden sich Schmerzen im Nacken sowie im Bereich der Arme.

28.2.3.2
Neurophysiologie

Tibialis-SEP decken bei ungefähr 2/3 der Patienten eine Mitbeteiligung der Hinterstränge auf. Sie sind allerdings nicht in der Lage, Aussagen über Schweregrad und Prognose der zervikalen Myelopathie zu liefern.

Die kortikal evozierten motorischen Potentiale korrelieren gut mit dem klinischen Schweregrad. Hier zeigt sich sowohl eine Amplitudenminderung als auch eine Latenzverzögerung.

Die Elektromyographie dient zum einen dem Nachweis einer lokalen Schädigung von Wurzeln im Bereich der Halswirbelsäule. Zum anderen soll hierdurch ein generalisierter Denervierungsprozeß, wie z. B. eine ALS, ausgeschlossen werden.

28.2.3.3
Computertomographie

Die zervikale Myelographie kombiniert mit dem CT (Myelo-CT) ermöglicht eine gute Darstellung der Beziehung zwischen Knochen und Myelon. Insbesondere vor einer geplanten Operation stellt das Myelo-CT nach wie vor eine Ergänzung der Kernspintomographie dar.

28.2.3.4
NMR

Insbesondere in T2-gewichteten Sequenzen kann die Zervikalstenose gut dargestellt werden. Zusätzlich dient die Kernspintomographie dem Ausschluß anderer Ursachen einer Paraspastik wie Raumforderungen und Syringomyelie.

28.2.4
Myelopathie bei Vitamin-B$_{12}$-Mangel
28.2.4.1
Anamnese und Befund

Neurologische Leitsymptome sind:

- Ataxie,
- Mißempfindungen,
- Sensibilitätsstörungen.

Motorische Ausfälle folgen erst später im Verlauf der Erkrankung mit einer Paraspastik. Zusätzlich treten häufig vegetative Störungen (Blasen-Mastdarm-Störung, Impotenz) auf.

Hinzu kommen, allerdings häufig erst in fortgeschrittenen Stadien der Krankheit, internistische Symptome wie Glossitis, Diarrhö, megaloblastische Anämie.

28.2.4.2
Laboruntersuchung und Funktionsdiagnostik

Wegweisender Befund ist ein niedriger B_{12}-Spiegel unter 100 pg/ml. Werte zwischen 100 und 200 mg sind verdächtig, finden sich jedoch häufiger auch als unspezifischer Befund. Im Einzelfall kann es zusätzlich indiziert sein, nach weiteren, mit der funikulären Spinalerkrankung gehäuft assoziierten Autoimmunerkrankungen zu suchen (Diabetes mellitus, Thyreoiditis, Myasthenie u. a.)

28.2.4.3
Neurophysiologie

Es finden sich amplitudengeminderte und verlangsamte sensible Nervenleitgeschwindigkeiten sowie SEP. Die motorische Neurographie ist in aller Regel normal.

28.2.4.4
NMR

Bei 50 % der Patienten zeigen sich im Bereich der Hinterstränge hyperintense Läsionen in den T2-Schichten. Diese bilden sich unter Therapie innerhalb eines Jahres zurück.

28.2.5
Strahlenschädigung
28.2.5.1
Anamnese und Befund

In der Regel ist eine Bestrahlung mit einer Herddosis am Rückenmark von mehr als 40 Gy vorausgegangen. Der Beginn der Symptomatik liegt zwischen 3 Monaten und 5 Jahren nach Bestrahlung. Die Symptome sind häufig asymmetrisch im Sinne eines Brown-Séquard-Syndroms verteilt. Sind die Nervenwurzeln bzw. die Vorderhornzellen mitbetroffen, können schlaffe Paresen in segmentaler Höhe zusätzlich auftreten.

28.2.5.2
NMR/Computertomographie

Bildgebende Verfahren dienen in erster Linie dem Ausschluß einer Raumforderung bzw. eines Tumorrezidivs.

28.2.6
ALS
28.2.6.1
Anamnese und Befund

Häufiges Initialsymptom sind Faszikulationen, die dem eigentlichen Beginn der Erkrankung vorausgehen können, sowie Muskelkrämpfe.

Die eigentliche Erkrankung kann in drei verschiedenen Varianten beginnnen:

- *Periphere Lähmungen und Muskelatrophie.*
  Diese finden sich meist in asymmetrischer Anordnung mit bereits sehr früh nachweisbaren deutlichen Muskelatrophien. Als Zeichen der Mitbeteiligung des 1. Motoneurons finden sich häufig sehr lebhafte Muskeleigenreflexe trotz peripherer Lähmung. Ein Babinski-Zeichen ist hingegen eher selten (ca. 30 %). In ca. 20 % der Fälle findet sich allerdings auch eine Areflexie zumindest in bestimmten Stadien der Erkrankung.
- *Bulbärparalyse.*
  Diese kann der Generalisierung der Erkrankung Monate bis Jahre vorausgehen.
- *Spastische Lähmung.*
  Auch diese kann über lange Zeiträume isoliert ohne klaren Nachweis einer Mitbeteiligung des 2. Motoneurons bestehen.

Im Verlauf der Erkrankung kommt es dann immer zur Generalisation mit Befall des 1. und 2. Motoneurons.

28.2.6.2
Laboruntersuchung und Funktionsdiagnostik

Der CK-Wert kann auf das 4fache (selten auch höher) der Norm erhöht sein. Im Liquor findet sich bisweilen eine leichte Schrankenstörung. Im Serum können bisweilen niedrigtitrig GM1-Antikörper nachgewiesen werden.

28.2.6.3
Humangenetik

Bei ungefähr 10 % der Patienten mit familiärer ALS können Mutationen im Superoxid-Dismutase-Gen (SOD) nachgewiesen werden.

28.2.6.4
Neurophysiologie

Beweisend für die Diagnose ist ein florider Denervierungsprozeß an 3 Extremitäten oder 2 Extremitäten und im Hirnnervenbereich bei normalen sensiblen Nervenleitgeschwindigkeiten und sensiblen Summenaktionspotentialen. Die motorischen Nervenleitgeschwindigkeiten können bis zu 20 % unter der Norm liegen, die motorischen Summenaktionspotentiale sind in Abhängigkeit von der Anzahl der zugrunde gegangenen Motoneurone reduziert. F-Wellen sind, im Unterschied zur therapierbaren multifokalen Motoneuronopathie, in aller Regel in frühen Stadien der Erkrankung darstellbar.

28.2.6.5
Atemphysiologie

Wie bei anderen neuromuskulären Erkrankungen mit Beteiligung der Atemmuskulatur kommt es auch bei der ALS im Verlauf der Erkrankung zu einer Störung der Atempumpe. Als Initialzeichen lassen sich nachts Sättigungsabfälle und ein Anstieg von pCO_2 nachweisen.

28.2.6.6
Computertomographie/NMR

Bildgebende Verfahren dienen in erster Linie der Ausschlußdiagnostik kausal behandelbarer Kompressionen des Nervensystems. Betreffen die Lähmungen allerdings den Bereich mehrerer Nervenwurzeln, müssen, wenn sensible Störungen fehlen, grenzwertige Befunde in den bildgebenden Verfahren (wie Diskusprotrusionen in mehreren Höhen) sehr kritisch gewertet werden. Als Hinweise auf das Vorliegen einer ALS kann im Einzelfall ein vermindertes T2-Signal im Bereich des motorischen Kortex sowie eine Erhöhung der Signalintensität (T2-Wichtung) im Verlauf der Pyramidenbahn gefunden werden.

28.3
Erkrankungen des Muskels und der neuromuskulären Übertragung

D.E. Pongratz und W. Müller-Felber

28.3.1
Hereditäre Myopathien (degenerative Myopathien, Myopathien mit Strukturbesonderheiten, metabolische Myopathien)

28.3.1.1
Anamnese und Befund

Progressive Muskeldystrophien

Die klinische Einordnung der *progressiven Muskeldystrophien* erfolgt nach

- Erkrankungsalter,
- Erstmanifestationen sowie
- genetischer Belastung

Die Erstmanifestationen in Form von Muskelschwäche bzw. Atrophie finden sich meist im Bereich der proximalen Muskulatur, entweder des Beckengürtels oder des Schultergürtels. Bei den einzelnen Formen gibt es sehr unterschiedliche Schweregrade der Generalisation. Bei der häufigsten und malignesten Form einer Muskeldystrophie, nämlich der vom Typ Duchenne, ist die Immobilisierung im Rollstuhl im 2. Lebensjahrzehnt schicksalhaft. Bei anderen gutartigeren Formen kommt es z. T. erst im höheren Lebensalter zu einer nennenswerten Körperbehinderung.

Frühe Leitsymptome der *Beckengürteldystrophien* sind eine Schwäche der Beckengürtel-/Oberschenkelmuskulatur mit Schwierigkeiten beim Aufrichten aus der Hocke bzw. beim Treppensteigen.

Erste Zeichen der *Schultergürtelform* sind Paresen und Atrophien der Schultergürtel-/Oberarmmuskulatur mit Elevationsbehinderung der Arme und Auftreten einer Scapula alata.

Eine *Sonderform* stellt die Dystrophia myotonica (Curschmann-Steinert) dar. Sie ist charakterisiert durch die Kombination einer myotonen Reaktion (Relaxationsstörung der Muskulatur) mit einer degenerativen Myopathie, wobei letztere einen faziozervikodistalen Verteilungsschwerpunkt hat (Leitbefunde Facies myopathica mit Ptose, Atrophie des M. temporalis und M. sternocleidomastoideus sowie der distalen Extremitätenmuskeln). Die Erkrankung kann zusätzlich weitere Organmanifestationen (z. B. Cataracta myotonica, Kardiomyopathie, gastrointestinale oder endokrine Störungen) aufweisen.

Kongenitale Myopathien mit Strukturbesonderheiten
Viele dieser Krankheiten sind bereits kongenital in Form eines Muskelhypotoniesyndroms („floppy infant syndrome") manifest, wobei in der Mehrzahl der Fälle in der Folgezeit, wenn auch verzögert, Sitzen, Stehen und Gehen erlernt wird. Im Erwachsenenalter ist kaum mehr eine Progredienz nachweisbar. Der Muskelbefall ist meist generalisiert, häufig mit einem gewissen Schwerpunkt in der proximalen Beinmuskulatur. Das klinische Bild zeigt zusätzlich häufig überstreckbare Gelenke, in einigen Fällen Kontrakturen sowie insbesondere dysplastische Zeichen.

Hereditäre metabolische Myopathien
Die klinischen Leitbefunde dieser seltenen erblichen Myopathien sind in Abhängigkeit vom gestörten Stoffwechselweg unterschiedlich ausgeprägt. Werden diffus und in erheblicher Menge Produkte des Intermediärstoffwechsels in den Muskelfasern gespeichert, resultiert eine zunehmende Rarefizierung des kontraktilen Parenchyms mit einer progredienten *Muskelschwäche und -atrophie* analog degenerativen Myopathien. Ist die Speicherung nur diskreter bzw. der blockierte Stoffwechselweg in Ruhe kompensiert, kommt es zum Syndrom belastungsabhängiger *schmerzhafter Muskelkontrakturen* bzw. *rezivierender Rhabdomyolysen*. In diesen Fällen finden sich klinische Symptome nur unter oder nach körperlicher Belastung.

28.3.1.2
Laboruntersuchungen

Es gibt keine spezifischen Parameter in der klinischen Chemie, welche bei der Diagnose bzw. Differentialdiagnose erblicher Muskelkrankheiten weiterhelfen könn-

Tabelle 28-2. Hereditäre metabolische Myopathien

Leitsymptom	Morphologischer Befund	Ischämischer Arbeitsversuch	Diagnosen
Progrediente Muskelschwäche	Glykogenvermehrung	Normal	Glykogenose Typ II
	Lipidvermehrung	Normal	Carnitinmangel
	Mitochondrienvermehrung	Normal	Mitochondriale Myopathie
Belastungsabhängige Muskelkrämpfe	Glykogenvermehrung	Pathologisch	Glykogenose Typ VII
	Kein Leitbefund	Pathologisch	
	Myoadenylat-Desaminase-Mangel		
Rezidivierende Rhabdomyolyse	Glykogenvermerung	Pathologisch	Glykogenose Typ V
	Diskrete Lipidvermehrung; teilweise kein Leitbefund	Normal	Transferasemangel

ten. Die größte Aussagekraft hat die Bestimmung der Kreatinkinaseaktivität im Serum. Sie ist korreliert mit dem Ausmaß des Muskelparenchymuntergangs im Rahmen der jeweiligigen Grunderkrankung. Konstante Werte von über 1000 U/l findet man im Rahmen der hier zur Debatte stehenden Erkrankungen am ehesten bei der progressiven Muskeldystrophie vom Typ Duchenne und Becker. Hier kann man sogar sagen, daß Werte unter 1000 U/l vor Erreichen des Rollstuhldaseins implausibel sind.

Die meisten anderen erblichen Muskelerkrankungen weisen nur weniger stark erhöhte CK-Werte auf. In einigen Fällen, z. B. bei kongenitalen Myopathien mit Strukturbesonderheiten oder bei leichter ausgeprägten metabolischen Myopathien ohne aktuelle klinische Symptome, können die Werte sogar normal sein.

Der nichtinvasive ischämische Arbeitsversuch mit Bestimmung von Laktat und Ammoniak im Serum ist diagnostisch bei metabolischen Myopathien hilfreich (Tabelle 28-2).

Ein fehlender Laktatanstieg weist auf die Glykogenose Typ V bzw. Typ II, ein fehlender Ammoniakanstieg auf den Myoadenylat-Desaminase-Mangel hin.

28.3.1.3
Humangenetik

Bei mehreren primären Myopathien kann die molekulargenetische Diagnostik heute bereits sehr früh im Rahmen der diagnostischen Abklärung eingesetzt werden. Bei Mutationsnachweis ist dann oft eine Muskelbiopsie nicht mehr notwendig. In Fällen genetischer Heterogenie (gleicher Phenotyp, verursacht durch unterschiedliche Gene) kann lediglich der positive Nachweis einer Mutation die Diagnose sichern. Ein Ausschluß ist in diesen Fällen nicht möglich. Beispiele für den frühzeitigen Einsatz der Molekulargenetik sind insbesondere die progressive Muskeldystrophie Duchenne und Becker, die Emery-Dreifuß-Muskeldystrophie sowie die Dystrophia myotonica Curschmann-Steinert (Tabelle 28-3).

Tabelle 28-3. Klassifikation der Muskeldystrophien

Erkrankung	Locus	Protein
X-chromosomal-rezessiv		
Duchenne-Becker-Muskeldystrophie	Xp21	Dystrophin
Emery-Dreifuß-Dystrophie	Xp28	Emerin
Autosomal-dominant		
IGMD IA	5q	?
IGMD 1B	1911	?
Dystrophia myotonica	19q	Myotonin
Fazioskapulohumerale Muskeldystrophie	4q	?
Distale Muskeldystrophie	14q	?
Okulopharnygeale Muskeldystrophie	14q	?
Autosomalrezessiv		
IGMD-2A	15q	Calpain
IGMD-2B	2q	?
IGMD-2C	13q	γ-Sarkoglykan
IGMD-2D	17Q	α-Sarkoglykan (Adhalin)
IGMD-2E	4q	β-Sarkoglykan
IGMD-2F	5q	δ-Sarkoglykan
Kongenitale Muskeldystrophie	6Q	Merosin
Fukuyama-Typ	9q13	?

28.3.1.4
Elektrophysiologie

Insbesondere bei Myopathien mit begleitender Kardiomyopathie (z. B. progressive Muskeldystrophie vom Typ Duchenne oder Becker, z. B. Emery-Dreifuß-Muskeldystrophie) können EKG-Veränderungen frühzeitig auf eine sich entwickelnde Kardiomyopathie hinweisen. Wichtige Veränderungen sind: Rechtstyp, hohe R-Zacken in V_1–V_3, tiefe Q-Zacken in V_5/V_6.

28.3.1.5
Neurophysiologie

Bei allen Myopathien ist elektromyographisch ein besonders dichtes Entladungsmuster bei Willkürinnervation mit verkürzter mittlerer Potentialdauer typisch (sog. Myopathiemuster). Seine Ausprägung ist jedoch abhängig von der *Schwere* der Myopathie. Bei einigen metabolischen Myopathien kann das EMG weitgehend normal erscheinen. Sogenannte pathologische Spontanaktivität in Ruhe zusammen mit einem Myopathiemuster wird nur bei nekrotisierenden Formen registriert, wobei differentialdiagnostisch neben hereditären Myopathien auch entzündliche Muskelkrankheiten in Frage kommen.

28.3.1.6
Atemphysiologie

Die Lungenfunktionsprüfung dient dem Nachweis oder Ausschluß einer Mitbeteiligung der Atemhilfsmuskulatur. Im positiven Fall findet sich eine restriktive Ventilationsstörung.

28.3.1.7
Echokardiographie

Mit der Echokardiographie gelingt es, bereits beginnende Kardiomyopathien frühzeitig zu erfassen (z. B. Hypokinese der Hinterwand bei der progressiven Duchenne-Muskeldystrophie).

28.3.1.8
Computertomographie

Die Computertomographie war historisch gesehen das erste bildgebende Verfahren, welches mit hinlänglicher Genauigkeit Informationen über die Verteilung einer Myopathie sowie über insbesondere mesenchymale Umbauvorgänge als Parameter für den Schweregrad ergeben hat. Sie ist heute abgesehen von wenigen ganz speziellen Fragestellungen (z. B. Verkalkungen) obsolet bzw. durch die einfachere Myosonographie oder die genauere Kernspintomographie abgelöst.

28.3.1.9
NMR

Die Kernspintomographie ist das sensitivste bildgebende Verfahren zur Festlegung der Topographie des Muskelbefalles sowie des Ausmaßes mesenchymaler Umbauvorgänge. Über das Parenchym selbst sind keine verläßlichen Aussagen möglich, weshalb in aller Regel die Muskelbiopsie zur definitiven Diagnosestellung nicht erspart werden kann, sondern lediglich die Auswahl der Biopsiestelle optimiert wird. Allenfalls bei Verdacht auf entzündliche Muskelerkrankungen (vgl. Abschn. 28.3.2) sind mögliche Hinweise auf ein Muskelödem als pathogenetischer Hinweis zu verstehen.

28.3.1.10
Histologische Diagnostik

Die Muskelbiopsie mit den heute üblichen technischen Verfahren (Histologie, Enzymhistochemie, Immunhistochemie, Elektronenmikroskopie, ggf. Pathobiochemie) ist in aller Regel noch der „golden standard" in der Klassifikation erblicher Muskelerkrankungen, sofern nicht (vgl. Abschn. 28.3.1.3) die Molekulargenetik die Diagnose sichern konnte. Dabei sind es insbesondere die Genprodukte bzw. deren Defizienz (Tabelle 28-3), die bei den progressiven Muskeldystrophien zu spezifischen Diagnosestellungen führen.

In der Gruppe der kongenitalen Myopathien mit Strukturbesonderheiten sind es die licht- und elektronenmikroskopisch in diffuser Verteilung nachweisbaren Strukturstörungen der Muskelfasern (z. B. „cores", z. B. „rods"), welche die Diagnose bestimmen. Bei den hereditären metabolischen Myopathien ist in der Mehrzahl der Fälle aus den abgelagerten Stoffwechselprodukten (Glykogen, Lipide) ein Rückschluß auf die zugrunde liegende biochemische Störung möglich. In einigen Fällen ist zusätzlich enzymhistochemisch der Mangel an einem bestimmten Enzym (z. B. Muskelphosphorylase) hochwahrscheinlich zu machen, was dann obligat noch des biochemischen Beweises bedarf. Bei den mitochondrialen Zytopathien unter Beteiligung der Muskulatur sind die Vermehrung, die Vergrößerung sowie die abnorme Strukturierung der Mitochondrien wichtige morphologische Hinweise. Daneben gibt es für bestimmte Enzyme der Atmungskette (z. B. Cytochrom-c-Oxidase) histochemische Reaktionen, welche einer gezielten pathobiochemischen Diagnostik vorgeschaltet werden können. Nur bei wenigen metabolischen Störungen der Muskulatur (z. B. Carnitinpalmitoyl-Transferase-Mangel) kann die morphologische Untersuchung völlig versagen und nur die Pathobiochemie bei entsprechendem klinischem Verdacht zur Diagnose führen.

28.3.2
Entzündliche Myopathien
28.3.2.1
Anamnese und Befund

Die Dermatomyositis, die idiopathische Polymyositis sowie die Einschlußkörpermyositis sind die häufigsten immunogen entzündlichen Muskelerkrankungen, welche unbehandelt zu einer progredienten Organzerstörung führen. Die Dermatomyositis manifestiert sich meist akut bis subakut mit Paresen der proximalen Muskulatur der Extremitäten häufig im Verein mit Myalgien. Zusätzlich finden sich meist typische Hauterscheinungen (Lilakrankheit). Jenseits des 40. Lebensjahres muß an die Möglichkeit eines paraneoplastischen Syndroms gedacht werden.

Die idiopathische Polymyositis verläuft subakut bis chronisch und betrifft ausschließlich die Muskulatur. Muskelschmerzen treten bei den chronischen Formen in den Hintergrund. Besonders schleichend und stets schmerzlos beginnt die Einschlußkörpermyositis, welche vorwiegend bei Männern im mittleren bis höheren Lebensalter beobachtet wird und ausgesprochen asymmetrisch verläuft. Von Anfang ist bei diesem entzündlichen Krankheitsbild auch ein distaler Muskel mitbeteiligt. Die Diagnosestellung ist schwierig.

Abgesehen von den genannten immunogenen Myositiden sind erregerbedingte Myositiden (Bakterien, Viren, Parasiten) als isolierte Erkrankungen eher selten oder als akute Infektionen aufgrund anderer klinischer Symptome nicht zu übersehen.

28.3.2.2
Laboruntersuchungen

Bei praktisch allen floriden immunogenen Myositiden findet sich eine CK-Erhöhung im Serum. Das Ausmaß korreliert mit der Schwere des Krankheitsbildes. Nur bei akuten klinischen Verlaufsformen der Dermato- und Polymyositis findet sich in einem Teil der Fälle ein erhöhtes C-reaktives Protein, eine Leukozytose oder eine Dysproteinämie in der Elektrophorese. Wenn dies fehlt, darf man auf keinen Fall davon ausgehen, daß es sich nicht um eine akute immunogen entzündliche Muskelkrankheit handeln könne. Zunehmende Bedeutung gewinnen insbesondere bei der Dermatomyositis, bei bestimmten Overlapsyndromen sowie den sog. Antisynthetasesyndromen myositisassoziierte Autoantiköper (Tabelle 28-4).

Tabelle 28-4. Myositisassoziierte Autoantiköper (nach Genth)

Antikörper	Klinische Symptomatik
Antisynthetasen	Antisynthetasesyndrom
Anti-SRP	Akute oder subakute Polymyositis
Anti-Mi-2	Fast immer Dermatomyositis
Anti-PMScl	Myositis-Sklerodermie-Overlap
Anti-U1-nRNP	„Mixed connective tissue disease" (MCTD), Systemischer Lupus erythematodes (SLE), Systemische Sklerose
Anti-Ku	Myositis-Sklerodermie-Overlap, SLE

28.3.2.3
Mikrobiologie

Bei den immunogen-entzündlichen Muskelerkrankungen fallen mikrobiologische Untersuchungen negativ aus. Bei bakteriellen Myositiden im Rahmen von Septikopyämien oder auch fokalen Myositiden gelingt der entsprechende Erregernachweis.

28.3.2.4
Virologie

Bei Virusinfektionen sind flüchtige Muskelschmerzen außerordentlich häufig, jedoch meist diagnostisch nicht relevant. Es gibt bestimmte Endemien mit Viren, welche zum Muskelparenchymuntergang führen können (z. B. Coxsackie-B-Virusinfektionen).

28.3.2.5
Elektrophysiologie

EKG-Veränderungen als Hinweis auf eine Mitbeteiligung des Herzens findet man im Rahmen der immunogenen Myositiden überwiegend bei der Dermatomyositis.

28.3.2.6
Neurophysiologie

Das Elektromyogramm zeigt bei den systemisch verlaufenden entzündlichen Muskelkrankheiten meist ein deutliches sog. Myopathiemuster, im floriden Stadium begleitet von reichlich pathologischer Spontanaktivität in Ruhe.

28.3.2.7
Atemphysiologie

Die Lungenfunktionsprüfung dient zum Nachweis oder Ausschluß einer Mitbeteiligung der Atemhilfsmuskulatur, was v. a. bei der akuten Dermatomyositis beobachtet werden kann. Zusätzlich ist ein Teil der Dermatomyositiden, der Overlapsyndrome sowie der Antisynthetasesyndrome durch eine fibrosierende Alveolitis gekennzeichnet.

28.3.2.8
Echokardiographie

Das EKG ist wertvoll für die Diagnostik einer frühzeitigen Kardiomyopathie insbesondere bei der Dermatomyositis und bei Overlapsyndromen. Im Rahmen der längerfristigen Immunsuppression muß differentialdiagnostisch immer wieder eine Endocarditis lenta (Auflagerungen auf den Klappen) erwogen werden.

28.3.2.9
Computertomographie

Im Grunde gilt für die Indikation zur Computertomographie bei entzündlichen Muskelkrankheiten das gleiche, was in Abschn. 28.3.1 zu den degenerativen Myopathien ausgeführt wurde.

28.3.2.10
NMR

Auch hier ist auf die Ausführungen im Abschn. 28.3.1 zu den degenerativen Myopathien zu verweisen. Bedeutsam ist bei den akuten Myositiden eine isolierte Signalerhöhung im T2-gewichteten Bild als Hinweis auf ein Muskelödem. Bei den chronischen Myositiden können fettunterdrückende Sequenzen neben den dort immer schon vorhandenen chronischen Umbauvorgängen ein additives Muskelödem andeuten. Letzteres steht häufig in Zusammenhang mit entzündlichen mesenchymalen Veränderungen, hat dafür aber keine Beweiskraft.

28.3.2.11
Histologische und immunhistologische Diagnostik

Auch bei den immunogen entzündlichen Muskelkrankheiten stellt die Muskelbiopsie mit Histologie, Enzymhistochemie, Immunhistochemie und Elektronenmikroskopie den „golden standard" in der Diagnostik dar.

Das myopathologische Substrat der Dermatomyositis ist die Polymyositis vom perifaszikulären Typ. Infiltrate finden sich schwerpunktsmäßig im perimysialen und perivaskulären Bereich. Häufig, insbesondere im Kindes- und Jugendalter, zeigt sich eine Vaskulitis kleiner Muskelgefäße. In den Gefäßendothelien lassen sich auch beim Erwachsenen C5b9-Komplementablagerungen sowie elektronenmikroskopisch sog. tubulovesikuläre Einschlüsse nachweisen. Die Infiltrate bestehen immunhistologisch vorwiegend aus B-Lymphozyten sowie CD4-positiven Lymphozyten. Der Muskel reagiert mit einer perifaszikulär betonten Atrophie und Schädigung, welche auf den Befall der Kapillaren zurückzuführen ist. Auch kleine Muskelinfarkte werden beobachtet.

Bei der idiopathischen Polymyositis zeigt sich eine diffuse, vorwiegend endomysiale entzündliche Infiltration, bei der CD8-positive Lymphozyten führen, welche auch nichtnekrotische Muskelfasern invadieren. Eine Pathologie im Bereich der kleinen Muskelgefäße wird vermißt. C5b9-Komplementablagerungen oder tubulovesikuläre Einschlüsse kommen nicht vor. Auch eine perifaszikuläre Atrophie bildet sich nicht aus.

Die größten diagnostischen und differentialdiagnostischen Probleme bereitet die Einschlußkörpermyositis, nicht zuletzt wegen ihrer schleichenden chronischen Manifestation. Grundsätzlich zeigt sie das Bild einer chronischen diffusen Polymyositis. Infiltrate können in Abhängigkeit vom Stadium der Erkrankung jedoch sehr in den Hintergrund treten. Auch hier sind CD8-positive endomysiale Infiltrate charakteristisch. Der wegweisende Befund im Parenchym sind sog. „rimmed vacuoles". Letztlich wird die Diagnose durch den elektronenmikroskopischen Nachweis filamentär gebündelter Strukturen sowohl im Zytoplasma als auch im Kern von Muskelfasern bestimmt.

28.3.3
Polymyalgia rheumatica
28.3.3.1
Anamnese und Befund

Leitsymptom in der Anamnese sind meist bei älteren Menschen relativ schlagartig auftretende wandernde Muskelschmerzen, verbunden mit einem Steifheitsgefühl. Der Beginn ist häufig im Schulter-Oberarm-Bereich, greift aber in der Folge auf die gesamte Extremitätenmuskulatur über. Die Beschwerden haben charakteristischerweise in der 2. Nachthälfte und in den frühen Morgenstunden ihr Maximum. Im Verlauf des Tages klingen sie etwas ab.

Bei der körperlichen Untersuchung finden sich, was die Muskulatur anbelangt, in der Regel keine Paresen oder Atrophien, wenn man von einer gewissen schmerzbedingten Schonung absieht. Nur in einem kleinen Teil der Fälle mit Beteiligung der Kopfarterien im Sinne einer Arteriitis cranialis Horton kann die Temporalarterie verdickt und pulslos sein. Für den klinischen Alltag haben sich die Diagnosekriterien nach Bird bewährt:

- beidseitiger Schulterschmerz,
- beidseitige Druckdolenz der Oberarmmuskulatur,
- subakute Krankheitsentwicklung innerhalb von maximal 4 Wochen,
- Gewichtsverlust,
- Alter > 65 Jahre,
- BSG erhöht,
- promptes Ansprechen auf Glukokortikoide (z. T. auch probatorisch zu geben).

28.3.3.2
Laboruntersuchungen

Laborchemischer Leitbefund ist die Erhöhung der BSG meist auf Werte über 50 mm in der 1. Stunde sowie des CRP. Zusätzlich findet sich häufig eine α_2-Erhöhung in der Elektrophorese und ein Eisenmangel. Der CK-Wert liegt im Normbereich.

28.3.3.3
Neurophysiologie

Im EMG findet sich kein als pathologisch zu wertender Befund.

28.3.3.4
Histologische Diagnostik

Die Muskelbiopsie ist beim Verdacht auf das Vorliegen einer Polymyalgia arteriitica nicht hilfreich. Die Temporalisbiopsie kann die Diagnose einer Arteriitis temporalis untermauern, muß allerdings, sofern es sich um eine reine Polymyalgia arteriitica ohne Hinweise auf eine Arteriitis cranialis Horton handelt, durchaus nicht obligat ein pathologisches Ergebnis erbringen.

28.3.4
Erkrankungen der neuromuskulären Übertragung
28.3.4.1
Anamnese und Befund

Die Myasthenia gravis ist der Prototyp einer Autoimmunerkrankung der neuromuskulären Endplatte mit Blockade der postsynaptischen Acetylcholinrezeptoren. Das Eaton-Lambert-Syndrom ist eine präsynaptische Ausschüttungsstörung für Acetylcholin. Es tritt sowohl als primär autoimmune Form (ca. 30 %) als auch insbesondere als paraneoplastische Form (ca. 70 %) auf. Die kongenitalen Myastheniesyndrome sind ätiologisch uneinheitlich, basieren jedoch in der Mehrzahl der Fälle auf Mutationen in der Proteinsequenz des Acetylcholinrezeptors. Gemeinsames Kardinalsymptom ist die abnorme Muskelermüdbarkeit, die z. T. seit der Geburt besteht, z. T. unter Umständen im Lauf des Lebens auch relativ akut manifest wird. Häufigste Lokalisation der Myasthenia gravis ist die okuläre und faziobulbäre Muskulatur. Schwerpunktsmanifestation des Lambert-Eaton-Syndroms sind die Beine.

28.3.4.2
Laboruntersuchung

Die Bestimmung der Acetylcholinrezeptorantikörper im Serum ist der Test mit der größten Spezifität und Sensitivität in der Diagnostik der Myasthenia gravis. Erhöhte Autoantikörpertiter finden sich bei 95 % der generalisierten und bei etwa 60 % der okulären Myasthenia gravis. Pathognomonisch beim Lambert-Eaton-Syndrom sind die Kalziumkanalantikörper. Bei den kongenitalen myasthenen Syndromen sind keine Autoantikörper nachweisbar.

Für die *differentialdiagnostische pharmakologische Testung* ist der Edrophonium-Chlorid-Test (Tensilon, Camsilon) entscheidend. Er fällt bei der Myasthenia gravis immer eindrucksvoll positiv aus, während er bei den anderen Myastheniesyndromen nur ein fragliches Ansprechen erkennen läßt.

28.3.4.3
Humangenetik

Molekularbiologische Untersuchungen sind bei den kongenitalen Myastheniesyndromen indiziert. Hier sind in der letzten Zeit insbesondere Mutationen in der Proteinsequenz des Acetylcholinrezeptors als Ursache aufgedeckt worden.

28.3.4.4
Neurophysiologie

Bei repititiver Stimulation mit 3 oder 5 Hz kommt es bei Patienten mit generalisierter Myasthenia gravis zu einer Abnahme (Dekrement) der Amplitude der evozierten Muskelsummenaktionspotentiale mit einem Amplitudenminimum zwischen dem 4. und 6. Potential. Beim Lambert-Eaton-Syndrom ist die Amplitude des Muskelsummenaktionspotentials initial abnorm klein. Nach kurzzeitiger maximaler willkürlicher Anspannung oder nach wiederholten elektrischen Reizen und schließlich bei wiederholter elektrischer Stimulation steigt die Potentialamplitude pathognomonisch auf über 150–1000 % des Ausgangswertes an.

28.3.4.5
Computertomographie – MRT

Bei allen Myastheniepatienten sollte ein Thorax-CT oder ein MRT angefertigt werden. Bei jedem Patienten mit Lambert-Eaton-Syndrom ist eine gründliche Tumorsuche indiziert, wobei man v. a. nach einem Bronchialkarzinom fahnden muß.

28.3.4.6
Histologische Diagnostik

Im Gegensatz zu den Myopathien ist bei den immunogenen myasthenen Syndromen eine Muskelbiopsie nicht indiziert. Lediglich bei den kongenitalen Myastheniesyndromen ist, sofern die Diagnose nicht molekularbiologisch klar eingegrenzt werden kann, eine spezielle morphologische Diagnostik der Endplattenregion von Wert, wie sie spezialisierten Zentren vorbehalten ist.

28.4
Läsionen des peripheren Nervs

W. Müller-Felber und D.E. Pongratz

28.4.1
Mononeuropathie

28.4.1.1
Anamnese und Befund

Leitsymptom der Mononeuropathie ist die auf das Innervationsgebiet einer Nervenwurzel oder eines peripheren Nervs beschränkte Funktionsstörung. Dies kann passager (wie häufig beim Karpaltunnelsyndrom) oder dauerhaft sein. Lage- oder bewegungsabhängige Funktionsstörungen lassen an eine primär mechanische Ursache denken. Lassen sich Schmerzen durch eine Druckerhöhung im Spinalkanal (Pressen, Husten) provozieren, ist an eine Schädigung der Nervenwurzel zu denken.

Bei der neurologischen Untersuchung muß überprüft werden, ob die Ausfälle, also die Sensibilitätsstörungen und Paresen, tatsächlich durch eine Wurzel oder einen einzigen peripheren Nerv ausreichend erklärt sind, oder ob weitere Ausfälle vorliegen. Die Schmerzsymptomatik hingegen kann durchaus über das Innervationsgebiet eines Nervs hinausgehen (z. B. Schmerzen bis in die Achsel bei Karpaltunnelsyndrom).

Zur Erfassung der Ursache von Mononeuropathien muß gezielt gefragt werden nach

- monotonen Bewegungen, Belastungen, Fehlhaltungen,
- Traumen (auch alten Frakturen),
- Gelenkschwellungen.

Wegen der therapeutischen Konsequenzen muß bei Mononeuropathien stets auch gezielt nach Ausfällen weiterer peripherer Nerven gesucht werden. Finden sich derartige Ausfälle, handelt es sich um eine Mononeuropathia multiplex, die stets eine übergeordnete Ursache hat und deshalb intensive internistische Diagnostik und Therapie erfordert.

Einen Sonderfall stellen Mononeuropathien von Hirnnerven dar. Hier muß immer zuerst überlegt werden, ob nicht eine lokale Schädigung im Bereich des Hirnstamms bzw. der Schädelbasis für den Ausfall verantwortlich ist. Es muß gezielt nach Hinweisen auf eine Störung langer Bahnen (Pyramidenbahn, sensible Afferenz) sowie einen Ausfall weiterer Hirnnerven gesucht werden. In Tabelle 28-5 sind relativ häufige Ursachen isolierter Ausfälle von Hirnnerven aufgelistet.

Tabelle 28-5. Häufige Ursachen isolierter Ausfälle motorischer Hirnnerven

Hirnnerv	Häufige Ursachen des Ausfalls
N. oculomotorius – intakte Pupillomotorik	- Diabetes mellitus, - Angiopathie, - multiple Sklerose
N. oculomotorius mit Mydriasis	- Tumor, - Aneurysma
N. abducens	- Intrakranielle Drucksteigerung, - multiple Sklerose, - Diabetes mellitus, - Trauma
N. facialis	- Borreliose, - Herpes zoster, - Diabetes mellitus, - idiopathisch

28.4.1.2
Laboruntersuchung und Funktionsdiagnostik

Eine weiterführende Labordiagnostik ist bei Mononeuropathien meist nur dann indiziert, wenn sich klinisch Hinweise für eine Hintergrundpolyneuropathie oder eine übergeordnete Systemerkrankung (z. B. chronische Polyarthritis, Myxödem, Akromegalie bei Karpaltunnelsyndrom) ergeben.

28.4.1.3
Humangenetik

Eine genetische Untersuchung ist dann u. U. sinnvoll, wenn es zu rezidivierenden Druckschädigungen verschiedener Nerven kommt. Bisweilen handelt es sich hierbei um die auf Chromosom 17 lokalisierte autosomal-dominant vererbte Neuropathie mit Neigung zu Druckparesen (Synonym: tomakulöse Neuropathie).

28.4.1.4
Neurophysiologie

Die Elektroneurographie dient dem Nachweis einer verzögerten Leitungsgeschwindigkeit im komprimierten Nervenabschnitt. Bisweilen kommt es zusätzlich zum Leitungsblock mit einer Verminderung der Amplitude des Antwortpotentials proximal der Kompressionsstelle. Hierdurch kann in der Mehrzahl der Engpaßsyndrome eine präzise Lokalisation der Schädigung erfolgen.

Zusätzlich soll hierdurch eine Polyneuropathie (sog. Hintergrundneuropathie), die zu einer erhöhten Vulnerabilität des Nervs beiträgt (z. B. bei Diabetes mellitus, Alkoholismus), erfaßt werden. Die Elektromyographie erfaßt Schweregrad der Schädigung und dient der Abgrenzung von Läsionen, die über das Versorgungsgebiet eines Nervs hinausgehen.

28.4.1.5
Sonographie/Doppler

Die Dopplersonographie der A. subclavia kann den Nachweis einer Kompression des Gefäß-Nerven-Bündels im Bereich der oberen Thoraxapertur bei Thoracic-outlet-Syndrom erbringen. Allerdings korreliert die Kompression der Gefäße nur schlecht mit der des Nervs, so daß die Aussagemöglichkeit sehr beschränkt ist.

28.4.1.6
Konventionelle und interventionelle Strahlendiagnostik

Die konventionelle Strahlendiagnostik ist v. a. dann indiziert, wenn der Verdacht auf eine Kompression des Nervs durch Fehlstellungen von Gelenken oder durch knöcherne Strukturen, wie z. B. Kallusbildung nach Oberarmfraktur, besteht. Die konventionelle Strahlendiagnostik der Wirbelsäule hat nach wie vor ihren Platz v. a. in der Suche nach destruktiven Prozessen sowie nach Anlagevarianten und sollte ergänzend zu NMR oder CT durchgeführt werden. Kurzdauernde lokale

Wirbelsäulenschmerzen stellen hingegen keine klare Indikation für eine Röntgendiagnostik dar.

Bei radikulären Beschwerden im Bereich der Beine, die v. a. beim Gehen auftreten und beim Hinsetzen prompt verschwinden, stellen *Funktionsaufnahmen der Wirbelsäule* zum Nachweis einer Spondylolisthesis eine sinnvolle Ergänzung dar.

28.4.1.7
Computertomographie

Hauptindikation des CT ist die Darstellung der Wurzelkompression durch Bandscheiben oder knöcherne Strukturen. Insbesondere knöcherne Strukturen lassen sich besser als mit der Kernspintomographie darstellen. Eine Indikation besteht bei längerdauernden radikulären Beschwerden sowie bei deutlichen neurologischen Ausfällen.

Ergänzend zur Kernspintomographie erlaubt bisweilen das Postmyelographie-CT eine präzisere Abgrenzung von Raumforderungen. Insbesondere vor geplanten Operationen kann nach Rücksprache mit dem Neurochirurgen diese Untersuchung in Zweifelsfällen eine sinnvolle Ergänzung sein.

28.4.1.8
NMR

Hauptdomäne der Kernspintomographie ist die Erfassung der Wurzelkompression. Allerdings finden sich bei einer Vielzahl von Patienten Bandscheibenveränderungen, denen keinerlei klinische Relevanz zukommt. Es muß deshalb im Einzelfall kritisch überprüft werden, ob dem radiologischen Befund auch ein in der Höhenlokalisation entsprechender neurologischer und neurophysiologischer Befund entspricht.

Im Bereich des Plexus brachialis ist, sieht man von größeren Raumforderungen ab, die bildgebende Diagnostik der neurophysiologischen in der Regel unterlegen. Im Bereich des peripheren Nervs können lediglich größere Neurome oder Raumforderungen erfaßt werden, eine Feindiagnostik ist auch hier bisher meist nicht möglich.

28.4.2
Polyneuropathie

28.4.2.1
Anamnese und Befund

Angesichts der schier unübersehbaren Anzahl von Ursachen, die zu einer Polyneuropathie führen, kommt der Anamnese und einer präzisen klinischen Einteilung eine ganz entscheidende Bedeutung zu. Trotzdem bleibt ein großer Teil der Neuropathien oft selbst unter Einsatz umfangreicher technischer Untersuchungen ätiologisch ungeklärt.

Der Verlauf der Erkrankung erlaubt dann eine gute Eingrenzung, wenn es sich um einen akuten Beginn mit raschem Fortschreiten handelt. In diesem Fall kommen im wesentlichen nur entzündliche Neuropathien (z. B. Guillain-Barré-Syndrom), akute Hypersensitivitätsreaktionen und akute Intoxikationen in Frage. Bei schubförmigem Verlauf ist in erster Linie an chronisch entzündliche Prozesse zu denken. Ein chronischer Verlauf ist vieldeutig.

Der Verteilungstyp ist dann wegweisend, wenn es sich um eine Mononeuropathie multiplex, also Ausfälle in Innervationsgebieten verschiedener peripherer Nerven, handelt. Dieses Muster läßt in erster Linie denken an:

- eine Affektion der Vasa nervorum (Vaskulitis, Diabetes mellitus, Kryoglobulinämie),
- fokale Entzündungen (Sarkoidose, Lepra, Wegener-Granulomatose),
- vermehrte Druckempfindlichkeit des Nervs (z. B. Neuropathie mit Neigung zu Druckparesen, chronisch entzündliche Neuropathie).

Eine distal symmetrische Verteilung hingegen kommt bei einer Vielzahl verschiedener Ursachen vor.

Die Anamnese soll gezielt suchen nach

- Toxinexposition (v. a. Arzneimittel, Alkohol, berufliche Exposition),
- ähnlichen Erkrankungen in der Familie (wobei häufig nur ein Ballenhohlfuß, ein „eigenartiges" Gangbild als Hinweis erinnert werden),
- internistischen Erkrankungen (v. a. Diabetes mellitus).

Die klinische Untersuchung erlaubt eine grobe Orientierung, welcher Fasertyp betroffen ist:

- vorwiegend motorische Neuropathien (z. B. Guillain-Barré-Syndrom, hereditäre Neuropathien),
- sensible Neuropathien mit Befall der dicken Fasern mit dem Leitsymptom der Gangataxie (hier sollte v. a. an paraneoplastische Neuropathien sowie Vitaminstoffwechselstörungen gedacht werden),
- sensible Neuropathien mit bevorzugtem Befall der dünnen Fasern („small fiber neuropathy"). Bei dieser Form stehen Spontanschmerzen sowie eine Verminderung von Schmerz- und Temperaturempfinden ganz im Vordergrund.

28.4.2.2
Laboruntersuchung und Funktionsdiagnostik

Die Basisdiagnostik sollte Diabetes mellitus, schwere Leber- und Nierenfunktionsstörungen, hämatologische Erkrankungen sowie Entzündungsparameter erfassen. Allerdings muß vor einer Überinterpretation der Befunde gewarnt werden. So reicht ein pathologischer Glukosetoleranztest nicht aus, um eine Neuropathie als diabetische Neuropathie zu klassifizieren.

Bei sensiblen Neuropathien sollten wegen der Behandlungskonsequenzen auf jeden Fall die Vitamine B_1, B_6, B_{12}, A, E untersucht werden. Inwieweit darüber hinaus spezifischere Laboruntersuchungen sinnvoll sind, hängt von der klinischen Symptomatik und dem zeitlichen Verlauf ab.

Die Liquordiagnostik ist v. a. dann indiziert, wenn der Verdacht auf eine erregerbedingte Neuropathie besteht (z. B. Bannwarth-Syndrom). Hierbei zeigt sich eine ausgeprägte Pleozytose. Im Gegensatz hierzu findet sich beim akuten Guillain-Barré-Syndrom ein zellarmer Liquor mit Eiweißerhöhung. In Frühstadien der Erkrankung kann der Liquorbefund allerdings völlig unauffällig sein. Beim Großteil sonstiger Neuropathieursachen finden sich unspezifische Befunde wie Liquoreiweißerhöhung, welche nicht eindeutig einer Ursache zuordenbar sind.

28.4.2.3
Mikrobiologie

In unseren Breiten stellt die Borrelieninfektion eine der häufigsten erregerbedingten Polyneuropathieursachen dar. Sonstige erregerbedingte Erkrankungen wie Lepra und Lues kommen nur in seltenen Ausnahmefällen in Frage.

28.4.2.4
Virologie

Bei ungeklärten Neuropathien soll die Möglichkeit einer HIV-Infektion bedacht und evtl. ausgeschlossen werden.

28.4.2.5
Immunologie

Eine immunologische Diagnostik ist dann indiziert, wenn Zusatzsymptome an eine übergeordnete immunologische Systemerkrankung denken lassen wie

- Nierenfunktionsstörungen (Hämaturie, Proteinurie),
- Arthralgien, Arthritiden,
- pulmonale Symptome.

In diesen Fällen sollen p-ANCA, c-ANCA, ANA, dsANA, Komplement C3/C4 und zirkulierende Immunkomplexe untersucht werden.

Liegt eine schwere sensorische Ataxie vor, sollte nach Anti-Hu-Antikörpern, die bei der paraneoplastischen sensorischen Neuronopathie gefunden werden, gesucht werden.

Die Durchführung einer Immunelektrophorese zum Ausschluß einer monoklonalen Gammopathie sollte bei allen ätiologisch ungeklärten progredienten Neuropathien durchgeführt werden. Insbesondere bei demyelinisierenden Neuropathien muß mit der Möglichkeit einer monoklonalen Gammopathie gerechnet werden.

28.4.2.6
Humangenetik

Eine molekulargenetische Untersuchung steht momentan für folgende Polyneuropathien zur Verfügung:

- Charcot-Marie-Tooth-Erkrankung (Typ 1a/b),
- Neuropathie mit Neigung zu Druckparesen,
- familiäre Amyloidose,
- Adrenoleukodystrophie.

Angesichts der erheblichen Kosten sollte allerdings eine molekulargenetische Untersuchung sehr gezielt vorgenommen werden. Als Screeningverfahren ist sie nicht geeignet.

Wegen des raschen Fortschritts der Molekulargenetik empfiehlt es sich, aktuelle Informationen einzuholen (z. B. über Internet: www.eddnal.com, www.Omin.com).

28.4.2.7
Neurophysiologie

Die klinische Neurophysiologie dient der Klassifizierung des neuropathischen Syndroms in

- demyelinisierende Neuropathie (mit Verlangsamung der Nervenleitgeschwindigkeit),
- axonale Neuropathie (mit Denervierungszeichen im EMG und Amplitudenminderung der Aktionspotentiale bei weitgehend normalen Nervenleitgeschwindigkeiten),
- gemischte Formen.

Ferner dient sie ergänzend zur klinischen Untersuchung der Erfassung des Verteilungstyps (symmetrisch/asymmetrisch, distal/proximal, Mononeuropathia multiplex) sowie der hauptsächlich betroffenen Faserpopulation (sensibel, motorisch, „large fiber/small fiber").

Der Nachweis pathologischer Spontanaktivität dient als Zeichen der Floridität des Prozesses sowie als Verlaufsparameter bei Reinnervation (Verschwinden der pathologischen Spontanaktivität).

28.4.2.8
Konventionelle Strahlendiagnostik

Bei ätiologisch ungeklärten demyelinisierenden Neuropathien sollte (insbesondere wenn eine monoklonale Gammopathie nachgewiesen wurde) eine Röntgendiagnostik zum Ausschluß eines osteosklerotischen Myeloms durchgeführt werden.

28.4.2.9
Punktionsdiagnostik/histologische Diagnostik

Hauptindikation für eine Muskelbiopsie ist der Verdacht auf eine Vaskulitis. Hier entspricht die Rate positiver Ergebnisse ungefähr denen bei Nervenbiopsien. Vorteil ist die geringere Komplikationsrate. Bei Verdacht auf Amyloidose kann u. U. auch in der Muskelbiopsie Amyloid in Gefäßen nachgewiesen werden.

Eine Nervenbiopsie ist indiziert bei Verdacht auf eine Vaskulitis, eine chronisch entzündliche demyelinisierende Neuropathie sowie erregerbedingte Neuropathien (z. B. Lepra). Bei Speichererkrankungen ist eine Biopsie nur dann sinnvoll, wenn die Verdachtsdiagnose nicht durch eine biochemische Untersuchung untermauert werden kann. Bei hereditären Neuropathien ist der Eingriff nur dann zu rechtfertigen, wenn die Familienuntersuchung keinen Aufschluß erbrachte und molekulargenetische Methoden nicht zur Verfügung stehen. Als Komplikation muß bei ungefähr 10 % der Patienten mit erheblichen Schmerzen sowie Schwierigkeiten bei der Wundheilung gerechnet werden.

29 Intensivmedizin

K.G. Kreymann

ARDS und Sepsis sind 2 Syndrome, die eine häufige Indikation zur Intensivtherapie oder eine Komplikation derselben darstellen. Da sie von organübergreifender Bedeutung sind, wird Ihre Definition und Diagnostik in diesem separaten Kapitel dargestellt.

Die klinische und apparative Diagnostik der anderen Störungen einzelner Organsysteme erfolgt auch in der Intensivmedizin nach den in den organbezogenen Kapiteln vorgegebenen Grundsätzen. Sie müssen deshalb an dieser Stelle nicht wiederholt werden. Zur klinischen und laborchemischen Diagnostik der Intoxikationen sei, da sie den Umfang des Buches sprengen würden, auf die entsprechende Spezialliteratur verwiesen.

29.1
ARDS

Das ARDS („acute respiratory distress syndrome") ist eine akut auftretende Störung des Gasaustausches, die weder durch ein Ödem infolge einer Linksherzinsuffizienz oder einer Hypervolämie noch durch eine Störung des Atemantriebes oder der Atemmechanik und auch nicht durch eine Behinderung des Gasflusses in den großen oder kleinen Atemwegen bedingt ist.

Pathophysiologisch kommt es beim ARDS zu einer diffusen entzündlichen Reaktion des Lungenparenchyms, die mit einer Permeabilitätsstörung sowohl des Lungenepithels als auch des Endothels einhergeht und dadurch ein exsudatives, proteinreiches Lungenödem zur Folge hat.

Dem Ergebnis einer 1992 einberufenen amerikanisch-europäischen Konsensuskonferenz nach wurde der Begriff wieder als *„acute"* und nicht – wie zwischenzeitlich – als *„adult" respiratory distress syndrome* definiert, da die Erkrankung sowohl bei Erwachsenen als auch bei Kindern auftreten kann. (Hiervon ist weiterhin das bei Neugeborenen auftretende, auf einem Surfactantmangel beruhende *„infant respiratory distress syndrome"* zu unterscheiden.)

Gleichzeitig wurde der Begriff des ALI (*„acute lung injury"*) geprägt für Patienten, die die gleichen Symptome, aber mit geringerem Schweregrad, aufweisen. Die Diagnose des ARDS und ALI beruht auf klinischen, radiologischen, und blutgasanalytischen Kriterien (Tabelle 29-1).

Tabelle 29-1. Diagnostische Kriterien des ALI und ARDS (Kriterien entsprechend der amerikanisch-europäischen Konsensuskonferenz)

„Acute Lung Injury" (ALI)	
Zeitlicher Verlauf	Akuter Beginn
Oxygenierung	$p_aO_2/F_IO_2 \leq 300$ (unabhängig vom PEEP)
Thoraxröntgen	Bilaterale Infiltrate in der a.-p.-Aufnahme
PcP	$\leq 18\ mm\,Hg$ (wenn gemessen) oder keine klinischen Zeichen des erhöhten Drucks im linken Vorhof
„Acute Respiratory Distress Symdrome" (ARDS)	
Wie oben, ausgenommen Oxygenierung	$p_aO_2/F_IO_2 \leq 200$ (unabhängig vom PEEP)

Tabelle 29-2. Ursachen des ARDS (entsprechend der amerikanisch-europäischen Konsensuskonferenz)

I. Direkte Lungenschädigung
A.   Aspiration
B.   Disifuse pumonale Infektionen (z. B. bakteriell, viral, Pneumozystisinfektionen und andere)
C.   Beinahe-Ertrinken
D.   Inhalation von toxischen Gasen
E.   Lungenkontusion

II. Indirekte Lungenschädigung
A.   Schwere Sepsis und septischer Schock
B.   Schwere Traumata nicht im Bereich des Thorax
C.   Massentransfusion
D.   Kardiopulmonaler Bypass (selten)

Es wurde ausdrücklich betont, daß die bei ALI und ARDS beobachteten Symptome sowie die Veränderungen der Blutgasanalyse sich in einem Kontinuum verändern und somit jeder Grenzwert nur mit einer gewissen Willkür festgelegt werden kann. Ebenso wurde dezidiert beschlossen, daß die Notwendigkeit einer mechanischen Beatmung kein diagnostisches Kriterium darstellt.

Neuere epidemiologische Studien haben den Begriff des ALI aber insofern in Zweifel gezogen, als sich kein signifikanter Unterschied in der Prognose von Patienten mit ALI im Vergleich zu Patienten mit einem ARDS nachweisen ließ.

Bei den möglichen Ursachen eines ALI bzw. ARDS (Tabelle 29-2) ist zu unterscheiden zwischen einer direkten und einer indirekten Schädigung der Lunge. Eine lokal abgegrenzte Pneumonie fällt nicht unter die Definition eines ARDS; es ist jedoch möglich, daß eine solche Pneumonie über die systemische Freisetzung von Toxinen und Mediatoren zu einem ARDS führt.

29.1.1
Anamnese und Befund

Entsprechend der Definition sind ARDS und ALI Ausschlußdiagnosen: ein Lungenversagen, das nicht durch eine Linksherzinsuffizienz oder eine der anderen oben genannten Erkrankungen bedingt ist. In der Anamnese ist somit besonders auf vorbestehende kardiale oder pulmonale Erkrankungen zu achten.

In der Praxis tritt ein ARDS jedoch häufig zusammen mit einer diesen Erkrankungen auf, so daß sich daraus gravierende differentialdiagnostische Probleme ergeben können, vor allen Dingen in der Abgrenzung zum kardial bedingten Lungenödem. Angaben einer direkten Lungenschädigung wie Aspiration oder Inhalation toxischer Gase oder das Vorliegen einer häufig mit einem ARDS assoziierten Erkrankung wie Sepsis, Polytrauma oder Massentransfusion können als Hinweis für ein ARDS bzw. ALI als Ursache der Gasaustauschstörung gewertet werden.

Einen für das ARDS bzw. ALI typischen physikalischen Untersuchungsbefund, der eine eindeutige Abgrenzung zum kardialen Lungenödem erlauben würde, gibt es nicht.

Neben der Ermittlung der Ursache der respiratorischen Insuffizienz ist die Bestimmung des Schweregrades ein weiterer wichtiger diagnostischer Aspekt. Da einzelne Parameter sich hierbei als nicht ausreichend erwiesen haben, wird in der Klinik häufig auf sog. Scores zurückgegriffen.

Der von Murray entwickelte und 1988 in einer revidierten Fassung veröffentlichte „lung injury score", basiert auf radiologischen Kriterien, dem Quotienten p_aO_2/F_IO_2, der Höhe des angewandten PEEP und der statischen Compliance. Der Autor schlug damals vor, den Begriff ARDS anzuwenden, wenn der Scorewert >2,5 betrug, darunter aber von „mild-to-moderate lung injury" zu sprechen.

Dieser sog. „Murray Score" wurde von der amerikanisch-europäischen Konsensuskonferenz nicht übernommen, statt dessen wurde mit der Unterscheidung ARDS/ALI ein – wenn auch nur grobes – Konzept zur quantitativen Abstufung der Lungenschädigung vorgelegt. Der „Murray Score" ist daher historisch überholt. Da er dennoch auch heute noch häufig zur Anwendung kommt, sind die einzelnen Variablen zur Berechnung des Scores in Tabelle 29-3 aufgeführt.

Tabelle 29-3. Variablen und Werte zur Berechnung des „lung injury score"

Parameter	Messungen	Score
1. Thoraxröntgen		
Keine alveoalare Verdichtung		0
Alveolare Verdichtung begrenzt auf 1 Quadranten		1
Alveolare Verdichtung begrenzt auf 2 Quadranten		2
Alveolare Verdichtung begrenzt auf 3 Quadranten		3
Alveolare Verdichtung in allen 4 Quadranten		4
2. Hypoxämie		
p_aO_2/F_IO_2	≥300	0
	225–299	1
	175–224	2
	100–174	3
	<100	4
3. PEEP (bei beatmeten Patienten)		
PEEP	≥5 cm H_2O	0
	6–8 cm H_2O	1
	9–11 cm H_2O	2
	12–14 cm H_2O	3
	≥15 cm H_2O	4
4. Compliance		
Compliance	≥80 ml/cm H_2O	0
	60–79	1
	40–59	2
	20–39	3
	≥19	4

Zur Berechnung des endgültigen Scorewertes wird die Summe der Einzelwerte durch die Anzahl der benutzten Variablen geteilt.

Art der Schädigung	Score
Keine Lungenschädigung	0
Leichte bis mäßige Lungenschädigung	0,1–2,5
Schwere Lungenschädigung (ARDS)	>2,5

29.1.2
Mikrobiologische Diagnostik

Die mikrobiologische Diagnostik einer bakteriellen, viralen oder pilzbedingten Infektion der Lunge ist in doppelter Hinsicht von Bedeutung: zum einen ist das ARDS häufig die Folge einer pulmonalen Infektion im Sinne eines parapneumonischen ARDS, zum anderen ist ein ARDS selbst ein wesentlicher Risikofaktor für das Entstehen einer krankenhauserworbenen („hospital aquired pneumonia", HAP) bzw. beatmungsassoziierten Pneumonie („ventilator-associated pneumonia", VAP; s Abschn. 19.11).

Der Erregernachweis kann aus dem Trachealsekret oder aus der bei der bronchioalveolären Lavage (BAL) gewonnenen Flüssigkeit erfolgen. Die Beschreibung der Abnahmetechniken erfolgt unter Endoskopie/ Bronchoskopie.

29.1.3
Immunologische Diagnostik

Ein ARDS läßt sich aus klinischen, radiologischen und mikrobiologischen Daten häufig nur schwer von einem kardial bedingten Lungenödem oder einer schweren beidseitigen Pneumonie abgrenzen. Im Vordergrund steht deshalb die Frage inwieweit die epitheliale Entzündungsreaktion durch die Bestimmung proinflammatorischer Mediatoren in der unverdünnten Ödemflüssigkeit oder in der BAL Flüssigkeit erfaßt werden kann.

So wurden z. B. das interzelluläre Adhäsionsmolekül ICAM-1, Interleukin-8 und die von neutrophilen Granulozyten freigesetzte Matrix-Metalloproteinase-9 (MMP-9) in der BAL-Flüssigkeit von ARDS Patienten in höherer Konzentration nachgewiesen als im Plasma und auch in höherer Konzentration als in der Ödemflüssigkeit oder im Plasma von Kontrollpatienten.

29.1.4
Atemphysiologie
29.1.4.1
BGA und Pulsoxymetrie

Die mit Hilfe der Blutgasanalyse (BGA) im arteriellen Blut gemessene O_2-Sättigung (SO_2) und der Kohlensäurepartialdruck (pCO_2) sind die unmittelbaren Indikatoren der Gesamteffektivität des respiratorischen Apparates bezüglich seiner beiden Hauptaufgaben: der Oxygenierung des Hämoglobins und des Abatmens von Kohlensäure. Die gleichzeitige Bestimmung des pH-Wertes im arteriellen Blut erlaubt die Beurteilung des Säurebasenhaushaltes. Die arterielle Blutgasanalyse liefert so methodisch absolut valide und von der klinischen Bedeutung her leicht zu interpretierende Befunde (s. Teil B, Abschn. 19.11.2: „Atemphysiologische Diagnostik").

Da die Komplikationen der arteriellen Punktion, ein Hämatom, eine Endothelverletzung mit nachfolgender Stenosierung oder eine Infektion, bei wiederholten Punktionen zunehmen, wird bei Patienten mit schwereren Gasaustauschstörungen, bei denen eine mehrmalige Kontrolle der Blutgase erforderlich ist, eine arterielle Kanülierung empfohlen.

Bei Patienten mit klinisch relevanten kurzfristigen Veränderungen einer schweren Gasaustauschstörung besteht auch die Möglichkeit einer kontinuierlichen Bestimmung der Blutgase mit Hilfe zweier unterschiedlicher Techniken: Bei der einen werden über eine arterielle Kanüle kontinuierlich kleinste Blutmengen entnommen und außerhalb des Patienten analysiert, bei der anderen sind die entsprechenden Sensoren direkt in die Kanüle integriert. Die Indikation für solche Verfahren ist allerdings auf nur wenige Patienten begrenzt.

Ist das Risiko einer Punktion einer A. radialis oder femoralis im Rahmen der Erstdiagnostik in der Notaufnahme oder auf der Intensivstation noch als gering anzusehen, so wächst es überproportional bei Patienten, bei denen eine systemische Fibrinolyse durchgeführt werden muß. Deshalb ist bei allen Patienten mit der Differentialdiagnose eines Myokardinfarktes oder einer Lungenembolie die Indikation zur arteriellen Punktion mit größter Zurückhaltung zu stellen. Sie sollte nur bei Patienten erfolgen, bei denen zur Beherrschung eines persistierenden Schocks gleichzeitig eine kontinuierliche invasive Blutdruckmessung erforderlich ist.

Alternativ zu einer arteriellen BGA sollte bei solchen Patienten die pulsoxymetrische Bestimmung der O_2-Sättigung angewandt werden in Verbindung mit einer Blutgasanalyse von periphervenösem Blut, das aus einer nicht gestauten Vene entnommen wurde. Sowohl der pCO_2- als auch der pH-Wert im periphervenösen Blut unterscheiden sich nur geringfügig von den Werten im arteriellen Blut, so daß diese Parameter wie auch die pulsoxymetrisch gemessene SO_2 für eine erste Entscheidungsfindung völlig ausreichend sind.

29.1.4.2
Oxygenierungsindizes

Bei der Interpretation der arteriellen Blutgasanalyse eines Patienten, der Raumluft atmet, ermöglicht ein Vergleich der gemessen Werte mit den üblichen Normwerten eine Beurteilung der Einschränkung des Gasaustausches.

Allgemein gilt ein Abfall des arteriellen O_2-Partialdruckes (p_aO_2) unter 60 mm Hg oder der arteriellen O_2-Sättigung (S_aO_2) unter 90 % als Zeichen der gestörten Oxygenierung und ein p_aCO_2 > 47 mmHg als Zeichen der alveolären Hypoventilation.

Diese Interpretationsmöglichkeit der BGA als pulmonalem Funktionstest ist aber – was die Oxygenierung anbetrifft – nicht mehr möglich, sobald die Inspirationsluft einen höheren O_2-Anteil (F_IO_2) enthält, da unter diesen Bedingungen keine direkte Korrelation zwischen dem gemessenen SO_2 Wert und der Funktionseinschränkung mehr besteht. Aus diesem Grund wurden mehrere sog. Oxygenierungsindizes entwickelt, die allesamt das Ziel verfolgen, den gemessenen arteriellen O_2-Druck oder die gemessene Sättigung in Korrelation zu der jeweiligen F_IO_2 zu setzten, um dadurch die Interpretation des Ergebnisses unabhängig von derselben zu machen.

Der Quotient p_aO_2/F_IO_2

Von allen Oxygenierungsindizes ist der Quotient aus dem arteriellen Partialdruck und der inspiratorischen O_2-Konzentration der am häufigsten sowohl in Studien als auch in der täglichen Routine angewandte Parameter; er wird häufiger auch als der „Oxygenierungsindex" bezeichnet. In einer vergleichenden Studie konnte gezeigt werden, daß dieser Index zwar noch am ehesten eine Beurteilung der Oxygenierung erlaubt, daß es aber keinem der genannten Parameter gelingt, den Einfluß der F_IO_2 auf den p_aO_2 völlig zu eliminieren.

Die alveoloarterielle Sauerstoffpartialdruckdifferenz: $p_{(A-a)}O_2$

Dieser früher im deutschen Schrifttum auch als AaDO$_2$ bezeichnete Parameter berechnet die Differenz zwischen dem O_2-Partialdruck in der Alveolarluft und dem im arteriellen Blut. Er beschreibt somit die Differenz zwischen dem O_2-Partialdruck, den eine ideale Lunge im arteriellen Blut erreichen könnte und dem pO_2, der tatsächlich erreicht wird.

Der O_2-Partialdruck in der Alveolarluft (p_AO_2) ist abhängig vom O_2-Partialdruck in der Inspirationsluft (p_IO_2), dem CO_2-Partialdruck in den Alveolen (p_ACO_2) und dem Verhältnis der O_2-Aufnahme zur Kohlendioxidabgabe (RQ). p_IO_2 wiederum ist abhängig vom Luftdruck (P_B), der O_2-Fraktion (F_IO_2) und dem Wasserdampfdruck (47 mm Hg bei 100 % Sättigung) und wird berechnet als

$$p_IO = (p_B - 47) \cdot F_IO_2$$

Bei einem transpulmonalen Shunt < 20 % kann $p_ACO_2 = p_aCO_2$ angenommen und p_AO_2 berechnet werden über die Formel

$$p_AO_2 = p_IO_2 - p_aCO_2$$

Der Normwert dieser Größe beträgt bei der Inspiration von Raumluft 20–40 mm Hg. Bei höheren inspiratorischen O_2-Konzentrationen kann der Wert bis zu mehreren 100 mm Hg betragen. Der Vergleich zweier, bei unterschiedlicher F_IO_2 abgenommener Werte wird dadurch allerdings eher erschwert als erleichtert, so daß

dieser Parameter bei beatmeten Patienten kaum noch Anwendung findet.

Der alveoloarterielle Sauerstoffquotient: p_aO_2/p_AO_2

Dieser Index ist der Quotient der oben dargestellten Größen. Die klinische Aussagekraft bei beatmeten Patienten ist ähnlich problematisch wie die der oben genannten Differenz dieser Größen.

Der Quotient $p_{(A-a)}O_2/p_aO_2$

Der Quotient aus der Partialdruckdifferenz und dem arteriellen Partialdruck wurde als sog. „respiratory index" eingeführt, hat aber in der praktischen Anwendung bei beatmeten Patienten ebenfalls bisher keine größere Bedeutung erlangt.

29.1.4.3
Shunt

Die Verminderung des arteriellen O_2-Druckes im Vergleich zum alveolären O_2-Druck resultiert aus zwei Komponenten: einem anatomisch bedingten Shunt und einem funktionellen Shunt, bedingt durch die Durchblutung von Lungengebieten, die gar nicht oder nur vermindert ventiliert werden oder in denen die Oxygenierung durch eine Diffusionsstörung behindert wird. Bettseitig lassen sich diese beiden Shunt-Anteile nicht voneinander trennen. Der aus beiden gemeinsam resultierende transpulmonale Gesamtshunt ($\dot{Q}_s/\dot{Q}_t$) ist somit mehr eine ideelle Größe, die sich aus unterschiedlich oxygenierten Blutanteilen zusammensetzt, als ein wirklicher Anteil des Blutes, der ohne Oxygenierung die Lunge passiert.

Zur weiteren Charakterisierung des transpulmonalen Shunts wurden mehrere Begriffe geprägt, die häufig widersprüchlich und in eher verwirrender als klärender Weise verwendet werden. Da man früher davon ausging, daß der Effekt von Verteilungsstörungen oder Diffusionsstörungen durch die Atmung von 100 % O_2 ausgeglichen werden könnte – was sich in einigen Fällen als falsch erwiesen hat –, wurde der bei 100 % O_2-Atmung gemessene Shunt auch als „wahrer" Shunt bezeichnet (Bei einigen Autoren wird die Abkürzung $\dot{Q}_s/\dot{Q}_t$ ausschließlich für diesen wahren Shunt benutzt). Im Gegensatz hierzu wird der bei niedrigerer F_IO_2 gemessene Shunt auch als physiologischer ($\dot{Q}_{sp}/\dot{Q}_t$) oder als venöse Beimischung ($\dot{Q}_{va}/\dot{Q}_t$) bezeichnet.

Die Berechnung des Shunts nach der oben genannten Shuntformel erfolgt über die Bestimmung des O_2-Gehaltes (C) im pulmonal-endkapillären (C_cO_2), arteriellen (C_aO_2) und gemischtvenösem Blut (C_vO_2).

$$\dot{Q}_{va}/\dot{Q}_t = C_cO_2 - C_aO_2/C_cO_2 - C_vO_2$$

Da pulmonal-endkapilläres Blut in der Regel nicht zur Verfügung steht, werden der ideelle O_2-Druck und die daraus resultierende O_2-Sättigung dieses Blutes über die oben genannten Alveolargasformel berechnet. Unbedingt notwendig für eine korrekte Bestimmung von Q_{va}/Q_t ist allerdings die Abnahme von gemischt-venösem Blut aus der Pulmonalarterie mit Hilfe eines Pulmonaliseinschwemmkatheters, da vor dem rechten Ventrikel noch große Unterschiede in der Sättigung des venösen Blutes aus unterschiedlichen Regionen bestehen, so daß es bei Anwendung von venösem Blut aus einem zentral-venösen Katheter, z. B. in Höhe der V. cava superior, zu gravierenden Fehlberechnungen kommt.

Die Berechnung des O_2-Gehaltes erfolgt über die allgemeine Formel

$$CO_2 = SO_2 \cdot 1{,}39 \cdot Hb + 0{,}0031 \cdot pO_2$$

Da der physikalisch gelöste Anteil ($0{,}000134 \times pO_2$) nur geringfügig zum Ergebnis beiträgt, ist eine approximative Berechnung des Shunts bei alleiniger Berücksichtigung der Sättigungen möglich.

$$\dot{Q}_{va}/\dot{Q}_t = = S_CO_2 - S_aO_2/S_CO_2 - S_VO_2 \text{ (approximativ)}$$

Für die Beurteilung des respiratorisch eingeschränkten Patienten ist $\dot{Q}_{va}/\dot{Q}_t$ die entscheidende Größe und den oben genananten Indizes eindeutig überlegen, da die Einschränkung der Oxygenierung des arteriellen Blutes nicht nur durch die Menge des Blutes bestimmt wird, die während der Lungenpassage nur schlecht oder gar nicht oxygeniert wird, sondern auch durch die O_2-Sättigung des venösen Blutes. Ein stark desoxygeniertes venöses Blut führt bei gleichem Shunt zu einer stärkeren Verminderung der arteriellen Sättigung als ein hoch gesättigtes venöses Blut.

Die Sättigung des venösen Blutes wird jedoch wesentlich durch extrapulmonale Faktoren – z. B. das Herzminutenvolumen, die Gesamt-O_2-Aufnahme oder den Hb-Gehalt des Blutes – beeinflußt. Durch die Bestimmung von Q_{va}/Q_t kann somit der Einfluß nichtpulmonaler Faktoren auf eine Verminderung der arteriellen Sättigung von der pulmonalen Funktionsstörung getrennt werden. Die wiederholte Bestimmung von $\dot{Q}_{va}/\dot{Q}_t$ ist somit die einzige Möglichkeit, bei einem respiratorisch eingeschränkten Patienten mit wechselnden Keislaufverhältnissen einen wirklichen Überblick über die Veränderung der Oxygenierungsfunktion zu erhalten.

Allerdings unterliegt auch $\dot{Q}_{va}/\dot{Q}_t$ einem Einfluß der F_IO_2. Da der Einfluß eines partiellen Ventilations-Perfusions-Mißverhältnisses oder einer Diffusionsbarriere häufig durch eine höhere inspiratorische O_2-Konzentration ausgeglichen werden kann, ist es verständlich, daß es bei Patienten, die z. B. mit einer höheren F_IO_2 beatmet wurden, bei Absenkung der F_IO_2 in niedrigere Bereiche zu einer Zunahme von $\dot{Q}_{va}/\dot{Q}_t$ kommt.

Die ansteigenden Werte signalisieren in diesem Fall dann auch eine tatsächliche Verschlechterung der Oxygenierung.

29.1.4.4
Compliance und Elastance

Die nach der exsudativen Frühphase einsetzenden proliferativen Vorgänge bewirken eine zunehmende Verdickung und Steifigkeit der Alveolarsepten. Die dadurch bedingte Verminderung der Compliance ist eine der wesentlichen pathophysiologische Veränderung beim ARDS. Aus der wiederholten Bestimmung der statischen Compliance, die beim beatmeten Patienten problemlos möglich ist, können somit wertvolle Rückschlüsse auf den Verlauf der Erkrankung und den Erfolg einer Therapie gezogen werden (s. Teil B, Abschn. 19.11.2: „Atemphysiologische Untersuchungen").

29.1.5
Echokardiographie

Mit Hilfe der Echokardiographie können sowohl das Kontraktionsverhalten als auch das Füllungsvolumen des linken Ventrikels bestimmt werden und damit wertvolle Hinweise für eine Linksherzinsuffizienz als Ursache des Ödems liefern. Die gleichzeitige Beurteilung der regionalen Kontraktilität sowie der Klappenmorphologie ermöglicht eine Aussage über eine etwaige Myokardischämie oder einen Klappendefekt als Ursache des Linksherzversagens.

Auch ein hämodynamisch relevanter Perikarerguß kann mit Hilfe der Echokardiographie leicht diagnostiziert oder ausgeschlossen werden (s. Teil B, Abschn. 19.1.5: „Echokardiographie").

29.1.6
Endoskopie
29.1.6.1
Bronchoskopie

Zur mikrobiologischen Erregerdiagnostik einer pulmonalen Infektion stehen 3 Techniken zur Verfügung: die Gewinnung von Trachealsekret mit einer „blinden" endotrachealen Absaugung, die bronchoalveoläre Lavage (BAL) bzw. die sog. Minilavage und die geschützte Bürste („protected specimen brush", PSB).

Die Gewinnung von Trachealsekret mit Hilfe einer einfachen endotrachealen Absaugung hat den Vorteil, daß sie leicht ohne apparativen Aufwand und ohne besondere Vorkenntnisse durchgeführt werden kann. Der Nachteil ist, daß es bei den mit Hilfe dieser Methode nachgewiesenen Erregern unmöglich ist, zwischen den Erregern einer Pneumonie und Kolonisationskeimen der Trachea, die noch keinen Krankheitswert haben, zu unterscheiden. Die Methode hat somit eine hohe Sensitivität aber nur eine geringe Spezifität.

Die BAL ebenso wie die PSB setzen eine Bronchoskopie und somit die entsprechende apparative Ausrüstung sowie Kenntnisse der Untersuchungstechnik voraus. Sie ermöglichen damit aber auch eine gleichzeitige Inspektion des Bronchialsystems, die in Einzelfällen wertvolle Information über die Lokalisation einer Infektion oder über die Genese einer bronchialen Obturation geben kann. Da bei beiden Methoden Sekret distal der Trachea gewonnen wird und die Keime der Trachealbesiedlung somit nicht miterfaßt werden, erhöht sich die Spezifität. Bei der PSB wird die Bürste zusätzlich durch einen Einführungskather vor dem Trachealsekret, das vorher durch den Arbeitskanal des Bronchoskops abgesaugt wurde, geschützt. Diese Methode besitzt dadurch die höchste Spezifität, aber auch die geringste Sensitivität.

Als weitere Technik steht noch die sog. Minilavage zur Verfügung. Hierbei wird die Lavage nicht mit Hilfe eines Bronchoskops sondern mit einem blind, aber weiter distal eingebrachten Katheter, als dies bei der normalen Endotrachealen Absaugung üblich ist, durchgeführt.

Zusammengefaßt nimmt somit die Sensitivität von > 90 % bei der endotrachealen Absaugung bis ca. 60 % bei der PSB ab, während die Spezifität umgekehrt von ca. 60 % bei der Absaugung auf ca. 90 % bei der PSB ansteigt. Von vielen Autoren wird zur Zeit die BAL als die Methode mit dem besten Kompromiß zwischen Sensitivität und Spezifität angesehen.

29.1.7
Koventionelle Strahlendiagnostik

Der mit Hilfe eines portablen Röntgengerätes angefertigten a.p. Aufnahme des Thorax kommt nach wie vor eine überragende Bedeutung bei der Diagnose pulmonaler Erkrankungen des Intensivpatienten zu, da sie jederzeit ohne große Vorbereitung auf der Intensivstation angefertigt werden kann und damit die Notwendigkeit eines aufwendigen und häufig den Patienten auch gefährdenden Transportes entfällt.

Die heute häufig eingesetzte digitale PCR-Technik ermöglicht, durch die nachträgliche Bearbeitung des Kontrastes und der Kantenschärfe Fehler bei der initialen Belichtung auszugleichen und die Bildqualität an unterschiedliche Fragestellungen anzupassen.

Bei der Beurteilung pulmonaler Verdichtungen stellen sich 2 wichtige Differentialdiagnosen:

1. Abgrenzung entzündlicher Infiltrate von einer vermehrten Flüssigkeitsansammlung (Ödem) im Interstitium bzw. Alveolarraum,
2. Abgrenzung eines kardialen oder hypervolämiebedingten Ödems von einem nicht kardialen Ödem.

Prinzipiell sprechen lokal abgrenzbare, einseitige oder zumindest stärker seitendifferente Verdichtungen, die sich im zeitlichen Verlauf nur langsam ändern, für entzündliche Infiltrate, während seitengleiche und diffus ausgeprägte Veränderungen mit schneller Veränderungstendenz eher für eine Flüssigkeitsansammlung sprechen. Aber selbst bei dieser groben Unterscheidung ist Vorsicht geboten, da manche Erreger (z. B. Pneumocystis carinii oder Viren) ebenfalls zur Ausbildung diffuser Verdichtungen führen.

In der Regel sind die Pneumonien intensivpflichtiger Patienten – egal ob es sich um eine ambulant oder beim Krankenhausaufenthalt Pneumonie handelt – ausgeprägter und häufig von einem sog. „parapneumonischen" ARDS begleitet. Die daraus resultierende Flüssigkeitsansammlung plus die zusätzliche Einschränkung einer Liegeaufnahme bringen dann mit sich, daß – im Gegensatz zu dem hohen Stellenwert der Thoraxröntgenaufnahme in der Diagnostik der Pneumonie bei Nicht-Intensivpatienten – bei diesen die eindeutige Diagnose eines entzündlichen Infiltrates mit Hilfe einer konventionellen Thoraxaufnahme nur bedingt möglich ist.

Radiologisch finden sich beim kardial bedingten Lungeödem rosettenförmige Verdichtungen, die – in der Regel zentral beginnend und sich nach peripher ausbreitend – im weiteren Verlauf konfluieren. Da das Transsudat auch schnell wieder rückresorbiert werden kann, kann sich das radiologische Bild eines kardialen Lungenödems nach Behebung der Ursache (z. B. einer hypertensiven Krise oder einer ischämisch bedingten Kontraktionsinsuffizienz) auch sehr schnell wieder zurückbilden. Eine gleichzeitig auf dem Thoraxbild erkennbare Kardiomegalie oder eine für ein Mitral- oder Aortenvitium typische Herzkonfiguration sind weitere Hinweise auf eine kardiale Genese des Ödems.

Bedingt durch das eiweißreiche Exsudat sind beim ARDS die radiologischen Verdichtungen häufig fleckiger als beim kardialen Lungenödem, und es fehlt oft die bei kardialen Ödem bestehende Abnahme der Dichte von zentral nach peripher. Kommt es zu einer weiteren Zunahme des Flüssigkeitsaustritts, bildet sich unter der zunehmenden Konfluation zuletzt das Bild der „weißen Lunge", das keine normalen Lungenstrukturen mehr erkennen läßt. Aufgrund des höheren Eiweißgehalts kann das Exsudat auch nur deutlich langsamer rückresorbiert werden als das Transsudat des kardialen Lungenödems, was sich in der entsprechend zögerlichen Rückbildung der radiologischen Veränderungen widerspiegelt.

29.1.8
Computertomographie

Das Computertomogramm (CT) des Thorax erlaubt auch beim Intensivpatienten eine dreidimensionale

Auflösung intrapulmonaler pathologischer Strukturen. So wurde erst auf CT-Bildern erkennbar, daß bei Patienten mit einem ARDS eine deutliche ventrodorsale Zunahme der Veränderungen besteht. Bedingt durch die intrapulmonale Flüssigkeitszunahme kommt es zu einer Gewichtszunahme des Lungengewebes, die mit der Zeit zu einer Kompression der abhängigen Lungenpartien führt.

Auch wenn die Computertomographie mit diesen Befunden wesentlich zur Aufklärung der pathophysiologischen Abläufe beim ARDS beigetragen hat, so ergeben sich bei der Diagnose des ARDS nur selten strenge Indikationen für ein CT des Thorax.

29.1.9
Andere Untersuchungsverfahren

29.1.9.1
Rechtsherzkatheter

Die Unterscheidung eines kardialen von einem nichtkardialen Lungenödem allein mit Hilfe des Röntgenbildes ist oft schwierig oder gar nicht möglich. Eine genaue Aussage über die hydrostatische Komponente bei der Entstehung des Ödems liefert die Bestimmung des pulmonalen Kapillardruckes (PcP) mit Hilfe eines Pulmonaliskatheters. Üblicherweise wird ein Pc-Druck von > 18 mmHg als Hinweis für eine hydrostatische Genese des Ödems angesehen.

29.1.9.2
Intrathorakales Blutvolumen

Alternativ hierzu besteht die Möglichkeit der Bestimmung des intrathorakalen Blutvolumens (ITBV) mit Hilfe transpulmonaler Indikator-Dilutionsverfahren (TPDI). ITBV setzt sich zusammen aus dem enddiastolischen Volumen beider Ventrikel und dem pulmonalen Blutvolumen und korreliert somit mit der kardialen Vorlast. Es wird bestimmt über die Injektion eines ausschließlich intravasal verbleibenden Indikators (Indozyaningrün), dessen Konzentrationsverlaufs mit Hilfe eines fiberoptischen Sensors in der A. femoralis oder radialis gemessen wird.

29.1.9.3
Extravaskuläres Lungenwasser

Da das ARDS durch eine Permeabilitätstörung des Endothels charakterisiert ist, besteht eine quantitative Korrelation zwischen dem Schweregrad des Erkrankung und der extravasal ausgetretenen Flüssigkeit, dem extravasalen Lungenwasser (EVLW). Mit Hilfe der oben bereits erwähnten transpulmonalen Indikatorverdünnungsmethoden kann dieses bestimmt werden. Hierzu wird der strikt intravasal verbleibende Indikator Indozyaningrün, der das intrathorakale Blutvolumen (ITBV) bestimmt, mit einem Kältebolus kombiniert, da dieser Indikator sich auch in der Flüssigkeit des umliegenden Gewebes verteilt. Mit Hilfe der Kälte wird das sog. intrathorakale Kälteverteilungs- oder Thermovolumen bestimmt (ITTV). Das EVLW kann dann bestimmt werden als Differenz von ITTV und ITBV:

$$EVLW = ITTV - ITBV$$

Die Methode ist allerdings aufwendig, und ihre Praktikabilität und Wertigkeit bedürfen noch der weiteren Validierung.

29.2
Sepsis

29.2.1
Zur Definition von SIRS und Sepsis

Sepsis ist die systemische Entzündungsreaktion auf eine Infektion. Während die Pathogenese der Sepsis, die Einschwemmung von Bakterien und deren Toxinen in die Blutbahn, bereits Ende des letzten Jahrhunderts bekannt war, erbrachten erst die letzten zwei Jahrzehnte die weiterführende Erkenntnis, daß nicht nur die Mikroorganismen und deren Toxine, sondern auch die Immunantwort des Wirtes den Verlauf der Sepsis entscheidend bestimmen. Obwohl die Pathogenese dieser systemischen Entzündungsreaktion damit weitgehend aufgeklärt war, blieb die Definition der Sepsis bis heute Gegenstand langer Diskussionen.

Die Diagnose der Sepsis wird dadurch erschwert, daß auch Erkrankungen, die nicht durch eine bakterielle oder andere Infektion verursacht sind – wie Polytrauma oder schwere Verbrennung – durch die Freisetzung von Zytokinen unter einer ähnlichen Symptomenkonstellation ablaufen können wie eine Sepsis. Die Überschneidung dieser Krankheitsbilder, ihrer Symptome und Bezeichnungen veranlaßte 1991 eine amerikanische Konsensuskonferenz, die Terminologie der Sepsis verbindlich festzulegen.

Die Kernaussage dieser Konferenz war, den bis dahin gebräuchlichen Begriff des „Sepsissyndroms" durch den Begriff des SIRS („systemic inflammatory response syndrome") zu ersetzen, der als Überbegriff sowohl für eine infektiös bedingte als auch eine nicht-infektiös bedingte systemische Entzündungsreaktion dienen sollte. Der Begriff Sepsis sollte fortan nur verwendet werden, wenn ein solches SIRS eindeutig durch Bakterien, Pilze, Viren oder einen anderen Infektionserreger verursacht ist.

Diese von der Konsensuskonferenz vorgeschlagene Terminologie ist in der Folgezeit z. T. diskutiert und kritisiert worden, allerdings bis heute durch keine andere verbindlich ersetzt worden. Insbesondere wurde angeführt, daß die diagnostischen Kriterien SIRS oder Sepsis zu weit gefaßt seien und damit zu viele Patienten unter diesen Diagnosen subsumiert würden. Gerade im deutschen Sprachgebrauch war der Begriff Sepsis immer schweren, lebensbedrohlichen Infektionen vorbehalten; Bedingungen, die dem Konsensus nach jetzt unter dem Begriff schwere Sepsis zusammengefaßt werden.

29.2.1.1
„Multiorgan Dysfunction Syndrome"

Der Begriff des „multi organ failure" (MOF) soll der Konsensuskonferenz zufolge ersetzt werden durch den Begriff des „multiorgan dysfunction syndrome" (MODS). Durch diesen Begriff soll zum Ausdruck gebracht werden, daß die Beeinträchtigung der unterschiedlichen Organsysteme in einem Kontinuum abläuft. Die Erkennung früher Formen der Fehlfunktion soll verbessert werden, die Verlaufsbeobachtung der Verbesserung oder Verschlechterung der Fehlfunktion hat prognostische Aussagekraft.

Ein *primäres* MODS liegt vor, wenn die Organfehlfunktionen früh auftreten und unmittelbar auf einen primären Insult zurückzuführen sind. Beim *sekundären* MODS sind die Organfehlfunktionen eine Folge der Wirtantwort auf die Entzündung. Die bis dato vorliegenden Kriterien zur Quantifizierung der Organfehlfunktion erschienen der Konsensuskonferenz noch zu unausgereift, um empfohlen werden zu können.

29.2.1.2
CARS und MARS

Von Bone wurde der Begriff des SIRS ergänzt durch den Begriff des CARS („compensatory antiinflammatory response syndrome"), das klinische Zustände bezeichnet, in dem primär antiinflammatorische Zytokine überwiegen. Für das gleichzeitige Vorliegen von pro- und antiinflammatorischen Zyokinen wurde der Begriff des MARS („mixed antagonistic response syndrome") geprägt.

Auch wenn diese Begriffserweiterung der Komplexität der bei einer Sepsis ablaufenden biologischen Vorgänge sicherlich deutlich besser Rechnung trägt, ist eine direkte klinische Bedeutung dieser Terminologie bis heute nicht erkennbar, da auch noch keine verbindlichen diagnostischen Kriterien für diese einzelnen Formen der Entzündungsreaktion vorliegen.

29.2.2
Anamnese und Befund

Die diagnostischen Kriterien wurden durch die Konsensuskonferenz wie folgt festgelegt: Die Diagnose SIRS ist zu *stellen*, wenn 2 der 4 klinischen Symptome

- Fieber oder Hypothermie,
- Tachypnoe,
- Tachykardie und Leukozytose/Leukopenie oder
- ein Thrombozytenabfall
  erfüllt sind (Tabelle 29-4).

Eine Sepsis liegt vor, wenn ein SIRS durch eine nachgewiesene Infektion bedingt ist, Für die Diagnose reicht der Erregernachweis aus einem Sekret oder dem Urin oder sogar allein der klinische Nachweis eines Fokus ohne entsprechenden Erregernachweis. Diese „weiche"

Tabelle 29-4. Definition der amerikanisch-europäischen Konsensuskonferenz zur Sepsis

Infektion	Mikrobiologisches Geschehen, das gekennzeichnet ist durch eine entzündliche Reaktion auf Mikroorganismen oder auf die Invasion normalerweise sterilen Gewebes durch dieselben
Bakteriäme	Anwesenheit von vitalen Bakterien im Blut
„Systemic Inflammatory Response Syndrome"	Systemische Entzündungsreaktion aud einer Vielzahl schwerer klinischer Insulte. Die Entzündungsreaktion ist gekennzeichnet durch 2 oder mehr der folgenden Symptome: Temperatur $> 38\,°C$ oder $< 36\,°C$ Herzfrequenz $> 90/min$ Atemfrequenz $> 20/min$ oder $p_aCO_2 < 32$ mmHg Leukozyten $> 12.000/mm^3$, $< 4000/mm^3$ oder $> 10\%$ Stabkernige
Sepsis	Systemische Reaktion auf eine Infektion. Diese Reaktion ist gekennzeichnet durch 2 oder mehr der folgenden Symptome, bedingt durch eine Infektion: Temperatur $> 38\,°C$ oder $< 36\,°C$ Herzfrequenz $> 90/min$ Atemfrequenz $> 20/min$ oder $PaCO^2 < 32$ mmHg Leukozyten $> 12.000/mm^3$, $< 4000/mm^3$ oder $> 10\%$ Stabkernige
Schwere Sepsis	Sepsis assoziiert mit einer Organdysfunktion, Organminderperfusion oder einer Hypotension. Hypoperfusion oder Perfusionsanomalien können einhergehen mit, aber sind nicht beschränkt auf: Laktatazidose, Oligurie oder Veränderungen der Bewußseinslage
Septischer Schock	Sepsis mit Hypotension trotz adäquater Flüssigkeitszufuhr, zusammen mit der perfusionsbedingten Störungen, die beinhalten, aber nicht limitiert sind auf: Laktatazidose, Oligurie oder Veränderungen des mentalen Status Bei Patienten, die mit Vasopressoren behandelt werden, kann ein normaler Blutdruck vorliegen zum Zeitpunkt, an dem diese Störungen beobachtet werden
Hypotension	Systolischer Blutdruck < 90 mm Hg oder Abfall von $> 40\%$ im Verhältnis zum Ausgangszustand (in Abwesendheit anderer Gründe für eine Hypotension)
„Multiple Organ Dysfunction Syndrome"	Störung der Organfunktionen bei einem akutkranken Patienten derart, daß die Homöostase ohne Intervention nicht gewahrt bleibt

Regelung berücksichtigt die Tatsache, daß bei sehr vielen klinisch offensichtlich infektionsbedingten Erkrankungen der direkte Erregernachweis nicht gelingt.

Hervorzuheben ist auch, daß in dem Konsensusbeschluß explizit darauf verzichtet wurde, eine positive Blutkultur mit in die diagnostischen Kriterien einzubeziehen.

29.2.2.1
Bestimmung des Schweregrades der Sepsis

Das Krankheitsbild der Sepsis ist bestimmt durch die Interaktion zwischen den verursachenden Mikroorganismen und ihren Toxinen und der immunologischen Antwort des Wirtes. Diese wiederum ist interindividuell verschieden, sie hängt z. B. von einer eventuell bestehenden Grunderkrankung oder dem individuellen Ausmaß der Mediatorenfreisetzung ab.

Über einen quantitativ meßbaren Einzelparameter zur Bestimmung des Schweregrades einer Sepsis herrscht bis heute kein Konsens. Alternativ wurde der Einsatz von Scoringsystemen vorgeschlagen, bei denen mehrere klinische, physikalische und laborchemische und Parameter gewichtet und dann zu einem Gesamtwert zusammengefaßt werden.

Der erste explizit zu diesem Zweck entwickelte und in klinischen Studien eingesetzte Score ist der Sepsis Score von Elebute und Stoner. Ziel dieses Scores war allein die Bestimmung des Schweregrades der Sepsis; eine direkte, mathematisch definierbare Korrelation mit der Prognose war nicht intendiert.

Wegen der begrenzten Aussagekraft eines solchen Scores wurde auch der Einsatz allgemeiner Intensivscores bei Patienten mit einer Sepsis überprüft. Bei diesen Scores – dem APACHE- und dem SAPS-Score – wurde die Gewichtung der einzelnen Variablen in bezug zur Sterbewahrscheinlichkeit anhand mathematischer Modelle ermittelt; sie erlauben somit die exakte Berechnung einer Sterbe- oder reziproken Überlebenswahrscheinlichkeit. In Abhängigkeit von den Veränderungen der therapeutischen Optionen müssen diese mathematischen Modelle allerdings ständig überprüft und angepaßt werden. Die aktuellen Versionen der bekanntesten Scoringsysteme sind der APACHE-III-Score, dessen Berechnungsalgorithmen allerdings nur noch kommerziell zur Verfügung gestellt werden, und der SAPS-II-Score.

Das Ziel dieser allgemeinen Scoresysteme ist die Berechnung der Überlebenswahrscheinlichkeit von Kollektiven von Intensivpatienten, nicht von Einzelpatienten. Sie setzen einen bestimmten „case mix" – also eine Mischung von Diagnosen – in dem betreffenden Kollektiv voraus. Bei Anwendung auf eine Gruppe von Patienten mit einer einzigen Diagnose –z. B. Sepsis – können die Algorithmen zur Berechnung der Sterbewahrscheinlichkeit somit nicht ohne weiteres angewandt werden.

Für Patienten mit einem Multiorgan Dysfunktion Syndrom wurden mehrere Scores entwickelt, durch die der Schweregrad der Organ Dysfunktionen quantifiziert werden soll. Die bekanntesten hiervon sind der MOF- („Multiple-organ-failure"-)Score, der MOD- („Multiple-organ-dysfunction"-)Score und der SOFA- („Sepsis-related-organ-failure-assessment"-)Score. Auch diesen Scoresystemen fehlt allerdings– ähnlich wie dem Elebute-Score für Patienten mit einer Sepsis – ein mathematisches Modell zur Prognosebestimmung. Ihre Absicht ist auch weniger die Berechnung der Prognose als vielmehr die Bestimmung der maximalen Ausprägung der Erkrankung.

In Anbetracht der permanenten Verbesserung der allgemeinen Scores bleibt allerdings fraglich, inwieweit diese Spezialscores in Zukunft noch von Bedeutung sein werden.

Für die tägliche Praxis ist somit – neben der Ermittlung eines Score-Wertes – die klinische Beobachtung und Einschätzung des Patienten entsprechend den von der Konsensuskonferenz vorgeschlagenen Stadien (einfache) Sepsis, schwere Sepsis und septischer Schock unumgänglich. Das frühzeitige Erkennen und die entsprechende Würdigung der Symptome der schweren Sepsis – die klinischen Zeichen der gestörten Organperfusion- oder Funktion wie metabolische Azidose, Nierenfunktionsstörung, Gasaustauschstörung oder mentale Störungen – sind nach wie vor eine wichtige diagnostische Voraussetzung jeder erfolgreichen Sepsistherapie.

29.2.3
Laboruntersuchungen

Der heute am häufigsten verwandte Entzündungsparameter ist das CRP, das gut mit dem Verlauf einer Infektion korreliert. Da es aber auch bei Autoimmunprozessen oder bei akzidentellem oder chirurgischen Trauma ansteigt, ist es nicht ausreichend spezifisch für eine infektionsbedingte Erkrankung. Eine differentialdiagnostische Abgrenzung zwischen einer Sepsis und einem nichtinfektionsbedingten SIRS allein mit Hilfe des CRP ist somit nicht möglich.

Procalcitonin (PCT) ist ein Propetid des Calcitonins, das bei schweren bakteriellen Infektionen im Plasma in erhöhter Konzentration nachgewiesen werden kann. Es korreliert ebenfalls sehr gut mit dem Schweregrad der Infektion und fällt bei Ausheilung derselben schneller ab als das CRP.

Ob der PCT-Anstieg ein ausreichend spezifisches Anzeichen einer bakteriellen oder pilzbedingten Infektion ist, um als eindeutiger serologischer Sepsisindikator gewertet zu werden, wird z. Z. noch diskutiert.

Die aus neutrophilen Granulozyten freigesetzte Leukozytenelastase hat bis heute keine ubiquitäre Verwendung; das Neopterin eignet sich nicht als Sepsis Parameter, da es auch bei autoimmunologischen und anderen Entzündungsreaktionen ansteigt.

Die häufig bei septischen Patienten bestehende Laktatazidose kann Ausdruck einer Gewebshypoxie sein, beruht häufig aber auch auf einer direkten sepsisbedingten Störung des Intermediärstoffwechsels.

29.2.4
Mikrobiologische Untersuchungen

Bei der Abgrenzung der Sepsis von einem nicht infektionsbedingten SIRS kommt dem mikrobiologischen Nachweis der infektiösen Genese die entscheidende Bedeutung zu.

Neben dem Erregernachweis durch Abstriche und Sekret- oder Urinproben kommt in der Sepsis Diagnostik der Blutkultur eine große Bedeutung zu, da positive Befunde eine hohe Spezifität für den verursachenden Keim der Infektion haben. Allerdings liefern unter klinischen Bedingungen nur ca. 20 % aller Bluktulturen ein positives Ergebnis, unter antibiotischer Therapie noch weniger. Eine positive Blutkultur hat somit einen hohen prädiktiven Wert für eine infektiöse Genese einer Erkrankung, eine negative Blutkultur schließt diese auf keinen Fall aus.

Alternativ zu dem mikrobiologischen Direktnachweis besteht die Möglichkeit, die bakterielle Genese der Erkrankung durch den Nachweis bakterieller Toxine zu beweisen. Für die klinische Routine steht bis heute jedoch nur der Limulus Test zum Nachweis des Endotoxins gramnegativer Bakterien zur Verfügung, der auf der Aktivierung der Endolymphe des Pfeilschwanzkrebses (Limulus amoebocytus) beruht.

Hohe Endotoxinspiegel im Serum können in der Regel als beweisend für eine gramnegative Infektion angesehen werden. Allerdings kommt es auch durch andere Ursachen, wie z. B. die durch Schock bedingte Translokation gramnegativer Bakterien aus dem Darm, zu einer Endotoxinämie, die in der Regel jedoch mit niedrigeren Serumspiegeln einhergeht als ein gramnegativer Infekt. Während bei Patienten mit einer Meningokokken Sepsis eine signifikante Korrelation zwischen dem Endotoxinspiegel und der Prognose gefunden wurde, liegen bei anderen Erkrankungen widersprüchliche Ergebnisse vor.

Aufgrund der noch nicht eindeutigen Interpretation, der relativ schwierigen Handhabung und des hohen Preises hat der Limulus-Test bis heute noch keinen Platz als Standarduntersuchung bei Patienten mit Verdacht auf Sepsis gefunden. Entsprechende routinemäßig anwendbare Verfahren zum Nachweis von Ektotoxinen grampositiver Bakterien liegen noch nicht vor.

Spezifische Antigene können nachgewiesen werden bei Candida spp., Legionella-pneumophila- und Hepatitisviren. Mit Hilfe der „polymerase chain reaction" (PCR) lassen sich DNA-Stücke von Zytomegalie- und Herpesviren sowie von Mykobakterien nachweisen, die hohe Sensitivität dieses Verfahrens führt jedoch häufig zu falsch-positiven Ergebnissen. Der serologische Nachweis von Antikörpern spielt für die Akutdiagnostik von Infektionserkrankungen nahezu keine Rolle, da der Anstieg erst zu einem späteren Zeitpunkt erfolgt.

29.2.5
Immunologie

Für einzelne Zytokine – vor allem Interleukin-6 und TNF-α – konnte eine gute Korrelation mit dem zeitlichen Verlauf einer Infektion und für Interleukin-6 auch mit der Prognose nachgewiesen werden. Dennoch ist eine Abgrenzung der Sepsis von einem nicht-infektionsbedingten SIRS auf dem Boden eines quantitativ oder qualitativ andersartigen Zytokinmusters bisher nicht möglich und ist vor dem Hintergrund der großen Überschneidungen auch nicht zu erwarten.

29.2.6
Weitere Untersuchungsmethoden
29.2.6.1
Herzminutenvolumen und peripherer Widerstand

Hervorstechendstes Merkmal der hämodynamischen Veränderungen bei einer Sepsis ist der Abfall des peripheren, systemischen Gefäßwiderstands. Er ist bedingt durch eine Senkung des Vasomotorentonus, die sowohl direkt durch bakterielle Toxine als auch durch die konsekutiv freigesetzten Mediatoren bedingt sein kann. Für den peripheren Widerstand konnte eine gute Korrelation mit dem klinischen Verlauf und seriell bestimmten Werten des APACHE-II-Scores gezeigt werden.

Klinisch wird der Abfall des peripheren Widerstands häufig manifest durch einen Abfall des Blutdruckes. Kommt es jedoch zu einer gleichzeitigen Steigerung des Herzminutenvolumens, wird der Abfall des Vasomotorentonus kompensiert und er bleibt klinisch inapparent. Der arterielle Blutdruck ist somit kein geeigneter Parameter zu Erfassung des peripheren Widerstandes.

Die exakte Bestimmung des peripheren, systemischen Gefäßwiderstands (SGW; englisch „total peripheral resistance", TPR) erfordert die zusätzliche Bestimmung des Herzzeitvolumens (HZV) und des Mitteldruckes im rechten Vorhof (PRA). Sie erfolgt nach der Formel:

$$SGW = \frac{\bar{P}_{art} - \bar{P}_{RA}}{HZV} \cdot 80 \quad (dyn \cdot cm^{-5} \cdot s)$$

Die Bestimmung des HZV erfolgt in der Regel mit Hilfe der Thermodilutionsmethode, wobei ein Kältebolus in den rechten Vorhof injiziert wird und die daraus resultierende Veränderung der Bluttemperatur durch einen Sensor, der in der Arteria pulmonalis plaziert wird, gemessen wird.

Das Verfahren setzt somit die Insertion eines Pulmonaliskatheters voraus. Da die Wertigkeit dieses Verfahrens in der Intensivmedizin z. Z. nicht unumstritten ist, werden wieder weniger invasive Verfahren zur Bestimmung des HZV – die Plazierung des Temperatursensors in einer peripheren Arterie oder die Impedanzanalyse – vermehrt diskutiert.

29.2.6.2
Sauerstoffaufnahme und Energieumsatz

Ähnlich wie nach einem Trauma kommt es auch im Verlauf einer Sepsis oder eines nicht infektionsbedingten SIRS zu phasenhaften Veränderungen der O_2-Aufnahme bzw. des Energieumsatzes. Während die unkomplizierte Sepsis mit einer signifikanten Erhöhung der O_2-Aufnahme und des Energieumsatzes um 40%–60% verbunden ist, kommt es in den Stadien schwere Sepsis und septischer Schock zu einem relativen Abfall, so daß in der schweren Sepsis die O_2-Aufnahme nur noch um ca. 20% erhöht und im septischen Schock sogar im Normbereich liegt. O_2-Aufnahme und Energieumsatz können somit einerseits zur Bestimmung des klinischen Stadiums der Sepsis dienen, zum anderen sind sie eine wertvolle Hilfe bei der Planung der klinischen Ernährung des Patienten.

Methodisch bestehen zwei unterschiedliche Ansätze, die O_2-Aufnahme ($\dot{V}o_2$) und den daraus berechneten Energieumsatz *(EU)* zu bestimmen:

Zum einen die inverse Anwendung des Fickschen Prinzip, wobei aus dem per Thermodilution gemessenen HZV und der arteriovenösen O_2-Gehaltsdifferenz ($C_{(a-v)}O_2$) die O_2-Aufnahme bestimmt wird.

$$\dot{V}o_2 = HZV \cdot C_{(a-v)}O_2$$

Zum anderen mit Hilfe der indirekten Kalorimetrie, bei der sowohl $\dot{V}o_2$ als auch die Kohlendioxidabgabe ($\dot{V}co_2$)) aus dem respiratorischen Gaswechsel bestimmt werden. Hierzu stehen heute Geräte zur Verfügung, die sowohl bei spontanatmenden als auch bei beatmeten Patienten angewendet werden können. Gemessen wird die Differenz der in- und exspiratorischen O_2- und CO_2- Konzentrationen sowie das exspiratorische Atemminutenvolumen bzw. der Flow, mit dem das Exspirationsgas abgesogen wird. $\dot{V}o_2$ und $\dot{V}co_2$ werden dann als Produkt dieser Größen berechnet.

Die Berechnung des Energieumsatzes (EU) erfolgt aus $\dot{V}o_2$, $\dot{V}co_2$ und dem im Urin ausgeschiedenen Stickstoff (N_U) über die folgende Formel:

$$EU = 3,9 \cdot \dot{V}o_2 + 1,1 \cdot \dot{V}co_2 - 2,2 \, N_U \ (cal/min)$$

Die Minutenwerte werden in der Regel auf 24 h hochgerechnet, da auch die Angabe des Grund(energie)umsatzes in kcal/ 24 h erfolgt.

Da die Bestimmung des Stickstoffs im Urin sehr aufwendig ist und diese Größe nur geringfügig zum Gesamtergebnis beiträgt, wird für die Bestimmung des Energieumsatzes Nu häufig auch approximativ mit 13 g/24 h geschätzt. Alternativ besteht die Möglichkeit, Nu annähernd über die Messung des Harnstoff im Urin zu bestimmen.

Der Quotient $\dot{V}co_2/\dot{V}o_2$ wird als respiratorischer Quotient bezeichnet, er beträgt bei gemischter Ernährung ca. 0,85. Legt man diesen als Normwert zugrunde, so kann auch aus $\dot{V}o_2$ (ml/min) allein der Energieumsatz pro 24 h geschätzt werden:

$$EU = \dot{V}o_2 \cdot 6,95 \ (kcal/24 \, h)$$

Literatur

Bankier A, Fleischmann D, Aram L, Heimberger K, Schindler E, Herold CJ (1999) Bildgebung in der Intensivmedizin. Techniken, Indikationen, diagnostische Zeichen – Teil II. Internist 40: 190–204

Bankier A, Fleischmann D, Aram L et al. (1999) Bildgebung in der Intensivmedizin. Techniken, Indikationen, diagnostische Zeichen – Teil I. Internist (Berl) 40: 294–304

Bernard GR, Artigas A, Brigham KL et al. (1994) Report of the American-European consensus conference on ARDS: definitions, mechanisms, relevant outcomes and clinical trial coordination. The Consensus Committee. Intensive Care Med 20: 225–232

Members of the American College of Chest Physician/Society of Critical Care Medicine Consensus Conference Committee (1992) Amercian College of Chest Physicians/Society of Critical Care Medicine Consensus Conference: Definition for sepsis and organ failure and guidelines for the use of innovative therapies in sepsis. Crit Care Med 20: 864–874

Murray JF, Matthay MA, Luce JM, Flick MR (1988) An expanded definition of the adult respiratory distress syndrome. Am Rev Respir Dis 138: 720–723

Pilz G, Werdan K (1990) Cardiovascular parameters and scoring systems in the evaluation of response to therapy in sepsis and septic shock. Infection 18: 253–262

Spiegel T von, Hoeft A (1998) Transpulmonale Indikatorverfahren in der Intensivmedizin. Anästhesist 47: 220–228

Welte T, Ewig S (1999) Diagnostik von beatmungsassoziierten Pneumonien – Wo stehen wir heute? Intensivmed 36: 224–229

Zetterström H (1988) Assessment of the efficiency of pulmonary oxygenation. The choice of oxygenation index. Acta Anaesthesiol Scand 32: 579–584

KAPITEL 30

Hals-Nasen-Ohrenheilkunde

30

G. Grevers und E. Kastenbauer

30.1
Erkrankungen des Ohres

Obwohl z. T. Überschneidungen zwischen den einzelnen Formen der Erkrankungen des Ohres bestehen, lassen sie sich vereinfachend folgendermaßen klassifizieren:

- Erkrankungen des äußeren Ohres (hierunter werden definitionsgemäß Ohrmuschel und äußerer Gehörgang verstanden),
- Erkrankungen des Mittelohres und der angrenzenden pneumatisierten Räume (Warzenfortsatz),
- Erkrankungen des Innenohres,
- Zentrale Hörstörungen,
- Tinnitus,
- Peripher-vestibuläre Erkrankungen,
- Funktionsstörungen des N. facialis.

30.1.1
Anamnese und Befund

30.1.1.1
Erkrankungen des äußeren Ohres

Fehlbildungen
Fehlbildungen des äußeren Ohres können aufgrund der komplizierten embryologischen Entwicklung der Ohrmuschel und des Gehörgangs ganz unterschiedlich ausgeprägt sein. Am häufigsten kommt die Apostasis der Ohrmuschel vor; sehr viel seltener sind dysplastische Veränderungen der Ohrmuschel mit zu kleiner,

unterentwickelter oder völlig fehlender Koncha. Ohrmuscheldysplasien sind aus entwicklungsgeschichtlichen Gründen häufig mit Stenosierungen bzw. Atresien des Gehörgangs sowie Mittelohrfehlbildungen vergesellschaftet.

Symptome/Befunde
Während bei der abstehenden Ohrmuschel zumeist kosmetische Probleme im Vordergrund stehen, führen weitergehende Fehlbildungen, d. h. dysplastische veränderte Ohrmuscheln mit Gehörgangsstenose oder -atresie sowie Mittelohrfehlbildungen, zu Funktionseinschränkungen durch Schwerhörigkeit. Ob und inwieweit eine Hörminderung bei Fehlbildungen zu weiterreichenden Veränderungen, insbesondere Sprachentwicklungsstörungen, führen können, hängt im wesentlichen davon ab, ob es sich um einen ein- oder beidseitigen Befund handelt. Bei einseitigem Befund und Normalgehör auf der Gegenseite ist die Sprachentwicklung nicht behindert, wohl aber das Richtungshören.

Entzündungen: Perichondritis
Die Perichondritis der Ohrmuschel entsteht als Folge einer bakteriellen Infektion des Perichondrium nach Traumen (z. B. Ringerverletzung, aber auch nach Ohroperationen) sowie im Gefolge persistierender Otorrhö bei chronischer Mittelohrentzündung oder Cholesteatom. Erreger sind zumeist Staphylokokken, aber auch Problemkeime wie Pseudomonas aeruginosa und Proteus.

Symptome/Befunde
Inspektorisch findet sich eine gerötete, teigige Schwellung der gesamten Ohrmuschel unter Aussparung des Ohrläppchens. Die Ohrmuschel ist zudem stark schmerzhaft und überwärmt, später kann es auch zur Fluktuation, v. a. an der Vorderseite der Ohrmuschel, kommen.

Wichtige Differentialdiagnosen sind das *Erysipel der Ohrmuschel*, das durch Streptokokken verursacht wird und sich als scharf abgegrenzte Rötung und Schwellung der Haut von Ohrmuschel und Umgebung unter Miteinbeziehung des Ohrläppchens manifestiert, sowie die *rezidivierende Polychondritis*, eine Autoimmunerkrankung gegen Knorpelgewebe, die sich oft zuerst an der Ohrmuschel als Perichondritis manifestiert und in späteren Stadien auch auf den Knorpel von Nase, Larynx und Trachea übergreifen kann. Die Polychondritis ist durch einen chronischen Verlauf mit rezidivierenden Knorpelentzündungen gekennzeichnet.

Entzündungen: Gehörgangsentzündung (Otitis externa)
Die Gehörgangsentzündung kann durch Bakterien oder Pilze hervorgerufen, aber auch allergisch bedingt sein. Exogene Hautschädigungen durch verschmutztes Badewasser (Badeotitis), mechanische Manipulation im Gehörgang oder auch chronische Sekretion aus dem Mittelohr können zu Entzündung und Schwellung der Gehörgangshaut bis zu kompletter Verlegung des Gehörgangslumens führen; in vielen Fälle ist auch die Ohrmuschel mitbetroffen.

Symptome/Befunde
Neben dem typischen Tragusdruckschmerz bzw. Schmerzen bei Zug an der Ohrmuschel sind Otorrhö und – bei ausgeprägter Schwellung der Gehörgangshaut mit Verlegung des Lumens – Schwerhörigkeit diagnostisch wegweisend. Die Patienten haben häufig eine begleitende regionale Lymphadenitis.

Entzündungen Otitis externa necroticans („maligna")
Bei der Otitis externa necroticans („maligna"), einer besonders schweren Verlaufsform der Gehörgangsentzündung, kommt es v. a. bei Diabetikern und immunsupprimierten Patienten durch Infektion mit Pseudomonas aeruginosa zu einer knorpel- und knochendestruierenden Entzündung. Die Patienten klagen über starke Schmerzen, die besondere Gefahr der Erkrankung liegt bei inadäquater Behandlung in der Ausbreitung der Entzündung in der Tiefe der Fossa retromandibularis entlang der Schädelbasis bis zum Foramen jugulare (Osteomyelitis des Felsenbeins).

Symptome/Befunde
Ohrmikroskopisch findet sich eine granulierende Entzündung am Gehörgangsboden, häufig liegt hier auch der Knochen frei. Außerdem besteht eine fötide Sekretion. In fortgeschrittenem Stadium kann es zu Hirnnervenausfällen kommen (zunächst N. facialis, später auch andere basale Hirnnerven).

30.1.1.2
Erkrankungen der Mittelohres und des Mastoids

Tubenmittelohrkatarrh/Seromukotympanon
Bei akuter oder chronischer Störung der Tubenfunktion kommt es zur Behinderung der Mittelohrbelüftung mit Unterdruck. Bei länger dauernder Tubenventilationsstörung entsteht ein Mittelohrerguß, der je nach Viskosität als Sero- oder Mukotympanon bzw. Mischform der beiden bezeichnet wird.

Symptome/Befunde
Neben Druck und Völlegefühl im Ohr klagen viele Patienten, v. a. bei der akuten Verlaufsform, auch über stechende Schmerzen, Schwerhörigkeit und „Knacken im Ohr beim Schlucken". Ohrmikroskopisch zeigt sich ein

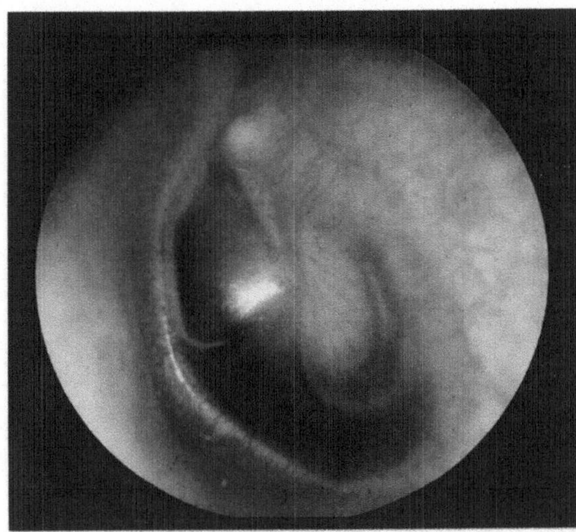

Abb. 30-1. Serotympanon (Paukenerguß) mit bernsteinfarbigem Flüssigkeitsspiegel hinter dem Trommelfell

retrahiertes Trommelfell sowie ein Sekretspiegel bzw. eine Blasenbildung hinter dem Trommelfell (Abb. 30-1).

> **Cave:** Bei jedem einseitigen chronischen Tubenmittelohrkatarrh des Erwachsenen muß ein Tumor des Nasen-Rachen-Raumes ausgeschlossen werden!

Akute Mittelohrentzündung (Otitis media)
Die Erkrankung entsteht häufig rhinotubogen bei einem Infekt von Nase oder Nasen-Rachen-Raum. Eine weitere Ursache ist die exogene Infektion bei Trommelfellverletzung.

Symptome/Befunde
Neben heftigen, pulsierenden Ohrenschmerzen und Schwerhörigkeit besteht ein allgemeines Krankheitsge-

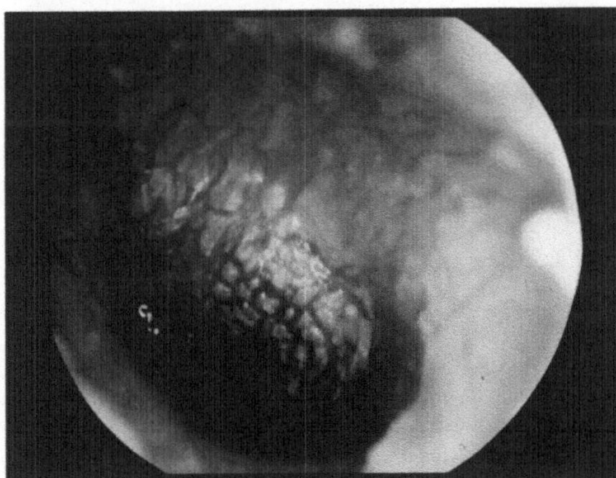

Abb. 30-2. Typisches Befundbild eines entdifferenzierten Trommelfells bei akuter Mittelohrentzündung

fühl mit Fieber. Die Ohrmikroskopie zeigt ein gerötetes (Abb. 30-2), vorgewölbtes, ganz offensichtlich „unter Druck" stehendes Trommelfell, bei Spontanperforation kann man gelegentlich einen stecknadelspitzengroßen Defekt im Trommelfell sehen, aus dem sich pulsierend eitriges Sekret („Otorrhö") entleert.

Mastoiditis
Häufigste Komplikation einer Mittelohrentzündung, die durch Fortleitung in die pneumatisierten Räume des Warzenfortsatzes entsteht und durch enge anatomische Verhältnisse in den Mittelohrräumen bzw. am Übergang zwischen Mittelohr und Warzenfortsatz begünstigt wird. Zwischen dem Auftreten einer Mastoiditis und einer akuten Mittelohrentzündung liegen häufig mehrere Wochen; in vielen Fällen ist die akute Mittelohrentzündung nicht adäquat behandelt worden.

Symptome/Befunde
Charakteristisch ist eine plötzliche Verschlechterung der Symptome einer bereits in Abheilung begriffenen akuten Mittelohrentzündung. Typisch für die Mastoiditis ist weiterhin der Druckschmerz über dem Mastoid sowie die retroaurikuläre Schwellung und Rötung mit abstehender Ohrmuschel. Bei der ohrmikroskopischen Untersuchung zeigt sich ein verdicktes, meist in den hinteren Quadranten vorgewölbtes Trommelfell, gelegentlich kommt es durch die Entzündung auch zu einem Absinken der hinteren Gehörgangswand.

Chronische Mittelohrentzündung
Pathophysiologisch liegt der Erkrankung ein chronisch gestörter Tubenfunktionsmechanismus zugrunde, der nicht nur eine adäquate Belüftung des Mittelohres behindert, sondern auch zu einer chronischen Pneumatisationsstörung des Mastoids führt.

Symptome/Befunde
Die Patienten klagen in der Regel nicht über Schmerzen, aber über eine immer wieder auftretende Otorrhö sowie Schwerhörigkeit. Bei der Ohrmikroskopie zeigt sich eine zentrale Trommelfellperforation (Abb. 30-3), die in Abhängigkeit vom aktuellen Entzündungsgeschehen reizlos oder schleimig-gelblich belegt sein kann.

Cholesteatom
Das Cholesteatom ist ein chronischer Entzündungsprozeß der Mittelohrräume, bei dem es durch fehlgeleitete Proliferation von Gehörgangs- und Trommelfellepithel zur fortschreitenden Zerstörung der Strukturen der Mittelohrräume kommt. Pathophysiologisch liegen hier, ebenso wie bei der chronischen Mittelohrentzündung, lang andauernde Tubenventilationsstörungen und eine Minderbelüftung des Mittelohres zugrunde. Das Cholesteatom entsteht dann über den Kontakt zwi-

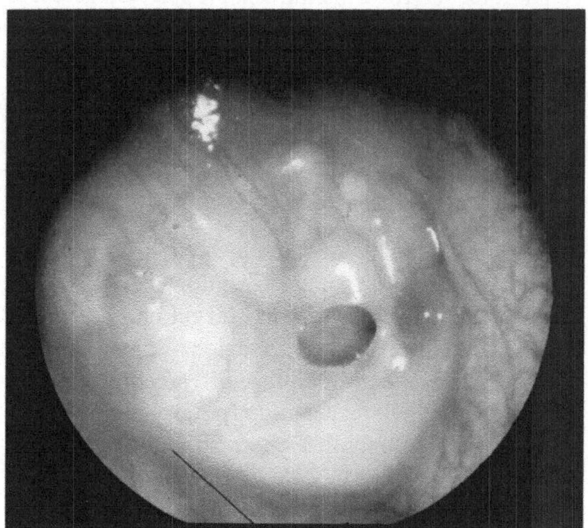

Abb. 30-3. Trockener Defekt im Trommelfell bei chronischer Mittelohrentzündung. Das Trommelfell ist außerdem verdickt und enthält weißliche Hyalineinlagerungen als Ausdruck einer Tympanosklerose

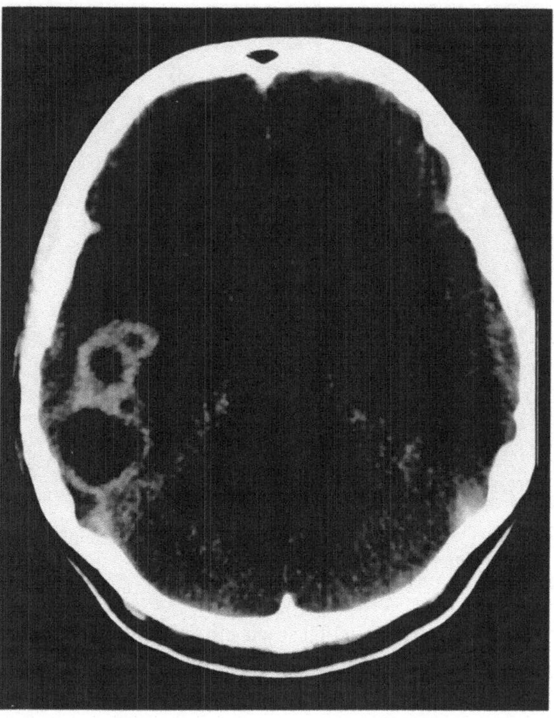

Abb. 30-4. Axiales Computertomogramm eines otogenen Temporallappenabszesses

schen Gehörgangs- bzw. Trommelfellepithel mit der Mittelohrschleimhaut, der durch den infolge des gestörten Tubenventilationsmechanismus entstehenden Unterdruck erleichtert wird.

Symptome/Befunde

Typisch für das Cholesteatom ist die rezidivierende, meist fötide Otorrhö (Pseudomonas aeruginosa) sowie eine progrediente Schalleitungsschwerhörigkeit. Ohrmikroskopisch zeigt sich klassischerweise eine randständige oder epitympanale Perforation des Trommelfells oder aber eine tiefe Retraktionstasche mit weißen Cholesteatomschuppen, die z. T. auch zwiebelschalenartig angeordnet sein können. Das Cholesteatom hinter intaktem Trommelfell zählt zu den Raritäten.

Endokranielle Komplikationen

Grundsätzlich können alle entzündlichen Erkrankungen der Mittelohrräume, v. a. die durch eine Mastoiditis komplizierte akute Mittelohrentzündung und das Cholesteatom, bei inadäquater Versorgung zu endokraniellen Komplikationen unterschiedlichen Ausmaßes führen. Neben dem Epiduralabszeß und der otogenen Meningitis kann es zum otogenen Hirnabszeß (Abb. 30-4) sowie der Sinusthrombose mit otogener Sepsis und der Petroapizitis (Pyramidenspitzeneiterung) kommen.

> **Cave:** Die Gefahr der endokraniellen Komplikationen besteht in ihrer unspezifischen Symptomatik. Selbst otogene Hirnabszesse können zunächst fast symptomlos verlaufen oder nur leichte Kopfschmer-

zen verursachen. Eine ausgeprägte neurologische Symptomatik mit starken Zephalgien, Hirndrucksymptomen oder Krampfanfällen müssen nicht notwendigerweise vorhanden sein. Deshalb ist eine frühzeitige, v. a. bildgebende Diagnostik (s. Computertomographie) bei entsprechendem Verdacht unbedingt erforderlich.

Otosklerose

Bei der Otosklerose handelt es sich um eine herdförmige Mineralstoffwechselstörung der knöchernen Labyrinthkapsel; eine abnorm gesteigerte enzymatische Aktivität der mesenchymalen Zellen soll zu Verknöcherungsherden führen. Diese manifestieren sich besonders häufig im Bereich des ovalen Fensters und führen dort zu einer Fixierung der Steigbügelfußplatte mit entsprechender Verschlechterung des Hörvermögens. Die Krankheit tritt besonders häufig bei Frauen auf.

Symptome/Befunde

Im Vordergrund der klinischen Symptomatik steht die langsam fortschreitende Schwerhörigkeit, gelegentlich besteht auch ein Ohrgeräusch oder Schwindel. Ohrmikroskopisch läßt sich die Otosklerose sehr gut von entzündlichen Erkrankungen des Mittelohres abgrenzen, da sich ein normaler Trommelfellbefund zeigt.

Felsenbeinfrakturen

Frakturen des Felsenbeins treten als indirekter Berstungsbruch, aber auch nach starker direkter Gewalteinwirkung auf den Schädel auf und werden in Pyramidenlängsfrakturen (ca. 80 %) und Pyramidenquerfrakturen (ca. 20 %) unterteilt. Bei der Pyramidenlängsfraktur folgt der Frakturverlauf der Felsenbeinachse, betroffen sind häufig die hintere Gehörgangswand, das Mittelohrdach und die Region des Ganglion geniculi. Bei der Pyramidenquerfraktur verläuft der Frakturspalt entsprechend quer zur Felsenbeinachse und strahlt ins knöcherne Labyrinth und in den inneren Gehörgang ein. Kombinationsformen dieser beiden schematisch vereinfachenden Frakturtypen kommen vor.

Symptome/Befunde

Bei der *Felsenbeinlängsfraktur* steht entsprechend dem Verlauf des Frakturspaltes die Mittelohrsymptomatik im Vordergrund. Neben einer Blutung aus dem Gehörgang bei Trommelfellperforation kann gelegentlich auch eine Gehörgangsstufe sichtbar sein. Klassisches Symptom ist die Schalleitungsschwerhörigkeit, während Fazialisparese oder Otoliquorrhö seltener vorkommen. Bei der *Felsenbeinquerfraktur* findet sich klassischerweise das Hämatotympanon ohne Trommelfellperforation und Gehörgangsstufe. Durch den Frakturverlauf sind das knöcherne Labyrinth und ggf. der innere Gehörgang betroffen, so daß die Patienten ertauben. Außerdem besteht Schwindel mit Spontannystagmus zur gesunden Seite bei Labyrinthausfall. Fazialisparese und Liquorrhö, die in Anbetracht des geschlossenen Trommelfells via Tube in den Nasen-Rachen-Raum als Rhinoliquorrhö imponieren, sind bei der Querfraktur häufiger.

Glomustumoren

Diese Neubildungen gehen von den nichtchromaffinen Zellen (Chemorezeptoren) im Bereich von Bulbus venae jugularis, Plexus tympanicus des Mittelohres und N. petrosus minor aus und sind die häufigsten gutartigen Tumoren des Mittelohres. Je nach Ausdehnung werden 4 verschiedene Stadien unterschieden, die von Stadium I (Tumor auf die Paukenhöhle beschränkt) bis zu Stadium IV (intrakranielle Ausdehnung) reichen.

Symptome/Befunde

Analog zur Tumorausdehnung ist die Symptomatik unterschiedlich. Klinisch wegweisend ist jedoch der bei der Ohrmikroskopie durch das Trommelfell scheinende, bläulich-rote, pulsierende Tumor (Abb. 30-5) mit einseitiger progredienter Hörminderung und pulssynchronem, einseitigem Tinnitus. Bei ausgedehnten Befunden kann es bis zur Ertaubung sowie zum Ausfall der basalen Hirnnerven kommen.

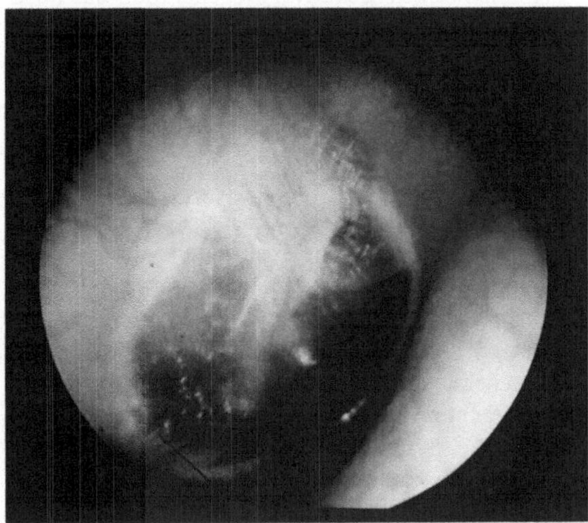

Abb. 30-5. Typische rötlich-bläuliche Verfärbung hinter dem Trommelfell bei Glomus-jugulare-Tumor

30.1.1.3
Erkrankungen des Innenohres

Entzündlich bedingte Innenohrerkrankungen

- Die *Labyrinthitis* kann als Komplikation einer akuten oder chronischen Mittelohrentzündung, aber auch nach Mittelohroperationen mit Eröffnung des Innenohres auftreten. Sie ist klinisch durch Schwindel, Übelkeit, Erbrechen und zunehmende Schwerhörigkeit bis zur Ertaubung gekennzeichnet.

- Beim *Zoster oticus* handelt es sich um eine Reaktivierung des Varicella-zoster-Virus im Verlauf der Hirnnerven VII und VIII. Die Klinik ist durch eine Rötung und herpetiforme Bläschenbildung an der Ohrmuschel, im Gehörgang und auf dem Trommelfell gekennzeichnet. Außerdem bestehen starke neuralgiforme Schmerzen, in der Mehrzahl der Fälle eine Fazialisparese sowie häufig eine hochgradige Schwerhörigkeit bis zur Ertaubung. Schließlich kommt es vielfach auch zu einem Vestibularisausfall mit Schwindel, Übelkeit, Erbrechen und Spontannystagmus ins gesunde Ohr.

- Auch die *Lyme-Borreliose* kann neben anderen neurologischen und dermatologischen Symptomen entzündliche Veränderungen des Ohres bedingen. Ab dem Stadium II kommt es zur akuten, manchmal in Schüben verlaufenden Schwerhörigkeit ein- oder doppelseitig, die von Tinnitus, peripher-vestibulärer Untererregbarkeit und Fazialisparese, die ebenfalls ein- oder doppelseitig auftritt, begleitet sein kann.

- Auch das *Mumpsvirus* besitzt eine besondere Affinität zur Kochlea und führt dort zur serösen Labyrinthitis mit konsekutiver Degeneration des Corti-Organs ohne Beteiligung des vestibulären Systems.

Cave: Mumps ist die häufigste Ursache für die einseitige frühkindliche Ertaubung.

- *Grippe-, Masern-, Adeno-, Coxsackie-Viren* können eine Entzündung des Innenohres mit Schwerhörigkeit bzw. Ertaubung und Vestibularisausfall verursachen.
- Auch die *Lues* kann über entzündliche Prozesse im Innenohr, verbunden mit syphilitischer Meningitis im Stadium II oder III zu Schwerhörigkeit und vestibulärer Symptomatik führen.
- Schließlich kommt es bei der *HIV-Infektion* zu unterschiedlichen Manifestationsformen am Innenohr. Vor allem in der Frühphase, aber auch im fortgeschrittenen Stadium der HIV-Infektion kann es zu gehäuften, ein- oder doppelseitigen „Hörstürzen" kommen. Des weiteren wird eine entzündliche Innenohrbeteiligung bei akuter Mittelohrentzündung beschrieben. Eine andere Manifestationsform ist die früh einsetzende, schleichend progrediente, kochleäre Schwerhörigkeit.

Toxisch bedingte Innenohrerkrankungen

Neben Medikamenten können auch *gewerbliche Gifte* wie Aminobenzol, Blei, Fluor, Kohlenmonoxyd, Nitrobenzol, Quecksilber oder Schwefelkohlenstoff zu Innenohrbeteiligung mit Schwerhörigkeit und vestibulären Symptomen führen (Tabelle 30-1).

Schließlich sind auch in Zusammenhang mit *Genußmittelmißbrauch* (Marihuana, Alkohol, Nikotin) passagere Schwerhörigkeiten beschrieben worden.

Endogene Toxine wie Virus- und Bakterientoxine bei Infektionskrankheiten, aber auch toxische Stoffwechselmetaboliten bei chronischen Erkrankungen wie Diabetes, Niereninsuffizienz, Schilddrüsenfunktionsstörungen oder vaskulären Störungen und Immunerkrankungen können zu kochleovestibulären Symptomen wie Tinnitus, Schwerhörigkeit und Schwindel führen.

Traumatisch bedingte Innenohrerkrankungen

- Das *Knalltrauma* führt über eine oder mehrere kurze Druckwellen mit Druckspitzen zwischen 160 und 190 dB zu einer Haarzellschädigung mit akuter Schwerhörigkeit und Tinnitus.
- Beim *Explosionstrauma* liegen ähnliche Druckspitzen wie beim Knalltrauma vor, die Einwirkung ist

Tabelle 30-1. Ototoxische Medikamente. (Nach Grevers 1997)

Medikamente	Ototoxische Dosis	Charakteristika
Aminoglykosidantibiotika		
Gentamicin (z. B. Refobacin, Sulmycin)	50 mg/kg KG	Stets beidseits Schallempfindungsschwerhörigkeit (SE-SH), zunächst
Tobramycin (z. B. Gernebcin)	75 mg/kg KG	Hochton-SH, später pankochleär, Tinnitus beidseits, Progredienz nach Absetzen möglich. Vestibuläre Reaktion (v. a. bei Gentamicin). Irreversibel
Sisomicin (z. B. Extramycin)	75 mg/kg KG	
Netilmicin (z. B. Certomycin)	200 mg/kg KG	
Amikacin (z. B. Biklin)	120 mg/kg KG	
Schleifendiuretika		
Etacrynsäure (z. B. Hydromedin)	Hochdosiert + Niereninsuffizienz	Ursache: gestörter Elektrolyttransport in der Kochlea. Reversibel
Furosemid (z. B. Lasix)		
Bumetanid (z. B. Fordiuran)		
Piretanid (z. B. Arelix)		
Salizylate		
Azetylsalizylsäure (z. B. Aspirin, Colfarit)	2–6 g/Tag	SH, Tinnitus, Schwindel rasch reversibel nach Absetzen
Lokalanästhetika		
	LA im Mittelohr (Ohrentropfen, Operation); nach Spinalanästhesie	Leichte SH, uncharakteristischer Schwindel meist reversibel
Zytostatika		
Cyclophosphamid (z. B. Endoxan, Cyclostin)	200 mg/cm² KOF	Meist bei vorgeschädigten Ohren; Tinnitus, Schwindel selten. Reversibel
Cisplatin (z. B. Platinex)	3–4 mg/kg KG	
Tuberkulostatika		
Streptomycin (z. B. Strepthothenal)	200 mg/kg KG	Vestibuläre Störung als Primärsymptom häufig Hoch- oder Tiefton-SH; Tinnitus nicht obligat. Reversibel
Rifampicin (z. B. Rifa)		
Capreomycin (z. B. Ogostal)		
Sonstige (Einzelbeobachtungen)		
Chinidin, Practolol, trizyklische Antidepressiva		Meist Innenohrhochton-SH
Indometacin, Diclofenac, Tetanus-, Pockenantitoxin		Gelegentlich vestibuläre Zeichen

jedoch länger (>3 ms). Die Klinik ist durch stechende Ohrenschmerzen und blutige Otorrhö bei Trommelfellperforation sowie eine akute Schwerhörigkeit und Tinnitus, gelegentlich auch Schwindel, gekennzeichnet.

- Das *akute Lärmtrauma* entsteht durch Einwirkung hoher Schallstärken von einigen Minuten Dauer und führt ebenfalls zu einer Innenohrschädigung mit Schwerhörigkeit und Tinnitus.
- Auch beim *stumpfen Schädeltrauma* ohne ohrnahe Fraktur kann es zur Innenohrschädigung kommen. Symptome sind ein- oder beidseitige Schwerhörigkeit, Tinnitus und Schwindel.

Chronische Lärmschwerhörigkeit

Durch chronische Lärmeinwirkung, zumeist am Arbeitsplatz, kann es zur Ausbildung einer Lärmschwerhörigkeit kommen. Maßgebliche Faktoren sind hierbei eine Lautstärke von >85 dB, die Frequenzzusammensetzung (hohe Frequenzen sind schädlicher als tiefe), die Dauer der Lärmeinwirkung und die individuelle Lärmempfindlichkeit. Klinisch findet sich eine langsam zunehmende symmetrische Schwerhörigkeit mit Verständigungsschwierigkeiten, v. a. im Gespräch mit mehreren Personen und bei Nebengeräuschen. Häufig ist die Schwerhörigkeit von Tinnitus begleitet, während vestibuläre Symptome fehlen.

Altersschwerhörigkeit (Presbyakusis)

Hierunter verstehen wir zum einen die altersphysiologische Abnahme der Hörleistung in Verbindung mit ausschließlich altersbedingtem neuralem und zentralem Abbau, zum anderen aber auch Innenohrschwerhörigkeiten die durch altersbedingte Herz-, Kreislaufund Stoffwechselerkrankungen sowie über lange Zeit wirksame Umwelteinflüsse mit verursacht werden. Klinische Kardinalsymptome sind Sprachverständigungsschwierigkeiten im Gespräch mit mehreren Personen und bei Nebengeräuschen; außerdem wird häufig eine Lärmempfindlichkeit sowie Tinnitus beklagt.

Hörsturz

Hierbei handelt es sich um eine akut auftretende, einseitige, idiopathische Innenohrschwerhörigkeit, häufig begleitet von Tinnitus, aber ohne sonstige vestibuläre Symptomatik. Ursächlich werden verschiedene Pathomechanismen diskutiert (Mikrozirkulationsstörungen durch passagere Gefäßspasmen in der Endstrombahn der Innenohrgefäße, Fettstoffwechselstörungen, z. B. Hypercholesterinämie, Autoimmunreaktionen, Hypotonie). Klassischerweise kommt es innerhalb kurzer Zeit (Minuten bis Stunden) zu einer einseitigen Schwerhörigkeit, meist verbunden mit Tinnitus bei unauffälligem Trommelfellbefund. Häufig geben die Patienten auch ein Druck- oder Völlegefühl im Ohr an.

Morbus Ménière

Bei dieser Innenohrerkrankung kommt es zu einer Störung des osmolaren Gleichgewichts zwischen der kaliumreichen Endolymphe und der Perilymphe; hieraus resultiert eine Depolarisation der Nervenzellen mit Schädigung des Gleichgewichts- und Hörorgans. Die charakteristische Symptomatik besteht in akutem, „aus heiterem Himmel" einsetzendem Drehschwindel mit Spontannystagmus, Hörminderung und Tinnitus. Die Dauer der Anfälle variiert zwischen Minuten und Stunden; sie treten mit einer erheblichen interindividuellen Variationsbreite von 2- bis 3mal im Jahr bis mehrmals pro Woche auf.

30.1.1.4
Zentrale Hörstörungen

Durch Degeneration und Untergang der zentralen Leitungsbahnen sowie der Ganglienzellen in primären und sekundären Hörzentren aufgrund entzündlicher (Meningitis, Enzephalitis), vaskulärer (Arteriosklerose, Aneurysmablutung), traumatischer (Schädel-Hirn-Trauma) oder metabolischer Grunderkrankungen kann es zu Störungen des Hörens und Verstehens kommen, die man als zentrale Hörstörungen bezeichnet.

Pontomesenzephale (subtentorielle) Schwerhörigkeiten

- Die *bulbopontine* Schwerhörigkeit ist in erster Linie durch eine neurologische Symptomatik mit zentral-vestibulärer Störung gekennzeichnet, während Hörverlust und Tinnitus uncharakteristisch sind.
- Bei der *mesenzephalen* Schwerhörigkeit stehen Hirnnervenlähmungen, Pyramidenbahnzeichen und sensible, zerebellare sowie extrapyramidale Ausfallserscheinungen im Vordergrund. Die Hörstörungen könne sich z. B. als Parakusis oder Diplakusis manifestieren.
- Die *diffuse pontomesenzephale* Schwerhörigkeit kommt bei Encephalitis disseminata vor. Als Frühsymptom der Erkrankung gelten langsam zunehmende Schwerhörigkeit sowie uncharakteristische Drehschwindelattacken, v. a. bei Lageänderungen.

Kortikosubkortikale (supratentorielle) Schwerhörigkeit

Bei dieser Form der Schwerhörigkeit kommt es infolge hemisphärischer, temporaler oder juxtatemporaler Läsionen zu auditiven Halluzinationen, Illusionen und gnostischen Hörstörungen.

Tabelle 30-2. Differentialdiagnose des Tinnitus (nach Grevers 1997)

Hauptmerkmal	Entstehungsort
Meist tieffrequent, evtl. pulsierend, mit Hörschwelle verdeckbar	Mittelohrtinnitus (traumatisch, Mittelohrentzündung, Otosklerose)
Meist hochfrequent, mit Hörschwelle verdeckbar	Kochleärer Tinnitus (traumatisch, toxisch, vaskulär)
Meist tieffrequent, wechselnd, 10–20 dB überschwellig verdeckbar	Zervikaler Tinnitus
Frequenz uncharakteristisch, 10–20 dB überschwellig verdeckbar	Kombiniert kochleär-neuraler Tinnitus (Altersschwerhörigkeit, Lues)
Deutlich überschwellig verdeckbar; streng einseitig	Neuraler Tinnitus (Kleinhirnbrückenwinkeltumor)
Diffuser Kopfton schlecht/ nicht verdeckbar	Zentraler Tinnitus

30.1.1.5
Tinnitus

Die Ursachen des Tinnitus sind vielfältig (Tabelle 30-2), je nach Entstehungsort ist auch ein typisches Frequenzmuster nachweisbar. Entsprechend ist der Tinnitus keine Erkrankung per se, sondern ein Symptom, dem sehr verschiedene Funktionsstörungen zugrunde liegen können. Am häufigsten ist der Tinnitus von Hörstörungen begleitet.

30.1.1.6
Peripher-vestibuläre Erkrankungen

Zervikale kochleovestibuläre Funktionsstörungen
Myogene und artikuläre Dysfunktionen im Halswirbelsäulenbereich durch Störungen der vertebrobasilären Perfusion oder Irritation der Propriorezeptoren im Hals-/Nackenbereich können zu Gleichgewichtsstörungen führen. Der genaue Pathomechanismus ist allerdings bis heute nicht bekannt. Klinisch äußern sich die Beschwerden durch eine ein- oder beidseitige fluktuierende Tieftonschwerhörigkeit mit tieffrequentem Ohrgeräusch und anfallsartig auftretendem Schwindel, der häufig morgens nach dem Aufstehen besteht. Begleitend finden sich häufig Nackenkopfschmerzen, gelegentlich auch radikuläre Symptome mit ausstrahlenden Schmerzen in die Temporal- und Oberkieferregion.

Neuropathia vestibularis (akuter einseitiger Vestibularisausfall)
Bei der Neuropathia vestibularis handelt es sich um ein ätiologisch bis heute nicht endgültig geklärtes Krankheitsbild mit plötzlichem Funktionsverlust des peripher-vestibulärem Systems einer Seite. Wie beim Hörsturz wird auch bei dieser Erkrankung eine Mikrozirkulationsstörung als Ursache diskutiert. Die Klinik ist durch einen akut einsetzenden Dauerdrehschwindel mit heftiger Übelkeit und Erbrechen gekennzeichnet.

Die Symptomatik kann Stunden bis Tag andauern und nimmt dann kontinuierlich ab, so daß sie schließlich nur noch bei körperlicher Belastung bemerkt wird. Eine Minderung der Hörleistung oder ein Ohrgeräusch bestehen charakteristischerweise nicht.

Benigner paroxysmaler Lagerungsschwindel
Dieses Krankheitsbild wird vermutlich durch eine Kanalolithiasis bei Änderungen der Körperlage ausgelöst. Pathophysiologisch wird dieses Phänomen so erklärt, daß ein freibewegliches Konglomerat spezifisch schwerer Partikel im Bogengangsystem entsprechend der Schwerkraft sedimentiert und einen Sog auslöst, der zu einer vorübergehenden Auslenkung der Kupula führt.

Entsprechend diesem Erklärungsmodell ist die Schwindelsymptomatik reproduzierbar. Nach dem Hinlegen oder Umdrehen im Liegen tritt mit einer Latenz von einigen Sekunden ein heftiger rotierender Drehschwindel auf, der nur Sekunden andauert. Charakteristischerweise kommt es beim Wiederaufsetzen zur Umkehr der Schwindelrichtung.

30.1.1.7
Funktionsstörungen des N. facialis

Idiopathische Fazialparese, Bell-Parese
Diese Form der Fazialisparese ist mit 60–80 % am häufigsten, die Ätiologie ist unklar, man vermutet aber Mikrozirkulationsstörungen.

Entzündliche Fazialisparese
Hier wird zwischen nicht otogenbedingten und otogen bedingten Paresen unterschieden.

- Bei den *nicht otogen bedingten* Fazialisparesen können verschiedene Viren (Varicella zoster, Herpes simplex, Coxsackie, Epstein-Barr) oder Bakterien (Treponema pallidum, Borellia burgdorferi) ursächlich beteiligt sein. Am häufigsten tritt die nichtotogenbedingte Fazialisparese bei Zoster oticus auf und ist von Bläschen im Bereich des Gehörgangs und der Ohrmuschel sowie heftigen Otalgien begleitet.
- Die *otogen bedingte* Fazialisparese kann im Rahmen einer akuten Mittelohrentzündung mit Begleitmastoiditis, aber auch als Komplikation eines Cholesteatoms des Mittelohres mit Arrosion des knöchernen Fazialiskanals auftreten.

Traumatische Fazialisparese
Nach Felsenbeinlängs- und -querfrakturen kann es ebenfalls zu einer Parese des N. facialis kommen. Hierbei unterscheidet man zwischen einer primär, d. h. unmittelbar mit dem Trauma und einer sekundär, d. h. nach einem zeitlichem Intervall von Stunden bis Tagen auftretenden Fazialisparese.

Tumorbedingte Fazialisparese

In seltenen Fällen kann es durch Fazialisneurinome oder aber sekundäre Schädigung durch Druck oder Infiltration von anderen Tumoren (Akustikusneurinom, Glomustumor, Parotistumor etc.) zu einer tumorbedingten Fazialisparese kommen.

Kongenitale oder geburtstraumatische Fazialisparese

Diese Form der Fazialisparese ist selten, in der Regel doppelseitig und mit anderen Hirnnervenläsionen (z. B. Abduzenslähmung) vergesellschaftet. Auch nach Zangengeburten kommt es gelegentlich zur Fazialisparese, die jedoch eine gute Besserungstendenz bei konsequenter Übungstherapie aufweist.

30.1.2
Tubenfunktionsdiagnostik

Die Eustachische Röhre dient dem Druckausgleich zwischen Mittelohr und Nasen-Rachen-Raum, v. a. bei chronischen Mittelohrentzündungen, aber auch akut im Rahmen des Tubenkatarrhs sowie bei Entzündungen oder Raumforderungen im Nasen-Rachen-Raum ist die Tubenfunktion gestört. Es gibt verschiedene Verfahren (Valsava, Toynbee, Politzer), um die Tubenfunktion bzw. -durchgängigkeit zu prüfen; v. a. vor Mittelohroperationen ist eine funktionstüchtige Belüftung der Paukenhöhle mitentscheidend für den Operationserfolg.

> **Cave:** Bei akuten Infekten der oberen Luftwege sollten Tubenfunktionsprüfungen unterbleiben, da die Gefahr der tubogenen Keimverschleppung ins Mittelohr mit Ausbildung einer akuten Otitis media besteht.

30.1.3
Hörprüfungen

Stimmgabelprüfungen

Weber- bzw. Rinne-Tests sind grob orientierende Hörprüfungen, die eine eingeschränkte Aussagefähigkeit besitzen, dafür aber praktisch überall durchführbar sind, und bereits eine orientierende Differenzierung zwischen einer Schalleitungs-(Mittelohr-) und Schallempfindungs-(Innenohr-)schwerhörigkeit ermöglichen. Beim *Weber-Test* wird eine 440-Hz-Stimmgabel auf die Scheitelmitte gesetzt; dadurch läßt sich ein Hörvergleich zwischen den beiden Ohren über die Knochenleitung durchführen. Beim *Rinne-Test* wird die Stimmgabel zunächst auf das Mastoid gesetzt und anschließend vor die Ohrmuschel gehalten; der Rinne-Test dient damit dem monauralen Vergleich von Luftleitung und Knochenleitung, d. h. auf diese Weise läßt sich eine Schalleitungs- von einer Schallempfindungs-*schwerhörigkeit differenzieren.*

Schwellenbestimmung des Tongehörs (Tonaudiometrie)

Die Tonhörschwellenbestimmung ist die häufigste und wichtigste Hörprüfung zum qualitativen und quantitativen Nachweis einer Hörstörung; das Ausmaß des Hörverlustes wird bei der Tonaudiometrie mittels Kopfhörer und Knochenhörer in unterschiedlichen Frequenzen bestimmt. Die Tonaudiometrie erlaubt eine Differenzierung zwischen reiner Schalleitungsschwerhörigkeit, reiner Schallempfindungsschwerhörigkeit sowie kombinierter Schalleitungs-Schallempfindungs-Schwerhörigkeit.

Überschwellige Diagnostik des Tongehörs

Zur Differenzierung einer Schallempfindungsschwerhörigkeit stehen verschiedene sogenannte überschwellige Tests (z. B. Fowler-Test, SISI-Test, Geräuschaudiometrie nach Langenbeck, Schwellenschwund-Tests) zur Verfügung. Mit Hilfe dieser Untersuchungen läßt sich nachweisen, ob die Schallempfindungsschwerhörigkeit durch einen kochleären, d. h. Innenohrschaden, oder aber eine Läsion des Hörnerven (z. B. Akustikusneurinom) bedingt ist.

Sprachaudiometrie

Die Sprachaudiometrie erlaubt im Unterschied zur Tonschwellenaudiometrie keine Lokalisationsdiagnostik der Schwerhörigkeit, andererseits ist die Untersuchung des Sprachgehörs unbedingt erforderlich, um die Beeinträchtigung der Kommunikationsmöglichkeiten von Schwerhörigen einschätzen zu können.

Neben der Hörweitenprüfung (Sprachabstandsprüfung), die die einfachste Form der Sprachverständigungsprüfung darstellt, wird der sog. Freiburger Sprachtest als häufigster Sprachtest im deutschen Sprachraum durchgeführt. Dieser Test ist standardisiert und enthält Testwörter, die in Gruppen von je 10 mehrsilbigen Zahl- und je 20 einsilbigen Hauptwörtern zusammengefaßt sind und über Kopfhörer in standardisierter Lautstärke angeboten werden. Des weiteren gibt es noch Sprachtests zur Diagnostik zentraler Hörstörungen.

Impedanzmessung

Die Impedanzmessung ist eine objektive Funktionsprüfung des Mittelohres, bei der mit einem Sondenmeßsystem im äußeren Gehörgang Schwingungsfähigkeit und Änderung der Schwingungsfähigkeit des Trommelfelles bei großen Lautstärken registriert werden. Die Impedanzmessung wird bei der Diagnostik der Schalleitungsschwerhörigkeit eingesetzt, neben der Tympanometrie wird die Stapediusreflexmessung unter dem Begriff der Impedanzmessung zusammengefaßt.

Otoakustische Emissionen (OAE)

Bei der Messung der otoakustischen Emissionen handelt es sich um eine objektive Hörprüfung, bei der die Funktion der äußeren Haarzellen geprüft wird. Sie stellt damit ein ideales Screeningverfahren zur Erkennung der frühkindlichen Schwerhörigkeit dar. Außerdem ist sie gut geeignet als Simulations- und Aggravationstest.

Elektrische Reaktionsaudiometrie (ERA)

Bei der ERA handelt es sich um eine objektive Hörprüfung, bei der die elektrische Nervenaktivität abgeleitet wird, die beim Hören in der Kochlea aufgebaut und nach zentral weitergeleitet wird. Das Verfahren wird v. a. bei der Früherkennung der kindlichen Schwerhörigkeit angewandt, außerdem zum Nachweis einer neuralen Hörstörung (Akustikusneurinom oder Encephalitis disseminata).

30.1.4
Gleichgewichtsprüfungen

Die Untersuchung des peripheren Gleichgewichtsorgans umfaßt neben den Koordinationsprüfungen (Romberg-Versuch und Unterberger-Tretversuch) v. a. die Nystagmusprüfungen. Bei letzteren werden Spontan- und Provokationsnystagmus sowie das Auftreten eines Nystagmus bei Lageänderungen, bei der Rotation auf einem elektronischen Drehstuhl sowie bei thermischer Reizung (kalorische Prüfung) untersucht. Die genannten Gleichgewichtsprüfungen dienen zum einen dem Nachweis, daß der Schwindel vestibulär bedingt ist; zum anderen lassen sich peripher- und zentralbedingte Vestibularisstörungen unterscheiden.

Die *Elektronystagmographie (ENG)* ist eine elektrophysiologische Nystagmusregistrierung, bei der die mit jedem Nystagmus sich ändernde Potentialdifferenz zwischen Cornea und Retina mittels bitemporal angelegter Elektroden aufgezeichnet wird; auf diese Weise lassen sich die Nystagmusschläge dokumentieren und quantitativ erfassen.

30.1.5
Fazialisdiagnostik

Bei der diagnostischen Abklärung einer Fazialisparese unterscheidet man zum einen nach dem Schädigungsort (periphere/zentrale Lähmung) zum anderen nach dem Ausmaß der Lähmung (komplett/inkomplett). Da der N. facialis ein gemischter Hirnnerv ist und neben efferenten somatomotorischen, efferenten viszeralen und afferenten gustatorischen auch afferente sensible Fasern enthält, sind zur Prüfung der einzelnen Anteile unterschiedliche diagnostische Maßnahmen notwendig. Am wichtigsten ist die Elektrodiagnostik der Gesichtsmuskulatur, d. h. der efferenten somatomotori-

schen Fasern. Die Elektroneuronographie (EnoG) dient dem Seitenvergleich, das Verhältnis der Amplituden der Summenaktionspotentiale ist direkt proportional zum Anteil der intakten Fasern auf der kranken Seite. Bei der Elektromyographie (EMG) erfolgt eine intramuskuläre Nadelelektrodenableitung bei willkürlichen Gesichtsbewegungen des Patienten, dieses Verfahren ist zwar wertvoll bei der langsam fortschreitenden partiellen Nervenschädigung, die Innervationspotentiale in Form von spontaner Muskelaktivität sind dabei aber erst ca. zwölf Tage nach Paresebeginn ableitbar, wodurch der prognostische Aussagewert der Technik limitiert ist. Die Magnetstimulation ist ebenfalls ein wichtiges diagnostisches Hilfsmittel zur Abgrenzung des Schädigungsortes (zentral/peripher) bzw. zur Differenzierung des Blockierungsgrades. Diese Untersuchung ist zudem auch beim bewußtlosen Patienten durchführbar und ermöglicht damit beim Schädelhirntraumatisierten bereits in der Frühphase Aussagen über Kontinuitätsunterbrechungen bzw. -erhaltung des Nerven. Die Funktionsdiagnostik der efferenten viszeralen Fasern zu einem Teil der Speicheldrüsen sowie zur Tränendrüse erfolgt über den Salivationstest, bei der die Speichelflußrate in Ruhe und nach Stimulation geprüft wird sowie über dem Schirmer-Test (Tränensekretionsprüfung im Seitenvergleich). Mit der semiquantitativen Geschmacksprüfung bzw. der Elektrogustometrie wird die Funktion der Geschmacksknospen und damit der afferenten gustatorischen Fasern geprüft.

30.1.6
Labordiagnostik

Bei der Otitis externa sollte immer ein Abstrich entnommen und eine Erregerbestimmung durchgeführt werden. Das gleiche gilt für „feuchte" Ohren beim Cholesteatom (fast ausschließlich Pseudomonas aeruginosa). Da bei vielen Patienten mit Cholesteatom eine persistierende Otorrhö vorliegt, für die Operation selbst aber ein möglichst „trockenes" Ohr angestrebt wird, ist eine antibiogrammgerechte Behandlung erforderlich.

30.1.7
Konventionelle und interventionelle Strahlendiagnostik

Die Röntgenaufnahme nach *Schüller* ist auch heute noch die am häufigsten durchgeführte Routineaufnahme in der Ohrdiagnostik. Sie wird zum Seitenvergleich immer beidseits angefertigt und dient der Beurteilung des Pneumatisationsgrades des Warzenfortsatzes, des Luft- bzw. Sekretgehaltes der Mastoidzellen, der Struktur der Zellsepten sowie der Lage des Sinus sigmoideus. Bei akuten oder chronischen Entzündungen (Mastoiditis) ist das Zellsystem verschattet, ggf. sind die Zellsepten nicht mehr abgrenzbar. Beim Cholesteatom können Osteolysen im Warzenfortsatz nachweisbar sein.

Die digitale *Subtraktionsangiographie (DSA)* ist eine der konventionellen Angiographie z. T. überlegene Gefäßdarstellungstechnik mit geringerer Strahlenbelastung und kürzerer Untersuchungszeit und wird in der Ohrdiagnostik v. a. bei Verdacht auf gefäßreiche Neubildungen wie dem Glomustumor angewendet.

30.1.8
Computertomographie und Kernspintomographie

Die *Computertomographie* in Hochauflösungstechnik wird bei Mittelohrfehlbildungen, Felsenbeinfrakturen und otogenen Komplikationen der Mittelohrentzündung durchgeführt, außerdem bei ausgedehnten Cholesteatomen und ggf. bei der Mastoiditis, wenn der Verdacht auf eine endokranielle Beteiligung besteht.

Die *Kernspintomographie* ist die Methode der Wahl zur Darstellung des Akustikusneurinoms, wird aber in Ergänzung zur digitalen Subtraktionsangiographie auch bei Verdacht auf Glomustumor durchgeführt.

30.2
Erkrankungen von Nase, Nasennebenhöhlen und Nasopharynx

Nasenhaupthöhle, Nasennebenhöhlen und Nasopharynx sind kommunizierende Räume; deshalb gibt es bei vielen Krankheitsbildern auch fließende Übergänge bzw. Mitbeteiligungen der einzelnen Strukturen. Dennoch erscheint aus didaktischen Gründen eine Trennung sinnvoll:

- Erkrankungen der äußeren Nase,
- Erkrankungen der Nasenhaupthöhle,
- Erkrankungen der Nasennebenhöhlen,
- Tumoren von Nase und Nasennebenhöhlen,
- Erkrankungen des Nasopharynx.

30.2.1
Anamnese und Befund

30.2.1.1
Erkrankungen der äußeren Nase

Nasenfurunkel
Das Nasenfurunkel ist eine eitrige, meist durch Staphylokokken verursachte Entzündung, die sich aus einer Follikulitis entwickeln kann. Typische Symptome sind eine gerötete, schmerzhafte und sehr druckempfindliche Schwellung (Abb. 30-6), zumeist an der Nasenspitze oder im Naseneingang; die Oberlippe ist z. T. begleitend ödematös aufgetrieben, gelegentlich besteht auch Fieber.

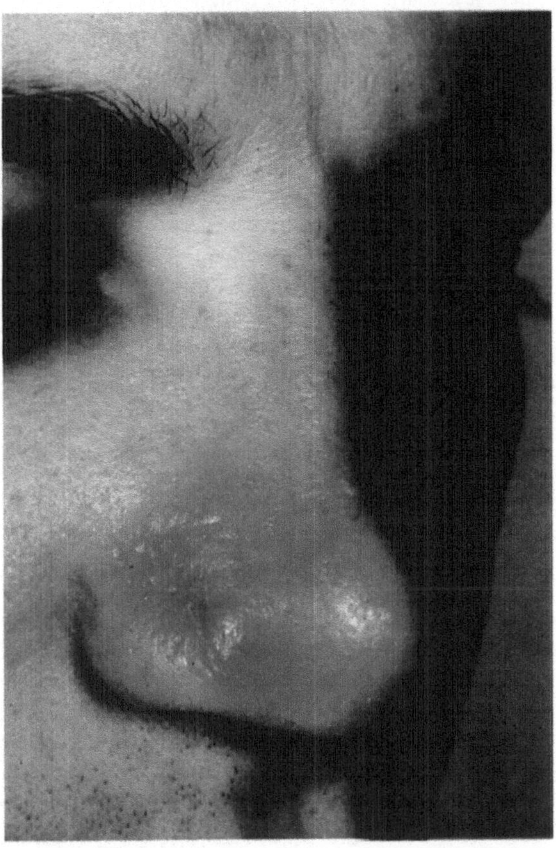

Abb. 30-6. Nasenfurunkel

Cave: An einem Nasenfurunkel darf auf keinen Fall manipuliert werden, da sonst die Gefahr der Keimverschleppung mit Thrombose des Sinus cavernosus über die V. angularis besteht.

Nasenpyramidenfraktur
Traumen der knöchernen Nasenpyramide sind relativ häufig. Die Beurteilung ist v. a. im Akutstadium durch die häufig begleitende Schwellung vielfach eingeschränkt. Typische Symptome sind Schiefstand oder Einsinken der äußeren Nase je nach Einwirkungsrichtung des Traumas. Man unterscheidet zwischen offenen (mit freiliegendem Knochen) und geschlossenen Frakturen. Je nach Art und Intensität der Verletzung könnnen auch das begleitende Mittelgesicht oder die vordere Schädelbasis mitbetroffen sein.

Cave: In manchen Fällen ist auch die Nasenscheidewand frakturiert, und es kommt zu submukösen Einblutungen mit Ausbildung eines Septumhämatoms. Hier besteht dann die Gefahr einer Infektion, die einerseits zur Knorpelnekrose mit Einsinken der Nase (Sattelnase), zum anderen aber auch über intrakranielle Gefäßverbindungen zur Meningitis führen kann.

Formfehler der Nase

Deformationen der äußeren Nase, die die knöchernen und knorpeligen Anteile des Nasenskelettes betreffen, können angeboren oder erworben sein. Zu den häufigsten Formfehlern gehören Schief-, Höcker- und Sattelnase, die isoliert, aber auch kombiniert vorkommen können. Vielfach ist gleichzeitig die Nasenscheidewand verkrümmt (Septumdeviation); dann ist die behinderte Nasenatmung ein Kardinalsymptom.

Tumoren der äußeren Nase

Häufigster maligner Tumor der äußeren Nase ist das Basalzellkarzinom (Basaliom), welches ein sehr unterschiedliches morphologisches Erscheinungsbild zeigen kann. Der Tumor breitet sich sehr gerne subkutan aus; deswegen wird seine tatsächliche Größe häufig unterschätzt.

Der zweithäufigste maligne Tumor der äußeren Nase ist das spinozelluläre Karzinom, das als knötchenförmige, ulzerierende Hautveränderung in Erscheinung tritt und morphologisch dem Basaliom ähneln kann. Im Unterschied zu diesem sind beim spinozellulären Karzinom jedoch regionale Lymphknotenmetastasen möglich.

30.2.1.2
Erkrankungen der Nasenhaupthöhle

Choanalatresie

Dieser zumeist angeborene, membranöse oder knöcherne Verschluß der Choanen kann v. a. bei doppelseitigem Auftreten bereits beim Neugeborenen zu schwerer Atemnot führen, da das Neugeborene ein obligater Nasenatmer ist.

Meningoenzephalozelen

Über zumeist angeborene Dehiszenzen der vorderen Schädelbasis, seltener nach Traumen (Siebbeindachfraktur) kann es zur Ausstülpung und zum Prolaps von Hirnhaut oder Gehirnanteilen nach intra- oder extranasal kommen. In Abhängigkeit von der Lokalisation können behinderte Nasenatmung, aber auch rezidivierende Meningitiden auftreten.

Cave: Die intranasalen Enzephalozelen besitzen morphologische Ähnlichkeit mit Nasenpolypen, aus ihnen darf natürlich keinesfalls eine Probeexzision genommen werden.

Septumdeviation

Diese angeborene oder traumatisch erworbene Verbiegung der Nasenscheidewand ist in unterschiedlich stark ausgeprägter Form bei fast jedem feststellbar; Kardinalsymptom ist die Nasenatmungsbehinderung, häufig begleitet von Nasennebenhöhlenbeschwerden (Kopfschmerzen), aber auch Schnarchen und ggf. Riechstörung.

Septumperforation

Die Erkrankung entsteht entweder iatrogen (nach operativer Korrektur der Nasenscheidewand) oder posttraumatisch, aber auch bei Drogenmißbrauch (Kokain) bzw. durch längerfristige Exposition gegenüber ätzenden Chemikalien (z. B. Chlor). In manchen Fällen läßt sich auch keine eindeutige Ursache finden.

Symptome/Befunde

Die Patienten klagen häufig über eine „trockene Nase", rezidivierendes Nasenbluten sowie eine behinderte Nasenatmung. Bei kleinen Perforationen besteht außerdem ein pfeifendes Atemgeräusch.

Rhinitis

Hierbei unterscheiden wir zwischen einer akuten, virusbedingten Form, die durch Tröpfcheninfektion übertragen wird, und der chronischen Rhinitis, die durch persistierende Dauerreize (z. B. Tabakrauch, Staub, extreme Dauertemperatur, aber auch Polypen oder Tumoren) bedingt und unterhalten werden kann.

Symptome/Befunde

Kardinalsymptome sind Nasenatmungsbehinderung und verstärkte Sekretion durch Schwellung der Nasenschleimhaut sowie Kopfschmerzen. Bei der akuten Rhinitis bestehen zusätzlich allgemeine Krankheitszeichen wie Abgeschlagenheit, Gliederschmerzen und Fieber.

Allergische Rhinitis

Die allergische Rhinitis wird saisonal durch Pollen („Heuschnupfen"), perennial durch Nahrungsmittel, Hausstaubmilben, Tierhaar und Bettfedern hervorgerufen. Eine weitere Ursache ist die berufsbedingte Allergie (z. B. Bäcker, Friseur). Die Erkrankung hat in den letzten Jahrzehnten deutlich an Häufigkeit zugenommen und betrifft heute etwa 15 % der mitteleuropäischen Bevölkerung.

Symptome/Befunde

Die Patienten klagen über behinderte Nasenatmung, häufige Niesattacken und wässerige Nasensekretion sowie Juckreiz in Nasen und Augen, häufig begleitet von einer Konjunktivitis. Außerdem bestehen Kopfschmerzen; die Nasenschleimhaut selbst bietet ein rötlich-blasses bis livides Erscheinungsbild und ist mitunter auffallend trocken, im Akutstadium auch hochrot.

Vasomotorische Rhinitis

Dieses Krankheitsbild ähnelt im Befundbild und Verlauf der allergischen Rhinitis, ohne daß jedoch ein Allergennachweis möglich ist. Pathogenetisch werden neurovaskuläre, vegetative Störungen an den Nasenschleimhautgefäßen angenommen.

Atrophische Rhinopathie

Zu diesem Extrembild einer „trockenen" Nase kann es iatrogen nach zu ausgedehnten Schleimhautresektionen in der Nase, aber auch durch Arbeit in extrem staubbelasteter Luft sowie nach Strahlentherapie bei Neoplasien im Bereich von Nase und Nasennebenhöhlen, Nasentropfenabusus, längerfristige Anwendung glukokortikoidhaltiger Nasensprays ohne Salbenzusatz und Drogenmißbrauch (Kokain) kommen.

Symptome/Befunde

Das Krankheitsbild ist durch eine behinderte Nasenatmung mit allgemeinem Trockenheitsgefühl sowie Einschränkung des Riechvermögens gekennzeichnet. In ausgeprägten Fällen kommt es durch die sekundäre Keimbesiedelung der atrophischen Schleimhaut zum Foetor e naso. Die Erkrankung wird dann als Ozäna bezeichnet. Bei der Untersuchung zeigt sich eine weite Nasenhaupthöhle mit atrophen Muscheln sowie trockener, krustig und borkig belegter Schleimhaut.

Tabelle 30-3. Ursachenbeispiele (modifiziert nach Probst, Grevers, Iro 2000)

Lokale Ursachen des Nasenblutens
- „Idiopathisch"
- Akute Rhinitis
- Trockene Rhinitis
- Veränderungen der Nasenscheidewand (z. B. Septumsporn, -leiste)
- Septumperforation
- Trauma
- Fremdkörper, Rhinolithen
- Benigne und maligne Neoplasien von Nase, Nasennebenhöhlen, Nasopharynx
- Traumatisch bedingtes Aneurysma der A. carotis interna (sehr selten)

Systemische Ursachen des Nasenblutens
- Gefäß- und Kreislauferkrankungen (Arteriosklerose, arterielle Hypertonie)
- Infektionskrankheiten (z. B. Influenza, Masern, Typhus)
- Endokrinopathien (z. B. Phäochromozytom, Schwangerschaft, Diabetes mellitus)
- Hämorrhagische Diathesen
  - *Koagulopathien*
    kongenital (z. B. Hämophilie A, B; M. Willebrand)
    erworben (z. B. Vitamin-K-Mangel, Antikoagulanzientherapie, hepatozelluläre Insuffizienz)
  - *Thrombozytäre Störungen*
    Thrombozytopenien (z. B. idiopathisch-thrombozytopenische Purpura, Thrombozyten-Proliferationsstörungen, -verteilungsstörungen)
    Thrombozytopathien
    kongenital
    erworben (z. B. Urämie, Dysproteinämien, Nebenwirkungen bei Dextran- und ASS-Therapie)
  - *Vaskulopathien*
    (z. B. Purpura Schoenlein-Henoch, M. Rendu-Osler)

Nasenbluten (Epistaxis)

Nasenbluten kann grundsätzlich durch lokale Veränderungen in der Nase oder systemische Ursachen bedingt sein (Tabelle 30-3).

30.2.1.3
Erkrankungen der Nasennebenhöhlen

Akute Sinusitis

Die akute Sinusitis kann als Komplikation einer akuten Rhinitis durch Schleimhautschwellung und Verlegung der Nasennebenhöhlenostien entstehen. Die Nebenhöhlen, die normalerweise mit der Nasenhaupthöhle kommunizieren, sind dann von der Ventilation ausgeschlossen, und es kommt im Rahmen einer bakteriellen Superinfektion zum Krankheitsbild der Sinusitis.

Symptome/Befunde

Charakteristisch sind die starken, pochenden Schmerzen über der Kieferhöhle oder im Bereich des medialen Augenwinkels bzw. über der Stirn (je nachdem, ob Kieferhöhle, Siebbeinzellen oder Stirnhöhle betroffen sind), typische Schmerzverstärkung beim Bücken sowie behinderte Nasenatmung. Bei der isolierten Entzündung der Keilbeinhöhle zeigt sich demgegenüber ein eher uncharakteristisches Beschwerdebild mit dumpfen Druckschmerz in der Schädelmitte, der in den Hinterkopf ausstrahlt. Bei der Untersuchung ist auf Eiter im mittleren Nasengang bzw. an der Keilbeinhöhlenvorderwand zu achten. Ansonsten bietet die Schleimhaut der Nase das gleiche Erscheinungsbild wie bei der akuten Rhinitis.

Chronische Sinusitis

Die Übergänge zwischen akuter und chronischer Sinusitis sind im Grunde fließend. Ursächlich kommen eine Vielzahl von Möglichkeiten in Betracht, seien sie nun chronisch-entzündlicher, allergischer, traumatischer oder tumoröser Natur. Auch anatomische Normvarianten, wie Septumdeviation, Veränderungen der mittleren Muschel etc., können zu einer Behinderung der Ventilation und Drainage des Nasennebenhöhlensystems und damit zur chronischen Entzündung führen.

Symptome/Befunde

Typische Symptome sind ein chronisches Druckgefühl über den Nasennebenhöhlen sowie Sekretfluß im Nasen-Rachen-Raum („postnasal drip"), v. a. morgens nach dem Aufstehen. Des weiteren werden behinderte Nasenatmung, Räusperzwang und Heiserkeit („rhinosinugene Laryngitis") beklagt.

Polyposis nasi

Die Erkrankung geht mit einer ödematösen, polypösen Schleimhauthyperplasie der Nasennebenhöhlen, v. a. des vorderen Siebbeins und der Kieferhöhle, einher. In

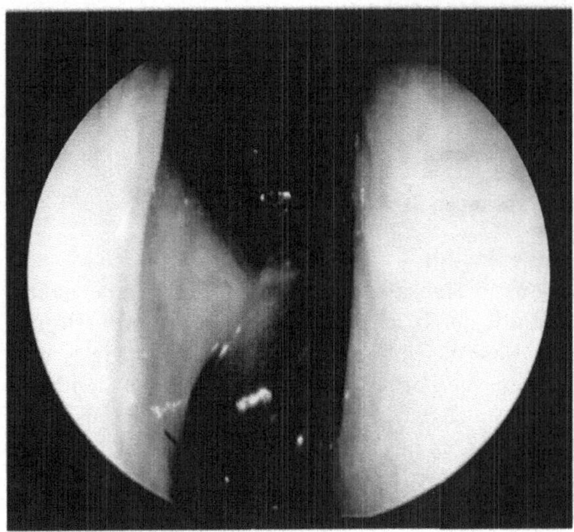

Abb. 30-7. Glasige Polypen in der rechten Nasenhaupthöhle bei polypöser Sinusitis ethmoidalis

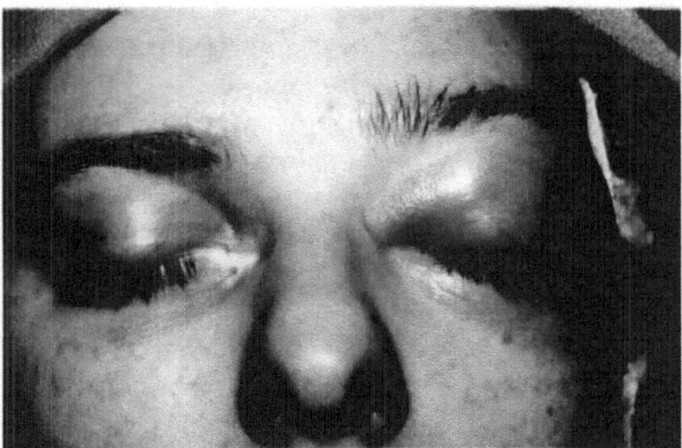

Abb. 30-8. Orbitale Komplikation (subperiostaler Abszeß) nach Sinusitis ethmoidalis

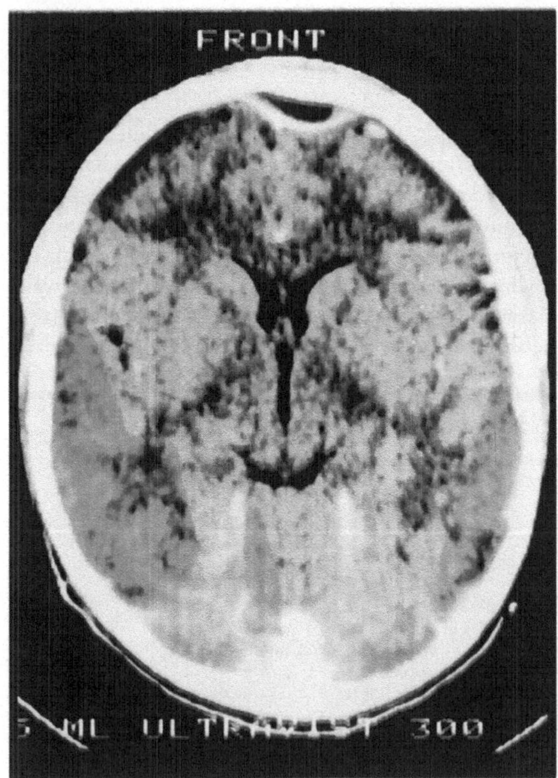

Abb. 30-9. Axiales CT eines Epiduralabszesses als endokranielle Komplikation einer Sinusitis frontalis

der Nase zeigen sich diese Veränderungen dann als Polypen. Pathogenetisch liegt zumeist eine chronische Rhinitis oder Sinusitis zugrunde, in ca. 25 % auch eine allergische Rhinitis. Häufig besteht gleichzeitig Acetylsalicylsäureintoleranz. Bei Kindern treten Nasenpolypen sehr selten auf, typischerweise im Zusammenhang mit Mukoviszidose und beim Kartagener-Syndrom.

Symptome/Befunde
Neben der behinderten Nasenatmung sind die Hyp- bzw. Anosmie (durch Verlegung der Riechspalte), Kopfschmerzen und Schnarchen sowie geschlossenes Näseln klassische Symptome bei Polyposis nasi. Bei der Inspektion der Nasenhaupthöhle (Abb. 30-7) zeigen sich die typischen weiß-gräulichen Nasenpolypen, die zumeist im mittleren Nasengang sichtbar sind.

Cave: Nasenpolypen können vom morphologischen Erscheinungsbild her mit intranasalen Enzephalozelen verwechselt werden!

Rhinosinugene Komplikationen
Entzündliche Erkrankungen der Nasennebenhöhlen können zu schwerwiegenden Komplikationen führen, wenn sie nicht adäquat behandelt werden. Man unterscheidet neben orbitalen (Abb. 30-8) und endokraniellen Komplikationen (Abb. 30-9) lokale Knochen- und Weichteilentzündungen.

Symptome/Befunde
Zu *orbitalen Komplikationen* kommt es ausgehend von Siebbeinzellen und Stirnhöhlen, in seltenen Fällen auch der Kieferhöhle. Im Anfangsstadium besteht lediglich eine teigige, gerötete Schwellung im Bereich der Augenlider (Abb. 30-8), bei Übergreifen der Infektion auf den Orbitainhalt selbst kann es jedoch zur Verdrängung und Protrusion des Bulbus sowie Visusverschlechterung bis zur Erblindung kommen.

Endokranielle Komplikationen gehen zumeist von der Stirnhöhle aus und können sich als Epidural- (Abb. 30-9), Subdural- oder Hirnabszeß, Meningitis bzw. Thrombose und Thrombophlebitis der großen Hirnblutleiter äußern. Die Symptome sind hierbei oft nur diskret oder unspezifisch und reichen von allgemeinem Unwohlsein mit Kopfschmerzen bis zu

Somnolenz, Bewußtseinsverlust oder Krampfanfällen.

Die *lokalen Knochen- und Weichteilentzündungen* können entstehen, wenn bakterielle Entzündungen, v. a. der Stirnhöhle auf die umgebenden Knochen und Weichteilstrukturen übergreifen. Klinisch findet sich dann eine druckschmerzhafte, teigige, gerötete Schwellung über der Stirn, die sich auch auf die umgebenden Gesichtsweichteile ausdehnen kann.

Laterale Mittelgesichtsfrakturen

Diese Verletzungen entstehen meist durch stumpfe Gewalteinwirkung auf das seitliche Gesicht und gehen mit knöchernen Verletzungen von Kieferhöhle, Orbita, Jochbein und -bogen einher.

Symptome/Befunde

Neben dem Monokelhämatom durch subkutane Einblutungen können Stufenbildungen im Bereich des seitlichen Gesichtsschädels als Ausdruck knöcherner Kontinuitätsunterbrechungen bei dislozierten Frakturen auftreten. Sind Jochbein oder -bogen imprimiert, kommt es zur Asymmetrie des Mittelgesichts, die jedoch durch Weichteilschwellungen anfangs kaschiert sein kann. Doppelbilder und Enophthalmus entstehen bei Frakturierung des Orbitabodens mit Inkarzeration der Orbitaweichteile. Bei Beteiligung des N. infraorbitalis besteht zusätzlich eine Hyp- bzw. Anästhesie von Wange, ipsilateraler Oberlippe und lateraler Nasenwand.

Frontobasale Frakturen

Unter dem Begriff der frontobasalen Frakturen werden knöcherne Verletzungen der vorderen Schädelbasis und ihrer benachbarten Nasennebenhöhlen (Stirnhöhle, Siebbeinzellsystem, Keilbeinhöhle) zusammengefaßt. Sie nehmen unter den Schädelbrüchen insofern eine Sonderstellung ein, als hierbei in der Regel nicht direkt, sondern indirekt offene Traumen vorliegen, d. h. zwischen Schädelinnerem und Außenwelt besteht eine sogenannte traumatische Kommunikation, die zu aszendierenden Infektionen mit Beteiligung des Endokraniums führen kann.

Symptome/Befunde

Je nach Schweregrad und Lokalisation der Fraktur kommt es zur Imprimierung des gesamten Mittelgesichts, einschließlich der Nasenpyramide (Tellergesicht) sowie Monokel- oder Brillenhämatom. Liquorrhö und Pneumenzephalon sind sichere Zeichen einer Duraverletzung. Bei ausgedehnten knöchernen Verletzungen kann es auch zu einem Gehirnprolaps in die Nasenhaupthöhle oder nach außen kommen. Eine Anosmie besteht durch Abriß der Fila olfactoria oder als Zeichen einer Schädigung zentraler Strukturen bei Commotio oder Contusio cerebri. In manchen Fällen

kommt es auch zum Visusverlust durch Bulbuszerstörung oder Läsion des N. opticus durch eingespießte Knochenfragmente, Blutung oder Nervenkontusion.

30.2.1.4
Tumoren von Nase und Nasennebenhöhlen

Gutartige Tumoren sind eher selten, histologisch handelt es sich v. a. um Osteome, seltener um Papillome, Fibrome oder Chondrome. Von besonderer Bedeutung ist das invertierte Papillom, das osteodestruktiv wächst und in seltenen Fällen in ein Plattenepithelkarzinom übergehen kann.

Auch *maligne Tumoren* von Nasen und Nasennebenhöhlen sind eher selten und treten in fortgeschrittenem Lebensalter auf. Durch das Wachstum in präformierten Höhlen bleiben sie aber klinisch lange stumm. Histologisch handelt es sich zumeist um Tumoren der epithelialen Reihe, wie Plattenepithelkarzinome oder Adenokarzinome; seltener sind maligne Lymphome, Sarkome, Chondrosarkome oder Melanome.

Symptome/Befunde

Neben einseitig behinderter Nasenatmung und Foetor e naso sollte v. a. die blutige Rhinorrhö als möglicher Hinweis auf ein Malignom der Nase oder Nasennebenhöhlen ernst genommen werden. In fortgeschrittenen Stadien kann es zu Schwellungen der Wange oder des medialen Augenwinkels mit Kopf- und Gesichtsschmerzen sowie Verdrängung des Bulbus, Doppelbildern und Protrusio bulbi kommen.

30.2.1.5
Erkrankungen des Nasopharynx

Adenoide Vegetationen, Adenoide

Bei diesen, im Volksmund auch als „Polypen" bezeichneten Raumforderungen des Nasen-Rachen-Raumes handelt es sich um eine Hyperplasie des lymphoepithelialen Gewebes dieser Region, die vorwiegend bei Kleinkindern zwischen 3 und 8 Jahren auftritt.

Symptome/Befunde

Typische klinische Symptome sind behinderte Nasenatmung, Schnarchen und Appetitlosigkeit sowie geschlossenes Näseln. Rezidivierende Mittelohrentzündungen bzw. chronische Paukenergüsse entstehen durch Tubenventilationsstörungen infolge Verlegung der Tubenostien durch die Adenoide. Hierdurch kommt es längerfristig zur Schalleitungsschwerhörigkeit, evtl. mit Sprachentwicklungsverzögerung.

Weitere Befunde sind Fehlbildungen des Oberkiefers („Spitzgaumen"), Zahnstellungsanomalien und vergrößerte zervikale Lymphknoten. Bei der Spiegeluntersuchung bzw. Endoskopie zeigen sich längsgefurchte, hyperplastische Adenoide, die den Nasen-Rachen-Raum teilweise oder vollständig verlegen und sich in die hintere Nase hineinentwickeln. Ohrmikroskopisch finden sich häufig ein retrahiertes Trommelfell durch Unterdruck im Mittelohr bei chronischer Tubenventilationsstörung sowie ein Serotympanon (Paukenerguß).

Juveniles Nasen-Rachen-Fibrom

Das juvenile Nasen-Rachen-Fibrom ist der häufigste gutartige Tumor des Nasen-Rachen-Raumes und tritt fast ausschließlich bei männlichen Jugendlichen auf.

> Das juvenile Nasen-Rachen-Fibrom ist ein sehr gefäßreicher Tumor; wegen der erheblichen Blutungsgefahr sollte bei Verdacht auf keinen Fall eine Probeexzision genommen werden.

Symptome/Befunde

Die Patienten klagen über behinderte Nasenatmung, rezidivierendes Nasenbluten sowie Kopfschmerzen. Außerdem treten häufig Tubenventilationsstörungen mit Serotympanon und Schalleitungsschwerhörigkeit als Folge der Verlegung der Tubenostien durch den Tumor auf. Bei der rhinoskopischen bzw. endoskopischen Untersuchung des Nasen-Rachen-Raumes zeigt sich ein grau-rötlicher, glatt begrenzter Tumor mit deutlicher Oberflächengefäßzeichnung.

Bösartige Tumoren

Im Nasopharynx kommen v. a. lymphoepitheliale Karzinome und Plattenepithelkarzinome vor, seltener auch maligne Lymphome. Nasopharynxkarzinome sind häufig Epstein-Barr-Virus-assoziiert und zeigen in der EBV-Serologie eine IgA-Erhöhung.

Symptome/Befunde

Charakteristisches Frühsymptom ist die einseitige Schalleitungsschwerhörigkeit mit einseitigem Sero- oder Mukotympanon durch die Tubenventilationsstörung. Häufig ist auch eine Kieferwinkellymphknotenmetastase Erstsymptom. In fortgeschrittenen Tumorstadien kommt es zur behinderten Nasenatmung bzw. rezidivierendem Nasenbluten. Die rhinoendoskopische Untersuchung kann ein sehr unterschiedliches Befundbild zeigen. Die Tumoren können als glatt begrenzte, aber auch ulzerierte Raumforderungen im Nasen-Rachen-Raum wachsen. Ohrmikroskopisch findet sich bei Verlegung eines Tubenostiums eine Retraktion des Trommelfells, ggf. auch ein Paukenerguß.

30.2.2
Nasenendoskopie

Dieses Untersuchungsverfahren, das durch die Entwicklung lichtstarker Staboptiken ermöglicht wurde,

hat das diagnostische Repertoire entscheidend erweitert, da es im Unterschied zur vorderen Rhinoskopie auch eine genaue Beurteilung der mittleren und hinteren Nasenabschnitte ermöglicht.

30.2.3
Rhinomanometrie/Rhinometrie

Beiden Verfahren dienen der Prüfung der Luftdurchlässigkeit der Nase.

Bei der *Rhinomanometrie* handelt es sich um ein Meßverfahren zur objektiven, quantitativen Erfassung und Dokumentation der Luftdurchgängigkeit der nasalen Atemwege. Die Messung der nasalen Druckveränderungen erfolgt seitengetrennt.

Die *akustische Rhinometrie* ist ein Verfahren, das ursprünglich zur Messung der tiefen Atemwege entwickelt wurde und auf dem Prinzip der akustischen Reflexionstechnik basiert. Hierbei wird nicht der Atemstrom direkt gemessen, sondern die nasale Geometrie mit einem akustischen Echo zweidimensional dargestellt.

30.2.4
Olfaktometrie

Die *subjektive Olfaktometrie* wird nur qualitativ vorgenommen. Bestrebungen diese Methode zu standardisieren führten bis heute nicht zum Erfolg. Bei der subjektiven Riechprüfung werden dem Patienten reine Riechstoffe (z. B. Kaffee, Kakao, Vanillin) sowie Trigeminusreizstoffe (Ameisen- oder Essigsäure) und schließlich Riechstoffe mit Geschmackskomponente (Chloroform, Pyridin) angeboten. Neben der sogenannten Schnüffelprobe an Riechflaschen können die Riechstoffe auf getränkten Filterpapierstreifen oder mit Riechstiften („sniffing sticks") präsentiert werden.

Bei der *objektiven Olfaktometrie* werden olfaktorisch evozierte Potentiale an der Kopfhaut abgeleitet. Bei Darbietung zweier Duftreize in stochastischer Folge, von denen einer mit einem Zweitreiz nicht olfaktorischer Art gekoppelt ist, lassen sich das Diskriminationsvermögen und die kortikale Verarbeitung objektiv überprüfen. Diese Untersuchung gestattet auch den Nachweis einer Hyposmie, da die abgeleiteten kognitiven Potentiale bereits bei Riecheindrücken knapp oberhalb der Riechschwelle nachzuweisen sind. Das Verfahren insgesamt ist jedoch sehr kompliziert und steht nur an größeren Kliniken, zumeist für gutachterliche Fragestellungen, zur Verfügung.

30.2.5
Allergiediagnostik

Bei Verdacht auf eine allergische oder vasomotorische Rhinitis bzw. bei Polyposis nasi ist eine Allergietestung erforderlich. Hierzu stehen grundsätzlich vier Methoden zur Verfügung, die sämtlich durchgeführt werden sollten:

Serologische Diagnostik

Hierbei handelt es sich um immunologische In-vitro-Untersuchungen zur quantitativen Bestimmung des unspezifischen Gesamt-IgE (PRIST) und des spezifischen IgE (z. B. RAST, EAST, FAST).

Pricktest

Der Pricktest dient dem Nachweis spezifischer Antikörper in der Haut.

Nasensekretchemie

Hierbei wird durch Einlegen eines Wattebausches in den mittleren Nasengang Nasensekret gewonnen, das anschließend auf Gesamt-IgE und spezifisches IgE untersucht und zum Serum-IgE ins Verhältnis gesetzt wird.

Intranasaler Provokationstest

Der intranasale Provokationstest dient dem Nachweis der lokalen allergenen Wirkung der verdächtigen Substanz; entsprechend kommt es bei positiver Reaktion zu einer rhinomanometrisch nachweisbaren, deutlichen Einschränkung des nasalen Flow.

30.2.6
Labordiagnostik

Abstrichuntersuchungen sind v. a. bei der akuten Sinusitis erforderlich (Erreger in erster Linie Hämophilus influenzae und Streptokokkus pneumoniae), um antibiogrammgerecht behandeln und Komplikationen vorbeugen zu können.

Serologisch lassen sich Nasopharynxkarzinome differenzieren und auch im Verlauf beobachten, da das lymphoepitheliale Karzinom des Nasopharynx im Unterschied zum Plattenepithelkarzinom EBV-assoziiert ist. Hier finden sich entsprechend erhöhte IgA-Titer gegen das EBV.

30.2.7
Konventionelle und interventionelle Strahlendiagnostik

Bei der konventionelle Strahlendiagnostik stehen heute noch die *Nasennebenhöhlenübersichtsaufnahmen* in okzipitofrontaler (o.f.) und okzipitomentaler (o.m.) Orientierung im Vordergrund. Sie dienen der Darstellung der einzelnen Nebenhöhlen und zeigen entzündliche, zystische, tumoröse und traumatische Veränderungen im Nebenhöhlenbereich an.

Die *seitliche Röntgenaufnahme* der Nase wird bei Verdacht auf Nasenpyramidenfraktur eingesetzt. Ihre Aussagefähigkeit ist jedoch limitiert.

Die *"Henkeltopfaufnahme„* ist eine Spezialaufnahme zur Darstellung der Jochbögen bei Verdacht auf Jochbogenimpressionsfraktur.

Bei den interventionellen radiologischen Verfahren ist heute v. a. die *digitale Subtraktionsangiographie (DSA)* von Bedeutung, die sich gegenüber der konventionellen Angiographie durch geringere Strahlenbelastung und kürzere Untersuchungszeiten auszeichnet. Indikationen sind neben dem „unstillbaren" Nasenbluten (Möglichkeit der gleichzeitigen Gefäßembolisierung) v. a. gefäßreiche Tumoren wie das juvenile Nasen-Rachen-Fibrom.

30.2.8
Computertomographie und Kernspintomographie

Die *Computertomographie (CT)* ist heute bei den meisten klinischen Fragestellungen im Bereich der Nasennebenhöhlen die Methode der ersten Wahl, da bei diesen Erkrankungen die Knochen-Weichteil-Beziehung beurteilt werden muß. Typische Indikationen sind die chronische Sinusitis, die Polyposis nasi, aber auch Frakturen und Tumoren im Bereich von Nasennebenhöhlen und vorderer Schädelbasis.

Die *Kernspintomographie(MRT)* wird demgegenüber z. B. bei *Tumoren* des Nasen-Rachen-Raumes wegen ihrer besseren Weichteildifferenzierung und exakteren Abgrenzung gegenüber den benachbarten Weichteilstrukturen eingesetzt. Ergänzend zur Computertomographie kann sie auch bei ausgedehnten Tumoren der Nasennebenhöhlen mit Einbruch in Orbita oder Endokranium nützlich sein.

30.3
Erkrankungen von Lippen, Mundhöhle, Oropharynx und Hypopharynx

Lippen, Mundhöhle, Oropharynx und Hypopharynx sind funktionell in erster Linie als Anfangsteil der oberen Speisewege wirksam und besitzen damit eine Schlüsselrolle bei der Nahrungsaufnahme. Bei den Erkrankungen dieser Regionen bestehen zwar z. T. fließende Übergänge, dennoch wird hier aus didaktischen Gründen eine grob vereinfachende Einteilung vorgenommen:

- Entzündungen von Lippen und Mundhöhle,
- Tumoren von Lippen und Mundhöhle,
- Erkrankungen des Oropharynx,
- Erkrankungen des Hypopharynx.

30.3.1
Anamnese und Befund

30.3.1.1
Entzündungen von Lippen und Mundhöhle

Entzündliche Erkrankungen von Mundhöhle und Lippen zeigen oft fließende Übergänge und können eine Vielzahl unterschiedlicher Ursachen haben. Häufig liegt ein generalisiertes Krankheitsgeschehen zugrunde. Ätiologisch kommen neben Viren, Bakterien und Pilzen auch Kontaktallergene und verschiedene Autoimmunerkrankungen als Ursache einer entzündlichen Erkrankung dieser Region in Frage, die bevorzugt die Schleimhäute betrifft.

Virale Infektionen

- Die *Herpes-simplex-Virusinfektion (HSV-Infektion)* der Mundschleimhaut wird in erster Linie durch das HSV-Typ I („Haut- und Mundschleimhautstamm") hervorgerufen. Der Übertragungsmodus erfolgt in der Regel als Kontakt- oder Tröpfcheninfektion im frühen Kindesalter und manifestiert sich bevorzugt an der Mundschleimhaut als *Gingivostomatitis herpetica* (Stomatitis aphthosa). Kommt es zur Reaktivierung des Virus durch körperliche Anstrengung, fieberhafte Infekte, psychischen Streß u. a., manifestiert sich die Infektion am häufigsten als *Herpes simplex labialis* in der Perioralregion, v. a. am mukokutanen Übergang an den Lippen.
- Beim *Zoster* handelt es sich um die Folge einer Reaktivierung des Varicella-zoster-Virus, der sich klinisch als segmentale Erkrankung manifestiert. Entsprechend treten Schleimhautveränderungen wie Aphthen oder polyzyklische Ulzera im Verlauf sensibler Nervensegmente des zweiten und dritten Trigeminusastes im Bereich von Wangenschleimhaut, Zungenkörper und Gaumen auf.
- Die *Herpangina* (ulzerative Pharyngitis) wird in den meisten Fällen durch das Coxsackie-Virus vom Typ A hervorgerufen und kommt bevorzugt bei Kleinkindern vor. Neben Allgemeinerscheinungen wie Temperaturerhöhung, allgemeinem Unwohlsein und Kopf- sowie Muskelschmerzen finden sich als Mundschleimhautbefund bläschenförmige Effloreszenzen v. a. an den vorderen Gaumenbögen und der Uvula.
- Die *Soorstomatitis* (Candidamykose, Candidiasis, Abb. 30-10) tritt v. a. bei resistenzgeschwächten Personen auf (Strahlen-/Zytostatikatherapie, Diabetes mellitus, langfristige Antibiotikaeinnahme, Leukosen, HIV-Infektion) und wird durch Candida albicans hervorgerufen. An der Mundschleimhaut finden sich fest haftende, weiße Beläge auf geröteter Mukosa, typische Symptome sind Zungenbrennen und Dysphagie.
- Die *orale Haarleukoplakie* (Abb. 30-11) gilt als pathognomonisches Zeichen einer HIV-Infektion und soll ebenfalls viral bedingt sein (Epstein-Barr-Virus). An der Mundschleimhaut (v. a. am Zungenrand, aber auch an der Wangen- und Mundbodenschleimhaut) finden sich streifenförmige, weißliche, leicht erhabene Veränderungen. Die Erkrankung verläuft normalerweise schmerzlos, lediglich

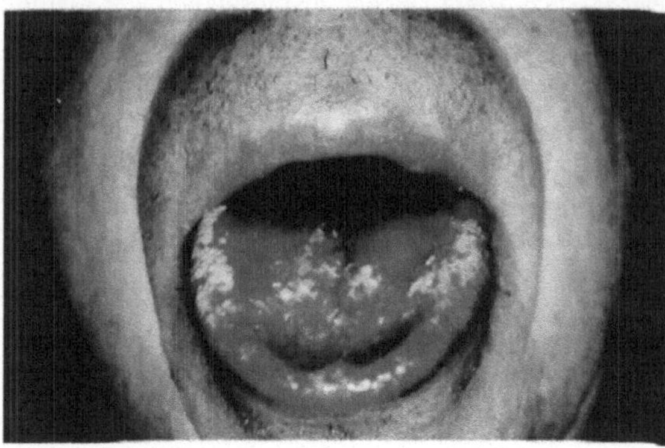

Abb. 30-10. Candidiasis der Zunge bei HIV-Infektion

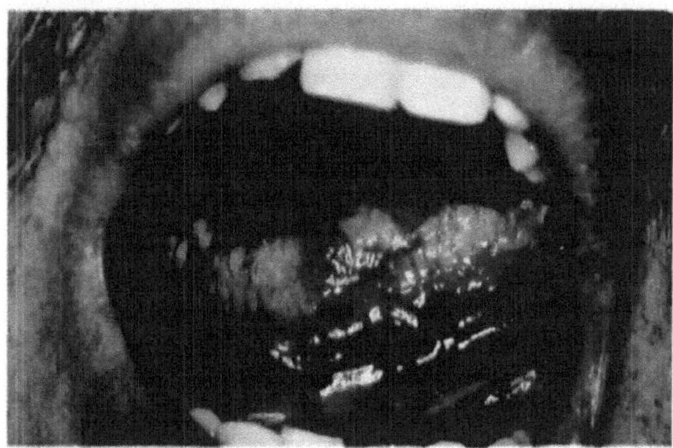

Abb. 30-11. Orale Haarleukoplakie bei HIV-Infektion

bei Superinfektionen mit Candida werden Dysphagiebeschwerden beklagt.
- Beim *Mundbodenabszeß*, der zumeist von den unteren Molaren oder aber Schleimhautverletzungen im Mundbodenbereich ausgeht, kommt es zur Ausbreitung einer bakteriellen abszedierenden Entzündung in Zungenmuskulatur und Bindegewebsräume des Mundbodens. Typischer Befund ist eine ödematöse Auftreibung mit harter, geröteter Schwellung submental bis submandibulär. Die Patienten klagen über Beschwerden beim Schlucken und Sprechen („kloßige Sprache"), außerdem besteht hohes Fieber. Kommt es zur Absenkung der Infektion, kann zusätzlich Dyspnö mit akuter Atemnot, bei deszendierender Infektion über die Faszienlogen des Halses auch eine Infektion des Mediastinums hinzutreten.

30.3.1.2
Tumoren der Lippen und Mundhöhle

- *Gutartige Tumoren* von Lippen und Mundhöhle gehören grundsätzlich zu den Raritäten, können aber als Neubildungen der verschiedenen epithelialen und mesenchymalen Ursprungsgewebe dieser Regionen durchaus vorkommen.

- Die häufigsten *Präkanzerosen* im Bereich von Lippen und Mundhöhle sind Leukoplakien. Ätiologisch werden v. a. exogene Reizfaktoren wie Prothesendruck oder Alkohol- bzw. Nikotinabusus angeschuldigt. Wegen ihrer morphologischen Ähnlichkeit zu In-situ- bzw. invasiven Karzinomen und der fakultativen Entartungsgefahr sind sie grundsätzlich histologisch abzuklären und engmaschig zu kontrollieren.
- *Bösartige Tumoren der Lippen* sind fast ausschließlich Plattenepithelkarzinome und betreffen zu 90 % die Unterlippe. Als Hauptursache gilt eine langjährige intensive Sonnenexposition. Klinisch imponieren diese Tumoren anfangs gerne als „therapieresistente" Hyperkeratosen und dann als Ulzerationen im Lippenrotbereich, sie können sich aber auch als ausgedehnte Exophyten manifestieren.
- *Bösartige Tumoren der Mundschleimhaut* sind ebenfalls überwiegend Plattenepithelkarzinome, die sich in ihrem morphologischen Erscheinungsbild erheblich unterscheiden können. Anamnestisch ist bei 90 % der Betroffenen ein langjähriger Nikotin- und Alkoholabusus auffällig, nahezu 3/4 der Tumoren entstehen im Drainagebereich der Mundhöhle zwischen unterem Alveolarkamm und Zungenrand (Abb. 30-12). Die klinischen Symptome richten sich z. T. nach der Lokalisation, aber auch nach der Ausdehnung des Tumors und bestehen in dysphagischen Beschwerden, blutig tingiertem Speichel und Foetor ex ore. Bei fortgeschrittenen Tumoren finden sich häufig zusätzlich zervikale Lymphknotenmetastasen.

30.3.1.3
Erkrankungen des Oropharynx

Bakterielle Pharyngitiden: Angina tonsillaris
Die Angina tonsillaris ist die häufigste akute, bakterielle Entzündung der Gaumenmandeln (Tonsillae palatinae), die durch hämolysierende Streptokokken der Gruppe A, in seltenen Fällen auch durch Staphylokokken, Hämophilus influenzae oder Pneumokokken hervorgerufen wird.

Symptome/Befunde
Die Streptokokkenangina (Abb. 30-13) tritt besonders häufig bei Kindern und Jugendlichen auf und ist im Initialstadium durch hohes Fieber mit starken Schluckbeschwerden, die oft in das Ohr ausstrahlen, charakterisiert. Außerdem besteht in der Regel eine begleitende Lymphadenitis colli. Das charakteristische Befundbild zeigt beidseits geschwollene und hochrote, belegte Tonsillen. Im Blutbild findet sich eine Leukozytose und CRP-Erhöhung. Mit Hilfe von Schnelltests lassen sich die Streptokokken innerhalb von 10 min nachweisen.

Bakterielle Pharyngitiden: Scharlachangina
Die Scharlachangina wird ebenfalls durch β-hämolysierende Streptokokken der Gruppe A ausgelöst; hierbei handelt es sich jedoch um Bakterienstämme, die das Scharlachexotoxin bilden und besonders virulent sind. Das HNO-ärztliche Befundbild zeigt eine charakteristische Zungenveränderung mit Rötung und Papillenhyperplasie („Himbeerzunge"), die Tonsillen sind dunkelrot und stark geschwollen, gelegentlich besteht auch ein Enanthem des weichen Gaumens mit Einblutungen. Zusätzlich leiden die Patienten unter einem Scharlachexanthem, das am Oberkörper beginnt und im Gesicht einen perioralen Bezirk ausspart („periorale Blässe").

Bakterielle Pharyngitiden: Zungengrundtonsillitis
Die Zungengrundtonsillitis ist eine sehr viel seltener als die Entzündung der Gaumenmandeln auftretende

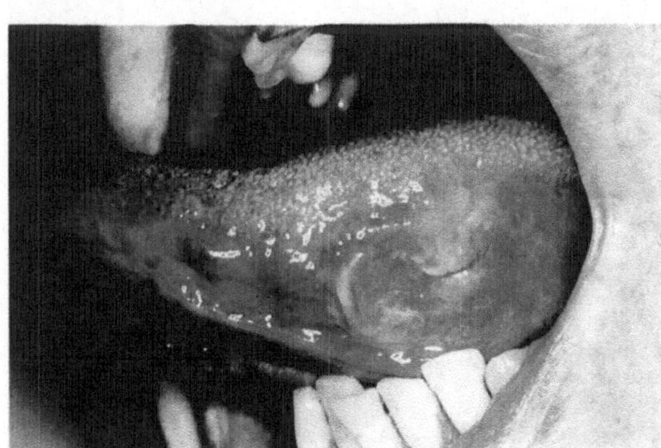

Abb. 30-12. Zungenrandkarzinom links

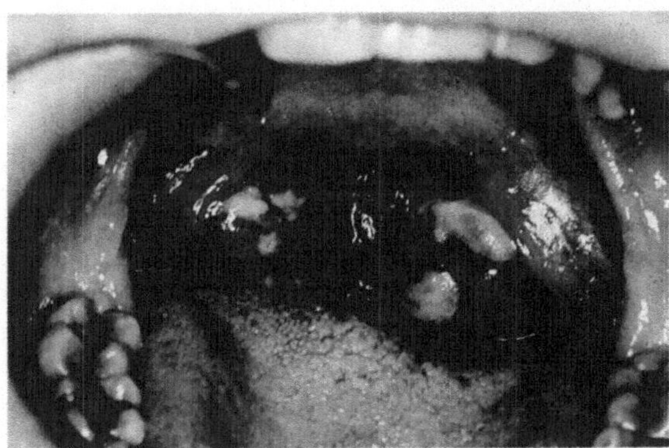

Abb. 30-13. Tonsillenbefund bei Streptokokkenangina

Entzündung der Tonsillae linguales mit massiver Schwellung im Zungengrundbereich. Häufig finden sich Begleitödeme in den seitlichen Pharynxwänden sowie im Larynxeingang, die bei den Patienten kurzfristig zu einer Dyspnö führen können.

Bakterielle Pharyngitiden: Plaut-Vincent-Angina

Die Plaut-Vincent-Angina wird durch fusiforme Stäbchen und Spirochäten verursacht und manifestiert sich klinisch mit einseitigen Schluckbeschwerden und Foetor ex ore bei insgesamt kaum gestörtem Allgemeinbefinden. Die Spiegeluntersuchung zeigt ein einseitiges fibrinbedecktes Ulkus auf der Gaumenmandel (Differentialdiagnose Tonsillenkarzinom).

Bakterielle Pharyngitiden: Diphtherie

Die Diphtherie ist zwar vorübergehend durch die aktive Immunisierung zurückgedrängt worden, ihre Inzidenz steigt in letzter Zeit aber wieder durch nachlassende Impfzahlen v. a. bei Zuwanderern aus Osteuropa und säkularen Schwankungen der Virulenz des Toxins. Der auslösende Erreger ist das Corynebacterium diphtheriae, das ein spezielles Ektotoxin bildet, welches zu Epithelzellnekrosen und Ulzerationen führt.

Symptome/Befunde

Die Krankheit beginnt mit mäßigem Fieber und nur geringen Schluckbeschwerden; nach 24 h findet sich dann das voll ausgebildete Krankheitsbild, das von schwerer Beeinträchtigung des Allgemeinbefindens, Kopfschmerzen und Übelkeit geprägt ist. Charakteristisch ist der süßlich-fade Mundgeruch. Auf Tonsillen, Gaumen und Pharynxschleimhaut finden sich die typischen pseudomembranösen, fest haftenden und bei Entfernung blutenden, grau-gelben Beläge.

Spezifische Entzündungen: Tuberkulose

Oropharyngeale Manifestationen spezifischer Entzündungen (Tuberkulose, Lues) sind grundsätzlich selten, müssen aber differentialdiagnostisch Berücksichtigung finden.

Symptome/Befunde

Der *tuberkulöse Primärkomplex* manifestiert sich im Tonsillen-Halslymphknoten-Bereich. Hier kann es zu typischen ulzerierenden Veränderungen an Mundschleimhaut und Tonsille sowie Auftreten eines regionären Halslymphknotens kommen. Auch im Rahmen der *primären Organtuberkulose* können ulzeröse, teilweise nekrotische Schleimhautläsionen der Mund- und Pharynxschleimhaut auftreten.

Spezifische Entzündungen: Lues

Bei der Lues sind v. a. die Manifestationen im Primär- und Sekundärstadium von Bedeutung. Neben Lippen-

und Wangenschleimhaut ist im *Primärstadium* v. a. der einseitige Tonsillenbefund mit erosiven bzw. ulzerierenden Veränderungen charakteristisch. Außerdem findet sich eine regionäre Lymphknotenschwellung. Im *Sekundärstadium* ist in erster Linie die spezifische Angina (Angina specifica) von Bedeutung, bei der im Unterschied zur einseitigen Tonsillenveränderung bei Lues I beide Gaumentonsillen entzündlich gerötet und mit grau-weißen Belägen bedeckt sind. Auch hier findet sich, ähnlich wie bei der Diphtherie, ein süßlicher Foetor ex ore. Demgegenüber sind Schleimhautveränderungen in Mundhöhle und Oropharynx im *Tertiärstadium* selten; treten sie dennoch auf, äußeren sie sich als einseitige, syphilitische Granulome (Gummen) an Gaumensegel, Uvula und Tonsille.

Spezifische Entzündungen: Peritonsillarabszeß

Der Peritonsillarabszeß ist eine einseitige Entzündung, bei der nicht nur das Parenchym der Tonsille selbst, sondern auch das peritonsilläre Gewebe mit einbezogen ist. Die Abszedierung erstreckt sich über die Tonsille hinaus in die Bindegewebsräume zwischen Parenchym und Pharynxmuskulatur.

Symptome/Befunde

Die Patienten klagen über starke Schluckbeschwerden, kloßige Sprache und manchmal Kieferklemme. Auffällig ist der einseitige Tonsillenbefund mit ausgeprägter, geröteter Schwellung, die sich über die Gaumenmandeln selbst auf den weichen Gaumen und die laterale Pharynxwand sowie auch in den Zungengrund erstrecken kann. Begleitend findet sich häufig auch ein Uvulaödem.

Virale Pharyngitiden

Die virale Pharyngitis wird häufig durch Influenza- oder Parainfluenzaviren hervorgerufen (Abb. 30-14).

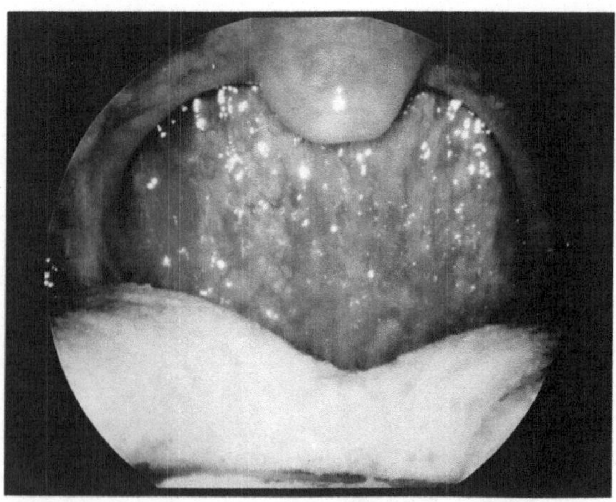

Abb. 30-14. Typischer Rachenbefund bei viraler Pharyngitis

Symptome/Befunde

Charakteristische Symptome sind Fieber, Hals- und Kopfschmerzen sowie katarrhalische Begleiterscheinungen (Rhinitis, Sinusitis); zusätzlich bestehen häufig auch zervikale Lymphknotenschwellungen. Das typische Befundbild zeigt eine gerötete Pharynxschleimhaut mit sichtbaren, kleinen Lymphfollikeln (Abb. 30-14).

Infektiöse Mononukleose

Die infektiöse Mononukleose wird durch das Epstein-Barr-Virus hervorgerufen; obwohl es sich um eine Allgemeinerkrankung handelt, findet sich häufig als Erst- und Kardinalsymptom eine Tonsillitis. Betroffen sind v. a. Jugendliche und junge Erwachsene.

Symptome/Befunde

Neben Allgemeinsymptomen wie Müdigkeit und Appetitlosigkeit sowie mäßig erhöhten Temperaturen (38–39 °C) klagen die Patienten über starke Schluckbeschwerden, Kopf- und Gliederschmerzen. Begleitend finden sich geschwollene Kieferwinkel- und nuchale Lymphknoten. Als Ausdruck der Generalisierung der Erkrankung finden sich zusätzlich häufig Leber- und Milzschwellungen sowie vergrößerte axilläre und inguinale Lymphknoten. Das charakteristische oropharyngeale Befundbild zeigt hochrot geschwollene Gaumentonsillen mit grauen Belägen. Im Blutbild findet sich zunächst eine Leukopenie, später eine Leukozytose (>20.000) mit 80–90% atypischen Lymphozyten. Die EBV-Serologie zeigt v. a. eine Erhöhung der IgM- und IgG-Fraktion. Mittels ELISA läßt sich auf immunologischer Basis ein quantitativer Antikörpernachweis gegen die verschiedenen EBV-Antigene durchführen.

Tumoren des Oropharynx

Gutartige Tumoren kommen selten vor und können grundsätzlich von allen epithelialen und mesenchymalen Ursprungsgeweben in dieser Region ausgehen. Bei den *Präkanzerosen* sind in erster Linie Leukoplakien wegen ihrer morphologischen Ähnlichkeit zu In-situ-Karzinomen von Bedeutung.

Bösartige Tumoren sind im Oropharynx überwiegend Plattenepithelkarzinome, die sich zu 80 % in den Gaumentonsillen (Abb. 30-15, häufig auch als Mikrokarzinome) und im Zungengrund finden. Seltener treten sie am weichen Gaumen oder an der Rachenhinterwand auf. Ätiologisch spielen langjähriger Nikotin- und Alkoholabusus für die Malignomentstehung im Oropharynx ebenso eine Rolle wie bei den Mundhöhlen- und Hypopharynxkarzinomen.

Symptome/Befunde

Oropharynxkarzinome bleiben häufig klinisch lange stumm; im übrigen richten sich die Symptome nach der Tumorlokalisation und -ausdehnung. Neben *Schluckschmerzen und Dysphagie* kommt es zu blutig

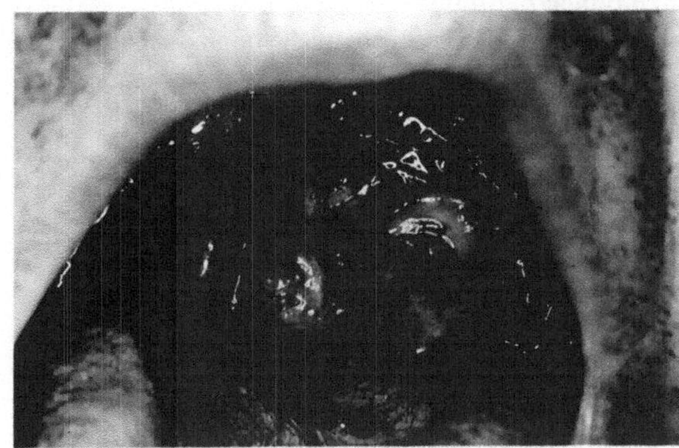

Abb. 30-15. Ausgedehntes Tonsillenkarzinom links

tingiertem Speichel und Foetor ex ore. Eine Kieferklemme weist bereits auf ein fortgeschrittenes Tumorstadium, da sie erst bei Infiltration der umgebenden Ptyerygoidmuskulatur auftritt. Die Malignome könne exophytisch (Abb. 30-15), aber auch ulzerierend und infiltrierend wachsen. Ein weiteres Erstsymptom kann auch, insbesondere bei Mikrokarzinomen, die makroskopisch nicht sichtbar sind, eine zervikale Halslymphknotenmetastase sein.

30.3.1.4
Erkrankungen des Hypopharynx

Fremdkörper

Verschluckte Fremdkörper bleiben zumeist im Hypopharynx oder in der ersten Ösophagusenge stecken. Betroffen sind typischerweise Kleinkinder, die z. B. Münzen, Nüsse oder Spielzeugteile verschlucken, oder aber ältere Patienten (v. a. Oberkieferprothesenträger), bei denen die Sensibilität im Bereich des harten Gaumens durch die Prothese aufgehoben ist.

Symptome/Befunde

Typische Beschwerden sind Druckgefühl, „Stiche" oder Schmerzen im Hypopharynxbereich oder retrosternal, je nach Größe und Lokalisation des Fremdkörpers kann auch eine Dysphagie bestehen. Die Fremdkörper müssen bei der HNO-ärztlichen Spiegeluntersuchung nicht immer sichtbar sein, ein indirektes Zeichen ist jedoch eine ödematöse Schwellung im Hypopharynx- bzw. Larynxeingangsbereich. Manchmal findet sich auch ein Speichelsee in dieser Region.

Hypopharynxdivertikel (Zenker-Divertikel)

Das Hypopharynxdivertikel ist das häufigste Divertikel oberhalb des Ösophaguseingangs und bildete sich klassischerweise in Höhe der hinteren, unteren Hypopharynxwand aus. Bevorzugt sind v. a. Patienten des höheren Lebensalters, bei vielen besteht schon seit Jahren eine Refluxösophagitis.

Symptome/Befunde
Klassische Beschwerden beim Hypopharynxdivertikel sind Dysphagie und Regurgitation unverdauter Speisen, v. a. morgens und im Liegen, außerdem beklagen die Patienten einen ausgeprägten Foetor ex ore, der durch im Divertikel verbleibende Speisereste entsteht. Bei der normalen klinischen Untersuchung zeigt sich in der Regel ein unauffälliger Befund, gelegentlich ist ein Speichelsee im Sinus piriformis nachweisbar.

Tumoren des Hypopharynx
Gutartige Tumoren des Hypopharynx zählen zu den Raritäten und äußern sich klinisch durch Dysphagie, Regurgitation oder retrosternale Schmerzen.

Bösartige Tumoren des Hypopharynx werden meist erst im fortgeschrittenen Stadium diagnostiziert, da sie erst spät Symptome verursachen. Histologisch handelt es sich fast ausschließlich um Plattenepithelkarzinome; wie bei den Mundhöhlen- und Oropharynxkarzinomen besteht bei fast allen Patienten ein ätiologischer Zusammenhang mit chronischem Alkohol- und Nikotinabusus.

Symptome/Befunde
In Abhängigkeit von Tumorgröße und Lokalisation sind die Beschwerden anfangs eher unspezifisch und äußern sich als Dysphagie und Foetor ex ore, später können die Schmerzen auch in die Ohren ausstrahlen. Hat der Tumor die Organgrenzen zum Kehlkopf überschritten, kommt es außerdem zu Heiserkeit und in Abhängigkeit von der Größe zur Dyspnö. Auch eine zervikale Halslymphknotenmetastase kann als Initialsymptom auftreten. Bei der Spiegeluntersuchung zeigt sich ein exophytisch oder exulzerierend wachsender Tumor im Bereich von Sinus piriformis, Postkrikoidalregion oder Hypopharynxhinterwand.

30.3.2
Endoskopie

Die *endoskopische* Untersuchung ist v. a. bei Tumoren des Oro- und Hypopharynx erforderlich; zum einen dient sie der Festlegung der Tumorgrenzen, die bei der normalen Spiegeluntersuchung häufig nicht eindeutig erfolgen kann, zum anderen läßt sich auf diese Weise die Histologie sichern. Außerdem kommt es immer wieder zum Auftreten von Zweitkarzinomen im Bereich des oberen Aerodigestivtraktes, die im Rahmen einer endoskopischen Untersuchung, die in Allgemeinanästhesie durchgeführt wird, ausgeschlossen werden können.

30.3.3
Labordiagnostik

Die Bakterienkultur als klassische Nachweismethode bei *Streptokokkenangina* ist heute weitgehend durch *Schnelltests* ersetzt worden, mit Hilfe derer sich Streptokokken der Gruppe A auf immunologischer Grundlage innerhalb von ca. 10 min nachweisen lassen. Wichtig ist dabei, daß eine Korrelation zwischen Testergebnis und klinischem Befund vorliegt, d. h. asymptomatische Patienten mit positivem Schnelltest sollten nicht antibiotisch behandelt werden. Umgekehrt gilt, daß bei klinischem Verdacht auf eine Streptokokkenangina mit negativem Schnelltest eine Bakterienkultur angelegt werden muß.

Bei der *infektiösen Mononukleose* zeigt sich im Blutbild zunächst eine Leukopenie, später eine Leukozytose (>20.000) mit 80–90% atypischen Lymphozyten. Außer dem charakteristischen Blutbild kommt auch der *EBV-Serologie* (v. a. IgM und IgG) wichtige Bedeutung zu. *Als immunologische Untersuchungstechnik* wird zum Nachweis einer infektiösen Mononukleose heute der ELISA zum quantitativen Antikörpernachweis gegen die verschiedenen EBV-Antigene (Virus-Capsid-Antigen, Early-Antigen, Epstein-Barr-Nuclear-Antigen) durchgeführt. *Mononukleoseschnelltests* stehen zwar ebenfalls zur Verfügung, ihre Sensitivität und Spezifität ist jedoch geringer als der ELISA.

30.3.4
Schmeckprüfung

Die Schmeckprüfung wird in der Regel als subjektive Prüfung durchgeführt. Die einfachste Form ist die sogenannte *chemische Prüfung*. Hierbei werden wässerige Lösungen von Glukose (süß), NaCl (salzig), Zitronensäure (sauer) und Chinin (bitter) in aufsteigenden Konzentrationen auf die Zunge getropft, um damit die Erkennungsschwelle zu prüfen.

Bei der *Elektrogustometrie* wird durch Einwirken eines konstanten anodischen Stromes an den Geschmacksrezeptoren der Zunge eine sauer-metallische Empfindung ausgelöst. Die Elektrogustometrie bietet gegenüber der chemischen Prüfung methodische Vorteile, da sich Seitendifferenzen quantitativ besser erfassen lassen und außerdem eine genau lokalisierte Reizung möglich ist.

Objektive Prüfverfahren der Geschmacksempfindung sind möglich, aber sehr aufwendig und werden nur in großen Zentren zur Klärung schwieriger gutachterlicher Fragestellungen eingesetzt.

30.3.5
Bildgebende Verfahren

Bildgebende Untersuchungstechniken (Ultraschall, CT, MRT) haben in den vergangenen Jahren v. a. zu einer aussagefähigen Diagnostik bei tumorösen Raumforderungen im Mundhöhlen- und Pharynxbereich beigetragen. Besonders die MRT hat sich dabei in der Weichteildifferenzierung von Tumoren gegenüber den Umgebungsstrukturen bewährt. Als konventionelle Röntgenuntersuchung besitzt heute in erster Linie der Kontrastmittelbreischluck in der diagnostischen Abklärung von Hypopharynxerkrankungen (z. B. Divertikel) weiterhin seinen klaren Indikationsbereich.

30.4
Erkrankungen des Kehlkopfes

Kehlkopferkrankungen können organisch und funktionell bedingt sein, wobei die Übergänge z. T. fließend sind. Die verschiedenen Erkrankungen lassen sich folgendermaßen klassifizieren:

- Entzündungen des Kehlkopfes,
- Kehlkopftraumen,
- Stimmlippenlähmungen,
- Kehlkopftumoren.

30.4.1
Anamnese und Befund
30.4.1.1
Entzündungen des Kehlkopfes

Akute Laryngitis
Akute Entzündungen des Kehlkopfes sind häufig viral bedingt und von Infekten der Nase, Nasennebenhöhlen und des Rachens begleitet. Bei bakteriellen Laryngitiden handelt es sich in der Regel um Superinfektionen. Weitere Ursachen einer akuten Laryngitis sind starke Temperaturschwankungen, trockenes oder heißes Raumklima oder Reizgase sowie akute Stimmüberlastung, die wiederum durch trockenes Raumklima oder kalte Witterung begünstigt sein kann.

Symptome/Befunde
Im Vordergrund der Beschwerden stehen Heiserkeit bis Stimmlosigkeit (Aphonie), häufig begleitet von Halsschmerzen, Hustenreiz und eventuell leichtem Fieber. Der Kehlkopfbefund zeigt gerötete, ödematöse Stimmlippen mit Schleimauflagerung und Fibrinausschwitzungen.

Epiglottitis
Entzündungen der Epiglottis sind zumeist bakteriell bedingt durch Hämophilus influenzae Typ B bzw. Streptococcus pneumoniae. Häufig bestehen vorher Infekte des Nasen-Rachen-Raumes. Kinder im Vorschulalter sind bevorzugt betroffen, hier stellt die Epiglottitis wegen der engen anatomischen Verhältnisse ein sehr gefährliches, lebensbedrohliches Krankheitsbild dar. Beim Erwachsenen kommt es in vielen Fällen zur Abszedierung mit Ausbildung eines Epiglottisabszeßes.

Symptome/Befunde
Die Klinik ist durch starken Temperaturanstieg, allgemeines Krankheitsgefühl mit Hals- und Schluckschmerzen sowie kloßige Sprache („hot-potato-voice") und Speichelfluß geprägt. Später treten dann ein unterschiedlich stark ausgeprägter und häufig progredienter inspiratorischer Stridor mit Atemnot hinzu. Die geschwollene Epiglottis ist bei Kindern wegen des hochstehenden Kehlkopfes bereits bei Inspektion der Mundhöhle mit Herunterdrücken der Zunge sichtbar.

Chronische Laryngitis
Eine Vielzahl von Ursachen kann zu einer länger anhaltenden Laryngitis führen; neben Noxen wie Nikotinabusus, inhalative Exposition gegenüber ätzenden Dämpfen sowie dem gastroösophagealen Reflux kommen trockenes Raumklima und starke Temperaturschwankungen, aber auch chronische Nasenatmungsbehinderung (Mundatmung), chronische Tonsillitis (deszendierendes entzündliches Sekret) sowie die chronische Bronchitis (aszendierendes entzündliches Sekret) in Frage. Weiterhin können chronische Stimmfehlbelastungen, allergische Schleimhautreaktionen sowie hormonelle Umstellungen während der Schwangerschaft (Laryngopathia gravidarum) zu einer länger anhaltenden Laryngitis führen.

Symptome/Befunde
Die Klinik ist durch Heiserkeit und geringere stimmliche Leistungsfähigkeit, häufig verbunden mit Räusperzwang, Hustenreiz und Fremdkörpergefühl gekennzeichnet. Atemnot ist eher selten. Das Befundbild ist unterschiedlich, von der Morphologie werden eine katarrhalische (gerötete, verdickte Stimmlippen) von einer hyperplastischen (höckerige Schleimhautoberfläche, Granulationen) und atrophen Form (blasses Schleimhautkolorit, firnisartiges Glänzen der Stimmlippen) unterschieden.

Kehlkopfperichondritis
Bessert sich eine diffuse, ausgeprägte Kehlkopfentzündung nur langsam, besteht bei entsprechender Anamnese der Verdacht auf eine Perichondritis. Ätiologisch kommen hier z. B. Langzeitintubation, Bestrahlung der Halsregion sowie offene Kehlkopfverletzungen oder Fremdkörper in Frage. Die Klinik ist durch Heiserkeit, Dyspnö, Schluckschmerzen und Fieber gekennzeichnet, außerdem ist der Kehlkopf bei der Palpation druckschmerzhaft. Endolaryngeal ist die Schleimhaut ödematös und entzündlich gerötet.

30.4.1.2
Kehlkopftraumen

Innere Kehlkopftraumen werden durch Inhalation von Reizgasen, Verätzungen bzw. Verbrühungen durch

Aspiration sowie Fremdkörpereinspießungen oder Intubationsschäden verursacht. Je nach Schweregrad der Verletzung kommt es zu Heiserkeit, Schmerzen im Kehlkopfbereich sowie Dyspnö.

Äußere Kehlkopftraumen können durch stumpfe oder scharfe Verletzungen hervorgerufen werden.

Symptome/Befunde

Typische Beschwerden sind neben Atemnot, die direkt nach dem Trauma, aber auch sekundär durch Hämatom-, Ödem- oder Emphysembildung nach mehreren Stunden auftreten kann, v. a. Hustenreiz, Hämoptö sowie Heiserkeit bis Stimmlosigkeit. Ein Hautemphysem spricht für eine perforierende Verletzung, Druckempfindlichkeit des Kehlkopfes mit „Crepitatio" weist auf eine Fraktur im Schildknorpelbereich hin. Neben Schwellung und Rötung sowie Würge- oder Strangulationsmerkmalen am Hals kann auch ein Hautemphysem bestehen (weiche, polsterartige Schwellung mit „Knistern"), im Kehlkopf selber zeigen sich Schleimhautverletzungen, evtl. auch frakturierte Knorpelteile, die in das Larynxlumen hineinragen.

30.4.1.3
Stimmlippenlähmungen

Der Kehlkopf wird durch Äste des N. vagus innerviert. Funktionell entstehen, je nach Lokalisation der Nervenschädigung, Bewegungseinschränkungen, Spannungsminderung der Stimmlippen sowie laryngeale Sensibilitätsstörungen. Klinisch äußern sich diese Veränderungen durch Stimmstörungen, Atemnot oder Aspiration (bei Ausfall der sensiblen Versorgung der Schleimhaut). Stimmlippenlähmungen können durch eine Vielzahl von Ursachen hervorgerufen werden (Tabelle 30-4).

30.4.1.4
Kehlkopftumoren

Unabhängig von der Dignität äußern sich Neoplasien, die auf die Stimmlippenebene übergreifen oder primär von den Stimmlippen ausgehen, frühzeitig durch Heiserkeit.

Stimmlippenpolypen

Der Stimmlippenpolyp ist die häufigste gutartige stimmstörende Veränderung, die durch Stimmüberlastung bei Rauchern, aber auch nach einer Laryngitis vorkommen kann. Typische Beschwerden sind Heiserkeit, bei größeren Polypen auch temporäre Dyspnö. Die Polypen sitzen meist im vorderen Stimmlippenbereich am Übergang vom vorderen zum mittleren Drittel.

Tabelle 30-4. Ursachen von Stimmlippenlähmungen (nach Grevers 1997)

Trauma
Iatrogene Nervenläsion bei
Schilddrüsenoperation (Nervendurchtrennung, -unterbindung, Quetschung, Zerrung, Thermokoagulation)
Zerrung bei der Intubation durch Halsüberstreckung oder Tubusmanschettendruck (selten)
anderen Halseingriffen wie z. B. Karotisthrombendarteriektomie (TEA), Hypopharynxdivertikel-Operation, Skalenusbiopsie, Neck-dissection
Punktion für ZVK (Jugularis-Subklavia-Katheter)
Mediastinoskopie, Thorakotomie, Herzoperation, z. B. Ductus-Botalli-Operation (bei linksseitiger Parese)

Nervenverletzung durch Gewalteinwirkung oder Unfall bei Schädelbasisfraktur
stumpfem Halstrauma, Stich- und Schußwunden
Klavikulafraktur

Chronisches mechanisches Trauma (Druck, Zug) bei
Pleurafibrose
Aorten- oder Subklaviaaneurysma
Erweiterung des linken Vorhofs (Ortner-Syndrom) oder der linken Pulmonalarterie

Entzündung, Toxineinwirkung, Polyneuropathie
Neuritis im Rahmen viraler Infektionen, z. B. bei Influenza, Mumps, Mononukleose (EBV-Virus), Herpes-zoster-, Coxsackie-Virusinfekten
Bakterielle Infekte wie Meningitis, Thrombophlebitis des Bulbus venae jugularis, zervikale und mediastinale Infektionen, Tuberkulose
Akute Polyneuritis (Guillain-Barré-Syndrom)
Strahlenneuritis
Neurotoxische Medikamente (Zytostatika wie Vinblastin/Vincristin, Streptomycin, Chinin)
Polyneuropathie bei Diabetes mellitus, rheumatisch, bei chronischem Alkoholismus und bei Giften (Blei, Quecksilber, Arsen)

Neoplasie
Zervikale Tumoren wie Schilddrüsenkarzinom, maligne Lymphome oder Halslymphknotenmetastasen, seltener Vagusneurinome, Glomus-caroticum-Tumor
Ösophagus- oder Hypopharynxkarzinome
Bronchialkarzinom, Thymustumor, Lymphogranulomatose, mediastinale maligne Lymphome oder Metastasen
Tumoren mit Schädelbasisinfiltration und Einbruch ins Foramen jugulare (Glomus-jugulare-Tumor, Nasopharynxkarzinom, selten Mittelohrkarzinom)

Zentrale Erkrankungen
Vagusparese im Rahmen des „Wallenberg-Syndroms" (meist Verschluß der A. cerebelli inferior) und weiterer lateraler Medulla-oblongata-Syndrome
Degenerative, vaskuläre Stammhirnerkrankungen
Meningeom, maligne Hirntumoren und Hirnmetastasen, v. a. im Hirnstammbereich
Selten Poliomyelitis

Stimmlippenknötchen

Stimmlippenknötchen kommen bevorzugt bei Kindern, aber auch bei Erwachsenen mit hoher Stimmbelastung vor und sind funktioneller Genese, d. h. sie werden durch eine starke phonatorische Aktivität der Stimmlippenspanner provoziert und stellen damit eine sekundäre organische Veränderung bei lange bestehender hyperfunktioneller Dysphonie (s. auch Stimm-, Sprech- und Sprachstörungen) dar.

Symptome/Befunde

Im Vordergrund steht die Heiserkeit, bei Kindern oft eine rauhe, relativ tiefe Stimme. Die Knötchen sitzen an korrespondierenden Stellen am Übergang vom vorderen zum mittleren Stimmlippendrittel.

Kontaktgranulom

Das Kontaktgranulom kommt fast ausschließlich bei Männern im mittleren Alter vor und entsteht am Processus vocalis des Aryknorpels, also im hinteren Anteil des Kehlkopfes. Ursächlich kommt neben einen Fehlbelastung der Stimme auch die gastroösophageale Refluxerkrankung in Frage. Typische Symptome sind laryngeale Mißempfindungen mit Globusgefühl und Schmerzen beim Schlucken. Bei spontaner Abstoßung des Granuloms kann es zur Hämoptö kommen. Heiserkeit findet sich, wenn überhaupt, nur in geringem Ausmaß, da die Raumforderung den schwingenden Glottisbereich kaum tangiert und damit die Stimmqualität auch nicht beeinträchtigt.

Intubationsgranulome

Intubationsgranulome entstehen wenige Wochen nach endotrachealer Intubation nach Drucknekrosen und Scheuerverletzungen der Schleimhaut im Aryknorpelbereich. Klinisch besteht Heiserkeit, die klassischerweise aber erst nach einem symptomfreien Intervall auftritt. Die rötlichen, oft doppelseitigen Granulome sitzen im Bereich der Processus vocales im hinteren Anteil der Stimmlippen.

Juvenile Larynxpapillomatose

Die juvenile Larynxpapillomatose ist eine sehr folgenschwere Erkrankung und kann Ursache der kindlichen Heiserkeit sein; ätiologisch handelt es sich um eine Viruserkrankung (Papilloma-Gruppe, Papova-Viren). Bei Persisitieren der Papillome im Erwachsenenalter handelt es sich um eine fakultative Präkanzerose.

Symptome/Befunde

Neben Heiserkeit und Hustenreiz kann es mit zunehmendem Wachstum der Papillome zu Atemnot und Stridor kommen, wenn sich die multiplen Papillome von der Glottis ausgehend nach kranial und/oder kaudal in Form eines „Papillomrasens" ausbreiten.

Leukoplakien

Leukoplakien kommen gehäuft bei Rauchern und im Rahmen einer chronischen Laryngitis vor, sind makroskopisch malignitätsverdächtig und müssen stets histologisch abgeklärt werden. Begleitsymptom ist die persistierende Heiserkeit unabhängig von einer akuten Entzündung im Rahmen eines Infektes. Typisches Befundbild sind die weißlichen Veränderungen auf den Stimmlippen (Abb. 30-16).

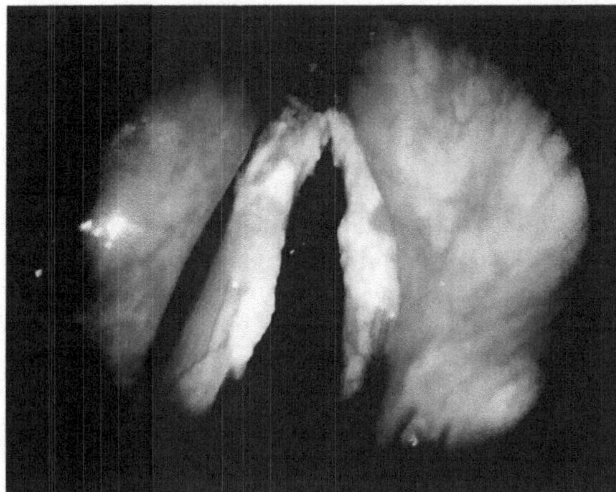

Abb. 30-16. Leukoplakie beider Stimmlippen

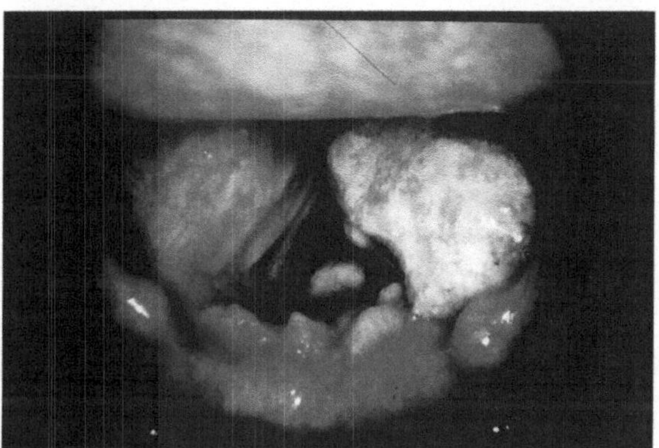

Abb. 30-17. Exophytisches 3-Etagen-Larynxkarzinom rechts

Bösartige Tumoren

Bösartige Tumoren des Kehlkopfes sind zu über 90 % verhornende und nichtverhornende Plattenepithelkarzinome (Abb. 30-17). Das Larynxkarzinom ist nach wie vor das häufigste Malignom im Kopf-Hals-Bereich. Bei der weit überwiegenden Mehrzahl der Betroffenen liegt langjähriger Nikotin- und Alkoholabusus vor; das männliche Geschlecht erkrankt bevorzugt.

Symptome/Befunde

Die Symptomatik ist sehr stark abhängig von der Tumorlokalisation. Gehen die Tumoren von den Stimmlippen selber aus, ist die Heiserkeit ein Frühsymptom, bei supra- bzw. subglottischen Tumoren tritt Heiserkeit erst bei fortgeschrittenem Wachstum mit Infiltration der Stimmlippen auf. Weitere typische Beschwerden sind Dysphagie, Husten, Hämoptö und Globusgefühl; Dyspnö wird in der Regel erst in fortgeschrittenem Tumorstadium mit ausgedehnter Verlegung des Larynxlumens beobachtet. Auch ein- oder doppelseitige Halslymphknotenmetastasen können ein Frühsymptom bei Larynxkarzinom darstellen.

30.4.2
Endoskopie

Vor allem zur Dignitätsbeurteilung bzw. -sicherung ist die Kehlkopfspiegelung bzw. Lupenlaryngoskopie mittels starrem Kaltlichtendoskop oft nicht ausreichend. Deshalb muß in Allgemeinanästhesie eine sogenannte direkte Mikrolaryngoskopie oder Stützlaryngoskopie durchgeführt werden. Bei dieser Untersuchungstechnik ist eine sehr gut Ausleuchtung des Kehlkopfinneren, des Hypopharynx und der oberen Trachea möglich, so daß die Tumorausdehnung bestimmt und gleichzeitig eine Gewebeprobe für die histologische Untersuchung gewonnen werden kann. Bei benignen, endoskopisch gut zugänglichen Raumforderungen sowie bei kleinen malignen Tumoren ist das Verfahren gleichzeitig der therapeutische Zugangsweg für die mikrochirurgische Abtragung.

30.4.3
Stroboskopie

Dieses Untersuchungsverfahren macht die Feinschwingungen der Stimmlippen mit Hilfe von frequenzgesteuerten Lichtblitzen erkennbar und wird bei organischen und funktionellen Kehlkopferkrankungen eingesetzt. Neben der Größe der Schwingungsauslenkung der Stimmlippen werden u. a. die Symmetrie der Stimmlippenschwingung und der Glottisschluß sowie die Randkantenverschiebungen der Stimmlippen beurteilt.

30.4.4
Elektromyographie

Hierbei handelt es sich um eine invasive Methode zur Ableitung von Muskelaktionspotentialen über transkutan bzw. transoral eingebrachte Nadelelektroden in verschiedene Kehlkopfmuskeln. Ausgewertet werden Einstichaktivität, Willküraktivität und Spontanaktivität der Muskulatur. Das Verfahren dient der Topodiagnostik neurogener Störungen; außerdem können Aussagen über die Prognose bei Stimmlippenlähmungen gemacht werden.

30.4.5
Bildgebende Verfahren

Die bildgebenden Verfahren spielen in der Larynxdiagnostik eine untergeordnete Rolle, obwohl sie v. a. in der Tumordiagnostik durchaus hilfreiche Zusatzinformationen hinsichtlich der Infiltration bzw. Beteiligung von Nachbarschaftsstrukturen liefern können. Vor allem bei supraglottischen *Larynxtumoren* mit fraglicher Zungengrundbeteiligung bzw. -infiltration ist die Kernspintomographie ein wichtiges Verfahren, auch für die Entscheidung über die adäquate Therapiemodalität.

30.5
Erkrankungen des Halses

In diesem Abgschnitt werden die Erkrankungen der Halsweichteile mit Ausnahme der Schilddrüse dargestellt; sie lassen sich folgendermaßen einteilen:

- Lymphknotenvergrößerungen,
- Halszysten,
- vaskuläre Tumoren,
- neurogene Tumoren.

30.5.1
Anamnese und Befund
30.5.1.1
Zervikale Lymphknotenvergrößerungen

Lymphadenitis colli
Die unspezifische zervikale Lymphknotenentzündung ist besonders bei Kindern ein sehr häufiges Krankheitsbild und tritt oft im Rahmen fieberhafter Infekte und bei Entzündungen von Nase und Rachen auf. Besonders Kleinkinder mit Adenoiden oder chronisch rezidivierenden Tonsillitiden leiden unter persistieren-

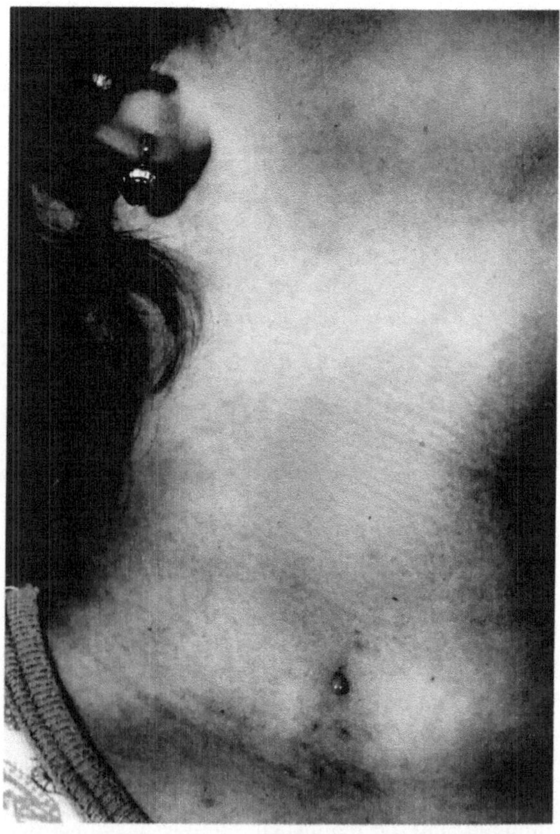

Abb. 30-18. Typischer Befund einer lateralen Halsfistel rechts

den Lymphadenitiden im Kieferwinkel. Aber auch Verletzungen der Kopfhaut (Kratzwunden) und Ohrmuschel (infizierte Löcher für Ohrringe) und das in den letzten Jahren zunehmend in Mode gekommene „Piercing" im Kopf- und Gesichtsbereich können zu zervikalen Lymphadenitiden führen.

Symptome/Befunde

Klinisch äußert sich die Lymphadenitis colli durch eine schmerzhafte Schwellung zumeist der Kieferwinkel-, aber auch der nuchalen Lymphknoten, die häufig von einer Hautrötung begleitet ist. Bei Abszedierung läßt sich eine Fluktuation tasten. Begleitend finden sich erhöhte Temperaturen und allgemeines Krankheitsgefühl mit Kopf- und Gliederschmerzen.

Spezifische zervikale Lymphknotenentzündung

Spezifische Lymphadenitiden im Halsbereich sind sehr viel seltener, müssen differentialdiagnostisch aber immer mitbedacht werden. Ursächlich kommen neben Tuberkulose und Sarkoidose auch Lues, Tularämie und Toxoplasmose in Frage.

Zervikale Lymphknotenmetastasen

Bei Auftreten zervikaler Lymphknotenmetastasen ist die Lokalisation des Primärtumors in 70 % in der Kopf-Hals-Region zu suchen. Bei Malignomen des Nasopharynx, der Tonsille und des Hypopharynx ist sie häufig sogar der Primärbefund; auch das papilläre Schilddrüsenkarzinom kann sich zuerst durch Halslymphknoten bemerkbar machen. Sehr viel seltener können auch Malignome aus anderen Körperregionen (Lunge, Magen-Darm-Trakt, Mamma, Urogenitaltrakt) in die zervikalen Halslymphknoten metastasieren.

Symptome/Befunde

Das klinische Bild einer Halslymphknotenmetastase kann sehr unterschiedlich sein. Aufgehobene Verschieblichkeit und derbe Konsistenz weisen zwar auf eine maligne Raumforderung hin, eine Lymphknotenmetastase kann aber durchaus auch verschieblich sein.

30.5.1.2
Halszysten/Halsfisteln

Laterale Halszysten bzw. -fisteln

Die Pathogenese der „lateralen Halszyste" ist bis heute nicht völlig geklärt. Neben der Theorie, daß es sich um eine branchiogene Zyste handelt, die vom Kiemenbogensystem abstammt, wird auch eine primär von den Lymphknoten ausgehende Entstehung im Sinne einer „zystischen Lymphadenopathie" diskutiert (Abb. 30-18 und 30-19).

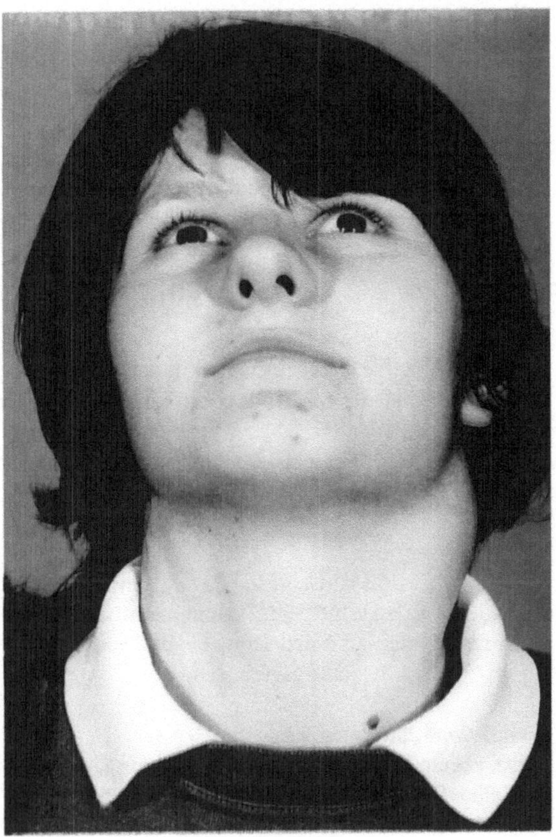

Abb. 30-19. "Laterale Halszyste" links

Symptome/Befunde

Klinisch äußert sich die „laterale Halszyste" als rezidivierende, entzündliche, gerötete und schmerzhafte Schwellung am Vorderrand des Musculus sternocleidomastoideus, zumeist in Höhe der Karotisgabel, gelegentlich aber auch weiter kranial oder kaudal.

Cave: Gelegentlich kann sich in einer „lateralen Halszyste" ein branchiogenes Karzinom verbergen.

Mediane Halszysten

Mediane Halszysten werden häufig schon im Kindesalter manifest und liegen in der Mittellinie oder paramedian über dem Zungenbein. Durch die Verbindung mit dem Os hyoideum bewegt sich die Zyste beim Schlukken auf und ab. Pathogenetisch handelt es sich um ein Residuum des Ductus thyreoglossus.

Symptome/Befunde

Klinisch äußert sich die mediane Halszyste als rezidivierende, entzündliche, schmerzhafte Schwellung über dem Zungenbein; in ca. 25 % der Fälle kommt es zur Fistelbildung durch die Haut (mediane Halsfistel).

30.5.1.3
Vaskuläre Tumoren

Hämangiome

Diese Gefäßtumoren fallen bereits direkt nach der Geburt auf und wachsen maximal bis zum Ende des ersten Lebensjahres; bis zum siebten Lebensjahr heilen sie spontan aus. Hämangiome liegen zumeist subkutan und imponieren inspektorisch als bläulich-violette, vorwiegend nur leicht erhabene, flächenhafte Raumforderungen.

Aneurysmen

Im Halsbereich treten Aneurysmen in den extrakraniellen Abschnitten der A. carotis communis und interna auf. In den kaudalen Halsabschnitten sind auch Aneurysmen des Truncus brachiocephalicus möglich. Insgesamt sind die Erkrankungen aber selten.

Symptome/Befunde

Bei der Inspektion fällt eine zervikale Schwellung nur bei großen Aneurysmen auf. Palpatorisch findet sich eine pulsierende Raumforderung, bei der Auskultation ein systolisches Strömungsgeräusch.

Glomus-caroticum-Tumor

Diese, ebenfalls sehr seltene Raumforderung, geht von speziellen Gefäßstrukturen an der Hinterwand der Karotisgabel aus, die funktionell Chemorezeptoren entsprechen und von parasympathischen Fasern begleitet werden.

Symptome/Befunde

Tumoren des Glomus caroticum bleiben klinisch sehr lange stumm und fallen palpatorisch meist als pulsierende zervikale Schwellung auf. Auskultatorisch findet sich wie beim Aneurysma ein systolisches Strömungsgeräusch.

Lymphangiome

Hierbei handelt es sich um eine Proliferation abgesprengter Teile der embryonalen Lymphgefäßanlage; ca. 90 % der Tumoren manifestieren sich bis zum Ende des zweiten Lebensjahres. Klinisch imponieren sie als gut abgrenzbare, fluktuierend-zystische Schwellungen.

30.5.1.4
Neurogene Tumoren

Neurinome oder Schwannome leiten sich vom vegetativen Nervensystem, den Hirnnerven oder den peripheren Nerven ab und sind ebenfalls im Halsbereich eher selten. Am häufigsten sind der N. vagus und der Halssympathikus betroffen. Klinisch imponieren Neurinome als schmerzlose, prall-elastische und gut abgrenzbare Raumforderungen.

30.5.2
Bildgebenden Verfahren

Bildgebende Verfahren spielen eine sehr wichtige Rolle bei der Beurteilung und differentialdiagnostischen Einschätzung von Raumforderungen im Halsbereich. Vor allem oberflächlich gelegene Erkrankungen lassen sich mit dem *Ultraschall* (B-Scan) in der Regel sehr gut erfassen und nach Lage, Größe, Form und Volumen einschätzen. Der B-Scan ist als Screeningmethode unter den bildgebenden Verfahren am Hals sicherlich Untersuchungsmethode der ersten Wahl.

Demgegenüber sind die *Computer-* bzw. *Kernspintomographie* weiterführenden Fragestellungen im Halsbereich, wie z. B. tieferliegenden Raumforderungen unklarer Genese, vorbehalten. Besteht der Verdacht auf einen gefäßreichen Tumor, bzw. auf ein Aneurysma oder auf einen Glomus-caroticum-Tumor, ist zusätzlich eine angiographische Darstellung (digitale Subtraktionsangiographie) durchzuführen.

30.6
Erkrankungen der Kopfspeicheldrüsen

Die Erkrankungen der Speicheldrüsen lassen sich folgendermaßen einteilen:

- Speicheldrüsenentzündungen,
- Sialolithiasis,
- Sialadenose,
- Speicheldrüsentumoren.

30.6.1
Anamnese und Befund
30.6.1.1
Speicheldrüsenentzündungen

Akute eitrige Sialadenitis

Diese bakterielle Entzündung wird zumeist durch Streptokokken oder Staphylokokken in Verbindung mit vermindertem Speichelfluß bei reduzierter Nahrungsaufnahme verursacht; als akute, marantische Parotitis wird sie beim kachektischen Tumorpatienten beobachtet. Grundsätzlich kann die Glandula parotis ebenso betroffen sein wie die Glandula submandibularis.

Symptome/Befunde

Klinisch findet sich eine schmerzhafte Schwellung und Rötung der Haut über der Drüse. Zusätzlich tritt dickflüssiger oder eitriger Speichel aus dem Ausführungsgang in die Mundhöhle aus.

Parotitis epidemica

Mumps ist eine akute Virusentzündung und wird durch neurotrope Paramyxoviren verursacht; obwohl alle

Kopfspeicheldrüsen betroffen sein können, manifestiert sich die Erkrankung zumeist an der Ohrspeicheldrüse. Bevorzugt sind Kinder zwischen dem 5. und 15. Lebensjahr befallen, in seltenen Fällen – und dann mit schwereren Verläufen – kommt die Parotitis epidemica auch bei Erwachsenen vor.

Symptome/Befunde

Neben allgemeinem Krankheitsgefühl mit Müdigkeit und Fieber kommt es zu einer zunehmenden schmerzhaften Parotisschwellung („Hamsterbacken"). Aus dem Speicheldrüsenausführungsgang entleert sich im Unterschied zur akuten, eiterigen Sialadenitis klares Sekret.

Chronisch rezidivierende Parotitis

Bei diesem pathogenetisch nicht eindeutig geklärten Krankheitsbild mit meist einseitiger Schwellung der Glandula parotis kommt es in unterschiedlichen Zeitabständen von Wochen bis Monaten immer wieder zu entzündlichen Schüben; während der Intervalle besteht Beschwerdefreiheit. Die Erkrankung tritt bevorzugt bei Kindern zwischen dem 3. und 15. Lebensjahr auf und verschwindet häufig während oder nach der Pubertät.

Symptome/Befunde

Die Symptome sind ähnlich wie bei der akuten, eitrigen Sialadenitis mit schmerzhafter, geröteter Schwellung der Ohrspeicheldrüse, begleitet von allgemeinem Krankheitsgefühl.

30.6.1.2
Sialolithiasis

Speichelsteine entstehen aufgrund einer primär dyschylischen Sekretionsstörung von Speichelelektrolyten und treten bevorzugt, d. h. zu fast 90 %, in der Glandula submandibularis auf.

Symptome/Befunde

Diagnostisch wegweisend sind essensabhängige Schmerzen sowie eine Schwellung der betroffenen Speicheldrüse. Bei komplettem Verschluß des Speichelganges durch einen Speichelstein kommt es zu rezidivierenden akuten Sialadenitiden, die längerfristig zu einer chronischen Sialadenitis mit Fibrosierung und Verhärtung sowie persistierender Verdickung der Drüse führen.

30.6.1.3
Sialadenose

Rezidivierende, oft auch persistierende, bilaterale, schmerzlose Schwellungen, vorwiegend im Bereich der Glandula parotis, die im späteren Verlauf auch mit verminderter Speichelproduktion und Xerostomie einher-

gehen, werden als Sialadenose bezeichnet. Ätiologisch werden verschiedene Grunderkrankungen diskutiert. Neben Diabetes mellitus sowie dystrophisch-metabolischen Störungen bei Alkoholabusus, Vitaminmangel, chronischem Einweißmangel, Leberzirrhose und Urämie sollen auch neurogene Störungen bei Dysfunktionen des vegetativen Nervensystems sowie Arzneimittel (z. B. Antihypertensiva, Antidepressiva) zur Sialadenose führen können.

30.6.1.4
Speicheldrüsentumoren

Pleomorphes Adenom

Das pleomorphe Adenom ist der häufigste gutartige Tumor der Speicheldrüsen und betrifft zumeist die Glandula parotis; in seltenen Fällen kann er maligne entarten.

Symptome/Befunde

Der Tumor manifestiert sich als derbe, knotige Schwellung, die langsam und fast ausschließlich einseitig wächst (Abb. 30-20). In seltenen Fällen geht der Tumor

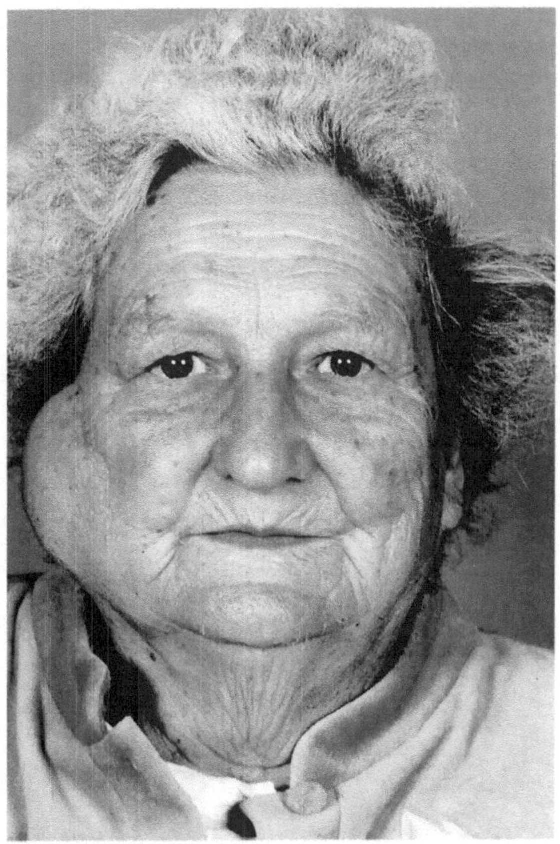

Abb. 30-20. Ausgedehnter Tumor der rechten Glandula parotis (Histologie: pleomorphes Adenom)

auch vom tiefen Parotislappen aus („Eisbergtumor"), durchwächst nach medial den Parapharyngealraum und imponiert als Vorwölbung der lateralen Pharynxwand.

Zystadenolymphom

Dieser meist einseitige, gelegentlich auch bilateral auftretende Tumor betrifft ebenfalls bevorzugt die Glandula parotis und unterscheidet sich vom pleomorphen Adenom durch seine zystisch-elastische Konsistenz bei insgesamt guter Verschieblichkeit.

Maligne Speicheldrüsentumoren

Etwa 30 % der Speicheldrüsentumoren sind maligne; je kleiner die Speicheldrüse, desto wahrscheinlicher handelt es sich bei einem Tumor um ein Malignom. Charakteristischerweise wachsen bösartige Tumoren der Kopfspeicheldrüsen sehr schnell (Ausnahme: adenoidzystisches Karzinom), histologisch handelt es sich zumeist um Tumoren epithelialen Charakters wie Plattenepithelkarzinome, Mukoepidermoidkarzinome und Azinuszellkarzinome. In seltenen Fällen finden sich auch Metastasen anderer Primärtumoren in den Speicheldrüsen, v. a. der Ohrspeicheldrüse.

Symptome/Befunde

Bei der Palpation sind die Raumforderungen meist schlecht gegenüber der Umgebung abgrenzbar; die Verschieblichkeit ist eingeschränkt oder aufgehoben. Eine Fazialisparese kann, muß aber nicht bestehen, ist jedoch grundsätzlich, ebenso wie das Auftreten zervikaler Lymphknotenmetastasen, als Malignitätszeichen zu werten. Ausgedehnte Malignome der Glandula parotis können in den äußeren Gehörgang durchbrechen.

30.6.2
Bildgebende Verfahren

Bildgebende Untersuchungverfahren können bei den verschiedenen Erkrankungen der Kopfspeicheldrüsen wertvolle diagnostische Hinweise liefern. Vor allem die *Ultraschalluntersuchung* (B-Scan) erlaubt eine Beurteilung von Größe und Form, Strukturbegrenzung sowie Reflexverhalten und Echotextur der Speicheldrüsen und kann damit als Screeningmethode bei Sialolithiasisverdacht und in der Tumordiagnostik eingesetzt werden. Die *konventionelle Röntgendiagnostik* kommt ebenfalls bei Steinverdacht zum Einsatz.

Die *Mundbodenleeraufnahme* erlaubt den Steinnachweis nur bei ausreichendem Kalkgehalt der Konkremente; deshalb muß bei Negativbefund der Leeraufnahme eine Kontrastmitteldarstellung erfolgen, die den Stein als Aussparung im Ausführungsgang darstellt. Die Sialographie darf jedoch nicht im akut-entzündlichen Stadium durchgeführt werden, sie kann eine Entzündung aktivieren.

Computer- und *Kernspintomographie* werden bevorzugt in der Tumordiagnostik und hier in erster Linie bei Malignomverdacht eingesetzt, um eine genaue Einschätzung der Ausdehnung dieser Raumforderungen in die Nachbarschaftsstrukturen Schädelbasis und parapharyngealer Raum zu erhalten.

Literatur zu Kap. 30

Arnold W, Ganzer U (1997) Checkliste Hals-Nasen-Ohrenheilkunde, 2. Aufl. Thieme, Stuttgart
Berghaus A, Rettinger G, Böhme G (1996) Hals-Nasen-Ohrenheilkunde. Hippokrates, Stuttgart
Boeninghaus H-G (1996) Hals-Nasen-Ohrenheilkunde für Studierende der Medizin, 10. Aufl. Springer, Berlin Heidelberg New York Tokio
Grevers G (Hrsg) (1997) Klinikleitfaden Hals-Nasen-Ohrenheilkunde. 2. Aufl. G. Fischer, Stuttgart
Grevers G (Hrsg) (1998) Praktische Rhinologie. Urban & Schwarzenberg, München
Probst R, Grevers G, Iro H (Hrsg.) (2000) Hals-Nasen-Ohrenheilkunde. Thieme, Stuttgart
Naumann HH, Helms J, Herberhold C, Kastenbauer E (Hrsg) (1992–1994) Oto-Rhino-Laryngologie in Klinik und Praxis, Bd 1–3. Thieme, Stuttgart
Naumann HH, Scherer H (1998) Differentialdiagnostik in der Hals-Nasen-Ohrenheilkunde, 2. Aufl. Thieme, Stuttgart

KAPITEL 31

Ophthalmologie

A. Kampik und A. Gandorfer

31.1
Erkrankungen der Lider und der Orbita

Neben kongenitalen und erworbenen Stellungsanomalien der Lider sind insbesondere entzündliche und raumfordernde Prozesse von klinischer Relevanz.

Stellungsanomalien:
- *Ptosis,*
- *Lagophthalmus,*
- *Entropium und Ektropium.*

Entzündliche Erkrankungen der Lider und der Orbita:
- Blepharitis,
- Lidphlegmone,
- Orbitaphlegmone.

Lidtumoren:
- *Basaliom.*

Raumfordernde Prozesse der Orbita:
- Neoplasien,
- endokrine Orbitopathie.

31.1.1
Anamnese und Befund

31.1.1.1
Stellungsanomalien der Lider

Kongenitale oder erworbene Fehlstellung des Lides oder der Lidkante.

Beschwerden

Charakteristikum der Ptosis ist das „hängende" Lid, welches bei ausgeprägtem Lidkantentiefstand die optische Achse stören kann. Demgegenüber findet sich bei Lagophthalmus, meist infolge einer Fazialisparese, ein Lidschlußdefekt, der zu Benetzungsstörungen der Hornhaut mit Irritation und Fremdkörpergefühl führt. In dieser Weise manifestieren sich auch Entropium und Ektropium.

Anamnese

Bei kongenitaler Ptosis meist frühzeitige Vorstellung durch Beunruhigung der Eltern. Bei in meist höherem Alter erworbenen degenerativen Lidkantenfehlstellungen oft lange Krankheitsdauer.

Befunde

Fehlstellung des Lides selbsterklärend. Bei Fehlstellungen der Lidkante chronische konjunktivale Reizung und Benetzungsstörungen der Hornhaut.

31.1.1.2
Entzündliche Erkrankungen der Lider und der Orbita

Meist bakterielle Infektionen der Lidkante, des Lides bei Ausbreitung anterior des Septum orbitale oder der Orbita bei postseptaler Manifestation.

Beschwerden

Meist langwierige Irritation in Form morgendlicher Verkrustung und rezidivierendem Fremdkörpergefühl bei Lidrandentzündung. Hingegen bei präseptaler Lid- und postseptaler Orbitaphlegmone akuter Beginn mit peri- oder intraorbitalen Schmerzen, Fieber und Schüttelfrost.

Anamnese

Chronischer Verlauf bei Blepharitis. Akutes Geschehen bei Lid- und Orbitaphlegmone. Gehäuft in höherem Alter.

Befunde

Rötung und Verdickung der Lidkante bei Blepharitis. Verkrustung der Wimpern mit schuppiger Auflagerung und expremierbares Sekret aus den Ausführungsgängen der Meibom-Drüsen.

Bei präseptaler Lidphlegmone Dolor, Calor, Rubor und Functio laesa (Ptosis). Bei postseptaler Orbitaphlegmone zusätzlich Motilitätsstörungen, Doppelbilder, Prostration und Fieber.

> **Wichtig:** Unverzügliche Therapie jeder Orbitaphlegmone wegen Gefahr der hämatogenen intrakraniellen Streuung.

31.1.1.3
Lidtumoren

Der häufigste Tumor des Lides mit lokal infiltrativem Wachstum ist das Basaliom.

Basaliom
Beschwerden

Nur bei Beteiligung der Lidkante Irritation und Fremdkörpergefühl.

Anamnese

Chronisches Geschehen. 90 % der malignen Lidtumoren. Meist höheres Alter.

Befunde

Bei nodulärem Basaliom perlmuttfarbene Prominenz meist des Unterlides. Teleangiektasien, „Perlchensaum" und ggf. zentrale Ulzeration. Das sklerodermiforme Basaliom imponiert durch eine plaqueartige Induration mit schlecht abgrenzbaren Rändern.

Die häufigsten *Lidtumoren* sind:
- *Kongenitale Tumoren:*
  - Dermoid,
  - Epidermoid,
  - Neurofibrom.
- *Postentzündliche Tumoren:*
  - Hordeolum,
  - Chalazion,
  - Molluscum contagiosum.
- *Benigne Neoplasien:*
  - Papillom,
  - Keratoakanthom,
  - seborrhoische Keratose,
  - Hämangiom.
- *Präkanzerosen:*
  - aktinische Keratose,
  - dysplastischer Nävus.
- *Maligne Neoplasien:*
  - Basaliom,
  - Plattenepithelkarzinom,
  - malignes Melanom,
  - Karzinome der Liddrüsen.

31.1.1.4
Raumfordernde Prozesse der Orbita

Tumorös oder endokrinologisch bedingte Verdrängung des Bulbus mit dem klinischen Charakteristikum der Protrusio.

Beschwerden

Diplopie mit langsamer Progredienz. Bei Expositionskeratopathie infolge Lidschlußdefizit Fremdkörpergefühl.

Anamnese
Langsamer Beginn und schleichende Progredienz. Frauen mittleren Alters bei endokriner Orbitopathie bevorzugt.

Befunde
Bei tumorösem Geschehen einseitige Protrusio mit Verdrängung des Bulbus meist nach unten und außen. Bei endokriner Orbitopathie meist beidseitige, aber asymmetrische Protrusio, Oberlidretraktion, Hebungseinschränkung, Expositionskeratopathie und Augeninnendrucksteigerung. Stets Gefahr der Optikuskompression mit Visusminderung, Zentralskotom und relativem afferentem Pupillardefekt.

31.1.2
Ultraschall und bildgebende Verfahren

Eindimensionale A- und zweidimensionale B-Bild-Echographie sind heute unverzichtbar in der Diagnostik der Orbitaerkrankungen. Insbesondere bei endokriner Orbitopathie ist die standardisierte Echographie aufgrund der höheren Auflösung bei Erstdiagnose und Verlaufsbeurteilung weitaus aufwendigeren bildgebenden Verfahren (Computer- und Kernspintomographie) überlegen. Deren Domäne ist die Aufdeckung knöcherner Veränderungen und die Darstellung der Orbitaspitze, welche echographisch nicht erreicht werden kann. Dies ist insbesondere zum Ausschluß einer Optikuskompression von entscheidender Bedeutung.

> **Wichtig:** Bei ungeklärter Visusminderung, Zentralskotom und relativem afferenten Pupillardefekt sollte stets der Ausschluß einer Optikuskompression erfolgen.

31.2
Erkrankungen der Binde- und Hornhaut

Infektionen von Binde- und Hornhaut spielen im klinischen Alltag eine dominierende Rolle. In Ländern der dritten Welt stellt das Trachom die Hauptursache aller Erblindungen dar. Daneben ist die Bindehaut und die Hornhautperipherie durch ihr hohes immunologisches Potential gehäuft Manifestationsort immunologischer Systemerkrankungen, die Hornhaut durch Avaskularität und Transparenz nicht selten einsehbarer Indikator metabolischer Störungen.

31.2.1
Anamnese und Befund
31.2.1.1
Infektionen der Binde- und Hornhaut

Akute oder chronische Infektionen mit variablem Erregerspektrum und meist charakteristischem klinischem Bild.

Beschwerden
Charakteristika der bakteriellen Konjunktivitis sind „rotes Auge", purulentes Sekret und morgendliche Verklebung der Lider. Bei Keratitis wird die Symptomtrias Fremdkörpergefühl, Blepharospasmus und Photophobie beklagt. Variabel und unspezifisch stellt sich die Symptomatik im Rahmen von Systemerkrankungen dar, abhängig von Reizzustand und Intaktheit des Hornhautepithels.

Anamnese
Meist akutes Geschehen in jedem Lebensalter. Ophthalmia neonatorum Tage bis 2 Wochen post partum. Bei sexuell übertragener Chlamydienkonjunktivitis im Erwachsenenalter oft chronischer Verlauf. Keratitis bei Kontaktlinsenträgern gehäuft. Rezidivierende Schübe insbesondere bei Herpes-simplex-Keratitis.

Befunde
Rötung der Bindehaut und Sekretion sind unspezifische Zeichen jeder Konjunktivitis. Bei bakterieller Genese imponiert die morgendliche Lidverklebung und das purulente Sekret. Hingegen steht bei der häufig endemisch auftretenden viralen Konjunktivitis ein einseitiger Beginn mit wäßriger Sekretion und präaurikulärer Lymphadenopathie im Vordergrund. Charakteristikum der bakteriellen und mykotischen Keratitis ist ein weißliches Stromainfiltrat mit umschriebenem Verlust der Hornhauttransparenz und ein Hypopyon als Zeichen der Begleitiritis (Abb. 31-1).

Eine reduzierte Hornhautsensibilität ist diagnostisch wegweisend auf eine Herpeskeratitis. Sie imponiert biomikroskopisch als Keratitis dendritica mit

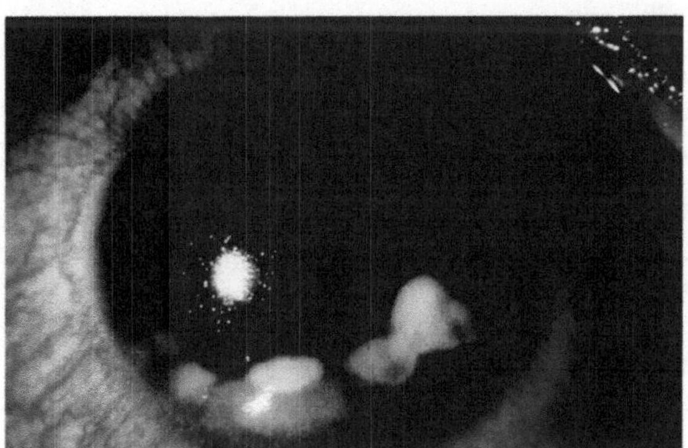

Abb. 31-1. Keratitis

„bäumchenartigem" Verzweigungsmuster im Epithel oder als Keratitis disciformis als weißliches Stromainfiltrat im Rahmen einer immunologischen Reaktion.

31.2.1.2
Binde- und Hornhautveränderungen bei Systemerkrankungen

Beschwerden
Abhängig von Grunderkrankung, Manifestationsort und Ausprägung. Reizung der Bindehaut in Form von Trockenheitsgefühl und unspezifischer Mißempfindung. Fremdkörpergefühl bei Hornhautbeteiligung.

Anamnese
Meist chronischer Verlauf entsprechend der Grunderkrankung.

Befunde
Bei Schleimhautpemphigoid Rötung der Bindehaut mit Keratinisierung und subepithelialer Vernarbung. In der Folge Sicca-Syndrom, Xerophthalmie und Symblepharonbildung. Bei Erythema exsudativum multiforme zusätzlich ausgeprägte Ulzeration. Bei Hornhautrandulzera sollte stets eine bislang unerkannte Erkrankung des rheumatoiden Formenkreises und der Vaskulitiden ausgeschlossen werden.

Asymptomatisch und harmlos, aber diagnostisch hinweisend ist der Kayser-Fleischer-Ring, eine goldbraune bis grüngelbe Einlagerung der Hornhautperipherie, bei M. Wilson. Der weißliche Arcus corneae kann mit einer Fettstoffwechselstörung assoziiert sein. Die sog. Cornea verticillata beschreibt feine, helle Ablagerungen im Epithel, die wirbelförmig von einem Punkt unterhalb des Zentrums ausgehen. Vorkommen bei M. Fabry, Amiodaron-, Chloroquin-, Indometacin-, Chlorpromazintherapie u. a. Diffuse kristalline oder granuläre Stromaeinlagerungen finden sich nach Gold- oder Silberapplikation.

> **Wichtig:** Bei Hornhautrandulzera stets Ausschluß einer rheumatoiden oder vaskulitischen Grunderkrankung.

31.2.2
Mikrobiologische Diagnostik

Voraussetzung aller differentialdiagnostischer Überlegungen infektiöser Binde- und Hornhauterkrankungen ist die Materialgewinnung in Form von „scraping" der Binde- oder Hornhaut. Eine suffiziente mikrobiologische Diagnostik umfaßt:

- mikroskopie eines Nativpräparates sowie Färbungen nach Gram, Giemsa und ggf. Ziehl-Neelsen,

- Anzüchten aerober und anaerober Bakterien und Pilze auf verschiedenen Kulturmedien,
- Resistenzbestimmung.

Wichtige *Erreger bakterieller Konjunktivitiden* sind:

- Staphylococcus aureus,
- Streptococcus pneumoniae,
- Haemophilus species,
- Chlamydia trachomatis Serotyp D–J bei Einschlußkörperchenkonjunktivitis.
- Charakteristischerweise finden sich basophile zytoplasmatische Einschlußkörperchen, benannt nach Halberstaedt-Provazek.
- Chlamydia trachomatis Serotyp A–C bei Trachom.

Häufige *Erreger akuter oder rezidivierender Keratitiden:*

- Staphylococcus aureus und epidermidis,
- Streptococcus pneumoniae,
- Pseudomonas aeruginosa,
- Enterobacteriaceae,
- Moraxella species, Klebsiella pneumoniae u. a.,
- Acanthamoeba species gehäuft bei Kontaktlinsenträgern und Kontamination mit temperiertem Wasser,
- Herpes-simplex-Typ-I- und -II- sowie Varizella-zoster-Virus,
- Candida, Fusarium, Aspergillus species u. a.

31.3
Katarakt

Kongenitale oder erworbene Trübung der Augenlinse. Nach wie vor eine der häufigsten Erblindungsursachen weltweit.

Klassifikation nach *Manifestationsalter:*
- *Cataracta congenita,*
- *Cataracta juvenilis,*
- *Cataracta praesenilis und senilis.*

Klassifikation nach *Ätiologie:*
- kongenital: teratogen oder intrauterine Infektion (Röteln, CMV, Toxoplasmose),
- traumatisch: perforierende Verletzung, Contusio bulbi, Radiatio,
- toxisch: Kortikosteroide, Antimetabolite,
- im Rahmen einer Systemerkrankung: Diabetes mellitus, Hypoparathyreoidismus, Galaktosämie, M. Fabry, M. Wilson, Dystrophia myotonica u. a.,
- sekundär bei Augenerkrankungen: Uveitis, Glaukom, hereditäre vitreoretinale Dystrophien,
- senil „idiopathisch",
- hereditär.

Klassifikation nach *Morphologie:*
- *Cataracta nuclearis,*
- *Cataracta corticalis,*
- *Cataracta coronaria,*
- *Cataracta scutellaris anterior et posterior,*
- *Cataracta polaris anterior et posterior.*

Klassifikation nach *Ausprägung:*
- *Cataracta incipiens,*
- *Cataracta provecta,*
- *Cataracta matura,*
- *Cataracta hypermatura (Morgagni-Katarakt).*

31.3.1
Anamnese und Befund

31.3.1.1
Cataracta congenita

Beschwerden
Hierzulande meist Zufallsbefund in den ersten Lebenswochen. Ohne Therapie in der Regel hochgradige Visusminderung durch zentrale Linsentrübung selbst und durch Amblyopie.

Anamnese
Ätiologie meist unklar. Hereditäre und teratogene Komponente bedenken.

Befunde
Trübung des Kernes (Cataracta nuclearis) oder der Linsenpole (Cataracta polaris anterior et posterior).

Wichtig: Jede einseitige kongenitale Katarakt muß wegen der Amblyopiegefahr schnellstmöglich operiert werden. Auch in den ersten Lebenstagen.

31.3.1.2
Cataracta traumatica

Beschwerden
Bei perforierender Verletzung mit Eröffnung der Linsenkapsel meist Trübung und Quellung in den ersten Tagen. Hierbei Wundschmerz und Visusminderung abhängig vom Ausmaß der Verletzung. Bei Contusio bulbi in der Regel Linsentrübung erst nach Jahren erkennbar. Variable Visusminderung.

Cave: Zur Erstversorgung einer perforierenden Verletzung niemals Salben verwenden.

Anamnese
Akutes Geschehen bei perforierender Verletzung, protrahierter Verlauf nach Contusio bulbi.

Wichtig: Lebenslange längerfristige Tensio- und Funduskontrolle nach Contusio bulbi wegen Gefahr des Sekundärglaukoms und der Netzhautablösung noch Jahrzehnte nach dem Trauma.

Befunde
Bei Eröffnung der Linsenkapsel in der Regel komplette Trübung und Quellung durch Eintritt von Kammerwasser. Bei Contusio bulbi Prellmarke der Iris auf der vorderen Linsenkapsel und ringförmige Trübung der vorderen Rinde (Vossius-Ring), die sich im Laufe der Jahre aufgrund des appositionellen Wachstums in die Tiefe verlagert.

31.3.1.3
Cataracta senilis

Beschwerden
Langsam progrediente Visusminderung und Blendung sind die Kardinalsymptome der Linsentrübung im Alter.

Anamnese
Entwicklung über Jahre. Meist unkontinuierliche Progredienz.

Befunde
Trübungen der Linsenrinde (Cataracta corticalis) weisen häufig ein speichenartiges Muster auf. Trübungen des Linsenkernes (Cataracta nuclearis) erhöhen den Brechungsindex und bewirken nicht selten eine Myopisierung. Die Diagnose einer Katarkt ist spaltlampenmikroskopisch zu stellen. Zusatzuntersuchungen sind ohne Bedeutung (Abb. 31-2). Jedoch liegen nicht selten neben der Katarakt zusätzliche visusmindernde Veränderungen wie z. B. eine altersbezogene Makuladegeneration vor. Diese können zusätzliche Diagnostik erfordern und müssen bei der Indikation zur Operation mitberücksichtigt werden.

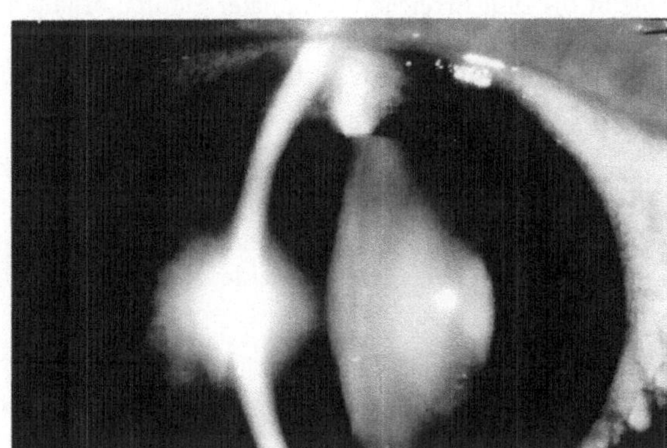

Abb. 31-2. Katarakt

31.4
Glaukom

Gemeinsames Kennzeichen aller Glaukome ist die Schädigung von Sehnervenkopf (Papille) und Nervenfaserschicht durch einen individuell zu hohen Augeninnendruck. Das pathologische Korrelat der Nervenfaserschädigung an der Papille findet ihre Ausprägung in der glaukomatösen Papillenexkavation und in charakteristischen Gesichtsfeldausfällen. Barkan klassifizierte 1938 die heterogene Gruppe der Glaukome nach dem zugrunde liegenden Mechanismus der Augeninnendrucksteigerung im Hinblick auf die Morphologie des Kammerwinkels und unterschied:

- Offenwinkelglaukome,
- Winkelblockglaukome.

31.4.1
Anamnese und Befund

31.4.1.1
Offenwinkelglaukome

Definitionsgemäß findet sich ein offener, nicht blokkierbarer Kammerwinkel. Die Widerstandserhöhung liegt im Trabekelmaschenwerk.

Die wichtigsten *Formen* der Offenwinkelglaukome sind:

- primär chronisches Offenwinkelglaukom (Glaucoma chronicum simplex),
- Normaldruckglaukom (Glaukom ohne Hochdruck)
- Pseudoexfoliationsglaukom (Glaucoma capsulare),
- Pigmentdispersionsglaukom,
- sekundärglaukome entzündlicher Ätiologie.

Beschwerden
Unvorteilhafterweise führen chronische Offenwinkelglaukome zu keinerlei Beschwerden. Erst nach Manifestation ausgeprägter, irreversibler Gesichtsfeldausfälle werden diese bewußt. Die Fern- und Lesesehschärfe bleibt bis zum Erreichen terminaler Stadien erhalten. Hieraus ergibt sich die Notwendigkeit suffizienten Screenings und sensitiver Untersuchungsmethoden zur Erkennung früher Stadien.

Wichtig: Chronische Offenwinkelglaukome sind asymptomatisch bis zum Erreichen fortgeschrittener und irreversibler Gesichtsfeldausfälle.

Anamnese
Chronischer Verlauf über Jahre. Mittleres und höheres Alter bevorzugt.

Befunde
Glaukomatöse Papillenexkavation und korrespondierende Gesichtsfelddefekte sind das sichtbare Korrelat des Glaukomschadens. Hauptrisikofaktor ist ein individuell zu hoher Augeninnendruck. Doch zeigt das Glaukom ohne Hochdruck, daß weitere Faktoren vorliegen müssen, um die Perfusion an der Papille zu schädigen.

Die wichtigsten *Risikofaktoren* des Glaukomschadens sind:

- individuell zu hoher Augeninnendruck,
- Alter,
- Myopie,
- Zugehörigkeit zur schwarzen Bevölkerung,
- endokrine und kardiovaskuläre Grunderkrankung: Diabetes mellitus, kardiovaskuläre Insuffizienz, arterielle *Hypotonie*, M. Raynaud u. a.

Wichtig: Letztendlich muß die Zusammenschau aller Risikofaktoren in die Beurteilung der Drucktoleranz der Papille und des individuell tolerablen Zieldruckes miteingehen.

Spaltlampenmikroskopisch findet sich beim Glaucoma chronicum simplex und beim Normaldruckglaukom ein unauffälliger Vorderabschnittsbefund. Beim Pseudoexfoliationsglaukom erkennt man die Ablagerung weißlichen, fibrillären Materials unklarer Ätiologie am Pupillarsaum und in charakteristischer Weise auf der Linsenvorderfläche. Das Pigmentdispersionsglaukom zeigt als Folge mechanischen Abriebs des Pigmentblattes der Iris an den Zonulafasern durchscheinende Pigmentblattdefekte der Iris in radiärer Anordnung sowie Pigmentablagerungen an der Hornhautrückfläche (Krukenberg-Spindel) und im Kammerwinkel. Bei Augeninnendrucksteigerung infolge entzündlicher Prozesse finden sich Hinweise auf eine Uveitis anterior.

31.4.1.2
Winkelblockglaukom

Dramatisches Krankheitsbild mit akuter Augeninnendruckerhöhung durch mechanische Verlegung der Kammerwinkelstrukturen.

Beschwerden
Starke bis stärkste Schmerzen des Auges und periokulär mit Ausstrahlung in Kopf und Leib. Übelkeit, Erbrechen, Prostration. Verschwommensehen und Newton-Ringe um Lichtquellen.

Anamnese
Akuter Beginn und stetige Progredienz der Beschwerden. Frauen mittleren Alters, hyperope und alte Menschen durch zunehmende Linsendicke bevorzugt.

Befunde

Deutliche Visusminderung, Photophobie, Epiphora. Gemischte Injektion und Epithelödem der Hornhaut. Weite, lichtstarre, hochoval entrundete Pupille. Spaltlampenmikroskopisch flache, peripher aufgehobene Vorderkammer. Bereits palpatorisch ist die ausgeprägte Augeninnendrucksteigerung auf meist 40–60 mm Hg zu erkennen. Besonders im Seitenvergleich fühlt sich der Bulbus „steinhart" an. Beweisend ist der gonioskopisch verifizierte Kammerwinkelverschluß.

Wichtig: Ein Winkelblock erfordert umgehend ophthalmologische Therapie. Ein verschleppter Winkelblock führt zu bleibenden peripheren anterioren Synechien mit schwer therapierbarer Augeninnendrucksteigerung und chronisch-progredientem Glaukomschaden.

31.4.2
Gonioskopie

Die Beurteilung der Kammerwinkelstrukturen ist entscheidend für die differentialdiagnostische Einteilung der Glaukome und die sich daraus ableitende Therapie. Jedoch verhindert die innere Totalreflektion der Hornhaut den direkten Einblick. Zur biomikroskopischen Beurteilung ist daher ein in einem Kontaktglas eingegossener Spiegel nötig, der auf das anästhesierte Auge aufgesetzt wird.

Die *gonioskopische Befundung* sollte folgende Aspekte berücksichtigen:

- Weite des Kammerwinkels zwischen Hornhautrückfläche und Irisbasis,
- potentielle Verschlußmöglichkeit,
- Einsehbarkeit von Schwalbe-Linie, nichtpigmentiertem und pigmentiertem Anteil des Trabekelmaschenwerkes, Skleralsporn und Ziliarkörperband,
- Pigmentierungsgrad und -homogenität,
- Konfiguration der peripheren Iris: plan, konvex oder konkav,
- Anomalien wie Neovaskularisationen oder periphere anteriore Synechien.

Definitionsgemäß zeigen Offenwinkelglaukome einen nicht verschlossenen Kammerwinkel. Dieser kann regelrecht konfiguriert sein wie beim Glaucoma chronicum simplex oder beim Normaldruckglaukom. Eine vermehrte homogene Pigmentierung zeigt das Pigmentdispersionsglaukom, welches typischerweise zusätzlich einen nach posterior verlagerten Irisansatz und eine konkave Konfiguration der peripheren Iris aufweist. Das Pseudoexfoliationsglaukom zeigt eine grobschollige Pigmentierung und eine unregelmäßige Pigmentlinie anterior der Schwalbe-Linie, die Sampaolesi-Linie.

Charakteristikum des Winkelblockglaukoms ist der im Anfallsstadium verschlossene Kammerwinkel. Er ist im anfallsfreien Intervall offen, zeigt jedoch dann eine potentielle Verschlußmöglichkeit durch die enge Konfiguration zwischen peripherer Hornhaut und Iris durch Kurzbau des Bulbus oder eine im Alter zunehmende Linsendicke. Nach prolongiertem Winkelblock bilden sich in der Regel bleibende periphere anteriore Synechien mit Verlegung der Abflußstrukturen. Diese finden sich auch bei Kammerwinkelneovaskularisationen infolge retinaler Ischämie, meist bei proliferativer diabetischer Retinopathie oder nach Zentralvenenverschluß.

31.4.3
Perimetrie

Funktionelles Korrelat des Glaukomschadens ist der Gesichtsfeldausfall.

Zwei Formen der Perimetrie werden unterschieden:

- *Kinetische Perimetrie:*
  Hierbei wird eine Prüfmarke definierter Leuchtdichte von außen dem Wahrnehmungsbereich genähert und der Punkt aufgezeichnet, an dem die Wahrnehmung erstmals erfolgt. Die Verbindung der Wahrnehmungspunkte ergibt eine Isoptere, d. h. eine Linie identischer Lichtunterschiedsempfindlichkeit für die jeweilige Prüfmarke. Mehrere Isopteren resultieren aus verschiedenen Leuchtdichten der Prüfmarke.
- *Statische Perimetrie:*
  Hierbei wird eine ortsfeste Prüfmarke schwellennah oder überschwellig angeboten und der Schwellenwert der Wahrnehmung registriert. Aus der Summe der richtig erkannten Prüfmarken wird mithilfe eines automatisierten Prüf- und Auswerteprogrammes der „Gesichtsfeldberg" der Lichtunterschiedsempfindlichkeit rekonstruiert.

Beide Verfahren eignen sich zur Aufdeckung absoluter Skotome, d. h. Gesichtsfeldbereichen und damit korrespondierenden Netzhautarealen, in denen auch bei höchster Leuchtdichte keine Wahrnehmung möglich ist, und relativer Skotome, innerhalb derer nur eine erhöhte Leuchtdichte eine Wahrnehmung hervorruft. Vorteil der kinetischen Perimetrie ist der geringere apparative Aufwand und die schnelle Prüfung der Gesichtsfeldaußengrenzen, beispielsweise bei neurologischen Fragestellungen. Jedoch ist zur Aufdeckung kleiner, relativer Skotome im zentralen Gesichtsfeld und damit zur Glaukomdiagnostik die statische Perimetrie überlegen.

Der typische glaukomatös bedingte Gesichtsfeldschaden zeigt neben einer diffusen Empfindlichkeitsminderung mit konzentrischer Einengung und Vergrößerung des blinden Fleckes charakteristischerweise

Nervenfaserbündeldefekte. Diese bogenförmigen, zunächst relativen Skotome nach Bjerrum gewinnen Anschluß an den blinden Fleck und „vertiefen" sich zu absoluten Skotomen. Entsprechend der Anordnung der Nervenfasern überschreiten sie die horizontale Raphe nicht. Da sie im oberen und unteren Halbfeld meist nicht symmetrisch ausgeprägt sind, entsteht nasal der nach Rönne benannte Sprung. Bei fortwährender Schädigung verfällt das gesamte Gesichtsfeld. Am längsten erhalten bleibt das Zentrum und eine temporale Restinsel.

31.4.4
Papillendiagnostik

Eine suffiziente Beurteilung der Papille und der peripapillären Netzhaut als Manifestationsort des Glaukomschadens setzt eine binokulare Fundoskopie in Mydriasis an der Spaltlampe voraus (Abb. 31-3).

Folgende Parameter sollten hierbei beurteilt werden:

- Papillengröße: Große Papillen haben große Exkavationen, die noch physiologisch sein können, wohingegen die gleiche Exkavationsgröße bei einer kleinen Papille bereits Zeichen des Glaukomschadens sein kann.
- Relative Größe der Exkavation bezogen auf die Papillengröße im vertikalen und horizontalen Durchmesser, angegeben als „cup-disk-ratio".
- Relative Größe der Exkavation zu ggf. noch nicht ausgebildeter Blässe als Zeichen der Atrophie.
- Fokale Verdünnungen des neuroretinalen Randsaums am oberen und unteren Papillenpol sowie umschriebene Einkerbungen.
- Seitengleichheit der Exkavation: physiologische Exkavationen zeigen zu 99 % einen Seitenunterschied unter 0,2 „cup-disk ratio".
- Papillenrandblutungen und Randständigkeit als Zeichen der Progredienz.
- Atrophie der peripapillären Aderhaut.

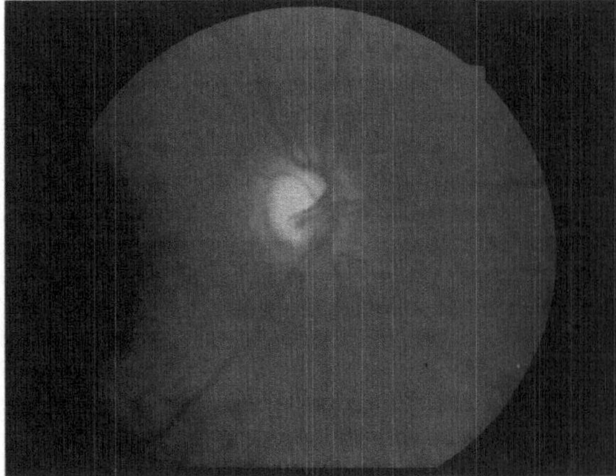

Abb. 31-3. Glaukomatöse Papillenexkavation

Zur Verlaufsbeurteilung eignen sich in der klinischen Praxis nach wie vor Stereophotos der Papille. In den letzten Jahren wurden computerassistierte, konfokale Scanning-Laser-Ophthalmoskope entwickelt, die das von der Papille reflektierte Laserlicht detektieren und eine dreidimensionale Rekonstruktion der Papillen- und Retinaoberfläche zulassen. Bei hoher Reproduzierbarkeit, Sensitivität und Spezifität lassen sich damit Veränderungen der Papillenkonfiguration, insbesondere der Exkavationsgröße und des Volumens des neuroretinalen Randsaumes, im Zeitverlauf beurteilen.

Aktuelle Untersuchungen gestatteten erstmals die Aufdeckung von Papillenveränderungen vor der Manifestation von Gesichtsfelddefekten – ein vielversprechender Ansatz zur Erkennung früher Glaukomstadien. Daneben ist mithilfe der Laserpolarimetrie die Bestimmung der peripapillären Nervenfaserschichtdicke aufgrund des Polarisationsverhaltens der parallel angeordneten Nervenfasern möglich. Jedoch lassen sich Nervenfaserbündeldefekte auch im rotfreien Licht an der Spaltlampe durch Fehlen der streifigen Zeichnung darstellen, was derzeit noch weit besser mit manifesten Gesichtsfelddefekten korreliert als die laserpolarimetrische Quantifizierung. Die technische Weiterentwicklung könnte in Zukunft jedoch eine verläßliche Messung der Nervenfaserschichtdicke als Indikator auch früher Glaukomstadien zulassen.

31.5
Entzündungen des Augeninneren

Die Mehrzahl intraokularer Entzündungen basiert auf einem letztlich nicht geklärten immunologischen Geschehen, das einzelne oder mehrere Abschnitte der Uvea betrifft. Entsprechend der Lokalisation des Reizzustandes werden grundlegend 3 Formen unterschieden:

- Uveitis anterior,
- Uveitis intermedia,
- Uveitis posterior.

Hiervon stets abzugrenzen ist die akute oder selten chronische Infektion des Augeninneren bakterieller, viraler, mykotischer oder parasitärer Genese, die *Endophthalmitis*.

31.5.1
Anamnese und Befund
31.5.1.1
Uveitis anterior

Sterile Entzündung der Iris (Iritis) und des Ziliarkörpers (Iridozyklitis) immunogener Genese.

Beschwerden

Charakteristisch ist ein akuter oder über Stunden schleichender Beginn der Beschwerden mit dumpfen Augenschmerzen und ausgeprägter Photophobie sowie Epiphora. Variable Visusminderung in Form von Verschwommensehen. Chronische Reizzustände können mit blander Symptomatik einhergehen.

Anamnese

Meist akutes Geschehen, nicht selten stattgehabte Episoden bei rezidivierendem Verlauf. Frühes und mittleres Erwachsenenalter gehäuft.

Befunde

Variable Visusminderung, abhängig von Ausmaß und Lokalisation des Reizzustandes. Ziliare Injektion. Endothelbeschläge insbesondere im Arlt-Dreieck. Zellen, Tyndall und ggf. Fibrin in der Vorderkammer. Hypopyon. Irishyperämie und Reizmiosis. Zellige Glaskörperinfiltration und Glaskörpertrübungen meist der unteren Peripherie bei Iridocyclitis. Bei chronischem Verlauf ggf. bandförmige Keratopathie, hintere Synechien und Cataracta complicata.

31.5.1.2
Uveitis posterior

Entzündung der Aderhaut, meist unter Mitbeteiligung von Netzhaut und Glaskörper.

Beschwerden

Meist über Stunden oder Tage einsetzende Visusminderung in Form von Verschwommensehen und flottierenden Trübungen. Dumpfer Ziliarschmerz bei Mitbeteiligung des Ziliarkörpers.

Anamnese

In der Regel chronisch-rezidivierender Verlauf.

Befunde

Meist zellige oder seltener fibrinöse Glaskörperinfiltration. Bei Chorioretinitis und primärer Retinitis solitäre oder multipel-disseminierte Herde von hell-flauschigem Aspekt. Bei retinaler Vaskulitis Gefäßeinscheidungen und perivaskuläre Exsudation. Nach narbiger Abheilung meist grobschollige Pigmentverklumpung und umschriebene Atrophie von retinalem Pigmentepithel und Aderhaut. Zystoides Makulaödem und ggf. epiretinale Gliose bei chronischem Verlauf.

31.5.1.3
Endophthalmitis

In der Regel bakterielle Infektion des Augeninneren posttraumatisch oder postoperativ, selten endogen durch hämatogene Streuung bei Immunsuppression.

Beschwerden

Starke Schmerzen mit akutem Beginn in den ersten Tagen nach perforierender Verletzung oder intraokularem Eingriff. Milde chronische Verläufe können das Bild einer sterilen Uveitis imitieren.

Anamnese

Meist zeitlicher Zusammenhang offenkundig. Endogene Endophthalmitis gehäuft bei Immunsuppremierten und nach abdominellen Eingriffen.

Befunde

> **Wichtig:** Rötung, Chemose und starke, akut einsetzende Schmerzen nach intraokularem Eingriff oder perforierender Verletzung müssen den sofortigen Ausschluß einer Endophthalmitis zur Folge haben.

Vorderkammerreizzustand mit Zellen und ggf. Hypopyon und Fibrin. Reduzierter Funduseinblick durch Glaskörperinfiltration.

31.5.2
Laboruntersuchungen

Uveitis anterior et posterior treten meist als reaktives immunologisches Geschehen sekundär infolge einer Systemerkrankung auf. Zu nennen sind insbesondere seronegative Spondylarthropathien, chronische Lungen-, Gastrointestinal- und Urogenitalerkrankungen, Vaskulitiden und Kollagenosen. Jedoch gelingt nur selten der Nachweis der zugrunde liegenden Erkrankung. Eine sinnvolle Diagnostik muß sich daher neben breit gefächerten Screeningtests gezielt nach einer hinweisgebenden Anamnese und dem klinischen Befund orientieren.

Screeningtests:
- Differentialblutbild, klinische Chemie, BSG,
- Thoraxröntgen,
- Tuberkulintest,
- ACE,
- HLA-B 27 und Rheumafaktor,
- Serologie auf Lues, Borrelien und Chlamydien.

Gerade die Anamneseerhebung ist für die weiterführende Diagnostik von entscheidender Bedeutung. Sie sollte Fragen nach chronischen Erkrankungen aller Art, insbesondere nach ungeklärten BSG- bzw. CRP-Erhöhungen, Erkrankungen der Haut, der Gelenke, der Atemwege, des Magen-Darm- und des Urogenitaltraktes umfassen. Eine ergänzende serologische Diagnostik sollte bei Hinweisen auf stattgehabte oder akute Infektionen, bei Auslandsaufenthalten sowie Haus- und Stalltierkontakt in Erwägung gezogen werden.

Serologische Untersuchungen bei Verdacht auf infektiöse Uveitis anterior et posterior:

- Lues, Borreliose, Tuberkulose,
- Toxoplasmose, Toxocariasis,
- Listeriose, Brucellose, Leptospirose,
- Histoplasmose, Onchocercose, Cysticercose, Trypanosomiasis,
- Herpes simplex und zoster, Cytomegalie, Masern, Mumps.

Bei anamnestischen oder klinischen Hinweisen auf eine Kollagenose sollte in Absprache mit dem behandelnden Rheumatologen die Bestimmung von ANA, c- und p-ANCA sowie der Immunglobuline erfolgen.

Wichtig: Bei klinischem Verdacht einer akuten Endophthalmitis besitzt die schnellstmögliche Materialgewinnung zur Bestimmung des Erregerspektrums und zur Anfertigung eines Antibiogramms höchste Priorität. In schweren Fällen hat sich hierzu die Pars-plana-Vitrektomie besonders bewährt, da sie neben einer ausreichenden und fraktionierten Materialgewinnung die Entfernung des infektiösen Agens und die direkte intravitreale Eingabe von Antibiotika erlaubt.

31.6
Erkrankungen der Makula

Als wichtigste pathologische Veränderungen der Makula seien exemplarisch angesprochen:

- Makuladystrophien und -degenerationen,
- Makulaforamen und epiretinale Gliose,
- Chorioretinopathia centralis serosa.

31.6.1
Anamnese und Befund

31.6.1.1
Makuladystrophien und -degenerationen

Beschwerden
Kongenitale, hereditäre Dystrophien der Makula werden klinisch meist in der Adoleszenz oder in jungen Erwachsenenjahren durch eine beidseitige, in der Regel asymmetrische Visusminderung variabler Ausprägung, Farbsinnstörungen und Blendempfindlichkeit (Hemeralopie) manifest. Im Verlauf zeigt sich eine langsame Progredienz, wobei der im fortgeschrittenen Erwachsenenalter erreichte Endvisus primär durch den jeweiligen Dystrophietyp bestimmt wird.

Die altersbezogene Makuladegeneration als häufigste Makuladegeneration und erste Ursache der Erblindung nach dem Gesetz in der westlichen Welt führt in fortgeschrittenem Lebensalter zunächst zu einer variablen Visusminderung. Zwar zeigt sich im Verlauf eine deutliche Symmetrie beider Augen, jedoch tritt der stadienhafte Verlauf in aller Regel zeitlich versetzt auf. Beim Einsetzen von Exsudation und Elevation der Netzhaut finden sich typischerweise Metamorphopsien (irreguläre Verziehungen fixierter Objekte) und ein relatives Zentralskotom. Das narbige Endstadium geht mit einem Zentralskotom variabler Ausdehnung und Tiefe sowie mit einer meist ausgeprägten Visusminderung einher. Da ausschließlich die Makula betroffen ist, bleibt das periphere Gesichtsfeld und damit die Orientierung im Raum erhalten. Typischerweise können die Patienten die Gesichter der begrüßten Person nicht mehr erkennen.

Cave: Akut auftretende Metamorphopsien müssen umgehend ophthalmologisch abgeklärt werden.

Anamnese
Meist Adoleszenz oder junges Erwachsenenalter mit bilateraler Ausprägung und positiver Familienanamnese bei Dystrophien. Fortgeschrittenes Lebensalter bei Degenerationen. Medikamenteneinnahme bei toxischen Makulopathien.

Übersicht der wichtigsten *Medikamente,* die eine toxische Makulopathie hervorrufen können:

- Chloroquin, Hydroxychloroquin, Chinin,
- Chlorpromazin, Thioridazin,
- Tamoxifen,
- Desferoxamin,
- Canthaxanthin.

Befunde
Die heterogene Gruppe der Makuladystrophien ist in ihrer Systematik nicht letztlich geklärt. Erkrankungsalter, Visusminderung, Verlauf und der die Prognose bestimmende Endvisus variieren erheblich zwischen den einzelnen Formen. Fundoskopisch zeigen sich bisweilen charakteristische Pigmentumschichtungen des Retinalen Pigmentepithels, die die klinische Einordnung erleichtern. Einzelheiten betreffend sei auf die ophthalmologische Literatur verwiesen.

Die altersbezogene Makuladegeneration tritt in 2 Formen auf. Die trockene Form ist charakterisiert durch blaß-gelbliche Aufhellungsherdchen am hinteren Pol, den sog. Drusen (Abb. 31-4). Zusätzlich finden sich Pigmentunregelmäßigkeiten in Form fokaler Hyperpigmentierung des retinalen Pigmentepithels. Endstadium der trockenen Form ist die areoläre Atrophie des Retinalen Pigmentepithels am hinteren Pol.

Die feuchte Form ist durch Exsudation meist aus choroidalen Neovaskularisationen gekennzeichnet. Je nach Lokalisation können sie das retinale Pigmentepi-

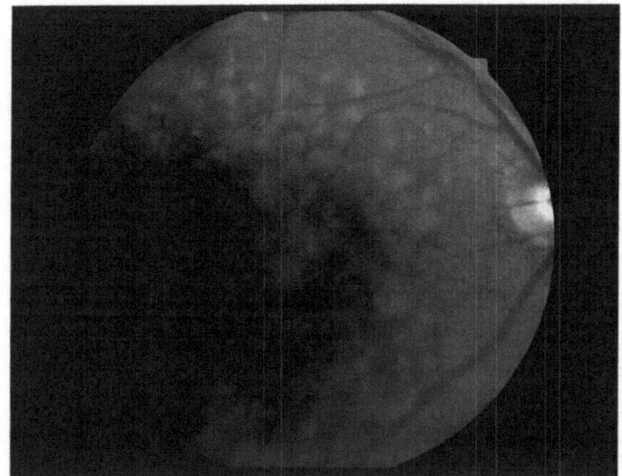

Abb. 31-4. Drusinosis maculae

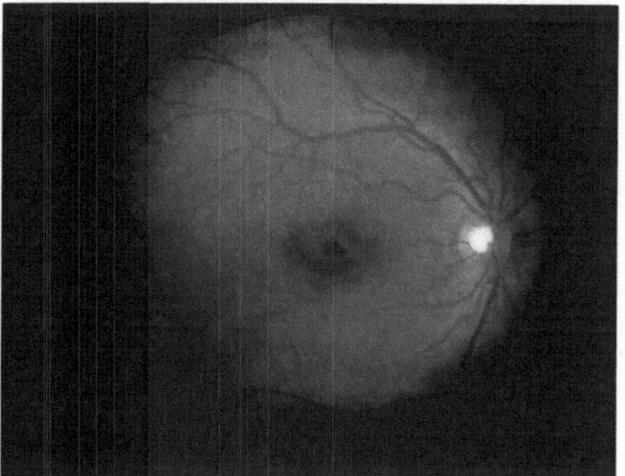

Abb. 31-6. Makulaforamen

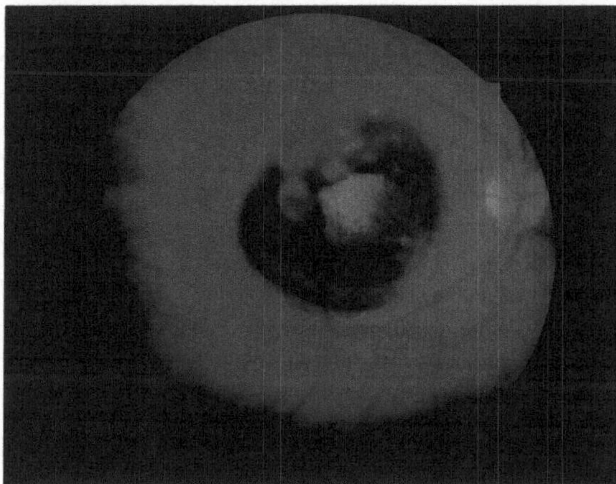

Abb. 31-5. Pseudotumor maculae

thel oder die Neuroretina elevieren. Nicht selten führen die fragilen Gefäße zu ausgedehnten subretinalen Blutungen, die als plötzlicher Verlust der zentralen Sehschärfe imponieren. Die Organisation der Exsudate und der Blutung führt zu subretinaler Fibrose oder zur Ausbildung eines Pseudotumor maculae (Abb. 31-5).

Toxische Makulopathien imponieren als kristalline intraretinale Einlagerungen bei Tamoxifen und Canthaxanthin oder als Umschichtungen des Retinalen Pigmentepithels, klassischerweise als „Schießscheiben-„ oder „Bull's-eye-Makulopathie" bei Chloroquin.

31.6.1.2
Makulaforamen und epiretinale Gliose

Ausbildung einer feinsten fibrozellulären Membran der vitreoretinalen Grenzfläche, die durch Kontraktion und tangentiale Traktion zu Netzhautfältelung und Ausbildung eines Makulaforamens führen kann.

Beschwerden
Metamorphopsien und variable Visusminderung. Kleines Zentralskotom bei Makulaforamen.

Anamnese
Erwachsene mittleren Alters und Frauen bevorzugt.

Befunde
Cellophanartiger Reflex und Fältelung der Netzhautoberfläche. Foramen der Fovea mit meist elevierten Rändern und umschriebener Begleitablatio (Abb. 31-6).

31.6.1.3
Retinopathia centralis serosa

Erworbene Makulopathie vornehmlich junger Männer mit dem Hauptrisikofaktor „dysstress".

Beschwerden
Typischerweise geringe Visusminderung und Mikropsie. Hyperopisierung durch Elevation der Neuroretina. In der Regel Restitutio ad integrum nach wenigen Wochen, jedoch auch Defektheilung und Rezidiv möglich.

Anamnese
Männer im jungen Erwachsenenalter bevorzugt. Auffällige Häufung psychischer Belastung.

Befunde
Hyperopisierung und geringe Visusminderung. Umschriebene Elevation der Neuroretina am hinteren Pol. Fluoreszenzangiographisch Leckage aus sog. Quellpunkt mit pilzförmiger Verteilung innerhalb der Abhebungsblase (Abb. 31-7 bis 31-9).

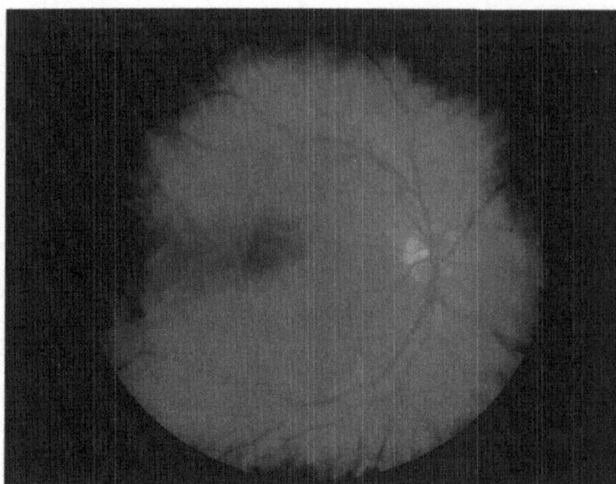

Abb. 31-7. Retinopathia centralis serosa

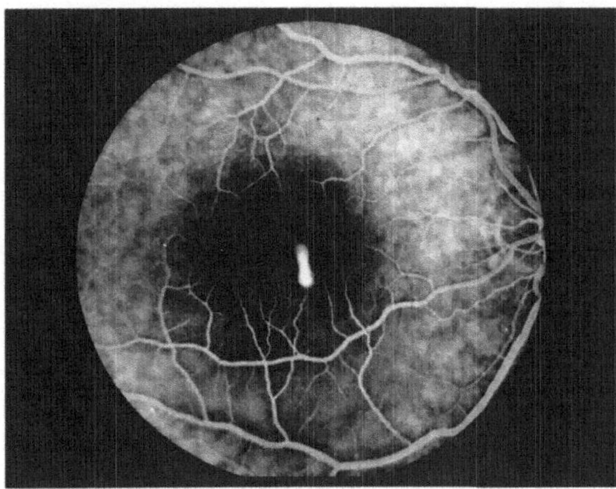

Abb. 31-8. Quellpunkt bei Retinopathia centralis serosa

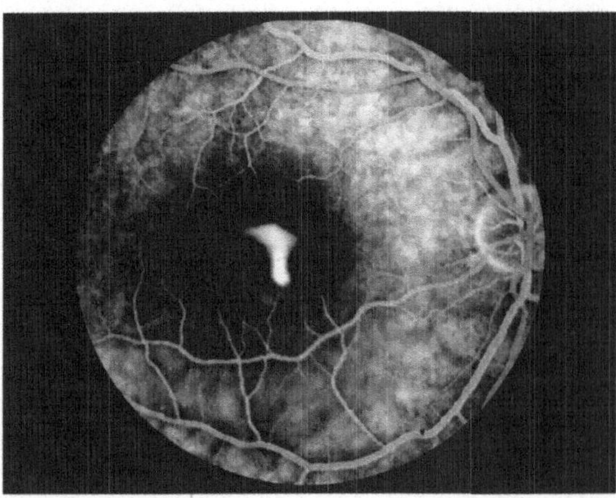

Abb. 31-9. "Rauchfahne" und pilzförmige Farbstoffverteilung bei Retinopathia centralis serosa

31.6.2
Elektrophysiologie

Die Elektroretinographie erlaubt die Quantifizierung der Summenantwort verschiedener retinaler Zellgruppen. Variiert wird hierzu neben dem Lichtreiz der Adaptationszustand der Photorezeptoren. Mithilfe des Blitz-ERG gelingt die Messung der Potentiale der Photorezeptoren (a-Welle), der Bipolarzellen (b-Welle) und der Müllerzellen, während das Muster-ERG die Funktion der Ganglienzellen im Bereich der Makula registriert. Zusätzlich ist durch Hell- und Dunkeladaptation die getrennte Beurteilung der Stäbchen- und Zapfensysteme möglich, durch Verwendung farbiger Lichtreize bei Helladaptation die Trennung der drei Zapfensysteme zur Differenzierung der Zapfendystrophien von Wert.

Da jedoch jedes ERG die Summenantwort der jeweiligen retinalen Zellgruppe darstellt, gelingt eine selektive Beurteilung der Makula nicht. Diese ist seit kurzer Zeit mit dem multifokalen ERG möglich. Aus multiplen Lichtreizen in programmierter Kombination wird eine ERG-Kartierung des hinteren Pols errechnet. Erstmals wurde damit eine topographische Untersuchung der Makulafunktion möglich, die in der Zukunft interessante Aspekte zur Differentialdiagnose der Makulaerkrankungen eröffnen könnte.

Die Elektrookulographie mißt das Membranpotential der basalen Zellmembran der Zellen des Retinalen Pigmentepithels. Die hierbei als Hellanstieg bezeichnete Änderung des Membranpotentials wird in Prozent des Basispotentials angegeben (Arden-Quotient). Voraussetzung ist jedoch eine normale Photorezeptorfunktion.

Allen elektrophysiologischen Untersuchungsmethoden bleibt gemein, daß eine Wertung der Befunde nur in Zusammenschau mit dem klinischen Bild erfolgen kann.

31.6.3
Fluoreszenzangiographie

Die Fluoreszenzangiographie gestattet die Darstellung der retinalen Perfusion. Intravenös verabreichtes Fluoreszein wird mit Licht der Wellenlänge 490 nm angeregt. Emittiert wird Licht der Wellenlänge 530 nm, welches nach Durchlaufen eines Sperrfilters zur Darstellung der Gefäße dient. Da Fluoreszein im Plasma zu 85 % Proteingebunden vorliegt, ist es nicht fähig, die Zonulae occludentes der Blut-Retina-Schranke der retinalen Gefäße und des Retinalen Pigmentepithels zu passieren. Damit läßt sich sowohl die retinale Gefäßarchitektur in hoher Präzision als auch die Perfusion der Aderhaut als sogenannte Hintergrundfluoreszenz darstellen.

Die Limitierung der Aderhautdarstellung liegt in der Fluoreszenzblockade durch das stark pigmentierte

Retinale Pigmentepithel und in der Anatomie der Choriocapillaris, Fluoreszein diffus aus den Kapillaren austreten zu lassen. Vorteile bei der Darstellung der Aderhautperfusion besitzt der Tricarbocyan-Farbstoff Indocyaningrün, der aufgrund seiner fast vollständigen Plasmabindung und des hohen Molekulargewichtes von 775 D choroidale Kapillaren weitaus weniger penetrieren kann.

Diagnostische Kriterien der Fluoreszenzangiographie sind Füllungszeit des choroidalen und retinalen Kreislaufes, Gefäßverlauf, Füllungsdefekte und insbesondere Farbstoffleckage. Abzugrenzen von der Leckage, die charakteristischerweise mit der Zeit stetig an Ausdehnung und Intensität zunimmt, sind Fensterdefekte des Retinalen Pigmentepithels, die eine umschriebene Zunahme der Hintergrundfluoreszenz zeigen, deren Intensität im Zeitverlauf jedoch wieder abnimmt.

Befunde
Makuladystrophien zeigen nicht selten Fensterdefekte des Retinalen Pigmentepithels oder Füllungsdefekte der Choriocapillaris, jedoch ist die Zusatzinformation bezogen auf das fundoskopische Bild gering und die Aussagekraft damit begrenzt.

Bei altersbezogener Makuladegeneration imponieren Drusen als umschriebene Fensterdefekte. Die feuchte Form ist gekennzeichnet durch Leckage aus choroidalen Neovaskularisationen, die in der Frühphase als feines Gefäßmuster erkannt werden können, wenn sie zwischen Neuroretina und Retinalem Pigmentepithel liegen. Neovaskularisationen unterhalb des Retinalen Pigmentepithels zeigen meist eine diffuse Exsudation in der Spätphase. Die geographische Atrophie imponiert als Füllungsdefekt der Choriocapillaris.

Bei vitreoretinaler Traktion ist ggf. eine Leckage aus retinalen Gefäßen zu erkennen. Charakteristikum der Retinopathia centralis serosa ist eine umschriebene, punktförmige Leckage der Choroidea, der sogenannte „Quellpunkt". Die Verteilung des Farbstoffes im Subretinalraum kann das Bild einer „Rauchfahne" oder eines „Pilzes" imitieren (Abb. 31-8 und 31-9).

Insbesondere bei exsudativen Makulaveränderungen ist die Fluoreszenzangiographie für Diagnose, Differentialdiagnose und Therapieindikation von unübertroffenem Wert.

31.7
Erkrankungen der Netzhaut und des Glaskörpers

Aus der Vielzahl retinaler Erkrankungen sollen exemplarisch aufgrund ihrer klinischen Relevanz besprochen werden:

- vaskuläre Erkrankungen der Netzhaut,
- Netzhautablösung und prädisponierende Faktoren,
- Dystrophien und Degenerationen der Netzhaut am Beispiel der Retinitis pigmentosa.

31.7.1
Anamnese und Befund

31.7.1.1
Vaskuläre Erkrankungen der Netzhaut

Die wichtigsten Erkrankungen der Netzhautgefäße umfassen:

- diabetische Retinopathie,
- petinale Gefäßverschlüsse.

Diabetische Retinopathie
Häufigste Erblindungsursache infolge einer Systemerkrankung. Über 90 % aller Diabetiker entwickeln im Laufe ihres Lebens eine diabetische Retinopathie.

Beschwerden
Frühstadien zeigen keinerlei Beschwerden. Symptome treten erst bei fortgeschrittener Netzhautbeteiligung auf und richten sich nach der jeweiligen Manifestationsform:

Bei diabetischer Makulopathie, der häufigsten Manifestation der diabetischen Retinopathie des Typ-II-Diabetikers, langsam progrediente Visusminderung mit schleichendem Beginn.

Bei Glaskörperblutung infolge proliferativer diabetischer Retinopathie „Rußregen" und plötzliche Visusminderung. Bei traktiver Netzhautablösung Lichtblitze und sich entwickelnder Schatten.

Wichtig: Jeder Diabetiker muß zum Augenarzt. Die Visusminderung ist ein Spätsymptom.

Anamnese
Diabetische Kinder vor der Pubertät zeigen in aller Regel keine Retinopathie. Typ-I-Diabetiker neigen zu proliferativer diabetischer Retinopathie mit schnell progressivem Verlauf. Typ-II-Diabetiker neigen zur diabetischen Makulopathie und entwickeln seltener und erst nach jahrelangem Verlauf Proliferationen.

Befunde

Entsprechend der modifizierten Airlie-House-Klassifikation hat sich folgende Stadieneinteilung durchgesetzt (Abb. 31-10 bis 31-12):

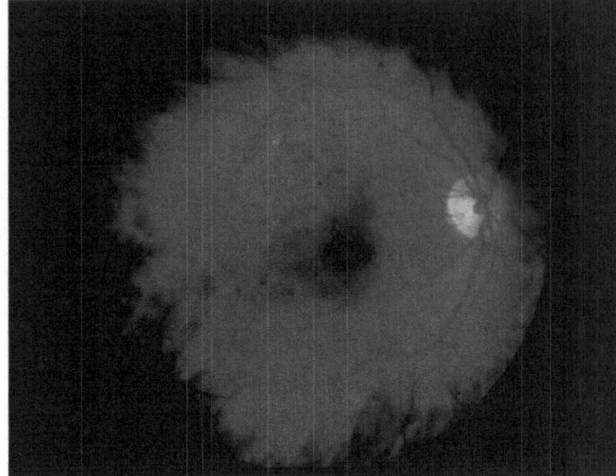

Abb. 31-10. Mäßige nichtproliferative diabetische Retinopathie

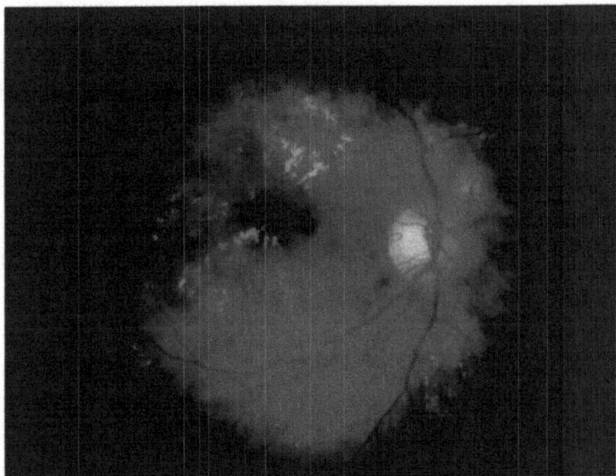

Abb. 31-11. Diabetische Makulopathie

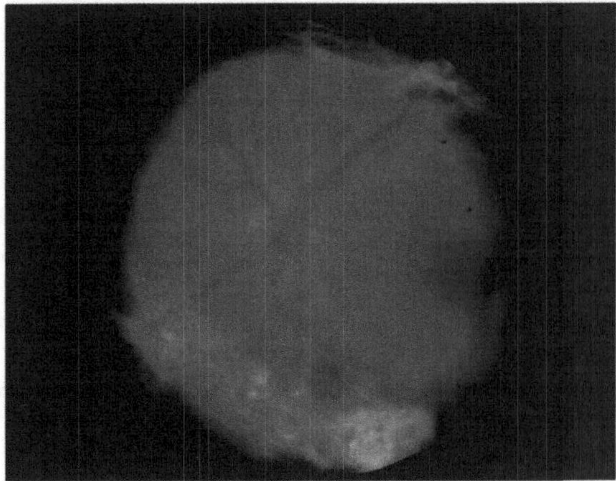

Abb. 31-12. Proliferative diabetische Retinopathie

- milde nichtproliferative diabetische Retinopathie
  mindestens ein Mikroaneurysma
  mäßige nichtproliferative diabetische Retinopathie
  intraretinale Blutungen und/oder Mikroaneurysmata, venöse Kaliberschwankungen
- schwere nichtproliferative diabetische Retinopathie
  „4-2-1-Regel"
  Mikroaneurysmata und intraretinale Blutungen in 4 Quadranten oder
  perlschnurartige Venen in 2 Quadranten oder
  intraretinale mikrovaskuläre Anomalien (IRMA) in mindestens einem Quadranten
- proliferative diabetische Retinopathie
  Gefäßneubildungen an der Papille (NVD) oder papillenfern (NVE)
  präretinale Blutungen
  fibrovaskuläre Proliferationen mit Traktion
  traktive Netzhautablösung
  klinisch signifikantes (d. h. visusbedrohendes) Makulaödem,
  biomikroskopisch erkennbare Netzhautverdickung innerhalb 500 μm Radius zur Fovea und/oder
  harte Exsudate mit Netzhautverdickung innerhalb eines Papillendurchmessers zur Fovea.

Cave: Nur die binokulare indirekte Fundoskopie in Mydriasis an der Spaltlampe ermöglicht eine stereoskopische Beurteilung der Netzhautdicke. Mit dem direkten Augenspiegel ist weder die Diagnose noch der Ausschluß eines Makulaödems möglich.

Wichtig: Eine optimale Blutzuckerregulation – kontrolliert anhand des HBA_{1c}-Wertes – und eine bestmögliche Blutdruckeinstellung verzögern die Progression sowohl der Makulopathie als auch der Entstehung der proliferativen diabetischen Retinopathie und sind unumgängliche Voraussetzung einer suffizienten Lasertherapie.

Retinale Gefäßverschlüsse

Retinale Gefäßverschlüsse können die Zentralgefäße oder deren Äste betreffen:

- Zentralarterien- oder Zentralvenenverschluß,
- Arterienast- oder Venenastverschluß.

Verschlüsse der Zentralarterie oder der Zentralvene

Dramatische Krankheitsbilder mit akuter schmerzloser Visusminderung.

Beschwerden

Plötzliche schmerzlose Visusminderung. Bei Zentralarterienverschluß in der Regel hochgradige Visusminderung auf Handbewegungen bis Lichtschein oder Amaurose. Bei Zentralvenenverschluß variable Visusminderung in Form von Verschwommensehen, häufig nach dem Erwachen bemerkt.

Cave: Jeder Zentralarterienverschluß ist ein ophthalmologischer Notfall. Ausmaß und Dauer der Ischämie entscheiden über die Visusprognose.

Anamnese
Akutes Geschehen. Ältere Menschen mit kardiovaskulärer Grunderkrankung. In der Regel zumindest arterielle Hypertonie als Hauptrisikofaktor. Patienten mit Zentralarterienverschluß zeigen eine Fünfjahresmortalität durch Herzinfarkt und apoplektischen Insult von 40 %.

Sehr selten Zentralvenenverschluß junger Menschen bei meist durch Sport bedingter Exsikkose.

Befunde
In der Regel relativer afferenter Pupillardefekt mit pathologischem Swinging-flashlight-Test. Bei Zentralarterienverschluß opaques Netzhautödem mit „kirschrotem Fleck der Makula". Fadendünne Arterien. Bei Zentralvenenverschluß intraretinale, streifen- oder fleckförmige Blutungen bis in die Peripherie. Gestaute und geschlängelte Venen. Unscharfe Papille und Netzhautverdickung am hinteren Pol.

Am Partnerauge in aller Regel hypertone und arteriosklerotische Gefäßveränderungen mit Kaliberschwankungen, Kreuzungszeichen und ggf. harten Exsudaten.

Wichtig: Jeder retinale Gefäßverschluß muß die internistische Abklärung und ggf. die Therapieoptimierung einer kardiovaskulären Grunderkrankung zur Folge haben.

Arterienast- und Venenastverschlüsse

Beschwerden
Variable Visusminderung, primär abhängig von Makulabeteiligung. Gelegentlich Skotome.

Anamnese
Akutes Geschehen. Ältere Menschen mit kardiovaskulärer Grunderkrankung. In der Regel zumindest arterielle Hypertonie als Hauptrisikofaktor.

Befunde
Bei Verschluß eines Arterienastes enggestellte Arterie und ggf. umschriebenes Netzhautödem. Bei Venenastverschluß streifige intraretinale Blutungen im Abstromgebiet des Venenastes. In der Regel liegt die Stenose an einer arteriovenösen Kreuzung. Makulaödem bei zentraler Manifestation.

31.7.1.2
Netzhautablösung und prädisponierende Faktoren

Während fast jeder im Laufe seines Lebens eine hintere Glaskörperablösung erfährt und bis zu 7 % der Bevölkerung äquatoriale Degenerationen aufweisen, entwickelt sich eine Netzhautablösung nur mit einer Inzidenz von 1:10 000. Ein höheres Risiko zeigen Myope, Aphake sowie Patienten mit Ablatio retinae am Partnerauge und positiver Familienanamnese. Ebenso erhöht sich die Inzidenz nach Kataraktoperation auf Werte bis zu 2 %.

Beschwerden
Glaskörpertrübungen und eine hintere Glaskörperabhebung manifestieren sich als meist multiple, halbdurchsichtige, doppelt-konturierte Gebilde, die besonders vor hellem Hintergrund sichtbar sind und bei Stillstand des Auges Nachbewegungen zeigen, genannt „mouches volantes". Umschriebene Traktion des Glaskörpers an der Netzhaut wird als rezidivierende Lichtblitze (Photopsien) empfunden. Dabei kann ein Netzhautriß entstehen, der bei Anriß eines Gefäßes zur Glaskörperblutung führt. Multiple schwarze, undurchsichtige Trübungen werden als „Ruß"- oder „Lavaregen" bezeichnet. Löst sich in der Folge die Netzhaut vom retinalen Pigmentepithel, wird ein undurchsichtiger Schatten wahrgenommen, der sich wie ein Vorhang oder eine Mauer vor das Gesichtsfeld schiebt. Eine Visusminderung tritt erst bei Makulabeteiligung ein.

Wichtig: Akut oder vermehrt auftretende mouches volantes, Photopsien, Rußregen oder ein sich entwickelnder Schatten erfordern den sofortigen Ausschluß einer Netzhautablösung in maximaler Mydriasis durch einen erfahrenen Untersucher.

Anamnese
Akutes Geschehen. Myope, Aphake und Pseudophake (d. h. nach Kataraktoperation) sowie Patienten mit vorausgegangener Netzhautablösung des Partnerauges und mit positiver Familienanamnese bevorzugt.

Befunde
Abhebung der hinteren Glaskörpergrenze von der Netzhaut. Umschriebene Traktion und ggf. Netzhautriß meist am Rande äquatorialer Degenerationen oder an der Glaskörperbasis. Bei Gefäßbeteiligung Glaskörperblutung.

Bei Ablatio retinae abgelöste Netzhaut von opaquer Transparenz. Bei rhegmatogener (d. h. lochbedingter) Netzhautablösung meist flottierende Bullae und wellige Netzhautoberfläche („Sanddünen"; Abb. 31-13). Bei traktiv (d. h. durch Zug präretinaler Proliferationen) bedingter Netzhautablösung meist starre Falten.

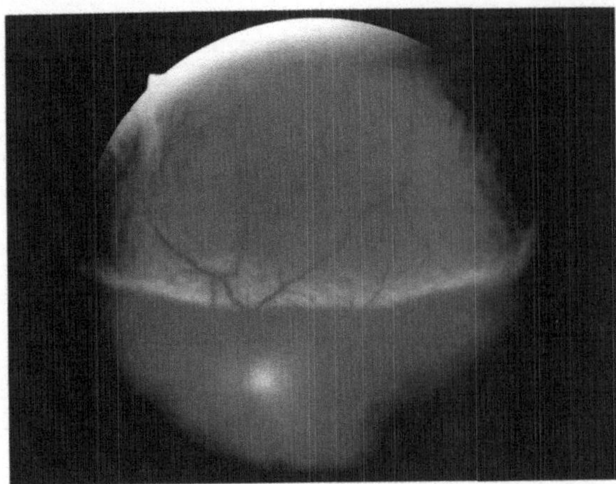

Abb. 31-13. Ablatio retinae

Bei länger bestehender Ablatio retinae Entwicklung der proliferativen Vitreoretinopathie (PVR) mit Pigmentzellnestern im Glaskörper, eingerollten Lochrändern, starrer Netzhautfältelung mit Sternfalten und letztendlich trichterförmiger Totalablatio.

31.7.1.3
Dystrophien und Degenerationen der Netzhaut

Aus der Vielzahl vitreoretinaler Dystrophien und Degenerationen sei exemplarisch die Retinitis pigmentosa in ihrer typischen Form genannt.

31.7.1.4
Retintis pigmentosa

Tapetoretinale Dystrophie mit progredientem konzentrischen Gesichtsfeldverfall.

Beschwerden
Klinische Manifestation meist in Form von Nachtblindheit in der Adoleszenz oder in frühen Erwachsenenjahren. Zeitpunkt abhängig von Vererbungsmodus und Erkrankungstyp. Im Verlauf konzentrische Gesichtsfeldeinschränkung. Makulafunktion lange erhalten. Letztendlich röhrenförmiges Gesichtsfeld („Flintenrohrgesichtsfeld").

Anamnese
Positive Familienanamnese je nach Vererbungsmodus.

Befunde
Knochenkörperchenartige Pigmentablagerungen der Peripherie oder perivaskulär. Optikusatrophie und enggestellte Arterien. Im Verlauf zystoides Makulaödem, Cataracta scutellaris posterior secundaria und erhöhte Inzidenz des Glaucoma chronicum simplex.

Konzentrische Gesichtsfeldeinengung und ausgelöschtes skotopisches ERG.

31.8
Erkrankungen des Nervus opticus

Die wichtigsten Erkrankungen des N. opticus umfassen:

- Neuritis Nn. optici,
- anteriore ischämische Optikusneuropathie (AION),
- Stauungspapille,
- toxische und nutritive Optikusneuropathien.

31.8.1
Anamnese und Befund

31.8.1.1
Neuritis nervi optici

Beschwerden
Akute Visusminderung über Stunden oder Tage sowie Reduktion der Helligkeits- und Farbwahrnehmung. Typischerweise Bulbusbewegungs- und retrobulbärer Schmerz.

Anamnese
Akutes Geschehen meist junger Erwachsener. Häufig Erstmanifestation der Encephalomyelitis disseminata, die in 40 % zunächst eine Retrobulbärneuritis zeigt.

> **Cave:** Unkritischer Einsatz der Kernspintomographie bei Optikusneuritis kann die Diagnose einer multiplen Sklerose erbringen. Vor Indikationsstellung die Konsequenzen abwägen!

Befunde
Variable Visusminderung. Relativer afferenter Pupillardefekt (positiver Swinging-flashlight-Test). Bei Retrobulbärneuritis unauffälliger Papillenbefund („Der Arzt sieht nichts und der Patient auch nichts."). Bei Papillitis Papillenödem und zelluläre Glaskörperinfiltration. Klassisch unscharf begrenztes Zentralskotom in 50 %, ansonsten Skotome jedweder Konfiguration. Farbsinnstörung und Latenzverlängerung im VEP. Visusverschlechterung bei Erhöhung der Körpertemperatur (Uhthoff-Phänomen) sowie Verminderung der Tiefeneinschätzung bewegter Objekte (Pulfrich-Phänomen).

31.8.1.2
Anteriore ischämische Optikusneuropathie (AION)

Apoplexia papillae durch vaskuläre Insuffizienz innerhalb des Zinn-Haller-Gefäßkranzes.

Beschwerden
Plötzliche schmerzlose Visusminderung.

Anamnese
In der Regel Menschen höheren Alters mit kardiovaskulärer Grunderkrankung.

Befunde
Einseitige schmerzlose Visusminderung. Relativer afferenter Pupillardefekt (positiver Swinging-flashlight-Test). Papillenödem ohne zellige Glaskörperinfiltration. Streifige peripapilläre Blutungen. Klassischerweise sektorförmiger, scharf begrenzter Gesichtsfeldausfall im unteren Halbfeld oder seltener kleines Zentrozökalskotom.

> **Wichtig:** Jedes vaskuläre Papillenödem in fortgeschrittenem Alter muß den Ausschluß eines M. Horton zur Folge haben. Stets Bestimmung von BSG und CRP.

31.8.1.3
Stauungspapille

Stauung des axoplasmatischen Flusses im N. opticus bei Erhöhung des Hirndruckes jedweder Ätiologie.

Beschwerden
Typischerweise keine ophthalmologische Symptomatik, insbesondere keine Visusminderung.

Anamnese
Chronisches Geschehen. Bei Pseudotumor cerebri junge Frauen bevorzugt.

Befunde
Bilaterales Papillenödem mit hyperämischer, randunscharfer und prominenter Papille (Abb. 31-14). Ödem der Nervenfaserschicht. Streifige peripapilläre Blutungen. Unspezifische Gesichtsfelddefekte.

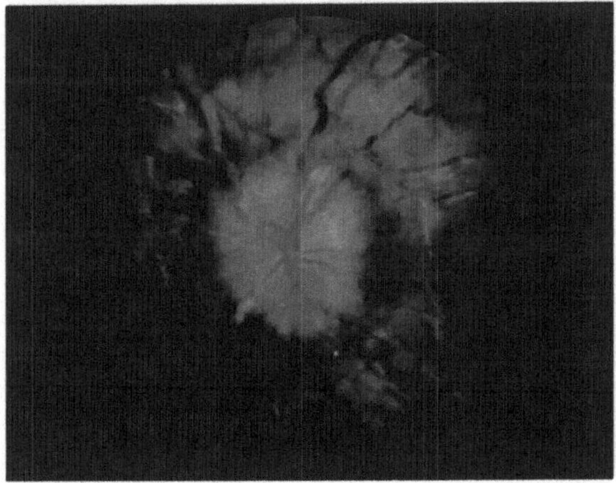

Abb. 31-14. Stauungspapille

31.8.1.4
Toxische und nutritive Optikusneuropathien

Bilaterale Optikusatrophie bei Malnutrition und „Toxinexposition".

Beschwerden
Progrediente Visusminderung, Zentralskotom oder Gesichtsfeldeinschränkung.

Anamnese
Chronisches Geschehen. Malnutrition und Alkoholabusus bei Tabak-/Alkoholamblyopie. Medikamenten- oder Toxinexposition.

Übersicht häufiger Ursachen toxischer und nutritiver Optikusneuropathien:

- Malnutrition,
- Vitamin-B_{12}-Mangel,
- Alkoholabusus,
- Toxine: Toluen, Schwermetalle, Methanol u. a.,
- Medikamente:
  - Chloramphenicol,
  - Ethambutol (> 15 mg/kgKG/Tag),
  - Isoniazid,
  - Digitalis,
  - Chloroquin,
  - Streptomycin,
  - Disulfiram,
  - Amiodaron,
  - Barbiturate,
  - Sulfonamide,
  - 5-Fluorouracil,
  - D-Penicillamin u. a.

Befunde
Bilaterale Optikusatrophie mit temporaler Abblassung. Zentrozökalskotom oder Gesichtsfeldeinschränkung von peripher.

31.8.2
Perimetrie

In 50 % der Fälle zeigt eine akute Neuritis Nn. optici ein Zentralskotom. Grundsätzlich sind jedoch alle Skotomkonfigurationen beschrieben worden. Demgegenüber findet sich bei Apoplexia papillae meist ein scharf begrenzter, sektorförmiger Ausfall im unteren Halbfeld, der die Projektion der horizontalen Raphe nicht überschreitet (sog. „horizontaler Trenner"). Uncharakteristische Skotome bietet die Stauungspapille. Neben einer Vergrößerung des blinden Flecks und einer konzentrischen Einengung treten auch Nervenfaserbündeldefekte auf. Toxische und nutritive Optikusneuropathien zeigen klassischerweise ein Zentrozökalskotom. Daneben finden sich meist ausgedehnte periphere Gesichtsfeldeinschränkungen.

31.8.3
Elektrophysiologie

Domäne der visuell evozierten Potentiale (VEP) ist der Nachweis einer Übertragungsfunktionsstörung zwischen Ganglienzellen der Netzhaut und Sehrinde. Ein Stimulus in Form eines alternierenden Schachbrettmusters oder – bei fehlender Fixation ein Lichtblitz – dient der Erzeugung des über der Okkzipitalrinde abgeleiteten Potentials. Hierbei führen Reizleitungsstörungen wie eine Optikusneuritis klassischerweise zur Latenzverlängerung, während eine Optikusatrophie eine Amplitudenreduktion bewirkt.

31.9
Neuroophthalmologie

In diesem Unterkapitel sollen die Störungen des afferenten und des efferenten visuellen Systems besprochen werden:

- Störungen der Pupillomotorik,
- Erkrankungen der Sehbahn,
- Lähmungsschielen (Strabismus paralyticus),
- supranukleäre Augenbewegungsstörungen.

31.9.1
Anamnese und Befund

31.9.1.1
Störungen der Pupillomotorik

Schädigung des afferenten oder efferenten Schenkels des Pupillenreflexbogens.

Beschwerden
Einseitige Visusminderung bei Afferenzdefekt. In der Regel keine Beschwerden bei isoliertem Efferenzdefekt, insbesondere keine Visusminderung. Neurologische Symptomatik je nach Ursache.

Anamnese
Meist akutes Geschehen bei vaskulärer Ursache. Schleichender Beginn bei raumforderndem Prozeß.

31.9.1.2
Afferenter Pupillardefekt

Isokorie. Direkte Lichtreaktion und konsensuelle Reaktion des Partnerauges verlangsamt und unergiebig. Swinging-flashlight-Test pathologisch (Marcus-Gunn-Pupille). Bei absolutem Defekt amaurotische Pupillenstarre. Indirekte Lichtreaktion und Konvergenzmiosis intakt.

31.9.1.3
Efferenter Pupillardefekt (reflektorische Pupillenstarre Argyll-Robertson)

Anisokorie. Direkte und indirekte Lichtreaktion abgeschwächt bis aufgehoben. Sehfunktion erhalten.

31.9.1.4
Horner-Syndrom

Schädigung der sympathischen Innervation des M. dilatator iridis.

Miosis, Ptosis, scheinbarer Enophthalmus. Anhidrose der ipsilateralen Gesichts- und Halsseite bei präganglionärem Horner-Syndrom. Lichtreaktionen und Konvergenzmiosis intakt.

Den klinischen Verdacht eines Horner-Syndroms bestätigt 4%iges Kokain, beidseits getropft. Nur bei Vorliegen eines Horner-Syndroms tritt eine Anisokorie ein. Zur Lokalisation der Schädigung eignen sich verschiedene pharmakologische Testverfahren:

1%iges Hydroxyamphetamin oder Pholedrin, beidseits mit 48stündiger Latenz nach Kokain getropft, führt bei Schädigung des 2. Neurons zwischen Centrum ciliospinale und Ganglion cervicale superius (Präganglionäres Horner-Syndrom) zur Mydriasis der betroffenen Seite. Tritt keine Mydriasis bei gesichertem Horner-Syndrom auf, liegt die Schädigung im 3. Neuron zwischen Ganglion cervicale superius und M. dilatator pupillae (postganglionäres Horner-Syndrom). Diese Unterscheidung ist insbesondere im Hinblick auf die zugrunde liegende Ätiologie von Nutzen, da Schädigungen des 1. und 2. Neurons meist durch einen raumfordernden Prozeß, die des 3. Neurons hingegen in der Regel durch ein vaskuläres Geschehen verursacht werden.

31.9.1.5
Pupillotonie

Schädigung des Ganglion ciliare unklarer Ätiologie.

Anisokorie. Die Pupille der betroffenen Seite ist unregelmäßig erweitert, die Lichtreaktionen erst bei hoher Leuchtdichte schwach auslösbar, verzögert und vermiform. Ebenso verläuft die Akkommodation tonisch über mehrere Sekunden, was als unstetes Verschwommensehen beim Lesen imponiert. Aufgrund der Denervierungsüberempfindlichkeit führt Pilocarpin 0,125% nur auf der betroffenen Seite zur reaktiven Miosis.

31.9.1.6
Erkrankungen der Sehbahn

Beschwerden und Anamnese
Schädigung der Sehbahn durch vaskuläre oder raumfordernde Prozesse führen zu charakteristischen Ge-

sichtsfelddefekten, die als Hinweis auf die Lokalisation gewertet werden können. Diese bestimmt die neurologische Symptomatik.

Befunde

Durchtrennung des N. opticus führt zur ipsilateralen Erblindung und amaurotischen Pupillenstarre. Ist der Übergang zum Chiasma opticum betroffen, resultiert zusätzlich eine kontralaterale Quadrantenanopsie, meist temporal oben, das sog. Verbindungsskotom nach Traquair.

Durchtrennt man das Chiasma opticum sagittal, resultiert eine bitemporale Hemianopsie.

Ist der Tractus opticus betroffen, findet sich eine homonyme Hemianopsie zur Gegenseite.

Läsionen im Bereich der Radiatio optica sind stets bilateral und zur Gegenseite lokalisiert. Eine vollständige Durchtrennung bewirkt eine homonyme Hemianopsie, eine Läsion im Temporallappen in der Regel eine inkongruente obere Quadrantenanopsie, eine Läsion im Parietallappen meist eine inkongruente untere Quadrantenanopsie.

Läsionen im Bereich der Kalkarinarinde betreffen ebenso stets die kontralateralen Gesichtsfelder beider Augen. Ist isoliert der hintere Pol betroffen, findet sich ein homonymes kongruentes Zentralskotom. Liegt die Läsion im mittleren Teil der Kalkarinarinde, resultiert eine kongruente Hemianopsie unter Aussparung der Makula und der kontralateralen temporalen Sichel. Bei isolierter Schädigung der anterioren Kalkarinarinde zeigt sich nur ein Ausfall der kontralateralen temporalen Sichel.

31.9.1.7
Lähmungsschielen (Strabismus paralyticus)

Zentral oder peripher bedingte Innervationsstörung der äußeren Augenmuskeln.

Beschwerden

Charakteristisch ist die akut einsetzende Diplopie, wobei der Doppelbildabstand bei Blickwendung in Zugrichtung des betroffenen Muskels zunimmt. Reflektorisch wir eine Kopfzwangshaltung in Zugrichtung des paretischen Muskels eingenommen, um durch Vermeiden der Aktion des betroffenen Muskels binokulares Einfachsehen zu erzielen.

Anamnese

Akutes Geschehen bei vaskulärem Prozeß; ggf. schleichender Beginn und Progredienz bei Raumforderung. Okulomotorius- und Abduzensparese meist vaskulärer Ursache bei älteren Menschen mit kardiovaskulärer Grunderkrankung. Trochlearisparese häufig posttraumatisch.

31.9.1.8
Okulomotoriusparese

Ptosis, Bulbus in Abduktion. Einschränkung der Adduktion, Hebung und Senkung. Bei Ophthalmoplegia interna weite, lichtstarre Pupille und fehlende Konvergenzmiosis. Meist durch Kompression durch Aneurysma oder andere Raumforderung, insbesondere an der Klivuskante, verursacht. Bei Ophthalmoplegia externa keine Pupillenbeteiligung. Meist vaskuläres Geschehen.

Wichtig: Jede Ophthalmoplegia interna muß den sofortigen Auschluß einer Raumforderung zur Folge haben.

31.9.1.9
Trochlearisparese

Vertikal versetzte Doppelbilder. Einschränkung der Senkung in Adduktion. Das betroffene Auge steht höher. Dieser Höherstand nimmt zu bei Kopfneigung zur betroffenen Seite (Bielschowsky-Test). Kompensatorische Kopfzwangshaltung.

31.9.1.10
Abduzensparese

Horizontal versetzte Doppelbilder und Einschränkung der Abduktion.

31.9.1.11
Supranukleäre Augenbewegungsstörungen

Exemplarisch seien die beiden wichtigsten Formen genannt:

- internukleäre Ophthalmoplegie,
- Parinaud-Syndrom.

Beschwerden

Ganz im Vordergrund steht die neurologische Symptomatik im Rahmen der Grunderkrankung.

Anamnese

Meist akutes Geschehen in fortgeschrittenem Alter bei vaskulärer Genese. Beidseitige internukleäre Ophthalmoplegie auch in jungen und mittleren Erwachsenenjahren bei Encephalomyelitis disseminata.

Befunde

Bei einseitiger internukleäre Ophthalmoplegie ipsilaterale Adduktionslähmung und kontralateraler (sog. dissoziierter) Nystagmus. Die Läsion liegt im Fasciculus longitudinalis medialis.

Das Parinaud-Syndrom ist gekennzeichnet durch eine vertikale Blickparese, reflektorische Pupillenstarre und retraktorischen Nystagmus. Die Läsion liegt in der prätektalen Region des Mittelhirns.

Literatur zu Kap. 31

Barkan O (1938) Glaucoma: classification, causes and surgical control. Results of microgonioscopic research. Am J Ophthalmol 21: 1099

Beck RW et al. (1992) Optic neuritis study group: A randomized, controlled trial of corticosteriods in the treatment of acute optic neuritis. N Eng J Med 326: 581

Brik D et al. (1993) Herpetic keratitis: Persistence of viral particles despite topical and systemic antiviral therapy. Report of two cases and review of the literature. Arch Ophthalmol 111: 522

Early treatment diabetic retinopathy study research group (1991) Grading diabetic retinopathy from stereoscopic color fundus photographs. An extension of the modified Airlie House classification. ETDRS report number 10. Ophthalmology 98: 786

Endophthalmitis vitrectomy study group (1995) Results of the Endophthalmitis vitrectomy study. A randomized trial of immediate vitrectomy and of intravenous antibiotics for the treatment of postoperative bacterial endophthalmitis. Arch Ophthal 113: 1479

Gloor B (Hrsg) (1993) Perimetrie – mit besonderer Berücksichtigung der automatischen Perimetrie. Enke, Stuttgart

Grehn F, Mackensen M (1993) Die Glaukome. Kohlhammer, Stuttgart

Kampik A et al. (1981) Epiretinal and vitreous membranes: Comparative study of 56 cases. Arch Ophthalmol 99: 1445–1454

Kampik A et al. (1981) Scanning and transmission electron microscopic studies of two cases of pigment dispersion syndrome. Am J Ophthalmol 91: 573

Kampik A et al. (1980) Ultra-structural features of progressive idiopathic epiretinal membrane removed by vitreous surgery. Am J Ophthalmol 90: 797–809

Kampik A, Grehn F (1997) Entzündungen des Augeninneren. Bücherei des Augenarztes. Enke, Stuttgart

Liesegang TJ (1991) Diagnosis and therapy of herpes zoster ophthalmicus. Ophthalmology 98: 1216

Mondino BJ (1988) Inflammatory diseases of the peripheral cornea. Ophthalmology 95: 463

Shields MB, Kriegelstein GK (1993) Glaukom. Grundlagen, Differentialdiagnose, Therapie. Springer, Berlin Heidelberg New York Tokio

Spaeth GL (1971) The normal development of the human anterior chamber angle: A new system of descriptive grading. Trans Ophthal Soc UK 91: 709

Tasman W, Jaeger EA (Hrsg) (1998) Duanes's ophthalmology. Lippincott-Raven, Hagerstown

Ulbig MW et al. (1993) Diabetische Retinopathie, Epidemiologie, Risikofaktoren und Stadieneinteilung. Ophthalmologe 90: 197

Ulbig MW, Kampik A (1993) Stadienbezogene Therapie der diabetischen Retinopathie. Ophthalmologe 90: 395

KAPITEL 32

Dermatologie

32

M.-H. Schmid-Wendtner und H.C. Korting

32.1
Dermatologische Begriffsbestimmung

32.1.1
Effloreszenzenlehre

Da die dermatologische Diagnostik primär morphologisch-deskriptiv orientiert ist, kommt der genauen Kenntnis der verschiedenen Effloreszenzen nach wie vor große Bedeutung zu. Ohne sie ist eine dermatologische Diagnose sowie eine differentialdiagnostische Abgrenzung fast unmöglich. Folgende Effloreszenzen werden unterschieden:

Primäreffloreszenzen
- *Macula (Fleck):* umschriebene, nicht tastbare Farbänderung,
- *Papula (Knötchen):* oberflächliche, umschriebene Erhabenheit,
- *Tumor (Knoten):* größere, örtlich umschriebene Zunahme des Gewebevolumens,
- *Urtica (Quaddel):* beetartige, flüchtige Erhabenheit der Haut,

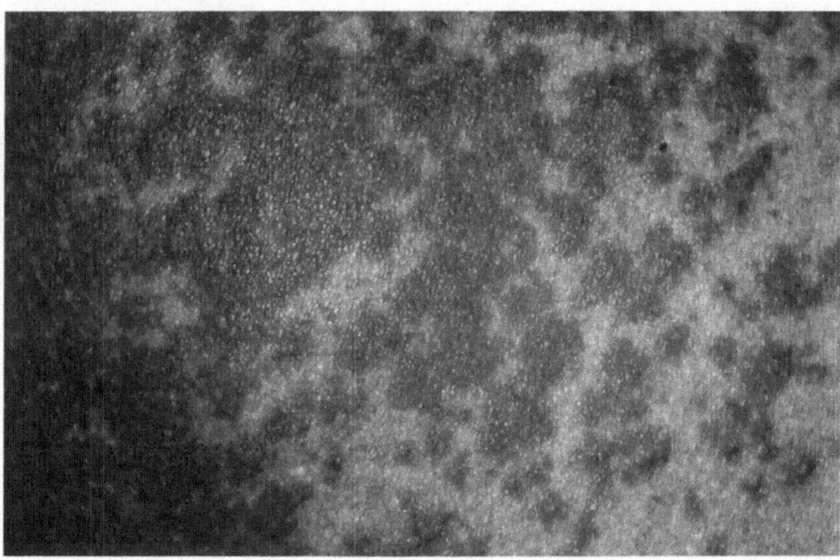

Abb. 32-1. Makula bei Arznei-exanthem auf Penicillin

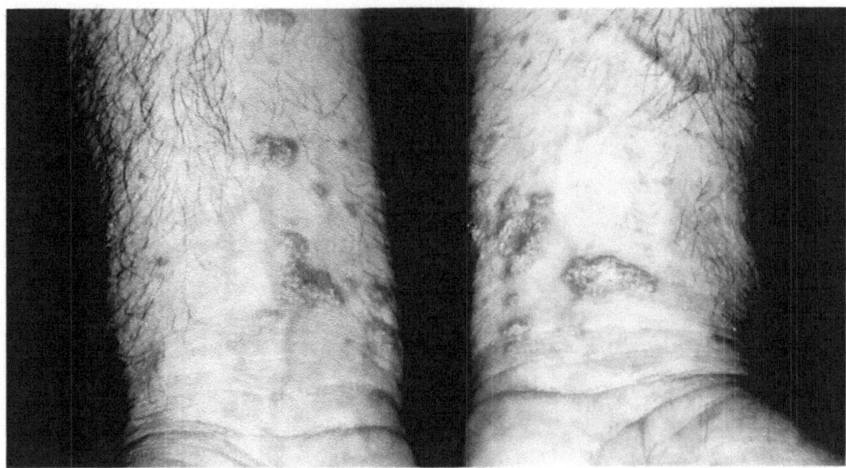

Abb. 32-2. Papula bei Lichen ruber

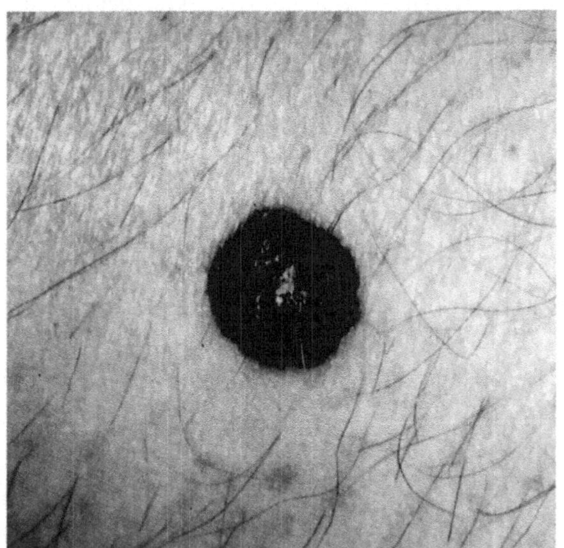

Abb. 32-3. Knoten bei nodulärem malignem Melanom

- *Vesicula (Bläschen):* kleiner, flüssigkeitsgefüllter, oberflächlicher Hohlraum der Haut,
- *Pustula (Pustel):* mit Eiter gefüllter oberflächlicher Hohlraum der Haut.

Die Abb. 32-1 bis 32-6 geben die Primäreffloreszenzen wieder

Sekundäreffloreszenzen

- *Squama (Schuppe):* sich lösende Hornschichtlamellen,
- *Crusta (Kruste):* Auflagerung von eingetrocknetem Serum, Eiter oder Blut,
- *Erosion:* Verlust des Epithels bis zur Basalmembran, narbenlose Abheilung,

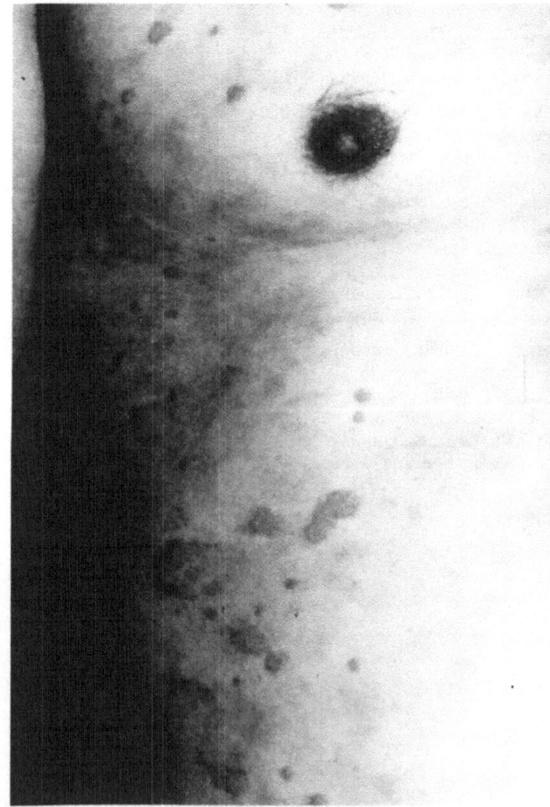

Abb. 32-4. Urtica bei Urticaria

- *Ulcus (Geschwür):* tiefer reichender Substanzdefekt mit schlechter Heilungstendenz, Abheilung mit Narben,
- *Atrophie:* Gewebeschwund durch regressive Veränderungen,
- *Cicatrix (Narbe):* unvollkommener Gewebeersatz nach tieferreichendem Substanzdefekt.

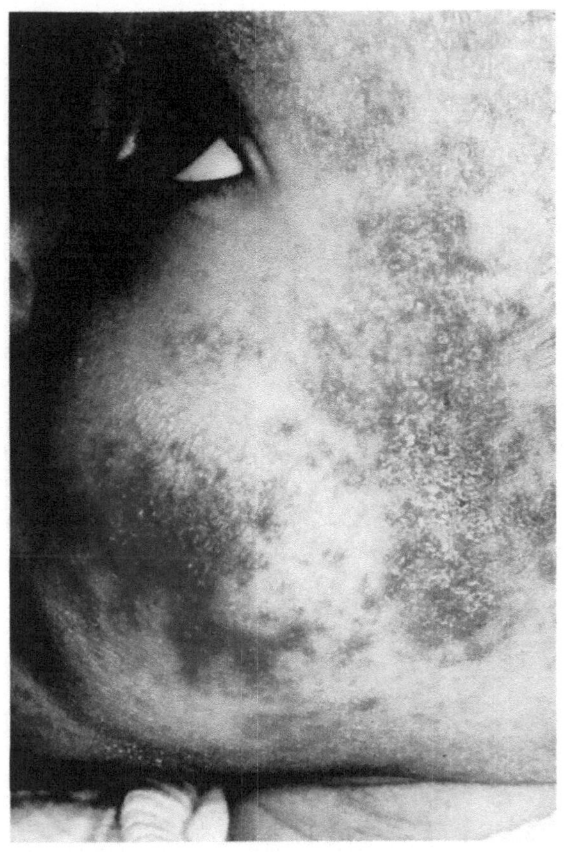

Abb. 32-5. Vesicula bei atopischem Ekzem

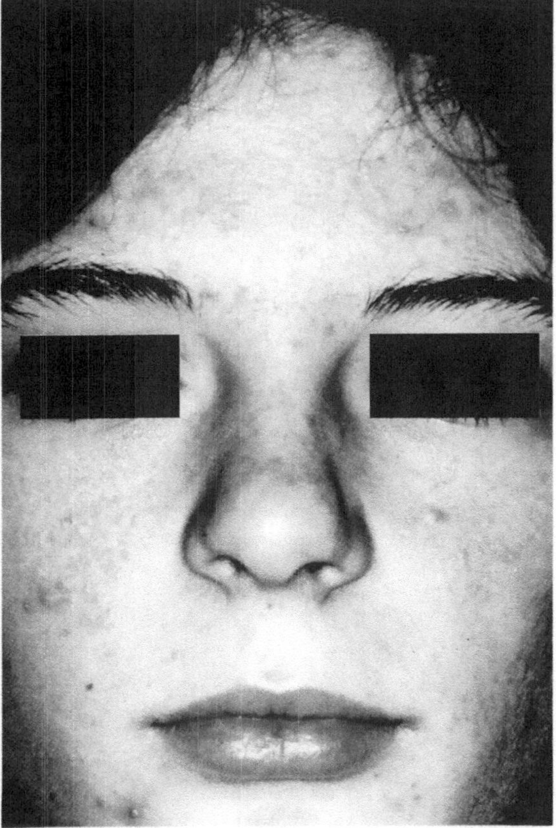

Abb. 32-6. Pustula bei Acne vulgaris

Die Abb. 32-7 bis 32-12 geben die Sekundäreffloreszenzen wieder.

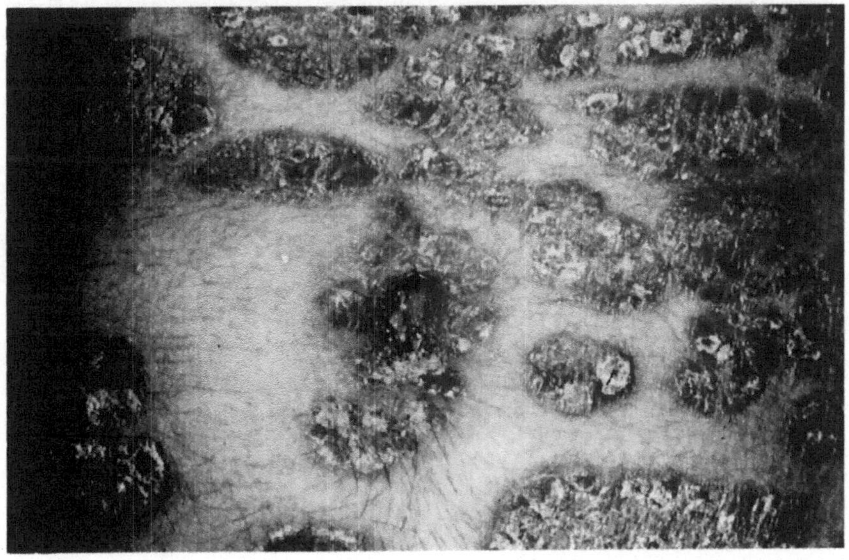

Abb. 32-7. Squama bei Psoriasis vulgaris

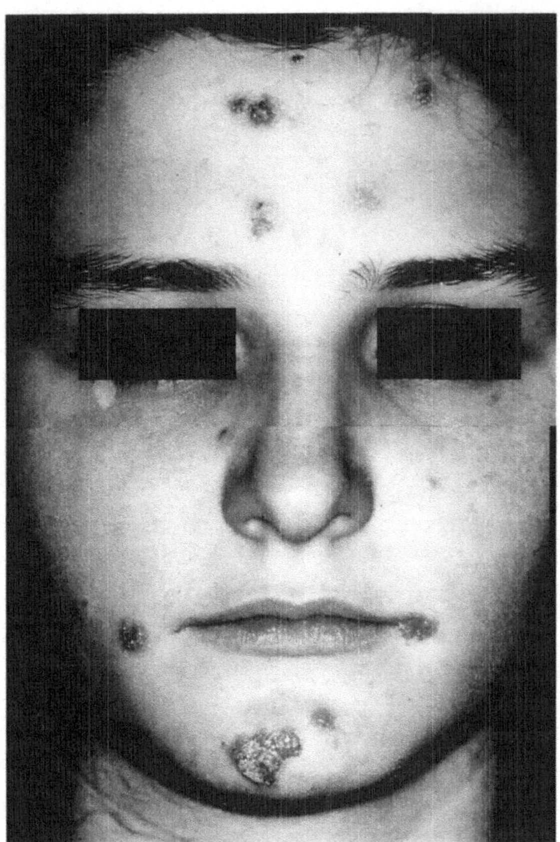

Abb. 32-8. Crusta bei Impetigo contagiosa

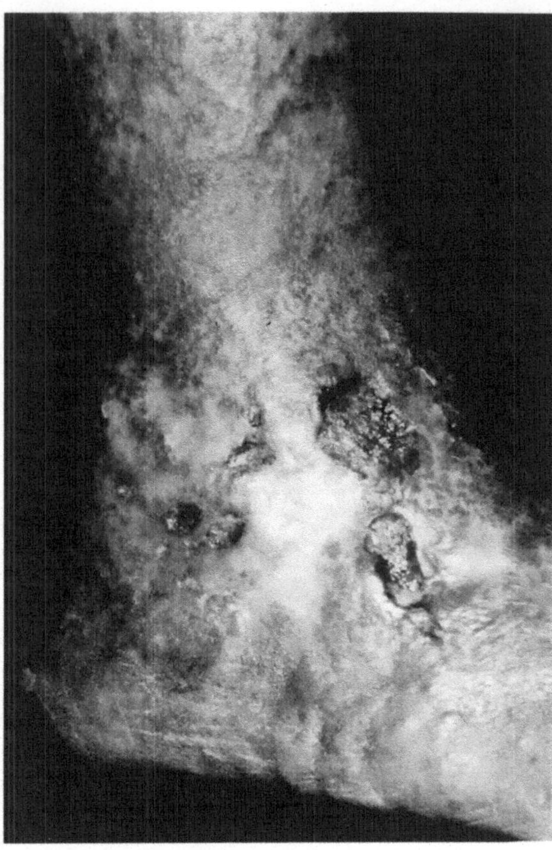

Abb. 32-10. Ulkus bei exulzerierter Capillaritis alba bei chronischer Veneninsuffizienz

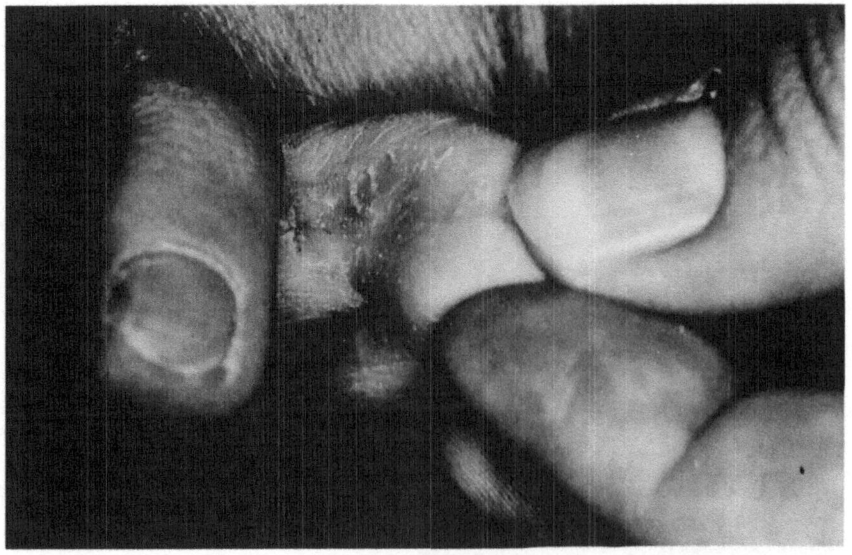

Abb. 32-9. Erosion bei mazerativem Typ der Tinea pedis

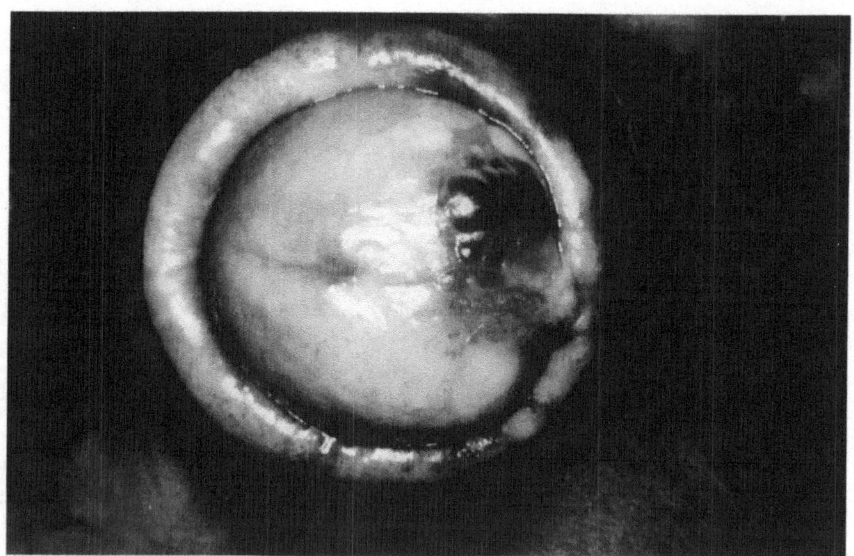

Abb. 32-11. Atrophie bei Lichen sclerosus et atrophicus

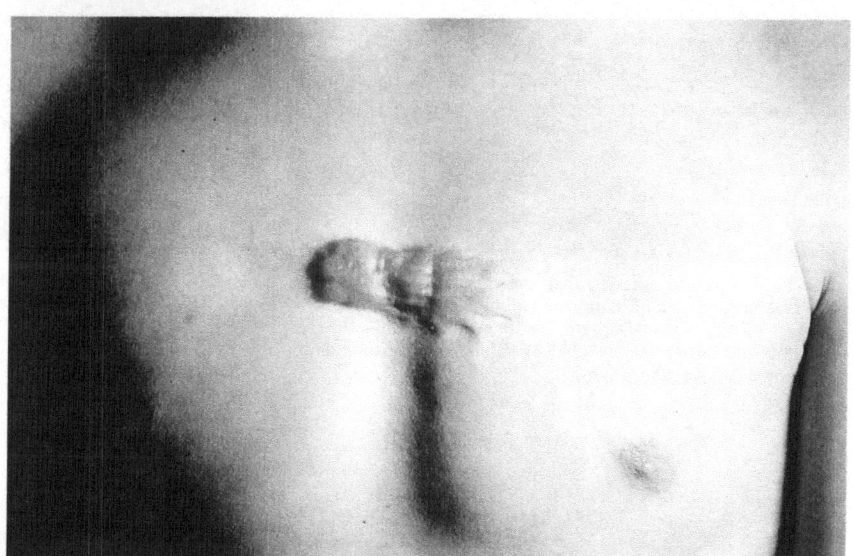

Abb. 32-12. Cicatrix. Keloid (überschießende Narbenbildung) bei Zustand nach Combustio

32.1.2
Histologische Grundbegriffe

- *Akanthose:* Verbreiterung der Epidermis (Abb. 32-13),
- *Hyperkeratose:* Hornschichtverdickung,
- *Parakeratose:* qualitativ ungenügende Verhornung, kondensiertes Kernmaterial in den Hornzellen (Abb. 32-14),
- *Dyskeratose:* vorzeitige Verhornung einzelner Keratinozyten (Abb. 32-15),
- *Papillomatose:* Verlängerung und Verbreiterung des Papillarkörpers (Abb. 32-16),
- *Spongiose:* intra- und interzelluläres Ödem der Epidermis,
- *Akantholyse:* Abrundung und Loslösung epidermaler Zellen durch Lösung desmosomaler Zellverbindungen (Abb. 32-17).

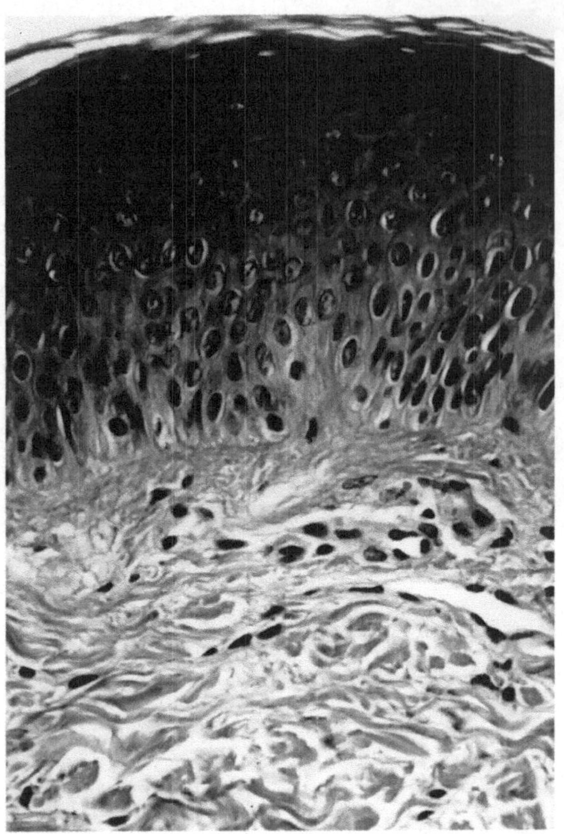

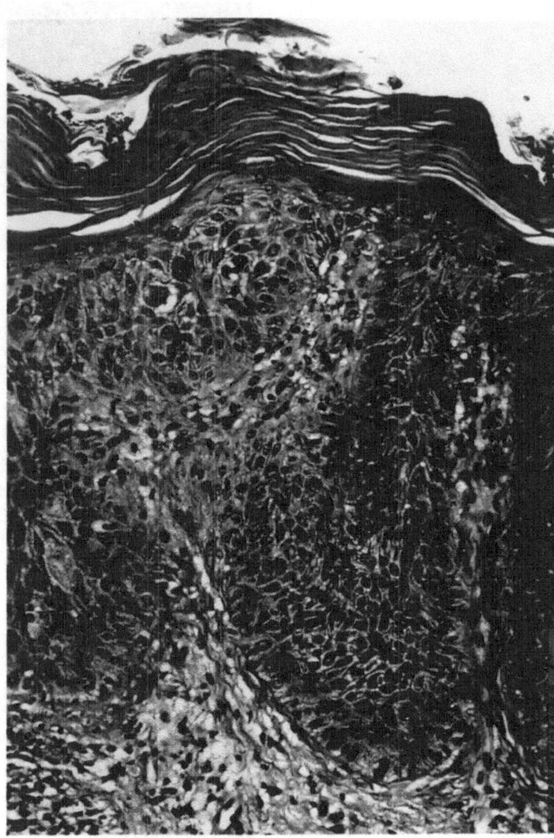

Abb. 32-13. Akanthose des Epithels bei chronischem Ekzem (Für die Überlassung der histologischen Abbildungen 32-13 bis 32-17 danken wir Herrn Priv.-Doz. Dr. Christian Sander, Klinik für Dermatologie und Allergologie der LMU, Klinikum Innenstadt, Frauenlobstr. 9–11, 80337 München)

Abb. 32-14. Parakeratose, Akanthose und Papillomatose bei M. Bowen. Zellpolymorphie der Keratinozyten mit einzelnen Mitosen

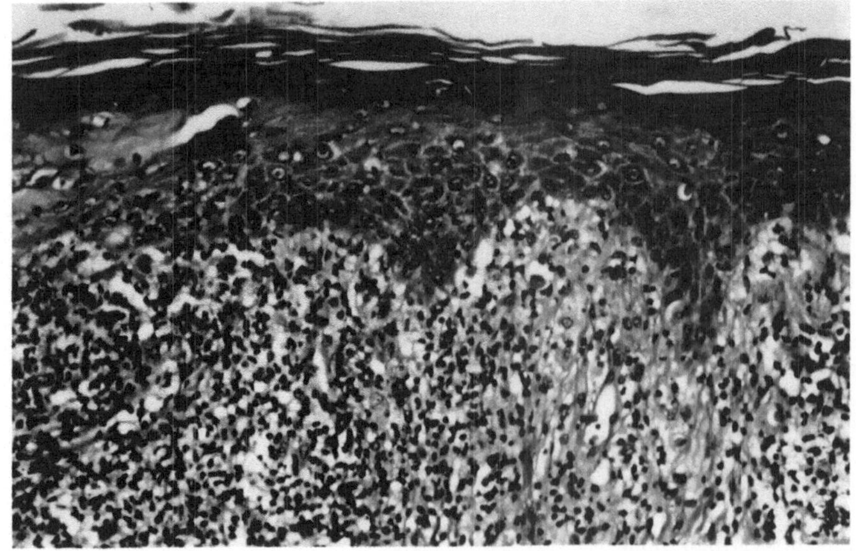

Abb. 32-15. Fokale Dyskeratose bei benigner lichenoider Keratose

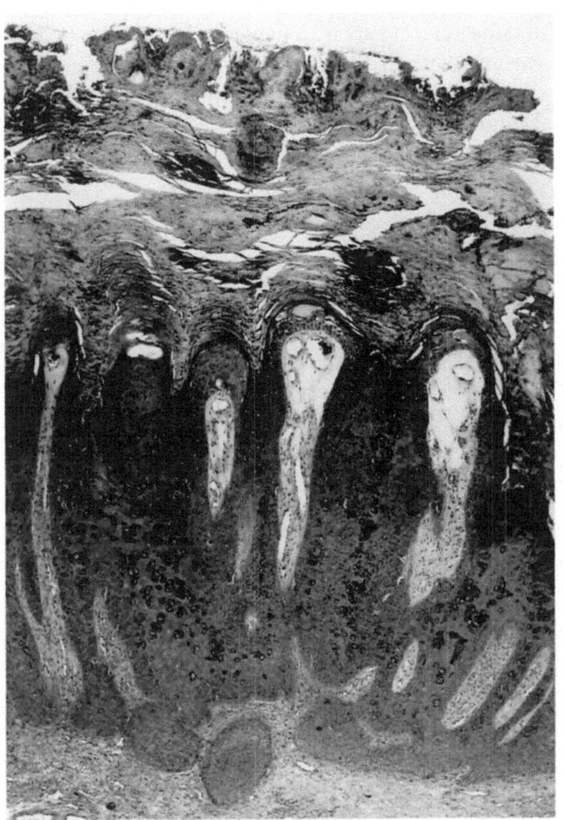

Abb. 32-16. Exophytisch ausgerichtete Papillomatose bei Verruca vulgaris

32.2
Diagnostische Verfahren

32.2.1
Anamnese und Untersuchung

Zur Anamnese gehört in erster Linie eine umfassende *Eigenanamnese,* die folgende Punkte berücksichtigt:

- Beginn der Hautveränderungen (Zeit, Ort),
- Ausbreitung,
- Charakterisierung der Hautveränderungen (Juckreiz, Brennen),
- Allgemeinsymptome,
- Kontakt zu Personen oder Tieren mit ähnlichen Hautveränderungen,
- Berufsabhängigkeit,
- Medikamentenanamnese,
- Einwirkung äußerlicher Noxen (Externa, Sonne),
- jahreszeitliche Abhängigkeit,
- internistische und Sexualanamnese,
- hormonelle Einflüsse (Schwangerschaft, Antikonzeptiva).

Ergänzend zu diesen Angaben können Fragen zur *Familienanamnese* sinnvoll sein.

- Genodermatosen? (Ichthyosen, Palmoplantarkeratosen?),
- Disposition zu bestimmten Erkrankungen? (Psoriasis, Atopie).

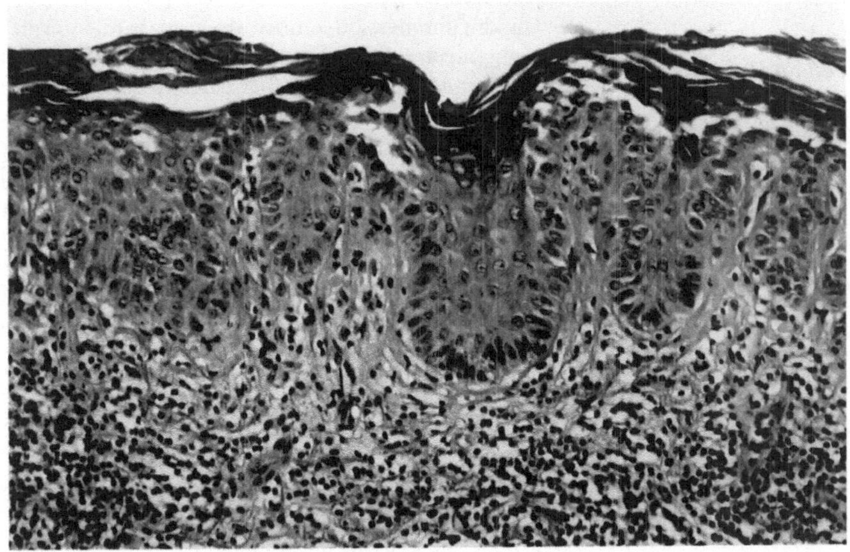

Abb. 32-17. Intraepidermale Akantholyse bei M. Grover

Die *Inspektion des gesamten Hautorgans* einschließlich der angrenzenden Schleimhäute gehört zur vollständigen dermatologischen Untersuchung. Diese kann umfassen:

- Feststellung des Hauttyps (Lichtempfindlichkeit Typ I–VI, von sehr hoch bis sehr gering, nach Fitzpatrick),
- Feststellung des Verteilungsmusters (lokalisiert, gruppiert, disseminiert, Verteilung im Dermatom, generalisiert etc.),
- Begutachtung der Primäreffloreszenzen bzw. der Sekundäreffloreszenzen,
- Betrachtung der Haare, der Nägel und der Schleimhäute,
- Prüfung der Effloreszenzen unter Glasspateldruck (Farbänderung, Wegdrückbarkeit),
- Einsatz des Holzspatels (Dermographismus, Psoriasisphänomene, Darier-Zeichen),
- Palpation der hautnahen Lymphknoten.

32.2.2
Fokussuche und Suche nach Grunderkrankungen

Einige dermatologische Erkrankungen, z. B. die chronische Urtikaria, werden u. U. durch entzündliche Foci ausgelöst. Andere, wie das bullöse Pemphigoid oder die Dermatomyositis, durch internistische Grunderkrankungen oder Tumoren unterhalten. Hier gilt es, durch entsprechende Erhebung von Laborparametern und Untersuchungen in angrenzenden Fachgebieten (Innere Medizin, Gynäkologie, HNO, Urologie, Zahnheilkunde) mögliche assoziierte Erkrankungen zu erkennen.

Zur *Fokussuche* zählen folgende Untersuchungen:
- BSG, Blutbild, CRP, ASL- und AST-Titer,
- Urinstatus,
- Stuhluntersuchung auf pathogene Keime und Würmer,
- Thoraxröntgenuntersuchung,
- Abdomensonographie,
- HNO-Konsil,
- gynäkologisches bzw. urologisches Konsil,
- zahnärztliches Konsil.

Die *Suche nach Grunderkrankungen* umfaßt symptomorientiert weitere Umtersuchungen wie

- Blutzuckertagesprofil/Blutzuckerbelastungstest,
- Hepatitisserologie,
- Eiweißelektrophorese,
- Suche nach Helicobacter-pylori-Infektion des Magens,
- Suche nach okkultem Blut im Stuhl,
- Gastroskopie/Koloskopie,

- CT-Untersuchungen von Thorax und Abdomen,
- MRT des Schädels.

Detailliertere Angaben zu den einzelnen Untersuchungen und Verfahrensweisen sind in den in Klammern angegebenen Kapiteln bzw. Abschnitten dieses Buches zu finden.

32.2.3
Wood-Licht

Bei Wood-Lampen handelt es sich meist um Quecksilberhochdrucklampen mit speziellen Filtern, die UV-A-reiches Licht abgeben.

Wood-Lichtuntersuchungen erfolgen im abgedunkelten Raum nach kurzer Einbrennzeit der Wood-Lampe. Durch das UV-A-Licht wird bei manchen erregerbedingten Hautveränderungen eine farbige Fluoreszenz erzeugt, z. B. Rotfluoreszenz bei Erythrasma, Grünfluoreszenz bei Favus, Gelbfluoreszenz bei Pityriasis versicolor. Des weiteren können Depigmentierungen, z. B. bei der Vitiligo, oder Regressionszonen bei malignen Melanomen besser sichtbar gemacht werden.

32.2.4
Dermatoskopie (Auflichtmikroskopie)

Bei den Auflichtmikroskopen handelt es sich um speziell für die dermatologische Diagnostik entwickelte optische Instrumente. Man unterscheidet das sog. Dermatoskop (modifiziertes monokulares Otoskop) und das Stereomikroskop nach Kreusch. Prinzipiell funktionieren beide Geräte nach dem gleichen Prinzip: Durch Ölimmersion können epidermale und dermale Pigmentveränderungen sowie Gefäßstrukturen an Haut und Schleimhäuten bei einer 10- bis 100facher Vergrößerung betrachtet werden.

Insbesondere läßt sich die diagnostische Sicherheit bei pigmentierten Hautveränderungen durch Analyse von *Farbtönen, Strukturelementen, Pigmentanordnung, Gefäßarchitektur, Symmetrie* und *Begrenzung* deutlich erhöhen. Auflichtmikroskopische Charakteristika eines Nävuszellnävus und eines malignen Melanoms sind als Abb. 32-18 bzw. Abb. 32-19 dargestellt.

Eine erste orientierende Differenzierung kann schon mit bloßem Auge nach der ABCD-Regel vorgenommen werden:

- A = Asymmetrie,
- B = Begrenzung (unregelmäßig),
- C = Color (Farbe unregelmäßig),
- D = Durchmesser >5 mm.

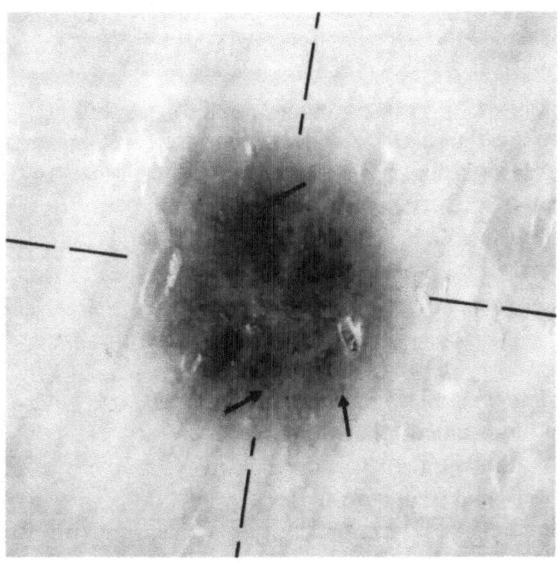

Abb. 32-18. Auflichtmikroskopische Abbildung eines Nävuszellnävus: Nachweis des typischen feinen Netzwerks, das langsam in die umgebende Haut ausläuft. (Mit freundlicher Genehmigung aus: Korting u. Sterry 1997)

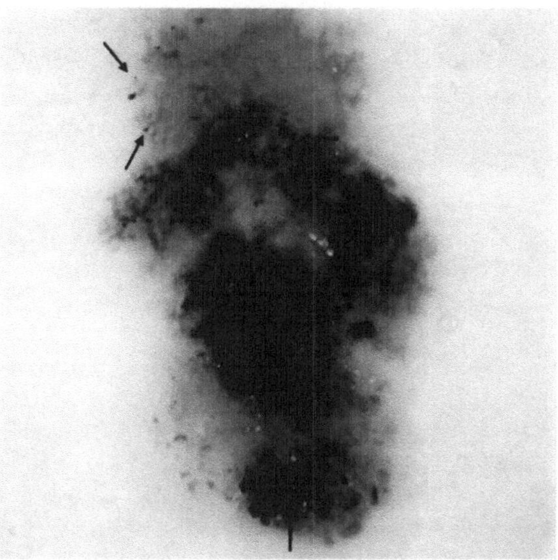

Abb. 32-19. Auflichtmikroskopische Abbildung eines malignen Melanoms: Nachweis von unterschiedlichen Farbtönen, verschiedenen Strukturelementen (Punkte, Schollen, strukturlose Areale) und Asymmetrie. (Mit freundlicher Genehmigung aus: Korting u. Sterry 1997)

Weitere Anwendungsgebiete sind die Untersuchung von Nagelfalzkapillaren bei Kollagenosen und die Suche nach Parasiten (Skabiesmilben).

32.2.5
Sonographie

Die *hochfrequente Sonographie (20–50 MHz)* ist ein nichtinvasives bildgebendes diagnostisches Verfahren zur Darstellung der Haut, ihrer Anhangsgebilde und des subkutanen Fettgewebes. Indikationen sind z. B.:

- präoperative Dickenmessung von malignen Melanomen (Abb. 32-20) und Basaliomen zur Planung des operativen Vorgehens,
- Hautdickenbestimmung zur Verlaufskontrolle bei Sklerodermie (Abb. 32-21) oder zur Therapiekontrolle bei anderen entzündlichen Dermatosen.

Die *mittelfrequente Sonographie (7,5–10 MHz)* dient als nichtinvasives Untersuchungsverfahren der Beurteilung peripherer Lymphknoten und subkutaner Veränderungen (z. B. Metastasen, Zysten).

Hauptindikationen sind:
- Screeningverfahren in der Nachsorge von Patienten mit malignen Melanomen, Karzinomen und Lymphomen,
- Verlaufskontrolle von Metastasen z. B. unter Chemotherapie.

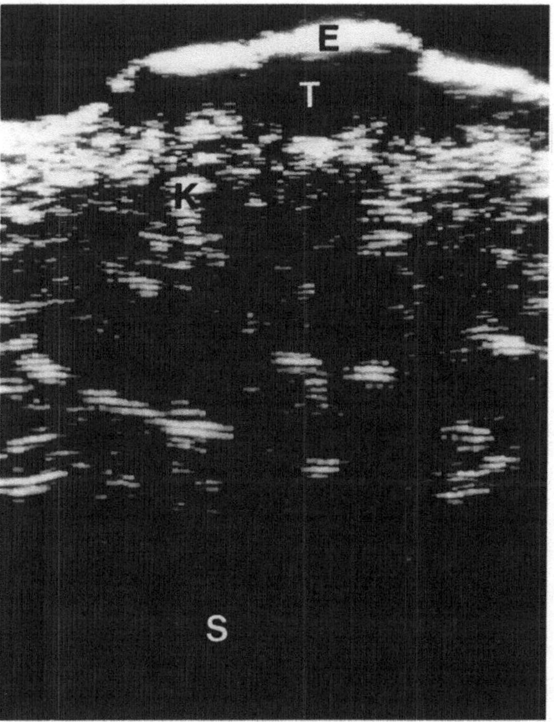

Abb. 32-20. 20-MHz-sonographische Abbildung eines malignen Melanoms: Unter dem reflexreichen Eingangsecho stellt sich ein zur Seite und zur Tiefe scharf abgrenzbarer, echoarmer Tumor ohne Binnenechos dar. (*E* Eingangsecho, *T* Tumor, *K* Korium, *S* Subkutis). (Mit freundlicher Genehmigung aus: Korting u. Sterry 1997)

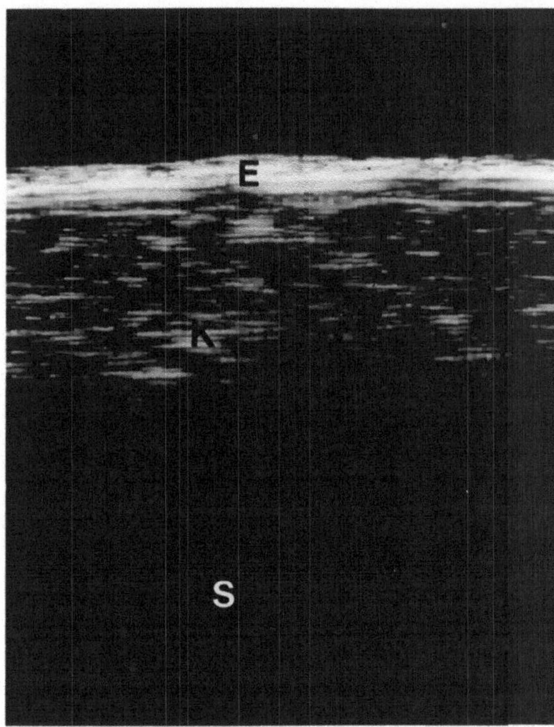

Abb. 32-21. 20-MHz-sonographische Abbildung einer zirkumskripten Sklerodermie. Unter dem homogenen Eingangsecho stellt sich ein um 100 % verbreitertes, reflexvermindertes Korium dar. (*E* Eingangsecho, *K* Korium, *S* Subkutis). (Mit freundlicher Genehmigung aus: Korting u. Sterry 1997)

In Tabelle 32-1 sind typische sonographische Kriterien und die entsprechenden Diagnosen zusammengestellt.

Tabelle 32-1. Kriterien für Lymphknotenmetastasen des malignen Melanoms und für reaktive Lymphknoten in der 7,5-MHz-Sonographie

Sonographische Kriterien	Diagnosen Melanommetastase	Reaktiver LK
Konfiguration	Rundlich	Ovalär
Binnenstruktur	Homogen echoarm	Zentral echoarm, peripher echoreich
Größe	Häufig > 1 cm	Häufig < 1 cm
Beispiel	Abb. 32-22	Abb. 32-23

Cave: Eine sichere Aussage zur Dignität einer Hautveränderung oder eines Lymphknotens aufgrund sonographischer Kriterien allein ist nicht möglich.

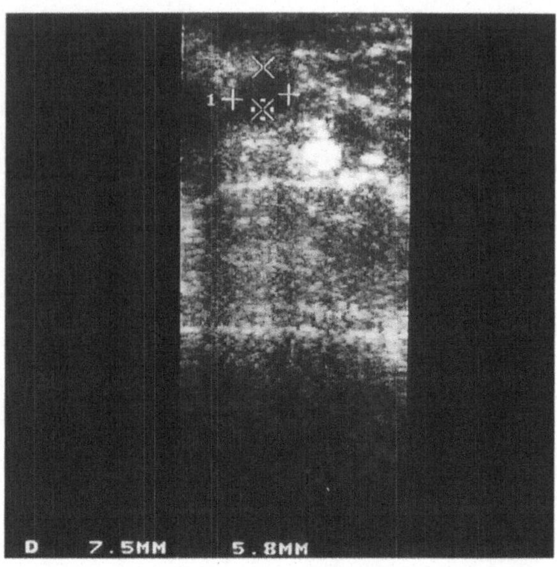

Abb. 32-22. Darstellung einer Lymphknotenmetastase eines malignen Melanoms als echoleere Rundstruktur (7,5-MHz-Sonographie)

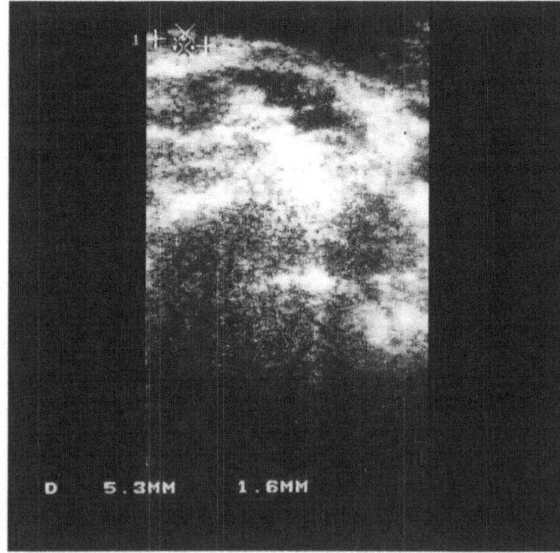

Abb. 32-23. Darstellung eines reaktiven Lymphknotens als ovaläre, zentral echoreiche, peripher echoarme Struktur (7,5-MHz-Sonographie)

32.2.6
Mykologische Untersuchungstechniken

Die *Materialgewinnung* erfolgt von trockenen Läsionen an der Haut nach vorheriger Desinfektion mit 70 %igem Alkohol durch Abkratzen mit dem Skalpell. Für Nageluntersuchungen eignet sich am besten die Materialentnahme mittels einer hochtourigen Fräse, die möglichst am Übergang von befallener zu unbefallener Nagelplattenfläche angesetzt wird. Bei erosiven Hautveränderungen wird Material mit einem angefeuchteten Watteträger abgenommen und dann möglichst rasch verarbeitet.

Die Anfertigung eines *Nativpräparates* erfolgt durch Aufbringen von Kalilauge (15–30 %ig) auf einen Objektträger mit anschließender Einbringung des Untersuchungmaterials. Nach Abdeckung mit einem Deckglas und 1-stündiger Inkubation bei Raumtemperatur in einer feuchten Kammer können im Mikroskop (Hellfeld) ggf. Pilzelemente (Hyphen, Pilzsporen) gefunden werden.

Eine Artdiagnostik des Erregers ist jedoch nur mittels *Pilzkultur* möglich. Neben den Standardmedien wie dem Kimmig- oder Sabouraud-Glukose-Agar sind bisweilen Spezialnährböden nötig (z. B. Kartoffel-Glukose-Agar). Nach Beimpfung der Kultur (in Schrägagarröhrchen oder Petri-Schalen) erfolgt eine Lagerung bei 25 °C. Die Begutachtung sollte 1- bis 2mal wöchentlich erfolgen. Die Wachstumsdauer ist unterschiedlich: Sproßpilze sind nach wenigen Tagen sichtbar, Dermatophyten benötigen 3 Wochen. Die Differenzierung erfolgt anhand makro- und mikromorphologischer Kriterien und ggf. biochemischer und sonstiger Kriterien nach Subkultivierung auf Spezialnährböden.

32.2.7
Allergologische Untersuchungstechniken

Bei allergologischen Fragestellungen ist die *ausführliche allergologische Anamnese* entscheidend. Sie dient der weiteren Planung allergologischer Tests. Unterschieden werden:

Reibtest
- *Indikation:* Verdacht auf schwere Typ-I-Sensibilisierung (z. B. Latex).
- *Vorgehensweise:* Allergenzubereitung am volaren Unterarmanteil des Patienten reiben.
- *Beurteilung:* urtikarielle Reaktion nach 20 min bei positivem Testausfall.

Pricktest
- *Indikation:* Verdacht auf Typ-I-Sensibilisierung.
- *Vorgehensweise:* Allergenlösung wird mit Pricklanzette in die Dermis des volaren Unterarms eingebracht (Einstechwinkel 45°). Immer Positiv- (Histaminlösung) und Negativkontrolle (NaCl-Lösung) mitführen.
- *Beurteilung:* nach 20 min. Immer im Vergleich zur Histaminquaddel, semiquantitative Angaben (+ bis ++++).

> **Cave:** Glukokortikoide und Antihistaminika können zu falsch-negativen Ergebnissen führen. Keine Testung bei Einnahme von β-Blockern oder ACE-Hemmern!

Intrakutantest
- *Indikation:* Verdacht auf Typ-I-Sensibilisierung als Ergänzung zum Pricktest bzw. wenn der Pricktest negativ ausfällt (z. B. bei Hymenopterengiftallergie).
- *Vorgehensweise:* streng intrakutane Injektion von 0,02–0,05 ml Testlösung an der Volarseite des Unterarms. Positiv- und Negativkontrollen mitführen.
- *Beurteilung:* nach 20 min Quaddelbildung im Vergleich zu den Kontrollen, evtl. Spätablesung nach 6–72 h.

Epikutantest
- *Indikation:* Verdacht auf Typ-IV-Sensibilisierung (z. B. allergische Kontaktdermatitis).
- *Vorgehensweise:* Allergene in geeigneter Grundlage (häufig Vaseline) in vorgefertigten Testkammern mit Pflastern am oberen Rücken fixieren und für 48 h belassen.
- *Beurteilung:* Ablesung nach 48 und 72 h, ggf. nach 7 Tagen.
  Beurteilt werden die Kriterien Erythem, Infiltration, Papel und Vesikel (+ bis ++++). Zunahme (Crescendoreaktion) weist auf Allergie hin, Nachlassen (Decrescendoreaktion) auf Irritation (Differenzierung bei bestimmten Stoffen besonders schwierig, u. a. Benzoylperoxid, Formaldehyd).

> **Cave:** „Angry back": falsch-positive Reaktion durch besonders starke Reaktion in der Umgebung.

In-vitro-Diagnostik
Hier sollen nur einige Tests erwähnt werden, die heute in der allergologischen Diagnostik eine Rolle spielen. Dazu gehören die Bestimmung von Gesamt-IgE, spezifischem IgE, spezifischem IgG, Mastzelltryptase und der Histaminfreisetzungstest.

Provokationstestungen
- *Indikation:* Fehlende Übereinstimmung der oben angeführten Tests mit der Anamnese. Urticaria chronica. Unter Umständen lebensbedrohliche anaphylaktische Reaktionen in der Anamnese. Ereignis sollte nicht mehr als 1–2 Jahre zurückliegen. Testung von Ausweichmedikation.
- *Vorgehensweise:* Applikation des Allergens peroral, konjunktival, nasal oder bronchial. Nur mit schriftlicher Einverständniserklärung des Patienten und in Notfallbereitschaft.

- *Beurteilung:* Auftreten einer dem Wesen nach gleichen Reaktion wie in der Anamnese angegeben.

32.2.8
Dermatohistopathologische Untersuchungstechniken

Wichtig ist die dermatohistopathologische Untersuchung zur Sicherung einer Diagnose bei unklarem klinischem Befund oder zur genauen Beurteilung der Tiefenausdehnung von Tumoren (z. B. bei malignen Melanomen). Fixiert wird das Gewebe meist mit 4%igem Formalin (Ausnahme Hodenbiopsie: Bouin-Lösung). Folgende Färbungen werden unter anderem unterschieden:

- Hämatoxylin-Eosin: Standardfärbung,
- PAS-Färbung: Mykosen, M. Paget,
- Alzianblau: Muzinosen,
- Berliner Blau: Darstellung von Hämosiderin.

Die wichtigsten histologischen Grundbegriffe wurden bereits in Abschn. 32.1.2 besprochen.

Eine wichtige Ergänzung kann die *Immunhistologie* darstellen. Hier werden Antikörper gegen verschiedene Zytokeratine zur Diagnostik und Differenzierung von Tumoren eingesetzt. So ist beispielsweise das maligne Melanom positiv für HMB45 und S100, das Angiosarkom positiv für CD31, CD34, Faktor VIII und MIB1.

32.3
Symptomorientierte Differentialdiagnosen

32.3.1
Pruritus

- *Pruritus bei Hauterkrankungen:*
  - Urtikaria (rasch wechselnde Quaddeln),
  - Prurigoerkrankungen (Juckreiz sistiert, wenn die Knoten blutig gekratzt sind),
  - Ekzeme (Kontaktsensibilisierung, Atopie),
  - Skabies (Partnerbefall),
  - Sebostase.
- *Pruritus bei internistischen Erkrankungen:*
  - Stoffwechselerkrankungen (z. B. Diabetes mellitus, Hyperthyreose, Hyperurikämie),
  - Organversagen (z. B. Urämie mit Langzeitdialyse, Leberzirrhose),
  - Neoplasien (z. B. Lymphome, Leukämien, paraneoplastischer Pruritus).
- *Pruritus bei bei psychischen Erkrankungen (z. B. Neurosen, Dermatozoenwahn).*

32.3.2
Erytheme und Exantheme

Erytheme können isoliert oder disseminiert bzw. generalisiert auftreten. Exantheme zeigen eine disseminierte, häufig symmetrische Verteilung und sind endogen verursacht (Infektionen, Allergien, Nahrungsmittel- und Medikamentenunverträglichkeiten). Morphologisch werden unter anderem unterschieden:

- *anuläre Erytheme* (z. B. Erythema anulare centrifugum, Psoriasis, Lupus erythematodes, fixe Arzneiexantheme),
- *gyrierte Erytheme* (z. B. paraneoplastisch),
- *multiforme Erytheme* (z. B. Erythema exsudativum multiforme, Sweet-Syndrom),
- *nodöse Erytheme* (auslösende Grunderkrankungen),
- *urtikarielle Erytheme* (z. B. Urtikariavaskulitis),
- *makulöse Exantheme* (z. B. Virusexantheme, Arzneiexantheme, Syphilis, Kollagenosen),
- *papulöse Exantheme* (z. B. Lichen ruber, Arzneireaktionen, Sarkoidose, Granuloma anulare).

32.3.3
Erythematosquamöse Dermatosen

- *Ekzeme* (nummulär, kontaktallergisch),
- *Psoriasis vulgaris,*
- *Pityriasis rosea* (zunächst Primärplaque sichtbar),
- *Parapsoriasisgruppe* (kleinherdig oder großherdig bzw. digitiform) evtl. Übergang in
- *kutane T-Zell-Lymphome,*
- *Pityriasis lichenoides* (Infekte),
- *Pityriasis rubra pilaris* (Inseln normaler Haut).

32.3.4
Pustulöse Dermatosen

- *Umschriebene* Pustulosen, z. B. bei:
  - Psoriasis (Acrodermatitis continua suppurativa, Psoriasis pustulosa palmoplantaris),
  - Acne vulgaris,
  - Rosazea,
  - Tinea.
- *Disseminierte oder generalisierte* Pustulosen, z. B. bei:
  - Psoriasis (Psoriasis pustulosa generalisata),
  - Sweet-Syndrom,
  - Pustulosis acuta generalisata,
  - pustulösem Arzneiexanthem.

32.3.5
Blasenbildende Dermatosen

- *Primär blasenbildende Hauterkrankungen:*
  - Pemphigusgruppe,
  - Pemphigoidgruppe,
  - Dermatitis herpetiformis Duhring,
  - heriditäre Epidermolysen.
- *Sekundär blasenbildende Hauterkrankungen:*
  - Verbrennungen,
  - Verätzungen,
  - mechanisch bedingte Blasen,
  - Artefakte.

32.3.6
Pigmentierte Hautveränderungen

- Nävuszellnävus,
- Naevus coeruleus („blauer Nävus"),
- malignes Melanom,
- thrombosiertes Angiom,
- pigmentiertes Histiozytom,
- pigmentiertes Basaliom,
- Melanoakanthom (Sonderform der seborrhoischen Warze),
- Hämosiderinablagerungen (z. B. „black heel"),
- exogene Pigmentierung [z. B. Amalgamtätowierung, speziell in der Mundhöhle (Füllungen)],
- postinflammatorische Hyperpigmentierung.

32.3.7
Depigmentierte Hautveränderungen

- *Vitiligo* (häufig mit anderen Autoimmunerkrankungen assoziiert),
- *Albinismus* (Melanin fehlt in Haut, Augen und Haaren; extreme Lichtempfindlichkeit; Melanozyten sind vorhanden, bilden aber kein Melanin),
- *Piebaldismus* (partieller Albinismus, häufig weiße Stirnlocke),
- *Naevus achromicus* (kongenital),
- *postinflammatorische Hypopigmentiertung* (z. B. nach Verletzungen, chronischen Entzündungen).

32.3.8
Erythrodermien

Die Erythrodermie ist definiert als komplette Rötung der Haut (zumindest 90 %). Durch die generalisierte Entzündung der Haut kommt es zu starker Wärmeabgabe und erhöhtem Grundumsatz. Es besteht Gefahr von Exsikkose und Proteinverlust. Ätiologisch lassen sich folgende Erythrodermieformen unterscheiden:

- *Erythrodermien als Maximalformen von Dermatosen* bei:
  - Ekzemen,
  - Psoriasis,
  - Pityriasis rubra pilaris,
  - Lichen ruber,
  - Pemphigus foliaceus,
  - Scabies norwegica.
- *Erythrodermien bei hämato-onkologischen Erkrankungen:*
  - Sézary-Syndrom,
  - Myelosen.
- *Idiopathische Erythrodermie:*
  - „Alterserythrodermie".

32.3.9
Ulzera der unteren Extremität

- *Ulcus cruris venosum* (z. B. bei primärer Varikose, postthrombotisch),
- *Ulcus cruris arteriosum* (z. B. bei Arteriosklerose, Thrombangitis obliterans, Polyarteriitis nodosa, diabetischer Angiopathie, Hypertonie),
- *Ulcus cruris infectiosum* (z. B. bei tiefer Mykose, Leishmaniase, Lepra, Lupus vulgaris, Syphilis III),
- *Ulcus cruris traumaticum* (z. B. nach Verletzungen, Verbrennungen, in straffen Narben),
- *Ulcus cruris neoplasticum* (z. B. Basaliom, spinozelluläres Karzinom, Kaposi-Sarkom),
- *Ulcus cruris bei Dermatosen* (z. B. Vaskulitis allergica, LE, Necrobiosis lipoidica),
- *Ulcus cruris mit neurogener Ursache* (z. B. bei Querschnittslähmung),
- *Ulcus cruris mit genetischem Defekt* (z. B. bei Klinefelter-Syndrom).

32.4
Exkurs: Arzneireaktionen

Im Rahmen diese Buches kann das gesamte Spektrum der speziellen dermatologischen Krankheitsbilder nicht umfassend behandelt werden. Da Arzneireaktionen an der Haut aber häufig und für den Internisten oft therapeutisch relevant sind, soll diese Gruppe dermatologischer Erkrankungen nachfolgend eingehender besprochen werden.

Unter Arzneireaktionen sind Haut- und Schleimhautveränderungen im Sinne von unerwünschten Arzneimittelwirkungen bei in der Regel nicht toxischer Dosierung zu verstehen. Die Pathogenese dieser Reaktionen ist vielfältig und im Einzelfall nicht immer sicher zu bestimmen. Es werden pharmakologische Effekte, allergische Reaktionen sowie pseudoallergische Reaktionen bei Intoleranz oder Idiosynkrasie unterschieden.

Arzneimittelinduzierte Haut- und Schleimhautveränderungen sind mit ca. 5% aller Hauterkrankungen relativ häufig. Der Verlauf der meisten Arzneireaktionen an der Haut ist günstig, lediglich das arzneimittelinduzierte Lyell-Syndrom stellt mit einer Letalität von bis zu 40% eine sehr schwere Verlaufsform dar.

Bei Verdacht auf eine Arzneireaktion sollte in der Anamnese nicht nur nach Medikamenteneinnahme gefragt werden, sondern auch explizit nach Einnahme von Zubereitungen wie Vitaminpräparaten, Beruhigungsmitteln, Gesundheitstees etc., die vom Patienten häufig nicht als Arzneimittel bewertet werden.

Als auslösendes Agens einer Arzneireaktion kommt neben dem oder den Wirkstoffen eines Medikaments auch eine Reihe von sog. Hilfsstoffen (Additiva) in Betracht. Dies sind z. B. Farbstoffe wie Tartrazin, Trägersubtanzen wie Polyvinylpyrrolidon oder Lösungsvermittler wie Cremophor EL.

Neben recht unspezifischen Symptomen wie Pruritus und Dysästhesien kommt es häufig im Verlauf zum Auftreten „klassischer" Arzneireaktionen. Die häufigsten dieser Haut- und Schleimhautreaktionen werden nachfolgend im einzelnen besprochen.

32.4.1
Makulopapulöses Arzneiexanthem

Klinik
Symmetrisch angeordnetes makulo-papulöses Exanthem, häufig Betonung der Streckseiten der Extremitäten, gelegentlich Schleimhautbeteiligung (Enanthem). Meist Juckreiz, gelegentlich Bluteosinophilie.

Pathomechanismus
Sensibilisierung vom Spättyp (Typ-IV-Reaktion).

Auswahl auslösender Arzneimittel:
- Ampicillin (obligat bei infektiöser Mononukleose),
- Penicillin,
- Sulfonamide,
- Cephalosporine,
- nichtsteroidale Antiphlogistika,
- Antiepileptika,
- Metamizol,
- Allopurinol.

Therapie
Soweit möglich Absetzen des auslösenden Medikaments. Symptomorientierte Behandlung mit Glukokortikosteroiden topisch oder u. U. systemisch, perorale Antihistaminika zur Juckreizstillung.

Differentialdiagnosen
Virale und bakterielle Infekte, z. B. Scharlach, Röteln, Masern, M. Pfeiffer.

32.4.2
Erythema exsudativum multiforme (EEM)/Lyell-Syndrom

Klinik
Hellrote ringförmige Erytheme mit peripherer Ausbreitung, evtl. urtikarieller Aspekt. Häufig kokardenartige Effloreszenzen mit zentraler Blasenbildung.

- *Minorform:* nur Befall der Haut mit Betonung der oberen Extremität.
- *Majorform:* Mitbeteiligung der Schleimhäute (Oropharynx, Trachea, Augen, Genitalregion) und Allgemeinsymptomatik (Fieber, Gelenkbeschwerden).
- *Lyell-Syndrom:* Maximalvariante mit akutem Verlauf, großflächige blasige Abhebung der Haut mit früher Beteiligung der Augen (Gefahr von Synechien) und starker Allgemeinsymtomatik (hohes Fieber, Somnolenz, Elektrolyt- und Flüssigkeitsverlust, möglicherweise Entwicklung einer Pneumonie, Glomerulonephritis oder Hepatitis), Letalität bis zu 40%.

Pathomechanismus
Nicht völlig geklärt. EEM häufig nach Herpesinfektionen. Oft auch Kombination von Infektion und Medikamenteneinnahme.

Auswahl auslösender Arzneimittel:
- Sulfonamide,
- Penicillin,
- Cephalosporine,
- Allopurinol,
- nichtsteroidale Antiphlogistika,
- Neuroleptika,
- Diuretika.

Therapie
Alle möglicherweise auslösenden Medikamente wenn irgend möglich absetzen. Je nach Schwere der Ausprägung topisch Kortikosteroide (Minorform) bzw. systemische Glukokortikosteroide (Majorform).

Bei medikamentösem Lyell-Syndrom zusätzlich intensivmedizinische Betreuung (Flüssigkeits- und Proteinsubstitution, Infektionsprophylaxe). Systemische Glukokortikosteroide werden hier heute kontrovers diskutiert. Intravenöse Immunglobulingabe ist zu erwägen.

Differentialdiagnosen
- Bei *medikamentösem EEM:*
  - Sweet-Syndrom,
  - postherpetisches EEM.
- Bei *medikamentösem Lyell-Syndrom:*
  - „staphylococcal scalded skin syndrome" (SSSS); Abtrennung am Kryostat(schnell)schnitt histologisch möglich: Spaltbildung bei SSSS weiter oben,
  - blasenbildende Erkrankungen.

32.4.3
Urtikaria/Quincke-Ödem

Klinik
Klein- oder großflächige, disseminierte Quaddelbildung mit stärkstem Juckreiz (Urticae werden gescheuert).

Bei Quincke-Ödem: Häufig nur starke Schwellung im Gesichtsbereich (oft asymmetrischer Befall der Augen oder der Lippen mit Beteiligung der Schleimhäute: Atemnot, Globusgefühl), selten in Kombination mit Urtikaria am Stamm.

Pathomechanismus
Anapyhlaktische oder anaphylaktoide Reaktion.

Auswahl auslösender Arzneimittel
- Sulfonamide,
- β-Laktamantibiotika, speziell Penicillin, Ampicillin, Tetracyclin,
- nichtsteroidale Antiphlogistika,
- ACE-Hemmer,
- Neuroleptika,
- Muskelrelaxanzien,
- Narkotika,
- Plasmaexpander,
- Griseofulvin.

Therapie
Absetzen des auslösenden Arzneimittels. Gabe von H_1- und evtl. H_2-Blockern sowie Glukokortikosteroidgabe über einen intravenösen Zugang. Topische Anwendung von kühlenden Externa (z. B. Lotio alba aquosa). Allergologische Abklärung im Intervall!

Differentialdiagnosen
Urtikaria durch bakterielle Infektionen, Wurmerkrankungen, Nahrungsmittelunverträglichkeiten, Quincke-Ödem bei C1-Esterase-Inhibitormangel.

32.4.4
Fixes Arzneiexanthem

Klinik
Scharf begrenzte livide Erytheme, evtl. mit zentraler Blasenbildung, solitär oder multizentrisch, immer an derselben Stelle lokalisiert, meist akral, genital oder an der Mundschleimhaut.

Pathomechanismus
Wahrscheinlich Typ-IV-Reaktion.

Auswahl auslösender Arzneimittel
- Penicillin,
- Tetracyclin,
- Erythromycin,
- Pyrazolone wie Phenylbutazon, Diphenylhydantoin,
- Barbiturate,
- Laxanzien.

Therapie
Auslösendes Medikament absetzen. Abheilung abwarten. Bei prolongiertem Verlauf evtl. Glukokortikosteroide systemisch.

Differentialdiagnosen
EEM, M. Kaposi.

32.4.5
Vesikulöse Arzneireaktionen

Klinik
Häufig isolierte Blasenbildung, selten generalisiertes bullöses Exanthem auf zuvor unveränderter Haut. Manifestation meist an Palmae, Plantae, Fingern und Zehen.

Pathomechanismus
Nicht einheitlich (z. B. mechanisch bedingt, nekrotisierende Vaskulitis).

Auswahl auslösender Arzneimittel
- Thalidomid,
- D-Penicillamin,
- Bleomycin.

Therapie
Absetzen auslösender Medikamente, wenn möglich steriles Punktieren der Blasen, Blasendecke belassen.

Differentialdiagnosen
Verbrennungsblasen, blasenbildende Erkrankungen, EEM, fixes Arzneiexanthem.

Literatur zu Kap. 32

Altmeyer P, Bacharach-Buhles M, Holzmann H (1995) Bildlexikon der Dermatologie, 2. Aufl. Springer, Berlin Heidelberg New York Tokio

Bork K (1998) Kutane Arzneimittelnebenwirkungen. Schattauer, Stuttgart New York

Braun-Falco O, Plewig G, Wolff HH (1995) Dermatologie und Venerologie. 4. Aufl. Springer, Berlin Heidelberg New York Tokio

Breathnach SM, Hintner H (1992) Adverse drug reactions and the skin. Blackwell, London

Korting HC, Sterry W (Hrsg) (1997) Diagnostische Verfahren in der Dermatologie. Blackwell Wissenschaftsverlag, Berlin

Korting HC, Gottlöber P, Schmid-Wendtner MH, Peter RU (1999) Ultraschall in der Dermatologie. Ein Atlas. Blackwell Wissenschaftsverlag, Berlin

Sterry W (1998) Checkliste Dermatologie. Thieme, Stuttgart

Stolz W (1993) Farbatlas der Dermatoskopie. Blackwell Wissenschaftsverlag, Berlin

Zürcher K, Krebs A (1992) Cutaneous drug reactions. An integral synopsis of today's systemic drugs, 2nd edn. Karger, Basel

Sachverzeichnis